现代医院
卓越绩效考评与管理

主　编　任真年　宋　炜　张国荣

副主编（以姓氏笔画为序）：
任　浩　张万和　杨清仁　胡国聪　曹茂旭

编　委（以姓氏笔画为序）：

卜晓英　王　冬　王　敏　王学生　王慧云　孔立新　尹继云
任　浩　任真年　刘　峰　刘广东　刘兰辉　刘智勇　戎有平
李　明　李　萍　宋　炜　吴孔成　陈欲晓　陈　静　张万和
张国荣　张桓虎　张清萍　杨清仁　杨铸源　欧阳晓晖
胡国聪　赵劲民　钟林坚　郭长升　郭　英　梅世民　曹茂旭
韩怀忠　虞　婕　赫崇军　薛巧珍　戴淑杰

编　者（以姓氏笔画为序）：

丁枭伟　马集云　王　暄　王守光　王诚丽　邓　平　冯怀玉
吕红迪　刘志明　刘援增　任向阳　任红亮　任鑫浩　李向红
李秋军　李颜斌　汪　平　苏　静　寿炳华　陈永斌　陈恒年
吴燕丹　何明峰　杨　晔　张　红　张方玉　张立新　张伯岩
张宝林　张　磊　孟良良　贺　丽　段丽娜　段敏敏　晏　波
郭永革　高丽荣　黄　燕　鲁　菁　董义敏　傅美华　薛文斌

中国协和医科大学出版社

图书在版编目（CIP）数据

现代医院卓越绩效考评与管理／任真年，宋炜，张国荣主编. —北京：中国协和医科大学
出版社，2012.6

ISBN 978 - 7 - 81136 - 678 - 5

Ⅰ. ①现… Ⅱ. ①任… ②宋… ③张… Ⅲ. ①医院－人事管理 Ⅳ. ①R197.322

中国版本图书馆 CIP 数据核字（2012）第 095197 号

现代医院卓越绩效考评与管理

主　　编：任真年　宋　炜　张国荣
责任编辑：吴桂梅　张继林

出版发行：**中国协和医科大学出版社**
　　　　　（北京东单三条九号　邮编 100730　电话 65260431）
网　　址：www.pumcp.com
经　　销：新华书店总店北京发行所
印　　刷：中煤（北京）印务有限公司

开　　本：889×1194　1/16 开
印　　张：57.25
字　　数：1600 千字
版　　次：2012 年 10 月第 1 版
印　　次：2017 年 1 月第 2 次印刷
定　　价：258.00 元

ISBN 978-7-81136-678-5/R · 678

（凡购本书，如有缺页、倒页、脱页及其他质量问题，由本社发行部调换）

主 编 简 介

　　任真年，主任医师，博士，大校军衔。河南林州人。英国温布尔大学工商管理学博士。中国人民解放军第一五五中心医院原院长。从事医院管理工作30多年。2003年获"华夏医魂"全国百名医院优秀院长奖。中国现代医院质量与绩效管理研究中心主任，中国医院协会医疗质量管理委员会原副主任委员。北京卓越医院管理咨询有限公司首席顾问，北京卓越医院管理研究院首席研究员。卫生部医院管理研究所高级顾问。中国社会科学院经济学博士中心研究员。《中国卫生质量管理》杂志编委，《中国医院院长》杂志特邀主编。

　　主要成果：国家科技进步二等奖：现代医院资源利用评价与合理配置研究。科技进步三等奖：现代医院医疗质量管理研究，现代医院急诊急救工作的理论与实践研究。现代医院质量管理与传统质量管理区别获加拿大国际医学管理成就金奖。获第二届香港中华名医论坛组委会国际华人医学成就奖。荣立三等功3次。发表医院管理类学术论文100多篇。

　　已出版的主要著作：《临床医师必读》、《现代医院医疗质量管理》、《英汉现代医院质量管理词汇》、《急诊急救医学常用方法图解》、《现代医院质量管理流程图解》、《现代医院卓越服务管理》、《现代医院流程再造》、《现代医院卓越绩效考评与管理》等。

主 编 简 介

宋炜，男，大学学历。江苏丰县人。现任山东省兖矿集团总医院业务院长、兖矿集团创伤研究所所长、外科学主任医师、外科学教授，济宁市重点学科带头人。现任山东省医学会外科学分会转化医学与重症医学学组副组长、中国医师协会无瘢痕外科学会副主委、山东省疼痛学会委员、创伤学会委员、重症医学学会委员、普外科学会委员、肝胆胰外科学组委员、济宁市抗癌协会、医学会常务理事。华北煤炭医学院、济宁医学院兼职外科教授。担任《中国现代普通外科进展》等期刊编委或特邀编委。从事临床与医院管理工作35年。2011年参研课题《腹部无瘢痕外科——经自然腔道内镜手术动物实验研究及临床应用》，荣获山东省科技进步一等奖。2010年参研课题《直肠癌侵袭分子机制及其临床微创治疗研究》荣获山东省科技进步二等奖。先后荣获兖矿集团科技进步一、二、三等奖多次。2008年荣获济宁市科技进步三等奖。先后荣获"山东省煤炭工业劳动模范"、"山东省煤炭工业拔尖人才"、"济宁市名医"等称号。

在国家核心期刊发表学术论文20余篇、参编专著多部。

主 编 简 介

张国荣，男，教授，主任医师。1959年出生。毕业于浙江医科大学。浙江省绍兴市人民医院原院长，绍兴文理学院医学院原院长。在职期间忠诚于医疗卫生事业，学风朴实严谨，管理励精图治，能借鉴国内外先进医院管理经验，运用科学管理理论，勇于实践，创建出一套适合于医院的绩效管理模式，医院两个效益明显提升，医院多次被评为省卫生系统先进集体，全国卫生系统先进集体。绩效管理和医疗质量管理经验多次在卫生部、卫生厅组织的会议上推介，全国多家大型综合性医院来院参观或短期培训，曾应邀参与了卫生部组织的医院绩效考核管理和医疗质量评价体系标准的制订工作；近年来，发表学术论文20余篇，出版专著两部，主持开展省卫生研究项目、青年医学人才基金项目等10余项。参与省部共建、省医学科研项目等7项。主持国家及省继续医学教育项目3项。获省、市科技进步奖20余项。

曾获全国医院优秀院长、浙江省突出贡献中青年专家等荣誉称号，享受国务院政府特殊津贴。

内 容 简 介

　　绩效管理是现代医院管理的一个崭新课题，它在汲取世界各种管理方法的基础上，提出了全新的世界性的管理理念。实践证明，绩效管理适合任何企业，也适合于中国的现代医院管理。把绩效管理的理念引入到现代医院管理中，激励医院管理者改善其原有不适应病人需求的服务方式、不适应员工的管理方法，应用国际卓越绩效管理模式与理念，结合自己医院的实际实施绩效管理，以适应 21 世纪不断变化的医疗卫生服务市场的新环境，是当前中国医院管理者面临的新挑战。现代医院绩效管理是医院每一位员工的责任，更是每一位管理者的责任。世界管理大师德鲁克曾经在他的《管理的实践》中说，管理的绩效是一名管理者必须负责的职责，在公司实现的整体绩效中，管理者必须能清晰地从中划出一块是自己贡献的绩效。中国医院管理者，必须吸收世界最先进的管理理念、管理精华并与世界最好的管理方法接轨，必须注重为人民群众健康服务的结果与综合绩效。绩效考评与管理是国际行为；绩效考评与管理是中国的国家行为。

　　本书共 20 章：现代医院卓越绩效管理概论，现代医院卓越绩效目标，现代医院卓越绩效管理原则，现代医院卓越绩效管理内容，现代医院卓越绩效管理实施，现代医院卓越绩效管理工具，现代医院卓越绩效管理流程，现代医院卓越绩效岗位设计，现代医院卓越绩效考核指标，现代医院卓越绩效机关标准，现代医院卓越绩效薪酬设计，现代医院卓越绩效薪酬管理，现代医院 5S 与卓越绩效管理，现代医院卓越领导与团队精神，现代医院卓越绩效与执行力，现代医院卓越绩效考核误区，现代医院卓越绩效管理沟通，现代医院卓越绩效管理评价，现代医院卓越绩效管理文化，现代医院卓越绩效管理发展趋势。

　　本书可供各级各类医院、医疗卫生机构、医院管理者、普通员工、医务人员、医学院校师生、省卫生厅、卫生局行政领导及有关学会人员参考，可供各级各类培训机构、卫生服务研究部门参考，也可供患者和社会大众阅读。

前　言

过去 30 多年来，特别是 21 世纪以来，卓越绩效考核与管理风潮逐渐席卷了全国的管理界。中国医院已经对绩效考评与管理不感陌生，越来越多的医院在实施绩效考评与管理工作。医院发展越来越重视患者的满意度，这个满意度既是过程又是结果，更是现代医院综合的主要绩效考评与管理方法之一。现代医院要有卓越的绩效，就必须引进世界卓越绩效考评与管理理念。20 世纪 70 年代以来，在世界管理界中，企业、组织的管理方面出现了两个值得关注的趋势。趋势之一，许多国家的政府通过设立国家质量奖（卓越绩效管理模式）的方式来提升本国各类企业、组织的管理水平，强化和提高本国产业的竞争力。趋势之二，国家质量奖评价准则已成为各类组织评价自身的管理水平和引导内部改进工作的依据。美国的马尔科姆·鲍德里奇国家质量奖的评奖标准被称为《卓越绩效准则》（criteria for performance excellence），它已经成为了组织经营管理的事实上的国际标准。对照这些评奖准则来对组织的绩效进行自我考评、组织评估，这是过去 30 年来出现的一个全球性的趋势。本书的作者们是一个绩效管理与咨询团队，来自中国医院绩效管理与咨询的一线人员，对绩效管理的实践与研究做了大量工作，特别是近几年实际参加、了解了数百家医院的绩效管理咨询工作，积累了数百家医院的绩效管理培训经验，总结了数以千计的不同行业绩效考评与管理的教训和经验，毫无保留地为读者提供了中国医院最有价值的全面卓越绩效考评与管理体系的解决方案。

人们给予我们所处的这个时代有各种各样的命名：信息时代、网络时代、IT 时代、知识经济时代，但是最"酷"的莫过于"e"时代。这是一个容易产生激动人心的变化的新时代，常听人们说游戏规则在不断的改写或者重新洗牌之类的言论，卓越绩效考评与管理就是在这样的时代中诞生的。当传统的商业竞争优势如利润至上、资金、技术等不断受到质疑的时候，人们不得不思考，e 时代的商业组织以什么作为竞争优势？也许有人会说是创意、是思想（idea），诸如此类。我们越来越发现，现代医院的竞争优势与"人"的因素联系得如此紧密，对人力资源管理的重视程度达到了前所未有的程度。人力资源管理的职能远远超出了传统意义上的服务、支持的职能，绩效管理中的领导是员工的"教练"，而人力资源管理的最好办法就是绩效考核、考评、评价与管理。世界著名的美国的《卓越绩效准则》已在 90 多个国家、地区被应用。中华人民共和国国家标准 GB/T19580-2004《卓越绩效评价准则》已于 2004 年 8 月发布，我国 2012 年《卓越绩效评价准则》也已发布。这标志着这种"卓越绩效标准"在我国的推广并进入到了一个新的阶段，即卓越绩效考评与管理的实施阶段。该标准的发布迅速引起了中国管理界及其他相关领域的关注和重视，也预示着会有众多的企业和人员将会投身于这一标准的实施之中。美国的马尔科姆·鲍德里奇《卓越绩效准则》为我国国家绩效考评与管理标准的有效实施提供了有益的帮助。国家卫生部 2005 年也参照美国《卓越绩效准则》、参照我国国务院的《卓越绩效评价准则》制定了卫生系统的《医院评价暂行规定》，现在已经有了《三级综合医院评审标准（2011 年版）》。这为医院施行卓越绩效考评与管理创造了条件。我们完全可以相信，我国医院的绩效考评和管理一定会给医院带来巨大的业绩和发展机遇。《现代医院卓越绩效考评与管理》一书就是献给现代医院领导者和全体员工绩效管理的一本基本参考书。现代医院绩效考评与管理的好坏是衡量一个现代医院领导者管理水平的一个重要标准。本书讲的是现代医院员工岗位设计、绩效考核、薪酬设计、评价与管理，其实包括了医院的全体工作人员、工作范围、工作过程、所有部门的绩效管理、信息反馈，是事实上的现代医院卓越绩效考评与绩效管理的集大成专著。

我们在本书中要回答的疑问：绩效管理是什么样子？为什么医院要做绩效管理？绩效考评与管理方法的过程是什么？怎样做好绩效考评和绩效管理工作？如何设计和实施具体医院的质量与绩效管理体系？医院绩效考评与管理的工具和方法是什么？医院绩效考评与管理究竟能给医院带来什么好处？怎样解决医院绩效考评与管理的思想困惑？现代医院临床科室、医技科室、护理、职能部门、机关、后勤的绩效考核标准怎样制定与实施？现代医院绩效考评与管理的持续改进的内容、流程、标准是什么？这些问题、疑惑在本书中都能够找到答案。

21世纪是知识经济竞争的时代，是绩效管理竞争的时代，是中国医院绩效管理的时代，而知识经济时代的第一要素——人才资源和人力资本的绩效管理，是医院获取优势的核心竞争力。而如何提升这一竞争力，则在于进行有效的绩效考评与管理。因为，医院在人力资源管理的任何一个环节中的正常运转都与绩效管理息息相关：招聘中录用的员工是否能适应岗位工作要求，需要通过绩效测评来衡量；岗位轮换的实施需要员工与岗位相匹配的绩效考评后的资料；职位升迁要考察员工的能力、态度、业绩；薪酬的确定需要以员工的绩效和贡献为基础；培训要以员工的现有工作技能、素质、绩效和潜力为依据。所有这一切都需要绩效考评与管理活动为其提供翔实的资料和信息。因此，随着我国医院的建设与发展，绩效考评与管理工作在医院中的地位是显著的。如何做好绩效测评、考核与管理工作逐渐成为医院管理界关注的焦点，是每一位医院领导者、管理者，甚至是每一位医院员工需要关心的事情。

当前，许多医院都注意到了绩效测评、考核与管理的重要性，并采取了许多方法进行实施，但其效果并不明显。针对这种状况，本书从实用的角度出发结合医院实际管理的需要设计出一系列绩效考评与管理标准，希望能对医院绩效考评与管理的工作有所帮助。我们在绩效测评、考核与管理中要进一步解决的问题：绩效究竟是什么？我们如何使卓越绩效理论与中国医院具体情况相结合？怎样形成具有中国医院特色的绩效考评与管理方法？中国医院绩效管理的方法究竟有哪些？中国传统文化与绩效管理文化的结合点是什么？建立绩效考评与管理的长效机制是什么？绩效管理体系的设计取决于医院的哪些因素？绩效考评理念模式怎样与医院传统的具体指标相结合？公立医院与民营医院绩效薪酬的设计区别在哪里？员工岗位绩效考评标准是面面俱到，还是以简单和管理常态为主？医院绩效考评是以科室、部门为单位考核，还是对每一岗位人员每月进行考核？中国医院最难的考评焦点——职能部门、机关人员的绩效考评标准怎么进行设计与实施？在这本《现代医院卓越绩效考评与管理》专著中均可找到答案，它会告诉您绩效考评、绩效标准、绩效管理的大部分问题。

本书共20章。书中介绍了在绩效管理上广泛应用世界性的绩效管理成果、最新的质量与绩效管理理念，并对绩效管理理论在医院中的应用做了介绍。书中更注重医院绩效考评与管理的实际的可操作性。根据医院实际情况，制定出具有中国医院特色的绩效管理制度，制定出科室、部门和各级各层次人员绩效测评的标准，同时，医院也可以按照书中的绩效考评标准，并以此为参考来自我测评、考评自己的绩效，从而不断提升医院的业绩水平，促进医院健康有序快速地发展。

本书编写过程中遵循以下思路：以"现代医院卓越质量与绩效管理价值创新"为宗旨，以"国家卫生政策"为导向，以"增强医疗市场竞争力和顾客满意"为前提，以"提升医院绩效管理文化"为基础，以"医院自身实际经营状况"为依据，以"医疗质量与绩效管理结果"为纽带，以"医院稳步健康持续发展"为目标。

　　本书的特点：突出卓越绩效考评与绩效管理理论；注重绩效考评与管理在医院中的实践；关注绩效考核的细节；紧密结合当前医院薪酬实际；员工绩效岗位流程化；绩效考评与管理标准的简单、有效、持续性；绩效控制的人性化设计；绩效考核科学全面；医院、科室团队在绩效管理中的和谐亲情作用的体现；绩效测评系统的整体应用。书中有医院以职能部门为单位的岗位评价，有职能部门（机关、后勤）人员岗位说明书。书后附有不同医院临床科室、医技科室、职能部门（机关、后勤）与人员绩效考评标准。并对当前一些绩效管理热点、焦点等问题进行了深入研究，提出了作者的思想和观点。

　　本书的使用与读者对象：本书主要内容均是为现代医院领导和全体员工设计的，它可帮助他们从绩效管理系统的角度理解绩效考评与管理的全貌。书中列举了大量绩效管理实例，是一本理论与实践紧密结合的绩效管理专著。本书适合于各类各级医疗卫生机构、特别是医院管理者、科室、部门、机关和员工阅读，适合于医药机构、管理咨询机构人员参考，也可供医药院校师生参考，可以作为各类各级医疗机构举办的医院管理学术会议参考，可以作为有关大学培训机构 MBA、EMBA、DBA 班学员的阅读和参考教材。

　　本书在编写过程中，参阅了大量国内外绩效管理的专著、杂志、汇编、案例、论文、网上信息及其他有关文献资料，这些资料对于我们尽可能全面、多视觉地把握一些绩效管理问题有重要帮助。在此向以上作者表示诚挚的感谢。我们还要感谢以下医院对本书的大力支持。广西医科大学第一附属医院、山东省兖州矿业集团总医院、山西省五四一总医院、吉林省德惠市人民医院、北京市顺义区医院、四川省宜宾市第二医院、浙江省绍兴市人民医院、武警总队医院、武警河南总队医院、中国人民解放军第三军医大学、解放军第 302 医院、解放军总医院、中国人民解放军军事医学科学院、山西医科大学第二附属医院等。感谢对全书编写、出版的关注、支持和帮助的所有朋友们。我们要特别感谢的是中国协和医科大学出版社的工作人员，正是他们严格的审阅、认真的校对，才使这部作品得以面世。

　　作者联系方式：您关于对本书进一步修改、完善和评价的建议都会使我们感激不尽。您对我们的任何建议都将被我们认真考虑。我们在未来版本中接收您的批评和建议，让我们为实践我们所倡导的"现代医院卓越质量与绩效管理价值创新"的目标而努力。如果您有任何管理、咨询、信息和培训的需求，请与我们联系，我们的电子邮箱地址是：E-mail：zhuoyue718@VIP.sina.com，zhuoyue718@gmail.com，QQ：798556169

　　您可以通过中国医院卓越管理网：www.em718.com 找到对您有用的管理、咨询、资料、观点和培训信息。联系电话：010-65735938，手机：189 1156 0787

初稿于 2007～2009 年 3 月，北京东城区·安贞大厦 1702 室

定稿于 2012 年 9 月 18 日，北京朝阳区·朗廷大厦 597 室

任真年

2012 年 9 月 18 日

目　录

第一章 现代医院卓越绩效管理概论

第一节 绩效管理背景

随着经济全球化和信息技术的迅猛发展，国家之间、行业之间、企业之间竞争日益加剧。为此，为了企业常青，许多国家设立了质量与绩效管理奖，引导和帮助企业提高竞争力，从而更好地满足市场与顾客的需求。目前，世界上已有90多个国家或地区或组织设立了不同程度的质量与绩效管理奖。日本在1951年就设立了著名的戴明奖（日本质量奖）；加拿大1984年设立了加拿大优秀经营奖；美国在1987年按照《马尔科姆·波多里奇国家质量提高法》设立了政府质量奖，同时制定了卓越绩效模式标准作为美国国家质量奖的评价依据；澳大利亚1988年设立了澳大利亚质量奖；欧洲1991年设立了欧洲企业质量奖；英国1994年设立了英国质量奖；俄罗斯1996年设立了俄罗斯联邦政府质量奖。特别是美国的波多里奇国家质量奖标准在提高组织业绩，改进组织整体效率，促进美国所有组织相互交流、分享最佳经营管理实践，并为组织带来市场成功等方面发挥了重要作用。在紧随美国、欧洲、加拿大、新加坡等国家和地区的质量奖后，不少国家和地区也先后设立了质量奖、经营奖、企业优秀奖等，如印度、韩国、芬兰、丹麦等国家均在20世纪末或21世纪初设立了质量奖，我国的台湾、香港地区也设立了质量奖。质量与绩效奖的设立为这些国家和地区提高质量水平，增强竞争能力起到了非常重要的作用。中国作为发展中国家，提高整体质量水平、增强国家竞争实力的任务更加紧迫，更加艰巨。我国于2005年1月公布的《卓越绩效评价准则》评奖标准，这个标准必将是我国企业、组织在质量管理与绩效管理发展史上的里程碑。我国2012年公布了新的《卓越绩效评价准则》。

一、绩效管理产生的背景

（一）美国质量与绩效管理情况

20世纪80年代中期，美国许多工业和政府部门的领导者就认识到在日益扩大的、竞争更加激烈的世界市场环境中强调质量不再是企业的最重要选择，而是必须增加随着市场经济的变化和顾客需求的相应动态条件。但是当时美国的不少经营者却认识不够，也不知道如何去做。事实上20世纪60年代美国在产品质量方面的领导地位经受了日本的强有力挑战，从20世纪70年代以来美国生产力的增长落后于竞争对手，不良质量成本高达销售收入的20%左右，加之日本强劲的海外经济扩张，美国的有些企业被日本企业并购，甚至作为美国制造业的龙头企业通用电气也成了日本同行进行贴牌生产的选择对象。在这种情形之下，美国企业界开始警醒，忧患意识大增，许多专家、学者开始研究日本经济快速增长的原因。研究结果表明日本经济的腾飞主要归根于日本的全面质量管理，而日本全面质量管理又来源于美国，因此引发了一场遍布美国的"质量革命"，开始向日本学习，重新导入全面质量与绩效管理。

1987年美国按照《马尔科姆·波多里奇国家质量提高法》设立了政府质量奖，同时制定了卓越绩效模式标准作为美国国家质量奖的评价依据。1988年美国开始在制造业领域开展国家质量奖的评定，至今已有20多年了。美国质量奖的评定依据便是由美国国家标准与技术研究院（NIST）颁布的《卓越绩效准则》，美国卓越绩效评价准则的产生并不是偶然的，而是由当时美国经济的处境和世界质量管理的发展阶段所决定的。

波多里奇国家质量奖是为帮助美国企业实现世界级质量的卓越标准。自从美国国家质量奖创立以来，美国历届总统都很重视，亲自颁发并发表热情洋溢的讲话，充分肯定美国国家质量奖对美国经济的促进作用，大力倡导美国企业参与美国国家质量奖的评奖过程，因为评奖过程就是学习提高的过程。在美国，每年获得波多里奇国家质量奖的企业只有几家，申报该奖项的企业有几十到上百家，但却有几十万家企业在采用波多里奇国家质量奖标准并根据自身的目标进行自我改进和评价。由于美国国家质量奖的评价标准《卓越绩效准则》是国际成功企业的经验总结，是世界级质量的表现，所以这一标准成了企业追求卓越的指导书和参照系，被世界管理界称之为是评价企业的成熟标准，目前世界上已有90多个国家和地区组织设立的质量奖有许多就是引用或参考这一美国《卓越绩效准则》标准制定的。调查显示，追求卓越的企业，3年后的各项指标均比一般企业提高25%左右。

　　绩效管理（performance management，PM）作为一种管理思想和方法论，其根本目的是不断促进员工发展和组织绩效改善，最终实现企业战略目标，现已在全世界大多数500强企业中应用。20世纪70年代美国管理学家 Aubrey Daniels 提出"绩效管理"这一概念后，人们展开了系统而全面的研究。研究者主要采取了两种取向：其一是组织取向，即认为绩效管理是管理组织的一种体系（Williams，1998），旨在实现企业发展战略，保持竞争优势；其二是个体取向，认为绩效管理是指导和支持员工有效工作的一套方法（Armstrong，1994），旨在开发个体潜能，实现工作目标。绩效管理20世纪90年代传入中国，以其完善的体系、科学的流程和持续改进的良性循环深得管理者们的喜爱，吸引了无数国内管理者的眼球，被管理学家誉为管理者的"圣经"。但发展缓慢，"水土不服"，需要长时期探索完善。

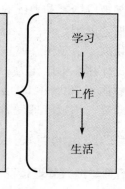

★ 绩效充满整个世界。
★ 我们生活在一个充满绩效的世界里。
★ 绩效是动态的。
★ 绩效充满在企业、项目、员工工作中。
★ 绩效存在于学习、工作和生活中。
★ 某件事情发生了就是绩效改变了、对别的人、事或绩效都会有影响。
★ 需求与问题决定绩效的改变。
★ 持续发展就是绩效的持续整合。

学习 → 工作 → 生活

图 1-1　绩效管理的普遍现象

　　《牛津现代高级英汉词典》对绩效的原词——"performance"的释义是"执行、履行、表现、成绩"；《现代汉语词典》中给出的注解为：成绩、成效。

　　"绩效是一个多维建构，观察和测量的角度不同，其结果也会不同"。我们从不同的学科领域出发来认识绩效，所得到的结果也会有所差异：

　　■ 从管理学的角度看——绩效是组织期望的结果，是组织为实现其目标而展现在不同层面上的有效输出，它包括个人绩效和组织绩效两个方面。

　　■ 从行为学的角度看——绩效是一种个人或组织的行为能力判断，它可以区分个人或组织行为能力的高低。

　　■ 从经济学的角度看——绩效与薪酬是员工和组织之间的对等承诺关系，绩效是员工对组织的承诺，而薪酬是组织对员工所作出的承诺。

　　■ 从社会学的角度看——绩效意味着每一个社会成员按照社会分工所确定的角色承担他的那一份职责。现代医院管理较多的研究是组织的控制、运行谋划，而业绩的判断和组织与个人岗位绩效不同作用机制的研究尚不足。

■ 从医院发展的角度看——绩效考核与管理适应了全面衡量评价医院的需求，以数量为主的绩效考核，以岗位为基点的绩效考核与管理是现代医院管理发展的方向。

事实上绩效管理充满在人们的日常学习中、生活中和工作中，存在于人类的一切活动之中（图1-1）。

绩效管理从理论层面上，澄清了管理者在绩效管理中的理念误区，有助于夯实和丰富绩效管理的理论基础，可明确提出"绩效管理应走在员工发展之前，高效管理应超前于员工发展并引导其发展"这一理论命题；从实践层面上，强调了提升管理者绩效管理能力的现实意义，有助于增进当前医院绩效管理水平的有效性和科学性，为绩效管理活动提供强有力的实践指导。

当前中国医院人力资源管理的主要问题：人与事匹配不完善；医院岗位未能按照需求设立，激励机制不健全；招聘手段、技术单一；培训需求分析与评估不足；管理理念滞后；管理平台和基础设施不完备；薪酬分配欠公平等。

绩效管理是从医院远景和经营战略的角度出发，并以战略为导向的一种科学管理体系。它作为医院的长期管理手段而对医院实现其发展战略和增强竞争优势而存在。绩效管理是一个管理者和员工持续不断双向沟通的过程。在这个过程中，管理者和员工就绩效目标达成一致，管理者是员工的辅导员、教练员，帮助员工不断提高工作能力以使绩效目标得以达成。所谓绩效管理是指管理者与员工之间在目标与如何实现目标上所达成共识的过程，以及增强员工成功地达到目标的管理方法以及促进员工取得优异绩效的管理过程。绩效管理的目的在于提高员工的能力和素质，改进与提高医院绩效水平。

全面绩效管理是以医院的远景、使命和战略为基本出发点来进行系统思考开始的，以此明确医院的目标和关键成功因素，这样可以达到以下目的，即医院上下达成一致性理解。近几年来，医院越来越重视绩效管理。社会上关于绩效管理的理论观点也很多，差异也比较大，相对比较混乱。到底什么是现代医院绩效管理呢？现代医院绩效管理是对医院整体绩效、部门绩效、科室绩效、班组绩效、员工绩效等进行系统考核、评估、诊断以及持续改进的管理过程。绩效管理包括绩效目标设定、绩效考核、绩效评估、绩效诊断、绩效改进、绩效沟通辅导、绩效激励等在内的一个完整的系统性管理循环过程。绩效管理过程，既是对员工、管理者的检验过程，还是对医院战略、管理体制的检验过程。绩效管理的目的是让现代医院既"做正确的事"，还要"正确地做事"，推动现代医院绩效的整体改进。

绩效管理贯穿整个管理系统。绩效管理宏观上分4个步骤：绩效管理首先是管理；绩效管理特别强调持续不断地改进；绩效管理是一个不断进行沟通的过程；绩效管理不仅强调工作结果，更重视达成目标的过程。在摩托罗拉公司看来，做企业管理就是做人力资源管理工作，而做人力资源管理就是做绩效管理，足可见绩效管理的重要性。

（二）日本质量绩效管理情况

世界范围内影响较大的质量奖中，日本戴明奖是创立最早的一个。它始创于1951年，是为了纪念已故的威廉·爱德华·戴明博士，他为日本战后统计质量控制的发展做出了巨大贡献。日本业界认为，他的教诲帮助日本建立了产品高质量的基础的理念，正是在这个理念基础之上，日本的产品质量才达到了今天这样被世界广泛承认的水平。自从1951年创办至今50余年来，已经有超过近200个日本企业获得戴明质量奖，这些获奖者的产品和服务质量均获得了大幅度提高。戴明质量奖虽然诞生于日本，但现在已经成为享誉世界的质量奖项。

戴明奖的建立：W. E. 戴明博士（1900～1993）是美国最著名的质量控制专家之一。1950年7月，受日本科学家与工程师联合会（JUSE）邀请赴日本讲学。戴明在日期间，首先在东京的日本医药协会大礼堂就质量控制这一主题进行了为期8天的讲授，接着，又在日本本州岛东南部的箱根镇为企业的高级主管讲授了1天。在这些课程的讲授过程中，戴明博士用通俗易懂的语言将统计质量管理的基础知识完整的传授给了日本工业界的主管、经理、工程师和研究人员。他的讲授为现场听众留下深刻印象，并为当时正处在幼年期的日本工业的质量控制提供了极大的推动力。听课的人们将这 8 天课程的速记、笔录汇总整理为《戴明博士论质量的统计控制》的手抄本竞相传播，戴明博士随即慷慨地把这一讲稿的版税赠送给日本科学家与工程师联合会（JUSE），为了感激戴明博士的这一慷慨之举，当时担任 JUSE 会长的 Kenchi Koyanagi 先生建议用这笔资金建立一个奖项，以永久纪念戴明博士对日本人民的贡献和友情，并促进日本质量控制的持续发展。JUSE 理事会全体成员一致通过了这项提议，戴明奖由此建立。随后，戴明博士的著作，《样本分析》在日本翻译出版，他再一次捐赠了该书的版税，自那以后，戴明奖不断发展，直到今天 JUSE 依然负责戴明奖的所有经费管理。

1. 日本的质量管理思想   日本质量管理组织制度体现了现代质量管理思想。第一，重视基层人员和一线操作人员的质量管理职能；第二，重视加强产品形成早期阶段的管理，把质量管理的重点放在设计方案、加工样品、调整工艺流程等阶段，事先把好质量关；第三，注意生产的连续性和稳定性，不搞形式主义、突击生产、超负荷运转；第四，日本质量管理小组，在日本的企业，质量管理活动小组是最活跃的基层质量管理组织；第五，跨企业组织质量管理协作。日本企业从外部购入的零部件占到制造成本的一半以上，为了保证质量，企业间相互真诚的质量保证就极为重要；第六，进行普遍的质量管理教育。

日本戴明奖委员会 1998 年 6 月对全面质量管理的定义进行了修订：全面质量管理是由整个组织从事的，在效率与效益两方面达到公司目标的系统活动，它使组织可以在适当的时间和价格上提供顾客满意的产品和服务的质量水平。其中，"系统活动"是指组织为了达到自身的目标，有强有力的领导和指导，有明确的中长期目标和战略以及适当的质量政策和策略。戴明奖给予日本企业的质量管理和质量控制以极大的直接或间接影响。

在日本发展起来的全面质量控制 20 世纪 80 年代返回美国，并且为美国的工业复兴做出了贡献，但在西方国家使用时，这个词被翻译为全面质量管理，为了与国际实践相衔接，日本把这一词语从 TOC 全面质量控制改为 TQM（全面质量经营）。

持续改变不是轻易就能获得的。没有哪一个组织仅仅靠解决其他人提出的问题就能获得卓越的成绩，他们需要自己思考，建立自己的崇高目标并为这些目标而努力。在这样的公司中，戴明奖被作为一种改进和执行公司变革的工具。

2. 日本产品质量管理体系   一是建立健全严格的质量规范体系。从国民经济的全局出发，考虑企业产品质量问题，法律先行防患于未然，这是日本产品质量发生了质的变化的根本原因。日本系统的质量法规建设最早是从 20 世纪 50 年代后半期开始的。政府为推动全面质量管理，1957 年开展了声势浩大的"产业合理化运动"，其中将产品质量提升到与产业结构调整并重的高度，提出奉行贸易立国的日本，与贸易振兴政策同等重要的，是拓宽企业的新视野，实行积极的合理化政策。他们认为，要增强国际竞争力，必须使国内企业提高生产率，因此，生产技术的进步、设备的现代化、科学的经营管理等企业内部合理化的问题，成为当时日本政府着手解决的重大课题之一；二是增强产品质量的竞争力。日本的零部件缺陷管理创造了举世公认的业绩。消灭次品，消灭缺陷成为日本产业界各个工序、环节的共同目标。美国的集成电路缺陷率约为 1%，而日本却为 1‰，这个巨大差距就是美国在日美半导体之战中败北的原因。日本的企业管理是从小入手的，其质量管理政策细致而易于掌握，企业的质量条例更是使每个人、每个环节都易于操作，易于检验；三是建立完整的产业政策体系。从制定到落实，到检查，到处罚，一环扣一环，最终保证了落实。以贸易立国的日本靠的就是国际市场，如果一个企业的产品质量上不去，就会危及整个国家的利益。而一个企业若存在质量问题，不但得不到应有的各种政策优惠，在国内也根本无法立足，这些都迫使企业提高产品质量；四是完善扶持政策，标本兼治抓监管。日本的产业结构中，对产品质量影响很大的是为数众多的中小企业。日本政府为使中小企业质量上台阶，保证大企业最终组装生产线上的每一个零配件的优质率，对中小企业的经营发展提供资金帮助并使其成功的力度是非常大的，专门有以中小企业为主体的金融政策和组织化政策，以解决中小企业资金难等各种问题。

（三）欧洲质量绩效管理情况

欧洲质量组织成立于 1956 年。目前有 34 个国家的质量组织及研究单位、公司及个人成员参加。欧洲质量组织的基本使命是促进欧洲质量理论最佳实践的信息和经验交流，提高竞争力。为促进全面质量管理推广与实施，支持各企业管理层追求经营卓越，欧洲于 1984 年成立了欧洲质量基金会（EFQM），得到欧盟支持的欧洲质量管理基金会总部设在布鲁塞尔，目前有 900 个会员单位，分布于 23 个欧洲国家。组织发起人的初衷是要创建一个质量管理模式，供全欧洲的组织参考。他们设计了欧洲模式，并根据这一模式的框架，开创了欧洲质量奖。

欧洲质量奖的逻辑模型看起来一目了然，其第一要素是领导，它驱动着人员管理、方针与战略，以及资源。进而又驱动着所有的过程，这些过程决定了人员的满意、顾客的满意和对社会的影响，这 3 个方面又驱动着业绩结果。该模式告诉人们，只有全面考虑了经营的所有组成部分，才能获得最后的成功。它也代表了一种经营哲学思想，它完全不同于目前实行的传统的垂直分解的组织形式：研发、制造、财务、人力资源、销售等。它表示各级职能部门和人员像一个团队一样一起工作，并对最终绩效共同负责。在目前日益严峻的竞争环境里，只有不断改进的企业才能得以生存，才能提高市场地位和绩效。

（四）中国质量绩效管理情况

目前，世界的管理浪潮席卷中国，其中"卓越绩效模式"是当今世界最先进的管理理念和企业最佳管理实践的完美结合，也是美国在 20 世纪 80 年代有效遏制日本企业的进攻，重回世界经济霸坛的重要手段。卓越绩效模式是建立在系统的观点上出发，在领导、战略、顾客与市场、以人为本、过程管理、测量分析与知识管理、经营结果等 7 个方面为中国企业树立了向世界级企业学习的标杆和典范。2004 年国家质检总局颁布《卓越绩效评价准则》（GB/T19580 标准）在国内掀起学习卓越绩效模式的高潮。中国质量协会明确提出设立全国质量管理奖的目的：一是引导企业关注市场竞争的焦点，重视产品质量、服务质量，进而重视经营质量；二是通过卓越绩效模式，引导和激励企业追求卓越的质量经营，加速培育我国具有国际竞争力的企业；三是树立获得卓越绩效的标杆企业，将他们的经验为广大企业分享，提高我国企业的整体水平。卓越绩效模式也伴随全国质量奖的推进在中国企业产生了深远的影响力，全国质量管理奖也成为中国企业在经营质量方面的最高奖项，成为中国经营管理最佳公司的标志。在经过 3 年全国质量奖的运营后，中国质量协会报告相关部门申请将全国质量奖转为国家质量奖，但考虑诸多因素，目前暂时实施全国质量奖计划。国家质量奖计划虽未出台，2003 年开始在国家质检总局的组织下，中国质量协会和国家标准研究院开始着手国家标准的研究。2004 年 9 月国家标准《卓越绩效评价准则》GB/T19580-2004 颁布实施，并成为 2005 年全国质量管理奖采用标准。中国 2012 年新的《卓越绩效评价准则》更具有中国特色。

二、绩效考核产生的背景

（一）绩效考核

绩效考核（performance appraisal，PA）又称绩效考评、绩效评估或绩效评价，是采用科学的方法，按照预定的标准，考查和审核组织和员工对职务所规定的职责、任务履行的程度，以确立其工作绩效的一种系统管理方法，是绩效管理循环中的一个环节。绩效考核主要实现两个目的：一是绩效改进，二是价值评价。

（二）绩效评估

也称绩效考评、绩效评价、员工考核，是一种员工评估制度，也是人力资源开发与管理中一项重要的基础性工作，旨在通过科学的方法、原理来评定和测量员工在岗位上的工作行为和工作效果。绩效考核是一种正式的员工评估制度，是针对医院中每个职工所承担的工作，应用各种科学的定性和定量的方法，对职工行为的实际效果及其对医院的贡献或价值进行考核和评价。是一种周期性回顾与评估员工工作表现的管理系统，是指主管或相关人员对员工的工作做系统的评价。

比如绩效管理过程中的绩效考核，不仅针对员工，同时针对各层级的管理者，包括最高层管理者。绩效考核的结果不仅仅是职级升降、奖惩的依据，更重要的是作为绩效改进的重要依据。通过绩效评估（performance appraisal）、绩效诊断，找出影响绩效的根本性问题，形成绩效改进措施，通过绩效沟通辅导和绩效激励等手段，提高管理者和员工的系统思考能力和系统执行能力推动医院整体绩效的迅速提高。

三、绩效薪酬产生的背景

21 世纪的管理是以人为本管理的时代，是卓越绩效考核与管理的时代，人力资本已成为医院成败的关键。在我国市场经济中无论是公立医院还是民营医院在薪酬设计和管理上普遍存在着亟待解决的问题，具体表现为国内大部分医院的薪酬设计对内缺乏公平性，对外缺乏竞争力，这些不利因素直接导致了医院员工忠诚度的降低和医院整体绩效的下降。员工往往由于受到不公平待遇，而心生不满，并会付之行动，如员工与患者沟通不畅，服务不到位，质量标准低，致使医院纠纷不断。之所以造成这种矛盾主要是由薪酬制度引发的。薪酬的设计与管理已不是简单地将薪酬发给员工或增加薪酬的过程，而是最困难，最复杂，充满矛盾的管理，所以需要系统、全面、科学地进行薪酬设计与管理的过程。因此，医院薪酬面临在成本方面的巨大压力与挑战，提高对成本规划的技能，提高绩效考核与管理水平以及为医院出谋划策应对成本压力并激励员工至关重要。

（一）绩效薪酬设计

设计与管理薪酬制度是一项最困难的人力资源管理任务。合适的薪酬制度既可以巩固向心力，减少员工不满；又能促使员工更加努力，提升医院运营绩效。如果建立了有效的薪酬制度，医院就会进入期望——激励——创新——发展的良性循环；而如果这些制度不健全或实施不到位，那么接踵而至的便是员工的心灰意冷。根据美国一个民意调查组织机构在研究过去 20 年的数据后发现：在所有的工作分类中，员工们都将工资与收益视为最重要或次重要的指标。工资能极大地影响人们的行为和工作绩效。此外，对薪资和其他外在报酬的抱怨，可能掩盖员工和所属组织间关系上存在的问题：如监督管理的状况、职业发展的机会、员工对工作的影响力和参与等。当出现报酬上的冲突时，领导们总会得到很多的建议以对情况进行详细"诊断"；相反，他们很少相信这些问题可以由人事专家从绩效考核与管理以及薪资政策上加以解决。

（二）绩效薪酬 3P 理论

薪酬（salary）离不开绩效，绩效薪酬（performance salary，PS）常用来将业绩和薪酬联系起来，目的在于激励员工更好地工作。薪酬包括经济性薪酬和非经济性薪酬。薪酬就是医院给予员工劳动的各种酬劳。绩效薪酬从广义上理解是个人、团队的业绩结果的回报。有学者把薪酬分为基本薪酬、可变绩效薪酬和其他福利待遇薪酬（间接薪酬）。薪酬 = 基本薪酬 + 可变绩效薪酬 + 间接薪酬。员工完成规定任务享有基本薪酬，卓越绩效会得到更加丰厚的报酬。薪酬战略的有效实施是增强医院竞争力的最重要因素。有的学者把薪酬体系分 5 个系统：工资系统，奖励系统，股份，期权系统，绩效激励系统。在薪酬体系中，有一个著名的 3P 理论依据，指不同单位有 3 种不同的支付薪酬方法：第一个"P"叫岗位（position）定薪，为设定的岗位付薪酬。目前，我国大多数医院采取这种方法付薪酬；第二个"P"叫业绩（performance）定薪，为绩效付薪酬，实用于目标管理、定额管理、承包经营的科室或组织；第三个"P"以能力（person）来定薪付薪酬。从薪酬制度设计总的趋势来看，传统的薪酬方式在逐渐退化。现在国际上流行"业绩为王"的激励性工资就是绩效管理的一个重要组成部分，将浮动部分工资（绩效工资）与部门工作、个人绩效、公司绩效挂钩。薪酬水平体现在责任和绩效的大小上，这是绩效管理的最显著特点。绩效管理必须有配套的绩效薪酬体系，才能保证绩效管理的顺利进行。

四、绩效考核管理的原则

（一）绩效管理的原则

①体现组织的绩效价值；②双向沟通；③激励性；④行政管理人员承担义务并积极参与；⑤注重制定"正确的"绩效管理措施；⑥领导对绩效反馈和区分负起责任；⑦建立互补式角色和职责；⑧可行性；⑨业务和劳力（人力）资源流程相结合；⑩及时反馈；⑪尽量减轻行政管理成本；⑫动态持续改进性。

（二）绩效管理的标准

分为团队（组织）绩效和个人绩效标准。团队的绩效在很大程度上由个人绩效组成，但是团队绩效标准更强调团队任务的整体协作情况，团队与团队之间的沟通情况，团队内部之间的学习氛围，团队成员间的关系和谐度，团队的整体持续学习力，团队最终的综合绩效等。当今世界最著名的绩效标准是美国的国家质量奖标准，即《卓越绩效准则》，其标准基本每年修订1次，目前全世界有90多个国家采用美国的这个绩效管理标准。我国从2005年1月采用美国的质量评奖标准制定了我国的质量管理奖，即我国的《卓越绩效评价准则》。美国卓越绩效评价标准共7项：①领导作用；②战略策划；③以顾客和市场为中心；④测量、分析和知识管理；⑤劳力资源；⑥过程管理；⑦经营结果。

绩效管理作为一种当前国际上先进的管理理念和方法，已为越来越多的中国企业所关注。实施全面企业绩效管理，提升企业绩效管理水平，对于企业战略目标的实现和未来的发展有着重大的价值和意义。组织与员工绩效评估是按照一定的标准，采用科学的方法，检查和评定企业员工对岗位所规定的职责的履行程度，以确定其工作成绩的管理方法，其目的主要在于通过对员工全面综合的评估，判断他们是否称职，并以此作为企业人力资源管理的基本依据。通过绩效管理切实保证员工的报酬、晋升、调动、职业技能开发、激励、辞退等工作的科学性。同时，也可以检查企业管理各项政策，如人员配置、员工培训等方面是否有失误。由于绩效评估的对象、目的和范围复杂多样，因此绩效评估的内容也比较复杂。但基本方面而言，传统的主要包括德、能、勤、绩4个方面的内容。①"德"是人的精神境界、道德品质和思想追求的综合体现。德决定一个人的行为方向——为什么而做；行为的强弱——做的努力程度；行为的方式——采取何种手段达到目的。德的标准不是抽象、一成不变的。不同时代、行业、层次对德有不同的标准；②"能"是指人的能力素质，即认识世界和改造世界的能力。当然，能力不是静态、孤立存在的。因此，对员工能力的评估应在素质考察的基础上，结合其在实际工作中的具体表现来判断。一般包括动手操作、认识、思维、表达、研究、组织指挥、协调和决策能力等。对不同的职位，在评估过程中应各有侧重，区别对待；③"勤"是指一种工作态度，它主要体现在员工日常工作表现上，如工作的积极性、主动性、创造性，努力程度以及出勤率上。对勤的评估不仅要有对量的衡量，如出勤率，也要有质的评估，即是否以满腔的热情、积极、主动地投入工作；④"绩"是指员工的工作业绩，包括完成工作的数量、质量和经济效益。在企业中岗位、责任不同的人，其工作业绩的评估重点也有侧重。对绩的考评是对员工绩效评估的核心。"德能勤绩"的绩效考评内容在我国企业会长期存在下去。现代医院考评内容主要是：领导作用，战略策划，顾客和市场为，测量、分析和知识管理，劳力资源，过程管理，经营绩效结果七个模块以及结合本医院的实际情况所制定的考评内容。如医院的医疗统计指标、病例质量、三级查房等必须纳入绩效考核范围内。

（三）绩效管理的要素

①岗位分析。通过职务分析，确定每个员工的职务内容，形成绩效管理的基础性文件，作为未来绩效管理实施的有效工具；②岗位评价。通过职务评价，对岗位价值进行有效排序，确定每个岗位的价值，为以后的薪酬变动提供可衡量的价值参考；③岗位变动。员工的职务晋升、降职、轮岗等管理活动要通过员工的绩效评价获得，是绩效管理的目的之一；④培训发展；⑤薪酬管理；⑥目标管理。

目标管理是绩效管理的特点之一，绩效管理通过整合企业的战略规划、远景目标与员工的绩效目标，使之统一起来；⑦员工关系管理（沟通）；⑧管理者的管理方式。绩效管理所倡导的管理方式与以往的管理方式有着很大的不同，更多地强调沟通，强调合作，这种管理方式在不断地改变着管理者的行为，不断地引导管理者向科学化、规范化发展；⑨员工的工作方式。

在绩效管理中，员工是绩效管理的主人，这给了员工更大的工作自主权，提高了员工的地位，不断激励员工就自己的绩效问题需求他人的帮助，以尽可能地达到自己的绩效目标。团队或个人绩效考核实施的前提是责权明晰、流程细化、成本合理、鼓舞士气、持续发展。医院绩效管理是一个完整的系统。在这个系统中，组织、中层管理者和员工全部参与进来，中层管理者和员工通过沟通的方式，将医院的战略、中层管理者的职责、管理的方式和手段以及员工的绩效目标等管理基本内容确定下来，通过持续地沟通，中层管理者帮助辅导员工清除工作过程中的障碍，并与员工一起共同完成绩效目标，从而实现组织的远景规划和战略。医院绩效管理是对医院绩效实现过程各要素的管理，它是基于医院战略基础之上的一种有效的管理活动。

（四）绩效管理实施流程

①学习与培训（学习和培训有关绩效管理的理论、方法和实践技巧）；②管理沟通，取得各方支持，形成共识；③制定绩效管理实施方案，包括前期的准备（做职务分析、岗位评价），实施中的流程和后期的过程结果等；④按照绩效管理的流程实施绩效动态控制；⑤持续不断的沟通改进。

五、绩效考核管理应用

（一）绩效管理的应用目的

①实现医院的战略规划和远景目标；②提高员工的绩效水平；③增强医院的核心竞争力；④提高医院的服务、技术和绩效质量；⑤提高管理者的素质；⑥为职务变动、薪酬管理、培训发展等管理活动提供依据。

（二）绩效薪酬制度的问题

技术服务工资与岗位定价工资不明确；资历与非能力和绩效导向偏移；结构性非公平性问题突出，几乎没有完整的绩效工资体系制度；绩效工资不突出；人浮于事、干好干坏、大锅饭现象依然存在；薪酬与绩效福利不科学不匹配。

在美国衡量一家医院管理绩效如何，不单纯看经济指标，更看综合指标。一般包括财务指标，运作指标和临床指标。财务指标（人均患者出院费用、流动资金利润率、总资产与产出比）；运作指标（患者平均住院天数、门诊患者收入占医院总收入比例）；临床指标（诊断符合率、治愈率、病死率、并发症发生率）。英国国家卫生部制定的医院绩效管理评价方法则是采用关键绩效指标（key performance indication，KPI）法，KPI 指标是通过对组织内部流程的输入端、输出端的关键参数进行设置、取样、计算、分析，衡量流程绩效的一种目标式量化管理指标，把医院的战略目标分解为可操作的工作目标工具。建立明确的切实可行的 KPI 体系，是做好绩效管理的关键。英国采用预约等待住院患者的数量多少、门诊等待的时间长短、无预约等待住院 18 个月以上的患者数、理想的收支状况、在推车上候诊 12 小时以上的患者数、当天取消手术的数量等 9 项关键指标。

六、绩效考核管理的评价

（一）绩效评价指标的筛选

目前常见的指标筛选方法：①专家咨询法。采取匿名方式通过几轮函询，征求专家们的意见，然后将他们的意见综合、整理、归纳，再反馈给各个专家，供他们分析判断，提出新的论证；②基本统计量法。通过各指标一些基本的统计量来确定指标是否有评价意义及区分的能力；③聚类分析法。在指标分类的基础上，从每一类具有相近性质的多个指标中选择典型指标，以典型指标来替代原来的多个指标。这种方法可以减少评价指标间重复信息对评价结果的影响；④主成分分析法。从代表性指标的角度来挑选。将原来众多且相关的指标，转化为少数且相互独立的因子（合成主成分），并保留大部分信息的方法；⑤变异系数法。从指标的敏感性角度挑选指标。

（二）绩效指标权重的确定

指标权重确定方法分主、客观两个方面。主观权重充分反映专家对评估对象在长期工作中总结出来的经验。主要有：①经验定权法；②德尔斐法；③定性排序；④定量转化；⑤对比排序定权；⑥灰色定权；⑦模糊定权法；⑧层次分析法。目前采用较多的是经验定权法。这种方法既考虑了人们主观上对各项指标的重视程度，又考虑了各项指标原始数据之间的相互联系及它们对总体评价指标的影响。一些学者也采用专家咨询法并结合研究者主观上认为每项指标在体系中的重要程度来确定权衡。

（三）绩效管理体系的实践

目前，国内不少医院在科室领导的绩效评价方面也有部分尝试。国内较具有代表性的有以下几种评价方法：①业务指标体系：包括科室的业务收支（以上年度的同期收支为比较标准），病床使用率、病床周转率、药品收入在科室总收入中所占的比例等经济业务指标，其目的是评价科室的经济效益情况、工作量的完成情况、合理用药情况等；②医疗护理质量指标体系：包括查房质量、病历书写质量、护理质量、医疗纠纷及事故等，其目的是评价科室医疗护理质量水平；③服务质量指标体系：包括患者满意度、是否有服务态度的投诉、是否有乱收费等，其目的是评价科室的服务质量水平；④科室管理指标体系：包括科室行政管理、物资管理、设备管理、团队精神等，其目的是评价科室的总体完成任务情况；⑤科研教学指标体系：包括教学质量指标、科研质量指标等，其目的是评价科室的团队效力和管理人员的管理水平以及科研管理水平。医院实施绩效管理，绩效薪酬体系分配则依次以贡献大小、风险承担、工作态度、岗位责任、社会责任、顾客满意、和谐环境和结果绩效为主要依据。用现代绩效理论的公平机制，让平庸的员工转变为普通员工或进一步培训或离开，让普通员工转变为优秀员工，让优秀员工转变为卓越员工，让卓越员工薪酬更合理报酬更多。这就是现代医院薪酬管理实施绩效薪酬分配的主题。

值得关注的是，我国有些管理咨询公司，已在研究应用并采纳美国《卓越绩效准则》、我国《卓越绩效评价准则》、我国卫生部的《医院管理评审指南试行》、美国联合委员会国际部（joint commission international，JCI）标准、ISO标准的有关内容，结合我国医院传统评价指标体系，制定适合我国医院的绩效管理评价标准体系。

绩效管理的科学性、原则性适合于任何一个组织和个人。关键是结合自己医院的实际情况，包括医院价值观、医院文化等。绩效管理对于中国企业已经不是一个陌生的话题，从以年终分配为目的的绩效考核到以全面提升医院管理水平为主的绩效管理，很多经营者都希望通过绩效考核能够提高医院整体绩效水平。而如何真正将绩效管理运用到医院的经营中，并起到战略牵引的作用，也是让很多管理者头痛的问题。在绩效考核实施和操作过程中，不同医院之间或相同医院在不同阶段，医院具体的战略目标是大相径庭的，这就决定了推进和实施绩效考核的切入点和侧重点也不相同。如果仅仅根据绩效考核理论生搬硬套，多数情况是半途而废的，有时还会造成不同程度的负面影响。绩效考核评估必须建立绩效考核体系。包括绩效考核组织、标准、周期、内容、手段、时间、考核者、被考核者。其中，绩效考核标准依据不同的医院规模、性质、专科业务、区域经济整体水平其标准是有区别的；绩效考核周期有定期和不定期，定期分月度、季度、半年度、年度；绩效考核内容有领导考核、战略考核、人力考核、测量与知识考核、过程考核、能力考核、态度考核、关键绩效指标考核、绩效结果考核等。绩效考核者有上级考核、跨级考核、同级考核、下级考核、客户考核等；绩效考核者有团队考核和个人之间考核等。

（四）绩效评价的注意事项

要保证绩效管理的顺利进行，必须避免并排除对绩效管理的误解和一切障碍。当前对绩效管理的主要误区是：绩效万能，一叶障目，不见森林；形式主义，照抄照搬，盲目模仿；绩效主义，惟绩效论，重绩效考核，轻绩效管理；重员工个人绩效管理，忽视医院整体绩效管理；把绩效考核简单化；片面追求考核指标量化；绩效系统建立后一劳永逸；忽略绩效反馈；追求目标设定的"魔方"；工具力求最新颖；绩效管理是人力资源部门的工作；考核过于频繁；考核工具的不当使用；照顾人情关系；绩效考核后的面谈简单；不透明、不公正等。

（五）绩效评价与发展趋势

据最新调查，在美国《财富》排出的全球1000家大公司中，超过70%的企业直接应用了美国的《卓越绩效准则》标准，超过90%的企业在绩效评估和职业开发的过程中应用了360°评估法。评估绩效可以面向未来和过去。面向过去包括给做出绩效的人一个正确的测评，以便于按劳付酬；面向未来包括让员工明白绩效还有改变提高的空间和余地，让其总结经验寻找差距，为其勾画理想的职业生涯设计。可以肯定，现代医院绩效考核与管理、以数量为主的岗位绩效考核与管理是国际性管理的总的趋势。

（六）绩效管理发展的特点

①绩效管理从企业开始逐渐延续到各行各业，既适合于组织、团队又适合于个人；②从目标到过程管理导向。传统的管理评价多强调目标的设置与分解，尤其是以经济效益为核心，现在的绩效管理趋势不仅强调目标设置和分解，更强调从绩效计划、辅导到评价和激励的全过程管理和监控；③强调沟通、反馈在绩效管理中的作用，沟通贯穿于绩效管理的全过程；④从管理的局部、系统向组织综合绩效体系转变；⑤从结果到发展导向。传统的管理考核仅仅关注工作任务和结果的完成情况，或是更多强调管理目标完成与薪酬激励之间的关系。现在的绩效管理除关注上述方面之外，更加关注员工的行为表现和投入程度，更加强调员工的个人成长和发展；⑥从单向管理评价到综合绩效管理体系评价的导向。传统的管理评价主要是人力资源部门或员工直接接受上级的单一评价，忽视了员工工作生活的生态系统性特征。当今发展心理学的"生态系统论"（Bronfenbrenner，1986）认为，个体发展的生态系统包括宏观、外观、中观及微观4大系统，基于此，需要从上级、下级、同事、自我、客户、供应商及合作伙伴等多个侧面来评价员工和管理者的绩效及行为；⑦由关注企业内部环境为内外环境兼顾，除原有综合绩效考核标准外，必须把保护维持环境和社会责任感的内容包括在其中，以构建和谐团队并使其稳步持续健康地发展。

美国《财富》杂志的统计表明，只有不到10%的战略得到了有效的实施，其原因就是绩效管理与考核不到位造成的。在这种情况下，企业绩效管理越来越受到社会的关注。著名的研究机构Gartner认为，想要超过竞争对手的企业应该掌握企业绩效考核与管理的技巧和艺术，并且应该立即行动，将企业绩效管理作为企业的战略目标迅速建立起来。

那么，我们应该这样才能把绩效考核与管理工作做得更好呢？

- 了解国内外绩效考核与管理的知识、理念；
- 掌握医院、科室和个人的业绩状况；
- 目标分解和制订、有利实施医院总体目标；
- 医院目标按时达到、绩效辅导和跟踪；
- 医院内外专业绩效比较；
- 确切制定下年度绩效目标和指标；
- 个人奖励、晋升、晋职、提升以及福利待遇与绩效考核与管理挂钩；
- 保持绩效考核标准的持续改进。

七、世界顶尖企业绩效管理理念

- 高层管理者参与设计实施绩效管理系统并起表率作用；

- 绩效评价指标与企业战略、目标挂钩；
- 员工参与制定绩效目标与评价标准；
- 绩效考核指标必须包括资源节约、社会责任、环境维护内容；
- 团队领导承担绩效考核与管理职责；
- 限定绩效目标数量；
- 通过持续反馈与指导来提高绩效并采取惩戒行动；
- 通过绩效管理来确定员工的发展需求并探讨发展计划的实施情况；
- 通过绩效考核与管理来提供为员工的奖金、奖励及其他物质回报并确定可衡量的与相对客观的参考依据；
- 公正、公平、实事求是、透明、公示、兑现绩效考核与管理的承诺（图1-2）。

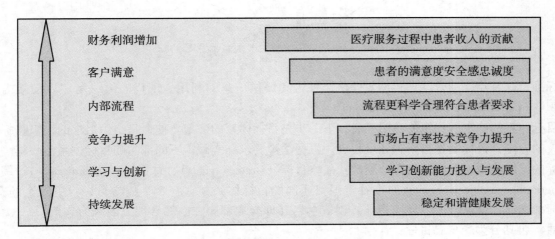

图 1-2　现代医院绩效管理的现实意义

八、发达国家政府绩效管理情况

所谓绩效，就是"特定行为主体的生产或管理活动所取得的成就或产生的社会效果"。政府绩效是分层次的，既有宏观层次的绩效，也有微观层次的绩效；既有组织层面的绩效（比如一个地方政府的工作业绩），也有个人层面的绩效。比如说公务员个人的工作绩效。现代社会发展的趋势是，绩效管理更加关注的一是个人层面的考绩，二是宏观层次的组织绩效。我们更关注是微观层次的绩效，关注的是一个医院的绩效，不论这个医院是一个地方政府的，还是一个民营的，或者行业下的一个医院，都要关注它的绩效。按照目前国际通用的框架，微观层面的政府绩效主要包括三大 E 内容——经济（economy）、效率（efficiency）和效益（effectiveness）。图1-3 是英国财政部提出的政府绩效内容框架。从中可以看出，三大 E 实际上是 3 种关系，要了解这 3 种关系就涉及 4 个基本概念：资源、投入、产出、效果。政府"资源"就是预算拨款、政府实施绩效管理的推动力、国家形象、国家权力等，它是任何政府部门获取资源的最初形态；然后用预算资金（资源）来用人、留人、购买设备、保护、管理、维持办公条件等等，这些都是管理过程中的"投入"；人力、物力、财力、信息等投入转换成"产出"；产出最后导致所期望的预期的社会效果。政府工作从一定程度上讲，就是从资源整合到追求的绩效结果的一个转换过程。绩效管理就是对这个转换过程的驾驭。这里讲的"经济"实际上就是资源整合后向投入的转换状况；"效率"是投入与产出的比；"效益"是产出对社会的影响。效益目前还包括产出的质量、数量、社会效果、消费者满意等。

（一）国外政府绩效管理的内涵

年度绩效管理是一个由 3 大环节构成的动态过程：确定使命和目标即战略规划；确定具体方向和

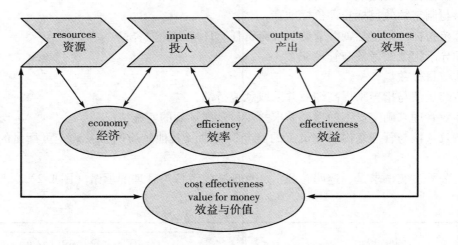

图 1-3　绩效内容三大 E 关系示意图

衡量标准，这是年度绩效计划；绩效评估、报告和评估信息的利用。现代的组织是"以绩效为基础的组织"（performance-based organization）。

目标体系的确定。组织使命明确后，下一步是目标体系的确定。使命是组织追求的终极目标，是一个大的方向，目标则是指路牌和里程碑。根据法规要求和实践，不同部门的目标体系不一样。首先是目标的层级体系，一般分为 3 个层次：战略目标（strategic goals）、总目标（general goals）、绩效目标（performance objective）。我们来看美国交通部的目标体系，它有 5 个战略目标：更安全的交通、更便捷的交通、全球链接、环境指导、创造卓越（即交通部要在内部管理方面成为典范）。"更安全的交通"再划分为 5 个总目标：

■ 高速公路安全目标——2009 年以前，高速公路事故死亡率降低到亿分之一（即车辆平均行驶每 1 亿英里发生事故死亡 1 人次），大型货运卡车重大事故死亡率降低到亿分之 1.65 人次。

■ 航空运输安全目标——2009 年以前，商业航空运输重大事故率降低到百万分之 0.1（即每百万次起落发生重大事故 0.1 次），重大事故降低到每年 325 次以下。

■ 铁路运输安全目标——2009 年以前，铁路运输事故或意外中断率降低到每百万英里 16.14 人次。

■ 市内交通安全目标——2009 年以前。市内交通安全事故死亡率降低到亿分之 0.488（即乘客平均乘坐 1 亿英里发生事故死亡 0.488 人次）。

■ 管道运输安全目标——2009 年以前，天然气和有害液体运输管道的总事故数降低到每年 307 次。

美国绩效目标的表述方式。战略目标可以笼统，但总绩效目标和绩效目标应该具体。按照管理和预算办公室的要求，这些目标可以有 3 种表述方式：①定量目标，如"到 2010 年，70% 的美国家庭拥有自己的住房"；②可直接测定的目标即项目目标，如"2005 年底以前完成马的基因测序工程"；③以评估为基础（assessment-based）的目标，如"儿童上学到 9 年级时，参加过政府举办的学前教育项目的儿童，其教育水平应至少达到其他同龄儿童的水平"。

（二）绩效目标设定遵循的原则

绩效目标包括公民为本、结果导向、广泛参与等。以"结果导向"为例，评价部门绩效的重点不是投入多少，也不是过程，而时给社会带来的客观效果。比方对社会治安管理的评价，作为老百姓，我不关心你花费了多少财政资源，投入多少警力，举办了多少次活动，我最关注的是我家窗外要不要安装防盗栏。换言之，特定小区窗外的防盗栏安装到几层，这就是一个结果导向的社会绩效指标，就是一种对社会治安管理绩效目标的客观评价。

（三）医院年度绩效管理的计划

年度绩效计划最少有4个要素跟战略规划阶段一样：①确定目标体系；②策略手段与描述；③外部因素；④风险分析。区别在于不同阶段的要求和详细程度不一样。为避免细节和重复。年度绩效计划是每一个组织所进行的必须工作。如现代医院、科室甚至个人都必须落实年度绩效计划，只有制定好年度绩效计划，才能进行绩效管理工作，才能进行评价绩效，才能持续改进。

（四）医院绩效考核管理的协议

组织年度绩效计划的最后产出是"绩效协议"。绩效协议要明确谁对什么事情负责，它的自主权有多大、工作所要达到的目标是什么、履行职责和实现目标需要哪些资源，然后用什么样的评价机制来确定是不是实现了绩效目标，做得好坏等等。如我国医院推行了岗位目标责任管理，有的医院也做过一些绩效协议。根据中国医院目前的做法应该强调一点，绩效协议必须体现新的管理理念。国外强调两点，一是应以绩效目标共识为基础，即绩效协议是平等协商的结果，可以讨价还价，不是上级单方面强加给下级的，也不是下级对上级的单向承诺。"军令状"不符合现代管理理念。新西兰不叫绩效协议，而叫购买协议。上级从下级购买的产品和服务，就像市场上买方卖方一样，大家平等；二是绩效协议是契约，应该体现契约精神，具有双向约束力。下级没有实现绩效目标当然要承担责任，受到处罚。但如果因为上级随意干预，或没有按协议配置资源造成绩效目标没有完成，上级也应该承担责任，不能怪下级。美国弗吉尼亚州州长跟各局局长签的绩效协议，对局长的规定比较细，包括负责什么领域，具备什么能力，达到哪些具体目标等。绩效管理协议后面是州长对局长的承诺，一般有五六条。

（五）绩效评估管理与信息利用

美国联邦政府绩效管理的主要内容有3块：一是绩效状况的监测和反馈；二是年度绩效报告；三是绩效信息的利用。

年度绩效报告。年度绩效报告内容比较多，核心有两点：一是绩效水平的展示；二是未尽目标的原因解释。绩效水平的展示方式可以概括为3种比较：①实际绩效状况与年度绩效目标比较；②部门绩效的纵向比较，一般提供连续4年的绩效数据；③履行相同职责的部门之间的横向比较，只适用于地方政府部门。由于绩效目标很多，每个目标又有多个衡量尺度，美国商务部的绩效报告多达500多页。

在绩效水平展示方面有一句格言是"一张图表胜于千言万语"。另外，绩效评估有一个解释就比较有意思，如绩效考评中涉及的绩效测评度有一项结果是"主管部门与公私机构建立的促进出口的新伙伴关系数目为50"，而实际新的伙伴关系数目结果为88，超额完成76%。按理说，超额完成绩效目标是好事，但是它这里也提供一个解释：实际水平与绩效目标差距过大可归因于"绩效指标确定中经验不足"。这一具体的测度应用仅一年多，没有基线数据，也没有开发出一个模型，能预测在不同政治环境下伙伴关系的发展趋势，所以未来几年还要进一步探索，为准确确定绩效目标积累数据。

绩效信息数据的利用有以下几种方式。

第一种方式是绩效奖惩，根据绩效表现对单位和个人实施奖惩。学者对此有争议，认为绩效奖惩是"粗俗的泰勒主义"。不论学界怎么看，绩效目标实践最后物质奖励依然是绩效信息利用的一个重要方面。

第二种方式是"责任与灵活性交易"，或者说以责任来换取灵活性。如果组织绩效好，它在管理过程中享受的自主权就大，受到的监测、控制就少。这是目前绩效信息利用中比较多的做法。英国的说法是"赢得的自主权"（earned autonomy），就是以高绩效换取管理自主权。以财务制度为例，如果地方政府或者某部门绩效优异，连续一两年被评价为A类（绩效评价最高分值），那上级给的是"一揽子拨款"，资金使用具有很大的灵活性。

第三种方式是"诊断与指导"。西方早期也实施绩效评价后搞排行榜，即排序表，期望以此形成社会压力，迫使部门改进。这种策略被称为"要么荣光，要么献丑"。后来发现存在很多问题。现在主要是"建设性策略"，即帮助诊断问题、提供建议、解决问题。也有人把它叫做绩效评估的"三D模式"：诊断（diagnosis），发展（development），设计（design）。

确定影响绩效水平的最重要要素是什么。第一是追求卓越绩效的雄心；第二是分清主次和抓重点工作的能力；第三是绩效管理水平；第四是社区、老百姓、企业和非营利机构建立广泛的伙伴关系，共同追求自己的目标；第五是领导者的能力。

我国现代医院要实施绩效管理、实施绩效工资，应该注意以下几点：第一，要充分认识绩效管理的重要性；第二，绩效管理要关注制度细节。俗话说，"魔鬼存在于细节之中"，当然"天使也存在于细节之中"。小的疏忽会导致大的损失。关注细节，就会想到一些需要经常解决的办法。我们国家喜欢干什么事前首先号召，尤其是务虚性会议特别多，没完没了的各种会议，行政级别层层的不同会议，但是在细节上动脑筋少一些，比如应对野蛮装卸问题，我们经常见的是冰箱的外包装上有"严禁倒置"几个大字，但是在运输过程中是否倒置过谁知道？美国人的设计就很简单，一个沙漏装置器装到货物的外包装上，如果货物的倾斜度超过了许可标准，沙子就会往上走，而且怎么弄都回不来。每一货物的装卸环节交接之前检查沙子是否有漏，问题和责任就一目了然了。还有医院职能部门绩效考评标准制定后，谁去实施？谁负什么责任？怎样持久考评？绩效考评结果兑现的日期能不能规定死？绩效考评后的信息怎样兑现，这些都必须认真研究，认真执行落实。

第二节   绩效管理回顾

一、中国医院绩效管理的理念引入

绩效管理（performance management，PM）是当代一种先进的管理思想和方法。20世纪70年代美国管理学家Aubrey Daniels提出"绩效管理"这一概念后，人们展开了系统而全面的研究。绩效管理90年代传入中国，以其完善的体系框架、优美的业务流程和持续改进的良性循环深受管理者们的喜爱，吸引了无数国内管理者的眼球，被管理学家誉为管理者的"圣经"。绩效管理30多年来已受到全世界管理界的高度关注和重视，其根本目的是不断促进员工发展和组织绩效改善，最终实现企业战略目标，现已在全世界500强企业中广泛应用。企业绩效管理是一种理念，也是一种方法论，还包括相关的管理工具。企业绩效管理的基本模型是一个连续不断的环形。其中有3个主要的环节，分别是战略、计划和执行。这3个环节又进一步分解为6个基本步骤，分别为设置目标、建立模型、计划预算、监控运行、分析评估及绩效结果。企业绩效管理的理论与实践问题有3个层面，即：什么是正确的绩效；如何正确地管理绩效；如何运用绩效管理。企业的战略和执行层面的脱节问题成为管理中的关键问题。要消除组织从战略到执行的空白，就要真正认识企业绩效管理的本质。现代医院战略和执行的绩效管理平衡关键是"术"和"道"的平衡，全面质量管理，6Sigma、平衡计分卡、绩效管理和医疗机构管理法规都属于"术"的范畴。很多医院也许没有意识到自己依赖管理工具和系统而忽略了医院的核心理念。"道"要求医院去选择主观的和定性的数据（面向未来），而"术"要求医院去选择客观的和定量的数据（来自过去）。

二、中国医院绩效管理的必然选择

对于绩效管理，如果只是就绩效论绩效，成为单纯评价部门和员工业绩的工具，而不是从战略高度帮助医院建立卓越的绩效，这不是绩效管理的本意。到许多医院进行实地调研以后，欣喜地看到医院的管理者加强内部管理的意识日益提高，许多院长在管理实践中勇于探索，脚踏实地的作风令人钦佩，并且取得了很大成绩。但欣喜之余也有遗憾。遗憾的是医院内部深化改革，强化管理这么多年，还有相当比例的医院管理观念落后，管理方法粗放，管理水平较低。没有在管理基础上下工夫，还是采取"消防队"、"补漏洞"式的管理：今天这里出了问题，出台一个办法；明天那里出了问题，再出台一个办法，到后来前后甚至矛盾，管理不成体系。医院内部职责不清、分配不公、岗位价值没有进行科学评价、绩效管理不成体系的现象较为普遍。就医院绩效管理来讲，在许多人的头脑中，绩效只是一个概念，绩效管理的意识还仅仅停留在绩效考核的阶段，不能系统的理解绩效管理的过程，认为绩效管理即是绩效考核，只要达到考核的目的就可以了。

简单地说，现代医院绩效管理就是一系列让被管理者（医院、部门或员工）完成设定任务的管理过程，它包括3个层次：医院、部门科室和员工。同时，绩效管理又是一个完整的系统，在这个系统中，医院、部门和员工全部参与进来，部门和员工通过沟通的方式，将医院的战略、部门的职责、管理的方式和手段以及员工的绩效目标等管理的基本内容确定下来。在持续沟通的前提下，部门帮助员工清除工作过程中的障碍，提供必要的支持、指导和帮助，与员工一起共同完成绩效目标，从而实现医院的远景规划和战略目标。因此，医院绩效管理中最主要的组成部分就是部门绩效管理与员工绩效管理。绩效管理正是21世纪中国医院所需要的（图1-4）。

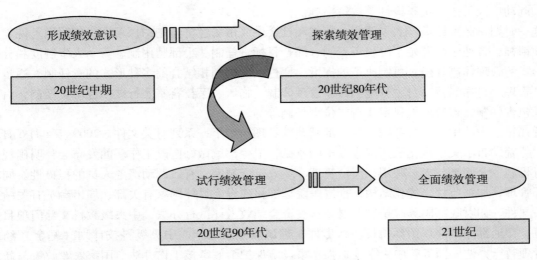

图1-4 绩效管理的演变与发展

三、中国医院绩效管理的实际情况

中国医院的绩效管理现在还是很局限的。主要表现为：就整个绩效管理系统而言，医院现行绩效管理是不系统不完整的。一是只有形式，其实是不规范。完整规范的绩效管理应当是包含了临床、护理、医技、药剂、职能部门、后勤等医院全部员工的绩效管理，具体要有绩效计划、绩效实施、绩效考核、绩效反馈等相联接的运作系统，是一个系统的管理过程。从绩效计划开始，到下一个绩效再计划，形成一个循环接一个循环的周期，上一循环是下一循环的基础。而医院现行的绩效管理可以说是已经有了这样的形式，且已初步具备以上4个环节，但是无论是绩效计划、绩效实施还是绩效反馈都是很薄弱的；二是重结果而轻过程。医院现行绩效管理往往表现为过程控制不足，缺乏系统的管理过程，或力度不够。相比较而言，绩效考核表现得较为突出，这也许是现实中许多医院将绩效考核等同于绩效管理的原因吧。

就我国医院目前绩效管理系统中各个环节来分析，几乎每个环节都存在着基础性弊端。表现在绩效计划环节上的短期目标和长期战略的不协调，绩效实施环节上的管理实质与管理形式的失衡，绩效考核环节上的考核指标和考核结果的无差异，绩效反馈环节上的沟通形式与面谈技巧的缺乏，绩效应用环节有待进一步探讨和研究。

我国医院的绩效管理工作是随着国家经济体制改革的深入，医疗卫生的改革以及医院管理理论和实践不断创新发展应运而生的。绩效这一概念在医院管理之中不但是自发形成，而且并伴随着医院改革的进程而被重视和应用的。从 20 世纪 90 年代中期开始，中国经济体制改革在城市开始向纵深发展，医疗单位体制改革也相应推进，国务院和卫生部先后出台了几个重要文件，提出了一系列深入卫生改革的政策措施。

1992 年 9 月，卫生部下发了《关于深化卫生改革的几点意见》，提出进一步扩大医疗卫生单位的自主权，使单位真正拥有劳动人事权、业务建设决策权和工资奖金分配权；继续坚持并完善各种形式的责、权、利相结合的目标管理责任制；实行干部聘任制、专业技术职务聘任制或全员劳动合同制，试行评、聘分开，逐步建立起干部能上能下，职工能进能出，收入能升能降的劳动人事制度；鼓励公开竞争，实行双向选择，优化组合，促进卫生人才合理流动，打破平均主义的分配方式，根据不同单位或条件，可分别实行结构工资、职等工资，或绩效工资制，拉开分配档次。

1997 年 1 月，中共中央、国务院下发了《中共中央国务院关于卫生改革与发展的决定》，提出了改革卫生机构运行机制，建立起有责任、有激励、有约束、有竞争、有活力的运行机制。进一步扩大卫生机构的经营管理自主权，实行并完善院长责任制；继续深化人事制度与分配制度改革，打破平均主义，调动广大卫生人员积极性等政策措施。

这一时期，医院改革步入了深化、拓展和社会主义市场经济体制的探索期，按照国务院、卫生部等文件精神，各地医院开始了院长负责制、综合目标责任制、干部聘用制、劳动人事制度和分配制度各种形式的管理体制和经营机制改革的探索，通过以责权利相结合的多种形式的责任制，逐步建立起了自主管理、自主经营、自主分配的经营管理体制。临床、医技科室实行技术经济责任制，后勤科室实行承包责任制，行政职能科室实行岗位责任制等等。

近几年，中共中央、国务院、卫生部就绩效管理出台了一系列有关文件。2009 年 4 月 6 日，中共中央国务院发布了关于深化医药卫生改革的意见，卫生部就做好医改工作新闻发布会，明确规定：改革运行机制，全面推行人员聘用、岗位管理、绩效工资制度，有效调动医务人员的积极性。同时，改善内部管理，加强监管，优化结构，推进医院标准化建设。另外国家有关部、局出台了有关绩效管理的有关文件。如财政部国务院扶贫办财政扶贫资金绩效考评试行办法，中央级教科文部门项目绩效考评规范，交通部印发交通预算项目绩效考评管理试点办法通知，中央级科技计划（基金）经费绩效考评管理暂行办法，国务院中央军委加强军事设施保护绩效考核工作办法，国家农业政策与新农村建设标准解读及农村工作绩效考评实用手册，国务院关于编制全国主体功能区规划的绩效评价和政绩考核，国务院办公厅关于进一步加强政府管理和绩效考评中发挥督促检查工作作用，国务院绩效考评如何落实领导评价制度，国务院 2009 年医改先期启动六项重大公共卫生服务项目：要加强考核，强化监管，积极探索建立健全科学合理的绩效考评体系。国务院 2009 年 6 月 18 日医改领导小组办公室开会启动重大公共卫生项目进一步明确：要加强绩效考核，强化监管，实施绩效工资，积极探索建立健全科学合理的绩效考评体系。2009 年 7 月 8 日温家宝召开国务院常务会议，部署深化卫生体制改革工作：其中第六条规定：实行基层卫生服务人员绩效考核与管理工资制度。

从以上信息可以看出，国家层面、中央部级层面、省市厅局已广泛开展了绩效考核与管理活动。由于医院间竞争日趋激烈，医院普遍开始注重管理和运行的绩效，政府对公立医疗机构的放权让利等改革措施，增强了医院的自主化程度，提高了医院的微观运行效率。然后，早先实行承包责任制等形式也带来了一些问题，如出现了片面追求经济利益倾向，重视经济指标和服务数量，忽视了服务质量和社会效果等，为此，后来发展为综合目标责任制，把医疗质量、服务态度、社会效益等方面的指标纳入为绩效评价的内容。医院绩效评价的内容和重点也由注重经济指标，以财务方式进行衡量，逐步转变为注重对医院经济效益和社会效益的综合绩效考核与管理评价。

四、中国医院新形势下的绩效管理

现在在新医改政策的指引下，医院面临日趋激烈的竞争环境，这种环境对医院的经营管理不断提出新的更高的要求，另外，人力资源在医院发展中的重要作用越来越凸显。这些特点引发医院院长和医院管理者对医院绩效的重视和思考。为了提高医院的可持续发展能力和竞争能力，医院院长和医院管理者必须越来越重视提高医院的整体绩效和员工的绩效。绩效管理成为现代医院管理者的必然选择。当前，绝大多数医院逐渐注重了绩效的作用，并发生了以下变化：一是医院逐渐承认并认识到医疗市场的客观存在，开始注重经营管理，使医院在管理体制和经营模式上能够逐步适应市场经济的变化和发展；二是医院逐步加深了对人力资源的认识，认识到现代医院管理应当是以人力资源为核心的管理；三是医院改革取得了重大进展，国家对人民群众的健康越来越重视，对人民群众的医保的投入越来越多，2012 年全国农村医保覆盖率已达到 95% 以上；四是医院的自我绩效管理意识越来越强，新一轮医院发展正在形成；五是医院开始进行绩效考核的探索并不断深入。不少医院成立了考核办公室、改革办公室、经营管理科等专门机构进行绩效考核工作。

绩效管理是一个系统的管理过程，严格意义上说，我国绝大部分医院还没有实施科学的岗位绩效考核与绩效管理，至少不是完整意义上的绩效管理，只是有了绩效管理的形式或只做了绩效考核罢了。可喜的是，越来越多的医院院长和医院管理者，正在关注医院的绩效管理问题，一些医院已经开展绩效管理的尝试和探索，随着医院内外环境的变化，管理实践的不断深入，我们对绩效管理的理解会越来越深刻，这无疑会推动医院绩效管理的实施与完善，这是我们所追求的目标。医院绩效管理的意义不仅仅限于人力资源开发，而是医院管理发展的一个新阶段。绩效管理是现代医院发展的科学思路，是现代医院管理的重要方法和科学管理工具，是现代医院管理进步的表现。有人预言，绩效管理将是中国企业培育世界级竞争力最为重要的管理制度体系。如今，绩效管理的思想在医院管理中已经具有一定的思想基础了。作为对一种新生事物的探索，绩效管理在医院管理过程中的发展将十分艰辛，它要面对旧的管理方式的冲突与融合。绩效管理必须面对一场危机管理。我们说，绩效考核与管理是国家行动，因为国务院明确规定 2010 年 1 月 1 日在全国事业单位实施绩效工资，这是一个大趋势，是一个大环境，是迎合国际管理的发展，是与国际接轨。绩效管理在我国前景广阔，终究会成为现代医院一种科学的管理思想、方法和工具，会成为一套具有中国医院特色的绩效管理与考评办法。

第三节　绩效管理定义

一、什么是卓越绩效

绩效的定义，绩效管理是一种系统的思想管理方法，其相关的概念比较多，为了更好地理解绩效管理的内在涵义，必须对绩效管理体系中相关的概念搞清楚。现在对"绩效"的涵义，仍有不同的理解。

绩效（performance）一指员工完成工作目标的程度和效果，一指组织或团队完成工作目标的程度和效果。我们在日常生活中会经常碰到关于绩效的话题。其实，绩效的概念很广，它可以是一个结果，也可以是我们工作的效率、工作产生的效益或对待工作态度、人际关系、勤奋等等。可以这么说：只要有目标、组织、工作就必然存在绩效问题，总而言之，绩效就是业绩和结果，但如果某些因素相对于其他因素而言，对结果有明显、直接的影响时，绩效的意义就与这些因素等同起来了。也可以这样说，绩效首先是结果，当其他因素对结果的影响相对不变，改变特定因素能促进产生良好的结果时，控制这些因素就等于同时控制了绩效。对于绩效的不同理解在新的环境下，许多人都意识到了绩效的重要性，人人都在谈绩效，但每个人对于绩效都有自己的理解。

（一）绩效结果

对于医院来说，绩效可以作为衡量医院是否盈利以及盈利多少的标准。如果亏损，理所当然就没有绩效可言。对于员工个人来说，绩效同样可以表现为员工个人的工作成果，但更多情况下往往只表现为员工的工作过程。

（二）绩效等于能力

绩效是员工的实际工作能力，同样按规则办事，能力强的人可以收到更好的效果。

（三）绩效等于态度

工作是否用心，与工作的结果有很大的关系。员工要有强烈的工作积极性和主动性，在适当的情况下还要有勇于不断创新的精神和观念，这样才能把工作做好。

（四）绩效等于勤奋

命运总是眷顾勤奋的人，有一分耕耘，必然就有一分收获。

（五）绩效等于关系

绩效等于人际关系。善于处理关系的员工，绩效往往也不错。

因为他与同事关系处理得好，工作协调得好，就容易出成果；与客户关系处理得好，自然就相应的容易获得客户的订单，为公司取得很高的经济效益。绩效等于勤奋。绩效，从管理学的角度看，是组织期望的结果，是组织为实现其目标而展现在不同层面上的有效输出，它包括个人绩效和组织绩效两个方面。组织绩效实现应在个人绩效实现的基础上，但是个人绩效的实现并不一定保证组织是有绩效的。如果组织的绩效按一定的逻辑关系被层层分解到每一个工作岗位以及每一个人的时候，只要每一个人达成了组织的要求，组织的绩效就实现了。绩效，从语言学的角度来看，绩效包含有成绩和效益的意思；用在经济管理活动方面，是指社会经济管理活动的结果和成效；用在人力资源管理方面，是指主体行为或者结果中的投入与产出比；用在公共部门中是来衡量政府活动的效果，则是一个包含多元目标在内的概念（图1-5）。

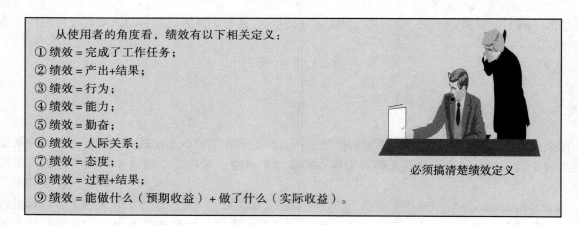

图 1-5   绩效的相关定义

综合以上涵义绩效＝过程＋结果的涵义是适合绩效概念的。通俗地讲，绩效就是业绩和效果的综合反映。在新的环境下，许多人都意识到了绩效的重要性，人人都在谈绩效，但每个人对于绩效都有自己的理解。事实上，绩效贯穿于每个人的一生，绩效贯穿于组织的全部过程，无论是企业还是个人都会面对绩效问题。

二、什么是绩效管理

绩效管理或绩效考核在英文中是（performance management，PM）是当代一种先进的管理思想和方法。所谓绩效管理是管理者和员工就既定目标及如何实现目标达成共识的全部活动过程，以及增强员工成功地达到目标的最佳管理方法。绩效管理贯穿医院整个管理系统。绩效管理定义分四个步骤：① 绩效管理首先是管理；② 绩效管理特别强调持续不断地改进；③ 绩效管理是一个不断进行沟通的过程；④ 绩效管理不仅强调工作结果，更重视达成目标的过程。

在摩托罗拉公司看来，做企业管理就是做人力资源管理，而做人力资源管理就是做绩效管理，绩效管理就是做人的管理工作，足可见绩效管理的重要性。

绩效管理是一种系统的思想管理方法，从使用的角度看，可分为以下几种：①绩效 = 完成了工作任务；②绩效 = 结果 + 产出；③绩效 = 行为；④绩效 = 能力；⑤绩效 = 勤奋；⑥绩效 = 人际关系；⑦绩效 = 态度；⑧绩效 = 结果 + 过程；⑨绩效 = 做了什么（实际收益）+ 能做什么（预期收益）。综合以上涵义绩效管理 = 过程 + 结果的涵义是适合绩效管理概念的。通俗地讲，绩效管理就是业绩和效果的综合反映。在新的环境下，许多人都意识到了绩效管理的重要性，人人都在谈绩效管理，但每个人对于绩效管理都有自己的理解。事实上，绩效管理贯穿于每个人的一生，绩效管理贯穿于组织的全部过程，无论是医院还是个人都会面对绩效管理问题。

绩效管理就是业绩和效果的总和。我们可以这样理解：绩效，用在经济管理活动方面，是指社会经济管理活动的结果和成效；用在人力资源管理方面，是指主体行为或者结果中的投入产出比；用在公共部门中来衡量政府活动的效果，则是一个包含多元目标在内的概念。

绩效管理与绩效考核之间存在着很大差异，绩效管理是企业管理者与员工之间在目标与如何实现目标上所达成共识的过程，是促进员工进行改善，帮助员工成功达到目标取得优异业绩的管理方法。绩效考核是衡量和评价员工在一定时期内工作完成情况的手段，是绩效管理的一部分。在绩效管理中，医院管理者应协助员工制定绩效计划，注重观察，与员工进行持续沟通，协助员工解决绩效不好的问题，帮助员工发展。绩效考核作为绩效管理的评估环节，应首先确定工作目标及绩效标准，在考核阶段要坚持员工自评与上级测评相结合的原则，同时对发现的问题予以解决，帮助员工成长、提高，使员工能依据考核结果制定出自己的职业生涯规划。

绩效管理是按照一定的标准，采用科学的方法，检查和评定组织员工对职务所规定的职责的履行程度，以确定其工作业绩的一种有效的管理办法。从内涵上讲绩效考核管理就是对人和事的评价，有两层含义：一是对人及其工作状况进行管理评价；二是对人的工作结果进行管理，即对人在组织中的相对价值或贡献程度进行评价管理。绩效管理作为人力资源管理的重要组成部分，有利于为薪资管理和人事决策提供硬指标，提升组织的核心竞争力，有利于促进员工良性发展。

从理论上看，现代人力资源管理的绩效管理应该是在注重数量的同时更注重工作质量，在注重个人成就的同时更注重团队合作，在注重工作结果的同时更注重工作过程。但是在现实中，虽然很多组织已制定了完备的绩效管理标准，但主要是停留在事后管理考核的层次，绩效管理仅限于"秋后算账"，忽视过程管理，即当员工完成工作以后，再来就员工的工作业绩进行评价和衡量管理，并根据考核结果给予物质或精神的奖励或惩罚。这样以结果论英雄的绩效考核管理，看问题是看"点"，它既不看"线"，也不看"面"，存在诸多片面性，隐藏了不少矛盾和问题，经常产生绩效考核管理的结果和过程的严重冲突，使绩效管理背离组织初衷，甚至员工谈之色变。绩效管理贯穿整个绩效管理之中（图1-6）。

绩效管理对组织管理来说是一柄"双刃剑"，用得好，能最大限度地激发员工的热情，挖掘员工的潜力；反之，则内部员工容易产生不公平感和冲突，甚至影响组织的长远发展。目前的绩效考核管理只是在工作结束后对工作效果进行的评估，属于一种事后管理，过于注重结果。虽然，这种事后管理可以评价出工作项目的效果，有助于在今后的管理中完善考核项目，或预测管理项目的前景。但

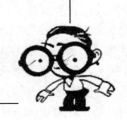

绩效可分为：
No1：**组织绩效**：即团队、组织、集体
　　绩效，是业绩的最终成果
No2：**个人绩效**：按照流程工作、办事，
　　考察工作的过程以及最终的个人
　　业绩和结果

图 1-6　组织与个人绩效的涵义

是，由于效果管理是在管理结束后才对绩效进行评估，没有将绩效管理贯穿于考核的整个过程，即没有在工作分析、考核设计、实施的环节就对管理进行即时评估，因而，无法立即发现当前管理中所存在的不足，当然，也就不能根据管理中的不足，立即采取有效措施对当前管理进行修正。因此，现行绩效管理改革的任务应该是，将绩效管理应贯穿于绩效的始终的理念引入到我国绩效管理建设中，构建一种新型绩效管理机制和制度。

绩效管理不是简单的任务管理；不是简单的一张评价表；不是简单的寻找员工的错处，记员工的黑账；不是简单的人力资源部的工作；不是简单的领导对员工做某事的讲评；不是简单的迫使员工更好或更努力工作的棍棒；不是简单的只在绩效好时的经济奖励；不是简单的一年一次的填表工作；不是简单的对某人的绩效考核与管理。

绩效管理是在目标与如何达到目标而达成共识的过程，以及增强员工成功地达到目标的管理方法。该过程是由员工和他的直接主管之间达成的承诺来保证完成，并在工作中对下面有关的问题有明确的要求和规定：一是期望员工完成的工作目标是什么；二是员工工作对医院、科室实现目标的数量是多少；三是员工工作质量标准是什么；四是员工和主管之间应如何共同努力以维持、完善和提高员工绩效；五是领导为员工绩效的完成提供的资源有效吗？六是领导为员工绩效的完成创造了条件吗？七是员工完成绩效的时间限定是什么；八是指明影响绩效的障碍并提前排除或寻求排除的办法是那些。

实际上，绩效管理是一个完整的系统，这个系统包括几个重要的构件：目标、计划、辅导、教练、评价、检查、回报、反馈，单一构件的努力，是不能很好地发挥作用的。

绩效管理不是一个什么特别的事物，更不是人力资源部的专利，它首先就是管理，管理的所有职能它都涵盖：计划、组织、领导、协调、控制，因此，绩效管理本身就是管理者日常管理的一部分，想躲都躲不开；难怪有不少管理者在接受绩效管理的培训后发出感慨："管理者不做绩效管理，还能做什么！"绩效管理的最大益处就在于为了完成绩效目标，不排除任何一个有效的管理方法、手段和办法。

绩效管理是一个持续不断的交流过程，该过程是由员工和他的直接主管之间达成的协议来保证完成。绩效管理是一个循环过程。在这个循环过程中，它不仅强调达成绩效结果，更通过目标、辅导、评价、反馈，重视达成结果的过程。通过上述两大循环，我们不难发现，绩效管理只是现代医院战略绩效管理的一个核心环节，我们应该在绩效管理中投入更大的精力。也就是说，我们不能简单的将绩效管理理解为绩效评价，更不能将绩效管理看作是一件孤立的工作，认为它只是反映过去的绩效，而不是未来的绩效；认为它与管理者日常的业务和管理工作毫不相干，与员工发展、绩效改进、组织目标、薪酬管理等工作没有联系，它仅仅成了一种摆设，这样人们认为它毫无意义也就不足为怪了。

第四节 全面绩效管理

一、全面绩效管理的认识

(一) 全面绩效管理 (total performance management, TPM) 概念

对现今的医院来讲,面对外部竞争和不确定性的经营环境,医院的高层或者说院长越来越感受到经营面临的压力,依据医院内外部现状采取医疗战略调整、业务转型、专科建设、组织重构、流程再造等措施,领导高层忙得不亦乐乎,而身处医院中低层的员工却我自岿然不动,从而使这些变革措施难以达到预期的效果。那么,医院应该通过什么方式来传达这种自上而下的经营压力、转型和变革,促进医院不断发展,使医院各个层级都能行动起来,感受医院经营和自身工作的关系,积极投入到实际工作,而不是事不关己、隔岸观火?那就是医院全面绩效管理。在谈医院全面绩效管理之前,我们先看看现有绩效管理情况,现有绩效管理注重临床科室、护理、医技科室的员工层面的绩效计划、实施、辅导和考核,较少与医院职能部门、后勤组织的绩效进行关联,以致产生员工绩效不错,而医院经营目标没有达成;或者医院业务已经调整了,而员工的工作目标、方式还在按照老程序进行。即便是和医院组织绩效关联,也缺少对医院战略目标的一致性理解和有效分解,在执行过程未进行有效计测和监控,难以根据营运绩效和环境变化进行适当修正或调整(图1-7)。

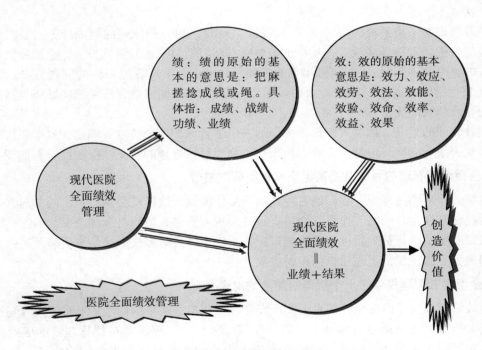

图 1-7 全面绩效管理的概念

(二) 全面绩效管理体系

理想的绩效管理应该是能有效落实战略目标,增加战略执行力,让员工清楚感受到自身工作与医院发展的关系,在战略和员工之间建立起明确的目标等级链,并且绩效考核与管理能够覆盖医院的整个工作,不再是单纯的临床绩效考核与管理。一方面通过员工绩效的执行和辅导来增强组织的绩效实现,同时通过监测重要绩效指标的变化,及时修正和调整经营目标或采取相应的经营管理措施,使医院的经营管理处于适当控制状态,确保经营目标的实现。而全面绩效管理就是基于上述思路提出的,

旨在能有效的从上至下传递医院经营管理目标，使医院内部各层级员工清楚个人业绩对医院目标实现的关系，对经营过程进行有效监测与控制，实时的进行相关改进和调整，确保医院经营目标的实现。为了对全面绩效管理的理解，我们建立了一套完整的绩效考核与管理方案，提供一种有利于思考的范式，帮助医院全面绩效管理体系的建立。建立员工绩效和医院战略成功的联系，有利于将高不可攀的战略目标落实到员工日常绩效管理之中，定期评价和面谈，强化医院员工绩效改进理念。

二、全面绩效管理的特点

全面绩效管理不是单纯地制订绩效计划、实施和考核，更在于通过绩效执行的监控，使医院战略有效落实和为医院提供经营风险预警，主要由 3 个管理特点来实现，首先是通过医院目标和关键成功因素的理解，建立基于以科室为单元或部门的组织绩效管理循环；其次是通过将以科室为单元或部门目标的进一步分解落实，建立员工绩效目标、计划、辅导和考核循环；第三是连接以科室为单元或部门、员工的绩效计测和监控循环，通过对绩效实施过程的关键指标数据建立数据库，进行比较分析，即进行经营风险预警和提示。

三、全面绩效管理的意义

管理大师彼得·德鲁克说过："经济绩效是企业管理的首要职能，在制定任何决策、采取任何行动时，管理层必须把经济绩效放在首位。"全面绩效管理就是以提升医院的绩效为目标，将战略规划与实施、组织管理、人力资源管理、生产运营等系统重新设计和整合，从而达到构建现代医院的核心竞争能力，从根本上提升医院绩效的目的。

全面绩效管理是一项系统工程。所谓"系统"，就是一组互相依赖的组成部分，通过共同运作以达到该系统的目标。管理者的职责，就在于指导所有部门朝向系统的目标努力。全面绩效管理的着眼点在于医院的整个管理系统，"在医院出现的各种问题中，员工只需对 15% 的问题负责，另外 85% 归咎于系统（管理阶层的责任）"（管理大师戴明）。所以说，全面绩效管理系统的好坏直接影响员工的行为，进而导致绩效的优劣。

全面绩效管理的意义。加拿大多伦多大学的一位学者风趣地把绩效管理比做汽车座位上的安全带——大家都认为很有必要，但都不喜欢去使用它。全面绩效管理的意义，概要而言有如下几点。

（一）全面绩效管理的目的是提高组织或者团队的绩效

在全面绩效管理的过程中，我们的目的是达到最佳绩效，这样就必须有员工的参与，员工的参与管理，他通过参与设定自己的工作目标而具有自我实现的感觉；组织目标的统一，通过自上而下的分解目标，可以避免团队与员工目标偏离组织目标；一年中要及时多次的评估与奖惩员工绩效，实现组织对目标的监控实施，保证工作目标的按时完成（图 1-8）。

（二）全面绩效管理提供了一个规范而简洁的沟通平台

全面绩效管理改变了以往纯粹的自上而下发布命令和检查成果的做法，要求管理者与被管理者双方定期就其工作行为与结果进行沟通、评判、反馈、辅导，管理者要对被管理者的职业能力进行培训、开发，对其职业发展进行辅导与激励，客观上为管理者与被管理者之间提供了一个十分实用的平台。

（三）全面绩效管理为人力资源管理与开发提供了依据

通过全面绩效管理，实施绩效考核，为医院员工的管理决策，如辞退、晋升、转岗、降职等提供了必要的依据，同时也解决了员工的培训、薪酬、职业规划等问题，使之行之有据。这也是绩效管理为什么成为人力资源管理各个环节中最重要的环节的原因。

（四）全面绩效管理顺了国际与国家政策和管理的形式

全面绩效管理具有国际意义，全世界有近百个国家实行了绩效管理。美国的《卓越绩效准则》

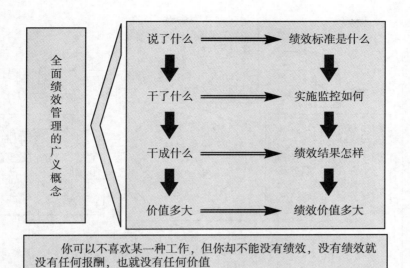

图 1-8　医院全面绩效管理的实质

已有 90 多个国家参考采用。绩效管理具有现实意义。根据《中华人民共和国产品质量法》和《质量振兴纲要》的有关规定，国家建立了国家质量奖制度。设立政府行为的国家质量奖既是国际通行做法，也是政府主管质量工作部门科学执政、依法执政的表现。在国家质量奖励制度没有正式出台之前，国家质量监督检验检疫总局和国家标准化管理委员会于 2004 年 8 月 30 日发布并于 2005 年 1 月 1 日实施的《卓越绩效评价准则》国家标准以及《卓越绩效评价准则实施指南》国家标准化指导性技术文件，为广大企业提供了卓越经营的模式，供企业自我学习、自我评价使用，也为企业相互借鉴成功的经验提供了重要平台。美国国家标准融合了世界发达国家最有影响的卓越质量奖标准的基本内容，有针对性地规定了企业卓越绩效的评价要求，是引导企业走向卓越经营管理模式的指导性标准，还可以作为国家和省市质量管理奖的评价依据，也为实施国家质量奖励制度做好了技术准备（图 1-9）。

　　另外，全面绩效管理规范了一个医院的行为。在一个劳动法律健全的国家，招聘、录用、考核、辞退甚至医院内部的奖金、晋升都是受到国家或社会公平就业组织监督的，如果不能拿出足够的证据来说明人事决策的理由，医院往往会遭受法庭或者社会公平就业组织的制裁。而这种证据一般都来自于绩效管理。为此，绩效管理程序必须有明确的成文制度，在新员工来之后必须被明确告知，在绩效管理的每一个环节我们都必须填写表格以及双方签字认可。当然，绩效（绩效是广义的）管理也带来了医院里并不直接创造利润的部门，比如医院的大多职能部门、绩效管理组织会或者专门的分析评价部门和人员，也带来了很多看似与经营无关的工作，包括为绩效而进行的会议、会谈和培训。绩效管理也不是如大家所描绘的那样，总能带来积极的作用，甚至因为种种原因会带来短期降低绩效的现象。

四、全面绩效管理的阶段

　　全面绩效管理具有发展意义。人力资源管理的核心，更加备受重视，一个医院绩效管理的好坏直接决定了该医院在市场中的存亡与发展。因此，在某种意义上，医院管理就等于绩效管理。在医院的绩效管理体系设计中，常用的绩效体系设计工具有 MBO、KPI、BSC 等。许多人在运用绩效管理工具时是为了设计绩效体系而设计，而没有考虑这些绩效工具是否适应该医院的实际。那么这几种绩效设计工具到底有什么关系？我们在运用它们设计绩效体系时应该如何选择呢？我们结合多年为医院提供管理咨询的经验，通过分析绩效管理工具的发展，尝试回答上面的问题。

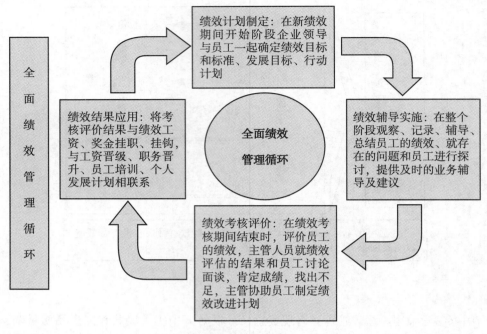

图 1-9　全面绩效管理的循环

（一）绩效目标管理（MBO）

MBO 被管理学界喻为像哥白尼日心说一样具有划时代意义的管理工具，与学习型组织和企业流程再造（BPR）并称为 20 世纪最伟大的 3 大管理思想。目标管理（MBO）是由管理学大师彼得·德鲁克在 1954 年首先提出来的，并率先在通用电气公司（GE）实行，取得了巨大成功。

MBO 的特点在于以人为本，强调员工参与管理，能有效调动员工的积极性。它基于员工的所完成工作来评价员工的工作表现。我国很多医院在运用 MBO 时都陷入了一个误区：把目标管理用成了计划管理。一般都是医院领导制定年度目标，然后将工作任务强行分摊给各部门、科室，部门、科室再分摊到每个员工。在这个过程中，始终没有员工的参与。因而，目标难以得到认同，执行起来自然大打折扣。在实施 MBO 上，我们在长期的管理实践中，提出了"5 个共"的思想，即共识、共担、共参、共享和共赢。

共识就是上级和下属通过共同协商，就制定工作的目标达成共识，并签订契约，全力以赴地去实现目标。共担是指为达成目标或者出现失误时，一起承担责任，并相互检讨。共参就是组织内人员共同参与目标的制定并参与实施目标工作。共享是指团队成员间的信息、知识、技能和资源等完全共享，各自发挥自己所长，共同向着既定的目标前进。共赢是指组织内人员共享目标工作取得的成果。通过共识、共担、共参、共享和共赢，最终实现目标，形成个人与团队、团队与医院共赢的局面。虽然 MBO 对于管理学界具有划时代的意义，在实际操作中，目标管理也存在许多明显的缺点，主要表现在：

（1）目标难以制定。随着经济的发展，医院内外环境变化越来越快，导致医院面临的外部可变因素越来越多，医院的内部活动日益复杂，医院活动的不确定性也越来越大。这使得医院原来的许多目标难以定量化、具体化；很多科室工作在技术上联系非常紧密，甚至可以说是不可分解的；这些都使得医院的许多活动制订数量化目标是非常困难的。

（2）目标管理的分解。目标管理的思想是基于人性假设 Y 理论，而 Y 理论对于人的动机作了过分乐观的假设，在现实中，许多医院对员工行为都存在监督不力的现象，而同时很多员工是具有

"投机主义"心理的。因此，许多情况下，目标管理所要求的承诺、自觉、自治气氛难以形成。特别是医院各个科室专业不同，统计指标差异性大，医院总体目标很难分解到各个科室，分解到每个人几乎不可能。

（3）目标值的权重确定。由于市场环境的复杂性和多变性，医院往往难以确定目标值之间的权重。常常出现顾此失彼的现象。这个权重包括经济核算中的奖金分配、目标的具体分解、岗位考核标准的权重等。

（4）目标管理的协调难度大。目标管理要求上下级之间充分沟通，达成共识，而这个过程是很浪费时间的。另外，每个部门、每一科室、每个人都关注自身目标的完成，很可能忽略了相互协作和组织目标实现，滋长本位主义、临时观点和急功近利倾向，特别以科室为单位的本位主义比较突出。

（5）目标管理对管理者的素质要求比较高。在许多医院中，很多管理者难以充分听取下属的意见，专断独行，自大的现象非常普遍。

（二）关键绩效指标（KPI）

关键绩效指标（KPI）被称为第二代目标管理，它是用来衡量某岗位任职者工作绩效表现的具体量化指标，是对目标完成效果最直接的衡量依据。关键绩效指标的制定是在医院高层领导对医院战略达成共识之后，通过价值树或者任务树或者鱼骨分析来分解成关键成功因素（KSC），再分解为关键业绩指标（KPI），再把 KPI 按部门、科室和岗位向下分解，是自上而下的。制定 KPI 的主要目的是明确引导经营管理者将精力集中在能对绩效产生最大驱动力的经营行为上，及时了解判断医院营运过程中产生的问题，及时采取提高绩效水平的改进措施。我们应该看到，关键绩效指标在医院的应用并不普及。

确定关键绩效指标，要遵循 SMART 原则，即具体化、可度量、可实现、现实性以及时限性。在遵循 SMART 原则进行 KPI 指标设计应用过程中，由于对 SMART 原则的理解偏差可能导致指标过分细化、关键指标遗漏与"中庸"以及考核目标偏离和考核周期过短等问题。同时，KPI 虽然能够良好的突出医院发展的要点，并且实施成果导向的考核。但是在部门、科室之间的平衡作用上效果不明显，忽视了部门、科室间的关系与权重。而且，KPI 的要素基本是相互独立的，没有体现彼此的联系，在时间的维度上也没有超前与滞后之分。它的分解与落实都是以既定目标为核心的，因而不能突出部门、科室或个人的特色及职能。

（三）平衡计分卡（BSC）

平衡计分卡（balance score card，BSC）是由哈佛商学院教授罗伯特·卡普兰和大卫·P·诺顿，在总结多家绩效测评处于领先地位公司经验的基础上，于 1992 年发明并推广的一种战略绩效管理工具。它与 KPI 最大的不同在于：BSC 是以总体战略为核心，分层次、分部门不同设置的，更具有战略管理意义。

平衡记分卡包括以下 6 种要素：4 个维度、战略目标、绩效指标、目标值、行动方案和具体任务，并且把对医院业绩的评价划分为 4 个部分：财务角度、客户角度、内部流程、学习与成长。它反映了财务与非财务衡量方法之间的平衡，长期目标与短期目标之间的平衡，外部和内部的平衡，结果和过程的平衡，管理业绩和经营业绩的平衡等多个方面。所以能反映医院综合经营状况，使医院业绩评价趋于平衡和完善，利于医院长期发展。

但是，BSC 在中国医院的实施也有着一定的困难和局限性。首先，BSC 的实施难度大。要求医院有明确的组织战略，高层管理者具备分解和沟通战略的能力和意愿，中高层管理者具有指标创新的能力和意愿。其次，BSC 的工作量极大。除了对战略的深刻理解外，需要消耗大量精力和时间把它分解到部门，并找出恰当的指标。再次，BSC 不适用于个人。相比较于成本和收益，没有必要把平衡记分卡分解到个人层面。对于个人而言，要求绩效考核易于理解、易于操作、易于管理，而 BSC 并不具备这些特点。平衡记分卡作为医院的一种战略和绩效管理模式，它是欧美最先进企业的管理经验的高度概括和总结，但它却不可能解决我国医院在现代医院绩效管理中遇到的所有问题。平衡计分卡在我国医院的实施不足10%。

从以上的分析中可以看出，无论是目标管理（MBO）、关键绩效指标（KPI）还是平衡积分卡（BSC）都有其本身的缺点和局限性，它们所适用的医院类型和规模也是不同的。另外，不同的文化背景下对其有效性也有所影响。在实践中，目标管理（MBO）、关键绩效指标（KPI）、平衡积分卡（BSC）实际上代表了不同的管理水平，这三者之间实际存在一个层层递进的发展关系。例如，医院要成功实施平衡计分卡，必须首先引入目标管理，将员工的工作方向统一到为达成医院总目标而展开，并且控制关键点。因为目标管理和关键绩效指标是实施平衡计分卡的两大基石。对于医院而言，没有必要刻意去追求或刻意模仿那些世界先进企业的绩效工具，关键是吃透医院自身的管理实际，选择最适合自己的绩效管理工具。适合的才是最有效的。

在长期的医院管理实践中，我们发现，很多小医院开始时发展迅速，但在床位规模达到一定数量以后发展就停滞不前，原因很多，或许是缺乏系统的战略规划，或许是组织效率低下等，但最根本的原因是：医院的规模壮大了，医院的管理系统没有进行相应的转变。正如韩国三星老板李健熙所说的企业管理"除了老婆孩子，一切都要变"。随着竞争的加剧，单靠当初偶然抓住的市场机遇和创业时的激情是远远不够的，医院基业要常青，必须打造出自己独特的与众不同的核心竞争能力，而核心竞争能力则来源于卓越的绩效管理模式。

五、国内外绩效管理现状

（一）国内企业绩效管理的现状

20世纪80年代初，国家在进行体制改革的同时，从企业管理领域引进了目标管理、岗位责任制等，就含有了绩效管理的意味。20世纪80年代中后期，提出转变政府职能的要求，90年代中期政府职能转变有了实质性的推进，这里就与绩效评估作出的努力分不开。近几年来，一个探索绩效管理的热潮已经在全国很大范围内扎扎实实开展起来。在各地各部门的实践中，涌现出了许多极具特色的先进典型，他们不仅按照绩效管理的普遍要求进行操作，还在实践中融入个性化的探索。如，有的地方把绩效管理寓于机关日常管理制度中，使传统管理制度焕发了新的生机；有的地方将绩效管理重点在公共服务部门应用，大幅度改善了企业及行业服务质量，提高公民满意度；有的地方组织专业职能部门开展绩效评估，进行效能监察，绩效督察，提高了行政效能；有的地方运用国际通用的绩效管理模型开展绩效评估，增强了评估工作的规范性；还有的地方大胆探索绩效评估主体多元化，开创了"第三方"评估，由专业机构、公众作为评估主体，对政府绩效进行评价，提高了评估的客观性等等。各地各部门绩效评估的实践给政府管理创新活动带来了勃勃生机和活力。

我国自改革开放30多年来，一直非常重视企业效率问题。从政府绩效管理和评估的实践看，近年来，随着我国行政体制改革的不断深入，一些地方政府及部门开始进行政府绩效的管理和评估活动。如福建等地进行的机关效能建设、南京等地进行的"万人评议政府活动"等。一些地方将绩效评估作为政府管理机制中的一个环节，运用目标责任制、社会服务承诺制、效能监察、效能建设、行风评议等方式对政府进行绩效评估，如河北省实行的干部实绩考核制度，对干部实绩的考核包括经济建设、社会发展和精神文明建设、党的建设三大方面，其中经济建设下列9大项指标、社会发展和精神文明建设下列12大项指标、党的建设下列5大项指标。一些政府部门在政府组织内部开展了绩效评估措施，一些研究机关还对政府绩效管理的指标体系进行了探索，提出了政府绩效评估的指标体系。

国内已有很多学者和咨询公司在研究绩效管理，并且不少专家和咨询公司也在为企业提供绩效管理建设的咨询服务，但总体上看，国内绩效管理理论绝大多数都是沿用的西方绩效管理理论，特别是美国的绩效管理理论。对KPI、BSC、360°考核等考核方法和理论的探讨经常见诸报端，然而真正的创新却少之又少，能把西方绩效考核理论和中国的文化与人文实际结合起来的理论或探索更加少见。

就企业实践而言，随着市场竞争加剧，内外部环境的剧烈变化，很多本土企业已经意识到绩效管理的重要性。为加强管理，提高业绩，有些企业已经建立了自己的绩效考评体系，员工和企业的绩效也有了一定的改善，但总的来看，运转良好的绩效管理企业体系并不多，大多只和目标及薪酬挂钩，却与晋升和员工发展脱节，员工职业生涯发展更无从谈及。不少企业正在尝试建立绩效考评体系，但是由于缺乏经验和系统的知识，不知从何处着手。尤其是我国 2005 年实施《卓越绩效评价准则》以来，更形成了一个全国性的绩效管理时代。

（二）国外企业绩效管理的现状

目前世界范围内被广泛谈论和应用的绩效管理的理论方法体系主要有 3 个，一是美国的《卓越绩效准则》，已被全世界 90 多个国家所参考；二是发展较早的关键业绩指标法（key performance indicator，KPI），三是 20 世纪 90 年代初产生并被广泛应用的平衡计分卡（balance scorecard，BSC）。关键绩效指标法（key performance indicators，KPI），是将组织的战略目标经过层层分解产生出具体的可操作性的战术目标，通过各指标的达成促成组织目标的达成。关键业绩指标法的精髓，或者说是对绩效管理的最大贡献，在于其指出企业业绩指标的设置必须与企业的战略挂钩，其中"关键"的含义是指企业在某一特定阶段在战略上所要解决的主要问题。平衡计分卡（the balance scorecard，BSC）法，也称综合计分卡，是把组织的使命和战略转化为一套全方位的运作目标和绩效指标，作为执行战略和监控的工具，同时也是一种管理方法和有效的沟通工具。BSC 的框架体系包含 4 个维度（或称为 4 个指标类别），即财务、客户、内部流程、学习和成长。这一方法不但具有很强的操作性和指导意义，同时又通过对这四个方面深层的内在关系的表述阐明了该体系的深层含意：即学习与成长解决企业长期生命力的问题，是提高企业内部战略管理的素质与能力的基础；企业通过管理能力的提高为客户提供更高的价值；客户的满意导致企业良好的财务效益。

国外对绩效管理的研究开始较早，已经形成了比较完善的理论体系，在企业中也得到了广泛推广和实践。不同国家和地区的由于管理理念受其地区文化的影响较大，表现在绩效管理的实践上自然也有一些差异。欧美地区的企业绩效管理往往侧重于对员工个体行为与资质的评估和管理。对于资质的评估是近年来在欧美国家兴起的新的评估方式，不仅仅用于企业的人员配置，现在也更加广泛地应用于绩效考核。由于欧美国家强调管理以人为本，认为组织是由个体构成，基于此，Compoll 将绩效归纳为以下 8 个方面：具体工作任务熟练程度；非具体工作任务熟练程度；书面和口头交流任务的能力；所表现出的努力；保证工作纪律；促进他人和团队绩效；监督管理或领导；管理或行政管理。而Compoll 提出的这个绩效框架依赖于以下 3 个个体决定因素：陈述性知识，程序性知识和技能，动机。

在欧美国家，尤其是美国，个人作为社会和组织的个体，组织的绩效管理以个体为中心进行，强调个人绩效的同时，以发展为目标，为员工提供职业发展的机会。当前，很多欧美跨国公司都提出了"教练"的概念。由于有越来越多的组织担心绩效考核的运作可能会造成员工关系紧张，所以在绩效考核的方式和绩效考核结果的应用上出现了很多争议。在 Markle 和 Garold L 的题为《绩效考核的终止》提出了绩效考核的结果应该停止与员工薪酬挂钩，组织的绩效考核人不应该仅仅从事考核的职能，更应该以教练的方式去提高员工的绩效。

日本企业的绩效管理整体文化更加注重于团队精神和团队力量。日本绩效管理的观念主要有以下几个方面：一是授权。主张主管应给员工实际行动的机会，委以相应工作的同时应该赋予相应的权限，使之能自由裁量，独立处理，才会使其充满信心且积极地工作；二是参与管理。认为要使员工心甘情愿接受领导的命令，必须让他参与到计划的制定中去并发表意见，使他们觉得自己的经验、意见和知识受到了重视，增加完成任务的责任感；三是沟通。分配工作就得沟通，而沟通是双向的，包括给予员工工作的重点指导并听取员工的意见和建议；四是信任。让员工知道主管对他的信任，主管与员工间不要有隔阂，员工有意见、困难都敢向主管反映，主管人员应对员工采取充分信任的态度；五是团队精神。每一个成员在接受主管的任务分配或工作指示时都能产生"我在做值得做的重要的工作，为了圆满完成任务，我要下功夫认真去做"的想法，主管应明确地指示工作目标并鼓动员工的工作意愿，而员工则要利用团体的力量，共同努力完成业务目标，每个人为了自己的目标也是团队的目标而努力工作并相信自己在实践中成长，依靠团队，依靠团队精神。

（三）我国医院绩效管理存在问题及分析

谈到绩效管理，大多医院管理者的态度恐怕是既爱又恨：一方面它的确是一个非常有效的管理工具，给他们工作带来了许多便利，增加了效益；另一方面它又让他们经历了太多的痛苦和无奈，常常被考核中的种种问题弄得焦头烂额。我们经常发现了这样的现象：在与一样管理人员讨论绩效管理时，几乎都说"虽然我们做了绩效考核，但总觉得考核工作有问题，太复杂。标准太高，工作量太大，扣罚太严，惹人落不是，又不知该如何改进。"有鉴于此，我们就首先来看一下我国医院绩效管理中存在的普遍现象。

1. 考核者和被考核者的抵触 在这里有 3 种比较常见的情况：第一种是认为考核没有用，持这种观点的既有部门管理人员又有科室员工，他们认为考核对他们的工作和职业发展没有多大好处。尤其是在临床科室，一些业务部门的管理人员认为考核应该是人力资源部门的事情，与自己没有太多的关系，而且自己月底的工作本身已经很忙了，人力资源部却要求填那么多的考核表、评价表，影响了自己的工作效率；第二种情况是认为考核不公平，要么现行的考核指标和标准不能真实地反映自己的工作业绩，要么考核者没有依据事实对被考核者做出客观的评价；第三种情况是无所谓，你怎么考核都是这样，你考你的，我干我的，反正我不能少拿钱。考核者不认真怕得罪人，被考核者无所谓。

2. 科室与职能部门考核不配合 我们从两层意思来解释这一现象。一层意思是指医院的各个部门绩效考核结果都很好，但医院整体的业绩并不好。之所以会这样，是因为部门在制定绩效指标时，只按照本部门的想法，只是向内看，关心的是今年应该完成哪几项指标，而没有向上看，关心医院整体的经营绩效；第二层意思是指对员工的考核内容与员工的实际工作内容不完全一致。这一问题的出现主要是因为在制定员工的绩效指标时，没有对具体的岗位所承担的业务目标和工作责任进行深入的分析，而只是简单地依靠想当然或上级指示精神、追求目标指标或者理论上的完美性造成的。

3. 流于绩效考核与管理形式现象 流于绩效考核与管理形式现象指的是管理者和员工对绩效考核都没有真正重视起来，考好考坏都无所谓。因为考核对员工自身利益没有很大影响，因此考核对各级管理者和员工而言没有很大触动。所以管理人员对考核不认真，凭感觉打分，敷衍了事，而员工对考核结果并不看重，分多分少都不在意，考核也就起不到推动作用。这种现象在我国公立医院中尤其普遍。

那么，导致上述问题的原因究竟是什么？笔者分析了许多的实施案例，在比较国内国外医院的绩效管理情况后发现，对于多数国内医院的管理现状，即使实施几年的绩效管理解决方案，也未必能彻底地解决医院绩效不佳的问题。管理学的系统理论告诉我们，组织不能孤立地存在，管理如果不考虑环境要素，就不能很好地发挥其功能。流于绩效考核与管理形式现象的真正原因告诉我们，医院绩效考核与管理必须紧密结合医院实际情况，考核指标必须由了解医院实际情况的人员来参与制定，这样才能最大限度地发挥绩效考核与管理的作用。当一般变量间接地影响组织和组织功能的时候，特殊的因素会对组织产生直接影响。医疗市场竞争的增强、技术的发展以及社会经济和政治等因素都会迫使组织和管理者在决策或采取行动时采用系统的观点。组织依赖其存在的环境来决定各种投入，安排产出，这使组织与其存在的环境相互影响和作用。系统理论也强调这样的观点。组织中某一部分的变化同时影响组织中的其他部分，管理者在做任何决策时都要认识到这种相互依赖性。按系统观点组织医院，不但不会消除医院的各项基本职能，而且它还使各个科室和有关部门的关系网络看得更清楚，使那些基本管理职能能围绕着系统及其目标而发挥作用。所以绩效管理也不仅仅是人力资源管理的问题，它涉及医院各级管理者、员工对绩效管理的认识和医院的战略方向、经营目标、医院文化、业务流程和绩效管理的技术等诸多方面。举例来说，如果医院的业务流程不合理，业务流程目标没有很好地反映医院战略的需要，那么我们绩效管理体系的设计结果都是建立在错误的基础上，绩效管理的结果可能使员工更加积极地完成不合理的任务。

现代医院绩效考核与管理的问题的原因可以归总为以下 7 个方面：一是绩效考核与管理定位问题，即对绩效管理的认识存在偏差，医院进行管理定位不准；二是部门绩效管理监督无力；三是科室绩效管理执行无力；四是员工绩效管理投入不够；五是应用绩效考核与管理的环境不好，即没有营造一个适合推行绩效管理的医院内部环境；六是绩效管理技术问题，即没有很好地掌握、运用现代绩效管理的必要技术；七是针对具体情况具体分析不够，但前几个问题更容易为医院所忽视。一些国内医院对绩效管理的认识严重不足，一些医院几乎没有什么战略、业务流程、全面预算管理的概念，还有一些医院的企业文化对绩效管理的推行设置了无形的障碍。这是绩效管理方案实施效果不佳的最主要的原因：他们片面追求管理方案技术上的完美性，陷入了绩效管理技术的泥潭不能自拔，没有通盘考虑绩效管理系统要充分发挥其作用需要医院内部其他管理要素的支撑。事实上，人力资源管理系统只是医院管理系统中的一个子系统，而绩效管理又是人力资源管理系统中的一个子系统，因此在推动绩效管理变革时，一定要跳出系统本身，才能够对该系统施加影响，使该系统发生质的变化。

六、全面绩效管理的必然

在现代医院中，"绩效"有着多维含义。从组织层次上看，医院绩效划分为员工个人绩效、科室团队绩效和医院总体绩效 3 个层次。从一般意义来讲，又可理解为一定时期员工个人工作成绩表现、团队运作效率或医院总体业绩效益。可以看出，无论从任何角度来讲，绩效都包括了员工个人绩效、团队（科室）绩效、医院总体绩效。那么，它们之间究竟有什么样的关系？如何将它们更加有机的联系在一起，发挥最大的作用？

什么是全面医院绩效管理？全面医院绩效管理是用于监控和管理医院绩效的方法、准则、过程和系统的整体组合，是将医院运营看作一个整体，为了达到提高医院绩效的目的，进行的一系列规范管理、政策制定和医院业绩的管理。医院绩效管理是一个过程，是将问题放在一个系统中进行全局考虑，它涉及医院战略规划、运营管理、财务管理和绩效管理，由平衡计分卡、战略分析、财务预算和财务报告、竞争优势分析、医院内部流程等组成，以整体一致的形式表现出来，是一项复杂而有意义的工作。医院绩效管理贯穿了医院经营的全部活动，总体来说包括 6 个内容：建立目标、绩效建模、医院规划、实施监控、例外分析、结果报告。事实上，不光是医院绩效管理讲这 6 个内容，无论是搞一次任何活动也好，还是简单地一项工作也好，做很多事情都不外乎这 6 个内容，比如在项目管理、营销规划、市场策划等活动中都是一样。区别在于，不同的活动中各个过程的重要性、侧重点和涉及的内容多少、繁易程度的不同。

全面医院绩效与科室绩效、个人绩效之间有什么关系？医院的使命、愿景、战略目标和发展方向确定之后，就需要研究目标实现的可行性，并将目标分派到各个科室和部门，确定科室是否能够实现以及如何实现，这就涉及科室绩效管理。随后，再将科室、部门的任务分派给每一位员工，确定员工个人的绩效指标和考核办法。所以，全面医院绩效管理是一个从上至下分解的过程。特别要强调的是：能否实现组织的目标、切实提高医院全面绩效？很关键的一点是，医院绩效、科室和部门绩效、个人绩效必须保持一致。那么，绩效分配前的沟通就特别重要。当医院战略目标下达给部门、科室之后，每个部门、科室都要根据自己的现状进行调整，并提出完成任务所需的资源，包括人力、物力、财力，也可以提出无法完成任务的理由等等，反馈给上级。上级接到反馈的信息之后，要全面考虑所需的资源、增加的成本以及产生的利润等问题，进行合理的调整，或是对如何完成任务提出方法和建议，返回部门或科室。部门再进行规划和调整。周而复始的几轮调整之后，就能形成一个全体员工共同认可的绩效目标，这样，就绩效管理就可以顺利执行。

如何建立与医院绩效管理相匹配的人力资源管理体系？在建立人力资源管理体系之前，需要将医院总绩效进行分摊。整体的医院绩效管理要求先设定整个医院的目标绩效，然后把整个绩效分解到各个部门、科室，再由各部门、科室向下一直分摊到个人。需要注意的是，将医院绩效分摊到个人时，必须保证员工绩效与医院、科室绩效的目标是一致的，那么就需要让员工参与到绩效考核的实施中，通过上下沟通，使员工了解医院的目标，医院了解员工的需求。双方达成一个共同的目标，才能实现企业的整体目标。人力资源管理体系设计的第一个步骤是根据医院的目标制定医院的组织架构，并且确定和分配部门的职能、职责。在一个医院中，组织结构非常重要，是实现医院战略目标的必要步骤。构建组织架构首先要求设置合理的部门、科室，清楚地划分各个部门、科室的责任和权利、制定各个部门、科室的沟通流程、下达各个部门、科室的任务，再根据任务要求来确定部门、科室内部的编制、每个人的角色定位，并且还要计算整个部门、科室的预算、绩效和成本。

没有一步到位的完美的绩效管理体系，任何医院的绩效管理都会存在这样那样的问题，都需要不断地完善和提高。因此，绩效管理没有结束，没有最好，只有不断地超越和发展，只有持续地改进和提高。惟有如此，绩效管理才能真正发挥其作用，才能持续不断地推动医院的管理向高水平、高效率方向发展。

第二章 现代医院卓越绩效管理目标

第一节 医院绩效管理战略目标

一、绩效目标制订原则

现代医院绩效管理目标：绩效目标（常被称为目的和责任）是指给评估者和被评估者提供所需要的评价标准，以便客观地讨论、监督、衡量绩效。①目标是具体的（specific），明确做什么，达到什么结果；②二是目标是可衡量的（measurable），绩效目标最好能用数据或事实来表示，如果太抽象而无法衡量，就无法对目标进行管理与控制；③目标是可达到的（attainable），绩效目标是在部门或员工个人的控制范围内，而且是透过部门或个人之努力可以达成的；④目标是与医院和部门目标高度相关的（relevant），体现出目标从上到下的传递性；⑤目标是以时间为基础的（time-based），在一定的时间限制内。以上是衡量目标的 SMART 原则，符合上述原则的目标就是一个有效的目标。否则，绩效目标不明确，就会因不同的解释而造成误导，使绩效管理工作的效果大打折扣。

二、绩效目标设定方法

在绩效管理过程中，存在 3 个难题：①考核指标的确定；②考核目标的确定；③指标年年增加似是鞭打快牛怎么办？在医院现实绩效考核与管理实践过程中，很多医院实行的是科室目标完成制，每年都要与各部门或各科室进行艰难的任务目标谈判，大家的谈判技艺对最终任务量的确定有一定的影响。这样的绩效目标制定过程，注定了其对绩效没有太多的激励作用。目标任务完成了员工会感觉自己的目标定得不算高，完不成他会归结为目标定得太高，可见这种目标确定方式本身没有起到它应有的作用。

考核指标的确定是每一个医院的难题，不过好在绝大部分医院都在奖金、绩效考核方面已有几十年的经验，只要每年底、年初认真分析各科室指标完成情况，在执行中有没有特殊情况，对全院指标完成情况进行比较、鉴别，新年度的绩效指标还是可以制定好的。

考核目标的确定则一定要公开、公正、公平，让全院科室、部门领导认真讨论、分析、发表不同意见。因为"春江水暖鸭先知"，欲知全院、科室绩效指标，最知情的还是科室主任、护士长，部门处长、主任等，只要依靠医院中层领导干部，目标的确定是不困难的。

关于年度指标是"鞭打快牛的问题"。这个命题是世界经济发展的命题，其实国家也是年年确定经济指标，年年增加经济指标，否则中国经济几十年保持 9% 增长幅度怎么能实现。关键是鞭打快牛快到什么程度，完不成任务时鞭子"打"到什么程度。

那么，在量化指标的过程中，如何设定一个科学的绩效目标就显得特别重要了。在现实的医院实践中，比较常用的绩效目标设定方法有两种：一种是"个性化"的（即每个指标都是"个性化"、"具体的"，也经常表现为"线性的"——即绩效得分和绩效表现为一种比例关系），例如，我们可以设定这样一个绩效目标：某科室新一个年度的指标是在上年度指标的基础上增加 20%；还有一种是"分级制"的，比如说设定 3 级目标，每达成一个绩效目标，得多少绩效评分，每一分经济报酬是多少，越是向上每一分经济报酬越多。

如何来评价以上两种方法的优劣呢？这就要回到我们做绩效管理的根本目的来回答这个问题了。

绩效管理的根本目的有两个：提高医院和员工的绩效及能力并为价值分配提供依据。从这两个目的来说，绩效考核强调分层分类，强调相对区别，只要能在医院里面把那些表现优秀、良好、合格和较差的科室、员工区别开来就可以了。因此要强调方法简单易行，区分度要明显，可以给主管一个很明确的目标。在韦尔奇的畅销书《赢》这本书里面，他谈到通用电气（General electril，GE）的主要成功要素——"活力曲线"时就说到，GE 会依据绩效结果，按照 20-70-10 的比例将员工分成 3 类。对表现最好的 20% 的员工进行不断地加薪、培训、升职等激励手段进行激励；对表现中等的 70% 员工，依据其需要，对其能力进行开发，帮助其提高能力和绩效；对表现较差的 10% 的员工，依据其对公司价值观的认同等几方面要素，进行区分，对认同公司价值观的员工，会给予再培训、转岗等能力改进的机会，对那些不认同公司价值观的员工，则给予坚决的辞退。在韦尔奇理解，这是一种"残忍的仁慈"。韦尔奇看来，绩效目标只要能做到相对区分就可以了，不要搞得太复杂了。因此，从以上这些因素来看，在设定绩效目标时，3 级评价目标是一种比较好操作、并且能反映绩效管理真正目的的一种绩效目标设定的方法。

那么，如何科学设计每年的目标呢？在统计学中有一个著名的模型，叫做正态分布——在大多数情况下，在样本足够大时，事物是呈正态分布的。在应用规模达到一定规模时，员工的绩效表现也是呈正态分布的。为了说明绩效目标设定和员工人数的关系，我们在这里将正态分布曲线用三角形来进行抽象代替（这样做是为了好画图和更加直观）。在统计学上还有一个概念，叫做期望，也就是样本的平均值。我们可以理解为在某一时段，同一职位所有员工产出的平均数。我们可以把这一目标作为我们的期望目标，即医院绩效战略规划目标指标科室完成情况与比例（图 2-1），也是医院、科室、部门、个人的业绩在正常情况下应该达到 90% 上下的目标，是被考核者"跳一跳"可达到的目标，是大多数科室（75%）正常发挥情况下可以达到的目标，是与行业平均发展水平相类似的目标。也是改正工作中明显缺陷后可以能达到的目标。在制定期望目标时可参考：医院、科室和部门的计划和预算、上期本指标实际值、行业指标等。原则上期望目标的设定不能低于计划和预算的规定，同时不能低于上期或者同期的实际水平。基本目标可以理解为是我们的任务底线，也可叫"绩效底线"，如果一个员工连续两个或 3 个季度都未能实现这一目标，医院、科室和部门将视其为不能胜任该职位，

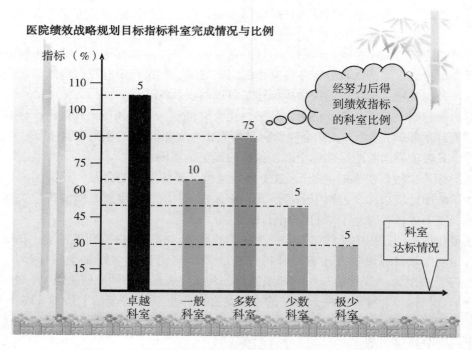

图 2-1   医院绩效战略规划目标指标科室完成情况与比例

将予以辞退。其目标值的确定，往往和医院、科室和部门所要求的强制淘汰比例相类似。可以把这一绩效标准定位于组织内所有员工中绩效最差的那10%左右所体现出的绩效水平。低于基本目标也就是我们图中5%的那一部分科室，他们是医院需要重点关注的科室和员工。还有一种目标是挑战目标：是上级对下级的最高期望值，也是被考核人需要付出超常努力，作出重大、系统变革才能达成的目标。一般情况下，在一个医院内部，只有5%~10%的科室及个人才能达到挑战目标。挑战目标的设定应该和期望目标相比有明显的增长或改善。在制定此目标时，往往参考医院、科室和部门标杆或行业标杆。其能达成的人数比例，也就是我们图中方柱最高的那一部分，他们是医院、科室和部门的业绩卓越者。

三、绩效管理目标设定

绩效管理过程中很重要的一项工作是要确定绩效管理的目标值，医院确定科室的目标值，医院确定部门的目标值，科室确定个人的目标值，对绩效考核与管理流程要确定流程的目标，如何确定这些目标，以及如何将医院的目标有效地分解到各流程、科室、部门及员工中，以及如何确定总目标的分目标是绩效管理中最关键的过程。目标项目确定是否合适有效，直接影响到医院、科室绩效管理的过程及最终的效果。

医院绩效目标的确定通常采用统计指标、绩效管理指标、平衡计分卡（BSC）作为基本模式。平衡计分卡从财务、顾客、业务流程及学习与发展4个主要方面考虑，在医院中应用比较少。但是目前不少世界500强企业都成功地参考或运用了美国的《卓越绩效准则》方法，有些医院应用德、能、勤、绩（4绩效考核与管理模块：道德、能力、勤奋、绩效），有些医院应用德、能、勤、绩、廉（5绩效考核与管理模块：道德、能力、勤奋、绩效、廉政），有些医院应用德、能、勤、绩、廉、责（6绩效考核与管理模块：道德、能力、勤奋、绩效、廉政、责任），有些医院应用德、能、勤、责、廉、数、绩效（7绩效考核与管理模块：道德、能力、勤奋、数质量、廉政、责任、绩效）。医院绩效考核与管理采取的模块是依据医院规模、习惯而确定的。规模大的医院选择模块多（6模块或7模块）的进行绩效考核与管理，规模小的医院选择模块少（4模块或5模块）的进行绩效考核与管理。医院、科室、部门、个人及流程的绩效目标通常以医院的目标作为导向，以实现医院的目标作为目的，医院的绩效目标应分解成科室、部门、个人或流程的目标。开始或部门绩效目标同样可以采用平衡计分卡方式进行确定。员工的绩效目标是以流程或部门目标作为导向，以实现部门或流程的目标作为目的，部门或科室流程的目标又分解成员工的目标。员工的绩效目标首先考虑根据科室、部门流程阶段性目标要求，然后结合岗位说明书中职责分配进行分解（图2-2）。

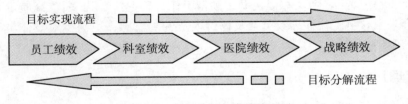

目标实现流程

员工绩效　科室绩效　医院绩效　战略绩效

目标分解流程

图2-2　目标分解与实现流程

很多医院能够很快确定医院科室的目标，但如何确定职能部门或员工的目标总是无从下手，为了有效、合理地确定职能部门目标的内容，我们总结出目标流程要素分析法对目标进行分层和分解。分解的流程如下。

（一）确定医院绩效的总目标

医院目标层面主要从效果性目标考虑（包括驱动性与结果性），如医疗收入、资金周转、药品收入、门诊患者数、出院患者数、病例质量、顾客方面的顾客满意度、顾客留住率，业务技术方面的新项目市场占有率、床位周转次数、护理质量、医技检查质量、患者安全、服务效率，学习与成长方面的内部员工满意度、核心技能的提高等。

（二）对医院绩效目标进行分析

这些绩效目标与哪些绩效流程有关？哪些绩效流程会影响到绩效目标的实现？如对顾客满意目标，与此有关的绩效流程至少包括顾客投诉处理流程、顾客满意测量流程、顾客服务流程等，因此有关顾客投诉的有效处理率、顾客满意测量改进率、顾客服务的效率和服务项目等就可以作为进行流程性目标。如急救中心增加患者留观流程、患者转入病房住院流程、患者快速检查流程，因此各个科室门诊、诊疗、护理流程效率、经济管理能力、病例质量及患者纠纷处理流程等都是医院绩效目标的分解。

（三）确定绩效流程与部门、科室的关系

医院进行目标流程与考试进行目标、部门绩效目标的关系如何？根据确定的流程关系将流程的目标对应到相关部门并作为科室或者部门的目标。

（四）确定流程与岗位的关系

医院、科室、部门流程与各个员工岗位工作密切相关，必须确定医院、科室、部门流程与哪些人员岗位有关？可以通过流程识别与分析的结果并已经确定的流程来实施。

（五）进行绩效流程要素分析

为实现医院绩效的目标，流程中哪些要素会对绩效目标产生影响？即对流程的诸多要素进行分析，如输入、输出、活动、资源、方法、监控、时效、接口、顺序、职责、成本、网络、绩效管理等。

（六）确定影响要素的相关执行岗位，并确定岗位的目标

将绩效要素目标作为岗位的目标。如为了实现顾客投诉的有效处理率（科室或者部门目标），就需要规定岗位对每个投诉的跟踪和反馈（跟踪率和反馈率），即考虑的流程监控要素。同时要考虑每个员工岗位的时效、活动、方法等要素目标。如达到患者满意的要求就需要规定相关岗位的时效，为了提高患者满意度的比例就需要规定每个岗位活动及方法包括患者有效的测评的次数、测评的患者数等。即考虑流程的活动和方法要素。

在现代医院绩效管理过程中也发现过采用德、能、勤、绩4个方面或德、能、勤、绩、责5个方面对临床人员进行年度绩效综合评估，这种行为评估法每个项目设定与科室、部门、流程的目标没有和员工岗位直接挂钩，更不用说组织本身的总目标了，而且没有严谨的评价衡量标准。如德"医德医风、爱国、爱岗、爱患者"、勤"积极主动，勤奋工作、有责任心"、绩"高质量高绩效完成工作"等。用这样的内容来考核员工往往导致员工及评价人员的随意感，更缺少对具体员工岗位工作内容、流程及组织绩效的驱动作用。

四、绩效管理目标体系

许多医院整体管理基础薄弱，绩效管理只是简单的就绩效谈绩效，甚至还是传统的奖金分配办法，成了单纯评价员工业绩的工具，不是从医院绩效战略的高度帮助医院建立卓越的绩效管理体系，如此而使得绩效管理流于形式。医院战略的目的在于总体绩效的提升，因此绩效管理是打通从战略管理到绩效提升的各种关节，使战略方案更具操作性，切实成为提升医院执行力的有力工具。

（一）健全绩效管理体系，才能取得最大绩效整体效果

就是说，绩效管理不再只是对医务人员考核与管理，要对全院系统进行绩效考核与管理，包括医疗、护理、医技、药剂、职能部门、后勤以及医院的水、电、暖、维修、门卫保安、环境、对外攻关等，都要归入到全院的绩效考核范围，这就是绩效考核与管理体系。作为绩效管理核心部分的目标体

系，必须是能够从动态性、前瞻性、逻辑性的角度出发，将人员，战略，运营流程和谐地统筹起来；使员工执行行为与医院的长期战略目标、医院文化等相联系起来，纵向平衡短期与长期发展，横向统筹局部与整体的利益关系，不仅要将每个细节动作执行到位，还要使各个动作有机联系起来，形成协同效应。

医院员工角色定位、明确责权利。实施绩效管理，首先要让每一个员工都有明确的目标，"三个和尚没水吃"，其根本原因是群体承担责任，而个体成员总是认为别人不会尽全力，自己也就不会去努力，社会惰性导致团队效率低下。因此除了员工必要的角色定位，确保事事有人做，人人有事做以外，还必须提出衡量个人努力程度的指标，这样才能使员工的努力能更科学地量化出来，以有效激励先进者，鞭策落后者。

（二）分解绩效管理目标，才能达到最大绩效目标战略

绩效管理的难点之一就是如何分解目标。绩效管理的每个目标都需要层层分解，从医院绩效战略到高层管理目标，从中层管理者再到员工任务和工作，管理目标接力似的从高处落实到低处。对于难于分解的目标，如果是非量化目标，可以把它转化为策略，通过做一些具体事情来实现，而且这些具体事情是可以衡量的。策略规划与执行是分解目标的工具，工具之外，最重要的是对人的理解，因此目标分解过程，一定要上下级参与和沟通，而不是简单地分派任务。为此，管理者要掌握目标分解的能力和技巧。目标分解一般按如下步骤进行，首先感谢员工参加，并综述目标讨论的重要性，接着向员工介绍部门目标，之后征询员工如何看待这些目标，有什么看法和意见，然后由领导介绍自己对目标的想法，并对分歧问题进行商讨，最终达成一致意见。完成统一目标后，就要把实现目标所采取的任务确定下来，最后落实到表格上，再由员工签字。绩效管理中人力资源体系已经开始运作后，其中最核心模块的是绩效管理，只有通过绩效管理的有效实施，才能真正把医院的目标与员工的价值创造结合起来，把医院的发展与员工的发展结合起来。绩效管理与传统意义上的考核关键区别在于：绩效管理的主要目标是改进与提升绩效；绩效考核是绩效管理中的一个环节，其主要目的是发现问题，找到改进点，形成绩效的改进计划与个人发展计划。绩效管理的每一步都是围绕这个目的而开展。要达成绩效管理的目标需要上下的高度重视、全员的参与、长期的坚持，但这并不意味着绩效管理是如何复杂。实际上绩效管理作为有效的管理工具，从管理的角度来看，恰恰是要将复杂的工作简单化、程序化。绩效管理必须重视目标与沟通。通过目标的制定把上级的要求、希望改进提升的方面等清晰地传递给下级，并通过沟通达成双向承诺；通过过程中上下级围绕目标持续有效的沟通过程，辅导员工、解决问题、不断纠偏、客观评价、达成共赢。

各级管理者是绩效管理的第一责任人，绩效管理是管理者必须要做的工作，绝不是一项"上面布置的额外任务"。绩效管理的结果客观反映了管理者管理水平。因此，对绩效管理的实施而言，需要各级管理者遵循既定原则，发挥主观能动性，把工作做得更好。所谓原则即是不变的东西，即是无论在何种情况下，无论在何种状态下都要严格遵循的东西。在绩效管理中，有 3 条原则：公正、公平、公开；目标制定由上而下，完成目标的过程由下而上；沟通、沟通、再沟通。

（三）明确科室绩效任务，才能建立科学绩效管理机制

细节把握程度越高，做得越细，执行效果越好，反过来，执行动作越清晰细致，越有助于员工对策略本身更深地理解，能理解得越透彻，能保证团队上下对战略战术策略的理解的一致性和清晰性，从而形成合力，提升绩效。结果导向的业绩指标比较抽象，有些员工很茫然，不知何从下手。每个队员可先将总业绩目标分解到自己的工作上，再将每单项工作的目标分解到每一个具体细节上。在服务项目与患者数较多时，可依据帕累托 80/20 法则来进行目标分解，往往是 20% 的主要客户完成了80% 的业绩；20% 的服务占总业绩的 80%，因此赋予这 20% 的客户和服务最高的优先级，将目标的大部分先分解下去，当然条件允许的话，目标分解越精细，执行效率与效果往往会更好。于是抽象的总目标转化为任务明确、具体的细分目标，提高了目标的操作性和可行性。目标日日细分，目标日日

落实，每天进步一点点，一月的业绩就很多，每季的业绩就可观，半年的业绩就显著，一年的绩效就卓越。而且，每个细分目标的估计，也就是人员在思考如何去完成的过程，当目标分解完之后，业务人员对于下期的工作细节也就基本上胸有成竹了，然后就根据每个细节的重要性与紧急性安排好自己的工作计划。并将其形成文字，以作为追踪执行进度的反馈，更能保证作业效率与效果。其意义在于，目标深度分解将结果管理转化为过程管理，让每个队员清楚自己的职责和任务，消除员工的盲目性；而且有利于提取关键业务，便于管理双方监督与控制，保证执行效果。

（四）把握细节清楚流程，才能把绩效落实到员工岗位

医院可以推行标准化流程作业与管理，帮助员工更清晰地把握工作细节，尤其对于过程管理，最重要的工作就是要将任务分解为统一的标准化细节动作，大幅提升团队的执行与绩效能力。如临床科室在贯彻终端动态化的问题上，医院将整个流程分解，提炼出几个关键性的细节动作，如在查房安排上，可制作标准流程图，使用文字说明等方式，图文并茂，既直观又深刻地进行解释，简单易执行。并将流程图，维护，稽核控制等动作有机串联起来形成标准化流程管理模型，再集中所有流程制成操作手册，以统一规范的形式全面推广，加上科室主任现场指导，很容易达到要求临床查房要求。医生上班都按照流程进行，这样工作有条不紊，服务细节就落实到患者需求之中。临床工作标准化流程更容易被理解和掌握，易于执行；而且，标准化的流程有统一的标准，易于监督、控制和考核；还有，成熟的文字性业务流程使方案的上传下达能保持目标的一致性与清晰性，有效防止沟通失真。更具创造性的是，每一个科室都有自己的不同专业，每一个专业就是一个孤立的临床，将多个这样的孤立流程组合起来，就可以是精品临床流程方案，医务人员只需按照手册做好各个细节动作就行，当员工工作逐渐成熟，掌握了所有的或关键的标准化独立流程，不仅可主动配合整个科室的各种诊疗方案，医护人员还可独立拟订整合自己的工作方案以应对日益增长的患者健康需求，加强了医院对医疗市场变化的反应速度。

（五）掌握绩效管理重点，才能落实以患者为中心策略

目标管理与过程管理并不冲突，过程性目标是从总目标中分解出来的，过程管理的实质其实是多个结果管理，每一个结果既是一个目标，往往也是一个控制点。换言之，目标体系就是控制体系。绩效体系计划的实施，目标的实现，需要控制好关键业务，但是这样的控制点太多，管理繁琐，太少又难以保证全面覆盖整个团队的战略战术计划，那么多少个控制点才是最优？这些控制点又该如何平衡分配过程管理与结果管理。当任务结构化程度较高，步骤清晰，工作内容固定，则任务流程容易标准化，利于监督控制，这一类工作适合成熟度较低和工作意愿不高的员工，往往是新员工；而当任务比较模糊和不确定时，管理者的工作重心如果在细节上，无疑是对员工缚手绊脚，尤其在处理情况紧急的危机事件的时候，频繁的反馈导致贻误时机，而且主管因为存在信息不对称而错误指示，往往适得其反，比如对业务以外的工作进行严格的监督管理，往往会事倍功半。

（六）调整目标结构均衡，才能坚持好持续改进的效果

1. 授权给执行力强者　领导与被领导的关系，其实是对应着集权与分权的管理思想，孙子兵法云："将能而君不御者，胜。"即对于工作能力较强，对环境有较强的洞察力和驾驭能力的员工，对于执行力强的员工，应该适当授权，对他们的工作的管理的重点在于设置一个明确的绩效目标，适度的目标，激发他们的内在动力，把实现目标作为一种有乐趣和成就感的事情去做，能充分调动员工的主观能动性和创造性思维。

2. 岗位轮换，形成团队凝聚力　员工工作很细致、单一，这样虽可确保动作执行到位，但也会引起员工对于工作感到枯燥乏味而失去工作热情的问题，为解决这个问题，医院可采取岗位轮换制度，以丰富员工工作内容，不仅可提高员工满意度，更重要的是，这样员工也能因为亲身经历多个岗位而能深刻体会自己该如何配合同事的工作，可培养员工的团队合作精神；再者，员工可互相流动，这样对于员工而言意味着更多的培训机会，更大的发展空间，也就自然有了更多的工作热情。还可以

促进及时、全面沟通，互相理解，推动局部利益与整体利益相互协调。

　　轮岗后的任务的控制点必须明显，易于提取目标形成绩效考核的目标体系，并随之形成控制体系，而轮岗后的任务难以提炼关键的动作加以控制，往往采取结果管理的手段。两种不同类型的目标共同组成目标体系，相互补充，相得益彰。让适当的人做适当的事的统筹思想，其意义在于最大限度保证每个控制点以最大的可能实现，从而保证整个目标体系均衡与协调。控制点在空间与时间上的达到综合平衡，形成逻辑的目标体系，以保证在空间上，各目标的进度保持协调与一致；在时间上，各目标保持可发展，可延续性，并与战略方向协调一致。必须明确，员工因工作需要轮岗，是现代医院绩效考核与管理的一个重要环节，但是员工轮岗后到新的岗位上，也有个适应过程，这时就需要强调团队的凝聚力，员工与新岗位的要求和岗位文化相适应。这样，员工轮岗才能达到绩效管理的目的。

五、绩效目标和谐激励

　　当员工对绩效考核与管理知其然，不知其所以然时，纵使任务分解得再清楚，也是"照葫芦画瓢"，由于缺乏对方案本身充分理解，往往不能根据实际情境变通，而现实情况总是"计划没有变化快"，员工如果在已经变化的环境里按照既定的思维行事，哪怕环境变化是很微小的，其结果也往往会差之毫厘，谬以千里。员工要能根据实际环境变化，是基于对医院的大政方针，战略战术策略以及医院文化等充分理解的。因此沟通与协调是绩效管理不可或缺的一环。鉴于这个前提，管理者就有责任、有义务与员工就工作任务、绩效目标等前瞻性的问题进行提前的沟通，在双方充分理解和认同医院远景规划与战略绩效目标的基础上，对医院的年度经营目标进行分解，结合员工的职务说明书与特点，共同确定员工的阶段性绩效目标。形成和谐的绩效考核与管理环境。

（一）参与决策强化和谐

　　1. 员工必须了解医院的战略　　员工应该深刻理解医院绩效战略计划的设计，比如诺基亚从1995年起，将250名一线员工纳入到战略的审核通过的进程中，以确定员工对战略的理解，也充分吸收一线员工的意见，博采众长，以增加战略的可行性。如果员工走了弯路，但知道大方向，顶多也是迟点到达目的地，如果没了大方向，走错方向就很难调整过来，理解了总战略，员工就能自发调整，使员工自我管理与控制变得更有效。这样，员工在执行的时候，既能站在医院绩效管理战略的高度，从全局上把握住医院的发展方向，使医院绩效管理目标的一致性与清晰性获得提高；又能深入到实践操作的每个细节上，有的放矢，确保每个细分的目标服务和服从于总战略、总目标。员工了解绩效战略，工作更卖力。

　　2. 员工应该参与绩效计划设计　　绩效管理的根本目的是赋予医院每个员工绩效的自我管理能力，使员工成为自我绩效管理的专家，使管理者从繁忙的管理活动中摆脱出来，更多地做好规划与发展的工作，提升医院的管理的水平。让员工参与到绩效考核方案制定过程中，这种参与决策可制定出兼顾双方利益的考核方案，以获得"民心"，提高员工对目标的接受程度，自然会促进员工对绩效体系的理解和支持，增加考核方案的约束性和引导性；而且会消除员工对绩效考核与管理的抵触情绪，相反，员工与主管领导一起自上而下，结合自下而上选择自己的目标，能够诱导个人设立更高的目标，参与是通过增强个人的勇气而对绩效产生积极的影响，因为他们是在主动地挑战自我设定的目标。甚至能促进员工变被动为主动，实现从自觉向自发执行层面的转化。

　　3. 绩效管理团队沟通　　绩效管理团队沟通，旨在在执行层面上，让每个团队成员在理解医院的经营目标，以及医院的经营状况的基础上，在实践中将自我目标与医院远景发展规划协调一致，有明确的方向感，也促进管理者与员工达成一致目标，让主管对工作有明确的了解，以便后期执行阶段的监督、控制与协调。团队沟通也是相互学习与经验交流的过程，优秀的成员可针对具体的问题提出一些切实可行的方案以供参考，这些具体问题的解决也可以成为学习优秀员工的操作手法和成功经营思路。更重要的是通过充分沟通，达到团队在横向层面上的分工协作，均衡地推动整个团队绩效的进展，因为仅个别成员过于优秀或过于落后均有可能导致团队整体业绩失衡而引致协同失效。

4. 动态进行管理　管理者要下到基层，置身于日常的绩效管理工作中，有更多的机会和更大的空间去感受绩效管理中的各个细节部分，从细节中去更准确地把握市场，得到切实可行的绩效战略战术的灵感与启示，从一开始就制订出容易被采用、可行程度高的绩效管理执行方案。再者，通过管理者现场的指导与沟通，甚至拿出一部分时间与基层员工共同工作，加强员工对方案的把握程度，也通过控制检验方案的可行性，以便对实施中的绩效方案作出及时调整。

（二）绩效考核重在激励

绩效目标体系是维系人员，战略与运营的纽带，它也是绩效管理循环体系的开始，绩效目标做好了，为后续的绩效管理开了一个好头，也就成功一半了。在每一个团队，不同的人、不同的任务以及不同的环境决定了绩效考核的指标体系多元化、多层次的结构，以有效引导和约束个人行为动机与医院的发展方向在空间上（个人与整体）与时间上（短期与长期）协调一致，并将之与个人动因直接联系，增加其约束力，避免员工只是被动的执行上级指令，通过激励形成目标导向的力量来引导个人行为。

1. 绩效管理目标与个人目标联系起来　绩效管理方案合理化只能使员工接受，但并不能成为执行的保证。传统激励仅狭义地与工资和奖金挂钩，激励应是一个多元体系，因人而异，更重要的是与员工职业生涯设计相联系，以形成员工执行的动因。医院应将员工职业生涯发展计划与绩效考核目标相结合为基本原则，这样才能真正培养员工的归属感，给员工足够的发展与施展空间，比如对于有能力的员工，给他一定的业务范围和权力，以施展所长。对于能力差的员工，给他轮换岗位的机会，一是给员工更有挑战的工作，让他们摆脱枯燥；二是工作的新鲜感，单一的工作而对环境感到满意，这也是给他们更多学习的机会，帮助员工找到兴趣与能力所在；三是员工与环境的变化也是调节工作效率的方法之一。如此才能最大程度上挖掘员工潜力，这样医院在担负培养人才的使命的同时，医院目标也随之实现。

2. 绩效管理目标与工作过程联系起来　我们知道，高考理科计算题是按照步骤给分，纵使考生不能完全做出来，也会竭尽全力写出几步，虽然只能得几分，比起满分 10 分而言，差之甚远，但如果按结果给分，得分无疑是零分，几分又是质的不同。绩效考核同是如此，由于结果管理是最经济、最容易、最直观的考核办法，也利于发挥员工的创造性，故管理者往往青睐以结果论英雄，却容易适得其反，因为那些没功劳但有苦劳的员工的辛劳没有得到认同，在下次遇到同样的事情，从一开始就会放弃，于是目标的有效性大打折扣。

3. 绩效管理过程好，结果自然好　绩效考核应该关注过程，按过程工作，因为"冰冻三尺非一日之寒"，任何好的绩效与结果都是好的过程得来的。以总目标指导方向，而过渡性目标绩效考核员工投入程度，结果与过程并重，相辅相成。比如除工资奖金之外，设立各种比较灵活的奖项，用来承认员工工作过程的苦劳；而且细分目标和标准化流程都是过程量化的工具。

4. 绩效管理目标与医院战略联系起来　医院往往难以把握绩效考核的"度"，过于单一，不利于全面协调；指标一大套，拿起来一大本，让人眼花缭乱，无所适从。两种极端都不可取，医院既要明确设定考核指标，又要对员工职责范围的所有事项进行考核，同时还要考虑操作上的便利性，绩效考核与管理的成本性，如何才能有效设定目标指标体系？制定多元目标体系时，其内在的机制便是要求医院目标与业绩评价指标具有逻辑上的因果关系或联系，将医院追求或期望的经营成果与能够产生这些成果的执行动因相联系。这种多元的目标结构，要求医院在既定的长期战略前提下，发展出与之相配合的短期发展针对性目标，与此同时，对短期针对性目标的评价标准，是判断它是否符合医院长期战略的实现，换言之，医院总战略目标与事业层竞争战略，以及科室工作计划目标指向应保持一致性。这种评价与反馈机制，才能很好地促进了医院短期目标与长期战略的均衡。例如：顾客流失与维持率，员工流动率，以及组织学习能力等有利于长期战略目标实现的指标纳入到目标体系，抑制员工的短期行为。但是要有权重，以防止目标过多而使员工抓不住关键目标而矫枉过正甚至舍本逐末。绩效考核指标不宜经常变动，但指标权重在不同的时期和环境都应有所调整，这样既可以保证绩效考核指标的持续性，也可以发挥目标体系引导与约束的作用。

（三）沟通程序严格流程

1. 绩效计划，设定绩效目标时沟通　实践证明，绩效管理目标全程沟通是绩效考核与管理最为有效和实用的方法。只有目标确立了，管理者才清楚怎么去进行有效管理，员工才明白怎么做才是符合医院的要求与医院的发展相一致的。绩效管理是服务于医院战略的，所以首先要明确医院的战略目标与任务是什么。这是管理者和员工对话的一个重要内容，管理者必须和员工共同分享医院的目标，然后将医院的目标分解到部门、科室，分解到员工。在充分沟通和协商的基础上确立员工的绩效目标。具体地讲，每个员工都应该拥有一份个性化的关键绩效目标。确立绩效目标其实只有一句话：直接管理者需要下属部门、科室、员工做什么、改进什么、朝那个方向努力，就将这些要求转化为相应的指标与目标。同时要注意指标不仅要关注结果，也关注流程（过程），不仅关注收益增长，也关注潜力增长。可从以下几个方面考虑关键绩效目标：①来源于职位应承担的责任；②来源于部门、科室总目标，体现出该职位对总目标的贡献；③来源于业务流程最终目标，体现出该职位对流程终点的支持；④来源于以往的主要工作指标完成情况。关键绩效指标要根据组织层级与职位要求体现分层分类的原则，要符合 SMART 原则：即"具体的、可衡量的、可达到的、相关的、基于时间的限制"五项标准。还要明确的一点是，绩效目标一定是直接管理者和下属员工共同制定的，人力资源管理者、科室主任、护士长代替不了这个工作，每个科室团队都是一个具体的绩效管理单位，直接管理者就是这个单位的绩效负责人。

2. 绩效辅导，业绩辅导时沟通　绩效目标设定以后，管理者的主要工作就是辅导帮助员工提高业绩操作能力，实现绩效目标。业绩的辅导是绩效管理的一个关键环节，它贯穿于绩效管理过程的始终。实际上，绩效目标的设定就是业绩辅导，业绩辅导应从绩效目标的设定开始到绩效考核结果反馈结束。业绩辅导过程中，管理者需要做哪些工作？①了解员工的工作进展情况；②了解员工所遇到的障碍；③帮助员工清除工作的障碍与困难；④提供员工所需要的培训；⑤提供必要的领导支持和智力帮助；⑥将员工的工作表现反馈给员工，包括正面的和负面的。绩效沟通时管理者可采取以下方式：①每月或每周同每名员工进行一次简短的情况通气会；②定期召开例会，让每位员工汇报他完成任务和工作的情况；③收集和记录员工行为或结果的关键事件或数据；④督促每位员工定期进行简短的书面报告；⑤非正式的沟通；⑥当出现问题，根据员工的要求进行专门的沟通；⑦爱心沟通，领导要有一颗良好的沟通心态，这个心态就是关心、爱护员工。

3. 绩效沟通包括正面的沟通和负面的沟通　在员工表现优秀的时候给予及时的表扬和鼓励，以扩大正面行为所带来的积极影响，强化员工的积极表现，给员工一个认可工作的机会。在员工表现不佳，没有完成工作的时候，也应及时真诚地予以指出，以提醒员工需要改正和调整。这个时候，管理者不能假设员工自己知道而一味姑息，一味不管不问，不管不问的最终结果只能是害了员工，对于自己绩效的提高和职业生涯的发展也无益。需要注意的是，沟通不是仅仅在开始，也不是仅仅在结束，而是贯穿于绩效管理的整个始终，需要持续不断地进行。因此，业绩的辅导也是贯穿整个绩效目标达成的始终。这对管理者来说，可能是一个挑战，可能不太愿意做。但习惯成自然。帮助下属改进业绩应是现代医院管理者所具备的素质修养、职业道德精神的体现。当然它更是一种责任。一个优秀的管理者首先是一个负责任的人。所以，沟通贵在坚持，沟通在绩效管理的整个过程。

4. 绩效考核，业绩评价时沟通　在绩效目标确定和持续有针对性的业绩辅导的基础上，在一个考核周期（每月、每季、半年、年终）终了，直线管理者与下属应进行面对面的沟通，对员工绩效作出评价。绩效管理中的绩效考核已不再是暗箱操作，也不需要暗箱操作。因为在前面工作的基础上，员工的考核已不需要管理者费心自圆其说，可以说通过人与标杆相比而不是人与人比，员工自己决定了自己的绩效考核结果。员工工作做得怎么样在绩效目标、平时的沟通、管理者的记录里都得到了很好的体现，是这些因素决定了员工的绩效考核评价的高低，而非管理者。管理者只需保证其公平与公正即可。绩效考核后评价的面谈应注意到：①建立与维护彼此间的信任关系；②清楚的说明沟通的目的；③鼓励下属多说话；④认真倾听和观察下属的发言或"演示"；⑤绝对避免双方对立与冲突；⑥集中在绩效的本身这件事情上，而不是其他方面；⑦以事实与依据说话；⑧着眼于未来而不纠缠过去；⑨优点与缺点并重；⑩该结束时立即结束，以积极的方式结束沟通面谈。

绩效管理的目的之一是要找出不足与改进方向，因此在绩效面谈中，管理者有必要借助绩效管理的各种有效方法，对下属目标的完成情况进行诊断，其目的是要找出可能妨碍被考核者实现绩效目的问题所在，即发现绩效差的原因和征兆。一般从 5 个方面进行分析：①知识。是否因为员工相关知识的不足影响到绩效的产出？是那些知识上的不足？如何弥补？②技能。是否因为员工技能的不足影响到绩效的产出？如何弥补？③态度。是否因为员工态度的问题影响到绩效的产出？员工为什么会存在态度问题，深层次的原因是什么？可以改善吗？如何改善？④外部环境障碍。是否因为外部条件的问题影响到绩效的产出？我们能改善吗？怎样改善？⑤指标。绩效指标是否合适，员工能在规定时间内完成吗？现在的指标需要更改吗？这些问题清楚了，问题解决了，员工绩效不好的思想问题就解决了，员工的绩效激情就会随之而来。

5. 绩效反馈，业绩改进时沟通　绩效反馈的意义和作用：①绩效考核后给员工正式的、定期的并且是记录下来的反馈信息；②绩效考核结果用于决定涨薪、晋升、降职、解雇等所需的信息；③一个研究如何能提高绩效的机会，而不论现在的绩效水平如何；④一个认可员工优点和成功的场合，给其一个证明；⑤下一绩效管理的绩效计划工作的基点和开始；⑥提供有关员工如何保持业绩不下降，如何才能使绩效持续发展的信息。

（四）绩效信息反馈关键

1. 要将考核结果与薪酬分配挂钩　医院绩效考核与管理的成功，取决于能否及时把考核结果与奖金和福利挂钩。首先与当期的奖金分配挂钩，其次是持续的表现优秀或表现较差还应与职位调整、薪酬升降挂钩。

2. 要考出下一阶段的改进点并制定改进计划，纳入下一期绩效计划。

3. 要制定个人发展计划并与培训计划结合起来　管理者个人绩效管理职业生涯发展计划主要包括内容有：个人有待发展的项目、发展这些项目的原因、目前的绩效水平和期望达到的水平、发展这些绩效项目的方式、设定达到绩效目标的期限等。通过这样几步的绩效管理发展过程的设计，管理者很好地承担了绩效管理的责任，扮演了绩效管理者的角色，把帮助员工提高绩效能力的责任落到了实处。实际上，这是一个双方受益的双赢局面，在这个过程中，管理者和员工都在不同程度上获得了提高。更重要的是，绩效管理的不断循环，必将带来医院、科室绩效的持续提升、带来管理的不断进步。

第二节　绩效管理目标考核

如果要问实施绩效考核的目的是做什么？相信，10 个人有 10 种答案。有人会告诉你，别的医院都在做绩效考核，我们当然也要做，不然我们就落后了；有人会告诉你，我们实施绩效考核就是要在工资上拉开差距，打破平均主义；有人会告诉你，我们实施绩效考核就是要淘汰掉那些表现差的员工，实施末位淘汰；也许还有人会说，实施绩效考核是医院领导安排的任务，必须完成，否则饭碗就难保了；还有的说绩效考核与管理是国家要求的。医院或多或少对绩效考核抱有一种功利的思想，要么期望绩效考核解决工资分配的问题，使员工的收入拉开差距；要么期望绩效能帮助医院对员工进行排名，进行医院所需要的末位淘汰；要么期望员工能感受到压力，努力工作，加强对员工的监督。

这些思想和念头都曾在医院领导、中层领导干部、员工的头脑中闪过，这些想法并没有完全错误。但是有些思想是跟风，而这种被短期利益掩盖了的绩效考核，就失去了本身的功能，或者功能不健全，无法发挥作用。也有个别医院绩效考核是心血来潮，想当然，跟形势，比如突然宣布在某一个时间要进行绩效考核，而员工对于考核的内容、考核的标准却根本不知情；比如由人力资源部制定一些标准模糊、格式统一，与员工的工作没有什么联系的考核表格，在某一个医院中层干部周会上发给中层领导填写；比如考核结束之后，根本不与员工进行面谈反馈，就强制员工签字，以向领导交差；比如，考核指标制定完成之后，就不再关心绩效考核，既不与员工沟通绩效指标的进展情况，也不对员工进行必要的辅导，甚至当员工表现好的时候，也从来得不到任何反馈信息。这实际上都是对绩效考核的定位不准确的后果，所以，我们以为，要想使绩效考核摆脱流于形式的尴尬，就须在绩效考核之前就给绩效考核一个准确的定位，并且贯穿绩效管理过程的始终。

一、绩效目标考核的定位

通常，人们对绩效考核的认识是绩效考核就是填表打分，按照人力资源部或绩效考核办规定的时间，在人力资源部提供的考核表上，对员工过去一段时间的表现进行打分，然后按照医院的要求划分等级，与工资、晋升、淘汰等人事决策相挂钩。我们把这种考核概念总结为四个字：填表打分。这种定位是不准确的，至少是不全面的。因为一旦我们把绩效考核的定义定位为填表打分，那么，作为绩效管理的中坚力量、绩效管理政策执行者的直线管理者，将会只做最简单的工作，只完成最低的标准，就是在规定的考核表格上填表打分，除此之外，他们不会在关心其他与考核有关的事情，因为他们认为填表打分是为了完成人力资源部或绩效考核办的任务，绩效考核是额外的工作负担，完成填表打分已经做了额外的工作，再做其他的工作，就没有必要了。于是，科室管理者的头脑中就会认为，所谓的绩效考核，实际上就是对员工的表现进行填表打分。这样绩效考核就成了被医院利用了的单纯工具，就无法发挥改善员工的绩效作用。我们知道，仅仅在考核表格上填表打分本身是无法帮助员工改善绩效的，只是在考核表格上打个分，怎么可能对改善员工的绩效有帮助呢？要想对员工的绩效起到改善作用，管理者就必须做更多的工作，这个工作就是绩效考核与管理工作总结。

（一）绩效管理周期内总结

制定绩效考核指标和考核标准的时候，员工是否参与？员工的意见是否得到了充分的表达？双方在考核指标和考核标准上的分歧是否已经达成一致？在绩效周期内，管理者是否主动与员工沟通绩效问题？是否提供了必要的帮助和辅导，影响绩效目标达成的障碍是否被明确识别，并被及时清除？员工是否主动与管理者沟通绩效问题，管理者提出的建设性改进意见是否得到了执行？等等。这些疑问必须在进行管理总结时一个一个地解决。

这些问题在绩效考核的时候进行回顾，非常必要，因为通过这样一个总结，让员工感觉到管理者是在帮助自己，管理者在绩效考核中所表现出来的角色是支持者和帮助者，而不是指责者，而非简单的考核者。这样，员工才能消除对绩效考核的抵触心理，主动配合管理者，双方共同完成绩效目标，使绩效考核成为双方探讨成功的机会而不是走过场和为了"整下级"，绩效考核与管理总结必须减少双方的互相指责和摩擦。

（二）绩效管理周期内分析

对过去一个绩效周期内员工的绩效指标达成情况进行总结，在进行考核的时候，管理者不只是对员工打一个分数，把表格交给人力资源部或绩效考核办就完成任务了，其实，管理者还有比打分更重要的工作要做，那就是与员工进行一对一的绩效好坏的分析。绩效考核要想发挥作用，绩效分析必须做。在绩效分析中，管理者要将自己对员工的表现的打分情况告诉员工，并将每项内容员工的具体表现告诉员工，这当中，既有好的表现，也有差的表现，这两种表现都要反馈。对于员工好的表现，分析反馈要具体，而不能只是笼统地说很好。要告诉员工，他的这种表现为什么好，好在哪里，不能仅仅说，"小李，你这几项工作表现很好，我很欣赏"。这样无原则的表扬对员工一点作用没有，反倒可能引起员工的反感，认为那是虚伪的表现，所以，对于好的表现泛泛而谈是没有作用的。必须认真分析，哪些地方好，哪些地方不足，好的方面怎样发扬，不足的方面怎样避免。

要分析得具体，让员工回忆起某一个事件，或者某一个情节，这样才能引起员工的共鸣。比如，你可以说，"小王，上周六，你为了科室的一个患者手术，加班到凌晨两点，而且手术的结果很好，受到患者家属的认可和好评，我对你的敬业精神和工作质量表示高度认可，希望你能再接再厉，继续发扬！"对于差的表现，管理者也应该直接具体地告诉员工，不要遮遮掩掩，遮遮掩掩反而使自己陷入更加被动的局面。比如："张大夫，上周三下午3时，你书写的新入院的1病室3床患者的首次病程记录出现了些错误。病程记录中记载要做血糖检查，但是到今天（周四）你还没有开血糖检查申请单。已1周了，我已经替你开了，不知道这是什么原因造成的？"

（三）绩效管理周期内改进

对绩效管理体系的运行进行总结是管理者必须做的事情。因为一个好的绩效管理体系一定是一个不断完善和不断提高的持续改进的管理体系，一定是一个不断螺旋上升的管理体系，而要做到这一点，管理者就不能被动按照考核的体系的要求亦步亦趋，就一定要在其中发挥积极作用，对绩效管理体系的运行情况进行总结。有总结才有提高。我们给管理者的角色定位是四个词：持续改进！中层管理者一方面要执行医院的绩效管理政策，有不同意见也要执行，因为不执行，你不可能发现真正的问题，不执行也不可能有问题存在，只有先按照医院设计的绩效管理政策执行了，作为执行者的中层管理才可能发现问题，这个发现问题的手段就是总结，总结之后再将信息反馈给政策的制定部门人力资源部或绩效考核办，然后由人力资源部或绩效考核办统一调度各级管理者进行持续改进，最后再来调整。其实，绩效管理的持续改进是贯穿整个绩效管理过程，这个绩效持续改进的标准就是顾客（患者和员工）满意。

这里的持续改进包括：绩效目标制定得是否合理？考核标准制定得是否合理？医院的绩效激励政策是否合理？各种表格工具是否合适？员工在绩效考核的表现，等等。通过对执行绩效管理政策的总结与持续改进，为医院调整绩效管理政策提供依据，使医院的绩效管理发挥更好的作用。似乎，打分、总结、持续改进只是几个字面的改变，但实质却有很大的差别，这是一种观念的更新，是一种看待绩效考核概念的新视角，所以请管理者重新审视自己对绩效考核的定位，从填表打分转到持续改进上面来。

二、绩效目标考核的准确

医院为什么要实施绩效考核？实施绩效考核会给医院带来什么收益？很多医院对这一点没有清醒的认识。很多医院认为实施绩效就是为了解决工资发放的问题，这是医院实施绩效考核目的的焦点所在，不夸张地说，至少80％的医院都是抱着这个目的去操作绩效考核的。实际上，通过实施绩效考核来解决工资发放的问题，破除平均主义，这种想法本身没有错误，但是如果把实施绩效考核的目的仅仅定位于这一点，把所有的努力都指向这一点，就有问题了。抱着这种目的，会使员工从关注绩效改善转向关注自己的口袋，关注工资卡的上的数字，那么员工就会想方设法获取高分，而不会把精力放在长远的绩效改进上，而不会把精力放在如何按照考核标准去工作，去争取更好的绩效。

作为操作绩效考核的人力资源部和各级管理者，也会只是把绩效考核当作医院实施相关人事决策的工具，而不是去关注如何通过绩效考核改善员工的绩效，进而改善医院的绩效。所以，要想使绩效考核发挥作用，还原本质，医院必须把绩效考核定位在绩效标准的严格执行上。我们最近刚刚为一个医院做完绩效管理的咨询，我们在一开始操作的时候，就把这个观点摆在了首要位置，从一开始的理念宣导，到绩效指标的分解，到关键绩效指标的提取，到绩效管理方案的设计和解析，到最后的辅导实施，都把这个观念贯穿始终。咨询中间，医院的中层领导干部经常会为一些指标的问题争论，争执的过程中，医院的有些领导就会站出来说，"我们进行绩效考核的目的是为了提高绩效，而不是为了单纯分清责任，增加收入"。每当听到医院领导这样说，笔者都会感到非常欣慰。确实，如果医院能够把这个观念贯穿于绩效管理的始终，那么，相信医院的绩效会得到准确的执行的，而且是持续的执行好。

如果把绩效考核的目的定位于员工对绩效标准的准确执行上，进而提高医院的绩效，我们在进行绩效管理的时候，就必须重视绩效管理系统的建设，建立起：制定绩效计划→设定绩效目标→绩效沟通与辅导→绩效考核与反馈→绩效改善与提高，这样的管理流程，强调员工的参与，强调双向沟通，强调绩效管理过程的沟通与辅导，强调绩效考核与管理标准的准确执行上，使绩效考核成为医院完整绩效管理系统的一部分，而不是单独追求效益的环节。当我们把绩效考核放到绩效管理系统进行整体操作的时候，绩效考核就是不仅仅是个填表打分的简单动作，而是一个绩效工作总结和提高的过程，绩效考核就会还原到本质，真正发挥作用，保证医院健康快速发展。

在这里我们还需要搞清楚绩效目标的高度问题，事实上绩效目标稍微定得高一些是有好处的。因为目标定得高一些，追求目标是主动的，否则是被动的，这是实践证明了的。

三、绩效目标考核的作用

绩效目标考核的作用定位是激发活力。这是医院绩效考核与管理的初衷，即绩效管理就是要调动大家的积极性，激发大家的热情，激发大家的干劲。正如前面所讲很多医院只是把绩效考核的作用定位于发放工资，这是不完整的，甚至是功利的。所以，我们必须系统地看待绩效管理的作用。对绩效管理作用的定位有以下几个方面：

（一）激发大家活力

就是让大家工作热情高，生活愉快，学习自我努力，营造一个团结紧张、严肃活泼、奋发向上的氛围和环境。

（二）注重员工发展

提高医院总体绩效，必须首先提高员工的绩效，然后才可能改善员工的收入和进一步促进员工职业生涯发展。这是小河有水，大河不会干的道理。

（三）培训员工素质

通过绩效考核的总结过程，找到员工绩效中存在的不足，结合医院、部门、科室的要求，为员工制定合理的培训计划，帮助员工改善绩效。

（四）设计职业生涯

很多医院意识到单纯的职务等级晋升，必须找出更好的办法，使员工获得职务之外的晋升，才能更好地激励员工，留住人才，因此职业生涯管理成为人力资源的热点，绩效考核可以为职业生涯管理提供更加有效的信息。

（五）提供薪酬信息

众所周知，绩效考核可以为员工工资标准的确定以及工资晋级晋档降级降档提供信息。

四、绩效目标考核的问题

（一）绩效管理目标缺乏战略

1. 医院缺乏清晰的长期绩效战略　医院的高层管理者未能提出一个清晰、可行的长期绩效战略目标，年度经营目标的设定不具有战略意识，只能由医院个别领导依据个人经验和主观意愿进行设定，在可达成性和可执行性方面均存在问题，直接影响部门、科室及员工工作目标的设定，从而造成个人目标与医院目标的相关性很差。

2. 员工个人目标设定不符合 SMART 原则　设定工作目标必须遵循 SMART 原则，即目标必须是特指的（specific）、可量化的（measurable）、双方同意的（attainable）、可实现的（realis-tic）和有时间限制（time-bound）的。但由于有些医院实施绩效管理的准备时间较短，人力资源管理人员在绩效目标设定时缺乏经验与技巧，很多工作目标设定不利于考核落实，从而直接影响了考核结果的准确性以及员工对考核工作的理解。

（二）绩效考核指标背离了初衷

导致员工对建立这套绩效管理系统目的性的认识与医院的绩效管理初衷发生重大偏离，从而在实施过程中渐渐失去了员工的理解和支持。在建立绩效管理体系时，目的不仅仅是为员工绩效工资、薪酬调整和晋升提供依据，而是要通过该体系使个人、科室业绩和医院的绩效目标紧密结合，明确要达到的结果和需要的具体领导行为，提高管理者与员工的沟通质量，强化管理人员、团队和个人在实现医院目标、提高业务素质等方面的共同责任，帮助医院与员工在工作要求和个人能力、兴趣和工作重点之间找到最佳结合点，从而提高组织效率，实现医院战略绩效目标。但是，有个别医院的考核标准是如何设定的呢？它们是否能够达到这一目的？医院的绩效考核内容分为硬指标考核项（定量指标）与软指标考核项（定性指标）两大部分。两部分指标对员工绩效考核结果的影响是不一样的。硬指标考核项主要是工作业绩考核，该考核办法为：医院为每个人员岗位核定一个、多个绩效标准分值，员工当月的工作绩效分与该标准分的百分比（完成率）依据所在部门、科室不同分值也有区别。每项工作的标准工时由员工的直接领导在每月制定工作计划时与员工确认，完成系数、质量系数由直接领导在月底绩效考核时评定。

某三级医院软指标考核项共包括医德医风、目标管理、职责履行、学习提高、工作态度、社会责任、环境意识和沟通协作等项指标，每项指标都按不同分数值核定，每个项目都有清晰的评判标准。医院如此设立考核指标，是希望在考核员工工作绩效、保证医院短期业绩的同时，引导员工注重工作方法、规范员工行为和提高自身能力，进而保证医院战略目标的实现。从指标和权重分配的设计看，此医院的方案还是比较全面和符合医院实际的。但为什么在实际操作中无法得到员工的支持和认同呢？这主要是因为指标的评判标准过于严苛，同时考核结果的运用缺乏合理性。

根据软指标考核项目的评判标准，要想达到 100 分，工作要做得近乎完美；要想达到 90 分，工作业绩要必须达到标准，做得比较优秀；而合乎工作标准，只能达到 60 分；略有不足就只能得 40 分；与标准差距较大则得 20 分。按照这样的评分标准，绝大多数员工只能达到 60 分左右，想要取得 80 分或 100 分几乎是不可能的。而员工月薪中的绩效工资部分是与绩效考核结果挂钩的，员工的实际绩效工资金额 = 标准基本绩效工资 × 绩效考核分数所得金额。也就是说，一位工作基本达到要求但没有按照标准表现的员工，他的硬指标考核可以达到 90 ~ 100 分，但是软指标考核只能在 60 ~ 70 分，因此，最终绩效考核分数最高也只有 85 分左右。换句话说，他当月绩效工资只能得到 85%。这种绩效考核结果严重影响了绩效管理的效果，它使员工认为，医院实行绩效管理只是为了克扣员工的绩效工资、薪酬，从而忽略或不愿承认自己绩效管理的责任，进而对绩效管理采取敷衍、不合作的态度，而医院希望通过绩效管理激励员工的目的也就成了泡影。

（三）绩效管理所需要资源不足

1. 管理者缺乏管理技能　某三级甲等医院从计划建立考核体系到最终实施考核体系只用了两个月的准备时间。短暂的准备时间使得该医院无法在实施前对相应的管理人员提供充分的绩效管理培训，各级管理人员因未能熟练掌握、运用绩效管理的基本理论、方法、手段、技能而直接影响了绩效管理的效果。例如，管理人员还不习惯对员工的工作进行绩效管理记录，尤其是那些事关工作成败的关键性事实。这样，到了月底考核时科室主任很难依据考评期内的工作记录对员工进行考评，而主要还是根据平时的印象。同时，由于对绩效管理人员培训不足，使得管理人员常常陷入"晕轮效应"、"近期行为偏见"、"趋中趋势"、"宽厚性或严厉性误差"等考评误区中。尽管经过一段时间的培训与实践，有些绩效管理人员开始掌握考核技能，但绩效管理人员的流动以及对新任职的管理人员的培训不足，还是使得管理技能缺乏成为影响医院绩效管理正常运行的主要障碍。

2. 管理者管理时间不足　由于医院绩效考核人员绝大部分是兼职，主要工作是自己的岗位业务工作，再由于各级管理人员尚未能从一般业务工作脱离出来，他们为保证部门、科室工作的完成，往往不能投入足够的时间到绩效管理工作中去。同时，医院的考核周期非常短，每个月都要进行考核工作，因此，他们只能将有限的时间主要用在绩效考核环节（因为绩效考核大多是书面的，需要上报）。而对于那些不需要书面上报的，比如需要与员工讨论、确认的工作计划，对员工进行工作追踪等绩效管理的其他环节，绩效管理人员则很难按医院的要求完成，这就使得医院的绩效管理变成了单纯的绩效考核，从而使医院无法达到通过绩效管理系统发现问题、改善和增强各层级间沟通的目的。

3. 配套资源不足　建立绩效管理系统的作用还在于帮助医院做好人力资源规划。通过绩效管理系统设计的医院能力模型，可以引导员工产生提高对医院有用能力的需求和愿望；同时，医院可以通过提供有针对性的培训，满足员工以及自身的能力需求。但某三级医院现有的培训资源无法提供相应的有效培训，从而使绩效管理系统对人力资源规划的作用无法得到更大发挥。

从整体上看，该三级医院的绩效管理体系在设计时还是比较完整、系统的，首先它并不是一个单纯的绩效考核，而是一个完整的绩效管理过程；它不仅限于事后的评估，而是强调事先的沟通与承诺；它力求通过制定个人工作计划，将科室与个人的目标联系起来，通过目标和计划设定达成共识，对员工进行人力资源管理和开发；在绩效考核环节采用目标管理法，使员工的工作行为与组织整体目标保持一致，有利于降低管理费用，并可为考评者提供明确的标准；同时，为避免给绩效管理带来一些弊端如员工的短期行为，还增加了软指标的考核，力求使绩效考核更加科学、合理；通过设立考核反馈环节，增强上下级间的沟通，增强员工对绩效管理系统的认知。

但是，需要强调的是，该医院绩效管理指标体系的设计过于复杂，极易流于形式；绩效管理人员缺乏管理经验、技巧和时间；培训体系不健全；考核结果运用不当，等等。这些问题由于暂时无法解决，甚至有些置身其中的管理者并不愿解决，因此，该医院无法实现建立绩效管理体系的初衷，从而导致绩效管理的失败。我们建议该医院以及与其经历类似的医院，为改善绩效管理系统的实施效果，在医院绩效战略规划、培训资源等问题暂时无法解决的情况下，可以首先调整绩效考核结果运用的问题，取得员工的理解和支持；其次加强管理人员的管理技能培训；最后再解决该医院的战略、培训资源的问题。

（四）　如何有效地利用绩效目标

1. 正确对目标进行评估　在目标实现进度评估与绩效评估时，你与员工已经对相关的评估细目在工作年度中进行了多次沟通，所以在评估会上，讨论更加有的放矢。下面是某医院有关评估过程中如何使用绩效目标的建议。①评估会议的准备。当管理者与员工都对评估过程有所准备的时候，评估会就会开得很顺利。适当的准备意味着评估会将不会耗费太多的时间，而且不会给与会者带来太多的压力。准备的方式有：确保员工清楚评估会的目的，许多员工在过去的评估会上有不愉快的经历。评估过程给许多员工带来心理的压力。因此，在召开评估会之前，一定要与员工做好沟通工作，向员工解释你为什么要这样做，而不那样做。开会前的解释工作要涉及以下几点，召开会议的目的是回顾与总结已经结束的绩效工作，在此基础上，员工能在将来取得更大的成功。因为在工作年度过程中，已经就工作中出现的各种问题进行了讨论，所以评估会议上也不会有什么意想不到的事情发生。管理者与员工都要准备在会议上提供绩效信息：双方的观点对于整个评估会的顺利召开都很重要；②描述评估会的工作程序。下面是一些可供你参考的评估项目：评估员工完成重要工作职责的情况，并讨论员工职责与整个医院、科室绩效目标之间的关系。审核每一个员工绩效目标实现情况，确定员工是否实现绩效目标。确定员工在实现目标过程中遇到的问题或障碍。消除障碍的策略或计划；③在需要的情况下，把员工绩效实现情况登记，并整理归档。开始为下一年度工作设定绩效目标。一旦你和员工理解了评估会的目的与进展程序，双方就要为会议的召开做相应的准备。为了缩短会议时间，你可能会要求员工回顾过去一年的目标实现情况，并对工作进展情况做评述。管理者与员工可以一起评估员工职责实现情况，以保证在会议上使用的评估信息正确无误。在评估会召开之前，要认真斟酌，对相关的项目进行增加或删除。

2. 正确评估员工业绩，激励以后的工作更加努力　评估过程中，要创造一种积极活跃的气氛，鼓励员工进行自我评估。我们使用绩效目标评估的原因之一就是让员工在一年的工作中，以及在年末的评估中，都能进行自我评估，对自己的工作进展情况进行自我督促。所以，在评估会上，管理者的角色是提问者与鼓励者，而不是审判者与宣判者。这并不是说你不能提出自己的观点、建议，并偶尔做判断，也不是说你必须认同员工自我评估的结果。你的出发点是询问员工绩效目标实现的具体程度。绩效考核结果的评估并不总是找差错，更重要的是鼓舞士气，制定以后取得卓越绩效的措施。要把绩效评估会议开成一个团结的会议，和睦的会议，奋进的会议，团队一起前进的会议。

（五）绩效目标基础工作不扎实

既然你已经设定了绩效目标，医院就要有效使用它。绩效评估的许多讨论应该与员工是否实现绩效目标，以及目标实现过程中的障碍与帮助直接相关。所以，在评估过程中，不要添加任何与评估不相干的外在评价或主观感受。在评估会上，如果目标设定时没有相应的职责规定的话，批评员工做了某项工作，或者批评员工没有做某项工作都是不合理的。

注重绩效内容。绩效评估必须注意绩效的过程与实际的绩效考核结果，不要让评估过程流于形式。应该记住，评估目的是提高绩效，而绩效本身不能提高绩效。员工都具有能动性，能够实现这些绩效目标的正是你的员工。要关注员工是否实现绩效目标，如果没有实现目标，讨论没有实现目标的原因，并找出应对的策略，以避免在将来工作中继续出现。要尽量避免指责，绩效评估会可以把重心放在过去的工作过程中，也可以把关注的焦点放在现在、将来、解决问题与取得成功上。选择什么取决于你。即使员工可以为过去不理想的绩效承担责任，你也应该明白，绩效评估是提高员工的绩效热情。

评估过程是一个解决问题的过程。要利用过去的经验与教训，为将来的成功打下基础。要关注对过去发生问题的诊断与纠正，而不是指责员工、让员工尴尬，或侮辱员工。绩效评估更重要的是知道绩效目标设定的目的、目标的内容、如何使用目标指导医院与员工提高绩效水平。如果你把眼睛放在"最终收益"上，即拥有目标，正确使用绩效目标，就能带来最大收益，管理过程就会变得轻松自如，相应地，也会提高医院管理绩效。

（六）设定绩效的关键绩效标准

1. 绩效目标必须个性化　即使许多员工工作职责描述相同，但是不同科室、不同部门、不同员工要设定不同的目标。在相同岗位上，具有同样职责描述的员工极少会在工作过程中做相同的事情，只要在他们的绩效目标中承认了其独特的需要、技术与能力，可以让他们以与同等职位的员工不同的方式实现自己的绩效目标。

2. 绩效目标必须可行化　在领导与雇员的沟通过程中，员工形成了自己努力贡献的意识，他意识到：为实现组织整体目标，必须做出贡献。

3. 绩效目标必须具有可操作性　订立可测度的绩效目标很容易，但是要制定可度量、举足轻重的目标却很困难。如果难以测度的目标对组织非常重要，也要想办法尽可能规范化或者流程化，这样操作起来才能容易。似是而非、模棱两可的标准最好不要制定，这也符合简单有效原则。

4. 绩效目标必须具有共识性　绩效目标必须具有全院员工的共识性，从技术上来讲，完美无缺的目标很值得人称道，但是领导与员工对各个目标达成共识，对个体目标如何对整体目标成功产生联动影响有一致的理解，这种上下一致，对目标的默契更重要。

5. 绩效目标必须依靠自律性　医院每年都要在年度工作评估中进行全面工作总结，如对设定目标没有任何反馈与沟通的话，再完美的目标也是形同虚设。设置目标的一个重要原因就是在工作年度总结中让员工进行自我监督，并通过正式或非正式的讨论，发现实现工作目标过程中的隐患、缺点、缺陷，分析问题，查找不足，根据需要制定下年度目标。

6. 绩效目标必须与个人目标一致　医院员工所在的科室、部门设定一套年度目标后，必定会再设定每个人的年度绩效目标。这样，每个员工可以把自己的工作目标与科室、部门的目标联系在一起。

7. 绩效目标必须具有流程性　绩效目标应该明确员工应该实现或者怎样实现预期目标，为了实现目标，最好的办法就是制定实现目标的详细操作流程。我们不要僵化目标，因为目标与途径不是泾渭分明、易于区分的。在一些情况下，采取的流程与结果一样重要。例如，根据医院总目标要求，及时知道并通报有关完成绩效的阶段性信息。基于程序的目标可以转化为流程，同理，流程也可以转化为基于流程的目标。但是，这里我们要注意：对目标要达成共识，对绩效操作流程也要达成共识，这样绩效目标才能实现。按照流程操作最科学。

8. 绩效目标必须具有阶段性　为了及时了解绩效情况，科室、部门必须及时上报每月绩效完成情况，如果有必要，每周都要通报绩效完成情况。绩效目标既是用来评估绩效最终大小的，又是用来完成医院战略目标与指导绩效及时实现的。阶段性目标的控制、沟通、信息发布都对绩效的按时完成非常必要。

9. 绩效目标必须有重点　对于某一员工来说，适合他的绩效目标可能有几十个，或许几百个。如果对他要实现的每个目标都精确描述与确定，可能所花费的物力、财力、时间会产生以下情况：负面影响大大超过目标设定所期望带来的收效。绩效目标设定要覆盖重要的方面。努力把所有员工的绩效目标简化为 7～9 个，保证所设目标中 80% 的内容能够真实反映员工会实现的绩效目标。需要特别指出的是，目标不能僵化，如果像雕刻在大理石上的文字一样，不能做任何修改，就不能做到随机应变。员工工作环境在不断变化，外部的竞争环境也在快速变化。各科室、部门主任往往修改绩效目标，或者完全废止原目标，重新制定新目标。随着时间的推移，工作重点也会发生转移。由于工作单位的整体目标会像洗牌一样发生变动，往往会忽视医院的核心目标，或者把重点绩效目标在各个员工之间平均分配，为了最大限度地完成绩效目标，必须设定核心目标，保证核心目标的落实，才能保证整体目标的实现。

（七）绩效管理目标陈述不清楚

1. 绩效目标陈述包括 3 部分　第一部分描述医院全年目标，半年目标、季度目标、月目标，以及完成全院目标的具体措施与方法；第二部分描述科室、部门必须实现的绩效目标，即"科室、部门的绩效是什么工作，达到什么标准"；第三分描述员工必须实现的绩效目标，用于评估员工实现目标的标准方法。由于医院是每年目标公布，年年如此，有时候，目标参考数值已经存在已有的标准中，而不必在目标中重复。这里有一个例子："根据医院核算办公室所提供的条款准备年度预算表。"在这个例子中，我们没有必要一一列举条款中的具体细节。简要地指出参考出处就可以了，这样可以节省时间。还有另一方法可使绩效标准具体化。在上例中，我们关注的是我们想要得到的清楚的目标完成的流程。有时候，目标笼统更有利于员工理解。例如，"每年医疗纠纷数不超过上年度的医疗纠纷的平均数"，或者"医院每月医疗纠纷不超过上年度的月均医疗纠纷数"。

2. 绩效可测量的目标不能测量　绩效目标的实现必须能够测量，否则，很难按照时间完成目标。的确，有的目标的书面表达方式适用于多种场合，但是，对绩效目标的字斟句酌是一种权衡取舍的过程。理想的情况是，绩效目标应该尽量具体化，尽可能能够数量化。目标越具体，越能够测量，员工与领导就越有可能对目标的内涵达成共识。这是至关重要的。我们这里举 1 个例子。思考一下下面这句话，"确保所有员工正确完成医疗工作任务"。这是 1 个表达非常模糊的绩效目标，但实际情况可能是：对不同员工意味着不同的目标，对科室主任也一样，很难用数量去衡量。到了讨论与评估绩效的时候，对绩效的不同理解会导致冲突的产生。这种目标太泛化了。我们再举 1 个具体的例子与上例进行比较："科室要完成每月患者收治任务，根据科室收治逐日登记表，并在每月底把科室收治情况报告医院绩效考核及核算办公室。"与上例比较，这一目标具体得多，就不大可能有多种解释。到了评估员工是否实现目标的时候，这一评估过程会很直接明了。科室主任与员工只要回答 1 个问题："月度报告是否完成并在月底上交规定部门？"因此，我们希望目标具体，如果可能的话，我们渴望绝大多数目标值可以被测量。我们所举的第一个例子目标非常模糊，没有为我们提供测量目标实现程度的标准。第二个例子中包括 1 个标准：只要我们检查每月底科室上报收治患者资料，就可以测量员工是否实现了目标。现在，这里有 1 个很棘手的问题——我们可以称之为权衡取舍的过程。这就需要注意，目标越具体，职责范围越窄。因为狭隘的目标太具体，所以覆盖范围很少。因此，目标越具体，覆盖范围越小，你就需要设立越多的目标，来准确规定一个员工要实现什么绩效。有的地方，你抓住收益递减规律，成功地设立了目标。但是目标设定成了消耗时间的过程，让人筋疲力尽，这样的话，可能设立目标的成本要超过目标所带来的收益。或者，在追求具体化与可测量化的过程中，我们可能得到的是冗长的陈述，内容繁杂的细节。我们看一看下面的目标陈述：完成每月医疗指标，医疗指标包括有关医疗统计数据，这些数据要逐项统计，统计临床这些数据必须准确，上交之后不需再做修改。在每月底把相关数据报告医院规定部门，并且报告内容要达到医院要求的标准。这是一个具体的目标，它可以被测量。许多科室主任试图实现某种程度的平衡，使目标足够具体，保证医务人员与科室主任对目标的内涵达成一致理解，同时避免耗时耗力地起草过于具体的目标。

你也需要避免另一个与订立具体可测量的目标相关的"困境"。当你制定更具体更易于测量的目标时，你可能会发现，所制定的目标与员工对医院的真正贡献越来越不重要。在追求可测量的标准时，可能得到的结果是：目标过于吹毛求疵，拘泥于小节，这种目标实际上没有任何用武之地。为什么呢？因为不重要的琐碎小事很容易观察，也能客观测量，但是这些目标不能测量更重要的内容。这就需要我们注意在制定能够测量的目标指标时，也并非定的越具体越好，仍然要简单有效为原则。

我们应该怎么办呢？我们仍然希望所使用的词汇能尽可能地表达具体与可测量的目标，但是正如我们上文所述，我们必须权衡可测量性的渴望与实际可操作性的可行性。如果你认为制定目标的一项功能是在领导与员工之间达成共识，那么权衡取舍的作用就不那么重要。如果领导与员工之间的沟通富有成效，目标也没有必要太具体。这是为什么目标制定涉及领导与雇员积极参与的原因之一。为了提高绩效考核与管理水平，我们需要尽可能地使目标测量具体化，这样绩效管理才能落到实处。

（八）安全绩效目标的标准不高

什么是医疗质量安全绩效目标？医疗质量安全绩效目标有许多种定义，与绩效目标有相似意义的词语也不少，例如，绩效目的与绩效标准。通常，陈述绩效管理目标展现的是一种理想的美好结果，而不是将未来的结果具体化。医院医疗安全管理绩效目标这一部分的绩效目标适用于安全管理者与监管者。他们的职责包括人员、数据、服务与环境的安全。医患沟通与相关人员协作，消除医院的质量安全隐患。保证所有员工都获得紧急医疗质量管理的安全程序手册。在医疗事故发生后，最短时间内为受害员工提供援助计划方案。在任何医疗恶性事故发生后，医院相关领导在最短时间内应该与员工直接联系，安排合适的解决方案。设计医疗风险预防方案，并把方案通知医院所有员工。一年至少对医院全体人员进行 1 次培训。为员工提供医疗风险预防程序的信息，让所有员工了解医疗风险预防程序。职能部门编写年度医疗质量安全统计报告，向医院主要领导提供更新的安全防范方案的建议。医院各个科室要研究个人医疗质量安全预防的需要，并把研究报告上交有关部门，保证科室医疗质量安全落实到每个员工。

医疗质量安全目标。这一部分的绩效目标适用于负责医院质量管理科的人员，包括负责质量安全标准制定的人员，以及负责在全院质量管理中具体负责检查的人员。负责全院人员沟通、培训，保证所有员工了解突发医疗纠纷意外的应急措施。保证所有员工在预防医疗纠纷行为方面接受相应的培训。保证所有科室员工得到正确使用医疗纠纷以及事故报告时的具体流程，并且保证所有员工在医疗事故发生后能在第一时间正确报告给应该报告的领导。负责编制每月医疗纠纷报告，一般在每月 15日之前，把上月纠纷事故报告院长。按上级要求与医院的具体要求，对医院进行医疗纠纷的科学管理。要不断提高医疗质量管理水平，就必须建立提高医疗质量安全目标与改善的机制。

第三节 绩效目标管理难点

为什么投入大量的精力而绩效管理体系不能实现预期的效果？为什么越来越多的医院开始对绩效

管理有种"鸡肋"的感觉？绩效管理的核心与难点不在于理论、制度的制定，而在于有效的实施与推行。现代医院绩效考核与管理的 10 大难点如下。

一、绩效目标，医院文化与流程配合难点

很多医院绩效管理不佳的原因在于没有一个良好的医院文化以及制度流程的配合，医院一定要有一个远景规划，告诉员工医院的绩效目标是什么，员工个人的绩效目标和任务是什么，从医院远景任务的完成，变成现实，需要与众多流程制度紧密地结合起来执行。

二、绩效目标，管理绩效与执行能力难点

绩效管理是医院"一把手"工程，没有医院管理者和全体员工的支持，绩效管理不可能做好。因此，绩效管理执行和应用推广离不开医院管理层的支持。同时，绩效管理的执行过程需要与员工不断的沟通，了解工作进展，纠正错误偏差，按照需要对目标进行修订。绩效目标完成不好，80% 的原因是执行力不强的问题。

三、绩效目标，实现原始数据的真实难点

维护绩效管理的客观性、公正性、数据真实性和有效性是绩效管理的关键，绩效管理必须有一整套管理制度和信息系统进行后台支撑。现实中，大多医院的绩效管理体系和员工工作过程是分开进行的，最终导致获得的绩效考核评估的数据偏离实际数据，缺乏真实性、客观性，导致绩效管理效果不好。

四、绩效目标，减低成本与医院发展难点

医院员工的绩效管理体现在员工的日常工作中，而现实中，由于大多医院绩效体系与员工业务体系的分离导致绩效管理过程成为不断反复的填表过程，加重了员工的工作负担，增加了管理成本，降低了工作效率，最终影响医院整体运营目标的实现。关键问题是如何将绩效目标融入到员工日常工作中，最大限度降低管理成本，把科室主任和护士长从繁重的绩效考核与管理中解放出来，充分利用信息系统，将考核过程与结果自动呈现出来。

五、绩效目标，统计数据准确与一致难点

由于医院各科室、部门之间的业务不同，同一指标数据有不同的数据来源，导致了数据的不一致。在绩效数据的处理和分析转化过程中会产生一定的偏差。

六、绩效目标，管理常态化经常化的难点

现实中，大多数医院的绩效管理体系和员工日常工作的平台是分离的，没有交叉和重叠。而员工的绩效恰恰反映在员工的日常工作过程中，这样最终导致的结果是一方面员工陷入了填表游戏，影响和工作效率，另一方面影响了绩效考核的客观性。

七、绩效目标，评价考核周期与方法难点

在绩效管理的实践过程中，医院的管理者们容易从一个极端走向另一个极端。过去，对于医院和员工的绩效评估不规范，依据单纯少数几项指标判断为主，人为因素占很大分量。引进绩效管理后，又一味追求指标量化。一套科学的绩效管理体系应当具备合理的量化和非量化的指标分布。究竟绩效管理评估周期是多长时间，必须进一步研究。

八、绩效目标，规范性制度与灵活性难点

大多医院的绩效管理都是以月度、季度或者半年为周期进行，同时在绩效管理的过程中会耗费管

理层一定的时间和精力，这样就无法对医院的计划执行和目标实现情况做出实时的分析和反馈，以及时调整目标绩效体系的运营，相反，如果过于频繁的进行目标绩效标准变更，则会耗费大量的人力和时间，对医院是有百害而无一利的。

九、绩效目标，管理过程中控制时间难点

现代医院绩效管理体系是一个注重结果的体系，同时它也是一个注重过程的管理体系。把绩效考核作为绩效管理，忽视绩效管理过程的环节的做法是非常危险的。比如目标分解、目标调整、绩效沟通、绩效分析与改进、绩效成绩的运用等，这些环节恰好是绩效管理最重要的过程环节。

十、绩效目标，考核管理的持续改进难点

目标绩效管理不仅仅只是人力资源部门的事情，医院各级领导和员工应当扮演不同的角色。医院主要领导带头，推动绩效管理向深入开展；人力资源部负责设计绩效管理实施方案，提供有关绩效管理的咨询，组织绩效管理的实施；各科室、部门领导负责执行绩效管理方案，并对员工的绩效提高进行指导，同时对员工的绩效水平进行反馈；员工是绩效管理的主人，拥有绩效并产生绩效。绩效管理持续改进是绩效管理成功的关键因素。

第三章 现代医院卓越绩效管理原则

第一节 绩效管理原则

绩效考核与管理是世界性课题，必须有明确的原则。现代世界企业界绩效管理 12 大原则：①人才是绩效管理第一资源；②双向沟通和目标一致；③体现组织的绩效价值；④行政管理人员承担义务并全员参与；⑤注重制定"正确的"绩效措施；⑥领导对绩效负责和区分责任；⑦以人为本和激励性；⑧科学考核及可行性；⑨业务和劳力资源流程相结合；⑩及时反馈；⑪尽量减轻绩效行政管理成本；⑫动态持续培训与改进。

一、规划人力资源发展

从现代医院可持续发展的战略高度进行人力资源规划，提高绩效管理水平，为组织提供总体人力资源质量优劣程度的确切情况，获得所有人员卓越绩效晋升和发展潜力的数据，以便为组织的未来发展制定人力资源规划。

二、招聘选拔优秀人才

根据绩效考核与管理结果的分析，可以确认采用何种评价指标和标准作为招聘和选择员工的标准，以便提高绩效的预测效度，提高招聘的质量并降低招聘成本。如：学历、技能、职称、经历，年龄、性别，知识、经验和技能，性格及其他心理品质等。

三、努力开发人力资源

根据绩效评价的结果，分别制定员工在培训和发展方面的特定需要，以便最大限度地发展他们的优点，使缺点最小化，实现其提高培训的效果，降低培训成本；实现适才适所在、实现组织目标的同时，帮助员工发展和执行他们的职业生涯规划。人力资源开发是现代医院绩效考核与管理的重要内容之一，可以说，绩效管理的成功与否，医院绩效能否可持续发展，与医院重视人力资源开发有直接的关系。现代的人力资源管理的观点是，组织绩效不好，是领导对人力资源管理不重视造成的，是领导对员工职业生涯设计不重视造成的，是领导没有当好辅导与教练的结果。

四、设计调整报酬方案

绩效管理的结果为报酬的合理化提供决策的基础，使得组织的报酬体系更加公平化、客观化，并具有良好的激励作用，如：提薪的标准和提薪的方式；奖金的标准和分配方式；绩效工资的年度增长幅度；绩效工资与员工各种保险的关系；绩效考核标准的权重分值；绩效工资的发放细节的制定；为有贡献的人追加特别福利和保险等。

五、正确处理员工关系

坦率公平的绩效管理，为员工在提薪、奖惩、晋升、降级、调动、辞退等重要人力资源管理环节提供公平客观的数据，减少人为不确定因素对管理的影响，因而能够保持医院内部员工的相互关系于可靠的基础之上。处理好员工绩效工资分配问题，要特别重视物质与精神奖励的结合，充分发挥医院文化在绩效管理中的作用。

六、重视发挥团队精神

"要想走得快,一个人走;要想走得远,团队一起走。"绩效管理既是个人绩效管理,更是团队绩效管理。员工潜在能力的状况是组织预测员工未来工作绩效的重要方面,在此基础上把团队组织好,发挥团队作用,绩效管理才能有卓越的结果。组织的未来发展,在很大程度上依赖团队潜在能力。现实绩效与团队现实绩效能力成正相关。未来绩效往往取决于团队的潜在能力。

第二节   绩效考核原则

绩效考核是绩效管理的最重要过程管理,因为绩效考核的核心是检验绩效管理的最重要步骤,绩效考核成功了,绩效管理就落到了实处,否则绩效考核与管理就是走过场。其中,以下原则对绩效考核更为重要。

公开性原则:以让被考评者了解考核的程序、方法和时间等事宜,提高考核的透明度。

客观性原则:以事实为依据进行评价与考核,避免主观臆断和个人情感因素的影响。

开放沟通原则:通过考核者与被考评者沟通,解决被考评者工作中存在的问题与不足。

差别性原则:对不同类型的人员进行考核内容要有区别。

常规性原则:将考核工作纳入日常管理,成为常规性管理工作。每日、每周、每月、每年,只有这样,绩效考核才能落地生根。

发展性原则:考核的目的在于促进人员和团队的发展与成长,而不是惩罚。

立体考核原则:增强考核范围的结果的信度与效度。

及时反馈原则:便于被考评者提高绩效,考核者及时调整考核方法。

一、确立绩效全面考核原则

根据现代医院绩效考核实际情况,结合医院各职能处室相关工作性质,凡是进行绩效考核与管理的医院必须专门成立员工绩效考核工作小组,医院主要领导(根据医院具体情况有的是院长、有的是书记)亲自挂帅,职能部门参加,包括人事、绩效管理办、党办、院办、质量控制部、客户服务部、纠纷处理办、医保办公室、科教处、财务处、信息中心等。经过多家医院的实践,现代医院绩效考核体系建立的基本原则。

(一)体现数量考评为主原则

现代医院如何全面、客观、公正、有效的考核每一个员工,是当前医院思考的首要问题。对一个临床干部的考核包括:干部综合素质(定性)考核和量化考核两部分,而职能处室干部的综合素质和临床干部又有不同,而且要对职能处室干部进行量化考核非常困难,因此考核指标的设置既有相同性,又有区别。对医院一般员工的考核又与干部不同。医院绩效考核者必须掌握好定量与定性相结合的原则。

1. 能量化的必须量化   医院考核指标必须数量化,才能把考核的标准落到实处,这就是能定量分析的我们尽量用数字说明问题,譬如一些医疗指标、财务指标、患者出入院数等,而且量化指标占有相当的权重,从而更加客观地对一个科室、干部进行评价。

2. 不能量化的必须规范化   按照绩效管理的原则,对一个员工的考核应该从德(政治、道德)、能(能力)、勤(勤奋)、廉(廉洁)、责(工作责任、社会责任)、质(工作于服务质量)、绩(业绩与效果)等方面综合考察,能的考核可以从绩效说明问题,而对德的考核主要从民主测评加以评定,因此在对员工综合素质进行考核时,除了量化指标外,尽可能把考核指标规范化与细化,这样对不好量化的员工工作才能进行考核与评价。

3．不能规范化的必须流程化　现代医院绩效考核指标的制定是关键，要定时落实好指标的考核与评估，必须在量化的基础上规范化，在规范化的基础上流程化。流程化就是按照科学的流程进行工作。

4．科学性与可操作性相结合　我国大型的三级甲等综合性医院中层干部数百人，员工数千人之多，因此对中层干部的考核面面俱到很不现实，只能从宏观上加以把握。按照三甲医院评审的要求，结合医院实际，我们可以对临床科室设定不同的指标，对职能部门设定不同的指标。因此我们把对员工的绩效考核体系比喻成一棵参天大树，在几枝主干的基础上有许许多多的分支，这些分支就是深入到科室中具体的工作流程和工作量。

绩效标准的考核，对任何人都没有例外。我们接触到的有关绩效管理的资料，或者查阅有关绩效管理的文章，就会发现，这些资料或文章的作者在论述绩效管理的原则的时候，大多都只提到了"参与原则"、"期望原则"、"双向沟通原则"等。他们把这些原则作为绩效管理的原则加以强调，表面上看，这些原则对绩效管理都是适用的，因为绩效管理强调主管与员工之间的沟通，强调医院对员工表达期望，强调让员工参与其中，从这个角度看，这些原则似乎没有问题。但深入分析，我们可以发现，实际上，这些原则大多只适用于绩效计划阶段，却并不适用于绩效管理的全过程。或者说，这些原则仅仅是制定考核指标的原则，而非绩效管理的实施原则。在制定绩效计划阶段，在主管为员工制定考核指标的时候，强调员工的参与，强调与员工进行双向沟通，为使考核指标的导向更加明确，更加有利于帮助员工改善绩效，还要强调医院对员工的期望。也就是说，这些原则实际上只是保证了绩效管理的第一个环节得到了控制，主管与员工在制定绩效考核指标的考核的时候要与员工保持双向的沟通，让员工参与其中，并表达主管或医院对员工的期望。无疑，这些原则对于帮助主管为员工制定考核指标是有帮助的，它能引导主管和员工制定出高质量的考核指标，既保证了考核指标的质量，也保证了主管和员工之间的沟通，从这一点上讲，这些原则是成功的，是我们需要的。正如前面所述，我们认为这些原则只在绩效计划阶段发挥作用，而不能在整个绩效管理的过程中都发挥作用。这些原则仅仅是绩效管理的一般的原则，而不是根本原则，要想保证整个绩效管理的过程都得到控制，在预定的轨道上运行，仅仅提出这些原则是不够的。医院不但要在绩效管理的计划阶段让员工参与，更重要的是要让医院所有员工都无条件地接受绩效考核与管理，每个人都是绩效考核与管理的一员，每一个人都是绩效考核与管理的评估者，不是普通的参与者，每一个人都是绩效考核与管理的领导者与执行者。

为了使医院整个绩效管理的过程得到控制，我们还必须强调一个原则，这个原则也就是绩效标准的考核，对任何人都没有例外。

①什么叫"没有例外"？所谓没有例外，是指主管在对员工进行绩效管理和考核的时候，员工对绩效管理的流程不会感到例外，对绩效考核的程序不会感到例外，对有关考核指标的标准以及指标的完成情况不会感到例外，对考核的结果不会感到例外。所有的绩效考核与管理都是自己分内的事情。也就是说，在进行绩效管理和考核的时候，主管与员工应该对考核的程序、考核指标、指标的标准、每项指标的完成情况以及最终的考核结果等关键内容有一致的理解，至少不会出现较大的分歧；②为什么要强调没有例外？那么，我们为什么要把没有例外作为绩效管理的根本原则加以强调？提出没有例外对我们的绩效管理意味着什么？这是医院管理者最为关心的问题，这个问题可以深入探讨。事实上我们所参加过的绩效考核，或者你所了解的绩效考核，都是一种什么情形？在领导对你进行绩效考核的时候，你是否知道自己将被考核哪些内容，是否知道考核的周期？是否知道考核将如何进行，按什么程序进行？在考核之前，领导是否与你沟通过考核指标的完成情况，是否对你进行了辅导？是否为你提供了必要的帮助？考核结束之后，领导是否与你沟通考核结果？是否帮助你制定了绩效改进计划？据我们了解，很多医院都做不到这个程度，更多医院的做法是在某个时刻，由人力资源部编制一些考核表格，发给科室人员去填写，员工按照表格的内容进行填表打分，然后交还人力资源部或者绩效考核办公室或者科室主任或者护士长。而在这个过程中，作为绩效主人的员工通常对不少情况是不

知情的，如果有，也只是在考核表格的一个角落里签上自己的名字，以表示领导已经履行了告知的程序，至于员工对考核结果是否满意，是否有需要申辩的见解，考核对于员工绩效的改善是否起到了帮助作用，绩效考核的目的是否已经达到，等等这些根本和实质的内容，通常是不会被考虑的。这样的考核过程基本上是一种暗箱操作的模式，是医院对员工进行的单向行为，由于事前、事中以及事后都没有员工的参与，使得绩效考核成了认认真真走过场，对员工绩效的提高，对医院业绩的改善起不到很好的作用。非但不能起到好的作用，更引起了科室领导的反感，引起了员工的反对，制造了恐慌的情绪；③如何实践没有例外？要想使没有例外这个原则真正得到实施，成为绩效管理的根本原则，我们就必须强调以下几项工作。

一是重视人力资源工作。绩效考核与管理的核心是"人"，离开了人绩效考核与管理就落了空。我们知道，在我国13亿人口中人口资源是巨大的；但是劳力资源又受到了限制，只有能够劳动的人才是劳力资源；人力资源又是在劳力资源上的升级，更重要的是人力资源是受过知识教育与培训的，是社会劳动力的主力军；人才资源又是在人力资源的基础上形成的，是高精尖端人才。我们对人力资源进行管理，必须搞清楚人力资源的不同层次，以便更好地管理员工的绩效（图3-1）。

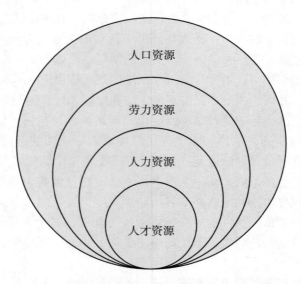

图 3-1　人口资源与人才资源关系

在制定绩效计划阶段，请员工全程参与，在制定指标以及标准的时候广泛征求员工的意见，领导与员工以绩效合作伙伴的方式进行工作，既对员工提出要求，也倾听员工的想法，获得员工的理解和支持，让员工对考核指标做出承诺。这是保证没有例外的起点。在一开始制定绩效指标的时候就让员工参与其中，这既体现了对员工的尊重，也充分发挥了员工的作用，毕竟对工作了解最多的还是从事具体工作的员工，员工最清楚自己的工作哪些是重点，那些薄弱环节，有了他们的参与，我们的考核才更有针对性，更能帮助员工改善绩效。作为控制点，领导与员工都应在双方达成一致的绩效管理书上签字，双方各执一份，以便随时查阅。同时，在这个阶段，为保证后续工作没有例外，领导还要与员工就考核时间、考核方式等内容达成一致，使员工知道考核的截止期限，以便于调整自己的工作计划，更好地完成绩效指标。

二是绩效考核与管理要做到心中有数。在绩效沟通与辅导阶段，也就是在绩效管理的过程当中，领导应与员工保持持续不断的沟通，经常与员工一起回顾考核指标，总结指标的完成情况，了解员工所遇到的困难，听取员工的汇报，以便于针对性地为员工提供帮助。另外，为保证考核的时候不出现意外，领导和员工都要做一个工作，那就是记录绩效表现，领导要记，更重要的是员工自己也要记。记录绩效表现的好处在于它能为考核提供事实依据，为绩效分析提供事实依据，有了它，我们可以清楚地知道员工的绩效表现，知道如何为员工打分，知道员工表现得好是为什么，表现不好又是为什么，这样，领导给员工提供的改善建议就更加有建设性，员工也能因此获得更好的提升。更重要的是员工对自己的绩效做到了心中有数。

三是绩效面谈是沟通更是共同进步的机会。在绩效考核阶段，为保证没有例外，领导应与员工进行一对一的绩效面谈，在面谈的时候，领导与员工都要做充分的准备，准备绩效管理卡、职位说明书、绩效记录等资料。面谈过程中，领导与员工就考核指标并依据员工的表现进行充分的沟通，既指出不足，更要表扬优点，使绩效考核面谈成为领导与员工之间探讨成功的机会，而不是批评会。通过充分的沟通，使员工认识到自己的优点与不足，在此基础上提出建设性的改进建议，与员工一起制定绩效改进计划，放到下一个绩效周期加以改善，使绩效考核致力于绩效改善的根本目的得到充分的体现和延续。人力资源管理是金字塔形状的，我们说绩效考核与管理没有例外主要是金字塔上端的领导没有例外。金字塔上端领导接受绩效考核与管理了，员工自然会接受绩效考核与管理了（图3-2）。

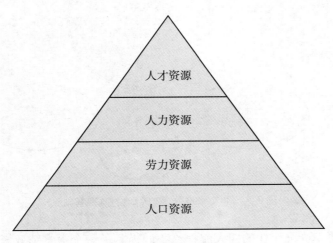

图 3-2　人才是第一资源原则

综上所述，如果人力资源部门的头脑中时刻都有没有例外这个原则，那么他们在设计绩效管理方案的时候就会通盘考虑，提出系统的解决方案；如果领导头脑中时刻都没有例外这个原则，那么他们在对员工进行绩效管理和考核的时候，就会更加用心，考核程序就会更加合理，绩效管理就会更加有成效；如果员工头脑中时刻都有没有例外这个原则，那么，他们就会更加主动与主管进行沟通，去获取对自己绩效提高有帮助的信息和资源；如果全院人员头脑中都有没有例外这个原则，就没有不重视绩效考核与管理的员工，就没有不重视绩效考核与管理的领导，因为任何人都没有例外，任何人都必须接受绩效考核与管理。我们必须再次重申这个观点，那就是，绩效考核的根本目的在于改善员工的绩效，而没有例外是做好绩效考核与管理的基础保证。为此，我们在设计绩效管理方案和进行绩效考核与管理实践的时候必须把没有例外这个原则作为重要原则加以强调，使绩效考核回归到改善员工绩效的轨道上来。

有效的绩效管理在任何时候都是非常重要的，尤其是在当前的经济形势下，其重要性更加突出。在这个医疗市场竞争的时代，患者需求不断增加、劳动力缩减、成本增加、预算削减、加薪甚少或毫无加薪，这些都是非常普遍的现象，因此，提高绩效管理水平可能是实现增长的最好途径，而且当然也是医院所能控制的一个途径。在这种情况下，医院高层领导就非常谨慎地密切关注着绩效管理问题。但是，现在也有很多医院领导在他们自己的绩效管理计划的效果方面并未得到太多的支持，这种绩效管理计划正是关系着员工绩效计划、反馈、评估和发展的绩效管理体系。据悉北美300家大型公司进行了一次调查，接受调查的对象当中有半数（48%）表示其绩效管理体系在达成企业预期结果方面有一定的效果，18%认为其绩效管理体系收效甚微或根本没有任何效果。只有1/3（33%）称其绩效管理体系在达成其预期结果方面有非常大的效果，而仅有1%认为其绩效管理体系完全有效果。这说明现代医院绩效考核与管理的重任任重而道远。无论国内外大型企业与公司，或者是世界500强企业，绩效考核与管理的科学流程和原则都是非常重要的。

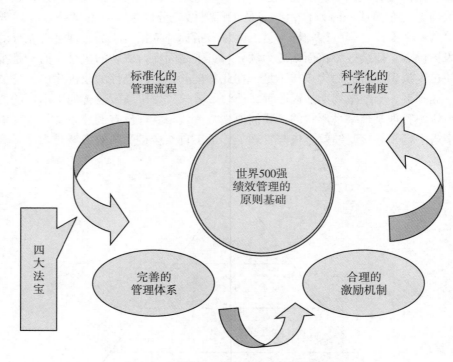

图 3-3　世界 500 强绩效管理的原则基础

很明显，图 3-3 世界 500 强企业的四大流程给我们提示了一个探索绩效考核与管理的有效途径。问题在于我们如何持续改进绩效管理的实践。有太多的医院误入歧途，想要仅仅通过他人成功经验或者通过照搬"最佳实践"医院使用的绩效管理模板来提高自己的管理水平。但实际上，对一个医院适用的绩效管理实践并不一定在另一个医院也能产生价值，即使它们属于同一城市也不一定适用。任何人力资源实践的效果在很大程度上取决于是否适合于该实践运行其中的更广泛的医院系统。最有效的人力资源实践必须明确具体而且符合医院独特的业务和人力资本的背景情况。一旦"正确的"绩效管理实践得以运行，就能够作为一个连贯的系统发挥作用，产生巨大的经济利益，令其竞争者难以望其项背。但是，改进绩效管理并没有任何的捷径可言，领导们可以遵循一些特殊原则以最大限度地提高其绩效管理计划的效果。

（二）体现医院服务价值原则

医院的使命决定了任何管理手段和方法必须体现医院医疗服务价值，确保人民群众健康需求满意。这就必须确定医院绩效考核与管理实施过程中，确定绩效考核内在的优先次序，这种优先次序应该指导与绩效相关的决策。比如，绩效考核与管理工作，先是从临床科室开始、还是医技科室开始、还是职能部门开始。这是医院绩效考核与管理的战略问题，是确保医院绩效考核与管理的成功问题。而且绩效管理是医院的一项系统工程，绝非一朝一夕的问题，而且医院绩效管理后各方面资源都要倾斜到绩效管理方面上来。

要体现医院绩效管理服务价值，就必须让每一个员工理解什么样的绩效管理原则最好？明确医院对于各个绩效管理项目的优先次序，比如：绩效管理究竟是先从临床科室开始好，还是医技科室开始好，还是先从职能部门科室好。是认可团队绩效还是认可个人绩效，注重成果的实现还是展示有价值的行为，寻找进行标杆还是激励保持绩效"稳步"进行，强调管理责任制还是鼓励员工自我管理，

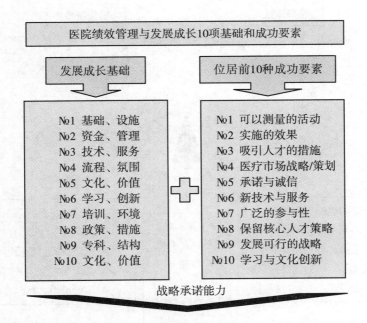

图 3-4 位居前 10 位医院绩效管理与发展和成长 10 项基础及成功要素

找出与医院战略、结构和文化相符的绩效契合点。医院要向其员工传达有关医院业务、人才、绩效、奖励、发展和事业的各种信息，而绩效管理流程就应当强调这些信息（图 3-4）。

　　管理者应该清楚地向员工传达你想创造什么样的绩效文化，你能体现医院绩效价值吗？要让医院医疗绩效价值成为医院员工的指导方针，就需要清楚地向他们传达，并且高层领导要在日常活动中以身作则。有一家拥有团队精神很强和医院文化底蕴很深的医院曾实施强迫绩效考核排名制度，为此而在绩效价值方面得到了一个重要教训。这种绩效管理排名手段也许对有些医院来说是适用的，但是它不适合这家医院的战略和习惯文化。这种制度的结果是使得医院共同承受风险的精神日减，而员工患得患失的心态日盛，这已经完全背离了这家医院的初衷。所以，绩效考核与管理必须与本医院实际情况紧密结合起来，才能取得绩效管理的最大效果。

（三）领导承担义务责任原则

　　现代医院的绩效管理，领导、个人义务和责任必须与医院绩效目标、社会责任相一致，这样医院绩效才能最大化（图 3-5）。我们绝对不可低估职能部门团队绩效管理言行的力量。职能部门、机关、行政管理人员可以为科室各级领导层做出表率，为高效的绩效管理奉献力量。职能部门人员必须树立模范榜样，大力宣扬契合绩效文化的事迹。建立健全医院领导廉政、绩效责任考核机制，确保高层管理和主要权力群体的全力参与绩效考核与管理，确保职能部门、科室管理人员理解优异的绩效管理实践所能产生的经济利益，给他们以充分的理由做好绩效考核与管理工作。职能部门管理人员不断地对绩效管理的设计和实施提供支持。要成功地实现绩效管理流程的科学化、实际化、标准化和可行化，其重要手段就是使职能部门、科室管理人员积极参与。在绩效管理流程中，各级领导越是积极参与，绩效管理就会越成功。在某个全球性的世界 500 强公司，员工们都知道他们的 CEO 会在呈递给他的每一份报告上写一个备忘录，概括地指出其绩效考核的优点以及需要改进的地方。这个有目共睹的做法使公司的其他经理们有所期望，并促使他们认真地进行绩效评价和履行指导培训职责。注重制定"正确的"绩效措施。确定绩效原则，这些绩效原则能够在整个医院驱动价值并产生影响。现代医院绩效管理的最终目的是使员工集中全力做正确的事情，全心全意为患者服务。将员工绩效管理模型与医院业务模型统一起来。确保个人和科室团队预期绩效与医院价值、目标和行为相统一，这些医院价值、目标和行为对于医院可持续发展的成功是至关重要的。

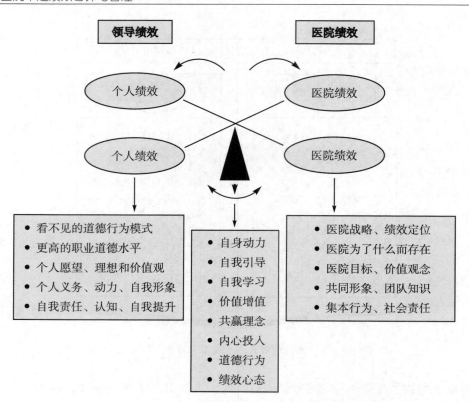

图 3-5   个人绩效与医院绩效一致原则

二、发挥科室领导作用原则

（一）科室主任对员工的绩效反馈负责

绩效标准要简单。注重制定"关键绩效"管理措施。在患者服务要求越来越高且医院快速发展的环境之中，外面必须恰当地分清事情的轻重缓急，定好优先次序。一项完善的个人绩效管理计划应该清楚地规定能对业务成功产生关键性作用且与医院价值相统一的一系列结果和行为。确保绩效标准简单清楚，使科室领导能够顺利使用和运用。统一绩效标准，确保各级领导对于成功的绩效管理有共同的表达方式和一致的感受。如果缺少统一的绩效标准，就会导致员工们对于预期绩效的认识混淆不清，破坏员工们对于绩效管理流程公正性的信心。尽管在医院不同的科室和业务不一样，绩效标准必须合乎相应的法律，符合相关的医院文化，但是科室领导应该在整个业务管理中保证实施要求统一的绩效标准，并且始终与有关保持良好的信息沟通。绩效标准统一了，可以确保在不同评价者之间持有一致的成功标准，产生一致的绩效评价结果。

要求科室、部门领导能够寻求、提供和获取真实的绩效反馈信息。有了清晰的绩效目标并且收到定期的绩效反馈能使任务完成得更好。因此，提供和获取绩效反馈信息应该是那些管理人员的一种核心能力之一。应该基于绩效反馈能力的质量来选用、评价、奖励和发展管理人员。使领导能够及时掌握、区分高绩效员工和低绩效员工情况。为未来制定指标提供指导方法、资源和工具，使之能够区分其业务情况或业务部门内的员工绩效水平。使领导能够准确地区分员工的绩效，既可从绝对意义上来区分，也可从相对意义上来区分。为高级领导层、直接领导和人力资源专家们传授进行决策和流程运行所必需的技能信息。如果实施强迫排名制度，必须建立健全透明的绩效考核与管理全部过程，必须运用可靠有效的方法建立比照组群，比较员工们的相对贡献，最后确定排名次序。

激励领导进行有效的绩效评价。有多种因素会影响领导做出有效的绩效评价。科室主任通常都会设定一些不明确的绩效目标，他们几乎没有接受什么培训，而且为了博得员工的喜欢，一般会避免与员工进行严肃强硬的沟通。如果科室领导具备了相应的能力和手段来收集有效的绩效数据，并且他们有责任通过适当的措施和反馈来做出有效的绩效决策，那他们就会受到激励，进行有效的绩效评价。有一家大型三级甲等医院自动运行了为领导提供反馈的流程，并以之作为其绩效评价流程的一部分。在科室领导对其员工进行评价之前，医院为其提供了一张"记分卡"，卡中的信息包括科室团队、部门或单位如何执行关键性指标以及根据这些指标而建议设置的评级分配。在对员工进行评价（并且保持那些建议设置评级分配之外的等级）以后，科室领导将收到反馈，显示他（她）的评价与其他领导和更广泛意义的医院标准相比是何种情况。因此，这家医院并不是仅仅制定评价规则，而是为其领导们提供一次学习的机会，使领导们能够不断地改进绩效管理流程。

（二）建立互补式角色与互相参与的职责

医院和科室领导必须鼓励员工参与绩效考核与管理的全部过程。采取措施保证让员工和科室领导共同对绩效管理负起责任。要求员工参与目标设定以及对绩效管理的跟踪和监控。鼓励员工定期评估其绩效流程。不可让员工和科室领导成为"受害者和施害者"的角色。要使科室领导对绩效负责，人力资源部门负责绩效考核与管理流程。绩效管理是一项核心的业务流程，可有助于一个医院通过规划工作以及发展和激励绩效来有效地对其劳动力实施管理。人力资源职能应该为劳动力提供必要的绩效、发展、培训和奖励手段，有效地实施绩效管理，保证医院持续发展。

（三）岗位工作与人力资源管理相结合

统一医院和个人绩效管理流程。将医院业务和个人绩效管理周期调整一致。把业务绩效规划与个人和团队的目标设定统一起来。创建一体化人才绩效管理流程。人才聘用、人才发展、绩效管理和奖励制度应当协调统一。为了最大限度地提高绩效并鼓励各个层级的员工"齐心协力"，人才管理流程都应当强调关于优异绩效的相同信息。如果人才管理流程结合得不够统一的话，那就不成其为连贯一致的绩效管理制度，也不可能达到预想的高质量绩效。明确规定绩效与薪酬之间的联系。明确制定"游戏规则"并将之清楚地传达到员工，强调员工工作与人力资源管理流程相结合。确保科室领导和员工们都理解绩效的哪些方面能决定薪酬，比如激励性奖金仅与员工创造的经济效益挂钩，而加薪则要根据其总体绩效等级评定的情况而定。而且，对于员工的相对贡献或者比照标准而言的绝对绩效是否可以决定其薪酬这个问题，须予以明确规定并向员工公开通告。

（四）尽可能减轻绩效考核与管理成本

实施自动化绩效管理后，有望减少管理成本。充分利用信息技术，这样能最大限度地减轻行政管理的负担，并最大限度地增加员工的参与和支持。现在基于网络的新软件使科室领导和员工很容易就能调整目标，获得在线绩效资料，并可收集多来源的评论和审批。一体化人才管理软件系统也是可以获得使用的。有了这些系统，医院能够将其人才选用、发展、绩效管理和奖励制度协调统一起来。简化流程步骤，对于一个复杂的管理流程，不要仅仅简单地任其自我运转，要尽可能做到绩效管理自动化。寻找机会简化流程步骤，简化行政管理需求，降低管理成本。

（五）绩效管理员工的系统培训是基础

增强绩效开会与管理技能，必须从培训开始。培训应当扩展必要的绩效管理技能的范围，包括绩效规划、反馈、评估和发展。但是，许多领导拒绝承担全范围的绩效管理职责，因此，他们也有必要接受教育，理解其中的道理，做好绩效管理工作。要确保让领导理解高绩效管理实践所能带来的经济收益。为所有的利益相关人传授必要培训技能。绩效管理培训不仅仅是针对医院中层以上领导干部。更是为了有效地进行员工绩效管理，医院需要解决所有流程利益相关人的培训需求，包括员工、流程参与人员、推动流程运行的各级领导、检查其他领导绩效管理决策以及为绩效管理流程提供支持的人力资源管理专家。通过持续进行的信息沟通来支持流程的运行。有效的绩效管理是一个持续进行的流程，要求科室和部门领导和员工们都具有一系列复杂的绩效技能。为所有利益相关人提供绩效管理方面的持续绩效或更新的培训和信息沟通。

（六）跟踪问效是绩效考核最有效办法

对绩效考核与管理流程的成功实施必须进行跟踪问效。采用正确的绩效管理标准，这样就能够对所实施的绩效管理实践进行跟踪问效。可以通过考虑一些问题来评估流程的实施是否成功，比如：绩效管理流程是现在工作使用的实际展开的流程吗？利益相关人员对流程运行的质量满意吗？绩效检查在按时进行吗？绩效评价实践是如预期的那样评估绩效水平吗？有关奖励和晋升发展的决策准确地体现了绩效价值吗？衡量医疗业务影响，对医疗业务影响进行评估有助于区分绩效管理活动的优先次序吗？可以通过考虑一些问题来判定医疗业务影响吗？比如：采取什么绩效措施来优化业务绩效？如何通过调整绩效管理实践来最大限度地提高医疗业务绩效？哪些被确定为高绩效员工的能力和贡献是否符合未来医疗业务发展需求？晋升晋职对医院发展计划以及对科室绩效有什么影响？不但要分析员工的绩效，还要分析他们所做的事情。定性与定量相结合的分析方法可以确定出绩效管理的最佳实践，这些最佳实践能使员工参与其中，创造患者满意价值，创造医疗经济价值。绩效考核与管理的感性认识可以通过科室、部门管理人员面试和员工感觉来判定。绩效考核与管理行为和医院实践可以通过建立劳动力动态统计学模型和绩效管理实践与医疗业务成绩之间联系的统计学模型来体现。将实际措施（即实际的绩效管理实践及其影响）与这些措施的感性评估进行比较和对照，这样可以得出重要的绩效管理观点。真正的绩效管理体系与我们所感觉的体系可能迥然不同。某大型医院通过进行员工调查来获得有关绩效管理体系的反馈的结果，显示员工们觉得绩效和绩效等级评定没有与加薪或者晋升的机会联系起来。在这个定性数据的基础之上，医院很有可能要做出努力，重新设计其绩效管理计划。但是恰恰相反，该医院却决定研究一下几年来的有关定量数据，最后得出了另外一个不同的结论。数据表明，绩效等级评定实际上是与薪酬和晋升等决策相联系的。这个医院面临的是一个信息沟通的问题，而不是绩效管理问题，这表明，由于所需要的是一个完全不同的绩效考核与管理解决方案，即跟踪问效是绩效考核最有效的办法。

（七）进行持续不断改进提高绩效水平

根据医疗业务绩效考核与管理情况，有必要建立绩效管理持续改进和提高机制。绩效管理是一个持续进行的流程，应当反映当前存在的和正在兴起的医疗业务面临的挑战，也要反映医院的绩效和绩效管理价值。当业务和劳动力发生变化时，绩效管理流程也要随之改变。要确保绩效管理流程和手段与医院价值和优先考虑项保持一致。实施重点性、针对性的绩效流程管理干预，经常性地进行必要的评估和改进，但是要抵制住某些人对绩效考核与管理的反感的不良诱惑，不可每年都全盘推翻重来。设计一个绩效管理计划没有任何单一的最佳途径，必须依据医院具体实际情况进行持续改进，这是提高绩效考核与管理水平的必由之路。

三、重视绩效考核沟通原则

沟通是理解的桥梁，而理解是合作的基础。无论是同事与同事之间，还是领导与员工之间，或是医患之间，只有建立了充分的理解，才能使医院的绩效工作氛围更加和谐，工作效率更高。医院的绩效管理中特别强调立体、纵横的沟通，较少存在单向指令和无处申诉的情况。员工至少有八个制度化的通道可以使其顺畅地提出个人对岗位绩效考核与管理的看法。这八个特别沟通通道是建立在医院员工绩效考核与管理共识的基础上、医院价值与文化的认同上所形成的，这充分体现了医院尊重员工、尊重个人的医院信条。美国彼得·德鲁克的沟通理论，沟通四法则：沟通是一种感知（是否感悟）；沟通是一种期望（是否期待）；沟通产生要求（要求接受）；信息不是沟通（信息是中性的）。沟通是理解力！沟通基本要求：what：一个人必须知道说什么。when：一个人必须知道什么时候说。who：一个人必须知道对谁说。how：一个人必须知道怎么说。钟南山说，在中华医学会处理的医患纠纷和医疗事故中，半数以上是因为医患之间缺乏沟通引起的。没有沟通，不会沟通，沟通不恰当都在不同程度上加剧了医患之间的紧张对立情绪。他认为，一名优秀的医生除了有责任感、具有对患者的关爱之心外，更重要的是学会与人沟通。医疗纠纷是医患沟通不力的主要原因之一。医疗纠纷是指医疗卫生机构人员在语言与行为方面，医方（医疗机构）与患方（患者或者患者近亲属）之间产生的医疗过错、过失、侵权及赔偿纠纷。医疗纠纷通常是由医疗过错和过失引起的。医疗过失是医务人员在诊疗护理过程中所存在的失误。医疗过错是指医务人员在诊疗护理等医疗活动中的言行过错。这些过错往往导致患者的不满意或造成对患者的伤害，从而引起医疗纠纷。医疗纠纷包括医疗事故纠纷和其他医疗纠纷。立体沟通有八个内容。

（一）会议沟通（planning the meeting communication）

从层次上分为，医院院领导层沟通、职能部门领导层沟通、中层干部层沟通、员工层沟通；从形式上分为，全院大会沟通（上大课）沟通，中层以上干部会议沟通，以科室为主的会议沟通，以系统为主沟通（如内科系统或外科系统）；从绩效考核与管理工作进展上有，重点领导沟通，科室沟通，重点人员沟通，访谈沟通等。

（二）高层管理人员面谈（executive Interview）

医院需要及时安排基层员工与医院高层领导直接面谈，这个高层领导的职位通常会比员工的直接领导的职位要高，而且这种面谈可以是保密的。面谈的内容由员工自由选择，包括个人的意见、自己所关心的绩效与岗位管理的问题的看法等。交谈过后，医院领导会将员工反映的问题交由绩效考核与管理部门处理。

（三）员工意见调查（employee opinion survey）

这条通道定期开通，医院通过定期对员工的调查，来了解员工对医院绩效管理层、医院文化、组织效率、工资、福利待遇等方面的意见和建议，以便协助医院不断改进绩效管理流程，营造一个相对完美的岗位绩效考核与管理工作和学习环境。

（四）直话直说（speedup）

这是一条"直通车"，可以使任意一名医院普通员工不经过其直属科室领导而获得医院高层领导甚至医院院长对其所关心的问题的关注。直话直说的价值在于使员工在不暴露其身份的情况下把问题反映给管理者、领导者。整个过程由人力资源部员工或者医院关系协调员工进行协调，只是他们知道直话直说者的姓名。如果员工对医院或工作有任何意见和看法，或者想汇报所发现的绩效考核与管理问题或提出任何绩效与福利疑问，可直接从医院"直话直说信箱"旁取出表格，填好想法后投入信箱中。绩效管理办公室员工会及时检查直话直说信箱。收到稿件后，会重新打印反映"问题"稿件，并隐去作者姓名，交相关部门领导调查处理（图3-6）。

（五）员工申述（open-door）

我们把此称为"沟通开放"政策。这是一项"历史悠久"的民主文化。"员工申述"为每一位员工敞开了直接向医院绩效管理部门领导抒发己见、提出申述的大门。员工可以就未能解决的，与医院、科室或工作有关的绩效问题向申诉受理人（人力资源部部长或医院以及科室领导）提出申述，申述的内容既可以是关系到医院与科室的绩效管理问题也可以包括有关的利益问题，也可以是关系到员工自身利益的问题。必要时，受理人会亲自或指定一名资深调查者进行全面调查。但在此之前，员工最好给自己的直接领导、解决绩效考核与管理问题的机会，员工应首先向直接科室主任反映问题，如果不满意，再向有关部门汇报，管理层会力图解决员工所反映的一切问题。

（六）患者沟通（patients to communicate）

医院绩效考核与管理针对的是员工岗位，是员工的业绩，是员工的综合绩效。但是服务的是患者，最终绩效考核与管理的效果要得到患者认可，这就是一切绩效管理的结果是顾客满意，这样医院才能有更多患者，员工才有更多更好的绩效。所以医院搞绩效考核，有必要时通过适当形式，征求患者意见，与患者沟通，是一个更好的办法。

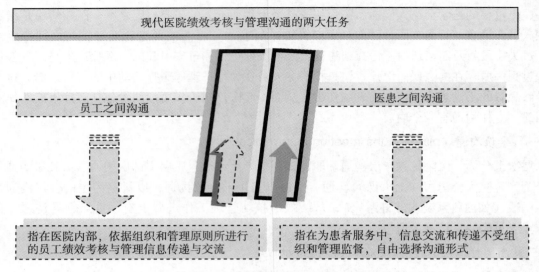

图 3-6   现代医院绩效考核与管理沟通的两大任务

（七）与上级领导沟通 （superior leader communication）

岗位考核，绩效管理是当今国际、国内先进管理的总趋势。医院要把绩效管理搞好，就必须注意与各方面建立好畅通的沟通关系。特别是公立医院，必须与上级领导沟通好，尽可能得到上级领导支持，这是医院搞好绩效考核与管理的重大措施。

（八）电子商务 （electronic commerce） 沟通

电子商务沟通在这里主要指医院公开设立绩效考核与管理电子信箱 （e-mail address）；指定医院绩效考核管理手机号码，随时及时接受员工对绩效考核与管理有关问题的咨询或质疑；指定医院绩效考核与管理 3G 手机号码，充分发挥 3G 手机手掌电脑的视频功能，随时及时接受一个对绩效考核与管理的咨询与质疑人的询问。

为了绩效考核与管理的成功，在医院每月、每季、半年、年度考核后，还需要沟通时，一是透明原则。对员工来说，管理上的透明，首先可以满足员工的"知情权"，能让员工知道目前的成就及如何做得更好，容易让员工有成就感并愿意接受挑战，激发大家的工作热情和斗志。IBM 要求业绩评估的结果由主管和经理直接在第一时间与员工沟通，以提供信息，消除猜忌；二是正面激励原则。IBM 对员工采取积极的激励政策，基本上没有惩罚的方式。在 IBM 不允许从工资中扣任何的惩罚款项，工作做得好，在奖金分配和薪金调整上就会有体现，否则，可能没有奖金，工资也涨不了，员工自然会意识到，没有获得涨工资或晋升，就等于被惩罚。这种激励文化是建立在 IBM 高素质员工的基础上的，员工的自我实现意识都很强，对企业文化的认同感很高；三是指标精练原则。复杂的事情简单做，最简单的往往是最本质的。设定三五个绩效指标所得到的绩效结果远比设定十个或者更多无所不包的绩效指标效果要好。IBM 一般最关注销售收入、存货周转、产品质量、客户满意度和利润等几个指标；四是强调执行原则。绩效管理中强调的"沟通"，常常会被部分语言表达能力好、人际关系好、拥有资源多或影响力强的人或业务部门为获得更好的评估结果而利用，这些人常常可以把"想"做什么事表达得非同一般。对此，IBM 绩效管理的原则是，永远根据员工所完成的承诺进行评估，而不仅仅是报告上所说的。

绩效管理和医患沟通的价值：建立良性医患关系的需要，社会稳定的需要，诊断疾病的需要，治疗疾病的需要，循证医学的需要，减少和缓解医患矛盾的需要，提高医务人员知识、技术和技能的需要，绩效考核与管理的需要，是医务人员医德水平的体现。绩效管理是一种结果导向的管理活动，其最终目标是建立高绩效的医院文化，营造具有激励作用的医疗工作环境和氛围。现代医院的成功，在于扎扎实实地把简单的事情尽可能地做好，绩效考核与管理工作也是如此。

第四章　现代医院卓越绩效管理内容

第一节　绩效管理应用范围

一、卓越绩效管理国家行动

绩效（performance）一是指员工完成工作目标的程度和效果，二是指组织或团队完成工作目标的程度和效果。

绩效管理或绩效考核在英文中是 performance management，PM。PM 是当代一种先进的管理思想和方法。20 世纪 70 年代美国管理学家 Aubrey Daniels 提出"绩效管理"这一概念后，人们展开了系统而全面的研究。研究者主要采取了两种取向：其一是组织取向，即认为绩效管理是管理组织的一种体系（Williams，1998），旨在实现企业发展战略，保持竞争优势；其二是个体取向，认为绩效管理是指导和支持员工有效工作的一套方法（Armstrong，1994），旨在开发个体潜能，实现工作目标。

绩效管理 90 年代传入中国，以其完善的体系框架、优美的业务流程和持续改进的良性循环深受管理者们的喜爱，吸引了无数国内管理者的眼球，被管理学家誉为管理者的"圣经"。绩效管理 30 多年来已受到全世界管理界的高度关注和重视，其根本目的是不断促进员工发展和组织绩效改善，最终实现企业战略目标，现已在全世界 500 强企业中广泛应用。但是，绩效管理在我国"水土不服"，发展缓慢，需要长时期探索、改进与完善。

绩效管理的科学性、原则性适合于任何一个组织和个人。关键是结合自己医院的实际情况，包括结合医院价值观、医院文化等。绩效管理对于中国医院已经不是一个陌生的话题，从以年终分配为目的的绩效考核到以全面提升医院管理水平为主的绩效管理，很多经营者都希望通过绩效考核能够提高医院整体绩效水平。而如何真正将绩效管理运用到医院的经营中，并起到战略牵引的作用，也是让很多管理者头痛的问题。绩效管理从理论上，澄清了管理者在绩效管理中的理念误区，有助于夯实和丰富绩效管理的理论基础，明确提出"绩效管理应走在员工发展之前，高效管理应超前于员工发展并引导其发展"这一理论命题；从实践上，强调了提升管理者绩效管理能力的现实意义，以市场客户顾客满意为导向，有助于增进当前企业绩效管理水平的有效性和科学性，为绩效管理活动提供了强有力的实践指导。

我国国务院于 2005 年颁布了国家层面的《卓越绩效评价准则》，号召中国所有企业、组织参加卓越绩效评价活动。2009 年 9 月 2 日国务院总理温家宝主持召开国务院常务会议决定，2010 年国家全面实施事业单位绩效工资，并决定在公共卫生与基层医疗卫生事业单位和其他事业单位实施绩效工资。会议指出，实施绩效工资是事业单位收入分配制度改革的重要内容。在规范津贴补贴的同时实施绩效工资，逐步形成合理的绩效工资水平决定机制、完善的分配激励机制和健全的分配宏观调控机制，对于调动事业单位工作人员积极性，促进社会事业发展、提高公益服务水平，具有重要意义。事业单位实施绩效工资分 3 步展开。第一步从 2009 年 1 月 1 日起先在义务教育学校实施；第二步配合医药卫生体制改革，特别是实行基本药物制度，从 2009 年 10 月 1 日起，在疾病预防控制、健康教育、妇幼保健、精神卫生、应急救治、采供血、卫生监督等专业公共卫生机构和乡镇卫生院、城市社区卫生服务机构等基层医疗卫生事业单位实施；第三步从 2010 年 1 月 1 日起，在其他事业单位实施。事业单位实施绩效工资的同时，对离退休人员发放生活补贴。在绩效考核实施和操作过程中，不同医院之间或相同医院在不同阶段，医院具体的战略目标是大相径庭的，这就决定了推进和实施绩效考核的切入点和侧重点也不相同。如果仅仅根据绩效考核理论生搬硬套，多数情况是半途而废的，有时还会造成不同程度的负面影响。会议明确了事业单位实施绩效工资的基本原则。①实施绩效工资与清理规范津贴补贴相结合，规范事业单位财务管理和收入分配秩序，严肃分配纪律；②以促进提高公益服务水平为导向，建立健全绩效考核制度，搞活事业单位内部分配；③分级分类管理，因地制宜，强化地方和部门职责；④统筹事业单位在职人员与离退休人员的收入分配关系，不断完善绩效工资政策。会议确定，公共卫生与基层医疗卫生事业单位实施绩效工资所需经费由县级财政保障，省级财政统筹，中央财政对中西部及东部部分财力薄弱地区给予适当补助。其他事业单位实施绩效工资所需经费，按单位类型不同，分别由财政和事业单位负担。会议强调，实施绩效工资涉及广大事业单位工作人员的切身利益，政策性强，工作任务重。各地区、各有关部门要高度重视，周密安排，精心组织，加强指导，妥善处理各方面关系，切实解决好实施中出现的问题，确保绩效工资实施工作平稳进行。

可以肯定，绩效考核与管理在我国已经进入全面实施阶段。

二、世界顶尖企业绩效理念

- 高层管理者参与设计实施绩效管理系统并起表率作用；
- 绩效评价指标与企业战略目标挂钩；
- 员工全程参与制定绩效目标与评价标准；
- 企业中层领导干部承担绩效管理职责；
- 限定绩效考核与管理目标数量；
- 通过持续反馈与指导来提高绩效并采取惩戒行动；
- 通过绩效管理来确定员工的发展需求并探讨发展计划的实施情况；
- 通过绩效管理来为奖金、奖励及其他物质回报确定可衡量的与相对客观的参考依据；
- 公正、公平、实事求是、透明、公示、兑现承诺。

传统制度管理的方式正在转移：制度不再是万能的，区域经济已被打破，同心圆文化模式已被改变，中国人的价值观念已不同以往，中国社会日趋国际一体化，正在引领世界经济朝着正确的方法发展。

现代绩效管理已成为世界性的管理方法，已发展成为世界性的共同的现代企业管理方法，也成为中国现代医院的最好的管理方法之一。世界上的90多个国家都在应用绩效考核与绩效管理方法，就说明了绩效管理的影响，就说明了绩效管理的科学性，就说明了绩效管理的广泛性，就说明了人们的需要（图4-1）。

第二节　绩效管理具体内容

一、临床科室绩效管理

谈到绩效管理，很多人的脑海中可能会马上浮现出"工作绩效评价表格"、"员工激励"、"年终考核"等一类词汇，细心的人可能已经发现，这些都属于医院人力资源管理中员工绩效管理的范畴。事实上员工绩效管理确实是医院绩效管理体系的一个重要组成部分，但绩效管理研究的内容却远远超出了单纯员工绩效管理的范围。我国的医院传统上对人的因素重视不够，现在开始强调人力资源管理，员工绩效得到了前所未有的重视，因此也难怪有这样的误解。现在，让我们彻底抛弃过去的偏见，来全面认识医院绩效管理。临床科室是绩效管理的核心。

二、医技科室绩效管理

绩效（performance）从字面上指工作成绩和工作效果。企业作为一个经济单位，其存在的目的就

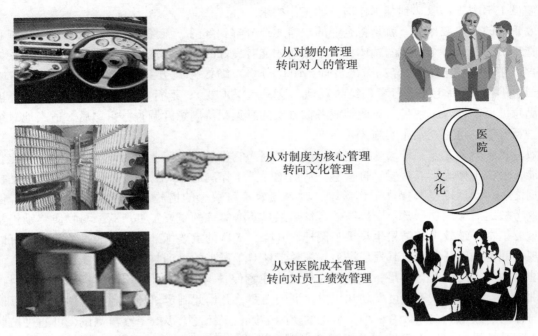

从对物的管理
转向对人的管理

从对制度为核心管理
转向文化管理

从对医院成本管理
转向对员工绩效管理

图 4-1　现代管理重心从对物的管理转为绩效管理为主

是为了合理的赢利，衡量一个企业经营成果的最直接的方法就是一个企业的利润，企业绩效管理也是从这里展开的。企业的输入是人、财、物、时间、信息、技术、管理、环境等各种各样的资源，产出的是特定的产品和服务，并因提供这些产品和服务而获得收入，收入减去资源的投入便是企业的利润。

企业绩效管理（performance management）就是管理者通过一定的方法和制度确保企业及其子系统（部门、流程、工作团队和员工个人）的工作表现和业务成果能够与组织的战略目标保持一致并促进组织战略目标实现的过程。企业绩效管理的过程，也就是如何密切监控企业运营情况，不断进行反馈控制，使企业向既定的目标迈进的过程。作为一个由不同的部门和人员组成的复杂系统，一个企业内部有各种各样的子系统（部门、科室、流程、团队、员工等等），绩效管理关注的焦点也在于怎样提高不同领域的工作绩效，使它们能够协同工作，共同为企业的战略目标服务。按照组织业务内容和管理方法的不同，我们可以将企业绩效管理分为三个层次：组织绩效、流程绩效和员工绩效。医技科室是医院绩效管理的核心之一。

三、职能、后勤部门绩效管理

组织绩效（orgnization performance）。组织（医院、科室、后勤班组）绩效面向整个企业的任务和目标。企业的使命在企业制订战略计划时确定或者被修改。一般来讲，达到企业的使命要向外部客户提供一定的产品或者服务。这些成果一般使用数量、质量、时间和成本这样一些词汇来描述。例如：市场占有率比上一年度提高 25%、成本下降 10% 等。

流程绩效（process performance）。流程是指生产产品或者提供服务的一系列步骤和活动。质量和流程重组是这个领域中提高绩效最重要的两个方面。组织中有跨越不同部门的众多的流程。流程绩效管理的任务就是考察流程哪里出现了问题或什么地方需要改进以满足组织的战略计划要求。

四、个人岗位绩效管理

个人绩效（individual performance）。员工个人绩效管理最受人关注的一个领域，一般包括员工绩效计划、绩效指导、绩效评估、结果运用（培训和发展、激励）方面的内容。个人绩效管理集中于怎样促使员工努力工作以达到其工作岗位的工作要求。

绩效管理的重要工作之一就是将企业的战略逐级分解到部门、流程和个人，只有每个级别和层次的绩效管理工作形成一个有机的整体，一个企业才能有良好的绩效表现。一套完整的绩效考核体系至少应包含以下几个方面的内容：岗位设计；岗位分析；绩效考核方案设计；绩效考核方案试运行（需要强调的一点是一定要进行考核结果反馈，这一点很重要）；运行一段时间之后，有必要进行一次员工满意度调查，以了解员工对此绩效考核方案的意见；待满意度调查分析之后，适当地对绩效考核方案进行修改，再正式发布实施。

绩效考核本身首先是一种绩效控制的手段，但因为它也是对员工业绩的评定与认可，因此它具有激励功能，使员工体验到成就感、自豪感，从而增强其工作满意感。另一方面，绩效考核也是执行惩戒的依据之一，而惩戒也是提高工作效率，改善绩效不可缺少的措施。按照社会主义的按劳付酬原则，绩效考核之后应论功行赏；所以绩效考核结果是薪酬管理的重要工具。薪酬与物质奖励仍是激励员工的重要工具。绩效考核结果也是员工调迁、升降、淘汰的重要标准，因为通过绩效考核可以评估员工对现任职位的胜任程度及其发展潜力。绩效考核对于员工的培训与发展有重要意义。一方面，绩效考核能发现员工的长处与不足，对他们的长处应注意保护、发扬，对其不足则需施行辅导与培训。对于培训工作，绩效考核不但可发现和找出培训的需要，并据此制定培训措施与计划，还可以检验培训措施与计划的效果。在绩效考核中，员工的实际工作表现经过上级的考察与测试，可通过访谈或其他渠道，将其结果向被员工反馈，并听取其说明和申诉。因此，绩效考核具有促进上、下级间的沟通，了解彼此对对方期望的作用。绩效考核的结果可提供给生产、供应、销售、财务等其他职能部门，以供制定有关决策时作为参考。

广义上讲，绩效管理标准就是绩效评价具体指标。标准是泛指准则、指标、评价内容。

国际有国际标准，地区有地区标准，国家有国家标准，行业有行业标准，单位组织有单位组织标准，团队有团队标准，个人有个人标准。即使在同一行业也有不同的标准。在同一单位也会有不同的标准。同一单位不同的时期有不同的标准。

从某种意义上讲：★ 标准就是准则，★ 标准就是指标，★ 标准就是评价内容，★ 标准就是评价理论和方法，★ 标准就是考核内容，★ 标准就是管理原则，★ 标准就是工作规范，★ 标准就是评价工具和手段，★ 标准就是一个组织共同遵守的常规。

■ 现代医院绩效管理必须体现：一是国际性；二是国家性；三是政策性；四是传承性；五是行业性；六是本医院特色性；七是科学性；八是员工认同性；九是可行性。

■ 那么，有了绩效标准靠谁去运营？靠科室主任的领导力，靠职能部门的持续沟通力，靠员工的执行力，靠制度的约束力，靠高层领导的感召力，靠医院价值与文化的提升力，靠医院整体的和谐与持续改进力。

第三节　为什么要绩效管理

一、为了医院的发展

为什么要进行绩效考核与管理？要确定绩效考核的内容，首先要搞清楚一个问题，那就是现代医院科室为什么要进行绩效管理与考核，如果这个问题要搞不清楚，绩效管理与考核也无从谈起。笔者认为，进行绩效考核主要有以下 7 种：

（1）增加医院经济效益。这是每一个医院所追求的，也是绩效考核的根本目的之一。没有效益的医院是无法为顾客服务的，没有利润的医院是无法发展的；

（2）决定员工的报酬。从泰勒的科学管理诞生到现在，已经有几十年的历史了，但是直到现在为止，我们在很多医院中仍经常听到分配不公的抱怨声，这也是绩效考核所要解决的重要问题之一；

（3）评价员工的能力与潜力。看看员工的工作能力是否能够胜任该岗位；还有多大潜力可以发掘；

（4）评价员工的工作态度。有能力，但没有很好的工作态度，也无法产生很好效益；

（5）为未来的培训提供依据。找出员工的不足，在未来的培训中有针对性地进行培训；

（6）为了提高顾客满意度。医院的最终目的是更好地为顾客服务，体现医院的公益性质，为了人民的健康作出更多的贡献；

（7）医院和员工持续改进的需要。随着环境的变化，不断的修正职位说明书、任职资格，为未来的招聘、人事管理等准备资料打下基础。这样，绩效持续改进的内容基本上可以从业绩、报酬、潜力、态度、持续改进5个方面入手进行。

绩效管理和考核的重要性。

美国《财富》杂志的统计表明，只有不到10%的战略得到了有效的实施，在这种情况下，企业绩效管理越来越受到医院的关注。著名的研究机构Gartner认为，想要超过竞争对手的企业应该掌握企业绩效管理，并且应该立即行动，将企业绩效管理作为企业的战略目标迅速建立起来。医院绩效考核与管理需要清楚什么内容呢？

- 了解医院、科室和个人的业绩的过去、现在；
- 目标分解和制订、有利实施医院总体目标；
- 医院目标的及时绩效辅导和跟踪；
- 医院行业绩效比较、绩效考核与管理的工具有哪些？我们适合什么样的绩效考核工具？
- 有利制定下年度目标和指标；
- 个人奖励、晋升、晋职、提升以及福利待遇提供依据；
- 为什么要保持医院可持续发展。

绩效管理从理论上，澄清了管理者在绩效管理中的理念误区，有助于夯实和丰富绩效管理的理论基础，明确提出"绩效管理应走在员工发展之前，高效管理应超前于员工发展并引导其发展"这一理论命题；从实践上，强调了提升管理者绩效管理能力的现实意义，以市场客户顾客满意为导向，有助于增进当前企业绩效管理水平的有效性和科学性，为绩效管理活动提供了强有力的实践指导。医院在实施绩效考核与管理前必须进行并落实培训的内容。

二、为了员工的福利

为了更好地实施绩效考核与管理，凡是实施绩效管理的医院均需要进行有计划地对员工正规培训。医院绩效培训可以分层次进行培训，如全员性绩效培训，中层以上干部培训，医院绩效管理小组培训。全员性培训一般需要1~2天，中层以上干部培训2~3天，医院绩效管理小组随时及时培训。医院培训的目的是为了更好地实施绩效管理。因为绩效管理实施的顺利与否与员工对绩效考核与管理的认识有直接关系。

考核与管理前培训内容：为什么要进行绩效考核？发奖金对于激励员工的意义；发奖金对于医院提高劳动生产率的意义；奖金在薪酬体系中的地位；发不好奖金的困惑；心态问题；方法问题；奖金的类型；奖金设计与标准问题；是行为标准还是结果标准；行为标准的问题点；结果标准的注意点；结果标准与行为标准如何结合；奖金的规则是否要公开？标准的类型与奖金设计；短期标准还是长期标准；财务标准还是非财务标准；数量指标怎么设计？定性指标怎样设计？内部标准还是外部标准；标准制订与奖金的影响；设定目标的方式方法是什么？联合基数法的意义是什么？奖金设计如何使医院、科室、部门、个人三挂钩；GMP改造失败的启示；几种医院、部门、个人奖金挂钩模式的思考；几种模式优缺点的对比；医院科室的效益是否要与医院挂钩？奖金设计与外部因素的影响；绩效突出人员的奖金究竟该不该发？由于指标设计有误高额奖金的科室究竟该不该发？如果过滤外部因素的影响；奖金设计的公平问题；临床科室与职能部门的平衡；医技与职能部门的平衡；能力差的人与能力强的人之间的平衡；医院内各部门奖金设计的要点；医疗营销部门奖金设计的要点；水电暖部门奖金的设计；年薪制奖金的设计；发奖金的周期；奖金周期与考核周期；年终奖还是年中奖；发放奖金时机选择要考虑的要点；奖金的滞后性；奖金在收入中所占有的比例；固定工资与奖金的比例应该是多少？不同类型人在收入中奖金的比例；奖金设计的步骤；推行绩效薪酬中的问题与注意点；变革失败的原因；变革的注意点是什么？患者要不要参与绩效管理设计？绩效指标的权重怎样设计？员工在绩效管理中，员工的福利达到增加吗？

第四节 战略绩效管理步骤

战略管理在医院经营中被广泛采用，并发挥了巨大作用，医院加强战略管理，有助于促进医院的发展。医院战略管理是医疗市场竞争的产物，确定医院发展战略的根据不是医院决策者的好恶，而是医疗市场的需求，是顾客的需求。近年来，随着我国市场经济体制的建立和完善，作为医疗市场主体的医院间的竞争日益增强，因此只有掌握医院战略管理思维，运用医院战略管理的策略、方法、手段，科学制定医院的发展战略，主动适应医疗市场的竞争，才能使医院赢得竞争优势（图4-2）。

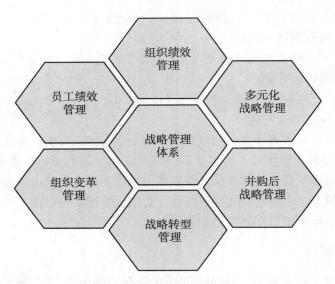

图 4-2　现代医院绩效战略管理的 6 个内容

我们应该强调医院战略管理的确定与实施应以市场为导向，从而保证医院战略的发展有个可靠的依据。中国医疗服务市场的竞争经历了设备竞争、技术竞争、服务竞争的过程，目前已从服务竞争转入到了战略竞争，战略竞争也是竞争的最高形式。现在已经开始从战略竞争正转向绩效竞争。由于现代医院绩效管理日趋重要，专科建设强调绩效，医院品牌效应依靠绩效。科学的战略管理为现代医院顺利实现绩效考核与管理能够起到至关重要的作用，我们应该对战略管理的经验认真总结和思考。目前，"看病难、看病贵"问题已成为社会瞩目的焦点，通过各种途径着力解决"看病难、看病贵"问题在全社会形成了共识。为此，医院制定和实施绩效战略的目的是什么？为医院获取更多的经济效益，达到满意最大化，最大限度地满足人民群众日益增长的健康需求，由此获得医院健康、稳定地可持续发展。

一、医院绩效战略管理八个步骤

（1）确定医院当前的使命目标和战略：每一个医院都需要使命，使命回答了如下问题：医院存在的理由是什么？医院的使命就是为了人民的健康。

（2）适应医院变革环境：医院的环境在很大程度上定义了管理者的选择范围。成功的战略将是与环境吻合的战略。这里的环境包括政策环境，经济环境，社区环境，文化环境，管理环境，思想环境，执行环境等。

（3）识别医院机会和威胁：应该指出，同样的情况可能对于处于同一行业中的不同医院意味着机会或者威胁。危机有机会，机会中有威胁更有潜在发展的能力。

（4）分析医院的资源和能力：管理者必须认识到，每一个组织，不论是失败的还是成功的，都在某种程度上受到它所拥有的资源和能力的限制。

（5）识别优势和劣势：管理者应该意识到绩效管理中的强势文化或者弱势文化对医院战略具有不同的影响。从医院发展优势中看出劣势，从劣势中看到优势。

（6）构造战略：战略需要在医院层面事业层面和组织的职能层面上分别建立。成功的管理者将选择那些能够使组织具有持久竞争优势的战略。其实医院每一层次都有战略问题。医院有医院战略，科室有科室战略，职能部门有职能部门战略，班组有班组战略，个人有个人战略。只是上层战略规定着下层战略，下层战略服从着上层战略。

（7）实施战略：实施绩效管理战略包括高层、中层和底层的相互配合，使一个多方位立体化的执行过程，除了高层出色的统筹领导能力和中层的激励控制能力外，还有底层员工的执行力都是医院、科室、职能部门战略实施的关键性因素。

（8）评估结果：再好的管理方法都有缺陷，尽可能的完善一份绩效考核与管理战略计划是成功的管理者必备的素质。

二、医院绩效战略管理几项工作

（1）强化共识：医院必须加强对"高层管理人员"、"人力资源部"、"后勤部门"、"党政工团部门"、"纪检、工会部门"、"业务部门（医务处和护理部等）"、"一线员工"绩效管理方面的培训，只有通过培训，才能提高大家认识，从而形成共识，让大家都认识到绩效管理的重要意义，掌握绩效管理的基本思想与技能；并形成医院的人力资源管理流程，从而清晰界定各人员的管理职责；

（2）重视中层领导：医院高层管理人员必须转变对"绩效管理"的看法，应该认识到绩效管理在医院战略实现中的重要作用，多与人力资源部、业务部门、科室主任护士长、后勤部门、医技科室主任沟通，让绩效管理与战略结合成为可能；而人力资源管理人员也需要提升自己的绩效战略眼光，能够从绩效战略层面上去诠释人力资源；

（3）发挥业务部门作用：医院人力资源部在设计绩效管理体系的时候，必须让"高层管理者"、"业务部门（医务处和护理部等）的中层管理者"，甚至"一线员工"都参与进来，这样才能保证设计出来的绩效管理体系符合医院的业务发展需要，同时要考虑各个环节之间的配合，以构成一个有机的整体，做到流程的梳理和优化；

（4）业务主管部门主动投入到绩效管理中去：医院业务主管部门的中层管理者也有必要改变观念，要认识到"绩效管理"是医院为业务部门设计出来帮助业务部门提升业绩的管理利器，而且业绩管理是自己最重要的管理任务，需要主动介入；绩效管理是人力资源部"拿来对业务部门进行管理"的工具，业务部门的管理人员也应该主动去推动绩效管理的实施，以提升部门业绩。职能部门还要清楚，在医院绩效管理中要有一块是自己的工作绩效，这一块绩效要与医院绩效同步发展（图4-3）。

（5）绩效管理是全院的全面绩效管理：绩效考核与管理不但是对临床科室、医技科室、职能部门、后勤科室，更重要的是全院性的全方位的全面绩效考核与管理。绩效考核与管理的核心是"三全"，即全员绩效考核与管理，全部门绩效考核与管理，全过程绩效考核与管理。如果绩效考核与管理只是对临床科室、护理工作、医技科室考核与管理，这只是传统的考核与管理，这不符合绩效考核

战略 体系	建立基于组织、制度、 流程、信息系统等
组织绩效 管理	建立与战略紧密关联 的组织绩效管理体系
多元化 战略管理	建立对多元化业务的 战略管控模式
整合后 战略管理	执行整合后战略，实 现整合优势
战略转型 管理	实现业务、组织和文 化的转型，达成新战略
组织变革 管理	推动经营模式变革和 组织架构调整，有效 应对危机和挑战
员工绩效 管理	实现个人绩效目标与 组织目标的一致性

图 4-3　现代医院绩效战略管理体系

与管理的思想，所以，现代医院绩效考核与管理必须是全院员工的绩效考核与管理。

在论述医院绩效就需要对医院战略进行了解才能展开。什么样的医院绩效标准是符合医院战略发展要求的？战略是解决医院什么样的问题？迈克尔·波特认为"应该有一个不同的是为客户经营设计的价值链，如果你的竞争优势是和别人都一样的，那就没有什么价值。战略就是要选择不同的经营做事情的方式。并且在价值链上的各项活动，必须是相互能够加以促进的。"所以在绩效管理战略设计上，需要建立在详尽的行业分析及医院资源分析上。在衡量医院绩效时需要建立在明确的战略规划基础上进行分解。我们认为医院战略管理主要分为战略分析、战略实施和战略控制。在狭义的战略管理中，关键就在于战略分析及设计，在于战略方案的形成，所以战略分析在战略管理中是基础；没有站在确实的战略分析基础上的战略方案是盲目的工程；战略分析应该是基于医院未来发展所需的内外部信息资料的收集、分析、判断，并形成医院的未来发展设想及确实可行的计划；战略分析主要从以下几个方面着手展开：宏观环境分析、医院结构分析、竞争者分析、医院特有资源和能力分析、医院目标顾客的顾客偏好分析。尤其关注在于目标顾客的偏好分析，只有建立在顾客价值创新的基础上才有可能具有良好的竞争性。具体的战略方案需要根据医院原有的战略方案、经营习惯、医院管理者的风险偏好、相关者利益分析、医院战略发展相关性等进行分析、确定。战略实施是将战略方案演变成战略执行，确定医院的使命、愿景、经营理念；确定医院的总体目标与计划；对具体经营模式进行选择，确定绩效考核与管理战略的实施具有重要作用。

医院绩效战略控制中关键就是战略风险控制和战略绩效管理，而我们将战略风险控制和战略绩效管理模块进行了相互的结合，从而创造性解决了战略实施和控制的落实问题，并降低了医院的绩效战略管理风险。战略绩效管理包括：确定医院战略绩效发展方向，重视关键的内部流程，记录的战略绩效目标进程，衡量评价结果等。

设计绩效管理体系的时候，有些高层管理人员虽然很重视，但是由于本身对绩效管理体系并不是很了解，所以并不能真正从绩效管理体系的角度来考虑如何实现医院的绩效战略管理。有些人力资源部人员虽然了解绩效管理体系的设计，但是并不一定能站在高层管理者的角度来考虑应该如何设计绩

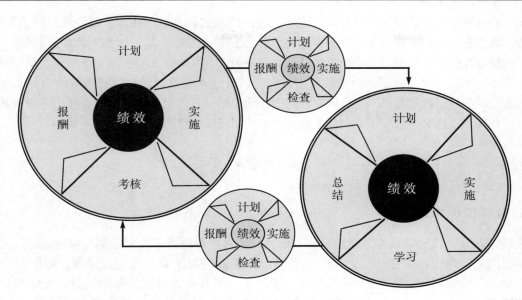

图 4-4 现代医院绩效战略管理循环及其环节

效管理体系；另一方面在绩效管理体系设计的时候，业务部门的参与并不是很多，他们认为绩效管理是人力资源部门的事情；此外由于人力资源部门对绩效管理体系的建设尚处于摸索阶段，最后导致人力资源部设计出来的绩效管理体系既不能适应医院战略发展的需要，各个绩效考核与管理环节配合不好，又和绩效考核与管理和业务部门以往实行的实际管理情况相差甚远。业务部门的中层管理人员对一线的业务最为熟悉，但是在设计绩效管理体系时往往被人力资源"拒之门外"。正是因为上面的这些原因，才导致国内医院的绩效管理体系出现绩效管理未能与战略结合起来、绩效管理的各个环节配合不好、业务部门不重视绩效考核与管理、绩效管理体系本身不合理的情况是经常的事情。那么，我们如何才能把战略绩效管理工作做得更好。

（1）重视绩效目标分解：绩效管理中关键是战略目标的有效分解和执行。在战略目标的确定时我们已经确定的医院关键成功要素，这时候就可以转化为医院的关键业绩指标（KPI），并将 KPI 指标落实到各个工作中去，这样就有效避免了绩效管理指标和如何有效分解的问题；通过有效分解有效的绩效目标的方法，我们可以比较正确地将指标落实在有限的范围内。医院绩效、科室与个人绩效目标应该按照 PDCA 循环进行（图 4-4）。

（2）重视指标的权重：在绩效指标权重的设计中，绩效考核人员需要对考核指标进行关键性排序，关键性问题主要考虑医院的战略指标重要性和岗位工作要求。同时设计权重时候必须有主要直接部门领导的参与，因为部门领导是其部门业绩的主要负责人，没有其对指标的理解和执行，是无法做好绩效管理的。

（3）重视绩效指标的特殊性：完善的绩效管理机制应能够对不同对象采取个性化的绩效管理方式。我们可以将员工按照在医院、科室、部门中承担的责任不同，或者工作性质进行区别对待，设计分层分类的绩效管理体系。

（4）重视绩效管理中的协调：绩效管理就是管理者和员工双方就目标及如何达到目标而达成共识，并协助员工成功地达到目标的管理方法。它特别强调协调、辅导及员工能力的提高，而且协调应该是贯穿始终的，在不同的阶段协调的重点是有所区别的：在绩效管理计划阶段，主管与员工经过协调就目标和计划达成一致，并确认绩效评价的标准；在辅导阶段，员工就完成绩效目标过程中遇到的问题和障碍向领导求助，作为领导有义务就员工遇到的问题提供技能上的指导或协助员工解决外部资源的障碍。同时，在这一阶段员工还应根据工作条件的变化，经过与领导沟通达成一致后，提出计划变更，并确定新的评价标准；检查阶段，实际上是领导收集评价数据和及时纠偏的过程，员工有责任向领导汇报工作的进展情况，领导则应对于员工完成目标的过程中出现的问题进行及时的纠偏，避免问题的累积和扩大；应用阶段，领导首先应当明确员工有权利得到关于自己工作的正确评价，这种评价对于员工来说就是一种报酬。而领导在向员工反馈时，必须要将这种协调视为双方共同解决问题的一个机会，通过协调员工明白在工作中的不足，并明确下一阶段的努力方向。通过战略绩效管理可以将医院的全体人员动员起来，了解到医院战略目标和自己工作目标存在什么样的关系，自己日常工作中应该优先考虑和执行什么样的任务，从而真正意义上解决了如何让医院和员工共同发展的管理难题。

第五节 绩效管理双赢机制

一、效管理医患双赢

绩效就是双赢：营销学认为，双赢是成双的，对于客户与医院来说，应是客户先赢医院后赢；对于员工与医院之间来说，应是员工先赢医院后赢。双赢强调的是双方的利益兼顾，即所谓的"赢者不全赢，输者不全输"。这是营销中经常用的一种理论。多数人的所谓的双赢就是大家都有好处，至少不会变得更坏。"双赢"模式是中国传统文化中"和合"思想与西方市场竞争理念相结合的产物。在现代医院经营管理中，有人强调"和谐高于一切"，有人提倡"竞争才能生存"，而实践证明，和谐与竞争的统一才是医院经营的最高境界。

现在是多维的共赢世界，也是多维的共同体，双赢就是多维性的利益相关者各得其所。绩效就是双赢，绩效就是多维性双赢。现代医院中，绩效管理要做到：员工赢，患者赢，医院赢，科室赢，供应商赢。有一方不赢，绩效管理就不能持久，就有可能失败。公平就是双赢！绩效双赢模式＝①个人绩效＋②组织绩效＋③自我学习＋④挑战绩效＋⑤绩效行动＋⑥沟通管理＋⑦组织绩效匹配＝个人与组织绩效发展（图4-5）。

绩效考核与管理双赢的经典格言：★ 不能理解就谅解，★ 不能宽容就包容。

事实上，医院诚信的基础就是个人诚信！一个人的动机越高尚，越无私，越不以自我为中心，他就会成长得越快，报酬也越多！绩效考核与报酬的经典语言：你有怎样的品质，就有怎样的意志；你有怎样的意志，就有怎样的行动；你有怎样的行动，就有怎样的绩效报酬。

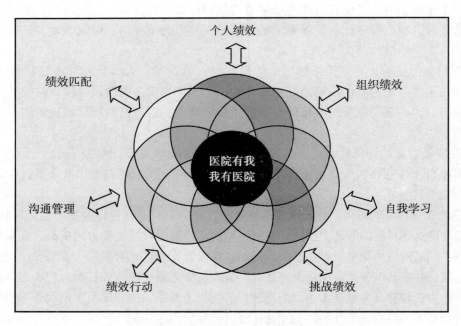

图4-5 现代医院战略绩效管理组织与个人双赢的匹配

二、绩效管理明确问题

（一）绩效战略管理是一个系统工程

指为实现医院发展战略和目标，采用科学的方法，通过对员工个人或群体的行为表现、劳动态度和工作业绩以及综合素质的全面监测、考核、分析和评价，充分调动员工的积极性、主动性和创造性，不断改善员工和组织的行为，提高员工和组织的素质，挖掘其潜力的活动过程。具有激励功能、控制功能、沟通功能、规范功能和发展功能。

（二）绩效战略目标与文化保持一致

医院绩效考核目标与医院文化联系起来，开放的沟通必须贯穿绩效管理全过程（图4-6）。但现实中的很多医院绩效管理普遍存在与医院文化脱节、缺乏畅通的沟通渠道、等同于绩效考核、目标单一化，把绩效考核与管理看成是人力资源管理部门的事情。

（三）绩效战略管理系统四部分组成

绩效目标的确定、绩效辅导、绩效考核、绩效评价反馈机制。建立绩效管理系统的关键人员是员工及其管理者、高层管理者、人力资源管理者。

（四）绩效战略管理不排斥任何有效管理办法

绩效管理系统只有与社会经济变革以及组织变革保持一致时才能真正发挥其应有的作用。自我管理和360°绩效考评法是根据变革产生的绩效管理方法。绩效管理应用计算功能使得人力资源管理活动变得更加容易了。绩效战略管理不排除任何有效的管理办法，恰恰是应用人类所有有用的管理办法，为绩效管理服务，一个目标：追求卓越绩效。

三、绩效管理多元益处

（一）医院的益处

①符合国家政策；②理顺医院分配机制；③激励和调动员工积极性；④真正使授权成为可能；⑤

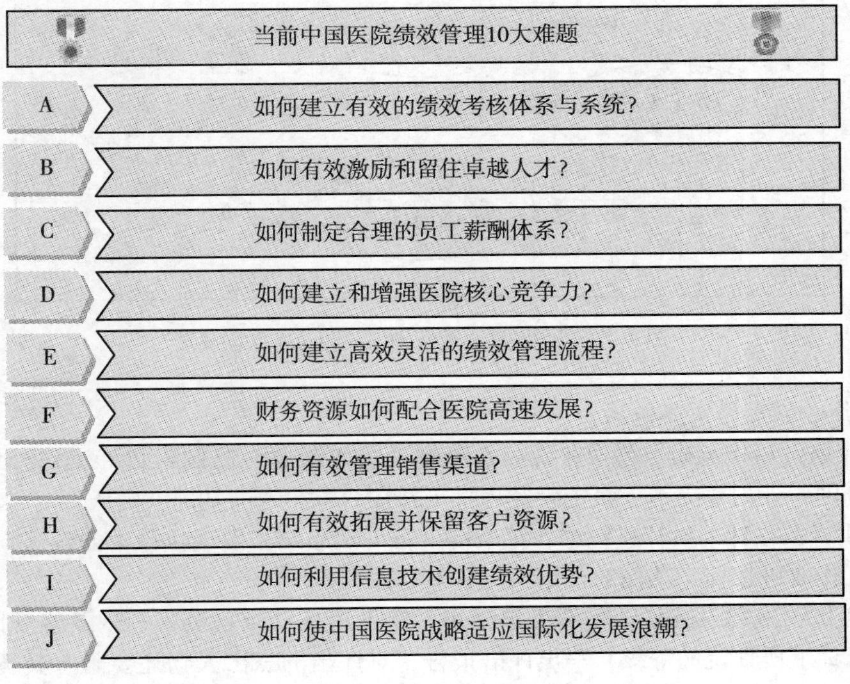

当前中国医院绩效管理10大难题	
A	如何建立有效的绩效考核体系与系统？
B	如何有效激励和留住卓越人才？
C	如何制定合理的员工薪酬体系？
D	如何建立和增强医院核心竞争力？
E	如何建立高效灵活的绩效管理流程？
F	财务资源如何配合医院高速发展？
G	如何有效管理销售渠道？
H	如何有效拓展并保留客户资源？
I	如何利用信息技术创建绩效优势？
J	如何使中国医院战略适应国际化发展浪潮？

图4-6　当前中国医院绩效管理10大难题

保证医院的健康发展；⑥真正发挥以科室为组织团队作用。

（二）科室的益处

①科室主任拥有充分绩效管理谋划和控制经历；②增加了科室主任的团队意识；③分配透明、公平、消除了中层干部的分配不公的疑虑；④由于分配收入合理透明，增加了科室主任钻研业务和提高技术的积极性。医生和护士好处：①体现多劳多得的原则；②上下左右沟通和谐、干的踏实；③自己的业绩明确，省却了分配不明造成的不满情绪；④收入最透明。

（三）患者的益处

①享受到医院医患关系的和谐氛围；②能够得到更好的技术和服务；③员工的收入透明也是对患者的一个良好的安慰；④消费更加合理。

（四）员工的益处

①体现优劳优得的原则；②上下左右沟通和谐、工作踏实；③自己的业绩明确，省却了分配不明造成的不满情绪；④绩效更好，报酬更多。

绩效管理中的医院所得的益处、科室益处、患者益处、个人益处，有利益解决医院当前绩效考核与管理中的问题。

为了更好地了解绩效管理的益处，我们可以看看美国 GE 的绩效管理。美国 GE 是绩效管理的典型代表。GE 的绩效管理，走过的是一条从"星星之火"到"成功秘笈"的道路，实质上是不断发掘员工潜力，提高员工个人绩效以带动整个组织绩效，实现企业价值增加的过程。20 世纪 80 年代末 GE 提出"群策群力"（work out）的口号，其宗旨是力图为员工提供广阔的空间，给员工探索创造的机会，让他们承担更重要责任，为他们业绩提高和个人发展营造条件；同时配合有效的经常性、制度性的考核评价体系。这其中蕴含着绩效管理思想的"点点星火"。经过 20 多年的发展，GE 已经形成了自己独特的绩效管理系统，并且在这一系统下，实现了组织绩效和员工绩效的双赢（图 4-7）。

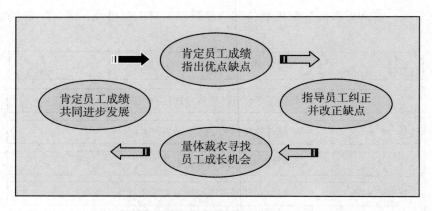

图 4-7　现代医院绩效管理医院与员工共同发展

GE 主要的绩效管理做法还包括：

（1）绩效计划：每年年初，公司各部门总经理及员工都要自己制定目标工作计划，确定工作任务和具体工作制度，计划要提请上级主管经理批审并在双方协商的基础上确认。

（2）绩效执行：在计划执行过程中，每季度进行 1 次小结，发现执行中的误区，经理写出评语，提出下一阶段工作改进目标，从而对计划执行有效监控和指导。

（3）绩效考核：主管人员基于季度考核结果、年度考核结果、员工表现及客观因素，确定员工在医院各考核指标下所评定的等级，写出评语报告，对评出的杰出人物还要附上其贡献和成果报告，并提出对他们的使用建议和发展方向。对等级差的职员也要附有专门报告和使用的建议。

（4）绩效评估：职员的评价报告要经本人复阅签字，然后由上一级经理批准。中层以上领导报告和使用要由上一级人事部门经理和总裁批准。

（5）绩效兑现：根据职员的考核结果确定是否提高工资、晋升职务，发放奖金；并根据职员个人职业生涯计划与企业战略的结合点，给予卓越职员培训机会。

（6）持续改进：年底作总体性考核，先由本人填写总结表，按公司统一考核标准，衡量自己一年来工作完成情况，得出自己的考核等级数，交主管经理评审。分析总结提高。

绩效管理做好是文化与流程"铺垫"。GE 为许多渴望实施绩效管理的企业提供了一个成功样板。从企业绩效管理的角度看，绩效管理的成功首先必须营造一个有利的文化和环境氛围，其次要形成通畅的绩效管理流程。营造"以人为本"的企业文化。在 GE，让员工自己制定计划，自我评估都是"以人为本"的表现，在这样的氛围下，企业管理者能真正地尊重员工，真诚地接受员工建议。其产生的直接效益就是员工能真正地认识到个人职业生涯计划的实现，依托于组织的发展，员工才能真诚地参与到组织的建设中来。这种以人为本的组织文化，为员工个人目标和组织目标的趋同提供了环境基础，使得员工和组织之间的互动有效地推进企业发展，达到了组织与个人共同发展的目的。

（五）医院与员工共同发展

医院内部的沟通是实现员工参与，提高参与效果的渠道。有效的沟通可以消除管理中的阻力，以及由于信息不对称所造成的误解和抵制。同时，沟通可以达到资源的共享，优势互补的功效。沟通贯穿绩效管理的全过程，不仅包括绩效计划、评估标准制定时的沟通，也包括工作实施后评估结果的共识等。

（六）建立高效绩效管理流程

绩效管理的实质是在组织战略框架下，从员工个人绩效计划制定开始，在实施绩效管理过程中，通过管理者的监督与指导，采取有效的绩效改进措施，使得员工业绩提高，发挥创造力；建立科学的绩效考核标准及流程，对员工的日常表现及绩效工作结果进行考评，并将绩效评价结果与员工沟通，取得员工认同之后实施绩效激励与培训计划，使员工带着高昂的工作热情进入下一个绩效管理周期中去（图4-8）。

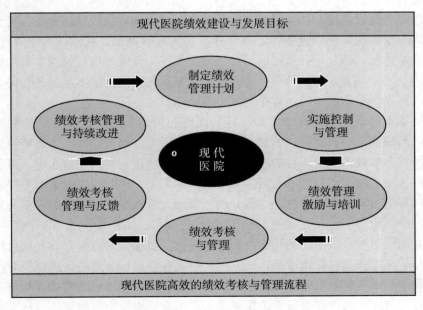

图4-8　现代医院高效的绩效管理流程

(七) 绩效管理的 IT 实现

绩效管理模式和平衡记分卡（BSC）的绩效管理模式，正在被众多企业所利用，成为新一代最先进的管理方法之一。正如日经 BP 新闻社的报道所称："企业绩效管理（EPM）将成为企业级软件的'杀手级应用，给各家企业带来的生意空间巨大"。而据 Gartner 预测，2002 年底，美国只有不到 10% 的企业实施了企业绩效管理，但是到 2009 年，会有 70% 的企业采用这一系统的绩效管理方法。

除以上七点外，绩效管理必须引入竞争。讲团队精神不是不讲究竞争，但竞争又不同于斗争，这样既达到了激励双方的目的，又不会伤了和气。用爱惜的心态批评下属，指出其错误并帮助他改正，这也是一种激励，并且是一种更令人刻骨铭心的激励。合理授权，合理授权是最高的激励方式之一，能帮助下属自我实现。但在授权时应把授权内容书面鉴定清楚，授权后要进行周期性的检查，防止越权。建立起绩效管理体系以后，严格执行绩效考核并在绩效考核过程中掌握一些基本原则，设计出结合医院实际情况的绩效考核指标，并掌握绩效考核的全过程。IT 正在医院绩效管理中发挥巨大作用。

第六节　绩效管理解决问题

绩效管理（performance management）是指具有一定素质的员工围绕职位的应付责任所达到的阶段性结果以及在达到过程中的行为表现，是指管理者与员工之间在目标与如何实现目标上所达成共识的过程，以及增强员工成功地达到目标的管理方法以及促进员工取得优异绩效的管理过程。绩效管理的目的在于提高员工的能力和素质，改进与提高医院绩效水平。

一、绩效考核管理常见问题

①就绩效目标达成共识以及达成目标的辅导问题；②绩效管理不是简单的任务管理，它特别强调和员工能力的提高；③绩效考核与管理的评价问题，而且重视达成目标的过程；④绩效考核必须公开、公正、公平以及报酬问题；⑤绩效管理中的流程问题；⑥绩效指标的形式与内容问题；⑦绩效考核中的适用对象问题；⑧全面绩效考核的管理问题。

绩效管理所涵盖的内容问题很多，它所要解决的问题除以上内容外还包括：如何确定有效的绩效目标？如何使绩效目标在管理者与员工之间达成共识？如何引导员工朝着正确的绩效目标发展？如何对实现绩效目标的过程进行监控？如何对实现的业绩进行评价和对绩效目标业绩进行改进？绩效管理中的绩效和很多人通常所理解的"业绩"不太一样。在绩效管理中，我们认为绩效首先是一种结果，即做了什么；其次是过程，即是用什么样的行为做的；第三是绩效考核与管理本身的价值。因此绩效考核只是绩效管理的一个环节。绩效管理是通过管理者与员工之间持续不断地进行的业务管理循环过程，实现业绩的改进，所采用的手段为多个 PDCA 的循环。

绩效管理的侧重点体现在以下几个方面：计划式而非判断式。既着重效果又重视过程的现代管理，寻求对问题的解决而非寻找错处，体现在结果与行为两个方面而非单纯人力资源管理的问题，是推动性的而非威胁性，绩效管理根本目的在于绩效的改进，改进与提高绩效水平，绩效改进的目标列入下期绩效计划中，绩效改进需管理者与员工双方的共同努力，绩效改进的关键是提高员工的能力与素质，绩效管理循环的过程是绩效改进的过程，绩效管理过程也是员工能力与素质开发的过程。

绩效目标计划的讨论与制定。在确定 SMART 目标计划后，组织员工进行讨论，推动员工对目标达到一致认同，并阐明每个员工应达到什么目标与如何达到目标，共同树立具有挑战性又可实现的绩效目标，管理者与员工之间的良好沟通是达成共识、明确各自目标分解的前提，同时也是有效辅导绩效管理的基础。确定与制定绩效目标计划的结果。通过目标计划会议达到管理者与员工双方沟通明确并接受，在管理者与员工之间建立有效的工作关系，员工意见得到听取和支持，从而确定监控的时间点和方式。在绩效计划中解决问题，在绩效讨论中解决问题，在绩效考核与管理中解决问题，在绩效考核与评价中解决问题，在绩效考核后的绩效工资兑现中问题。

二、绩效管理中的辅导问题

在确定了阶段性的 SMART 目标和通过会议明确了各自的目标之后，作为绩效管理者的工作重点就是在各自绩效目标实现过程中进行对员工的辅导。辅导的方式有两种：一是会议式，指通过正式的会议实施绩效工作辅导过程；二是非正式，指通过各种非正式渠道和方法实施对员工的绩效辅导。对员工实现各自目标和业绩的辅导应为管理者的日常工作，在辅导过程中既要对员工的成绩认可，又要对员工实现的目标进行帮助和支持。帮助和引导员工达到所需实现的绩效目标并且提供完成绩效的支援，同时根据现实情况双方及时修正目标，朝着实现的绩效目标发展。这也是对怎样实现绩效目标（行为目标）过程进行了解和监控。需要强调指出的是，良好的沟通是有效辅导的基础。对于员工的参与，要求员工能够做到，描述自己所要达到的目标（或实现的业绩），对自己实现的目标进行评估。有效的辅导应该是，随着目标的实现过程，辅导沟通是连续的；不仅限于在一些正式的会议上，强调非正式沟通的重要性；明确并加强对实现目标的期望值；激励员工，对员工施加推动力（推动力是指一种连续的需求或通常没有意识到的关注）；从员工获得反馈并直接参与；针对结果目标和行为目标。

绩效考核与管理必须有现代管理理念：在医院、科室绩效管理中，员工在工作中的缺陷、差错与领导有直接责任。员工的无能是领导的无能，员工完不成绩效任务和目标，是领导的责任，是领导在绩效执行过程中没有及时指导或辅导员工的结果。以往的观念是，员工完不成任务是员工自己的责任，与领导关系不大，这是传统的管理理念。这正像获取奥运会冠军一样，运动员获得的冠军正是教练辅导的结果；运动员得不到奖牌，是教练辅导的不好；好的教练才能有好运动员，不好的教练不能辅导出奥运冠军。

三、绩效管理中的评价问题

在阶段性工作结束时，对阶段性业绩进行评价，以便能公正地、客观地反映阶段性的工作业绩，目的在于对以目标计划为标准的业绩实现的程度进行及时跟踪、总结，进行业绩的评定，不断总结经验，促进下一阶段业绩的改进与完成。通过实际实现的业绩与目标业绩的比较，明确描述并总结业绩的发展表现情况。在对阶段性业绩评价之前，要进行信息收集，尤其是对实现目标过程的信息收集，在沟通和综合员工与管理者双方所掌握的资料后，通过会议的形式进行阶段性业绩的评价，包括对实际业绩与预期业绩的比较、管理者的反馈、支持与激励、业绩改进建议、本阶段总结、确定下阶段的计划等。在评价过程中需要管理者具备较好的交流与沟通技能。

一般绩效评价的内容和程序包括以下几个方面：定量评价，量度绩效工作的完成情况；定性评价，评价的标准的执行原则、方法和满意度等；反馈，绩效信息的反馈形式和方法，特别是工作中的不足与缺陷；绩效信息的完整性，过去的表现与业绩目标的差距，需要进行业绩改进的地方，绩效信息的真伪程度，评价是否按照绩效标准进行评价；绩效标准与分值的权重，实质就是绩效标准中的各类项目的先后、重要程度，绩效标准的权重是现代医院绩效考核与管理成功与否的关键因素之一。

四、绩效考核员工报酬问题

实行绩效考核与管理，关键要进行考核后的报酬兑现，这是每一个人关心的问题。个人绩效回报形式包括：基本工资、绩效工资、奖金、股权、福利、培训、晋升机会、精神奖励等。确定合理的具有以实现和激励为导向的业绩报酬方面，医院目前以通过与绩效管理相结合的方式构建职位职能工资制度来实现。通过员工岗位的设定，考核工作业绩，评定职位的输出业绩，对关键的业绩进行考核，综合工作能力、工作态度等方面，并将它们与报酬相结合。为什么要在现代医院实施绩效考核与管理？实施绩效考核与管理，从某种意义上说，是医院对自己目前现状做出的反思与展望。医院喜欢把更多的时间花在目前正在进行的工作，却很少花时间对过去做出反思，很少去总结过去的成败得失，而是一门心思地往前走,生怕因为总结过去而耽误了工作,耽误了医院发展。以前的观念是"别老坐在这里了,赶快去干活吧",而现在人们更多是提倡"别忙着干,先坐下来想一想再干"。看来想一想后再干更符合时代要求,因为它告诫人们在做一件事情的时候不要忙乱,而是要想好了再做,这样才能保证始终在做正确的事情,而不仅仅是把事情做正确。

要做好绩效考核与管理这个工作,也算是对医院过去一段时间进行了一个系统的总结,将总结的结果形成一个系统的报告,便于医院发现问题,及时调整,积蓄力量以便更快更高效的为患者服务,更快地发展。所以,医院应在实施绩效管理之前好好地总结一下管理中存在的问题,应该在进行考核报酬后好好总结一下绩效管理工作的教训与经验,找出问题的症结所在,把它放到绩效计划当中,作为绩效管理的努力方向加以解决。

五、绩效管理中的流程问题

(一) 制订考核计划中的问题

主要是绩效考核的目的和对象不明确,选择考核内容和方法不准确,考核时间不固定。

(二) 绩效考核方案前的调研问题

绩效考核是一项技术性很强的工作。其技术准备主要包括确定考核标准、选择或设计考核方法以及培训考核人员。这些工作做不好,绩效考核与管理就不能按照流程进行。

(三) 选拔考核人员存在问题

在选择考核人员时,应考虑的两方面因素:通过培训,可以使考核人员掌握考核原则,熟悉考核标准,掌握考核方法,克服常见偏差。但是有些医院在选拔绩效考核与管理人员时,没有从绩效考核与管理的角度出发,甚至有些对绩效管理不感兴趣的人员也在进行绩效管理工作。

(四) 收集资料信息存在问题

收集绩效考核与管理信息是绩效管理成功的因素之一。为了把绩效考核与管理工作做好,资料信息收集必须完整、准确、系统、及时,这样才对绩效管理工作有好处。资料信息要建立一套与考核指标体系有关的制度,并采取各种有效的方法来达到。

(五) 绩效考核后分析评价存在问题

确定单项的等级和分值不确切,对同一项目各考核来源的结果综合不完善,对不同项目考核结果的综合不全面。

(六) 考核结果反馈存在问题

员工对考核结果反馈的意义认识不清,考核结果反馈面谈不认真,建立和谐的面谈关系的几个方面掌握不好;提供信息和接受信息不及时,进行反馈的技巧应用不够。

(七) 考核结果运用存在问题

考核结果的运用,也可以说就是进入绩效管理的流程的最后阶段。现在有些医院不重视绩效考核与管理后的应用。绩效标准制定了,绩效进行了,后面的工作进行的不认真,甚至只是发了奖金就万事大吉,这是绩效管理效果不好的主要因素。

六、绩效指标形式内容问题

(一) 关键绩效指标(KPI)问题

关键绩效指标用来衡量某一职位人员工作绩效表现的具体量化指标,是对工作完成效果的最直接衡量方式。关键绩效指标来自于对医院总体战略目标的分解,反映最能有效影响医院价值创造的关键驱动因素。设立关键绩效指标的价值在于:使经营管理者将精力集中在对绩效有最大驱动力的经营行动上，及时诊断服务于技术活动中的问题并采取提高绩效水平的改进措施。KPI 指标并不一定能直接用于或适合所有岗位的人员考核，但因为 KPI 指标能在相当程度上反映组织的经营重点和阶段性方向，所以成为绩效考核的基础。这方面存在的问题有两方面，一是关键绩效指标不能代替主要工作任务，甚至没有把核心指标找出来，影响了绩效考核与管理，这叫核心指标不突出；二是关键绩效指标找出来了，但是其他指标忽视了，这叫绩效指标全面性差。

（二）工作目标与过程设定问题

工作目标与过程由上级领导与员工共同商议确定员工在考核期内应完成的主要工作，并在考核期结束时由上级领导根据所定目标是否实现，为员工绩效打分的绩效管理方式。它是一种对工作职责范围内的一些相对长期性、过程性、辅助性、难以量化的主要工作任务完成情况的考核方法。这方面存在的问题有两方面，一是目标指标太高，甚至经过努力也达不到目标，影响了绩效考核与管理，这叫目标高不可攀，这主要是负责制定目标人员在制定目标前调查不够，指标决定太匆忙；二是绩效指标定得太低，绝大多数科室都能超额完成指标，这样绩效太好，绩效奖金发的太多，往下降奖金成了永远的难事。这是制定指标前没有认真考虑实施绩效管理后大家的能力与潜力有多大造成的。

（三）建立绩效管理条件的问题

建立新的绩效管理系统要求有一些内部和外部条件支持和保证，其中有一些是必不可少的，比如需要从流程和组织结构上界定清楚各职能部门、临床科室、医技科室的岗位的职责、任务等，这对于绩效管理的实施非常重要；必须统一医院上下尤其是各级直线领导对于绩效管理的认识；建立畅顺有效的信息沟通渠道等等。因此，要建立绩效管理体系并希望能行之有效，应当具备一定的前提条件。医院的组织结构、部门设置、业务流程、职位工作职责、工作任务、所施监督、所受监督等，而且必须完善绩效管理目标达到的各种支撑条件，形成系统，绩效考核与管理的效果才好。

（四）绩效指标管理带来的困惑

1. 把绩效考核当作绩效管理　绩效考核是绩效管理的一个重要环节，绩效考核代替不了绩效管理，绩效管理也代替不了绩效考核。有些医院把绩效考核当做绩效管理，认为绩效考核搞完了，绩效管理就到家了，这是错误的认识。有的只是把考核结果作为决定员工的薪酬、奖金和升迁或降职的依据，并没有认识到绩效管理的重要性。管理者认为绩效管理是人力资源部门的事情而管理者没有意识到绩效管理是一个系统，没有认识到绩效目标的实现是医院目标实现的基础，每一个管理者绩效目标的实现是由员工绩效目标的实现来支持的。人力资源部门人员重视不够、特别是内功修炼不够的人力资源部长在组织实施绩效管理时力度跟不上，在传播绩效概念和绩效管理体系的实施上遇到了很大的障碍，处于尴尬的地位。绩效管理流于形式，各级管理者对绩效管理有抵触情绪是由于不能系统地看待绩效管理，不能将绩效考核融合在管理的过程中，只是为管理者提供了简单乏味的绩效考核表，空洞且缺乏说服力，从而绩效考核与管理收不到好的效果。

2. 不能正确地运用绩效管理的策略与方法

（1）明确绩效管理理念，建立合理的绩效利益分配机制：在任何一个医院，绩效考评制度、绩效工资制度以及晋升制度是人力资源管理的三大镇山之宝，它们与每位员工的收益息息相关，理解医院的公益性事业，提高服务水平，建立一套科学系统的绩效考核与管理机制是非常必要的。如果你能让员工感到，在这个医院工作，能获得终身就业能力，能得到尽量全面的能力展示和提升，能得到与付出相对应的合理收益，那么，患者的满意度就会明显提高？在现代医院中，"绩效工资＝现金收入＋各种福利＋培训计划＋晋升机会＋社会地位"等。医院也正是依靠这些制度，合理地"输血、换血"，才得以留住人，留能人，保持永续的活力与动力。这里尤其要提到临床人员的绩效工资与绩效提成的分配。绩效工资与绩效提成的设置不能一成不变，而是应该随着工作量的增加而有所调整，比如，在绩效管理的初期，建议"高底薪＋低提成"，缓解大家对绩效考核的心理压力，一心投入医疗工作中。绩效管理进入成熟期，可考虑"低底薪＋高提成"，激发员工挑战高绩效的信心。

（2）奖罚分明，严肃处理绩效考核中的违规事件和人员：建立《绩效考核与管理奖惩制度》是医院的管理手段之一，它制订的目的在于奖励积极努力、业绩突出的科室与员工。当一切绩效管理手段都使用后，仍然出现绩效考核中谋私违规事件，这时，医院管理人员就该以事实为依据，以《绩效考核与管理奖惩制度》为准绳，把握尺度，严肃处理所发生的事件。

（3）在建立合理的激励机制时需要避免出现以下几种情况：①考核 A 科室，奖励 B 科室的事情发生。即对 A 科室进行严格考核，但把奖励给了实际没被真正考核到的 B 科室。通常投机取巧的科室人员善于做表面工作，而踏实做事的科室人员反而不擅长这些，结果一考核，踏实的科室反而不合格，而投机取巧的科室却合格了，绩效奖励就这样被窃取，这是我们必须注意的事情；②只奖励绩效好者，不鼓励绩效一般者。这样的激励机制将会导致只重视结果，不重视精神和思想，不重视特殊情况的科室员工的进行情绪，对医院文化是一种挫伤，容易让绩效佳者骄傲，而让绩效不佳者更加气馁。

（4）经济和物质上的激励并非全部的激励方式，有多种激励途径可供选择：激励是提高执行力最有效的方法之一，以下几类激励是常用的激励方式。医院员工绩效考核体系应该围绕医院的整体工作计划建立，绩效考核一定不能脱离医疗关键业务。绩效考核围绕战略规划的重点，就是要设计一套适合现代医院发展的关键绩效指标（KPI）。医院绩效考核体系营造一种机会公平的环境，使大家能在同样的平台上展开公平竞争，并且获得公平的回报。实践中这种机会上的平等，必须充分考虑医院各类人员工作性质的差异，确保大家都能从医院的成长中获得价值。在医院绩效考核体系中体现个人与科室的平衡，执行力并不是简单地由个人来达成的，而是由科室来达成的，因此，执行力的强化就必须在个人和科室之间形成一种平衡关系，既不至于因强调个人英雄主义而削弱了科室的力量，又不至于因强调科室而淹没了个人的特性和价值体现。在实际考核中，要做到科室、部门绩效的提高可使本科室、部门员工受益，个人有突出贡献者能够得到区别于普通员工的奖励，这样就能够鼓励更多的员工为医院、科室整体绩效的提高各尽所能。总之，绩效管理需要从建立绩效管理体系、设计科学的绩效管理流程、完善绩效管理制度、合理设立绩效指标、严格执行绩效考核、结合多种形式（物质与非物质）激励员工，定期修正绩效考核制度等方面提高营销执行力，以提升医院绩效，实现医院发展的战略目标。

七、绩效考核适用对象问题

（一）按管理层级职能划分

绩效管理系统的特点之一，是不同的绩效管理对象承担不同的工作职责，应根据其特点对应不同的绩效考核方法。因此界定和建立绩效管理系统，首先要明确绩效管理系统的适用对象。通常医院的绩效管理系统适用于全体员工，包括管理层和普通员工。管理层的特点是，对医院技术与服务结果负有决策责任，并具有较为综合的影响力。对应这样的特点，对管理人员的考核，应采用量化成分较少、约束力较强，独立性较高，以最终结果为导向的绩效评估方式。普通科室员工的特点是，工作基本由上级安排和设定，依赖性较强，工作内容单纯，对医疗服务结果只有单一的、小范围的影响。对应这样的特点，对普通员工的考核，应采用量化成分多、需要上下级随时、充分沟通，主要以工作过程与结果为导向的绩效考核方式。管理层的工作职责又可分为行政管理职责和医疗间接管理职责两大类。行政管理是指直接参与医院、部门、科室的管理活动，作出的决策对医院效益与各项医疗指标有间接影响。医疗间接管理职能是指不直接参与医疗业务活动，但从事诸如各项管理程序的政策制定、监督执行、协调管理及信息沟通等工作，其决策对医院效益与各项一流服务指标有直接影响的职能。行政管理职能与间接管理职能，因其工作的着力点不同，也应在绩效管理系统的设计中针对其不同特点，选择适宜的指标进行考核。因此绩效考核目标的设立应该视考核对象的不同而有所区别，根据咨询经验和实施效果来看，通常原则如下：中基层部门主管：绩效考核目标 = 绩效目标 + 衡量指标 + 改进点；临床科室一般性工作人员：绩效考核目标 = 工作计划 + 衡量指标 + 改进点；后勤性工作人员：

绩效考核目标＝应负责任＋例外工作＋衡量指标；行政性工作人员：绩效考核指标＝工作量＋准确性；应急性工作人员：绩效考核指标＝工作量＋效果＋满意。

（二）按工作岗位特征划分

对每一岗位的工作都可以从稳定性、程序性和独立性3个方面的特征来考察。稳定性是指工作内容和工作环境的稳定程度；程序性是指工作遵循某些规程的程度；独立性是指允许个人在工作完成方面进行自我决策的程度。对某一特定岗位技能、工作经验和个人素质等特征的要求就不同，程序性、稳定性高而独立性低的员工只需要按照特定的规程进行特定的工作，因此只需具备较低的和特别专门化的知识和技能；而高层领导岗位则需要有丰富的知识和经验、创新精神和应变能力以应对变化莫测的市场竞争和错综复杂的内部管理活动。岗位性质的不同，工作特征的差异结果就决定了绩效考核的内容和方法的差异。对临床、医技、护理的工作其程序性、稳定性高而独立性低的岗位的考核，应包含较多可量化的指标，如患者数量、手术例数、检查患者数、临床用药、间接效益、上下班时间、操作的熟练程度、床位周转、患者住院天数、治愈率等；高级管理岗位具有较低的程序性、很高的独立性和非稳定性，其考核内容应侧重于管理人员的能力和素质、顾客满意度、以及医院在医疗市场上的表现等方面；医技科室工作具有一定的程序性、较高的独立性，因此除考核工作量外，还应考核签订的合同数目、设备档案管理、精密仪器正常运行状态度管理、患者满意度等指标。服务态度在考核中是一个非常重要的因素，因为即使再有工作能力，没有良好的工作态度，还是无法实现患者满意与工作业绩的提升。只有在具有良好的工作态度的前提下，工作能力才能够通过内外部环境发挥出来。医务人员的服务态度是实现良好工作业绩的必要条件。能力考核是为了了解员工在哪些方面还有欠缺，哪里需要在今后的培训中加强的，哪些岗位的任职资格需要修改。能力可以从这几个方面着手：常识、专业技能及相关专业知识。技能、技术和技巧是医院医疗工作的3件法宝。工作经验。潜力测评主要是解决员工到底还能干什么，针对员工在现任职务工作中没机会发挥出来的能力评价。适应性评价主要是解决人与工作的关系——人的性格能力能够胜任工作的要求；人与人的关系——人与组织、与周围的人际关系。总之，在引进绩效考核之前首先明确绩效考核的目的，然后在确定绩效考核的内容。这样绩效考核才能针对性强（图4-9）。

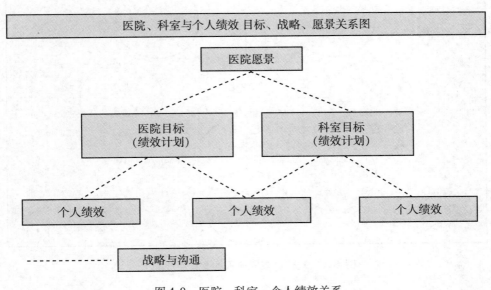

图4-9 医院、科室、个人绩效关系

（三）按不同科室功能划分

我国三级医院一般有科室百十个左右，二级医院有科室50个左右，这些科室专业有别，有的相差很远。不过大致可以分为内科系统、外科系统、医技系统、护理系统、门诊系统、急诊系统、药剂系统、行政系统、职能部门系统、后勤系统、纪检工会系统等。尽管如此,相同系统仍然有较大差别,如同时内科系统小儿科与心内科,无论工作量、用药量、患者出入院量、还是效益都有差别。同是外科系统。眼科、口腔科、耳鼻喉科也与心外科有较大差别。这些情况告诉我们在制定绩效考核与管理标准时要考虑到这些因素和特点。尤其在设定考核指标的权重时要充分考虑到各科室之间的不同情况。当然,无论哪个科室在绩效管理中的表现也要考虑与愿景、战略、目标及科室、个人的绩效关系(图4-9)。

(四)职业化有利于绩效管理

1. **医院的职业化** 什么是医院职业化?医院职业化就是一种工作状态的标准化、规范化、制度化,即在合适的时间、合适的地点,用合适的方式,说合适的话,做合适的事。职业道德、职业意识、职业心态是职业化素养的重要内容。医院职业人应该遵循的职业道德:诚实、正直、守信、忠诚、公平、关心患者、尊重他人、追求卓越、承担责任。这些都是最基本的职业化素养。现代医院无法对员工职业化素养有强制性的约束力,职业化素养更多地体现在员工的自律上,医院只能对所有的员工的职业化素养进行培养和引导,帮助员工在良好的氛围下逐渐形成良好的职业化素养。职业化行为规范更多地体现在遵守行业和医院的行为规范,包含着职业化思想、职业化语言、职业化动作3个方面的内容,各个行业有各个行业的行为规范,每个医院有每个医院的行为规范,一个职业化程度高的员工,他能在进入某个行业的某个医院的较短时间内,严格按照行为规范来要求自己,使自己的思想、语言、动作符合自己的身份。职业化行为规范更多地体现在医德医风方面,而良好的职业道德的来源是长期工作经验的积累形成的。良好职业道德是在医院规章制度要求下通过培训、学习来形成的,当我们进入一家医院,对医院的评判首先就是对医院员工所表现的行为规范的评判。通常,医院通过监督、激励、培训、示范来形成医院统一的员工行为规范(图4-10)。

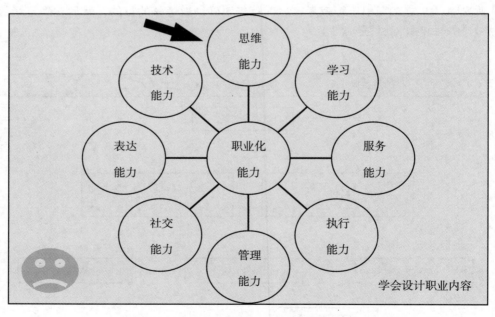

图4-10 现代医院职业人的8种职业能力

2. **医院职业化的内容** 医院职业化技能是医院员工对工作的一种胜任能力,通俗地讲就是你有没有这个能力来担当这个工作任务,职业化技能大致可以包括3个方面的内容:一是职业资质,学历认证是最基础的职业资质,专科、本科、硕士、博士等等,通常就是进入某个行业某个级别的通行证；其次是资格认证，资格认证是对某专业化的职业的一种专业认证，比如医师，就必须拥有医师注册上岗证，才能从事医疗工作；三是你有这个行业的工作能力。必须使员工在知识、技能、观念、思维、态度、心理上符合职业规范和标准。我们把医院职业化系统分为个人职业化、科室专业职业化和管理职业化。在具备职业品德和职业精神的前提下，以职业化的心态和职业化的做事习惯，将职业人的职责中所要求的事情做好，达到职业化的工作效果（图4-10）。

职业化包括职业品德、职业精神、职业素养和职业技能。职业化有特殊的职业标准。

据美国一家人力资源机构调查，美国企业员工中，25%的员工是真正敬业的，50%的员工敬业水平一般，而剩下25%的员工是不敬业的，符合正态分布。只不过中国员工中"一般敬业"和"不敬业"的比例会大很多。美国学者的调查表明：绝大多数人在工作中仅发挥了10%~30%的能力。如果受到充分的职业化素质教育与培训，就能发挥其能力的60%~90%。可以肯定，职业化程度高绩效相对好，职业化程度低绩效相对差。所以，我们在进行绩效考核与管理时，就必须加大培训力度，通过培训来提高员工的职业化素质。

3. 医院职业人员的表现　医院领导最大限度地要不断提高员工能力，使人力资本增值，增加医院竞争力，提高组织绩效，为组织带来利润；提高员工士气，有利于员工队伍的稳定和发展。职业化对于部门（科室）的意义在于减少甚至杜绝部门（科室）之间的扯皮现象。职业化倡导规范管理和职业道德，减少内耗，增加部门（科室）之间的协作意识，提倡大局意识和系统思维，整顿部门（科室）的官僚主义作风，改善部门（科室）内部的人际关系，增加科室对外竞争力，学习力和创新能力，医院求得真正可持续发展，适应新领导。职业化人员不对领导有过高要求，知道自己应该怎么办；医院职业化人员敬业不抱怨；专业不自满，寻找共同和谐点，重视学习与自律，支持领导就是支持自己，职业人应该拥有良好的资质，资质是能力被社会认同的证明。

4. 医院职业人的精神　现代医院应该努力培养职业化人才，使每一位员工具备为客户（患者、居民）提供满意的服务的能力，其行为目标是使客户（患者、居民）感觉到比期望值更高的惊喜和感动服务。现代医院职业化人才精神应该包括，敬业、责任、沟通、专业、创新、协作、学习和规范（图4-11）。

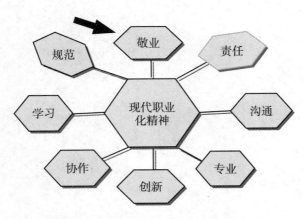

图4-11　现代医院8种职业精神

八、全面绩效考核管理问题

全面绩效管理体系是在引进绩效考核与管理理论的基础上，采用绩效考核与管理的各种方法与手段进行的，如平衡记分卡、目标管理、质量管理、卓越绩效评价准则、六西格玛等手段，综合考虑组织目标、流程、职能等情况建立的整个组织绩效管理循环体系的过程。以此促进医院、科室目标的达成、业务的改善、员工的成长，从而使患者更满意。现代医院绩效考核与管理，就是全面绩效考核与管理。但是目前在医院实施绩效考核与管理，问题不少，有些医院虽说实施的是绩效管理，但实质上还是传统成本管理、奖金分配制度，还是以往的临床科室、职能部门、行政管理、后勤等部门奖金大锅饭。怎样改变这种面貌呢？

（一）全员必须接受绩效管理培训

医院实施绩效工资、绩效考核、绩效管理是国务院 2009 年 9 月 2 日的文件通知，全国事业单位在 2010 年 1 月 1 日起实施绩效工资制。既然是国务院文件通知就是全员性的绩效考核与管理。所以，医院实施绩效考核与管理必须是应用全员性绩效考核与管理的方法。这是一个理念问题，行政、后勤、党、政、工团、纪检等部门、科室必须与医务人员实施同样的绩效考核与管理。医院全员接受绩效管理培训就是当然的事情。

（二）从战略上制定绩效考核标准

医院实施绩效工资、绩效考核与绩效管理，可以分步实施。但是，不能有些部门实施，有些部门不实施；有些人实施，有些人不实施。绩效考核与管理是医院全员的事情，是医院全部门的事情，是医院全过程的事情。这就提醒医院领导，在制定医院绩效工资时就要从绩效战略高度去谋划，从全院的绩效战略高度去设计绩效考核标准，从医院绩效战略高度去实施绩效管理方案，从医院绩效战略高度去评价绩效考核与管理。

（三）透明的绩效考核与管理机制

现代医院绩效管理要进行全员全面绩效考核与管理，必须建立绩效管理的透明机制，这就是，绩效考核制度公开，各科室绩效考核标准公开，绩效考核时间公开，绩效工资公开，绩效奖金公开，绩效考核后的结果运用公开，绩效考核奖励机制公开。这样，每月、每季、半年、全年绩效考核情况一目了然，省却了员工的质疑，绩效管理效果会更好。

第五章　现代医院卓越绩效管理实施

第一节　绩效考核概念定义

一、传统的绩效考核

传统上人们为什么不喜欢绩效考核？甚至有些人"谈考色变"，这是典型的考核综合征，更有个别人考试恐惧症，这是因为绩效考核本身的性质决定了它是一个容易使人焦虑的事情，由于种种原因绩效考核目的不明确，绩效考核组织不好，不能及时兑现承诺，绩效考核结果不理想使得现代医院绩效考核更加难以展开。

现代医院绩效考核必须建立绩效考核体系。包括绩效考核组织、标准、周期、内容、手段、时间、考核者、被考核者、考核结果的应用等。其中，绩效考核标准依据不同的医院规模、性质、专科业务、区域经济、医院整体水平其标准是有区别的；绩效考核周期有定期和不定期，定期分月度、季度、半年度、年度；绩效考核内容有服务数量绩效考核、服务质量绩效考核、顾客满意绩效考核、服务结果绩效考核、领导考核、战略考核、劳力考核、测量与知识考核、过程考核、能力考核、态度考核、关键绩效指标考核、综合绩效结果考核等。绩效考核者有上级考核、跨级考核、同级考核、下级考核、客户考核等；绩效考核者有团队客户和个人客户考核等。

科学家曾做过1个有趣的实验：他们把跳蚤放在桌上，一拍桌子，跳蚤迅即跳起，跳起高度均在其身高的100倍以上，堪称世界上跳得最高的动物！然后在跳蚤头上罩一个玻璃罩，再让它跳；这一次跳蚤碰到了玻璃罩。连续多次后，跳蚤改变了起跳高度以适应环境，每次跳跃总保持在罩顶以下高度。接下来逐渐改变玻璃罩的高度，跳蚤都在碰壁后主动改变自己的高度。最后，玻璃罩接近桌面，这时跳蚤已无法再跳了。科学家于是把玻璃罩打开，再拍桌子，跳蚤仍然不会跳，变成爬蚤了。看了这则小故事，我们不禁要问原本活蹦乱跳的跳蚤怎么啦？跳蚤变成"爬蚤"，并非它已丧失了跳跃的能力，而是由于一次次受挫学乖了，习惯了，麻木了。我们的医院同样存在这样的问题，总是在有意识的为员工设限，来控制和约束员工的行为。

对员工的管理方式上，医院为了最大限度的节约成本，会设置种种条条框框来控制员工的行为。既不鼓励员工创新，也不允许员工犯错误。简单地说，传统的绩效考核思想就是"控制人的思想，禁锢人的灵魂。"在这种思想的引导下，员工只有抱着"不求有功，但求无过"的心态在工作，认为领导搞绩效考核就是为了扣工资，少发奖金。在我们接触的许多医院的领导中，很多领导常常因为员工没有完成工作任务，而不分青红皂白的一律扣发工资或奖金，致使员工意见很大，失去了对绩效考核的兴趣。传统的绩效考核关注的是以事为中心，而忽略了人和机器设备等物是有差别的，人会主动思考，有自己的追求。随着经济的发展，人的潜力发挥的因素越来越引起了管理学界的重视，其中最有代表意义的就是绩效管理，它体现了以人为本的思想。绩效（performance）在英文中意为"履行"、"执行"、"表现"、"行为"、"完成"，在管理学中引申为"成绩"、"成果"、"效益"。美国已应用到政府部门管理中。政府绩效（government performance）指的是运用"绩效"概念衡量而得出的政府活动的效果。美国总审计署对绩效管理下的定义是"绩效管理是一个相互补充的三大环节构成的动态过程，包括确定战略方向、制定年度目标和测度体系、报告绩效水平"。

二、现代的绩效考核

我们说，企事业单位绩效考核是个国际趋势，这是因为绩效考核与管理具有以下特点。

- 绩效考核具有国际性和时代性；
- 绩效考核反映了市场和顾客的需求；
- 国际性是以美国的《卓越绩效准则》为代表；
- 国家性是我国的《卓越绩效评价准则》为代表；
- 行业性是我国卫生部的《医院评价指南（暂行）》为代表；
- 世界 500 强和我国大多数企业都在实行绩效考核与管理；
- 绩效考核标准的科学性、全面性、系统性；
- 绩效考核与管理是以顾客和患者以及医院员工的需求为基础。

绩效考核是一种正式的员工评估制度，是针对医院中每个职工所承担的工作，应用各种科学的定性和定量的方法，对职工行为的实际效果及其对医院的贡献或价值进行考核和评价。是一种周期性回顾与评估员工工作表现的管理系统，是指主管或相关人员对员工的工作做系统的评价。对于绩效考核（performance appraisal）的概念，很多学者都从不同角度进行了定义。美国管理学家斯蒂芬罗宾斯（Stephen P. Robbins）认为，绩效考核是对员工的绩效进行评价以便形成客观公正的人事决策的过程。国内有些学者也对此进行了定义，绩效考核是对员工在一个既定时期内对组织的贡献做出评价的过程；绩效考核是指运用科学的方法和标准对员工完成工作服务数量、服务质量、服务效率、服务满意及员工行为模式等方面的综合评价，从而进行相应的薪酬激励、人事晋升激励或者岗位调整；绩效考核是组织对员工的绩效进行识别、测度和反馈的过程。具体来说，它是利用过去制定的标准来比较工作绩效的记录（即绩效的识别），并对比较的结果进行评价（即绩效的测度），最终将绩效考核的结果反馈给员工的过程。绩效考核是现代医院人力资源管理活动的重要内容，它是由一定的人员对组织或者员工在一个绩效考核周期内所做的工作进行考核并给出反馈和改进方案的过程，其最终目的是为了提高整体的绩效。绩效考核可以包括对"绩""效"两方面的考核。"绩"就是业绩，主要是针对于员工讲的。意思是他们做了多少事，工作量如何，起到了何种效果。这实际上是一个标准化加量化的过程。根据评价结果，他们清楚自己做了什么，做得怎样。"效"即效益，是针对医院来讲的。即指医院获得了多少绩效与利润。绩效考核也可以从绩效的数量和质量两方面进行考核，它是一种重要的管理工具，它与计划、组织、指挥和控制等四种主要管理职能有关，是组织决定奖惩、晋升、培训及解雇的重要依据，更是人事选拔研究中的指标，因而一直备受世界各国管理心理学家的关注，同时也是现代人力资源管理者研究的重点。

绩效考核是医院人事管理的重要内容，更是医院管理强有力的手段之一。业绩考评的目的是通过考核提高每个个体的效率，最终实现医院的目标。在医院中进行业绩考评工作，需要做大量的相关工作。首先，必须对业绩考评的涵义作出科学的解释，使得整个组织有一个统一的认识。绩效考核是现代组织不可或缺的管理工具。它是一种周期性检讨与评估员工工作表现的管理系统，是指主管或相关人员对员工的工作做系统的评价。有效的绩效考核，不仅能确定每位员工对组织的贡献或不足，更可在整体上对人力资源的管理提供决定性的评估资料，从而可以改善组织的反馈功能，提高员工的工作绩效，更可激励士气，也可作为公平合理地酬赏员工的依据。

三、绩效考核的起源

根据考证，中国西周时期的《周礼·大司徒》中记载的乡里教化察举制度和欧美19世纪初建立的公务员制度，是东西方最早见诸于文献的"制度性考核"。但是人类早期的考核不具备通常意义上绩效考核基本形态。绩效考核起源于中国的西周和西方国家文官（公务员）制度达到基本认可。但是具有现代考核意义的是在英国实行的文官制度初期，文官晋级主要凭资历，于是造成工作不分优劣，所有的人一起晋级加薪的局面，结果是冗员充斥，效率低下。1854～1870年，英国文官制度改革，注重表现、看才能的考核制度开始建立。根据这种考核制度，文官实行按年度逐人逐项进行考核的方法，根据考核结果的优劣，实施奖励与升降。考核制度的实行，充分地调动了英国文官的积极性，从而大大提高了政府行政管理的科学性，增强了政府的廉洁与效能。英国文官考核制度的成功实行为其他国家提供了经验和榜样。美国于1887年也正式建立了考核制度。强调文官的任用、加薪和晋级，均以工作考核为依据，论功行赏，称为功绩制。此后，其他国家纷纷借鉴与效仿，形成各种各样的文官考核制度。这种制度有一个共同的特征，即把工作实绩作为考核的最重要的内容，同时对德、能、勤、绩进行全面考察，并根据工作实绩的优劣决定公务员的奖惩和晋升。西方国家文官制度的实践证明，考核是公务员制度的一项重要内容，是提高政府工作效率的中心环节。各级政府机关通过对国家公务员的考核，有利于依法对公务员进行管理，优胜劣汰，有利于人民群众对公务员必要的监督。文官制度的成功实施，使得有些企业开始借鉴这种做法，在企业内部实行绩效考核，试图通过考核对员工的表现和实绩进行实事求是的评价，同时也要了解组织成员的能力和工作适应性等方面的情况，并作为奖惩、培训、辞退、职务任用与升降等实施的基础与依据。

在国际上5项标志性的绩效考核与管理是：①世界三大质量奖的设立，日本戴明奖，美国马尔科姆·鲍德里奇国家质量奖，欧洲质量奖，以及随后的众多国家质量奖的设立，这大大促进了质量管理的发展，为绩效考核与管理的发展打下了坚实的基础；②美国于1987年颁布的《马尔科姆·鲍德里奇国家质量奖》，此奖被称为《卓越绩效准则》（criteria for performance excellence）。美国《卓越绩效准则》被世界90多个国家采纳；三是1993年美国颁布《政府绩效与结果法》，成立国家级绩效评估委员会及全国重塑伙伴关系办公室，副总统科尔担任主任，主抓这项改革。如果政府实施绩效管理，评估政府行为的结果是否符合"四E"原则，即经济（economy）、效率（efficiency）、效益（effectiveness）和公平（equity），是否实现了既定的政府管理目标；④中华人民共和国国家标准GB/T19580-2004《卓越绩效评价准则》于2004年8月正式颁布了。这标志者这种"卓越绩效模式"在我国的实施进入到一个新的阶段；⑤2009年9月2日温家宝召开国务院常务会议研究决定：在公共卫生与基层医疗卫生事业单位和其他事业单位实施绩效工资。2010年全面实施事业单位绩效工资。会议指出，实施绩效工资是事业单位收入分配制度改革的重要内容。在规范津贴补贴的同时实施绩效工资，逐步形成合理的绩效工资水平决定机制、完善的分配激励机制和健全的分配宏观调控机制，对于调动事业单位工作人员积极性，促进社会事业发展、提高公益服务水平，具有重要意义。事业单位实施绩效工资分3步展开。

第一步从2009年1月1日起先在义务教育学校实施。

第二步配合医药卫生体制改革，特别是实行基本药物制度，从2009年10月1日起，在疾病预防控制、健康教育、妇幼保健、精神卫生、应急救治、采供血、卫生监督等专业公共卫生机构和乡镇卫生院、城市社区卫生服务机构等基层医疗卫生事业单位实施。

第三步从2010年1月1日起，在其他事业单位实施。事业单位实施绩效工资的同时，对离退休人员发放生活补贴。会议明确了事业单位实施绩效工资的基本原则。

①实施绩效工资与清理规范津贴补贴相结合，规范事业单位财务管理和收入分配秩序，严肃分配纪律；②以促进提高公益服务水平为导向，建立健全绩效考核制度，搞活事业单位内部分配；③分级分类管理，因地制宜，强化地方和部门职责；④统筹事业单位在职人员与离退休人员的收入分配关系，不断完善绩效工资政策。

会议确定，公共卫生与基层医疗卫生事业单位实施绩效工资所需经费由县级财政保障，省级财政统筹，中央财政对中西部及东部部分财力薄弱地区给予适当补助。其他事业单位实施绩效工资所需经费，按单位类型不同，分别由财政和事业单位负担。会议强调，实施绩效工资涉及广大事业单位工作人员的切身利益，政策性强，工作任务重。各地区、各有关部门要高度重视，周密安排，精心组织，加强指导，妥善处理各方面关系，切实解决好实施中出现的问题，确保绩效工资实施工作平稳进行。

为了在 2010 年全国事业单位全面实施绩效工资，2009 年 9 月 9 日上午，国务院新闻办举行新闻发布会，人力资源和社会保障部部长尹蔚民，副部长胡晓义出席新闻发布会。国务院已决定在全国实施绩效工资制，明确指出：无论什么时候在你这个单位实施绩效工资，它的起点时间都是一致的，义务教育学校从今年 2009 年 1 月 1 日开始，公共卫生、基层医疗卫生单位从今年 2009 年 10 月 1 日开始，其他事业单位一律从 2010 年 1 月 1 日开始，这是起算的时间。

可以说，全世界有一半的国家，有 70% 的人口的国家开始了国家层面的绩效考核与管理。

四、为什么要进行绩效考核

绩效考核（performance appraisal，PA）：绩效考核又称绩效考评、绩效评估或绩效评价，是采用科学的方法，按照预定的标准，考查和审核组织和员工对职务所规定的权力、职责、任务、绩效履行的程度，是以确立其工作绩效一种系统管理的方法，是绩效管理循环中的一个重要环节。绩效考核主要实现 4 个目的：①业绩和结果考评；②价值评价；③明确薪酬；④持续改进。

现代医院绩效考核是对员工岗位的一种全面诠释，是员工胜任、招聘、淘汰、晋升、提职、增加薪酬、保留岗位、降职的最基本依据。绩效考核的好坏直接影响着整个医院绩效系统的运转质量。员工绩效考核效果不好，会有以下几种情况发生。

★ 医院员工绩效考核的质量不高，无法招到合适的任职人员；

★ 医院员工绩效考核的质量不高，无法淘汰不胜任的在职人员；

★ 医院员工绩效考核的质量不高，无法进行岗位胜任能力的考核；

★ 医院员工绩效考核的质量不高，无法真实全面地反映岗位工作内容和职责；

★ 医院员工绩效考核的质量不高，无法据此做出公正的岗位评价、确定岗位价值；

★ 医院员工绩效考核的质量不高，无法保证对评价岗位做出"撤销岗位"、"合并岗位"、"转移岗位"、"整合岗位"、"调整岗位"、"充实岗位"等有效性的决定。

要确定绩效考核的内容，首先要搞清楚一个问题，那就是医院为什么要进行考核，如果这个问题要搞不清楚，绩效考核也无从谈起。我们认为，进行绩效考核主要目的有以下 8 种：①评价医院、科室和个人的服务数量及服务质量；②了解患者和员工的满意程度；③促进医院综合绩效效益。这是每一个医院所追求的，也是绩效考核的根本目的之一；④决定员工的报酬。从泰勒的科学管理诞生到现在，已经有几十年的历史了，但是直到现在，我们在很多医院中仍经常听到分配不公的抱怨声，这也是绩效考核所要解决的重要问题之一；⑤评价员工的能力与潜力。看看员工的工作能力是否能够胜任该岗位，还有多大潜力可以发掘；⑥评价员工的工作态度。有能力，但没有很好的工作态度，也无法产生很好效益；⑦为未来的培训提供依据。找出员工的不足，在未来的培训中有针对性地进行培训；⑧医院和员工持续改进的需要。随着环境的变化，不断的修正职位说明书、任职资格，为未来的招聘、人事管理等准备资料、打下基础。这样，绩效考核的内容基本上可以从业绩、报酬、潜力、态度、持续改进等方面入手进行。

（一）现代医院绩效考核必须明确几个问题

①绩效考核是一种行为导向，一种控制方法，更是一种激励措施。绩效考核在人力资源管理中处于核心地位，人力资源管理的其他方面几乎都和绩效考核有关；②绩效的 3 个主要特征：多因性、多维性与动态性；③绩效考核的内容多种多样，一般来说，员工的绩效考核指标大致可以分为服务数量绩效考核类指标、服务质量绩效考核类指标、顾客满意绩效考核类指标、服务效果绩效考核类指标等几个方面；④绩效考核标准是对员工绩效的数量和质量进行监测的准则。绩效考核的标准由 3 个要素组成：标准的强度和频率、标号、标度；⑤绩效考核的基本原则主要包括：客观原则，明确、公开化原则，科学、简便的原则，注重实绩的原则，差别原则，多方位考核原则，及时反馈原则，阶段性和连续性相结合的原则，保证信度与效度的原则；⑥绩效考核是一项比较严谨的工作，需要符合一定的原则。建立科学合理的指标体系要遵循 SMART 原则；⑦绩效考核的组织与实施一般包括四个阶段：

准备阶段，建立绩效考核计划，确定考核的目标、内容，制定考核标准，设计考核所用的表格。实施阶段，考核结果分析、评定阶段，将考核结果反馈员工。考核结果的运用阶段；⑧为了将考核工作搞好，注意选择合格的考核方法和考核者，并对考核者进行培训；⑨绩效考核时要注意，晕轮效应，平均倾向，宽严倾向，近因效应，首因效应，成见效应，对照误差，自我对比误差，压力误差，绩效考核指标理解误差。绩效的影响因素难于消除，考核的公平是相对的；⑩为了减少绩效考核中的偏差，提高绩效考核过程和结果的正确性，我们可以采取的应对措施有：制定明晰、客观的考核标准，运用正确的考核方法，选择合适的考核人员和考核时间，培训考核者和被考核者，公开考核过程、规则和考核结果，并设置考核申诉程序，做好反馈和总结工作；⑪绩效考核知识与技巧是管理者必须具备的能力。很多医院的管理者以为绩效考核是人力资源部门的事情，跟下面的部门、科室无关，其实并非如此。绩效考核不单是人力资源部的事情，是每一个管理者必备的能力，所有的部门、科室领导，甚至员工都应该掌握绩效考核的内容和方法；⑫考核是医院业绩管理的一个重要环节。我们经常听到这样几个概念：业绩管理、岗位责任制、目标管理、辅导员工和绩效考核，但是到底这5个概念之间是什么关系？很多人以为这是在讲同一件事情，其实这5个概念完全不一样，而且这里面涵盖了结果管理和过程管理两种不同的管理方式。绩效目标管理就是业绩计划和业绩设定，员工指导是指业绩反馈和业绩指导，绩效考核是指业绩评价和业绩报偿。绩效目标管理、员工指导、绩效考核这3个合在一起，我们称为业绩管理，这3个不同的概念也就是业绩管理当中的3个循环。而岗位责任制指的是绩效目标管理跟绩效考核这两个合在一起；⑬对员工的业绩要进行制度性的评价，以助于其改进工作；⑭定期考核。通过定期的考核，为管理者提供与下属进行深度沟通的机会，来促进相互理解和信任，关注下属的发展。有些医院做业绩考核是1个月1次，有些是1个季度1次，还有些是半年1次，除此之外都要做年终考核。一般来讲，量化程度比较高的部门或科室，比如临床科室、医技科室、职能部门，我们建议一个月考核一次。如果量化程度比较低的科室，如偏重于医疗研发的单位、实验室等，那么我们认为每季、半年或年度考核一次更适合。不管是1个月考核1次、1个季度考核1次、还是半年考核1次，每一位领导在绩效考核时，一定要做绩效面谈。绩效面谈是维系管理者跟员工之间关系的一个非常好的手段；⑮绩效考核就是以人为本。有助于管理者进行系统性的思考，如工作职责、工作目标、如何评价、如何激励员工发展等等一系列内容。现在我们的管理者更多关注于事实，管理者应该是人和事都要关注。作为一个管理者来讲，你应至少有70%的时间来关注人，而不是事情。职位越高，权力越大，这个比重应越大，事情则应该由下面的人去关注；⑯考核可以为员工提高业绩水平提供帮助。医院宗旨和使命决定了医院战略和组织发展，战略和组织发展决定部门、科室的宗旨和定位。部门、科室的宗旨定位决定我们每一个人的职责定位。由此引出，医院的宗旨和使命决定了医院的年度目标，医院的年度目标决定了每个部门、科室的年度目标，部门、科室年度目标决定部门、科室重点工作，而部门、科室的重点工作分解到个人就是我们每个人的年度目标。职位说明和个人年度目标两者加起来就是我们的关键业绩。而关键业绩是要由领导层，就是各级领导辅导支持取得的。医院招聘、薪酬、培训、业绩管理、后备干部储备等等这些人力资源功能都是支撑绩效考核取得优异业绩单位，而不是实施单位。员工绩效取得在很大程度上，取决于人力资源的组织发展与队伍建设，我们的人事信息和各科室的管理系统。岗位责任制关注的是关键业绩，关键业绩来源于我们职责的定位，来源于我们个人年度考核，所以岗位责任除了科室绩效外，更多考核个人，而不是对部门、科室进行考核。

服务态度在考核中是一个非常重要的因素，因为即使再有工作能力，没有良好的工作态度，还是无法实现工作业绩。只有在具有良好的工作态度的前提下，工作能力才能够通过内外部环境发挥出来。工作态度是实现良好工作业绩的必要条件。能力考核是为了了解员工在哪些方面还有欠缺，哪里需要在今后的培训中加强的，哪些岗位的任职资格需要修改。员工能力可以从这几个方面入手：服务理念；常识、专业及相关专业知识；技能、技术和技巧；患者满意度；工作经验。

（二）现代医院绩效考核的多元化赢的形式

现代医院实施绩效考核与管理，究竟有什么好处。绩效考核与管理对医院、科室和员工及患者的好处依次是：

1. 医院的好处　①符合国家政策；②理顺医院分配机制；③激励和调动员工积极性；④真正使科室主任具有经营和管理的领导权；⑤保证医院的健康发展；⑥真正发挥以科室为单位团队作用。

2. 科室的好处　①科室主任拥有充分绩效管理谋划和控制经历；②增加了科室主任的团队意识；③分配透明公平消除了中层干部的分配不公疑虑；④由于分配收入合理透明，增加了科室主任钻研业务和提高技术的积极性。

3. 医务人员好处　①体现多劳多得的原则；②上下左右沟通和谐、干的踏实；③自己的业绩明确，省却了分配不明造成的不满情绪；④心情、收入最坦实。

4. 患者的好处　①享受到医院医患关系和谐氛围；②能够得到更好的技术和服务；③员工的收入透明也是对患者的一个良好的安慰；④消费更加合理，兼顾患者利益。

五、绩效考核者的心理作用

在绩效考核的过程中，某医院采用的考核方法太过于主观，考核标准没有很好量化，因此，在绩效考核的过程中由于考核者的心理作用的影响，绩效考核的结果存在不公正、有偏差，虽然大部分考核者都认为他们在评价员工绩效时做得十分公正，但在实践中时常存在以下几种偏差：①晕轮效应（halo effect）。所谓晕轮效应是指考核者往往根据自己对员工的基本印象进行评价，而不是把他们的工作表现与客观工作标准进行评价。对下属某一绩效要素的评价较高，会导致对此人所有的其他要素也评价较高，尤其是当评价对象与主管人员的关系特别友好时，这种现象较易发生。晕轮效应会导致过高考核或过低考核。例如，某员工平时不拘小节、上班经常迟到，考核人就会对他产生极不负责的强烈印象。其实，该员工在工作中创造力很强，工作实际成效非常高；②感情效应（emotion effect）。人是有感情的，而且不可避免地把感情带入他所从事的任何一种活动中，绩效考核也不例外。考核人可能随着他对被考核人的感情好坏程度自觉地对被考核人的绩效考核偏高或偏低。为了避免感情效应造成被考核人绩效考核的误差，考核人一定要克服绩效考核中的个人情感因素，努力站在客观的立场上，力求客观、公正；③居中趋势（central tendency）。有些部门、科室领导人员不愿意将员工评得太坏或太好，不管其实际表现的差异，就将大部分的员工都评定为中等。这种过于集中评价的评价结果会使工作绩效评价变得扭曲，它对于医院、部门、科室做出晋升、工资方面的决定作用不大，这样的绩效考核结果既不公正，又挫伤员工的积极性。这是典型的"老好人现象"；④错觉归类（faulty category）。一般说来，人们对近期发生的事情印象比较深刻，而对远期发生的事情印象比较淡薄。在绩效考核时往往会出现这样的情况，对被考核者某一阶段的工作绩效进行考核时，往往只注重近期的表现和成绩，以近期印象来代替被考核人在整个考核期间的绩效表现情况，因而造成考核误差。有的被考核人往往会利用这种近因误差效应。如在1年中的年前工作马马虎虎，等到最后的几个月才开始表现较好，照样能够得到好的评价；⑤偏松或偏紧倾向（strictness/leniency）。如果组织没有对绩效考核设定分配比例限制，有些科室领导会为了避免关系冲突，而给大部分的部属高于实际表现的考核这种现象就叫偏松倾向。偏紧倾向与偏松倾向相反，有些开始领导给部属比实际表现更低的考核，这可能是因为部门、科室领导不了解外在环境对员工绩效表现的限制，或是他自己的绩效考核结果偏低而产生自卑感所致；⑥个人偏见（bias）。考核者很容易因为员工在某项工作上的表现很突出，就在其他的工作或行为考核上，给予较高的评分。相对的，如果员工在某项工作上表现不佳，也可能影响考核者在绩效考核时全面给予较低的结果。在一个医院里，当医院要提拔某一个部门或者科室领导时，也会倾向于选拔男性员工，认为他们往往有较强的沟通能力，办事果干、有魄力，认为女性员工做事细致但没有大局观，只能为高层领导做配角，他们忽视了视察员工本身。事实上，某位女性员工可能比男性的候选人更能言善辩，善于融合和协调各种关系，但由于某些领导人的偏见，使她错失了这样职位；⑦近行为（recentness）认识。按照行为科学的解释，人的行为往往是目标导向的。以加薪为例，员工在加薪前对加薪的需求较强烈，工作会比较努力；一旦加薪后，工作努力的程度自然就会下降，这是相当正常的行为。领导人员如果不能体察这种变化，可能就会认为员工以前表现不好，但最近这两个月表现不错，所以绩效给他高一点，这样就产生了最近行为偏差的评价。

第二节　绩效考核重要因素

绩效考核（performance appraisal，PA）是采用科学的方法，按照预定的标准，考查和审核组织和员工对职务所规定的职责、任务履行的程度，以确立其工作绩效的一种系统管理方法，是绩效管理循环中的一个环节。美国《财富》杂志的统计表明，只有不到10%的战略得到了有效的实施，在这种情况下，企业绩效管理越来越受到企业的关注。著名的研究机构Gartner认为，想要超过竞争对手的企业应该掌握企业绩效管理，并且应该立即行动，将企业绩效管理作为企业的战略目标迅速建立起来。要重视绩效考核，应该做到。

- 了解医院、科室和个人的业绩；
- 分解目标的制订、有利实施医院总体目标；
- 医院目标的及时、绩效辅导和跟踪；
- 医院内外专业绩效比较；
- 绩效考核有利制定下年度目标和指标；
- 绩效考核能为个人奖励、晋升、晋职、提升福利待遇提供依据；
- 绩效考核能够保持医院可持续发展。

一、绩效考核的目的

要开展医院绩效考核工作，首要回答的问题就是为什么要开展绩效考核工作，这个问题不加以明确，势必使绩效考核陷于盲目。医院要开展绩效考核工作，核心问题是使医院的战略绩效目标得以顺利实现。要实现战略目标，人是其中最关键的因素。如何使人力资源发挥最大效能，调动人的积极性，使医院各级管理人员都有使命感，进而发挥创造力，使医院具有运行活力，进而对人力资源进行整合，使优者得其位，劣者有压力。形成一个多劳多得，优劳优得的薪酬体系和局面，并形成向上动力，使医院目标在优化的人力资源作用下得以顺利实现等问题，正是绩效考核所要解决的最本质的问题。

医院绩效考核的主要目的，以服务满意目标为牵引，以综合绩效为推动力；依托于现代管理理念，进一步完善现代医院管理机制；公正评估科室、部门和员工绩效，为人事决策提供重要依据；建立共赢局面，帮助医院、部门、科室和员工自我发展。现代医院绩效考核的目的不仅仅是为了奖惩，奖惩只不过是强化考核功能的手段；考核的目的不仅仅是为了调整员工的待遇，调整待遇是对员工价值的不断开发的再确认；考核的根本目的是为了不断提高员工的职业能力和改进工作绩效，提高员工在工作执行中的主动性和有效性。因此考核要确认员工以往的工作为什么是有效的或无效的；确认应如何对以往的各种方法加以改善以提高绩效；确认员工工作执行的能力和行为存在哪些不足以便改善；确认如何改善员工的能力和行为；确认管理者和管理方法的有效性；确认和选择更为有效的管理方式和方法。考核不仅仅是针对员工的，而更重要的是针对管理者的，因为考核是直线管理者不可推卸的责任，因为员工的绩效就是他自己的绩效；考核不仅体现了管理者对员工、自身和组织的负责精神，而且反映了管理者自己工作态度。因此各级管理者要作为业绩改善和提高的有效推动者，而不仅仅是员工业绩和能力的评定者。

考核的目的总结是，通过正确的指导，强化下属已有的正确行为和克服在考核中发现的低效率行为，不断提高员工的工作执行能力和工作绩效；晋升、工资、奖金分配、人事调整等人力资源管理活动提供可靠的决策依据；强化管理者的责任意识，不断提高他们的管理艺术和管理技巧，提高组织的管理绩效；通过对考核结果的合理运用，营造一个激励员工奋发向上的积极心理环境；为雇员的职业生涯发展提供切实的基础和公平的机会，使他们始终保持不断受雇的能力。

二、绩效考核与人的因素

绩效考核是一种行为导向，一种控制方法，也是一种激励措施。绩效考核在人力资源管理中处于核心地位，人力资源管理的其他方面几乎都和绩效考核有关。绩效考核主要服务于管理和发展两个方面，目的是增强医院的运行效率、提高员工的职业技能、推动医院的良性发展，最终使医院和员工共同受益。另外，绩效考核是与医院的战略目标相连的，它的有效实施将有利于把员工的行为统一到医院战略目标上来。整个绩效考核体系的有效性还对医院整合人力资源、协调控制员工关系具有重要意义。不准确或不符合实际的绩效考核标准不会起到积极的激励效果，反而会给组织人力资源管理带来重重障碍，使员工关系紧张、团队精神遭到损害。因此，不论是管理者还是员工，都应看到绩效考核的意义所在。在绩效考核期结束时，依据预先制定好的计划，管理者对下属的绩效目标完成情况进行反馈。绩效考核的依据就是在绩效考核期开始时，双方达成一致意见的关键绩效指标。同时，在绩效实施与管理过程中，所收集到的能够说明被考评者绩效的数据和事实，可以作为判断被考评者是否达到关键绩效指标要求的依据。对于任何一个医院来说，医院的绩效是我们关注的核心，医院绩效的最大化是我们追求的目标，而医院绩效是依靠许多个体的工作绩效来实现的。

一个医院的成功或失败，业绩增长或下降，除了不可抗拒的因素之外，人是决定性的因素，事在人为。人的积极性如何调动？是每位医院领导最关心的问题，而绩效考核正是与人的积极性关系最密切的工作。医院制定的业绩考核标准是否合理，管理层对绩效考核实施、控制是否公平、准确，会直接影响到临床一线人员的积极性；而临床人员的积极性和表现，又会对医院的绩效产生直接而又重大的影响。所以医院的决策者、管理者必须把握好绩效考核互动性的特征，运用理性的科学方法，进行绩效考核与管理。

绩效考核的结果一般是通过绩效奖金多少来体现的，最好是将激励与绩效考核结果结合使用。虽然通过了综合绩效考评，又通过绩效考核事后评估调整，既可以激励工作热情，又可以避免一些不合理的偶然因素，尽量体现多劳多得、优劳优得的精神。尽管如此，还会有一些劳苦功高，有才华的人，虽然付出了很多劳动，但是因特殊原因，使之付出与回报不成正比，从而有失公正影响了工作积极性。除工作绩效外，如果在绩效奖金之外再设一些其他奖励项目，成为绩效奖励的互补方法，会更能照顾到实际工作结果的各种情况。

为什么有些医院绩效考核会流于形式呢？是因为医院很多的事情都做得不到位，导致一开始大家很新鲜，员工觉得我有发展前途，但是员工越干越失望，领导越做越没有把握，结果员工不愿意做了，领导也不愿意被人力资源部来考核。我们很多医院都遇到了这样的瓶颈。业绩考核能否成功更多的是取决于你的实施能力。为什么联想做业绩考核做得不错？海尔做业绩考核做得很好？因为他们有很强的执行力，这才是关键所在。为什么有些医院绩效考核实施不下去，为什么流于形式？关键不在于技巧，不是那几张表格，而在于你这个医院实施力度到底有多强。这是最本质的问题。一直以来，工作绩效是组织心理学领域中研究的重要内容，特别是近些年来，有关工作绩效的预测研究成为研究人员关注的热点问题。研究人员总是希望能够了解有哪些因素影响着个体的工作绩效，这些因素与工作绩效之间的作用机制又是如何。以往研究认为，影响员工工作绩效因素主要有两个方面：员工个体内在的特质和外在的工作环境。其中，对员工内在的特质研究较多，主要集中在人格、能力等方面；对外在环境因素的影响研究较少，主要是对可能影响人格、能力等预测因子与工作绩效作用关系的一些中介变量进行了探讨（图5-1）。

人格与工作绩效。人格与工作绩效的研究是20世纪工业组织心理学研究最重要的主题之一。一般来说，研究可以分为两个阶段。第一个阶段是20世纪初～20世纪80年代中期。这个时期研究人员

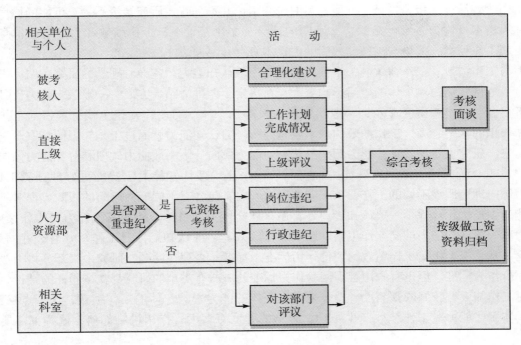

图 5-1　医院绩效考核关系图

主要集中研究各种不同的人格量表与工作绩效的关系，并且得出总体结论是人格与工作绩效之间不存在显著性相关。Guion 和 Gottier 认为：没有证据显示人格测验可以作为人员选拔的一个好的工具，这个结论在 1990 年以前没有受到挑战。分析这个阶段获得人格与工作绩效之间不存在显著性相关结论的原因可能是：①人格特质的种类过多，没有一个好的分类系统将这些人格特质进行精简；②用于测验的人格特质术语不清晰，同一个术语实际代表的是不同的特质内容，相同的特质内容有不同的术语；③大量的描述性研究导致了效度系数的下降。第二个阶段是从 20 世纪 80 年代中期到现在。

虽然近期的研究表明人格与工作绩效存在显著性相关，但是进一步探讨发现一些研究结果的结论并不一致。Barrick 和 Mount 认为只有严谨性与各种不同职业工作绩效间存在相关。Roberton 认为宜人性、开放性与工作绩效的相关高于严谨性与工作绩效的相关。Salgdo，Anderson 认为情绪性、严谨性与工作绩效存在相关。Mount 报告严谨性、情绪性影响团队工作绩效。有研究认为人格与工作绩效间存在双向相关。人格与工作绩效间双向相关的原因；①对于同一种人格特质来说，在不同的工作岗位产生不同的效应；②不同的工作岗位需要不同的行为，也就是人格的要求不同；③人格本身是多维度的。人格与工作绩效间关系的方向性（正或负）可能被与特质相关的情景要求所中介，需要认真考虑的工作情景有 3 个：工作任务，工作团队和组织文化。随着研究的不断深入，对工作绩效本身的结构有了进一步深入的了解。研究人员进一步对人格与工作绩效结构中不同维度的关系进行了研究。有人报道严谨性与关系绩效的相关高于与任务绩效的相关，LePine 和 Van Dyne 认为严谨性、外向性和宜人性与关系绩效的相关强于与任务绩效的相关。香港中文大学的 Cheung 等人认为在中国文化中，存在与处理人际关系行为相关的人格特质——和谐（harmony）和面子（face）。和谐是指一个人内心的平静、人际关系融洽、避免冲突。面子描述了人际交往定位、层级联系和社交行为，这些均与个体保全面子、避免丢面子有关。Kwong 和 Cheung 将关系绩效分为两个维度——人际关系绩效（interpersonal contextual performance）和个人关系绩效（personal contextual performance）。人际关系绩效又分为两个因子：领导力（leadership）和协作（cooperation）；个人关系绩效分为创新（initiation）、果断和坚持（determination and persistency）、热情（enthusiasm）、合作意识（corporate mindedness），他们采用 CPAI 人格测验进行研究，结果发现，和谐、面子、领导力这 3 个与人际间行为相关的人格特质与人际关系绩效显著性相关，与个人关系绩效相关不显著。由此可见，一方面大量实证研究表明人格与工作绩效间存在相关，另一方面相关的研究结论并不一致，研究结论不一致可能的原因：①工作绩效和人格本身均为多维度结构；②不同的社会、文化背景下，工作绩效和人格结构本身存在不同；③不同工作种类，人格与工作绩效间的关系本身存在不同。

能力与工作绩效。工作绩效的一个预测因子是一般认知能力。差异心理学的研究表明，没有其他的东西比一般认知能力对个体的生活影响更大，在决定个体生活结果方面，一般认知能力比其他任何特质更重要。因果模型研究显示，一般认知能力较高的个体学习工作知识更快，获得的工作知识更多，工作知识的水平越高，工作绩效的水平就越高，一般认知能力就通过工作知识的获取影响工作绩效。近年来，研究人员比较关注能力倾向的研究。能力倾向分为一般能力倾向和特殊能力倾向。直到1992年，普遍认为采用一系列特殊能力倾向测验比采用一般认知能力测验能更好地预测工作绩效。多维能力倾向理论假设不同的工作要求不同的能力倾向，包含有不同能力倾向的回归方程对工作绩效的预测能达到最优化。除了一般认知能力外，还有社交能力和身体素质等其他能力与工作绩效相关。社交能力和一般认知能力的交互作用共同影响工作绩效。一般认知能力对工作绩效有较好的预测性，这个结论是基于将上级对工作绩效的评价作为标准。标准是否存在问题？研究中大部分将上级对工作绩效的评价作为标准，但也有采用客观测验作为标准的。所有类型的研究都支持同样的结论，一般认知能力对工作绩效有较好的预测性。总体来说，个体的能力影响个体的工作绩效，这一点是肯定的。但是，具体哪些能力对工作绩效产生影响，影响的程度有多大，作用机制如何，这些都需要进一步研究。

中介变量与工作绩效。能力、人格与工作绩效间的作用关系可能受到其他因素的影响，以往研究中对这些中介变量的关注相对较少，也有一些学者对此进行了探讨。研究认为人格与工作绩效间的直接相关较低，人格可能通过中介变量——能力倾向或认知能力作用于工作绩效。Hollenbeck 和 Brief 研究了自尊、内外控与能力相互作用对工作绩效的影响，虽然没有证明人格与态度之间相互作用影响工作绩效，但是在高能力倾向得分的个体，人格与绩效正相关；在低能力倾向得分的个体，人格与绩效负相关。主要由认知能力形成，认知能力越强，更有可能掌握相关的事实、纪律和程序。关系知识是指为了在组织情境中有效行动，对事实、纪律和过程知识的掌握。这种组织情景是提倡帮助他人、与人合作、遵守医院规则和程序、捍卫医院目标的组织情景。人格与关系知识相关，认知能力也对关系知识的获取产生影响。任务技能实际上是实用技术信息、完成技术程序、处理信息、作出判断、解决问题、作决策的能力。这些能力都与核心技术功能相关。关系技能是开展行动对情景进行有效处理的能力。任务习惯是人们学习的行为方式，并可能对组织目标的完成产生促进或阻碍作用的绩效行为。认知能力和人格都对任务习惯产生影响。关系习惯是指在关系工作情境中，对高绩效产生促进或阻碍作用的各种反应的方式，包括靠近或避免各种人际和团队情景的个性倾向性、处理冲突的方式、人际和政治风格。人格主要作用于关系绩效，同时也作用于任务绩效；认知能力主要作用于任务绩效，同时也作用于关系绩效。但是，这个情况没有考虑到一些外在的其他因素对该情况的影响，没有更好的探讨模型中各个变量之间的作用机制。

三、绩效管理与绩效考核的区别

绩效管理与绩效考核有什么区别，绝大多数人是知道有区别的，但在实施过程中，人们往往重视考核，忽视绩效管理。更有些人认为，只要考核就行了。其结果是绩效考核与管理都没搞好。对于有些人来说，嘴上讲的是"绩效管理"，实际上心里想的、手头做的是"绩效考核"。比如，某三甲医院的心内科李静主任硕士毕业就喜爱心内科，但是最近情绪糟糕透了，坐在办公室，不断生气。这也难怪，全医院 60 多个科室，除自己负责的科室外，其他科室的上月绩效全面看涨，唯独自己科室绩效不理想，不但没升，反而有所下降，其结果是科室绩效差，医生、护士绩效工资少，这究竟是怎么回事。李静是公认的"能干"科室新秀，进入医院仅 10 年，除前两年打基础外，后几年一直荣获

"三连冠"，可谓"攻无不克、战无不胜"，也正因为如此，李静从一般的主治医师，发展到副主任、科室主任，李静的发展同他的业务绩效一样，成了该医院年轻科主任的代表。李静担任科室主任后，深感责任的重大，上任伊始，身先士卒，与科室同志加班加点，摸爬滚打，决心再创佳绩。他把科室最危重的患者留给自己管，经常给下属传授经验。但事与愿违，今年下来，绩效令自己非常失望！烦心的事还真没完。临近年末，除了要准备做好年终工作和总结外，科室人员年终的"绩效管理"还要做。李静叹了一口气，自言自语道："天天讲管理，天天谈管理，医疗市场还做不做。管理是为医疗市场患者服务，不以医疗市场患者为主，这管理还有什么意义。又是规范化，又是考核，科室人员哪有精力去抓绩效管理。医院大了，花招也多了，人力资源部的人员多了，总得找点事来做。考来考去，考的科室主任精疲力竭、晕头转向，考的员工垂头丧气，医疗工作怎么可能不下滑。不过，还得要应付，否则，医院一个大帽子扣过来，自己吃不了还得兜着走。"好在绩效管理也是轻车熟路了，通过内部流程系统，李静给每位员工发送了一份考核表，要求他们尽快完成自评工作。同时自己根据员工 1 年来的总体表现，利用排队法将所有员工进行了排序。排序是件非常伤脑筋的工作，时间过去那么久了，下属又那么多，自己不可能一一都那么了解，谁好谁坏确实有些难以的区分，只有靠绩效考核了。不过，好在医院没有什么特别的比例控制，特别好与特别差的，李静随机选取 6 名下属进行了 5~10 分钟考核沟通。问题总算解决了，考核又是遥远的下个年度的事情了，每个人又回到"现实工作"中去。

以上案例，我们有何感想？但有一点大家都会想到："这样的绩效考核到底有什么好处？这算不算是绩效管理？"从人力资源管理来讲，李静上交到人力资源部的考核表基本上都放在了文件框中，并且很可能被遗忘掉！考核内容是人力资源部费尽心血，不知耗费了多少脑细胞苦思冥想出来的，但到了各级管理者手中，它像 1 个死程序、死循环一样，日复一日，年复一年的在重复使用着。从员工来讲，年复一年的、重复撰写的工作总结，医院和管理者根本就没有仔细看过，考核真的是一种"形式"，一种真正意义上的"手段"，只要别出错，结果差不到哪里去，平日再用力，不如年底一锤子。只要年底努把力，考核结果准不错。干活不如把领导的脉拿准，做人比做事更重要。从管理者来讲，平时工作已经够忙了，人力资源部还要插一杠子，如果医院废除考核或将考核权交给人力资源部，那将是什么样子。但从实际上来看，李静所在的科室运作的不是很好。他的员工不能按要求完成任务；他们对谁应该做什么不是很清楚，造成有些事没有人做，而有些事大家又重复做；同一个错误重复发生，致使每个人都感到了手足无措，但是好像没有人知道为什么会这样；而大多数情况下，李静对正在发生的事都不太清楚，他只知道他很忙，他的员工也很忙，经常忙得"不知道为什么忙"。单纯绩效考核解决不了问题，重视绩效管理就是重视绩效考核（图 5-2）。

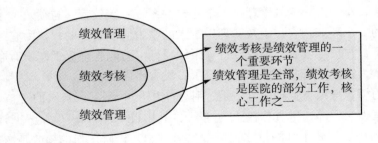

图 5-2　绩效考核与绩效管理的区别

绩效考核是绩效管理不可或缺的组成部分。它为医院绩效管理的改革提供了很有价值的资料。这不但使医院提高绩效管理水平，真正帮助管理者改善管理水平，而且能帮助员工提高绩效能力，使医院获得预期的绩效水平。实际上，绩效管理是一个完整的系统，这个系统包括几个重要的因素：目标与计划、辅导与教练、评价与检查、应用与反馈等，仅盯住系统的一个因素，是不能很好地发挥作用的。绩效管理不是一个什么特别的事物，更不是人力资源部的专利，它首先就是管理，管理的所有职能它都涵盖：计划、组织、领导、协调、控制，因此，绩效管理本身就是管理者日常管理的一部分，想躲都躲不开；难怪有不少管理者在接受绩效管理的培训后发出感慨："管理者不做绩效管理，还能做什么！"绩效管理是一个持续不断的员工之间、领导之间、领导与员工之间沟通交流过程，该过程是由员工和他的直接主管之间达成的协议来保证完成。

绩效管理是一个循环过程。在这个过程中，它不仅强调达成绩效结果，更通过目标、辅导、评价、反馈，重视达成结果的过程。绩效考核只是绩效管理的一个环节（图5-2），它在绩效管理中投入的精力应该是少的！也就是说，我们不能简单的将绩效管理理解为绩效评价，更不能将绩效管理看作是一件孤立的工作。绩效考核只是绩效管理的一个阶段、一个环节，绩效考核实际反映的是过去的绩效，侧重于对员工的评价；绩效管理注重的是过去、现在、当前和对未来绩效的提升，着眼于未来的发展。从绩效管理的角度看有绩效管理和绩效考核，从绩效管理的方式有计划式和判断式，从绩效管理的过程看有一个完整的过程和管理过程中的局部环节和手段，从绩效管理的目的看有解决问题和事后算账，从绩效管理的结果看有注重结果和过程和注重结果，从绩效管理的侧重点看有侧重于信息沟通与绩效提高和侧重于判断的评估，从绩效管理的评价看有双赢和成或败，从绩效管理的时间看有伴随管理活动的全过程和只出现在特定的时期，从绩效管理的手段看有事先的沟通与承诺和事后的评估，从绩效管理的关键点看有关注未来的绩效和关注过去的绩效，从绩效管理看有程序管理与人力资源管理程序等。

绩效管理不是什么？在上面的案例中，李静错误地认为绩效评价就是绩效管理，而绩效管理就是填表和交表。因此，要想使绩效管理成功，必须对一些常见的错误概念有清醒的认识，因为这些错误概念能使最好的领导晕头。绩效管理不是简单的任务管理和评价表；绩效管理不是简单的寻找员工的错处，记员工的黑账；绩效管理不是简单的人力资源部的专利工作；绩效管理不是简单的领导对员工做某事；绩效管理不是简单的迫使员工更好或更努力工作的棍棒；绩效管理不是简单的只在绩效考核时使用；绩效管理不是简单的1年1次的填表工作；绩效管理不是简单的绩效考核；绩效管理不是简单的对事不对人。绩效管理是贯穿于全部科室与部门工作之中，绩效管理贯穿于全部沟通之中，绩效管理是全部贯穿于客户之中，绩效管理是全部贯穿于全部医院的工作之中。

绩效管理是什么？绩效管理是在目标与如何达到目标而达成共识的过程，以及增强员工成功地达到目标的科学有效的管理方法。该过程是由员工和他的直接主管之间达成的承诺来保证完成，并在协议中对下面有关的问题有明确的要求和规定：期望员工完成的工作目标。员工的工作对科室、医院实现目标的影响。以明确标准说明"工作完成得好"是什么。员工和领导之间应如何共同努力以维持、完善和提高员工的绩效。工作绩效如何衡量，即绩效标准是什么。指明影响绩效的障碍并提前排除或寻求排除障碍的办法。实际上，绩效管理是一个完整的系统。绩效管理与绩效考核的主要区别：绩效考核只是绩效管理的1个环节，它在绩效管理中投入的精力应该是少的；认为它与管理者日常的业务和管理工作毫不相干，与员工发展、绩效改进、组织目标、薪酬管理等工作没有联系，它仅仅成了一种摆设，这样人们认为它毫无意义也就不足为怪了；设置不同的权重。

某家医院实施的绩效考核与管理的方法是，对一个中层干部综合素质的考核来自于本部门群众、主管领导和相关处室中层干部，所占总权重为40%，其中群众测评占20%，主管领导和中层干部之间测评各占10%；对中层正职干部的量化考核占60%权重。医院工作的核心是医疗质量和服务水平，因此在众多指标中，要经过反复讨论，将医疗指标、服务指标设置了较高的权重，而医保指标、财务指标、科教指标、人才指标等则根据具体内容分别给予不同权重；制订干部绩效考核的具体内容。干部量化考核内容。我们理想状态的干部量化考核是设置3级指标：一级指标是在党委领导下的医院考核小组对职能部门的考核，共有若干项，分别来自医疗质量控制部、客户服务部、医保办公室、护理部、人事处、科教处、财务处等部门，这些指标既代表临床干部工作情况，也表明相应职能部门工作情况；二级指标是各职能部门对临床医技科室设置的总体考核指标，这类指标形成一个庞大的指标库；三级指标是根据不同科室的特点所设置的指标，细化到每一具体岗位。一票否决内容。由各职能部门提出，说明重要性，医院干部考核小组讨论通过。譬如出现重大医疗责任事故；重要单项指标不达标；突发事件中的重大责任问题；红包、回扣问题；安全责任事故；献血任务、计划生育指标没完成等等。医院临床科室、医技科室、护理等有关考试重在量化绩效考核，因为在管理上凡是不能测量的就没办法管理，医院绩效考核要下决心找到能够量化、测量的项目和指标（图5-3）。

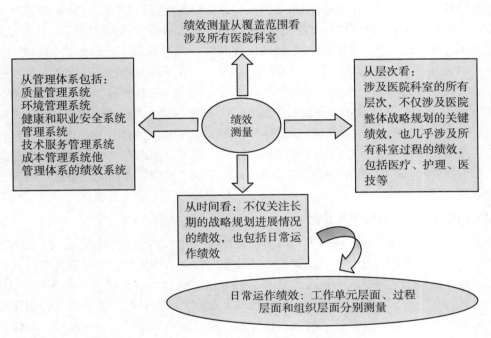

图5-3　现代医院绩效考核测量

　　医院绩效考核体系实施的难点和关键问题。医院绩效考核真正落到实处，还有大量的工作要做。首先指标的设置是否合理？指标的权重比值是否合理？收集上来的指标是否真实有效？此外，职能处室干部如何进行绩效考核？考核结果如何和干部的任免、奖惩、评优有机结合起来？绩效考核体系实施的监督机制如何建立？等等，其中尤其是数据的收集非常关键，如何保证数据的准确，需要医院信息系统的支持；如何保证指标设置的公平合理，需要全成本核算体系的建立。因此医院绩效考核是一项巨大的工程，是建立在医院不断发展、思想观念不断更新的的基础上，只有建立相对规范、科学的医院绩效考核体系，才能实施对干部的真正管理。随着医药卫生体制改革的不断深化，医院的管理环境正发生着深刻的变化，原有医院中层干部的管理模式和体系在许多方面已经明显不能适应社会的发展和人民多层次多样化的医疗服务需求，不能满足医疗单位自身发展和参与市场竞争的要求。在新形势下医院中层干部的管理如何与国际接轨？如何保证管理的科学性、合理性和有效性？如何建设高素质的中层干部队伍？建立一套有效的绩效考核体系和激励机制等问题已经成为亟待解决的课题。面对新形势，医院的管理模式面临严峻挑战。"人性化管理"不是"人情化管理"，只有建立与医疗市场经济相适应的绩效考核体系，并用制度保证它的实施，才能最终达到人性化管理。

第三节　绩效考核体系方法

一、卓越绩效考核与管理的体系

　　建立绩效工作期望体系。就是医院要求工作执行人员应该达成和如何达成工作绩效标准，主要包括：①应该做什么：工作执行人员应该完成什么工作和履行什么职责；②规章制度与流程：应该遵循哪些规章制度、工作流程和操作规程；③应该达成什么工作结果：如：工作的质量，包括，工作过程的正确性，工作结果的有效性，工作结果的时限性，工作方法选择的正确性。工作的数量，包括工作效率，工作总量，满意度，如服务患者的满意度，医院员工满意度，政府满意度，社会满意度等；④具备的知识和条件：完成预定绩效应具备哪些知识、经验和技能，例如：执行人员应具备的专业知识、管理知识和经验的程度；⑤技能：执行人员应具备的技能或能力，如：组织协调，包括工作分配、内外关系协调和计划决策等；⑥目标与可行性：目标分解与资源分配、计划的周密性与可行性和执行有效性；⑦工作效率：执行效率、执行监督、意外事件处理等；⑧人际交往：有效沟通、合作友善、冲突处理等；⑨问题解决：如医疗纠纷问题发现及时、判断准确、采取解决问题的方法得当等；⑩培训指导：培训开发、工作指导、帮助下属解决问题等；⑪下属激励：公平公正、有效授权、团队意识建立、士气激发技巧等。工作执行中的行为和态度，包括，敬业精神、主动工作精神；⑫职业操守：敢于负责、忠于职守；⑬敬业与奉献：刻苦勤奋、勇于革新；⑭表率作用：率先垂范、以身作则；⑮实事求是：工作扎实稳健，具体情况具体分析等。实际上，对我国医院业绩效考核存在的问题分析和提出对策都是按照绩效考核流程的顺序来进行的。归纳以上内容，我们认为科学的绩效考核体系应该建立在考核者与被考核者相互信任的基础上，在绩效考核中，持续的沟通应该贯穿于整个绩效考核与管理体系之中。

（一）制定绩效计划、明确绩效目标

医院要制定详尽的绩效计划，规范考核人员的工作使得他们按照流程操作。计划是未来的导向，是管理活动的四大职能之一。绩效计划的制定是绩效考核流程的第一步，需要确定考核的目标、标准和考核的时间表，还要确定考核者、被考核者和考核方法。计划本身充满了一些不确定因素，因此，我们在执行计划时，一经发现或因计划当时太乐观、太悲观，或因日后环境的改变，而导致原计划无法执行，就必须立刻修正计划，而绝不能死抱住计划不放，以免挫伤员工的积极性。即计划要预测变化，而不是教条主义。

任何一个工作职位，尤其是科室、部门领导人员，一定要在新绩效考核开始之前就确定绩效目标。从大的方面来说，必须对医院的目标、策略、发展有所贡献；从小的方面来说，必须依据科室、部门和个人的主要工作职责来定。目标内容必须包括创新性、解决问题性、例行性和个人发展性等目标；同时，必须了解过去、现在和未来的挑战与机会。一般来说，完整的年度绩效目标，通常应具备下列特色：数量取样大概介于 5 ~ 10 个之间；与医院的服务工作紧密有关；是未来导向及成果导向型的；是可衡量的；必须具有挑战性，同时具有可完成性；要有具体的行动方案。绩效目标应当尽量的量化，以数据来说话。在绩效计划制定过程中还应做的一件事就是让绩效考核深入民心，使得所有人接受。医院内一切人员都能对绩效考核高度重视，沟通是解决此问题的钥匙。通过有效的沟通使绩效计划的各项工作得以顺利实施，并有效地防止相关问题的产生，力争把绩效考核与管理中的纠纷降低到最低点。

（二）实施绩效计划、进行绩效考核

在实施绩效计划的过程中，主要有以下工作：按照绩效计划进行考核前的培训（主要是对考核者有关心理偏差的培训，这也是解决问题的对策的一个要素），对被考核者进行培训与沟通，考核结果利用和反馈等。培训考核者主要要明确考核的范围、内容、时间、地点、准备内容、考核的方法、考核的分值的计算办法、考核结果的保存与上交、签字、考核后的应用等。被考核者要明确考核的范围、内容、时间、地点、准备内容、考核的方法、考核的分值的计算办法、考核后的应用等。

进行绩效考核的过程是绩效考核体系的关键之所在，在这个过程中，考核者和被考核人员应该进行持续的绩效沟通，沟通是有效的绩效考核过程中必不可少的环节，通过沟通建立合作的关系，使得考核深入"民心"，为被考核者所信服。在众多以实践为导向的文献中，使命、愿景、宗旨和策略作为绩效管理框架的重要性得到了高度重视，沟通也具有同样重要性，至少应该在组织的经营计划、服务效率和服务结果、绩效管理中建立沟通机制。沟通中有自上而下的沟通，主要是管理者把最终决策传达给员工，自下而上的沟通主要是通过问卷调查的方式下属人员把信息传给管理者，但从广义上说，沟通不仅仅是信息传递，而是参与，培养使命，这就需要双向沟通。因为下属不仅要了解那些对自己有影响的结果，还希望有发表自己见解的机会。如果绩效考核中没有对考核指标、具体内容和考核依据等向员工作充分说明而且不给员工参与的机会，很可能导致员工对绩效评估结果不理想时产生不满，所以必须建立双向的沟通机制，科室、部门领导和员工共同制定绩效指标，对完成绩效情况进行评估，分析并提出改进的方法，真正把绩效考核的作用落到实处。在实施绩效考核时还有不可忽视的一个环节就是绩效反馈和结果利用。

二、卓越绩效考核与管理的方法

人类文化的根基是基本相同的，并没有本质的区别，某一种生活、学习、工作的方式、方法、技巧、艺术都是在前人的基础上形成或发展的。就是在管理方法上也是大同小异，也没有本质的区别。管理主要是对人的管理，不外乎是激励、惩罚、精神、物质、心理，重要的是一个"度"的问题。即在管理上采取的方法中的把握，如精神与物质，是精神方面占多少、物质方面占多少；奖励与处罚，是奖励占多少、处罚占多少。事实上，国内外在管理方法上，是你中有我，我中有你的关系。任何一种管理方法不是绝对的排除另一种管理方法，比如，统计管理方法，任何管理方法都离不了；再比如，质量管理方法任何一种管理方法都离不了；激励管理方法任何管理方法都离不了；惩罚管理方法任何管理方法都离不了；沟通方法也同样是任何管理方法都离不了。以下的国内、外绩效考核方法主要是就某种方法在国外应用为主，某种方法在国内应用为主。之所以说某一个单位、企业用某种方法管理得好，主要由企业文化、领导能力、职工素质、环境因素、凝聚力等决定的。

（一）国外企业的员工绩效考核方法

1. 人格特质类考核方法　人格特质类考核方法所关注的是员工在多大程度上具有某些被认为对企业的成功非常有利的人格特质，如品德、工作积极性、团队意识、创新精神、领导力等。如果员工在这些方面表现较好，那么员工的绩效水平的分数就较高。

2. 行为类绩效考核方法　行为类绩效考核方法是通过考察员工在工作中的行为表现，将员工的行为表现与组织希望员工所表现出的行为进行对比，从而确定绩效水平。这其中常用的方法有关键事件法（critical incident approach，CIA）、行为锚定等级评价法（behaviorally anchored rating scales，BARS）、行为观察评价法（behavioral observation scales，BOS）等。

3. 结果类考核法　Bernardin等人将绩效定义为"在特定的时间内，由特定的工作职能或活动产生的产出记录，工作绩效的总和相当于关键和必要工作职能中绩效的总和（或平均值）"，这是"绩效为结果"的典型观点。基于这种理解，研究者们认为注重目标与结果的差异是绩效管理的一个好办法。

4. 图尺度考核法（graphic rating scale，GRS）　最简单和运用最普遍的绩效考核技术之一，一般采用图尺度表填写打分的形式进行。人格特质类考核方法中最常用的是图尺度评价法（graphic rating scales，GRS）及其各种变体。

5. 交替排序法（alternative ranking method，ARM）　一种较为常用的排序考核法。其原理是：在群体中挑选出最好的或者最差的绩效表现者，较之于对其绩效进行绝对考核要简单易行得多。因此，交替排序的操作方法就是分别挑选、排列的"最好的"与"最差的"，然后挑选出"第二好的"与"第二差的"，这样依次进行，直到将所有的被考核人员排列完全为止，从而以优劣排序作为绩效考核的结果。交替排序在操作时也可以使用绩效排序表。

6. 配对比较法（paired comparison method，PCM）　一种更为细致的通过排序来考核绩效水平的方法，它的特点是每一个考核要素都要进行人员间的两两比较和排序，使得在每一个考核要素下，每一个人都和其他所有人进行了比较,所有被考核者在每一个要素下都获得了充分的排序。

7. 强制分布法(forced distribution method,FDM)　在考核进行之前就设定好绩效水平的分布比例,然后将员工的考核结果安排到分布结构里去。

8. 关键事件法(critical incident method,CIM)　一种通过员工的关键行为和行为结果来对其绩效水平进行绩效考核的方法,一般由主管人员将其下属员工在工作中表现出来的非常优秀的行为事件或者非常糟糕的行为事件记录下来,然后在考核时点上(每月、每季度、每半年、年度)与该员工进行一次面谈,根据记录共同讨论来对其绩效水平做出考核。

9. 行为锚定等级考核法(behaviorally anchored rating scale,BARS)　是基于对被考核者的工作行为进行观察、考核,从而评定绩效水平的方法。国内企业请国外、外部专家来自己企业考核的优点是有绩效考评方面的技术和经验,理论修养高,与被考评者没有瓜葛,较易做到公正客观。缺点是国外、外部专家可能对企业的业务不熟悉,因此,必须有内部人员协助。此外,聘请国外、外部专家来本单位参加考核工作的成本较高。

(二) 国内企业的员工绩效考核方法

1. 目标管理法(management by objectives,MBO)　目标管理法是现代更多采用的方法,管理者通常很强调利润、营业额和成本这些能带来成果的结果指标。在目标管理法下,每个员工都确定有若干具体的指标,这些指标是其工作成功开展的关键目标,它们的完成情况可以作为评价员工的依据。目标管理法就是根据下属能力情况设定工作业绩目标;将目标定量化,确定衡量方法和绩效标准;考核时按照预定标准与下属共同考核每一个目标的完成情况。合格的绩效考核者应了解被考评者职位的性质、工作内容、要求以及绩效考核标准,熟悉被考评者的工作表现,最好有近距离观察其工作的机会,同时要公正客观。员工直接领导在考核的优点是对工作性质、员工的工作表现比较熟悉,考核可与加薪、奖惩相结合,有机会与下属更好地沟通,了解其想法,发现其潜力。但也存在一定缺点,由于直接领导掌握着切实的奖惩权,考核时下属往往心理负担较重,不能保证考核的公正客观,可能会挫伤下属的积极性。同事考核的优点是对被考评者了解全面、真实。但由于彼此之间比较熟悉和了解,受人情关系影响,可能会使考核结果偏离实际情况。最适用的情况是在目标项目小组中,同事的参与考核对揭露问题和鞭策后进起着积极作用。

2. 关键事件法(critical incident method,CIM)　以上已叙述。

3. 叙述法　在进行考核时,以文字叙述为主的方式说明事实,包括以往工作取得了哪些明显的成果,工作上存在的不足和缺陷是什么。

4. 平衡记分卡　平衡记分卡是由哈佛大学的罗伯特·卡普兰(Robert Kaplan)教授和来自波士顿的顾问大卫·诺顿(David Norton)两个人共同开发的。这种方法从4个维度:财务,客户,流程和学习成长来帮助管理层对所有具有战略重要性的领域做全方位的思考、以确保日常业务运作与管理高层所确定的经营战略保持一致。有些医院已经探索应用平衡记分卡进行医院或科室的绩效评价,在平衡记分卡的4个维度中、财务方面所使用的主要评价指标有业务总收入,净收入,成本,资产报酬率以及经济附加值等;顾客维度方面主要有市场份额、顾客留住率,顾客满意率以及顾客给医院带来的价值等;医院内部业务流程维度主要包括服务的便捷性,技术实施的安全性,质量的可靠性以及流程的灵活性等;学习成长维度主要包括员工的满意度,员工的培训与素质提升,内部信息的沟通能力以及工作热情等。

(三) 主要几种绩效考核方法优缺点

在现代医院管理当中,管理的关键是战略管理,战略管理的核心是人力资源管理,人力资源管理的核心是绩效管理。可以说,医院一切整体的运营都是以绩效为导向的,都是围绕绩效而展开的。所以,我们研究绩效管理方法和模式是非常重要的,不仅可以选择确定适合医院内部绩效管理模式,也可以通过绩效管理,使医院达到设定的战略经营目标。目前医院的绩效管理方法主要有360°绩效考核考核，基于 KPI 的绩效考核，基于 BSC 的绩效考核，基于目标的绩效考核，卓越绩效考核，领导述职考核，以价值流为中心的绩效考核等管理方法，所有一切的绩效考核方法都存在优点与缺点。

1. 德能勤绩绩效考核　　德能勤绩考核方法是我国传统的考核评价方法。我国大部分国有企业和政府机关单位采用的都是这种考核方法。这种考核方法在内容上较为全面，不仅仅考核业绩，"德能勤"也占到非常大的部分。长期的管理时间证明，"德能勤绩"考核法取得了一定的成效，适合我国的传统思维和文化习惯。现在采用这种考核方法的企业也不在少数，中国的三大石油公司都没有放弃这种考核。德能勤绩在我国行业中考核范围最广，时间最长，适合于任何行业、任何单位、任何组织，是一种行之有效的考核标准、指标、方法。所不同的是，传统的德能勤绩中的"绩"在过去指"成绩"、"结果"、"功绩"、"成就"等。现在德能勤绩中的"绩"范围扩大了，现在德能勤绩中的"绩"指"业绩"、"结果"和"效果"，即绩效。德能勤绩已经赋予了现代社会的新的涵义。这是好现象，是与时俱进的德能勤绩。德能勤绩尤其适合于中小企业员工的绩效考核。

(1) 医德："德若水之源，才若水之波"，德，即品德、道德、医德。概括地说，德的内涵是指工作人员的政治思想品德以及遵纪守法、廉洁奉公、遵守职业道德和社会公德的情况。德在不同的历史时期有不同的内涵。不同的阶级有不同的标准，但不论哪个阶级都把"德"作为考核和用人的首要标准。现阶段对工作人员之"德"的考核，主要是看其是否坚持党的基本路线，是否忠于国家，是否遵纪守法，是否思想正确，办事公道、行医廉洁，医疗品德是否高尚。具体地说，"德"由 4 个方面构成：①政治品德。即指辩证唯物主义与历史唯物主义的世界观，以及建立在这个世界观基础上的政治立场等。具体表现为政治立场坚定，廉洁奉公、办事公道、品德高尚等方面；②伦理道德。即指在处理个人与社会之间关系，在处理患者与个人之间关系时所表现出的思想品德。包括大公无私、牺牲精神、相容性、责任性等；③职业道德。是指在从事医疗职业活动中，用高尚的道德指导本职岗位职业活动的具体实践。包括职业上的原则性、事业心、责任感、政策性等；④心理品德。是指个性心理倾向、动机、兴趣、理想品德是否高尚。包括：行为动机、性格特征、志趣爱好等方面。以上构成"德"的 4 个方面，政治医德是最重要的，因为政治医德是决定工作人员的成长及发展方向的根本因素。政治医德是核心，政治医德对整个社会的发展方向起作用；伦理道德对交往对象产生作用；职业道德对社会劳动起作用；心理品德对个人成长起作用。在绩效工资考核工作人员之"德"过程中，关键是考核其医疗思想品德和职业道德，即为患者服务思想，为患者服务满意程度。

(2) 能力：能为胜任工作的基本条件，能，即能力或才能、才干、本领。能为业务能力、业务技能，如医师的诊治能力和水平、护士的护理患者的能力和水平、职能部门员工的工作能力。通常是指完成一定活动的本领。就是你能干什么，你能干成什么。能力是有效的认识、改造和控制客观世界的综合力量。能力是对工作人员的才识和业务专业技术水平方面的要求。能力决定了工作人员是否承担得起某项工作任务的工作能力。工作能力由一般能力和特殊能力两方面的能力组成。一般能力，是指各类工作人员完成一切活动都必须具备的能力。包括：①分析判断能力（准确性、周密性、敏感性、预见性、果断性、条理性、灵活性）；②基本工作能力（口头表达能力、文字表达能力、书写能力、电脑操作能力、沟通能力、说服能力、归纳能力等）；③身体能力（年龄、健康状况等因素）。特殊能力，是指为适应一定活动需要而形成的具有专业和综合特征的能力。包括：①特殊业务专业技术能力；②领导能力，即领导力（决策能力、用人能力、协调能力、沟通能力、解决问题的能力、计划能力等）；③创造能力（管理工作及高层次的职位人选、尤其需要具备创造能力）；④执行能力（执行力的好坏对工作的成功推进有举足轻重的作用）；⑤经验能力。经验是能力的一种表现形式，是在管理实践和业务专业技术工作实践过程中培养出来的能力。实践证明，一个人的能力具有以下特点：①能力具有潜在性。也就是说能力只有在工作中才能表现出来，能力不能离开一定的社会环境和社会实践而孤立存在；②能力具有变化性。能力是不断发展变化的；③能力具有综合性的特征。在考核工作人员之"能"的过程中，关键是考核其本职岗位的业务专业技术能力和管理能力的运用和发挥，业务专业技术提高情况和知识更新情况。而且重要的还在于，即使一个人具备了适合其岗位的能力，并且发挥了，然而还要看其能力运用的目的性是否明确、得当，手段方式是否合理、规范，关系是否和谐，服务对象是否满意等。

（3）勤奋：勤为担负工作的基本要求，勤，指的做工作尽力尽责，勤奋不怠，甘于奉献。古语说"勤能补拙"，从某种意义上说，勤奋的工作可以弥补有些能力上的不足。勤是工作态度的基本体现。也是一个人有没有良好道德素养的体现。勤是由组织纪律上的勤，工作态度上的勤，工作积极性上的勤，本职工作岗位上的勤奋敬业和出勤率等方面组成。或者说勤包括：积极性、服务态度、纪律性、责任心、敬业奉献、和出勤率 6 个方面组成。具体地说，勤是指工作人员是否具有积极的工作心态心情；服务态度是否热心和蔼；工作中是否一丝不苟，以患者为中心，对患者负责；是否敬业奉献，以患者生命为最高准则，抢救患者生命时能够忘我工作；平时是否肯学肯钻、任劳任怨，是否达到了规定的出勤率。勤的内涵是比较好理解的，重要的是在实践中真正做到勤。通常人们用"勤勤恳恳" 4 个字来评价工作人员在"勤"上做得好的人。在考核工作人员之"勤"的过程中，关键是考核其工作态度在本职工作岗位上的勤奋敬业精神和劳动工作纪律情况。

（4）绩效：绩为工作优劣的集中体现，绩，指的是一个人的工作、业绩、实绩，是综合反映个人工作能力、水平和努力程度的一个标志，是业务活动和管理过程中表现出来的改造客观世界的物质或精神的成果。绩一般由以下 5 个方面构成：①工作指标上的绩。即在履行职责、完成工作任务时质量好、数量多。这就是工作质量指标成绩和数量指标成绩；②工作效率上的绩。即完成工作任务过程中体现出来的组织效率、时间效率、管理效率和资源效率高；③工作效益上的绩。即完成工作任务的经济效益、社会效益、时间效益等方面的效益好，取得的成果绩效就好；④工作方法上的绩。是指采取了什么样的好方法、什么样的好措施、什么样的好手段顺利地完成了任务；⑤结果的满意和价值增值上的绩，任何一项工作都要尽可能地得到最高的满意程度，使相关方的利益增值。实践证明，绩有 4 个明显的特点：①绩的大小与德、能、勤成正相关关系；②绩的表现形式不同。不同层次、不同性质和不同类别的工作岗位，有各自的绩的表现形成；③绩受复杂多样的客观因素的影响；④绩效是一个增值的过程。在考核中，要充分考虑各种客观因素对绩的影响，才能正确评价工作人员的真正才干和作用。在考核工作人员之"绩"的过程中，关键是考核其履行职责情况、完成工作任务情况，数量、质量、效益、成果的水平等情况。

德能勤绩绩效考核的优点：①标准简单有效；②适合于大量的中小医院，好理解、易操作；③可以月度考核、季度考核、半年考核和年度考核等。

德能勤绩绩效考核的缺点：与任何的管理工具一样，"德能勤绩"考核法也有它的缺点。①人情因素占的比重较大，有时"老好人"、"庸人"的考核分数会很高，考核结果与实际绩效相脱节；②对于大型企业、组织不太适合，难于包括大型企业的工作范围，如三级甲等医院是医教研全面发展的医院，很难用德能勤绩 4 项把他的工作内容全部包罗；③它不适合"以工作绩效为主要关注点"的月度考核，这是典型的模糊考核。

2.360°绩效考核   360°绩效考核也叫多视角考核或多个考核者考核，考核者可以是被考核者的上级、下属、同级和外部考核者，如患者、员工、供应商和客户等。可以说，考核主体是很全面的，通过考核，形成定性和定量化的考核结果，积极地反馈至相关部门和被考核者，来达到改变行为，改善绩效的目的。实行 360°绩效考核要注意以下事项。①保证考核者的多角度化，而且考核主体和考核过程公平。因为对于相同职位被考核者，他的考核者一定是统一确定的，不能出现同一岗位的不同员工让不了解的考核者来进行考核；②考核一般实行匿名考核。为了保证考核结果的真实可靠，我们说在整个考核过程中，最好实行匿名考核；③绩效考核一定是基于胜任特征，胜任特征是指能将工作中表现优秀者与表现平平者区分开来的个体潜在的深层次特征。我们不可能把员工所有的行为，包括定性和定量都一一进行概述和考核，我们只需把对员工绩效起主要影响的关键指标进行描述和考核就可以了。所以，我们的 360°考核要开展，一定要建立现代医院内部职位的胜任特征考核模型，这样考核更精确，员工更满意。

　　360°绩效考核优点：①减少少数人考核的弊端，考核结果相对公平。因为考核的主体是多元化的，所以在考核结果上就显得相对比较公正，同时员工在接受上也更容易得多。一个考核者说话不算话，但多个考核者一起来说话，那就比较准确了；②可以让员工感觉医院很重视绩效管理。让多个主体参与考核，要调动众多部门的人员和资源，所以从整体绩效管理推动力来讲，对于员工参加和认识到考核重要性上是有一定的助推力的；③可以激励员工提高自身全方位的素质和能力，现在考核的要素可能也是多元化的，对员工综合素质要求比较高，要取得好的考核成绩，各方面都要严格要求自己。有利于促进员工的全面快速成长，有利于医院、部门、科室的人力资源整体水平的提高。

　　360°绩效考核的缺点：①考核涉及的人员较多。因为整个考核牵涉的人力资源和其他资源比较多，而且周期也较长，时间成本和工作损失也必然存在，所以总体人数的显性和隐性的成本总和是比较高的；②因为侧重综合绩效考核，所以定性成分高，而定量成分少。我们说反映一个部门或一个员工的业绩高低和优劣，在一定程度上是要根据具体工作的定量化的绩效来衡量，定性化的考核带有很大主观性，所以我们说考核的指标里头定量化的指标应比定性化的指标要多一些才能真正反映绩效水平；③因部门岗位数量和岗位性质不同，会产生一定的不公平性。很简单，部门小并与外部打交道不多的部门的考核结果肯定与大部门，日常工作与外部打交道的考核结果可能会相差很大。因为考核主体的数量和局限性决定了考核成果存在一定的偏差。

　　3. KPI 绩效考核　KPI（key performance indicators，KPI）指关键绩效指标，必须明确这里指的是关键绩效指标，而不是一般的绩效指标，而且是对业绩产生关键影响力的那部分指标。如何界定绩效指标里头哪些是属于关键性的绩效指标，哪些是属于一般性的指标，要根据医院、科室、部门战略目标进行层层分解才能得到。其实 KPI 指标是医院战略目标的分解，具体化过程的结果。它对于医院、科室、部门控制约束经营行为起到重要的作用。我们说，一个员工从事的工作行为分为有效的工作行为和无效的工作行为，我们实行 KPI 就是要员工找到有效的工作行为是哪些，而且要求按照有效行为进行自我引导和约束，防止对医院、科室、部门绩效无效的行为出现。确定 KPI 主要有 3 种方法，即标杆基准法，成功关键分析法和策略目标分解法。

　　KPI 绩效考核的优点：①目标明确，有利于医院战略目标的实现。KPI 是医院战略目标的层层分解，通过 KPI 指标的整合和控制，使员工绩效行为与医院、科室、部门目标要求的行为相吻合，不至于出现偏差，有效地保证了医院战略目标的实现；②提出了客户价值理念。KPI 提倡的是为医院内外部客户价值实现的思想，对于医院形成以市场为导向的经营思想是有一定的提升的；③有利于组织利益与个人利益达成一致。策略性地指标分解，使医院、科室、部门战略目标成了个人绩效目标，员工个人在实现个人绩效目标的同时，也是在实现医院总体的战略目标，达到两者和谐，医院、科室、部门与员工共赢的结局；④工作任务核心突出，抓住了这个关键绩效指标就解决了主要问题，科室、部门与顾客也会得到最大程度的满意。

　　KPI 绩效考核的缺点：①KPI 指标比较难界定。KPI 更多是倾向于定量化的指标，这些定量化的指标是否真正是对医院、科室、部门绩效产生关键性的影响，如果没有运用专业化的工具和手段，还真难界定；②KPI 会使考核者误入机械的考核方式，过分地依赖考核指标，而没有考虑人为因素和弹性因素，会产生一些考核上的争端和异议；③KPI 并不是针对所有岗位都适用。我们说对于特定的一些岗位，运用 KPI 不是很恰当，比如部分职能型的职务，它出绩效周期需要很长时间，而且外显的绩效行为不明显，运用 KPI 来考核就不是很适合。同时提醒考核工作者，在运用 KPI 时一定要在整个医院、科室、部门内部有充分的沟通，让医院、科室、部门和员工自己首先认可自己的 KPI 指标后才来进行考核，可以大大减轻考核阻力，而且可以保证考核结果的广泛认可；④容易忽视工作细节，因为有关键绩效指标，大家把精力都集中在主要指标上，细节服务被忽视，特别是医院的服务工作，往往细节决定患者满意度。

　　4. BSC 绩效考核　BSC（balanced score card，BSC）是 USA 的卡普兰教授创立的，据调查，在目前全世界的 500 强的企业中有 70% 企业已运用了 BSC，可见其确实对企业绩效管理和运营有一定的作用。它主要包括 4 个绩效考核维度，内部运营财务指标，客户满意指标，内部流程，学习和成长。但我们反思，在我们国家的医院，运用 BSC 是否行得通，如何把它消化成本地化的医院考核手段和工具，是值得我们思考的问题。

BSC 绩效考核的优点：①战略目标分解，形成具体可测的指标。因为医院战略目标听起来比较抽象，也是一个比较宏观的目标，如何把它细化，具体化，内化，把它落实至具体的工作行为当中，BSC 帮忙解决了这个问题；②BSC 考虑了财力和非财务的考核因素，也考虑了内部和外部客户，也有短期利益和长期利益的相互结合。以往的考核工具和手段往往考虑财务的，内部的，短期的利益和考核要素比较多，而忽视了医院长期的，非财务的，外部的考核要素，这种考核是片面的，也存在一定的不公平性，采集的考核信息也是并不完全对称的；③财务指标放在首位，保证了医院的正常运行的基础。

BSC 绩效考核的缺点：①BSC 在我国医院实施难度大，工作量也大，而且我国 90% 的医院都是公益性医院，公益性医院不能把财务指标放在首要位置：②准确定位医院战略本身就对高层管理者的管理素质要求很高，同时也要求各级管理和 HR 工作者对战略的解码能力要很强。而且 BSC 考虑的考核要素很完整，造成工作量很大，实施的专业度也很高，一般如医院不具备完整规范的管理平台，不具有相关的高素质的管理人中和 HR 专业人员，是很难推广 BSC 的；③不能有效地考核个人。BSC 本身的目标分解很难分解至个人，是以组织为单位的考核方法，不是以岗位为核心的目标分解的考核方法。体现个人关键绩效要求方面不明显，会在一定程度上造成岗位职责和绩效要求不明确；④BSC 系统宏观，短期很难体现其对战略的推动作用。因为战略是属于长期规划的范畴，所以 BSC 的实施周期也相对是比较长的，应该准确点称为是一个系统工程，短期内是很难见到效果，而且需要调动整个医院的资源。

5. 目标绩效考核　这种考核方法主要是针对有些工作成果和工作行为难以量化的，运用此种方法比较合适，目标是衡量组织、科室、部门和个体活动有效性的标准，如何使全体员工，各个科室、部门积极主动，想方设法地为组织的总目标努力工作就成了决定管理活动有效性的关键。目标管理最早是管理大师德鲁克开创其研究的，现在广泛地运用于各个机构和组织的管理实践当中，是一种常见的绩效考核方法。它主要通过绩效目标的设定，到确定完成绩效目标的时间框架，再到比较实际绩效和绩效目标之间存在的差距，弥补差距后再重新设计新的绩效目标这样一个过程来达到绩效目标管理循环。目标管理强调的是结果。

目标绩效考核的优点：①目标管理中的绩效目标易于度量和分解。在实行目标管理中，往往是把绩效目标进行相对应地分解，从医院总体的目标分解至科室、部门或者个人，再从科室、部门分解至个人，责任和权利明确。同时在目标考核上的指标也是容易度量的，显性绩效成分比较多；②考核的公开性比较好。因为考核是基于为科室、部门和员工设定的目标，所以在考核上完成的成效如何，完成的程度如何，完成的量大小，是公开公平的，不存在过多的人为主观成分在里面；③促进了医院、科室、部门内的人际交往。因为目标的设定是上司与下级沟通交流达成的，而且在修正和考核当中也要沟通，所以对于医院内的员工间的人际关系的改善是很有帮助的；④目标绩效考核法省去不少的中间环节控制与管理，因为以"干成什么事"为主。

目标绩效考核的缺点：①指导性的行为不够充分。既然是为了目标，而往往会忽视在达成目标的过程中的对下级或下属部门的指导，有时会出现只要结果，不要过程的现象。我们说在管理当中，管理的过程和结果同样重要；②目标的设定可能存在异议。因为目标的设定是上级与下级沟通，共同确定的，所以难免存在讨价还价的现象，设定的目标大小可能会受到人情关系的影响。而且有时会发现具体设定多大的目标，存在一定的不确定性；③设定的目标基本是短期目标，忽视了长期目标。我们说目标管理是针对短期的目标居多，这样的话考核也是有一定的可操作性，但在长期性的目标上，却是短期内很难考核的；④医院领导不能及时了解目标过程中的情况，对医院领导掌握医院总体情况不利。

6. 卓越绩效模式考核。卓越绩效考核方法是当前国际应用最广的管理方法。卓越绩效模式可能成为我国医院管理的最重要方法和评价标准。

卓越绩效模式考核优点：①该模式具有国际性，美国 1987 年公布了《卓越绩效准则》评奖标准。目前国际上有 90 个国家在应用。具有国家性，我国于 2004 年公布了《卓越绩效评价准则》评奖标准。具有行业性，我国卫生部 2005 年实施的《医院评价指南暂行标准》参考了卓越绩效评奖模式。应用卓越绩效评价组织具有广泛的权威性；②有助于改进组织经营方面的实践、能力和结果；③促进在各类组织中交流并分享最佳的运作方法；④作为一种理解并管理组织经营的工具，指导策划，并提供学习的机会；⑤向顾客传递一种不断改进的价值观，有助于市场的成功，改进组织整体效率和能力，组织和个人的学习；⑥核心价值观，领导的远见卓识，以顾客为导向追求卓越，组织的和个人的学习，尊重员工和合作伙伴，灵敏性，关注未来，管理创新，基于事实的管理，社会责任，重在结果及创新价值，系统观点。

卓越绩效模式考核缺点：①卓越绩效模式标准太宏观，针对性比较差；②有相当规模的单位应用比中小单位应用更好，小单位应用有一定困难；③我国医院应用时必须注意评价内容的整合，如一级指标名称的整合、更换，二级指标的数量关系，三级指标的分值、权重的分配等。

三、卓越绩效考核与管理的实施

（一）绩效考核实施 PDCA 循环

1. 绩效考核是循序渐进的过程　绩效考核不是一个一步到位的过程，是一个互动、循环、纠偏的过程，不断通过 Plan、Do、Check、Action 四个步骤的循环逐步完善和落实的过程。其主要流程有：医院专业人员设计关键绩效指标，方案上报医院高层领导审议，并根据审议意见进行修订，将修订稿交各职能部门、科室讨论，收集讨论意见，再次修订，上报医院高层领导批准、正式下发绩效考核文件执行。通常在实施之前以上步骤会有个反复，但是经过高层、中基层充过的讨论、修改考核方案和指标的过程，科室、部门在执行起来时更容易得到员工支持和落实。现代医院绩效工资考核的实施应遵循这一循环过程才能达到预期的绩效考核目的。

2. 绩效考核实施法的计划　这是绩效考核成败的至关重要因素。就从绩效的考核和评估的流程来说，一般来说考核内容是硬性的指标，只看结果不管过程。科学的绩效考核应该是重视过程控制的，只有好的过程才能产生好结果，因为结果往往是不易改变的，而过程是否正确、得当，则可以即时改进。我们的体会是好的过程能导向好的绩效。根据考核原理，在众多的综合绩效考核中，应该建立阶段性的检查、实施、跟踪报告制度，便于领导及时监控、指导。比如：一个医疗服务方案、一个阶段的服务工作计划、总结、一个时期的医疗指标完成情况与执行情况、对医疗指标的及时调整等，思路是否正确方法是否得当，上一级领导以及时给予指导、纠偏，对患者的满意度非常重要。尽管医疗市场是千变万化的，但也有其规律性，已形成规范的规律，若按程序操作就会减小失误，所以过程实施、程序执行是否到位，应该作为绩效考核的一个主要内容之一。还有，一定时间的事后评估调整也很重要，有些科室确实付出了努力，因事先标准的确定不客观、估计不透医疗市场变化的情况，实际的因素又影响并导致硬性指标不能完成，应给予合理的调整。

3. 绩效考核法的实施　与其他管理方法一样关键在于科室、部门中层干部的绩效意识和素质，还需要有一批基层监督人员（专职或兼职），要做好整个绩效目标实施过程中的监控、调整和准确、客观的记录。绩效考核其核心的内容在于：互动性和合理性。绩效考核是否得当、合理、公平、公正，会直接影响科室人员的积极性。态度是决定行为结果的关键因素，科室人员的积极性对医院的效益会产生直接而又重大的影响。所以医院的决策、管理者必须把握好绩效考核互动性的特征，运用理性的科学方法，进行绩效考核才能收到好的效果。

（二）绩效考核实施的组织运行

1. 领导与组织

（1）领导力：领导力是当今国际管理的一个非常重要的课题。从某种程度讲，一个医院主要领导的领导力决定了医院的发展。领导力是管理者实施领导、进行组织、运用权力、个人人格魅力与能力的综合体现。管理的作用就是有效地组织，不断的调整、把握全局，并了解政策变化。管理的效率在于管理的有序。组织的成功取决于管理者和员工在工作执行过程中起重要影响作用的关键性能力要素。领导力也是现代医院领导必备的能力。

（2）实施运行的方式。目前大致存在三类，一是威严型，也称为独裁型，最高领导者具有绝对的权利，下级服从上级，此种领导具备丰富的工作经验和领导经验及能力，而且智慧超长，普通人与领导的能力、视野、经历、经验相差甚远。此种领导型领导是绝对领导者，下级是绝对服从者；二是人格魅力型，最高领导者具有很强的个人魅力，下级自愿工作，医院内工作气氛宽松，对领导的能力不会有怀疑，工作效率比较高。三是规范管理型，领导班子分工明确，组织严密，制度健全，奖罚分明，有良好的医院文化。

2. 组织协调

（1）组织与协调立场：①计划决策，目标分解与资源分配、计划的周密性与可行性等；②执行有效性，执行效率、执行监督、意外事件处理等；③沟通与协调，上行沟通、下行沟通、平行沟通、内部沟通、内外沟通、交叉沟通等。通过有效的沟通，使合作更友善，冲突得到处理；④问题解决，发现问题及时、判断准确、采取解决问题的方法得当等；⑤培训指导，培训开发、工作指导、帮助下属解决问题；⑥激励员工，公平公正、有效授权、团队意识建立、士气、激发技巧；⑦测量与分析，在运行过程中对目标进行测定与分析，通过对工作再设计以达到流程优化，提高绩效；⑧必要时要调整组织结构，使组织结构更有利于上下和互相沟通与协作；⑨降低管理和沟通成本，加快信息流通。绩效考核与管理就是要寻找一个理想的成本，这个成本不是最低成本，而是合理成本，就像建筑楼房，不是成本越低越好，成本合理最好（图5-4）。绩效考核与管理的成本不是越低越好，我们不希望图5-4中的成本1曲线与成本3曲线，而是合理最好。我们希望的是合理预算的成本，图5-4中的成本2曲线。

（2）医院文化：医院文化决定员工在工作执行中的行为和态度。医院文化的建立是一项长期的工作。医院的文化蕴含了企业的经营理念，不同的医院有不同的文化，如信任、承诺；尊重、自主；服务、支持；创新、学习；合作、支援；授权、沟通等等，这将成为人力资源管理的新准则，更成为绩效考核与管理的新内容。

3. 人员管理

医院是知识密集型单位，现代医院管理最重要的就是对人的管理。说到底绩效考核与管理就是对人的管理。首先是开发人力资源，即用好现有的人才，留住关键的人才，引进优秀的人才，培养需要的人才，储备未来的人才。医院内最重要的人才是医疗和管理专家，随着对管理重要性的认识，管理

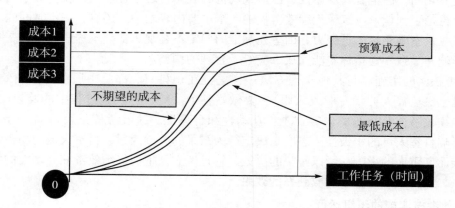

图5-4　医院绩效考核与管理成本预算及其合理成本

型人才也越来越受到重视。其次要对员工进行培训，包括自我学习、人员培训、技能意识培训等，培训应是持续不断的，培训应有效果评价，由此形成一个持续学习的氛围。绩效考核和管理与传统的人事管理是有区别的。

4. 绩效考核的特点

（1）体现医院行业的考核特点：随着知识经济的到来，评价并管理知识型员工的绩效显得越来越重要。由于知识性工作和知识型员工给组织绩效管理带来的新挑战，越来越多的医院将以素质为基础的员工潜能列入到绩效考核与管理的范围里，对绩效的研究也不再仅仅关注于对以往传统考核的反应，而是更加关注于员工的潜在能力，更加重视素质与高绩效之间的关系。①绩效考核体现人性化特点。考核的目的不仅仅是为了奖惩，奖惩只是强化考核功能的手段。考核的目的要体现现代服务理念，考核是对员工价值的不断开发的再确认。考核的目的是不断提高员工的职业能力和改进工作绩效，提高员工在工作执行中的主动性和有效性，符合人力资源管理的特点；②考核的内容要体现知识性的特点。包括管理层和执行层两个层面，比如，除专业考核外，更重要的是要考核现代人文知识、沟通知识、电脑知识、服务理念、卓越质量管理、市场需求等。

（2）激励措施的特点：一是搞清楚以往激励方法存在的缺陷。①确认员工以往的工作为什么是有效的或者是无效的；②确认应如何对以往的绩效不好的工作方法加以改善以提高绩效；③确认员工工作执行能力和行为存在哪些不足；④确认如何提高与改善员工的能力和行为；⑤确认管理者和管理方法的有效性与持久性；⑥确认和选择更为有效的管理方式和方法。二是对绩效考核对象的辅导。考核不仅仅是针对员工，更重要的是针对管理者的，这是因为，考核是直线管理者不可推卸的责任，员工的绩效就是管理者的绩效。认真组织考核不仅体现了管理者对员工、自身和组织的负责精神，而且反映了管理者自己工作态度。现代绩效考核与管理的理念是，员工的绩效好坏与直接领导有直接的关系。员工绩效好是领导辅导的结果，员工绩效不好是领导的辅导不好，是领导失职的表现；三是绩效考核的反馈。绩效考核的效果不单在于考核的方法，而在于实施的过程。实施的结果要通过适当的方式进行反馈。让员工了解自己和他人完成目标的情况，并确认自己在全院、全科、部门中所处的位置。评价结果可通过会议公布、刊物、网络等形式在院内传达，其作用应有助于形成群体效应。绩效考核与管理的最大特点是持续合理的有效激励措施（表5-1）。

5. 激励与控制

（1）重视激励机制的体系建立：激励是一种领导行为过程，它是管理者针对员工的需要，采取外部诱因刺激，把员工的潜在需要变成现实需要，让员工产生一种内在动力，进而迸发出极大的工作热情，完成既定的目标和任务。激励的结果应该是三方面的，即提高工作绩效、获得较高的满意度、获得合理的报酬。了解不同的需求，满足不同层次的需要是有效激励的基点，要达到有效激励的目标，就必须建立综合性激励体系，包括精神的、物质的、心理的等奖励方法。一是激励的方法。①情感激励法。尊重、友爱、情义、教诲等，使员工获得精神满足和内在动力；②参与激励法。参与管理、参与决策是人们自我价值实现的需要，是精神方面的更高层次的需求。竞争源于创新，创新单靠某个管理者个人的思维火花远远不够。员工参与管理、参与决策会使管理者获得最新的灵感和启发，使医院、科室、部门内部充满活力；③公平激励法。较高的公平感会使职工心情舒畅，工作效率提高，因此在制定分配、晋级、奖励、任用等方面要力求做到公正、公平、合理的机制；④危机激励法。在复杂激烈多变的竞争环境中，时刻潜藏着危机，一个明智的管理者，要时时提醒员工看到面临的不利因素，善于把压力和危机转化为职工的动力，转变为凝聚力，转变为绩效提高的机遇；⑤荣誉激励法。人性中最本质的愿望就是希望得到赞赏和肯定。荣誉是对做出贡献者的嘉奖，主要方法是表扬、升迁、奖励、经验介绍、提供培训机会等，并与晋升、提职、选模、评优结合起来。二是尽可能满足员工合理需求。内部需求有医院职工的共性需要，有重视需要、物质需要、精神需要、成就需要、成长需要、环境需要；外部需求有顾客需求、上级要求、法律法规要求、社会需求等。满足需求要近、远期结合，兼顾质量与效益的关系，体现公正与公平，做到顾客满意的标准。三是建立工作期望（激励）。建立工作期望，就是医院要求执行人员应该达成和如何达成工作绩效标准。包括以下几方面内容。①应该做什么，工作执行人员应该完成什么工作和履行什么职责；②应该遵循哪些规章制度、工作程序和操作流程；③应该达成什么工作结果。如工作的质量、工作数量、满意度、结果等，还包括工作过程的正确性、工作结果的有效性、工作结果的时限性、工作方法选择的正确性。工作的数量，包括工作效率、工作总量、完成预定绩效应具备哪些知识、经验和技能。例如工作执行人员应具备的专业知识、管理知识和经验的程度；工作执行人员应具备的技能或能力。满意度包括患者满意、员工满意、领导满意、社会满意、利益相关者满意等。结果包括业绩和结果。

表 5-1　传统人事考核与绩效考核的区别

人 事 考 核	绩 效 考 核
考核基于考核要素的定义与标准，对员工的工作行为进行评价	绩效考核以目标计划为基础，以业绩衡量标准/指标对绩效进行考核
传统人事考核关注于考核本身	绩效考核偏重于综合管理，由多个因素所构成
传统人事考核侧重于对过去工作表现的评价	绩效考核着眼于未来绩效的持续提高
传统人事考核关注员工行为的细节表现	绩效考核强调绩效，关注员工是否达到绩效目标，是否改善了实现绩效目标的方法和手段
传统的人事考核是让你干，更具有领导威慑色彩	绩效考核是领导帮你干，依靠绩效目标的牵引和拉动促使员工实现绩效目标
传统人事考核更强调考核者的作用与职权，被考核者处于被动地位	绩效考核强调领导和员工的共同参与，强调沟通和绩效辅导
判断式	计划与启发式
简单成绩评价表	综合因素的过程与结果评价
寻找错处，你错就是你的错	解决问题，你的错领导负有责任
利益的得－失（win-lose）	领导与员工、组织与个体双赢（win-win）
你个人的表现	绩效与价值导向为主
人力资源程序	管理流程程序
领导的威慑性	领导的牵引性和员工的参与性
人事档案管理为主	职业生涯设计与绩效管理为主

（2）注重管理与评价：①评价标准的选择。可结合卫生部有关评价与管理办法、如医院管理评价指南、创建人民满意医院等的要求，结合医院自身的发展需要和管理要求。激励的手段要满足不同需求，多层次、多角度，尽可能调动各方面积极性。惩罚的手段要起到应有的作用，要善于运用标杆的作用；②管理与监控方法。根据本医院的实际情况，可采用定时监控、随时监控、专业监控、兼职监控、结果监控、事件监控、过程监控、梯级监控、定期监控、不定期监控等方法；③对考核结果的应用。奖励如提职、晋升、奖金、培训；④惩罚如扣发奖金、警告、公示、调岗、待岗、下岗、降职、开除等。

6. 组织、协调与沟通　绩效考核中的各级人员的角色是不同的，医院人力资源部或绩效考核办公室负责考核制度绩效考核标准，人力资源部与各职能部门负责考核制度的细化（考核的科室、部门特色）人力资源部与各级管理者的共同责任是绩效标准的实施（落实到具体职位）。医院各科室、部门以及各级管理者负责绩效管理的计划实施、观察、检查、评价、辅导、沟通。

（1）组织能力：目标实现与否的重要因素在于领导。领导组织能力不仅体现在决策是否正确，目标是否明确，更体现在能否有效地组织员工完成既定的绩效，向着既定的目标前进。能否使自己的意图，有效地在组织中传达下去，并加以贯彻落实。各级领导者是要"做对的事情"，各级管理者就是要"把事情作对"。

（2）协调与沟通：压力与氛围。适当的压力会产生对目标的向心力。没有压力，就没有动力。但过大的压力不仅影响工作绩效，而且危害人的身心健康。领导者应会运用适当的方法，将完成目标的压力转变为动力，从而提高工作绩效。特别是科室和部门领导者要通过采取各种不同的措施，在医院内部形成学习的氛围，积极向上的氛围，完成目标的氛围，自我完善、自我提高的绩效氛围。

（3）组织凝聚力：医院要赢得顾客的满意与忠诚，必须首先赢得员工的满意与忠诚。凝聚力决定着群体行为的效率和发挥。组织凝聚力的形成，最重要的因素是领导的作用，领导者要了解科室需求，了解部门需求，了解班组需求，了解市场需求，了解患者需求，了解个体需求，及时解决问题和矛盾。

（4）绩效目标调整：重大绩效目标调整指医院总体目标的变化、科室目标的变化、部门目标的变化、环境的变化、人员的变化、患者需求的变化、组织结构的变化、结构调整的变化、对问题分析的结果的变化。根据医院目标的变化、完成指标情况的变化、医院发展侧重点以及对上年度运行问题的分析与总结。

（5）反馈与改进：反馈的内容包括对绩效完成任务变化的反馈、指标调整的反馈、绩效问题的反馈、对采取措施的反馈、沟通的反馈、员工意见的反馈、绩效指标权重的反馈、考核方法的反馈等。最重要的是建立评价、反馈与改进机制，定期进行总结、反馈、制定改进措施，形成良性循环。在医院内进行有效沟通，达成绩效考核与管理的共识。

四、卓越绩效指标的定性与定量

（一）什么是定性指标

所谓的定性考评、定量考评，是指绩效考核指标是定性的还是能量化的。定性的指标原则上是一种模糊的考核指标。比如一个关于患者满意程度的指标，如96%的患者满意率就是相对定量的指标，而患者满意程度高、满意程度一般、满意程度差这样的描述就是定性指标。原则上定性考评或定量考评不存在哪种形式更好的问题，要根据实施考评组织的管理基础、具体工作内容与任务等各种情况综合考量，选择适合医院自身情况的考评形式。定性考核是对被考核者素质和工作绩效的质的方面的考查核实。一般采取个别谈话、小型座谈会、调查表等方式由被考核者所在组织考核，被考核者的德、才表现和主要优、缺点，最后给予被考核者基本的、客观的评价。绩效考核指标尽可能少用定性指标考核。以职能部门为代表的定性指标或者是非量化指标的处理比较困难。因为临床科室的量化指标往往容易制定和选取，但部分职能部门的工作内容往往是不易量化的。大多数职能部门，如人力资源部门、医院办公室、党委办公室、医务处、护理部、质量管理科、后勤科、工会、纪委、信息科、病案室、图书室、实验室等，其关键绩效指标的量化难度相对困难，若硬性地从其自身职责上进行量化，可能出现考核的失真。因此对这类部门或职位可以从考核其工作任务或工作要求来界定，也可以通过时间来界定，采取高比例定性KPI的实际处理方法可以更有效反应工作完成情况。这就需要应用现代医院绩效考核与管理定量指标的黄金法则，如下面部分所提出的。

（二）什么是定量指标

现代医院绩效考核与管理定量指标的黄金法则：凡是能量化的指标尽可能量化，凡是不能量化的指标尽可能规范化，凡是不能规范化的指标尽可能细化，凡是不能细化的指标尽可能流程化。

定量指标考核其实就是能用汉字一、二、三等数据，阿拉伯数字1、2、3等数字衡量的考核方法。管理大师德鲁克说："如果我们知道目标，目标管理是有效的。不幸的是，大多数情况下，我们并不知道我们的目标。追求考核上的量化指标，而不是目标的明晰一致，这是量化管理的误区。"于是，绩效考核指标的设定成为"量化"和"不量化"之间的一场平衡战役。在绩效考核体系的设计过程中，考核指标设定是关键的一环。考核指标的设定确立了对员工绩效考核的内容以及绩效考核的标准，是整个绩效考核体系的参照系。从更深层次上来说，通过考核指标的设定，可以影响员工对待不同工作的态度，进而起到引导员工行为的作用。也就是说，通过考核指标的设定，让员工明白医院对他的要求是什么，以及他将如何开展工作和改进工作，他将目标任务完成到什么程度，他所获得的报酬会是什么样的。因此，从这个意义上来说，考核指标的设定又是整个绩效考核体系的目标和目的，具有其战略结果导向性。设定恰当的考核指标，是绩效考核体系得以成功实施的前提。在为不同的医院提供绩效考核体系设计模块或指标，我们发现，即使对情况类似的医院，如果机械地采用同一套考核指标，也会产生不同的结果，给医院造成不同的影响。这其中存在一个如何把握考核指标的量与度的问题，也即量化指标占总指标的权重是多少，定性指标占总指标的权重是多少，也就是如何平衡量化与不量化之间关系的问题。

考核指标可分为定量（量化）指标和定性（即不量化）指标两类，这两类指标考核的内容和侧重的要点均有所不同。具体来说，定量指标用于考核可量化的工作，而定性指标则用于考核不大好可量化的工作；相对而言，定量指标侧重于考核工作的数量，而定性指标则侧重于考核工作的程度。采用定量指标进行绩效考核，在明确考核指标的情况下，简单明了、较易实施，量化的考评结果可以在个人和组织之间进行比较。但是，在实际操作中，定量指标也往往难以确定工作性质，或者笼统，或者缺乏质量针对性。采用定性指标进行绩效考核，可以对整个工作进程进行程度评价，适用的范围较广。但是，在实际操作中，定性指标的评价往往会有考核者的主观倾向，准确度易受影响，被考核者对考核结果的认同和信服感也会受到影响。那么，对于员工的考核，究竟采用定量指标，还是采用定性指标呢？一般来说，需要针对员工的具体岗位，选用合适的定量指标与定性指标的组合。

（三）定量指标的原则

1. 绩效指标的黄金法则   根据现代医院绩效考核与管理定量指标的黄金法则对绩效考核指标进行设计指标。在现代医院绩效考核与管理中，临床科室工作指标量化程度较高，医技科室工作指标量化次之，护理工作指标量化再次之，职能部门工作指标量化最难衡量。对于管理层来说，对医院总体服务目标、科室指标、部门指标管理结果负有不同的决策责任，其工作影响范围往往也是全局性、科室、部门性的。因此，适宜采用量化成分较多、约束力较强，独立性较高的单位，以最终结果为导向的考核指标，即以定量指标为主、定性指标为辅。对于普通员工来说，工作基本由上级安排和设定，依赖性较强，工作内容单纯，对工作结果只有单一的、小范围的影响。因此，适宜采用量化成分多的工作指标。而对于需要上下级随时充分沟通，主要以工作过程为导向的职能部门考核指标，即定性为主、定量为辅。当然，也不能一概而论。例如，对于医院最高管理层来说，作为医院的上层管理者，主要从事政策制定、监督执行、协调管理及信息沟通等工作，工作结果将影响到医院的关键和医院整体运转状况，而很难通过工作数量来衡量其绩效。因此，可以全部采用与医院经营业绩相挂钩的定性与定量指标相结合的指标进行绩效工资考核。绩效考核中即使是同一个岗位，也可能因为医院的战略不同，或者因为医院文化的不同，或者科室专业不同，或者职能部门工作性质不同，而不同时期采用的绩效考核标准是不同的，就是在相同时期不同单位绩效考核标准也不一样。例如，对于一线的医务人员来说，主要从事重复性高的工作。在医院处于发展期、追求数量与规模时，可能以考核其数量为主，采用较多的定量指标；在医院处于稳定期、追求质量与创新时，可能以考核其工作能力和态度为主，采用较多的定性指标。

2. 绩效指标的适宜性   在设定医院、科室、部门和员工的绩效考核指标时，宜应用"因地制宜"的原则：因医院制宜，因科室专业制宜，因部门制宜，因个人制宜，因岗位制宜，因工作性质制宜，因工作任务制宜，因环境制宜。根据实际情况选择相关的定量指标或定性指标。在指标选择时，需要满足科学性和适用性两个方面的基本要求。制定绩效考核标准的科学性和适宜性，包括准确性、可靠性、灵敏性和应用性。准确性表现在指标的含义和传达的信息明确，能准确与考核目标衔接起来，这些指标多为关键绩效指标；可靠性表现在指标之间相互衔接、彼此一致，不会出现相互矛盾、不相关的情况，此类指标多为具体的工作指标；灵敏性表现在指标能够很好地区分出科室、部门员工绩效之间的差异，对医院所关注的差异能做出灵敏的反映，也即根据科室、部门、岗位具体情况设定标准。应用性，包括指标权重分配适当、指标内容适当、综合效益适当、普遍接受性和操作可行性。经济合理性指对指标完成情况信息收集与分析的成本是可接受的；普遍接受性表现在指标的设定得到全体或者大多数员工的广泛认同和支持；操作可行性表现在指标的设定使绩效考核在操作上简便易行。指标适宜、切当、可行、简单、易操作、有效是总原则。

3. 绩效考核的流程性　现代医院应该是科学性管理的机制，科学管理就是要按照流程进行，这样才能有条不紊地把绩效考核工作搞好。图5-5是一种描述绩效考核活动顺序网络图方法。这一方法用箭线代表活动，而用节点即圆点代表活动之间的联系和相互依赖关系。绩效考核组织从考核开始，经过活动A线、B线、C线、D线、E线、F线、G线、H线和I线到绩效考核结束，都在预先设定的流程中进行，这样就保证了绩效考核的顺利进行。

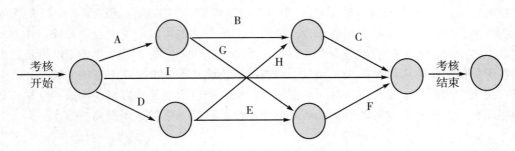

图 5-5　绩效考核进行流程

4. 绩效指标的战略性　绩效考核计划是绩效管理的开始。绩效考核计划可行性和有效性直接影响整个绩效管理的成败。医院根据自身的绩效战略发展目标，进行对绩效指标层层分解，直到每一个员工工作岗位。然后依据员工的工作职责，确定员工要完成的主要工作任务、时间期限，了解员工需要哪些支持帮助，据以制定绩效管理目标。现代医院的绩效发展状况不尽相同，不同级别的医院长远发展目标也就不同。绩效考核与管理的目标是长远的，不是短期的。因此，医院要根据自身的以往绩效状况，因地制宜地确定未来的绩效考核与管理的目标。现代医院一个有效的绩效目标必须具备以下几个条件：①绩效考核服务于医院的战略规划和愿景目标；②绩效考核以员工的岗位职责为基础；③绩效考核目标具有一定的挑战性，具有激励作用；④绩效考核目标要明确；⑤指标可衡量；⑥绩效指标有时间的期限。

5. 绩效指标的辅导性。从绩效考核与管理辅导来看，它是医院领导辅导自己员工达成绩效计划的一个过程，连接了绩效计划与绩效考评与管理。做好绩效考核与管理辅导，必须要做好绩效数据的收集和记录。医院各级领导要注意对其下属绩效行为表现的观察，同时要注意保留与其绩效沟通的结果记录，了解员工进行完成工作中存在哪些困难，领导给予员工必要的帮助，如工作指导、指标说明、关系沟通、技能培训，让员工感受到不是在孤军作战，而是有许多人与他共同努力，促使员工能够顺利完成绩效考核目标。

6. 绩效指标的评价性　医院绩效考评是绩效管理的外在表现手段。医院绩效考核目标完成得怎么样，医院绩效管理的效果如何，通过绩效考评可以一目了然。绩效考评也是一个总结提高的过程，总结过去的经验、教训和结果，分析存在问题的原因，制定相应的绩效管理对策，便于医院绩效管理的提高和发展。在绩效考评中，标准是基础、管理是过程、考核手段、结果是绩效。选择和确定什么样的绩效指标是考核中一个重要的、同时也是比较难以解决的问题。绩效考核指标应具备重要性、可操作性、敏感性等特点。临床科室的考核指标可以根据其服务数量、医疗质量、手术结果、用药情况、患者检查情况、医疗科研临床教学情况、患者满意程度、绩效结果来定。而职能部门工作多是管理、协调、文字、会议与沟通服务性的工作，其指标可包括反映服务质量与服务满意程度的内容。绩效考评的结果是医院薪酬分配、职务晋升、培训发展等管理活动的重要依据。结合实际，对员工进行多层次的激励，将有效推动绩效考核与管理的深化。

7. 绩效指标的沟通性　包括绩效考核组织、标准、周期、内容、手段、时间、考核者、被考核者，都应该从体系与系统方面进行设计，进行有效及时沟通，以保证绩效考核与管理的连续性。其中，绩效考核标准依据不同的医院规模、性质、专科业务、区域经济整体水平其标准是有区别的。绩效考核周期有定期和不定期，定期分月度、季度、半年度、年度等考核。绩效考核内容有领导能力考核、战略考核、人力资源管理考核、医疗市场管理考核、测量与知识考核、管理过程考核、业务技能考核、服务态度考核、医疗关键绩效指标考核、绩效结果考核等。在绩效考核与管理中，沟通应该做到真诚、及时、具体和定期。一切的沟通都是为预防绩效问题和解决绩效问题而做的。领导与员工真诚的沟通才能尽可能地从科室、部门或员工那里获得信息，进而帮助分析、解决问题，提供绩效工作的帮助。绩效管理具有前瞻性的作用，在问题出现时或之前就通过沟通将之消灭于无形之中，将有效地促进绩效的提高。沟通应该具有针对性，具体事情具体对待，不能泛泛而谈。泛泛的沟通既无效果，也不讲效率，应该按照沟通流程进行，既指出员工缺点，也指出员工优点，在缺点中找优点，在优点中找缺点，而且指出今后的前进方向和目标（图5-6）。所以绩效管理者必须珍惜沟通的时间和机会，关注于具体问题的探讨和解决。同时，沟通应该连续，因为情况在不断的发展变化，只有连续不断地进行交流、沟通，才能在第一时间掌握绩效信息，据以提出处理方案。沟通的结果应该具有建设性，给组织和员工未来绩效的改善和提高提供建设性的建议，帮助员工提高绩效水平。

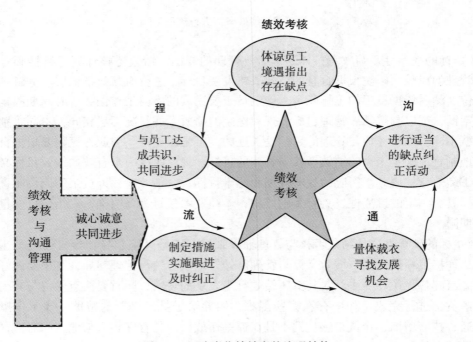

图 5-6　医院岗位绩效考核沟通结构

8. 绩效指标的改进性　由于医院的发展是动态的，所以没有一个医院的绩效管理体系是标准范本，任何的绩效管理都需要不断改善、持续改进和提高。绩效管理是一个不断循环的过程，它经过计划、沟通、评估，达到提高改进后，又制定新的目标计划，然后延续沟通、评估、改进的过程。它是一个周而复始的过程，只是每一次循环的内容都不尽相同，每一次循环都在原有基础上达到了提高。对于不同时期的绩效管理要适应当时医院的发展状况，要服务于当时的战略目标。因此，在绩效考评结束后，全面审视医院绩效管理的目标、政策、方法等进行分析、完善，不断改进和提高医院的绩效管理水平，才有助于医院核心能力的不断提高。

五、现代医院职能部门绩效考核

（一）职能部门机关如何考核

很多人提出一个问题：临床科室工作考核比较容易量化，所以比较容易实施绩效考核，但无法量化的职能部门如何来考核？比如医院办公室的工作该怎么考核呢？人力资源部该怎样考核？医务科工作怎样考核？后勤科室工作怎样考核？党委、纪委、工会怎样绩效考核？护理部工作该怎样考核？市场部工作该怎样考核？根据医院绩效考核指标定量与定性的黄金法则：凡是能量化的指标尽可能量化，凡是不能量化的指标尽可能规范化，凡是不能规范化的指标尽可能细化，凡是不能细化的指标尽可能流程化。如果这样，不管哪个部门、科室工作的考核标准就有章可循了。

（二）什么叫工作定量化考核

- 当你的工作量化程度超过80%以上，建议工作量化权重占80%，工作质量、满意程度、定性等指标占20%。
- 当你的工作量化程度是50%~60%，建议工作量化考核占50%~60%，工作质量、满意程度、定性、行为等指标占50%左右。
- 当你的工作量化程度很低，建议工作量化考核占30%，工作质量、满意程度、定性、行为等指标占70%。

还有一种方法比较简单，因为医院是追求效益（医院不能追求利润最大化）最大满意化的，所以业绩、患者满意是医院的头等大事，因此有些医院不管什么部门，都用一个比例计算业绩，比如有的医院就是不管什么部门、科室，工作量化都占考核的70%，定性占30%。这个方法不科学，应该依据实际情况决定。我们做了多年的绩效考核工作，经过较长时间的经验积累，最终我们达成了一个让很多人都能够受益的共识，就是现代医院绩效考核指标定性与定量的黄金法则。

（三）什么叫工作规范化考核

1. 规范化管理的定义　医院规范化管理就是按程序办事。所谓规范化，就是医院按照事先的规定行动，这种规定实际上就是工作程序。简言之，医院按程序办事，就是规范化管理。医院工作本身就是依照程序建立和运行的，但是由于医院法制不健全和与患者信息不对称，医院并没有完全按照程序办事，主观随意性、领导意志以及以职谋私等现象大量存在，以致出现许多不规范行为，严重的还发生犯罪行为，如收受患者红包现象、诊疗差错等。严格按照程序办事，就可以大量减少这种不规范行为和医疗纠纷行为，最终提高医院服务患者的质量与效率。推行医院规范化管理的目的，就是要增强医院的管理效率和提高质量管理水平。

现代医院规范化管理则是与泰罗的科学管理不完全一样的，强调的是在管理的过程中，要充分体现员工的价值，而不是把人当作一个机器上的螺丝钉和齿轮，是在对人的本质特性准确把握的基础上，通过确立一套价值观念体系来引导下属员工的意志行为选择。医院规范化应该在精益求精、流程科学、一丝不苟上下功夫，争取医疗工作零缺陷管理。其基本要素有5个：公开、目标、界定缺陷、解决纠纷、奖励。所谓公开，即每个职工都要用书面或口头形式公开做出自己对致力于无缺陷工作的承诺。所谓目标，即医院为每项工作和个人确定现实的可操作的工作目标。在界定缺陷时，考虑到每个医院情况以及每项工作要求不同，对缺陷的理解也是多种多样的，现在的缺陷主要是医疗纠纷，尽最大可能降低医疗纠纷的发生。解决纠纷主要是换位思考，人性化的解决医疗纠纷。绩效好的要奖励，贡献大的要重奖。规范化管理的特点就是程序性管理、标准化管理、质量控制，其根本目的是提高绩效管理水平。

2. 医院规范化管理的特征　医院制度化管理、标准化管理都不等于规范化管理，规范化管理必须具备九个特征：系统思考、绩效整体统一、普遍联系、质量满意、相互制衡、和谐有序、中正有矩、动态发展、员工参与的九大特征。让每一个员工都参与到绩效考核与管理的规则的制定过程中来，以保证其理解、认同和支持。体系完整，有完整的绩效考核与管理思想理论，对医院管理的方法和技术进行整合和协调。制度健全，有能构成医院组织运行游戏规则，健全医院员工行为激励诱导机制的管理制度。

3. 医院规范化管理的岗位性　　这也就是必须消除过去关于人的本质特性假定的片面性，整合经济人、动物人、社会人、自我实现人、文化人、复杂人多种片面性假设，认定人的岗位主体性，以主体人原理为理论基础。主体人原理，也就是管理学的第一原理即"人性定理"，就是在医院绩效战略目标的总体框架内展示自己的潜力，发挥自己的潜力。人性定理强调，人是具有自我意识的存在物，明白自己是不同于他人、它物，并且独立于他人、它物之外存在。人的所有行为都是自我选择的结果，没有哪种由自己完成的行为，是他人强加的。人的任何一个行为，都是谋求自我肯定，服务于他自己的目的。人在任何时候都只是根据自己所寻求的目的和目标来关注世界、关注他人，与自己所寻求的目的、目标不相关的人和物都是视而不见的。现代医院必须强调员工在不违法情况下的自主性岗位管理性。

4. 医院规范化管理的本质要求　　医院规范化管理，也需要制度化，也需要标准化，但它的重点在于为医院构建一个具有自我免疫、自动修复的功能。也就是说，使医院组织形成一种内在的自我免疫功能，能自动适应外部环境的变化，能抵御外部力量的侵害。并且当医院组织在发展过程中遭遇外部创伤后，能自动地修复愈合，使医院实现持续稳定的发展。或者说，它是要赋予医院绩效管理的一种生命力量，让医院绩效管理像一个生命有机体一样，无论内部原因，还是外部原因，如果医院绩效管理发生不可预料的后果后，具有自动愈合、自动产生抗体抵御病源，恢复绩效管理的健康功能。

5. 医院规范化管理应该做到　　①建立具有可操作法和可检验性的绩效考核与管理制度；②细化绩效管理制度，绩效管理责任量化到人；③尽快建立独立的医院绩效考核考核机制；④强化医院绩效考核、管理、兑现承诺和绩效管理信息的透明度；⑤提高医院管理人员的个人修养与管理素质；⑥加快绩效考核与管理的电子信息化的建设。

（四）什么叫做工作细化考核

医院工作细化考核就是把一件事情、一个指标、分成细化目标，达到可考核程度。举个例子，对一个医院的餐厅服务，我们虽然无法考核它到底好还是不好，无法具体量化它的工作是好还是不好，但是我可以细化到以下 5 点：

第一员工、患者对饭菜**质量**满意度是不是达到 85%（或更高）；

第二员工、患者对于饭菜**卫生**满意是不是达到 85%；

第三员工、患者对饭菜**价格**满意度是不是达到 85%；

第四员工、患者对饭菜**色**、**香**、**味**满意度是不是达到 85%；

第五员工、患者对后勤**服务**满意度是不是达到 85%。

假如这 5 个指标都达到 85% 以上，说明这个餐厅是好的。如果这 5 个指标都没有达到 85%，说明我们这个餐服务是失败的。这就是对医院餐厅服务绩效的细化考核。

（五）什么叫工作流程化考核

假如今天我们招了一个清洁工，这个清洁工归你管理，我们经常这样布置任务：小王，你的任务是把这个房间打扫干净，玻璃窗、桌子都打扫干净。什么是干净？有没有标准？我们这位清洁工也很卖力，桌子上面用水擦得很干净，玻璃窗用水擦得很干净。他干净的概念是没有灰尘，但是他忘记了一点，当玻璃上用水擦过之后，会留下水迹。你进来了说：小王我让你打扫干净，你怎么越打扫越花？这就是标准不一样。绩效考核应该是流程化：让小王看着，然后你自己拿一盆水和湿的毛巾先擦 1 遍，把这个湿毛巾拧干再擦 1 遍，最后用 1 块干的布或者毛巾再擦 1 遍。或者你不用做，你告诉他这张桌子擦 3 遍，第一遍用水擦，第二遍用拧干的布擦，第三遍用干毛巾擦。这就叫流程。如果他只擦了两遍，怎么办？我不需要告诉你干净与否，我只要告诉你，你只要少擦 1 遍，我算你绩效考核不合格，因为你没有做完流程。绩效考核的目的是为了能客观、公平地反应员工的工作差异，以促进员工工作业绩的提升。绩效考核是一项复杂而细致的工作，在实施的过程中，由于种种因素的影响，会导致考核结果的偏差，从而影响考核的效果。下面我们将就考核之中的部门间非绩效差异及其流程办法做简要的介绍。

部门间的非绩效差异主要有两种，一种是由于考核指标本身难易程度设置的不同而带来的，比如医院一些临床科室的指标多为量化，且要求较为严格，而职能部门则多为定性指标，考核要求相对简单；另一种则是由于科室、部门对考核尺度的理解和把握不一造成的，比如某个部门、科室领导对员工考核要求很严格，而另外一个部门、科室的领导对员工考核要求不高。有观点认为，为调整部门之间绩效指标难易程度差异而带来的绩效差异，在绩效指标设置的过程中应该在部门之间考虑综合平衡。但我们以为，由于各职能部门工作具有特殊性，很难找到平衡的标准，若强求平衡还会导致对某些职能部门工作要求的降低，不利于工作改进。为简便并且有效解决这一问题，可以尽可能采用流程管理的方法。

六、卓越绩效考核管理技巧艺术

（一）绩效考核的技巧

20 世纪 80 年代前国内企业的管理比较落后，职工工作评价是好、坏或者好、中、差，甚至可以说根本谈不上是严格的工作考核与管理，基本凭领导说了算。领导说谁的工作好就是谁的工作好，既没有科学的依据也很不服众，这也算是国内企业中钩心斗角的现象较多的原因之一。此外，我们国内医院以前的管理把全部的中心基本都放在了考核上，殊不知现代管理，特别是绩效考核与管理的最终目的是提高组织的绩效水平，而不是为了分出谁优谁劣。20 世纪 90 年代初，人力资源管理被从国外引进以后，绩效管理的概念和手段也被随之引进。但是我们把国外的先进绩效管理理念引进之后，慢慢发现，进行绩效管理的初衷是好的，但是执行起来却相当困难。国外的绩效管理是简单的、科学的、客观的、规范的，比如美国的《卓越绩效准则》，而我们国内医院的现状却是复杂而没有头绪。一名员工的留用与否是很难用工作的能力与绩效来单一决定的，它还相应的伴随有关系、人情等各种因素的影响，因此，在大多数国内医院里面，即使是用科学的绩效考核办法将所有人的绩效水平都考核出来并且有了一个明确的结果，但是却很少有对结果采取正确的应用情况出现，大多数情况下都会不了了之，这样的话，不少的考核过程就成了走过场。可以说，如何将国外先进的绩效考核手段与国内医院的人际关系有效结合，是我们目前阶段所需要探讨的主要问题。有些人说，绩效考核很简单，只要完全用数字说话就行了。他们认为，只要把绩效与薪酬直接挂钩，医院的整体绩效完全会上升。

还有些人认为，医院内同一职位的人一定要把薪酬水平拉开差距，而且差距越大越好，如果员工的薪酬等级越高，那么等级间的差距越大。同样的，薪酬等级低的薪酬水平也要降得相当地低，这样员工才会有动力提高自己的绩效，如果是本身能力的问题，如果绩效水平总是提不上去，那么他的薪酬水平一直会很低，时间长了以后他自己会主动找原因，时间长了以后他自己会主动适应绩效考核与管理，时间长了以后他自己甚至会主动离开这个位置。这看起来很有道理，但是医院并不是企业销售人员，对于销售人员的薪酬等级很容易区分，只要把销售额算出来与薪酬等级结果挂钩就行了。这样的话，薪酬水平可以用业绩提成来体现。但是医院里的员工大多是技术人员或者是职能部门的难于衡量工作的员工又如何来确定薪酬等级呢？有些人说这也很简单，只要让领导来给这样的员工打分就行了，每个员工能力的好坏，他的直接领导心里都一清二楚，所以让直接领导来做这个事情，不会有什么偏差。其实这些人把这个问题想象得太过于简单了。对于医院、科室、部门的领导对自己每名员工能力的考虑一般都没有什么偏差，但是这样又回归到了我们医院最初的那种领导一言定乾坤的原始状态，一方面领导的想法是否服众，另一方面即使领导的想法服众了，这也会因为没有足够的客观绩效评价依据而使考核过程难免不出现问题。因此，一个医院绩效完善的过程需要很长的一段时间，在这段时间里，应该把人情、关系、面子等因素消除，只有这样，才会有一个科学的考核依据、科学的考核过程、科学的绩效考核结果、科学的改进措施，也只有这样，医院才会优化员工的整体素质，提升整体绩效，最终创收最大的患者满意度和最好的绩效。

现代医院实行绩效考核与管理之前，应先对医院的管理层做一个调查，进行一次绩效知识问答考试，这个考试可以是，我们为什么要搞绩效考核与管理？绩效考核的工作态度、你的工作效率如何？工作成绩如何？团队意识、沟通能力、配合能力、员工业绩考核办法等几方面，只有先将管理层人员绩效考核与管理概念清了，员工才会相信您的绩效考核能够落到实处，才会配合您的工作，也才会再次调动起积极性。医院需要根据自己的工作特点建立起有效的绩效考核体系，但最重要的一点是将绩效考核建立在量化的基础上，而不能是模糊的主观评价上。如果医院的业务是服务性质的，则可根据员工的服务数量、服务质量、患者满意度、服务效果等来建立有效的考核体系；如果考核医院职能部门的员工，则需要根据不同的岗位所承担的不同的工作任务和满意率等设计考核体系。通常情况下标准评分体系的效果并不理想。这就是绩效考核的技巧与艺术了。

一项好的考核制度一定希望达到这样的目标：被考核的人员觉得是可接受的，考核人觉得是可操作的，医院觉得可以鼓励员工努力工作的，考核的机制是能够促进医院发展的，患者是满意的，政府是满意的。实际上同时达到上述目标是很难的。医院要保持可持续发展速度，必须要建立一套考核制度。完善的考核体系至少应包括：①详细的岗位职责描述及对职工工资的合理培训；②尽量将员工工作量化考核；③人员岗位按照需要合理安排；④考核内容的分类科学；⑤考核内容要把医院文化渗透进去；⑥明确绩效工作目标；⑦明确每一个岗位工作职责；⑧从服务数量、服务质量、顾客满意度、经济效益、绩效结果等几个方面进行评价；⑨给每项考核内容细化出一些具体的操作办法，每个操作办法对应一个分数，每个操作办法要给予文字的描述以统一标准；⑩明确员工绩效考核后如果有意见按照事先设计的申诉流程进行。

（二）绩效考核的艺术

1. **找到自己的角色**　绩效考核的艺术主要在医院管理层，在应用执行绩效的考核人员。考核人员必须有明确的角色认知：对自己角色的规范，权利和义务的准确把握；了解领导的期望值；了解下级对你的期望值；绩效考核人员要代表3个立场：对下代表医院管理者的立场，对上代表员工的立场，对待直接上级既代表员工的立场，同时又代表上级的辅助人员的立场。西方有一种说法：驾驭好你的领导，只有了解了领导的风格，才能更好地协调好关系，开展好工作。下级对上级有以下5个期望：绩效考核要公道，绩效管理要关心部下，绩效目标要明确，绩效标准要准确及时发布信息，绩效管理及时指导，卓越绩效有领导辅助取得。

2. **培养自己的素质**　绩效考核与管理的艺术取决于管理者的素质培养。绩效考核与管理素质培养的特点：一是稳定性，素质并不只存在于一时一事中，而是体现于个体活动的全部时空中。表现为一个人某种经常和一贯性的特点。在时间上，素质的表现虽然偶尔间断，但总体上却是持续的；在空间上，素质的表现虽然有时相异，但总体上却是一致的。二是可塑性，个体的素质是在遗传、环境和个体能动性3个因素共同作用下形成和发展的，并非天生不可变的。不健全的素质可以健全起来，成熟的素质也许会退化萎缩，缺乏的素质可以通过实践和学习获得提高，一般性的素质，可以训练成为特长素质；三是差异性，"一娘生九子，九子各不同。""一棵树上长不出两片完全相同的叶子"；四是表现性，素质虽然是内在的与隐蔽的，但它总会通过一定的形式表现出来。行为方式、行为过程与工作绩效是素质表现的主要媒体与途径。每一个员工都应该有高绩效（做了什么）的素质。高绩效（做了什么）的素质=合适的素质（适合做什么）+有效的行为方式（应该怎么做）（表5-2）。

表 5-2　普通员工绩效评价的具体维度

员工特征	行为	结果
一定的工作知识	能够运用	业绩尚好
努力工作	服从命令	服务能力可以
工作协调能力	遇到难题有困难	服务质量较好
有关资历证书	专业电脑维护	处理一般问题
管理知识	维护记录	按照游戏规则做事
成就感	遵守规则	绩效良好
社会需要	按时出勤	服务数量多
可靠性	提交建议	患者满意程度较高
内向严谨	不吸烟、不吸毒	自动维护工作环境
忠诚老实	按照规定流程工作	按照规定完成任务
主动性与创造性	工作积极主动	需要时加班加点

3. 绩效评价的艺术

（1）绩效评估方法两大类：一大类包括对员工进行个体评估的方法，即科室、部门主任对每个员工的评估，没有与其他员工进行比较；第二大类取决多人评估。多人评估要求科室、部门主任直接地和有目的性地将一个员工的绩效与其他员工进行比较评价；个体评估方法主要包括图解式评价法、强迫选择量表、关键事件法、行为尺度评定量表。此类评价的艺术关键在于公开、公正和公平。

（2）多人评估方法主要是简单排序法和配对比较法。

（3）目标管理法：是众多国内外医院进行绩效评价的最常见的方法之一。目标管理使组织中的上级和下级一起协商，根据组织的使命确定一定时期内组织总目标，由此决定上下级的责任和分目标，并把这些目标作为组织绩效评估和评价每个部门、科室和个人绩效产出对组织贡献标准。

（4）平衡计分卡：是基于财务与非财务指标的综合绩效评估方法，平衡计分卡的角度包括顾客角度、内部流程角度、学习与发展角度和财务角度，以及与四指标相对应的指标及指标体系。

（5）绩效分析：绩效分析必须进行员工胜任能力的分析。能力应用起源于 21 世纪 50 年代初。那时，美国国务院感到以智力因素为基础选拔外交官的效果不理想。许多表面上优秀的人才，在实际工作中的表现却令人非常失望。在这种情况下，麦克里兰博士应邀帮助设计一种能有效地预测实际工作绩效的人员选拔方法。在此项目过程中，他应用了奠定胜任素质方法基础的一些关键性的理论和技术。如抛弃对人才条件的预设前提，从第一手材料出发，通过对工作表现优秀与一般的外交官的具体行为特征的比较分析，识别能够真正区分工作绩效的个人条件。1973 年，在"testing for competency rather than intelligence"一文中，他引用大量的研究发现，说明滥用智力测验来判断个人能力的不合理性。并进一步说明从主观上认为能够决定工作成绩的一些人格、智力、价值观等方面的因素，在现实中并没有表现出预期的效果。因此，他强调离开被实践证明无法成立的理论假设和主观判断，回归现实，从第一手材料入手，直接发掘那些能真正影响工作绩效的个人条件和行为特征，为提高组织效率和促进个人事业成功作出实质性贡献。他把这样发现的，直接影响工作绩效的个人条件和行为特征称为 competency（胜任能力）。

4. 员工能力结构组成

（1）核心竞争力与组织潜能：技术知识、操作技能反映到组织特征层面就是组织的核心竞争力和组织潜能。核心竞争力是组织所独有的技术知识和操作技能的结合，它是组织实现其自身目标的核心力量，组织据此可以发展出许多相关的部门、新产品和服务内容。核心竞争力可以为组织赢得独特的竞争优势，这种优势可以切切实实地让客户感知到，而且不是竞争对手在短期内就能够赶超的组织潜能是能够被人们切实感知并加以战略性理解的一整套业务流程。体现组织潜能的一种常见方式是基于时间的竞争。基于时间的竞争整合了人的技能与组织的资本资源。这一速度反映了企业高效的生产工艺与非常忠诚、高度敬业的人力资源相结合的综合能力。组织潜能与组织的人力资本技能的合力塑造了一个灵活、高效的组织，这个组织关注着客户的需求，而且能够有效地响应客户的需求。

（2）核心价值观与行为取向：核心价值观包含的内容非常广泛，在一定层面上来说，它明确指出了组织成员的基本信仰，也包括了组织成员的处事原则。核心价值观代表了组织成员对组织的一种主观感觉——在那里工作大致就是这样的一种感觉。组织的行为取向反映了组织在利用成员的工作习性与工作技能来提升业务流程和工作系统效率和效能时，选择的重点何在。组织所应具有的一个重要行为取向是通过员工参与来提升组织绩效并谋求竞争优势。核心价值观和行为取向反映了组织成员的工作方式，实际上它反映了组织可以接受的行为准则和工作方式。如果核心价值观和行为取向通过组织文化来表述，则可能采取仪式、故事和传说的形式进行了宣传。如果是通过组织愿景来表达，那么，我们可以从中看出组织在未来准备采取什么方式开展工作。

（3）技术知识与工作技能：组织成员运用自己掌握的技术知识和操作技能履行自己的岗位职责，这些知识和技能主要是通过正规学习活动获得的，而且这些技能因行业和工作内容的不同而不同。比如说，一名软件工程师通过接受正规学校教育掌握了如何将 Visual Basic 语言写成的程序改编成 C + + 语言，同时他还非常熟练地使用计算机软件，这样这种转换工作对他来说就易如反掌。组织成员掌握的技术知识和岗位操作技能应当支持组织的核心竞争能力和组织潜能。因而组织要想维持和扩展自己的核心竞争能力和组织潜能，让员工接受必要的技术培训是顺理成章的事情。

（4）业绩技能和能力：业绩技能和能力包括工作习性、沟通方式、领导艺术以及团队工作等，在不同的行业和工种之间具有专长一定的通用性，反映了组织成员运用技术知识和操作技能的效率高低和效能大小。如对工作的承诺是一项业绩技能，它反映了任职者将在多大程度上付出自己的努力，朝着既定的工作目标迈进。如遵守程序：即使有某些时候确有不便，也会按照既定的政策和程序办事；鼓励他人遵守程序；告诉他人政策制度和操作流程在何种情况下可能有助于改善绩效，在何种情况下可能影响绩效；向管理层说明政策和程序在哪些方面影响了组织的工作效率。如应对冲突：在没有辱骂他人和采用操纵手段的前提下，能够直截了当、明白无误地表达自己的想法；聆听他人的想法和感觉，通过复述证明自己确已理解他人的基本意图；必要的时候，运用权威来表达自己的不满；为了学习和提高，主动寻求负面反馈。

现代医院科室、部门领导开展绩效分析活动千差万别，取决于科室、部门的类型、规模、竞争环境和其他因素。分析的主要内容是，技术和服务质量的改进与患者满意程度、患者忠诚和医疗市场份额等主要指标之间的关系；解决有关患者方面的问题与绩效降低成本和增加效益之间的关系；通过患者的获得与流失以及患者满意程度的变化说明医疗市场份额变化；主要绩效指标的变化趋势；科室、部门员工的学习与人均增加价值间的关系；员工安全、缺勤、调动方面的改进带来的效益；各种培训的效益和成本；科室、部门的知识管理和共享方面的效益和成本；服务知识和技术信息管理给患者和科室带来的增值；确认和满足员工需求的能力、激励和绩效之间的关系；员工问题的解决对成本和效益的影响；单项或整体劳动生产效率和医疗质量水平与竞争对手绩效的比较；与竞争对手成本趋势的比较；技术和服务质量、运作绩效指标与作为反应整体经济绩效变化趋势的运作成本收益、人均增加值等指标之间的关系等。

七、卓越绩效考核与管理的应用

绩效考核是绩效管理循环中最为重要的一个环节，科学高效地使用绩效考核结果，对提高医院效率有着非常重要的作用。医院员工绩效工资应该以绩效考核结果作为主要依据。

（一）绩效工资分配

现代医院的薪酬可以分为绩效基本工资，绩效工资，福利和保险等3大块。每月的绩效考核能较为准确地确定员工的贡献多少，因此，在医院进行绩效工资分配时，应当根据员工当月的绩效考核结果，建立绩效工资机制，使不同员工的绩效考核结果对应不同员工的绩效工资与福利。另外，绩效工资的调整也应该根据绩效考核结果来决定，实现医院的绩效工资体系更加公平化、更加客观化的现代医院薪酬体系。

（二）职业生涯规划

绩效考核结果与员工职业生涯发展结合起来，达到医院人力资源需求与员工职业生涯需求之间的动态发展平衡，创造一个高绩效的工作氛围与环境。一方面绩效考核作为医院的一种价值导向功能，反映了医院的服务患者的价值取向。另一方面绩效考核结果包含着大量的与职业成长相关的信息，有利于员工认真分析自己的职业生涯发展中的问题、教训、经验、方向、强化、调整、修正自己的职业生涯规划。通过分析绩效考核结果，能够发现员工自己的知识和能力有哪些方面的不足，从而采取有针对性的培训，保持职业生涯的健康发展。

（三）职务职称调整

医院实施绩效考核与管理，职位、职称晋升与晋级，绩效薪酬体系分配则依次以贡献大小、风险承担、工作态度、岗位责任、社会责任、顾客满意、和谐环境和效果绩效为主要依据。用现代绩效理论的公平机制，形成一种奋进的医院发展氛围。让平庸员工转变为普通员工，让普通员工转变为优秀员工，让优秀员工转变为卓越员工，让卓越员工薪酬更合理，报酬更丰厚。医院员工绩效考核结果能够影响到自己的职务与职称晋升与调整，影响到绩效工资、绩效奖金、工作环境等的变化，是很重要的绩效考核承诺。我们应将绩效考核的结果与员工的职务调整结合起来调动员工的工作积极性。对于在绩效考核结果中连续数月、数年取得优秀而有潜力的员工，可以通过晋升、晋级的方式给他们提供更大的工作舞台和施展技术、服务才能的机会。对于那些绩效不佳且有潜力待挖掘的员工，可以考虑对其进行工作调动和重新安排，帮助其创造更佳业绩。而对于那些经过多次的职务调整且潜力不大的员工，可以考虑将其解雇。这就是现代医院绩效工资管理实施的最终目的。

（四）招聘选拔转岗

医院员工的招聘、选拔、转岗是医院人力资源管理的重要部分。一方面通过对绩效考核结果的分析，可以对各职位的优秀员工所应具备的能力与绩效特征会有更加深人的理解。另一方面把员工的工作特长与其绩效考核结果相结合，实现工作职位随绩效优劣而变化。再是依据绩效考核结果把岗位上不合适的员工调整到更加合适的工作岗位上。

（五）需要处理问题

1. 绩效考核结果没有与员工利益结合　目前我国有些医院绩效考核结束后，任务就算完成，考核结果的使用仅限于绩效工资的发放及职称的评定，不能与员工职务晋升、技术晋级、薪酬档次调整、培训和职业生涯规划等切身利益的整体情况进行考虑，使绩效考核工作流于形式，失去了其应有的意义和价值。绩效考核必须与员工利益相结合，否则，绩效考核与管理必定流于形式。

2. 绩效考核结果与员工反馈不及时　目前我国有些医院在绩效考核结果的运用上，由于管理者种种担心而不愿意向员工反馈其绩效考核结果，致使员工质疑绩效考核结果的真实性，大大降低了参与绩效考核的积极性，造成员工不知道自己的哪些行为是医院所期望的，哪些行为是不符合医院的目标，更不用说如何改进工作绩效等，绩效考核工作失去了应有的作用。这个结果是医院绩效考核与管理失败的主要原因。

3. 绩效考核结果没有与员工培训相结合　目前我国有些医院没有根据绩效考核结果来分析员工的培训需求，也没有根据员工的绩效考核结果与员工协商下一阶段工作的发展计划，为员工的职业生涯发展指明方向，造成绩效考核结果不好的原因是什么？下一步应该怎么办？如果绩效考核结果不与员工及时沟通，很难有效促进员工以后能力的提高。

4. 没有把重点放在员工能力的开发上　绩效考核的根本目的是要调动员工的积极性，发挥员工潜能，进而实现医院整体的绩效战略目标。绩效考核结果的运用也应坚持促进员工能力开发的原则，着眼于员工和医院长远发展的需要，注重对员工的正面肯定，使其看到自己的优势，看到自己发展的可能性并不断追求进步，提升自己的工作能力。

5. 没有注意区分影响绩效结果的因素　影响员工绩效结果的因素有主观因素和客观因素以及其他因素。主观因素指员工自身所有的知识、技能、服务、努力以及人际环境等因素造成的。客观因素是指员工由于完成任务所需要的领导辅导的、资源配置的、同行支持的、社会的、心理的和医院的环境等因素。我们应该对造成绩效考核结果较差的影响因素进行深入的分析，对不同的绩效考核因素分别对待，分别处理，分别完善。

6. 绩效考核以奖励为主，惩罚应适度　绩效考核的目的是为了改进医院工作、提高医疗工作效率，措施是采取相应的晋升或奖励。我们要注意改变过去那种以惩罚为主的一过式的管理方式，对于绩效考核结果不好的员工，要仔细分析其原因，必要时有领导分工辅导员工，直至找出绩效考核不好的原因，辅导绩效提升为止。而对于绩效考核中取得优异成绩的员工，应给予奖励，发挥其榜样的作用。

7. 特殊情况特殊处理　有人提出绩效工资可以结合"重要事件"考核法来实现绩效面谈中的有效掌控，特别是员工平时的特殊表现，如在为患者服务中得到患者的表扬信，员工工作以外患者危重时的特别诊疗与护理，为患者解决特别困难等。所谓"重要事件"考核法，就是指考核人在平时就注意收集被考核人的优秀表现和不良表现，并对这些行为表现形成书面纪录。正式考核时，再结合关键绩效考核指标，对这些书面记录进行整理分析，形成最终的书面纪录。显然，如果领导者拥有"重要事件"的纪录，就等于拥有了充分鲜活的素材与论据，自然就可以在绩效面谈中掌握主动权。对待特殊员工、特殊情况，采取特殊处理办法。如通过正确的指导，强化下属已有的正确行为和克服在考核中发现低效率行为，不断提高员工工作执行能力和工作绩效；强化管理者的责任意识，不断提高他们的管理艺术和管理技巧，提高组织的管理绩效；通过对考核结果的合理运用，营造一个激励员工奋发向上的积极心理环境；为员工的职业生涯发展提供切实的基础和公平的机会，使他们始终保持不断提升自我的能力。

八、卓越绩效考核管理六个流程

（一）绩效考核准备流程

一个成熟的绩效考核管理实施，首先离不开大量的准备工作，包括实施前的广泛沟通，实施前的培训，实施前的调研，实施前管理层对绩效管理的重新认识，实施前的绩效管理相关的其他人力资源管理环节的准备，例如医院是否建立完善的绩效考核与管理组织结构，是否具有完善的绩效考核与管理流程体系，是否确定了各科室、部门、岗位的职责，是否建立了岗位责任体系等。这些都是绩效考核前必须准备的。绩效考核管理有多个流程，如院级的、科室级、班组级和个人级。

（二）绩效考核战略流程

绩效管理体系最终要为医院战略管理服务，因此个人目标和科室、部门目标的确定离不开医院层面的战略目标。因此，医院需要首先确定医院战略层面的绩效考核与管理战略规划，才可以实现绩效目标的由上而下分解过程。当然，我们这里所讲的绩效战略规划不一定要求医院必须要建立规范的、系统的中长期绩效战略规划，医院可以明晰短期的绩效战略规划。只有这样，医院高层管理、部门和科室领导、员工岗位的关键绩效指标设定才会有据可依。绩效考核部门计划预算流程，在公立医院绩效战略规划明晰的基础上，职能部门、科室等支持性部门必须要做好部门、科室计划预算。职能部门、科室的计划预算仅仅有制定的过程还远远不够，各职能部门、科室制定计划时必须要首先参照医院级绩效战略规划，同时所制定的计划必须得到医院高层管理者的严格审核与确认。医院级战略规划和部门计划预算确定后，医院接着需要与医院高管协商确定高管的关键绩效指标，接着确定部门、科室、财务类关键绩效指标和非财务类关键绩效指标，以及各指标的定义和权重计算方法；同时，需要制定实现关键绩效指标要求的具体措施。

（三）绩效考核控制流程

在绩效考核与管理计划执行过程中，考核者需要及时帮助被考核者了解工作进展，确定哪些工作需要改善，哪些需要学习，必要时进行指导来完成特定工作任务。同时，在执行周期中，被考核者没能达到预期的绩效标准时，考核者可借助内部规定来帮助被考核者克服工作过程中遇到的障碍。另外，如果被考核者绩效不理想，考核者需要对被考核者进行阶段性的回顾，以便及时发现绩效计划执行过程中存在的问题。

（四）绩效考核实施流程

现代医院执行绩效考核时，需确定的关键因素，如考核指标、控制措施、考核频率、考核对象、考核维度、考核方法、考核流程等。医院不同科室、部门的员工在这几个关键因素会存在差异。例如就考核频率、时间而言，考核频率的选择在很大程度上取决于考核指标执行效果所需的时间。因此，对于医院的高层管理者，考核周期可能为月度、季度、半年或一年。这些必须有明确的实施流程。

（五）绩效考核沟通流程

很多医院在绩效考核初步结果出来之后，直接用来作为绩效工资发放的重要依据。这样执行的结果会引起两个方面的问题。其一，被考核者并没有信服于考核结果；其二，被考核者很难真正了解自己所存在的不足，这样到了下一个考核周期时，并不能实现绩效改善。因此，医院需要针对绩效考核的结果，与被考核者进行深入的沟通，让他们在理解考核结果的同时，并辅助下一周期绩效改善计划的制定和执行。

（六）考核结果运用流程

很多医院只是将双方所认可的考核结果运用于发放绩效工资，而并没有采取其他与绩效考核结果挂钩的综合激励措施，这样往往会导致高绩效员工的不满，甚至流失。例如，随着医院招聘高学历员工数量的增加，对于该群体员工的激励，仅仅从物质激励上来入手还远远不够，医院必须还要采取一些精神激励措施，例如晋升、培训与开发、绩效改善、精神奖励、先进人物评选等。

九、卓越绩效考核与管理的总结

（一）绩效考核，兑现承诺

绩效考核与管理的最后程序是绩效考核与管理的总结。为了切实发挥现代绩效目标管理价值导向的效果，绩效考核与管理总结除了给予员工合理的绩效评价之外，更为重要的是针对员工的工作能力和工作绩效结果，与员工绩效工资挂钩、与基本绩效工资挂钩、与福利待遇挂钩、与提升晋级挂钩、与未来培养挂钩、与先进和荣誉挂钩。认真总结绩效考核与管理工作，找出绩效考核中存在的问题，分析问题，接受教训，总结经验，策划下一步绩效管理内容。医院绩效考核与管理最有效的办法就是承诺绩效考核结果的兑现（图5-7），以有效地提高其工作能力与发展潜能。绩效考核需要不断地总结并且通过总结得出一些绩效考核与管理的规律，对这些问题进行解决，不断地补充、修正考核体系。医院必须为此而努力从而建立一个公正有效的绩效考核体系。绩效考核最困难的依然是在公平与效率之间寻求最佳的平衡点。这个平衡点可能有多个，不同的医院、不同的管理理念、不同的制度有不同的特点。绩效考核的结果是逐步得到的，不断改进才能出成效。医院在启动完 1 次绩效考核后，一定要总结、收集各种反馈意见。因为我们即使设计出了较好的考核体系和操作规范，但医院现有人力资源还不足以支持这套体系，可能会有这样那样的问题，所以就要不断改进，制定出符合医院现有资源应用和管理水平的绩效考核方案。

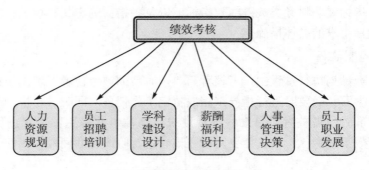

图 5-7 绩效考核的主要作用

（二）分析问题，总结经验

针对绩效考核与管理中存在的问题，制定下一步医院绩效考核的主要办法应该是，探索与改善，在实践中不断优化考核流程和体系；通过对员工引导培训，逐步地导入最新绩效考核与管理理念，逐步形成考核习惯；加强沟通，人力资源部加强与科室及有关部门之间的沟通与引导工作；强力推行医院既定的绩效考核方案。医院绩效管理战略目标确定后，绩效考核应该以人力资源部或者绩效考核办公室牵头，自上而下强力推行，其中的关键是医院中高层领导的推行力度，所以人力资源部的工作重点就是，加强绩效考核系统监督和检查工作，发现问题及时汇报及时处理。需要强调的一点事，绩效考核结果只有与绩效工资挂钩，才能充分引起员工的重视，也才能够充分暴露一些原来无法暴露的问题，然后通过调整达到考核体系不断优化的结果。最终考核体系才能真正达到激励员工不断改进绩效的作用，保证医院绩效管理的顺利进行（图 5-8）。

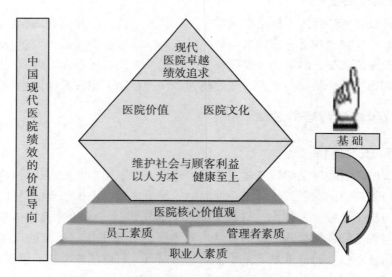

图 5-8 现代医院卓越绩效的价值导向

（三）励精图治，德行天下

绩效考核与管理也必须励精图治，德行天下，这样才能把绩效考核工作做得更好，这就是：绩效管理要励精图治，励——运用好激励机制；精——把握好自己心理因素，精神比物质更重要；图——绩效管理策划是成功的前提（使命、愿景、行动方案）；治——建立人生绩效管理成功的平台与系统。绩效管理要德行天下，德——以良好的医德、道德、品质服人，得患者心者得卓越绩效；行——绩效管理立即行动，坐而思绩效不如起而行绩效，行者常至好绩效；天——这里的"天"是患者，顺呼患者意愿，遵守绩效规律，水到自然成；下——"不耻下问"，深入了解患者需求，使顾客满意，绩效更好。现代医院绩效考核与管理遵守这 8 个字秘诀并马上开始进行管理的行动，你就一定能达到"励精图治，德行天下"的卓越绩效最高境界。

第四节　绩效考核实事求是

医院绩效考核与管理为何难出绩效，有些医院一谈起绩效管理颇有难言之隐，甚至"谈绩效色变"，这究竟是为什么？绩效考核作为人力资源管理的重要工具和方法，其对于医院管理的重要性已为广大的管理者所认同，相当一批医院在这方面投入了较大的精力。但遗憾的是，通过绩效考核达到预期目的的医院却很少，大多数医院最后不是中途夭折，就是流于形式，回到传统的奖金分配制度上去，问题何在？

一、确立绩效考核的信度与效度

（一）员工考核的参与性

员工对绩效考核的主动参与性是检验绩效考核成功的最关键因素。其中绩效考核的信任度是指员工对绩效考核的信任程度，对考核结果的一致性和稳定性的认可程度，即用同一考核方法和程序对员工在相近的时间内所进行的两次测评结果是否是一致的，即是员工对医院绩效考核结果的满意程度。影响考绩信任度的因素有考核者和被考评者的情绪、员工对绩效考核的积极性、疲劳程度、健康状况等，也有与考核标准有关的因素，如考核项目的数量和程序，忽略了某些重要的考核维度，不同的考核者对所考核维度的意义及权重有不同的认识等，这些因素都会降低考绩的信任度。为了提高员工对绩效考绩的信任度，在进行考核前应首先对考核者何被科学者进行培训，并使考核的时间、方法与程序等尽量标准化、公开化。

（二）绩效考核的效果性

绩效考核的效果，即效果程度是指绩效考核结果与真正的工作绩效的相关程度是否一致，即用某一考核标准所测评到的结果，是否是真正标准规定测评到的真实结果。为了提高考绩的效果度，应根据工作职责设置考核的维度和每一维度的具体考核项目，在充分调查研究的基础上确定每一项目等级设定的级差数以及不同维度的权重数，并着重考核具体的、可量化测定的指标，尽可能不要流于泛泛的一般性考核。绩效考核过程中不可避免地存在这样或那样的偏差，一定程度上影响着绩效考核的公正性、客观性。因此，要克服无所谓效应、近因效应、光环效应、暗示效应、情感效应、主观效应等干扰，全面、客观、公正地对被考评者的工作进行评价，以尽可能减小绩效考核的偏差，使考核的真实性、客观性和有效性最大化。

二、避免形式，实事求是

医院绩效管理的事实上要避免形式主义，实事求是才是绩效考核成功的基础。绩效目标设定和绩效沟通贯穿绩效考核与管理的整个过程。其中绩效战略目标要实事求是首当其冲。目标设定好了，绩效沟通有成效，完成绩效结果是水到渠成的事情。一个绩效管理的过程，就是一个绩效管理实事求是的过程。对管理者来说，绩效考核与管理实事求是，有助于管理者及时了解员工工作状况，针对员工问题进行相应的辅导支持。对员工来讲，能及时得到自己工作反馈信息和主管帮助，不断改进存在缺陷。通过绩效反馈与沟通，使管理者与员工能够真诚合作，形成绩效伙伴关系，管理者的工作会更轻松，员工绩效会大幅度提高。只要在整个绩效考核与管理中坚持实事求是的原则，绩效管理就成了很简单的事情。而且，绩效考核与管理实事求是也是一个发现人才，辨别人才的过程。在对医院进行咨询诊断过程中，我们听得最多的就是医院对绩效管理的抱怨。花大力气精心设计出来的考核方案往往被束之高阁，或在实际运作中举步维艰；各科室、部门领导怨声载道，员工议论纷纷。从传统的"德能勤绩"考核到目标管理、平衡记分卡的应用，"药方"开了无数，可为什么著名外资企业屡试屡爽的完美方法到了我国就不灵了呢？医院的领导人对此百思不得其解！这个疑问的主要原因就是绩效考核与管理搞形式主义：绩效项目启动起来轰轰烈烈，制定起绩效标准来一大本，执行起来不按标准，检查起来马马虎虎，考核起来人情味太浓，致使绩效考核成为墙上画饼，绩效管理失败就可想而知了。绩效考核与管理的成功惟有实事求是，解放思想，应用国际绩效考核与管理的先进理念，紧密结合本医院实际，形成本医院绩效考核与管理的绩效管理特色模式，才能发挥绩效管理的作用。

三、绩效考核常见问题处理

我国医院实施绩效考核与管理是新生事物，与传统考核的最大不同就是，绩效考核是综合绩效考核，是对医院、部门、科室和个人的全方位的考核。所以，绩效考核问题不少，并不奇怪，主要我们面对现实，坚定信心，绩效考核常见的问题就能处理好。

（一）绩效计划阶段常见问题

绩效计划阶段是绩效管理的起点和最重要的一个环节，医院依据整体进行战略目标、年度发展计划及科室、部门和员工岗位职责，通过指标和目标值层层分解的方式将医院的业绩压力层层传递给科室、部门和员工。员工和直接上级共同制定绩效计划，并就考核指标、权重、考核方式及目标值等问题达成一致，使员工对自己的工作目标和标准做到心中有数。这一阶段医院可能会在目标值设定、指标体系制定方式等方面出现问题。

1. 绩效考核指标多而全　医院管理者认为如果不能确定员工个人的绩效目标与他工作相关的考核指标的话，那么员工可能会偷懒或者投机取巧，只做参与关键业绩考核的工作而放弃那些没有参与关键业绩考核的工作部分。其实以上的认识有失偏颇，医院关键业绩指标之所以是"关键"就是要抓住主要的医疗、服务业绩进行考核，符合 80/20 原则就行了。关键业绩指标数量视具体岗位不同而不同，一般岗位指标可以在五个左右，也有的可以达到七八个，但是最好不要超过九个，否则就会出现指标无核心指标，考核没有重点之分了。至于管理者担心如何能够保证没有参与关键业绩考核的工作能够得到很好的执行，一方面我们可以通过考察日常工作计划的过程考核方式来补充关键业绩的结果考核方式，另外还需要通过其他的方式如，个人工作记录、值班记录、病程记录、会议和工作签到、医院文化的塑造等结合使用来实现这一绩效考核的目标，毕竟绩效考核与管理只是一种日常管理的工具，绩效考核与管理工作必须成为日常管理工作。绩效管理不可能解决医院所有的医院问题。

2. 绩效目标分解不科学　有些医院领导把本岗位的关键业绩指标也用来直接考核自己的下级员工。在这些医院中，医院领导级指标与职能部门的指标大多数相同，科室主任指标与员工基本相同，甚至领导干部的指标与一般员工的指标相差无几。在实行绩效管理的过程中，医院级的指标和目标值分解到各个部门、科室和一个岗位时，没有考虑部门、科室或员工岗位之间的平衡性，出现不同部门之间或一个岗位之间的指标和目标值实现难易度有不少的差异，最后考核出现诸如责任大的部门考核结果差，责任小的部门考核结果好等不公平现象，造成员工心理不平衡，导致员工对绩效管理失去信心并产生抵触的情绪，最后的绩效管理实施效果并不理想。为什么会出现这种情况呢，这是因为某些领导者担心考核自己的指标如果不直接放下去，考核时很难操作，致使绩效目标指标分解不科学；另外一方面，有些领导者就根本不具备指标分解和转化的能力。对于前一种情况来说，我们认为考核压力的层层传递是对的，但是不同的层级和不同部门、科室及岗位的员工所能控制和影响的范围是不一样的，考核他们的指标也就应当注意范围和程度，如果把部门、科室领导的指标经过层层分解或转化到普通员工身上，那么考核的压力也就层层传递了。对于那些不知道指标如何分解和转化的管理者需要加强培训和辅导，使他们具备这些绩效考核与管理的能力。

3．忽视被考核人的参与　很多医院认为制定绩效考核指标和目标值是考核人的事情，不需要作为被考核人的下级参与，而且担心被考核人的参与会制造矛盾，被考核人会在指标和目标值方面与医院、科室、部门讨价还价。这些医院领导不知道被考核人的参与是多么的重要，如果被考核人本身都不理解不认同被考核的指标和设定的目标值，他们可能会满怀怨气而不能全心全意地朝着目标值奋斗，因此必须让被考核人参与讨论考核相关指标内容并发表自己的意见。这样，医院一方面可以让被考核人对考核的理解更加深入，另一方面医院还可以清楚被考核人在完成目标值的过程中可能会遇到的资源不足等障碍并帮助其解决。只有让被考核人参与绩效考核的指标的制定中，被考核人才能够更加容易接受这些考核指标和目标值，并且在工作中时刻提醒自己朝着目标值前进，绩效管理体系才能更加完善有效。

4．不重视绩效信息工作　绩效考核与管理工作中，有些医院的管理者不重视数据的作用，在制定指标和目标值的过程中，他们往往凭记忆或者零散的几个数据就确定某项指标和目标值，根本就没有对医院数据等做出一番分析和讨论。应该说，实施绩效管理，制定绩效考核指标，必须完整地收集5年以内的数据，最少也不能 < 3 年的数据，而且要广泛征求科室、部门领导意见，了解他们对绩效考核指标的建议，尽可能符合目前的实际情况，必须预留医疗市场与患者变化的情况。有些医院不重视绩效管理数据的整理、收集和整合，甚至就干脆就不参考数据全靠"拍脑袋"。他们认为数据跟不上市场形势和经营环境的变化，还有一些医院根本就没有数据积累。医院经营管理数据作为制定指标和目标值的参考依据是不可缺少的，特别是在第一次实施绩效管理体系的时候更加重要，否则制定出的指标体系和目标值很可能出现大的偏差，绩效管理体系的效果大打折扣。

5．绩效标准太高　不少医院认为目标值定得越高员工就越能够更有压力的去为之拼搏。其实不然，这些管理者不久就会发现员工因为绩效指标太高、无法达到的目标值而怨声载道，认为医院定得标准太高是在变相克扣员工的薪水，员工的士气变得低落了，转而工作态度发生改变，工作马虎不认真业绩下滑。目标值定得合适才是最重要的，让员工使劲跳起来能够摸得着，让大家感觉既有动力又有压力，始终向卓越绩效奋斗，而且经过能力能够达到自己的目标。还有一种情况是目标定得太高，主要是不经过科学论证，致使指标没有可操作性。

6．忽视 PDCA 循环工作　PDCA 是全世界管理界确认的经典管理方法，几乎任何工作都适合计划、实施、检查、总结和处置。医院绩效考核与管理工作只要能够按照 PDCA 循环进行，医院的绩效考核工作就有了把握。一些医院的管理者认为计划赶不上变化，干脆不制定工作计划，也无需工作计划到时考核就是了。这些医院的管理者不知工作计划的重要性，工作计划的作用在于指明工作方向、协调行动、预测变化、减少冲击、减少浪费、避免损失及使医院运营处于受控状态。不少管理者也认为审核下属的工作计划是一种对下属不信任的行为，所以也就不对下属的工作计划进行审核。我们仔细想一想，下属的工作能力和工作态度有限，看问题的出发点是下属自身所在部门而不是从整个医院、科室与部门及医院整体利益出发的，制定出来的计划很可能是不合格的工作计划。所有我们发现还有一些工作计划制定得没有符合"SMART"原则，事项模糊不具体，没有时间约束，没有量化的结果约束，这些都是不完整的绩效工作计划，也是不容易衡量的。

（二）绩效实施阶段常见问题

绩效实施是绩效管理四个环节中耗时最长的活动，而且绩效计划是否能够落实和完成要依赖于绩效实施与管理，这个过程做得怎么样直接影响着绩效管理的成败。在这一阶段，医院容易在绩效跟踪、信息记录和数据收集等方面出现偏差。

1．绩效标准和日常管理分隔　很多医院的管理者考核期初把绩效指标、绩效目标值以及工作计划定好后，在考核实施期间就不管不顾这些科室制定下来的目标和计划了，不照章办事，实施、控制另搞一套，结果到了绩效考核时再来进行按照指标考核打分，其结果是"风马牛不相及"，科室、部门领导有意见，员工有意见，绩效考核成了走过场。这是一种典型的把绩效管理和日常工作割裂开来的做法，这样的做法容易让绩效管理流于形式，起初定好的目标值和工作计划根本就没有什么指导作用了。绩效管理必须按照指标、标准进行，严格按照标准实施，严格按照标准细节内容进行，把绩效管理与日常管理及信息工作结合起来（图5-9）。

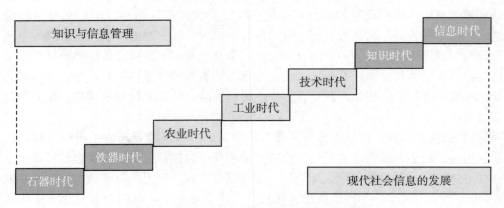

图 5-9 知识与信息的发展对绩效管理的影响

2. 绩效信息记录不及时 医院的管理者一般不太愿意记录员工的绩效过程和结果信息，认为员工绩效信息是科室和部门的事情，人力资源部或者客户办公室也不跟踪绩效管理实施情况，对绩效管理的信息业不去规范。自己的事情都做不完哪有那么多的时间去搞什么绩效信息记录啊。绩效管理信息收集整合其实是管理者工作的重要部分，绩效管理的成效如何直接影响自身的管理业绩。没有绩效信息记录造成的结果是在与员工进行绩效沟通和反馈的时候没有足够的证据来说明员工的绩效结果以及说服员工进行绩效改正，同时对于将来员工的培训、晋职、晋级、岗位调整等也没有翔实的参考信息，绩效管理的效果大打折扣。进行绩效管理就不可避免地需要各个部门、科室来进行数据信息的收集。数据收集需要增加很多的工作量，特别是在数据基础不好和初次全面实施绩效管理的医院，数据的收集更是费劲，大家对绩效指标的定义理解不透彻或者不愿意花时间去理解，或者一些数据收集人员根本就没有参与指标体系设定的讨论而不知指标的来龙去脉，所以得出的数据结果可想而知了。数据不准确造成了绩效结果的不准确，给员工的绩效工资、薪酬计算带来很大的误差，绩效分析和绩效改进也无法做到准确和无误。现代医院必须重视信息工作，清楚地认识知识的爆炸对现代医院的影响。可以说，每一时代人类的进步都是知识和信息的进步。绩效考核与管理就是知识的积累，就是信息的整合，只有重视知识信息管理，才能更好地搞好医院的绩效考核与管理工作。

（三）绩效考核阶段常见问题

医院每月、每季、每年都要依据绩效计划阶段制定的考核指标和目标对员工的绩效表现进行评价，这一阶段容易在定性指标打分以及绩效考核的理念方面出现偏差。

1. 定性指标难考核 绩效考核阶段容易出现的问题之一是很多定性类的指标在不同的考核人笔下打出的分数相差很大，或者出现同一考核人打出的分数"趋中"现象。这是因为各管理者的背景等差异造成对定性指标的理解不同，他们对考核的尺度没有进行统一协商达成一致，当然也不排除部分"老好人"。出现这些情况的医院可以采用集体打分占一定比例的方法或者是"强制分布法"，在一定程度上解决这些问题。另一种情况是，医院对定性指标没有细化、没有规范化、没有流程化，致使参加绩效打分的同志对定性指标难于把握分寸。解决定性指标打分的办法就是增加考核的可操作性。把不能量化的定性指标，细化、规范化合流程化，这样，就可以使定性指标容易打分了。

2. 对绩效考核结果不科学 不少人认为绩效管理就是绩效考核，绩效考核结果只是绩效工资奖金发放的依据，所以只要得出一个绩效考核系数结果就可以。其实不然，绩效考核是绩效管理的一个重要环节，绩效考核的结果与很多激励措施挂钩，它是员工培训、晋升和绩效工资调整等的重要依据。绩效考核结果更是业绩改进的参照基础，有了这些结果我们才有了发放绩效工资的基础，才能有的放矢地投入资源进行业绩改善与提高。出现这种问题的医院需要加强培训工作，将正确的绩效管理理念传输给全体员工并帮助他们提升绩效结果的运用技能。

以上是针对医院在绩效管理实施中可能出现的偏差做了简要的分析并提出了改善措施。医院的实际情况多种多样，绩效管理实施碰到的问题也是千变万化，任何医院都无法能在一夜之间把绩效管理实施到位，毕竟绩效管理是一个系统工程，它需要很长时间的运行，不断地发现问题并不断的改善。目前很多医院包括国内大企业在绩效管理的过程中都遇到这样或者那样的问题，可以说绩效管理是一个世界性的难题，绩效管理是一个世界性的工程，绩效管理是一个世界性的先进的管理办法，我们必须理性地面对这些问题，找出问题的根源并对症下药，这样绩效管理实施的效果才能够大大提升。

（四）绩效管理阶段常见问题

绩效管理就是管理者通过一定的方法和制度确保医院的绩效成果能够与组织的战略目标一致，并促使医院绩效战略目标实现的过程。目前国内医院在绩效管理过程中效果并不甚理想，主要表现是以下几个方面。

1. 绩效体系缺乏系统性　医院绩效管理有 4 个层次：医院绩效、科室绩效、部门绩效、员工绩效。提高医院的核心竞争力，其最终目的就是科室绩效、部门绩效的改进。医院的整体绩效主要在科室，医院绩效来源于各科室、部门绩效的整合，而科室、部门绩效又同员工个人的努力分不开的。因此，这 4 个层次是一个有机的整体，作为一家医院的绩效考核体系，应该把医院绩效、部门、科室绩效和员工绩效这 4 个层次纳入这个体系中，实现医院绩效与员工绩效充分结合。医院的绩效最重要的是科室绩效，必须充分地认识到这一点。

目前大多数医院的绩效考核仅有科室绩效考核，而没有部门绩效和个人绩效考核，不利于整个医院绩效的提高与医院战略目标的实现。

2. 员工对绩效管理的认识缺乏统一性　通常被考核者最容易感到焦虑的群体，就是员工对绩效考核首先采取自我保护的态度，以至出现绩效考核评价不公平、趋中现象、绩效结果不满意，基本上失去科室之间、员工之间相互比较的意义。在员工互评上，抱着一团和气的态度，以求自保，评优时出现"轮流坐庄"的现象；在对领导或者管理者的评议上，那些坚持原则、敢抓敢管的管理者，员工评议的平均分数明显低于那些工作四平八稳的领导。由于不能系统地看待绩效管理的意义，不能将绩效融于管理的过程中，只是为管理者提供简单乏味的绩效考核表，空洞且缺乏说服力，致使出现员工绩效评价不认真现象。绩效管理的过程也相对简单，缺乏过程的沟通和辅导，只是在必要的时候才组织一些填表和考核成绩的工作，造成绩效管理流于形式，各级管理者对其有抵触情绪。绩效管理不是为了批评和指责员工，而是为了统一员工的绩效认识，为了帮助他们有效地解决绩效不高的问题。因此，必须建立一套有效的绩效管理体系，坚持全面、系统与辩证的观念，把绩效管理落到实处。

3. 没有重视绩效工作分析　岗位工作分析是绩效考核体系建立的重要环节，进行科学的岗位工作分析是确定绩效考评的主要因素。根据医院目标，对被考评对象的岗位的工作内容、性质以及完成这些工作所具备的条件等进行分析和研究，从而了解被考评者在该岗位工作上应该达到的目标、采取的工作方式等，在此基础上初步确定绩效考评的主要内容。如果员工工作内容没有做出明确的说明，就失去了判断一个岗位工作完成与否的依据，从而使岗位目标难以确定，导致难以进行科学考评；另外由于各岗位工作量不一样，存在着同一职级的不同岗位之间工作量的大小、难易程度差别较大。有时的结果是，在其他表现差不多、工作任务也都完成的情况下，往往工作量大、工作难度高的岗位上的员工没有被评为优秀。再者由于不重视岗位分析工作也可能造成职责不清，人员浪费。由于没有明确的岗位工作规范，各岗位职责模糊，就造成了有些医院中人浮于事的现象。绩效考核体系中没有岗位工作分析，从某种程度上说使考核失去了工作的基础。

4. 绩效考核目的不明确　许多人认为绩效考核目的是考核人、监督人、控制人。这些的确属于绩效考核的重要目的，然而如果只关心这几项，忽视了激励人、发展人的根本目的，就会让员工感到无安全感、无成就感、受制于人，从而使医院的向心力不够，影响医院绩效管理的成功。绩效管理仅仅被视为一种专业技术。在一些医院中，经常可以发现医院员工对考核的态度很不认真。人力资源部门、绩效考核办公室费尽力气制定的考核标准与制度，希望通过考核工作能够区分出下属工作成绩的优劣程度，引导员工改进工作作风和工作方法，但往往事与愿违，考核的结果大家都差不多，而且考核结果的好与坏对于员工个人没有较大影响。造成这种现象的原因，主要是员工绩效考核目的不明确，上级领导指导不力，是没有将绩效管理与人力资源管理系统中的其他业务板块相配合，单纯将绩效管理作为一种专业技术进行，认为掌握或提高了这项技术的操作能力就能够实现绩效管理的目的。

5. 绩效考核标准设计不科学　有的医院绩效考核标准比较模糊，对于某个考核指标的考核标准，比如工作数量如何制定，工作责任感如何制定，工作积极性如何确定，考核体系中缺乏明确的说明，从而造成绩效考核标准设计不科学，表现为可以操作性的标准欠缺、标准与工作的相关性不强，操作性差或主观性太强，过于单一和标准没有量化等形式。工作标准中只有一些文字性评语，没有一个可以客观评分的标尺，从而评价者可以随意给某项指标打分，有时难以避免渗透一些个人的感情因素在里面，这样的标准所得的考核结果就失去了意义。结果是评价绩效变成了个人实现某种目的的手段，评先进变成评"人缘"，选拔干部变成搞平衡，存在轮流坐庄现象。工作绩效考评如果要具有客观性和可比性，就必须使实际绩效标准既包括数量上的标准，也包括质量上的标准，也包括满意度标准，也包括绩效结果标准，而且这些标准设计必须科学和实用。不科学的绩效考核标准很难让被考核者对考核结果感到信服，科学的绩效考核标准是医院追求卓越绩效的基本要素。

6. 轻视绩效过程管理　有些医院绩效管理部门或医院领导只重视医院绩效管理的结果，轻视绩效管理的过程；或者虽然重视了医院绩效管理的过程，但没有结果反馈，绩效考核结束了就将结果放在一边，并没有用于改善医院绩效管理。这样，绩效管理实际上流于形式，失去了其存在的意义。绩效管理的结果来自于严格的绩效过程管理，如果不重视过程管理，或者只是口头上重视过程管理，没有实际过程管理的具体流程和措施，不是按照绩效管理过程去管理，这将都是失败的绩效管理。

绩效考评者是员工的直接领导或者间接领导，由于个人不可能完全得知对象的信息，在信息不对称的情况下，单个考核者很难得出客观可靠的结果。同时，由于考评者单一，员工对考评结果可能存在的不满会转嫁到领导身上，而领导会从为了避免下属产生对自己的不满的角度而不敢也不愿真实表达自己的考评意愿，大多数都会得出一个中庸的分数，或是好处大家得，"江山"轮流坐，使绩效考核失去最初的出发点。事实上，人们在工作过程中会形成各种各样的工作关系，比如领导关系，同事之间的关系，由于每个人所处的位置和担任的角色不同，那么他给别人留下的印象也不同，这就是同一层次的人对同一个人产生的知觉差异。因此单一的考评者得到的考评结果，显然是有失偏颇的。绩效考核也必须有一个严格的过程，如考核标准的认同，员工绩效的跟踪管理，平时的绩效工作记录，严格的评估流程，绩效结果的应用等。

7. 考核频度不科学　医院的绩效考核频度到底以多长时间或多少次数为宜，对于这个问题可谓见智见仁，意见不一。单就理论上讲起来，考评的频度当然是越高越好。首先是能及早地发现和解决医院、科室、部门和员工绩效工作中的问题。其次，员工的表现是逐月不同的，到年中或年底考评时，员工的工作情况已是事过境迁，考评在很大程度上受考评者近因效应的影响，会影响考评结果的客观性和准确性。再者，根据心理学的研究结果，激励讲究及时性，否则激励的效果会以指数关系递减。随着考评频度的降低，考评激励的效果将迅速下降。但是，在管理实践中，随着考评频度的增高，考评的工作量和成本也大幅增加，更为重要的是过频的考核会造成员工的逆反甚至对抗情绪，不仅达不到提高绩效的目的，反而适得其反。因此，过频的考核不经济、不现实、成本高，也是不必要的。就全国医院来说，绩效考核的时间，绝大多数为每月一考，少数为每季一考，也有半年一考的，每年 1 次考试基本没有。从绩效工资的发放来看，医院每月一考最科学，每月一发绩效工资最现实，每月评价员工的工作 1 次最理想。2009 年 9 月国务院明确规定，2010 年 1 月 1 日全国事业单位实行绩效工资制，并明确绩效工资是先考核后发工资，这就从制度层面规定了绩效考核的时间和频度问题，即每月一发绩效工资，必须每月一考。

8. 管理者的责任心不强　管理者的责任心是决定绩效考核与管理执行的重要因素。许多管理者不能把绩效考核当作检验下属员工工作成绩的有效工具，一味为完成任务而完成任务，他们到了考核截止时间就临时抱佛脚，在考核表上直观打钩或者打分，而没用对员工平时的工作表现进行记录，考核的效果就只剩下水分而已，致使员工对考核结果意见很大。缺乏健全的反馈机制。在绩效考评中往往因为诸多原因而出现考评误差，影响绩效考评的公正性、客观性，使员工对考评产生一些不满的情绪，致使考评目标不能充分实现。通过绩效考评反馈机制使员工知晓自己的考评结论，更知晓考评结论的原因、自己工作中存在的问题，以及考评人员提出的建设性意见等。一个负责人的管理者，会认真实施和建立有效的绩效反馈机制，并能够有效沟通、反馈有关绩效管理信息，这有利于考评者和被考评者就考评结论达成共识，促进工作，改善绩效，达到员工绩效目标。

（五）绩效考核问题原因对策

1. 主要原因　一是管理基础薄弱。我国医院管理上的弊病有目共睹，缺乏医疗市场意识与危机感，医院内部管理较混乱，职能部门人员多，人浮于事，各自为政，不能体现医院整体目标，没有统一的医院价值观。虽然每年制定了年度绩效目标，也将目标分解到了各科室、部门，但是由于缺乏完整的绩效目标管理体系，尤其是缺少绩效管理作为有效的管理手段，使得目标不能如期实现；二是缺乏管理理论。就全国所有医院的医院院级管理者，科室管理者，班组管理者，个人管理者和职能部门的人力资源管理者来说，普遍存在管理理论缺乏的问题。据国家人事部一项调查表明，1998 年初全国 6 万人事干部中大专以上学历者不到一半。人力资源管理者的低学历层次，造成其知识面狭窄，使其工作的科学性和开创性不足。管理手段传统、单一落后，所有这些都使得医院难以形成科学高效的绩效管理体系。医院基本没有正式科班出身的高学历的人力资源管理者，大都是半路出家，有不少人力资源管理者还是护改人力资源管理者，对管理不熟悉，是在干中探索，就事论事，很难对现在医院人力资源管理碰到的难题进行理论与实践进行研究，更难设计员工的职业生涯前景了，对于先进的管理理论，特别是绩效管理理论知之不多，不够系统；三是建立绩效考评标准过于单一。绩效考评的着眼点也就是考核的定位问题，是绩效考核的核心问题。根据现代管理思想，考核的首要目的是对管理过程的一种控制，其核心的管理目标是通过了解和检核员工的绩效以及组织的绩效，并通过结果的反馈实现员工绩效的提升和医院管理的改善。其次，绩效考核的结果还可以确定员工的晋升、奖惩和各种利益的分配。另外，通过绩效考评，还可以让员工知道医院对他的期望。每位员工都希望能在医院中有所发展，医院的职业生涯规划就是为了满足员工的自我发展需要。但是，仅仅有绩效目标，而没有进行引导，往往会让员工在绩效工作中不知所措。绩效考评就是一个导航仪，它可以让员工清楚自己需要改进的地方，为员工的自我发展铺平道路。多数的绩效考评将考核简单定位于确定利益分配的依据和工具。这样为考评而考评，虽然会对员工带来一定的激励，但也不可避免地在员工心目中造成一些负面影响，从而产生心理上的压力。

2. 主要对策

（1）树立科学绩效管理观念：绩效管理不是管理者对员工严格的"控制"，也不应成为无原则的"和事老"。绩效考核的目的不是为寻找员工间的差距，而是实事求是地发现员工工作的长处和不足，以便让员工及时改进、提高。要提升绩效考核工作的管理者的现代领导者的意识、素质和能力，真正使医院各层管理者在医院的所有管理活动中发挥其牵引力作用。任何的考核标准的制定都可以根据数量、质量、成本、时间期限、患者评价、效果等几个部分组成。医院全体员工必须树立绩效考核的现代观念，这就是提高绩效管理的意识，全员参与，共同管理，重视过程控制，一切为了卓越绩效。

（2）明确绩效管理的目的：医院的高层管理人员、人力资源管理部门工作人员以及科室员工应该对绩效管理目的有一个全面的认识。绩效考核目的不仅是要考核人、监督人、控制人，而且要激励人、发展人。而通过绩效考核激励员工，确定员工的发展方向是医院绩效考核的关键。只有这样才能让员工感到医院有安全感、成就感、成长感，有发展的希望，从而增强员工对医院的认同，达到吸引人、留住人，最终促进员工为医院作贡献的效果。

（3）适宜的绩效考核标准：绩效考核标准的确定是整个绩效管理过程中的重要一环。工作目标明确了该做的事情，而绩效标准说明其必须达到的程度。二者结合起来才能把对员工的要求解释清楚。根据不同的绩效标准，科学地选择绩效考核方法，考核的内容一定要是自己可控的。很多职能部门、绩效考核办公室、质量管理部门会在绩效考核表中写到保证工作质量合格率在多少以上，其实这个是不准确的写法，因为你所监管的部门、科室的质量不是你所能控制的，你只能做到医疗质量合格率的准确度达到误差在多少范围内。要记住，质量不是能控制出来的，而是员工干出来的，绩效管理知识为技术提供督导、参考服务的。形容词不做量化考核的标准，在员工填写绩效考核表是，常有出现这样的字样"完善流程"、"及时服务""患者满意"。带有这些字眼的考核标准都是很难量化的。什么程度下才算是完善？什么情况下算是及时？什么情况下是满意？比如医院办公室主任，考核应该是，普通文档1小时内送到，加急文档30分钟内送到，这样量化了后才能很好评判办公室主任工作到底是不是及时。绩效考核往往流于形式，考核量化有难度？其原因很可能是在制定考核标准时进入了误区，没掌握好要点。所谓非量化是指追求的工作质量、满意程度，而不能用数量词、字表达的，比如一个打字员，其工作标准为70个字每分钟、错误率在1%，在这个情况下员工就很可能把打字速度提高到110个字每分钟，但是错误率到了7%，像这样的打字只追求速度，而忽视了更重要的质量了。这会导致员工只求完成工作的速度，而容易忽视完成工作的效果，如准确率、返工率等都是很好的衡量标准。

（4）重视绩效管理的信息系统：员工绩效考核的信息应该是多方面的，很多评价者往往在信息不全的情况下做出考核结果。如果考核从德、能、勤、绩方面进行就要从这4个方面获取信息。德包括思想、态度、个人品质等因素。对于能力评价者需要从知识、技能、理解、判断、决断、应用、规划、开发、表达、交际协调、指导监督等方面获取信息。根据不同的岗位，需要有不同的侧重，获取的信息需要与标准相符合。另外，设定的考核频度因工作性质不同而异，对于大多数工作，如对熟练的临床工作或职能部门中常规工作的管理人员，评估时间1个月1次。对于医疗科研项目工作来讲，一般在一项目结束以后进行绩效评估或期中、期末评估两次。对于后勤工作的员工，绩效考评的间隔时间相对较短，因为后勤工作琐碎，大多都是一件一件的事情进行，可以每周记录或者考核一次，以便使员工及时获得反馈和指导。此外，绩效评估的间隔期，因评估目的不同也应有所不同。例如考评的目的是更好的沟通上下左右的关系，提高工作效率，则间隔期限应当短。

在选定考核人员时更应有相关信息，员工评价绩效时收集信息要遵循以下一些原则：①考核者要有代表性。根据360°考核法，对员工考评需要有各方面的代表参加。如应有上级、同级、下级和患者代表。这样才能比较客观地对其绩效进行全方位、立体化的评价；②选定的参评人员必须具有良好的品德修养，丰富的工作阅历和广博的理论知识，能以高度负责的精神和一丝不苟的态度去对待考评工作，避免掺杂个人好恶，以偏概全，并要在考评工作方面经过一定的专门训练，以保证考评工作规范化，避免因考评人员的工作作风，素质高低直接影响考评效果；③考核人员各方所占的权重要恰当。在评价的过程中，员工的顶头领导所占的权重是最大的，假如员工有几个领导，综合几个领导的意见可以改进员工的绩效考核质量。员工同事可以观察到其领导无法观察到的某些方面，经研究表明，同时评价对员工的发展计划制定很有效。员工的下级直接了解其实际工作情况、领导风格、组织协调能力，有助于被考核者个人的发展，但要提防他自我评价过高。360°绩效考核法中还有来自于顾客的评价。

（5）完善绩效管理沟通机制：不能沟通的领导不可能拥有一个高绩效的团队，再完美的考核制度都有无法弥补领导和员工缺乏沟通带来的消极影响。良好的绩效沟通能及时排除障碍，最大限度地提高绩效。沟通应该贯穿于绩效考核的整个过程。考核者在开始制定绩效计划时就应该与员工进行充分的协商，在整个考核流程中始终与被考核者保持联系，考核的结果要及时反馈，并指出不足以及改进意见，被考核者可以陈述意见，提出自己的困难以及需要领导解决的问题。如果说绩效管理的战略导向性和绩效管理体系的建立，分别解决的是绩效管理的方向性问题和基础性问题的话，那么，绩效管理全过程的有效沟通，则是绩效管理的核心和关键所在。从我国医院的现状来看，要建立有效的绩效管理沟通机制，通过宣传来渗透绩效管理的理念、消除抵触情绪至关重要。要引导考核双方认识到，首先，实施绩效管理是通过绩效计划、绩效目标监控和绩效结果的评价来完成组织目标，其目的是帮助员工、部门及科室提高绩效，促成管理者与员工之间的真诚合作，是为了更及时有效地解决问题，而不是为了批评和指责员工。其次，绩效管理虽表面上关注绩效低下问题，但其目的在于加强管理者对绩效计划实施情况的监控，以减少失误，使员工在成功与进步中，达成人格与技能的完善，并受到组织和他人的认可与尊重。最后，绩效管理虽需平时投入大量的沟通时间，但能防患于未然。应该强调，上级在与下级沟通填写绩效考核表时一定要与员工达成一致。要概述认为完成的目的和期望，鼓励员工参与并提出建议，上级要试着倾听员工的意见、鼓励他们说出他们的顾虑、对于员工的抱怨进行正面引导、从员工的角度思考问题，了解员工的感受。绩效管理的成功就是沟通的成功。

医院绩效目标必须使全院人员达成一致。各级领导要鼓励员工参与绩效目标的分解，以争取员工的承诺并对每一项绩效目标设定考核的标准和期限。就绩效完成行动计划和所需的支持和资源达成共识。科室、部门领导要帮助员工克服主观上的障碍、讨论完成绩效任务的计划、提供必要的支持和资源。上级要确保员工充分理解要完成的绩效任务、在完成任务中不断跟进和检查进度。系统地解决考核内容标准的针对性、具体化难落实的问题，考核管理机制建立难以到位，考核评价难以操作，服务对象考核难以参与，定量考核难以测定实现的问题。全面体现医院绩效考核标准与管理的具体要求，符合现代医院绩效管理思想，突出实绩、体现科学发展观和服务型医院建设要求，处于医院职能部门员工岗位绩效考核工作必须有详细的考核标准和内容。医院职能部门更要重视沟通工作，肩负着医院承上启下的沟通作用，不但是本部门人员共同，还有与医院领导沟通，同时与各科室沟通好。医院职能部门员工的工作绩效和医院绩效总目标紧密结合，考核内容客观全面，通过目标分解，保证个人岗位绩效与组织绩效的一致性，使职能部门管理工作和考核工作紧密联系在一起，使医院职能部门考核工作全面融入医院绩效考核与管理之中。

（6）注重员工职业生涯规划：职业生涯规划是一个持续不断的探索过程，在此过程中，每个人都根据自己的天资、能力、动机、需要、态度和价值观，逐渐形成较为明晰的与职业有关的自我职业概念，最终成为一个占主导地位的职业定位。加强对各级人员的培训，以人为本，确保绩效管理的有效实施。医院的绩效管理体系为什么会出现各种各样的问题，其中一个主要的原因，就是人员的观念、技能与技巧跟不上。医院必须加大绩效管理方面的培训力度，对各层次人员进行绩效管理方面的培训，从而保证绩效管理体系的顺利实施，提高管理绩效。培训的对象包括人力资源部的人员、高层管理人员、中层管理人员，科室人员以及普通员工。培训目的是提高他们的技能，尊重其想法，满足其合理需要，调动其积极性，使其充分发挥自己的潜力。总的来说，绩效管理作为一个有效的管理工具，它提供的绝不仅仅是一个奖惩手段。它更重要的意义在于为医院、科室、部门和员工提供了一个平台，一个促进工作改进和业绩提高的信号，激励员工业绩持续改进，并最终实现个人、科室乃至医院的整体绩效战略目标。

四、过程跟踪，追求零缺陷

（一）正确认识绩效考核的重要性

现在，有许多医院都在进行绩效考核与管理工作，这其实并不是什么新鲜事情，我国医院改革了30多年，就是在进行绩效考核与管理，其区别是以往的绩效管理强调的经济内容多一些，现在绩效考核是综合性的，而且是导向最后的总的绩效。有些医院并没有了解真正的现代绩效管理理念，就匆匆上马搞绩效考核，并一味强调要引进世界先进的考核手段，但在有些领导者心目中，考核无非就是奖优罚劣，亦即传统的胡萝卜加大棒。绩效考核的最终目的是为了什么？很多医院的领导者对此都没有清楚的认识。就如一夜之间，国内的许多医院都把人事部改成人力资源部、但做的仍旧是单纯的人事工作一样。绩效考核的目的何在？医院搞绩效考核与管理必须搞清楚什么是绩效考核与管理。绩效考核，顾名思义，就是要工作出绩效来，绩效考核的根本目的是通过考核等管理手段促进医院整体绩效的提高。研究发现，恰恰是因为我国医院在很多时候对绩效考核的理解不全面、不系统甚至存在误解，才导致这项对于医院价值极高的工作难以收到预期成效。其中最关键的一点就是，在现代人力资源管理中真正有效的是绩效管理，而不是许多医院所理解的那种秋后算账式的绩效考核或者绩效评价，绩效考核只是绩效管理中的一个重要环节，绩效管理包括绩效计划、绩效计划执行、绩效考核、绩效评估、绩效反馈面谈等几个阶段，这几个阶段都是一环扣一环的，哪一个环节出现了问题，都会影响到医院的最终绩效水平。

因此，医院进行绩效管理不但是领导要重视，普通员工也要重视；不但是领导要持续提高绩效管理认识水平，普通员工也要持续提高绩效管理认识水平。医院单纯的通过对员工最后工作水平的考核是很难让医院提高绩效水平的，在对最后结果考核之前，我们要做好绩效计划的工作；在平时工作过程中，医院的领导者要对员工工作进行辅导；在考核结果出来之后，上级领导要与员工共同进行绩效面谈，分析原因、找出差距，进行绩效改进。经过这样的一个闭环绩效管理流程，医院的绩效水平才会得到提升。

（二）重视绩效考核组织信息系统

医院要搞绩效管理，必须有坚强有力的组织。这个组织首先是医院的主要领导，要搞绩效管理就是扎扎实实地搞，不能是墙上画饼、不能是雾里看花。其次要有一个效率极高的办事机构，就是绩效考核办公室或人力资源部。再是有一个完整的绩效管理互通有无的信息系统。抛开医院的其他管理系统，单就人力资源系统而言，各子系统是互相联系，互为依托的。比如工作分析是人力资源工作开展的基础。医院应切实合理地根据医院战略确定组织结构，对组织中每个岗位的职责、重要程度、任职资格等进行客观分析，编制详细的岗位说明书，并且进一步确定医院的薪酬策略、薪资结构、招聘与培训计划等。各岗位职责分工清楚，是绩效考核展开的前提条件。

另外，在绩效考核之前，医院主要领导要与中层干部、中层干部要与员工就执行绩效计划进行不断沟通。在这一过程中，非常强调科室领导与员工之间的沟通以及主管对员工的监督和指导，而不是像许多医院的管理者那样，一旦计划制定完就万事大吉，只等年底或者绩效周期结束进行评价和考核。事实上，如果没有这个阶段的铺垫，任何医院的绩效评价和考核阶段都是非常棘手的。在这一阶段，部门、科室领导者与员工要开诚布公地沟通、交流，对员工工作上的优点和缺点要能够及时交换意见，这样不仅有利于员工的工作达成预期的要求，而且有利于员工和上级之间融洽关系，有利于员工接受最终的绩效评价结果。在这一阶段不进行充分地沟通和交流，上级不指导下级，是导致许多医院绩效管理工作陷入困境的最主要原因之一。

（三）严格标准，完善内容

1. 绩效考核的标准要严谨　考核标准应该根据岗位功能设定。考核结果不理想主要是考核标准不严谨，考核项目设置不严谨、考核标准说明含糊不清，加大了考核的随意性。考核标准不严谨大而笼统，没有具体的评价标准；考核标准中有过多难以衡量的因素，难以使员工信服；考核标准与工作岗位职能偏差较大。这些都使考核者打分存在一定的随意性，人为操纵可能性强，考核结果争议性大，很难令员工信服，结果使考核流于形式。

2. 绩效考核的内容要完整　我们说医院绩效考核标准的关键绩效指标，是在医院所有指标的基础上的概括，关键绩效指标是医院指标考核的纲目。如果说有了关键绩效指标就不要细节了，那就大错特错了。内容不完整，就是在选择关键绩效指标时就不完整。如关键绩效指标选择有缺失，因此，无法正确评价人的真实工作绩效。许多医院的考核内容大多千篇一律，不同类型部门考核内容差别不大，针对性不强，这很大程度地影响了考核结果的客观性、真实性和准确性。多数医院在考核内容上主要集中在两方面，一方面是员工的德、能、勤、绩；另一方面是员工为医院创造多少经济效益。这两方面内容的考核并不能全面地包括员工工作绩效的所有方面。另外，德、能、勤、绩这类考核指标不能涵盖三级医院的所有工作内容，德、能、勤、绩基本上是属于定性化的指标，过多定性化指标的存在自然无法避免地造成考核者判断的主观随意性，在一定程度上失去了绩效考核的公正性与有效性。只有把定性化的指标以定量的形式表现出来，才能克服其主观随意性。

3．绩效考核标准体现个性化　不同时期、不同发展阶段、不同战略背景下的医院，绩效考核的目的、手段、结果运用等各不相同。即使是同行业、同系统下的不同医院，在绩效考核这盘棋上也不能千篇一律。绩效考核与医院的整体现状、人力资源管理的其他系统有着千丝万缕的联系，而各系统间又必须"全面"，彼此绝不能孤立看待，否则就会出现盲区。现在不少医院绩效考核不理想，主要是考核指标缺乏员工具体工作岗位的个性化，凭空设计一套考核方案，对绝大多数的岗位来讲，越是具有普遍性的考核指标越缺少个性化，越不能反映员工的具体工作情况，就越容易出现员工对绩效考核结果的抱怨，但若要设计出一套适合医院发展的、能挖掘出医院绩效潜力的考核方案，决非看几份资料就能解决的。医院的绩效考核，与医院的战略、人力资源政策、规划、人力资源基础、员工晋升、薪酬、招聘、培训、激励、职业生涯规划、医院现状、整体素质等诸多环节是无法割裂开来的，医院要绩效管理、要绩效指标调整，就必须是全方位的，这是肯定的。但更为重要的是制定一个可对员工考核的岗位个性化的标准。否则，无法真正收到实效。生搬硬套，就是许多考核手段、方法、标准在别家医院效果显著，在自家无法存活的根本原因。

所以，绩效考核要收到绩效，关键不在于你的考核方案有多少是个性化的，有多少指标能够反映员工的具体岗位情况的。医院绩效指标的员工岗位个性化程度是绩效考核成功的关键，下大力气制定员工岗位标准的个性化是我们努力的方向。

（四）防止偏激，和谐最好

很多医院绩效考核工作搞得轰轰烈烈，过程错综复杂，指标权重突出，重金奖励，惩罚严重，但是最终的结果不理想。这是为什么？这个原因很简单，绩效考核指标太偏激，指标权重差距太大、经济指标比例太多、指标细节不够、考核为患者服务的细节权重分值太低。许多医院的领导人在观念上认为绩效考核不过只是发奖金的依据罢了，对绩效考核结果的负面影响考虑太少，出现了员工对科室主任、护士长、部门领导有意见，权重大的考核指标大家争着干，权重小的考核指标大家躲着干。员工有意见、患者有意见、上级领导有意见。这样的绩效考核与管理的最终目的没有达到。

绩效考核是医院经营管理工作中的一项重要任务，是保障并促进医院内部管理机制有序运转、实现医院各项经营管理目标所必须的一种管理行为。具体来说，绩效考核是为了增加竞争力，是为了患者满意，是为了员工满意，是为了员工绩效工资与福利增加，是为了医院落实科学发展观，达到员工与患者和谐的目的。

五、绩效考核要坚持"三公"

绩效考核结果必须公开公示，这不仅仅是考核工作民主化的反映，也是组织管理科学化的客观要求。考核评价做出以后，要及时进行考核面谈，由上级对下级逐一进行，将考核结果反馈给员工，使员工了解自己的业绩状况和考核结果，也使管理者了解下级工作中的问题及意见，创造一个公开、公正、公平通畅的多向沟通环境，使考评者与被评对象能就考核结果及其原因、成绩与问题及改进的措施进行及时、有效的交流，并在此基础上制定员工未来职业发展计划。这样，绩效考核才能真正发挥其效用，推动员工素质的提高，实现组织发展目标。对绩效考核结果的保密，则只会起到导致员工不信任与不合作的后果。

（一）绩效考核公开

每月、每季、每年度的绩效考核工作都要如期进行，如何进行每月、每季、每年度绩效考核确保考核结果的公平、公正、公开，以鉴别员工的能力、激励员工的潜力、发挥员工的聪明才智，将是医院人力资源管理人士面临的一次很大的挑战，也是许多领导深感头痛的问题。如果这些问题解决不好将会导致优秀员工流失，甚至严重影响到医院的稳定与持续发展。如何有效实施每月、每季、每年度绩效考核呢？正确认识每月、每季、每年度绩效考核，理清与绩效相关的、对绩效发展与管理起到本质性影响的要素；全面掌握每月、每季、每年度绩效考核操作的方法和工具；掌握绩效奖金分配的方法和技巧；迅速提升绩效面谈的技巧；学习优秀医院绩效管理方法，分享绩效管理的成功之道；全面提升相关管理者的绩效管理水平，促进其发展、管理绩效的实际操作能力；全面提高绩效考核结果转化与实际问题的解决能力的。绩效管理的基本准则是绩效标准定位清、检查控制手段清、结果兑现清。要求全体员工执行到位、领导干部管理到位。当然，医院要做到绩效考核公开必须首先消除考核者与被考核者的焦虑心理，真正认识到绩效考核的重要性，认识到绩效考核是每一位员工的义务和责任，使双方心里焦虑的不良循环降低到最低点（图5-10），从而使绩效考核收到预期的效果。医院要保证公开的重要环节是绩效考核后的严格申诉。员工绩效考核后有意见申诉产生的原因，一是被考核员工对考核结果不满，或者认为考核者在评价标准的掌握上不公正；二是员工认为对考核标准的运用不当、有失公平。因此，要设立一定的流程，从制度上促进绩效考核工作的公开化。处理有关绩效考核申诉，一般是由人力资源部负责。在处理考核申诉时要注意尊重员工个人，申诉处理机构应该认真分析员工所提出的问题，找出问题发生的原因。如果是员工的问题，应当以事实为依据，以考核标准为准绳，对员工进行说服和帮助。如果是组织方面的问题，则必须改正；三是要把处理考核申诉过程作为互动互进的过程，当员工提出考核申诉时，组织应当把它当做一个完善绩效管理体系、促进员工提高绩效的机会，而不要简单地认为员工申诉是员工有问题；四是处理考核申诉，应当把申诉者信服的处理结果告诉员工。如果所申诉的问题属于考核体系的问题，应当完善考核体系。如果是考核者的问题，应当将有关问题反馈给考核者，以使其改正。如果确实是员工个人的问题，就应该拿出使员工信服的证据并做合理的沟通和处理工作。

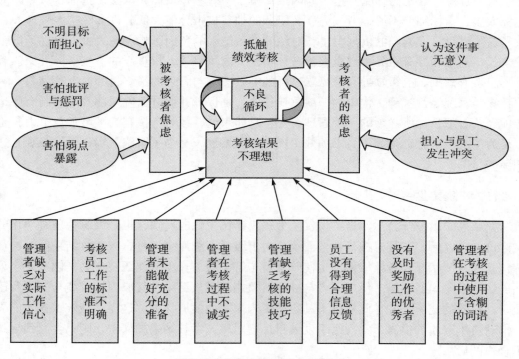

图5-10　绩效考核的不良循环图

（二）绩效考核公平

绩效考核结果的公平是医院最基本的要求，如果考核结果不能保证公平，员工的心情会受到影响，进而影响员工工作的积极性，怨言和懈怠的情绪将在医院蔓延，这是医院不愿意看到的结果。所以，任何医院在设计绩效考核制度的时候，都会把公平作为一个重要因素加以考虑。但是，我们也知道，绩效考核中没有绝对的公平，因为这是与人关系最为紧密的工作，绩效考核的结果会影响到员工的绩效工资、绩效奖金、晋升和培训机会，这其中，最重要的是，它往往与员工的钱袋子紧密联系。因此，人为的公平或者不公平的影响将在其中发挥很大的作用，在触及员工利益的时候，作为管理者，会做出平衡和妥协，使考核结果与员工的实际表现出现背离，要么你好，我好，大家好，大锅饭，平均主义的结果。要么使绩效考核成为某些管理者区分亲疏远近的工具，使绩效考核成为形式主义的代名词，所谓的绩效考核只不过是大家在一起做了一场绩效管理表演。这就扭曲了医院实施绩效考核的初衷，医院原本想通过考核改善绩效，提高绩效，增加患者满意度，增强医院医疗市场竞争力，而不恰当的绩效考核非但不会起到这个作用，反而使员工陷入低落的情绪当中，积极性受到限制，在工作被动应付，极端的情况下，优秀的员工可能会选择另谋高就。要保证绩效考核与管理的有效性，就必须按照绩效考核公开、公平、公正的流程进行（图5-11），这样，我们绩效考核的目的才能达到。

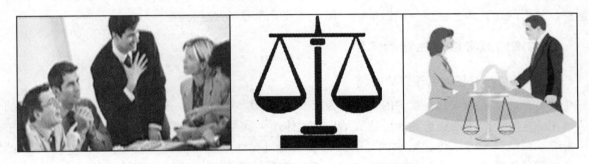

图5-11　医院绩效考核公开、公平、公正流程

事实上，在医院绩效考核中暗箱操作的情况是经常发生的，但是医院管理者必须认识暗箱操作给绩效考核带来的负面影响。在公平与人为因素的影响中，医院该如何选择？毫无疑问，医院应该选择公平。选择公平是领导的智慧。但如何保证公平，是医院必须考虑的问题。医院不能说一套，做一套，嘴上说的，纸上写的，都是要保证公平，而实际的做法却严重背离公平的思想，这是最让员工失望的，也是绩效管理失败的主要原因。可见，当我们把公平作为一项基本原则写进考核制度的时候，就等于是对医院的所有员工做出了一个公平的承诺，而能否兑现承诺，员工是寄予厚望的，如果医院不能从制度设计上和工作安排上做到这一点，那么员工就会对绩效考核失去信心，不愿意参与，甚至想尽各种办法一起抵制和破坏这个制度，使之原有的绩效考核与管理失效。

（三）绩效考核公正

从哲学意义上讲，绩效考核是一种通过观察、测试获取科学事实的过程，绩效是用事实为基础的工作结果，应努力做到客观公正。但要完全做到这一点非常困难，主要原因有3点：①绩效考核工作本身是一种人评人的行为，经常受到考核者的态度、能力、经验等诸多因素的影响，很难做到完全避免主观随意性；②考核者与被考核者往往相互配合、理解和信任不够，影响考核的客观公正；③其他干扰，如私心杂念、怕得罪人、弄虚作假、领导说情等。那么，如何实现绩效考核的客观公正性呢？这里要求医院领导必须认识绩效考核内涵，了解绩效考核功能，清楚绩效考核的作用，明白绩效考核最终是为了医院的发展，这是实现绩效考核客观公正性的思想基础。绩效管理过程，就是建立、实施战略目标，通过分析结果，并将结果与目标相比较，达到改进绩效的目的。而绩效考核就是将执行结果与目标相比较的过程，是绩效管理体系的中枢。绩效考核的主要功能有，绩效考核是人力资源管理系统的枢纽，以绩效考核为中枢构成人力资源管理的主要框架。绩效考核的开发功能，通过绩效考核了解员工自身特点，掌握其优势与不足，帮助其改进自身绩效，提高自身素质，明确其培养、发展方向。应该看到，没有绩效考核的公正，就没有绩效考核的严格的操作流程，也就不可能有理想的绩效考核与管理结果。

第五节　绩效考核注意事项

医院绩效考核与管理具有很强的结果导向作用。正是这种作用才能使医疗服务绩效得到患者满意。主要是，导向和强化作用。实行目标管理必须制定发展的总目标，引导为实现总目标进行各种有效的活动。同时，将目标逐级地分解，有利于强化岗位绩效责任制的落实；共同合力作用，目标一致、分工明确、责任清楚，才能形成管理合力；运营与控制作用，绩效目标管理开始是制定目标，结束是考核绩效目标的成果，在实施过程中需要控制的也是绩效目标；标准作用，绩效目标本身就是标准，考核就是考核的目标，用一个普及标准去衡量同样部门、同样科室、同样工作才能看出好坏；考核的激励作用，绩效目标管理的考评结果与每个人的绩效工资、晋升晋级、物质利益、精神需要相联系，从而可产生积极的激励作用。但是我们目前的绩效考核与管理不尽如人意，问题比较多，需要高度重视，分析问题，改正错误、制定措施，保证绩效管理的正常运行。

一、实施绩效考核应注意的问题

（一）绩效目标责任体系注意的问题

绩效目标通常是指人们有意识的主动行为所要达到的境地或标准。医院管理目标系整个医院的管理活动在一定时期内所期望达到的成就或结果。具体地讲就是：一是管理活动是通过科学地确定整体目标来统一医院员工的思想和行动的，因此绩效管理目标就是组织的整体目标；二是由于组织的性质、任务和条件的不同，其对目标的描述和标准（指标）也不同，所以管理目标是具体的而不是抽象的，实际上是组织任务的具体化；三是由于管理目标是医院所期望达到的成就或结果，因此本身就是一种综合绩效标准；四是管理目标贯穿于管理过程的始终，决定着管理活动的方向和性质，因此它是医院一切绩效管理活动的依据。我们有些医院在绩效考核与管理中的目标责任主要是了解与执行问题。

1. 从绩效目标到责任人　根据现代医院管理的观点，要求在对整体绩效工作进行深入了解的基础上，将整体绩效工作的全部任务分解为一个个科室、部门，并明确分工，明确责任，然后进行医院综合绩效管理。绩效目标分解到责任人是实现绩效管理的基础与关键。

2. 绩效目标相互协调　协调是保证医院中所有的部门、科室、人员与资源在发挥最大整体功能中起到恰当并相互配合的作用，使绩效管理过程得以完成，以实现绩效考核与管理的最终目的。协调的手段主要有5种：①绩效管理的计划手段。是运用绩效计划来协调组织和人员。这是最基本、最重要、最常见的手段；②绩效管理的行政手段。是运用命令、指示、规定、规章制度等对科室、部门和员工进行管理，使之有序地运转。它带有权威性、强制性、垂直性和具体性的特点；③绩效管理的经济手段。主要指运用价格、利润、工资、奖金、罚款等经济杠杆和价值工具以及经济核算、经济合同、精神、经济责任制等形式，来达到绩效活动的目的；④绩效管理的法律手段。是运用法律、法令来协调科室、部门之间、医院与个人之间以及个人与个人之间的关系；⑤绩效管理的教育和培训手段。这是协调绩效考核与管理人际关系的重要手段。

（二）绩效指标分解中注意的问题

1. 绩效目标指标分解的原则　目标制订完成后，分科室、部门，分层次对目标进行分解，并设定标准和权重。注意分解的绩效目标要与医院整体绩效目标保持一致，避免左右摇摆，强调执行力、一致性、令行禁止、防止出现偏差的行为。目标既要定量，又要定性，还要考虑获取目标的途径，因此，选用的绩效目标不宜过多，应便于获取数据和评价。随着医院信息化程度的提高和功能的不断完善，运用医院信息系统进行目标监测和评价已经成为管理的常用手段。根据卫生部医院分级管理的相关标准和医院管理评价的基本要求，考虑我国各类医院的层次不同，绩效目标分解可按照总目标－科室目标－部门目标－小组目标－个人目标的顺序进行分解，但是重点是应用绩效目标与科室、部门绩效目标的分解要到位。

2. 绩效目标指标分解的整体把握　就是对如何完成医院整体绩效工作有充分细致地了解，从医院整体要求出发制订整个绩效系统的目标。

3. 绩效目标指标的科学分解　就是对绩效系统目标进行科学分解，将整体绩效任务分解到一个个科室、部门，再明确分工，建立个人责任制。

4. 医院绩效目标指标的综合分解　进行强有力地组织绩效综合，从而使各个环节同步协调、有计划地平衡发展。

5. 绩效目标指标的科室与部门分解　它与医院人力资源管理、技术管理、服务管理、经营管理、组织架构和发展战略都具有相关联系，医院战略绩效目标通过目标责任体系和组织结构体系分解到各个科室和部门，这样绩效目标才能实现。

6. 绩效管理目标指标分解的责任制　因绩效目标不是独立科室与部门可完成的，从绩效任务出发点到个人终点，通过医院每一个科室环节的业绩，保证整体业绩的最优，因此应根据医院绩效考核与管理业务流程图，明确科室、部门间的协作关系，并对职能部门以及协作部门相互间的配合提出具体要求，把绩效指标和责任落实到每一个人。

7. 临床科室绩效目标指标分解　临床科室指标较多，主要包括护理指标、满意指标、经济指标、业务收入、人均收入、收入与支出、平均药品所占比例、人均费用、门诊量、出院患者数、万元设备收入。效率指标，平均住院日、床位使用率、床位周转率、择期手术患者手术前住院日。质量指标包括诊断符合率、治愈好转率、抢救成功率、Ⅰ类手术切口甲级愈合率、甲级病案率、手术并发症发生率、危重患者率、医院感染率等。服务指标，一级护理达标率、服务满意率。安全指标。医疗纠纷发生数、患者投诉数、医疗差错事故发生数。技术创新，新技术新项目开展数、成果数（科研课题、论文）。协作指标，会诊及时到位率、病例讨论参加率。管理指标，科室管理制度及执行情况、科室人员对科主任的满意度、职能部门对科主任的满意度、科主任参加院周会出勤率、科主任传达院周会情况。其他及社会效益，如卫生健康方面的社会责任感、实施社会救护、义诊、健康讲座等。环境指标，工作环境、卫生管理、人际环境、工作氛围环境等。

8. 医技科室绩效目标指标分解　经济效益指标，诊疗人次、业务收入、人均收益、人均利润等。工作效率，患者等候时间、检查出报告时间。质量与服务，报告符合率、临床科室满意率、患者满意率。

9. 职能部门绩效目标指标分解　管理能力，本部门绩效管理情况，工作效率、工作质量、科室满意度等。执行力，执行院领导及上级部门指示，由院领导评价。协调力，各部门配合协调、为临床解决绩效考核与管理问题，由职能部门、科主任评价。

10. 后勤部门绩效绩效目标指标分解　服务与保障，故障维修响应时间、仪器设备维护保养情况、患者对环境、被服、膳食供应满意度、临床科室对仪器设备维修服务满意度等。环境指标，医院营院环境、污水污物处理、医院洁净环境、营院内住宅环境、人际环境、工作氛围环境等。

（三）绩效考核中授权的注意问题

1. 绩效考核量力授权　授权者向下授绩效考核权应视自己的权力范围和被授权者的承受能力而定。授权者只能授出所属绩效考核规定的权力，不可越级授权，否则会引起组织内行使权力的混乱。其次，授权者必须视被授权者的能力而授权，既不能授权过度，也不能授权不足。

2. 绩效考核带责授权　授权者在授权时应明确被授权者的绩效考核职责，将权力和责任一并赋予对方。带责授权不仅可使对方完成任务，还可避免被授权绩效考核者争功诿过。

3. 绩效考核可控授权　是带有绩效考核控制程度的授权。可控授权的前提是授权者保留一部分权力有自己执掌，关键是授权者能有效地监督被授权者，还表现在授权者可随时收回所授之权。

4. 绩效考核信任授权　授权者应信任被授绩效考核权者而充分授权，使被授权者所司职权足以用来完成任务。

（四）绩效考核对中层领导的注意问题

1. 必须落实直接领导管理考核办法　在绩效标准考核体系下，对具体的员工进行考核时，由员工的上级领导、科室领导、部门领导、医院绩效考核办公室的管理人员为主要考核人，对员工的工作业绩进行全面考核。同时对员工的个人业绩测评、员工的相关部门的测评可作为辅助测评意见。这样考核的原因在于员工的工作由上级领导安排落实，上级领导对下属工作的完成情况最关心，情况最了解，同时也在管理上由上级领导负责。员工的执行情况，员工的直接上级最了解，对员工是否有所作为也最了解，因此员工的上级对员工的考核最有发言权。吸收相关部门及个人测评，可力求使测评成果更客观、公正。

2. 对科室主任、部门领导的考核责任　医院主要领导有义务和责任对其管理权限内的领导进行考核评价，不宜全部以民主测评等方式推卸应由领导履行的职责。有些管理人员对自己下属的工作了如指掌，可就是不愿直接指出下属的不足，对下属工作不满意不愿直接触及矛盾，调整工作岗位更是难以下手，于是采取民主评议方式，让员工说出自己想说的话。这样做的结果往往是被考核人不服气，且滋生对领导的不满，对考核工作不仅无促进作用，还会走向阻碍工作开展的方向。管理者在被管理者心目中树立权威的机会也会因此丧失，下属由于不能直接搞清楚管理者的意图和自己在其心目中的形象，不能感受到上级对自己的信任，领导也不可能对下属有更全面明晰的把握，易形成绩效考核的症结而影响工作。

（五）绩效考核信息反馈注意问题

1. 绩效考核信息反馈　对考评结果要做到全面分析，对未达标的工作部分要加以分析，找出原因并加以修正，调整绩效战略目标，细化工作职责标准，调整平衡计分卡的内容，使之建立新的平衡。

2. 对绩效考核结果沟通　要及时由管理人员对有关的员工进行沟通，对绩效考核结果指出员工的优点给予充分的、具体的肯定，最好能以事例补充说明，让员工感觉到领导者不是泛泛地空谈，而是真诚的认可。对于考核者存在的不足，要明确提出，并问清楚员工原由，听取他对改进工作的意见建议，如有道理要尽可能采纳。如继续任用，则应提出具体的建议要求及改进工作的途径，以保证工作质量提高。即使不再任用，也要明确提出，使员工充分理解，使之心服口服。

3. 切忌对考核一考了之　重视绩效考核是非常正常的事情，同时要重视绩效考核的结果，如果绩效考核后任由被考核者猜测，会引起较大的负面影响，更为严重的可能引起今后的绩效考核与管理工作。

4. 考核结果及时兑现　对考核结果要按照绩效目标责任书的奖惩约定，及时进行奖惩兑现。

（六）绩效考核持续改进需注意问题

1. 绩效管理是一个持续循环的过程　持续改进是当前国际管理界的重要课题，而且绩效考核与管理是一项复杂的系统工程。从绩效考核计划、标准、监控、考核流程、结果运用等动态管理，到构成绩效考核的主要工作内容都是不断循环改进的过程。因此要持续不断地根据绩效考评工作中存在的问题进行改进工作，同时还要把工作制度化、流程化、持续性地开展下去。这样考核工作就会受到各级管理人员的高度重视，其创造医疗服务价值、患者满意的作用就会越来越大。

2. 绩效目标制订持续改进　医院的总体目标也就是医院的绩效管理定位。根据医院的发展目标以及对质量、贡献、品牌、信誉、特色、服务理念等要求，设定医院总体目标。医院总体绩效目标的设定基础是对医疗市场的了解，对患者需求的了解，对竞争对手的了解和对自己竞争实力的了解，对进行中的绩效管理效果了解；绩效考核指标持续改进。要了解医院绩效考核进行得怎么样？需要改进吗？在哪些地方改进？如何改进？改进的标准是什么？这些问题必须搞清楚。

3. 绩效管理持续改进　制定的绩效目标要有依据，要进行科学测算，既要有先进性，又要切实可行，是经过努力可以达到的绩效目标。最可行的办法是对医院以往的数据和同级同类医院的数据进行有针对性的分析与比较，以此为基础制定未来目标，我们进行的绩效考核贯穿绩效管理吗？绩效管理是整个医院管理的重要过程。

4. 绩效管理持续改进原则　绩效目标的设定要兼顾医院内、外各主要方面的利益和需求，了解他们之间的关系。如：社会效益与经济效益，医院利益与患者利益，科室利益与患者利益，职工利益与集体利益，上级主管部门的要求等，要照顾利益不同、不同部门、科室之间的差异。

5. 绩效考核持续改进重点的突出　医院管理是一个复杂的体系，涉及方方面面，制订绩效目标时要围绕主线、突出重点、抓主要矛盾，抓大家反映敏感强烈的问题，持续改进也要围绕这些方面进行。制订的绩效目标要清楚而明确，既要有定性的目标，更要有定量的目标，包括近期目标、中期目标和长期目标。找出最重要的指标，即关键绩效指标，确定绩效标准，设定合理权重。

6. 绩效考核持续改进要符合法规　国家法律法规要求的必须达到，是强制性指标，如公立医院的公益性，患者满意度，医院发展目标，传染病报告，医院数据上报，执业医师法，药品管理法、献血法、医疗机构管理条例、医疗事故处理条例等。

7. 绩效考核持续改进要不断完善支撑条件　为实现预定的绩效目标，首先要设定明确的绩效管理范围，即绩效管理边界，其次对资源进行配置，配备合适的人力资源、物质资源，提供必需的设施设备和场所，制定管理制度与工作规范，规定岗位职责和权限，强调部门之间的协调、配合与沟通，领导提供支持、提高顾客满意意识，改善工作条件等，还要不断提高员工对领导的满意度。员工的满意度是实现总体绩效目标的必要条件，也是管理者的目标之一。

8. 绩效考核持续改进要注重医院文化

（1）注重营造医院文化氛围：医院的管理者要创造一个良好的医院绩效考核氛围，即医院文化，通过创造学习业务技术氛围，人文关怀氛围，描绘清晰的医院使命与愿景，明确医院短期、中期、长期目标，及时考核、检查与公示，按照承诺对绩效考核结果及时兑现。提倡科室与部门的团队精神和协同工作能力，增强员工责任感等形成医院特有的质量与绩效文化。绩效考核持续改进设计的项目和要实现的目标必须明确。我国医院实施分级管理的框架，医院的主要目标应依据医院分级标准制订。按照卫生部医院管理评价指南暂行规定执行，要尽可能采用医院分级标准，因为它是一个通用标准，在具体制定自己医院的目标时，要结合医院自身的情况，制定适合自己的可实现的、可持续发展的绩效考核与管理目标。

（2）重视人的素质培养：现代医院人的素质培养包括，①培养良好的医德素养。正确的世界观、人生观、价值观，科学的立场、观点、方法等；②培养高尚的职业道德。良好的医德、严谨求实的科学态度和为人师表的个人形象；③培养扎实的基础理论。基础理论是从事专业医疗服务和技术的理论基础；④培养丰富的专业知识。医学人才只有始终坚持知识追求、及时更新知识结构、不断拓宽知识视野才能立足于医学科技前沿；⑤培养熟练的基本技能。熟练的实际操作技能是高层次医学人才的基本条件；⑥培养较强的创新能力。创新能力的核心是创造性思维能力；⑦培养掌握现代信息技术的能力。这是获取知识、驾驭知识的现代化必备手段；⑧培养一定的外语水平；⑨培养较强的管理能力。管理并不是领导的专利，现代人、现代医院每一个人都要具备管理知识，因为每一个单个人工作时也要有条理、也要有流程，也有绩效思考，把工作"整合"，工作室要有条理、流程、清洁、"整合"就是在管理。这样绩效考核才能持续健康发展。

根据中国人民大学方立天教授研究，人的素质包括四种："第一种是文化知识素质，这个素质又包括两个方面，一个是综合知识素质，一个是专业知识素质。既要有综合的知识，又要有专业的知识；第二种是品德素质，品德，就是人品，包括了道德素质和思想素质。道德和思想也是两个概念。

比方说培养家庭美德、职业道德、社会公德是极为重要的，有利于形成和谐美满的家庭关系、人际关系；第三种是心理素质，这也是极为重要的素质。心理素质里包括情感素质、智力素质、意志素质。意志素质，就是我们前面讲的人要有意志、有人格。情感素质，就是在情感问题处理上，要处理好，不要失足。智力素质，就是培养以创造性思维为核心的素质，这对于一个民族的进步、国家的兴旺发达都具有战略性意义。创造性的思维，不是墨守成规、保守陈旧的那种思维，要培养创造性思维，这属于心理素质里面的智力素质；第四种素质就是身体素质，身体也很重要，'体'就包括了体质、体力、体能，身体的素质在人的素质结构里的地位是不言而喻的，它是一个前提性、基础性的东西。比如说我们中华民族都要讲健康，这是极为重要的"。

二、现代医院绩效考核的困惑

（一）绩效考核的结果公平的困惑

1. 必须坚持考核标准的准确性　绩效考核标准是由人制订的，这样现有岗位人员的素质和现有岗位形象往往会影响考核标准的制订，特别是人际关系影响到绩效考核标准的制定，影响到绩效考核标准的准确性。这就带来两个问题：一是标准不可能面面俱到，适合于每一个人；二是绩效考核是只能按照绩效考核标准进行。

2. 透明是绩效考核效果的关键　现代医院要求人员素质高，岗位工作标准高，评定的标准必然高，现有岗位人员素质低，评定的标准也低，有些医院由于实施绩效考核时间紧，或者根本就没有征求员工意见的习惯，从而造成制订的绩效标准本身就不透明。我们要使绩效考核标准透明，就必须在一定的环节由员工参与，因为绩效管理是现代国际管理最新管理理念，让员工参与也是一个学习的机会。要使绩效考核效果好，还必须继承传统人事管理的优点，采用现代绩效考核与管理理念同医院实际情况相结合，才能取得最佳的成果。绩效考核以目标计划为基础，以指标为业绩衡量准则，依照指标对绩效进行考核。只要坚持每一重要环节都有员工参与，绩效考核的效果就有保证。

3. 清楚传统人事考核与现代绩效考核的关系　以往对员工考核是判断式、评价表为主、寻找员工的工作错处、得－失（win-lose）的总结、看重结果、按照人事档案管理、靠领导的威慑性或领导意图去管理。现代医院绩效考核与管理是，战略计划式、重视过程控制、以人为本解决问题为主、医院与员工双赢（win-win）、领导的辅导牵引性、重视效果与综合绩效。绩效考核标准是由人完成的，而人是有感情的，而且人是有惯性的，这必然会增加很多人为的色彩变化。绩效考核中不可能没有人的感情，但如果带着感情做事会是什么结果呢？同样的工作失误在感情面前判断其损失的程度是不同的。任何人都有思维的惯性，一旦一种形象在人的头脑中占据主导地位就很难改变，表现为劳模永远是劳模，落后的永远落后，这就是说一个人一旦在其他人的心中形成某种形象，形成固定的图像，如果没有特别的变化，很难改变其在别人心中的形象。感情和惯性加在一起，根本无法保证考核结果的公正。在进行绩效考核时，由于影响员工工作效果的因素有很多，在实际操作中，不可能将这些因素一一排除掉，由于每个评定人看待问题的角度不同，价值观不同，这样评定标准也必然不相同。这就要求绩效考核时必须清楚传统人事考核与现代绩效考核的关系问题，准确处理传统人事考核与现代绩效考核的不同之处，继承传统人事考核的优点，结合现代绩效考核的先进理念，处理好传统人事考核与现代绩效考核的关系接触点问题，这样绩效考核才能搞得更好。

4. 必须重视绩效考核的过程管理　绩效考核是由多个环节所构成。传统的考核关注于考核本身，绩效考核着眼于未来绩效的提高；传统的人事考核侧重于对过去工作表现的评价，绩效考核强调结果导向，关注员工是否达到绩效目标，是否改善了实现绩效目标的方法和手段；传统的人事考核更关注员工行为的细节表现，绩效考核以目标价值为导向，依靠绩效目标的牵引和拉动促使员工实现绩效目标；传统的人事考核更具有威慑色彩，绩效考核强调主管和员工的共同参与，强调沟通和绩效辅导与员工共同的结果；传统的人事考核更强调考核者的作用与职权，被考核者处于被动地位，绩效考核不但注重结果，更重视绩效管理的过程，过程决定绩效的好坏，绩效管理过程决定最终的绩效价值。

（二）绩效管理与日常管理的困惑

我们以往日常的管理更多地关注个人的表现，对于个人工作最后的绩效并不是最关注的。以往人们考核关注的不是工作而是考核本身和短期目标。绩效考核是对员工心理的重要导向，考评指标就是最好的培训，它让员工把注意力集中在指标的完成上。它使人关注的不但是工作过程，更重要的是结果；以往员工工作的注意力集中于考核结果和领导要求上（领导也是考核人），在这种考核制度下员工把上级看得很重，很容易造成领导在一个样，领导不在另一个样，员工为领导而工作的局面；但对于医院来说最重要的不是领导，重要的是把过程做好、做到位，过程是因，结果是必然的，患者满意最重要。没有一个好的过程控制，想要好的结果就是空的。在现实工作中，有些员工为了追求考核的结果，置过程于不顾，只要能把考核过了，只要上级不知道，只要上级不找麻烦，什么手段都敢用，至于患者关心什么跟我没有什么关系！他们最害怕的是千万不要让领导不满意，至于患者的满意他们关注的不多。假如病人到医院看病，医生关注的是考核结果而不是关注治病的效果，如果不关注患者本人而耽误诊疗，最后的结果发生医疗纠纷，从绩效考核来说，对医生也就是个医疗纠纷，顶多批评、扣罚绩效工资，而对患者来说意味着什么？对患者的家属意味着什么？对患者和他家庭的伤害好衡量吗？对医院又意味着什么呢！所以，员工绩效好，表现为把绩效考核、绩效管理与日常管理相结合，把绩效考核变成日常考核内容，把绩效管理变成日常管理的内容，这样绩效考核、绩效管理就到位了。

（三）卓越绩效与医患和谐的困惑

医院绩效考核之后还需要做什么？绩效考核后员工有意见怎么办？考核是为了今后更好地工作，是为了员工与领导、员工与员工的和谐、员工与患者的和谐。比如绩效考核结束后要给员工一个培训发展机会。如果这个人对医院忠诚度很高工作表现很好，工作的绩效也很好，这样的人我们给他发展机会，让他晋升、晋级；如果这个人工作表现很好，忠诚度很高，但是工作能力不行，这样的人医院给他培训的机会；还有有些人工作绩效很好，能力很强，工作表现不好，自以为是，这样的人我们就让他维持原状，他该做什么就做什么；如果这个人工作绩效也不好，工作表现也很差，要么调离岗位要么采取其他有效管理办法。有些医院在做绩效考核后员工业绩不好就下岗，下岗的标准究竟是什么？因为没有绩效考核，所以下岗惟一的标准是这个岗位不需要人。这是绩效考核不完善的表现，如果我们绩效考核前拿出一个绩效考核办法，如果你工作业绩和工作表现不好，就让你转岗或者下岗，这样对更多员工来讲具有公平性。我们现在的做法没有公平性，员工与领导之间的和谐也不好。绩效考核前"安民告示"还是好。中国有句老话：没有功劳有苦劳，没有苦劳有疲劳，追逐绩效，至少没有效果还有成绩。如果追求效果，这句话就应演变成没有功劳就没有苦劳，没有苦劳更没有疲劳！医院的各项工作必须追逐患者满意和效果的完成，没有绩效的工作至少是对人力和时间的浪费，当然还可能有资金和其他的浪费。因此，绩效考核容易造成目标分散，使员工不顾效果，有些员工非常会"表演"，让大家看起来工作非常忙碌，造成医院虚假繁荣的表面现象，但如果没有效果，对于医院又有什么作用呢？绩效考核一定要在工作完成之后才能根据工作的效果进行核定，如果在工作中出现问题怎么办？我们应该怎样避免这种事后考核带来的不和谐影响呢？绩效考核经常采用的指标是德、能、勤、绩。有些医院考核内容还包括：服务数量、服务质量、满意度、工作态度、工作能力、技术业务水平、实际贡献和绩效结果等。服务数量比较好考；服务质量略难，也还是能考核；比如德，怎么考？怎样确定德的具体指标？没有硬指标，怎样量化"德"，很容易从考评人的印象出发，这就是不和谐的埋伏因素；什么叫能，如果领导用人没有把合适的人放到合适的位置，怎让他显示自己的能？如果没有显示能的条件，又怎样考核？这也是不和谐的不健康因素；从"勤"来说，一个人出勤按时，而业绩不好，怎么办呢？这些必须有明确的考核指标。员工之间的和谐、员工与领导之间的和谐都是在制定绩效考核标准前就考虑到的，就铺垫好的。

（四）绩效考核标准与管理的困惑

在绩效考核中单靠标准（绩效考核标准是最重要的），没有动态因素的考虑，没有一定的灵活性，这不是一个完美的标准，很难实现绩效考核的理想。按现行医院绩效考核方式无法准确考核全部工作内容。在传统的绩效考核中，有些考核结果并理想，这是长期以来考评的惯性引起的。以往考评不外乎自评、上级评、下级评、同级评这么几种。这几种方式有哪些问题呢？我们看自评，现在的人不含蓄，有一点成绩生怕别人不知道，遇上问题避重就轻，自评的准确性有待进一步改进。关于上级考评，由于每一个人都有感情，不可能没有思维惯性，这是领导印象考评。至于下级考评，因为下级和上级由于角色不同，工作性质不同，甚至下级对上级的工作都不了解，下级的评定带有不少的不公平性？如上级严格管理下级，下级能说好吗？上级不坚持组织原则，下级能说不好吗！真正能够考核上级的是医院医疗市场的占有份额，是医院患者的不断增加，是医院的持续发展，是员工工资的稳定增长，是员工的工作积极性，是员工素质的稳步提高，是员工工作时的愉快心情，而上述这些内容让员工考评领导很难考评出来。关于同级评，这种方式如果用于工作性质相同、有相对可比标准的员工岗位可以。但这种方式应用于领导岗位问题就不一样了，因为，医院主要领导的工作基本上没有可比性，各负其责，各司其职，甚至在工作性质上本身就有很大的差别。就是中层干部也不能说在一个标准内就能考核好，比如内科主任与外科主任，医院办公室主任与护理部主任，这些领导工作性质就有很大不同。在现实中，任何人都希望得到别人的尊重，多数人都希望比别人强，这是人的本性。在这种心态下，绩效考核时只有首先坚持标准；其次动态性的灵活标准；三是根据具体的岗位特点增加考核内容。我们认为，现代医院真正的绩效考核必须以人为本，必须是以人性为本而又不失灵活性的绩效考核，才是我们绩效考核与管理时可取的。

（五）为什么大家不喜欢绩效考核

为什么大家不喜欢绩效考核？医院绩效考核难，不尽如人意，这要求我们，首先是绩效考评的制度环境。任何一项好的管理制度被引入医院，要求医院在引进之前必须具备适合于这项制度的医院内部环境。就像心脏移植手术一样，一颗健康的心脏被移植到另一个人体需要完美的"融合"，组织没有排异反应。绩效考评的制度"融合"，就包括了医院文化、组织形式、团队意识形态、医院管理者决心等诸多因素在内的医院内部环境作为支撑；其次，绩效考评制度的根本目的是要重建一个公平、竞争的人才机制，重新分配原有人员的既得利益。这是决定医院绩效考评推行成败的核心关键；最后才是医院常常提及的绩效考评体系设计、方案选择以及计划实施、执行等具体的方法、步骤和流程。无论是什么考核模式，都不是放之四海而皆准的、固定不变的，医院的绩效考评的方案设计必须符合医院的个性特征。只有选择了合适的方案，绩效考评的效果才能在医院内部被真正体现。

为什么大家不喜欢绩效考核？一是不少人认为医院绩效考核没有意义，浪费时间。有些人认为在绩效考核中他们要填写许多表格，这纯粹是一种乏味的文书工作，对自己的管理工作没有任何帮助，只会浪费时间。因此，在他们的心目中，绩效考核不是管理工作中必不可少的一个环节，而是一件多余的事情；二是担心由于这件事情会与员工之间发生冲突，领导人员往往对考核别人感到忐忑不安。在考核的过程中，难免有时会发生意见不一致的情况。许多人不喜欢发生冲突，对员工的考核有时会引起员工的争论，或者考核结果会在员工之间引发矛盾，这些都是某些领导人员不愿看到的尴尬局面。他们常常把绩效考核看做是一种对立的过程，在这种过程中员工与领导是处在对立的地位上的。当把绩效考核看作是对员工的评判而不是对员工的帮助的过程时，就很容易造成冲突的气氛而产生焦虑；三是绩效管理体系设计的问题。许多人员不喜欢绩效考核，也许是因为他们经历了一些设计得不好的绩效考核程序。在这些绩效考核过程中，他们花费了大量精力却没有获得任何益处，因此他们有理由不喜欢这件事情；四是考核程序过于繁琐，主要的工作没有考核到，绩效考核结果应用不好。例如，每个月都要填写大量的表格，有些环节在做重复的工作。缺乏公正性，特别是对自己科室、部门的员工造成伤害。领导通常是爱护自己的员工的。如果由于绩效考核造成了利益分配时对自己科室、部门的不利，领导和员工就不会喜欢这样的绩效考核；五是缺少绩效考核所需的资源。例如，领导本身就不了解医院的战略目标，没有对大多数科室、部门领导进行绩效考核技能的培训。

第六章　现代医院卓越绩效管理工具

为了更好地了解医院管理的技巧与艺术，我们有必要复习一下与管理工具有关的术语。

管理手段（management method）的概念。管理手段有不同的分类，如有形手段（计划、津贴、规章）与无形手段（教育、激励、人际关系）；传统手段（文件、标牌、灯光、广播）与现代化手段（记录卡、程控机、电脑网络）等。一般来说，不同的手段可为同一方法服务，如采取行政方法时可运用计划、广播、程控机等手段；而同一手段也可为不同的方法服务，如记录卡既可用于行政检查也可用于经济处罚。需要指出的是，在现代社会，在现代医院高科技的信息手段得到普及和推广，对于加强医院管理发挥了比较大的作用，值得广大管理者重视。管理手段现代化是指在医院管理中逐步采用电子计算机、现代通信技术、自动化控制技术等先进的管理手段，提高管理方法的速度和水平，使现代医院管理工作真正做到准确、及时、经济、高效。

管理方法（management method）的概念。管理方法是指用来实现管理目的而进行的手段、方式、途径和程序的总和。也就是运用管理原理，实现组织目的的方式。任何管理，都要选择、运用相应的管理方法。说起管理方法，人们很容易想起密密麻麻的数字和符号构成的数学模型、繁琐复杂的逻辑运算和形形色色的计算机，使一般人望而生畏，觉得高不可攀。其实，数学方法只是思维逻辑的一种量化形式，计算机是提供信息、进行运算的一个辅助性工具。数学手段和计算机运用只是管理方法的一个部分、一个方面或一种类型，并不是管理方法的全部。

管理工具（management tool）的概念。现代医院的管理工具，是影响医院竞争力的核心要素。管理工具（各种规章制度、目标管理、绩效考核、员工职业发展规划、ISO9000质量管理标准体系、六西格玛管理、流程管理、全面质量管理等）对实现医院运行的稳定性、规范性并获得较高的效率起到了明显的推动作用。

管理模式（management model）的概念。管理模式则是指某种事物的结构特征与存在形式。模式是某种事物的标准性形式或固定格式，与管理模式有关英文的表达是management system（管理交流）和management model（管理模型）。

从以上几个管理概念看来，管理的方法、手段、工具、模式等并没有本质的区别。从英语的意义来看，它们的意义也是大同小异。因此我们认为在现代医院管理中没有好的管理方法、手段、工具、模式，也没有坏的管理方法、手段、工具、模式。只有适不适合自己医院的管理方法、手段、工具、模式。再先进的管理理念移植到自己的医院，如果水土不服的话那么它也是相对不理想的。适合的管理工具才是最好的管理工具。

现代管理界的一个名言是，管理视野有多宽，管理能力才相对有多强。这是说，对一个管理者来说，你知道的多，才能有所选择，才有可能在你知道得多的管理方法中锁定自己的使用管理方法。比如说，你知道10个管理方法，但是在这10个管理方法中，你熟悉的、能够选择应用的方法还是比较少的，最后能够选定的管理方法更少。如果你连一个管理方法、工具、手段、模式的知识都不知道，你想锁定应用一个管理方法就根本不可能了。本章中我们举一些管理工具的例子，是给大家了解管理工具的一个视野，究竟哪一个工具适合自己的医院，还要根据医院的实际情况，选择适合自己的最有效的管理工具。现代医院绩效考核与管理工具应具备这些特点。医院的绩效是通过对人力、物力、财力等服务资源的投入与使用，产出更多符合社会需要的医疗服务来体现的。医院的综合绩效是医院的社会效益、经济效益、技术效益、服务效益等管理效益之和。社会效益是指合理地开发和利用卫生资源，有效地满足公众对医疗卫生服务的需求。经济效益是指以最小的物化劳动和人员劳动的消费取得的经济效果。技术效益是把医疗技术应用于患者的诊疗工作中解除患者痛苦的效益。服务效益是医院综合服务后患者的满意程度的效益。这些效益是相互联系，辩证统一的。评价医院综合绩效的方法应具备以下特点：综合绩效考核与评价模式的结构符合管理科学的要求；综合绩效考核与评价指标直观、具体并便于比较；综合绩效考核与评价模型浅显易懂、计算简单、便于操作；综合绩效考核与评价指标准确、可靠并符合医院实际情况；综合绩效考核与评价指标的结果是患者满意的；综合绩效考核与评价指标是医院发展了。某种程度上讲，医院评价也是医院管理工具的一种方法。

2006 年，美国《商业周刊》的调查表明：企业成功的第一要素是绩效管理（performance management）。绩效管理是一个持续的交流沟通过程，该过程是完成由员工和直接领导之间达成的协议的过程，并且在协议中对有关的问题提出明确的要求和规定。它是一个完整的系统，在这个系统中，组织、领导和员工全部参与进来，领导和员工通过沟通的方式，将医院、科室、部门的战略、领导职责、管理方式和手段以及员工的绩效目标等管理的基本内容确定下来，在持续不断沟通的前提下，领导帮助员工清除工作过程中的障碍，提供必要的支持、指导和帮助，与员工一起共同完成绩效目标，从而实现医院的愿景规划和战略目标。随着知识经济时代的到来，医院对人力资源科学化与人本化相结合的管理工具更加重视，绩效管理工具已经成为医院领导所关注的焦点之一。

第一节   绩效考核的 PDCA

一、PDCA 循环管理的基本理论概念

威廉·爱德华兹·戴明（William Edwards Deming）是美国统计学家。戴明循环（Deming Cycle）研究起源于 20 世纪 20 年代，有"统计质量控制之父"之称的著名的统计学家沃特·阿曼德·休哈特（Walter A. Shewhart）在当时引入了"计划 – 执行 – 检查（plan-do-see，PDS）"的概念，戴明后将休哈特的 PDS 循环进一步发展成为：计划 – 实施 – 检查 – 处理（plan-do-study-act，PDCA）。戴明循环是一个管理持续改进模型（图 6-1），它包括持续改进与不断学习、进步和发展的 4 个循环反复的流程，即计划（plan）、实施（do）、检查（check）、处理（action）。戴明循环有时也被为称戴明轮（Deming Wheel）或持续改进螺旋（continuous improvement spiral）。

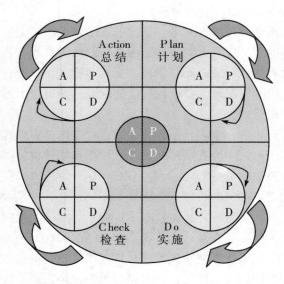

图 6-1   戴明经典 PDCA 循环管理工具基本模式

　　戴明 PDCA 循环特点。处置总结阶段是 PDCA 循环的关键。因为绩效管理处理阶段就是解决存在问题，总结经验和吸取教训的阶段。该阶段的重点又在于修订绩效考核标准，包括技术标准和管理制度。没有标准化和制度化，就不可能使 PDCA 循环转动循环向前。PDCA 循环，可以使我们的思想方法和工作步骤更加条理化、系统化、图像化和科学化。它具有如下特点（图6-2）：①大循环套小循环，小循环保大循环，推动大循环不断前进。PDCA 循环作为绩效考核与管理的基本方法，不仅适用于整个医院绩效管理项目，也适用于整个科室、部门、班组以至个人。医院各级部门、科室根据医院的方针目标，都有自己的 PDCA 循环，层层循环，形成大循环套小循环，小循环里面又套更小的循环。大循环是小循环的母体和依据，小循环是大循环的分解和保证。医院各级部门、科室的小循环都围绕着医院的总绩效目标朝着同一方向转动。通过循环把医院上下或绩效项目的各项工作有机地联系起来，彼此协同，互相促进；②不断前进、不断提高，每循环 1 次就提高 1 次。PDCA 循环就像爬楼梯一样，一个循环运转结束，绩效管理的质量就会提高一步，然后再制定下一个循环，再运转、再提高，不断前进，螺旋上升，不断提高；③形象化，PDCA 循环是一个科学管理工具的形象化，使人直观，好懂、易记、形象深刻、效果好。

　　医院绩效管理选择主要的管理工具是开展绩效管理工作必须具备的条件。管理工具是使管理对象构成科学系统的手段，没有管理工具就不成管理系统，更无法实施绩效管理。因此，选择合理的管理工具是管理工作的基础，也是管理科学的重要组成部分。选择管理工具的应用要符合医院的实际情况，并且必须有相应的规章制度和政策的保证。这是进行绩效管理的最基本的手段和措施。医院管理者必须掌握管理工具。掌握 PDCA 管理工具应用的信息是管理工作的基本要求，是计划和决策的依据，是组织和控制的手段，是通向未来卓越绩效的桥梁。现代医院绩效考核与管理是一项复杂的工作，是一项全局性的工作，是涉及全院人员的切身利益，涉及医院的可持续发展的大问题，选择适宜的管理工具是提高绩效管理水平的重要条件。

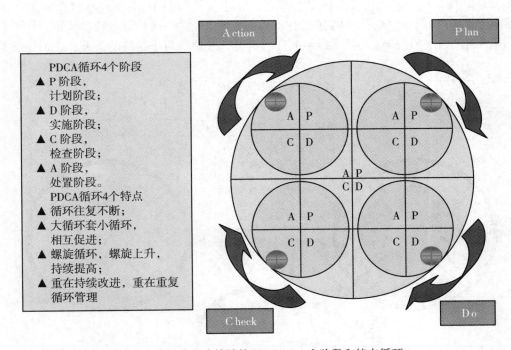

图 6-2　现代医院绩效管理 PDCA 4 个阶段和特点循环

二、PDCA 循环管理四阶段八个步骤

(一) PDCA 循环管理的四个阶段

PDCA 循环管理的四个阶段:①计划;②实施;③检查;④处置总结。PDCA 循环管理这四个阶段正是我们医院制定发展规划,短、中、长期战略目标所依据的管理工具。是我们医院每年、半年、每季、每月、每周、每日、每时每刻都在进行的管理工作。

可以毫不夸张地讲,PDCA 循环管理是目前世界上最经典的管理工具、方法、手段。是应用最广的管理方法。现在世界上几乎没有哪一个单位,没有那一项工作不使用 PDCA 循环管理的。我们临床医生每一天都在进行 PDCA,我们每一个家庭都在进行 PDCA,我们每一个班组都在进行 PDCA,我们每一个人每天都在进行 PDCA,所以 PDCA 循环管理适合任何行业、任何工作、任何个人。美国戴明的 PDCA 循环管理总结了人类几千年的管理特点和规律,是迄今为止管理界应用最广泛、最简单、最有效、最经典的管理工具。可以说,目前世界上还没有那一项管理方法、管理工具能够超过戴明的 PDCA 循环管理这么普及。戴明 PDCA 四阶段是最简单的管理流程(图 6-2),戴明 PDCA 循环管理工具的发明是对世界管理界的卓越贡献。

(二) PDCA 循环管理的八个步骤

PDCA 四个循环管理阶段内分八个步骤。P 计划阶段:①分析现状;②找出问题;③分析产生问题的原因;④找出其中的主要原因;⑤拟订措施计划;D 实施阶段:⑥执行绩效管理的组织措施计划;C 检查阶段:⑦把执行结果与预定目标对比;A 总结、再优化阶段:⑧巩固成绩,进行标准化。这样,医院绩效管理有四个阶段、八个步骤,就可以把绩效管理控制到预设的目标。

三、PDCA 的医院整体循环绩效管理

PDCA 循环管理是整个现代医院、科室、部门、班组、个人的绩效管理循环(图 6-3),医院每个人、每个科室、职能部门、班组,都要有一个 PDCA 循环,这样一层一层地解决问题,一个循环扣一个循环,小循环保大循环,推动大循环螺旋上升。这里,大循环与小循环的关系,主要是通过绩效管

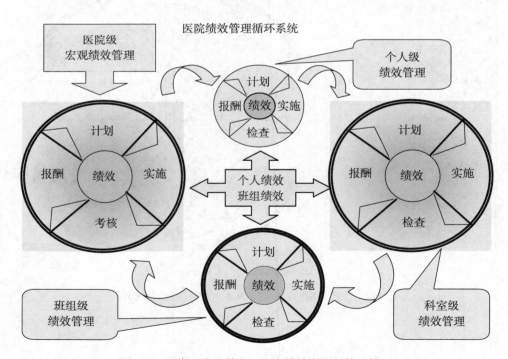

图 6-3 现代医院、科室、个人绩效考核与管理循环

理计划指标连接起来的，上一级的循环是下一级循环的依据，下一级的循环是上一级循环的落实和具体化。各个小循环不断推动上一级循环，使医院各项工作有机地组织起来，实现总的预定绩效目标。PDCA 循环之所以将其称之为"循环"，是因为这四个过程是周而复始，向前滚进，不断循环。PDCA 循环不是在同一水平上循环，而是每循环一次，就解决一些问题，取得一些绩效成果，绩效工作就前进一步，绩效水平就上升一个台阶。到了下一次循环，又有了新的循环目标和内容，取得新的成果。PDCA 是科学的绩效工作循环周期，总之，我们每天都要不断地计划、实施、检查、修正（处置、总结），从一个循环进入下一个循环，循环往复，不断实现自己的计划与目标，不断总结经验与教训，不断累积自己的成功与优势，不断超越自我。在现代医院绩效考核与管理中如果没有 PDCA 绩效管理，想当然感情用事，是没有好的绩效的。即使有计划，也只是纸上谈兵，不按 PDCA 计划随意行事，不对结果进行循环检查。发现了问题也不采取适当的对策，诸如此类的情况，都不是科学、有效的 PDCA 循环管理工作方法。

　　医院绩效管理应用 PDSA 循环管理工具，使医院、科室、部门、班组和个人成为一个有机的绩效管理整体（图 6-4），全院人员都围绕医院绩效目标在自己的轨道上运行。医院任何管理活动都是一个持续不断运动、不断循环管理的动态过程，都是医院使用一定的管理工具和手段，对医院绩效管理过程及各种要素发生作用的过程。正如戴明先生提出的 PDCA 循环一样，这个过程以对未来的绩效计划为起点，经过对各种绩效管理要素的组织和对绩效经营活动的指挥，使计划付诸实施，再通过检查，了解计划的执行和医院绩效目标的实现情况，最后，通过处理，使医院绩效管理过程中的经验、教训及时得到总结和提炼。在总结过程中，发现绩效管理问题，分析绩效管理问题的原因，制定绩效

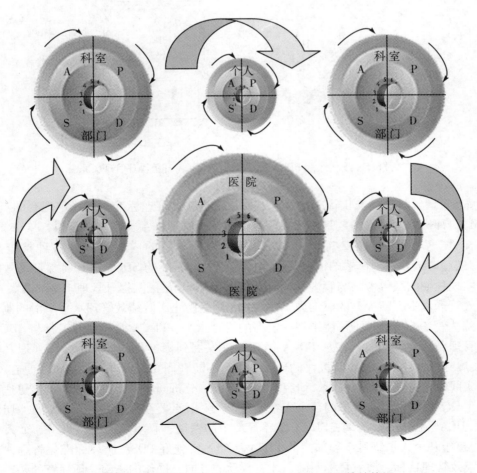

图 6-4　现代医院、部门、科室、个人 PDSA 循环绩效管理

目标和对策，以进入下一个绩效管理循环。在我国开展的医院绩效管理工作中，虽然也承认医院绩效管理是一项重要的管理活动，但却一直未有一种专门指导医院绩效考核与管理的工作程序和工具。其实，医院应用 PDCA 绩效管理工具不仅是一项管理活动，而且也符合医院一般管理活动的规律。因此，在医院绩效管理工作中，我们可以引用 PDCA 循环工具指导医院绩效管理实践。在应用 PDCA 循环工具的过程中，恰当地配合使用其他技术管理工具，又可大大加快和提高医院绩效管理工作的速度和效果。在图 6-4 中的 S 是 Study 的第一个字母，有些专家把 PDCA 改为 PDSA。

四、SDCA 循环管理的卓越绩效管理

那么，什么是 SDCA 循环管理工具？SDCA 循环管理工具就是绩效管理标准化维持管理，即"标准化、执行、检查、总结（调整）"模式，包括所有绩效管理改进过程相关的流程的更新（标准化），并使其平衡运行，然后检查过程，以确保其精确性，最后作出合理分析和调整使得绩效管理过程能够满足绩效考核与管理的愿望和要求。

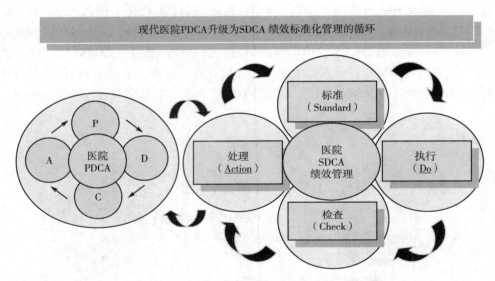

图 6-5　现代医院 PDCA 循环管理与 SDCA 升级循环管理关系

SDCA 循环管理工具是标准化管理的发展模式，就是绩效管理标准化和稳定现有的流程。S 是标准（standard），即医院为提高绩效管理编制出的各种绩效管理体系文件。D 是执行（do），即执行绩效管理体系文件。C 是绩效检查（check），即绩效管理体系的内容审核和各种检查。A 是总结（action），即通过对绩效管理体系的评审，做出相应处置。不断的 SDCA 循环将保证绩效管理体系有效运行，以实现预期的绩效考核与管理目标，PDCA 与 SDCA 是医院提升管理水平的两大轮子。PDCA 是使医院绩效管理水平不断提升的驱动力，而 SDCA 则是防止医院绩效管理水平下滑的制动力。没有标准化，医院绩效考核与管理不可能维持在较高的管理水平。PDCA 循环管理工具与 SDCA 循环管理工具是一个管理循环发展的过程，从 PDCA 循环管理发展到标准化的 SDCA 循环管理，然后再回到PDCA，再发展到标准化的 SDCA 阶段，循环往复永远不断（图 6-5）。虽然说 PDCA 是在不断循环的，人们在管理实践中总是在不断地探索、研究、发现问题，分析问题，解决问题，提出更适合医院绩效管理的更好工具。医院、科室、部门、个人在实施 PDSA 时需要注意的是，PDCA 的一切活动都必须围绕医院的 PDCA（图 6-5）活动；SDCA 循环管理中的医院、科室、部门、班组、个人要围绕医院PDSA 活动。班组和个人围绕科室和部门的 PDSA 活动。实施好 PDSA 循环标准化管理，首先，确立自己的学习绩效管理目标，绩效目标明确，才有行动的方向，操作的指南。须注意的是，学习与工作相结合，相得益彰。绩效学习措施明确，时间落实到位。持之以恒，坚持到底；其次，制定自己的绩

效学习计划须注意，制定绩效计划要从实际出发，切实可行。整体工作与局部工作要结合，点面也要结合。为什么学习绩效管理？怎么学习绩效管理？绩效管理知识学习长期与短期要结合。无论制定什么绩效学习计划，均要注重效果。灵活适度，保持绩效学习计划实施留有余地。再次选择学习绩效管理知识内容要明确，既有计划（P）的因素，又有研究学习（S）的要素，统筹兼顾，合适合理，这样，PDSA效果才好。

现在人们在PDCA的基础上又提出了PDSA循环管理概念，主要是在管理过程中不断学习绩效管理新问题，PDSA是计划：plan，执行：do，学习、研究：study，处理：act。PDSA循环管理的优点，①适用于日常的个人或者团队管理深层次的管理与学习和研究；②戴明循环的过程就是解决问题、改进问题的过程；③适用于绩效考核、绩效项目全程管理；④有助于绩效管理持续发展提高；⑤有助于个人的进步和职业生涯发展；⑥有助于医院人力资源管理的发展；⑦有助于新技术、服务模式的开发；⑧有助于绩效与管理流程的科学化、规范化管理。

应用好PDSA工具必须强化管理的主要要素。一是人的要素。高效能的绩效管理应该是人尽其才、才尽其用、用其所长，使每个人才都处于与其能级、岗位相适应的工作岗位上；二是发挥"财"的要素。绩效管理者必须重视经济、财务的管理，特别是重视利润的管理，并应学习和掌握PDCA这方面的理论知识，为绩效管理服务；三是"物"的要素。要做到保证绩效管理的供应和物尽其用，提高物资的利用率，防止浪费和损坏；四是时间的要素。一个高效能的绩效管理，必须考虑如何利用时间，在短时间内做更多的事情；五是信息的要素。要运用现代医学科学理论、技术、工具和方法去掌握信息、开发信息、利用信息，使之更好地为医院绩效管理目的服务；六是业务技术的要素。是指要做好本医院、本部门、本科室、本单位业务技术的管理工作。医疗卫生工作有自身的特点和规律，绩效管理工作必须遵循并保证和促使其更好地发展。我们应该特别注意的是，无论是PDCA循环绩效管理还是SDCA循环绩效管理，无论是SDCA循环绩效管理还是PDSA循环绩效管理，都必须明确绩效考核、绩效管理与医院管理的区别和关系（图6-6）。

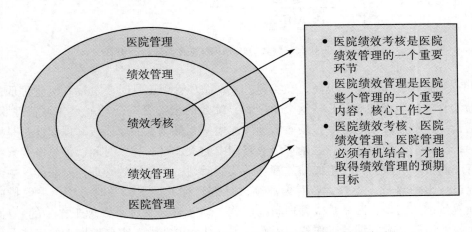

图6-6 现代医院绩效考核、绩效管理与医院管理的关系

五、PDCA循环管理绩效的持续改进

绩效管理的精髓是持续性改进。如果在实施绩效管理时，把绩效考核看成是绩效管理的全部，就会导致员工过分关注对结果的考核和衡量，而忽略了驱使结果达成的重要因素，忽略了绩效改进，进而忽略了产生高绩效的源动力。我们在进行绩效管理时关注绩效考核这一环节是应该的，绩效考核结果主要对绩效不好者进行确切的惩罚，希望通过惩罚强化绩效管理标准，从而达到希望的绩效目标。但是，由于领导与员工之间缺乏就指标标准的沟通，员工不知道该达到什么样的水平；由于缺乏对绩效管理过程的辅导和及时反馈，员工对自己绩效状况处于被动状态，无法及时发现问题并纠错；由于

缺少必要的绩效反馈,员工对绩效考核结果的认可程度大大降低;由于缺少对问题的分析,员工不知道业绩不佳的原因,不能很好地加以总结并提出改进措施,不利于形成持续改善的机制。

医院为了保证绩效考核与管理的效果,就必须在绩效管理前就制定一套绩效管理的持续改进机制。现代医院绩效考核、评价与管理 PDCA 螺旋循环持续提高,不是一种简单的周而复始,不是同一水平上的循环,绩效考核与管理每循环一次,要解决一些问题,使绩效考核与管理提高一步。绩效考核与管理在 PDCA 循环管理中持续提高,在提高中循环,在循环中持续提高,螺旋上升,缓慢前进,永无止境(图 6-7)。

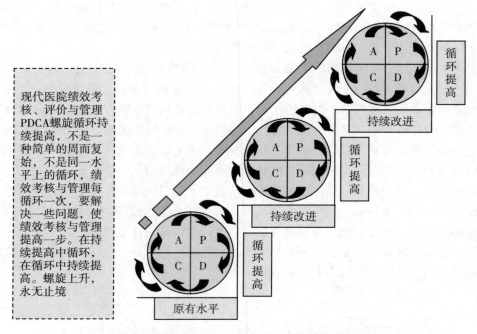

图 6-7　现代医院绩效管理 PDCA 螺旋循环持续提高

为保持 PDCA 循环管理的持续提高,在实施 PDCA 循环管理工具时要重视各级管理职能。医院管理职能是指绩效管理的职责和功能。从这个角度看,绩效的全部管理活动就是各种管理职能的活动。主要内容包括,一是绩效计划职能。是绩效管理职能中一个最基本的职能,其他职能都是围绕绩效计划职能行使的;二是绩效组织职能。就是将绩效管理中的人、财、物、时间、信息等要素按绩效目标的要求,以有序而富有成效的方法组成绩效管理系统的活动;三是绩效管理控制职能。主要是对执行绩效计划情况进行跟踪监督、检查,若有偏离绩效计划目标的情况,及时分析、采取措施、进行调控,以确保绩效目标的实现;四是绩效管理激励职能。绩效管理激励是管理工作中的一种重要方法,目的在于最大限度地调动人的绩效工作的积极性、主动性和创造性,充分发挥人的潜能,以达到最佳的绩效管理目标;五是绩效管理的 PDCA 循环管理的理念必须深入人心,一切都是螺旋循环管理上升(图 6-8),一切在循环管理中解决问题,在循环管理中前进。

绩效管理的持续改进主要靠管理层的强势引导与推进。推行绩效管理时必须明确的是,绩效管理是一把手工程,推行绩效管理关键是要扭转员工观念,而员工一般都会有一定的习惯和工作方式,再加上员工对绩效管理的理解和认可需要一个过程,要把员工纳入到绩效管理体系中,不是短时期能够做到的。只有管理层对绩效管理的真正理解、认可和投入必要的时间、精力并参与实施,率先垂范,绩效管理才能够获得强大的动力,得到顺利推行持续提高的效果。绩效管理的持续改进更需要医院各级领导的引导和持之以恒的改进意识。现代医院高绩效持续管理与提高要重视几个特点。一是关注战略管理与绩效管理的有机结合的持续改进。医院战略管理为绩效管理提供方向和目标,绩效管理是联

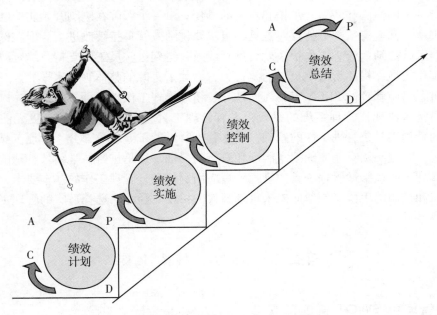

图6-8　现代医院绩效管理持续改进与提高

结战略管理与运营管理的桥梁，是医院战略能够落地实施的有效保障。因此，要建立更好的绩效持续改进管理系统，医院需要搞清楚它的总体规划和预期达到的结果，即医院需要确定自身的绩效战略目标；二是关注医院绩效与个人绩效持续改进的有机结合的持续改进，高绩效医院就是用相同或更少的资源生产和提供较高质量的服务。在高绩效医院中，员工的工作效率和绩效质量逐日逐年不断提高，从而完成医院赋予他们的绩效工作使命。因此，高绩效的医院必然有高绩效的员工组成。绩效管理的核心概念在于通过员工附加价值的增进及医院预期行为的完成，增进员工的努力程度，改善员工努力的结果，进一步提升医院整体绩效，达成医院绩效持续改进的目标。因此，创造高绩效的医院要着眼于培养高绩效的员工。而员工的绩效提升除了与技能、能力、态度有关之外，还有绩效管理系统、结构和流程也有很大关系；三是重视绩效工作的过程管理持续改进。主要是指管理人员的信息感受、分析判断、做出决策、指导实践、沟通反馈的循环过程。其主要环节有，信息感受持续改进，是指了解情况、获得情报资料，为制定绩效目标计划提供依据等。分析判断持续改进，是一个绩效管理经验、理论和现实情况的综合思维过程，经过分析判断提出各种计划方案。做出绩效管理决策持续改进，是根据信息并分析判断对计划方案做出决策，即选出最佳绩效方案的过程。绩效管理组织实施持续改进，是按照决定的计划方案组织实施，以达到所期望的目标。反馈控制持续改进，是指把执行过程的情况及时传递，沟通联络，以达到有效地控制绩效目的；四是关注绩效考核与绩效改进的有机结合的持续改进，绩效管理的精髓是持续性改进。质量管理大师戴明认为，员工的绩效有问题，80%的原因来自绩效系统设计。因此，通过建立以绩效监控系统、绩效沟通支撑系统和绩效审核改进系统构成完整的绩效改进体系，充分利用绩效管理结果的预警作用，达成绩效改善的目的。

在现代企业管理中运用PDCA循环管理工具进行绩效管理的持续改进，已经有一些优秀企业走在了前头。海尔集团熟练地采用PDCA管理法来实施销售任务的计划、组织和控制。使其走在世界家电行业的前头。PDCA必须持之以恒持续改进，形成良好的绩效习惯，最终形成绩效改进文化和绩效管理文化。绩效管理重在改进，贵在坚持。绩效管理不是一蹴而就的，更不是立竿见影的。在刚刚开始绩效管理的时候，往往很难一下子看出成效。对于大多数医院员工来说，绩效管理只是一项额外的附加工作，所以他们往往一开始对绩效管理并不感兴趣，或者并不是从内心里支持绩效改进计划的实施。这是因为，一方面，他们为患者服务的业务比较繁忙；另一方面，绩效管理往往会挑战他们原有的工作习惯和思维模式，需要他们承担更多的责任。这时，需要医院的高层管理者、职能部门领导、科室领导必须有一定的恒心和毅力，承担起自己的责任。每一个医院在刚刚开始实施绩效管理时，大多数人根本不理解，甚至有一部分持反对意见，更不要说绩效管理持续改进了。但在医院高层管理者的坚持下，这些医院的绩效管理工作很快就会见到成效，得到医院员工的支持，绩效改进在医院已逐渐形成了一种工作习惯，提高了医院员工的执行力，增强了医院的整体管理水平。

本节主要讲了医院管理的 PDCA 工具，这是开展绩效管理工作必须具备的条件，以及应该采取的措施。管理工具是构成现代管理系统的手段，没有管理工具就不成管理系统，更无法实施管理。因此，选择合理的管理工具是管理工作的基础，也是管理科学的重要组成部分。管理工具的应用要符合医院的实际情况，并且必须有相应的规章制度和政策的保证。这是进行科学绩效管理的最基本的手段和措施。医院管理者必须掌握管理工具。管理工具应用的信息是管理工作的基本要求，是计划和决策的依据，是组织和控制的手段，是通向未来卓越绩效的桥梁。因此，选择适宜的管理工具是提高绩效管理水平的重要条件。

第二节　绩效考核的工具

一、绩效管理中 SWOT 管理工具

（一）SWOT 的背景

SWOT 工具最早由 Learned 等人于 1965 年提出，在战略管理领域中被广泛运用。对企业内部分析而言，从最初简单的检核表（check list）到特异能耐（distinctive competence）、价值链及核心能力等概念的提出可以都看作是对优势的发展，对企业的外部分析，除了竞争战略理论对企业外部环境的分析，以产业为对象进一步细化，这些无疑都对战略管理理论和实践的发展产生了重要影响。SWOT 分析法又称为态势分析法，它是由旧金山大学的管理学教授于 20 世纪 80 年代初提出来的，是一种能够较客观而准确地分析和研究一个单位现实情况的方法。SWOT 四个英文字母分别代表：优势 S（strength）、劣势 W（weakness）、机会 O（opportunity）、威胁 T（threat）。从整体上看，SWOT 可以分为两部分：第一部分为 SW（strength weakness），主要用来分析内部条件；第二部分为 OT（opportunity threat），主要用来分析外部条件。利用这种方法可以从中找出对自己医院有利的、值得发扬的因素，以及对自己不利的因素，发现存在的问题，找出解决办法，并明确以后的发展方向。根据这个分析，可以将问题按轻重缓急分类，明确哪些是目前急需解决的问题，哪些是可以稍微拖后一点儿的事情，哪些属于战略目标上的障碍，哪些属于战术上的问题，并将这些研究对象列举出来，依照矩阵形式排列，然后用系统分析的思想，把各种因素相互匹配起来加以分析，从中得出一系列相应的结论，而结论通常带有一定的决策性，有利于领导者和管理者做出较正确的决策和规划。在现在的绩效管理战略规划报告里，SWOT 分析应该算是一个众所周知的工具。

（二）SWOT 的分析

1. SWOT 的 S（strength）优势　现代医院绩效管理就是要发挥医院的优势，找出医院的优势所在，这就是发挥自己的"长板"。SWOT 是一种创新的技术、服务和管理模式，国内外广泛应用的绩效管理模式，医院主导型绩效管理办法。现代医院管理的环境，质量流程再造，顾客服务管理，绩效考核，绩效管理程序等都需要应用 SWOT 的理论，这样对绩效考核与管理就能充分发挥其长处。

2. SWOT 的 W（weakness）劣势　以往医院缺乏国内外先进绩效管理的理念、经验，管理或服务模式同质化，同时缺乏绩效管理环境，又由于医疗纠纷的副作用，不良的医院声誉等。在 SWOT 分析法中，机会和威胁指的是外部要素。在医院绩效管理中只有找出医院的劣势，找出绩效考核的劣势，找出绩效管理的劣势，才能避免绩效考核与管理少走弯路，绩效管理的效果才好。

3. SWOT 的 O（opportunity）机会　医院现在实施绩效考核与管理是很好的机遇，因为一是国家

政策因素，明确规定要进行绩效考核与管理；二是目前的各种管理已失去效力；三是日益完善的新农合政策、医保市场的逐步完善，正是医院发展的大好时机；四是医院信息技术的发展，如互联网，医院内局域网，现在进行绩效管理并进入全面绩效考核与管理能够获取更多患者，从而获得更多盈利。等所有医院都进行绩效管理了，你已经成熟了，你的发展自然就比人家快。

4. SWOT 的 T（threat）威胁　现代医院医疗市场服务趋同化、服务技术的同质化、医疗的价格战，都给医院管理带来了威胁与挑战。绩效管理方法的国家化趋势，为了医院发展，竞争对手会研发出、引入创新的管理方法或更加卓越的服务措施，竞争对手会在短时间内拥有更好的医院环境，这些都是对医院服务的威胁。

（三）构造 SWOT 矩阵

为了医院绩效考核与管理的情况更加清晰，在进行绩效考核时将调查得出的各种因素根据轻重缓急或影响程度等排序方式，构造 SWOT 矩阵（图 6-9）。在此过程中，将那些对医院发展有直接的、重要的、大量的、迫切的、关键的、久远的影响因素优先排列出来，而将那些间接的、次要的、少许的、不急的、短暂的影响因素排列在后面。然后进行量化处理，得出医院绩效管理的清晰图像。这样量化出的绩效考核与管理清晰的图像，可以帮助我们最大限度地发挥医院管理的优势，抓住医院发展的机遇；避免劣势和弱势，保证医院绩效管理的优势长期发挥作用。

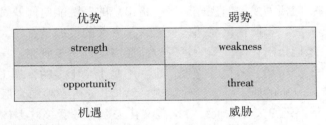

图 6-9　医院绩效管理战略目标发展的 SWOT 分析

（四）SWOT 的行动计划

在完成绩效管理的环境因素分析和 SWOT 矩阵的构造后，便可以制定出相应的绩效管理行动计划。制定计划的基本思路是：发挥优势因素，克服弱点因素，利用机会因素，化解威胁因素；考虑过去，立足当前，着眼未来。运用系统分析的综合分析方法，将排列与考虑的各种 SWOT 因素相互匹配起来加以组合。但是必须注意的是，SWOT 分析工具具有很强的主观性，因此不要过多地依赖它。不同的人会得出不同的 SWOT 结论。TOWS 分析法与 SWOT 分析法十分类似，它首先着眼于劣势从而将其转变为优势。你可以把 SWOT 分析法作为参考，但不能作为唯一的方法。而影响医院竞争优势的持续时间，主要的是 4 个关键因素：一是建立这种优势要多长时间？二是能够获得的优势有多大？三是其他医院对手做出有力反应需要多长时间？四是医院进行绩效考核与管理中要最大限度地发挥优势的可能性有多大，根据需要培育弱势，寻找机遇，变威胁为动力和竞争能力，然后按照计划行动。

（五）SWOT 的分析流程

医院绩效考核与管理的 SWOT 分析流程是，确认当前医院的绩效管理战略是什么→确认医院外部环境的变化怎么样→根据医院资源组合情况，确认医院的关键能力和关键限制→按照通用矩阵或类似的方式打分评价→归纳整理资料，写出可行性绩效管理分析报告。把识别出的所有优势分成两组，分的时候可以以两个原则为基础：它们是与行业中潜在的机会有关，还是与潜在的威胁有关。用同样的办法把所有的劣势分成两组，一组与机会有关，另一组与威胁有关。医院进行绩效管理 SWOT 分析在通常情况下，将结果在 SWOT 分析图上定位。优势、弱势、机会与威胁，是医院战略管理者进行医院环境分析和内部评估后所得出的评价结论，医院需据此进行战略决策。SWOT 模型就是将医院的关键优势、弱点、机会和威胁一一列举出来，然后对应搭配，从而形成可行的绩效管理战略方案，供医院领导挑选。机会与威胁是指来自环境的变化可能带给医院的影响。机会（opportunity）是环境的变化带给医院的相对竞争优势（competitive advantage）。机会赢得可能性的高低，取决于获得机会的成功关键因素是否正是医院所拥有的长处（strength）；威胁（threat）是机会的反面，指环境的变动可能带给医院的不利后果。威胁可以用威胁发生的可能性及其对医院造成危害的严重性来评估。可以把前面所做的长处、弱势、机会和威胁的各项结论汇总于 SWOT 表内。掌握住外在环境带来的机会及威胁，也就掌握住医院的医疗市场应该做什么；掌握住医院的长处及弱势，也就掌握住医院绩效管理能够做什么。SWOT 汇总表能简洁清晰地反映出医院绩效管理所处的当前情况，这种汇总表在实务上也通常为一般医院所采用。科室、部门、个人也可以应用 SWOT 分析绩效考核情况，方法与医院分析大致相同。

SWOT 分析能明确给出您的医院实施绩效考核与管理目前所处的市场地位及医院未来面临的机会和威胁。通过前面介绍的机会及威胁分析，长处及弱势分析和 SWOT 汇总这 3 个步骤，您可以清晰地把握住医院绩效管理的下列状况：了解与您的医院有关的外在环境，相信您已了解现实环境中有哪些关键因素会影响到您医院的绩效管理的发展；了解您医院本身的内在环境，通过对前期业绩及策略的评估和对医院长处及弱点的分析，相信您已能客观公正地分析医院的内在环境；指出您的医院绩效管理应该走向何处，您已整理出绩效管理未来将可能面临哪些重大的市场机会及遭遇到哪些威胁，所以您应该能列出医院未来该朝向何处发展的优先顺序；指出您的医院能向何处发展，在彻底分析医院的绩效考核与管理长处及弱势后，您能指出在那些绩效管理方面的发展是有较大潜力，您能指出在那些绩效管理方面还有缺陷，您能指出在那些绩效管理方面还需要进一步研究。

当然，医院应用 SWOT 分析绩效考核与管理，也并不是十全十美的管理工具，如 SWOT 的隐含假定，利害区分的假定，静态分析的假定等，换句话说，SWOT 分析必须结合医院实际情况，医院应用 SWOT 工具分析是指南，最终还是要靠我们结合医院文化去完善一套绩效考核与管理机制，在绩效管理中学习，在绩效管理中总结，在绩效管理中前进。医院绩效管理在应用 SWOT 分析时一定不能让 SWOT 的框架所约束，一定要结合医院实际情况，比如绩效考核所处的阶段是什么？员工的培训任务？员工的认可度如何？医院的管理流程如何？医院有绩效考核与管理的广泛基础吗？绩效考核中遇到的问题怎样解决，这些疑问必须搞清楚，才能进行实施绩效考核与管理工作。

二、绩效管理中 5W3H 管理工具

现代医院绩效考核与管理应该充分使用简单有效的管理工具，如 5W3H 的方法，问答式，针对性好，解决问题具体，操作性极强，可以是一对一，也可以是群体性解决问题的工具。5W3H 分析法又叫八何分析法，即何事、何时、何地、何人、何原因、如何干、何数量、何结果。5W3H 法是一种调查研究和思考问题的办法。5W3H 不失为绩效考核与管理的好工具。绩效考核与管理必须有明确的绩效工具目标、有明确绩效工具目标效果以及绩效考核与管理中的权变艺术等。

（一）为什么（why）

医院实施绩效考核与管理为什么采用这个绩效管理工具？为什么不能采用其他管理工具？绩效工资实施为什么要用这个工具？在什么时间用绩效管理这个工具？为什么现在绩效管理又要实施绩效工资？为什么绩效考核与管理的流程要这么多环节？绩效工资为什么非做不可？为什么必须搞全面绩效工资管理？为什么绩效工资是先考核后发工资？为什么绩效管理中的岗位设计如此重要？医院领导在实施绩效管理时回答了员工绩效管理这些为什么的问题吗？如果回答了，就解决了员工在绩效考核与管理中的许多基本问题，就为绩效管理开了个好头。

（二）做什么（what）

绩效考核与管理特定目标阶段所针对的主要问题和性质是什么？绩效管理的条件是什么？哪一部

分绩效工作要先做？哪一部分绩效工作要后做？绩效管理的目的是什么？绩效考核的目的是什么？绩效管理的重点是什么？绩效考核与什么有关系？绩效管理与什么有关系？绩效管理的功能是什么？绩效考核的规范是什么？绩效考核工作对象是什么？绩效考核与管理的最佳工具是什么？绩效考核的时间间隔是多少？绩效考核与管理的流程是什么？医院领导在实施绩效管理时回答了员工绩效管理这些做什么，就解决了员工在绩效考核与管理中的许多质疑问题。

（三）谁（who）

绩效考核与管理行动的领导者、操作者和实施者是谁（who），谁来办最好？谁会掌握这个工具？谁可以办好？绩效管理中谁是绩效考核的监督者、谁是绩效考核的参与者、谁是顾客、谁是受益者？绩效考核与管理中谁被忽略了？谁是绩效管理的决策人？谁会是绩效管理的检查者？谁是绩效考核者？谁是绩效被考核者？医院绩效考核的具体组织者是谁？机关、职能部门绩效考核的具体组织者、考核者是谁？科室绩效考核的具体组织者、考核者是谁？谁负责绩效考核后的结果反馈工作？谁负责绩效考核后的沟通工作？谁负责绩效考核后的员工申诉工作？谁能保证实施绩效考核后绩效工资能够增加？医院领导在实施绩效考核与管理时回答了员工绩效管理中的"谁"的问题，就解决了员工在绩效考核与管理中的领导者、责任人以及遇到一切问题具体找谁的问题。

（四）何时（when）

绩效考核指标何时要公布？绩效考核何时要进行？绩效管理何时进行？绩效管理何时要检查？绩效考核结果何时要兑现？绩效考核何时是最佳时间？工作人员何时最容易疲劳？绩效管理何时效果最好？绩效标准何时执行最为适宜？绩效考核需要几天时间？绩效考核与管理的持续改进时间是什么？绩效考核结果何时公布？绩效考核结果何时兑现何内容？绩效考核指标何时修订？绩效考核指标何时讨论？何时统计员工的日工作量？医院领导在实施绩效考核与管理时回答了员工绩效管理中的"何时"的问题，就解决了员工在绩效考核与管理中的一切与时间有关的问题。

（五）何地（where）

绩效管理目标人群所分布的科室、部门、个人和专业在何地？绩效管理何地（科室、部门）试点最适宜？绩效考核在何地进行？绩效考核标准在何地讨论？绩效考核标准检查从在何地（科室或者部门）开始？还有哪些科室、部门可以作绩效管理试点？绩效考核标准在什么地方发布最合适？绩效管理何地（科室、部门）有最好的条件和资源？医院领导在实施绩效考核与管理时回答了员工绩效管理中的"何地"的问题，就解决了员工在绩效考核与管理中的一切与地点有关的问题。

（六）怎样（how）

如何有效实施绩效管理并保证绩效目标的实现以及怎样（how）去实现？绩效管理怎样做成本最低？绩效管理怎样做最快？绩效考核怎样做效率最高？绩效管理怎样改进？绩效管理的收益怎样得到？怎样避免绩效管理失败？医院绩效管理后怎样发展最快？绩效管理怎样达到预定效率？怎样才能使服务绩效效果更好？怎样使绩效考核工具用起来方便？绩效管理解决了怎样的问题？绩效考核解决了怎样的问题？绩效考核与管理后员工的精神面貌怎样？医院领导在实施绩效考核与管理时回答了员工绩效管理中的"怎样"的问题，就解决了员工在绩效考核与管理中的一切与怎样有关的疑问和问题。

（七）多少（how much）

在绩效考核与管理过程中，标准量化程度的考核如何，最终的绩效达到多少？绩效考核指标数量达到多少？绩效管理岗位设计是多少？绩效考核的成本多少？绩效管理的成本多少？按照流程原则绩效考核输入多少？按照流程原则绩效考核与管理的活动增值是多少？按照流程原则绩效考核与管理输出多少？绩效考核与管理经济效益增加了多少？绩效考核与管理后员工收入较上年度增加了多少？绩效考核与管理后顾客（患者和员工）的满意度提升了多少？绩效考核与管理实施后医院解决了以往多少问题？医院领导在实施绩效考核与管理时回答了员工绩效管理中的"多少"个问题，就解决了员工在绩效考核与管理中的一切与多少有关的疑问和问题。多少就是绩效管理中的量化问题，也是绩效管理的最重要问题之一。有问必答，解答准确，是保证绩效管理的基本要求。

（八）工作结果（how do you feel）

绩效考核与管理工作结果预测如何？绩效管理对别人的影响与别人的评价或感受如何？绩效考核与管理工作达到预测的结果吗？绩效考核与管理工作达到预定的效果吗？绩效考核与管理工作达到预设的目标吗？绩效考核与管理工作达到预测的经济指标吗？绩效考核与管理工作达到医院预测的发展目标吗？绩效考核与管理工作达到预测的具体数量指标吗？绩效考核与管理工作达到预测的员工之间和谐吗？绩效考核与管理工作达到的实际结果与预测的结果有怎样的差距？绩效考核与管理的结果是我们理想的结果吗？医院领导在实施绩效考核与管理时回答了员工绩效管理中的"工作结果"的问题，就解决了员工在绩效考核与管理中的一切与工作结果有关的问题。工作结果如何，要回答好这个问题，如有必要可以召开不同形式、不同员工级别、不同规模的会议，就绩效管理的结果回答全院员工的问题。这样对下一步实行绩效管理有意无害。

使用绩效管理工具，①要明确绩效目标内涵；②明确绩效工具目标效果，即实现绩效目标的程度，长远绩效工具目标的实现必定是分阶段进行的，绩效工具可以在不同的科室或者不同的部门采取不同的绩效管理工具；③注意绩效工具目标的副作用和无法预料的结果，即绩效管理中的权变艺术要灵活应用。绩效考核与管理中人力资源管理工具目标的确定应符合医院的实际情况和发展需要，脱离现实、不科学、不合理的绩效工具目标起不到人力资源开发、绩效管理的效果，最终对医院绩效考核与管理不利。

医院在应用绩效管理工具时要注重医院文化与精神，医院绩效考核与管理必须重视员工的精神、情绪以及价值观等因素，因为医院精神是在长期的治病防病、经营管理等实践活动中逐步形成的共同心理定势和价值取向，应用一个绩效管理工具必须考虑到员工的价值取向；医院文化与精神是一种代表医院员工的心愿并激发员工干劲的无形力量；是现代意识与医院个性相结合的一种群体意识。医院文化与精神渗透在医院员工的基本信念、共同理想、现代理念、奋斗目标、绩效共识、竞争意识、价值观念、道德规范、行为准则等各方面；医院文化与精神反映在医院的院容、院貌、院风、院纪、建筑、环境、色彩以及全院员工的精神风貌之中，是医院员工的观念、意识、风格的集中表现；医院文化与精神概括在简明富有哲理的词语上，通常通过院训、院规、院徽、院歌、标语、口号、表演等鲜明具体的形式表现出来，使全体员工铭记在心并作为基本信念和行为准则。医院绩效管理只有和医院文化与精神结合起来，绩效管理才算真正落实到实际工作中。

三、绩效管理中 SMART 管理工具

医院进行目标管理的 SMRT 是领导的工作变被动为主动的一个可行的工具，实施绩效目标管理不但是有利于员工更加明确高效地工作，更是为未来的绩效考核制定绩效目标和考核标准，使考核更加科学化、规范化，更能保证考核的公开、公平与公正。毕竟，没有绩效目标你是无法考核员工的。我们知道，目标管理由管理学大师 Peter Drucker 提出，在他 1954 年出版的著作《管理实践》（the practice of management）一书中出现。根据 Drucker 的说法，管理人员一定要避免"活动陷阱"（activity trap），不能只顾低头拉车，而不抬头看路，最终忘了自己的主要目标。绩效目标管理 MBO（management by objective）的一个重要概念是医院战略规划不能仅由几个领导来执行，所有管理人员都应该参与进来，这将更有利于战略的执行。另一个相关概念是，医院要设计有一个完整的绩效系统，它将帮助医院实现高效运作。由此，可以将目标管理视为 value based management（价值管理）的前身。制定绩效目标看似一件简单的事情，每个人都有过制定目标的经历，但是如果上升到技术的层面，医院领导必须学习并掌握所谓 SMART 工具原则 S（specific），即目标要清晰、明确，让考核者与被考核者能够准确的理解目标。绩效考核要切中特定的工作指标，不能笼统；M（measurable）目

标要量化，考核时可以采用相同的标准准确衡量，绩效指标是数量化或者行为化的。验证这些绩效指标的数据或者信息是可以获得的；A（attainable）目标要通过努力可以实现，也就是目标不能过低和偏高，偏低了无意义，偏高了实现不了，绩效指标在付出努力的情况下可以实现，避免设立过高或过低的目标；R（relevant）目标要和本科室、本部门和本人工作有相关性，不是被考核者的工作，别设定目标绩效。指标是实实在在的，可以证明和观察的；T（time bound）目标要有时限性，要在规定的时间内完成，时间一到，就要看绩效结果。必须注重完成绩效指标的特定期限。现代医院绩效考核与管理 SMART 工具流程先后如图 6-10 所示，其实这也是一个循环管理的流程，每循环一次都是在原有基础上的提高。

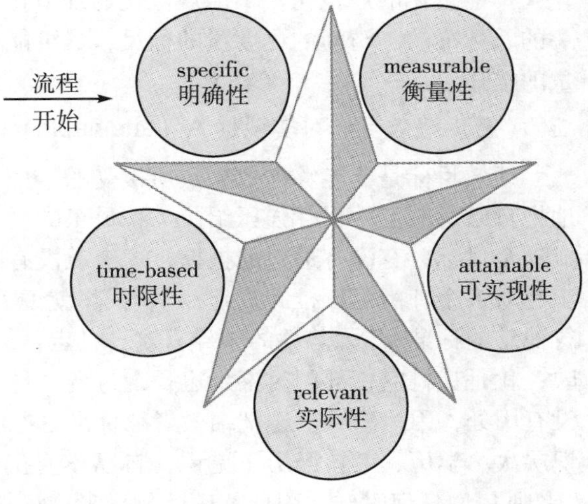

图 6-10　医院绩效目标管理的 SMART 流程

（一）绩效目标明确性 S（specific）

所谓明确就是要用具体的语言清楚地说明要达成的绩效考核与管理的行为标准。明确的绩效目标几乎是医院所有员工的一致特点。很多绩效管理不成功的重要原因之一就因为绩效目标定的模棱两可，或没有将绩效目标、指标有效地传达给科室、部门和每一员工。

比如绩效目标"提高患者满意度"。这种对绩效目标的描述就很不明确，因为患者满意度有许多具体做法，如：减少患者投诉，过去患者投诉率是 10%，现在把它减低到 5% 或者 3%。提升服务的速度，使用规范礼貌的用语，采用规范的服务流程，也是患者满意度提高的一个方面。有这么多增强患者满意度的做法，我们所说的"提高患者满意度"到底指哪一个？不明确就没有办法评判、衡量。所以建议这样修改，比方说，我们将在月底前把患者满意度提高至规定的标准，这个规定的标准可能是 90%，也可能是 95%，或分科室、部门来确定不同科室、部门的患者满意度标准，只要是总满意度标准达到规定的具体指标就成。患者满意度实施的具体要求：目标设置要有具体服务分项项目、衡量标准、达成措施、完成期限以及资源要求等，使考核科室、部门、考核人能够很清晰地看到部门或科室月计划要做那些事情，计划完成到什么样的程度，甚至可以安排到每一周的患者满意度指标完成情况。这样绩效目标就比较明确了，操作性也更强了，绩效目标实现就有了把握。

（二）绩效目标衡量性 M（measurable）

绩效目标衡量性就是指目标应该是可测量的、可度量的，而不是模糊的。应该有一组明确的数据，作为衡量是否达成绩效目标的依据。如果制定的目标没有办法衡量，就无法判断这个目标是否实现。这就是绩效考核与管理中的数量管理。比如领导有一天问一些员工"你们对新的绩效考核标准同意不同意？"员工的回答是"同意"。这时领导可能很满意。但是这个同意究竟含金量是多少，只有员工知道。这就是领导和员工对绩效目标所产生的一种分歧。原因就在于没有给员工一个定量的可以衡量的绩效考核标准分析数据。当然并不是所有的目标可以衡量，有时也会有例外，比如说大方向性质的目标就难以衡量。如"在明年为所有的科室、部门主任安排进一步的医院管理课程培训"。进一步是一个既不明确也不容易衡量的概念，到底指什么？是不是只要安排了这个培训，不管谁讲，也不管讲什么内容，也不管效果好坏都叫"进一步"了？能够衡量培训目标的准确地说，在什么时间完成对所有科室、部门主任关于医院管理方面课题的培训，并且在这个课程结束后，科室、部门主任对讲课老师的评分在 85 分以上，＜85 分就认为效果不理想，＞80 分就是所期待的结果。这样目标变得可以衡量了。科室、部门主任医院管理课程培训的实施要求，目标的衡量标准遵循"能量化的量化，不能量化的规范化，不能规范化的细节化，不能细节化的流程化"。使制定人与考核人有一个统一的、标准的、清晰的可度量的标尺，尽可能杜绝在绩效目标设置中使用形容词等概念模糊、无法衡量的描述。

（三）绩效目标可实现性 A （attainable）

绩效目标是要能够被执行人所接受的，如果领导利用一些行政手段，利用权力性的影响力强势性地把自己所制定的目标强压给员工，员工的反映是一种心理和行为上的抗拒。我可以接受，但是否完成这个目标，有没有最终的把握，这个就没有底了。一旦有一天这个绩效目标真完成不了的时候，员工有众多个理由可以推卸责任，"看我早就说了，这个绩效目标肯定完成不了，但领导坚持要我们执行他定的标准"。强势性的领导喜欢自己定目标，然后交给员工去完成，他们不在乎员工的意见和反映，就是让科室、部门讨论，也是走过场。员工、科室、部门在讨论绩效考核标准时提多少条建议也没有用处，因为领导已经把绩效考核标准订好了，这种做法越来越没有员工市场。今天医院员工的知识层次、学历、考核经历、见识、自己本身的素质以及他们主张的个性张扬的程度都远远超出以往"老师"们任何时候。因此，医院领导者应该更多地吸纳员工，特别是科室、部门领导的意见来参与绩效目标制定的过程，即便是医院整体的总目标，征求科室、部门领导意见也是有利无害。制定医院绩效考核与管理目标与标准，必须按照管理流程层层征求意见，最大限度地把医院绩效考核标准做到公开、公正、公平，要知道让员工参与制定绩效标准，就是激发员工参与绩效考核与管理的热情，就是激发员工"干"绩效的热情，这个热情科室、部门、个人必须要。绩效管理实施要求应该是，绩效目标设置要坚持员工参与、上下左右沟通，使拟定的绩效考核与管理工作目标在科室、部门及个人之间达成一致。既要使绩效工作内容充实，也要具有可达到的标准性。可以制定出跳起来"摘桃"的绩效目标，不能制定出跳起来"摘星星"的绩效目标。

（四）绩效目标实际性 R （relevant）

绩效目标的实际性是指在现实条件下是否可行、可操作。可能有几种情形，一方面领导者乐观地估计了当前形势，低估了达成绩效目标所需要的条件，这些条件包括人力资源、硬件条件、技术条件、系统信息条件、市场预测、预测的患者门诊、住院情况、服务环境因素等，以至于下达了一个高于实际能力的指标，这些目标显然是达不到目的。另外，可能花了大量的时间、资源，甚至人力成本，最后确定的绩效目标根本没有多大实际意义，因为制定的指标无法考核，最终"流产"。有时可能领导们制定的目标不切实际，目的就是向上级领导汇报工作时有材料，所以尽管获得的目标并不那么高，但是达到了上级领导的肯定，这种情形下的目标就是不实际的。医院制定实际性绩效目标需要医院领导认真调查，权衡利弊，衡量可能完成目标的依据。绩效目标实施要求：科室、部门工作绩效目标要得到科室、部门各位员工的通力配合，就必须让各位员工参与到部门、科室的工作目标的制定中去，使个人目标与科室、部门目标达成认识一致，目标一致，达成广泛的共识，既要有由上到下的工作目标协调，也要有员工自下而上的工作目标的参与，这样制定出的绩效目标才能具有实际性。

另外，对于 R （relevant）还有这样的解释，即绩效目标的相关性，主要是实现绩效目标与其他目标的关联情况，及目标的互补联系性。如果实现了这个目标，但与他的主要目标完全不相关，或者相关度很低，那这个目标即使被达到了，意义也不是很大。因为毕竟绩效工作目标的设定，是要和岗位职责相关联的，不能不顾岗位制定绩效目标。比如一个临床科室的护士，你让她学点服务技巧对患者是有用处的，是有实际价值的，是有好处的，这时候的学习目标对提升护士的服务质量有关联，即学习服务技巧这一目标与提高服务患者工作水准这一目标直接相关。若你让她去学习旅游知识，就与护士的服务工作关联不大了，因为护士学习旅游知识这一目标与提高护士工作水准这一目标相关度很低，因此说护士学习旅游知识的目标是不具有绩效实际性的。

（五）绩效目标时限性 T （time-based）

绩效目标特性的时限性就是指目标是有时间限制的。例如，我将在 2012 年 10 月 8 日之前完成全国英语六级考试，并拿到英语六级考试毕业证书。这个 2012 年 10 月 8 日就是一个确定的时间限制。没有时间限制的绩效目标没有办法考核，或带来考核的不公。上下级之间对绩效目标轻重缓急的认识程度不同。比如，有时领导去让几个同志做一件事情，但是没有明确的时间要求，结果领导干着急，但员工不着急。到头来领导非常生气，指责员工能力低，而员工感觉非常委屈。这种没有明确的时间限定的方式也会带来考核的效果不好，伤害领导与员工之间的工作关系，伤害了员工的工作热情。绩效目标时限性的实施要求，绩效目标设置要具有明确的时间限制，根据工作任务的多少、难易程度、人员多少、绩效指标的权重、事情的轻重缓急，拟定出完成目标项目的具体时间要求，定期检查绩效项目的完成进度，及时掌握绩效项目进展的变化情况，以便对员工绩效进行及时的工作指导，以及根据绩效工作计划的异常情况变化及时地调整工作计划或者调整工作时间。总之，无论是制定科室的绩效工作目标，还是员工的绩效目标，都必须符合上述原则，SMART 五工具原则缺一不可。制定的过程也是对部门或科室先期的工作掌控能力提升的过程，完成绩效计划的过程也就是对自己现代化管理能力历练和实践的过程。

　　关于在制定 SMART 的指标目标时，"度量"即量化指标的问题比较突出难掌握，怎么办？如有的工作岗位，其任务很好量化，典型的就是临床科室、医技科室等人员的指标，做到了就是做到了，没有做到就是没有做到。而有的岗位，工作任务不太好量化，比如医院的职能部门、有关实验室、研发部门人员工作等。但是，为了绩效管理的有效性还是要尽量量化，可以有很多量化的方式。机关职能部门的工作很多都是很琐碎的，很难量化人人皆知。比如对医院办公室员工的要求，要接听好电话这可怎么量化、怎么具体呢？那么解决方法是：接听速度是有要求的，通常理解为"三声起接"。就是一个电话打进来，响到第三声的时候，就要接起来。不可以让他再响下去，以免打电话的人等得太久。有些医院办公室的一条考核指标是"礼貌专业的接待来访"，做到怎么样才算礼貌专业呢？有些员工反映，医院办公室接待客人不够礼貌，有时候来访者在办公室站了好几分钟也没有人招呼，但是办公室又觉得尽力了，这个怎么考核呢？办公室有时候非常忙，她可能正在接一个三言两语打发不了的电话，送快件的又来让她签收，这时候旁边站着的来访者可能就会出现等了几分钟还未被招呼的现象。那么办公室应该先抽空请来访者在旁边的沙发上坐下稍等，如有可能送上一杯茶水，然后继续处理手中的电话，而不是做完手上的事才处理下一件紧急的事情。这就叫职能部门的专业考核。又比如什么叫礼貌？应该规定使用规范的接听用语，不可以在办公室用"喂"来接听，早上接电话要讲早上好，我是某某医院某某某；下午要讲下午好，我是某某医院某某；说话速度要不快不慢。所以，没有量化，是很难衡量办公室到底怎么样算接听好电话了，到底接待来访了没有。这就是职能部门考核标准制定时，一定要把难于量化的指标规范化，难于规范化的指标要细化，难于细化的指标要尽可能流程化的道理。职能部门不能量化的指标，在制定指标时一定能够按照自己实际工作的科学的流程工作，就能考核了。坚强的执行力就是按照科学的流程工作。

　　关于在制定 SMART 的指标目标时，"具体"指标的问题比较突出难掌握，怎么办？关于"具体"，如院办公室的电话系统维护，医院要求畅通无阻，保证优质服务。什么是优质服务？很模糊。要具体点，比如保证正常工作时间内不能出现问题（这就要求办公室在非正常工作时间经常检修、维护），紧急情况时更要保证畅通无阻。那么什么算紧急情况，又要具体定义：比如抢救患者时、上级有紧急通知时、患者投诉时、紧急会议通知时等电话以及分机不能瘫痪。如果不规定清楚这些，到时候大家就没有办法考核办公室人员。如人力资源部招聘新员工，一定要制定好具体的工作流程，包括时间、地点、人员分工、先后次序、简历审核等，只要有具体的操作流程就容易"具体"了。

　　关于在制定 SMART 的指标目标时，"可实现"的问题比较突出难掌握，怎么办？关于"可实现"，比如你让一个没有什么工作经验的新分来的毕业生，在一年内达到掌握急诊科抢救危重患者的常规方法，这个就不太现实了，这样的目标是没有意义的；但是你让他在一年内把医院的各种医疗规章制度熟悉了，考试必须达到 80 分，这就是"可实现的"，他努力地跳起来后能够摘到的"果子"，才是意义所在，才是绩效管理的目的。

关于在制定 SMART 的指标目标时，"相关性"指标的问题比较突出难掌握，怎么办？毕竟是工作目标的设定，要和岗位职责相关联，不要风马牛不相及。比如一个医院的门卫保安，你让他学点医院的规章制度的时候用得上，就很好，如果你让她去学习"医护技术操作常规"中的阑尾炎手术流程，就比较不现实了、不与门卫工作有紧密的"相关性"了。相关性必须与自己工作的任务、内容、性质、时间等密切相关。

关于在制定 SMART 的指标目标时，"时间限制"指标的问题比较突出难掌握，怎么办？比如你和你新来的同事都同意他学习多媒体制作技术，首先他应该让自己的多媒体基本知识达到要求。你平时问他，有没有在学呀？他说一直在学。然后到年底，发现他还停留在普通微机操作阶段水平，根本制作不了多媒体幻灯片，就没有意义了。一定要规定好"时间限制"，比如他必须在今年的第三季度最后一个月的第四个星期日的上午通过参加多媒体制作学习班考试，必须达到 70 分才能上岗。要给你的同事制定一个多媒体制作目标，并设定一个他同意的合理的完成期限的具体时间限制，这样就能达到制作多媒体幻灯片的目的了，新来的同志就可以按时上岗了，绩效考核也解决了。

总之，无论是制定科室、部门的工作目标，还是员工的绩效目标，都必须符合上述原则，五个工具原则缺一不可。这样绩效考核与管理工作进行就顺利了。

四、绩效管理中时间管理工具

（一）时间战略分配

每天的时间都会一分一秒地过去，这是不以人们的意志为转移的事情，这是宇宙自然规律的一个缩影。人的一生都在伴随着时间进行。"一寸光阴一寸金，寸金难买寸光阴。""人生有涯"将时间管理与人的生命相提并论。孔夫子："逝者如斯夫，不舍昼夜！"彼得·德鲁克说："时间是最高贵而有限的资源。"时间管理是有效地运用时间，降低变动性。时间管理的目的：决定该做些什么；决定什么事情不应该做。时间管理最重要的功能是透过事先的规划，做为一种提醒与指引。有道是时间管理就是卓越绩效，时间管理就是金钱，时间管理就是生命。我们要在有限的时间做出有意义的事情，就必须对时间进行战略管理。大凡成功人士都有一个时间的战略管理：人一生时间管理，少年时期的时间管理，青年时期的时间管理，壮年时期的时间管理，老年时期的时间管理，时间战略管理浓缩的一句话是，不虚度光阴。人们又经常为时间管理发愁（图 6-11），埋怨时间太少，埋怨时间不够用。这就是时间与金钱的问题，绩效与金钱的问题。从人们的生活起居而言，有生活时间管理，学习时间管理，工作时间管理。从现在的工作习惯来讲，有工作日时间管理，节假日时间管理。白天时间管理，晚上时间管理。我们在此讲的是工作时间管理。工作上的时间管理包括，上午时间管理，下午时间管理。上午时间管理包括开始干什么，中间干什么，后面干什么。比如上午工作时间，8 点上班后干什么，9 点干什么，10 点干什么，11 点干什么。在上午时间里那一项工作需要多长时间，都应该有一个时间管理。这样我们的时间就能够准确运用，绩效就好了。

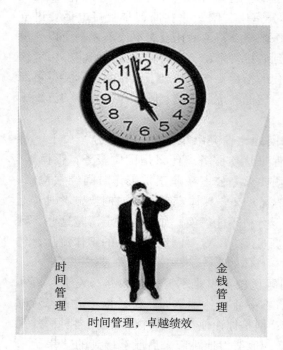

时间管理，卓越绩效

图 6-11　科学的时间安排

（二）抓主要的矛盾

做任何事情都需要时间，所有时间是在不停地流逝。时间有限，干的事情无限。特别是在医院领导岗位上的同志，工作千头万绪，究竟先做哪一件事呢？这就是个选择问题，就是个抓主要矛盾还是次要矛盾的问题。做什么事是需要时间，因为每个人的习惯不同，看待事情的角度也不同。在时间应用管理上，总的原则是，主要的事情先办，次要的事情后办；紧急的事情先办，缓慢的事情后办；核心的问题先办，外围的事情后办；矛盾大的问题先办，矛盾小的问题后办；尖锐的问题先办，不尖锐的问题后办；办事时间少的问题先办，时间长的问题后办。这就是时间管理问题上主要目的与次要矛盾的解决办法。

（三）要有先后次序

办任何事情都要有先后次序，这是人们的习惯，但是在当今讲究绩效的时代，更应该按照事情的轻重缓急安排自己的时间，按照事情的轻重缓急安排自己的事情。人们都有各自的需求，而且不会经常和你的一致。你应该学会处理什么时候可以答应替别人做事，什么时候拒绝，这就是做事情先后次序的基本思路。到底该不该在这个人身上花费时间，你必须有自己的行事准则和优先顺序。有时候你必须小心处理别人的要求。但是，当你权衡情况并做出决定说不的时候，就不要犹豫！当你权衡情况并做出决定说可以的时候，就要果断！

（四）科学安排时间

当事情做得95%接近完美的时候，你会不会花更多的时间做到100%？你会注意其他的细节，并试着花更多的时间和努力把事情做得更完美呢？想要把事情做得十分完美，这需要付出很多的时间的努力。做到100%完美会给你带来巨大的压力，而且这也是不切实际的，尽你最大的努力把事情做得更好就可以了。如果达到这样的程度就必须科学安排自己的时间，惟有如此才能把事情做到尽可能理想的程度。

（五）适当时间授权

如果你不愿做或者由本人能够代替你做的事情，想雇佣其他人为你做，而且你觉得这样的代价可以接受，那就让别人去做吧。学会授权是现代领导的基本功能，因为任何事情都不可能都靠自己去完成，一个人就是能力再强，一天24小时不休息，总有做不完的事情，总有做不完的时候，这个时候你再一个人做，你的工作效率就会下降，而且你权力越大你的影响就越大，你工作效率下降的影响也就会越大。所以学会适当授权、适当时间授权、适当事情授权、授权给合适的人是时间管理的科学，是领导的技巧与艺术。

（六）强化时间观念

绩效管理的时间观念非常重要，如果没有时间观念，肯定绩效不好。比如你经常工作到很晚，甚至周末也得加班工作。那你应该给自己设计一个时间表。超负荷的工作往往会适得其反，试着按时完成工作后下班，享受属于你的周末时间，这样有节奏的工作，效率会更高，效果会更好。因为工作时你全力工作，工作之外你可以思考问题，可以总结经验，查找工作的不足之处，再次关注时会避免错误的发生。

（七）实施好5S管理

5S管理是世界公认的现场管理的最好方法，整理、整顿、清扫、清洁、素养是科学的管理方法。摆放东西时，一定要让东西容易找到。花时间在寻找东西上不仅仅是浪费时间，也会让人觉得恼火。把东西放在该放的地方，这样你不用花时间去想它到底在哪儿，生命如此短暂，就不要浪费时间了！你要进行时间管理必须首先进行5S管理，有了这个5S管理的基础，时间管理和绩效管理就好办了。

（八）应用好备忘录

备忘录是时间管理的最好方法之一，有了备忘录就不至于手忙脚乱，就不至于把有限的时间浪费掉。追求成功的人士往往在桌子上有一个自己应用的备忘录，这个备忘录可以及时提醒自己应该什么时间干什么事情，应该先干什么后干什么，而且能够回忆过去做过的事情，这样更有利于时间的管理。

五、绩效管理中任务管理工具

绩效任务分解法（work breakdown structure）也即绩效工作分解结构（work breakdown structure，WBS）跟因数分解是一个原理，就是把一个绩效项目，按一定的原则分解，绩效项目分解成任务，绩效任务再分解成一项一项工作，再把一项一项绩效工作分配到每个人的日常活动中，直到绩效工作分解不下去为止。如何进行绩效 WBS 分解，一般按照下列流程进行：绩效目标→绩效任务→绩效工作→绩效活动（activity → task → work breakdown structure → organization breakdown structure）。

（一）绩效目标任务 WBS 的原则

医院绩效目标任务 WBS 的原则通常是横向到边即百分之百原则，指绩效目标任务 WBS 分解不能出现漏项，也不能包含不在绩效项目范围之内的任何服务或活动。纵向到底则指 WBS 分解要足够细，以满足绩效任务的分配、检测及控制的目的。WBS 分解的方法是自上而下，充分协调沟通是自下而上，一对一的交流。WBS 分解的标准，绩效目标任务分解后的活动结构清晰，逻辑上形成一个大的闭环活动，集成了所有的关键因素，包含临时的绩效活动和监控点，所有活动全部定义清楚。绩效管理必须学会分解任务，只有将任务分解得足够细，您才能心里有数，您才能有条不紊地工作，您才能统筹安排您的时间表。工作分解结构以可交付绩效结果为导向，对绩效项目要素进行的分解是分科室、分部门、分班组、分个人，WBS 归纳和定义了绩效项目的整个工作范围，每下降一个层次代表对项目工作的更详细的分解。无论在绩效项目管理实践中，还是在绩效管理考核中，工作分解结构都是最重要的内容之一，WBS 总是处于计划过程的中心，也是制定进度计划、资源需求、成本预算、风险管理计划和患者服务计划等的重要基础，WBS 同时也是控制项目变更的重要基础，绩效项目任务范围是由 WBS 定义的，所以 WBS 是一个绩效项目的综合管理工具。

（二）绩效目标任务 WBS 的用途

一是 WBS 是一个描述任务分解思路的规划和设计工具，它帮助项目领导和项目团队确定和有效地管理项目的工作；二是 WBS 是一个清晰地表示各项目工作之间的相互联系的结构设计工具；三是 WBS 是一个展现项目全貌，详细说明为完成绩效项目所必须完成的各项工作的计划工具；四是 WBS 定义了绩效管理的里程碑流程事件，可以向高级管理层和患者报告项目完成情况，作为项目状况的报告工具，因为绩效任务分解是从总目标到更小目标，汇总绩效是从小目标到最高目标。WBS 应包含的信息：业务技术或服务结构，项目组织结构绩效项目的阶段划分。WBS 是面向项目可交付成果的成组的项目元素，这些元素定义和组织该项目的总的工作范围，未在 WBS 中包括的工作就不属于该项目的范围，WBS 每下降一层就代表对项目工作更加详细的定义和描述。绩效项目可交付成果之所以应在项目范围定义过程中进一步被分解，是因为较好的工作分解可以做到。①防止遗漏项目的可交付成果；②帮助项目领导关注项目目标和澄清职责；③建立可视化的项目可交付成果，以便估算工作量和分配工作；④帮助改进绩效管理时间、成本和资源估计的准确度；⑤帮助绩效项目团队的建立和获得项目人员的承诺；⑥为绩效测量和项目控制定义一个基准；⑦辅助沟通清晰的工作责任；⑧为其他项目计划的制定建立框架；⑨帮助分析绩效项目的最初风险；⑩由于组织结构分解清楚，因此有利于绩效管理的持续改进。

（三）绩效目标任务 WBS 的特点

①工作目标可以分配给另一位科室领导进行计划和执行；②工作目标可以通过子目标的方式进一步分解为子目标的 WBS；③工作目标可以在制定绩效项目进度计划时，进一步分解为活动；④工作目标可以由惟一的一个部门、科室或班组负责，用于在组织之外分绩效目标时，称为委托绩效目标（或者叫托包 commitment package）；⑤绩效工作目标的定义应考虑阶段检查方法，即任何绩效工作目标的完成时间应当规定在一定的阶段完成，在每个阶段或少于该阶段时间结束时，只报告该工作目标是否完成，通过这种定期检查的方法，可以控制绩效项目的变化，做到绩效目标完成动态管理。

（四）创建绩效目标 WBS 的方法

创建绩效目标 WBS 是指将复杂的项目分解为一系列明确定义的绩效小项目。创建绩效目标 WBS 的方法主要有以下几种：一是使用 WBS 作为绩效目标分解的指导方针，根据医院实际绩效目标情况，把绩效目标分解到科室和部门；二是应用类比方法分解绩效目标；三是自上而下的方法，从绩效项目的总目标开始，逐级分解项目工作，直到参与者满意地认为绩效项目工作已经充分地得到合理分解；四是自下而上的方法，从详细的任务开始，将识别和认可的项目任务逐级归类到上一层次，直到达到项目的总目标，这种方法存在的主要风险是可能不能完全地识别出所有任务或者识别出的任务过于粗略或过于琐碎，甚至需要几次目标综合，目标分解。最好的绩效目标分解方法是从总目标开始分解，但唯一的要求是分解者必须了解医院的科室能够完成目标的实力，职能部门的协调能力等。

（五）绩效目标任务 WBS 的要求

创建 WBS 时需要满足以下几点基本要求。①具体某项专业绩效指标任务应该在 WBS 中的一个科室且只应该在 WBS 中的一个科室出现；②WBS 中的某项总任务的分解是其下被分解科室任务的总和；③一个 WBS 项中原则上只能由一个人负责任，即使许多人都可能在其上工作，也只能由一个人负责，其他人只能是参与者；④WBS 必须与实际工作中的执行方式一致；⑤应让绩效项目团队成员积极参与创建 WBS，以确保 WBS 的一致性；⑥每个 WBS 项都尽可能规范化，以确保准确理解已包括和未包括的绩效工作范围；⑦WBS 必须在根据绩效范围说明书正常地维护项目工作内容的同时，也能适应无法避免的需求变更。

（六）绩效目标任务 WBS 的方式

WBS 可以由树形的层次结构图表示，其中美国国防机构使用 WBS 时的描述为："WBS 是由硬件、软件、服务、数据和设备组成的面向产品的家族树"。在实际应用中，表格形式的 WBS 应用比较普遍，特别是在项目管理软件中。现代医院 WBS 的分解可以采用多种方式进行，包括①按科室的专业结构不同分解；②按服务或项目的功能分解；③按照绩效实施过程的复杂程度分解；④按照科室人员多少和绩效项目的技术人员职称分解；⑤按照绩效项目的各个目标分解；⑥按职能部门分解；⑦按人员岗位不同分解；⑧按照科室以往业绩为基数不同分解；⑨医疗指标任务按照年度或季度不同分解。

创建 WBS 的过程非常重要，因为在项目分解过程中，项目领导、项目成员和所有参与项目的职能领导都必须考虑该项目的所有方面，制定 WBS 的过程是：得到范围说明书（scope statement）或工作说明书（statement of wok，承包分项目时），召集有关人员，集体讨论所有主要项目工作，确定项目工作分解的方式，分解项目工作。如果有现成的模板，应该尽量利用，画出 WBS 的层次结构图，WBS 较高层次上的一些工作可以定义为子项目或子生命周期阶段，将主要项目可交付成果细分为更小的、易于管理的组分或工作小目标，工作分目标必须详细到可以对该工作分目标进行估算（成本和管理）、安排进度、做出预算、分配负责人员或组织单位，验证上述分解的正确性，如果发现较低层次的项没有必要，则修改组成成分，如果有必要，建立一个编号系统，随着其他计划活动的进行，不断地对 WBS 更新或修正，直到覆盖所有工作，检验 WBS 是否分解完全、项目的所有任务是否都被完全分解可以参考以下标准：每个任务的状态和完成情况是可以量化的，明确定义了每个任务的开始和结束，每个任务都有一个可交付成果是否实现。

（七）绩效目标任务 WBS 的实施

绩效目标任务 WBS 就是一个能及分解。根据医院结构能级进行层层分解。根据医院不同的能级，建立层次分明的组织机构，安排与职位能级要求相适应的人去担负绩效管理任务，并给予不同的权利与报酬，这就是绩效管理的能级原理。绩效目标任务 WBS 其基本内容包括：①能级的结构和划分，管理组织理想的、稳定的能级结构呈正三角形或金字塔形，并划分的决策一级层（医院绩效总目标与任务）、管理二级层（科室、部门绩效目标与任务）、执行三级层（班组绩效目标与任务）和操作四级层（个人绩效目标与任务）4 个层次（图 6-12）；②能级和权益相对应，不同的能级应有不同的权利、利益和荣誉，使之在其位、谋其政、行其权、尽其责、取其值、获其荣，如怠其职，就惩其错误；③能级和人的才能动态对应，要使有相应才能的人处于相应能级的岗位，做到量才用人、人尽其才、各尽所能，这样的项目任务分解的实施就落到了实处。

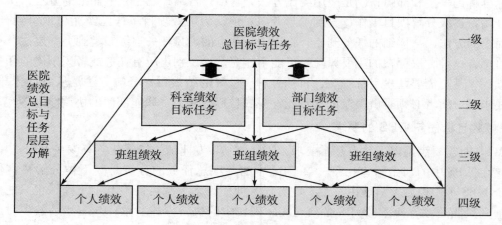

图 6-12　医院绩效目标分解结构

在绩效目标任务分解进行中，根据上述划分，医院根据实际情况采用不同的管理方法对策，组织员工以各种形式完成每一个活动步骤（对于大的任务，可以在科室、部门分工的基础上进行），特别是科室主任可以使用多种激励方法创造活跃的工作气氛。如，组织员工开展工作比赛看谁对患者服务得最好等。由于这些步骤都是"只要跳，就摸得到"的，因此，可以最大限度地避免因员工个体差异所造成的影响，也更容易激发员工的勤奋工作的热情。对于各部门的工作内容，同样可以采用多种方法，带着容易解决问题的办法去完成绩效。WBS 通常包括工作包（绩效工作小项目或者独立性比较强的工作）描述、进度日期、成本预算和人员分配等信息。对于每个工作包，应尽可能地包括有关工作包的必要的、尽量多的信息。为部门员工完成规定绩效创造良好的条件。

（八）绩效目标任务 WBS 的实践

现代医院 WBS 最多使用 5 个层次（医院目标、部门目标、科室目标、班组目标、个人目标），多于 5 层是不适当。当然，每一个层次也可以有 3～5 层，如科室可以分解为科室目标、诊疗组目标、护理组目标、个人目标。WBS 中的细分解没有必要全都按照均量分解到每一层次，即不必把总目标平均分解。在细分解中，当达到一个层次时，可以作出所要求准确性的目标能够完成就可以了。其实，任务分解法跟因数分解是一个原理，就是把一个项目，按一定的原则分解，项目分解成任务，任务再分解成一项项工作，再把一项项工作分配到每个人的日常活动中，直到分解不下去为止。

（九）绩效目标任务 WBS 的评价

医院按照 WBS 在每个流程完成后医院可以组织专家、科室领导进行采取多种形式的评估，科室、部门、班组、个人也可以自评，每一个员工应该简要地做出归纳的个人小结，然后进入下一步骤的学习持续改进中，依此类推，直到任务的最终完成。任务完成后医院、科室、部门应做必要的总评，个人的评价应注意评价的细节性，要及时让员工尤其是低层次的员工再次感受到在目标完成后评价、持续学习过程中（顺利完成任务后）感受到的愉快和自豪，让员工体会到完成任务和学习的快乐，找到足够的自信。

（十）绩效目标任务 WBS 的问题

一是任务的分解，意味着需要保障任务完成的资源分解、人文素养的要求和培养也应该随着任务而分解，决不能犯只注重绩效硬任务的完成，而忽视员工知识能力培养；二是医院作最终的总结时，应注意任务的整体性和各步骤的连续性并做必要的经验总结、吸取教训以及沟通的有效性等；三是员工绩效完成是一个愉快和自豪的感觉过程，科室领导决不能忽略，要真正地让员工学会欣赏自己的绩效、欣赏他人的绩效。要让员工不断地"充电"，不断的增强自信心，积累绩效完成过程中的精华，以利于今后的更好绩效。

六、绩效管理中二八管理工具

巴列特定律，二八原则，也即二八工具。总结果的80%是由总消耗时间中的20%所形成的。按事情的"重要程度"编排事务优先次序的准则是建立在"重要的少数与琐碎的多数"的原理的基础上。举例说明：80%的医院绩效是源自20%的科室和顾客；80%的电话是来自20%的朋友；80%的总医疗任务来自于20%的医院骨干员工完成。这启示我们在工作中要善于抓主要矛盾，善于从纷繁复杂的工作中理出头绪，把资源用在最重要、最紧迫的事情上。绩效考核管理工具之——二八原则巴列特定律适合于我们绩效管理，"二八原则"涉及范围很广，最初起源是市场经济领域，有"二八定律"、生活中的"二八开"、企业管理的"二八法则"等。二八管理法则如医院主要抓好20%的骨干力量的管理，再以20%的少数带动80%的多数员工，以提高医院绩效。二八决策工具如抓住医院普遍问题中的最关键性的问题进行决策，以达到纲举目张的效应。总之，"二八法则"要求管理者在工作中不能"胡子眉毛一把抓"，而是要抓主要矛盾、解决主要问题、关键人员、关键环节、关键用户、关键项目、关键员工岗位。

"二八原则工具"涉及范围很广，应用很广。最初起源是市场经济领域，有"二八定律"、生活中的"二八开"、企业管理的"二八法则工具"、经商中的二八原则工具等。下面是二八原则工具的经常现象。一是传媒中的二八法则工具。传媒业的产值80%来自技术设备业，只有20%来自内容产业。传媒内容业20%的产值在新闻，80%的产值在娱乐；二是贵宾二八法则。给一个公司带来80%利润的是20%的客户；三是股票二八工具。只有二成的股票上涨，却有八成的股票下跌。股市中有80%的投资者只想着怎么赚钱，仅有20%的投资者考虑到赔钱时的应变策略。但结果是只有那20%投资者能长期盈利，而80%投资者却常常赔钱。20%赚钱的人掌握了市场中80%正确的有价值信息，而80%赔钱的人因为各种原因没有用心收集资讯，只是通过股评或电视掌握20%的信息。成功的投资者用80%时间学习研究，用20%时间实际操作。失败的投资者用80%时间实盘操作，用20%时间后悔；四是保险公司经营中的"倒二八工具"。我们通常用80%的精力，去做那些只会取得20%成效的事，目前国内企业管理工作中的"管"与"理"普遍按照8:2的比例，而世界经济发达国家的企业管理工作中的"管"与"理"却遵照2:8的比例。在保险公司经营中，企业的员工80%的人员在后勤，而20%的人员在一线。用80%的时间处理日常事务性工作，而用20%的时间做工作中重要的80%的事。

现实中的二八原则工具比比皆是。20%的人集中了社会上80%的财富。20%的人是富人，80%的人是穷人。20%的人正面思考，80%的人负面思考。20%的人买时间，80%的人卖时间。20%的人做事业，80%的人做事情。20%的人重视经验，80%的人重视学历。20%的人知道行动才有结果，80%的人认为知识就是力量。20%的人我要怎样做就会有钱，80%的人我要有钱我就会怎样做。20%的人爱投资，80%的人爱购物。20%的人有目标，80%的人随心所欲。20%的人放眼长远，80%的人目光短浅。20%的人把握机会，80%的人错失机会。20%的人按成功的经验做事情，80%的人按自己的意愿来做。20%的人可以重复做简单的事情，80%的人不愿意做简单的事情。20%的人明天的事情今天做，80%的人今天的事情明天做。20%的人受成功人的影响，80%的人受失败人的影响。20%的人相信以后会成功，80%的人受以前失败的影响。20%的人与成功人为伍，80%的人不愿意改变环境。20%的人改变自己，80%的人改变别人。20%的人爱争气，80%的人爱生气。20%的人能坚持，80%的人爱放弃。

在犹太人五千年的历史中，曾经没有自己的国家，到处流浪、深受歧视，尤其是二战期间受纳粹德国绝种式的残酷迫害。但是，犹太人并没有灭绝，反而逐渐发展成为世界上最富有的民族。"美国人的金钱装在犹太人的口袋里"。为什么他们的生存和发展之道，就是始终坚持经商的"二八定律"世界上财富的 80% 永远是 20% 的人创造和掌握，而 80% 的普通人只掌握 20% 的财富。实际上，"二八定律"同样适用于企业人力资源结构。常常可以看到，一个企业，无论规模大小，往往是 20% 的人完成了 80% 的工作任务。

因此，中国医院要保持稳定的人力资源结构，任何时间都要保持清醒的头脑，要分析本医院 20% 的核心技术骨干是谁，他们需要医院给予什么，这些人各有什么样的特点和优势，有什么样的缺点，以便采取相应的政策。通过重点培养和激励这 20% 的骨干力量，来带动医院 80% 的员工的积极性和创造性，促使他们向 20% 的骨干学习，从而使整个医院人员素质、工作效率和综合绩效不断地向上攀升。需要强调的是，这里所讲的 20%、80% 既是个常数，又是个变数（20% 可能是 21%、22%，也可能是 19%、18%，80% 可能是 81%、82%，也可能是 79%、78%）。作为常数，你必须时刻关注这 20% 的骨干人员，并不断地加以培养和激励；作为变数，你必须使这 20% 的骨干人员具备造血功能，不断地补充新鲜血液，使这 20% 的机能不断地得以提升，这样才能保证医院的骨干人才队伍的稳定，才能保证医院的绩效稳步提升。

可以这样讲，无论什么样的管理工具必须与医院文化紧密结合，才能使管理工具落地生根，因为医院文化是医院在一定民族文化传统中逐渐形成的具有医院特色的基本信念、价值观念、道德规范、规章制度、科技信息、生活方式、人文环境，以及与之相适应的思维方式和行为方式的总和，也包括医院绩效管理。医院文化可分为医院的物质文化、行为文化、制度文化和精神文化。在这几部分中都与绩效管理紧密相关。要形成医院绩效文化，因为医院文化集中体现在医务人员的价值观念、理想和信念、行为规范、道德准则、医院精神和目标追求，以及医院的管理哲学、典范人物、文体活动、环境形象等方面。医院文化的主要功能可以对绩效管理起到导向功能、约束功能、激励功能、凝聚功能、协调功能、辐射功能等。绩效管理在医院文化中的地位和作用也是不可低估的。绩效管理可以推动医院管理的深化，医院文化建设注重医院精神的培育，更注重"以人为本"的思想，为医院发展创造良好的竞争环境、和谐环境和心理环境；医院文化可以扩大医院绩效管理的内涵，先进的医院文化使医院绩效管理的内涵得以加强、深化和提高，确保医院绩效管理长期充满生机和活力；医院文化可以促进医院绩效管理的变革，只有建设适应市场变革需求的医院绩效管理文化，才能使医院绩效管理在种种矛盾中走出一条可持续发展的改革之路；医院文化可以带来医院绩效管理的效益，医院文化在一定意义上讲是无形的，但一旦注入绩效管理系统就会给医院带来良好的社会和经济效益；医院文化可以保持医院的持续发展，只有把培养、教育、学习作为医院绩效文化建设的基石，不断提高员工队伍的素质，才能保持和促进医院的持续发展。医院文化是一个医院在经营过程中对经营目标的追求以及自身行为的根本看法和评价，所以绩效管理借助医院文化的内在力量，可以推进绩效管理的有序开展。医院文化的哲学作用，医院文化是在医疗工作实践中表现出来的世界观和方法论，是医院进行各种医疗活动、处理各种关系和信息选择的总体观念和综合方法，绩效管理离不了这个综合方法。绩效管理只有深深扎入医院文化之中，绩效管理才能生根、成长、开花和结果。

第三节　中国医院评价方法

一、国家卫生部《医院管理评价指南》

2008 年我国卫生部《医院管理评价指南》共 7 大部分。

（一）医院管理（本项二级指标 9 个，三级指标 44 个）

依法执业；组织机构和管理；人力资源管理；应急管理；信息系统；财务与价格管理；后勤保障管理；医疗仪器设备管理；院务公开管理。

（二）医疗质量管理与持续改进（本项二级指标 5 个，三级指标 36 个，四级指标 126 个）

医疗质量管理组织；全程医疗质量与安全管理和持续改进；医疗技术管理；主要专业部门医疗质量管理与持续改进；护理质量管理与持续改进。

（三）医院安全（本项二级指标 3 个，三级指标 13 个）

医疗服务安全；建筑、设备、设施安全；危险物品及要害部门安全。

（四）医院服务（本项二级指标 3 个，三级指标 17 个）

维护患者合法权益；服务行为和医德医风；服务环境和服务流程。

（五）医院绩效（本项二级指标 3 个，三级指标 16 个）

社会效益，工作效率，经济运行状态。

（六）部分评价指标（本项二级指标 47 个组成）

法定传染病报告率；重大医疗过失行为和医疗事故报告率；药品和医疗器械临床试验、手术、麻醉、特殊检查、特殊治疗患者告知率；完成政府指令性任务比例；入出院诊断符合率；手术前后诊断符合率；临床主要诊断、病理诊断符合率；CT 检查阳性率（无此设备的不作要求）；MRI 检查阳性率（无此设备的不作要求）；大型 X 线机检查阳性率（无此设备的不作要求）；急危重症抢救成功率；清洁手术切口甲级愈合率；清洁手术切口感染率；麻醉死亡率；尸检率；医院感染现患率；医院感染现患调查实查率；临床检验室内质控、室间质评项目及结果；普通门诊具有主治医师以上专业技术职务任职资格的本院医师比例；院内急诊会诊到位时间；急诊留观时间；急救物品完好率；病历合格率；处方合格率；成分输血比例与输血适应证合格率；医疗事故发生件数、等级、责任程度；挂号、划价、收费、取药、采血等服务窗口等候时间；检验、心电图、超声、影像常规检验检查项目自检查开始到出具结果时间；术中冷冻病理自送检到出具结果时间；门诊患者中预约患者的比例；平均住院日；择期手术患者术前平均住院日；同一病例 7 日内再住院率；病床使用率；病床周转次数；药品收入占医疗收入比例；基础护理合格率；危重患者护理合格率；医疗器械消毒灭菌合格率；病房床位与病房护士比例；医院资产负债率；职工对医院管理组织机构和领导工作满意度；患者、医师与护理人员对检验科服务满意度；患者、医师与护理人员对医学影像部门服务满意度；患者、医师与护理人员对药学部门服务满意度；患者、医务人员对医院后勤服务满意度；已出院患者对医疗服务满意度。

（七）三级综合医院评价指标参考值（本项二级指标 51 个组成）

法定传染病报告率 100%；重大医疗过失行为和医疗事故报告率 100%；药品和医疗器械临床试验、手术、麻醉、特殊检查、特殊治疗履行患者告知率 100%；完成政府指令性任务比例 100%；入出院诊断符合率≥95%，手术前后诊断符合率≥95%；临床主要诊断、病理诊断符合率≥60%；CT 检查阳性率≥70%，MRI 检查阳性率≥70%；大型 X 线机检查阳性率≥70%；急危重症抢救成功率≥80%，治愈好转率≥90%；清洁手术切口甲级愈合率≥97%；清洁手术切口感染率≤1.5%；麻醉死亡率≤0.02%；尸检率≥15%，医院感染现患率≤10%；医院感染现患调查实查率≥96%；临床化学室间质评全年平均值（VIS≤120）；血液学室间质评全年平均及格（改良偏离指数 DI≤2）；免疫室间质评全年平均成绩在全国平均水平以上；细菌室间质评全年鉴定正确率≥80%；普通门诊具有副主任医师以上专业技术职务任职资格的本院医师比例≥60%；院内急会诊到位时间≤10 分钟；急诊留观时间≤48 小时；急救物品完好率 100%；合格病历率≥90%；处方合格率≥95%；开展成分输血比例≥85%；输血适应证合格率≥90%；挂号、划价、收费、取药等服务窗口等候时间≤10 分钟；大型设备检查项目自开具检查报告申请单到出具检查结果时间≤48 小时；血、尿、便常规检验、心电图、影像常规检查项目自检查开始到出具结果时间≤30 分钟，生化、凝血、免疫等检验项目自检查开始到出具结果时间≤6 小时，细菌学等检验项目自检查开始到出具结果时间≤4 天；超声自检查开始到出具结果时间≤30 分钟；术中冷冻病理自送检到出具结果时间≤30 分钟；平均住院日≤15 天；

择期手术患者术前平均住院日≤3 天；病床使用率 85%~93%；病床周转次数≥19 次/年；药品收入
占医疗总收入比例≤45%；基础护理合格率≥90%；危重患者护理合格率≥90%；医疗器械消毒灭菌
合格率 100%；全员开放病房床位与病房护士比例 1:0.4；住院医师规范化培训率 100%，培训合格
率≥90%；职工对医院管理组织机构和领导工作满意度≥80%；患者、医师与护理人员对检验科服务
满意度≥90%；患者、医师与护理人员对医学影像部门服务满意度≥90%；患者与医师、护理人员对
药学部门服务满意度≥90%；患者、医务人员对医院后勤服务满意度≥90%；已出院患者对医疗服务
满意度≥90%。

　　这是与国际医院评价和国际绩效评价接轨的一个划时代评价医院标准，必将对我国医院全面发展
产生深远影响。无论是国内还是国外，是卫生系统还是其他系统，质量管理都是评价组织、系统、个
人的核心内容和永恒主题。在医院，医务人员是患者的直接服务者，更多的是患者的间接服务者，无
论直接服务或间接服务，都是为顾客服务。医院管理评价的内容，医疗质量始终是核心内容。因为医
疗质量最能代表医院的一切。医院医疗质量评价的原则，标准性，科学性，全面性，系统性，导向
性，实用性，操作性，认同性，持续性，国际性。医院评价需要注意的是，评价标准的周期性与持续
性评价、分级性与统一性评价、自评性与组织性评价、传统性与现代性评价、国内性与国际性评价、
简约性与复杂性评价、有分值与无分值性评价、评价后排序不排序、行业评价还是国家评价。21 世
纪是质量世纪。在全球经济一体化的情况下，为推动组织的质量管理，提高竞争能力，目前国际上有
70 多个国家和地区设立了国家质量奖。著名的有，美国波多里奇国家质量奖，欧洲质量奖，日本戴
明奖、英国质量奖、瑞典质量奖、新西兰国家质量奖、新加坡质量奖、加拿大质量奖、澳大利亚质量
奖、俄罗斯国家质量奖、巴西全国质量奖、越南质量奖等。此外，还有以个人名誉设立的质量奖，如
费根保姆奖章、石川奖章等。但是在这些奖项中，最具影响力的是美国波多里奇国家质量奖、欧洲质
量奖和日本戴明奖。

二、《医院管理评价指南（2008 版）》

表 6-1　《医院管理评价指南（2008 版）》指标概况

序号	一级指标		二级指标	三级指标	四级指标	合计
1	医院管理	1	9	44	0	54
2	医疗质量管理与持续改进	1	5	36	126	168
3	医院安全	1	3	13	0	17
4	医院服务	1	3	17	0	21
5	医院绩效	1	3	16	0	20
6	部分评价指标	1	47	0	0	48
7	三级综合医院评价指标	1	51	0	0	52
合计	7		121	126	126	380

　　国家卫生部印发的《医院管理评价指南（2008 版）》（表 6-1），确立了一整套评价我国医院管理
的指标体系，列出了 380 项卓越医院必须具备的条件和应该达到的指标，与 2005 年版相比较，更具
时代特征，更具可操作性，也更加科学合理，是我国医院管理评价指标体系的重要进展。其目的是为
了探索建立医院管理评价制度和医院管理长效机制。20 世纪初以来，国外医院评价，在世界范围美
国是比较早地规范评价医院的国家之一，1918 年美国推行医院标准化为主的评价活动，当时主要限
于外科系统，1952 年美国设立了医院评审联合委员会，1987 年美国将医院评审联合委员会改为美国

医疗机构联合委员会。英国、西班牙、荷兰、韩国、日本、加拿大、澳大利亚和我国的台湾及香港地区都在进行医院评价。现在基本趋向用卓越绩效来评价医院。欧美国家用绩效评价组织共分四个时期：成本绩效评价，19世纪初～20世纪初；财务绩效评价，20世纪初～20世纪90年代；卓越绩效评价指标体系的创新时期，20世纪末；卓越绩效评价指标体系的广泛应用期，21世纪。国外许多国家积极探索、建立了各自的医院管理评价体系，公平权威的评估机构有：美国的JCAH（JCAHO）、加拿大的CCHA，澳大利亚的ACHS、英国的CHAI等，多为政府主导的医院之外的社会非营利评估机构，有律师、法律教授、社会人士一同参与评估，在独立、公平的前提下，建立良好的政府、保险机构、医院和评价机构的相互信赖机制。国外评价和考核内容注重标准的公平性，标准公开，体现绩效水平，按照程序自我申报，严禁弄虚作假。如美国评价指标多以患者满意、质量评价、学科产出、资产运营的量化考核替代传统的定性考核。英国星级医院评审不考虑医院规模大小与技术高低，主要看服务综合水平。澳大利亚医院评审联合委员会为通过评审的医院，颁发评审合格证书，作为卫生行政部门审批新旧医院的凭证。日本评价以书面审查即派发调查表和访问审查相结合的方式进行，最后由医院自己提交存在的问题及解决的对策，作为日后改进的依据。新加坡医院采用平衡记分卡，项目少，重点突出，注重考核医院绩效。

评价体系的结果应用。诸多国家的医院管理评价体系均与政府财政补偿、医疗机构准入、卫生资源配置联系起来。如美国的JCTHO评价，是美国政府Medicare和Medicaid的定点依据；加拿大只有通过CCHA评审才可申请政府项目投资；英国CHAI的星级评审结果决定了医院资源配置和服务价格标准。如此评价结果应用，使评价体系被高度重视和具有相当权威。发现存在的关键问题与薄弱环节，并提出相应的解决对策，真正改进，是评价的目的所在。我国的《评价指南》对医院的机构、设施、管理组织、质量控制等，按照三级综合性医院的标准设立，内容相对比较刚性，定性指标多于定量评价。回顾我国1989年以来的医院等级评审，是我国现在医院评价的基础和探索。医院等级评审为我们现在进行的医院评价做出了重要贡献，可以肯定地讲，20世纪80年代末的医院评审是我国医院管理史上的里程碑。当然20世纪80年代末的医院评审也存在不足，如形式主义、急功近利、标准不严等，但这些都是次要的，这些缺点掩盖不了它对我国医院的巨大促进作用，截至今天，我们谈论医院，还是按照20世纪80年代末医院划分的医院等级谈论，三级医院的概念将永远存在于我国的医院管理中。现在的《评价指南》也是在持续改进中，如国务院规定全国医院2010年1月1日要实行绩效工资制。但《评价指南》中的指标量化的比较少，甚至没有一个明确的分值，这让大家很难评价医院。绩效评价要求的量化、权重、标杆没有涉及和细化，只是一个十分笼统的框架和部分参考值，离直接用于医院绩效考核的可操作性尚有很大差距。而且对不同地区、不同等级、不同类别的医院没有各自的具体评价指标。进行类似于英国星级医院的、以一个全国统一标准，对中国目前各地区管理水平相差甚远的医院进行评审，这绝对是不科学、不合理的。所以制定评价标准，必须考虑全国卫生资源条件较差、管理水平较低地区的医院的可及性。我国应该制定科学、客观、准确以绩效评价为主要功能定位的医院管理评价体系，要以良好医院绩效和良好医院运营为要素，将患者满意率、医疗质量、费用控制、人力和资产效率、科研教学、服务效果等指标尽可能量化。以强调绩效、比如满意、持续发展、医疗安全为导向进行权重设置。以当地医院管理平均水平为参考标杆。结合横向与纵向比较，对不同类别医院分类考核。并以医院管理评价和绩效考核作为医院发展规划、卫生资源配置、医院院长聘任和奖惩的重要依据之一。质量和绩效是医院长期讨论的话题。应该说讲质量和绩效是统一的。有质量才能有绩效，有绩效就有质量，关键要把握好质量和绩效的度。应该说在医院讲质量是经典的，现代医院不讲绩效、不核算、不计成本是不行的，更不能为人民的健康服务好。质量和绩效的最高准则是和谐社会。只有好的绩效才有好的质量。正所谓有市场不一定有绩效，有质量不一定有市场，有质量不一定有绩效。有绩效一定有市场，有绩效一定有质量。总之，以《医院管理评价指南（2008版）》为基础，明确功能定位，积极探索医院管理评价体系的应用结果，以长效的绩效考核替代的短期的评审，相信可以改变我国医院管理评价和绩效考核长期未能系统开展的局面，使医院管理评价成为医院坚持公益、讲究绩效、提高水平、服务患者、持续发展的管理导向和激励标准。卫生部医院管理评价指标是我国卫生系统、各级医院管理评价的纲领性指标文件，是各级医院评价的指南，是各级医院管理评价的基础，是各级医院评价的导向，是各级医院管理评价参考的权威标准，任何医院管理评价都不能脱离卫生部医院管理评价指南。医院质量定期评价已成为总的趋势。

第四节　中国《卓越绩效评价准则》

我国《卓越绩效评价准则》是相对医院绩效考核与管理的重要参考工具，是全国企业、组织、医院绩效管理评价的指南性准则，是中国最具权威的绩效管理评价标准，是企业、组织质量管理的最高评奖标准。医院从小到大，由弱到强，都要经历不同的发展阶段，而在不同的发展阶段都需要用不同的管理方式来进行有效管理。市场经济的不断变化，也迫使医院不得不提升自己的市场竞争能力，否则医院将出现"生存危机"。因此，作为医院都不同程度地引入了各类"管理方法"和"管理体系"。如：全面质量管理、六西格玛、卓越绩效管理以及 ISO9001 质量管理体系、ISO14001 环境管理体系和 OHSAS18001 职业健康安全管理体系等等，目的是为了通过追求医院的卓越管理来实现医院的利润最大化及承担相应的社会责任，最终为人类、为社会创造财富。

我国《卓越绩效评价准则》的结构主要分为领导、战略、顾客与市场、资源、过程管理、测量、分析与改进、经营结果 7 大部分，核心的内容主要还是从"质量管理"的领域来实现医院经营的卓越管理，与 ISO9001 质量管理体系同属于质量领域的管理标准，都是帮助医院或组织提高质量管理水平、增强医院或组织的竞争能力。但 ISO9001 质量管理体系与《卓越绩效评价准则》仍然存在诸多的不同，ISO9001 质量管理体系属于"符合性评价"标准，它只是对一般过程进行"合格"评定，从"符合性"的角度入手并兼顾"有效性"，重在发现与规定要求的"偏差"，进而达到持续改进的目的。而《卓越绩效评价准则》则属于质量管理体系是否卓越的"成熟度评价"标准，对医院的管理体系进行"诊断式"的评价，从管理的"效率"与"效果"着手，旨在发现医院或组织当前最迫切、最需要的改进，进而使医院或组织不断追求卓越。ISO9001 质量管理体系就好比一个医院员工的考评成绩，虽然都"合格"了，但无法知道自己到底得了多少分，与其他员工的差距有多大，自己的不足在哪里，改进方向如何等等，只仅仅是知道自己已经"合格"了而已。而《卓越绩效评价准则》考虑的范围则更"深"、更"广"、更"全"、更"系统"，它不仅对员工进行考评结果的统计，还对考评结果进行原因分析，找出差距，寻找改进方法等等。它将所关注的质量管理上升为经营管理的"大质量"管理，强调医院的"战略策划"与"经营结果"和"社会责任"，强调医院管理的最终绩效，体现了现代质量管理的最新理念和方法。不仅适用于通过质量管理体系认证的医院的"自我评价与管理"，同样也适用于通过质量管理体系认证的医院的"运营管理"。如果说 ISO9001 质量管理体系是医院管理的"工具与方法"的话，那么《卓越绩效评价准则》不仅是医院管理的"工具与方法"而且还是这些"工具与方法"的评价"标尺"。此外，《卓越绩效评价准则》是以"结果"为导向的，医院的运营管理如果不能体现具有可比性的"经营结果"或"绩效"，则根本无法谈论"卓越"与否，因为没有"比较"就没有"鉴别"、没有"好坏"之分。所以为了实现医院经营管理的卓越，必须做好各方面的"信息与数据"的收集、整理与分析工作，并建立强大的"数据库"，为进行《卓越绩效评价准则》的自我评价或第二方、第三方评价提供"证据"。现代医院要持续发展，必须实行绩效考核与管理，这是大势所趋。

一个医院如果要按《卓越绩效评价准则》进行自我评价，那么他首先必须做好医院经营管理中的"数据与信息"统计分析工作，只有进行有效的"数据信息"积累与比较才能发现医院在经营过程中存在的问题，进而持续改进，不断追求卓越，切实提高医院的竞争力。国家制定《卓越绩效评价准则》的目的就是为组织追求卓越提供一个经营模式框架；提供一个组织诊断当前管理水平的"检查表"；为国家质量奖与各级质量奖的评审提供评价依据。因此，组织要深入理解和利用这一质量管理方法，并通过"自我评价"来不断提升医院各方面的"质量"与"绩效"，真正实现医院或组织的"卓越"。为了推动我国组织更好地应对经济全球化的发展趋势，树立追求卓越质量经营的典范，增强国家产品、服务和医院在国际市场上的竞争力，不断提升人民群众的生活质量、医院乃至整个国家的竞争力，中国质量协会在政府经济质量主管部门的领导下，依据《中华人民共和国产品质量法》的有关规定，借鉴国际上引导医院提升竞争力的成功经验，于 2001 年开展了全国质量奖的评审工作，大力推进实施卓越绩效模式，取得了良好的效果。

一、卓越绩效模式提出的背景

随着经济全球化的迅猛发展，国际竞争日趋激烈，通过质量来提升竞争力已成为许多企业和国家不懈的追求。为了适应这种发展趋势，帮助组织提高竞争力，更好地满足顾客的需求和期望，美国最先提出了卓越绩效模式标准，并把它作为美国波多里奇国家质量奖的评价依据。"波奖"标准在提高组织业绩、改进组织整体绩效、促进美国各类组织相互交流、分享最佳经营管理实践成果并为组织带来市场成功等方面发挥了重要作用。紧随美国之后，近 90 个国家和地区参照美国的波多里奇国家质量奖评审准则开展本国的质量奖计划，为这些国家和地区提高质量水平，增强竞争能力起到了非常重要的作用。为了鼓励组织提高产品质量，提高管理水平，中国曾于 1981 年设立了国家质量奖，积累了丰富的经验，建立了一支评审专家队伍。进入 21 世纪，面对国内外市场竞争日趋激烈的新形势，中国企业为了提高产品质量和管理水平，需要质量方面的引导和激励，以增强其竞争力。中国质协作为全国性的质量组织，有责任组织全国质协系统为企业提供全方位的服务。为此，中国质协第七届理事会做出决定，于 2001 年启动全国质量管理奖，在全国范围内推进卓越绩效模式，即 2004 年公布的《卓越绩效评价准则》。

二、卓越绩效模式的进展情况

（一）普及推广《卓越绩效评价准则》国家标准

卓越绩效模式是引导组织持续改进，追求卓越绩效的有效系统方法。在中国质量协会实践的基础上，国家质检总局于 2004 年 9 月制定、发布了《卓越绩效评价准则（GB/T19580-2004）》国家标准。标准的出台，不仅为引导我国企业走卓越质量经营之路提供了规范，也为进一步做好质量奖评审工作提供了依据。为了大力宣传推广《卓越绩效评价准则（GB/T19580-2004）》国家标准，中国质量协会决定在全国开展推荐、表彰实施卓越绩效模式先进企业的工作。为了顺利开展和规范推荐、表彰工作，中国质协在广泛征求地区、行业质协意见的基础上，根据《卓越绩效评价准则》国家标准和《卓越绩效评价准则实施指南》国家标准化指导性技术文件的评价要求，制订了《全国实施卓越绩效模式先进企业推荐、表彰办法》、《卓越绩效模式自我评价表》及《卓越绩效模式自我评价打分表》。在中国质协的大力倡导和全国质协系统的共同推动下，越来越多的企业认识到，学习和实践卓越绩效模式是提升组织经营质量水平和综合竞争能力的有效途径。

（二）开展全国质量奖活动，树立卓越绩效典范

在政府的大力支持和广大企业的积极参与下，中国质协自 2001 年起组织开展了全国质量管理奖的评审工作。开展全国质量管理奖评审工作，标准是最重要的，它起着导向作用，引导企业努力的方向。在全国质量管理奖标准的制定过程中，中国质协充分考虑到我国企业的实际，借鉴了美国、日本和欧洲奖的标准，在广泛听取专家和企业意见的基础上，采用了"卓越绩效模式标准"作为全国质量管理奖的标准。标准重视企业的经营结果，关注比较优势和竞争能力的提升，强调了持续改进。全国质量管理奖标准不仅用于对申报企业的评价，同时用于企业自我评估和持续改进，为企业追求卓越提供了一个经营模式的总体框架。《卓越绩效评价准则》国家标准公布后，经全国质量管理奖审定委

员会审议决定，从 2005 年起全国质量管理奖评审中采用了《卓越绩效评价准则》国家标准（表 6-2）。

表 6-2　我国《卓越绩效评价准则》项目于发展分配

项　目	分值	项　目	分值
1 领导	100	4.5 技术	20
1.1 组织的领导	60	4.6 相关方关系	10
1.2 社会责任	40	**5 过程管理**	110
2 战略	80	5.1 价值创造过程	70
2.1 战略制定	40	5.2 支持过程	40
2.2 战略部署	40	**6 测量、分析与改进**	100
3 顾客与市场	90	6.1 组织绩效测量分析	40
3.1 顾客与市场	40	6.2 信息和知识管理	30
3.2 顾客满意度	50	6.3 改　进	30
4 资源	120	**7 经营结果**	400
4.1 人力资源	40	7.1 顾客与市场的结果	120
4.2 财务资源	10	7.2 财务结果	80
4.3 基础设施	20	7.3 资源结果	80
4.4 信　息	20	7.4 过程有效性结果	70
		7.5 组织治理和社会责任结果	50

　　5 年来，全国共有近 300 家境内外知名企业申报了全国质量管理奖（其中包括 1 家香港企业）。通过对申报组织的分析，可以看出主要有以下特点：①经济和改革发展较快的地区和行业占主流；②服务业快速发展；③获奖企业标杆作用显著。开展全国质量管理奖 5 年的实践证明：在经济全球化、市场竞争愈演愈烈的形势下，设立全国性的质量奖项，建立质量方面的有效激励机制，是推动企业实现观念变革、管理创新和持续改进的一项有力措施，它对企业提高产品、服务质量，综合绩效以及竞争实力都产生了重要作用；质量管理奖评审工作促进了中国广大企业积极导入卓越绩效评价准则（图 6-13），在实践中企业越来越认识到卓越绩效标准是"组织取得市场成功的路线图"，是"可以重复使用的改进（变革）工具"，提高了学习、实践卓越绩效标准的主动性；全国质量管理奖获奖企业为中国广大企业树立了追求卓越质量经营的典范，起到了很好标杆和带动作用。此外，全国质量管理奖建立了一整套健全的组织系统、管理办法和评审程序，并制定了相关人员严格的行为规范和纪律要求，这是全国质量奖成功的基本保证。

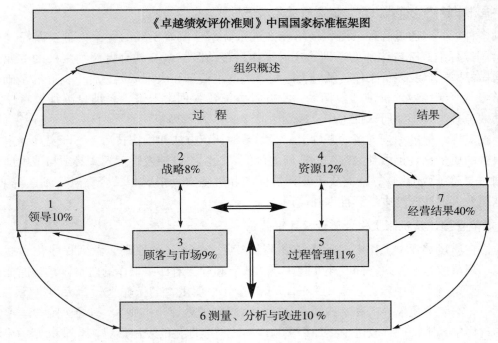

图 6-13　中国 2009 年卓越绩效评价准则项目与分值结构

三、卓越绩效模式的今后发展

（一）加大卓越绩效模式的宣传力度和普及程度

中国质量协会组织全国各行业、地方质协，共同下大力气广泛宣传和普及《卓越绩效评价准则》标准，通过不同层次的推进，形成有效学习、推广卓越绩效模式的良好氛围，帮助组织学习及有效实施，在激励行业、地区的优秀组织不断提升国际竞争能力的同时，不断引导广大组织学习标杆，积极学习先进的绩效管理经验和方法，开展自我评价，不断改进，提高管理水平，增强竞争优势，追求卓越。

（二）明确卓越绩效核心，为组织顾客创造价值

医院同样可以参加《卓越绩效评价准则》活动。要大力宣传卓越绩效模式和全国质量奖对医院的价值。通过激励和引导组织积极实施卓越绩效标准，使越来越多的医院认清实施卓越绩效过程对医院的价值：帮助医院持续改进和提高绩效，在改进中为医院创造新的价值，并获得医疗市场的成功。引导更多优秀医院积极参加创奖，通过创奖促进医院不断提高管理水平，增强竞争优势，培育具有国际竞争力的医院，最终提升国家的竞争力。

（三）有效促进现代医院卓越绩效管理经验共享

在实施卓越绩效中涌现出的卓越组织有着共同的特点：注重医院领导作用的发挥；建立医院发展战略，培育以患者为中心的医院文化和核心价值观；强化市场和竞争意识，努力创新，形成独具特色的技术产品和服务竞争优势；适应市场变化，实施快速反应；重视人力资源的开发，努力创建学习型组织；注重经营效果，取得突出绩效。获奖企业代表了当前中国质量管理的卓越水平，它们的经营理念和管理经验，值得各类企业、医院学习和借鉴。中国质量协会需要会同各行业、地方质协大力宣传和推广，这是全国质协系统在日益激烈的竞争中展现自我、得到医院认可的有效途径之一。因此，要组织召开好"全国追求卓越大会"，通过学习分享成功经验和互动式交流、讨论，引导广大医院走上

持续绩效改进、追求卓越的道路，并取得成功。

（四）推进卓越绩效模式力量，提高质量奖水平

要借助多种形式、通过各种渠道积极培养推进医院卓越绩效模式的骨干力量。做好《卓越绩效评价准则》国家标准医院自评师的培训、注册工作，帮助医院培养具有自评师资格的专业人员，为准确规范地做好医院自我评价工作，及时为医院提供改进信息和决策依据，打下良好的基础。医院要大力开展学习《卓越绩效评价准则》活动，举办各类绩效管理学习班，培训卓越绩效考核与管理骨干，开展绩效考核与管理注册认证工作，成立医院卓越绩效管理组织，同时还要做好评审员的培训、选拔工作，在对评审标准深刻理解的基础上，努力掌握评审方法和操作技巧，不断提高评审人员的水平和反馈报告的质量，真正做到为医院创造新的价值。医院推进绩效管理模式必须与卫生部医院评价指南、美国《卓越绩效准则》、欧洲质量奖评价标准和医院实际情况相结合，融入到医院文化之中，从而使卓越绩效模式在医院中得到推广和应用。

（五）规范管理，从机制上保证质量奖评审公正

全国质协在质量奖评审工作中，坚持"科学、客观、公正"的原则，做到程序化和规范化，形成一套公正、规范的运作方式，同时建立起企业、政府和社会对评奖工作的监督体系，保证评审工作的顺利进行。要把《卓越绩效评价准则》国家标准作为一项重要的工作来做，大力推动广大医院向获奖企业学习，医院要积极导入和实践国家公布的《卓越绩效评价准则》，引导医院在学习实践卓越绩效模式的过程中，坚持持续改进，更加积极地应对经济全球化的发展形势，瞄准世界一流水平，为提高国家竞争力、医院竞争力做出更大贡献，实现从优秀到卓越的目标。通过推进卓越绩效模式，切实为医院提供各种服务，以优异的工作绩效和服务态度赢得医院员工的信赖，赢得患者的信赖，赢得广大医务人员的信赖。医院的评奖途经除了卫生部医院评价指南外，还可以参加国家《卓越绩效评价准则》来自评医院，或者通过第三方来评价医院，或者申报国家《卓越绩效评价准则》评审，参加各省市的有关医院评奖标准，参加国际有关评价标准，这样在我国几万家医院中开展多维性医院评价活动，提升医院竞争力，促进医院健康稳步发展。

第五节　美国《卓越绩效准则》

美国《卓越绩效准则》就其实质而言，卓越绩效准则是全面质量管理（TQM）的一种实施细则，是对以往的全面质量管理实践的标准化、条理化和具体化。"卓越绩效"这4个字已不再只是其字面上所表达的简单含义，而成为了一个具有特定含义的术语，即一种综合的组织绩效管理模式。质量管理大师朱兰博士在论及美国的质量管理时曾指出，"目前对TQM还没有统一的标准定义，因而造成了公司内部、课程培训以及一般文献中的沟通的混淆。在美国国家标准和技术研究院用来评价美国马尔科姆·鲍德里奇国家质量奖申请的评价标准发布之后，这种混乱明显减少了。到1990年代初，这种广泛的传播使得鲍德里奇奖标准成为了关于TQM内容的最广为接受的定义。"上述朱兰博士的论述精辟地表达了卓越绩效准则的实质。卓越绩效准则为各类组织实施TQM提供了一种更加有效的手段。用农业上的灌溉术语来类比的话，传统的推行TQM的方式可以认为是一种"漫灌"式的方式，看起来声势很大，但效果未必令人满意。而通过卓越绩效准则来实施TQM的方式则是一种"滴灌"式的方式，每一分努力都被输送到了最需要的地方。当然，有必要强调的是，TQM也在随着时代的发展而不断地发展着，不断地被注入新的内涵，决非一成不变的东西。作为TQM之实施细则的卓越绩效准则同样也会不断地演化，以跟上时代的步伐。卓越绩效模式是自20世纪90年代以来国际上新兴起的一种管理模式，是由国际上三大质量奖（美国波多里奇国家质量奖、欧洲质量奖和日本戴明奖）的评价标准所体现的一套综合的、系统化的管理模式和工具。现在的卓越绩效管理就是全面质量管理的发展。

一、《卓越绩效准则》模式的三角性

我们从美国卓越绩效模式总体框架中（图6-14）可以看到，在图6-14中的1领导作用、2战略和3顾客与市场3个要素组成了一个"领导战略三角形"。医院的领导首先制定战略，就要识别自己的顾客群，找准自己的细分市场，在客观分析环境的前提下，制定出长期的医院发展战略，并且通过强有力的医院文化确保医院战略和行动计划的领导力，组成强有力的领导力三角，最终实现医院的愿景和战略目标，这叫"领导者做正确的事"。同样在图6-14中的5以人为本、6过程管理、7经营结果3个要素组成一个"经营管理三角形"。就是要求医院有卓越绩效，管理者就必须以员工为本，强化过程管理，通过价值链分析、业务流程重组等方式理顺我们的工作系统和工作流程，在优秀员工的努力工作下取得卓越的经营结果，也就是我们说的"管理者正确地做事"。并且通过强有力的医院文化确保医院经营管理的执行力，组成一个卓有成效的执行力三角，最终实现医院的卓越绩效结果。图6-14中的两个三角互相影响和相互推动。同时中间还有一个测量、分析和知识管理这根"链条"，通过P-D-C-A循环等改进工具促进医院不断地提升管理水平。现代医院通过建立IT信息系统、知识管理系统的不断积累和强化医院的知识管理，更高效地促进了企业的持续改进。美国《卓越绩效准则》的领导作用、战略管理、顾客与市场组成了领导力三角，以人为本、过程管理与经营结果组成了执行力三角，这两个三角由测量、分析和知识管理相互连接，面向持续不断的顾客和市场环境的挑战，成为一个完整的现代管理模式，这就是世界级的卓越绩效管理模式。

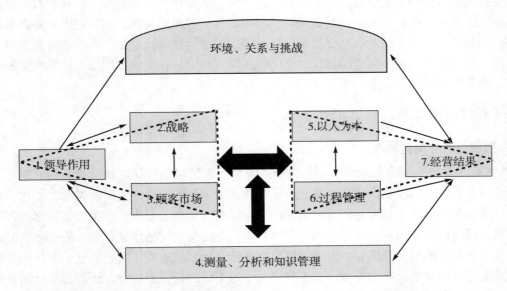

图6-14 美国2009年《卓越绩效准则》中的领导力三角与经营管理力三角

二、《卓越绩效准则》模式的普遍性

美国的卓越绩效管理模式是绩效管理的指南，而不是管理的具体操作细节，但是他具有管理的普遍性。医院在推行卓越绩效的时候会发现《卓越绩效评价准则》并没有给出具体的操作要求，只是通过提问的方式来引导医院建立一套自己特色的管理系统。因此医院必须按照本医院的实际情况建立起具有自己医院特色的"管理模式"，在建立过程中全面考虑各个管理模块之间的关系和建立模块的先后顺序。一是工作系统和工作过程。每个医院根据行业、顾客、患者和服务的不同形成自己特殊的工作系统和工作流程，我们可以通过价值链分析、业务流程分析等方式理顺我们的工作系统和工作流程，虽然每个医院业务流程差别较大，但基本上是由"门诊服务、急诊服务、住院患者服务、医技

科室检查服务、后勤保障服务、沟通服务"构成。我们通过推行 ISO9001 质量管理体系，建立起以顾客为关注焦点流程系统，同时还要不断提升医院的管理水平，建立 ISO14001 环境管理体系和 OHSAS18001 职业健康和安全管理体系。通过精益生产、5S 管理、六西格玛技术来改进流程，不断追求"优质、高效、低耗"的服务体系；二是医院运营的支撑系统。主要包括有医院形象和品牌建设系统、医院信息化和知识管理系统，医院财务管理系统、医院人力资源管理系统等。例如人力资源管理系统，通过招聘录用、培训培养、职业生涯规划、员工薪酬及福利、绩效考核等五大系统来解决"用人"问题。医院信息化系统，通过 IT 技术的应用，通过大量的数据和信息的识别、收集、分析和比较，找到医院的改进方向，通过 P-D-C-A 循环不断提升管理水平。通过知识管理系统把大量的技术知识、员工经验和医院的最佳实践汇总起来，支持医院战略的形成和日常的运营管理工作。医院的财务管理系统通过全面预算管理来控制服务成本，通过资金管理提高医院的运行效率。医院通过形象系统（VI/CI/BI 系统）来树立医院形象，通过品牌建设来提升医院的知名度，提高患者的认知度和忠诚度；三是以顾客和市场为中心、以战略为主线。价值创造过程和支持性过程最终支撑的是医院的顾客和市场，有不同的顾客群和不同的市场定位就会有不同的工作系统和工作流程，因此整个卓越绩效模式是"以战略、顾客和市场为中心"，为了医院的可持续发展，医院必须有一个中、长期的发展战略，明确战略目标，通过行动计划分解到每个业务系统和部门，共同完成医院的长期稳定、均衡的发展；四是医院文化和绩效改进为支柱。医院的发展需要一个良好的工作环境，医院文化通过确立医院的使命、愿景和价值观，通过理念层、制度层、行为层和物质层等逐层展开和细化医院文化，从思想上引领员工的成长与发展，增强医院的凝聚力。同时医院必须建立一套科学、客观和数据化的绩效考核系统，帮助医院领导进行不断的评价战略目标和行动计划完成的情况，同时对内、外部日常运营情况进行监视和调整。对员工的考核也必须与医院和部门的绩效挂钩。总之，医院绩效管理是一个整合的系统工程，必须按医院的实际情况建立自己的管理模式框架，在医院不同的发展阶段不断地进行调整和创新，协调稳健的发展才能获得长期的成功。

三、《卓越绩效准则》模式的价值观

（一）以绩效为导向的模式

"绩效结果"是整个《卓越绩效准则》的核心导向，医院战略的制定和行动计划的制定与展开与准则其他条目有着密切的联系，这一切都是为了绩效。为了绩效的导向还需要做如下工作。如医院一些关键的联系如关于高层领导者如何设定组织的方向并相互沟通的要求；有关收集顾客和市场信息作为制定战略和行动计划的输入及展开行动计划的要求；为支持关键的信息需要、支持战略制定、为绩效测量提供一个有效的基础及跟踪相对于战略目标和行动计划的进展，而对信息、分析和知识管理的要求。有关满足员工技术与能力需要、员工发展与学习系统的设计及要求、源自行动计划且与人力资源相关的变化的执行；有关源自行动计划的组织工作系统和工作过程需求的变化；有关医院的战略和行动计划的具体成就方面的要求。绩效是美国卓越绩效模式的灵魂、核心、价值和导向，离开了绩效，卓越绩效模式就成了无源之水、无本之木。

医院的高层领导者应确立组织的使命、愿景、价值观，确立对于顾客的关注。要综合权衡所有的利益相关者的需要。要确保建立起追求卓越、促进创新、构筑知识和能力的战略、体系和方法。绩效导向和战略应当用于指导组织所有的活动和决策。高层领导者应鼓舞、激励全体员工为医院做出最大的贡献。高层领导者还应对医院的治理机构的行动和绩效负责。高层领导者应发挥其榜样作用，从而有力地强化医院的伦理观、价值观和期望，以达到医院预期的绩效目标。

（二）重视市场与顾客价值

顾客、患者是医院的绩效和质量的唯一的最终判定者。医院必须重视所有能够为患者带来价值的技术和服务的特征和特性，以及所有接触顾客的方式。这样做才能获得顾客，得到顾客的满意、偏好

和推荐，赢得顾客的驻留和忠诚，实现事业的扩大。重视市场与顾客的卓越是一个现代管理的战略性的概念。它意在顾客的驻留和忠诚以及市场份额的获得和增长。它要求对于变化的和新出现的顾客和市场要求，以及影响顾客满意和忠诚的因素，能够持续地保持敏感。还要求倾听顾客的心声，预计医疗市场的变化，把握医疗技术的发展，把握竞争者的发展，并对顾客和医疗市场变化做出迅速灵活的反应。这些都是为了顾客和患者的价值持续稳定增值。

（三）重视持续学习与改进

"学习"是指通过评价、研究、体验和创新而获取的新的知识和技能。现代医院的学习是通过研究卓越绩效模式、评价医院管理与改进工作循环、员工和顾客的设想和意见、最佳惯行的贡献以及绩效分析而实现的。个人的学习是通过教育、培训以及促进个人成长的发展机会而实现的。要实现最高水平的经营绩效，就必须在组织的和个人的学习上有一套行之有效的办法。学习不仅直接带来了更好的技术和服务，而且还提升了响应能力、适应能力、创新能力和效率，从而带给医院更强的医疗市场实力和绩效优势，也带给员工更高的满意度和追求卓越的动机。现代医院员工学习的能力决定了绩效管理的水平。

（四）重视与供应商的关系

医院的成功日益依赖于全体员工及供应商的多样化的背景、知识、技能、创造力和动机。重视员工意味着致力于他们的满意、发展和福祉。医院还必须建立起内部的和外部的供应商关系。内部合作伙伴关系如职工与管理层之间的合作。与员工的合作伙伴关系可能会涉及员工的切身利益和发展、交叉培训或新的工作组织，如高绩效的科室团队。内部的合作伙伴关系还可包括为改善灵活性、反应能力和知识共享而建立的科室、部门之间单位之间的网络关系。外部供应商关系可以是同顾客、供应商和政府机构之间的合作。战略合作伙伴关系或战略联盟正在日益成为外部合作伙伴关系的重要形式。这种合作伙伴关系可以提供进入新市场的通路或发展新技术和新服务的依托，还可以使组织的核心能力或领导能力与合作者的优势与能力相得益彰。现代医院应该更加提升敏捷性快速变化和灵活性方面的能力。医院面对越来越短的新的或改进的技术和服务的导入周期，同时也面对着更快更灵活的顾客需求。要在患者需求时间上取得重大改进，常常要求简化工作单位和过程或具备在不同过程间快速转换的能力。重视供应商的所有方面都变得愈来愈重要，与供应商的沟通已成为一个关键的过程能力管理指标。重视供应商的关注还可带来其他的重要益处，如沟通方面的改进通常会同时推动在医院、质量、成本和工作效率方面的改进。

（五）注重资源与品质管理

注重资源管理就要求医院理解影响医院和市场的那些长期的和短期的资源因素。要追求可持续的增长和市场领先地位，就必须重视资源管理，有坚定的人力资源管理的未来导向以及对关键的利益相关者做出长期承诺的意愿。医院的计划活动应当预先考虑到诸多的因素，如患者的期望、新的医疗发展商机和合作机会、员工的发展和员工的需要、当地医疗市场的增长、医疗技术发展、日益发展的电子商务环境、新的顾客细分和医疗市场细分、不断变化的管理要求、社区和社会的期望、竞争对手的战略性举动等，这些都是资源管理的内容。医院绩效战略目标和资源分配必须与这些影响因素相匹配。注重未来还包括员工和供应商的发展，实施有效的战略性的科室主任培养计划活动，为了给中层领导干部创造创新机会，医院高层领导必须注重满足培养未来卓越中层领导干部的一切资源，保持医院可持续的健康发展速度。

（六）促进创意的现代管理

创新意味着实施有意义的改变，以改进医院的技术、服务和过程并为医院的利益相关者创造新的价值。创新会使医院的绩效进入一个新的境界。创新已不再只是研发部门的领地，它对于医院的所有方面以及所有的过程都是非常重要的。医院的领导和管理应使创新成为医院的学习型文化的一个组成部分，使创新融入日常医疗工作中去。创新构筑于医院及其员工所积累的知识之上。因此，现代医院对于促进创新的管理而言，有效利用卓越绩效准则的知识的能力有着至关重要的意义。

（七）基于事实的过程管理

绩效过程管理需要诸多类型的数据和信息，这些数据和信息依赖于绩效的测量和分析。这种测量应取决于经营需要和战略的过程管理，并应提供关于关键过程、输出和结果的重要数据和信息。绩效过程管理包括测量顾客需求、技术和服务方面的绩效数据；运营、医疗市场和竞争性绩效的对比；以及供应商、员工、成本和财务方面的绩效。过程管理的结果是指由众多信息中的具体数据决定的，以支持评价、决策和改进工作。过程管理是基于事实的管理并需要利用数据来确定趋势、展望及尚不明晰的因果关系。过程管理可服务于多种目的，如计划活动、整体绩效评估、运营改进、变革管理、绩效考核、绩效跟踪检查、绩效评价以及与竞争者或同行业的绩效比较。

（八）重视系统的思想管理

卓越绩效准则为管理组织及其关键过程，实现卓越绩效提供了一个系统的观点。其7个类目和核心价值观构成了这一系统的模块和整合机制。系统的思想包含了高层领导者对于战略方向和顾客的关注，它意味着医院高层领导者依据经营结果来监测和管理绩效。系统的思想还包括利用测量指标和组织的知识来建立关键的战略，它意味着这些战略要与关键过程联系起来并协调资源配置，最终实现医院整体绩效的改进和顾客的满意。系统的思想意味着要协调整体的管理及其各个组成部分的管理以取得医院的卓越绩效的成功。

美国的《卓越绩效准则》基本每年修订一次。美国国家质量奖标准被称为"卓越绩效准则"，它已成为了经营管理的事实上的国际标准。美国的评价标准非常严格，获得美国国家质量奖企业得分在650~750分的水平，距离1000分还有很大的改进空间。《卓越绩效准则》被认为是美国超越日本经济并成就美国现代经济霸主地位的关键因素之一。《卓越绩效准则》共有7项内容，这本身就是一个系统：① 领导；② 战略计划；③ 顾客与市场；④ 测量、分析和知识管理；⑤ 人力资源管理；⑥ 过程管理；⑦ 经营结果。《卓越绩效准则》是个系统管理的哲学，被西方世界誉为管理的圣经。

（九）重视量化为主的管理

《卓越绩效准则》是当今国际管理界最全部的量化透明的管理标准，没有定性管理标准，没有模棱两可的标准，这是《卓越绩效准则》的创新和世界管理的里程碑。传统的管理评价标准认为没有定性指标无法评价，《卓越绩效准则》就是没有定性指标只有量化的指标。《卓越绩效准则》重视量化管理一改传统的管理指标难于把握的困难，每一项都有明确的分值（图6-15所示各标准的分值根据其所在指标中的重要程度，分值也有区别），评价者被评价者更加心服口服，省却了领导与员工之间检查与评价的众多质疑。当然，医院的领导层应重视公众责任、伦理行为并强调履行领导义务和责任的必要性。医院不只是要满足《卓越绩效准则》要求，还应把这些要求视为实现医院发展的改进的机会。医院对于社会责任的管理要求采用适当的测量指标，并明确对于这些指标的领导责任，对于顺利实施绩效管理意义重大。只要严格按照准则量化的分值进行绩效管理，相信会取得成功。

（十）注重业绩和绩效结果

现代医院的绩效管理注重的关键是绩效的最终结果。这些结果应当被用于为关键的利益相关者创造价值和平衡其相互间的价值。通过为关键的利益相关者创造价值，医院构筑起了忠诚，并为经济的增长做出了贡献。要加以平衡就意味着各种目标之间有时会发生冲突和改变。为了满足绩效结果的目标，医院的战略中就应明确地纳入关键的利益相关者的要求。这将有助于确保绩效结果与行动满足不同的利益相关者的需要，避免在管理过程中忽视绩效结果的理念，就必须明确告诉医院、科室、部门和全体员工，在按照流程进行过程工作时，不要忘记你最终的绩效结果。因为重视过程管理的最终衡量的标准还是绩效结果，所以无论你的努力如何，绩效结果能说明一切。现代医院绩效管理是个系统工程，包括医院绩效战略管理，绩效策划，绩效执行，绩效监督控制等。但是，当前中国医院最重要的是全体员工的思想观念，怎样认识绩效管理，怎样认识绩效考核，怎样参与绩效考评，怎样进行绩效改进,这些都与绩效结果密切相关,只有把这些问题解决了,才能有理想的绩效结果。

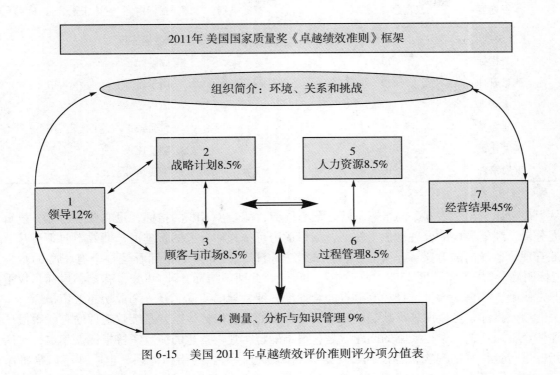

图 6-15　美国 2011 年卓越绩效评价准则评分项分值表

第六节　关键绩效指标法

一、认识关键绩效指标理论来源与原则

(一) 关键绩效指标的来源

关键绩效指标(key performance indicators,KPI)的理论基础来源于意大利经济学家帕累托提出的经济学二八原理,即企业在价值创造过程中,每个部门和每位员工的80%的工作任务是由20%的关键行为完成的。按照绩效考核的二八原理,对考核工作的主要精力要放在关键的指标和关键的过程上,抓住了20%的关键指标,就抓住了考核的主体。但据一项调查显示,真正拥有适合自身发展考核指标体系的医院比较少,也就是说大多数医院的绩效考核指标有待改进和不断完善。关键绩效指标是用来衡量医院某岗位任职者工作绩效的主要指标,是对任职者工作任务完成效果最直接、客观的衡量依据。通常情况下,KPI 主要来源于两个方面,一方面来源于医院的战略目标,另一方面来源于部门、科室和岗位的职责。KPI 的主要目的是明确引导任职者将主要精力集中在对职位贡献最有成效的职责上去,并通过努力及时采取提高绩效水平的改进措施,因此它是最能影响医院价值创造的关键驱动因素。现代医院绩效考核的关键主要是,不能满足考核的客观性和公平性需要,有些医院不能正确应用考核结果,因此起不到应有的效果。明确了 KPI 考核的含义与理论基础,对于 KPI 考核实施中容易遇到的问题我们也就可以找到基本的解决思路和方法了。

表6-3 缺乏 KPI 的指标	
指标内容	权重分值（%）
患者满意度	15
收益指标	20
质量管理	20
成本管理	10
科研数量	10
制度建设	15
下属培养	10

表6-4 具有 KPI 的指标		
指标类别	指标内容	权重分值（%）
核心指标	患者满意度	25
	收益指标	35
调节指标	质量管理	15
	成本管理	5
	科研数量	10
	制度建设	5
	下属培养	5

从上表可以看出，表6-3的指标是缺乏靶心指标，即缺少 KPI 的指标，没有核心目标，权重不集中，太分散，绩效导向的合理性值得质疑，指标成为可选择和分散的管理型，绩效导向不清楚，失去了绩效管理价值导向的意义，是一个不成功的考核指标。表6-4的指标看是一个有靶心的指标，即 KPI 指标明确，"患者满意度25%，收益指标35%"，此两项指标合计60分，有核心目标，权重的合理性非常明确，指标成为可选择和有重点的管理型，绩效导向明确，是一个成功的考核指标。

关键绩效指标是可以用来反映医院目标实现程度的重要指标体系，是绩效管理的有效手段。医院绩效评估经常遇到的一个很实际的问题就是，很难确定客观、量化的绩效考核指标。其实，对所有的绩效指标进行量化并不现实，也没有必要这么做。通过行为性的指标体系，也同样可以衡量医院绩效。KPI 指标是通过对医院内部流程的输入端、中间的活动环节、输出端的关键参数进行设置、取样、计算、分析，衡量流程绩效的一种目标式量化管理指标，把医院的绩效战略目标分解为可操作的工作目标工具，从而使医院工作运转正常。建立明确的切实可行的 KPI 体系，是做好绩效管理的关键。KPI 是对医院及科室、部门运作过程中关键成功要素的提炼和归纳。将医院愿景、战略与部门和个人运作相连接，与内外部客户、顾客的价值相连接，对医院发展具有长远的意义。

（二）关键绩效指标的 SMART 原则

确定关键绩效指标有一个重要的 SMART 原则。SMART 是5个英文单词首字母的缩写：S 代表具体（specific）的，指绩效考核要切中特定的工作指标，不能笼统；M 代表可度量（measurable）的，指绩效指标是数量化或者行为化的，验证这些绩效指标的数据或者信息是可以测量获得的；A 代表可实现（attainable）的，指绩效指标在付出努力的情况下可以实现，避免设立过高或过低的目标。是跳起来能够摘到的苹果，而不是跳起来摘星星，再努力也达不到目标；R 代表现实性（realistic）的，指绩效指标是实实在在的，可以证明和观察；T 代表有时限（timebound）的，注重完成绩效指标的特定期限，即时间。建立 KPI 指标的要点在于流程性、计划性和系统性。每一个职位都影响某项业务流程的一个过程，或影响过程中的某个点。在订立绩效目标及进行绩效考核时，应考虑职位的任职者是否能控制该指标的结果，如果任职者不能控制，则该项指标就不能作为任职者的业绩衡量指标。比如，跨部门的指标就不能作为基层员工的考核指标，而应作为部门主管或更高层主管的考核指标。绩效管理是管理者与员工双方就目标及如何实现目标达成共识的过程，以及增强员工成功地达到绩效目标的管理方法。管理者给下属订立工作目标的依据来自部门、科室的 KPI，部门、科室的 KPI 来自医院的 KPI，医院的 KPI 来自以往和上年度指标中的 KPI 的参考的结果。只有这样，才能保证每个职位都是按照医院绩效要求的方向去努力。

（三）关键绩效指标的完善

KPI 的最大特点就在于使我们在进行绩效考评时，能够把握住重点（关键因素），突出中心工作，突出以本人为中心的工作。KPI 的关键或者说是对绩效管理的最大区别，是指出医院业绩指标的设置必须与医院的战略绩效挂钩、与科室绩效、部门的战略绩效挂钩、与个人岗位绩效挂钩，其"关键"两字的含义是指在某一阶段一个医院战略上要解决的最主要问题。例如当国家实施"新农合"后，有一定规模的医院，医疗业务迅速增长，从而带来科室患者迅速增加、业务人员急需扩充、管理需求增加，服务流程需要重新设计，门急诊流程中的绿色通道需要重新考虑，住院流程环节太多，出院流程签字太多的现象急需改变，投诉流程要明确。这时流程不规范不健全成为制约医院有效应对高增长患者的主要问题。解决这些问题便成为该阶段对医院具有战略意义的关键因素，绩效管理体系则相应地必须针对这些问题的解决设计绩效考核与管理指标。KPI 的重点是在医院管理、业务与主要绩效指标的挂钩上需要注意的是，虽然它强调绩效战略与绩效执行必须有一套与战略实施紧密相关的关键业绩指标来保证，但不少指标很难分解到医院的科室、部门管理及普通人员岗位上；KPI 目前不能提供一套完整的对不同医院具有指导意义的指标体系。为了 KPI 的实施成功，必须制定一套完善的绩效考评操作细节，如绩效考核说明，三级指标的打分细节，定量与定性指标的比值说明，定性指标的满意度测评办法，定量指标的具体提供单位，定量指标具体单位提供的准确时间，绩效工作的检查时间，定性指标的测评时间，定性指标的测评者，以及绩效考核时间的公布，绩效工资的发放时间等。

绩效管理的目的是保持医院的正常的发展速度，医院管理者必要在绩效目标确定上有一个长期设计。对医院、科室、部门和个人目标的完成情况进行分析，对年度绩效做出评价。要找出可能妨碍医院、部门、科室实现绩效目标的问题所在，以利于下个年度的绩效实施。年度绩效考评与管理分析包括：绩效目标的实现，是否实现了医院规定的绩效目标？绩效考核指标的高低。医院制定的绩效指标是否合适。一个绩效年度内有多少科室完成标准，有多少科室没有完成？为什么完不成，深层次的绩效考核与管理原因是什么？我们的绩效指标科学吗？我们的绩效指标具有价值导向性吗？定量与定性指标比例适当吗？实施中的定量与定性指标的操作性如何？绩效指标考核的操作性如何？指标的繁简问题怎样解决？什么时间解决等？

二、建立关键绩效指标考核与测评体系

在现代医院中，员工的业绩具体体现为完成工作的服务数量、服务质量、服务时间、服务花费的成本、患者满意度、服务效果等方面。关键绩效指标是一系列既独立又相关，可以测定及评估，且能较完整地描述员工岗位职责及业绩不同侧面的重点因素。关键业绩指标是医院开展绩效管理的基础，是推动医院价值创造的驱动因素。在编制关键业绩指标的基础上，制定岗位的绩效目标，经过一定的工作周期后，开展绩效考核，根据考核结果确定员工的薪酬、岗位调整、培训、职业发展等，并对关键业绩指标进行修正，从而形成绩效管理的 PDCA 循环。在绩效管理流程中，制定关键业绩指标是其中必不可少的重要环节。关键业绩指标是岗位说明书的重要组成部分，是对医院战略目标的分解，并随医院战略的演化而不断修正。它是对岗位关键重点工作行为的反映，而不是对所有工作活动的反映。关键业绩指标分定量指标和定性指标两大类。其中定量指标建立在统计数据的基础上，把统计数据作为主要的数据来源，通过建立数学模型，以数学手段，计算出指标的数值，如患者服务数量、服务质量完成指标、临床中常规的统计指标和经济经营运作指标等。定性指标是那些难以用数学手段进行直接计算的指标，它们主要由评价者依据定性指标的条目利用自身的知识和经验，直接给员工打分或做出模糊判断（如，卓越、优秀、良好、一般），如职能部门、科室的部分难于量化的指标，如领导力、执行力、医德医风等。

通过制定关键业绩指标，并在此基础上开展绩效管理工作，能够使经营管理者清晰了解对医院价值最关键的经营活动的情况，使经营管理者能及时诊断经营中的问题并采取行动，有力推动医院战略的执行，为业绩管理和上下级的交流沟通提供一个客观基础，使员工集中精力对业绩有最大驱动力的内容做最大的努力，为评价员工的业绩提供客观的依据。在建立绩效指标体系时，也不能说定性指标就不好制定和考核，就都要把指标量化才行。如患者满意度大家都知道是定性指标，但是患者满意度也可以量化，其实满意度的百分之几就是量化，而且这个定性指标对医院非常重要，因为只有患者满

意了，我们的工作才做到了家，才能体现医院的价值，才能实现医院的使命和愿景。

（一）关键绩效指标框架

制定关键绩效指标是一项重要的基础性工作，也是医院绩效考核能否成功的基础，关系到医院管理的方方面面，需要各级领导及各个部门的积极配合、参与。在制定关键业绩指标的过程中，职能部门、科室领导特别是人力资源部起着组织、协调、培训等作用。

1. 核心和重要指标　根据国家卫生部规定的医院核心指标 12 项，并把这些考核指标分解到相应岗位上，如临床医技科室的医疗质量指标、护理质量指标、服务质量指标，职能部门的工作效率、工作质量、服务态度指标等。这些常规指标必须纳入到 KPI 中，形成一个完整的 KPI 体系。之所以说 KPI 体系就是指核心指标、关键指标、重要指标等，如果认为 KPI 指标体系就是医院核心指标，那是不完善的。

2. 规律性常用指标　规律性指标主要是为了实现医院年度、季度、月度目标，为了完成各种常规性的任务等而设定的常用指标，如门诊患者量、出院患者增长率、床位使用率、床位周转率等。

3. 部门、科室共性指标　为了实现科室的目标，科室成员有责任齐心协力，将考核部门、科室的一些指标由部门、科室成员共同分担，如科室业务收入、患者出院量、病例质量、经济指标、患者满意度、科室管理、患者用药情况、成本管理等指标。

4. 绩效管理相关性指标　为了保证医院流程的正常运作，可在流程中前后环节之间设置考核指标，如临床科室对检验科所出具检验报告的质量的满意度，检验科对临床科室开具的化验单、所采集的标本的规范性的满意度等。只注重结果忽视过程的绩效管理往往不够科学、规范和合理。绩效管理的一个关键环节，就是绩效目标设定以后，管理者的主要工作就是辅导和帮助科室提高业绩操作能力，实现并完成绩效目标。绩效辅导应贯穿于绩效管理过程和始终，主要应在两个环节上进行：一是对医院的绩效管理目标进行详细的分解；二是在绩效管理实施过程中，医院管理者要针对各科室及主要员工的管理业绩和情况，对他们进行指导性的分析与沟通，增强其对绩效管理的认知程度，自觉地为实现绩效目标而努力。医院进行绩效管理过程中，管理者必须了解绩效管理中的动态情况；了解科室的绩效工作进展情况；了解科室所遇到的绩效管理障碍；帮助科室清除工作的障碍；提供科室所需要的培训；提供必要的人力资源支持；将科室的工作月度、季度、年度工作绩效及时反馈给科室，包括正面的和负面的信息。

医院绩效管理分析评价可采取月度科务会或周例会、专门的绩效考核与管理会议，定期收集和记录科室绩效管理相关信息，根据科室的要求进行专门的沟通等方式。需要注意的是，绩效辅导应贯穿于绩效管理的整个过程，需要持续不断地进行。这对管理者来说，帮助员工改进绩效不仅是现代管理者所应具备的素质修养、职业道德的精神体现，更是现代管理者的一种责任。

5. 风险性指标　为杜绝医疗事故，防范重大安全隐患等影响医疗工作正常开展的问题发生，医院采用预防重大隐患管理办法，也可以采用造成事故或重大影响直接从总分中扣分的方法，如医疗事故、重大医疗纠纷、医德医风问题、医务人员接收红包、诊治错误、检查延误、手术缺陷、病例书写主要缺陷、患者欠账、患者投诉率等指标。

6. 绩效指标权重　权重是一个相对的概念。某个指标的权重是该指标相对于其他指标的重要程度的数字表现。一组指标的权重分配反映了相应岗位的职责及绩效不同侧面的重要程度，指标权重反映了医院工作的重点，体现着医院的绩效价值观，权重值的高低意味着医院对该项工作的重视程度。合理设置指标的权重，突出重点指标和目标的权重，使绩效目标结构优化，实现医院整体绩效最优。实际上在绩效管理中指标的权重太重要了，如果整个绩效指标设计很好，因为没有认真研究指标的权重，没有分配好指标项目的权重，很可能就意味着绩效考评与管理的失败。因为该重视的没有重视，该关注的没有关注，以致工作没有重心，也就失去了绩效管理导向的意义。

（二）分列绩效指标项目

1. 指标来源　岗位工作职责、主要工作任务、临时性工作、价值树分解得到的指标、工作中的常规指标、短期重点指标、集体共同指标、流程中的指标、防范性（扣分）指标等等。

▲ 价值树分解得到的指标是评价医院价值的重要指标，价值树的分解一般以医院绩效目标为起点。在价值分解模型的基础上，结合医院的组织结构，将指标层层分解，细化到每一个部门、科室及岗位。通过价值树分解指标的好处是可以明确医院最关键的价值驱动因素，并明确主要负责部门及岗位。

▲ 工作中的常规指标可以根据各岗位职责，将各部门及岗位的常规考核指标分解到相应岗位上，如将临床科室的医疗质量、治愈率、患者出院数、基础护理落实率、设备完好率等指标分解到相应岗位上。职能部门的关键业绩指标主要根据工作内容分解设立。由于工作性质，在职能部门的关键业绩指标中，定性指标较多，但也可以设置一些定量指标。设计指标时主要考虑职能部门的岗位职责、服务数量、服务质量、满意度等因素。

对职能部门的考核输入有一部分来自于其他部门，如满意度指标，以保证其服务能够最大限度地满足其他部门的需求，保证医院整体运作的最佳效果。无论是临床科室、医技科室、还是职能部门，必须建立关键绩效指标，有了关键绩效指标，考评就有了工作重点，绩效考评成功的概率就高。医院职能部门关键绩效指标的制定如图 6-16 所示。

绩效反馈的意义和作用在于能够给相关科室正式的、定期的并且是记录下来的反馈信息，这不仅是一个与科室认可优点和成功、研究如何提高绩效的交流机会，也是制定科室下一个绩效管理计划的基点，同时为相关科室提供如何才能持续发展的信息。绩效反馈主要是 3 个方面的工作：将考核结果与分配挂钩。首先与当期的绩效奖金分配挂钩，持续表现优秀或表现较差还应与职位调整、薪酬升降挂钩；要考核出下一阶段的改进点并制定改进计划，纳入下一期绩效计划；要制定科室发展计划并与人才培训计划结合起来。发展计划主要包括内容有：有待发展的项目、发展这些项目的原因、目前的水平和期望达到的水平、发展这些项目的方式、设定达到目标的期限等。

2. 部分指标解读

▲ 短期重点指标主要是为了实现医院发展战略而设定的指标，如医院月度指标、季度指标完成情况。

▲ 集体指标为了实现医院的目标，各部门有责任齐心协力，共同推动医院的发展，因此考核领导部门、科室的一些工作指标可由各个部门、科室共同分担，如业务收入等指标。

▲ 流程中的指标为了保证流程的正常运作，可在流程中前后环节之间设置考核指标，如流程中后一环节对前一环节的响应时间、前一环节对后一环节的满意度等指标。如急诊流程中的有关指标、门诊流程中的有关指标。

▲ 风险性指标为杜绝安全事故、重大医疗纠纷、重大技术违规操作等影响医院整个工作，采用直接设立单项指标分值，无事故可以得分，有事故即扣分。

（三）关键绩效指标条目

一般情况下绩效考评指标最初罗列出来的指标数量较多，大约是确定指标的 5 倍左右，需要对这些指标进行筛选，选出最关键的指标。在罗列的绩效指标中，首先去除可控性很差的指标、可测性很差的指标、不实用的指标、不能突出绩效的指标、对经济收益影响不大的指标、重复的指标及已过时的指标。指标的可控性是指该岗位职责与指标的吻合程度；指标的可测性是指获取计算该指标所需数据的难易程度及花费成本的多少。

再按以下原则进行第二次筛选：选择对工作质量管理影响大的指标、反映岗位职责指标、满意度指标、患者数量指标、经济收益影响大的指标；指标可控性要强；计算不要过于复杂；关键绩效指标数量控制在 2～3 个（关键绩效指标条款占全部绩效指标的 20%～30%）；如为了照顾到工作的面，必须考评的指标，但可测性、可控性不强或有重复的指标，可作为监控性指标。经过两次筛选，得到各个岗位的关键业绩指标。

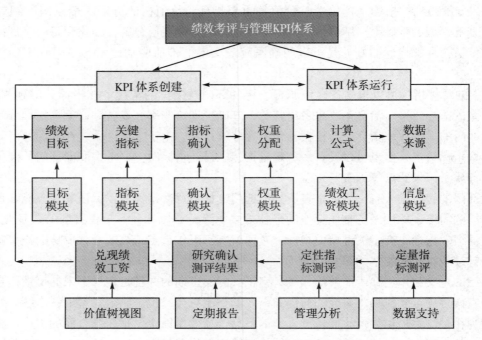

图 6-16　关键绩效指标制订内容与流程

（四）设置绩效指标权重

权重是一个相对的概念。某个指标的权重是该指标相对于其他指标的重要程度的数字表现。一组指标的权重分配反映了相应岗位的职责及业绩不同侧面的重要程度。

合理设置绩效指标的权重，突出重点指标和目标，使多目标结构优化，实现整体最优。绩效指标的权重是医院的指挥棒，体现着医院的引导意图和价值观，权重值的高低意味着对员工工作活动期望的大小。设置指标的权重，也是业绩评价的需要，指标权重的设置，直接影响到评价的结果。设置指标权重的方法主要有专家判定法、排序法、权值因子判断表法等，大多依赖于人们的经验。这里，设置关键业绩指标权重时主要考虑各指标对医院综合绩效的影响、工作的重要性、满意度、可控性、可测性五方面的因素。

（五）制定绩效指标流程

1. 确定绩效管理一级指标　确定绩效考核一级指标：领导力、执行力、医德医风、廉政建设、质量管理、服务数量（定量指标）、社会责任、环境维护、顾客满意度、业绩效果，7 项一级指标；二级指标 18 项；三级指标 35 项。

2. 确定绩效考核分值　绩效考核标准采用 1000 分分值。采用 1000 分值主要是考虑到，临床科室统计指标多（卫生部规定三级医院临床科室统计指标 70 多项，二级医院 50 项左右）。如果用 100 分制，在客户与考评指标时就可能出现某项三级或者四级指标是零点几分的情况，这不利于最后的分数核算。采用 1000 分制就避免了某项指标零点几分的情况发生。职能部门用 100 分制完全可以，但是为了与临床科室、医技科室保持分值的一致，全院都采用 1000 分制。

3. 调整绩效管理目标　得到各指标分值，然后初步计算出各指标权重。KPI 是服务于医院战略的，所以首先要明确医院的战略目标与任务是什么，管理者必须和部门、科室共同分解医院的目标，然后在充分沟通和协商的基础上将医院的目标分解到科室、岗位个人，确立科室的绩效目标，结合科室的目标和职责，以及具体岗位职责，依次分解出医院级 KPI、科室级 KPI、岗位级 KPI。医院发展战略、医院年度目标和策略、科室目标和策略、科室关键绩效指标、岗位关键绩效指标、组织功能和关键流程、科室职责和相关流程岗位职责都是绩效目标沟通的环节。每个科室都是一个具体的绩效管理单位，直接管理者就是这个科室的绩效负责人。绩效目标的确定要根据组织结构与职位要求体现分层分类的原则，要符合"具体、可衡量、可达到、相关、基于时间的"SMART 标准。

4. 指标权重调整 绩效管理是动态的，应该对各指标权重进行定期调整，使各指标权重更加合理。调整的原则为：每个指标权重一定要依据指标的重要程度进行。

就医院实际情况来看，指标权重一年左右调整一次为好。

（六）确认关键绩效指标

1. 将所有指标按部门、科室及岗位制成列表，横向比较 确保各部门、科室及岗位对各自的指标负责，且根据责任大小承担了相应比例的权重；检查指标、权重是否与原则相悖以及上级领导指标是否已分解到相应部门及岗位；检查指标之间是否重复、交叉、冲突；检查指标的完整性；检查指标之间的相关性。

2. 医院绩效考核办公室与相关人员讨论关键业绩指标 明确指标计算方法及数据来源；对定性指标确定其详细评估、满意度测评方法，并拟定定性指标满意度评估表，明确定性指标的操作步骤。

3. 医院领导讨论指标 与各级领导讨论指标，确保并清楚科室、员工的考核指标，讨论指标设置的权重是否合理，并对定性指标评估标准进行确定。筛选出关键业绩指标并赋予权重后，还需进一步修改确认（图6-17）。

4. 审核部门、科室指标 确认指标涵盖了各部门、科室及岗位的工作，并有利于其推动每位员工的绩效工作。以关键业绩指标为基础，进一步审核、确定部门、科室、员工的绩效目标，根据需要与员工签订绩效指标合同，以绩效合同作为员工绩效考核的依据。通过绩效考核实现医院、部门、科室、人员绩效管理最优化的原则。

5. 绩效考核指标体系的完善 医院中有大量级别的考核指标，如医院对各科室、部门的考核指标，部门、科室对诊疗班组的考核指标，各诊疗班组对员工的考核指标等等，形成了完整的考核体系。

但是，部分医院的考核指标也存在着一些不足之处：考核指标较多，各指标权重的分配相对分散和平均，无法体现医院管理重点和工作重心；定性考核指标太多；定量指标太少；指标未能落实到具体员工工作岗位上，对员工的考核指标多为定性指标；部门、科室及岗位间缺乏协调沟通方面的考核指标；个别指标设置不合理，导致多个部门、科室之间的工作存在交叉现象，等等。因此，有必要对医院的考核指标进行整理，提取出关键业绩指标，围绕关键绩效指标制定出一般指标。按照医院规定对绩效考评指标 3 个月、半年、1 年进行修改、补充、完善 1 次。一般而言，制定新的绩效考评指标，要与原有奖金考核标准同步实施，最少同步实施 3 个月，适应了新的绩效考核标准后，再去掉老标准，这样平稳的运行，就不会发生大的问题，一旦人们适应了，新的绩效考核标准就能起到应有的作用。新的绩效标准的实行中最少半年调整 1 次，运行 3 年后，最少 1 年修改、补充、完善 1 次。当然，特殊情况可以随时讨论、修改、完善指标。必须明确，绩效管理指标必须保持一定的稳定周期，以增加指标的权威性。

三、理清关键绩效指标定量与定性关系

美国《财富》杂志统计：75% CEO 的失败原因在战略执行无力，有效策划但得到有效执行的战略还不到 10%，72% 的 CEO 认为执行战略比制定一个好的战略更难。绩效管理战略执行的低效在中国医院的情况更为突出，有资料显示："中国有 83% 的企业战略执行不力！"战略与执行之间的断层，是战略管理中最为薄弱的环节。事实上也是如此，当代的中国医院并不缺少管理制度、评价标准、管理措施等，随便一个医院都可以拿出几本管理手册，问题在于医院各级的执行力不到位。医院竞争的加剧及医疗市场迅猛的发展，已经不允许医院在战略执行这一关键问题上随遇而安。将绩效战略执行

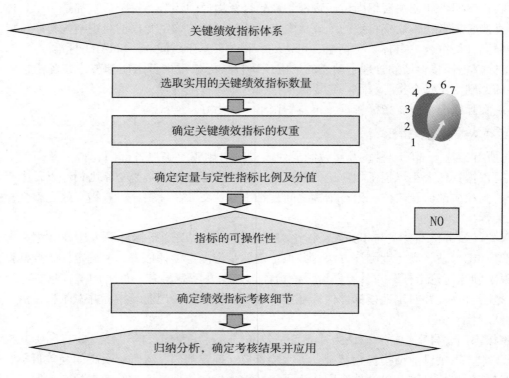

图 6-17   建立关键业绩指标体系的步骤

力打造成医院的核心能力能够使医院获得成功的机会更多。在中国医院的管理进程中，提高绩效战略执行力，已经迫在眉睫！医院绩效关键业绩指标是用于沟通和评估被评价者绩效的定量化或定性化的标准体系。它是将医院宏观战略目标层层分解产生的具有可操作性的实际应用指标，是宏观战略决策执行效果的监测指针。其目的是建立一种绩效管理机制，将医院战略转化为内部活动，以保障医院战略目标的实现。评价体系不仅是一种激励约束手段，更是一种战略实施改进手段。关键业绩指标是开展绩效管理的基础。在制定关键业绩指标的基础上，制订岗位的绩效目标，经过一定的工作周期后，开展绩效考评，根据考评结果确定员工的绩效工资、岗位调整、培训、职业发展等，并对关键业绩指标进行修正，从而形成绩效管理的循环。

医院关键业绩指标是反映岗位说明书的重要组成部分，是对医院战略目标的分解，并随着医院战略的演化而不断修正。它是对医院员工岗位关键重点工作行为的反映。医院关键绩效指标的结果是上下级沟通的基础。通过制订关键绩效指标，并在此基础上开展绩效管理工作，能够使员工清晰地了解医院最关键的经营活动，从而集中精力于对绩效有最大驱动力的经营活动中，能够有力推动医院战略的执行，从而达到绩效管理目标。

近几年，关键绩效指标（KPI）在国内医院中的应用可谓是普遍展开，关键绩效指标的引进、应用与推广对于国内医院的绩效改进起到了至关重要的作用。

（一）树立正确的绩效管理理念

医院正确实施 KPI 管理的精髓，是通过合理甄别关键绩效指标，使管理人员在日常绩效管理中牢牢把握住实现岗位、部门、科室及组织目标的关键控制点，分清主次，抓住并解决主要矛盾；在通过绩效考评与管理的实际操作中，进行持续性的绩效沟通及改进，创建现代医院科学的绩效考评与管理体系。

1. KPI 既是绩效管理又是绩效评价　管理是一个持续性动态活动和过程，而评价是一个瞬间性工作或者是一个持续时间较短的工作，两者的区别是显而易见的。但是，把 KPI 管理与评价割裂开来是不完美的，正确地讲，KPI 既是评价又是管理。在 KPI 的实施实践中，我们经常碰到一些医院将 KPI 评价当作 KPI 绩效管理的情况也不完全正确，对他们而言，KPI 所带来的变化就是考核由原来的标准太多变为一张适合医院绩效考评与管理的考评办法。绩效管理如果只是绩效考评这种做法是没有实际意义的，在 KPI 的实践中，持续的绩效沟通和反馈是 KPI 考核的精髓所在，对于提高医院绩效管理的效率及水平至关重要。

2. PDCA 是绩效管理遵循的基础　PDCA 是世界公认的管理工作的基础，绩效考评与管理更是如此。完整的 KPI 管理过程应该包括绩效计划、绩效辅导、绩效实施、绩效检查、绩效考核、结果反馈与面谈、考核结果运用等一系列过程。

3. 绩效管理是系统工程　绩效管理不仅仅是人力资源部门的事情，而是整个医院的管理工作，绩效管理及考核环节是需要多个部门共同参与配合的，医院的人力资源部门应该做好协调和辅导工作。现代医院人人有绩效，人人检查绩效，人人考评绩效，人人绩效受益。

4. 持续提高绩效标准　绩效标准的提高应该是一个持续的过程，有些绩效指标的提高需要更长时间。如员工在岗素质的提高，就不是短期内达到的。有些标准如患者满意度，也必须是长期的绩效管理才能达到目标。任何一项指标都是在广泛的医院调研的基础上，结合医院发展目标拟定出来的，经过长时间努力是可以达到的。这样经过若干个绩效考评与管理循环以后，绩效标准逐步得到提高，医院才能获得持续进步。

5. 定量指标的趋势化　我们在医院管理绩效咨询实践中，也经常碰到一些医院在实行了 KPI 管理后，对一些很难通过量化来评价的岗位感到一筹莫展，如管理人员的评价、办公室人员、人力资源部人员的评价等。其实在实际操作中，对于这类岗位完全可以用定量与定性相结合的方法评价职能部门的工作绩效，作为人力资源管理人员应该明白没有什么方法是放之四海而皆准的。绩效指标定量化是医院绩效考核的趋势，因为不能量化的指标，实质等于无法考核。只有能够度量的指标才能管理。

（二）选取合适的绩效管理指标

对于医院来说，指标选取的是否科学合理，关乎医院绩效管理工作的成败，更关乎医院战略绩效实施的成败，因此，医院在选择关键绩效指标时，须牢牢把握住以下几点：

1. 绩效指标的选取必须与员工工作紧密相连　绩效指标选取就是选取员工岗位工作内容，选取共有指标，选取行业规定指标等。

2. 根据需要设计关键绩效指标　在指标的选取上应该体现其关键性，反对照搬岗位、部门、科室人员职责为关键绩效指标，避免出现关键绩效指标就是岗位主要职责的现象。

3. 体现 SMART 原则　即：具体的（specific）；可衡量的（measurable）；可达到的（attainable）；与其他目标是相关的（relevant）；有明确截止期限的（time-based）。

4. 绩效导向原则　绩效指标的选择应该是基于医院战略绩效目标的分解，绩效管理是一个价值导向管理方法。导向什么？导向的是绩效结果，导向的是主要绩效指标，导向的是共同的绩效目标。绩效管理的关键作用就是组织绩效提升及医院发展战略的实现，我们认为，组织绩效提升是一个渐进的过程，需要绩效计划制定、绩效辅导、绩效评价及反馈等各个环节的密切配合。绩效管理又是一个系统性的工作，需要各部门、科室、岗位员工的密切配合，唯如此，才能实现医院的绩效目标，并进而实现组织目标及医院持续发展战略。

5. 注重指标的平衡　医院关键绩效指标，是管理学理论中的关键结果领域理论和目标管理理论相结合的产物，是医院将宏观战略目标层层分解为可操作性的部门、科室、个人目标的工具。医院管理者主要是通过 KPI 的牵引，结合医院的整体目标确定部门、科室、个人绩效工作努力方向，让部门、科室和个人工作目标与医院的整体目标达到和谐同步，使医院的战略目标得以在终端和末端落实。KPI 将复杂的绩效考核工作简单化、程序化，并可用"目标＋指标＋考评＋沟通"8 个字和

PDCA 因果阶段来涵盖它。注重指标的平衡就是指标内容和指标权重的平衡，就是一级指标、二级指标和三级指标之间的协调与平衡。

（三）确立绩效定量与定性指标

最近，一个省医科大学附属三甲医院做绩效管理同志讲，他们正在做 KPI（关键绩效指标），准备根据 KPI 来考核员工。我们问一般职能部门有几个 KPI 指标。他说最少的部门也有七八个，多到十几个。我们很惊讶，由于这个同志所在的医院有 25 个职能部门，每个部门的工作性质都不一样，这样，整个系统就有至少 100 多个考核指标，我也明白了为什么有些医院做 KPI 考核做了近 1 年也没有实施的原因。当然，如果二级指标是用 150 多个考核指标来考核，我们认为没有实施也是一个值得庆幸的事情。因为，至少还没有为 150 多个指标来扰乱这个运行还比较平稳的职能部门的工作。这个同志所在医院是一个在管理方面备受业界称誉的医院，在设计绩效指标上面都没有一个很好地办法，在其他医院中，就更可想而知。虽然在很多医院中，都说我们在实施绩效考评与管理，但如果不能很好地解决绩效指标设计的问题，考核对医院绩效的提升的支撑作用应该是非常有限的。那么，职能部门、临床科室、医技科室等怎样才能正确处理定量指标与定性指标的比例呢？我们的实践是，职能部门、机关人员绩效标准定量与定性指标几乎可以各占 50%；临床科室、医技科室定量指标可以占 70%~80%，定性指标占 30%~20%。医院绩效管理指标应该是每月一检查，每月一考评，绩效工资每月一兑现。如果涉及的绩效考评指标不能够每月检查、考评、兑现 1 次。这个指标设计是失败的。制定绩效考评标准的原则：简单、有效、持久。

现代医院绩效考评与管理必须明确的是，关键业绩指标是绩效管理的基础，编制关键业绩指标是绩效管理工作的重要环节；编制关键业绩指标可分为罗列指标、筛选指标、设置权重、修改指标、确认指标五个步骤。岗位的关键绩效指标及权重反映了该岗位的工作内容、职责、任务以及各项工作的相对重要性；通过编制关键绩效指标，将医院目标层层分解落实到科室、部门和岗位，有利于医院目标的实现；在关键绩效指标的基础上，通过与每位员工签订绩效考评与管理合同，有利于实现医院内的科学管理；绩效管理理念是现代医院文化的重要组成部分，它们相互依存、相互影响，价值观是两者之间的联系纽带。成功的绩效管理有赖于医院文化的支持，而关键绩效指标体系及其权重的设计也将对现代医院文化产生深刻而长远的影响。

第七节　360°绩效评价法

一、360°绩效评价理论

360°考核（360-degree feedback）在我国并不新鲜，我国各行各业每年都在进行 360°考核，在我国医院考评中 360°考核几乎涉及所有环节，干部选拔、提升、晋级、年度考察、招聘员工等，只是没有现在这么看重 360°评价的有效作用，而且应用更广泛，更有规律性。360°考核作为绩效管理的一种新工具，正被国际企业界越来越多地使用。据调查，在美国《财富》杂志排名前 1000 位的国际企业中，已有 90% 的企业在使用不同形式的 360°考核，比如中国银行、海尔集团、联想集团、IBM、摩托罗拉、摩根士坦利、诺基亚、福特、迪斯尼、西屋、美国联邦银行等，都把 360°考核用于人力资源管理和开发。

什么是 360°考核？现代经济的飞速发展，知识管理越来越重要，绩效管理越来越重视，要求医院的组织结构、技术管理、医院文化不断调整，以适应这种文化的变化；知识经济时代的到来，要求医院加快建立职业管理人队伍；而流程扁平化结构、矩阵式管理、参与式管理、团队精神、沟通协调、关注员工职业生涯发展、注重客户满意度等一些新管理理念和管理方式，都使得传统人力资源的自上而下的单向业绩考核方式和结果导向不再适应当今人力资源管理的全面发展的需要。360°考核正是适应了这一需要而产生的。

从国内外现有的考核工具看，360°是其中相对客观、全面、普通、科学的一种考核方法。传统的考核，多是自上而下，由上级主管对下属工作进行的单向评定。而现在的360°考核，被考核者的考评者，不仅有其上级主管，还包括其他与之密切接触的人员，如同事、平级、下属、患者，以及本人自评。它是一种从不同层面的人员中收集考评信息，从多个视角对员工进行综合绩效考评并提供反馈的一种有效方法，或者说是一种基于上级、同事、下级和患者等信息资源的收集信息、评估绩效并提供反馈的方法。360°，顾名思义，就是多角度、或全视角。这种方法的出发点就是从所有可能的渠道收集信息。360°考评最容易被大家所接受，360°考评结果也最容易被考评者和被考评者所认可。

这种方法也可以在年中进行考核，但典型的360°评估法是一年考评一次评估方法。现在在医院已深入到各个角落，各个环节，几乎每天、每周、每月、每季、每年都在进行360°考评。360°考核实施过程中，包括设计评价表格，发放并收取表格，对表格进行统计和分析，形成考核意见，向被考核者进行反馈等，其中难度最大的是设计表格和对表格进行统计分析。上级利用360°考评中层领导干部，主要考核中层领导的指导领导力、业务水平、科室驾驭力、计划决定力、技术服务创新力。同级相互之间考核主要是考核被考核人的协作力，包括部门、科室间合作、同事协作、发挥团队优势、创造和维护良好的工作氛围等。下级考核自己的上级领导主要是考核被考核领导者的领导水平，以身作则，知人善任，驾驭局面的能力，包括业务能力，正确授权，对员工的培养等。特别是360°考评的公平性，最直接地说就是能不能在360°考评现场当着被考评者，公布考评结果，这是验证360°公平性的最有效办法。

二、360°绩效评价应用

（一）医院年度常规考评应用办法

360°绩效评估，又称"360°绩效反馈"或"全方位评估"，最早由被誉为"美国力量象征"的典范企业英特尔公司首先提出并加以实施的。360°绩效评估是指由员工自己、上级、直接部属、同仁同事甚至顾客等全方位的各个角度来了解个人或组织的绩效：沟通技巧、人际关系、领导能力、绩效、行政管理能力等，通过这种理想的绩效评估，被评估者不仅可以从自己、上级、部属、同事甚至顾客处获得多种角度的反馈，也可从这些不同的反馈清楚地知道自己的不足、长处与发展需求，使以后的职业发展更为顺畅。

360°是最常见的考评方法，也是最传统的。实际上，360°考核是对360°反馈（360-degree feedback）的一种常见方法，其本意是对员工的绩效表现进行反馈，帮助员工正确认识自己的不足，并进行有针对性的改善。但当作为一种会影响员工核心利益如薪酬晋升的考核手段时，则应清醒地认识到方法存在的问题，因为360°考评毕竟不是针对客观指标进行考核，必须慎重使用。现在医院每月的绩效工资、绩效奖金都有360°考评的内容。特别是医院的职能部门、机关考核与考评，更少不了360°考评。全面360°绩效管理的理念，包含以下几个层面的内容：首先，从绩效管理和其他人力资源管理职能的关系上看360°考评的意义；其次，单从绩效管理活动的周期来看360°考评的过程性；第三，从绩效评价指标上来看其重要性；第四，从评价者的角度上看360°考评的个体性；第五，从评价层次上看360°考评的参与性；第六，从发展观上看360°考评的民主性。

（二）360°法考核各级领导绩效

对被考核者实施考核的主体有以下4个层次：上级、下属、平行层次和患者。对中层领导的主要考核：中层领导的领导力、下达指标的完成情况、患者满意度、业务量、经济指标、梯队建设、人才培养、团队精神、学科建设等。对下属考核的指标：思想道德、业务能力、个人素质、执行能力、岗位职责、劳动纪律、人际关系等。对平行层次考核的指标：业务水平、管理水平、与其他科室的沟通协调能力等（图6-18）。

患者评价的则是自己在医院期间的被服务的满意度。须指出的是，360°绩效评价已经成为组织最

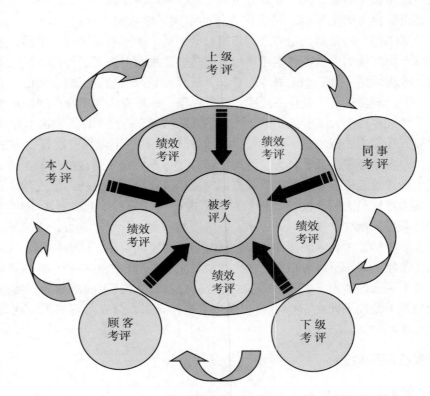

图 6-18　360°绩效评价模型图

广泛的绩效评价手段。医院的绩效考核，简单地讲就是对照岗位的目标和要求，用科学的方法评定员工完成工作的情况并将结果反馈给员工的过程。绩效考核是整个人力资源管理活动中的重要环节，它是对前期工作的总结，并为后期调整用人计划、变动薪酬、晋升岗位、进修培训等提供重要依据。

　　1. 传统人事工作考核的缺陷　传统人事考核就是领导决定，然后找人谈话，群众测评主要是走程序，最后的结果依然是领导研究决定。就目前情况来看，医院的人力资源管理工作基本沿袭传统模式。考核还是沿袭职能部门的发卷测评打钩模式，主要从"德、能、勤、绩、廉"五个方面考核，这样的考核一方面反映了岗位工作的实际内容，考核的结果往往也能达到参考的目的，这是应该肯定的。但是，人事科的考核很少能起到发现问题和激励员工的作用；再是考核是一种单向行为且上级主管的意见占据主导地位，带有很强的主观性和片面性；考核结果没有及时反馈给被考核者，失去了考核让员工进行持续改进的本身意义。

　　2. 360°绩效考核法的应用范围　现在360°绩效考核法区分于传统考核方法就在于它考核主体的多元化科学性，即由上级、下属、同事和服务对象从多方面、多角度共同参与考核过程，做到全面、客观、公平。从医院的角度讲，科主任的360°考核主要应该由院级领导、科室基层医生和护士、同级别的其他科主任，患者及家属等考核。当然，考核的内容也应该根据不同考核内容、作用而不同。360°绩效考核法虽然是一种行之有效的方法，但由于它考核的工作量大、人员广、时间长、费用高等等，并不适合对医院每个员工进行考核，因此建议考核中层以上干部和一些重点学科、重要部门的负责人、提升干部、晋升职称、评选模范等（主要包括科主任、病区主任、科护士长、职能科室负责人等）采用360°考评法。当然，在实施360°绩效考评中，必须分层考评，中层领导干部要进行360°绩效考评。科室、部门员工需要有本科室、本部门员工考评。

　　3. 360°绩效考核的主要内容

　　（1）**上级年度考核**：上级部门是考核的主体，科主任由院级领导聘任，按照"谁聘用、谁考核、谁管理、谁负责"的原则，人力资源部是考核的主要部门。岗位聘书是院长和科主任签订的聘约，其内容涉及科室管理的方方面面，科主任履行得如何？患者的满意度有没有提高？业务量有没有上去？经济指标实现了没有？梯队建设、人才培养有没有跟上？等，运用目标管理的方法，对照量化的考核指标，由院长授权人力资源部给予考核，"能者上，平着让，庸者下"，并将考核的结果作为续聘、解聘、晋升、加薪的依据。在考核过程中，防止对下级凭印象、凭感觉打分，防止出现"光环效应"和"一票否决"现象。就我国医院的领导体制而言，医院的上级考评院级领导，医院领导考评中层领导干部，中层领导干部考评本科室、本部门员工，一级考评一级。但是，这种可怕的是360°的，并不是几个领导考，是人力资源部门主持，考评者最大化原则。医院对于中层领导干部的考评，工作量较大，涉及面较广，一般采用每年一次的考评办法。不过，绩效工资的实施，应该逐渐采用每月一考的办法，因为绩效工资每月一发，绩效工资是先考评后再发绩效工资。

（2）**员工月度考核**：员工指在一线工作的基层医生、护士、干事以及医技人员等等，在工作过程中他们和科主任、护士长，部门主任、科长、部长接触最多，最为了解，也最有发言权。他们的思想道德、个人素质如何？有没有良好的人际关系？在工作中有没有以权谋私？业务能力、沟通艺术如何？能否调动患者配合治疗的积极性共同完成患者的服务工作任务？能否协调好科室内部人员的关系？这些关于能力、素质以及群众满意度的问题在考核体系中也同样重要。在考核过程中，有的医生或护士害怕日后"穿小鞋"，一律对相关人员给予高评价，我们要加以正确引导，尽量保证信息的真实性。应该月度考评、一般采用以本科室、本部门为单位进行考核。需要特别注意的是，360°考评的结果最好在考核现场统计、公布（甚至可以让被考评者参与考核结果的统计，汇总工作），使被考评者放心，解除考核不公的质疑。

（3）**领导定期考核**：领导考评一是平时的绩效工资发放前的考评，一是提升、晋级时的考评，一是上级领导来医院检查工作时的考评，一是正常干部考评。如同一水平和层次的科主任、部门领导之间相互测评也颇具代表性。这是因为无论他们在医疗水平、科研水平、工作能力、沟通技巧上还是在科室、部门管理的具体活动和过程中，都面临相同的任务、解决相同的问题，基本相同的顾客服务群体，相同的医院文化，实现相同的考核指标等。他们之间最为熟知和了解，通过横向比较和纵向比较，科主任、部门领导的业务水平、管理能力一目了然。其次，科主任、部门领导之间也存在业务上的往来，维系沟通环境，能否协调和其他科室、部门的关系？能否处理好科室、部门"小家"和医院"大家"的关系？等等。同行的评价最为中肯，是恰到好处的考评。需要注意的是，在考核过程中，防止出现私下约定给予对方较高评价，等价交换，使得考核结果"走过场"。

（4）**患者常规评价**：患者常规满意度调查，是指医院为了提高为患者服务水平，增强医院医疗市场竞争力，持续改进服务工作，明确规定的医院征求患者意见的制度，即对住院患者、出院患者、门诊患者、急诊患者所进行的定期、不定期满意度调查。事实上，医院患者满意度测评，不单是调查患者，而是调查顾客，包括患者、陪护、医保单位、新农合、患者所在单位、社区、新闻单位、社会各界等。满意度调查工作始终以"患者"为中心，科室管理亦是如此，患者是"上帝"，是顾客满意度调查的核心，提高患者的服务满意度是医院、科室管理工作的重中之重，也是考核科主任，职能部门员工、尤其是科主任、护士长、职能部门领导工作的重点。在医疗市场竞争日益激烈的今天，如果一个医院连患者满意度都不进行调查，还谈什么发展，将医疗质量和患者满意度纳入到考核体系中，听取患者对医院、科室工作的意见，是否存在"大处方"、是否存在吃拿卡要问题、是否"收红包"，是否存在管理混乱问题、是否存在服务不及时问题，是否"拿回扣"等等，都要作为考核医院、科室、员工的重要内容和指标。我们可以通过问卷调查、电话回访、暗访等多种方式调查满意度并将其结果作为考核科主任、部门领导、员工工作的主要依据。

患者考核主要考核服务者（医师、护士、医技服务人员）的技术水平、服务态度、服务水平、服务质量、服务时间、服务效果、价格合理性、医技设备检查、诊治及时、住院长短、生活服务方便性、服务满意度等。即使上级考核，对不同被考核人重点不一样，例如：医务部门主任考核的是科室管理、医疗技术管理能力、医疗风险防范能力等。

三、360°绩效评价流程

（一）成立绩效考评小组

现代医院绩效管理必将成为长期的管理工作，医院应该成立相应的考评组织，以使绩效考评成为制度化、规范化的工作。一般而言，医院绩效管理应该成立以院长为领导的绩效考评委员会或者小组。组成人员包括医院领导，科室主任、护士长、职能部门领导，医师、护士、员工代表。需要注意的是，无论考评人是谁，是领导还是由上级指定，都应该得到被考评者的认可，这样才能保证被评价者对结果的认同和接受。

（二）加大知识培训力度

对评价者训练和指导是绩效考评的必须流程。对评价者和被考评者进行绩效考核、评价、管理的培训应该按照层次进行。普通员工要进行上大课，普及绩效管理知识；中层领导干部要向深层次渗透，把绩效考评知识讲深，讲明白；对医院绩效考评小组要重点讲清楚绩效考评的管理工作。使考评者和被考评者明了考评的目的、意义、方法、步骤以及保密原则等。

（三）360°绩效的评价

实施360°评价要严格按照考评流程进行，尤其是考评内容、人员、时间、地点、方式等。在这个阶段需要对具体实测过程加强监控和质量管理。还比如，考评现场流程，从问卷的开封、发放、宣读指导语、疑问解答、收卷和加封保密的流程，实施标准化管理。如果实施流程未能做好，则整个结果是无效的。360°考评结果是绩效管理的关键，就是要对考评结果进行科学评价，比如，专职人员评价，专家评价，群众评价，患者评价，新闻媒体监督等，对实施360°绩效考核非常重要。

（四）重视资料整理分析

360°绩效考评的资料、信息整理与分析在整个考评中非常重要，关系到统计评分数据并报告结果的真实性和权威性。目前，已有专门的360°反馈评价软件用于对统计评分和报告结果的支持，包括多种统计图表的绘制和及时呈现，使用起来相当方便。让被评价人认识到360°反馈评价的目的也显得重要。关键在于建立对于评价目的和方法的可靠性的认同。绩效工资与奖励、薪酬挂钩只是一方面。更要让被评价者体会到，360°反馈评价结果主要使用于为管理者、员工改进工作和未来发展提供咨询建议的。因此考评资料和信息的整理与分析必须认真、实事求是，才能保证结果的准确性。

（五）评价绩效结果反馈

针对反馈问题制定计划。医院管理部门针对反馈的问题制定行动计划，也可以由咨询公司协助实施信息反馈，由他们独立进行数据处理和结果报告，其优越性在于报告的结果比较客观，并能提供通用的解决方案和发展计划指南。但是，医院的人力资源部门与第三方管理者的工作息息相关，这涉及市场竞争的策略，绩效考评与管理的进一步的实施，如有多方面的专家结合，评价效果会更好。绩效评价结果反馈有一个非常重要的程序是领导与员工之间的沟通，员工与员工之间的沟通，员工与患者之间的沟通。沟通的内容主要是绩效评价结果，回答员工的绩效考评质疑等。

四、360°评价注意事项

现在的绩效考评为什么达不到预期目的，考核最大的尴尬就在于，它考核的可能并不是绩效。主要表现如下：

（一）考核指标复杂繁琐

360°考核中常见的问题是，各个层级的考评者被集中在一个会议室，由考评组织者宣读注意事项并发放考评表，但当开始考评的话音刚落，就会有人陆续上交考评表，短短十几分钟的时间，几十个人共同参与的考评过程就会结束，偶尔会剩下一两个考评者，一边急促地翻动手中的考评标准，一边慨叹："他们怎么这么快？是不是都没看呀？"不错，当考评者的评价速度远远超过正常人的阅读速度时，我们只能推断，参照考评标准，对被考评者在工作中的行为表现进行客观评价的考评过程已经被很多考评者简化为了一种根据个人对考评标准的理解任意划钩或打分的游戏。其结果不言而喻：考评组织者精心设计的考评标准几乎成了摆设。如果认为这种考评过程得到的结果就代表了一个人的真实绩效表现，显然是危险的。这些问题出在考评指标太繁琐，条目太多，考评者不了解被考评者情况，其结果就是完任务，走过场。

（二）考核指标操作性差

绩效考评指标的实施关键是在考核中的实际操作。能不能是标准在每月的绩效考评中应用，也即360°考评标准的实际使用价值。我们知道，医院工作非常辛苦，必须把360°考评的实施时间降低到最低限度。现在不少医院都是在每月的最后1个周会期间进行360°测评。测评者为科室主任、护士长、部门领导。无论怎样考评，360°指标的考核时间应该在5～10钟之间，超过10分钟，就会引起大家的不快。360°考评标准也应该符合简单、有效、持久的原则。

（三）考核的结果不兑现

绩效考评结果不兑现，是因为一方面，对于特定的被考评者，其各个指标的考核结果差异不大，如我们在对某省医科大学附属医院360°考核结果的数据分析显示，有近一半的考评表，在对被考评者各个指标的评价上是没有差异的。然而这似乎与常识不符，很难想象，一个人在被评价的各个指标的表现上完全一致，要么全优，要么全劣。另一方面，各个被考评者之间的总体考核结果差距不大，且都处于中等偏上水平。这是否反映了该医院的被考评者的绩效表现一致，恐怕也未必。这就是大家对绩效考评结果的不信任的缘故，大家感觉考评没有体现出真正的最终绩效来，医院领导如果按照这样的结果兑现，怕大家有意见，所以考评结果就只能是大锅饭现象。这就提醒大家绩效考评必须制定严格的考核标准，认真考评，其考评结果才好兑现。

（四）考核指标不切实际

1. 工作绩效意识不强　360°考核一方面旨在收集关于被考核者的多方面的信息，另一方面，也是给了员工表达心声，参与到管理实践中来的渠道。但是等级意识浓厚的中国人似乎还不习惯表达他们对于管理、或上级的看法。此外，追求和谐的集体主义文化，也在一定程度上限制了组织中负性态度的表达，人们很少能够以促进组织发展或个人成长为目的，对一个人的绩效表现进行开诚布公地交流。对于一个人的不那么好的评价，总难免被看作是一种冒犯。再加上某些组织中的人际关系复杂，缺乏信任，总会有人心存顾虑，不肯表达自己的真实想法。这些原因主要是绩效管理的知识欠缺，绩效意识不强造成的。

2. 考核内容涉及岗位工作少　绩效考核通常与人事任免、职称晋升、薪酬等结果挂钩，本质上是一种管理的权利，一种权利正确行使的前提是与责任相联系并受到监督。然而在实践中，由于人事考核的敏感性，往往采取匿名的方式，这样，人们对于考核的结果不用负任何责任，于是，在实践中这种不受监督的权利难免会被滥用。另外一个非常重要的情况是，360°绩效考评，考评的内容与被考评者的实际工作岗位结合不多，考评的内容是千篇一律的"德能勤绩"类的要素，不能真实反映个体岗位工作情况，这就失去了绩效考评的真实意义。要反映绩效情况，就必须能够反映本职岗位工作情况，这样大家才能够认真，绩效考评才能落到实处。

3. 考核标准定量指标少　现在进行绩效考评最大的难点是，定量指标少，定性指标多。这样不利于绩效考评的实际应用。考评者范围盲目扩大化，或考评指标与考评者不匹配，造成考评者的评价信息不充分。既然考核是一种管理上的权利，如果这种权利只赋予那些只能定性考评，而不能量化的指标，就会使考评者或被考评者"人云我云"，就会产生人人都参与考评，人人都不负责的现象。在医院中，这个定量与定性的比例界限划定多少往往是十分微妙的，特别是当大家都不深入到了解具体人、具体岗位职责、工作任务的时候，更是如此。绩效考评指标定量指标较定性指标更难制定，更费时间。这时，考核的组织者也许会被迫按照定性指标进行考评，因为定量指标必须有针对性，定性指标随手即拿到处都是，这样使许多并不熟悉被考评者的人也要行使考核权利，对被考评者进行评价。此外，受工作关系的限制，考评者往往只能从某一个侧面了解被考评者的信息，当要求考评者对于被考评者的全部绩效指标进行评价时，也会出现信息不充分的情形。360°考评标准时必须记住，无法测量的指标就无法考评。

4. 领导重视绩效考核不够　绩效考评中的晕轮效应等心理因素的影响，使绩效考评成为对被考评者整体印象的反应。所谓晕轮效应是指人们在评价他人时，对他人的正性评价超过负性评价的倾向。因此，我们会看到，如果不强制分布，大多数的考核结果都会呈负偏态分布，即大多数人的分数都会集中在较高的等级。晕轮效应是指对于一个人的某个突出特质的评价会影响到对一个人的整体评价，这可以解释为什么人们倾向于对于一个人在各个考核指标上的表现给予一致的评价。由此可见，采用360°考核并不必然导致公平、公正的绩效考核结果，更为重要的是谨慎对待其在实践中存在的问题，不断探索改进的方法，提高这一考核方式的有效性，是医院各级领导需要认真研究的新课题。

（五）考核重点关注情况

1. 考评人的确定　考评人的选择有两种，针对评价结果不同的运用而不同，第一种是由被考评人来挑选和自己工作紧密联系的被考评人进行考核，这样做更注重于对被考评人的熟悉方面的人进行考核，考评结果可以提供给被评估人作为参考，被考评人也会感到反馈的信息符合自己岗位工作情况，有利于及时改进和提高。这种方法在客观性上考评人与被考评人相互熟悉，考评内容的针对性是强的，其缺点是容易感情打分。因为考评人挑选的被考评人其被考评者会有压力。第二种方法是由人力资源部的人员或顾问咨询公司随机的抽取考评人，这样相对更客观一些，这种方法的评价结果多数不会直接反馈给被评估人。第二种方法好处是客观公正、稍有私情，缺陷是不熟悉被考评者的实际工作情况，单凭360°表格打分，只能在定性指标上打钩，特别对定量性指标难于准确考评和把握。这就要求我们在进行绩效考评时必须考虑综合情况，尽可能贴近被考评人岗位工作情况，使考评结果反映被考评人真实情况。

2. 避免感情考评　因为在我们实际操作的过程中，医院中的老好人会得到更好的评价，因为他们为人处事也很受欢迎，与人为善，遇事原则性不强，就是"你好我好大家好"哲学，最后矛盾重重，问题不少，绩效不好。这种思想的人从不严厉管理犯有错误的同志，基本是睁一只眼闭一只眼做事，等等，这样的人得分会很高，但却并不一定反映其真实的岗位工作水平。而相反，在医院中有一部分对下属要求很严厉，作风强硬的人通常不怎么受欢迎，所以得分会经常偏低，但其业绩却是相当地不错，这在我们的医院中经常出现的情况。怎么办，有办法，遇事讲原则，违法规定按照要求办理，该关心时关心，该认真认真，绩效考评讲绩效，绩效不好打低分，绩效不好薪酬少。

3. 指标权重的分配　绩效考评指标的权重太重要了。总的讲必须有关键绩效指标，即在绩效考评时，考评标准必须设计3~7条核心指标，核心指标的分值要占全部分值的60%~70%，这样，绩效考评指标就有了重心，考评成功的概率就高。

4. 绝对与相对公平　360°测评方法无疑是正确的，但是，并非绝对公平，要注意区分不同职群、岗位的差异。在医院中有些岗位的设置隐含的作用就是有某些人不满意的，比如病例质量检查、劳动纪律检查、财务监控这些职责和岗位，从价值链上下游来评价的话可能得不到高分，但他们所做的工作确实是岗位职责所要求的，必须坚持原则，违法规定没有任何借口通融，必须按照规定办，这些岗位上工作的人，原则性越强的人，得分可能就低，所以在职责和岗位的区分上要注意没有绝对的公平，只有相对的公平。这就提示我们，360°测评得分，应该分区段，比如，59分以下1个档次，60~70分1个档次，71~90分1个档次，91~100分1个档次，等等。这样可能更能反映员工工作的真实情况。

五、确保360°评价效果

（一）充分利用第三方人力资源和智慧

充分利用和发挥第三方，即医院管理咨询顾问公司的数据库为医院的绩效考核与管理服务。优秀的咨询顾问公司都会有自己的绩效考评数据库，绩效考核数据库里有医院相关科室、职能部门的同样职责、岗位的标杆得分，通过与这些标杆的对比和分析，可以得出医院目前的绩效考核指标、标准，当然这需要借助于咨询顾问公司的专业力量。比如，北京卓越医院管理研究院就是国内专业的医院管理咨询、培训公司和研究院，该研究院设计了百余家医院的绩效考评与管理项目。

（二）充分做好绩效考评管理培训工作

360°绩效考评工作，对考核者的培训必不可少，为防止考评标准流于形式，花时间和精力对考核者进行培训，进行大量的绩效考核与管理知识的问卷调查，目的是让医院的一个了解绩效管理知识，了解医院绩效考核流程，了解医院的文化，了解医院逐步形成的绩效考核与管理文化。确保大家对于考核标准达成共识是非常必要的。遗憾的是，这在实践中是一个经常被忽略的环节。在问卷的设计上尽量做到科学和专业，在分析上要加强专业知识学习和沟通的能力，所以还是尽量选择比较好的医院管理咨询顾问公司。

（三）制定严格的绩效考评与管理流程

在选择医院管理咨询顾问公司的时候可以有几个考察点，一是问卷的考察点，问卷的种类不同，测试的重点也不同，比如领导的品质、领导力等；二是价格、合同条款、收费方式，有些医院管理顾问公司是按照总的基数收费的，有的还要收取参加评价的人的费用，这样做下来成本会相当地高；三要考察医院管理咨询顾问公司曾经的成功案例，所服务过的医院；四要考察顾问公司的评估周期，因为医院管理顾问公司的问卷设计之前往往会到医院做一个诊断，然后找到医院的战略需求来设计针对性的问卷，这样一个1000床位的医院管理咨询周期一般需要3~6个月的时间，床位再多的医院需要6~12个月的时间。总的来说，如果愿意投入资源的话最好还是找专业的人做专业的事。因为，专业医院管理咨询公司有严格的绩效考核与管理流程，每一个环节都会按照既定的流程进行，这确保了医院绩效考核与管理项目的按时按质取得成功。

（四）注重绩效考评过程与细节的管理

1. **熟悉情况的人参加考核**　绩效考核与管理应该让熟悉情况的人，而不是所有的人都来参与绩效考评。用合适的考评人，而不是用最好的考评人。合适就是专业、熟悉、内行，做过绩效考核工作。

2. **设计考核指标要一目了然**　应避免让考核者对考核指标进行笼统的评价，而是应该给出具体的操作性定义，可以是对考核指标的含义的描述要一目了然，没有异议，360°打分非常明确，指代清楚，不应该模糊不清、模棱两可。总之，目的在于引导所有的考核者与被考评者按照同样的标准进行打分与评价。

3. **考核标准最好不少于三级指标**　为了绩效考核指标的准确性更高，还应根据每个层级考核者的特定观察视角，合理安排不同层级的考核者对被考核者的不同指标进行评价，而不是搞"一刀切"；即使从便捷的角度考虑，不同层级的考核者使用了相同的考核表，也应根据熟悉者才有发言权的原则，合理设计指标条款。就中国医院情况看，最少要设计三级考核指标，职能部门绩效考核指标应该在40条左右，临床科室三级指标应该在100条以内（包括临床科室的医疗统计指标），医技科室绩效考核指标拟是50~100条较合适。如果条件允许，另一种可选的方案是，聘请第三方医院管理咨询机构，通过访谈或开放式问卷的方式收集信息，再以客观的标准，对收集到的信息进行统一整理，形成不同科室绩效考核指标条款的数量。

4. **360°考核充分发挥互联网作用**　由于360°考核涉及人员面非常广，在信息收集阶段常常需要不同的组织者组织多个场次的现场考核才能完成，这就涉及考核过程的一致性的问题，应该尽量统一指导语，避免组织者的临场发挥。例如："不会占用大家太多时间"之类的话语都很可能成为一种影响考核结果的暗示。360°绩效评价系统是由被考评人的上级、同级、下级和（或）内部顾客、外部顾客甚至本人担任考评者，从四面八方对被评者进行全方位的评价，考评的内容也涉及员工的任务绩效、医德医风、业务技术、管理绩效、周边绩效、态度和能力等方方面面，考评结束，再通过反馈程序，将考评结果反馈给本人，达到改变行为、提高绩效等目的。传统的考评仅仅是员工的上级考评，只有一个方向的。与传统的考评方法相比，360°绩效评价反馈方法从多个角度来反映员工的工作，使结果更加客观、全面和可靠，特别是对反馈过程的重视，使考评起到"镜子"的作用，并提供了相互交流和学习的机会。当然，这种考评方法也对医院人力资源管理工作者的能力提出了更高的要求和挑战。一是收集和整理的信息数量将大大增加；二是管理人员尤其是人力资源管理或者医院绩效考核办人员的反馈能力直接关系到绩效评价反馈系统的效能；三是绩效评价的内容和形式设计要复杂得多；四是为了降低绩效考核与管理成本，医院领导必须重视互联网的建设，充分发挥电子信箱、3G手机、手机短信、博客等现代通信功能。比如，360°满意度考评，医院绩效考核办可以把设计好的考评表在规定的时间内发到考评者的电子信箱内，由绩效考评者利用自己的可以支配的时间在充分考虑被考评者的情况后对被考评者打分，然后考评者在规定的时间内传回到医院绩效考核办公室指定的电子信箱内。医院绩效考核办公室必须有专人负责管理医院绩效考核指定的信息，做到真实、全面、保密、按照时间整理信息和相关资料。

5．360°考评方法受到了重视

（1）现代的360°绩效考核、测评与西方倡导的"个人主义"、"平等"、"竞争"的文化体系相适应，而在中国则强调以群体为本位，追求"和谐"。有一些医院虽然进行了360°反馈评价，但是在推行过程中却遇到了很大的阻力，并且评价的效果也不理想，甚至造成了医院的人际关系紧张，给医院带来了不利的影响。这些原因都是医院领导重视不够所造成的。

（2）360°绩效考评方法对领导者的权威提出了挑战，以往都是上级说了算，下级倾向于服从上级，员工虽有不满，但是也"敢怒不敢言"。现在"考评"已不仅是上级的特权了，下级同样可以有这种权力。下级也可以对上级进行考评，发表意见。管理者们认为他们的权威受到了挑战，在心理上一时难以承受。这与中国传统的权力等级距离观念有关。所以在推行过程中，往往是医院的中层害怕变革的心理阻碍了这种评价系统的推行，因为360°考评系统的推行离不开管理者们的大力支持。我们在医院实施绩效考核时，有些领导说，让大家测评不公平，我干的事多，惹人多，大家对我的满意度就低，以后谁还敢管事。事实上，确实存在干事多，人们意见大的现象。但是，我们要为大家服务，大家的心是清楚的，每一个人都不会把痛苦的经历描绘成愉快的过程。如果大家对某一个人都有意见，说明了该同志的工作方法有问题，大家360°测评给你打分低，正是你改正的起点。

（3）西方文化强调的是竞争、冒险、鼓励创新；中国传统文化向人们灌输的是知足常乐、随遇而安、"和谐共存"、见好就收的价值观念，表现为因循守旧、惧怕竞争、墨守成规、害怕变革的消极面。这样在360°绩效考评系统推行过程中，必然会受到一些守旧势力的消极抵抗，不愿意去做这样的一种评价。甚至有些单位人员仍然留恋大锅饭，平均主义。

（4）西方文化强调开放性，敢于自我否定，善于听取各方意见来完善自我。而中国文化强调含蓄、保守。这样，员工不太愿意袒露自己真实的想法，而且也不敢面对真实的自我。所以对这个评价方式也会有抵触情绪。这些因素使得360°考评在推行中遇到了很大的阻力，难以实施。但是即使是实施了，在实施过程中，效果仍会不理想。主要是绩效意识淡薄，竞争意识不强，评价结果的客观公正性问题。在进行360°绩效考评反馈评价时，一般都是由多名评价者匿名进行评价。采用多名评价者，确实扩大了信息搜集的范围，但是并不能保证所获得的信息就是准确的、公正的。就目前在绩效考评进行的医院中，凡是绩效360°考评结果理想，医院发展较快，都是医院领导重视的结果。现代医院绩效考评与管理是"一把手"工程。

　　6．360°绩效考评中的人之常情问题

　　（1）员工的考评带有情感色彩：在同一医院工作的员工，既是合作者，又是竞争者，工作上的磕磕碰碰，利益上的分配差异，以及各种人际关系，并考虑到各种利害关系，评价者有时还会故意歪曲对同事被评价者的评价。比如，可能会给跟自己关系好的被评价者以较高的评价，给跟自己关系不好的被评价者以较低的评价。尤其是当考评的结果跟被考评者的奖金发放、薪酬调整、晋升挂钩，涉及个人利益时，员工更有这种倾向。甚至有些在一个办公室工作的同事，见面笑嘻嘻，考评打低分。这就是，越是熟人越打低分，越是生人越打高分的"感情扭曲现象"。

　　（2）员工的考评惧怕领导：员工很可能惧怕权威，而给上级以较高的评价。由于上级的权力的无形压力，员工不敢得罪上级，怕上级会对自己施行报复，从而影响自己的前途。尤其是管理部门，上下级关系比较固定，上下级之间还要相处很久，这样员工就不倾向于表露自己真实的想法。360°绩效评价方式还会导致另外一个极端就是，这种评价成为下级发泄不满的工具。尤其是即将离职的员工，或者是马上就要调动到其他科室或部门的员工，反正不打算继续在这个科室干了，就给上级一个很差的评价。曾经有一个医院的科室领导被迫辞职，就是因为他曾经给自己的下属评价较低，而这个下属又有了新的机会，准备离开医院，在离职之前对领导的评价很差。

　　（3）员工的考评惧怕组织：员工对人力资源部仍然不太信任，对这种评价充满恐惧感，担心自己的评价意见还是会被上级知晓，考评结果会成为组织对员工"长期考核"的参考资料，同时也担心评价收集的信息是否进行了客观公正的处理。所以在360°考评体系推行的过程中，我们必须克服以上这些障碍，以使360°考核能够得以顺利推行并取得较好的效果。人之常情的事可以理解，只要不违背大的原则就行；人之常情的事可以允许，只要不出格就行；人之常情的事消除不了，只要大家认可就行。

（五）营造现代医院绩效考评文化氛围

　　①必须取得医院高层领导的支持，高层领导必须有坚决把绩效管理进行到底的决心，并能在医院内部倡导一种变革、创新、竞争、开放的绩效考评与管理文化，使员工摒弃旧有的传统观念，敢于竞争、敢于发表意见，也敢于接受别人的评价，让员工能够从观念上接受绩效考评与管理的这种现代考评方式；②在360°考评系统推行之前和推行过程中，应加强宣传和沟通，向员工讲清其意义何在，了解评价目的，消除评价中的人为因素。必须对评价者与被考评者进行有效的培训，以免评价结果产生很多误差。在施行过程中也应该就评价的准确性、公正性向评价者提供反馈，指出他们在评价过程中所犯的错误，以帮助他们提高评价技能，维护绩效考评的权威性和公正性；③应该找尽可能使员工充分信任的人员来执行360°绩效考评项目。如果在医院内部找不到合适的人来负责项目的运作，医院也可以聘请外部专家，如医院管理公司等。为了获得员工信任，应该尽量聘请与医院有长期合作、已经取得员工信任的专家作为项目的负责人。这样做有几个好处：医院领导不在绩效考核的最前沿，而实质是医院领导牢牢把握方向的；绩效考核项目有了缺陷，医院领导可以退居后台，有咨询公司来承担；更重要的是可以借助第三方的智慧来拓宽医院领导的视野和思路，毕竟医院管理咨询公司的专家更专业，更能熟悉绩效考评与管理项目的流程；④360°评价方法在推行过程中也可以采取灵活的方式进行。在人员流动性较大、竞争性很强的医院，推行360°考评方式是很有效的，但是在人员相对比较固定的部门或科室，倡导一种"人和"的氛围还是有必要的，在这种情况下，360°考评也可以施行，但是考评的结果可以不作为被考评者薪酬调整、晋升等的依据，因为这样容易造成人际关系紧张。考评的结果应仅仅用于员工的部分绩效工资和职业生涯发展。而且还要建立起员工之间的互相信任的关系，在这个基础上，考评的结果才会比较客观、公正。我们相信，360°考评方法在推行过程中能够克服各种障碍，并结合医院的实际情况，能够取得好的效果。

（六）美国通用电气公司的360°考评

　　"360°评价"是美国通用电气的一大特色，每个员工都要接受上司、同事、部下及顾客的全方位评价，每个部门每年都要界定出 20% 的优秀人员，70% 的表现普通人员以及 10% 的后进人员，业绩差的员工便会被公司无条件辞退。为了将通用电气这个美国老式的大企业在国际市场竞争中具有更强竞争力，韦尔奇曾进行了 600 多次兼并行动，一次为使公司商务业务集中而"精简"了 10 万多名职工。此外，为了将财力、物力和精力集中投入具有发展前途的行业和产品生产中，韦尔奇曾卖掉了被看成是通用电气公司心脏和灵魂的计算机集成电路以及电视机等经营项目。因此在有些人看来，韦尔奇是一个无情的管理者，他的一些行为近乎残忍，令人不解和愤慨。

然而，韦尔奇正是从战略角度思考，从员工和公司的切身利益出发，经过深思熟虑作出了这些决策。他在回忆录中对"360°评价"进行了深入分析，韦尔奇认为区别是一个企业生存发展的根本要素，也是经营管理的重要理念。对员工进行分类，便于管理者对他们区别对待、对症下药，奖励表现优秀者并委以重任，积极鼓励表现普通者并帮助他们迅速提高，而对于表现不佳者，辞退其实有利于他们抓紧时间重新自我定位，找到合适的岗位。员工在分享公司的收益增长中体会到韦尔奇"道是无情却有情"的独特管理经营方式，一年内员工奖金增长幅度可以达到 150%，即使本人职位不提升，工资增长幅度也会高达 25%，优先认股权发放范围也由只限于高级职员扩大到专业雇员总数的 1/3。

韦尔奇虽然大权在握，但绝非是一个孤高自傲的独裁者，他经常突然视察工厂和办公室，安排与比他低好几级的经理共进午餐；他向从直接的汇报者到小时工人等几乎所有的员工发出手写体便条，给人以一种亲切和自然感；他凭外貌就能叫出公司至少 1000 人的名字，并且清楚地知道他们各自的职务。这一切都意味着他对一个庞大的企业王国的领导和影响滴水不漏，深入而全面。韦尔奇缔造了一个商业帝国，正是由于韦尔奇的出色管理，通用电气才能够躲过 2008 年的金融风暴，而通用汽车就不能幸免了。

第八节 绩效平衡计分卡法

一、平衡计分卡的理论依据

（一）平衡计分卡由来

平衡计分卡 BSC（balanced score card）是由哈佛商学院教授罗伯特·卡普兰（Robert Kaplan）和复兴方案公司总裁戴维·诺顿（David Norton）在对美国 12 家优秀企业为期一年研究后创建的一套企业业绩评价体系，后来在实践中扩展为一种战略管理工具。1992 年，卡普兰和诺顿在《哈佛商业评论》上，发表了关于平衡计分卡的第一篇文章《平衡计分卡——业绩衡量与驱动的新方法》从此以后，人们不再从一家企业的财务指标来衡量它的业绩的好坏，而是从包括财务、客户、内部业务流程、以及学习与发展四个方面来考察企业。在 10 多年的时间里，平衡计分卡在理论方面有了极大的发展，在实践领域也得到了越来越多的公司的认可。目前，平衡计分卡是世界上最流行的一种管理工具之一。根据员工资料的调查，平衡计分卡就是战略绩效管理，是从战略高度应用相关方法系统性全局性地提升企业经营绩效的管理方法，是融合企业高端管理即战略管理与基础管理即绩效管理的新型管理模式。传统上，战略管理理论和方法偏向于战略分析与决策，在战略执行上缺乏明确可操作的要求和工具，形成了战略执行与战略决策脱节现象，影响了企业经营的绩效，美国《财富》杂志在 1999 年曾刊登《总裁失败的原因》一文，研究指出，大约 70% 的总裁失败的原因是"公司战略执行不到位"近几年，我国许多企业也认识到战略执行力不足的严重影响，开始探求和应用提高战略执行力的方法。平衡计分卡是战略绩效管理的有力工具，是以公司战略为导向，寻找能够驱动战略成功的关键成功因素，并建立与关键成功因素具有密切联系的关键绩效指标体系（KPI），通过关键绩效指标的跟踪监测，衡量战略实施过程的状态并采取必要的修正，以实现战略的成功实施及绩效的持续增长。美国《财富》杂志公布的世界前 1000 位公司中，有 75% 用了平衡计分卡系统。

（二）平衡计分卡特征

BSC 具有八个特征：①平衡计分卡既是一种医院的评价系统，也是医院战略管理的重要手段，同时是一种重要指标的管理模式；②平衡计分卡重视对医院长远发展的评价，即评价指标中包括影响医院长远利益的因素；③平衡计分卡所设计的评价指标体系做到了财务指标与非财务指标的有机结合，能够对医院的经营绩效和竞争能力进行系统的评价；④平衡计分卡重视对医院经营利润的评价，也包括评价医院的经营活动能否满足客户需要；⑤平衡计分卡重视医院与外部利益相关者，如客户、供应商、战略伙伴以及政府等的关系；⑥平衡计分卡重视对医院可持续发展能力的评价；⑦平衡计分卡从分析创造医院经营绩效的驱动因素入手，找出医院存在问题的真正症结所在，以确定医院为实现某种战略目标所必须改进或发展的方面；⑧医院的均衡发展，是预防性管理方法，如图 6-19。

例如，平衡计分卡在对企业要提高资本回报率进行分析时，就可按照下列因果关系链展开：提高投资回报率——提高客户对产品的认可程度——提高准时交货率——缩短产品生产周期并控制产品质量——提高员工技能。从平衡计分卡中可以看到，平衡计分卡首先是业绩衡量工具，进而发展为战略实施工具，因而平衡计分卡具有绩效评价和战略实施双重功能，可概括为以绩效评价为特征的战略管理工具。

卡普兰等在研究总结优秀企业成功经验时发现：财务绩效（finance）、内部运营（internal operational process）、学习及创新（study and innovation）、满足客户需求（satisfied necessary of customer）这四个方面是企业长期成功的关键因素，并且这四方面可具体设立关键绩效指标进行评价。卡普兰等创立的平衡计分卡出发点就是对以上四方面进行绩效评价，通过业绩评价和引导来促进企业战略的实施及业绩的增长。

平衡计分卡所设的四方面相互之间具有明显的特点，体现出谋求各方面平衡与和谐的思想"平衡计分卡"是英文"balanced score card"的直译，从平衡计分卡思想内涵出发，此处"平衡"理解为"平稳"似更能为人们理解和接受平衡计分卡。"平衡"体现为多方面：财务与非财务评价之间的平衡，长期目标与短期目标之间的平衡，外部和内部要求的平衡，结果和过程平衡，前导指标与滞后指标的平衡，管理业绩和经营业绩的平衡等。平衡计分卡四方面具有依次保障促进的关系"学习及创新"是长期、基础和过程型关键成功因素，其保障促进"内部运营"；"内部运营"是改进企业业绩的重点，其保障促进"满足客户需求"；"满足客户需求"是速效、直接和过程型关键成功因素，其保障促进"财务绩效"；"财务绩效"是企业结果型关键成功因素，是企业经营管理最直观最重要的绩效指标。

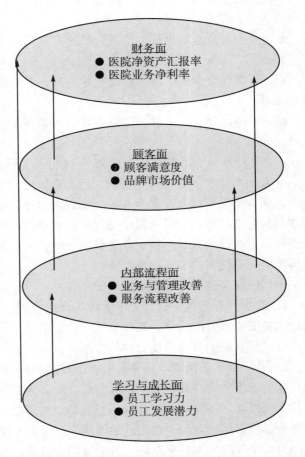

图 6-19 平衡计分卡的四个方面

（三）平衡计分卡作用

平衡计分卡为战略绩效管理和企业战略管理，提供强有力的支持。平衡计分卡设立四方面关键成功因素，通过建立各级业务单元乃至各岗位的关键绩效指标，并与企业战略目标紧密相连，形成有机统一的企业战略保障体系和绩效评价体系，可以促进各岗位工作的有序和效率，明显节约企业管理者的时间，提高企业管理的整体效率和业绩。平衡计分卡改进了传统绩效评价的不足，能提高企业激励作用，传统的绩效评价方法要么通过财务指标评价，其覆盖面适用部门和岗位过窄；要么是定性的分散的工作任务设立和评价，难以保证公平性、系统性以及战略目标的实现。平衡计分卡有利于促进企业凝聚力和员工参与管理的热情，平衡计分卡通过指标分解让员工参与管理指标的设立，让员工了解到企业战略，让员工认识到自身工作对企业战略及整体业绩的作用，有利于战略的更好执行。

（四）平衡记分卡思想

客观地讲，目前中国有些医院已开始应用平衡计分卡。把平衡计分卡应用到医院绩效管理中，更适合医院的宏观管理。科室的绩效管理更适合于分项类、千分分值（千分制或百分制）的权重法的绩效考评与绩效管理评价。

▲　平衡计分卡的出现，使得传统的人力资源管理者感到不适应，绩效管理从人员考核和评估的工具转变称为战略实施的工具。

▲　平衡计分卡的出现，使得领导者拥有了全面的统筹战略、人员、流程和执行4个关键因素的管理工具。

▲　平衡计分卡的出现，使得领导者可以平衡长期和短期、内部和外部，确保持续发展的管理工具。

▲　平衡计分卡因此被誉为近75年来世界上最重要的管理工具和方法之一。

个人平衡计分卡是一种全新的、行之有效的用于激发组织与个体潜能的方法。平衡计分卡提供了企业内部人员管理以及改善企业的战略、文化和效率的系统、完整的方式，它将个人能力与集体才能管理联系起来，从而为员工提供更加牢固和可持续的未来目标。作为一种有效的人才管理理论，个人平衡计分卡通过个人目标与企业愿景的平衡，将平衡计分卡引入人力资源管理，而这一平衡正是实现可持续的企业绩效的前提条件。

现代医院实施平衡计分卡需要的条件。

1. 高层领导参与平衡计分卡管理　高层管理人员直接推动和参与平衡计分卡的设计和运用，是项目成功的最重要的条件，这就意味着他们需要对平衡计分卡理念的认同以及对方法的基本了解。并且充分认识到他们自己的项目中的作用。

2. 共同的驱动因素　医院具备一个鼓励和提倡学习的文化，对新的管理工具和最佳实践抱着一种开放的态度去看待和学习，这样的话，所有的高层和不同部门的中层管理人员将一起工作去获取项目的实施成功。各部门的配合对项目成功至关重要。平衡计分卡项目应该是一个变革管理项目，需要所有的部门都积极参与。在实施的阶段，甚至需要由一个以上的部门牵头来推动和配合。如果将项目只作为某个部门的项目来对待，其他部门没有很好地配合，其效果不可能理想。如人力资源部，那么项目有可能难以推动。

3. 一定的资源投入　平衡计分卡项目的实施需要医院在时间和人员上给予一定的投入。这样不仅效果更好，同时能起到知识传递和学习的作用。为什么许多中国医院运用平衡计分卡没有取得期望的效果？平衡计分卡作为战略执行和组织绩效管理方面最有效的管理工具，帮助中国的医院形成战略管理的框架和流程，在国内得到越来越广泛的使用，给许多的医院带来巨大的收获，但是，也有一些组织因为各种原因，引入平衡计分卡后并没有取得期望的效果，其实，平衡计分卡项目的成功需要有它的先决条件，或者说是平衡计分卡的成功因素。

（五）平衡记分卡管理成功因素

1. 来自组织高层领导的支持和推动　平衡计分卡是战略执行的工具，要想成功实施平衡计分卡，最基本的一点是要获得高层领导的支持。高层领导需要在整个医院范围内宣传和倡导平衡计分卡的理念，使得医院的中高级管理人员形成对平衡计分卡的正确认识，从管理的角度而不是从考核的角度来理解平衡计分卡，以便在正式实施时能够提供支持和配合。

2. 如何发挥平衡计分卡的最大作用 平衡计分卡系统能够有效地帮助医院建立战略执行和组织绩效管理的体系，完善战略管理流程，许多医院中的人力资源管理或其他部门把平衡计分卡作为绩效考核工具引入医院，本身就是对平衡计分卡工具的误用，使得组织人员不从战略的角度出发考虑问题，对平衡计分卡产生抵触情绪，这样平衡计分卡就失去了成功执行的基础。当然，平衡计分卡的实施结果是要和绩效挂钩的，但是如何挂钩，什么时候挂，以什么方式和绩效挂钩是需慎重考虑的。

3. 形成持续改进的流程 平衡计分卡给医院带来的是一种战略执行的变革，组织变革是否有效还取决于组织是否形成了持续改进的流程，通过制度的形式在组织内进行固化，并切实执行这一流程。对于平衡计分卡管理流程，最重要的一点是需要和组织的重大管理流程结合起来（例如战略制定和更新，计划流程，预算流程等），通过把平衡计分卡和其他流程链接起来，有助于平衡计分卡体系和医院的实际紧密结合。

4. 实施平衡计分卡的沟通 使医院的上下级形成对战略执行的共同认识。平衡计分卡也是一个战略沟通的平台，建立平衡计分卡体系的流程其实也是战略沟通的过程，组织的高层领导需要利用这个机会和组织的下级管理人员进行沟通和讨论。充分听取下级部门领导的反馈意见并达成一致，从而获得下级对平衡计分卡体系的认可和支持，确保平衡计分卡的实施顺利。

（六）平衡计分卡推行方式

以什么样的方式推行平衡计分卡也是十分重要的，有些组织从自身对平衡计分卡的认识出发，自己在组织内推行平衡计分卡，有些医院获得了成功，但是也有很多医院在推行过程中遇到了很多问题，最后不得不中止项目或转而向外部咨询力量寻求帮助。这种情况是很正常的，因为自己推行计分卡往往需要对平衡计分卡的认识比较深刻，并且还需要借助许多工具的帮助。外部咨询力量往往更加专业，并且能提供许多有力的工具推进平衡计分卡的实施和管理，可以帮助医院更加有效地实施平衡计分卡，也能够避免医院在自我摸索的过程中走更多的弯路，帮助医院最大地获得平衡计分卡实施的价值（表6-5）。

表6-5 平衡计分卡与传统管理的区别

基于平衡计分卡的绩效管理	传统绩效管理
★ 医院战略和绩效管理系统一致性	■ 与战略关系不紧密
★ 动态的管理流程	■ 静态的考核制度
★ 在四个方面建立因果关系的战略目标	■ 以各个功能为主的指标管理
★ 有差异化客户战略和业务增长点的目标，并配备驱动性和支持性的主题和目标	■ 不能体现医院的战略，最多能体现通用性的关键成果因素
★ 十分关注"无形资产"对"有形资产"的驱动和影响	■ 仅关注有形资产
★ 注重纵向与横向目标、指标的协调与统一	■ 因各自单位自身的目标与总体战略目标产生矛盾，不协同甚至冲突
★ 注重指标的导向性，驱动行为的改变和业绩的提升	■ 突出年度考核
★ 强调过程中的沟通，管理和及时调整	■ "秋后算账"

（七）平衡计分卡实施步骤

筹备阶段 → 第一次访谈 → 访谈小结分析问题 → 第二次深度访谈 → 第一次主管讨论会 → 制订平衡计分卡方案 → 实施阶段 →持续改进。

1. 实施平衡计分卡的挑战 医院从未实施过平衡计分卡，实施平衡计分卡是一个巨大的挑战。通过选择组织平衡计分卡中更加有价值的目标和相应的改进措施为自己带来更大的挑战；选择一个你已经提高了的技能所能允许的更有挑战性的目标；享受这种愉快的新的管理方法的经历。

2. 实施平衡计分卡的计划 为医院、科室、班组或者你的工作和业余时间制定或更新平衡计分卡计划；进行持久和有效的计划实施。

3. 实施平衡计分卡的措施 从医院、科室、班组和个人平衡计分卡中一个简单的目标及其对应的改进措施着手；选择一个你信任的人；坚持执行你的改进措施；寻求反馈信息并跟踪问效。

4. 实施平衡计分卡的持续改进 注意考察改进措施是否有作用；检测采取改进措施的结果；发展组织和你的技能，以实现所选择平衡计分卡的目标。

我们可以将平衡计分卡看作是飞机座舱中的标度盘和指示器。为了操纵和驾驶飞机，飞行员需要掌握关于飞机的众多方面的详细信息，诸如燃料、飞行速度、高度、方向、目的地，以及其他能说明当前和未来环境的指标。只依赖一种仪器，可能是致命的。同样道理，在今天，管理一个组织的复杂性，要求组织要能同时从几个方面来考虑绩效。平衡计分卡的出现克服了传统绩效考核方法单纯利用财务指标来进行绩效考核的局限。就财务指标而言，它传达的是已经呈现的结果、滞后于现实的指标，但是并没有向医院层传达未来业绩的推动要素是什么，心及如何通过对患者、供货商、员工、技术革新等方面的投资来创造新的价值。平衡计分卡的功能，具有战略管理的功能，组织系统变革过程中的均衡性功能，完整的组织评估系统功能，财务与非财务性指标控制系统功能，管理简单功能，连续评价功能，实现有效的激励功能等（图6-20）。

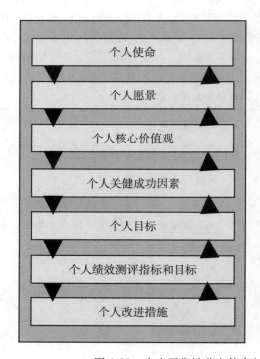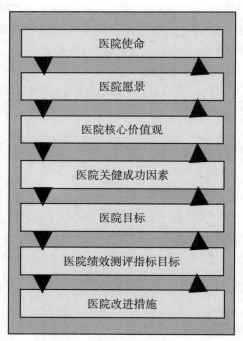

图6-20　个人平衡计分卡使命与医院平衡分卡使命目标的匹配

（八）平衡记分卡绩效应用

平衡记分卡（balanced scorecard）作为一种战略管理和绩效评价工具已为国内外众多企业所采用，并取得了良好的效果。根据平衡记分卡在企业管理中的应用经验，结合目前有关医院绩效评价的研究和实施情况，可以设计以下医院平衡记分卡的基本框架。

1. 财务方面的设计

（1）财务方面的目标：扩大收入总量、降低运行成本、多渠道筹集资金、促进医院资源优化配置。医院增加财务指标主要是扩大服务范围，整合服务功能，增加服务数量。

（2）成功的关键因素（CSF）：绩效管理方案的设计、改善就医环境、加强学科建设、提高医疗质量。医院是以保障人民群众健康为目的，集医疗、教学、科研、预防为一体的非盈利性社会公益组织，主要追求的是社会效益。因此财务成功并非医院的根本目标，但充分、稳定、长期平衡的财务经费，依然是医院健康持续发展的前提保障。特别是随着医疗市场的竞争加剧和医疗机构的规模扩张，医院的资金需求日益强烈，经费紧张始终是医院发展所面临的一大难题。因此，医院在财务战略上应着眼于拓宽服务功能，合理编制预算，合理控制成本，提高资源利用率，以促进医院可持续发展。财务方面平衡记分卡的关键绩效指标（KPI）可设计为：医疗核算的准确性、绩效考核的及时性、绩效奖金的准确性、净资产增值幅度、资产负债率、总资产报酬率、管理费用水平（率）、药品收入占业务收入比率。

2. 顾客满意方面的设计

（1）顾客方面的目标：诊治的确定性、费用的合理性、服务的优质性、医患的和谐性、患者的满意度、社会与政府的满意度。

（2）成功的关键因素（CSF）：加强专科技术力量、提高医疗质量、改善医疗条件、患者的满意程度。医院的使命和任务是救死扶伤，一切以患者为中心，为人民群众的健康服务。因此顾客方面平衡记分卡的关键绩效指标（KPI）可设计为：①顾客满意度：患者对医院服务的满意程度，这是主观指标，可以通过问卷或访问等形式获得；②主管部门满意率：是指卫生主管部门对医院完成医疗、预防、教学和科研任务的满意率，反映了社会对医院的认可程度。③患者诊治疾病的指标：是指治愈率、住院天数、手术成功率、危重患者抢救成功率、在医院时的生活满意情况，这些是患者就医最为关心的问题。

3. 医院内部流程方面的设计

（1）医院内部流程方面的目标：门诊患者就医流程、急诊患者就医流程、住院患者流程、护理服务流程、患者检查流程、取药流程、提高技术力量流程、搞好医疗保健流程、提高病愈好转率流程等。

（2）成功的关键因素（CSF）：提高医疗质量、提高护理质量、进行健康保健指导。

从价值链通用模式出发，医院的内部业务流程为：入院就诊、诊断、治疗、护理、康复离院。医院的患者从入院到出院，可以看成是产品生产加工的过程。患者入院可以看成原材料的采购过程，原材料采购结束，就要进行生产、包装、销售等。而患者入院以后则要经过医生的诊断治疗、医技科室的辅助检查、护士的精心护理等过程，然后出院。因此，内部业务流程方面平衡记分卡的关键绩效指标（KPI）可设计为：患者对医院管理工作满意度、医生对医院管理工作满意度、社会对医院工作的满意度、人民群众的健康指数等。

现代医院管理主要是接受先进的管理理念，平衡计分卡是4项内容，结合医院实际情况，也可以设计5项管理内容的平衡计分卡。如，医疗、护理、医技、药剂、后勤行政（图6-21）。

4. 学习与成长方面的设计　①学习与成长方面的目标：培养和引进高素质医疗和管理人才，建设一支高素质的适应患者需求的人才技术队伍；②成功的关键因素（CSF）：队伍建设、学科建设、培养进修、人才引进、健康指数。

中国医院应用平衡计分卡（图6-21）在以下5个方面要尤为注意：①使用范围，平衡记分卡多用于业务单元（事业部）及医院科室的考核；②重点突出：根据战略及关键成功因素考虑每个指标层面的重点指标；③指标关联度测算：每个非财务指标应与最终财务目标达成的有较强的关联度；④医院行业业务与企业的不同性，如业务流程，应该包括哪些内容；⑤医院院级的平衡计分卡与科室的平衡计分卡、个人平衡计分卡应用的区别等。医院的平衡计分卡可以是 4 项内容，也可以是 5 项内容。

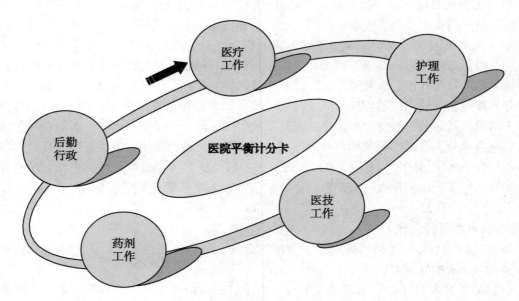

图 6-21　现代医院平衡计分卡

二、平衡计分卡的发展趋势

（一）结合医院实际实施平衡计分卡

医院在管理咨询顾问的帮助下将会掌握如何设计具有个性化的平衡计分卡方案，以实现医院绩效考评与管理的目标这是因为我国医院层次多、规模不一、地域不一、专业不一，这些情况都决定了我国医院实施平衡计分卡不能搞一刀切，只能由医院选择管理方法。

（二）现代医院绩效管理方法多样性

平衡计分卡的理念将会渗透到医院战略管理的各个层面中去。在形式上平衡计分卡将与其他的考核工具相互融合，生成更先进及更有效的考核工具。一流的医院必须有一支一流的人才队伍，一流的人才队伍建设是形成一流医院的必要条件。知识爆炸年代的今天，人才是强国之本，医生就是医院的关键，只有建设出一支精干的人员队伍，医院才能实现真正的跨越式发展。因此，医院要定期或不定期地对医务人员进行培训、送医务人员到上级医院进修学习、到国外学习、鼓励学术交流、并给予相应的自主权，以促进人员队伍建设。学习和成长方面平衡记分卡的关键绩效指标（KPI）可设计为：医护满意度、医护培训率、医护流失率、科研成果率、员工的职业生涯设计等。

第九节　绩效经济增加值法

一、经济增加值的理论

经济增加值（economic value added，EVA）其理论出自于诺贝尔奖经济学家默顿·米勒和弗兰科·莫迪利亚尼 1958 ~ 1961 年关于公司价值的经济模型的一系列论文。公认的标准定义是指公司税后经营利润扣除债务和股权成本后的利润余额。这个指标反映了管理价值的所有方面，与大多数其他度量指标不同之处在于：它考虑了带来企业利润的所有资金成本，用公式表示即：①经济增加值＝销售额－经营成本－资金成本；②经济增加值＝税后利润－资金成本（使用的全部资金）。但它不仅是一种有效的公司业绩度量指标，还是一个全面财务管理的架构，是决策与战略评估，资金运用，兼并或出售定价的基础理念。在传统的会计利润条件下，大多数公司都在"盈利"。经济增加值明确指出，管理人员在运用资本时，必须为所有成本付费（直接成本与间接成本），就像付工资一样。

什么样的医院是好医院？不同的时期，人们对医院的判断标准也不尽相同，这主要是在社会发展的各个阶段，人们对医院的性质、发展目标、经营方式都有不同的理解。从 19 世纪，真正现代意义上的企业出现以来，企业目标经历了利润最大化、效益最大化、股东价值最大化三个阶段。在利润最大化阶段，投资者普遍追求利润的绝对值，这时候的企业规模比较小，投资者和管理者并没有分离，因此也不存在"委托代理"的机制问题。到了 20 世纪初，由于金融资本市场的发展，出现了许多巨型规模的企业，企业的所有者已经不能有效地管理和控制企业，企业的所有权和经营权分离逐步成为趋势。

20 世纪 80 年代后，越来越多的企业认识到，效益最大化判断工具也有不足，因为其中的主要指标信息采集、分析都基于企业财务报表（基于已发生的权责），反映的是企业的发生成本，没有考虑到股东投资的机会成本，因此很可能激励公司管理者的短期行为，忽视企业的长期价值的创造。建立以经济增加值为核心的企业价值管理体系，以经济增加值为核心的企业价值管理体系包含 5 个方面：①评价指标和业绩考核；②管理体系；③激励制度；④全成本核算的现实意义；⑤现代企业管理理念意识和价值观。

二、经济增加值的体系

（一）评价指标（measurement）

EVA 是衡量业绩最准确的尺度，对无论处于何种时间段的医院业绩，都可以作出最准确恰当的评价。在计算 EVA 的过程中，我们首先对传统收入概念进行一系列调整，从而消除会计运作产生的异常状况，并使其尽量与经济真实状况相吻合。这些成本涉及诸多方面，包括人力资源成本，货币贬值，坏账储备金，重组收费，管理成本，银行贷款利息，药品未付款，设备未付款，医院建筑环境未付款，医院内部员工集资利息，医用消耗品未付款，医院效益差员工应该调整工资而未调整的历史欠款，以及地皮、设施、设备折旧费，等等。尽管如此，在保证精确性的前提下，也要顾及简单易行，所以我们通常建议医院采取若干条调整措施。针对每个医院的具体情况，我们能够确认那些真正确实能够改善医院业绩的调整措施。基本的评判标准包括：调整能产生重大变化，有确切的可得数据，患者增加，顾客满意度增加，绩效增加，医院发展。还有最重要的一条，就是这些变化能够对医院决策起到良好的影响作用，并且节约成本，利润增加，员工福利持续增加。

（二）管理体系（management）

EVA 是衡量医院所有决策的单一指标。医院可以把 EVA 作为全面财务管理体系的基础，这套体系涵盖了所有指导营运、制定战略的政策方针、方法过程，以及衡量指标。在 EVA 体系下，管理决策的所有方面全都囊括在内，包括医院战略管理、资本分配，并购或撤资的估价，制定年度计划，甚至包括每天的运作计划。总之，增加 EVA 是超越其他一切的医院最重要的目标。

从更重要的意义来说，成为一家 EVA 医院的过程是一个扬弃的过程。在这个过程中，医院将扬弃所有其他的财务衡量指标，否则这些指标会误导管理人员作出错误的决定。EVA 医院的管理人员清楚明白增加价值只有 3 条基本途径：一是可以通过更有效地经营现有的医疗业务和经济管理，提高经营收入；二是医院再投资所期回报率超出医院资本成本的项目，产出是增值的；三是可以通过组建医院集团更有价值的资产或通过提高资本运用效率，比如加快流动资金的运转，加速资本回流，而达到把资本、资源共享的目的，从而走共同发展的道路。

（三）激励制度（motivation）

如今许多针对管理人员的激励制度计划过多强调报偿，而对激励方法不够重视。无论绩效奖金量是高还是低，都是通过每年的预算计划确定的。在这种体制下，管理人员最强的动机是制定一个易于完成的绩效考核与管理方案，并且因为绩效奖金是有上限的，他们不会超出预算太多，否则会使来年的期望值太高，甚至使其信誉受损。

EVA 使医院管理者为医院着想，使他们能够从医院发展角度长远地看待问题，并得到医院发展的收益一样的报偿。某省级医院提出现金奖励计划和内部杠杆收购计划。绩效奖励计划能够让员工像医院领导一样得到应得的报酬。可以相信，绩效考核与管理使人们按照所得报酬干相应的事情。以 EVA 增加作为激励报偿的基础，正是 EVA 体系蓬勃生命力的源泉。因为使得 EVA 的增加最大化，就是使患者与医院员工价值最大化。在 EVA 绩效奖励制度之下，管理人员和医务人员为自身谋取更多利益的唯一途径就是为顾客、患者创造更大的价值财富。这种绩效奖励没有上限，医院管理人员创造 EVA 越多，就可得到越多的绩效奖励。事实上，EVA 制度下，管理人员得到的绩效奖励越多，医院所得的财富也越多。EVA 绩效奖金额度是自动通过医院的发展规律决定的，是通过全体员工的共同努力实现的。

（四）理念体系（mindset）

如果 EVA 制度在医院全面贯彻实施，EVA 财务管理制度和激励报偿制度将使医院的医院文化发生深远变化。在 EVA 制度下，所有财务营运功能都从同一基础出发，为医院、科室、各部门员工提供了一条相互交流的渠道。EVA 为各分支部门、科室的交流合作提供了有利条件，为决策部门和营运部门建立了联系渠道，并且根除了部门之间互有成见，互不信任的情况，这种互不信任特别会存在于运营部门与财务部门之间。这些是建立在医院的全成本核算的价值观上的，每一系统核算，每一个科室核算，每一个人核算，每一个过程核算都是为了每一个人的共同绩效。

三、经济增加值的应用

经济增加值是个绩效指标，是医院常用的一种新型的业绩衡量指标，它克服了传统指标的缺陷，比较准确地反映了医院在一定时期内为患者、员工创造的价值，20 世纪 90 年代中期以后逐渐在国外获得广泛应用，成为传统业绩衡量指标体系的重要补充。

（一）什么是医院的经济附加价值

医院治理指的是明确医院存在的根本目的，设定经营者和所有者（员工）之间的关系，规范医院组织的构成、功能、职责和工作程序，并加强医院对管理层的监督、考核和奖励机制。简单地说，医院治理机制就是医院的绩效考评与管理。

从本质讲，医院治理之所以重要是因为它直接影响到员工（包括国家和医院）是否愿意把自己的价值交给管理者手中去。它是医院发展过程中的一个至关重要的因素。医院的经济附加值、科室的附加值、员工的附加值都是时代的发展要求，都是顾客需求的现实情况。因此，我们必须进行有效的绩效考评与管理，符合每一个人的职业生涯设计的规律，从而使我们的经济附加值更大，更持久。

（二）如何运用 EVA 加强医院管理

EVA 经济增加值（economic value added）的本质阐述的是医院经营产生的经济利润。相对与人们重视的医院会计利润而言，EVA-经济增加值理念认为医院所占用的资本也是有成本的，所以在衡量医院业绩时，必须考虑到员工、间接资本的成本。EVA 实质是患者考核医院经营水平，进行回头客决策时的最好工具，同时也是医院经营者加强医院战略管理、财务管理、衡量员工业绩、设定奖罚机制的最佳武器。

如果说医院治理是医院绩效管理的主要措施。那么 EVA 就是员工执行宪法的警察，是医院经营者衡量自身及员工工作的尺度，是实现医院全面战略管理、财务管理的操作手册。医院治理的关键是医院经营者的利益与患者的利益统一起来，也就是说，是把医院的内部人变成患者的自己人。这需要管理者、员工、患者有一样的语言、一样的标准在衡量管理者的业绩和制定他们的激励机制。

1. **医院存在的目的**　我们应当明确医院存在的根本目的，即为患者、员工创造最大的经济价值。也就是说，医院应当应用其大家的智慧创造高于全成本的附加价值。这为 EVA 的经营管理活动设定了目标并提供了衡量尺度。EVA 的高层管理者和管理层要明确经济增加值的目的是为了医院发展质量越来越高，发展空间越来越大，发展道路越来越宽。

2. **选择有效的管理工具**　医院的经营管理者可以运用 EVA 作为战略管理及财务管理的主要工具。由于 EVA 综合反映医院的经营活动，管理者可以通过对 EVA 驱动杠杆的分析和调节作用，有效地制定经营战略和医院的财务管理方案。例如，医院可以通过加快资金周转速度提高资金回报率；或通过调整资本架构，降低资本成本；通过现金流（大医院每月上亿或数亿元现金流动）的理财管理，增加现金流收益率。

3. **完善绩效工资体系**　医院员工和管理层可以运用 EVA 制定经营者和员工的绩效激励报酬体系。由于 EVA 较会计核算方法更真实地反映了医院、科室经营的经济绩效。通过 EVA 管理系统可以设计一套真正有效的激励机制，把医院经营者、员工的利益和患者利益完全广泛统一起来，也只有这样，才可能把医院的绩效考评管理好，把医院的绩效搞好。

4. **EVA 的实施有利于医院的绩效文化建设**　医院员工和管理者可以通过 EVA 基础知识培训加强员工沟通和管理、改善医院文化。医院管理者进而还可以用 EVA 作为与患者交流的最好语言。现代医院必须打造绩效管理文化，EVA 就是绩效管理文化的最好工具，因为医院的一切活动必须以医院的经济、更确切地说以医院的管理利润为基础。有了好的管理办法，加强绩效考评工作，以 EVA 为价值驱动杠杠，实现医院管理多方受益的绩效管理文化。EVA 概念简单易懂，同时又揭示了医院经营活动的本质，通过 EVA 管理体系的实施，医院管理者可以有效地制定绩效目标、激励员工，将医院的资源和精力集中到财富的创造上去，进而集中到顾客的满意度上去，集中到医院的绩效文化建设上去。

第十节　全面的绩效管理法

一、全面绩效管理的理论

全面质量管理（total quality control，TQC）的起源可以追溯到第二次世界大战结束（1945 年 8 月 15 日）以后。战后数十年间，人类在科技上取得许多划时代的突破，生产力发生了前所未有的发展，市场竞争得到了空前激烈的程度，消费者权益运动日益高涨，人们对产品的质量表现出越来越高的要求。美国的朱兰博士的专著《质量控制手册》于 1951 年问世。这个时期，美国的贝尔实验室开展了"全面的质量计划"（overvall quality assurance plan）活动。1956 年美国通用电气公司的 A. V. 费根堡姆在美国《哈佛商业评论》上发表了"Total quality control"的论文（1956 年，11、12 月号），首先提出了 TQC 的概念。费根堡姆于 1961 年出版《全面质量管理》一书。TQC 在发展过程中，逐渐形成了以美国为代表的"美国模式"、以日本为代表的"日本模式"，以及以前苏联和东欧国家为代表的"前苏联模式"，这 3 种 TQC 模式各有自己的特点。

以美国为代表的"美国模式"。在 TQC 的发展过程中，我们不得不提到无缺陷运动。这项活动来源于第二次世界大战期间，当时为了能够确保军品的生产质量，各个工厂成立了一些最新的质量管理组织机构。特别是以美国为代表的美国模式，在质量管理过程中第一次展开了质量成本或质量费用的研究，即认为质量管理是需要付出成本的，具体研究内容包括故障费用、评价鉴定费用和预防费用等。

以日本为代表的"日本模式"。20世纪60年代开始，日本已经在全国范围内开始推广TQC活动，它在美国经验的基础上又开展了QC（quality control，QC）质量小组管理活动。菲根堡姆等质量大师都曾到日本激励推动QC小组的活动。到20世纪70年代末期，日本国内已经发展了70多万个QC小组，共有500多万成员参与了QC小组活动，这样就形成了具有日本特色的"日本模式"。TQC在日本被称为"全公司的质量管理"（company-widy quality control，CWQC），也即"CWQC模式"。

以前苏联和东欧国家为代表的"前苏联模式"。为了尽快恢复正常的工业生产，二战结束后前苏联和东欧开始了质量管理方面的研究，代表人物主要有布拉钦斯基和杜布维可夫，他们在前苏联从军品向民品的转换生产过程中提出了TQC的思路和模式。前苏联为了鼓励质量改进，将杜布维可夫所创造出来的模式方法称为"萨莱托夫制度"。是以组织全员参与为基础的质量管理形式。

TQC代表了质量管理发展的最新阶段，起源于美国，后来在其他一些工业发达国家开始推行，并且在实践运用中各有所长。特别是在日本，20世纪60年代以后推行TQC并取得了丰硕的成果，引起世界各国的瞩目。20世纪80年代后期以来，TQC得到了进一步的扩展和深化，逐渐由早期的全面质量管理 → TQC（total quality contr）演化成为全面质量经营 → TQM（total quality management）。TQM的涵义远远超出了一般意义上的质量管理领域，由普通的质量管理上升到全面质量经营层面，从而使TQM成为一种综合性的、全面性的经营管理方式和理念。到20世纪80年代后期和20世纪90年代初，全面质量管理、全面质量经营达到了全面升级，即卓越绩效管理。卓越绩效管理是全面质量管理和全面质量经营的发展，卓越绩效管理是当前最高层次的全面质量管理。

我国从1978年推行TQC以来，在理论和实践上都有极大的发展，并取得了成效，这为在我国贯彻实施ISO 9000族国际标准奠定了基础。30多年来我国QC注册数量达到1600多万个，ISO 9000族国际标准的贯彻和实施在各行业中普遍展开，这又为TQM的深入发展创造了条件。我国的企业、组织几乎都开展了TQM活动，TQM已经成为管理界的普通常识，我国于2005年又在全面质量管理的基础上发布了《卓越绩效评价准则》，这是对全面质量管理的国家层面的提升，现在全国都在实施卓越绩效评价管理。2009年9月国务院又召开常务会议，决定2010年1月1日在全国实施绩效工资，这使我国的全面质量管理、卓越绩效管理进入到全面实施与发展阶段。

全面质量管理定义：质量与人类是同时发展的。我们每一个人都有对世界的感知。质量对不同的行业、不同的地点、不同的时间、不同的环境、不同的人有不同的"定义"。在某些领域质量甚至只能意会不能言传，就像对待爱和美丽一样。如产品质量是零部件、整体耐用和美观，用户质量是方便和满意，制造业质量是符合设计规格，旅游者质量是心情舒畅，工作者质量是能体现价值，饮食质量是色香味美，居住者质量是安全舒适，患者质量是诊疗康复后的"完美"。但世界权威公认的TQC概念是美国费根堡姆于1961年在其《全面质量管理》一书中首先提出了TQC的概念："TQC是为了能够在最经济的水平上，并考虑到充分满足用户要求的条件下进行市场研究、设计、生产和服务，把企业内各部门研制质量、维持质量和提高质量的活动构成为一体的一种有效体系。"1994版ISO9000族标准中对TQM的定义：一个组织以质量为中心，以全员参与为基础，目的在于通过让顾客满意和本组织所有成员及社会受益而达到长期成功的管理途径。ISO9000：2000对质量作了新的定义：一组固有特性满足要求的程度。我们可以把TQM理解为：质量就是不断满足要求；全面质量就是持续不断地提高顾客的满意度并同时使顾客的价值持续增值；全面质量管理就是通过每个人的参与，做到完全质量保证；顾客满意已成为TQM的核心价值和定义。质量的定义是随着人们需求的增加而动态发展的。

二、全面绩效管理的思想

（一）全面质量管理基本思想

1. 以人为本思想　强调人对质量的作用，调动人的积极性和创造性，是提高质量的根本保证。人是组织质量管理的主体，是与质量关系最密切的因素，只有通过提高每个人的工作质量意识，才能保证产品和服务的质量。倡导"始于质量教育，终于质量教育"的理念。

2. **预防为主思想**　全面质量管理采用现代管理技术和工具，尤其是统计技术来分析影响质量的关键问题，找出主要因素，并采取措施以消除质量问题的产生。

3. **重点控制思想**　全面质量管理要求在质量形成的全过程中有效地控制人员、设施、设备、材料、方法、环节、制度、时间、技术、信息等各种影响因素，对影响质量关键的主要因素采取技术和管理的措施，实行重点控制。

4. **不断改进思想**　人们和社会对产品和服务质量的要求在不断提高。因此，组织不能满足现有的质量水平，而必须不断加以改进和提高。

5. **系统管理思想**　质量形成的过程涉及医院技术与服务的各项活动，因而全面质量管理要求对与质量有关的所有活动进行全面的研究、系统的分析、综合的管理。

6. **顾客满意思想**　一是医院内部所有工作环节之间都有"下道工序就是用户"的现象，要求上道工序为下道工序服务；二是顾客存在于医院外部，全面质量管理要求医院提供满足顾客需要的产品（服务），并做好患者住院前、住院中和出院后服务。

7. **专业技术与管理技术相结合思想**　管理技术可使人、劳动对象和劳动工具三要素处于最佳结合状态。把专业技术和管理技术紧密结合，是提高医院人员素质，提高产品（服务）质量不可缺少的两个轮子。

8. **质量与数量相统一思想**　全面质量管理既反对只讲数量不讲质量，也反对盲目追求过剩质量、不讲成本的所谓"质量"。用最经济的手段提供患者满意的服务，走质量效益型的发展之路。

9. **用事实和数据说话思想**　全面质量管理提倡实事求是地进行科学分析，反对凭经验、凭印象、"差不多"、"可能是"等工作方法和态度。

10. **质量经营绩效的思想**　全面质量管理反对把质量与经营分隔开列，医院的所有技术与服务活动，都必须以质量为主线，以科学的质量管理方法为指导。全面质量管理的基本观点认为，一个组织的重要外部功能就是向消费者提供优良的技术和周到的服务，强调尊重消费者的利益和要求并置消费者于整个管理体系的最重要位置。在全面质量管理推广至医院领域时，就有必要视培训为一种"服务"，视医院员工和社会为"消费者"。

（二）全面质量管理服务对象

1. **医疗服务对象的分类**　医疗的消费者可以分为如下几个层次：外部消费者第一类——直接接受医疗服务的顾客，即患者；第二类——患者医疗服务费用支付者、医保单位和新农合，他们对具体的个人或医院拥有直接的联系；第三类——非直接的消费者，如未来的消费者、社区、政府和社会；第四类——内部消费者，指医院员工及其员工的家属、亲属等。医院中内部消费者之间的和谐而密切的关系是满足外部消费者需要的保证。

全面质量管理引入医院的目标就在于保证和改进对患者及其他消费者的服务。形成一种服务的关系就成为一种必须，一种必然。首先从医院内部关系看，行政人事、财务、后勤等部门都要为临床第一线提供服务，而医务人员则成为直接向患者提供服务的供应者。由于患者是医院的第一类消费者，是任何医院存在的理由，是医院信誉的决定因素，因而患者的需要应成为任何医院开展工作，谋求发展的重心和焦点。其次从医院与外部的关系看，就患者有权获得医院提供良好的服务来说，医院也应考虑到患者发展的种种需要；而且，医院还必须满足作为外部消费者、同时也是医院发展需求经费和其他资源供应者的医疗服务的付费者、政府和社会的需要。这时，医院工作实际上就形成了一种消费者和供应者的关系网。质量提高是指"为了向本组织及其顾客提供更多的收益，在整个组织内所采取的旨在提高活动和过程的效益和效率的各种措施"。

2. **医疗质量观的不断扩充**　医疗服务的质量已不仅仅是所培养的员工的工作绩效或认知水平，还应包括员工通过医院质量教育所获得的作为一个社会形态的人应具备的各种其他素质的合格程度，尤其是他们工作态度、合作和竞争意识、敬业精神、道德修养、环境适应能力和心理承受能力的提高。或者如英国标准协会（BSI）在为某单位申请 ISO 9000 国际标准体系资格认证的指南中，对教育领域中的产品所作的如下所说，即产品是指"每一位员工的能力、知识、理解力和个人发展不断地得到提高"。这种"不断地得到提高"所要求的，就是医院必须坚持以追求医疗质量为目标，强调医疗质量的持续提高，强调医疗服务的不断"增值"（value-added），并能够成功地应用于一个汽车公司、一所医院或一所学校之日常运行的任何质量概念，都必须具有一套得到良好界定的基本原则。"他们把对质量的解说看作是一系列"一般性的哲学原则"。

3．质量是满足或超过顾客的需要　质量哲学遵循着一条简单的法则：医院的第一要义以及医院中的每一个人都必须知道并使顾客满意。这不是一种口号，而是一种共同的常识。在医疗竞争的环境中，你如果不能使患者满意，其他人、医院会使他们满意的。质量还取决于对组织内部消费者的了解。每一个人都在根据他人的设想在提供卓越服务。质量是每个人的工作组织机构中的所有人，尤其是一线人员，确实知道顾客的需要。当事情正确时他们就赞赏，而当事情不对时他们就抱怨。这些人都想做好工作，他们都想有所回应，他们甚至知道在大多数情况下必须做什么。然而，他们却处在让顾客满意的愿望与使这种愿望难以实现的系统这一两难窘境之中。绝大多数的系统是可以控制的。有些医院质量的职责位于领导的办公室。不幸的是，在办公室的领导者对来自一线的"你需要我做什么？"的问题做出回应时，令患者满意的解决问题的时刻已经过去。关键的是，质量不只是一种职能性或部门性的职责，而应是一个现代医院持之以恒、卓越追求的目标。质量不应该"分配"给具体的某个人或某个部门科室的事情。质量应该是医院、部门、科室中的每个人的永恒的工作主题。

三、全面绩效管理的原则

全面质量管理原则：世界公认为 TQM 的原则就是 ISO9000 质量管理体系八项管理原则：一是以顾客为关注焦点：组织依存于顾客。组织应当理解顾客当前和未来的需求，满足顾客要求并争取超越顾客期望；二是领导作用：领导者确立组织统一的宗旨及方向。他们应当创造并保持职员能够充分参与实现组织内部环境；三是全员参与：各级成员都是组织之本，只有他们的充分参与，才能使他们的才干为组织带来收益；四是过程方法：将活动和相关的资源作为过程进行管理，可以更高效地得到期望的结果；五是管理的系统方法：将相互关联的过程作为系统加以识别、理解和管理，有助于组织提高实现目标的有效性和效率；六是持续改进：持续改进的总体业绩应当是组织的一个永恒目标；七是基于事实的决策方法：有效决策是建立在数据和信息分析的基础上；八是与供方互利的关系：组织与供方是相互依存的、互利的关系可增强双方创造价值的能力。

四、全面绩效管理的内容

（一）全面绩效管理内容

①建立健全 TQM 的组织管理体系；②构建全员参与 TQM 的机制和氛围；③员工 TQM 的系统培训；④预防为主的思想；⑤TQM 的战略策划；⑥确定 TQM 的范围；⑦制定可行的 TQM 标准；⑧科学规范的 TQM 控制流程系统；⑨建立顾客满意度指数测评体系；⑩多种先进管理方法的互补；⑪有效的评价体系；⑫持续改进的保证。

（二）全面绩效管理特征

①"三全的特征"：全员参与、全过程控制、全部门管理；②质量第一，顾客满意；③鲜明的全面经营性；④传统的事后管理转变为全系统管理；⑤成本优势，减少总体成本；⑥兼容其他能够提高质量与绩效的管理方法；⑦让每个员工发挥管理作用；⑧TQM 方法的普及性与广泛持续性。

五、全面绩效管理的实施

（一）全面绩效管理实施

TQM 的实施有多种多样的方法。但是，世界上公认的美国质量管理大师戴明（Edwards Deming）、费根堡姆（A·V. Feigenbaum）、朱兰（J·M. Juran）、克劳斯比（philiph Crosby），日本的石川馨（Kaoru Ishikawa）等的质量管理思想基本是一致的。其中，朱兰博士的"质量计划、质量控制和质量改进"被称为是质量管理的"朱兰三部曲"。最著名的是戴明博士的 PDCA 循环：PDCA 是英文 plan（计划）、dO（实施）、check（检查）、action（处置）第一个字母的缩写。PDCA 循环不但是 TQM 的基本实施方法，而且揭示了人类一切活动的基本流程和普遍规律。有人说 PDCA 循环是"想、干、查、改"4 个字，并且螺旋循环，不断提高。PDCA 循环是 TQM 实施的四个阶段，即计划、实施、检查、处置总结阶段。这四个阶段还包括八个流程：找问题→找原因→确定目标→制订计划→实施执行→控制检查→巩固成果→处理遗留问题。值得注意的是，现代医院要实施 TQM，一定要结合医院行业的实际情况：做到领导和员工认识到位、培训到位，有足够的人员、思想、组织、管理技能准备；把握准确的实施时间、哪些部门实施、实施范围多大、可行性如何；预核算清楚成本多少，财务能否持续支持；医院员工的价值观、管理文化氛围、能否持续改进，等等。这些是 TQM 成功实施的基本条件。

（二）全面绩效管理的文化

TQM 已成为事实上的国际统一思维、统一语言、统一哲学、统一文化。TQC 起源于工业，普及于所有组织和管理者，发展成为 ISO 的国际质量管理标准体系，现在已经形成了世界卓越绩效评价标准趋势。质量管理已从最初的 TQC 发展到 TQM，再从 TQM 发展到 ISO9000 族质量管理标准，再发展到《卓越绩效准则评价》（criteria for performance excellence，CPE）。TQC 是 TQM、ISO9000 族质量管理和 CPE 的基础，ISO9000、CPE 是 TQC 和 TQM 发展的继续。可以肯定地讲，TQM、ISO、CPE 已成为一种世界管理潮流。人类管理历史上还没有那一种管理方法像 TQM 这样广泛、这样普及，这样深入、这样持久、这样为人类做出如此大的贡献。我们深信，随着科技的发展和人类的进步，CPE 绝不是 TQM 的顶峰，CPE 正在汲取全世界优秀的管理理论、技能、方法、手段和文化，TQM、ISO9000 族质量管理标准体系和 CPE 仍然在不断完善之中。21 世纪的质量运动的重点将从制造业转移到教育、医疗保健和政府管理部门，因为这些领域是一个庞大的服务业，而在以往质量原理应用得较少。现在正是服务业实施质量管理的顺风时机，医院更是全面质量管理的真正平台。全面质量管理必须与绩效管理相结合，全面质量管理是基础，绩效管理是动力。这样有了全面质量管理作为绩效管理的基础性保障工作，绩效管理就有了根基，医院绩效管理工作才能稳步健康地发展。

六、全面绩效管理的发展

（一）质量管理检验阶段

18 世纪产业革命后机器工业生产取代了手工作坊式生产，质量检验开始从生产工序中分离出来而成为一种专门的工序，通过严格的检验来控制和保证出厂或转入下道工序的产品质量。检验方式往往是全数检查，即百分之百的检验。检验工作是这一阶段执行质量职能的主要内容，但由谁来执行职能则有一变化的过程。在 1918 年前后，美国出现了以泰勒的"科学管理"为代表的"管理运动"，强调企业中一线工长在保证质量方面的作用，执行质量检验的责任由操作者转移给工长，因此这一形式被称之为"工长的质量管理"。1938 年前后，由于企业规模的扩大，质量检验的职能由工长转移给了专职的质量检验人员，这时企业一般都设立有专门的检验部门，这一时期的检验被称之为"检验员的质量管理"。这一时期的检验实质上是从产品中挑出废品次品，以保证出厂产品的质量。这种检验实际上是一种"事后检验"，无法在生产过程中完全起到预防和控制的作用，一旦发现次品废品，已是"既成事实"，一般很难弥补。

（二）统计质量控制阶段

在 20 世纪 40～50 年代，由于生产力的发展，尤其是第二次世界大战爆发，由于战争对大批量生产的需要，大批生产民用品的公司转为生产各种军需品，但这时面临的一个十分严重的问题就是事先无法控制废品次品的产生。质量检验工作的弱点立刻显现，检验部门成了生产过程中的最薄弱环节。由于事先无法控制产品质量，检验工作量大，军火供应又常常延误交货期，影响到前线的军需供应。这时，首先是美国国防部邀集数理统计专家来解决实际的紧迫问题，并迅速先后制定和公布了一系列的美国战时质量管理标准，如《质量控制指南》、《数据分析用的控制图法》和《生产中质量管理用的控制图法》等，从而开始使生产军需品的公司和厂家普遍使用统计质量控制方法。这 3 个标准是质量管理进程中最早的标准，均以休哈特的质量控制图为基础，使预防缺陷和抽样检验得以标准化。这种质量控制是利用数理统计原理来进行的，所以这一阶段被称之为"统计质量控制"，这一质量管理阶段提供了预防不合格品产生和进行抽样检查的具体方法，改革了过去陈旧的检验方式，突破了单纯事后检验的局限，逐渐实现了预防控制的要求。

（三）全面质量管理阶段

20 世纪 60 年代以来，社会生产力迅速发展，科学技术日新月异，产品更新换代加速，市场竞争加剧，人们对产品质量和质量管理方面的要求和期望都发生了一些新的情况。例如，人们对产品质量的要求更高更多了。过去，人们对产品的要求通常注重于产品的一般性能，但现在又增加了可靠性、安全性、美观性、经济性、满意性等要求。此外，管理科学理论也有一些新发展，其中突出的一点就是重视人的因素，重视"参与管理"；企业管理中开始应用系统分析的概念，这要求用系统的观点来分析产品的质量和质量管理。再者，"保护消费者权益"运动开始兴起，1960 年美英等国的消费者组织在荷兰海牙正式成立国际消费者组织联盟，1983 年该联盟确定每年的 3 月 15 日为"国际消费者权益日"。朱兰认为，保护消费者权益运动是质量管理学在理论和实践方面的重大发展动力。上述情况的出现，都要求在原有的统计质量控制的检查上有一个新的突破和发展，重视基于这样的时代背景和经济发展的客观要求，许多企业开始了全面质量管理的实践，而美国通用电气公司的质量经理费根堡姆和质量管理专家朱兰或许是最早提出新的质量管理的观点，即全面质量管理。费根堡姆在 1961 年出版了《全面质量控制》一书，强调执行质量职能是公司全体人员的责任，应该是全体人员具有质量意识和承担质量的责任，认为解决质量保证等问题。质量问题不能仅限于产品的制造过程，而应在整个产品质量的产生、形成和实现的全过程中都需要进行质量管理，而且解决质量问题不应当仅限于检验和数理统计方法。20 世纪 60 年代以后，费根堡姆的全面质量管理的观点逐步为世界各国所接受，并在实践中得到了丰富和发展，形成了一套新的管理理论、技术和方法。一个组织以质量为中心，以全员参与为基础，而达到长期成功的途径。其目的在于让顾客满意和本组织所有成员及社会受益。全面质量管理包括医院中每个人，管理者和普通员工，都参与的各种持续改进活动。这些活动以一种全面整合的方式来提高各个层面的绩效。这一提高了的绩效直接导向于满足诸如质量、成本、计划、使命、需要和合适性此类的跨功能目标。全面质量管理根据注重持续的过程提高的科学方法，整合基本的管理技术、致力于改进的现有努力和技术性工具。全面质量管理是一种满足并超越需要的结构化系统，其途径是创造全组织参与规划和实施持续的提高与改进过程。全面质量管理必须有明确的质量愿景、质量使命和质量目标。依据医院的规模各分支目标要有自己的实施措施（图 6-22）。

全面质量管理是运用领导、量化方法、系统思考及授权的一种哲学和一系列原则，其目的在于持续地提高一个组织满足当前的和未来的消费者需要的能力。

质量是人力资源开发。全面质量管理把一个医院中的人员看作是其关键的资源。这里强调的是医院的质量培训：第一，没有人拥有了最终意义上的学习。或许他有了某种头衔，如院长、书记、教授、科室主任、首席外科医生等，但这并不意味着人们不能再提高他们的工作技能。他们需要受到一些方法的培训，以使他们能对新的工作条件作出回应；第二，学习和培训不应是在当发生错误时进行的一种惩罚，学习和培训给予员工他们需要用来预防一开始就出错的技能；第三，学习不只是一种消费或支出，它是一种组织的人力资本的投资。它使员工认识到质量是一门生活哲学。他们明确消费者需要，他们实施持续的提高。帮助员工学习并去把工作做得更好，必须是管理者职责的一部分。

质量存在于系统之中。我们在医院中做的许多事情必须与投入－过程－结果（input-process-

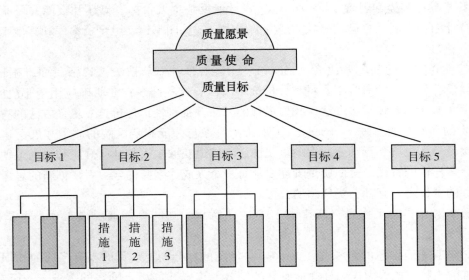

图 6-22　愿景、使命、目标及实施措施的关系

outcome）相联系。我们能够改变事物，在医院，我们使患者成为健康人；当系统中的事情发生错误时，质量就受到损害。这里的含义是，绝大多数所发生的问题或错误不应归因于具体的某个人或某件事。相反，将投入变为结果的系统是有缺陷的。系统本身过于庞杂或充满技术性缺陷。而且这种系统会继续不间断地产生问题，而不论系统中的员工多么努力。如果质量提高是目标的话，那实现目标的方法就是要系统内工作的人员与管理层一起就系统而工作。质量是消除恐惧，全面质量管理的关键核心是确认缺点或缺陷、对其予以检查、追踪产生问题的原因，并予以纠正的程序，在一种"惧怕管理（management by fear）"的环境中，人们因惧怕被误认为造成问题而引起争议甚至受到责备，而不愿意或不敢指出存在的问题。当可能被指责为无能或只会说说的时候，人们为什么要承认错误，为什么要提出做对事的新方法呢？保持一种低调或低姿态成为稳健的完美的工作姿态。

质量是团队工作的结晶。每个人的参与可以持续地提高过程的质量，因此我们必须把我们自己组织成团队，在此过程中进行工作和为此过程而工作。这意味着建立跨职能的相互关系，放弃控制他人的权力，更多地以促进者和教练身份进行工作。这还意味着让团队成员提出简化系统的新方法及预防问题产生的新想法。将团队作为一种管理的工具是十分有益的。质量是系统的问题解决。你可以每天称体重 10 次，这是知道你的体重是增加还是减少的方法。但这些信息不能减轻你的体重，你必须想瘦身的办法。这就要求有一种程序或一种"系统"。系统的工作并不是自然而来的。问题解决是一桩难搞的工作。因此当遇到一系列问题时，一般的趋向是用最明显的方法首先来解决最容易的问题。这种迅速的方法只会使问题重新发生，因为问题的关键原因从未涉及过。全面质量管理要求一种可以学习的并可应用于过程改进的问题解决方法，而其中最基本的方法可能就是简单的 P-D-C-A 循环（plan-do-check-act cycle）。显而易见，PDCA 从哲学角度所论述的质量流程说，已经充分展现了全面质量管理思想关于"质量"内涵的解释，对于开拓我们今天认识质量，尤其是认识医疗质量的视野，无疑具有十分积极的意义，值得我们反复阅读、仔细思考并加以谈论。在质量系统的问题解决中，我们应该成为六者：①清晰而有效的沟通者（communicator）；②自我指导的终生学习者（learner）；③创造性和实际的问题解决者（solver）；④负责的和参与的公民（citizen）；⑤合作的和优秀的工作者（worker）；⑥整体的且富有信息的思考者（thinker）。

全面质量管理还必须做到。

（1）清晰而有效的沟通者（communicator）：①使用口头、书面、可视、艺术和技术的表达方式；

②阅读、倾听和诠释来自多重来源的信息；③使用英语和至少一门其他语言。

（2）自我指导的终生学习者（learner）。①设计能反映个人目标、兴趣和技能并可获得资源的职业计划和教育计划；②展示自己从事独立研究的能力；③从图书馆、电子资料库和其他来源找到信息并加以利用。

（3）创造性和实际的问题解决者（solver）：①客观地注意解决方法以清楚而准确地解决问题；②框定问题并设计从所有学科收集资料和分析策略以回答这些问题；③明确应用于解决问题的范式、趋势和关系；④概括出各种解决办法，找出最佳的方法并批判性地评价这一最佳方法的有效性。

（4）负责的和参与的公民（citizen）：①承认个人参与并能影响医院的质量和展示这种参与的技能；②理解接受个人决策和行动之职责的重要性；③知道获取个人和社区健康和福利道德途径；④认可并理解社会多样性的特征。全面质量管理要求每一个人成为终身的学习者，创新的思考者，问题的解决者，共存的合作者，有社会责任感的公民。

（5）合作的和优秀的工作者（worker）：有团队意识，与同事能够一道工作，这是协作沟通的基础。

（6）整体的且富有信息的思考者（thinker）：信息的社会需要现代的人有广博的知识，宽阔的视野，富有思维的头脑，始终考虑怎样才能有好的绩效，怎样才能满足顾客的需求，从而有好的生活，这是当代人的体现，是社会发展的趋势。

七、全面绩效管理的循环

（一）全面质量管理 PDCA 循环

全面质量管理中的戴明循环即 PDCA 循环。戴明的 PDCA 循环是计划（plan）、执行（do）、检查（check）和总结（act）的首字母缩写之组合。PDCA 循环，就是按照计划、执行、检查和总结（处理）这样 4 个阶段的顺序来进行质量管理工作。它是开展质量管理活动运转的一种基本方式，一种科学的工作程序，反映了开展质量管理活动的一般规律性。在质量管理活动中，一般都要求把各项工作按照设定的计划，予以执行（实践），再检查其结果，将成功的方案纳入标准，将不成功的方案留待下一个循环去解决。

PDCA 强调：规划、做事、研究结果并采取行动来创造持续的提高质量！这是一个持续的质量工作循环，它把错误看作是学习的组成部分。这一质量工作循环告诉我们：变革是持续的，学习就是为了变革，因此学习本身就是持续的变革，变革为了什么？为了持续的改进和提高！戴明在其几十年管理经验的名著《走出危机（out of the crisis）》（1986 年出版）中所论述的 14 要点，基本反映了质量管理的"社会模式"的主要特征。

（二）戴明 14 要点简述

①为改进（提高）产品和服务而制定恒久的目的，旨在具有竞争力、在市场上立于不败并提供工作岗位；②采纳新的哲学。我们处在一个新的经济时代。西方的管理必须清醒地迎接挑战，学会负起责任并领导变革。这一新哲学实际是指质量为本的哲学；③停止对检验的依赖以获得质量。通过在生产一开始就建立质量来消除对大批量检验的需要；④废除仅以价格为基础而行事的做法。在长期忠诚和信任的关系基础上寻求单一的供应者，并通过与这单一供应者的合作来减少总成本；⑤不断地改进规划、生产和服务过程，以提高质量和生产力，并从而持续地降低成本；⑥确立在职培训；⑦建立领导；⑧消除恐惧，使每个人能更有效地为公司工作；⑨打破部门之间的障碍。各部门人员必须作为一个团队而工作，以便预见生产问题和那些在产品或服务方面可能面临的问题；⑩取消只要求零缺点和新的生产水平的标语、告诫以及量化的目标；⑪取消工作标准（定量）；⑫消除妨碍员工引以为豪和高兴的障碍；⑬建立严谨的教育和自我提高的计划；⑭使公司中每个人都采取行动来实现上述的转变，转变是每个人的事。根据戴明博士的"14 要点"，结合医院工作的实际情况，我们应该具备这样

的意识；人际关系是质量提高的基础；医院组织中的所有部分都能得到提高；消除系统内造成问题的原因必将带来提高；做某项工作的人是对这一工作最有知识的；人们都想参与并想把其工作做好；每一个人都希望是一个有价值的贡献者；共同工作可以实现更多的东西以改进系统，而不是单个行动；运用统计的、图解式的问题解决技术的过程可使你了解你在何处，变化存在于哪里，需解决的问题的相对重要程度，以及需做出的变化会是否带来预想的影响；医患关系不好是反生产力的、过时的、影响医院形象和发展的最大障碍；每一医院、部门、科室和个人都有等待开发的尚未发现的瑰宝；消除有碍于对工作感到自豪和对学习感到快乐的障碍，以发挥医院、部门、科室和个人的真正的潜能；不断的培训、学习和实践是持续提高医疗质量的优先之事。戴明的上述 14 要点初看起来似乎并无多深的哲理，但却是戴明质量管理哲学的最集中体现。斯科尔特思（Peter R. Scholtes）曾这样评论了戴明的 14 要点：戴明多年来发展了 14 要点。要点描述了对于今日企业生存和具有竞争力所必需的东西。最初，14 要点的意思并不很清楚，但它们是戴明哲学的核心所在，包含了戴明学说的精髓。阅读它们、思考它们并同你的合作伙伴或熟知这些概念的专家一起讨论它们。然后再来思考一下。很快你开始理解 14 要点如何一起生效以及它们在真正的质量组织中的意义。理解 14 要点可以形成一种新的工作态度以及促进持续提高的工作环境。

（三）克劳斯比质量改进 14 个步骤

①管理阶层的承诺；②团队行动；③设定标准；④了解质量成本；⑤质量意识；⑥纠正的行动；⑦制定零缺陷计划；⑧员工的培训；⑨设立质量零缺陷改进日；⑩设定目标；⑪消除引起错误的因素；⑫选出质量改进的榜样；⑬建立质量委员会；⑭从头做起"质量改进是永无止境的旅程"。

（四）成功 TQM 组织 6 个重要特征

成功的 TQM 组织存在着 6 个重要的特征，而这是实现持续的质量提高所需要的。①组织内成员团结一致（每一个人都努力实现战略目标），决心有一种共同的绩效远景（a shared vision）；②从顾客的需求入手以及绩效导向的质量为基础，从学习过程着眼，全面深入了解医疗质量的内涵和外延，然后以此为基础强调医院发展战略（strategy）的重要性；③以团队（teams）的组建和发展要成为绩效管理工作的核心，将团队作为医院、部门、科室和个人活动的基础工作，改进和提高管理系统的绩效效率；④设立富有挑战性的质量目标（goals），激发医院、科室、部门成员的成就动机、工作热情和工作积极性，力争在绩效成果方面能够取得理想的结果；⑤通过运用有效的测量工具和信息反馈手段（tools and feedback），让医院成员及时了解整个医院的运转情况和个人所发挥的作用，随着医院情况的变化和顾客需求的不断增加，适当地调整自己的工作状态和方法，实现医院内各系统日常管理工作的有序性和有效性；⑥现代医院质量管理的创新性，由于医疗市场的多变性，国家政策的不断调整，人民群众的健康需求是动态变化的，这要求我们的质量管理方法也要随市场和顾客需求变化，这样，才能有顾客的高满意度。

八、全面绩效管理的体系

质量体系（quality system）是指"为实施质量管理所需的组织结构、程序、过程和资源"。它的内容要以满足质量目标的需要为准，它的建立和运行要以质量方针和质量目标的展开和实施为依据。一个组织的总的质量体系只有一个。一般来说，每个组织都客观存在着组织结构、程序、过程和资源，不论它是否按某一标准建立和运行，不论它是不是正式的和成文的，它实际上都是一种质量体系的客观存在。所谓建立质量体系，实际上意味着按照某一标准的要求来规范现有的质量体系，从而使之满足质量管理和为顾客提供信任的需要。美国管理大师费根堡姆博士在其《全面质量管理》一书中明确认为"质量体系是全面绩效管理的基础"。

现代医院质量管理体系。如何使医院的管理更为科学，建立和编制指导医院实际工作的管理手册，或许是今天的院长必须予以考虑的。目前很多医院开始关注管理界通行的 ISO 9000 质量保证体系，有的更是将其付诸实际。从理论和实践的角度看，医院可以借鉴这一质量管理标准来建立医院的质量管理体系，但如何更为有效地使这一保证体系更适用于医院，则是需要加以学习和研究的。学习型医院与学习者形成共同体，是全面质量管理的又一任务。美国学者圣吉的《第五项修炼》和《变革之舞》是讨论如何使一个企业成为学习型组织和如何进行组织性学习的。作为一所医院，在学习化社会的建设过程中，似乎更应该首先成为一个学习型医院和学习者共同体，并在其中实行组织性学习。学习型医院或学习者共同体的构成要素是什么，如何才能最有效地将医院建设成学习型医院或学习者共同体，如何才能有效地组织起医院、部门、科室和个人成为学习型或团队学习者等，可能也是需要学习和了解的。学习型医院是现代医院全面绩效管理的新要求。

九、全面绩效管理的改进

美国施乐公司在获得 1989 年度美国波多里奇国家质量奖后的报纸广告中，刊登了公司最重要的质量格言，及公司首席执行官（CEO）David Kearns 所说的，"在追寻质量的竞赛中没有终点"。这一格言强化了质量哲学的最重要内容。质量不是某种位置或奖章。质量是一种外来的斗争。"足够好（good enough）"只是还不够好。总是存在有一种更好的方法，一种简单的途径，一种更有力的解决办法。挑战就是要建设一种质量组织文化，在其中人们接受这样的观点，即变革必须是持久的，这时一种总是在询问自己的文化，"我们为什么这样做？"和"这是我们能做得好的吗？"在质量管理中，你必须有信心，即你有能够总是提高任何产品或服务质量的能力。质量就是领导。把组织设想为箭头的集合体。如果箭头都指向一个方向，它们的效果会得到加强，而这个组织开始朝那个方向移动（图 6-23）。可以把这种情况称作"协同作用（synergy）"或"组合（alignment）"作用。如果箭头的指向有点随意，那么直接的结果就是缺乏动力。一个组织的领导必须使箭头列队结盟。除了领导，没有人能做这件事。领导必须确立有关质量的共识并利用每一种机会来加强这一共识。质量必须在领导的言行中得以加强，领导在日常的发言中，在愿景的陈述中，在组织的目标中。最重要的是，必须在行动中对质量的追寻赋予其意义。

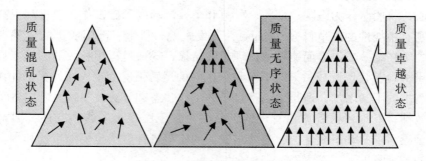

图 6-23　医疗质量的不同状态

合情合理的唯一方式。质量是一种认可和奖励。认可或奖励一种积极的努力，有助于增强这种积极努力或正确之事再度出现的可能性。这对于管理质量是至关重要的。认可、感激和庆祝是管理层为加强全面质量管理原则所必须使用的有力概念。有些组织对建议给予鼓励；另一些给予现金奖励；认可还可以以创造英雄的形式出现，即讲述员工思想和做事的故事。更多的时候，一声"谢谢"就已足够。管理层需要考虑的最重要的认可或奖励就是"实施严格的质量管理"所提出的建议。

第十一节　业绩金字塔

一、业绩金字塔的理论

在世界众多管理方法中，近100年的管理方法创新几乎是整个人类的总和。20世纪末和21世纪初，出现了许多各具特色的融入企业的业绩评价系统，其中有代表性的是德鲁克以改革为核心的观点，罗伯特·霍尔的"四尺度"论，克罗斯和林奇的业绩金字塔模型，卡普兰和诺顿的平衡记分测评法。为了凸现企业战略性业绩评价中总体战略与业绩指标的重要联系，1990年，凯文·克罗斯（Kelvin Cross）和理查德·林奇（Richard Lynch）提出了一个把企业总体战略与财务和非财务信息结合起来的业绩评价系统——业绩金字塔模型。业绩金字塔要求企业上下一致，把战略目标层层分解，责任层层承担，业绩从下至上地一步一步实现，最后达到企业绩效管理的目的。世界的管理方法是多种多样的，可供我们选择的方法也是多种多样的，但是可供我们在工作中实际应用的管理方法是有限的，这就是管理，不是选择最好的管理方法，是选择我们最实用的管理方法，这一点必须始终牢记。

二、业绩金字塔的意义

（一）业绩金字塔的内容

在业绩金字塔中，公司总体战略位于最高层，由此产生企业的具体战略目标，并向企业组织逐级传递，直到最基层的作业中心。战略目标的传递呈多级瀑布式向企业组织逐级传递，直到最基层的作业中心。公司制定了科学的战略目标，作业中心就可以开始建立合理的经营业绩指标，以满足战略目标的要求，然后，这些指标再反馈给企业高层管理人员，作为企业制定未来战略目标的基础。其结构如下图6-24。

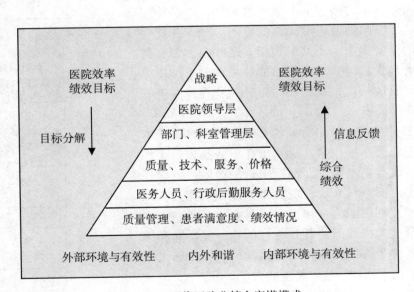

图 6-24　现代医院业绩金字塔模式

通过业绩金字塔可以看出，战略目标传递的过程是多级瀑布式的，它首先传递给单位水平。由此产生了市场满意度和财务业绩指标。战略目标再继续向下传给企业的业务经营系统，产生的指标有顾客的满意程度、灵活性、生产效率等。前两者共同构成企业组织的市场目标，生产效率则构成财务目标。最后，战略目标传递到作业中心层面。他们由质量、运输、周转时间和耗费构成。质量和运输共同构成顾客的满意度，运输和周转时间共同构成灵活性，周转时间和耗费共同构成生产效率。由此，业绩信息渗透到整个企业的各个层面。当这个信息向组织的上层运动时，目的是逐级汇总，其最终目的是使高层管理人员可以利用该信息为企业制订未来的战略目标，满足战略目标的要求。

（二）业绩金字塔的意义

克罗斯和林奇的业绩金字塔着重强调了组织战略在确定业绩指标中所扮演的重要角色，反映了业绩目标和业绩指标的互赢性，揭示了战略目标自上而下层层分解和行动计划自下而上逐级质询重复运动的等级制度。这个逐级的循环过程揭示了企业持续发展的能力，为正确评价企业业绩作出了意义深远的重要贡献。

（三）业绩金字塔局限性

业绩金字塔最主要的缺点是在确认组织学习的重要性上是失败的，而在竞争日趋激烈的今天，对组织学习能力的正确评价尤为重要。

第十二节　绩效标杆管理方法

一、绩效标杆管理的理论

标杆管理理论（model administration theory）又称基准管理。指一个组织瞄准一个比其绩效更高的组织进行比较，以便取得更好的绩效，不断超越自己，超越标杆，追求卓越，组织创新和流程再造的过程（图6-25）。

二、绩效标杆管理的应用

现代医院能够产生的"标杆"主要有两个层次：一是内部标杆，即医院内部科室之间、员工之间的标杆；二是外部标杆，医院之间的，以此创造医院成长的空间。对于标杆管理的程序，不同的学者提出了不同的模型，这些模型都有其各自的科学性和合理性，需要结合具体的环境和对象加以思考。考虑到医院自身的特点，我们在此将标杆管理在医院管理中的应用分为6个流程。

（1）确定标杆的标准：找出合适的标杆，即和自己基本相同的情况。对于外部标杆而言，应找出在服务品质、工作效率、患者数量、成本控制等方面都很出色的医院，将它作为标的物；而对于内部标杆来说，就要将工作性质相近、工作流程相近的科室或部门归为一组，在同组中找出既定工作流程或服务方面最优秀的部门将其作为标的物，在科室和部门中表现突出的先进个人同样也可以作为标的物，激励大家向那些品德高尚、医术高明、技术精湛的人员学习。

（2）找出标杆的标高：医院的绩效衡量指标主要是床位规模、患者数量、技术水平、效益等。关于医院绩效评价的标准，除了要具备医疗系统自身特有的绩效指标之外，1995年英国学者芬维克和福林提出了经济、效率、效果、公平4个绩效衡量指标有重要的参考价值。

所谓标杆管理，是一个将产品、服务和实践与最强大的竞争对手或是行业领导者相比较的持续流程改造过程，也可

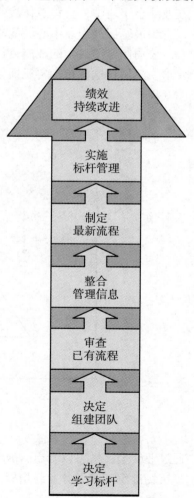

图6-25　标杆管理流程

以理解为一种追求卓越的管理模式，并将之学习转化，以提高组织绩效的管理工具。从绩效管理的角度看，标杆向组织提供了改进组织绩效的信息。在绩效管理中，你必须寻找你所要比较的对象的绩效，通常这些组织的表现优于你的组织，你期望超越它们；另一方面你必须试图了解为何它们的表现优于你的组织，哪些方法、哪些程序是你想学习并引进的。标杆管理实际上是对一个组织树立起一面"旗帜"、一个目标、一个值得学习的榜样。它提倡组织间的比较，并鼓励组织内部的相互学习，既营造一种向上的氛围，又对员工时刻保持着一种潜在的压力。因此，标杆管理凸显的势能，在于对医院内部学习、组织变革及提高绩效产生良好的推动作用。

医院服务满意度一直是医院绩效考核的一个重要指标。据中华医院管理学会对全国 300 多所医院进行的问卷调查结果显示，医疗纠纷发生率高达 98.4%，不存在医院纠纷的医院几乎没有。在对其原因的多项调查中，"医院内部因素"选项中，选择"由于医务人员服务态度不好，引发纠纷"的有 49.5%；选择"因服务质量和技术水平存在问题引发纠纷"的有 29.6%；选择"医院管理不足引发纠纷"的有 31.1%。以此可见，服务态度生、冷、硬是引发医疗纠纷中的一个重要因素。目前，对患者的人性化关怀在大多数医院都没有真正实施。医术精不精是一个人的能力问题、水平问题，而服务态度好不好，则是一个人的工作态度问题，归根到底，是医院的管理问题。因此，在标杆管理中，引入服务满意度这个指标是非常重要的。工作效率是一个重要指标。工作效率就是你的投入与产出的比例，在医院的效率就是支出占毛收入的比例，或者说利润占收入的比例。这是一个硬指标，尽管有些领导不重视这个指标，但是这个指标最能反应医院的管理水平。当然，这里标杆管理的取向不单纯是经济指标的衡量，而主要是成本意识、成本核算和资源的优化配置，树立一个或多个优秀的科室或部门，激励大家学习。比如收费系统的流程再造，既方便了看病群众，同时又大大节约了资源，提高了效率。综合绩效指标，主要是指医院经营管理的综合指数。如组织学习、医德医风、领导能力、执行能力、学科建设、教学、科研、管理变革的绩效。原先的管理可能不完善，通过实施标杆管理，无论是服务的态度，还是管理的技术水平、管理的风格都发生了显著的变化，这就会对其他部门或科室产生观念的冲击，激励其他部门通过组织流程再造、内部学习，改善管理，以达到标杆学习的目的。

（3）衡量与标杆绩效的差距：在医院与"标的"的比较过程中，综合绩效落差越大，所形成的势能就越强，激发组织的动力就越强，值得学习的角度、层次、手段、方法等就越多。而衡量与标杆绩效的落差，首要的是明确你的优势所在，然后决定搜集资料的方法并给予实施，同时尽可能地把"标的"的指标加以量化，不能量化的用几个档次加以流程化，不能流程化的细化。比如以最好的医院作标的物，重点则在于技术水平、床位规模、学科建设、经济效益、成本核算、发展潜力、人员素质等指标上，并从不同角度制定数量化的评定层次，尽可能地保证衡量绩效的准确性、权威性。

（4）形成标杆管理共识：医院之间、科室之间、部门之间、个人之间存在着差距，这是正常的，标杆管理强调的是沟通的重要性，并形成共识。只有经过管理层与职工的沟通与协作分析，才能对组织的变革起到推动作用。当然，这种沟通分析可以是管理者与职工的座谈，也可以是讨论会的方式，还可以聘请专家介入分析过程，以保证原因探究的科学性、有效性。形成共识才能向标杆学习。

（5）实施标杆行动：向标杆管理学习行动方案的决定是标杆管理工作中非常关键的一个步骤，前面所有的分析都是为这个环节所准备的。制定行动方案时，除方案本身应当具有的科学性、合理性外，还要注重方案的可操作性、实用性。制定行动方案，不仅是医院管理层的工作，同时，还要依靠医院各部门的工作人员，吸纳他们的意见，这样做不仅可以优化行动方案，还可以提高医院的凝聚力。另外，还可聘请专家来进一步优化方案。

另外，执行方案并追踪考核是现代医院必不可少的内容。在医院管理中有一句名言：执行力就是竞争力。这句话同样适用于标杆管理学习中，再优秀的方案一定要落实，否则形同虚设。根据绩效落差所制订的具有高度针对性的行动方案，执行中少不了特定的环境和系统的支持，需要医院各环节的紧密合作。方案执行之后，需要对执行环节进行追踪考核，即对医院的绩效进行持续的监测、记录、考核和考评，以不断更新的数据和记录作为改进医院绩效的基本依据并进行全面整合。对医院绩效的考核要成为一个动态的过程，通过不断地考核进展重定标杆，然后进入下一个周期循环，每一次的重复都是医院绩效效更高水平、更深意义上的提高和升华。

（6）持续改进：无论院内或者院外，标杆学习是无止境的。这一轮学习标杆达到目标，下一轮又有更高的标杆。这就是一个学习标杆的循环过程，也是一个发展的过程。

第十三节　绩效管理方法比较

在现代医院管理当中，医院管理的核心是质量管理、战略管理，质量管理、战略管理的核心是人力资源管理，人力资源管理的核心是绩效管理。可以说，医院一切整体的管理运营都是以绩效为导向的，都是围绕绩效而展开的。所以，我们研究绩效管理的原理和模式是非常重要的，不仅可以选择确定适合医院内部的绩效管理模式，也可以通过绩效管理，使医院达到设定的质量管理、战略经营目标。

目前医院的绩效管理模式主要有360°综合考核，基于 KPI 的绩效考核，基于 BSC 的绩效考核，基于目标的绩效考核等，以价值增值为中心的绩效考评与管理模式，所有一切的考核方法也是基于上述模式的延伸和变通。

一、360°绩效考评法

360°考核也叫多视角考核或多个考核者考核，考核者可以是被考核者的上级，下属，同级和外部考核者，如患者和社会成员等。可以说，考核的主体是很全面的，通过考核，形成定性和定量化的考核结果，积极地反馈至相关部门和被考核者，来达到改变行为，改善绩效的目的。

（一）360°考评的事项

一是保证考核者的多角化，而且考核主体和考核过程公平。因为对于相同职位的被考核者，他的考核者一定是统一确定的，不能出现同一岗位的不同员工让不同的考核者来进行考核；二是考核实行匿名考核。为了保证考核结果的真实可靠，我们说在整个考核过程中，必须实行匿名考核；三是考核一定是基于胜任特征。胜任特征是指能将工作中表现优秀者与表现平平者区分开来的个体潜在的深层次特征。我们不可能把员工所有的行为，包括定性和定量都一一进行概述和考核，我们只需把对员工绩效起主要影响的关键行为进行描述和考核就可以了。所以，我们的360°考核要开展，一定要建立企业内部职位的胜任特征考核模型。

（二）360°考评的优点

一是减少考核误差，考核结果相对有效。因为考核的主体是多元化的，所以在考核结果上就显得相对比较公平，同时员工在接受上也更容易得多。一个考核者说话不算话，但多个考核者一起来说话，那就不可能不算话了；二是可以让员工感觉企业很重视绩效管理。让多个主体参与考核，要调动众多部门的人员和资源，所以从整体绩效管理推动力来讲，对于员工参加和认识到考核重要性上是有一定的助推力的；三是可以激励员工提高自身全方位的素质和能力。现在考核的要素可能也是多元化的，对员工综合素质要求比较高，要取得好的考核成绩，各方面都要严格要求自己。有利于促进员工的全面快速成长，有利于企业人力资源整体水平的提高。

（三）360°考评的缺点

360°考核法也存在自身的缺点。一是设及面大。因为整个考核牵涉的人力资源和其他资源比较多，而且周期也较长，参加的人多、时间成本和工作损失也必然存在，所以总体显性和隐性的成本总和是比较高的。很多医院为了考核方便、省事，采用此种考核模式比较慎重；二是因为侧重综合考评，所以定性成分高，而定量成分少。我们说反映一个部门或一个员工的业绩高低和优劣，在一定程度上是要根据具体服务的定量化的绩效来衡量，定性化的考核带有很大主观性，所以我们说考评的指标里头定量化的指标应比定性化的指标要多一些才能真正反映绩效水平；三是因部门岗位数量和岗位性质不同，会产生一定的不公平性。很简单，部门、科室小，并与外部打交道不多的部门、科室的考核结果肯定与大部门、大科室，日常工作与外部打交道的考核结果可能会相差很大。因为考核主体的数量和局限性决定了考核成果存在一定的偏差，这一点我们也要重视；四是360°考评，大家普遍认同的是在管理岗位上的人，坚持原则、工作量大、干活多的人、涉及的人多、平时矛盾摩擦多，360°考评满意度受到一定的影响，相对满意度低。而平时工作量小、原则性差、老好人，360°测评时满意度得分较高。

二、KPI 绩效考评方法

KPI 是指关键绩效指标，注意这里指的是考评综合指标中的关键绩效指标，而不是一般的绩效指标，而且是对业绩产生关键影响力的那部分指标。如何界定绩效指标里头哪些是属于关键性的绩效指标，哪些是属于一般性的指标，要根据医院战略目标进行层层分解才能得到，更重要的是看那些指标分数多，这是主要的依据之一。其实 KPI 指标是医院战略目标的分解，具体化和内化过程的结果。它对于医院控制约束经营行为，促进效率提高起到重要的作用。我们说，一个员工从事的工作行为分为有效的工作行为和无效的工作行为，我们实行 KPI 就是要员工找到有效的工作行为目的和方向，而且要求按照有效行为进行自我引导和约束，防止对医院绩效无效的行为出现。

（一）KPI 考评的优点

一是目标明确，有利于医院战略目标的实现。KPI 是医院战略目标的层层分解，通过 KPI 指标的整合和控制，使员工绩效行为与医院目标要求的行为相吻合，不至于出现偏差，有力地保证医院战略目标的实现；二是提出了顾客价值理念。KPI 提倡的是为医院内外部顾客价值实现的思想，对于医院形成以市场为导向的经营思想是有一定的提升的；三是有利于组织利益与个人利益达成一致。策略性地指标分解，使医院战略目标成了个人绩效目标，员工在实现个人绩效目标的同时，也是在实现医院总体的战略目标，达到组织与个人和谐、医患和谐、员工之间和谐，医院与员工共赢的结局。

（二）KPI 考评的缺点

一是 KPI 指标比较难界定。KPI 更多是倾向于定量化的指标，这些定量化的指标是否真正对是对医院绩效产生关键性的影响，如果没有运用专业化的工具和手段，比较难界定；二是 KPI 会使考核者误入机械的考核方式。过分地依赖考核指标，而没有考虑人为因素和弹性因素，会产生一些考核上的争端和异议；三是 KPI 并不是针对所有岗位都适用。我们说对于特定的一些岗位，运用 KPI 不是很恰当，比如部分职能型的职务、科研部门人员，它出绩效周期需要很长时间，而且外显的绩效行为不明显，运用 KPI 来考核就不是很适合。同时提醒考核工作者，在运用 KPI 时一定要在整个医院内部有充分的沟通，让部门和员工自己首先认可自己的 KPI 指标后才来进行考核，可以大大减轻考核阻力，而且可以保证考核结果的广泛认可。关键绩效指标对一般性指标构成忽视作用，大家总认为只要有了关键绩效指标，其他指标并不重要，其实不完全如此。

三、BSC 绩效考评方法

平衡计分卡（BSC）是美国的卡普兰教授创立的，据调查，在目前全世界的前 500 强的企业中有 70% 企业已运用了 BSC，可见其确实对企业绩效管理和运营有一定的作用。它主要包括 4 个考核维度，财务指标，内部流程，顾客满意，学习和成长。但我们反思，在我们国家医院，运用 BSC 是否行得通，如何把它正确地运用到我国医院绩效考评中，是值得我们思考的问题。

（一）BSC 考评的优点

①战略目标分解，形成具体可测的指标。因为医院战略目标听起来比较抽象，也是一个比较宏观的目标，如何把它细化，具体化，内化，把它落实至具体的工作行为当中，BSC 帮忙解决了这个问题；②BSC 考虑了财力和非财务的考核因素，也考虑了内部和外部客户，也有短期利益和长期利益的

相互结合。以往的考核工具和手段往往考虑财务的，内部的，短期的利益和考核要素比较多，而忽视了医院长期的，非财务的，外部的考核要素，这种考核是片面的，也存在一定的不公平性，采集的考核信息也是并不完全对称的。

（二）BSC 考评的缺点

①BSC 实施难度大，工作量也大。首先准确定位医院战略本身就对高层管理者的管理素质要求很高，同时也要求各级管理和人力资源部门工作者对战略的解码能力要很强。而且 BSC 考虑的考核要素很完整，造成工作量很大，实施的专业度也很高，一般如医院不具备完整规范的管理平台，不具有相关的高素质的管理人中和 HR 专业人员，是很难推广 BSC 的；②不能有效地考核个人。BSC 本身的目标分解很难分解至个人，是以岗位为核心的目标分解。体现个人关键素质要求方面指标不明显，会在一定程度上造成岗位职责和素质要求不明确；③BSC 系统宏大，短期很难体现其对战略的推动作用。因为战略是属于长期规划的范畴，所以 BSC 的实施周期也相对是比较长的，应该准确地称是一个系统工程，短期内是很难见到效果，而且需要调动整个医院的资源；④平衡计分卡把财务指标放在最主要的位置，也与我国公立医院公益性有冲突。又比如，平衡计分卡中的内部流程指标与医院的绩效工作吻合不完全，大部分的流程指标都是其他的指标，反映不了真正意义上的流程实质内容。又如财务指标，很难与每个医生、护士的单个人的实际工作绩效挂钩，因而很难衡量和测评。再比如学习与成长指标太抽象，不好测评和考核，等等。

四、目标绩效考评方法

这种考核模式主要是针对有些工作成果和工作行为难以量化的，运用此种方法比较合适，目标是衡量组织，部门和个体活动有效性的标准，如何使全体员工，各个部门积极主动，想方设法地为医院的总目标努力工作就成了决定管理活动有效性的关键。目标管理最早是管理学大师德鲁克开创其研究的，现在广泛地运用于各个机构和组织的管理实践当中，是一种常见的绩效考核方法。它主要通过绩效目标的设定，到确定完成绩效目标的时间框架，再到比较实际绩效和绩效目标之间存在的差距，弥补差距后再重新设计新的绩效目标这样一个过程来达到目标管理循环。

（一）目标绩效考评的优点

①目标管理中的绩效目标易于度量和分解。在实行目标管理中，往往是把绩效目标进行相对应地分解，从医院总体的目标分解至部门，再从部门分解至个人，责任和权利明确。同时在目标考核上的指标也是容易度量的，显性绩效成分比较多；②考核的公开性比较好。因为考核是基于为部门、科室和员工设定的目标，所以在考核上完成的成效如何，完成的程度如何，完成的量大小，是公开公平的，不存在过多的人为主观成分在里面；③促进了医院内的人际交往。因为目标的设定是上级与下级沟通交流达成的，而且在修正和考核当中也要沟通，所以对于医院内的员工间的人际关系的改善是很有帮助的。目标绩效管理看重的是最终的绩效价值，对过程并不十分关注，过程管理主要靠实施目标的部门、科室、个人按照目标进展实际情况去控制、管理、经营与运营。

（二）目标绩效考评的缺点

①指导性的行为不够充分。既然是为了绩效目标，而往往会忽视在达成目标的过程中的对下级或下属部门的指导，有时会出现只要结果，不要过程的现象。我们说在管理当中，管理的过程和结果同样重要；②绩效目标的设定可能存在异议。因为绩效目标的设定是上级与下级沟通，共同确定的，所以难免存在讨价还价的现象，设定的绩效目标大小可能会受到人情关系的影响。而且有时会发现具体设定多大的绩效目标，存在一定的不确定性；③设定的绩效目标基本是短期目标，忽视了医院长期目标。我们说绩效目标管理是针对短期的绩效目标居多，这样的话考核也是有一定的可操作性，但在长期性的绩效目标上，却是短期内很难考核的。总之，适合现代医院的就是最好的，因为世界上没有最完美的绩效考评办法，各种考核模式都是在不断完善之中。

第七章 现代医院卓越绩效管理流程

第一节 绩效管理流程

医院绩效管理是整个人力资源管理系统的重要组成部分。从微观角度上讲，绩效管理关系到员工个人是否能合理分享医院的绩效奖金和继续留任所在岗位，又关系到员工个人职业生涯的有序、健康发展。从宏观角度来讲，绩效管理的管理水平和实施效果直接关系到医院的战略目标能否实现以及整个医院的和谐和可持续发展。但是，尽管很多医院都十分重视绩效管理，运用先进的技术手段，采纳最前沿的绩效管理理念，然而有些医院仍然要面对的一个困境是：绩效管理不仅没有有效激励员工，没有服务于人力资源管理的有序发展，反而使员工对医院缺乏一种组织归属感，组织的凝聚力下降。其原因何在呢？怎样才能使所实施的绩效管理产生较好的效果呢？原因可能是多方面的，如融入绩效管理的理念不正确，绩效考评选用的工具不恰当等。但我们认为，做好绩效管理的基础还是在于使绩效管理流程科学化、清晰化、系统化、规范化。这样，有利于医院整个绩效考评与管理工作的实施和健康发展。

一、实施绩效管理流程的问题

要探讨如何做好绩效考评与管理的方略，其着手的第一步还是在于通过分析当前绩效管理在医院实施中所显现出的问题，寻求在改善绩效管理过程中应规避的误区以及优化策略。具体来讲，当前有些医院实施绩效管理之所以会遭遇困境，其原因主要如下。

（一）强调员工绩效考核，忽视医院整体绩效管理

绩效管理的根本目的在于医院战略和经营目标的达成，其主要手段就是通过员工个体目标的实现推动部门、科室目标的实现从而带动医院整体战略和经营目标的实现。然而，在我国一些医院所实施的绩效管理的现实中，管理者们正是由于对战略目标的达成的过程和手段存在的片面的认识，误认为只要严格对待员工个体的绩效考核与管理，战略目标必然会自动达成。因此，他们多关注于员工个体绩效的考评，过多地考虑如何考核员工，轻视、甚至忽视如何将员工的绩效管理与医院整体的绩效管理进行匹配，结果导致员工绩效较为理想，而医院层面的绩效却欠佳的尴尬境地。其实，绩效管理的根本目的就是实现医院的战略目标，若只是关注员工个体的绩效考核，而忽视医院整体的绩效的有效管理，不仅不利于医院整体目标的实现，反而会给员工从心理对医院所实施的绩效考评造成一种反感情绪，最终以一种非组织成员的心态投入到组织工作，给医院的发展带来严重的危害。因此，医院应该从整体出发，全盘考虑，既要强调员工个体的绩效考核，更要重视医院整体的绩效管理。并在管理的实践中不断改进医院绩效管理方式，增强员工对医院的认同感和归属感，发挥部门、科室和个人的积极性和创造性来推动医院绩效目标的实现。

（二）强调绩效管理结果，忽视绩效管理过程工作

绩效管理的表象是对员工和医院过去一段时间内的工作行为和工作效果进行评价。其评价的客体是员工过去的业绩、能力等各项绩效指标。但绩效管理的目的不是为了考核而开展考核工作，其根本目的是为了通过对员工过去工作的绩效，整理和分析，及时发现员工绩效存在的问题，帮助员工提高绩效，从而推动医院绩效战略目标的实现。这也是绩效管理真正的落脚点和归宿点。但现实是一些医院所实施的绩效管理仍只停留在表象层面，更多的是重在如何评价员工的过去，而并未从评价的过程

中所收集的信息来探讨服务于绩效改善的方略。若医院绩效管理只注重于对员工过去的业绩考核，而不重视绩效工作的过程、相应的培训和人才开发工作，不仅难以实现医院的绩效目标，反而会让医院的用人环境和留人环境发生变化，医院的人才竞争力将会受到削弱，使得医院在激烈的市场竞争中丧失参与竞争的能力和权力。同时医院的员工也可能对这种绩效管理方式产生反感情绪，使医院的凝聚力和向心力受到严重危害。绩效管理是导向性的价值管理，重视绩效没有错误，在重视绩效结果的同时，也必须重视过程管理，比如阶段性的检查、不定时的抽查、为了医院持续发展对员工的培训等，这样才能保证医院绩效的长久卓越。

（三）重视绩效考核结果，轻视绩效考核反馈工作

如果将绩效计划比喻为绩效管理的开始环节，那绩效反馈则是绩效管理的收尾环节。现在有些医院比较轻视甚至忽视绩效反馈工作，面对员工，绩效考核的结果就是一张绩效考评成绩表。其实这样做会对整个绩效管理的实施产生极为不利的影响，严重地甚至会使整个绩效管理的实施效果毁于一旦。因为轻视绩效反馈会使员工个体产生医院对其不信任的错误认识，同时面对绩效考评，员工有可能对绩效考评结果产生质疑，需要有申诉的机会和途径，也需要医院中高层管理人员针对其绩效考评显现出的问题提供智力援助等。而一旦这些绩效反馈工作未做好，未开展有效的绩效反馈沟通，所实施的绩效管理服务于绩效改善的力度和可能性都将会十分有限。因此，绩效管理的实施人员务必要重视绩效反馈工作，持续地开展反馈沟通，积极同员工个体共同寻求改善今后绩效的良策，从而使实施的绩效管理发挥其应有的效应和功能。绩效反馈工作包括绩效过程中的沟通、绩效过程中的检查、绩效管理中的征求意见、绩效考核后的座谈会、员工绩效考核后的申诉制度、申诉流程、员工申诉后的处理时间、反馈申诉结果等。重视员工绩效考核的反馈工作，重视员工的申诉工作，定期或不定期征求员工意见，能够使医院及时改正绩效考评与管理工作中的失误，从而保证绩效管理的正常运行。

（四）强化绩效考核工作，误把考核等同绩效管理

这是很多医院在实施绩效管理过程中的一大通病，因为其并未从根本上认识到绩效管理与绩效评估的区别所在。绩效管理是指将医院的远景、战略目标分解到科室、部门和个体，并通过绩效计划、绩效辅导、绩效评估和绩效激励环节环环相扣，有着严格逻辑关系的必要环节所构成，其注重的是员工未来绩效的改善和提高，从而有助于推动医院战略目标的实现。而绩效评估是指对医院员工过去一定时期内的工作表现和工作成果给予考核和评判，其着眼点是对员工过去绩效的总结。从这两个概念上来看，二者的着眼点和概念的外延是不相同的，绩效考核只是绩效管理过程中的一个重要环节，绩效管理功能的正常发挥还需要其他几个环节的有效"辅助"。而且绩效管理的几个环节之间是有着严密的逻辑关系，若是将绩效考核与绩效管理等同，可以说是打乱或者违背了他们之间的逻辑关系，这样既不利于发挥绩效管理的功能，也不利于顺利实施绩效考核工作。

（五）绩效标准脱离实际，导致绩效管理流于形式

现代医院绩效管理的实施是一项较为庞大的系统工程。实施绩效管理的影响面将会波及医院的各个科室、部门、班组和个人。医院全面实施绩效管理是对医院领导和员工的巨大挑战。面对如此挑战，作为实施绩效管理的关键部门——医院绩效管理办公室、人力资源部，只有拥有足够的权力才能真正运转好这个系统工程。而现实是，一些医院的绩效管理办公室、人力资源部门的权力仍停留在传统人事管理阶段时的权力体系中，充当的只是执行层面的角色。在面对人力资源管理（有些医院绩效管理在人力资源部挂靠、有些医院成立了绩效考核办公室）迅速发展的态势下，医院习惯性的做法就是将人事部门更名为人力资源部门，部门的权力没有加大，人员配置也比较少，导致医院所实施的绩效管理根本不可能正常开展下去，最后在时间和上级双重压力之下，绩效管理只能流于形式层面的操作。同时这也造成有些医院的人力资源管理人员觉得工作压力大，工作满意度低，甚至使原有正常的人力资源管理工作都受到了不良的影响。

从上述绩效管理在实施中所显现出的问题看，我们不难看出当前有些医院所实施的绩效管理方式

有几个最为显著的特征：①绩效管理还停留在绩效考核阶段，其注重对员工过去的行为方式和行为效果的考核，而忽视过程管理或相关的培训和开发工作以改善后期的绩效；②绩效管理漠视了员工主观能动性的力量，仍将绩效工作仅当成管理部门和相关职能部门的工作，员工只是单纯的被考核的对象，这样一方面造成了员工主观能动性难以发挥，另一方面也造成员工以一种冷漠的心理状态对抗的方式对待医院的绩效管理；③人力资源部门的主要工作不是绩效考评与管理，因而设计的绩效考核指标不合理导致绩效管理不能有效实施，部门权力的限制一方面使绩效管理难以建立威信，另一方面使部门的协调也受到了不应有的阻碍，因为人力资源部是职能部门或机关的一个部门，事实上无权检查其他职能部门的工作，因此职能部门也不敢大胆进行绩效考核工作，怕其他职能部门说闲话；④医院应该成立绩效管理办公室，面对所显现的绩效管理问题，医院应从医院级别的角度出发组织绩效管理办公室，最起码办公室主任由医院副职来担任，这样就能够遇到问题，有医院领导来协调，增加了绩效管理的权威性，增加了医院绩效考核与管理的可操作性，同时也增加了医院绩效管理办公室人员的执行力。有些问题可以达到及时解决的效果和目的。从管理理念、管理技术、管理艺术和管理效果入手，医院应该高度重视绩效考核的操作性以及整个绩效管理的实施办法、流程、措施、流程环节是否与不断变化的情况相吻合，必须紧密结合医院实际情况，广泛调查研究，制定切实可行的绩效考核标准，使医院绩效管理名副其实，促进医院可持续发展。

二、实施绩效管理流程的理念

现代医院在绩效管理的实施过程中融入正确的理念，建立对绩效管理的正确认识，才能有助于避免绩效管理步入绩效考核的困境或带来不良效果。

（一）绩效管理的重要性必须强调流程的理念

绩效管理是医院整个人力资源管理的关键，其实施的效果将直接影响到医院人力资源管理的效果。绩效管理工作基本上可以称之为承前启后的一项工作。它既是对员工前阶段的工作成绩的一次评价，又直接为后阶段员工的培训、薪酬福利的发放、员工个人职业生涯的发展和医院文化的建设等提供客观参考依据。绩效管理如何实施，实施的效果如何也就关系到整个人力资源管理系统的有效运转。医院管理人员要想充分发挥人力资源管理系统的应有的强大功能，首先就要将绩效管理定位于人力资源管理的关键，采取谨慎和重视、负责的态度操作绩效考核与管理的每一环节、每一个步骤，力争向管理要绩效。

（二）绩效管理目标是组织整体战略目标达成

绩效管理相对于组织整体战略目标而言，它只是一种重要的管理工具，而非一种管理目标。任何管理活动的开展都是为了实现组织的战略目标，绩效管理也不例外。因此，绩效管理不能仅停留在对医院成员的考核和评估之上，而应发展到服务绩效改善上，将绩效管理当作实现组织战略目标的重要工具，运用这个工具促使组织成员改进工作绩效，从而提高整个医院的卓越服务绩效，促成医院服务人民群众健康这个战略目标的实现。

（三）绩效考核管理既注重结果也要注重过程

所谓绩效管理既要注重结果，也要注重过程是指绩效管理人员一方面要重视绩效考核结果的运用，另一方面也要注意对实施过程中的监控。因为绩效管理追求的不是员工前阶段的工作的业绩如何，而追求的是通过实施绩效管理来促进员工绩效管理的改进。而影响员工绩效改进的因素是很多方法的。其既包括客观因素，也包括主观因素；既包括主动性，也包括领导的辅导性。绩效管理就应该通过绩效管理实施过程中的各个环节，及时准确了解医院中存在的问题和对绩效管理制度进行监控，并不断与员工沟通和协调，力争使绩效评估反馈的结果真实、准确，可靠。

（四）绩效管理导入要注重与医院文化相匹配

每一个医院都有自己的价值观、习惯文化。医院文化就是指医院内绝大多数组织成员的行为作风和认可的价值规范以及行为规范。医院文化深入到科室、部门以及工作环境中的每一个角落。在引进先进管理理念和绩效考核方式、评估指标的确定等来制定绩效管理制度时，必须要考虑到本医院的组织文化，仔细斟酌和鉴别拟定的绩效管理制度是否与本医院的文化相协调。若是二者不相兼容，那医院最好重新从本医院的实际出发制定绩效管理制度。一味强制推行反而会导致事倍功半的结果。医院绩效管理最终要形成医院自己的特色管理方法，融合一切有用的管理办法，形成自己本地区、本行业、本医院的绩效管理方法。

（五）绩效管理的实施要坚持全员参与的原则

正如前面所说，绩效管理只是一种管理工具，不具有什么神秘性。但是当前有些医院在实施绩效管理时采取非透明化的操作，人为因素干扰太大。同时将绩效评估的结果与被评估对象的薪酬和职务的升降密切相关，一方面导致一些人对绩效管理充满恐惧感，因为这关系到他的个人职业生涯的发展，另一方面又导致一些人对绩效管理的实施以漠然的态度来对待。他们认为绩效管理的实施只是相关管理人员的事，我们充其量不过是一个被动的考核者。其实，从本质上来讲，绩效管理必须坚持公开原则和广泛参与原则，绩效管理的实施只有坚持了公开透明，让全体组织成员参与到绩效管理中来，才能揭开绩效管理的神秘面纱，才是真正意义上的绩效管理。社会是向民主方向发展的，民主就是公开，绩效管理要有理想效果就要民主，就要公开，就要让全体员工参加，这是医院绩效管理的持久策略，必须坚持，才能成功。

（六）现代医院绩效考核管理是国家政策导向

绩效管理在 20 世纪 90 年代引入中国，有 20 多年了，这 20 多年中国发生了翻天覆地的变化。从国家层面上，开展质量管理活动，到 2005 年国家发布《卓越绩效评价准则》，再到 2009 年 9 月国务院召开的国务院常务会议，决定在 2010 年 1 月 1 日全国实施绩效工资。从绩效管理在我国的发展脉络来看，绩效管理确实是国家行动，这是中国医院绩效考评与管理的最大动力，也是能够实施好绩效管理的保证。

现代医院在导入绩效管理方法前，首先应该重视人们理念的转变，就是分层对医院人员进行培训，提高医院职业人员素质，提高医院员工素质，提高医院管理者素质，从而才能取得绩效管理效果，才能使医院的运营、经营、管理、控制和操作符合现代绩效管理的要求。因为在过去人们往往重视员工考核，忽视员工职业素质的教育和培训（图 7-1）。运用绩效管理制度服务于医院全面绩效提升时，医院应从实际状态出发，仔细审视并完善绩效管理标准。

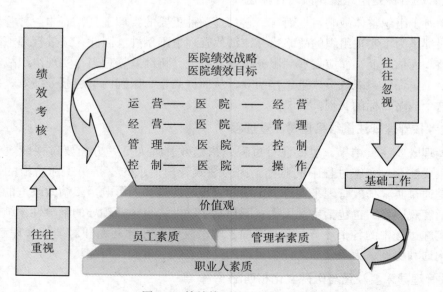

图 7-1　绩效管理的基石与目标

三、实施绩效管理流程的准备

（一）选定合适的人从事医院绩效考核与管理工作

这里所说的选择合适的人是指绩效考核部门被赋予的权力与其所承担的工作任务、工作职责相匹配。因为只有真正选择合适的人，并且做到权责对等，才能一方面从绩效指标执行层面上保证工作任务得到切实有效的实施，另一方面从绩效指标考核的制度公正层面看绩效管理的效果。如医院对人力资源部门的定位是决策部门还是执行部门，若是医院需求的人力资源管理水平仅只是传统人事下的工作任务和管理水平，将人力资源部门定位于执行部门是可以胜任其被赋予的工作任务的。但若医院需导入绩效管理方法服务于医院的绩效提升，人力资源部门只有定位于决策部门才能保证此项方法能够真正发挥其应有的功能。原因在于绩效管理是一项系统工程，人力资源部门需要运用系统思维的方法从整体上和宏观上全盘考虑和操作，而这些行为和方法的实施都离不开部门自身所赋予的应有权力作后盾支持。因此，医院在导入绩效管理方法时，首先的一步就是审视绩效考核办公室人员是否合格，绩效办公室权力体系的设计是否能够保障绩效管理制度的顺利、有效实施。

（二）绩效考核与管理要与医院文化相适应和协调

医院文化作为医院在长期生产经营实践过程中逐渐沉淀、积累而形成的，并为医院大多数成员所遵守和认可的价值规范和行规范，其所蕴含的隐性力量是任何其他医院制度都不可与之比拟的。面对绩效管理实施的准备工作，医院务必要将拟定的绩效管理策略、制度、标准、文件与医院自身的文化相比较，审视二者是否相协调。若是二者难以相匹配，医院就需要对拟定的绩效管理策略进行适当的调整和完善。因为只有与医院文化相协调的管理策略，才能得到组织成员的真正认可和有效执行。要是强制推行与医院文化不相协调的绩效管理方法不仅难以取得令人满意的管理效果，而且也有可能使医院多年积淀的医院文化得到严重的损害。要在实施于医院文化相一致时必要的宣传沟通工作是必须的。沟通一直是人力资源管理过程中的一个永恒的话题，实施绩效管理更是需要各个层面的管理人员之间，员工之间，管理人员与员工之间展开持续有效的沟通。这里所说的做好宣传沟通工作是指人力资源部门、医院绩效考核办公室人员要向广大考核对象积极传播绩效管理的目的、策略、方法以及医院相关的配套服务制度，使其一方面能够从心理和理念层面上对绩效管理有一个比较清晰的认识，另一方面从行为层面上知晓应该做什么以及怎样做的问题。开展绩效宣传沟通工作既是对绩效管理的实施安排一个预测性的检验，让广大员工来审视医院即将要执行的管理策略，又是为导入绩效管理设定一个"缓冲区域"，使广大员工能够给予适当的时间认识和接受绩效管理。

四、实施绩效管理流程的步骤

就绩效管理的具体实施来讲，绩效管理主要由制定绩效计划，编制绩效评估指标，对绩效评估人员开展培训，实施绩效评估，开展绩效反馈面谈和绩效结果的应用这几个循环阶段。做好绩效管理既要从宏观上把握这几个阶段，也要从微观上把握这几个阶段的实施细节。才能保证绩效考评与管理的实施。绩效管理实施流程是以 PDCA 循环为基本方法的（图 7-2）。

（一）制定绩效考评计划阶段

绩效计划是指管理者与员工共同讨论，就实现目标的时间、责任、方法和过程进行沟通，以确定员工以什么样的流程，完成什么样的工作和达到什么样绩效目标的一个管理过程。从这个定义，我们不难看出，绩效计划主要包括 3 大部分，一部分是指绩效管理实施的具体计划，一部分就是指绩效目标的确定，一部分是指标的实施执行。一般来讲，制定具体的绩效实施计划主要是对绩效管理的整个流程运作从任务上、时间上、方法上、宏观层面和微观层面上进行总体规划，如在哪一具体时间段开展什么工作以及谁来做，做的具体效果要达到什么水平和层次等细节性问题。在制定具体的绩效实施计划需要注意的是绩效实施计划力求切实可行，切忌标准"高、大、全"，华而不实。因为只有真正

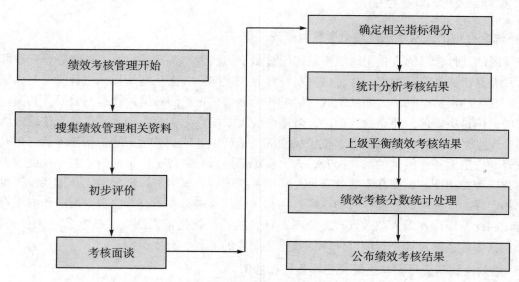

图 7-2　绩效考核流程

能够实施的，切实可行的实施计划才能有效指导实施过程的每一环节，而采用隐晦或过于宏观的字眼描述的计划不仅会影响执行力，甚至会误导整个绩效管理的实施方向和效果。

至于制定绩效目标，医院需要把握两个关键问题：第一，制定的绩效目标要来源和支撑医院战略目标的实现，毕竟实现医院战略目标是整个人力资源管理的落脚点和归宿点；第二，尽量采用参与性的方法制定广大员工认同的绩效目标因为只有医院与员工双方认可的绩效目标才能对员工产生实质性的激励和导向作用。同时融入于员工智慧的绩效目标也有利于顾全目标的现实性和可操作性。具体来讲，制定一个可行的绩效目标要做好 3 方面的工作：其一，弄清医院未来一段时间内的绩效战略目标，并根据医院现有的实际情况从绩效战略目标中提炼出绩效目标；其二，弄清科室、部门和人员岗位的职责，并依据其分解医院层次的绩效目标，形成各科室、部门和各岗位自身的绩效目标；其三，制定绩效目标时要知晓医院、科室和部门内外部环境，使制定的绩效目标能够与医院内外现有的环境状况和外来预测的环境走势相协调。

（二）制订绩效考评指标阶段

如果已经制定了一份完善的绩效计划书和绩效目标，那么制订绩效考评指标就有了依据和操作流程的指南。因为大多数绩效指标都是来源和服务于绩效目标的实现，一旦绩效目标被确定，那医院就可以依据实现目标所需的支持因素设定绩效评估指标。一般来讲，编制绩效评估指标可采用 SMART 的原则进行设定，S 代表具体的（specific），指绩效考核要切中特定的指标；M 代表可度量的（measurable），指绩效指标要尽可能能够进行量化统计和分析；A 代表可实现（attainable）；R 代表现实性的（realisitic），指绩效指标是实在、可衡量和观察的；T 代表时限（time-bound），是指完成绩效指标有特定的时限。依据 SMART 原则构建医院绩效指标后，我们仍需注意以下几个问题：①坚持能够量化的指标一定要量化，不能量化的指标流程化，不能流程化的指标细化。指标量化固然能够使评估结果更加客观、准确。但若是将有些不能量化的指标也勉强量化，不仅难以获取准确的信息，反而会使整体绩效评估效果降低；②评估标准要坚持适度的原则。若是考评标准过严，评估结果则会使一些人丧失工作热情，若评估标准太松，又不利于对员工起到鞭策和激励的作用。只有将考评标准设计的松严得当，才能真正发挥绩效评估的作用；③考评指标要针对不同的科室、部门、人员工作岗位的性质而设定。考评指标的设定要切忌"一刀切"。毕竟每个科室、部门、人员工作岗位的性质和特点是不一样的，例如要求医务人员与保安人员一样注重考勤，这就显然不合适，将考评指标与工作特点相结合，这既有利于提高整体绩效评估的科学性，也有利于让组织成员乐意接受绩效评估；④考评指标的制定必须经过民主协商，反复讨论，征求各方面意见，集思广益，让大家一致认同。这里让大家充分讨论主要是为了保证绩效指标的公正性和合理性；⑤需要特别注意的是绩效指标的定量指标与定性指标的制定问题，总体情况是结合医院具体科室、部门、人员岗位决定定量指标与定性指标的容量和比例，如图7-3所示。

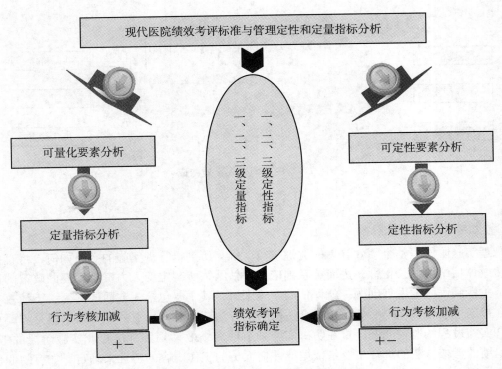

图7-3　绩效管理中最难量化要素的处置

（三）全员绩效管理知识培训

　　绩效考评、绩效管理对医院是一个全新的课题，必须进行培训。①分层培训。比如分为院级领导培训、职能部门培训、中层以上干部培训、全院人员培训、医院绩效考核办公室人员培训等；②针对专业进行培训，如临床科室重点是临床绩效考核与管理方面知识的培训，职能部门主要是行政管理方面的内容培训；③深化培训，随着绩效管理实施的加深，根据需要按照阶段进行培训；④培训重点主要是对负责绩效评估人员的技能和职业道德进行培训。绩效评估是一项非常重要的工作，而又是一项容易受人为因素干扰的工作，基于保障绩效评估反馈的信息真实可靠，我们有必要对这类人员实施相关培训，使他们能够以高尚的职业道德和较高的工作技能，实事求是地推进绩效评估工作。当然，在对负责绩效评估人员展开培训的第一步还在于绩效考评人员的界定，所谓绩效考评人员就是指参与医院绩效考评工作的相关组织成员。也可以按照直接上级，同事同级，直接下属，被考评者本人，服务对象，外聘的考评专家或顾问分类培训。只有明确界定了绩效评估人员才能有针对性地开展评估培训工作。至于培训的内容则主要是从职业道德和工作需求技能入手进行培训，职业道德的培训是指通过利害关系的学习和认知来塑造考评者负责的工作态度和工作精神，使其本着对医院和员工负责的职业操守完成与之相关的考核细节工作；而对工作技能进行培训主要是让考评者懂得如何选用评价工具，如何把握考评标准以及如何解读医院的有关绩效考评与管理政策。医院培训目的是提高普通员工素质、管理者的素质，最终要求全院人员形成共同的价值观，为共同的绩效而努力工作（图7-4）。

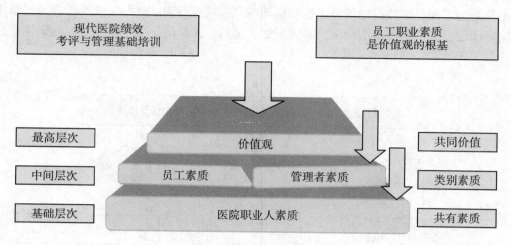

图 7-4　医院职业人素质构成

（四）绩效考评管理实施阶段

进行管理实施阶段是整个绩效管理的关键阶段。因为所进行管理实施的效果如何，将直接关系到所得出的绩效评估结果的公正性，进而关系到依据评估结果所制定的人力资源管理的政策的正确性和可操作性，关系到医院的发展问题。就评估的实施来讲，其主要包括3方面的内容：①绩效考核方法的选择，在拟定了绩效指标之后如何选择合适恰当的方法获取真实可靠的绩效信息仍是需要重点把握的问题；②实施过程的监控问题，重在防御实施细节偏离绩效计划和标准；③实施阶段的考核问题。一般来讲，绩效考核方法的选择主要是依据待评估人员的工作内容的特性来确定，如有的职位适合于关键事件法进行考评，而有的职位又比较适合于目标管理法进行考评，面对这种情况，医院需要的就是有针对性地选择考核方法。对实施过程的监控则主要是做好3件事：①本着认真、负责的态度收集、分析和汇总数据信息，因为所收集的数据既有助于为绩效评估结果的制定提供客观、公正的事实依据，也有利于为后期的绩效改善提供正确的诊断策略；②持续不断地开展绩效沟通，这一方面可以及时根据现实环境的变化变更绩效目标，保证目标的动态性和可操作性，另一方面有利于协调绩效管理在实施过程中由于人为因素干扰所产生的不利问题，积极稳妥地推进绩效管理的实施；③绩效考评标准结果的反馈问题，除了会议测评、绩效办检查外，还要充分发挥互联网、医院局域网的通讯作用，可以通过3G手机视频、电子信箱短信、博客文章等形式整合汇总考评结果，为绩效管理服务。事实上，绩效管理实施阶段沟通的时间、方式、方法、地点是最充分的，因为绩效管理实施的时间长，主要是沟通者要有沟通理念，就能获得沟通效果。

（五）绩效评估反馈沟通阶段

此阶段在很多医院被忽视或轻视，原因就在于没有对绩效管理进行正确定位。绩效管理的目的不只是对医院、科室、部门和个人绩效评估，而是实现医院战略目标，提高患者满意度。在绩效汇总结果向员工反馈之前，应及时与员工进行正式有效的沟通，共同商讨存在的问题和制定相应的对策。绩效结果进行反馈沟通实质是一个增强组织人文关怀和凝聚力与实现医院目标互惠的过程。通过绩效反馈面谈既表达了医院对员工的关心，增强员工的医院的归属感和工作满意感，也有利于帮助员工查找绩效不佳的原因所在，与员工一起制定下一绩效周期的计划，来提高员工绩效，推动员工个人职业生涯的发展。任何沟通都要围绕医院的总目标进行，围绕科室的总目标绩效，围绕个人的绩效结果进行，才能达到绩效总目标，才能达到要沟通的目标。与员工绩效结果的沟通是一项非常严肃的事情，并不是任何人都能做好的。有些人沟通就风调雨顺，有些人沟通就电闪雷鸣。这要从应用愿景、使命、目标、个人目标、个人在绩效管理中的作用等方面绩效沟通，这样才能起到要沟通的作用，才能激发员工的热情与干劲（图7-5）。

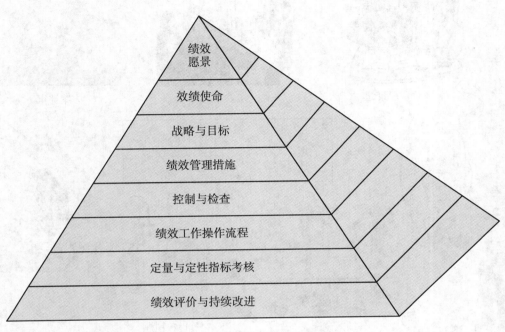

图 7-5 绩效考评与管理体系

第二节 绩效考核沟通

一、绩效考核沟通对象的分类

绩效管理实施反馈沟通的第一步就应依据考评表和考评结果所反映出的信息将被考核者实施分类。依据考评表和考评结果将沟通的对象从横向层次和纵向层次展开分类。对于沟通对象与沟通者都要认真研究，哪些人沟通比较合适，哪些人具备沟通的知识与条件，哪些人对哪些人实施沟通。沟通是有技巧和艺术的，不具备沟通条件和能力的人，最好不要从事沟通工作。比如，有些人说话简单，不善于思考，讲话没有针对性；还有些人本身就是被沟通者的"冤家对头"，如果让其参与沟通，可能沟通的结果适得其反；还有些人沟通能力可以，但是专业不对口，沟通有困难。如普通行政人员对被沟通者工作专业不熟悉，这样就不适合沟通专业性太强人员的绩效思想工作。绩效考评后的沟通必须进行设计，选择合适的人对合适的人进行沟通。

二、绩效考核沟通目标的定位

绩效沟通的总目标和分目标的定位。就绩效沟通来讲，绩效沟通的总目标是通过与员工开展沟通来提高员工的绩效工作的积极性，从而带动医院战略目标的达成。而确立绩效管理的分目标实际上也就是针对每次具体沟通所拟定的一个沟通目的。如通过这次沟通我要向员工传递什么信息？解决什么问题？沟通之后要达成怎样的沟通效果等一些较为具体详细的沟通目标。但要注意的是绩效共同目标必须严格按照流程进行，在医院统一沟通行动下进行，因为每一个沟通流程环节都是有区别的，绩效管理沟通流程如图 7-6 所示。

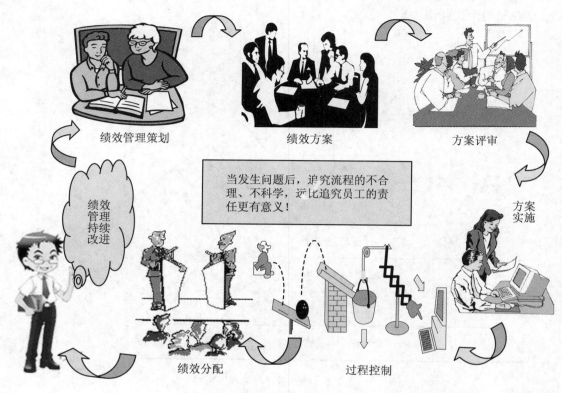

绩效管理策划　　　　绩效方案　　　　方案评审

当发生问题后，追究流程的不合理、不科学，远比追究员工的责任更有意义！

绩效管理持续改进　　　　　　　　　　　　　　　　　　方案实施

绩效分配　　　　　　过程控制

图 7-6　绩效考评与管理七大流程

三、绩效考核考评结果的解读

全面解读绩效考评结果是绩效管理的重要任务。解读绩效考评结果应完成 4 个问题：第一，沟通者应该做什么；第二，沟通者已经做了什么；第三，沟通对象为什么会得到这样的考评结果；第四，沟通对象应该朝什么方向改进和努力。

四、绩效考核沟通选择的时机

选择合适的场所和时机是沟通成功的关键之一。恰当的沟通时机一般应选择在双方都认可的并有空闲的时间段进行。至于合适的沟通环境，其应具备三个特征：①具有正规性和权威性。一般可以选择在会议室或专门的办公室进行，让沟通对象意识到企业对本次沟通的重视；②不具备干扰性因素的存在。舒适的沟通环境应该使沟通能够不受干扰，如人员的进出，电话铃声等；③双方是自愿的。

五、绩效考核沟通需要的计划

制定沟通计划是沟通的第一步。具体来讲，沟通计划应分为三类，一类是沟通全院性的计划，其主要是对沟通全过程的一个事先安排，如什么时候开展沟通，在哪里进行沟通，沟通应由哪些人员参加等；另一类就是具体人的沟通计划，其主要是细化到对一个具体沟通对象的沟通安排，如问什么样的问题，如何记录，首先问哪些问题等。制定沟通计划要注意有针对性和有选择性，一方面要使绩效沟通达到好的效果，另一方面又要注意沟通的效率；还有一类是群体性沟通计划，这类沟通适合于大

家共同关心的问题

六、绩效考核评价结果的应用

绩效考评结果主要集中于三方面的应用，一方面是绩效奖金，如员工工资的调整，相关人员职位晋升，发放绩效奖金等措施，同时包括扣罚内容；另一方面就是绩效提升，医院需要通过绩效考评结果所反映出的问题制定服务于下一周期的绩效改善计划；三是绩效管理结果排队和完善档案。如果将考评结果的应用只停留在员工工资的调整，职务的晋升，相关人员的惩戒，而不注重考评结果所揭示的问题所在，积极采用相应的对策来解决这些绩效管理中的问题，不仅对医院发展不利，也不利于员工职业生涯的有序发展。但是若不采取相应的绩效激励措施，那所制定的绩效改善计划也难以得到有效的执行。因此，现代医院就应将这三方面综合起来共同运用于医院的长期持久的发展中。

绩效激励主要是采用正激励与负激励相结合的策略，坚持做到应奖励的人员给予重点奖励为主的办法，但是要避免只奖不扣罚的情况发生。而绩效计划则主要是通过评估结果寻求绩效不佳的源头，并采取与之相应的对策来服务于后期的绩效提升，如若是绩效管理流程层面存在不合理之处则应着手于绩效管理流程的重新规划，若是员工技能和知识水平与完成绩效目标的能力需求存在差距，则应在审视绩效目标合理性的同时，对员工开展有针对性的知识和技能培训。

第八章　现代医院卓越绩效岗位设计

　　什么是岗位？岗位是分配个人劳动的项目的具体分工。完成工作的一个介质，组织的功能是通过一个个具体岗位功能的实现而实现的。岗位也泛指职位，职位是指承担一系列工作职责的某一任职者所对应的组织位置，它是组织的基本构成单位，职位与任职者一一对应的。

　　什么是岗位管理？岗位管理（position management）是指以医院、科室、部门的战略、环境因素、员工素质、医院规模、医院发展、技术因素六大因素为依据，通过岗位分析设计、描述、培训、规划、考评、激励与约束等过程控制，实现因岗择人，在人与岗的互动中实现人与岗、人与人之间的最佳配合，以发挥企业中人力资源的作用，谋求服务效率的提高。岗位管理是以组织中的岗位为对象，科学地进行岗位设置、岗位分析、岗位描述、岗位监控和岗位评估等一系列活动的管理过程。我们认为，岗位必须在分析和评价的基础上进行管理，岗位管理较之于岗位分析具有更丰富的内涵和意义。

　　岗位管理就是为员工成长舞台的设计和管理，包括岗位设计、岗位分析和岗位评价 3 方面内容。岗位管理使员工明确工作职责，实现和医院、科室、部门同步成长。岗位管理为绩效考评提供科学的依据，岗位管理为薪酬管理方案的设计提供了依据。岗位管理有着清晰的流程，包括岗位设计、岗位分析和岗位评价 3 个环节。

　　员工岗位是医院的细胞，岗位管理是医院绩效管理最基础和最核心的管理。随着医疗机构的身份管理向岗位管理转变，依法管理人力资源显得越来越重要和迫切，因此，医院必须明确岗位任职资格、岗位要履行的具体职责、岗位的协调关系以及绩效考核要点等，通过制定规范的岗位说明书以指导员工的招聘、考核、晋升，给予薪酬和职业成长提供依据。岗位说明书将成为规范岗位管理、提升员工绩效的蓝本，本章提供的是医院制定岗位说明书时需要参考的内容。

第一节　岗位说明书编写

　　医院面对激烈竞争的外部医疗市场环境，面对科室团队不断壮大的内部环境，许多管理问题接踵而至。例如"大医院病"就是一个典型的发展中的管理问题。"大医院病"是指一种管理官僚主义、遇事扯皮、相互推诿、责任不明确、效率低下、团队没有士气和执行结果绩效不好的现象。管理者很容易感受到：医院没有了创业时的激情和活力，各部门在执行的时候相互之间难以配合，组织沟通出现障碍。决策制定的速度非常缓慢，医院不能够以灵活的机制对外界做出迅速的反应。庞大的医院不具备应有的高效率，难以适应医疗市场竞争的变化；一旦出了医疗纠纷问题，部门之间、科室之间或者员工之间又互相推诿扯皮的现象经常发生。"大医院病"像瘟疫一样困扰着医院发展。中医理论认为"通则不痛，不通则痛"。医院管理的"通"就是政令畅通，办事效率高；医院的"痛"就是医院的管理秩序紊乱，办事效率低，绩效不好。医院管理系统就像一个人的指挥和行动系统一样。部门分工日益明确，部门管理者的权力渐渐扩大，就像我们的四肢、五官、内脏等分别不同的组织功能，目的是让各部门专业化程度不断提高。但是我们很多医院在推动医院扩大规模和下放权力的时候，忽略了建设一个完整的有机的神经系统，来承担不同信息的上传下达的任务，最终导致医院管理神经末梢感应不灵。透过问题的现象看到问题的本质，我们发现，困扰医院发展的管理问题是在领导者、团队管理者和执行三者之间的"组织沟通"出现障碍，在员工岗位管理不好。有关研究还进一步表明：影响医院发展的管理原因，70% 是由于不善于沟通造成的。因此，我们要重视医院组织沟通的建设，同时必须再造科学的业务与管理流程，才能适应顾客日益增长的健康需求，才能适应医疗市场激烈竞争的需要。岗位管理是人力资源管理的基础，岗位管理是员工薪酬的基础。现代医院薪酬的组成包括基本工资、绩效工资、保险福利等，这些都是依赖于岗位管理。

人力资源部门是绩效管理的最主要部门，承担医院沟通的神经系统，向上延伸，人力资源部对医院高层领导负责，是医院人力资源战略的参与者、制定者和管理者；对基层和中层员工，人力资源部对员工负责，是员工的支持者和管理者。重视人力资源部的建设就是重视医院绩效管理建设。岗位说明书项目的建设是人力资源部的重要管理工作，岗位说明书也是绩效管理的重要形式。现代的一切工作都起于每一个人的岗位，只有准确的人员岗位，才能保障医院的工作正常运行，从这个意义上说，岗位说明书对医院建设、部门建设、科室建设、员工发展意义非常重大。

一、岗位分析思路和方法

岗位分析是确定医院内各工作岗位完成各项工作所需技能、责任、任务和知识的系统过程，当然也是开展人力资源工作的基础。它的主要目的有4个：①弄清楚医院中每个岗位都在做些什么工作；②明确医院这些岗位对员工有什么具体的职业要求，从而产生出岗位职责和岗位任职资格；③各个岗位的标准是什么，进而形成可行的操作性岗位说明书；④找出岗位工作中的关键绩效指标，为绩效考核打好基础。

二、岗位说明书的重要性

岗位说明书是医院组织结构的基本元素。就像我们新买一部手机一样，要有一个新的手机应用说明书，按照说明书去操作，才能应用好新的手机。岗位说明书也是这个道理，我们的工作是按照岗位说明书去工作的，就这么简单，就这么重要。通过科学地设计岗位和明确岗位职能，使医院与部门、科室领导的决策层 → 管理层 → 操作层按统一的思想与行为，明确岗位的工作使命和目标是什么。岗位说明书能够确保将整个医院目标转化为所有员工的个人目标，使医院的经营管理压力转化为每个员工的工作动力和责任约束，共同向患者健康的需求努力工作，使医院、部门、科室和个人绩效更好。

三、岗位设计的系统思路

（一）岗位设计的思路

确定新医院、科室、部门的机构、岗位及流程。对于老医院、科室、部门而言，则应根据医院、科室、部门发展状况对现有的岗位和流程进行优化。

1. **岗位设置** 岗位管理首要的工作是岗位设置，它是设置岗位并赋予各个岗位特定功能的过程。岗位设置须以管理科学的原理、所在行业和医院、科室、部门本身的特点、技术服务流程的特点以及职能部门的职能为依据，它体现医院、科室、部门的经营管理理念和整体管理水平，反映医院、科室或部门机构的人员素质和技术水平等。岗位设置的原则：因事设岗是岗位设置的基本原则。

具体体现在以下方面。

（1）科学、合理符合实际原则：以往的岗位设置的数量方面是要符合最低数量原则，即以尽可能少的岗位设置来承担尽可能多的任务。为了追求效益最大化，其岗位数量应限制在有效地完成任务所需岗位的最低数。事实上，岗位设置应该根据科学的方法，合乎政策要求，按照岗位的实际要求设立。一味地强调岗位最少原则，并不是最理想的。一般来说，医院、科室、部门的任务和经营管理活动的存在和发展，需要多少岗位，就应该设多少岗位，需要什么样的岗位就设什么样的岗位。按照岗位需要设岗，按照人员多少设岗，按照工作任务的需求设岗。

（2）目标与任务原则：岗位设置必须以医院、科室、部门的战略目标和任务为主要依据。岗位设置是为医院、科室、部门目标服务的，它是完成医疗、技术、服务任务的手段。因此，岗位设置应根据医院、科室、部门的目标、任务等的需要来进行，既要保证组织所必需的功能，又要保证组织的高效与灵活。

（3）责权相等原则：有权无责，必滥用职权；有责无权，必难尽其责。整个医院、科室、部门中的每一个岗位的责权是对等的，必须严格保障医院、科室、部门中的每一个岗位拥有的权力与其承担的责任相称，责权相等是发挥医院、科室、部门成员能力与积极性的必要条件。

（4）有效配合原则：所有岗位要在医院、科室、部门中发挥积极作用，每一个岗位与上下左右岗位之间要实现有效配合，以保证组织目标的实现。岗位的能级之间、层次之间都要相互协调、组成一个有机的系统，发挥出整体大于部分的功能。

（5）发展原则：设置岗位要有发展的思想，要有创新的思想，要有动态的思想。这样才能保证组织的活力。

2．岗位补充调整　设置岗位后，还只是搭起了一个框架，还需要规范性地补充人员到相应的岗位上去，只有这样，才能使岗位发挥应有的作用和功能。在补充调整人员到岗位时，必须遵守双向选择和公平公正原则，选择那些有能力又有兴趣到本岗位任职的合适的人员，力争做到人尽其才、用其所长和职得其人，达到组织整体效益的最优化。在充填人员到岗位时，还必须遵循招聘的流程，采取科学的招聘方法，运用先进的选拔技术。要采取内部招聘（岗位聘任）和外部招聘的方法，主要的有：发布广告法、社会性公开招聘、借助中介法、主管推荐法、档案法等运用心理测验、评价中心等先进的技术。应该记住的是，现代医院任何岗位招聘、聘任、补充、调整要的是合适的岗位合适的人员，而不是最好人员。岗位设置就是七巧板拼图，每一块七巧板都有合适的位置，而且整体效果又是最佳状态。如图 8-1 七巧板拼图对岗位设置的启示。

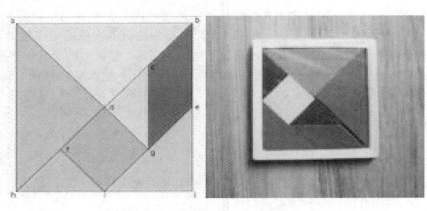

图 8-1　七巧板拼图对岗位设置的启示

（二）岗位设计的政策

2009 年 4 月 6 日，中共中央国务院发布了关于深化医药卫生改革的意见。卫生部就做好医改工作新闻发布会，明确规定：改革医院运行机制，全面推行人员聘用、岗位管理、绩效工资制度，有效调动医务人员的积极性。同时，改善内部管理，加强监管，优化结构，推进医院标准化建设。岗位（Job、position）是指组织根据其医院功能、职责任务、服务内容和工作需要设置的工作岗位，应具有明确的岗位名称、职责任务、工作标准和任职条件。事业单位岗位设置管理的政策文件包括《事业单位岗位设置管理试行办法》（国人部发［2006］70 号，以下简称《试行办法》）、《〈事业单位岗位设置管理试行办法〉实施意见》（国人部发［2006］87 号，以下简称《实施意见》）、行业指导意见以及各省、自治区、直辖市和国务院各部门根据本地区、本部门实际制定的岗位设置管理实施意见。中央、行业的政策性文件、指示是医院岗位设计的理论基础。

（三）岗位设计的思路

通过科学的定岗设计原则，根据岗位说明书的规范内容可以更好地设计工作无缝对接、绩效、薪酬、招聘、选拔、人力资源规划、职业生涯设计等人力资源管理的思路。根据岗位说明书的规范内容能够使医院各个环节顺利运转，快速提升整体的运营效率，并有效地避免医院冗员、人浮于事、医院压力大而员工压力小等等不良现象，从而提高工作效率，进而提升医院核心竞争力。如果我们能够设计一个岗位工作详实、责任落实、内容丰富和分析准确的岗位说明书，无论我们的科室团队发展到多大，我们的高层管理者都能很快很清晰地看到科室、部门团队分工与协作；无论是新上岗的员工还是老员工，只要学习、掌握和达到岗位说明书的要求，我们的员工都能保质保量地完成自己的岗位任务。岗位设计6大模块是岗位设计、岗位分析、岗位说明书编写、岗位绩效考核、岗位评估和岗位绩效管理持续改进（图8-2）。这6大模块是现代医院岗位管理的必经之路，也是6大岗位循环管理，当然每一个模块又可以分为若干绩效管理流程，但是，总的思路不会改变。

岗位说明书就是医院自身的整个神经系统，在岗位说明书的设计和制定中必须传递领导者的思想；在岗位说明书的设计和制定中必须规范员工的操作行为；在岗位说明书的设计和制定中必须明确部门、科室相关人员的责、权、利。岗位管理制度是国外先进企业的管理经验，也是我国医院长期管理经验的结晶。但是，中国医院在实际学习、执行和消化吸收国际先进岗位管理方法的时候，常常把人情放在突出的位置。表面上看有时是为了和谐，殊不知这种无原则的和谐就造成多少中国医院陷入管理困境，有岗位管理职责，而任务交叉不清；有岗位标准，而考核不能落实等。现代医院没有科学的岗位管理制度，没有岗位的考核标准，我们就没有公平的一个绩效管理环境，没有一个公正的绩效考核指标结果。在没有科学管理制度的环境中，我们的人才就不能表现为能者上、庸者下、平者让。没有良好的绩效考核机制，遇到任务，员工不是思考怎样完成任务，而是担忧个人安危，计较个人得失，必然没有理想的绩效结果。岗位说明书就是制度的一部分，岗位说明书就是创造一个公平的竞争环境，就是保证国家、医院、患者、员工的共同利益。当然，良好的岗位管理还要依靠科学的沟通技巧与艺术。美国沃尔玛的沃尔顿总结："如果你必须将沃尔玛管理体制浓缩成一种思想，那就是沟通。它是我们成功的真正关键之一。"管理全世界这么庞大的舰队，岗位说明书就是老山姆重要的组织沟通工具。

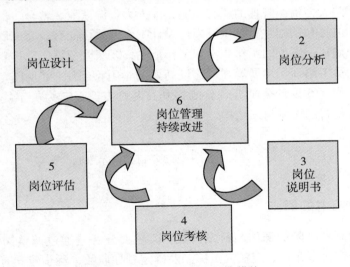

图8-2 岗位绩效管理6大模块

（四）岗位设计的方法

现代医院工作岗位设计是工作设计的重点，一般包括5个方面：①工作的广度；②工作的深度；③工作的完整性；④工作的自主性；⑤工作的反馈性。

工作职责设计主要包括的 5 个方面。①工作责任；②工作权力；③工作方法；④相互沟通；⑤协作。通过岗位设计，为医院的人力资源管理提供了依据，保证事（岗位）得其人，人尽其才，人事相宜；优化了人力资源配置，为员工创造更加能够发挥自身能力，提高工作效率，提供有效管理的环境保障。

现代医院岗位设计是医院管理的一项关键性工作，医院管理层必须亲自参与讨论、修改，通过对原有科室、部门适当调整，使之更符合医院发展，提高医院管理效率。同时在调整过程中完成职位分析并形成职位描述。岗位设计是对医院总体组织构架的规划。不是所有的职位管理工作都必须要进行组织结构重组的，但是岗位管理工作流程却必须要从组织设计开始。医院组织是经年累月演化而来的，通常是医院内长期管理变革的结果，是否需要进行岗位设计，我们可以从 5 个方面来审视：①业务角度看；②从患者角度看；③从内部管理角度看；④从员工角度看；⑤从医院需求发展看。

影响岗位设计的主要因素。一个成功有效的岗位设计，必须综合考虑各种因素，即需要对工作进行周密的有目的地计划安排，并考虑到员工的具体素质、能力及各个方面的因素，也要考虑到本单位的管理方式、劳动条件、工作环境、政策机制等因素。具体进行岗位设计时，必须考虑以下几方面的因素。医院的因素具体进行设计时应注意：①岗位设计的内容应包含医院所有的服务管理活动，以保证医院管理活动总目标的顺利有效实现；②全部岗位构成的责任体系应该能够保证医院组织总目标的实现；③岗位设计应该能够有助于发挥员工的个人能力，提高医院工作效率。环境因素包括人力供给和患者期望两方面：①岗位设计必须从现实情况出发，不能仅仅凭主观愿望，而要考虑与人力资源的实际水平相一致；②患者期望是指人们希望通过工作满足些什么。现代医院岗位设计的内容：①扩大工作范围，丰富工作内容，合理安排工作任务。医院可以经由工作扩大化和工作丰富化这两种途径来达到这一目标；②工作满负荷。每一岗位的工作量应当满负荷，使有效的工作时间得到充分的利用。这是岗位设计与岗位改进的一项基本任务；③岗位的工时制度；④工作环境的优化。

（五）岗位设计的作用

岗位设计是现代医院人力资源管理的所有职能，即人力资源获取、整合、保持与激励、控制与调整、开发等职能工作的前提和基础、只有做好岗位设计工作，才可能有效完成以下管理工作：①确定医院人员总编制；②明确每一岗位的工作职责和工作范围；③医院招聘、选拔、录用所需人员；④制定合理的、有针对性的员工培训、发展规划，建设高效的学习型组织；⑤制定考核标准及实施方案，科学地开展绩效考核工作；⑥设计公平合理薪酬福利及奖励方案；⑦为员工提供科学的职业发展咨询；⑧设计、制定高效运行的医院组织结构。

第二节　岗位设计的原则

一、编写岗位说明书的原则

医院编制工作的对象是医院的部门与科室人员，其主要任务是通过调整岗位位置、理顺职责关系、合理设置科室、核定科室床位、定额人员编制及确定领导职数，逐步建立有中国特色的医疗市场经济和民主法制建设相适应的权责一致、分工合理、决策科学、执行顺畅、监督有力的医疗行政管理体制和完善的社会服务体系。但是，由于各种原因，医院的编制与患者现实需求已不能相匹配，如果把医疗机构，特别是医院床位、职能和编制三者视为组织资源，那么医疗机构编制管理部门就是组织资源的配置部门。我们最大的愿望就是通过加强医院岗位管理工作，科学合理地配置人力资源，以促使人才资源的配置优化，形成人力资源合力，进而对促进医院可持续发展，加强现代医院建设，尽可能满足人民群众健康需求，为社会和谐贡献力量。

如何才能做到科学合理地配置医院资源，配备与社会经济发展相适应的、能尽可能地推动现代医院建设和学科建设又好又快发展呢？这就要求我们人力资源管理部门，不能仅仅停留在管数字、统计、区分科室编制类型的层面上，而要实现由"管档案"向"管岗位"转变，由只注重来人分配向日常岗位管理转变，由只管理人员类型向编制岗位全面管理转变。既要充分掌握现有科技人才队伍的基本状况，更要清楚目前甚至将来需要引进和配备什么样的岗位专业人才，这才能真正做到人事工作要为医院发展、为科室、部门服务、为患者服务，真正体现岗位管理也是生产力的目的，要做到人员岗位准确，床位适应，就必须对医院岗位有明确的需求要求。岗位设计原则（图8-3）。

我们认为，制定并严格落实岗位说明书制度，是控制医院人员的一个非常有效的途径。岗位说明书制度是指医院、机关、职能部门、科室根据精简、高效、统一的原则，对本医院所履行的职能和所承担的职责，进行分解落实，根据已核定的员工数设置适当的科室、部门管理（领导）和一般工作人员岗位，明确每个岗位在工作中所应承担的工作职责、内容，以及应有的权力和应负的责任以及上岗的知识、资质要求等进行明确规定的一种人力资源管理制度。编写岗位说明书主要原则是，每一个工作岗位不是要"最好的人"，而是要"最合适岗位的人"，这就是合适的岗位要合适的人。如果把有能力的人放到不合适的岗位是严重浪费人才，如果把没有能力的人放到重要的岗位是小材大用，同样是浪费人才。

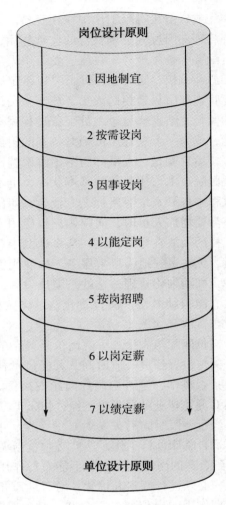

图 8-3　岗位设计原则

二、按照工作需求确定岗位

在患者健康日益需求增长的条件下，如何适应医院实际需要的员工数额，巩固我国医院数十年的变革成果，是各级医院面临的新挑战和新课题。新的形势迫切要求医院真正建立起与患者需求、人事、财政、审计等部门有效协作的联动运行机制，以及用法律、行政、经济等手段，强化对医院管理法律法规的有效监督机制，从而从根本上转变过去"医院用人管不了人的进出、管编制的不管用人、管编制不管实际需求"的消极思想，"医院用人没有权利引进人才"的现象，增强医院工作人员的政治意识、大局意识、责任意识、社会意识和医疗服务意识，充分发挥好医院领导与人力资源部门的把关、协调、监督、服务、实事求是的有机职能。承担起医院管理要形成明晰所有权、合理分配管理权、强化监督权、完善岗位绩效考评权的责任。要搞好岗位绩效管理必须消除计划经济多头管理的弊端，如组织部门管干部、人事部门管人员、财务部门管经济、后勤部门管物资、卫生部门管医政。这种效率低下、流程环节复杂的情况不能适应现代医院发展的需要。总体应该是服务部门没有级别，群众满意就是最高的待遇级别。

建立现代医院岗位职位说明书制度，能够将医院岗位管理监督有效前置，更有效地发挥医院管理部门的监督职能。从职责分工来说，医院管理部门负责根据社会经济及各项事业发展需求，撤并或设立相应科室，核定与其职责、工作内容及工作量相适应的人员岗位，而人员岗位配备则由医务部门来具体完成。但在实际工作中往往容易出现两种极端：一是人力资源管理部门过分强调自身的监管作用，过多地干预医务部门人员配备等具体事务。往往引发组织人事部门与医务管理部门的矛盾和争权，同时也违背了"以事定岗"的原则；二是人力资源管理部门只管招聘人员，核定人员，却放任对人员配备过程的监督，结果就是对人员配备过程完全脱节，不能切实履行职能，成为一个只管人员档案备查的附属部门。后一种现象的最直接后果就是，人事部门不了解医院医务人员实际情况、不了解医院技术人才队伍的基本状况，也不知道当前乃至未来发展过程中各科室最需要什么专业什么年龄结构的人才。当一个科室需要增加人员时，向院领导提出用人申请，却根本不知道找怎样的人放在合适岗位、从事什么专业、需要什么年龄段的人员，无法更好地为科室服务。如现代医院管理必须重视岗位管理，即精细化管理，这就是岗位设计，岗位需求法、岗位科学法、岗位绩效法、岗位量化法、岗位标杆发、岗位轮换法、岗位丰富法等（图8-4）。

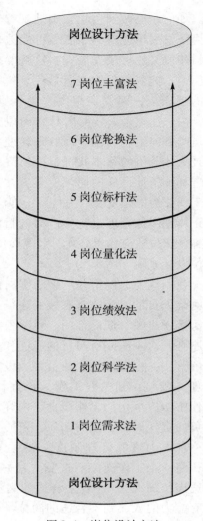

图8-4　岗位设计方法

岗位匹配与优化。医院岗位是复杂的，特别是临床科室岗位，岗位设置经过一段时间，并经过考核测试，将会发现岗位设置是否科学、是否协调的问题或岗位人员称职与否的问题。比如C是刚毕业的医学生，经过临床实习，自己非常想搞外科，但是经过一段时间后，发现C的个性、手指技能、视力、体力都不适合临床外科工作，这就必须重新调整C的工作岗位，把C放到合适的岗位上。对于不能发挥作用或作用发挥不到位的岗位，必须进行调整和优化，对于性质相同的重复岗位而又无法发挥作用的岗位要进行合并；对于遗漏的岗位要重新增设；对于含糊不清的岗位要重新界定和确定其职责和权力。优化岗位还包括理清岗位与岗位之间的关系，以保证统一领导、分工协作和分级管理。在调整和优化中，也包括对现任岗位人员的优化，如对于能力远远超过岗位要求的人员，要采取晋升、调整岗位工作内容等方法，达到人与岗位的匹配；对于不能胜任岗位的人员，要采取培训提高、调整岗位、调整岗位工作内容等方法，达到人与岗位的匹配（表8-1）。

表 8-1　现代医院岗位设计医院、员工和岗位环境原则

医院因素原则	员工素质原则	岗位环境原则
1. 整体性的原则	1. 个性化原则	1. 人性原则
2. 内容全面原则	2. 责权利原则	2. 负荷原则
3. 科学流程原则	3. 多样性原则	3. 效率原则
4. 工作完成原则	4. 自主性原则	4. 操作原则
5. 分工协作原则	5. 反馈性原则	5. 环境原则
6. 医院发展原则	6. 实际性原则	6. 绩效原则

　　如何有效地通过履行自身职能实现对人员配备过程的监管是目前医院人力资源管理部门急需解决的问题，最科学严格的管理手段是制定严格有效的岗位管理制度，从而实现以岗位制度管事管人，要

做到这些就必须搞清楚医院的岗位，搞清楚医院岗位就必须调查研究，从岗位说明书做起。只有以岗位制度管事管人，才能实现行政的公平、公正，也才能避免部门之间不必要的权力矛盾。我们以为，一个新医院设立时，依据其承担的职能合理地核定床位编制，设置需求的岗位，制定规范科学的岗位说明书，是实现医院人力资源部门对技术人员配备过程监管的有效方法。因此，新医院设立时，必须依法、科学地明确这个医院的所承担的主要职能和职责，并根据其职能职责和所承担的行政审批事项等，合理地设置内设部门、科室和员工工作岗位。换句话说，新医院设立时，除了挂牌子、核编制，还要根据编制设置合适的岗位（领导职数和工作岗位），并明确每一个岗位的主要职责和任职条件，这才真正完成了一个医院的人力资源管理的设计工作。编制部门只有实事求是按照当地疾病谱的情况，按照医院实际发展情况，按照患者健康需求建立详细的岗位说明书，并依据医院实际岗位需求，组织人事部门在配备人员的时候才有章可循，医院人力资源管理部门才能真正实现对医院人员使用管理高效率的目的。现代医院岗位设计必须兼顾医院、科室、部门、个人以及环境因素，如表8-1所示。

三、按照实际人员管理岗位

医院在可能的情况下要尽可能实行岗位管理实名制，这是指将医院岗位管理和人员管理紧密结合，严格按照医院核定的人员岗位数额和人事管理的政策规定，配备相应的工作人员，实行定编到岗位，并将岗位数额和配备人员名单向医院员工公示的一种管理制度。这里所说的医院定编到岗位，不能简单地理解为把每一个岗位分配到个人头上，不能简单的归结为纯岗位与人的关系问题。主要是，医院按照岗位人员展开床位，而不是无限制地扩大规模，要求医院在自己的人员岗位内练内功、提质量、保安全、保满意、促和谐，最大限度地使患者满意。事实上，医院核定岗位也并不是单纯考虑人的问题，而是考虑与这个医院、科室、部门所承担的职能职责以及相适应的公共职能，所以，岗位到人应该是指根据医院床位数额、服务功能、岗位职责、个人能力等设立相应的个性化岗位，再根据工作需要及个人能力特长，落实到每一个具体岗位人员，也就是"医院需求 – 岗位 – 人员 – 绩效考核"的对应关系。因此，建立和完善医院岗位设置和制定岗位说明书是实现医院高效管理的重要环节。

四、按照实际岗位进行评价

一些学者认为医院绩效评价应包括4项内容：技术效率、配置效率、质量和公平性。每一内容至少有一组代表性指标。同时，还可以按照输入资源、过程、输出资源3个层次来建立评价指标，分别对这4个内容进行衡量。岗位是完成工作的一个介质，组织的功能是通过一个个具体岗位功能的实现而实现的。医院岗位设置具体设置分为卫生技术人员、工程技术人员、行政管理人员、后勤人员和其他（指幼儿园教育、有关教学及研究人员）5类。卫生技术人员有具体的工作内容，分为医疗、护理、药剂、医技4种职系；按照责任大小、工作难易、受教育程度以及技术和工作经验的要求，各职系又可以分为初级、中级、高级3种级职等。工程技术人员指医学工程、建筑工程、维修电子工程、机械工程等。行政管理指医院各级管理人员。后勤人员指生活、工作、餐饮等保障人员。其他岗位类包括医院幼儿园老师、教学、研究人员等。总体上目前国内开展医院岗位评估和岗位分析工作尚未形成系统，缺乏权威的评估手段和适合医院特点的评估方法，做好有关岗位方面的研究，这是探讨医院岗位绩效的基础。有学者认为、岗位绩效是指员工从事其岗位工作的行为、表现及其结果。

现代医院岗位绩效评价的方法，医院岗位绩效涉及多层次、多因素，是一个相互联系、相互制约的复杂系统，医院岗位绩效评价必须同时考虑多个分方面、多个因素，诸如岗位风险程度、工作强度、工作涉及范围、专业知识、经验和阅历、工作质量、工作数量、经济效益和发展潜力等方面，应反映技术效率、服务效率、患者满意、社会和经济效益和发展潜力。因此需要针对问题的特点，选择合适的综合评价方法。

现代医院岗位绩效评价的指标体系进行医院岗位绩效评价研究就需要有衡量岗位绩效高低的标

准，因此建立适宜的公立医院岗位绩效评价指标体系是研究的核心问题之一。有的医院绩效指标有多种方法：将医院岗位大致分为内部指标、外部指标和运行指标3类，分为输入指标、过程指标和输出指标3类，分为效率指标、效益指标和经济指标3类……。而医院岗位分为医疗、后勤和管理等岗位大类，这要求我们在实际设计现代医院岗位绩效指标过程中，注意定性指标和定量指标的合理安排，因为对于现代医院岗位而言许多非效率因素较难用定量手段加以准确测量，如岗位要求的奉献精神和岗位风险等，如果只因不好定量评价而避开这类指标，很有可能对岗位绩效评价产生只看经济效益和工作效率，而忽视对医院社会使命和公益性的导向作用。关键的一步，是对岗位绩效评价指标体系需要进行实证研究，并加以验证和动态调整。我们所推荐的医院卓越绩效评价指标是7项指标内容，包括领导力、战略、顾客与市场、测量分析和知识管理、人力资源、过程管理、绩效结果。

五、按照职责编写岗位说明书

岗位说明书的主要内容由10个部分构成：①岗位基本信息；②岗位使命与工作概述；③岗位主要职责与任务；④岗位主要工作绩效考核要点；⑤工作关系；⑥工作权限；⑦工作环境；⑧岗位需要的学历与经历；⑨岗位的其他要求；⑩时间与签字。制定岗位说明书要与本单位的工作责任、岗位设置和岗位责任制相结合。把本单位的工作职责落实到具体的工作岗位，保证岗位责任制的切实落实。当然，对一些特殊岗位还应有相应的其他规定。

（一）编制岗位说明书

根据医院总体要求和相关法律法规，调整规范各部门、各科室、各单位的职能职责，科学合理地设置内设部门与科室、班组，核定相应的岗位人员编制，制定详细的岗位管理方案。同时根据本医院的职能职责分解及需求情况，设置合理的领导职位和工作岗位，制定每一个岗位的标准说明书。编制岗位说明书就包括岗位设计以及岗位分析等工作。

（二）以事设岗到人头

落实岗位管理实名制。通过适当的程序和方式，落实每一个岗位到具体人员，做到恰当的岗位与人的能力相对应关系，对于暂时超职数或超编的未定岗人员，也要明确其辅助岗位。在其所辅助的岗位的在岗人员离职后，实现能力接续自然替补，逐步消化不适应岗位需求的人员。

（三）以岗定绩效定薪

编写详细的岗位说明书，不但明确了每一个工作岗位的主要职责，有利于对工作人员进行综合考评，也有利于今后人员调整。某一岗位出现人员离职情况而需要重新调配人员，就必须对照所缺岗位的任职条件，符合条件的才能提交相关会议讨论研究，否则一律不予进人，这样就能有效地防止跑关系乱进人的"人与岗不配备"的现象发生，也能有效地避免出现人员结构不合理，"有人无事干，有事无人干，干事多的满意度低，干事少的满意度不低"的怪现象。同时，即使是本医院内部人员调整，也应该遵循规定的岗位任职条件和要求。在编写岗位说明书时就要考虑到绩效考评的工作，正确的岗位管理应该是，设计的岗位，岗位上的人员与岗位考核的绩效是匹配的，是事先设计的，在考核结果上不应该有大的出入。以岗定薪、以绩效定薪是岗位管理的趋势。

（四）绩效考评是核心

岗位说明书工作完成后，就是对岗位人员的考评。这个岗位与人员匹配吗？岗位上的人员尽力了吗？岗位上的人员的绩效是医院的理想结果？这些都要经过严格的岗位绩效考核与考评，才能了解岗位管理的真实情况。医院岗位设计管理完成了"医院需求－岗位－人员－绩效考核"的实名制管理后，可以通过网络等渠道面向医院一定范围的人群公示，自觉接受员工的监督，进而实现面向社会广纳贤才的目的。即在一些部门或科室有空编的时候，同时公布所空缺的岗位及岗位说明书，让群众很方便地知道所需人员的基本条件，接受符合上岗条件的人员报名，通过公开招考或竞争的方式择优录用或调入。既有利于增加人事管理透明度，杜绝暗箱操作的腐败行为，也有利于扩大选用人范围，改善队伍结构，有效防范选人用人上存在的不正之风。通过建立并严格执行岗位说明书制度，将医院岗位管理关口前移，能有效地避免医院管理部门只"管进人"不管岗位，重引进轻岗位管理，重审批轻监管，重管理轻服务的工作缺位现象。更重要的是，建立严格的岗位说明书制度，能真正实现以制度管人管事，减少人力人才资源配备的人为干预因素，真正做到因才施用、广纳贤才，做到通过加强医院岗位管理，科学合理地配置人力资源，进而实现人力人才资源最优化配置，促进医院和社会和谐健康稳步发展的目的。

六、编制岗位说明书的流程

（一）岗位说明书编写流程

①确定医院的组织结构和各部门、科室的功能与职责，广泛访谈和调研为制定岗位说明书打好掌握第一手信息、资料的基础；②根据医院各部门、科室的职能职责，确定各部门、科室的岗位分级标准和具体的岗位名称，每一份岗位说明书页数、字数总量；③举办岗位说明书知识培训，要求所有人员参加；④提供适合医院应用的岗位说明书模板，并修改确定岗位说明书模板；⑤针对各部门、科室人员数量，确定岗位说明书编写的工作和管理人员；⑥由分工负责的人员把岗位说明书模板发给确定填写岗位说明书的人员，并由其自己按照岗位说明书要求内容填写；⑦由分工负责的人员到科室、部门指导员工正确、实事求是地填写岗位说明书；⑧由分工负责的人员到科室具体指导科室人员填写并收回岗位说明书；⑨医院绩效考核办公室对收回的岗位说明书进行整理和统计，督促未交岗位说明书人员尽快填写归档；⑩医院绩效考核办公室人员按照岗位说明书模板并以岗位实际情况为依据统一整合员工上交的岗位说明书；⑪把医院绩效考核办公室人员整合后的岗位说明书交院领导审阅，并经过医院领导同意统一把领导审核过的岗位说明书反馈给科室、部门，再由每一员工校对医院绩效考核办公室人员和院领导审核后的自己的岗位说明书。同时，以科室、部门为单位由部门、科室主任审核本部门、科室人员岗位说明书并签字，签字后的岗位说明书上交医院绩效考核办公室；⑫再有医院绩效考核办公室人员第二次校对、修改、补充和完善科室、部门领导签字后的岗位说明书；⑬把医院绩效考核办公室人员第二次校对、修改、补充和完善后的岗位说明书给医院领导传阅、校对、修改、补充和完善，最后确定医院人员岗位说明书；⑭医院绩效考核办公室根据医院规定，以科室、部门为单位印制、复印岗位说明书给科室和部门保管，同时做好岗位说明书的交接签字手续；⑮岗位说明书的持续改进。根据医院情况变化和需要，一般每年对岗位说明书进行修改、补充、完善一次。这个流程由医院人力资源部门、医院绩效考核办公室、科室、个人和相关部门共同完成。

（二）岗位说明书信息解释

1. **岗位说明书的作用** 人事管理工作的基础。医院进行人员招聘的一个重要依据，医院工作和人员调整的依据和需要，绩效考核的需要，人员晋升、晋职、薪酬和福利的需要。等等。

2. **工作使命和概要** 用一段简短的文字陈述工作使命和工作内容概述。使命是工作岗位最终要完成的任务是什么，履行什么样的职责。要明确岗位职务规范，清楚规定从事某项工作的人必须具备的最基本的资格条件。

3. **岗位说明书职务说明** 岗位职务说明，主要陈述工作任务和职责，应用词准确，简要说明期望员工做什么、应该做什么，应怎么做和在什么情况下履行职责。岗位职务说明的内容根据使用目的的不同而有所变化，还应该包括，应履行的主要职责，在各项职责上所耗费时间的百分比，应达到的业绩标准，工作条件和可能产生的危险。完成工作的人数和接受其汇报的人数，工作中使用的机器和设备以及其他条件。

4. **工作识别** 包括工作名称、部门、汇报关系和工作编号。一个好的工作名称将很接近工作内容的性质，并能把一项工作与另一项工作明显地区别开来。不好的工作名称常使人产生误解，例如行政秘书、文字秘书、经理助理，其职责因组织的不同而不同，但是最起码的要求是让一般人了解你的工作，这便于协调和沟通。

5. 工作分析日期　便于发现是否由于工作发生变化而工作岗位说明书过时。

6. 岗位说明书其他要求　如政治要求、学历要求、工作经历、技能水平、岗位培训、团队协作、性别要求、年龄要求、一般身体健康要求、婚姻要求、个性特点及特殊体格能力要求等。

在岗位管理的实际工作当中，随着医院规模的不断扩大、医疗市场的竞争变化、患者需求的增加、服务功能与任务的不同，岗位说明书在制定之后，还要在一定的时间内，有必要给予一定程度的修正和补充，以便与医院、科室、部门的实际发展状况保持同步。而且，岗位工作说明书的基本格式，也要因不同的情况而异，但是大多数情况下，岗位说明书应该保持相对的稳定性。

七、岗位管理模式优化目标

按需设岗，因事设职。从适应医院、科室、部门发展战略需要出发，参照同行业先进标准，总结以往设岗经验，科学分析单位性质、规模、工作量和管理幅度，合理确定管理职数、岗位，明确岗位职责，做到有人、有岗、有事、有责、有绩效。保证重点岗位，兼顾一般岗位。压缩管理层，突出核心层，优化辅助层，精简服务层，突出向核心、技术业务倾斜，向一线和服务单位倾斜，并综合考虑单位发展，使技术、行政、服务、党群管理岗位形成合理配置。

优化合理，精简效能。以工作效率为前提，保证每个岗位满负荷工作，发挥岗位的最佳效能。能以少量岗位满足需要者，不多设岗位，不交叉设岗和重复设岗。根据实际工作需要进行优化调整，达到岗位职责明确，各岗位协调、规范、有序，发挥最佳的整体效益。

动态管理，优化人力资源配置。立足于现有人力资源，实行岗位动态管理，优化人力资源配置。突出品德、知识、能力、业绩等要素，结合目标管理责任制考评，制定不同层级、不同岗位考核标准，完善、规范和落实岗位考核制度，实行"庸者下、能者上"的激励机制，把过去的"伯乐相马"转变为赛场赛马、个人志向、群众认可、组织考察的充满生机与活力的用人机制。岗位管理模式优化的基本思路是突出业务流程再造和职能分析。坚持以技术服务主体和患者满意开拓主体为中心，优化关键流程，实现以市场为导向的资源配置和纵短横宽、扁平柔性化管理，职能管理部门由任务导向型管理向服务导向型流程管理转变，缩短管理链条，提高办事效率。进行职能"唯一性"划分和重新梳理，提出管理职能上移、下沉和横向调整的办法，消除上下交叉、重叠多头部分。体现合理性、完整性和有效性。合理性在于适应发展战略需要，符合成本效益原则，没有重复冗余等现象。完整性在于要覆盖所有的业务流程和职能，防止空白、遗漏，不留死角。有效性在于既适合自身的现实特点和发展要求，又适应外部环境，能够发挥各层次各部门的整合作用，维护组织架构在一定时期内不作出过大的改变。

第三节　岗位说明书内容

一、岗位说明书的内容

（一）岗位说明书内容

岗位说明书是指对岗位工作的性质、任务、责任、环境、处理方法以及对岗位工作人员的资格条件的要求所做的书面记录。它是根据岗位分析的各种调查资料，加以整理、分析、判断所得出的结论，编写成的一种文件，是岗位工作分析后的结果。此外，有必要注意的是，岗位工作说明书的内容，可依据岗位工作分析的目标加以调整，内容可繁可简（图8-5）。

（二）岗位说明书形式

岗位工作说明书的外在形式，是根据一项工作编制一份书面材料，可用表格显示，也可用文字叙述。编制岗位工作说明书的目的，是为医院的招聘录用、工作分派、签订劳动合同以及职业指导等现代医院管理业务，提供原始资料和科学依据。一般而言岗位说明书最好能够用一页纸表达。

1. **岗位工作基本信息** 包括岗位名称、岗位工作编号、汇报关系、直属领导、所属部门、工资等级、工资标准、所辖人数、工作性质、工作地点、定员定岗等。

2. **岗位使命与工作概述** 简要说明岗位工作使命和工作内容，重点突出，语言简练，字数控制在 70 ~ 80 字。

3. **岗位工作职责与任务** 包括直接责任与领导责任（非管理岗位则没有此项内容），要逐项列出任职者工作职责。并逐项加以说明岗位工作活动的内容，以及各活动内容所占时间百分比，活动内容的权限；执行的依据等。

4. **岗位工作绩效考核要点** 主要是员工从事岗位工作的考核指标，是关键绩效指标，一般 5 ~ 7 条。

5. **岗位工作关系** 分内部关系与外部关系。主要是经常进行接触、工作交叉、间接接触等工作关系。

6. **岗位工作权限** 本岗位工作权限，一般 3 ~ 5 条。

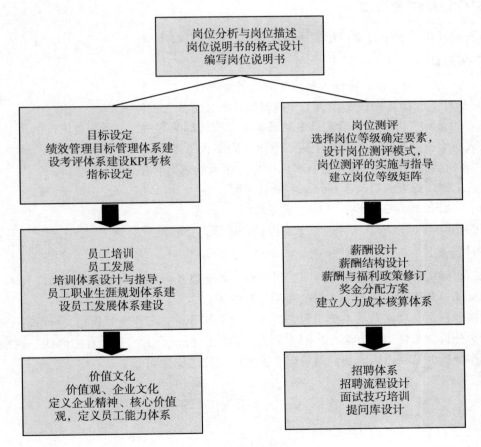

图 8-5 岗位说明书描述

7. **岗位工作环境** 岗位工作环境包括，温度、湿度、噪声、气味、照明、工作岗位的支撑条件等。

8. **学历培训与经验** 主要是自己的正规学历、培训以及工作经验。

9. **岗位工作技能要求** 岗位工作所需要的业务、技术、技能等。

10. 岗位工作其他要求　如性别、年龄、婚姻、学历、经验、身体状况等。

11. 岗位分析时间　岗位说明书最后确定的时间。

12. 直接上级审核签字　员工所在部门、科室的直接领导签字。

岗位工作说明书一般由人力资源部门统一归档管理。尔后，岗位工作说明书的编写，也并不是一劳永逸的工作。实际中，当医院组织系统内经常有出现职位增加、撤消的情况，更常见的情形便是岗位的某项工作职责和内容的变动，甚至于每一次工作信息的变动，都应该要求及时记录在案，并迅速反映到岗位工作说明书的调整之中。在遇到岗位工作说明书要加以调整的情况下，一般由岗位所在部门的负责人，向人力资源部提出申请，并填写标准的岗位说明书修改表，由人力资源部门进行信息收集，并对职位说明书做出相应的修改，最后确定。必须明确的是，岗位说明书修改、补充、完善必须经过人力资源部门和员工所在部门和科室同意，并有专人负责、专人管理。

需要注意的是，不同的医院有各自特点和急需解决的问题。如医院规模不一、专业不一、文化各异、性质不同、层次有别、其岗位说明书的内容也有区别。有的医院是为设计培训方案，提高员工的素质；有的医院是为了制定更切合实际的绩效奖金制度，调动员工工作的积极性；还有的医院是为根据工作要求，改善工作环境、提高安全性。因此，不同医院要进行岗位的内容填写侧重点就不一样。

二、岗位说明书的要素

岗位分析要从以下 9 个要素开始着手进行分析，即（7W2H）。

（一）7W 因素

■ who：谁从事此项工作，责任人是谁等方面的要求；

■ what：做什么，即本岗位工作或工作内容是什么，负什么责任；

■ whom：为谁做，即顾客是谁。这里的顾客不仅指外部的客户，也指医院内部的员工，包括与从事该工作的人有直接关系的人：直接上级、下级、同事、患者等；

■ why：为什么做，即工作岗位对从事该岗位工作者的意义所在；

■ when：工作任务应该被要求在什么时候完成呢？

■ where：工作的地点在哪里？环境因素等任何；

■ what qualifications：从事这项岗位工作的员工应该具备哪些资质条件呢？

（二）2H 因素

● how：如何从事此项岗位工作，即工作流程、规范以及为从事该工作所需的权利；

● howmuch：为岗位工作所需支付的费用、报酬等；

岗位工作分析是一项复杂的系统工程，进行岗位工作分析，必须统筹规划，分阶段、按步骤地进行。岗位工作分析通常使用的方法有：问卷调查、总结分析、员工记录、直接面谈、观察法等方法。有了岗位工作分析的结果以后，我们就可以着手制定岗位工作说明书了。

第四节　岗位分析的框架

一、什么是岗位的分析

规范性实施岗位管理，其目的是通过科学有效地利用好和管好各个岗位，使岗位功能得以有效地发挥，以保证各部门职能或机构职能的实现，最终保证医院、科室、部门目标的实现。医院、科室、部门进行岗位分析的核心是建立关键岗位的岗位说明书，关键岗位的确定标准是：在业务流程中起到关键作用或重要的辅助作用，对企业的绩效产生较直接、重大的影响，岗位相对固定，难以被其他岗位替代，或是专业性较强、责任重大、技能要求高、难以招募到合适人才的岗位。

岗位说明书内容有：岗位的基本情况，岗位设置的目的，岗位职责和任职资格条件四项内容。其中，岗位职责是岗位说明书的重点。

岗位分析是人力资源管理中的一项核心基础职能。它是对医院各工作的岗位设置目的、岗位职责、岗位工作内容、工作关系、工作环境等工作特征以及对完成此工作员工的素质、知识、技能要求进行调查后并进行客观描述的过程，岗位分析的结果就是编制出《岗位说明书》。岗位分析最核心的内容包括工作说明和任职资格两大部分内容。岗位分析要解决做什么？谁来做？怎么做？有什么支撑条件等（图8-6）。

岗位分析是对医院各类岗位的性质、内容、工作任务、职责、劳动条件和环境，以及员工承担本岗位任务应具备的资格条件所进行的系统分析与研究，并由此制订岗位规范、工作说明书等人力资源管理文件的过程。其中，岗位规范、岗位说明书都是医院进行规范化管理的基础性文件。在医院中，每一个岗位都有它的名称、工作地点、服务对象和服务信息资料。岗位分析也就是指对某工作岗位进行完整的描述或说明，以便为人力资源管理活动提供有关岗位方面的信息，从而进行一系列岗位信息的收集、分析和综合的人力资源管理的基础性活动。很多医院由于缺乏准确的工作说明而付出了很大的代价，结果导致了很多人力资源工作缺乏针对性，难以开展理想的工作。那么如何制订岗位工作说明书呢？岗位工作分析是一项复杂的系统工程，医院进行岗位工作分析，必须统筹规划，分阶段、按步骤地进行。进行岗位工作分析通常使用的方法有：问卷调查、总结分析、员工记录、直接面谈、观察法等方法。有了岗位工作分析的结果以后，我们就可以着手制定岗位工作说明书了。

岗位分析具体流程：①确定职务分析信息的用途；②搜集与职务有关的背景信息组织图和工作流程图。组织图用来确定每一职位同相关职位的纵横关系和信息流向。工作流程图则提供了与职务有关的更为详细的信息；③选择有代表性的工作进行分析；④搜集医院现有职务分析的信息；⑤同承担工作人共同审查所搜集到职务信息；⑥编写职务说明书和职务规范。

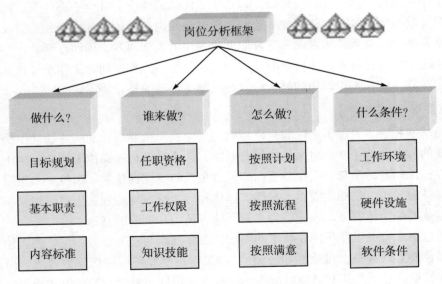

图 8-6　岗位分析框架

二、什么是岗位说明书

岗位说明书就是对员工岗位工作的描述和说明。在现代医院中，岗位是最基本的构成单位。想把一个医院管好，首当其冲的是先把一个个岗位管理好。岗位管理是一个复杂的体系，其中最基础的手段，就是对岗位进行文字性的界定和说明，于是，岗位说明书诞生了。岗位说明书涵盖的内容：岗位说明书是医院人力资源最熟悉不过的东西了，因为他们得根据实际工作需求去设计岗位，去选择合适的人选。在现代化的医院管理中，科学地设计岗位，明确岗位职能，能够确保将整个医院的目标转化为所有员工的个人目标，使现代医院的经营压力转化为每个员工的工作动力和责任约束。一份完整的岗位说明书，能为工作评价、人员招聘、绩效考核与管理、培训与开发、薪酬管理等提供依据。

虽然岗位说明书对大多数人并不陌生，但要设计分析好岗位说明书是要下一番工夫的。正如世界上没有两片完全相同的树叶一样，同样是院长秘书，在行业、性质都相同的两家医院中，其岗位职责、岗位要求也可能因为医院规模不同而出现较大差异。可是偏偏有很多医院为了节约成本，盲目照搬其他医院的岗位说明书，结果照着岗位说明书招聘来的人，与本医院一点也不合拍。这种事屡屡遇到，说明有些医院并没有认识到，为每个岗位"量身定做"一份岗位说明书，对现代医院的发展壮大有多么大的作用。

三、岗位说明书的填写

现代医院岗位说明书的填写。岗位说明书的格式可以是多种多样的，关键是要在使用了统一格式的岗位说明书后，应该用准确、简洁的语言，以便形成规范、准确、使用方便的管理文件。

（一）岗位描述

岗位描述就是确定岗位工作的具体特征。不同规模的医院可以有大致相同稍有区别和不同的岗位说明书，就有不同的岗位描述。比如有一家县医院后勤一般人员岗位说明书描述包括以下几个方面的内容。

①岗位名称。即指岗位所从事的是什么工作；②岗位活动和程序。包括所要完成的工作任务、工作职责、完成工作所需要的资料、机器设备与材料、工作流程、工作中与其他工作人员的正式联系以及上下级关系；③工作条件和物理环境。包括正常的温度、适当的光照度、通风设备、安全措施、建筑条件，甚至工作的地理位置；④社会环境。包括工作团体的情况、社会心理气氛、同事的特征及相互关系、各部门之间的关系等。此外，应该说明医院和组织内以及附近的文化和生活设施；⑤职业条件。由于人们常常根据职业条件来判断和解释职务描述中的其他内容，因而这部分内容特别重要。职业条件说明了工作的各方面特点：工资报酬、绩效工资制度、工作时间、工作季节性、晋级机会、进修和提高的机会、该工作在本组织中的地位以及与其他工作的关系，等等。

（二）岗位要求

岗位分析的基本要求。着眼于医院和科室需求的岗位及岗位要求，从岗位活动中提炼出那些对岗位来说是，必要的和有效的条件，对岗位的系统概括，并不针对目前岗位上的人，防止分析对象夸大自己工作重要性；任职者的参与；工作分析内容应避免任何歧视性条款。岗位要求说明了从事某项工作的人所必须具备的知识、技能、能力、兴趣、体格和行为特点等心理及生理要求。制定岗位工作要求的目的是决定重要的个体特征，以此作为人员筛选、任用和调配的基础。

岗位要求还包括，有关工作程序和技术的要求、独立判断与思考能力、记忆力、注意力、知觉能力、警觉性、操作能力（速度、准确性和协调性）、工作态度和各种特殊能力要求。岗位要求还包括文化程度、工作经验、生活经历和健康状况等。岗位要求可以用经验判断的方法获得，也可以通过统计分析方式来确定。基于以上岗位分析的基础理论，是从大的方面加以分析出岗位说明书的成果。若根据某医院职（岗）位说明书的描述，再加以细化分析，具体可从以下几个方面进行内容。某省医院的岗位描述如下。

1. 岗位基本信息   岗位基本信息也称为工作标识。包括岗（职）位名称、岗位编号、姓名、所属部门、直接上级、职等职级、定员等。

2. 工作内容描述   这是最主要的内容，此栏详细描述该职位所从事的具体的工作，应全面、详尽地写出完成工作目标所要做的每一项工作，包括每项工作的综述、活动过程、工作联系和工作权限。同时，在这一项中还可以同时描述每项工作的环境和工作条件，以及在不同阶段所用到的不同的工具和设备。

3．任职资格。

（1）教育背景：此项填写从事该职位目前应具有的所有学历要求，特别是与该岗位工作的学历教育背景。在进行岗位说明书填写时，经常有这样的情况：某职员是一位有多年工龄、经验丰富的中专学历的技师员工，但他的教育背景显然不能代表现在所需要的教育水平。在确定教育背景时应该考虑，如果招聘一位新员工来从事该项工作，他最低应是现在工作岗位所需要的学历，而不一定是当前在职员工的学历为标准。

（2）从业经验：此项反应从事该职位之前，应具有的最起码的工作经验要求，一般包括两方面，一是专业经历要求，即相关的知识经验背景；另一个需要的是本医院内部的工作经历要求，尤其针对医院中的一些中、高层管理职位。

（3）业务技能要求：此项反映从事该岗位应具有的基本技能和能力。某些职位对专业技能要求较高，没有此项专业技能就无法开展工作。而另一些职位相比之下则对某些能力要求更为明确。如药事、医学工程技术人员等。

（4）个性特质：指从事该岗位通常需要从业人员具备何种性格特征。

（5）培训经历：此栏目反映从事该岗位前和现在，应进行的基本的专业培训，否则将不允许上任或不能胜任工作。具体是指员工在具备了教育水平、工作经验、工作技能之后，还必须经过从事目前该岗位的专业培训。

（6）其他要求：例如反映该岗位通常表现的工作特性，临床护士可能需要3班倒；在后勤水电暖工作需要经常加班、甚至有时需要连续几天不休息抢修设施、设备；外科医师需要经常加班、值班；一般管理人员则正常上下班并可能经常出差等。

4．责权范围。

（1）责任：指此项工作所担负的职责和应当按时完成的任务。

（2）权力：一定的工作岗位要承担一定的责任，责任与权利是对应的，必须要有明确的人、财、物、时间、技术、信息上的支配权力。

四、岗位说明书的作用

岗位说明书至少可以发挥7个方面的作用：①岗位说明书清晰地列出了员工的职责范围，员工在

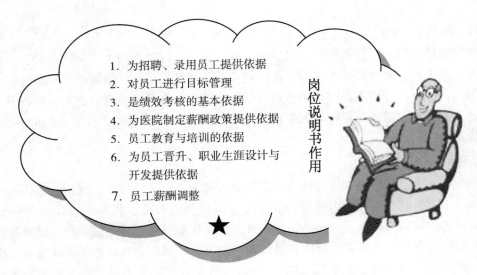

1．为招聘、录用员工提供依据
2．对员工进行目标管理
3．是绩效考核的基本依据
4．为医院制定薪酬政策提供依据
5．员工教育与培训的依据
6．为员工晋升、职业生涯设计与开发提供依据
7．员工薪酬调整

岗位说明书作用

图 8-7　岗位说明书主要作用

年初的时候，看看自己的岗位说明书，就可以大致了解1年的工作目标；②岗位说明书包括了岗位所需要的能力，员工可以对照，自己在这些方面发展得如何，哪些能力还需要进一步提高；③岗位说明书令上下级关系一目了然，谁向你汇报，你又向谁汇报？④岗位说明书还有利于上级主管对员工进行管理。主管招聘新员工，考核老员工的工作表现，都可以参考岗位说明书的要求；⑤经过岗位绩效考核了解员工的能力和进行；⑥员工的晋升、晋级、表彰和授予荣誉称号等；⑦员工薪酬的调整、增加等。一般来说，员工及其上级主管都必须在员工的岗位说明书上签字，表明双方都认可说明书的各项条款，这其实就是上下级的沟通过程，沟通好了，可以为后面的工作扫清不少障碍，为了共同的绩效共同努力。

第五节　岗位说明书编写

如何编写好岗位说明书是对岗位的一种全面诠释，是招聘、使用、考核、淘汰岗位在职人员最基本的依据。在人力资源管理体系运作中，岗位说明书是基础，编写好坏直接影响着整个系统的运转质量。

- 岗位说明书编写质量不高，无法招到合适的在职人员；
- 岗位说明书编写质量不高，无法淘汰不胜任的在职人员；
- 岗位说明书编写质量不高，无法进行岗位胜任能力的考核。在人力资源体系建设过程中，岗位说明书是基础，编写好坏直接影响着整个医院、科室、部门系统的建设效果；
- 岗位说明书编写质量不高，无法真实全面地反映岗位的工作内容和职责；
- 岗位说明书编写质量不高，无法据此做出公正的岗位评价、确定岗位价值；
- 岗位说明书编写质量不高，无法保证对评价岗位人员做出"撤""并""增"等的有效性决定；
- 岗位说明书编写质量不高，无法对岗位人员作出提升、晋级、晋职的决定。

岗位说明书是表明医院期望员工做些什么、员工应作什么、应怎么作和在什么样的情况下履行职责的汇总。很多医院由于缺乏准确的工作说明而付出了很大的代价，结果导致绩效考核认为主观色彩浓重，降低和打击员工工作积极性，招聘工作无清晰目标，效率低下，更严重的是使员工培训工作难以开展，缺乏针对性。

一、岗位说明书编写程序

（一）员工参与

医院在编写岗位说明书时，各部门、科室的主管以及员工应该参与人力资源部或者医院绩效考核办公室开展的此项工作，要为其各个部门、科室提供编写技术的培训、指导和审核条件。尤其是做好充分的准备工作，给员工宣讲制定岗位说明书的意义和说明书中各项内容的含义。对科室、部门的现行人员配置达不到或者超出医院规定的现象，医院应向员工解释其原因，打消他们的各种思想疑虑，保持医院的稳定发展。

（二）分层实施

在编制岗位说明书之前，必须进行认真的工作分析和调查，了解每一个岗位的工作任务、工作目标、工作条件、上下级的关系、对内对外的联系、任职资格（技能、性格、合作）等因素。在实际操作中，可灵活选用问卷调查法、面谈法、工作日志法、实地观察法等方法取得具体的资料。这里应该明确的是：岗位的职责应为医院、科室、部门职责的分解，部门、科室的各项职责应在岗位的职责中得以体现，即"人人有事做，事事有人做"。部门、科室人员职责是界定岗位职责的基础，因此界定岗位职责的第一步是界定部门、科室人员的职责。将部门、科室人员职责分解到部门、科室的各个岗位，明确各岗位之间的分工关系。这一过程也可作为医院定员定编的依据。根据任务量和工作的要求，应将部门、科室的工作任务合理地分解到具体的岗位，确定部门的岗位设置和人员安排，并明确部门内各岗位的岗位职责。特别是对"一岗多人"（如门诊、急诊收费室、维修人员等）的情况，运用规范的语言明晰地确定各岗位在此项工作中要承担的责任。岗位说明书必须根据医院的具体情况进行制定，而且在编制时，要注意文字的规范性。

（三）规范用语

规范岗位说明书的描述方式和用语关系到岗位说明书的管理与应用质量，因此这一工作不容忽视。标准的岗位职责描述格式应是"动词＋宾语＋结果"。动词的选择可参照岗位职责动词使用规范表；宾语表示该项任务的对象，即工作任务的内容，结果表示通过此项工作的完成要实现的目标，可用"确保、保证、争取、推动、促进"（要注意尽可能少用模棱两可的词语）等词语连接。例如人力资源部部长负责人力资源战略工作可描述为"负责组织制定人力资源战略和人力资源规划，保证为医院的发展战略提供有效的人力资源支持"。

（四）动态管理

岗位说明书管理工作相当重要，行业的发展、医院的变革会给岗位提出不同的要求。因此医院编写出规范的岗位说明书后，人力资源部应建立岗位说明书的动态管理制度，由专人负责管理更新。目前，我国很多医院已开始注重这一问题。大部分医院甚至规定每半年对岗位说明书修正、补充和完善1次。医院最少每一年都要对岗位说明书修改、补充、完善1次，这样有利于保证岗位说明书的质量，有利于随时招聘人员时应用，更有利于医院岗位说明书与医院、科室、部门发展的情况相一致。

二、岗位设置的科学合理

如果根据解析式思维，理论上一个医院可以分解成很多部门、很多岗位。但一个医院、科室、部门的岗位数是否越多越好呢？还是一个医院、科室、部门的岗位数是否越少越好呢？从经济学的角度来说，岗位数多，花费的人工成本就高，管理协调的难度也大，显然对组织的负面意义更大。从人力资源管理的角度来说，岗位数少，花费的人工成本就低，管理协调的难度就小，显然对组织的管理容易。所以，分解岗位，不应片面适用解析法，而必须考虑另一个原则：即一个组织的岗位数量要符合科学与合理化原则。什么是科学？科学就是实事求是，需要多少岗位安排多少岗位。什么是合理？合理就是合适的岗位用合适的人。强调人员最少化原则是片面的，是不可取的。任何东西都不是越少越好，成本也不是越少越好；任何东西都不是越多越好，成本更不是越多越好。所以，科学、合理才是现代医院岗位管理的金科玉律。从日本丰田公司看也是如此，20世纪50~60年代，丰田汽车公司的宗旨是，第一安全，第二质量，第三数量，第四成本。由于近20年的全球快速扩张，规模上去了，丰田公司宗旨的顺序颠倒了，又由于管理人员跟不上，而且丰田汽车长期致力于精益管理、降低成本管理，并且"精益管理"成为全球管理界热捧的圣经，终于导致2010年第一季度召回近900万辆汽车的悲剧。

三、岗位说明书规范标准

现代医院岗位的确定、岗位职责的提炼，其实都是岗位应该具备的内容，在编写岗位说明书时，往往要先岗位说明书模板，然后再进行"提炼岗位说明书"（图8-8）。

现代医院岗位说明书要体现以下6点：①写进岗位说明书中的材料本身所蕴含的主要思想意义必须明确；②填写岗位说明书的目的和意图；③客观性，即它来自医院现实的工作岗位，是填写者通过观察岗位工作、体验岗位工作而得到的客观信息；④主观性，即带有岗位说明书填写者自己的主观想填写好的决心；⑤观念性，即岗位说明书主题是属于岗位描述性的观念，是填写者的认识由感性上升到理性的结果；⑥时代性，即岗位说明书必须体现岗位说明书的时代性和现代医院的时代精神。

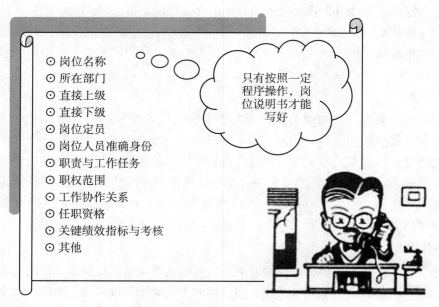

图 8-8　岗位说明书提炼的关键

在岗位说明书分析的基础上，提炼岗位说明书时，还有一项重要的经验性数据可供参考，即每一位基层人员所负的主要责任一般为 2～3 项；如果是中层人员，其工作职责一般为 3～5 项；而对于医院高层人员，可能负的主要责任是 6～10 项或者更多。对于一个具体的岗位，其责任怎么描写与提炼，可结合经验数据进行调整。总之，岗位说明书的写作是一项复杂的系统工作，作为医院管理工作的一个组成部分，其顺利完成有赖于其他组织系统的有效运行。医院的组织结构、工作流程、部门职责、工作职位如果已经明确，对于岗位说明书的顺利完成可起到事半功倍的成效。但是目前处于变革中的国有公立医院，往往某些方面不够完善，而建立人力资源管理绩效体系，岗位说明书的编写又不能再拖延，在这种情况下，正本清源，明确岗位设置的科学合理原则，认真提炼岗位说明书，对于岗位说明书的规范适用编写，是很有帮助的。

医院岗位说明书的二八法则：一份好的岗位说明书，由 80% 的工作量是由所在岗位工作的本人填写的；由 20% 的工作量是由医院人力资源部门人员或者医院绩效考核办公室人员整合而成。前80% 是基础信息，后 20% 是"装饰"信息。人力资源部门主要是按照岗位说明书的标准、规范、格式进行统一。岗位说明书编写由人力资源部门人员或者医院绩效考核办公室人员进行整合，这是因为，自己的填写有时"避重就轻"，如岗位责任有些人填写内容少，岗位绩效考核要点或关键绩效指标填写少等，这些都是可以理解的。完整的岗位说明书编写由岗位个人和医院人力资源部门人员共同完成。

第六节　岗位说明书编写误区

管理的现代化必须有科学、规范的内部管理作保障。由于岗位说明书具有明确工作职责与权限、工作目标、工作特点、任职人员资格等作用，并能为工作评价、人员招聘、绩效管理、培训与开发、薪酬管理等提供依据，它已受到医院重视，并成为现代管理的基础工作之一。但是，目前有很多医院在完善了岗位说明书的工作后，并没有让它在医院管理工作中发挥应有的作用。我们认为，这并不是岗位说明书本身的局限，更多是医院走进了岗位说明书编写的误区，降低了其在管理中的应用。

一、岗位说明书编写主要误区

（一）不全面不规范

在谈及岗位描述时，很多医院都能捧出厚厚一叠的文案，但细读后，就会发现，他们并不是岗位说明书，而仅仅是岗位职责制。医院的岗位职责制并不是岗位说明书。岗位职责制侧重于岗位任职人应该完成的职责，并不能全面反映岗位的信息，并没有其行为或工作活动的结果。但是岗位说明书则全面反映了岗位和岗位任职人的全面信息。

（二）不专业多重叠

为适应外部竞争环境，许多医院以团队来设计工作任务，即同一项工作任务需要几个部门或几个岗位共同完成，这就出现了职责交叉现象。正确地处理职责交叉有助于发挥协作效应，取长补短，提高工作效率。有些医院在撰写岗位说明书时对这些职责交叉的工作没有明确各岗位的职责权限，以及对工作结果应承担的责任，反而导致工作中岗位职责不清、多头领导，工作中出现问题各部门间又互相推诿，降低了工作的效率。在医院的实际中，对于工作任务性质相同、工作任务量较大的工作，有的岗位不可避免会出现了一岗多人的现象。在岗位描述时是否只需编制一份岗位说明书呢？很多医院在描述此类岗位时，采取了简单的一刀切的方法，归纳出该岗位的共同特征，定义了岗位的共同要求，却忽视了该岗位的不同任职者之间工作任务的差别，以及由此导致的对任职人资格的差异，这显然是一种不可取的方法。如果是对岗位进行描述，应该采取"一岗一份"描述书的方式，每个任职人持有一份。目前不少医院在开展工作分析工作时，却混淆了"工作"和"岗位"这两个概念。

（三）不具体不实际

目前，不少医院已经认识到岗位说明书的作用，纷纷在医院开展工作分析的工作。但编写出来的岗位说明书却未真正起作用。有的医院在追求管理科学化、现代化对工作分析缺乏正确认识的情况下，就盲目随大流，要各个岗位上的任职人自己编写岗位说明书；有的医院，由人力资源部自己闭门造车，使描述脱离本医院的实际，尤其是对任职人资格的界定缺乏客观的标准，结果使岗位说明书无法在实际工作中使用。

（四）不规范不系统

岗位说明书编写的过程，其实是对医院业务流程重新认识的过程。一套科学、规范的岗位说明书能对医院的各项工作及人力资源管理的其他工作提供依据。但是，有的医院的岗位描述都有不完整、夸大职责或缩小职责、任职资格主观性强等问题。有的为了节约成本，甚至只对关键岗位或部门进行岗位描述，导致后续的岗位评价、招聘等工作缺乏客观、统一的尺度，科学的人力资源管理工作也无从谈起。

二、岗位说明书编写误区原因

（一）为完成任务而去编写

目前，在一些医院中，由于管理流程的不规范，或管理者本身的行为不规范等问题，使得医院存在职责不清、工作任务随意性较大、出现问题互相推诿等管理问题，有的医院只关注岗位说明书的结果或形式，使得岗位说明书成为现实工作流程的"摆设"。从某种意义上讲医院岗位说明书编写工作的开展，应该侧重于工作分析的过程，把岗位说明书的编写工作作为医院现有岗位的一次大盘点，或者说是一次业务流程的重组，从而明确各岗位的职责与权限，规范工作流程，以实现科学管理的目的。

（二）缺乏规范标准的意识

岗位说明书的编写是人力资源管理工作的一项专门技术。有些医院由于缺乏岗位说明书编写的专业技能、培训和高质量的岗位说明书意识，所以也存在描述不规范，用语不准确的现象。尤其是在岗位职责的描述上，它应该是关于一项工作最终要取得的结果的陈述，因此，应准确、清晰地界定岗位任职者应承担的责任，所具有的权限和工作必须达到的目标、规范权责利的关系。但有些医院的岗位说明书在描述用语的选择上，笼统地套用模板，导致岗位职责的描述"千篇一律"，失去岗位说明书应有价值。

（三）对岗位说明书不理解

岗位说明书的编写应是一个由下而上的过程，涉及医院各个开始、部门的各个层面。编写岗位说明书的目的就是要使员工明确自己的工作责任、作用及基本要求等，所以，在编制过程中应得到全体员工的支持和参与。但是有的医院或各级管理者没有与员工充分交流，甚至在岗位说明书形成之后，忽视了任职人的"反馈"或"确认"环节，所以作用不大；有的由于宣传不到位，员工不知道岗位说明书的作用，有些员工误认为岗位说明书编写就是要"定员、定岗"，这对员工显然是一种威胁，由此出现员工不理解、不利用、不执行的情况，使岗位说明书变成可有可无的"东西"。例如，在对任职人资格进行界定时，有些员工感到恐慌。若按照行业通行的标准对岗位任职人资格进行界定，很多老员工的学历或者技能达不到医院要求，因此他们就会认为岗位说明书是医院给他们设置的障碍，由此产生敌对思想。

（四）岗位说明书定位不准

不少医院把编写岗位说明书的工作定位于优化医院的工作流程，解决多头领导现象，改善现有的职责划分等。但是在实际工作中常常会面临两难的选择：是对医院各个岗位工作的现状的描述还是对目标状态的描述，即"是什么"和"应是什么"的问题。若选择后者"应是什么"，则在界定各个岗位职责时必须对现存的职责交叉、职权不明的现象进行调整，这将导致一部分员工的工作职责和权限的变动，可能招致抵制的阻力，因此，编写岗位说明书工作必须得到管理者高层的认同或支持。与此同时，我国的一些医院，特别是一些民营医院管理极不规范，工作任务的分配通常取决于员工个人的工作能力和领导的意志，使得基层员工疲于应付上级的命令，"忙的忙死、闲的闲死"，造成"工作无计划、管理打乱仗"的现象，不能发挥岗位说明书的作用。

（五）岗位说明书一劳永逸

随着医院经营环境的变化和医院的快速发展，医院中工作业务流程也在不断变化，由此部门职责及岗位工作内容与要求也会不断地发生变化，尤其是网络时代的新兴行业更是如此。一般而言，岗位说明书应不断修改，修改的频率应根据行业的发展和职责的变化情况灵活进行选择。因此当医院发生重大组织变革和战略调整时，医院应及时修订岗位说明书。然而，一些医院的岗位说明书并没有随着医院的发展而变化，使得原有岗位说明书在新形势下已失去价值，岗位说明书的规范和指导作用也难以发挥。岗位说明书是人员工作的依据，对编写的岗位说明书进行动态管理，才能适应医院发展的需求。

现代医院发展日新月异，国家政策的变动，特别是医疗保险、新农合的实施，药品应用政策的不断变化，医院的不少工作流程都在变化。医院随着患者日益增长的健康需求，部门、科室的职责及岗位的工作内容也会不断地发生变化，尤其是网络时代的新兴行业更是如此。根据行业的发展和职责的变化情况灵活进行适时岗位说明书修改是必要的。我国很多医院都注重岗位说明书的更新和完善。

第七节 岗位说明书举例

一、三级医院临床内科主治医师岗位说明书举例

1. 岗位标识信息。

1.1 岗位名称：临床医师。

1.2　隶属部门：临床科室。

1.3　岗位编码：2-1229。

1.4　直接上级：科室主任。

1.5　工资等级：

1.6　直接下级：初级医师。

1.7　可轮换岗位：床位轮换。

1.8　分析日期：2012 年 9 月 19 日。

2．岗位工作概述。

负责一个诊疗组工作，负责所属床位的诊疗工作，制订、完成预防性诊疗工作，提供医疗质量，减少医疗成本，提升患者满意度。

3．工作职责与任务。

3.1　负责具体患者的分管床位工作，按要求及时诊断与治疗患者。

3.2　按照医疗技术操作常规，严格执行诊疗流程。

3.3　根据医院要求书写入院病例，按时记录病程记录。

3.4　以患者为中心，负责患者各种检查。

3.5　按照查房要求，做好日常患者的巡视检查工作，及时发现问题，处理隐患。

3.6　根据科室主任分工，承担相应的教学与临床科研工作。

3.7　做好患者预防性康复保健、患者心理工作，使患者在医院有一个愉快的经历。

3.8　完成医院或科室及上级委派的其他任务。

4．工作绩效标准。

4.1　按照规定床位管理患者，加快患者床位周转，达到科室指标要求。

4.2　按照规定使用药物，进口、贵重药物不能超过定额指标。

4.3　抓好临床所管床位患者质量，诊疗、各项病例质量数据不能低于指标要求。

4.4　按照规定完成经济指标，取得综合绩效指标。

5．岗位工作关系。

5.1　内部关系。

5.1.1　所受监督：接受科室主任、副主任的直接管理，以及医院职能部门相应的职能人员的指导、监督、检查。

5.1.2　所施监督：对分管床位、带教实习、进修生实施管理、坚持日查房及相应医疗设备维护监督检查工作。

5.1.3　合作关系：与本科医师、护士人员共同解决患者住院质量等问题。

5.2　外部关系。

与相关科室人员搞好有关联系等服务工作。

6．岗位工作权限。

6.1　有权在不改变患者同意的情况下处理患者诊疗中的问题，必要时提出改变患者的诊疗的建议，并有提请科室主任审议患者诊疗权。

6.2　有权对医疗操作中不规范操作提出处理意见，并有提请科室主任审议权。

7．岗位工作时间。

在医院、科室制度规定的正常班时间内工作，有时需要加班加点。

8．岗位工作环境。

大部分时间在科室内工作；温度、湿度适宜；现场会接触到病房噪音、轻微粉尘及医疗中的刺激性气味，照明条件良好，一般无相关职业病发生。

9．知识及教育水平要求。

9.1　正规医学教育方面知识。

9.2　规定的临床工作经验及相关的知识。

9.3　计算机简单操作知识，必要的人文知识。

10.　岗位技能要求。

10.1　熟练、准确地处理患者住院中发生的一般诊疗问题。

10.2　了解医院科室技术要求，具有临床工作中的一般应急能力。

11.　工作经验要求。

中级职称以上学历，有 5 年以上临床工作经验。

12.　其他素质要求。

任职者需具有健康的体魄，充沛的精力；男女不限，30～55 岁为佳。

二、三级医院临床科室的主任岗位说明书举例

1.　岗位标识信息。

1.1　岗位名称：临床科室主任。

1.2　隶属部门：医院业务部门。

1.3　岗位编码：2-398。

1.4　直接上级：院长。

1.5　工资等级：按照绩效优劣而定。

1.6　直接下级：本科室全体人员。

1.7　可轮换岗位：岗位轮换按照医院规定。

1.8　分析日期：2012 年 9 月 19 日。

2.　岗位工作概述。

科室主任在院长领导下，负责本科的医疗、护理、教学、科研、预防、医疗纠纷、医患沟通、医护质量管理、经济管理、思想及行政管理等工作。科室主任是科室的最高领导与管理者。科室主任是科室全面工作的第一责任人。

3.　工作职责与任务。

3.1　负责制定本科工作计划（月、季、半年、年度、短、中、长期），组织实施，督促检查，按时向院长、主管副院长、有关领导以及相关职能部门汇报工作。

3.2　负责科室医师床位分管、值班、会诊、手术、门诊、出诊工作。组织领导有关本科对挂钩医疗机构的技术指导工作、帮助基层医务人员提高医疗技术水平。

3.3　督促本科人员，认真执行各项医院规章制度和医疗技术护理操作常规，严防医疗纠纷、差错、事故的发生。

3.4　定时、及时组织查房，手术、共同研究解决重、危、疑难病例、手术前后患者的诊断、治疗上的问题。

3.5　按照规定组织主持定期（月、季、半年、年度）分析医疗质量，采取有效措施，不断提高医疗与服务质量。

3.6　负责科室经济管理、成本控制、绩效考核与管理工作。

3.7　重视医疗科研、教学工作，妥善安排进修、实习人员的培训工作，组织并担任临床教学工作。按照医院规定完成论文撰写、科研成果奖等工作。

3.8　重视护理工作，经常与护士长一起研究本科室护理工作中存在问题，解决护理人员及护理工作实际问题。

3.9　重视科室员工思想教育工作，教育科室员工树立全心全意为患者服务的思想和良好的医德，改进医疗作风和工作作风，一切为了方便患者，重视与患者沟通、严防差错事故的发生。负责科室门

诊、患者满意度，及时处理本科室发生的医疗纠纷事故。

3.10　重视科室危机与风险防范工作。及时研究处理患者、员工对科室工作的意见。

3.11　领导本科人员业务训练，提出科室人员晋升、晋级、奖、惩意见。

3.12　按照规定参加医院组织的各种会议，组织科室人员及时参加规定会议，并组织完成其下达的相关任务。

3.13　组织全科人员学习、运用国内外医学先进经验，开展新技术、新疗法，进行科研工作，及时总结临床经验。

4．工作绩效标准。

4.1　按照规定制定科室发展规划，月度、年度，短、中、长期数、质量指标达到要求。

4.2　按照规定完成医疗、教学、科研、护理、医技、药品、设备数、质量指标。

4.3　按规定完成门诊、急诊、住院患者工作，抢救、医技检查、服务、护理、卫生支农任务、基层医院的帮带工作等。

4.4　按照规定完成绩效指标，取得综合绩效指标，尤其重视科室经济收支、利润管理工作。

4.5　按照规定完成绩效考核、监督、检查等工作。

4.6　按照规定权限协调好科室上下关系、内外关系、平级关系、沟通等协调工作。

4.7　完成规定的教学、科研、论文等工作。

4.8　按照规定完成医院临时以及职能部门交给的有关工作和任务。

5．岗位工作关系。

5.1　内部关系。

5.1.1　所受监督：接受院长领导。以及相关领导、职能部门指导管理、监督、检查，以及全科人员（员工）监督。

5.1.2　所施监督：对科室副主任、医生、护士工作监督检查，对医疗、教学、科研、经济管理、物资、信息、时间、设备、技术检查、绩效考核与管理等监督工作。

5.1.3　合作关系：与院内同级科室主任、护士长、职能部门领导等合作、共事工作关系。

5.2　外部关系。

5.2.1　与科室有关的院外业务、学术、信息、科研等协作关系。

5.2.2　同行业关系，医院科室、社区、媒体、支持援助的卫生单位科室间的关系。

5.2.3　与科室有关系的供应商（药商、设备商、服务商、新农合、保险公司、建筑、法医等）关系。

6．岗位工作权限。

6.1　按照规定有权支配科室所属一切资源（人力资源、物资资源等）使用权，科室人员工作分配，患者床位整合、教学、科研、医疗纠纷处理、员工教育权。

6.2　按照规定有对本科室人员的任职、免职、提升、提级、奖励、惩罚的建议权。

6.3　按照医院管理规定原则，有完善科室并制订科室计划、规定、实施、管理的权利。

6.4　有对科室人员绩效考核、管理权，有按照医院绩效奖金分配原则，进行科室人员二次绩效奖金分配权。

6.5　有对科室医疗服务改进、提高服务水平决定权。

6.6　有权设计、制订专科品牌发展规划并经过医院同意后实施。

7．岗位工作时间。

在医院规定的正常班时间内工作，抢救患者、手术、开会以及工作忙时需加班加点。

8．岗位工作环境。

大部分时间在医院内工作；温度、湿度适宜；病房及工作现场会接触到轻微污染及医疗中的刺激性气味，照明条件良好，一般无相关职业病发生。

9．知识及教育水平要求。

9.1 正规医学本科毕业，专科技术业务熟练、进修过本专业技术、管理等方面知识背景。

9.2 规定的必须的临床工作经验及相关的知识与背景。

9.3 最好有过短期管理教育培训的经历与背景。

10. 岗位技能要求。

10.1 了解国家、上级、行业、省市、部门、医院相关的法律、法规、政策、规定与制度。

10.2 准确、及时地处理科室中发生的一切问题，具备科室最高层的领导能力。

10.3 熟悉、洞察、预测本专科业务医疗市场发展情况，熟悉患者与顾客的健康需求。

10.4 掌握科室技术人力资源发展情况，具有临床专科发展的战略策划、品牌意识，能够打造科室核心竞争力，把握科室技术、文化、绩效发展方向。

10.5 具备现代科室内外沟通能力，具有科室全方位的谋划、运营、掌控、发展能力。

11. 工作经验要求。

5 年以上主治医师或科室副主任、职能部门领导工作经验。

12. 其他要求

任职者需具有健康的体魄，充沛的精力；男女不限，35～45 岁为最佳。

三、三等甲级医院院长的岗位说明书举例

1. 岗位标识信息。

1.1 岗位名称：医院院长。

1.2 隶属部门：医院院部。

1.3 岗位编码：1—0001。

1.4 直接上级：大学校长、厅长、局长或主管副职或其他直接上级领导。

1.5 工资等级：按照医院规定确定。

1.6 直接下级：医院副职、中层领导干部。

1.7 可轮换岗位：按照规定轮换领导岗位。

1.8 分析日期：2012 年 9 月 16 日。

2. 岗位工作概述。

院长在上级和有关部门领导下，根据党的方针，政策，全面领导医院行政工作：医疗、人事、财务、护理、医技、预防、卫生宣教、总务、审计、内外协调、医院发展、经营管理等领导工作。院长是医院法人代表。院长是医院全面行政管理工作的第一责任人。

3. 工作职责与任务。

3.1 根据党的方针、政策全面领导医院的行政管理工作，包括医疗、人事、财务、教学、科研、护理、医技、药品、设备、预防、卫生宣教、总务后勤、医院建筑、学科建设、内外协调、审计、医院发展、经济运行和医院管理等领导工作。

3.2 院长是医院法人代表。院长以医院法人身份，签署对外各项协议、合同，并承担其中规定的责任。

3.3 院长是医院全面工作的第一责任人。负责医院战略、质量、经营、患者诊疗满意度、风险、政府、社会、员工满意度、发展等重大问题的规划与解决。

3.4 根据人事制度，组织领导医院工作人员的任、免、提升、奖、惩等工作。

3.5 根据财务制度，组织医院经济管理、财务工作，并及时检查、监督、审计医院财务运行情况，保证医院经济、财务工作的正常运行。检查督促财务收入、开支、利润，审查预、决算及工资、绩效分配制度的执行情况。

3.6 主持召开院办公会议，制订本院工作规划、计划，按期（周、月、季、半年、年度）布置、检查、总结工作，并按照规定时间向上级领导、机关汇报工作。

3.7　负责组织、督促检查医疗制度，医护技术操作规程的执行情况，需要时，领导组织大批重危病员的会诊抢救工作，定期（月、季、半年、年度）分析医疗质量，深入门诊、急诊、病房指导医疗工作，采取有效措施，保证不断地提高医疗质量。

3.8　教育职工树立全心全意为患者、顾客、人民服务的思想和良好的医德，改进医疗作风和工作作风，一切为了方便患者，督促检查规章制度和技术操作规程的执行情况，严防差错事故的发生。

3.9　加强对后勤工作的领导，审查物资供应计划、执行情况，各项物资采购预、结算情况，关心职工生活。

3.10　重视医院危机与风险防范工作。及时研究处理人民群众、患者、员工对医院工作的意见。确立预防为主的思想是医院预防危机与风险工作的关键。

3.11　接受上级卫生行政主管部门的业务指导并组织完成卫生行政主管部门下达的医疗任务以及上级委派其他任务。

4.　工作绩效标准。

4.1　按照规定制定医院发展规划，年度，短、中、长期数、质量指标达到要求。

4.2　按照计划完成年度医疗、教学、科研、护理、医技、药品、设备数质量指标。

4.3　按照计划完成门诊、急诊、抢救、临床、医技、卫生支农任务。

4.4　按照计划完成效益指标，取得综合绩效指标，尤其重视医院收支、利润管理。

4.5　按照计划完成人事任免，财务指标，物资保障，绩效工资发放管理等工作。

4.6　按照规定权限协调好内外关系，完成医院环境、营院建设等医院保障性工作。

4.7　按照规定完成国家、省、市以及上级赋予的有关规定工作和任务。

5.　岗位工作关系。

5.1　内部关系。

5.1.1　所受监督：接受上级领导、管理、监督、检查，以及全院人员（群众）监督。

5.1.2　所施监督：对医院副职、中层领导干部监督检查，对医疗、教学、科研、人事、财务、物资、信息、时间、设备、技术监督、检查、审计等工作实施监督。

5.1.3　合作关系：与本院同级领导等合作共事的工作关系。

5.2　外部关系。

5.2.1　上级领导关系，上级同级领导，省、市、厅、局有关部门关系。

5.2.2　同行业关系，社会、社区、媒体、支持援助的卫生单位关系。

5.2.3　与医院有关系的供应商（药商、设备商、建筑商、服务商、新农合、保险公司、金融银行等）的关系。

6.　岗位工作权限。

6.1　按照规定有权支配医院所属一切资源（人力资源、物资资源、财务资源、技术信息资源、管理资源、文化资源等）支配与使用权。

6.2　按照规定有任、免、提升、提级、奖、惩医院人事权。

6.3　有医院员工基本工资、绩效奖励金额以及各种福利的指标、标准制订、实施、管理、兑现的权利。

6.4　有权对医院财务规划、使用、检查、审计权。

6.5　有权制订修改、发布医院业务、管理规定、措施、制度。

7.　岗位工作时间。

在医院规定的正常时间内工作，有时需要加班加点。

8.　岗位工作环境。

大部分时间在医院内工作；温度、湿度适宜；现场会接触到轻微粉尘及医疗中的刺激性气味，照明条件良好，一般无相关职业病发生。

9. 知识及教育水平要求。

9.1　正规医学教育方面知识，有管理方面知识背景。

9.2　规定的必须的临床工作经验及相关的知识与背景。

9.3　有担任科室领导、部门领导、医院副职领导经历与相关背景。

10. 岗位技能要求。

10.1　熟练、准确掌握国家、上级、行业、省市、部门的法律、法规、政策、规定与制度。

10.2　熟练、准确地处理医院中发生的一切问题，具备医院最高层的领袖魅力与领导能力。

10.3　了解医院、科室技术人力资源发展要求，具有医院、临床学科发展的战略策划、品牌意识，能够打造医院、科室核心竞争力，把握医院、科室技术、文化、绩效发展方向。

10.4　了解、洞察、预测医疗市场发展情况，熟悉患者与顾客的健康需求。

10.5　具有现代医院内外沟通能力，具有医院全方位的谋划、运营、掌控、发展筹划能力。

11. 工作经验要求。

具备研究生学历，5年以上中层领导干部或相当于医院副职工作经验。

12. 其他素质要求。

任职者需具有健康的体魄，充沛的精力；男女不限，45～55岁为佳。

▲岗位说明书（job Description）书编写需要始终注意的事项。一是对某一岗位、职位的描述，不是现在任职者的现在工作；二是不局限于现状，着眼于医院、科室设定岗位需要；三是针对岗位而不是现在在岗位上的人的工作内容；四是尽可能规范统一。岗位说明书的内容既是现在的又是未来的，既是现在岗位的人更是未来的人的工作说明书。

▲岗位说明书编制好后要进行自我评价。如一个科室主任的岗位说明书组织评价包括，能否合理指定和分配工作岗位上的资源以及配置，有否较丰富的人员培训、考核经验，多次组织本科室人员顺利完成工作任务。能否合理调动员工的劳动积极性，保持科室好的绩效，有较强的责任心、协调力和领导能力，可以出色完成领导下发的科室医疗任务。做事认真积极，善于发掘人才。岗位说明书能否包括岗位工作的全部情况。能否体现热爱医院、热爱岗位，愿意为医院、科室奉献出自己的力量！

▲岗位说明书编制好后要进行组织评价。如一个科室主任的岗位说明书组织评价包括，专科建设是否达到医院要求，医疗指标是否达到上级、医院规定要求，门诊患者数量、满意度是否提高，住院患者数量和满意度是否提高，经济效益是否达到医院要求的发展速度，科研管理是否达到要求，论文、专著、成果、学术活动是否较上年度有增加或提高，科室床位规模是否按照医院内有的规律发展。

▲编制岗位说明书的技巧。这种技巧是在熟悉岗位工作的基础之上形成的。如一家快速、稳步发展中的、并准备在国外设立分院的三级医院财务人员岗位说明书就应该包括具有医院全面的财务专业知识、账务处理及财务管理经验；精通国家财税法律规范，具备优秀的职业判断能力和丰富的财会项目分析处理经验；擅长资本运作，有医院大的项目财务管理经验以及兼并收购医院的实际经验和综合投融资方案设计能力更好，并有多次投融资成功经验；谙熟国内会计准则以及相关的财务、税务、审计法规、政策；从事过兼并、重组、上市等相关项目的具体实施；最好具备良好的中英文口头及书面表达能力。

▲岗位说明书的修改与完善。岗位说明书修改与完善的原则是，岗位说明书原则上5年修改完善一次，因为常规5年发展是1个周期，5年修改完善一次符合医院、科室发展规律；一个员工在一个职位上5年内如有变动即要修改完善一次岗位说明书，因为是岗位的变化带来的工作变化；提升员工职务、职称后，岗位说明书要修改完善一次；医院、科室重组、工作内容整合，岗位说明书要修改完善一次；工作任务遇到特殊情况，较长时间（一般是1年以上）不能够履行岗位职责，岗位说明书要修改完善一次；科室变动、人员增加、人员减少、工作任务明显变化，岗位说明书要修改完善一次；其他需要修改完善岗位说明书的情况。

岗位说明书要尽可能保持稳定性和长期性，修改与完善岗位说明书必须有医院级领导、科室级领导计划安排，防止岗位说明书随意修改现象的方式，保证岗位说明书的权威性。

四、三等甲级医院院级领导岗位说明书表格举例

（一）医院院长岗位说明书

岗位 工作 基本 信息	岗位名称	院　长	所在部门	院　部	岗位编号	0001
	从属部门	医科大学	岗位定员	1	所辖人数	83
	直接 上级	医科大学 校长、书记	直接 下级	副院长、职能部门 领导、科室领导等		

岗位 使命 与 工作 概述	1. 根据党的方针政策，主持医院"战略性"行政全面工作，主管医院医疗、教学、科研、财务、审计、人事工作及院长主持的各专门委员会工作和医院发展等方向性、战略性工作。 2. 优化医院资源配置等决策性工作；领导全院人员达到医院既定的战略绩效目标。 3. 全面监控医院"战术"性的医院建设、学科建设、质量与绩效管理、风险管理、设施、设备、环境、资源有效应用、内外协调、经营管理等过程性工作。 4. 院长是医院法人代表。

岗位 工作 职责 与 任务	**经常性工作：** 1. **制定和实施医院总体发展战略：**制定医院发展战略，并根据内外部环境情况变化进行调整；组织实施医院行政战略规划，发现市场机会，领导创新与变革；主持医院重大改革。全面领导医院的行政、医疗、教学、科研管理等工作。 2. **制定和实施医院年度运营计划：**根据内外部环境与条件，确立医院的年度运营目标，制定运营目标计划；监督、控制医院年度、季度、月度运营计划的实施过程，并对结果负全面责任；组织督导医院绩效考核与管理工作。 3. **建立医院统一高效的行政工作体系：**主持医院关键业务与管理流程的运行和规章制度的执行，定期优化业务与管理流程；领导营造医院文化氛围，塑造和强化医院价值观；重视医院行政管理，了解各科室管理情况，听取各科室反馈意见。负责全院行政查房，检查临床教学、科研、护理、医技和业务学习工作。 4. **优化医院的人力资源管理：**领导医院用人制度改革，优化人力资源管理配置；按时调整、聘用医院中层管理人员，选拔优秀中高层管理人员到合适岗位。 5. **优化和合理配置医院的财务管理资源：**领导医院总体财务规划工作，指导建立财务管理体系；组织督导开展医院的财务预算管理工作；领导开展医院的投资、融资管理工作；指导监督医院的整体财务、医疗收费的分析工作。 6. **建立良好的沟通渠道：**与上级主管部门保持良好沟通，定期汇报医院的经营战略和计划执行情况、资金运用情况和盈亏情况、机构和人员调配情况及其他重大事项进展情况；领导建立医院与政府机构、业务关系单位、金融机构、媒体等顺畅的沟通渠道；领导开展医院的社会公共关系活动，树立良好的医院形象；领导建立医院内部良好的沟通渠道，协调各部门、科室的关系。 7. **主持医院日常工作：**组织领导医院工作人员的任、免、提升、奖、惩等工作；及时检查督促财务收入、开支、利润，审查预决算及工资、绩效分配制度的执行情况；医院员工队伍建设；主持召开医院办公会议，对重大事项进行决策；负责组织、督促检查医疗制度，医护技术操作常规的执行情况，必要时，领导组织大批重危、外伤病员的会诊抢救工作；定期（季、半年、年度）分析医疗质量与绩效工作；教育职工树立全心全意为患者、顾客、人民服务的思想和良好的医德，改

	进医疗作风和工作作风，一切为了方便患者；预防为主，严防医疗、行政、政治事故的发生。 **8. 对外活动**：代表医院参加院外重大业务、外事或其他重要活动。 **9. 特殊情况处理**：处理医院重大突发事件，并及时向上级主管部门汇报。 **临时性工作**：完成大学、省、自治区、卫生厅以及相关领导交办的其他工作。	
岗位工作考核要点	1. 制定医院短、中、长期发展规划，年度工作计划。 2. 按照计划完成月度行政、财务、审计、人事、后勤管理工作和任务。 3. 按照计划完成月度医、教、研、门诊、急诊、出院患者以及卫生支农任务。 4. 按照计划完成各项医疗指标，尤其重视医院医疗收支、利润的有效管理工作。 5. 按照计划完成人事任免，职称晋升、物资保障，按时发放绩效工资。 6. 协调好内外关系，为医院发展营造良好的内外环境。 7. 按规定完成国家、省、市及上级赋予的有关工作以及临时性工作。	
岗位工作关系	院内联系部门	党委书记、其他高层管理人员、部门、科室主任等。
	院外联系部门	医科大学、政府机构、业务关系单位、金融机构、媒体等。
岗位工作权限	1. 按照规定有权支配医院所属一切资源（人力资源、物资资源、财务资源、技术信息资源、管理资源、文化资源等）与使用权。医院日常经营管理决策权。 2. 按照规定有任、免、提升、晋级、奖惩以及对下级考核评价权、奖惩决定权。 3. 有医院员工基本工资调整，绩效工资，奖励金额以及各种福利的指标兑现权。 4. 重大投资事项决策权，对医院财务规划、使用、检查、审计、审批权。 5. 下级之间工作争议的裁决权，制订修改、发布医院业务管理规定、行政管理措施、人事管理、财务管理等制度权。 6. 医院建设情况与书记、班子成员及时协调及沟通的权力。	
工作环境，工作地点所需工作条件	大部分时间在医院内工作；温度、湿度适宜；现场会接触到轻微粉尘及医疗中的刺激性气味，照明条件良好，一般无相关职业病发生。	
岗位工作时间与在本岗位工作年限	在医院规定的正常时间内上班工作，有时需要加班加点。 自　　　年　　月　　日开始，　　共计：　　　　年	
岗位资历要求学历资格证等	学历要求：研究生及以上学历，临床医学、财务、行政管理等相关专业背景。	
	培训与资质：医院管理、战略经营、医疗营销、财务管理、人力资源、投资与融资、信息系统等相关培训。具备主任医师或教授、工商管理等资格。	
岗位工作技能要求	领导力：计划能力、决策能力、组织能力、沟通能力、协调能力、领导能力。	
	通用能力：能熟练操作OFFICE办公软件，熟悉日常公文格式。	
岗位工作经验要求	1. 20年以上医院工作经验。 2. 10年以上医院中层、5年以上医院副职领导管理工作经验。	
岗位工作素质其他要求	特殊政治要求	大局意识、社会责任感、关注人民群众健康水平意识。
	特殊技能要求	驾驭医院的管理能力、管理艺术以及把握发展方向能力。
	年龄要求	45~55岁

岗位分析时间		2012年9月2日	填写人	
直接上级审核人			审核时间	2012年9月9日
直接上级组织讨论结果		同意	结论时间	2012年9月19日
备注				

（二）医院书记岗位说明书

岗位工作基本信息	岗位名称	书 记	所在部门	院 部	岗位编号	0002
	从属部门	医科大学	岗位定员	1	所辖人数	60
	直接上级	大学书记、校长	直接下级	有关副职、有关职能部门领导科室领导等		

岗位使命与工作概述	1. 主持医院党委全面"战略"性工作；优化医院党、团组织机构等决策性工作；领导全院人员达成党委既定的医院发展目标。 2. 全面监控医院"战术"性党建工作、组织工作、预防各类风险、注重内外协调、有利于医院党建工作的顺利进行。 3. 领导制定党的组织、宣传、统战、纪律检查、工会、共青团、思想政治工作，军民共建、精神文明和医院文化建设，组织实施并定期检查、总结和跟踪问效。 4. 书记是医院党委全面工作的第一责任人。
岗位工作职责与任务	经常性工作： 1. **负责抓好医院党的思想建设：**密切结合医院的中心工作，组织党员学习马列主义、毛泽东思想、邓小平理论和"三个代表"的重要思想和科学发展观理论，学习、贯彻党的路线、方针和政策，不断提高党员的思想政治素质，使党员在医院各项工作中起到先锋模范作用。努力完成党委书记所担负的责任和任务。 2. **负责抓好医院党的组织建设：**负责领导和督促检查医院建立健全各党总支、党支部组织，完善各项组织制度，主持制定医院党建及发展规划并组织实施。 3. **负责督促检查党委工作的落实：**各党总支、党支部执行有关党员教育、管理的各项制度，组织医院职工的思想政治教育和理论学习工作，不断提高党员、干部的政治理论素养。 4. **负责抓好医院党风廉政建设：**建立、健全下属各级领导干部党风廉政建设责任制，指导医院纪委开展正常工作，经常对党员、干部进行党风、党纪和政纪教育，协助上级纪检等部门及时查处违纪行为，受理党员的控告和申诉。 5. **深入支部科室，密切联系群众：**经常了解群众对党员、党的工作的批评和意见，尊重群众和专家的意见和合理化建议，维护群众的正当权利和利益，关心和帮助他们改善物质文化生活，做好群众思想工作。对于群众中的错误意见和不良风气，要用适当的方法加以纠正，对于群众中的矛盾，要妥善加以处理。 6. **坚持党的民主集中制原则：**遵循集体领导与个人分工负责相结合的原则，带领好党委一班人，积极支持行政领导并按其职责权限充分行使职权，参与本单位发展规划、改革方案，并通过党组织的工作，保证各项工作的顺利实施。 7. **吸收新党员，开展批评和自我批评：**审查鉴定党员和表扬党员中的模范事迹，维护和执行党的纪律。注意改正工作中的缺点和错误，教育和监督党员干部和其他工作人员严格遵纪守法，严格医院财政经济纪律和人事制度，不得侵占国家、医院、集体和群众的利益。 8. **模范执行党委决议，充分发挥党委其他成员作用：**经常与他们保持密切联系，经常沟通与交换意见，研究问题，积极帮助和支持他们独立开展工作。

	9. **领导制定党的相关工作制度**：负责制定组织、宣传、统战、工会、共青团、纪律检查、思想政治工作计划，组织实施并定期检查和总结。 10. **负责召集和主持医院党委会议**：党委会、民主生活会等，并善于集中大家的意见、少数服从多数和智慧性地作出正确的决定。组织领导班子学习，做好班子成员的思想工作，搞好班子的自身建设。 11. **落实科学发展观，注重医院文化建设**：研究决定和落实医院精神文明建设、职业道德建设和医院文化建设的重大问题。 **临时性工作**：完成大学、省相关部门以及上级领导交办的其他临时性工作。	
岗位 工作 考核 要点	1. 制定医院党委短、中、长期发展规划，年度工作计划。 2. 按照规定落实党委的日常工作，如落实年度、季度、月度和周工作计划。 3. 按照计划完成党员发展工作，完成组织以及党委相关工作。 4. 正确行使纪委的监督职能，及时发现与处理违法、违纪人员的相关性工作。 5. 按照规定权限协调好内外关系，医际与社会各界、新闻媒体的关系。 6. 按规定完成自治区、大学及上级赋予的有关规定工作和任务以及临时性工作。	
岗位工作 关系	院内联系部门	院长、其他高层管理人员、支部书记等。
	院外联系部门	医科大学、党委机构、党的组织关系单位、有关新闻媒体等。
岗位 工作 权限	1. 党委工作计划的拟定权。 2. 党委行文的审核和签字权。 3. 党委各项决议、文件贯彻落实的督办权。 4. 党委工作的修改与建议权。 5. 下级之间工作争议的解决与裁决权。 6. 直接上级领导赋予的其他权力。	
岗位工作环境， 含工作地点、所需工作条件	大部分时间在医院内工作；温度、湿度适宜；照明条件良好，一般无相关职业病发生。	
岗位工作时间与 在本岗位工作年限	在医院规定时间内上班工作，有时需要加班加点。 自　　年　　月　　日开始书记工作，　共计：　　年。	
岗位资历要求 学历资格证等	学历要求：本科及以上学历，医学、政工、行政管理等相关专业背景。 培训与资质：党组织建设、医院管理、战略管理、市场理论、财务管理、人力资源管理、信息系统等相关培训。具备高级党务管理人员资格。	
岗位工作 技能要求	领导能力：计划能力、决策能力、组织能力、沟通能力、协调能力、领导视野、现代办公文书能力等。 通用能力：能熟练操作 OFFICE 办公软件，熟悉日常公文格式。	
岗位工作 经验要求	1. 20 年以上医院工作经验、党务、行政管理工作经验。 2. 10 年以上医院党建或政治、行政管理的相关工作经验。	
岗位工作 其他要求	特殊政治要求	大局意识、社会责任感、关注人民群众健康水平意识。
	特殊技能要求	驾驭医院的党建能力、管理艺术及把握发展方向能力。
	年龄要求	45~55 岁
岗位分析时间	2012 年 9 月　12　日	填写人
直接上级审核签字	讨论通过	审核时间　2012 年 9 月 19 日
备注		

（三）党委副书记兼纪委书记岗位说明书

岗位工作基本信息	岗位名称	党委副书记纪委书记	所在部门	院部	岗位编号	0003
	从属部门	医科大学	岗位定员	1	所辖人数	12
	直接上级	书记、院长	直接下级	相关职能部门领导 有关科室领导		

岗位使命与工作概述	1．主持医院纪委全面工作。协助党委书记分管组织、共青团、统战、离退休、宣传、军民共建、精神文明和医院文化建设工作。达到医院既定绩效目标。 2．协助院长分管行政监督、职业道德、医德医风、普法教育、计生工作等。 3．发挥纪委监督作用，全面监控医院建设中的关键环节、大型建筑项目、大型设备购买、重点岗位人员的法规意识等过程性守法工作。 4．按照岗位要求，定期对医院员工进行法律观念和守法行为教育。 5．纪委书记是医院全面纪委工作、纪律检查工作的重要责任人。

岗位工作职责与任务	**经常性工作：** 1．制定纪委年度、季度、月度工作计划并跟踪落实达到预定目标。 2．参加党委会、院办公会并履行协助书记分管的工作，履行协助院长分管的工作任务，参与医院重大问题的决策并贯彻、落实会议有关决议。 3．检查本医院落实党组织、共青团、统战、离退休、宣传、军民共建、精神文明和医院文化建设工作情况。 4．落实医院行政监督、职业道德、医德医风、普法教育、计生工作的执行情况。 5．维护党的章程和其他党内法规，维护国家政策、法律、法规及其他重要规章制度在医院的施行。监督检查党的路线、方针、政策和决议在医院的贯彻执行。 6．协助书记加强党的组织建设、廉政建设。协助院长抓好行风建设、职业道德教育工作。对本医院的党风廉政状况进行调查分析，及时提出加强党风廉政建设的建议，抵制和纠正各种损害党和国家利益的不正之风，协助党委制定党风和廉政建设规划，参加党员、党员干部的评议考核和本医院的党风党纪检查工作，督促、检查党风廉政责任制和廉政措施的落实。 7．按照党内监督条例规定，认真履行党内监督职责，组织开展对党内监督工作的督促检查，对党员领导干部履行职责和行使权力情况进行监督。 8．协助党委健全和落实领导干部廉政谈话、述职述廉、领导干部廉洁自律专题民主生活会等党风廉政建设各项制度。 9．受理本医院党组织、党员和群众在党的纪律和党风方面的检举、控告、申诉及建议、反映等；全面负责管辖范围内的信访举报和案件检查工作。核查重要信访，查处重要案件。 10．组织调查研究、了解和掌握医院党风廉政建设状况，及时向党委和上级纪委提出进一步加强党风廉政建设意见和建议。 11．保护本医院党员按党章规定享有的权利和其他合法权益，支持党的组织和党员同违法乱纪行为和不正之风进行斗争。 12．深入实际，联系群众，全面掌握纪检工作情况；检查指导各支部纪检监察工作，加强纪检组织和纪检干部队伍的建设。

	13．领导各支部纪检监察的工作，指导下级党组织的专职和兼职纪检委员开展工作；对本医院纪检干部进行政治、业务培训，不断提高干部素质。 **临时性工作：**承办上级纪委和医院党委交办的党风党纪的相关工作事项。	
岗位 工作 考核 要点	1．按照规定制定医院纪委工作年度工作规划，月度计划完成好。 2．系统完善党风廉政建设责任制。 3．完成落实好协助书记分管的工作：组织、共青团、统战、离退休、宣传、军民共建、精神文明和医院文化等工作。 4．完成落实好协助院长分管的工作：行政监督、职业道德、医德医风、普法教育、计生工作等。 5．多方位开展效能监察，对医院大型活动、建筑项目、人事安排、经济活动等进行职责内的监测并有记录。 6．严肃纪律，加大查处违规违纪行为力度，并按时做出公正结论。 7．按规定完成上级赋予的有关规定工作和任务以及临时性工作。	
岗位工 作关系	院内联系部门	院长、党委书记、其他高层管理人员、支部书记等。
	院外联系部门	医科大学、有关职能部门和机关、相关省市单位等。
岗位 工作 权限	1．按照岗位工作规定，有权提出医院纪委工作思路与规划。 2．按照职责规定有行使对医院分管工作以及相关人员的法律监测权。 3．有按照法律维护医院经营管理的正常秩序权。 4．对医院重大投资事项、建设项目、设备购买项目决策，严格按照法律程序进行的纪委监督建议权，对医院相关部门进行有效监督权。 5．下级之间工作争议的裁决权，制订修改、发布医院纪委规定制度权。	
岗位工作环境， **含工作地点、所需工作条件**		大部分时间在医院内工作；温度、湿度适宜；现场会接触到轻微粉尘及医疗中刺激性气味，照明条件良好，一般无相关职业病发生。
岗位工作时间与 在本岗位工作年限		在医院规定的正常时间内上班工作，有时需要加班加点。 自　　年　　月　　日开始，共计：　　年。
岗位资历 要求学历 资格证等		学历要求：本科及以上学历，政治、法律、行政管理等相关专业学习背景。 培训与资质：法律、行政管理、纪检、组织、信息系统等相关专业培训背景。 具备副高、副教授以上职称和管理能力及水平。
岗位工作 技能要求		领导力：计划能力、决策能力、组织能力、沟通能力、协调能力、领导能力、领导视野、现代办公能力等。 通用能力：能熟练操作 OFFICE 办公软件，熟悉日常公文格式。
岗位工作 经验要求		1．20 年以上医院工作经验。 2．10 年以上党务、组织、纪检管理的相关工作经验。
岗位工作 其他要求	特殊政治要求	大局意识、社会责任感、廉政意识、关注院内群众对医院领导的关心和医院发展意识。
	特殊技能要求	驾驭医院的纪委规范、监测、监督能力。
	年龄要求	45~60 岁
岗位分析时间	2012 年 9 月 12 日	填写人	
直接上级审核签字		审核时间	2012 年 9 月 19 日
备注			

（四）业务副院长岗位说明书

<table>
<tr><td rowspan="3">岗位工作基本信息</td><td>岗位名称</td><td>副院长（1）</td><td>所在部门</td><td>院部</td><td>岗位编号</td><td>0005</td></tr>
<tr><td>从属部门</td><td>医科大学</td><td>岗位定员</td><td>1</td><td>所辖人数</td><td></td></tr>
<tr><td>直接上级</td><td>院长</td><td>直接下级</td><td colspan="3">医院的西院行政及医疗工作
分管疗养院</td></tr>
<tr><td>岗位使命与工作概述</td><td colspan="6">1. 在院长领导下，并受院长委托协助院长分管医院第一分院的全面行政及医疗工作；受院长委托全面分管第一分院各项工作。
2. 在分院相对独立工作的情况下，全面负责分院的医疗、行政、护理、医技和后勤工作，重视科室人员安排，重视医院学科建设，保证医疗工作流程的畅通，保证分院的正常工作运行。领导分院人员达到医院既定的绩效目标。
3. 全面监控分院医疗过程性工作、预防风险、防止医疗纠纷发生、重视质量与绩效管理，保证分院设施、设备、环境、资源有效应用，内外协调、为医院的发展创造良好的环境氛围。
4. 副院长是医院第一分院全面行政、医疗管理工作的第一责任人。</td></tr>
<tr><td>岗位工作职责与任务</td><td colspan="6">**经常性工作：**
1. 在院长领导下，分管分院的行政、医疗、护理、教学、科研、学科建设、预防保健等业务工作，促进技术人才队伍的稳定和发展；根据院长授权和岗位责任，参与制定医院发展战略、规划；参与医院重大财务、人事、业务、学科建设的决策；参与医院教学与科研、人才培养、行政管理、经济管理、绩效管理问题的决策等。
2. 重视分院的行政管理工作，强化后勤工作的重要性，保证分院设施、设备的完好状态，为患者提供人性化的卓越服务。
3. 督促检查医疗制度，医护常规和技术操作规程的执行情况。
4. 深入科室，了解和检查诊断、治疗和护理情况，领导重危病员的会诊、抢救工作，定期分析医疗指标，采取措施，不断提高医疗、护理质量。
5. 领导制定分院临床教学计划和人才培养计划，组织分院医务人员的业务技术学习，经常检查教学工作的完成情况及挂钩医疗机构的业务指导工作。
6. 负责领导分院的医学科学研究工作，重视科室的技术特色建设，重视临床人才的培养。重视组织新成果推广应用，新技术开展和科技开发。
7. 领导医疗业务统计、病案统计工作。
8. 负责组织、检查门诊、急诊工作，以及急重病员的入院情况。
9. 负责组织、检查本院担负的分级分工医疗工作，指导所负担的机关、工厂等单位的职业病、多发病的防治工作。
10. 组织、检查分院门诊、急诊患者的转诊、会诊、疫情报告及医院预防保健和卫生宣教工作。
11. 经常对医务人员进行医德医风教育，防止医疗纠纷和医疗事故的发生，及时处理医疗纠纷，患者满意是医院工作的最高目标。
12. 重视分院的门诊、急诊以及有关小单位的收费管理，经常检查督促收费人员严格按照医院收费制度办事，一有异常情况，及时报告和处理。</td></tr>
</table>

	13. 高度重视分院的临床医生值班、护士值班、门急诊值班情况，保证分院连续的医疗工作状态，为患者创造随来随诊疗的满意服务。 **临时性工作**：完成院长以及有关领导交办的其他工作。	
岗位 工作 考核 要点	1. 按照规定制定分院年度、短、中长期和月度工作计划，并按照计划落实。 2. 保证分院行政、医疗工作正常运转。 3. 完成分院月度医疗、教学、科研、护理、医技、药品等计划指标。 4. 按照计划完成分院门诊、急诊、抢救工作以及有关工作任务。 5. 按照计划完成医院效益指标，尤其重视医院收支、利润管理。 6. 促进分院学科建设，保证分院业务平稳发展。 7. 按照规定权限协调好分院内外关系，特别重视周边关系，维护分院环境，以及自治区、卫生局的有关关系。 8. 重视医院文化建设，打造分院特有的医院文化。 8. 按规定完成上级赋予的有关规定工作以及临时性工作。	
岗 位 工 作关系	院内联系部门	院长、职能部门人员、医院科室主任等。
	院外联系部门	医科大学相关部门、业务单位、分院周边单位等。
岗位 工作 权限	1. 按照规定和院长授权，有权支配分院相关资源与相关人员工作安排权。 2. 分院日常经营管理权。 2. 按照规定对分院人员有考核评价权、奖惩决定建议权。 3. 促进分院学科建设和业务建设稳步发展。 4. 分院重大投资事项建议权，对医院财务管理、行政管理、后勤管理、信息管理、沟通管理等工作指导权。 5. 下级之间工作争议的裁决权。 6. 制订、修改、分院行政管理、业务管理规定或措施的建议权。	
岗位工作环境， **含工作地点、所需工作条件**	大部分时间在医院内工作；温度、湿度适宜；现场会接触到轻微粉尘及医疗中的刺激性气味，照明条件良好，一般无职业病发生。	
岗位工作时间与 在本岗位工作年限	在医院规定的正常时间内上班工作，有时需要加班加点。	
	自　　　年　　月　　日开始，　　共计：　　　　年。	
岗位资历 要求学历 资格证等	学历要求：研究生及以上学历，行政管理、经济管理等相关专业背景。	
	培训与资质：医院管理、战略经营、人力资源管理、财务管理、后勤管理、信息系统等相关培训。具备主任医师、教授、行政管理资格。	
岗位工作 技能要求	领导能力：计划能力、决策能力、组织能力、沟通能力、协调能力、领导能力。	
	通用能力：能熟练操作 OFFICE 办公软件，熟悉日常公文格式。	
岗位工作 经验要求	1. 20 年以上工作经验。 2. 10 年以上医院中层领导干部管理工作经验。	
岗位工作 其他要求	特殊政治要求	大局意识、社会责任感、独立管理医院工作政治意识。
	特殊技能要求	驾驭医院的管理能力、管理艺术以及发展能力。
	年龄要求	45~60 岁
岗位分析时间	2012 年 9 月 12 日	填写人	
直接上级审核签字		审核时间	2012 年 9 月 19 日
备　注		

（五）护理副院长岗位说明书

<table>
<tr><td rowspan="3">岗位工作基本信息</td><td>岗位名称</td><td>副院长（2）</td><td>所在部门</td><td>院部</td><td>岗位编号</td><td>0006</td></tr>
<tr><td>从属部门</td><td>医科大学</td><td>岗位定员</td><td>1</td><td>所辖人数</td><td></td></tr>
<tr><td>直接上级</td><td>院长</td><td>直接下级</td><td colspan="3">有关职能部门领导
有关科室领导</td></tr>
<tr><td>岗位使命与工作概述</td><td colspan="6">1．协助院长分管医院的护理部、门诊部、急诊部、医院感染管理科、预防保健科、临床手术科室，达到医院既定绩效目标。
2．全面监控分管科室业务建设，重视风险管理、质量与绩效管理、设备管理、科室环境管理、资源有效应用、内外协调、经营管理等过程性科室管理工作。
3．副院长是分管科室、部门行政、医疗等管理工作的第一责任人。</td></tr>
<tr><td>岗位工作职责与任务</td><td colspan="6">经常性工作：
1．**圆满完成分管科室各项工作任务**：在院长领导下，协助院长分管护理部、门急诊科、医院感染管理科、预防保健科、临床手术室科室的行政、医疗、护理、教学、科研、学科建设、预防保健等业务工作，促进技术人才队伍的稳定和发展。
2．**参与医院重大决策**：根据院长授权和岗位责任，参与制定医院发展战略、规划；参与医院重大财务、人事、业务、学科建设问题的决策；参与医院教学与科研、人才培养、质量与绩效管理问题的决策等。
3．**领导分管科室制订医教研年度工作计划**：领导、指导分管科室制订符合医院发展规律、符合科室发展规律、有利于充分发挥和调动科室医务人员积极性和潜力的年度医教研、学科建设的计划、目标方案并督促执行。
4．**领导制订护理部、感染管理科、预防保健科的年度工作计划及工作重点**：组织督导了解护理人员、感染管理、预防保健科的工作人员思想动态，教育科室人员树立正确的服务理念；组织督导对各分管科室进行质量监控；组织督导分管科室业务建设，与医院重点科室同步学习、同步发展。
5．**领导制定临床手术科室年度计划和工作重点**：临床手术科室是医院的主要临床科室，患者多，手术多，风险大，医疗护理检查环节多，责任大，必须经常或定期召开科室主任、护士长协调会议，及时协调手术科室与麻醉科、手术室的关系，保证患者手术安全；组织督导科室人员为病患提供及时服务；组织督导科室为手术患者提供快捷、高效、优质的医疗安全服务。
6．**领导门诊部、急诊科工作**：主持科室制定年度工作计划，研究科室发展规划；组织督导门诊部规范门诊患者就诊流程，提供人性化卓越服务；组织督导急诊科室医师和护理人员为危急重疾病患者的急救、抢救工作；组织督导科室医师为重急症、抢救病患提供第一时间的急诊安全服务。
7．**重视分管科室转诊、预防和健康宣教工作**：组织、检查分管科室门诊、急诊患者的转诊、会诊、疫情报告及医院预防保健和卫生宣教工作。
8．**重视分管科室职业道德教育**：经常对分管科室人员进行医德医风教育，防止医疗纠纷和医疗事故的发生，及时处理医疗纠纷。
9．**关注分管科室医务人员的具体工作**：重视临床医生值班、护士值班、门、急诊值</td></tr>
</table>

	班情况，保证分管科室连续的医疗工作状态，为患者创造随来随诊疗的满意服务标准。 **临时性工作：**完成院长以及有关领导交办的其他工作。	
岗位 工作 考核 要点	1．制定分管科室年度、月度工作计划，并按照计划监督落实。 2．保证分管科室行政、医疗工作正常运转。 3．指导分管科室完成月度医疗、教学、科研、护理、管理等规定指标。 4．按照计划完成分管科室手术、门诊、急诊、抢救工作以及有关工作任务。 5．指导分管科室完成年度经济效益指标，尤其重视科室收支、利润的管理。 6．促进分管科室学科建设，保证分管科室业务平稳、健康发展。 7．按照规定权限协调好分管科室之间的内外关系，特别重视手术科室与麻醉科之间的协调关系，不发生由于工作不协调延误手术的情况。 8．重视分管科室文化建设，打造科室特有的医院文化。 9．完成上级赋予的有关规定工作以及临时性工作。	
岗位工 作关系	院内联系部门	院长、相关职能部门、临床、医技科室及分管科室等。
	院外联系部门	医科大学相关部门、业务单位、自治区、市内有关单位等。
岗位工 作权限	1．按照院长授权，有权领导分管科室制定年度工作计划和重点工作权。 2．医院重大决策的建议权。 3．分管工作的监督检查权，分管科室领导的考核评价权、奖惩决定建议权，分管科室工作的规划权。 4．促进分管科室学科建设、医教研工作和业务建设稳步发展的建议权。 5．对分管科室业务管理、行政管理、思想管理、信息管理、沟通管理等工作指导权。 6．下级之间工作争议的裁决权。 7．领导赋予的其他权力。	
岗位工作环境， 含工作地点、所需工作条件	大部分时间在医院内工作。温度、湿度适宜。现场会接触到轻微粉尘及医疗中刺激性气味，照明条件良好，一般无相关职业病发生。	
岗位工作时间与 在本岗位工作年限	在医院规定的正常时间内上班工作，有时需要加班加点。 自　　年　　月　　日开始，　共计：　　年。	
岗位资历 要求学历 资格证等	学历要求：本科及以上学历，临床医学、医院管理等相关专业背景。 培训与资质：医院管理、战略经营、财务管理、人力资源、投资与融资、信息系统等相关培训背景。具备主任医师、教授级以及相称的管理资格	
岗位工作 技能要求	领导能力：计划能力、决策能力、组织能力、控制能力、沟通能力、协调能力、领导视野能力。通用能力：能熟练操作 OFFICE 办公软件，熟悉日常公文格式。	
岗位工作 经验要求	1．20 年以上工作经验。 2．10 年以上医院中层领导干部管理工作经验。	
岗位工作 其他要求	特殊政治要求	大局意识、社会责任感、关注人民群众健康水平意识。
	特殊技能要求	驾驭分管科室的管理能力、管理艺术以及发展方向能力。
	年龄要求	45~60 岁
岗位分析时间	2012 年 9 月 12 日	填写人	
直接上级审核签字		审核时间	2012 年 9 月 19 日
备注		

（六）行政副院长岗位说明书

岗位工作基本信息	岗位名称	副院长（3）	所在部门	院部	岗位编号	0007
	从属部门	医科大学	岗位定员	1	所辖人数	
	直接上级	院长	直接下级		有关职能部门领导 有关科室领导	
岗位使命与工作概述	1. 协助院长分管医院的行政、计算机管理中心、医院收费、经济分配、对口支援及技术协作医院等工作，达到医院既定的绩效目标。 2. 全面监控分管部门业务建设，行政、风险、收费、质量与绩效、经济分配、科室环境管理、资源有效应用、内外协调、经营管理等过程性科室管理工作。 3. 副院长是分管医院行政部门建设、收费、信息管理等工作的第一责任人。					
岗位工作职责与任务	**经常性工作：** 1. **圆满完成分管部门各项工作任务**：在院长领导下，协助院长分管医院行政、计算机管理中心、医院收费，经济分配、对口支援及技术协作医院的各项工作。圆满完成分管部门各项工作任务和指标。负责检查全院的经济管理工作。 2. **参与医院重大决策**：根据院长授权和岗位责任，参与制定医院发展战略、规划；参与医院重大财务、人事、业务、学科建设问题决策；参与医院教学与科研、人才培养、质量与绩效管理问题的决策等。负责全院生活福利工作。 3. **领导分管部门制订年度工作计划**：领导、指导分管部门制订符合医院发展规律、符合部门科室发展规律、有利于充分发挥和调动部门、科室医务人员积极性和潜力的年度学科建设的计划、目标方案并督促执行。 4. **领导制订医院行政管理的年度工作计划及工作重点**：组织督导了解医院职能部门人员、分管部门工作人员思想动态，教育部门人员树立正确的服务理念；组织督导对医院职能部门，分管部门工作能力与沟通教育；组织督导分管部门业务建设，与医院重点科室同步学习、同步发展。 5. **领导制定计算机管理中心年度计划和工作重点**：负责主持制定计算机管理中心的年度工作计划和工作重点，必要时制定计算机中心的月度工作计划。计算机管理中心的建设是医院现代化的基础和标志，是提高工作效率的关键，是医院发展的趋势；组织督导医院计算机硬件、软件的管理、维修、升级及网络安全管理工作；组织督导医院计算机人才的培训工作；组织督导医院的数据统计分析工作；组织督导病案管理工作；组织督导信息系统管理工作。 6. **领导并负责医院收费管理**：负责审查预决算，掌握财务收入开支、超劳务和业务服务的收入分配、基建、维修以及医院财产物资的管理工作。主持收费管理人员制定年度工作计划，研究医院收费发展规划。经济是医院存在和发展的关键和命脉，必须重视医院收费管理，医院收费的特点是点多、面广、人多、金额大（全院每月几个亿元资金）、环节多、手续复杂、容易发生差错。组织督导收费人员严格按照制度流程工作，建立健全个人收费责任制和收费室人员日清、月结、审查审核签字制度；建立健全交叉审核、专人管理审计制度；组织督导收费人员一切为了患者方便、快速、准确、安全的原则。					

	7. **重视医院经济分配制度管理**：制定年度经济分配计划并督促执行跟踪问效。建立健全绩效考核与管理机制，充分体现优劳优得的原则，尽可能做到经济分配公开、公正、公平的原则。实现绩效工资先考核后发绩效工资的原则，实现绩效管理中的绩效工资基本保底，适当拉开差距的原则。 8. **重视分管部门职业道德教育**：经常对分管部门、科室人员进行职业道德与职业操守教育，防止医疗纠纷或收费违纪情况的发生，及时处理发生问题。 **临时性工作**：完成院长以及有关领导交办的其他工作。
岗位工作考核要点	1. 制定分管部门年度、月度工作计划，并按照计划监督落实。 2. 保证分管部门行政、业务工作正常运转。 3. 指导分管部门完成月度各项工作规定指标。 4. 按照计划时间处理部门文件，并及时把处理意见汇报给院长。 5. 按照规定权限协调好分管部门之间的内外关系，特别重视医院收费科室的管理，不发生由于工作监督不到位而发生收费违纪现象的发生。 6. 重视分管部门文化建设，打造部门特有的医院文化。 7. 职能部门员工对自己工作服务的满意度。 8. 医院中层领导干部对自己工作服务的满意度。

岗位工作关系	院内联系部门	院长、医院职能部门、临床、医技科室的相关科室等。
	院外联系部门	医科大学相关部门、业务单位、自治区、市内有关单位等。

岗位工作权限	1. 按照院长授权，有权领导分管部门制定年度工作计划和重点工作权。2. 按时处理分管部门文件并把处理意见汇报给领导权。3. 医院重大决策的建议权。4. 分管工作的监督检查权，分管部门领导的考核评价权、奖惩决定建议权。5. 促进分管部门建设、各项工作稳步发展的建议权。6. 对分管部门业务管理、行政管理、思想管理、信息管理、沟通管理等工作指导权。7. 下级之间工作争议的裁决权。8. 有关领导赋予的其他权力。

岗位工作环境，含工作地点、所需工作条件	大部分时间在医院内工作；温度、湿度适宜；工作场所照明条件良好，一般无相关职业病发生。

岗位工作时间与在本岗位工作年限	在医院规定的正常时间内上班工作，有时需要加班加点。
	自　　年　　月　　日开始，共计：　　年。

岗位资历要求学历资格证等	1. 学历要求：本科及以上学历，行政管理、医院管理等相关专业学历背景。 2. 培训与资质：医院管理、战略经营、财务管理、人力资源、投资与融资、信息系统等相关培训背景。具备高级职称或教授级以及相称的管理资格。

岗位工作技能要求	领导力：计划能力、决策能力、组织能力、控制能力、沟通能力、协调能力。 通用能力：能熟练操作OFFICE办公软件，熟悉日常公文格式。

岗位工作经验要求	1. 20年以上工作经验。 2. 10年以上医院中层管理干部管理工作经验。

岗位工作其他要求	特殊政治要求	大局意识、社会责任感、医院行政安全意识强。
	特殊技能要求	驾驭分管行政部门的管理能力、管理艺术以及发展方向能力。
	年龄要求	40~60岁

岗位分析时间	2012年9月12日	填写人	
直接上级审核签字		审核时间	2012年9月19日
备注			

（七）后勤副院长岗位说明书

岗位工作基本信息	岗位名称	副院长（4）	所在部门	院部	岗位编号	0008
	从属部门	医科大学	岗位定员	1	所辖人数	
	直接上级	院长	直接下级	有关职能部门领导 有关科室领导		

岗位使命与工作概述	1. 协助院长分管医院的后勤工作、医疗设备、爱国卫生、保卫工作、物业管理、洗涤中心工作，达到医院既定绩效目标。 2. 全面监控分管部门业务建设，重视风险管理、质量与绩效管理、设备管理、医院环境管理、资源有效应用、内外协调、经营管理等过程性管理工作。 3. 副院长是分管部门后勤保障、行政、安全、环境等管理工作的第一责任人。
岗位工作职责与任务	**经常性工作：** **1. 圆满完成分管部门各项工作任务：** 在院长领导下，协助院长分管医院后勤、医疗设备、爱国卫生、保卫工作、物业管理、洗涤中心工作；圆满完成分管部门的各项工作任务。促进分管部门的业务建设和人才队伍的稳定和发展。 **2. 参与医院重大决策：** 根据院长授权和岗位责任，参与制定医院发展战略、规划；参与医院重大财务、人事、业务、学科建设问题的决策；参与医院教学与科研、人才培养、质量与绩效管理问题的决策等。 **3. 领导分管部门制订年度工作计划：** 领导、指导分管部门制订符合医院发展规律、符合部门发展规律、有利于充分发挥和调动部门人员积极性和潜力的年度工作计划、学科建设的计划、目标方案并督促执行。 **4. 领导医院医疗设备管理工作：** 组织督导医疗器械、设备的采购、管理、报废审批；组织督导医疗器械的日常维护、保养；加强成本管理意识，不断降低设备维护成本，保证设备的正常运转；组织督导临床设备使用人员的培训，分管部门要与医院重点科室同步学习、同步发展。 **5. 领导负责领导医院后勤工作：** 组织督导医院全部后勤保障工作，按照保障有力和满意服务的标准要求分管部门人员工作；组织督导餐饮供应工作；组织督导全院的物资、水暖、电路和中心系统的维修和保养、动力保障、污水处理、园林绿化等工作；组织督导医院各项物资的招标、招标审批、采购工作；组织督导部门人员牢固树立为顾客提供及时服务思想；组织督导部门为顾客提供快捷、高效、优质安全的生活服务。 **6. 领导爱国卫生工作：** 主持部门制定年度工作计划，研究部门发展规划；按照上级有关要求，组织督导爱国卫生工作符合要求；维护医院环境，创建卫生营院，为工休人员营造卫生健康的工作环境。 **7. 负责领导全院保卫工作：** 领导制订保卫部门制度和年度工作计划并根据情况及时修订有关管理制度；组织督导医院安全保卫、监控工作；组织督导医院消防安全工作；组织督导处理医院突发应急事件；监督、监控保卫人员值班情况，医院保卫工作要采取无缝隙、24小时连续运转管理状态；经常教育保卫人员安全第一、服务第一的思想，把医院不安全因素降低到最低点。 **8. 领导物业管理和洗涤中心工作：** 主持部门制定年度工作计划，研究部门发展规划；

<table>
<tr><td colspan="2"></td><td>物业管理和洗涤中心要尽可能采用现代化管理手段，提高工作效率，降低管理成本，保障医院物业管理的高水平，保证患者被服卫生用具安全。
临时性工作：完成院长以及有关领导交办的其他工作。</td></tr>
<tr><td rowspan="2">岗位工作考核要点</td><td colspan="2">1. 制定分管部门年度、月度工作计划，并按照计划监督落实。
2. 保证分管部门、科室行政、业务工作正常运转。
3. 监督分管部门、科室完成月度工作任务。
4. 保证医院安全，强化医院综合治理，重视消防工作，确保医院安全稳定。
5. 促进分管部门科室的正规化建设，保证分管部门科室业务平稳、健康发展。
6. 按照规定权限协调好分管科室之间的内外关系，特别重视后勤综合保障工作，保证工作人员与患者的物资与生活供应。
7. 重视分管部门科室文化建设，打造部门科室特有的医院文化。
8. 完成上级赋予的有关规定工作以及临时性工作。</td></tr>
<tr><td></td><td></td></tr>
<tr><td rowspan="2">岗位工作关系</td><td>院内联系部门</td><td>院长、相关职能部门、相关临床、医技科室及分管科室等。</td></tr>
<tr><td>院外联系部门</td><td>医科大学相关部门、业务单位、自治区、省、市内有关单位等。</td></tr>
<tr><td>岗位工作权限</td><td colspan="2">1. 按照院长授权，有权领导分管部门科室制定年度工作计划和重点工作权。
2. 医院重大决策的建议权。
3. 分管工作的监督检查权，分管部门领导的考核评价权、奖惩决定建议权。
4. 促进分管部门科室建设、强化部门的业务建设稳步发展的建议权。
5. 对分管科室业务管理、行政管理、思想管理、信息管理、沟通管理等工作指导权。6. 下级之间工作争议的裁决权。
7. 领导赋予的其他权力。</td></tr>
<tr><td>岗位工作环境，含工作地点、所需工作条件</td><td colspan="2">1. 大部分时间在医院内工作；温度、湿度适宜。
2. 现场会接触到轻微粉尘及医疗中的刺激性气味，照明条件良好，一般无相关职业病发生。</td></tr>
<tr><td>岗位工作时间与在本岗位工作年限</td><td colspan="2">在医院规定的正常时间内上班工作，有时需要加班加点。
自　　年　月　日开始，　共计：　　　年。</td></tr>
<tr><td>岗位资历要求学历资格证等</td><td colspan="2">1. 学历要求：本科及以上学历，后勤管理专业背景、医院管理等相关专业背景。
2. 培训与资质：医院管理、战略经营、财务管理、人力资源、投资与融资、信息系统等相关培训背景。具备中级职称或教授级以及相称的管理资格。</td></tr>
<tr><td>岗位工作技能要求</td><td colspan="2">1. 领导能力：计划能力、决策能力、组织能力、控制能力、沟通能力、协调能力、领导视野能力。
2. 通用能力：能熟练操作 OFFICE 办公软件，熟悉日常公文格式。</td></tr>
<tr><td>岗位工作经验要求</td><td colspan="2">1. 20 年以上工作经验。
2. 5~10 年以上医院中层管理干部相关工作经验。</td></tr>
<tr><td rowspan="3">岗位工作其他要求</td><td>特殊政治要求</td><td>大局意识、社会责任感、关注人民群众健康水平意识。</td></tr>
<tr><td>特殊技能要求</td><td>驾驭分管科室的管理能力、管理艺术以及发展方向能力。</td></tr>
<tr><td>年龄要求</td><td>40~55 岁</td></tr>
<tr><td>岗位分析时间</td><td>2012 年 9 月 12 日</td><td>填写人</td></tr>
<tr><td>直接上级审核签字</td><td></td><td>审核时间　　2012 年 9 月 19 日</td></tr>
<tr><td>备注</td><td colspan="2"></td></tr>
</table>

（八）业务副院长岗位说明书

岗位工作基本信息	岗位名称	副院长（5）	所在部门	院部	岗位编号	0009
	从属部门	医科大学	岗位定员	1	所辖人数	
	直接上级	院长	直接下级	有关职能部门领导有关科室领导		

岗位使命与工作概述	1. 协助院长分管医院的医务部，教务部、科研部、临床非手术科室、医技科室、药剂科、药事委员会、卫生应急工作，达到医院既定绩效目标。 2. 全面监控分管科室业务建设，医疗管理、风险管理、质量与绩效管理、科研管理、药品管理、各医技科室管理、资源有效应用、内外协调、经营管理等过程性科室管理工作。 3. 副院长是分管科室、部门全部管理工作第一责任人。
岗位工作职责与任务	经常性工作： **1. 圆满完成分管部门、科室各项工作任务：**根据院长授权和岗位责任，参与制定分管科室、部门发展战略、规划；参与部门、科室重大财务、人事、业务、学科建设问题的决策；参与医院教学与科研、人才培养、质量与绩效管理问题的决策等。 **2. 参与医院重大决策：**根据院长授权和岗位责任，参与制定医院发展战略与规划；参与医院重大财务、人事、业务、学科建设、问题的决策；参与医院教学与科研、人才培养、质量与绩效管理问题的决策等。 **3. 领导分管科室制订部门与科室年度工作计划：**领导、指导分管部门科室制订符合医院发展规律、符合部门科室发展规律、有利于充分发挥和调动科室医务人员积极性和潜力的年度医教研、医技、药事等学科建设的计划、目标方案并督促执行。 **4. 领导负责医务部工作：**组织督导制定、监督的各科室医疗制度的执行；组织督导深入科室了解和掌握全院医疗临床、非手术科室、医技科室工作情况，并解决或提出解决科室工作中存在的问题办法；组织督导对临床科室、医技科室人员违反制度的行为进行登记、汇总、分析，定期对制度实施效果进行评估；提高病患诊疗服务水平；指导科室特大危重患者的抢救工作；组织相关人员进行业务和行政查房；组织督导做好病案信息工作；教育部门、科室人员树立正确的服务理念；组织督导对各分管科室进行质量管理；组织督导分管科室业务建设，与医院重点科室同步学习、同步发展。 **5. 领导负责教务部工作：**负责主持制定教务部年度工作计划并且督导执行跟踪问效；重视教学工作，特别是研究生培养教育以及科研工作总结；及时组织科研课题申报立项工作（国家级课题）；重视科技论文的数质量统计工作（特别要鼓励医务人员撰写美国 sci 杂志论文发表工作）；重视学科建设，力争多创建国家级重点科室、自治区重点科室或实验室，加大科研成果档次的管理力度，做好培训基地工作。 **6. 领导各医技科室工作：**主持、督促制定各医技年度工作计划，研究科室发展规划；组织督导医技科室患者检查流程标准化，提供人性化便捷卓越服务；组织督导医技科室为患者提供准确的辅助检查结果及相关治疗工作、为临床提供诊疗决策依据；组织督导科室为患者提供快捷、高效、优质的满意服务；注重医技科室设备管理，维护好医疗设备，做好设备的运行状态登记工作。 **7. 领导药剂科室工作和药事管理委员会工作：**主持、督促制定药剂科和药事管理委员会年度工作计划，研究科室发展规划；做好药品招标的标书、药品目录、药商资格审查等工作；定期征求临床科室人员和药事委员会对医院用药的意见；注重药品的各环节管理，降低管理费用，防止药库过期药品发生情况；经常开展合理用药、安

	全用药教育，努力降低药品费用在全院医疗毛收入中的比例。 **8. 重视分管部门和科室专业道德教育：**对分管科室人员进行医德医风教育，防止医疗纠纷和事故的发生，及时处理医疗纠纷。重视卫生应急救治工作。 **临时性工作：**完成院长以及有关领导交办的其他工作。
岗位 工作 考核 要点	1. 制定分管部门科室年度月度工作计划，并按照计划监督落实。 2. 力争并保持医院医疗收入高于上年度同期收入 20%水平。 3. 每学期检查教学工作岗位责任制落实情况两次，检查结果分别在院教学会议、院办公会议上通报。每学期末向院教学大会汇报工作一次，听取大家评议。 4. 每学年结束，结合全学年工作总结，向全院教师大会报告工作，全面检查岗位责任制，并书面报告学校教务处及分管教学工作的副校长。 5. 医疗质量管理指标达到要求。 6. 医疗纠纷年度、月度发生数（率）不高于上年度、月度同期例数。 7. 科研成果数质量、档次、级别不低于上年度数量。 8. 论文发表数质量、档次、级别不低于上年度数量（特别是核心期刊文章）。

岗位工 作关系	院内联系部门	院长、相关职能部门、临床、医技科室及分管科室等。
	院外联系部门	医科大学相关部门、业务单位、自治区、市内有关单位等。

岗位 工作 权限	1. 有权制定分管部门、科室年度工作计划权。 2. 医院重大决策的建议权。 3. 分管工作的监督检查权，分管部门、科室领导的考核评价权、奖惩决定建议权。 4. 促进分管科室学科建设、医教研工作和业务建设稳步发展的建议权。 5. 对分管科室业务管理、行政管理、思想管理、信息管理、沟通管理等工作指导权。 6. 下级之间工作争议的裁决权。 7. 领导赋予的其他权力。

岗位工作环境， 含工作地点、所需工作条件	大部分时间在医院内工作；温度、湿度适宜；工作场所照明条件良好，一般无相关职业病发生。

岗位工作时间与 在本岗位工作年限	在医院规定的正常时间内上班工作，有时需要加班加点。
	自　　年　　月　　日开始，　共计：　　　年。

岗位资历 要求学历 资格证等	1. 学历要求：研究生及以上学历，临床医学、医院管理等相关专业背景。 2. 培训与资质：医院管理、战略经营、财务管理、人力资源、投资与融资、信息系统等相关培训背景。具备主任医师、教授级以及相称的管理资格。

岗位工作 技能要求	领导力：计划能力、决策能力、组织能力、控制能力、沟通能力、协调能力。
	通用能力：能熟练操作 OFFICE 办公软件，熟悉日常公文格式。

岗位工作 经验要求	1. 20 年以上工作经验。
	2. 5~10 年以上医院中层管理干部相关工作经验。

岗位工作 其他要求	特殊政治要求	大局意识、社会责任感、关注人民群众健康水平意识。
	特殊技能要求	驾驭分管科室的管理能力、管理艺术以及发展方向能力。
	年龄要求	45~60 岁

岗位分析时间		2012 年 9 月　12　日	填写人	
直接上级审核签字			审核时间	2012 年 9 月 19 日
备注				

（九）副院长岗位说明书

<table>
<tr><td rowspan="3">岗位
工作
基本
信息</td><td>岗位名称</td><td>副院长
（6）</td><td>所在部门</td><td>院部</td><td>岗位编号</td><td>0010</td></tr>
<tr><td>从属部门</td><td>医科
大学</td><td>岗位定员</td><td>1</td><td>所辖人数</td><td></td></tr>
<tr><td>直接上级</td><td>院长</td><td>直接下级</td><td colspan="3">有关职能部门领导
有关科室领导</td></tr>
<tr><td>岗位
使命
与
工作
概述</td><td colspan="6">1. 协助院长分管医院的干部保健工作，医疗保险科，新型农村合作医疗，社区医疗，体检部，伽马刀治疗部，PET\CT 部，达到医院既定绩效目标。
2. 全面监控分管科室业务建设，重视风险管理、质量与绩效管理、设备管理、科室环境管理、资源有效应用、内外协调、经营管理等过程性科室管理工作。
3. 副院长是分管科室、部门行政、医疗等管理工作的第一责任人。</td></tr>
<tr><td>岗位
工作
职责
与
任务</td><td colspan="6">经常性工作：
1. 圆满完成分管部门与科室各项工作任务：在院长领导下，协助院长分管医院的干部保健工作，医疗保险科，新型农村合作医疗，社区医疗，体检部，伽马刀治疗部，PET\CT 部等业务、行政管理工作，促进部门、科室技术人才队伍的稳定、健康和发展。
2. 参与医院重大决策：根据院长授权和岗位责任，参与制定医院发展战略、规划；参与医院重大财务、人事、业务、学科建设问题的决策；参与医院教学与科研、人才培养、质量与绩效管理问题的决策等。
3. 领导干部保健工作：领导、指导分管科室制订符合医院发展规律、符合科室保健工作发展规律、有利于充分发挥和调动科室医务人员积极性和潜力的年度医教研、学科建设的计划、目标方案并督促执行。
4. 领导医疗保健科工作：组织督导了解医疗保健科工作人员思想动态，教育科室人员树立正确的服务理念；组织督导医院医疗保健工作，对全院职工进行医疗保健教育、公共事件和职工健康管理。负责指导制定医疗保险科年度、月度工作计划，并督促检查跟踪问效；负责指导审批医疗保险指定范围内的特殊检查、特殊治疗及用药项目。负责指导本院基本医疗保险药品目录、诊疗项目、医疗服务设施范围"三个目录"的维护工作。指导监督检查本院基本医疗保险政策、规定、制度的执行情况。
5. 领导负责新型合作医疗、社区医疗工作：指导或主持新型合作医疗、社区医疗工作制定年度工作计划，研究其发展规划；组织督导新型合作医疗、社区医疗工作患者就诊流程，提供人性化卓越服务；注重协调新型合作医疗、社区医疗工作相关方面的关系、注重沟通；定期征求新型合作医疗、社区医疗工作的意见，不断改进工作。
6. 领导体检部工作：做好体检部的年度、月度工作计划并注重检查、跟踪问效；定期组织、检查体检部的工作进展情况，及时解决存在的问题；年度体检部工作数量高于上年度体检人员数量；经常走出去了解医疗市场情况，扩大体检部市场份额，为体检人员提供优质服务。
7. 重视伽马刀治疗部，PET\CT 部：督导、检查伽马刀治疗部，PET\CT 部维修技术人员应经常检查机器设备的申请、安装、使用、维修、保管情况，发现问题及时报告。指导审查机器材料配件的请领与报销。教育工作人员热情接待病员检查、服务等工作。确保设备运行的正常。</td></tr>
</table>

	临时性工作：完成院长以及有关领导交办的其他工作	
岗位工作考核要点	1. 制定分管部门、科室年度、月度工作计划，并按照计划监督落实。 2. 保证分管部门、科室行政、医疗、医技科室工作正常运转。 3. 指导分管部门科室完成月度医疗、教学、科研、护理、管理等规定指标。 4. 指导分管部门科室完成年度经济效益指标。 5. 促进分管科室学科建设，保证分管科室业务平稳、健康发展。 6. 按照规定权限协调好分管科室之间的内外关系，特别重视医技科室与临床科之间的协调关系，不发生由于工作不协调延误患者检查的情况发生。 7. 重视分管科室文化建设，打造科室特有的医院文化。 8. 完成上级赋予的有关规定工作以及临时性工作。	
岗位工作关系	院内联系部门	院长、相关职能部门、临床、医技科室及分管科室等。
	院外联系部门	医科大学相关部门、业务单位、自治区、市内有关单位等。
岗位工作权限	1. 按照院长授权，有权领导分管部门、科室制定年度工作计划和重点工作权。 2. 医院重大决策的建议权。 3. 分管工作的监督检查权，分管科室领导的考核评价权、奖惩、晋升、晋级、提升决定的建议权。 4. 促进分管科室学科建设、医教研工作和业务建设稳步发展的建议权。 5. 对分管科室业务管理、行政管理、思想管理、信息管理、沟通管理等工作指导权。 6. 下级之间工作争议的裁决权。 7. 领导赋予的其他权力。	
岗位工作环境，含工作地点、所需工作条件	大部分时间在医院内工作。 温度、湿度适宜。 现场会接触到轻微粉尘及医疗中的刺激性气味，照明条件良好，一般无相关职业病发生。	
岗位工作时间与在本岗位工作年限	在医院规定的正常时间内上班工作，有时需要加班加点。 自　　　年　　月　　日开始，　共计：　　　　　年。	
岗位资历要求学历资格证等	1. 学历要求：硕士研究生以上学历，临床医学、医院管理等相关专业背景。 2. 培训与资质：医院管理、战略经营、财务管理、人力资源、投资与融资、信息系统等相关培训背景。具备主任医师、教授级以及相称的管理资格。	
岗位工作技能要求	1. 领导能力：计划能力、决策能力、组织能力、控制能力、沟通能力、协调能力、领导视野能力。 2. 通用能力：能熟练操作 OFFICE 办公软件，熟悉日常公文格式。	
岗位工作经验要求	1. 20 年以上工作经验。 2. 5~10 年以上医院中层管理干部相关工作经验。	
岗位工作其他要求	特殊政治要求	大局意识、社会责任感、关注人民群众健康水平意识。
	特殊技能要求	驾驭分管科室的管理能力、管理艺术以及发展方向能力。
	年龄要求	45~60 岁
岗位分析时间	2012 年 9 月　12　日	填写人	
直接上级审核签字		审核时间	2012 年 9 月 19 日
备注		

（十）　副院长岗位说明书

<table>
<tr><td rowspan="4">岗位
工作
基本
信息</td><td>岗位名称</td><td>副院长
（7）</td><td>所在部门</td><td>院部</td><td>岗位编号</td><td>0011</td></tr>
<tr><td>从属部门</td><td>医科大学</td><td>岗位定员</td><td>1</td><td>所辖人数</td><td></td></tr>
<tr><td>直接上级</td><td>院长</td><td>直接下级</td><td colspan="3">有关职能部门领导
有关科室领导</td></tr>
</table>

岗位 使命 工作 概述	1．协助院长分管医院的学工部（本科教育、临床技能培训中心等），学生就业等工作，以达到医院既定工作绩效管理目标。 2．全面监控分管学工部业务建设，风险管理、教育质量管理、学工部教学仪器管理等。 3．副院长是医院分管学工部、学生就业等管理工作的重要责任人。
岗位 工作 职责 与 任务	**经常性工作：** 1．**圆满完成分管部门各项工作任务：** 在院长领导下，协助院长分管学工部工作，学生就业工作。圆满完成分管部门工作的各项工作任务。 2．**参与医院重大决策：** 根据院长授权和岗位责任，参与制定医院发展战略、规划；参与医院重大财务、人事、业务问题的决策；参与医院学科建设、人才培养、质量与绩效管理问题的决策。 3．**领导分管学工部和学生就业工作：** 领导分管学工部制订符合医院发展规律、符合学工部、学生就业工作的年度计划、月度计划。该计划有利于充分发挥和调动学工部人员积极性和潜力的年度工作的计划、目标方案并督促执行。 4．**领导落实学工部年度工作计划及工作重点并跟踪落实：** 全面负责学工部年度工作计划的落实，教育有关人员树立正确的服务理念；组织督导学工部进行工作质量监控工作；与医院重点学科同步发展。 5．**全面负责学生思想教育工作：** 全面负责学生思想教育工作，管理工作，以及招生管理工作，并参加学生招生及录取工作。 6．**参加临床医学、医学检验本科生教学管理：** 计划好临床教学、医学检验本科生教学管理，并及时处理学工部有关招生工作的来信来访工作。 7．**重视和管理学生就业工作：** 制定学生就业指导与培训计划并组织实施。 8．**负责毕业生资格审查工作：** 做好毕业生基本情况调查、摸底工作，及时向自治区、省、教育厅等有关部门报送毕业生资源情况。 9．**建立与用人单位的联系：** 接待用人单位来访，收集、整理、发布毕业生就业需求信息。 10．**供需会议：** 负责监督校园供需见面会的邀请、组织和实施工作。 11．**学生离校手续：** 负责监督办理毕业生离校手续，派遣毕业生。 12．**信访工作：** 接待毕业生就业信访，处理遗留问题。 13．**就业工作：** 负责毕业生改派工作，上报毕业生就业调整方案。 14．**调查与信息：** 开展与毕业生就业有关的调查研究工作；努力发展就业基地，开发就业市场，拓宽就业渠道；毕业生跟踪调查，收集用人单位对毕业生质量的综合反映情况。 15．**工作总结：** 统计、分析、上报各类数据，写出调研报告和年度总结。 16．**完成相关工作：** 完成上级和领导交办的其他任务。 **临时性工作：** 完成院长以及有关领导交办的其他工作。

岗位 工作 考核 要点	1. 制定分管部门年度、月度工作计划，并按照计划监督落实。 2. 保证学工部、学生就业的行政、管理工作按照有关规定进行。 3. 指导分管部门完成月度本科教育、临床技术培训中心、学生就业工作。 4. 促进分管部门学科建设，保证分管部门业务平稳、健康发展。 5. 按照规定权限协调好分管部门、学生就业工作之间的内外关系，特别重视学生就业工作的协调关系，不发生由于工作不协调延误学生的就业问题。 6. 重视分管部门文化建设，打造学工部、学生就业特有的医院文化。	
岗位工 作关系	院内联系部门	院长、相关职能部门、学校、临床、医技科室及分管科室等。
	院外联系部门	医科大学相关部门、业务单位、自治区、省、市内有关单位等。
岗位 工作 权限	1. 按照院长授权，有权领导分管部门制定年度工作计划和重点工作权。 2. 医院重大决策的建议权。 3. 分管工作的监督检查权，分管部门领导的考核评价权、奖惩决定建议权。 4. 促进分管部门学科建设和业务建设稳步发展的建议权。 5. 对分管部门业务管理、行政管理、思想管理、信息管理、沟通管理等工作指导权。 6. 下级之间工作争议裁决权。 7. 对分管部门有协调与沟通权。 8. 领导赋予其他权力。	
岗位工作环境， 含工作地点、所需 工作条件	大部分时间在医院内工作，温度、湿度适宜。	
	现场会接触到轻微粉尘及医疗中的刺激性气味，照明条件良好，一般无相关职业病发生。	
岗位工作时间、在 本岗位工作年限	在医院规定的正常时间内上班工作。	
	自　　　年　　月　　日开始，　共计：　　　　年。	
岗位资历 要求学历 资格证等	1. 学历要求：本科及以上学历，临床医学、医院管理等相关专业背景。 2. 培训与资质：医院管理、战略经营、学生管理、人力资源、就业知识、信息系统等相关培训背景。 3. 具备主任医师、教授级以及相称的管理资格。	
岗位工作 技能要求	1. 领导能力：计划能力、决策能力、组织能力、控制能力、沟通能力、协调能力、领导视野等。 2. 通用能力：能熟练操作 OFFICE 办公软件，熟悉日常公文格式。	
岗位工作 经验要求	1. 20 年以上工作经验。 2. 5~10 年以上医院中层管理干部相关工作经验。 3. 有一定职能部门管理经验，较强的沟通能力。 4. 熟悉本科教育、临床技能培训中心工作。	
岗位工作 其他要求	特殊政治要求	大局意识、社会责任感、关注学生就业意识强。
	特殊技能要求	驾驭分管部门的管理能力、管理艺术以及发展方向能力。
	年龄要求	40~60 岁
岗位分析时间	2012 年 9 月　12　日	填写人	
直接上级审核签字		审核时间	2012 年 9 月 19 日
备注		

（十一）党总支书岗位说明书

<table>
<tr><td rowspan="3">岗位工作基本信息</td><td>岗位名称</td><td>学生党总支书记</td><td>所在部门</td><td>院部</td><td>岗位编号</td><td>0012</td></tr>
<tr><td>从属部门</td><td>医科大学</td><td>岗位定员</td><td>1</td><td>所辖人数</td><td></td></tr>
<tr><td>直接上级</td><td>院长</td><td>直接下级</td><td colspan="3"></td></tr>
<tr><td>岗位使命与工作概述</td><td colspan="6">1. 协助院长分管医院学生的政治思想工作，学生党团组织管理工作，达到医院既定绩效管理目标。
2. 全面监控分管部门的业务建设，重视风险管理、质量与绩效管理、思想政治工作管理、有关资源有效应用、内外协调、学生工作管理等过程性部门管理工作。
3. 党总支书是分管学生政治思想工作，学生党团组织管理工作的重要责任人。</td></tr>
<tr><td>岗位工作职责与任务</td><td colspan="6">**经常性工作：**
1. **圆满完成分管各项工作任务：** 在院长领导下，协助院长分管学生的政治思想工作，学生党团组织管理工作，促进分管工作人才队伍的稳定和发展。圆满完成学生的政治思想工作，学生党团组织管理各项工作任务。
2. **参与医院重大决策：** 根据院长授权和岗位责任，参与制定医院发展战略、规划；参与制定医院年度工作计划；参与医院重大财务、人事、业务问题的决策；参与医院学科建设、人才培养、质量与绩效管理问题的决策等。
3. **领导分管学生的政治思想工作，学生党团组织管理的年度工作计划制定：** 领导、指导分管学生的政治思想工作，学生党团组织管理工作制订符合医院发展规律、符合学生管理特点、有利于充分发挥和调动学生的积极性和潜力，落实好学生的政治思想工作，学生党团组织管理工作建设的计划、目标方案并督促执行。
4. **组织督导学生的政治思想工作，学生党团组织管理：** 组织督导了解学生的政治思想工作，学生党团组织管理的工作人员思想动态，教育相关人员树立正确的服务理念；组织督导对分管部门进行工作质量监控；组织督导分管部门业务建设、思想建设、道德建设，与医院重点科室同步学习、共同发展。
5. **重视分管部门宣教与教育工作：** 组织、检查分管部门思想政治工作的落实情况，充分发挥政治思想工作优势，遇有问题查找原因，排除隐患，把学生政治思想教育工作落到实处。
6. **重视分管工作职业道德教育：** 经常对分管人员进行医德医风教育，防止纠纷发生，和恶性事故的发生，及时处理学生中的各种矛盾纠纷。
7. **提倡调查研究工作，把学生工作做深做扎实：** 学生思想比较活跃，遇有学生思想问题，必须进行调查研究，防止发生意外纠纷和事故。
8. **工作责任性：** 为学生负责，为家长负责，为学校和医院负责。
9. **经常深入学生之间，了解学生思想：** 分析问题及时处理。
10. **关注学生家庭情况，注重沟通各方面的关系。**
11. **完成相关工作：** 完成上级和领导交办的其他任务。
12. **信访工作：** 接待毕业生就业信访，处理遗留问题。
临时性工作： 完成院长以及有关领导交办的其他工作。</td></tr>
</table>

岗位工作考核要点	1．制定分管工作年度、月度工作计划，并按照计划监督落实。 2．保证分管工作行政、思想、管理工作正常运转。 3．指导分管部门完成月度工作、教学、党团组织管理等工作。 4．按照计划完成分管学生的入团、入党工作以及相关工作任务。 5．促进分管部门学科建设，保证分管工作业务平稳、健康发展。 6．按照规定权限协调好分管部门之间的内外关系，特别重视协调好学生党团组织关系问题，不发生由于工作不协调而引起意外情况发生的现象。 7．重视分管工作文化建设，打造部门特有的医院文化。 8．完成上级赋予的有关规定工作以及临时性工作。	
岗位工作关系	院内联系部门	院长、相关职能部门、有关临床、医技科室等。
	院外联系部门	医科大学相关部门、业务单位、自治区、省、市内有关单位等。
岗位工作权限	1．按照院长授权，有权领导分管部门制定年度工作计划和重点工作权。 2．医院重大决策的建议权。 3．分管工作的监督检查权，分管部门领导的考核评价权、奖惩、晋升、晋级、提升决定的建议权。 4．促进分管部门学科建设、学生思想管理工作和业务建设、学生党团组织建设与管理稳步发展的建议权。 5．对分管部门业务管理、行政管理、思想管理、信息管理、沟通管理等工作指导权。 6．下级之间工作争议的裁决权。 7．领导赋予的其他权力。	
岗位工作环境，含工作地点、所需工作条件	大部分时间在医院内工作；温度、湿度适宜；现场会接触到轻微粉尘及医疗中的刺激性气味，照明条件良好，一般无相关职业病发生。	
岗位工作时间与在本岗位工作年限	在医院规定的正常时间内上班工作，有时需要加班加点。 自　　年　　月　　日开始，共计：　　　　年。	
岗位资历要求学历资格证等	1．学历要求：本科及以上学历，临床医学、学生管理等相关专业管理背景。 2．培训与资质：医院管理、学生管理、思想管理、人力资源、党团管理、信息系统等相关培训背景。 3．具备中级以上职称、管理学生思想政治工作的经历以及相称的管理资格。	
岗位工作技能要求	领导能力：计划能力、决策能力、组织能力、控制能力、沟通能力、协调能力、领导视野能力。 通用能力：能熟练操作 OFFICE 办公软件，熟悉日常公文格式。	
岗位作经验要求	1．20 年以上工作经验。 2．5~10 年以上医院中层管理干部相关工作经验。	
岗位工作其他要求	特殊政治要求	大局意识、社会责任感、关注人民群众健康水平意识。
	特殊技能要求	驾驭分管科室的管理能力、管理艺术以及发展方向能力。
	年龄要求	30~50 岁
岗位分析时间	2012 年 9 月 12 日	填写人
直接上级审核签字		审核时间　2012 年 9 月 19 日
备注		

第八节 机关、职能部门岗位结构评价

一、医院办公室岗位结构评价

调研访谈人	北京卓越医院管理研究院专家	访谈时间	2012 年 9 月 6 日	
访谈部门名称	**院办公室**	访谈部门总人数	25 人	
访谈部门干部人数	17 人	访谈部门工人人数 1 人	访谈部门其他人数	7 人

总体印象	访谈人对访谈部门人员岗位的总体评价： 1. 医院办公室岗位配置基本合理，主任 1 名，副主任 3 名。各岗位人员敬业爱岗，在主任的带领下出色地完成了各项工作任务。 2. 多数领导和员工对绩效管理期望很高。大部分员工对现行的奖金分配方式不满，没有体现多劳多得，希望能科学设计绩效考核体系；有的甚至认为，这是关系到医院生死存亡的大事。 3. 该部门对绩效考核有一定的探索。 4. 岗位多、工作任务重、工作职责交叉多。 5. 该办公室全体人员都乐于积极参与医院的绩效考核与管理工作。 6. 该办公室人员团队精神较强，有迎接绩效考核与管理的强烈愿望。
访谈部门主要工作岗位特点	1. 院办工作量大。上承领导指示下达基层信息，工作涉及到医院战略规划和年度计划的实施、督促检查和落实医院快速发展的各项具体措施。 2. 院办公室是医院领导的重要办事机构。作为全院正常运行的牵头部门，不仅是医院领导的参谋，对医院的发展谋划献策，还要做好文件传递、信息畅通、组织会议及协调和处理大量的临时性工作。 3. 院办公室工作人员素质高、品质好。通过访谈，感觉到院办在医院的威信较高，其他部门反映比较好，内部制度化管理比较严谨。 4. 院办工作头绪多，临时性工作多，基本适应了医院的需求和发展。
访谈部门主要存在问题	1. 由于医院历史原因，现行的组织结构设置比较乱，缺少规律性、通用性和规范性的管理办法。同一级机构称为"部室、科室、办公室"，与此相对应的职位是"部长、科长、主任"。 2. 探视管理（名称为部门，归口院办）与办公室职能相差较远。 3. 办公室副主任兼任纪委、党务、医德医风办公室等多项工作职务，跨度较大，存在岗位设置不科学、工作任务交叉多的情况。 4. 如有条件可以考虑按照业务的不同分部门办公。
部门岗位其他建议	1. 建议根据医院编制情况，床位规模情况，人员多少情况，工作职能和范围情况，医院文化背景等情况对职能部门进行战略性机构设置、设计与调整。 2. 如有可能，最好制定可操作性的年度计划，每月制定月度重点工作计划表。 3. 加强各职能部门之间信息的建设与沟通。每周重点工作安排表。 4. 强化流程管理，强化制度建设。 5. 加强全员性的以顾客为服务中心工作的连续性建设。

二、医务部岗位结构评价

调研访谈人	北京卓越医院管理研究院专家	访谈时间		2012 年 9 月 6 日	
访谈部门名称	**医务部**	访谈部门总人数		14	
访谈部门干部人数	11	访谈部门工人人数	1	访谈部门其他人数	2
总体印象	访谈人对访谈部门人员岗位的总体评价： 1. 医院历史悠久，业务技术建设较好，医疗管理规范运行正常。 2. 医院重视医疗管理工作，人员素质较高，管理较规范，责任性较强。 3. 所有人员均了解国务院关于实施绩效工资时间，并认为本院如果通过绩效管理能够提升医院竞争力，加快专科建设步伐，提高医疗质量，促进医院快速健康发展，对绩效管理寄予厚望。				
访谈部门主要工作岗位特点	1. 医务部设部长 1 人，副部长 5 人，各岗位学历较高，有医院业务工作经历，整体素质高、业务熟练。医务部负责全院的医疗管理工作，医疗质量管理，技术培训，急危重疑难患者会诊，医疗鉴定，纠纷处理及应急事件组织协调工作。 2. 工作量大，急事繁杂且多。工作人员能够深入临床及辅诊科室了解科室医疗情况，能够帮助科室人员解决有关问题，工作量处于饱和状态，经常加班加点。医疗纠纷较多，处理困难，经常多人陷入纠纷处理当中，影响正常工作。 3. 工作人员事业心较强，绝大多数人安心工作，医院有很强的向心力和凝聚力。				
访谈部门主要存在问题	1. 制度化管理不够规范。医疗纠纷发生比较多的原因与管理规范化、纠纷处理流程欠科学以及相关管理有关。 2. 全院计划性管理较少，经常被非计划性任务冲击，会议多忙于事务性工作。 3. 全院没有建立目标细分体系，对医院年度计划落实缺乏按月分解及跟踪考评情况。基本属于自然发展型管理状态。 4. 有些方面不能体现责权利一致，如医院第一分院管理职责有待强化，影响管理的效能。 5. 对目前奖金分配不够满意。 6. 继续完善医疗质量管理与制度建设工作并做好记录。				
访谈部门岗位设计与建议	1. 建议借助绩效考评，增加和强化管理部门对基层工作的督察权和处置权力，只有管理责任没有处置权力是达不到管理效果的。 2. 按年度计划目标设立逐级逐月细分体系，强化全院各岗位的目标导向管理。 3. 建议实行自上而下的医院绩效考核办公室与部门考核与考评相结合的、领导与组织相结合的能级绩效考核制度。 4. 建议研究医院第一分院的医疗管理，使管理层更好更快的行使管理职能。还要建立起两者的利益与发展相关的工作联系。				
对访谈部门岗位其他建议	1. 建议根据医院全年工作绩效目标规划，制定全院每月工作计划表。 2. 每一部门制定每月工作流程计划工作表。制定每周重点工作安排表。 3. 由医院指定某一部门负责制定、监督执行。 4. 医务部人员积极参与医院的绩效考核与管理工作。 5. 增加患者、增加医院收入、增加员工收入。 6. 希望医院绩效管理的尽快实施。				

三、人力资源部岗位结构评价

调研访谈人	北京卓越医院管理研究院专家	访谈时间	2012 年 9 月 6 日
访谈部门名称	**人力资源部**	访谈部门总人数	10
访谈部门干部人数	8	访谈部门工人人数　1	访谈部门其他人数　1

总体印象	访谈人对访谈部门人员岗位的总体评价： 1. 人力资源部岗位人员精干，素质较高，工作积极性、责任感都很强，熟悉本岗位业务工作。 2. 对进行绩效管理认识充分，都希望通过绩效管理促进医院发展。有绩效考核管理理念，曾经进行绩效考核探索，但是不系统，可衡量性不足。 3. 工作多、责任大、执行力强、人力资源工作复杂，工作效率高。
访谈部门主要工作岗位特点	1. 人力资源部有科长 1 名，副科长 2 名，一般干部 7 名，符合基本要求。 2. 组织人事工作是医院管理的重点，涉及医院发展和每一个员工的利益，在科长领导下他们考虑医院长远发展，制定人才政策，拓展人才渠道，为医院快速发展奠定了人才基础。 3. 组织和人事两块工作，有各自的主管领导，组织发展工作严谨、程序可循。 4. 随着医院聘任人员需求增加，招聘工作量大。日常工作中有关晋职、调级、工资调整、人员退休等大量工作都完成的井井有条。 5. 为医院发展和稳定做出了应有的贡献。各岗位分工明确，各司其职，做了大量的协调督促和检查工作。
访谈部门主要存在问题	1. 医院"人、财、物"管理 3 大要素中"人"是第一要素。人力资源管理部门是医院"人的管理牵头单位"不应该只管"人事"而应该立足于医院战略目标规划管理内容，立足于调动全体人员的积极性制定管理方略，立足于建立全院上下一致的价值观设计薪酬。发挥人力资源的潜在能力。 2. 回收的职工上班考勤表靠人工统计汇总，影响工作效能。 3. 岗位工作量大、责任重、不慎易出错，有压力感。
访谈部门岗位设计与建议	1. 岗位设计应遵循编制政策结合医院实际规模，职能部门尽量不超编，职能部门超编越多基层单位工作越困难。 2. 建立战略目标逐级细分，绩效管理逐级考评，绩效结果认真利用的管理机制。形成医院竞争与合作并重，员工利益与医院价值趋同的健康文化氛围。 3. 借助此次绩效管理工作从岗位描述开始，确立医院现代化、正规化、管理化的人力资源管理框架结构，通过长期的反复修订使医院管理走在全国医院乃至世界卫生行业的前列。
对访谈部门岗位其他建议	1. 现有（原）科室、部门以现有岗位的工作和事确定岗位、确定人员数量。 2. 新设置的科室以岗定人、以事定岗、以能定岗、绩效定薪酬。 3. 在医院战略管理、绩效目标的框架范围内定岗、定人。 4. 以医院床位规模定岗、定人。 5. 以医院编制、医院、科室实际需要定岗、定人。 6. 以医院发展定岗、定人。

四、医院分院办公室岗位结构评价

调研访谈人	北京卓越医院管理研究院专家		访谈时间		2012 年 9 月 6 日
访谈部门名称	第一分院综合办		访谈部门总人数		7 人
访谈部门干部人数	3 人	访谈部门工人人数	4 人	访谈部门其他人数	0

总体印象	访谈人对访谈部门人员岗位的总体评价： 1. 医院分院综合办是管理西院的工作机构，从管理职能上看，也是第一附属医院派出机构。办公室人员工作尽职尽责，为西院的科室正常运行做了行之有效的工作，提供了大量的服务保障，较圆满地完成了医院赋于办公室的任务。 2. 多数员工认为，医院目前的管理方式是大锅饭式的分配方式，认为绩效管理能促进医院的发展，表示能够正确认识和看待绩效管理问题。 3. 多数员工认为现在西院绩效较东院好，成本管理较低，人员干劲大，西院没有体现多劳多得的劳动原则。
访谈部门主要工作岗位特点	1. 综合办设主任 1 名，副主任 5 名，分别从各职能部门抽调。办公室负有西院全面管理的责任，但由于各职能部门本身已有详细的职责分工，且各项工作都有人分管。 2. 综合办人员管理职责重叠。既没有人权也没有财权，只是在发现问题时有上报情况的权力，处于管理尴尬的局面，不利于西院的绩效管理。 3. 目前员工工作积极性、主动性比较高，没有影响西院工作运行，但长期下去势必会出现这样或那样的矛盾和问题。
访谈部门主要存在问题	1. 西院各项工作多存在管理职责重叠、管多越权、管少误事现象，这种职责不明、界限不清、授权不力的现状会影响管理效果。管理设置应本着职、责、权、利相一致的原则进行。 2. 综合办没有绩效管理。认为目前奖金分配制度不能激发人员工作积极性。 3. 管理较乱，职责不太明确，有遇事推诿现象。 4. 任务分配不明确、工作流程欠科学。
访谈部门岗位设计与建议	1. 东西两院远隔 10 余公里，没有常设机构是不利于医院有效管理的，应明确授权，并充分发挥他们的西院现场管理作用。 2. 西院科室管理目标应与综合办对接，使他们对于科室管理、后勤物资保障及其他诸多方面的问题能够有直接的管理的权力与作用，要建立起两者的利益与发展相关的工作联系。 3. 进一步明确责任，发生问题后追究相关人员责任，并与绩效工资挂钩。 4. 西院年度总体绩效与西院所有员工挂钩，进一步激励西院员工积极性。
对访谈部门岗位其他建议	1. 建议除院级领导外，其余科级、部门领导不再东西两院相互兼职。 2. 西院职能部门领导固定岗位，固定人员，重新划分、分配职责、任务、所分管科室范围、授予相应权力。 3. 加强西院各部位的收费管理，强化责任制、差错追究制、审计制度。 4. 健全东、西两院医院内部局域网的信息通报、信息共享的信息沟通机制。 5. 打造国家三级甲等医院西院品牌，力争使西院在医院班子领导下有一个跨越式发展，床位力争再有 10 年左右时间达到 1500 张左右。

五、保卫科岗位结构评价

调研访谈人	北京卓越医院管理研究院专家	访谈时间		2012 年 9 月 6 日	
访谈部门名称	**保卫科**		访谈部门总人员		19
访谈部门干部人数	6	访谈部门工人人数	13	访谈部门其他人人数	0
总体 印象	访谈人对访谈部门人员岗位的总体评价：岗位职责有待明确；绩效体系急需建立；工作奖惩有待提升；工资收入有待改善；团队执行力进一步提高。				
访谈部门主要 工作岗位特点	1. **面**：部门团队全力做好医院治安综合治理工作，确保各项安全保卫措施严密，降低或防止各类事件发生。 2. **线**：部门团队全力做好防盗、防火、防治安灾害事故等方面的工作，避免盗窃事件与突发事件发生。 3. **点**：部门团队全力做好协调各部门保安工作和及时处理各类保卫事件发生。因为工作环节不顺畅，信息化管理薄弱，遇有紧急事件一定程度上影响了工作质量。				
访谈部门主要存在问题	1. **责、权、利界线模糊**：一是各科室与岗位责、权、利界线不明晰，——"有些工作需要与有关部门合作与沟通，不知道他们应该做什么，我们应该做什么，信息不透明，工作内容不明确，有些工作有重复交叉"现象；二是权力有限，授权不充分，——"有些份内工作难以处理，工作分配受影响，希望医院授权充分，才能做到工作充分"。 2. **绩效管理与制度不健全**：一是绩效考核与绩效管理落后，"没有绩效考核标准，吃大锅饭，偏于罚多奖少"；二是激励机制不够完善，"医院对本科室奖金分配少，而本部门没创收条件，有些员工表现出色，有时难以激励做得好的员工的工作激情"。 3. **团队执行力有待提高**：一有情况保卫科员工响应号召尚可，——"在发生事故时，员工能听从指挥和响应号召，体现团队执行力，但是执行速度较慢。" 4. **组织结构与岗位设计不规范**：一是组织结构和岗位设计有待提高，——"岗位编制有限，其他部门安排不了的员工安置在保卫科，导致工作安排受影响，员工压力大"；二是"在工作协调过程中，有些部门和岗位的工作有交叉，有些工作不知道找谁沟通为好，影响工作的决策和问题的解决，希望梳理好组织结构，设置好岗位，这样有助于提高工作效率"。 5. **沟通机制不完善**：沟通信息平台与沟通机制不足，——"有时发生突发事件，会与相关部门沟通与协助，站的角度不同，处理事件的权责也不同，经常不知道其他部门处理事件的进展程度如何，不知道怎么配合才好，希望有一个宣传信息平台或沟通信息平台和机制来解决这个问题，这对医院保卫工作很重要"。 6. **工作流程不顺畅**：工作内容环节不畅通，——"在工作配合与沟通过程中经常有障碍，协作对接有困难"。				
访谈部门建议	1. 本科室工作量适中，目前不需要新增岗位。2. 设计岗位时，根据医院发展战略和工作流程要求，要因事设岗，而不因人设岗，工作要上下左右保持一致。				
对访谈部门位岗其他建议	1. 建立科学和合理的工作流程管理体系与沟通信息平台，工作内容规范化，工作职责明确化，工作操作流程化，这样有助于信息的公开透明，提高工作效率与降低风险。 2. 从考核指标的设定、考核操作、考核周期等方面完善现行绩效管理体系。对考核结果进行分析与评定。				

六、护理部岗位结构评价

调研访谈人	北京卓越医院管理研究院专家		访谈时间	2012 年 9 月 6 日
访谈部门名称	**护理部**	访谈部门总人数		8 人
访谈部门干部人数	8 人	访谈部门工人人数	0	访谈部门其他人数	0

总体印象	访谈人对访谈部门人员岗位的总体评价： 1. 工作效能。护理部在主任和副主任领导下，努力工作，态度很好，认真规范，岗位责任心较强。 2. 护理质量管理。从护士技术培训到病房管理，都做了大量工作，是一个较好的集体。 3. 进一步明确责任，有利于工作效率的提高。
访谈部门主要工作岗位特点	1. 护理部设主任 1 名，副主任 3 名，调研员 3 名。3 位领导在一般干部少的情况下都分担一部分具体护理管理、教学与培训工作。 2. 护理部是医院最好的职能部门之一，对做好护理队伍培训负有主要责任，对提高护理质量、规范护理技术操作以及护理科研创新等方面都起着至关重要的作用。 3. 整个护理工作占全院医疗的大部分工作，因此护理部的重要性是众所周知的。本院护理部的员工作风严谨，关注人文，强化创新，为医院带出了一大批职业素养较好的护理人才队伍。 4. 护理人多、事多、工作杂，能够保障护理工作的正常运转。
访谈部门主要存在问题	1. 护理部岗位的设置存在一般干部较少、领导人员较多、执行层人员少而领导层不得不干具体工作的现象。 2. 职责交叉、工作有重叠现象。 3. 护理部有工作任务有忙闲不均现象。 4. 护理培训有待加强。 5. 加强对聘任护理人员的连续管理。
访谈部门岗位设计与建议	1. 高度重视护理管理，强化合理授权与目标管理。 2. 提升护理人员待遇，建立护理人员学习、培训平台，设立护理奖励基金。 3. 创新管理，强化护理人员职业化训练，大胆探索星级员工薪金制度改革，全力塑造大医院护理品牌，努力创建患者感知的独特精神风貌和个性化服务。 4. 在病房管理及教学创新方面，可广泛吸取国内外先进经验，完善护理管理与激励措施，激活管理创新思维，加大护理品牌推介，引入较前沿的护理管理理念，必将推动护理工作新一轮的发展。 5. 借此绩效管理，把护理工作的考评、质量管理、技术培训纳入正常化、规范化轨道。
对访谈部门岗位其他建议	1. 打造大医院独一无二的护理文化，不断举办丰富多彩的护理文化生活。 2. 护理部是全院独立性相对较强，指挥上下沟通比较频繁的职能部门，必须建立畅通的沟通平台，并授予护理部相应的指挥、遇有紧急护理（比如护理人员调配、科室之间护理人员的相互帮助等）事情的处置权。 3. 建立具有一定激励的护理论文写作、护理科研成果奖励的管理机制。 4. 建立健全护理人员晋升、晋职的现代绩效晋级机制。

七、教务部岗位结构评价

调研访谈人	北京卓越医院管理研究院专家		访谈时间	2012年9月6日	
访谈部门名称	**教务部**		访谈部门总人数	14	
访谈部门干部人数	9	访谈部门工人人数	5	访谈部门其他人数	0
总体印象	访谈人对访谈部门人员岗位的总体评价： 1. 教务部负责临床教学任务比较重，有大量的协调工作和组织管理工作，岗位设置比较合理，人员配备齐全，较好地完成了教学任务。 2. 教学与临床工作比较客观地体现了附属医院的功能。				
访谈部门主要工作岗位特点	1. 教务部有主任1名，副主任2名，都具有高级职务，教务部内人员热爱医院，爱岗敬业，履行了自己的工作职责。 2. 教务部负责着本科生、研究生、进修生及本院教学任务，各岗位均有专人负责，工作计划性强，需要协调的事情比较多。在部长和两位副部长的领导下，同志们积极工作，甘于奉献自己的人生，他们努力工作是对教务部全体同仁最适宜的诠释。 3. 做事积极、善于解决问题，彰显出教务部的社会责任与文化内涵。 4. 教务部组织结构合理，岗位设置严谨，职责制度明确，工作有序。有很强的向心力凝聚力，同志们都希望进行绩效管理，建立完善有效的激励措施，充分发挥教职员工工作潜能，尊重劳动价值，给予基本保障，使人才真正成为医院发展的重要资源，切实把人力资源转变为直接生产力。 5. 本科生、研究生、进修生及本院教学任务较重，安排有序。				
访谈部门主要存在问题	1. 由于激励机制不完善、梯队建设不科学、绩效工资保障不到位，致使教务部工作效率与工作潜能未能达到最佳状态。医院应不断完善教育体系、学科体系、协作体系、竞争激励体系，真正体现教学第一，科技领先的策略。 2. 教务部员工对目前奖金制度不满意，不能体现贡献和劳动付出的真实情况，影响员工的积极性，主动性和创造性。 3. 进一步分清职责，做到责、权、利一致。				
访谈部门岗位设计与建议	1. 加强师资队伍梯队建设，重视人力资源分析与统筹规划。建立绩效考评体系，选出人才，区别等级，优胜劣汰。 2. 全面提升绩效薪金待遇与课时补贴，尊重知识效能与劳动成果。 3. 完善各项绩效考核体系指标，实施360°绩效考核，建立重实绩，重成绩，重贡献，向优秀人才和学科带头人岗位倾斜的多种形式分配制度。 4. 干事多者，绩效工资多，是教务部员工共同的心愿。				
对访谈部门岗位其他建议	1. 根据本科生、研究生、进修生及本院教学任务的多少设定合适的工作岗位。 2. 一定是工作任务大的，绩效工资多，任务小的绩效工资少。 3. 把日常工作量化到每一个岗位，每一个人，工作干多干少，一目了然。 4. 最好制定每月工作计划表，到月底考核大家心中有数，也使别人清楚。 5. 要解决好有些人太忙、有些人太闲的问题，最好的办法就是绩效考核。 6. 希望绩效考核能够长期坚持下去。 7. 教务部完全支持医院实施的绩效考核与管理工作。				

八、感染管理科岗位结构评价

调研访谈人	北京卓越医院管理研究院专家		访谈时间		2012 年 9 月 6 日
访谈部门名称	**感染管理科**		访谈部门总人数		9 人
访谈部门干部人数	9 人	访谈部门工人人数	0	访谈部门其他人数	0
总体印象	访谈人对访谈部门人员岗位总体评价：1. 感染管理科是医院预防院内感染的专职部门，工作成效显现。2. 在工作中能及时发现问题，指导各科室控制感染，为维护医院医疗安全和患者利益做出了贡献。3. 应加强感染管理，因感染事件随时都可能发生。				
访谈部门主要工作岗位特点	1. 感染管理科设主任 1 名，副主任 1 名，其他干部 6 名。科长学术严谨，副科长勇于创新，他们不同的个性与工作方法，使感控的工作成为区域标杆；同事间的协作与凝聚，也是感染管理科内部和谐、整体工作上升的标志。 2. 每年定期举办的全区感控学习班，成为全区感控人员获得新技术、新方法、新理念的信息传播平台。 3. 感染管理科不仅做好医院的感染控制管理，及时发现问题及时控制，指导临床医疗工作，还支持全区其他医院感染管理科建设。 4. 医院感染管理工作责任重大，环节较多，必须是常抓不懈的工作。				
访谈部门主要存在问题	1. 工作职责界定模糊。医疗、护理工作界限不清，分工不明确，交叉性工作较多；感控流程质量评估不到位。 2. 感染监测不全面。在环境因素、药品因素和器材因素的影响上，无法全面掌控；对干预用药和指导用药力度不够。 3. 工作无法量化考评。缺少改进机制及有效的激励机制，导致效率偏低。 4. 缺少指导全院性的科学的具有权威性的医院感染管理流程图。 5. 医院感染管理工作的计划性少，检查结果通报的文字资料少，医院感染工作好坏的奖惩机制不健全，仍然存在医院感染的隐患。				
访谈部门岗位设计与建议	1. 加大岗位职责界定与量化考核工作。 2. 强化流程管理与质量评估，重在感控体系的落实与督察。 3. 建立信息化管理网络平台与三级质控体系，强化信息传送的便捷与时效。 4. 感染管理与临床和药学管理互动，共同承担起感染控制责任。 5. 建立每月医院感染通报制度（医院感染工作文字简报形式），使医院感染工作常抓不懈，人人明白，人人参与。 6. 建立医院感染通报信息平台，特别是医院、科室感染的危急事件通报平台。				
对访谈部门岗位其他建议	1. 近几年我国有些医院已发生多起医院感染事件，有些事件比较严重，应该引起我们、特别是医院领导的高度重视。 2. 医院感染涉及到每一个科室、每一个人，必须人人参与，人人负有责任。 3. 建立健全医院和职能部门、科室、个人三级医院感染管理体制。责任到部门、科室，责任到每一个人，特别是临床和医技科室。 4. 建立健全医院感染定期讲评制度，医院每季，科室每月要进行医院感染工作的讲评。最好科室每年每月有医院感染文字小结。 5. 加大医院感染的管理投入，使医院感染管理工作完全达到上级要求。				

九、营养科岗位结构评价

调研访谈人	北京卓越医院管理研究院专家	访谈时间		2012 年 9 月 6 日	
访谈部门名称	**营养学科**	访谈部门总人数		5 人	
访谈部门干部人数	4 人	访谈部门工人人数	0	访谈部门其他人数	1 人
总体印象	访谈人对访谈部门人员岗位的总体评价： 1. 营养学科带头人学术能力较强，工作责任心强，对营养学研究较深，是学术界较好的带头人。 2. 科室人员配备相对较好。他们做了大量卓有成效、有价值的研究工作，不管是对学术发展，还是对医院现实应用都有很高的价值。 3. 营养学科基本能够适应医院、患者的需要。				
访谈部门主要工作岗位特点	1. 营养科设主任 1 名，副主任医师 2 名，硕士 2 名。人才梯队比较合理，文化素质较高，工作积极性、主动性、创造性发挥得较好。 2. 在科主任的带领下，制定了一系列行业规范和科研课题。目前在国内营养学尚得不到充分重视的情况下，本院营养科能做出这么多的成绩难能可贵。 3. 虽然营养科人才素质比较高，但与相关部门要求的数量还相差很远，存在行业要求与正规编制不相适应的问题。这不是一家医院所能决定的，需要行业与政策制订部门进行沟通。				
访谈部门主要存在问题	1. 由于经济条件及其他原因，科室环境相对简陋，配套设施器具不全，使工作不能够全部展开。 2. 员工激励措施与奖励机制不健全，工作效率、质量无从考评。 3. 营养科的工作职能得不到全面展开，肠内营养与肠外营养等工作的开展不够普及，没有充分发挥营养学的社会效益和经济效益。 4. 该科人员学历层次高，但是现有发表有影响的论文、高档次学术成果、科研成果与人员学历层次、职称等不完全相称。 5. 没有建立起与全国医院营养方面的权威沟通平台。				
访谈部门岗位设计与建议	1. 建议充分发挥营养科作用。扩大工作范围，更好地利用专家与学科技术优势，提高医院、患者的营养效益、社会效益与经济效益。 2. 加大学科建设与资金投入。将营养学科建设成区域亮点、营养师学习的培训基地。 3. 拓展功能，建立营养科与食堂之间的业务联系，推动肠内营养造福于更多的患者。 4. 建立区域医院营养学术平台，科研平台，成果共享平台。 5. 打造全国医院有影响的营养学科建设，力争成为全国医院重点营养学科。				
对访谈部门岗位其他建议	1. 以患者为中心，建立健全医院患者营养膳食科学流程。 2. 打造区域医院营养学科学术基地，培训基地，论坛基地，科研基地。 3. 明确岗位，明确职责，明确任务，明确考核指标。 4. 建立医院、科室、岗位绩效考核机制，使员工绩效工资增加。 5. 营养科室全体员工支持绩效考核与管理工作。 6. 完善营养科室科研激励机制，多出文章、多出成果。				

十、体检中心岗位结构评价

调研访谈人	北京卓越医院管理研究院专家		访谈时间		2012 年 9 月 6 日
访谈部门名称	**体检中心**		访谈部门总人数		11
访谈部门干部人数	9	访谈部门工人人数	1	访谈部门其他人数	1

总体印象	访谈人对访谈部门人员岗位的总体评价： 1. 体检部工作量较大，担负每年 6 万人次的体验工作，科内团结好，工作积极性高，互相协作。 2. 由于他们的积极努力赢得了社会的广泛认同，也为医院提高了经济效益，是一个积极奉献的团队。
访谈部门主要工作岗位特点	体检中心设主任、副主任各 1 名，主治医师 1 名，主管护师 1 名，其他人员为护士与技师。平时体检任务由各临床科医师担任，体检结果由本部和临床医师利用业余时间出具。这种体制有以下优点： 1. 充分发挥医院设备的使用率，避免和减少重复购买和设备闲置情况。 2. 把体检分散到各科，不必再组织一班医师，老中青医生都能参与其中，如单独组织一班医生，业务发展会受限制。但是增加了体检部组织协调人员的难度，适应了目前医院工作。 3. 科室的精神面貌较好，团结一致，敬业爱岗，工作强度大，职责不清工作相互交错，很难避免发生差错。
访谈部门主要存在问题	1. 这种模式的优点是集约化程度高，但涉及专业人员多会带来很多协调问题。 2. 经济无法独立核算，需制定一套比较合理的成本核算办法，使各利益群体能够合理分隔，利于管理、利于发展、也利于绩效考核及绩效工资发放。 3. 目前大家对分配方式意见较大，不能体现多劳多得，大家期望通过岗位设置和绩效考评改善工作强度和分配制度。 4. 科室独立性不强，不利于科室管理。
访谈部门岗位设计与建议	1. 体检中心是医院新型医疗机构，应社会健康需要而出现，多数医院体检部属于非编单位，从市场获取价值，解决社会需求，解决患者需求出发，也能够充分发挥医院人力资源作用，应该下力发展此项业务。 2. 体检中心应该是一个业务科室，尽量不列入行政职能管理，这样有利于业务发展与实际工作的开展。 3. 建议建立与其他临床科一样的业务管理机制、科室领导机制及成本核算规则和绩效工资制度。 4. 目前体检中心日平均 200 人次左右，还有发展空间，建议加强该科室的全面发展，随着医院的发展，区域经济的发展，国内外健康人群会越来越多，健康人的需求会越来越多，更会给医院带来社会效益和经济效益。
对部门岗位其他建议	建议评价指标： 1. 工作数量指标。2. 服务对象满意度指标。3. 相关科室专业的评价指标。4. 缺陷发生率指标。5. 经济效益指标等。

十一、审计科岗位结构评价

调研访谈人	北京卓越医院管理研究院专家		访谈时间		2012 年 9 月 6 日	
访谈部门名称	**审计科**		访谈部门总人数		8	
访谈部门干部人数	7	**访谈部门工人人数**	1	**访谈部门其他人数**	0	
总体印象	访谈人对访谈部门人员岗位的总体评价： 1. 该部门人员精干，素质较高，包括科长、副科长在内的 7 名工作人员，全部为大专以上学历，助理审计师、助理经济师以上职称。 2. 其中，硕士研究生学历 3 人，高级审计师和高级会计师各 1 人。职责清楚，分工明确，在院长和上级审计部门领导下，对医院所有财务收支和其他经济行为依法进行审计监督。在审计范围广、任务重、人手偏紧的情况下，整体表现出较强的使命感和责任心。					
访谈部门主要工作岗位特点	根据访谈所获取的信息，该部门目前确定的有审计科长、副科长这两个主要工作岗位，其他人员的工作岗位尚未明确规定。各项审计任务是由科长分配、在科长和副科长的组织、协调下，按照大致的分工进行的。其目前主要工作岗位具有以下显著特点： 1. 医院内部审计工作性质的法规性、独立性、非生产性和特殊重要性。 2. 医院内部审计工作任务的指令性、阶段性、突击性和间歇性。 3. 医院内部审计工作内容的不确定性、不均衡性，工作量与工作结果。 4. 审计工作无必然的正相关关系，如有时审计金额不大，但工作量很大；又如事前审计工作的力度越强，事后发现问题的成效越小。					
访谈部门主要存在问题	1. 卫生部《卫生系统内部审计工作规定》（卫生部令第 51 号，2006 年 8 月 16 日发布实施），以及省、市有关部门均未对医院内部审计的机构设置和岗位配置作出明确规定，难以定编、定岗和定责。 2. 医院 2006 年 1 月发布、实施的《职责和制度》第 64 页，对审计科长和医院内部审计人员的职责作出了规定，与卫生部《卫生系统内部审计工作规定》所规定的内部审计职责以及人员要求有一定出入。 3. 基于以上原因，各项审计工作的成效、各个审计人员的工作绩效无从进行科学、合理的评价。绩效考核工作需要认真研究确定。					
访谈部门岗位设计与建议	在即将开展新的医院绩效管理体系建设中，对该部门的岗位建设、绩效考核有以下建议： 1. 依据有关法律、法规，以及各级行政主管部门的规范性文件，需要时根据医院实际情况，确定审计科的岗位和职责分工，并在逐一进行各项工作分析的基础上，编制岗位说明书及其任职资格要求。 2. 对照岗位职责，结合医院内部审计工作的性质和特点，制定相对科学、合理的绩效评价、考核标准和方法。 3. 考核的重点是保证医院经济、资产的正常运行，为医院建设服务。					
对访谈部门其他建议	1. 审计科是医院的重要职能部门，必须重视，使审计科人员在其位，谋其职、负起责，对领导负责，对医院负责，对全院人员负责。 2. 建立健全审计科工作流程，一切工作按照流程进行。 3. 该科员工绩效工资必须与其担负的审计任务挂钩。					

十二、后勤办公室岗位结构评价

调研访谈人	北京卓越医院管理研究院专家	访谈时间	2012 年 9 月 6 日		
访谈部门名称	**后勤办公室**	访谈部门总人数	76		
访谈部门干部人数	24	访谈部门工人人数	7	访谈部门其他人数	45
总体印象	访谈人对访谈部门人员岗位的总体评价： 1. 该部门管理范围相对广泛，下属班组众多。现有 1 位主任、4 位副主任，负责提供东、西两院的水、电、气等供应，医疗废物、生活垃圾和污水处理，动力设备和电梯维护、管理，医院基建、改建、房屋维修，房改、房屋调配、以及物业管理、被服洗涤、职工和营养食堂的外包管理等后勤保障。2. 该办公室涉及多种行业和专业要求，工作繁杂、任务繁重。				
访谈部门主要工作岗位特点	根据访谈所获取的信息，该部门目前明确的有主任、副主任等主要工作岗位，其他人员除动力组 6 名技工已有定岗，其他工作只有大致分工，具体岗位尚未明确规定。各项工作任务是与主任和 3 位分管副主任配套、同时受主任和副主任的调配。其目前主要工作岗位具有以下显著特点：**1. 风险性。**后勤无小事，几乎每一项主要的后勤工作都隐含着巨大风险，并为此涉及 1 个甚至几个法律或法规。通常不出事就没事，一出事就是大事，而且必然导致严重的后果。如电梯失控导致坠落、关人，氧气泄漏、锅炉爆炸等等。由上述责任和后果造成后勤管理人员的高度紧张和心理压力。**2. 无序性。**后勤管理服务面宽、涉及面广，情况多变，基本无规律可循。只有平时周密的部署和检查，方能以不变应万变。**3. 突发性。**后勤管理突发性事件频发，经常会因外部原因（如突然的停电、停水等）或意外情况（如因操作不当的故障和损坏），需要长期做好应急反应的准备并具有较强的应急反应能力。				
访谈部门主要存在问题	**1. 岗位职责不全，职责重叠**。医院 2006 年 1 月发布、实施的《职责和制度》第 64 页，对后勤办公室主任和一部分岗位（人员）职责作出了规定，但基层班组和具体操作岗位没有职责。西院岗位职责有重叠设置，界限不清。 **2. 人员严重缺少。**目前的岗位设置难以确保后勤管理的正常运行和避免事故、事件的发生。如分管水电、动力、设备的副主任，仅医院空调和电梯管理一项，就有东、西两院共 7 套大型空调机组、900 多台分体空调，56 台电梯。如此大量的设备维护、维修工作相比，仍然难免顾此失彼。 **3. 工作与绩效不挂钩。**后勤班组的岗位责任、目标标准与利益没有关系，大锅饭分配方式难以调动工人的积极性和责任感。				
访谈部门主要存在问题	在即将开展医院绩效管理体系建设时，对该部门岗位建设建议如下： 1. 依据有关法律、法规，以及各级行政主管部门的规范性文件，需要时根据医院实际情况，确定后勤办公室的编制、岗位设置和职责分工，并在逐一进行各项工作分析的基础上，编制岗位说明书及任职资格要求。 2. 对照岗位职责，针对后勤办公室所承载的高风险、强负荷和超大工作量，制定相对科学、合理的绩效评价、考核标准和方法。				
对访谈部门其他建议	1. 建立健全后勤部门员工的可操作性的数量管理与绩效指标。 2. 顾客满意应该成为后勤部门绩效考核的主要指标。				

十三、财务部办公室岗位结构评价

调研访谈人	北京卓越医院管理研究院专家	访谈时间		2012 年 9 月 6 日	
访谈部门名称	**财务办公室**	访谈部门总人数		102	
访谈部门干部人数	28	访谈部门工人人数	50	访谈部门其他人数	24
总体印象	访谈人对访谈部门人员岗位的总体评价： 该部门岗位设置清楚，职责、分工明确，一位主任、两位副主任带领 8 名会计、3 名出纳，担负着全院（包括东、西两院）的所有财务收支和物价管理工作。由于人手偏紧、业务繁忙，除个别人员自认为工作量适度以外，绝大多数工作人员都处于满负荷工作状态。尽管所有人员都认为目前付出与所得不相适宜，但都深知自己责任重大，任劳任怨，表现出强烈的敬业精神。				
访谈部门主要工作岗位特点	根据访谈所获取的信息，该部门目前确定的有财务办公室主任、副主任、主办会计、财产会计、工资核算等主要工作岗位，其他会计岗位也有明确的分工和职责规定。上述各个岗位的主要特点如下：1. 规范性。必须严格遵守和执行《会计法》、《预算法》、《医院财务管理办法》、《医院财务制度》、《医院会计制度》、《医疗机构财务会计内部控制规定（试行）》等法律、法规和行政规范性文件的规定进行工作。2. 及时性。由于医院的运转离不开资金流动的保证，各项财务管理工作必须及时完成，才能保证医院领导决策的落实。 3. 绝对性。各项财务纪律原则上不允许有任何差错发生，包括不能随意处理、处置与财务管理有关的所有问题。应该以此来评价财务办公室的工作绩效。				
访谈部门主要存在问题	1. 人手紧张。不利于确保财务管理的正常和安全运行。按照 1988 年卫生部《医院财务管理办法》的规定，2600 床位应至少配置财务工作人员 30~35 人，目前仅 14 人配置的工作状态应予以高度关注。2. 岗位与职责不明。财务规定的岗位职责不够详细和规范与实际安排也有出入，按照规范要求和实际工作需要，进一步定岗、定责也是当务之急。3. 人员培训重视不够。收费系统人员素质参差不齐，需加强培训强化专职管理，以防重要岗位不重视的后果发生，从政治上、经济上关心、爱护尊重收费人员。				
访谈部门岗位设计的建议	1. 依据有关法律、法规，以及各级行政主管部门的规范性文件，需要时根据医院实际情况，确定财务办公室的编制健全和完善岗位设置和职责分工，并在逐一进行各项工作分析的基础上，编制岗位说明书及其任职资格要求。2. 对照岗位职责和相对应的法律、法规规定，结合财务工作的特点，制定明确的绩效评价、考核标准和方法。				
对访谈部门其他建议	如从事财务、收费工作原则上应该有财会、经济学学历背景。比较突出的是东西院全部收费人员（住院处、门诊收费室、西院及有关科室从事财务、会计、收费人员）100 人左右。本医院收费工作特点是，小单位、人员、岗位多、学历偏低（以中专为主）、战线长（东西两院）、没有专职科室主任管理、管理难度大，易隐藏问题。收费处是医院的经济命脉，应该引起高度重视，建立健全财务收费管理制度，要加强收费人员的岗位职责教育与培训。从医院的发展来看，现在每月平均几个亿的收入，将来收入更多，医院收费参与人员多、数额大、环节多、出入院收费项目复杂，容易发生差错。就全国医院收费情况看，问题多、贪污数额多（某医院收费人员贪污数百万元）均为普通收费人员。				

十四、医疗保险科岗位结构评价

调研访谈人	北京卓越医院管理研究院专家	访谈时间	2012 年 9 月 6 日	
访谈部门名称	**医疗保险科**	访谈部门总人数	7	
访谈部门干部人数	6	访谈部门工人人数	0	访谈部门其他人数	1

总体印象	访谈人对访谈部门人员岗位的总体评价： 1. 岗位设置基本合理，无人浮于事的现象，分工比较明确，熟悉医保政策，整体素质较高，态度和蔼，耐心解释，沟通能力较强。 2. 因科长接近退休年龄，有 3 个副科长的岗位显得多了。需要了解医保政策的患者较多，经常需要放下手中的工作与他人解释，频率为 3~4 次/周。要求计算机中心等多科合作，减少突发事情的频率。
访谈部门主要工作岗位特点	1. 科长(接近退休年龄)：本单位职工医保、离休干部医保、小孩统筹医保、新农合医保的管理工作。 2. 副科长王岗：分管本单位医保工作，医保政策的管理、医保患者的医疗服务质量、社区卫生医疗服务工作、对外上级联络、接待来信来访、医疗协作单位的管理等。 3. 副科长：离休干部医保、新农合医保、南铁医保和小孩统筹医疗管理、医保诊疗项目的日常维护、调整医保用药目录、监督基本药品目录的执行情况等。 4. 副科长：各类医保的登记审核和上级拨款的核对与管理；协助财办对医保住院患者费用结算管理；本院职工医保异地安置、转诊、急诊及大额医疗费用的报销工作；组织科内学习和会议记录；外地医保患者管理；本院职工医保的保险证、IC 卡发放与增补；门诊处方的分类管理等。
访谈部门主要存在问题	1. 科级干部职数稍多。 2. 岗位职责重叠交错比较多，因合理分工设计岗位职责。 3. 缺少年度、月度工作计划。 4. 对工作量的进一步平衡。
访谈部门岗位设计与建议	1. 科级干部设一正一副比较合适。 2. 随着全民医保人群的扩大和医保患者的收入占医疗收入的比例加重，具体干事岗位的人数还可适当增加 1~2 人。 3. 岗位要求：医学背景、计算机操作、医保政策、沟通能力。 4. 医保部门应作为医保政策的落实和医疗质量用药水平等方面的监察部门，发现问题及时纠正，以防医院和患者的利益受损。 5. 需要授权给科室负责人，可以独立使用一定的经费用于维持与各医保管理部门的良好关系，降低医保费用的拒付率。
对访谈部门岗位其他建议	1. 有 1 人基本上是负责报表生成及计算机维护工作，可与计算机室协商，分派 1 人兼管，此人可腾出来做有关医保的工作，如新农合要求开通直补通道后，还需增加人手。 2. 在科长的职责中可增加医保住院患者的分析简报工作内容，交医院职能科室、临床科室和院领导作决策参考，最好每月 1 份医保工作简报。 3. 考核项目的指标提取中可考虑医保回款率、拒付率、医保政策职工知晓率、为本院职工医保交纳费用的及时率、医保 4 方面数据的准确率等。

十五、科研部岗位结构评价

调研访谈人	北京卓越医院管理研究院专家		访谈时间	2012年9月6日
访谈部门名称	**科研部**		访谈部门总人数	6
访谈部门干部人数	5	访谈部门工人人数　0	访谈部门其他人数	1

总体印象	访谈人对访谈部门人员岗位的总体评价： 1. 岗位设置合理，职责明确。制定并经常修正《科研管理工作制度》。部长和副部长的学历层次高，思想活跃，眼界宽广，志向高远，非常敬业，很适合对科研部的领导和管理工作，有能力当好院领导的参谋，对科教兴院能起到很好的推动作用。 2. 但有的部长是兼职，如果全职会更好。
访谈部门主要工作岗位特点	1. 部长×××：教授、博士。全面负责科研工作、临床药理、循证医学中心工作。 2. 副部长×××：教授、博士。分管科研部、循证医学、GCP及伦理委员会的工作。 3. 副部长×××：教授、博士。负责科研课题申报与管理，科研成果申报与管理，科技论文管理、实验中心及其他日常事务。 4. 干事×××：中专、主管技师。日常工作，经费管理和档案管理。 5. 干事×××：住院医师、硕士。科研成果的审查报送，数据分析，文件起草，对外接待，汇报课件的制作及会务管理等。
访谈部门主要存在问题	1. 部长兼职、经常轮换稳定性欠佳，对科研部工作有一定影响。 2. 需要授权参与考核临床科主任绩效管理工作。 3. 科研经费配比太少。 4. 论文和成果的奖励标准偏低。 5. 本科室工作人员的绩效劳务偏低。 6. 学术委员会和伦理委员会未形成定期开会制度。
访谈部门岗位设计与建议	1. 部长和副部长全职，取消兼职。 2. 岗位要求：部门负责人至少博士学历、精通1门外语、较强的组织与沟通能力。具备GCP、伦理学、循证医学等方面的知识。 3. 建议考核指标的提取：全年发表的高质量论文数、争取的创新性项目数、开展的创新性活动数、争取科研经费的增长率、临床科室对科研部的满意率等。 4. 要求考核结果反馈给个人，允许个人申诉与解释并与薪酬、晋升挂钩。
对访谈部门岗位其他建议	1. 建议突出论文的质量（特别是加大美国SCI论文的发表），可从科研经费和成果奖励的经费中提取一定的比例，特别是国家级的科研立项或奖励，用于鼓励科研部等支持该项工作的团队成员。 2. 对有创新性的工作成绩，应设置项目奖。如国家中医药防治传染病重点研究室、2012年Cochrane年会、循证沙龙、接受国家级的指导与评审项目等，均可设置单项奖，包括论文、专著、成果、医疗小革新、新业务、新技术开展等。 3. 建议医院对临床、科研、教学的考核比例为5：3：2或5：2.5：2.5。 4. 建议绩效考核由成立绩效考核办公室承担，避免个人说了算，公平公正公开透明，领导与职工全方位考核。考核每半年1次、1年1次，因科研项目周期长，数据少，年底才能反映出来。

十六、预防保健科岗位结构评价

调研访谈人	北京卓越医院管理研究院专家	访谈时间		2012年9月6日	
访谈部门名称	**预防保健科**	访谈部门总人数		17	
访谈部门干部人数	16	访谈部门工人人数	0	访谈部门其他人数	1
总体印象	访谈人对访谈部门人员岗位的总体评价：1. 有详细的预防保健科的《工作制度与岗位职责》，分工明确，工作量大，涉及面广，任务重，承担了较大的社会责任。 2. 工作环境较差，敬业精神强。科长所做的年度工作计划明确，大部分有量化的工作指标，能落实到人，全科的工作显得井井有条，团队建设较好。				
访谈部门主要工作岗位特点	1. 科长×××：副主任医师。分管主持全面工作。 2. 副科长×××：主治医师。协助科长工作。 3. 儿保工作：按照职责工作。 4. 妇保工作：按照职责工作。 5. 传染病管理和死亡监测工作：按照职责工作。 6. 慢性病管理和放射职业管理工作：按照职责、制度和要求工作。 7. 计生工作：按照职责、制度和要求工作。 8. 结核病管理工作：按照职责、制度和要求工作。 9. 计划免疫工作：按照职责、制度和要求工作。 10. 艾滋病管理工作：按照职责、制度和要求工作。 11. 科室整体工作职责较清，工作秩序好。				
访谈部门主要存在问题	1. 辖区保健范围广，无交通车。 2. 经常有突击性的工作任务，加班加点，无加班费。 3. 该科以业务工作为主，在科室年度计划之后、要有月计划工作及考评标准。 4. 工作有交叉，不利于绩效考核与管理工作。 5. 缺少详细的月度工作计划。				
访谈部门岗位设计与建议	1. 岗位要求：最好选择有医学背景和较强的对外协调能力，与服务人群的沟通能力较强，能吃苦耐劳，愿意下社区为周边的人群服务。 2. 突击性的工作较多，应授予科长在完成突发性工作的过程中，有权建议科室人员的加班费额度，以鼓励科室人员的吃苦精神。 3. 考核指标提取可考虑：法定传染病的报告及时率、计免的建卡率和接种率、慢病的报告率和报告完整率、死亡病例报告及时率和死因查明率、食物中毒和职业中毒监测报告准确率和完整率、儿保管理率、辖区产妇访视率、计生率等。				
对访谈部门岗位其他建议	1. 要求门诊医生的门诊日志完整清晰，提高预保科的工作效率。 2. 车辆管理部门支持配合预保科完成突击性的工作任务。 3. 辖区内人群的保健工作与上级有关部门协调好，减少职责范围外的工作量。 4. 加强与市内有关部门联系沟通等工作。 5. 进一步明确每一个人岗位职责，有利于绩效考核与管理。 6. 支持医院开展绩效考核与管理工作。 7. 制定医院预防保健科的发展规划，积极与社区联系，扩大工作范围。				

十七、计算机中心岗位结构评价

调研访谈人	北京卓越医院管理研究院专家		访谈时间	2012 年 9 月 6 日	
访谈部门名称	**计算机中心**		访谈部门总人数	17	
访谈部门干部人数	13	访谈部门工人人数	1	访谈部门其他人数	3

总体印象	访谈人对访谈部门人员岗位的总体评价： 1. 计算机室岗位职责明确，分维修部、软件部、西院组。 2. 每人都知道自己所做的工作范围和相应的职责，各司其职，较好地保证了全院系统的正常运行。但硬件老化，故障率高，维修人员苦于应付，临床抱怨较多，部分科室人员对计算机室工作人员的劳动认可度不高，绩效偏低。 3. 全院性信息工作较滞后，不能满足日益增长的患者需求和医院的快速发展。
访谈部门主要工作岗位特点	1. 主任×××：负责科室的全面工作。 2. 副主任×××：协助主任工作。 3. 科秘书×××：科室日常工作。 4. 另由 7 名工程师和助理工程师，7 名聘用制技工。 5. 计算机中心负责医院计算机系统软硬件维护，系统更新。工作量大维护任务多，绩效难以评价，没有产出看不出经济效益，属高技术服务性部门，但是，信息化可以明显提高医务人员的工作效率和工作质量，也是管理提升必要条件。 6. 信息工作与 2800 张床位不相匹配。
访谈部门主要存在问题	1. 计算机高尖人才少。 2. 软件维护人员不够。 3. 服务器交换机故障率高，维护人员疲于奔命而科室抱怨颇多。 4. 医院信息系统建设不完整，门诊医生站没有建设，还没有自动化办公系统，影响医院的整体形象和工作效率，同时也减少医院的经济收入。 5. 有必要开发自动化绩效管理系统。 6. 信息工作是现代医院标志，缺少高学历、高层次性信息系统专有人才。
访谈部门岗位设计与建议	1. 岗位要求：精通计算机技术。掌握 ASP、HTML、CSS、NET 等开发语言，熟悉 SQL、SERVER、ACCESS、ORACLE、DBZ 等数据库技术。 2. 可设置一般的技师类岗位：用于应对各科室简单的计算机、打印机等小故障的排除。 3. 考核指标可考虑：系统运行高稳定性、维修响应度、电脑终端的故障排除率、机房终端服务器运行良好率、数据备份及时率、零事故等。 4. 建议医院加大信息计算机的资金投入，包括引进高层次性信息计算机人才、现代软件和硬件的投入。完善医院局域网工作，真正做到，教学医院学科与专科建设一流、技术一流、设备一流、人才一流、信息工作一流、管理一流。
访谈部门岗位其他建议	1. 加强人员培训，学会常见计算机故障的排除能力，以减少计算机室人员的工作量。 2. 相关部门要更新计算机，减少故障发生率。 3. 与供应商加强联系，保证系统的正常运行。 4. 加强计算机成本管理，向计算机和信息要效益。 5. 建设全国医院领先、"三甲"最好的医院信息技术与管理系统。

十八、工会办公室岗位结构评价

调研访谈人	北京卓越医院管理研究院专家		访谈时间		2012 年 9 月 6 日	
访谈部门名称	**工 会**		访谈部门总人数		6 人	
访谈部门干部人数	5 人	访谈部门工人人数	0	访谈部门其他人数		1
总体印象	访谈人对访谈部门人员岗位的总体评价： 1. 工会与离退休办公室为一个机构两个职能，负责工会日常工作及离退休干部管理，如文秘、档案管理、各种文体活动，在不同程度上关系到员工利益、医院形象。 2. 内部职责明确，员工们能够正确认识和看待绩效管理。 3. 大家对离退休人员的管理工作认识比较到位。 4. 缺乏一套可衡量的工会工作绩效考核指标。 5. 工会工作比较细，不被人们重视，但是，是医院重要的和谐稳定工作。					
访谈部门主要工作岗位特点	1. 工会与离退休办公室有副主任 2 名，干部 3 名。负责关心员工需求、员工利益，参与民主管理民主决策，服务离退休干部，组织文体活动。 2. 工作看似简单，但却关系到员工的个人利益和医院的稳定和谐。 3. 办公室成员热爱岗位，努力工作，从小事入手，把组织上和医院领导的关心落到实好，得到员工们的认可。 4. 每年组织的职工有关活动得到大家认可，丰富了职工生活。 5. 离退休人员工作难度大，大部分员工认识比较高。 6. 工作分散，独立性强，特殊情况需要上门沟通。					
访谈部门主要存在问题	1. 对岗位职责及考核指标的设置，还没有充分认识。 2. 由于人员少、事情多，岗位分工不够详细，工作时有交叉。 3. 加强岗位上班工作纪律管理。 4. 与经济有关的工作加强监督与管理。比如有关钱物的请领与发放。 5. 缺少工作计划安排表，工作随意性多。 6. 加强工会内的沟通、协调、信息互通工作。					
访谈部门岗位设计与建议	1. 从员工利益入手，做好医院当期利益、目标与员工利益关系的研究。 2. 本部的岗位目标、年度工作的统筹考核及员工满意度作为考核目标。 3. 为离退休专家创造更好的返聘条件，使他们更多的发挥技术专长为人民健康服务。 4. 设计工作量化表，并做到工作有记录，绩效考核有依据。 5. 进一步明确岗位职责，明确责任，明确任务，落实到人。 6. 进一步丰富职工生活，把工会办成职工之家。					
对访谈部门岗位其他建议	1. 加强工会工作的战略管理。 2. 把社会和谐、职工和谐、医院和谐作为工会的主旋律工作。 3. 可以考虑举办工会工作简况，凝聚人心，使医院职工一心一意谋医院发展。 4. 加大工会必要的投入，如计算机信息管理、文化活动等。 5. 加强工会的人员管理，因为工会每一人员工作独立性强，必须强化正常工作内努力干好本职工作，遇有紧急情况，甘于奉献的精神。 6. 工会所有人员全力支持医院实施的绩效考核与管理工作。					

十九、医德医风办公室岗位结构评价

调研访谈人	北京卓越医院管理研究院专家	访谈时间	2012 年 9 月 6 日	
访谈部门名称	**医德医风办公室**	访谈部门总人数	6 人	
访谈部门干部人数	6 人	访谈部门工人人数	0	访谈部门其他人数	0

总体印象	访谈人对访谈部门人员岗位的总体评价： 1. 纪委办公室、监察办公室、医德医风办公室 3 室共同大办公，职责重叠、职能交叉、任务交叉。 2. 以医德医风管理工作任务最重，包括日常的纪检监察、党务、精神文明建设、信访投诉的接待处理等工作。 3. 没有突出医院医德医风的医院文化内涵工作，拟应加强此项工作。
访谈部门主要工作岗位特点	1. 医德医风办公室设主任 1 人，副主任 1 人，干部 1 人。医德医风院内监督组三人均为主管护师，年龄偏大，均在 50 岁以上。他们共同管理纪委办监察室和医德医风办的日常工作，完成各位领导交办的任务。 2. 办公室工作量较大、主管领导多、职责内容复杂且跨度比较大。 3. 有固定的指标考评体系，重点开展医德医风管理和监督、工作满意率调查分析和评估。 4. 每月举办 1 期医德医风报告分析，通报医德医风建设情况，对医院医德医风改善起到了重要作用。 5. 工作多、头绪多，总体工作比较适应医院的医疗工作。
访谈部门主要存在问题	1. 3 个办公室共有 1 套办公人员办事机构，虽节约了人力资源，但岗位职责不太清楚，权力界限没有设置，容易造成工作上的混乱和疏漏。 2. 部门没有进行内部考评，不利于调动工作人员积极性。 3. 纪委和监察室均配有领导职位，没有具体工作人员。 4. 职责不明、任务交叉、容易遇事发生推诿现象。 5. 如有可能，按照职责办公分开，有利于提高工作效率
访谈部门岗位设计与建议	1. 每年初建立年度统筹工作计划，按职责分工、分期实施。 2. 3 个办公室应有 3 套职责制度及工作计划，可以合并实施。没有计划工作容易落空。 3. 绩效考核指标应涉及到 3 个办公室内容，主要依年度计划落实为主、月度计划落实为准。医德医风监察应作为日常工作考核指标。 4. 继续办好医德医风简报，把此项工作作为医院的一个重要的医院文化、职业道德教育、好人好事和为患者服务的重要宣传教育阵地。 5. 进一步明确岗位责任、明确任务、工作范围。 6. 如有可能医德医风办公室独立工作。
对访谈部门岗位其他建议	1. 医院可以考虑成立医院"绩效考核与管理办公室"，整合原有医德医风办公室人员、纪委办公室人员、监察办公室人员、医疗纠纷办公室人员、医疗质量管理科室人员、护理检查人员等资源，这样，把工作性质大致相同，都是为了以患者为中心，提高工作质量，增加患者满意度，加快医院发展的工作。 2. 医院成立"绩效考核与管理办公室"，可以在一起办公，也可以分头办公，总的目的是为了提高工作效率，绩效考核信息收集便捷，更有利于人员管理。

二十、门诊部办公室岗位结构评价

调研访谈人	北京卓越医院管理研究院专家	访谈时间		2012 年 9 月 6 日	
访谈部门名称	**门诊办公室**	访谈部门总人数		23	
访谈部门干部人数	15	访谈部门工人人数	6	访谈部门其他人数	2
总体印象	访谈人对访谈部门人员岗位的总体评价： 1. 门诊办公室属于职能管理部门，为场站式管理，为出诊医师及就诊患者提供管理和服务，处理应急事件，协调工作关系，接待投诉。以服务职能为主的管理工作，是医院的重要的窗口服务管理工作。 2. 对坐诊医师出勤有检查职责，管理关系处于指导和服务保障的地位。门诊办团队精神较好、工作责任感较强胜任门诊管理工作。 3. 门诊整体工作较乱，门诊服务流程标示不完美。 4. 就诊环境有待改善。 5. 就诊患者引导一般。				
访谈部门主要工作岗位特点	1. 门诊办公室设主任 1 人，副主任 1 人，设主管技师 3 人，主管护师 2 人，挂号室、导医隶属门诊办公室。 2. 在目前门诊环境很差、诊室分散，摊点很多的情况下增加了管理难度。就医病员抱怨太多影响医院形象，医患纠纷、挂号纠纷、退药问题均时有发生。 3. 医院门诊量大，就诊环境差，医务人员付出较多，面对这样的环境很难实现优质服务。 4. 门诊信息系统尚为建立，门诊效率相对较低。尽管如此，门诊办努力创造条件，完成繁重的门诊任务。 5. 患者多、就诊时间短，需要科学管理。				
访谈部门主要存在问题	1. 导诊、咨询、分诊人员分散，不能集约使用有限人员。 2. 各相关部门职责不清，如门诊没设科护士长，门诊护士归急诊科管理。 3. 门诊信息化程度不够，影响工作质量与效率。 4. 制度规范化程度不足，协调对接有困难，工作配合与沟通时常出现障碍。 5. 门诊流程不完善，不能满足患者要求。 6. 门诊整体环境与我国省级一流教学、附属医院有差距。				
访谈部门岗位设计与建议	1. 成立门诊服务中心把导诊、咨询、健康教育、商务等职能整合。 2. 必须增设门诊科专职护士长，加强对门诊护理工作的管理。 3. 研究岗位设置及分工周密设计各项职责使各岗位之间不留空隙，没有重叠。 4. 挂号室应有专人负责，可设一个领导岗位用于管理挂号等班组工作。 5. 综合考虑建立门诊患者就诊、看病、检查、取药以及保健一条龙服务。 6. 加强门诊投入，信息、计算机、标示、流程、健康宣教等配套、适用、时尚。				
访谈部门岗位其他建议	考核指标： 1. 门诊工作量。 2. 患者就诊满意度（门诊满意度调查）。 3. 门诊诊断质量。 4. 医师坐诊出勤与劳动纪律。 5. 门诊秩序管理等。				

二十一、病案信息科岗位结构评价

调研访谈人	北京卓越医院管理研究院专家	访谈时间		2012年9月6日	
访谈部门名称	**病案信息科**	访谈部门总人数		21	
访谈部门干部人数	17	访谈部门工人人数	3	访谈部门其他人数	1
总体印象	访谈人对访谈部门人员岗位的总体评价： 1．该科负责全院病案收集、整理、登记、扫描存储、归档及病历复印，资料统计工作。 2．工作质量要求高，工作人员责任心强，爱岗敬业，专业素质有待提高。 3．病案工作的统计工作不完善。 4．职责与工作流程衔接不好。				
访谈部门主要工作岗位特点	1．病案信息科设副主任1人，主管技师7人，主管护师2人，档案员2人，统计师3人，住院医师2人，技师1人，工人3人。50岁以上人员较多，技护人员较多。人员比较适合病案信息科的要求。 2．已经启用电子信息存储，为资料保存现代化走出了可喜的一步。员工能熟练操作和使用各种设备，存储编码资料归档，完成医院全部病案处理。 3．平时接待复印病历较多。科内分组职责清楚，岗位流程比较合理，各类人员按分工程序性操作使病案管理比较正规。 4．病案工作量大，病案分数多，检查出院病例工作细，归档工作重要，科室人员能够满足出院患者归档要求。				
访谈部门主要存在问题	1．人员数量不少，但偏于老化、专业人员不多。 2．应用电子存储比较早，说明医院对病案管理比较重视，但长期以来设备老化严重，已影响到正常工作。 3．医院已具备一定程度的信息化，但病案统计及其他信息数据汇总分析传输还比较原始，难以为领导决策提供科学全面的数据保障。 4．病案信息科高学历较少，随着医院发展，应该适当增加病案高学历专业人才，特别是信息专业高学历人才。 5．工作忙乱，科学管理有待提高。				
访谈部门岗位设计与建议	1．对病案信息科科室人员按工作性质编组，如病案编码、医疗信息统计、病历的整理、装订、病案窗口服务等。 2．调整专业人员结构与数量。 3．部分工作可由工人来完成。 4．进行专业培训，提高工作人员专业知识及操作技能。 5．及时反馈临床科室病案书写、整理等存在问题，及时发现问题，及时处理，并做好病案的等级评定工作。				
对访谈部门岗位其他建议	考核指标： 1．病案工作数量指标。 2．科室与患者满意度（内部客户与外部客户）指标。 3．质量（差错率等）指标。 4．工作敬业、奉献指标。 5．劳动纪律指标，统计资料上报按时指标等。				

二十二、设备管理科岗位结构评价

调研访谈人	北京卓越医院管理研究院专家		访谈时间	2012 年 9 月 6 日	
访谈部门名称	**设备科**		访谈部门总人数	30	
访谈部门干部人数	20	访谈部门工人人数	3	访谈部门其他人数	7
总体印象	访谈人对访谈部门人员岗位的总体评价： 1. 科长 1 人，副科长 2 人，干部 14 人。 2. 岗位设置基本合理,职责分工明确，岗位工作流程比较清晰，科内制度健全。 3. 设备科曾探索了内部考评管理机制。 4. 科室员工普遍反映医院没有绩效考核体系和制度；奖金分配不合理，应该按照多劳多得的方法分配。				
访谈部门主要工作岗位特点	1. 科长×××：负责全院的设备资产（医疗）采购、维修工作。 2. 副科长×××：组织计量、特种设备检测；组织相关工作证件的办证工作。 3. 副科长×××：负责院内医疗设备的安装、维修、保养、质量检测、报废鉴定、安全管理工作；负责工程部维修人员的管理；负责放射影像设备；负责学校一些本科课程的教学。 4. 统计师×××：负责医院免税设备的进出口相关细节，及 5 年监管期的免税设备后续管理工作；上报市统计局新增设备报表；负责采购一般耗品的部分审批流程。 5. 设备科负责全院医疗设备物资采购保存及设备维修工作，工作量大涉及医院所有科室的保障，对医院的正常运行起着非常重要的作用。科室内部管理比较严谨，按功能分工有专人负责，各工作流程合理，各岗位职责清楚，工作人员能够按各自职责完成任务。				
访谈部门主要存在问题	1. 科室医疗设备与物资管理信息化程度有待提高。 2. 物资管理与财务挂接信息化手段不健全，需进行无缝链接。 3. 科室设备使用操作登记制度需要进一步加强与完善。 4. 各类设备的分级管理需要进一步加强。 5. 人员职责任务需要进一步明确。 6. 科室考评需要完善，普遍反映奖金分配应该多劳多得。				
访谈部门岗位设计与建议	1. 增加岗位培训，强化各类人员业务素质，打造一支更强的医院设备管理队伍。 2. 进一步提升信息化手段，把物变钱，钱变物的过程以信息化手段紧密关联，使物资、财务管理达到现代化管理水平。 3. 可以根据工作岗位的特点，制定明确的绩效评价、考核标准和方法。 4. 建立健全主动到科室检查医疗设备制度，并有登记。 5. 搞好现有设备的维修与旧设备的再利用工作，并且与个人绩效挂钩。				
对访谈部门岗位其他建议	1. 建立健全大型设备专人主动巡视、维修制度。 2. 引进并培养医疗设备的高素质人才。 3. 如有必要建立本省医院医疗设备人员培训与维修中心，提高医院设备利用率。 4. 建立多渠道的与有关设备公司、设备厂家联络的及时维修机制。 5. 大型设备建立医院、科室、个人（仪器设备操作者）3 级维护责任机制。 6. 建立健全大型设备使用维护与损坏责任追究机制。				

第九章　现代医院卓越绩效考核指标

　　绩效考评与管理是医院的战略工程，是医院战略。这个绩效战略关系到医院的生存、发展的大问题，医院领导必须高度重视这个问题，并下决心解决好这个战略问题。其中，最重要的就是绩效考核标准的制定问题。绩效考核标准分为：医院绩效考核标准，机关、职能部门绩效考核标准，临床科室绩效考核标准，医技科室绩效考核标准，班组绩效考核标准，个人岗位绩效考核标准等。更重要的是，制定绩效考核标准必须与本医院实际情况相结合，制定一个能在医院实际应用的绩效考核标准，这是绩效考核标准的试金石、分水岭。中国医院正在大规模实施绩效考核标准，可能再有 10 年左右时间，所有医院都会有适合自己医院的绩效考核标准。

第一节　绩效指标制定原则

　　现代医院绩效考核应遵循一些基本的原则，这些原则既是考核的重要理论依据，又是行之有效的人力资源管理方法，绩效考核体系必须满足基本条件。如确定关键绩效指标有一个重要的指导原则，即 SMART 原则。S 代表具体（specific），即指标要尽量做到具体，不能笼统模糊；M 代表可度量（measurable），即指标要尽量量化，不能量化的就要细化，不能细化的就要流程化，就是说指标不能用数字表现的就要把它分解到最小的具体组织单位；A 代表可实现（attainable），即指标通过尽最大努力的情况下最终可以达成，避免设立无效目标；R 代表相关性（realistic），即指标是明确的，保证与组织的目标相关一致性；T 代表有时限性（time bound），即指标须在特定的期限内完成，保证目标完成的时效。又如绩效考核的原则：公平公正原则，客观准确原则，敏感性原则，一致性原则，立体性原则，可行性原则，公开性原则，及时反馈原则，多样化原则，动态性原则等。还有很多绩效考核、考评的原则。又如体现国际、国家、行业绩效考评与原则等。

一、绩效考核指标与绩效战略目标相一致

　　在绩效考核指标的拟定过程中，首先应将医院的战略目标层层传递和分解，使医院中每个员工岗位被赋予战略责任，每个员工承担各自的岗位职责。绩效管理是战略目标实施的有效工具，绩效管理指标应围绕战略目标逐层分解而不应与战略目标的实施脱节。只有当员工努力的方向与医院、部门、科室战略目标一致时，医院整体的绩效才可能提高。

二、绩效考核指标与关键绩效指标相一致

　　医院绩效考核必须设立关键绩效指标，只有抓住了关键绩效指标，才抓住了重点。抓关键不要空泛，要抓住最能体现医院绩效价值的关键绩效指标。指标之间是相关的，有时不一定要面面俱到，通过抓住关键业绩指标将员工的行为引向医院的目标方向，关键绩效指标一般控制在 3~7 个之间，太少可能无法反映职位的关键绩效水平；但太多太复杂的指标只能增加管理的难度和降低员工满意度，对员工的行为是无法起到引导作用的。

三、绩效考核指标理顺定量与定性的关系

　　医院绩效考核指标最难的是定量指标与定性指标的比例问题，究竟定量指标占多大比例，定性指标占多大比例，这是需要认真研究的。原则上是定量指标越多越好，但事实上任何医院都做不到所有

指标都是定量指标。重定量指标，重定性指标，二者不可偏废。过于重"定性"指标，会使人束手束脚。过于重"定量"指标，又易于鼓励人的数量攀比心理，工作走捷径、急功近利、不择手段。一套好的绩效考核指标，必须在"定量"和"定性"之间安排好恰当的比例。应该在突出业绩的前提下，兼顾对定性指标的要求。

四、绩效考核指标要体现医院级别与特点

绩效考核指标是根植在医院本身"土壤"中的，是非常个性化的。不同医院、不同发展阶段、不同战略背景下的医院，绩效考核的目的、手段、结果运用是各不相同的。绩效考核指标要收到绩效好的结果，关键并不在于考核方案多么高深精准，而在乎一个"适合医院的土壤"。现在的"适合"，也不等于将来永远"适合"，必须视医院的发展，视医院的战略规划要求，适时做出相应调整，才能永远适用医院应用的绩效考核标准。

五、绩效考核指标坚持科学化规范化原则

现代医院绩效考核的科学性来自于考评的规范性和严格性，因此要求医院制定绩效考核与管理标准时要尽可能做到全面性和完整性。如通常从德、能、勤、绩、廉、社会责任、环境意识、科研、教学等方面来考核，同时要求各项考核指标具有明确性和可操作性。新的医院绩效考核指标的规范性指既能反映医院的绩效工作，又能反映指标的科学性和规范性才是好的标准。绩效考核标准的科学性就是实事求是，按照自己应用的实际情况制定绩效考核标准，规范性就是按照既定的绩效考核与管理流程进行，减少随意性，增加公开性（图9-1）。

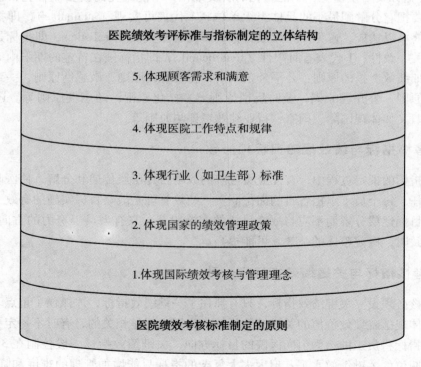

图 9-1　医院绩效考核标准制定的原则

六、绩效考核指标公开公正以人为本原则

绩效考核能否做到客观公正，是绩效考核是否具有权威的重要前提。因此，首先要求考核指标体系和考核标准设计科学，其次要求考核过程体现民主和透明。

七、绩效考核指标必须体现全员参与原则

全员参与是绩效考核的最重要原则之一。员工在不同的时间、不同的场合往往有不同的表现，另外在不同的观察者眼里对每个人的感受和评价也各有不同。因此应多方收集信息，实行多层次、多渠道、多方位考核。

八、绩效考核指标须体现责权利结合原则

绩效考核标准必须将员工责权利相结合。考核的目的是为了帮助个人和医院改进绩效。因此要将考核结果与员工责权利、奖惩、晋升等紧密结合起来，并为制定下一阶段的绩效目标和绩效改进目标提供依据。绩效工资的考核标准要科学客观，讲求实效，力戒繁琐。越是繁琐的细则越难操作，因此，在制订奖励性绩效工资细则时，要简约，方便操作。任何一项管理制度都需要明确实施人的责任、权力和利益，这样才能充分调动大家的积极性、主动性和绩效管理的创造性。

第二节　绩效管理考核指标

一、绩效考核导向与发展

（一）以绩效战略为导向

现代医院发展必须要建立以绩效战略为导向的理念。医院中的任何一项举措都必须服从于医院绩效战略，服务于患者、服务于员工，服从于医院的整体绩效战略而无一例外。有效的绩效考评应该是以整个医院绩效战略为导向，就其绩效战略的可操作性而言是医院的愿景决定的，是为了实现医院的使命而进行的，这对保持医院可持续发展速度，保证医院为人民群众健康服务具有重要的意义。

（二）以目标设定为基础

医院绩效管理必须以绩效目标，制定医院长远目标、中期目标、短期目标、年度目标，甚至月度目标。从绩效管理的理论来讲，还应该制定各个不同科室目标、职能部门目标、后勤小单位目标以及个人目标等。人力资源工作是医院的一项战略性工作，那么，我们首先就应该在思想意识上提升到战略的高度。绩效考核也是一样，在绩效目标设定的过程中，要站在医院整体战略的高度上进行制定绩效考评标准。绩效管理工作必须要有规划性，在目标的设定上也是同样。例如一个刚刚进行绩效考评的医院，那么绩效考评工作必须进行设计，最好请有绩效管理经验的公司或者专家指导。这样绩效管理会进行得更顺利一些。

（三）以医院发展为主线

医院绩效管理衡量的标准是什么呢？那就是医院发展，顾客满意，这是衡量绩效管理的最终标准。这就要求绩效考评目标必须是具体和可量化的，这样就使得目标清晰可见、有据可依，有一个医院绩效管理与医院发展的清晰的路线图。医院绩效考评与管理要制定医院发展的详细指标，而且这个指标是可实现的，是医院月度可以实现的，是科室月度可以实现的，是每一个员工月度指标可以实现的，这样才能保证医院总体发展目标的实现。

二、绩效考核局部与整体

医院在进行绩效考评时，医院高层领导要充分认识到，绩效考评并不是单独的满足某一层面的需

求，而是覆盖于医院中的整个工作层面，整个员工，整个患者。而就医院的领导层、中层领导干部层、员工 3 个层面而言，其所关注点的焦点是绩效考评结果的应用。也就是说考评究竟能说明什么？究竟与过去有何不同？我们知道，医院改革开放 30 多年来，基本都是考核临床科室、医技科室员工，职能部门员工基本是吃大锅饭。职能部门员工的大锅饭就是全院每月的平均奖。有些医院倾斜临床科室，其次是医技科室，有些医院职能部门拿全院人员月均奖金的 80% 左右。不管怎么说，职能部门没有具体的考核指标，就更不用去说绩效考核了。我国 2010 年 1 月 1 日起在事业单位实施绩效工资，而且明确规定绩效工资是先考核后发绩效工资。这样，多年来长期不考核职能部门的现象就不能再继续下去了。医院如果再进行只考核临床科室、医技科室，不考核职能部门，这不符合当前的政策。所以说，医院绩效考核的难点是首先制定职能部门绩效考核标准，然后修改完善临床、医技科室绩效考核标准，从而形成整个医院绩效考评体系。绩效工资是全方位的，绩效考核必须是对全员进行考核，而且是每月一考核，根据考评结果发绩效工资。这就是现代医院绩效考评的整体性。

（一）医院院级领导层

医院高层领导是医院中的决策层。医院是一个服务载体，所以说医院最关注的就是绩效考评的效果。绩效考核是与医院的直接效果紧密相连的，要想在医院推行绩效考评工作的顺利，就必须启动医院院级领导的绩效考核意识，即医院领导层也必须接受绩效考评。考评医院级领导层在医院是一场革命，是一场革新，是一个管理的创新，是一场管理理念的突破，是对各级医院领导层的一个巨大的挑战。我们的实践，有些医院似乎要进行绩效考核，真正落实到医院领导层自己就相当困难，这是因为医院领导层习惯指挥他人，习惯考核他人，现在要让他人来考核自己，这是一个管理理念的颠覆，是一个管理实践的颠覆。医院领导要跟上医院发展时代的步伐，就必须接受绩效考核，就必须接受他人的绩效考核，请问，各位领导你有这个勇气吗?！

（二）医院中层领导干部层

医院中层领导干部是医院中的管理层。作为医院中承上启下的管理层，其所最看中的是你将给他的管理带来怎样的便利。而医院的任何一项管理实施的成败关键则在于中层领导干部。那么，考核指标的设定就必须结合日常管理的内容，让中层领导干部体会到绩效为其日常管理带来的便利。我们这里必须指出的是，中层领导干部考核的重点应该是职能部门，因为职能部门没有具体的考核标准。这一点医院的职能部门领导也必须换脑子，也必须接受医院的绩效考核，不再是只考他人，不考自己。在绩效考评中，医院中层领导干部，既是运动员，又是裁判员。医院中层领导干部，既是运动员，又是裁判员，这在理论和实践上都不是合理的。但是医院的实际情况（目前情况，或者相当长时期医院不可能找第三方来医院进行每月对员工全部的绩效考核工作），职能部门领导又必须既是运动员，又是裁判员，这是需要认真研究和实践的。

（三）医院普通员工层

普通员工是医院中的操作层。科室员工在医院的营运管理中是产生直接绩效的一个具体工作层面。科室员工既然与医疗、工作绩效相关联，那么对于绩效的增与减反映就最为直接。在绩效考核过程中，重点是要激发员工工作的能动性。如果在绩效考核中标准过低，科室、员工可得到实惠就较多，但医院就要受到一定的损失；如果绩效考核标准过高，科室、员工根本没有可能达到标准规定的考核内容，员工、科室绩效实惠就少，甚至没有绩效实惠，而只有员工的绩效结果的损失，则会出现一种消极抵触的状况。那么，也就是说绩效考核标准一定要设定在员工可达到范围之内。绩效考核标准是科室、员工摘苹果，而不是摘星星。绩效考核就是最大限度地调动员工工作积极性，增加医院的综合绩效，顾客更满意，增加员工的福祉。

三、绩效考核多元统一性

（一）绩效理念统一

现代医院绩效考评的关键是全体员工必须有统一的先进的绩效管理理念，对岗位绩效考核有统一的共识。有效的考核绩效的实质就是要寻找标准的一致性，正确的使用绩效考核的这把尺子的尺度，将测量和考评的结果正确应用到医院的全部工作的过程之中。这里所说的绩效考核尺度，是指医院全员接受绩效考核，全过程接受绩效考核，全部门接受绩效考核。这就需要医院各个层面都必须是用同一把绩效考核的理念的尺子去考核员工。而正是绩效考核理念尺度的统一，才使得评测员工具有准确性和说服力，反之就会因绩效理念尺度的不一致而导致判断上的偏差，而正是这种偏差恰恰导致了很多绩效考核副作用的产生，以致绩效考核失败。

（二）价值观念统一

现代医院绩效考核的价值观必须统一。如现代医院的发展必须坚持以人为本的价值观。就是要坚持以不断满足人的全面需求、促进人的全面发展作为医院发展的根本目的和根本动力；必须坚持全面、协调发展的价值观。就是社会主义物质文明、政治文明和精神文明全面、协调地发展，包括在医院全面发展的基础上促进人的全面发展，也包括人与自然和谐发展；必须坚持可持续发展的价值观。不仅要关注医院发展目标的实现、还要关注医疗服务指数、技术指数、经济指标、员工福利等情况，要关注综合绩效指标、医疗资源的利用指标和环境指标情况，使医院发展与医院服务宗旨、资源发挥、环境相适应，要在加快医院可持续发展的同时大力发展医学科技、医院文化、员工的职业生涯的设计与开发等。全体员工必须在这些方面价值观统一，才能把绩效考核顺利进行到底。

（三）考评标准统一

医院绩效考核的标准是基于岗位工作标准而不是每一个工作者个人的标准。绩效考评标准应该依据岗位工作来建立，而并不针对由谁来做这项工作。而每项工作的标准应该设立基本统一的绩效考核大项目的标准相统一，比如一级指标为 7 项内容。在这里我们需要强调的是，绩效考核的标准和目标是有所区别的，绩效考核标准是因岗位而设定，目标则应该是为个人自身为工作而制定的。如果我们把医院看做是一个制造服务产品的"工厂"，那么员工绩效考核就是进行服务质量检查和验收；绩效考评中的岗位工作中的任何缺陷都会影响到的不仅仅是一个服务产品的质量，更是会影响到医院整体的服务质量与形象。反之，我们医院的服务产品的绩效不仅能够获得患者认可，更能够使医院不断地得到壮大。从这一角度而言，绩效考核就如同医院发展中的一把不可或缺的关键工作。

四、绩效考核模块的思考

现代医院绩效考核首先要确定绩效考核的模块是什么？绩效考核的指标是几个模块？设定几项考核内容作为考核标准呢？比如说传统的考核指标德、能、勤、绩（医德、能力、勤奋和绩效）就是一个 4 模块绩效考核指标。平衡计分卡中的财务指标、顾客满意指标、流程指标和学习创新指标也是 4 模块的绩效考核指标；德、能、勤、责、绩（医德、能力、勤奋、责任和绩效）是一个 5 模块绩效考核指标；德、能、勤、责、廉、绩（医德、能力、勤奋、责任、廉政和绩效）是一个 6 模块绩效考核指标；德、能、勤、质、责、廉、绩（医德、能力、勤奋、质量、责任、廉政和绩效）是一个 7 模块绩效考核指标，国际卓越绩效考核标准中的领导、战略计划、顾客与市场、测量分析、知识与管理、人力资源、过程管理、经营结果也是一个 7 模块绩效考核指标，如图 9-2 所示。

以上 4 项绩效考核标准、5 项绩效考核标准、6 项绩效考核标准、7 项考核标准都是绩效考核的一级指标。事实上根据医院规模、人员多少、习惯考核方法等，还需要在一级指标中派生出二级绩效考核指标，再从二级绩效考核指标中派生出三级绩效考核指标，甚至还可以派生出四级绩效考核指标。除一级绩效考核指标外，二、三、四级指标还可以派生出若干个不同层次的绩效考核指标。正确

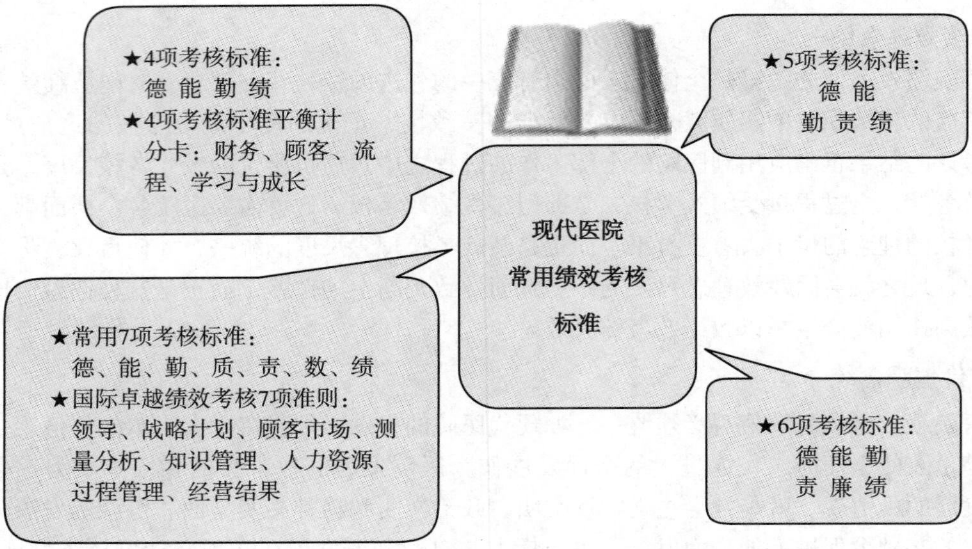

★4项考核标准：
德 能 勤 绩
★4项考核标准平衡计分卡：财务、顾客、流程、学习与成长
★5项考核标准：
德 能
勤 责 绩
现代医院常用绩效考核标准
★常用7项考核标准：
德、能、勤、质、责、数、绩
★国际卓越绩效考核7项准则：
领导、战略计划、顾客市场、测量分析、知识管理、人力资源、过程管理、经营结果
★6项考核标准：
德 能 勤
责 廉 绩

图 9-2　现代医院绩效考核一级指标模块类别

地讲，医院绩效考核指标项目的多少并不能说明绩效考核的结果如何，完全看医院适合于哪一种绩效考核指标模块。总体来讲，小医院用指标项目少的绩效考核模块，大医院用绩效考核大绩效考核模块，但是这并不是绝对的。一级绩效考核指标就是把整个绩效考核目标按照工作链进行分解，形成一个目标系列。目标系列就是我们通常所说的工作业绩。目标的形式又分为两种，一个是定量的目标，一个是定性的目标。二级指标主要是对一级指标的分解，二级指标并不平分一级指标的项目，而是根据需要进行分解。三级指标是对二级指标的进一步详解，医院绩效考核主要是对三级指标进行逐项考核、打分、统计。医院绩效考核标准分为个人标准与团队标准，如图 9-3。

绩 效
管理标准
个 人
绩效标准
团 队
绩效标准
个人绩效
团队绩效

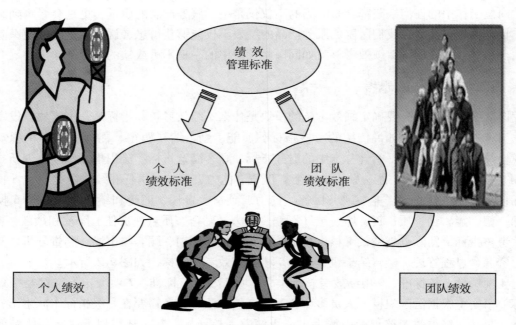

图 9-3　现代医院绩效管理个人与团队标准

我们把现代医院绩效考评标准结果分为下列 5 个等级。

（一）卓越

指员工出色完成本职岗位工作，没有任何差错，领导和群众全满意，另外又对医院做出特殊的"贡献"，特殊贡献指：①高档次的科研成果；②发表国际"SCI"杂志的重要文章；③成功预防医院、科室重大风险、危机者；④获得省级以上荣誉称号者；⑤业务、技术、服务革新经医院评定突出者；⑥教学、带教学生成绩突出者等；⑦具有超出完成正常工作定额的能力，经常对业务经营做出贡献；⑧成为某一领域里的专家，能独立运用基础理论去解决本工作以外的问题，曾被委托执行高水平的工作且成绩显著，在很困难的环境中工作也从未产生问题，能够及时抓住具有首创性、挑战性的工作目标，并能够取得成功；⑨是一个精通业务，善于管理，沟通能力强，处理事务稳妥，有潜力的卓越绩效者。

卓越级别是医院员工绩效考评满分之上的结果，是员工最高的绩效工作荣誉，一般占员工总数的 0.1%～0.5% 左右。

（二）优秀

优秀的分值是该测评表某项测评分值的满分，每个员工只要努力工作，完成岗位任务，没有差错，就应该得满分。在执行和完成具有挑战性工作目标时工作出色，每一项任务或工作都能及时，彻底完成，成绩要达到规定要求，非常胜任本职工作，工作中能从全局出发，工作上值得信赖，工作遇到难点，能够主动自我解决。

（三）良好

工作称职，具有足够的潜力去完成交与岗位中的任何工作任务，是科室的主要业务骨干，工作质量和数量上都较完善，不需要过多的辅导和监督，工作问题一般在领导指示下能够自我解决。

（四）一般

有时不能满足所承担的职务上的要求，一般具有独立工作能力，但需在辅导和监督下完成工作，假如适当调整到新的工作岗位，改进他们的工作，有可能成为良好员工。

（五）不称职

经常不能完成自己的岗位工作任务，工作质量不合格，工作数量不足，不具备独立工作的能力，过分依赖于辅导和监督，自己不知道主动去做好工作，没有改进工作的意识和志气，调换了工作岗位仍不理想，需要经过一段时间培训后，再到合适的工作岗位上。

第三节　绩效考核常用指标

现代医院绩效考核指标的制定有不少难度。正确地讲每一个医院都有自己的考核指标，都有基本符合本医院的绩效考核指标。但是，大多数医院目前的绩效考核指标还不能算是真正的具有国际、国家、卫生部绩效考核理念的绩效考核标准。还是传统的奖金分配为主的绩效考核办法，其表现是，临床、医技、护理考核指标比较完善，职能部门、机关绩效考核指标几乎是空白，即职能部门、机关人员的奖金是大锅饭。只要没有绩效考核标准，只要不进行每月一考，就不能完全叫绩效考核。任何科学指标都是在传承基础上形成的，都需要传统指标的支撑，医院的传统指标主要是临床科室、医技科室的以往指标。传统指标与现代管理意识相结合就是好的绩效考核指标。

一、现代医院 5 项系列管理指标

（一）医院数量绩效指标（表 9-1）

△ 门诊人次数与上年度同期（年/季/月）增减比较

△ 急诊人次数与上年度同期（年/季/月）增减比较

△ 出院人次数与上年度同期（年/季/月）增减比较

△ 手术人次数与上年度同期（年/季/月）增减比较

△ 医疗毛收入与上年度同期（年/季/月）增减比较

△ 利润数占毛收入数与上年度同期（年/季/月）
　增减比较

△ 药品数占毛收入数与上年度同期（年/季/月）
　增减比较

△ 医疗外毛收入数与利润数与上年度同期（年/季/月）
　增减比较

△ 发表论文、出版专著、科研成果数量与上年度同期
　（年/季/月）增减比较

△ 医疗事故纠纷数与上年度同期
　（年/季/月）增减比较

△ 市场占有/服务半径与上年度同期
　（年/季/月）增减比较

△ 人力资源成本与上年度同期（年/季/月）增减比较

△ 医疗成本与上年度同期（年/季/月）增减比较

△ 大项单项管理成本与上年度同期（年/季/月）增减比较

（二）医院质量绩效指标（表9-2）

△ 门诊与出院诊断符合率与上年度同期（年/季/月）比较

△ 急诊诊断与检查符合率与上年度同期（年/季/月）比较

△ 入、出院诊断符合率与上年度同期（年/季/月）比较

△ 手术前、后诊断符合率与上年度同期（年/季/月）比较

△ 医疗利润占毛收入比与上年度同期（年/季/月）比较

△ 医技科室检查费占毛收入比与上年度
　同期（年/季/月）比较

△ 药品费占毛收入、利润百分比与上年度
　同期（年/季/月）比较

△ 临床病历质量等级与上年度同期（年/季/月）比较

△ 患者满意度指数与上年度同期（年/季/月）比较

△ 员工满意度指数与上年度同期（年/季/月）比较

△ 社会对医院满意度指数与上年度
　同期（年/季/月）比较

△ 发表论文、出版专著、科研成果档次与上年度
　同期（年/季/月）比较

△ 患者各项医疗消费占总费用比与上年度
　同期（年/季/月）比较

△ 医疗事故纠纷等级和实际赔偿金额与上年度
　同期（年/季/月）比较

△ 市场占有率、服务半径与上年度同期（年/季/月）比较

△ 医务人员技术职称与床位比与上年度同期
　（年/季/月）比较

表9-1　医院绩效核心数量理念

医院绩效核心数量理念
▽ *患者数量* 　确保拥有足够的门诊与住院患者数量、床位规模 ▽ *专业科室* 　确保足够的专业科室、诊疗资源充足，同时防止技术资源过剩 ▽ *工作（患者）周转* 　患者住院天数，医院收益，医院人力资源配置情况与专业展开以及技术应用情况

表9-2　医院绩效核心质量理念

医院绩效核心质量理念
▽ *医疗质量* 　诊疗医疗指标、护理指标、医技科室检查指标 　服务指标、满意度指标 　价格费用指标、病例质量 　患者的方便性、人性化服务 　以及配套服务、顾客忠诚度 ▽ *服务数量* 　门诊、急诊、住院患者情况 　经济效益、管理数量指标 ▽ *服务效果*

（三）医院运营绩效指标（表9-3）

△ 经济运营的平衡性与上年度
　　同期（年/季/月）比较

△ 可利用的现金周转情况与上年度
　　同期（年/季/月）比较

△ 对外负债占年利润比例与上年度
　　同期（年/季/月）比较

△ 职工福利与上年度同期（年/季/月）比较

△ 正常运转设备完好率占所有设备数与上年度
　　同期（年/季/月）比较

△ 同地区同级别医院收支利润状况与上年度
　　同期（年/季/月）比较

△ 医院绩效考核评价管理与薪酬情况与上年度
　　同期（年/季/月）比较

△ 医院药品欠款与上年度同期（年/季/月）比较

△ 医院建筑工程欠款与上年度同期（年/季/月）比较

△ 医院主要耗材欠款与上年度同期（年/季/月）比较

△ 医院往来账欠款还款与上年度同期（年/季/月）比较

△ 医院未来发展投资计划落实情况分析

（四）医疗市场占有率绩效指标（表9-4）

△ 医院提供卓越服务形式与理念程度与上年度
　　同期（年/季/月）比较

△ 收治患者疾病谱的范围扩展情况
　　与上年度同期（年/季/月）比较

△ 开展新手术、新技术、新业务情况
　　与上年度同期（年/季/月）比较

△ 患者药品品种\数量供应情况
　　与上年度同期（年/季/月）比较

△ 患者满意度、美誉度、安全感、忠诚度
　　与上年度同期（年/季/月）比较

△ 医院风险、危机、纠纷处理能力
　　与上年度同期（年/季/月）比较

△ 医疗缺陷事故处理能力与上年度
　　同期（年/季/月）比较

△ 专业科室患者的服务半径与上年度
　　同期（年/季/月）比较

△ 专业科室外省患者出院数与上年度
　　同期（年/季/月）比较

△ 患者离院后的跟踪服务情况与上年度
　　同期（年/季/月）比较

△ 员工之间、员工与患者之间沟通情况
　　与上年度同期（年/季/月）比较

表9-3　医院运营绩效核心理念

医院运营绩效核心理念
▽ 现代医院战略管理
▽ 现代医院愿景规划
▽ 现代医院服务使命
▽ 经济运营平衡状况
▽ 行政管理运营状况
▽ 医疗效率管理
▽ 人力资源管理
▽ 卫生资源配置与管理
▽ 药品设备与管理
▽ 营房建设与管理
▽ 环境绿化与管理
▽ 医院社会责任感

表9-4　医疗市场绩效核心理念

现代医疗市场绩效核心理念
▽ 市场变我也变
▽ 市场不变我也变
▽ 以市场为导向
▽ 以患者需求为导向
▽ 以医患和谐为导向
▽ 以绩效管理为导向
▽ 以医院科学发展为导向
以上7点是医院保证绩效管理可持续发展的前提

△ 医院与附近社区、所在城市的品牌口碑
　　与上年度同期（年/季/月）比较

（五）学习与创新绩效指标（表9-5）

△ 医院用于员工素质提高与培训经费投入
　　与上年度同期（年/季/月）比较

△ 医院员工持续学习能力评价指数
　　与上年度同期（年/季/月）比较

△ 医院员工岗位的服务创新能力评价
　　与上年度同期（年/季/月）比较

△ 科研成果的增加值与价值
　　与上年度同期（年/季/月）比较

△ 临床科室的承受风险能力评价与上年度同期（年/季/月）比较

△ 临床科室的流程化、规范化、细化管理能力评价与上年度同期（年/季/月）比较

△ 特色优势科室患者的日均床位占有数
　　与上年度同期（年/季/月）比较

△ 特色优势科室患者的服务半径与上年度同期（年/季/月）比较

△ 新技术的应用程度和深度与上年度同期（年/季/月）比较

△ 带教老师与临床医学生的数量和综合能力与上年度同期（年/季/月）比较

表 9-5　医院学习与创新核心理念

医院学习与创新核心理念
▽ 创建持续学习型医院
▽ 创建持续学习型科室
▽ 创建持续学习型班组
▽ 创建持续学习型个人
▽ 卓越服务创新
▽ 工作岗位创新
▽ 医患沟通创新
▽ 医疗技术创新
▽ 管理方法创新
▽ 学科建设创新
▽ 医院品牌创新
▽ 绩效管理创新
▽ 绩效考核创新
▽ 科学发展创新

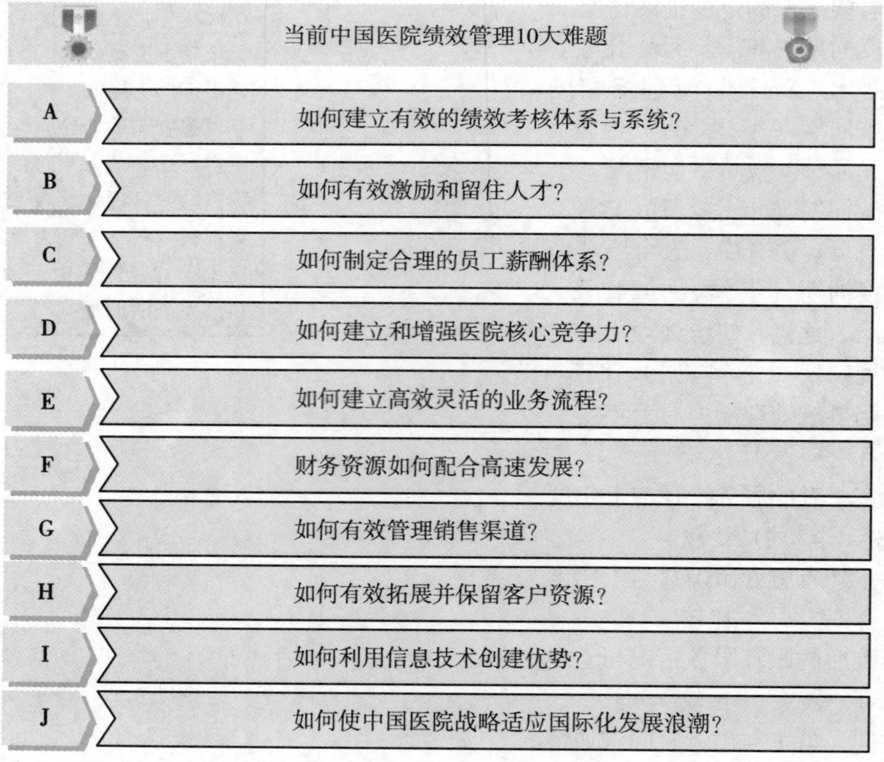

当前中国医院绩效管理10大难题

A　如何建立有效的绩效考核体系与系统？
B　如何有效激励和留住人才？
C　如何制定合理的员工薪酬体系？
D　如何建立和增强医院核心竞争力？
E　如何建立高效灵活的业务流程？
F　财务资源如何配合高速发展？
G　如何有效管理销售渠道？
H　如何有效拓展并保留客户资源？
I　如何利用信息技术创建优势？
J　如何使中国医院战略适应国际化发展浪潮？

图 9-4　当前中国医院绩效管理 10 大难题

△ 医院科室持续发展的能力预测与上年度同期（年/季/月）比较

△ 知名专家在本地区、省、全国、国际学术团体机构任职情况与上年度同期（年/季/月）比较

△ 知名专家的数量以及在本地区、省、全国、国际知名度与上年度同期（年/季/月）比较

△ 医院专科建设与品牌发展情况

△ 医院全部门、全过程、全员、绩效考核与评价情况

△ 医院医患关系、员工之间和谐情况

△ 医院廉政建设情况

△ 医院可持续发展评价研究的可行性以及落实情况（图9-4）

二、科室5项关键绩效考评指标

由于我国医院众多，不同的医院有不同的文化，不同的医院有不同的价值观，其绩效考核标准也千差万别，下面是1个5项关键绩效指标考核模板（表9-6）。

表9-6 某医院5项绩效指标考核模板

绩效考核项目	绩效考核内容	绩效结果程度									
		10	9	8	7	6	5	4	3	2	1
1 医风医德	尊重患者人格和权利程度										
	文明礼貌仪表端庄程度										
	遵纪守法廉洁行医程度										
	团结协作相互尊重程度										
2 顾客沟通	与科室领导沟通程度										
	跨科室沟通/同级沟通程度										
	解决医疗纠纷满意程度										
	医护沟通程度										
3 主要指标	科室成本控制满意程度										
	社保费用/医疗欠费控制										
	科室经济效益管理满意度										
	主要临床指标完成程度										
4 业务管理	科研工作完成程度										
	科室工作计划执行程度										
	科室信息反馈程度										
	工作分配和督促程度										
5 领导能力	科室有效授权程度										
	人才培养计划的实施程度										
	辅导和指导员工满意度										
	住院医师激励程度										

现代医院在具体绩效考评中，要根据自己的实际情况，可以增加考核项目和内容，也可以根据需要设计适合自己的考评结果。特别是定量指标要具体，操作性强，实事求是，能够反映医院和科室的绩效状况。定性指标大部分是满意率与满意度的考核内容，比如患者住院的满意程度，员工对领导的满意程度，处理问题的公平度，解决纠纷的满意度等。对于医院临床、护理、医技科室绩效考核指标

的设定是有一定的参考资料的，因为临床、护理、医技科室已实施奖金分配几十年。最困难的是医院的职能部门、机关绩效考核指标的设计，全国的医院职能部门、机关几乎没有可以考核绩效的定量指标，这是目前中国医院面对的绩效考核的难题。但是，这个问题正在被突破，北京卓越医院管理研究院就进行了几十家医院的职能部门、机关领导与普通员工的绩效考核标准的实践，并且在应用中取得了良好的效果，现在正在扩大实施的范围。

三、科室 7 项关键绩效考评指标

绩效考核 7 项指标是国际上通用的绩效关键绩效指标数量，即 7 项考核内容。

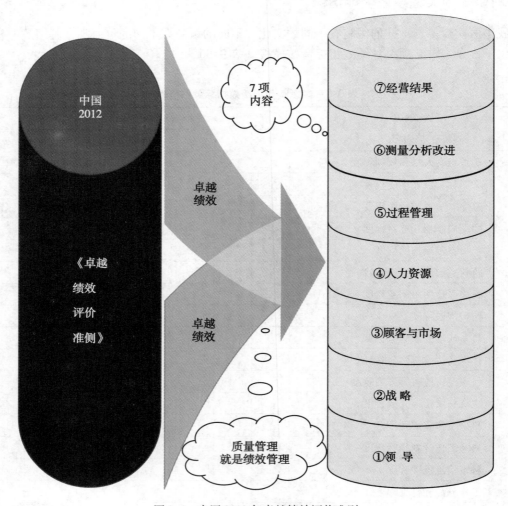

图 9-5　中国 2012 年卓越绩效评价准则

绩效考核的 7 项关键绩效指标就是指卓越绩效评价准则。因为绩效是质量管理的继续。质量管理就是绩效管理。这是因为：美国 1987 年 1 月 6 日通过了马尔科姆·波多里奇国家质量改进法案；1987 年 8 月，经美国质量协会和美国国家标准学会的努力，前美国总统里根批准了＜国家质量改进法＞提案，设立了以美国前商业部长波多里奇命名的美国国家质量奖；并于 1988 年 11 月正式公布了第一届质量奖得主名单得主。

中国于 2001 年启动了全国质量奖评审，2004 年 9 月国家标准《卓越绩效评价准则》B／T19580-2004 颁布实施，并于 2005 年 1 月 1 日正式实施《卓越绩效评价准则》作为评审标准。

我国的《卓越绩效评价准则》几乎和美国的《卓越绩效评价准则》完全一样，只是评价中的分值不同。这显示了我国的绩效管理已进入到国际管理水平。中国卓越绩效评价2012年新标准已公布（图9-5）。"美国鲍德里奇质量奖"1987年。"日本戴明质量奖"1951年实施。"欧洲质量奖标准"1992年实施。美国鲍德里奇质量奖，日本戴明质量奖，欧洲质量奖是著名的世界3大质量奖。我国已广泛实施绩效管理，无论是政府部门的公务员，还是企业、医院等都在实施绩效考核与管理，并且已成为企业追求卓越品质的最高标准。我国的企业是世界上实施绩效考核与管理最多的国家，现在全世界有90多个国家实施美国的卓越绩效管理评价标准（图9-6）。

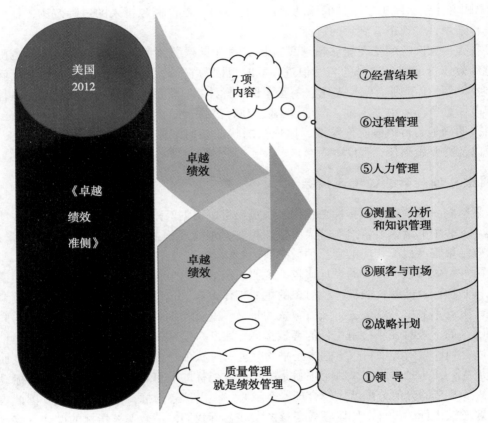

图9-6　美国2012年卓越绩效准则

美国国家质量奖标准被称为"卓越绩效准则"（criteria performance excellence，CPE），它已成为了经营管理的事实上的国际标准。美国的评价标准非常严格，获得美国国家质量奖企业得分在650～750分的水平，距离1000分还有很大的改进空间。《卓越绩效准则》被认为是美国超越日本经济并成就美国现代经济霸主地位的关键因素之一。

我国的《卓越绩效评价准则》显然不同于以往的TQM，它实际上是有机统一了世界各项管理工具的"一种综合的组织绩效管理方式"，它评价的是各类组织在追求卓越的过程中的管理质量。《卓越绩效评价准则》有助于各类组织应对当前挑战和复杂性。这种复杂性来自既要在现在产出成果又要有效地应对未来。体现了高层领导者所面对的特别的压力，体现了组织的而不只是技术的创新，还体现了对于高绩效企业的长期生存能力和可持续性的挑战。我国的《卓越绩效评价准则》是现代企业管理的百科全书。从管理理念上看，《卓越绩效评价准则》萃取了当今竞争环境下最为先进并最为适用的价值观。无论医院的规模和性质如何，这些价值观都或隐或现地被我们所接受和运用，特别是那些有着卓越绩效的医院。从管理手段上看，《卓越绩效评价准则》几乎集成了全部的现代化管理工具，而且明确指导医院如何从医院自身战略的高度有机地去运用它们。这些手段包括：ISO9000、ERP、BPR、6σ、知识管理、供应链管理、客户关系管理、学习型组织、职业生涯规划等等，《卓越绩效评价准则》甚至还明确规定了关键的测量指标和常用的辅助工具。只有管理者没有想到的，而没有《卓越绩效评价准则》遗漏的。医院管理者尽可以结合自身的需要，对诸多的手段加以选择，同时也有利于对医院执行层的工作提出要求。《卓越绩效评价准则》是一部一切为了管理实践的实用哲学。《卓越绩效评价准则》从实践中来、到实践中去，汇集和强调的是全球追求卓越的组织的最佳状态，而不是象牙塔式的管理理论，也并不刻意强调理论对实践的指导。《卓越绩效评价准则》的一切内容本身就是实践的结果，经过了无数的成功和失败的验证；它不加粉饰地强调"一切以顾客为中心"，强调顾客才是医院追求卓越的原动力；它计较每一单位资源投入的边际效用，最大限度地实现医院绩效和结果，实现患者满意的目标。

至今没有哪一家医院的管理能够超越我国制定的《卓越绩效评价准则》所涵盖的范围。这即是由于《卓越绩效评价准则》自身的与时俱进，同时也因为它最为关注的正是医院的成长问题。通俗地讲，《卓越绩效评价准则》就是先建立一套评价指标体系，然后按照这一尺度把某一具体的医院放在整个医疗市场竞争环境中去定位，衡量该医院与同行领先者的绩效差距。通过这一过程，《卓越绩效评价准则》明确地告诉该医院你是谁、你现在的状况如何？你在哪里、你将往何处去、需要做什么、怎么做以及需要做到什么程度等。

四、科室 9 项关键绩效考评指标

以下是某医院 9 项关键绩效指标考核内容，员工可以根据医院要求，发挥自己在医院绩效考核中的评判作用。下表中的绩效要素对医院大多数职位都是非常重要的。请你对这些绩效要素进行评价，并在表中绩效结果程度栏下相应的阿拉伯数字右边打钩"√"（表 9-7）。

以下是两种绩效考核指标表的设计比较，说明了绩效考核分值、权重的重要性。我们说，关键绩效指标就是核心指标，能够代表被考核对象的主要工作内容、价值取向、绩效结果。绩效考核指标的主要工作设计重点不突出，就失去了绩效考核的意义。这就是绩效考核指标中的权重的导向问题、权重的引导问题。如下表对临床科室主任的考核指标。表 9-8 是考核指标权重没有重心的典型例子，在表 9-8 中可以看到，表内的项目权重基本是平均分配，考核项目之间的分值差距不大，该加大分值的项目而没有加大，几乎是看不出来哪个项目是关键绩效指标的项目。这样的绩效考核指标设计得再好也是失败的。表 9-9 的分值分配就比较合理，有重心、突出核心指标，抓住了要点，因此表 9-9 是比较成功的绩效考核指标的设计。医院绩效考核的实践告诉我们，绩效考核指标的设计，权重是非常重要的。该加大分值的项目必须加大，该减少的分值项目必须减少，这样才能最大限度地发挥绩效考核的作用，才能把我们的中心工作做好。无论怎样设计绩效考核指标，患者的满意度是重点，质量管理是重点，经济效益是重点，医院科室发展是重点，绩效结果是重点。为了照顾到各方面的工作都在考核范围之内，次要指标也要包括进去，否则，该干的工作就没有人再去干了，这就只有在指标的分值上进行区分了。除此之外，医院绩效考核要始终考虑指标的认同性，指标的可操作性，这是必须讲清楚的。

表9-7 某医院九项绩效指标考核模板

绩 效维 度	绩效结果程度				
员工绩效9项关键指标或纬度量表评定法					
	卓越	优秀	良好	一般	较差
1 技术水平	5	4	3	2	1
2 患者满意	5	4	3	2	1
3 遵章守纪	5	4	3	2	1
4 执行能力	5	4	3	2	1
5 质量绩效	5	4	3	2	1
6 团队精神	5	4	3	2	1
7 服务能力	5	4	3	2	1
8 学习创新	5	4	3	2	1
9 解决问题	5	4	3	2	1

表9-8 某医院9项绩效指标考核模板

绩效考评内容	权重
1 经济效益	10%
2 患者满意	10%
3 质量管理	10%
4 成本控制	10%
5 科研管理	10%
6 学习创新	5%
7 员工培养	10%
8 团队精神	5%
9 绩效结果	10%

表9-9 某医院9项绩效指标考核模板

关键指标	绩效考评内容	权重
核心指标	1 经济效益	20%
	2 患者满意	20%
	3 绩效结果	25%
调节指标	4 质量管理	10%
	5 成本控制	5%
	6 科研管理	5%
	7 学习创新	5%
	8 员工培养	5%
	9 团队精神	5%

上表9-8 缺乏靶心，没有核心目标，权重的合理性值得质疑，指标成为可选择和分散的考核内容，没有突出核心指标，给科室、员工的导向性不明确，从而对科室和员工没有激励性，也失去了绩效考核的意义。

上表9-9 考核指标的比重设计即"靶心模式"一看就明白。设计3个核心靶心指标，充分贯彻医院绩效管理的导向意图，靶心指标作为主要准备，调节指标包括了目前医院、科室的主要工作面，是比较成功的。

　　权重是现代医院绩效考评中的重要元素，甚至有时是决定绩效考核成败的重要原因之一。在订立绩效目标及进行绩效考核时，应考虑某职位的任职者是否能控制该指标的结果，如果任职者不能控制，则该项指标就不能作为任职者的业绩衡量指标。比如，医院跨部门、跨科室指标就不能作为普通员工的考核指标，因为员工没有资源支配权，而应作为部门领导、科室领导或更高层主管的考核指标，相应的科学指标的权重也就依据实际情况决定。绩效管理是管理者与员工双方就目标及如何实现目标达成共识的过程，以及增强员工成功地达到目标的管理方法。管理者给下属订立工作目标的依据来自部门、科室的 KPI，部门、科室的 KPI 来自医院的 KPI，医院的 KPI 来自以往和上年度指标中的 KPI 的参考的结果。这样才能保证每个职位都是按照医院绩效要求的方向去努力。

五、科室多项绩效管理考评指标

现代医院绩效管理是一项系统工程，不仅要求客观、合理地评价科室和每个人的工作，还要全面地考虑绩效管理的各个环节，所以必须要做好绩效管理指标的设计工作。就目前来看，医院有 3 项关键绩效指标，医院有 4 项关键绩效指标，医院有 5 项关键绩效指标，医院有 6 项关键绩效指标，医院有 7 项关键绩效指标，医院有 8 项关键绩效指标，医院有 9 项关键绩效指标。也有根据医院床位规模、人员、传统指标方法，设计的多项绩效管理指标。多项绩效管理指标主要指 10 项以上指标。也有设计 10 项以上指标，需要注意以下几个问题。

一是充分考虑绩效管理与医院发展战略的一致性，将综合医院，专科医院充分考虑，如专科建设、特色疗法、临床路径、人才培养等内容也融入考核体系中进行评价，突出本医院的特色，对同类医院具有较强的代表性和参考价值；二是绩效管理与目标管理、分类管理相结合。将绩效管理理念与医院原有的岗位目标责任管理和科室业绩评价办法相结合，既保持了原有管理办法的合理因素，又在新的起点上有所发展和突破。体现了管理水平螺旋式上升的规律，具有较好的推广应用前景；三是在设计绩效评价指标时要与医院的具体情况相结合。根据综合性医院、专科医院的特点，必须从医疗、护理、医技、教学、科研、预防、康复、应急、帮带等多个维度进行一级指标的设计，然后进行细化，从而能够全面评价科室的各项工作，体现绩效管理的公平性、合理性和客观性；四是设计绩效评价指标时要与科室的具体情况相结合。为使绩效评价体系对科室的综合评价具有科学性、合理性和可操作性，我们既考虑到临床科室、护理、医技科室、职能部门和研究科室在学科职能及管理内容的一致性和特殊性，又兼顾某些评价项目和内容存在不可比性，评价体系按照主要评价项目一致，不同科室分别评价的原则进行评价，分别就临床科室、护理、医技科室、职能部门和研究科室分类评价，真正体现医院绩效考核的特点和规律性。

第十章　现代医院卓越绩效机关标准

为了进一步深入贯彻落实科学发展观，提高医院现代化管理水平，建立健全科学的服务体系，逐步完善绩效分配激励和管理机制，提升医院核心竞争力，充分发挥每位员工的主动性、积极性和创造性，保持医院可持续发展速度。从而使医院发展质量越来越高，发展空间越来越大，发展道路越来越宽。根据有关规定，结合医院实际情况，制订某省医科大学第一附属医院职能部门绩效考评标准与管理实施方案。

第一节　绩效考核意义

一、绩效考核标准与管理的意义

绩效考核与管理的意义，①提高计划管理的有效性。在绩效计划阶段，通过目标的层层分解，实现信息有效的向下传递，从而使得部门、科室和员工的努力与医院的发展相协同，促进医院目标的达成。通过绩效反馈体系的建设，能保证计划的实施过程中及时地反馈信息并对计划进行及时地调整，对绩效的实施进行有效的管理。在绩效评估阶段，对绩效计划的实施结果进行准确的评估，并找出差距，分析原因，以利于对计划管理的改善；②提高各级管理者的管理水平。绩效管理的制度性要求强迫部门主管、科室主任必须制定工作计划目标，必须对员工的工作做出评价，必须与下属充分的讨论工作绩效，并帮助下属提高绩效。通过制度化方法来规范每一位管理者的行为，从而有效提升管理者管理技能；③暴露医院、科室的管理问题。绩效管理过程中可以暴露出许多问题，如评估数据的获得、管理者的沟通技巧、目标制定的有效性、职责设置的清晰度和有效性等，而问题的暴露也会使医院找到其管理的方向；④强化医院的聚焦能力、执行能力，提高医院快速反应能力。绩效管理与目标管理相结合，通过确定医院、部门、科室和员工个人的工作目标，确定医院、部门、科室和员工个人的聚焦主题，并借助早会、科务会、医院中层干部会、患者征求意见会、满意度调查表等行政手段，对绩效目标实施过程进行有效的控制，以强化医院的聚焦能力和执行能力，并进而提高医院整体快速反应能力；⑤理顺医院分配机制。通过绩效考核与管理，使多劳多得的劳动原则变为现实，鼓励有绩效的科室与个人合理获得薪酬；⑥适应时代与环境的发展及其变化。医院要发展须适应患者的不断增长的需求，最终使患者满意，医院发展。

二、绩效考核标准与管理的目的

①建立医院绩效价值战略导向的经营管理机制，形成领导与群众目标一致的共同价值取向和健康向上的医院文化体系；②完善以绩效管理为中心，促进上下沟通和各部门间的相互协作、全员参与的能级放大型现代医院管理模式；③通过客观评价员工工作绩效，强化管理效能，规范工作流程，不断提升医院的整体绩效，保证医院可持续发展速度。

三、绩效考核标准与管理的对象

现代医院全体员工。

四、绩效考核标准与管理的原则

①以提升医院综合绩效为导向，以顾客满意为中心，加快医院发展步伐；②以激发和提高员工工

作热情为基点，不断提高员工的整体素质；③定性与定量考评相结合；④多角度综合绩效考评，以部门、科室、班组考核为核心，关注员工岗位绩效；⑤绩效考核标准统一与个性化相结合的原则；⑥公开、公平、公正。

五、绩效考核标准与管理的应用

①部门、科室员工每月绩效奖金分配；②职务晋升参考；③岗位调动；④员工培训依据之一；⑤员工职业生涯设计参考；⑥增强员工职业荣誉感和事业心。

第二节　绩效考核组织

一、绩效考核标准与管理机构的组成

（一）成立医院绩效考评组织

医院成立"绩效考评与管理工作委员会"（简称"绩效考评委员会"，下同）。设主任1名，副主任若干名，成员由医院领导、若干名职能部门、科室的正职管理人员担任。

（二）成立院级绩效考评办公室

绩效考评委员会下设医院绩效考评管理办公室（简称"绩效考评办"，下同），作为绩效管理工作具体组织执行的常设办事机构，设办公室主任1名，副主任和成员若干名。

（三）成立科室级绩效考核小组

成立以科室、部门为单位的绩效考评管理小组（简称"科室级绩效考评小组"，下同），原则上二级医院不少于3人，三级医院不少于5人。由科室（科长、主任、部长）正职担任组长，1名副职和数名普通管理人员组成。

二、绩效考核标准与管理组织和职责

按照医院绩效工作计划，为了加强领导和管理，确保医院岗位绩效考评与管理工作的扎实推进，应该成立医院绩效考评与管理工作委员会、办公室和部门、科室甚至班组绩效考评领导小组。如图10-1所示。

（一）成立绩效考评与管理委员会

1. 院级绩效考评委员会主要职责（医院级绩效战略层）。总的职责是：负责医院绩效考评与管理工作的组织领导和资源配置；决定绩效考评与管理的重大事项，制定绩效考核标准等。包括对岗位绩效考评与管理的科室范围、目标、内容、时间进度、实施的宏观管理、岗位定编、岗位考核标准体系的确定等。具体是：①医院绩效战略决策制订；②部门、科室领导的定性与定量绩效标准最终考评权；③员工考评申诉的最终处理权；④绩效考评结果的最终审批权。

2. 成立院级绩效考评办公室（医院级绩效战术管理层）。总的职责是：在医院绩效考评委员会的领导下，具体负责医院绩效考评标准与管理工作的制定、实施、检查、总结、完善等工作。①对绩效考评各项工作进行培训与指导，考核过程进行监督与检查；②组织实施对部门领导的绩效考评工作，汇总统计所有人员考核评分结果；③对各部门、科室月度绩效考评工作情况进行指导、督促、通报；④协调、处理各级人员关于绩效考评申诉的具体工作；⑤对绩效考评过程中的不规范行为进行纠正、指导与奖惩；⑥建立健全员工绩效考评档案，作为薪酬调整、职务升降、岗位调动、人员培训、评先评优、奖惩等依据。

（二）成立科室级绩效考评小组

设在医院职能部门的科室、部门、办公室等。

科室（办公室、科室、部门）绩效考评小组组成成员：

● **组 长**：主任或科长。

成 员：主任、副主任（副科长、副部长）、护士长、医生、护士、干事等。

总的职责是：绩效考评部门（科室）主要是绩效管理与沟通的职责（科室级绩效管理考评操作层）。

（1）负责本部门、科室、办公室绩效考评工作的整体组织及监督、检查和管理工作。

（2）负责帮助本部门员工按照定性与定量绩效考评指标制定实施细则。

（3）负责本部门员工的绩效考评评分、考核结果反馈，并帮助员工制定改进计划。

（4）负责本部门、科室绩效工作的过程等统计工作。

（5）负责本部门、科室绩效工作与相关科室部门的协调与沟通。

（6）负责本部门、科室绩效工作的阶段性总结。

（7）负责本部门、科室绩效工作的指标修改与完善工作。

（8）负责处理本部门、科室关于绩效考评工作的申诉与处理等工作。

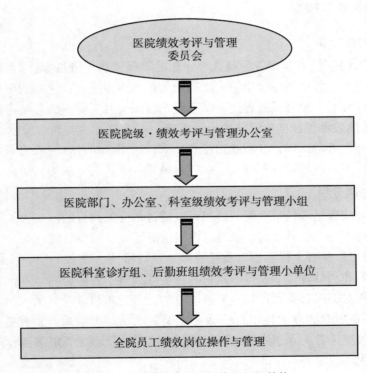

图 10-1 医院绩效考评与管理组织结构

第三节 绩效考核内容

一、绩效考核标准的要求

（一）重要性

每一项一级绩效考评指标选择对医院收益、价值影响较大的指标分值，三级医院一级指标以 5 ~ 7 条为好，即关键绩效指标，也可视医院规模及具体情况定期增减。

（二）挑战性

绩效考评指标值不宜过低，力求接近实际，并具有一定的挑战性。

（三）一致性

各层次指标应保持一致，下一级指标以分解、完成上一级指标为基准。

（四）民主集中性

所有绩效考评指标（实施细则）的制定均应由上下级人员共同商定，绩效考评工作必须贯彻"全员参与"的原则。小组考核与管理的民主性是为了员工更好地执行绩效考评标准。特别是医院的中层领导干部必须参与绩效考核标准的制定、讨论、修改与完善，这样中层领导干部在执行时能够落实到位。凡是绩效考核与管理进行不好的医院，主要是不能民主，不能培训民主，不能制定绩效标准民主，不能考核流程民主，不能考核结果民主等。绩效考核与管理的民主是过程中的民主，是绩效考核的民主，是绩效考核后报酬兑现的民主，更是员工岗位绩效管理的民主，更是绩效考核标准与管理方法持续改进的民主。

二、绩效考核标准和指标

（一）绩效考评的指标项

1. 医院职能部门（机关）、科室领导绩效考评标准与管理的一级指标：①领导能力与执行能力；②工作流程、数量、质量、效率与持续学习；③职业道德和廉政建设；④团队精神和沟通协调；⑤社会责任和环境意识；⑥顾客、患者满意程度；⑦业绩与结果。共7类一级考核指标。

2. 医院普通员工绩效考评标准与管理的一级指标：①工作能力与岗位要求；②工作流程、工作数量、工作质量、效率、劳动纪律；③职业道德和品质；④团队精神、沟通协调与持续学习；⑤社会责任与环境意识；⑥顾客、患者满意程度；⑦业绩与结果。共7类一级考核指标。

（二）绩效考评加减分项

对于个别特别重要或者是非经常出现的情况可以通过加分或扣分的方式来加强考评的力度及灵活性。每项加分、扣分在10～500分之间，也可以根据情况增加、减少分数。

1. 加分项：①对医院核心工作流程、质量管理、经济管理、教学工作、科研管理工作提出合理化建议，并有重大绩效和贡献者；②获得国家级和卫生厅级前3名荣誉称号者；③获得国家、省、市科研成果前3位者；④对医院有重大良好影响事件（如抢救危重患者等）的人员。

2. 扣分项：①不良影响的政治性事件；②违反医院重要制度后果严重并造成医院重大损失者；③重大医疗、行政事故责任者；④违法违纪影响极坏者；⑤违反明文规定条例者；⑥主管、主办的工作损失严重、影响较大者，等等。

三、绩效考核标准的权重

绩效考评的每一项的权重表示单个考核指标在考评标准体系中的相对重要程度，如某项指标分值是30分（满分100分），就是说明该项指标在整个考评体系项目中占30%的分量。具体权重见职能部门、科室绩效考评标准附表。

四、绩效考核标准的完善

根据医院战略发展要求和最大限度地提升员工绩效的原则，绩效考评标准的指标、权重的修订和完善是动态的，指标的项目数量可以增减、指标的项目分数可以增减、权重的比例可以结合指标的重要性进行调整，原则上每年最少调整、修订、完善1次。绩效考核标准的完善总的原则是，大家有意见，并经过相应领导的批准就可以修改和完善；小的问题及时改，中等问题随时改，大问题研究讨论后改。

第四节 绩效考核周期

一、绩效考核标准与管理记录

职能部门、机关建立日常绩效工作记录簿，作为考评员工评分依据，便于考评和最终分数核实，其直接上级同时负责提供相关考评数据。

二、绩效考核标准与管理评定

通过各项指标计算和考评评分，得到被考评人的个人综合绩效得分并依据得分多少自然排序，作为绩效考评结果用途依据。

三、绩效考核标准与管理周期

我国医院一般实行月度绩效考评，即每月绩效考评 1 次。

（1）部门绩效考评小组每月 10 日前完成上月基本考评资料的收集、汇总、整理工作。

（2）医院绩效考评办公室每月 15 日前完成上月所有绩效考评的一切资料、信息汇总、核实工作，交医院绩效委员会审批。

（3）医院绩效考评委员会于每月 15~20 日前对绩效考评办提供的绩效考评结果作出最后决定。并在每月 20 日前兑现上月绩效考评结果，发放员工的绩效奖金。

对有意见员工书面文字交绩效考评办并在 5~10 个工作日内答复办理完毕相关事宜。

第五节 绩效考核实施

一、绩效考核标准与管理范围

1. **员工月度绩效考评**：主要对员工的三级绩效考评指标具体实际工作内容进行综合考评评价。

2. **员工当月工作相关情况**：对当月在医院工作时间不满 2 周或有其他特殊原因的员工，经绩效考评委员会批准可以不参加月度考评，按医院相关制度、规定执行。

二、绩效考核标准分级与分值

1. **职能部门、科室绩效考评分值**：一般绩效考评标准分机关与科室领导和科室员工绩效考评标准。机关与科室领导领导考评标准 1000 分，员工绩效考评标准 1000 分。

2. **科室员工绩效考评指标分级**：如某省级三甲医院一般绩效考评标准分为一级指标、二级指标、三级指标。①科室领导绩效考评指标一级指标 7 项，二级指标 16 项，三级指标 31 项。三级指标 31 项，其中定性指标 15 项，占 48.4%，定量指标 16 项，占 51.6%；②科室员工绩效考评指标一级指标 7 项，二级指标 17 项，三级指标 33 项。三级指标 33 项，其中定性指标 17 项，占 51.5%，定量指标 16 项，占 48.5%（见本书正文书后附录表格）。

三、绩效考核标准结果的分级

医院员工绩效考评结果分四个程度：卓越、优秀、良好、一般。

1. **"卓越"**：卓越领导或员工是指工作明显超过了绩效考评标准规定的全面要求，工作业绩相当突出。表中分值是该测评表中某项测评分值的最高级别，指员工在岗位工作中创造性地、出色地完成本职工作，没有任何差错，领导和群众全满意；另外又对医院做出了特殊的"贡献"。特殊贡献指①

员工获得省以上高档次的科研成果；②国际"SCI"杂志发表的重要文章；③成功预防医院、科室重大风险、危机者；④获得省以上荣誉称号者；⑤在为患者服务中，业务、技术、服务革新项目显著并经医院评定有突出贡献者；⑥在临床、医技、教学工作中，带教学生、实习生、进修生成绩卓越者。卓越贡献者的奖励分数由医院另行研究决定。

2. "优秀"：优秀是介于卓越与良好之间，经常达到医院高绩效要求，很少出错。表中的分值是该测评表某项测评分值的满分，每个员工只要努力工作，完成岗位任务，没有差错，就可以得满分。本绩效考评办法设计科室员工85%~90%的人每月可以获得满分。

3. "良好"：良好是能够达到标准特征的基本要求，能够达到医院一般业绩要求。表中分值依据员工岗位工作情况得分多少较优秀者分数少。

4. "一般"：一般是员工在岗位上充分发挥自己的能力，但是在完成标准方面还有待改进，没有达到医院的业绩标准或者远远低于医院的绩效要求。是测评表中某项指标分值满分的60%以上。医院绩效考评办公室人员负责考评科室领导并填写定量指标评价结果。定量指标由医院考评办人员直接到科室与科长、主任等领导面对面检查打分，并记录在绩效考评表得分栏内；定性指标由中层领导干部考评者在绩效考评表的"科室领导绩效考评满意度测评的满意度测评程度栏内打分；定性指标和定量指标测评完后的分值结果由医院绩效考评办公室人员填入绩效考评表相应栏内并合计得分；绩效考评指标中的第7项中的门诊、出院患者、医疗毛收入数据以及有关数据指标由医院相关部门于每月的10日前将上月绩效情况提供给医院绩效考评办公室。

四、绩效考核奖金的计算公式

1. **员工月度绩效考评的具体得分计算公式总业绩**：员工月度绩效考评得分 = 定量考评得分 + 定性考评得分 + 加、减分项得分

2. **医院绩效奖金计算公式与举例**：举例：医院2012年3月份，全院人员每人平均奖是3000元。职能部门王干事岗位系数是1.2，当月绩效总得分960分（其中定量考评得分700分，满意度测评得分260分）。那么，王干事绩效奖金的计算办法（3种计算方法）：

(1) **员工当月绩效奖金公式**：医院当月平均奖数额 × 员工岗位系数 × 员工绩效考评得分 ÷ 调节系数 = 员工当月实得的绩效奖金数额。那么，职能部门王干事当月绩效奖金 = 3000元 × 1.2 × 960 ÷ 1000 = 3456元

(2) **员工当月绩效奖金公式**：（平均奖数额 ÷ 1000）× 员工岗位系数 × 员工绩效考评得分 = 员工当月实得的绩效奖金数额。那么，王干事绩效奖金 = （3000 ÷ 1000）× 1.2 × 960 = 3456元。

(3) **员工当月绩效奖金公式**：全院当月预发绩效奖金总额 ÷ 全院员工绩效考评得分总和 × 员工岗位系数 × 员工绩效考评得分 = 员工当月实得的绩效奖金数额。

● 第三种公式为最合理的计算公式，但计算工作量相对大（每月要核实、累计全院人员实际绩效考评得分总数），成本较大，采用者较少。

五、绩效考核标准结果的兑现

月度绩效考评结果作为员工晋升、淘汰、评聘、岗位调整以及计算月度绩效奖金、培训的依据，同时作为年度评先评优的重要依据。依据绩效考评结果的不同，医院对考评的每位员工绩效结果依据相应的条款给予不同的处理，一般有以下几类：

1. **职务升降**：如某员工连续一年每一个月度考评为"卓越"的员工，优先列为职务晋升对象。连续半年或者一年月度考评一般的员工应该考虑加强在职培训、调岗或安排相应更加合适的工作。考评结果由相关部门记录，以备应用。

2. **工资升降**：具体情况由医院绩效考评委员会依据有关文件决定。

3. **月度绩效奖金分配**：在月度绩效奖金分配时，不同的绩效考评结果对应不同的岗位系数。具

体见相关规定的详细标准和说明。

4. **岗位调整**：员工岗位是根据医院、科室的任务设定的，又是依据人员胜任能力测评结果随时调整的，绩效考评结果就是岗位调整的主要依据之一。

每年的绩效考评结果由医院绩效考评委员会依据有关规定或研究另行相关奖惩办法。

第六节　人员岗位系数

一、院级领导岗位系数

如某医院的绩效奖金分配系数。①正院级领导，全院前6名科室人均绩效奖金乘以分配系数4；②副院级领导，全院前6名科室人均绩效奖金乘以分配系数2。需要特别提示的是，每个医院都有自己的员工奖金分配系数，必须结合医院实际情况决定绩效奖金分配系数。

绩效奖金分配系数必须因地制宜，不同的区域、不同的城市、相同的城市不同的医院、相同的医院不同的城市、相同的医院不同的文化背景，人们对绩效奖金系数的接收程度是不同的，这一点必须清楚，才能制定适合自己医院的绩效奖金分配系数。

二、机关、科室领导岗位系数

取消平均奖，按需定编定岗，按岗位绩效考评得分、岗位系数核定绩效奖金。

1. **机关、科室正、副主任（主任、科长）岗位**：正职1.5，副职1.2。享受同等级别岗位待遇的人员，取现职、现岗与享受级别职务分配系数的平均数。

2. **行政岗位分级**：主任科员（1～3级）1.08，副主任科员（1～3级）0.8，科员（1～3级）0.7，办事员（1～3级）0.5。

3. **行政科室、临床、医技科室业务岗位职称**：符合业务岗位需要的专业人员可按职称核发绩效奖金，正高1.3，副高1.1，中级1.0，初级0.75，初初级0.6。

4. **行政聘用按岗位定薪人员**：（1～3级）0.6～0.4。

三、机关三级科室计算

1. **某三级医院门诊、急诊收费处**：门诊收费处按收费总额计算，门诊收入总额提千分之二，再进行成本核算、参加绩效考核，结余为科室绩效奖金。（现行方案按收入的2‰计提，手工发票按4.4元/本计算工作量奖励，电脑发票1000人次按150元/本计算）。

2. **某三级医院住院处**：住院收费处按住院收费总额计算，住院收入总额提1‰，再进行成本核算、参加绩效考核，结余为科室绩效奖金（住院处二级分配方案：个人奖金＝岗位基数＋工作量＋个人技术奖金±绩效考评分数）。

3. **某三级医院设备修理组**：对设备修理组的绩效奖金采取工作量、内部价格计算的修理费以及质量、效率等考评指标相结合的方式。（在没法确定工作量以及工作量大小的情况下，参照下列方法：应发绩效奖金＝科室定编定岗人数×核算科室绩效奖金平均数×分配系数1）

4. **汽车班**：医院办公室派车单计算行车公里数核算，根据前三年成本支出制定的成本控制目标，节约金额奖励50%，参加绩效考核。

5. **水电组及电梯维修**：在没法确定工作量以及工作量大小的情况下，参照下列方法：应发绩效奖金＝科室定编定岗人数×核算科室绩效奖金平均数×分配系数1。

6. **电话室、水站、后勤仓库、门卫等**：应发效益奖金＝科室定编定岗人数×核算科室效益奖金平均数×分配系数1。

四、机关班组岗位系数

探视处绩效系数（0.7），收发室绩效系数1.0，医德医风下病房考评调查组绩效系数1.0等，按定编定岗岗位人数及分配系数发放，不按职称，所有人员一律参加绩效考核。

有些班组的绩效奖金分配系数确实是非常难制定的，要结合具体情况具体分析，具体工作具体制定。

第七节 员工申诉处理

一、绩效考评后员工申诉受理组织

被考评人如对绩效考评结果持有异议，可以采取书面形式逐级向绩效考评相关部门申诉。医院绩效考评委员会是员工考评申诉的最终处理机构。绩效考评办是绩效委员会的日常办事机构，部门绩效考评小组负责并承担本部门员工绩效考评的日常申诉与管理工作。一般员工申诉原则上由所在部门绩效考评小组解决、处理，必要时申诉到医院绩效考评办公室，经过医院绩效考评办公室处理不了的申诉事项可申诉到医院绩效考评委员会解决。部门、科室、办公室领导人代表科室申诉可以书面申请到绩效考评办公室，绩效考评办公室负责调查协调，提出建议，必要时部门、科室、办公室领导人直接到医院绩效考评委员会找有关医院领导沟通解决。

二、绩效考评后员工提交申诉内容

员工以书面形式向部门绩效考评小组或绩效考评办提交申诉书。申诉书内容包括：申诉人姓名、部门、申诉事项、申诉理由、建议解决办法等。

三、绩效考评后员工申诉受理流程

1. **职能部门、科室申诉处理**：部门、科室绩效考评小组或绩效考评办接到员工申诉后，应在3~7个工作日做出是否受理的答复。对于申诉事项无客观事实依据，而且没有书面申诉书，仅凭主观臆断的口头申诉一般不予受理，但是要给申诉人解释清楚。

2. **医院绩效考评办申诉处理**：医院绩效考评办公室受理的部门员工申诉事件，首先由绩效考评办对其申诉内容进行调查，然后与员工所在部门负责领导进行协调、沟通，不能协调的，绩效考评办上报绩效委员会处理。绩效委员会受理的部门领导申诉事件，由绩效委员会对其申诉内容进行调查，然后与申诉人或者其领导进行协调、沟通与解决。

3. **申诉处理答复**：绩效考评办应在接到申诉申请书的5~10个工作日内明确答复申诉人；绩效考评办不能解决的申诉，应及时上报绩效考评委员会处理，并将进展情况告知申诉人。医院绩效考评委员会在接到申诉处理记录后，7个工作日内必须就申诉的内容组织审查，并在10~15个工作日内就处理结果通知申诉人。

绩效考核与管理申诉流程是医院绩效管理的关键，只有把绩效考核后的员工申诉流程搞好了，员工对绩效考核的意见就有了发散渠道，就能及时解决员工的绩效考核问题。哪个医院不重视员工绩效考核申诉流程，那个医院的绩效考核与管理工作就不会顺利。员工绩效考核问题的申诉更重要的是医院、科室必须有员工申诉信息反馈机制，才能有好的结果。

第八节 绩效考核细节

一、了解绩效考评标准的基本情况

结合医院实际情况，制定医院职能部门、科室领导和员工的卓越绩效考评标准。在制定标准过程中，医院绩效考评办成员、职能部门、科室领导、医院相关领导也一起参加讨论、修改和完善。到目前为止，实施绩效考核与管理的医院的绩效考核标准需要修改数次或数十次，要经过从繁到简的过程，指标内容也要多次调整，比如绩效考核从理论性用词偏多必须改为通俗用词。标准的制定从最初一稿的三级指标数 10 项，可以减少到职能部门、科室领导三级指标指标合适数量项。根据考核需要，仍然要依据定性和定量指标比例，制定定性指标"满意度测评表"和定量指标表测评表的合适内容。

二、建立院科两级绩效考评的组织

能级管理是现代医院管理的重要内容，绩效考评也应按照能级管理原则进行。医院越大、床位越多、人员越多，越需要实施能级管理，这是现代医院管理的特点，也是流程再造与管理扁平化的要求。"院、科"两级绩效考评卓越绩效标准就是以此原则制定的。

"院、科"两级绩效考评标准首先要建立院、科两级绩效考评机构，即"医院绩效考评管理委员会"和"科室、部门绩效考评小组"。"医院绩效考评管理委员会"负责组织考评中层领导干部（职能部门科长、主任、部长等，临床科室、医技科室主任和护士长以及相应的领导），部门绩效考评小组负责本科室、本办公室、本部门的员工绩效考评工作。建立这样的机制考核组织有以下好处：分级绩效考评可以尽量减少考评时间和对正常工作的影响，节约绩效考评与绩效管理成本。而且绩效考评的最底层员工的工作，只有科室人员最清楚他们的工作，所以，科室对普通员工实施绩效考评最合适；上级管理下级，上级考评下级符合现代医院组织管理的授权原则；部门、科室绩效考评小组与员工密切接触，非常了解考评情况且便于实施考评；医院绩效考评委员会负责部门领导的考评，考评范围小，容易实施。院、科门两级绩效考评结果数据都汇总到绩效考评办进行统计、反馈，绩效考评委员会审批后再移交财务核算发放绩效奖金，流程规范、工作效率高。

三、明白领导与员工绩效内容区别

我们制定了近百家医院科室、职能部门领导与员工两个综合绩效标准考评总表，同时相对应的制定了定性指标满意度测评表二、定量指标测评表三，即职能部门、科室领导考评是 3 页表格，职能部门、科室员工考评也是 3 页表格。

1. **相同点**：这两个综合绩效考评表都由 7 项一级标准指标组成，部门、科室领导与普通员工考评标准模式基本一样。一级考评指标 7 项内容，均按 1000 分值考评。

2. **职能部门、科室领导绩效考评一级指标组成**：①领导能力与执行能力；②工作流程、工作数量、工作质量、持续学习；③职业道德、廉政建设；④团队精神、协调沟通；⑤社会责任、环境意识；⑥顾客满意；⑦业绩与结果。

3. **职能部门、科室员工绩效考评一级指标组成**：①工作能力与岗位要求；②工作流程、工作效率、工作质量、劳动纪律；③职业道德、廉政建设；④团队精神、协调沟通、持续学习；⑤社会责任、环境意识；⑥顾客满意；⑦业绩与结果。

4. **不同点**：医院职能部门、科室领导的绩效考评指标重点是领导力和执行力，强调的是沟通协调能力和部门的管理水平等。部门、科室员工指标重点是工作任务的执行力，岗位工作与要求，医院制度、规定执行情况，岗位服务、团队沟通能力，强调的是具体的岗位操作能力和劳动纪律等。

四、确定定性定量的绩效考评标准

1. **定性指标：** 由于职能部门工作内容多而且复杂，但是定量工作相对较少，因此，对工作能力、顾客满意度、团队精神、职业道德等指标采用了定性考评的方式。定性指标的考评，主要是采取360°考评法。考评时可借助医院召开的各种会议考评，也可以利用电子信箱每月的下旬把要考评的表格发给测评者，一周内由测评者发回绩效考评办公室指定的电子信箱内，由医院绩效考评办公室整理。就是召开中层领导干部会议也只需抽出 5~10 分钟时间就可以完成，如医院部门领导会议、全院周会等。这样的会议一般有院领导、部门领导、临床、医技科室领导参加，考核起来比较方便。每月只需 1 次。

2. **定量指标：** 我们制定了定量指标测评表，主要对工作计划、工作效率、质量、投诉、差错、门诊量、出院量、医疗收入等采用了定量考评的办法。定量考评由绩效考评办组织相关人员对部门领导现场考核；部门绩效考评小组对员工进行考评。医院门诊和患者出院毛收入等资料信息则有相关部门提供（图 10-2、图 10-3）。

比如职能部门领导考评的一级指标中的第 7 项定量的考评是：7.1 a. 全院当月门诊患者就诊量达到去年同月门诊患者量平均上升幅度得满分 20 分（比如，2011 年门诊患者就诊数量较 2010 年增加 15%，2011 的该项指标是，2010 年月均门诊数量加上 15%。2011 年某月门诊数量达到这个指标，该项得满分。方法下同），下降 1% 扣 2 分，上升 1% 加 1 分。7.1 b. 全院当月住院患者出院量达到去年同月住院患者出院量平均上升幅度得满分 20 分，下降 1% 扣 2 分，上升 1% 加 1 分。7.2 a. 全院当月医疗质量达到去年同月医疗质量平均值得满分 50 分，下降 1% 扣 2 分，上升 1% 加 1 分；7.2 b. 全院当月安全无事故得满分 30 分，经过医疗行政部门鉴定的行政、医疗、政治一级事故扣 15 分，二等事故扣 10 分，三等事故扣 3 分，引起患者家属堵门、打、砸等严重医疗纠纷扣 100 分；7.3 全院当月医疗毛收入达到去年同月收入平均上升幅度达满分 80 分，下降 1% 扣 2 分，上升 1% 加 1 分。

医院、科室必须正确看待绩效考核定性指标的设定，在整个绩效考核指标中，究竟定性指标占多少，定量指标占多少，确实很难作出明确规定。总的原则是定量指标尽可能多，定性指标尽可能少。在设定绩效考核指标时，定性指标宜设定多少比例就设定多少比例，定量指标宜设定多少比例就设定多少比例。有些定性指标是必须的，比如患者满意度，这个定性指标就不能少，其他的定量指标代替不了患者满意度这个定性指标。

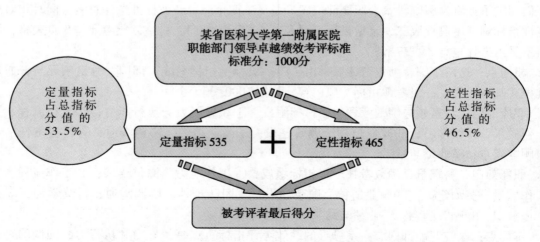

图 10-2　职能部门领导考评定量指标与定性指标结构

3. **主要"顾客"群的确认**：医院以患者为中心，"患者"是医疗人员的主要顾客、服务对象。临床、护理、医技科室和医院领导都是职能部门员工的服务对象，把临床、医技科室、其他部门和上级领导界定为职能部门人员的服务对象，也就是主要的"顾客"群。服务满意度就由这个群体评判。职能部门的直接领导的一线科室可以每月或者间隔一定时间测评患者（或者服务对象）的满意度，如收费室、水电、维修、保安等小单位。

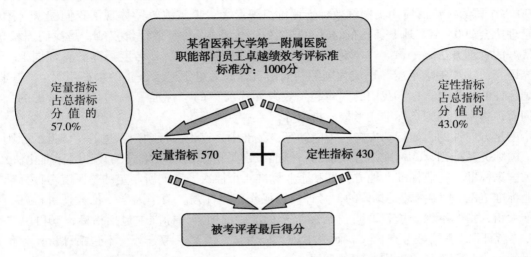

图 10-3 职能部门员工考评定量指标与定性指标结构

4. **7 项指标权重的分配**：职能部门、科室员工绩效考评的 7 项考评内容涉及医院管理经营范围比较广，根据访谈了解到的情况，我们认为目前该医院的绩效考评战略方向应以规范行为和提高效率作为提高综合绩效的主要内容。因此，我们对业绩结果和流程、效率、质量结果给予比较大的权重；对社会责任、团队精神、环境意识等指标给予的权重相对较小。事实上，医院绩效考评的指标项目设定是最关键的，关于每一项指标的分值可以根据医院具体情况进行调整，也可以根据医院的价值导向进行确定分值。

绩效考核中的指标权重分配，没有固定的规定，全在绩效考核的指标中的重要程度来决定。总的讲是，重要程度大的权重大，重要程度小的权重小。绩效管理中的过程项目权重要大，绩效结果项目权重要大，重要医疗指标权重要大，医德医风权重不能太小，社会责任权重不能少，环境意识项目权重不能没有。

五、注重绩效考评标准结构的说明

1. **三级指标形成**：某三级医院一级指标，即关键绩效指标，重点反映考核大项纲要的内容以及权重和分值，依据其权重分解成若干二级指标，每个指标对应相应的分值；二级指标再分解成三级指标及其分值。一级、二级指标、三级指标也可根据实际工作变化作相应动态调整。最终考评的是对三级指标内容的细节小项进行考核与评价。

2. **部门领导定量指标**：某三级医院部门领导定量指标 16 项，其中 5 项为业绩结果指标不用考核，另 9 项为定量考核指标，由绩效考评办组织人员到科室现场考核，现场确定定量指标考评结果，职能部门领导定量指标分值为 535 分。职能部门领导定性指标 15 项，由医院中层领导干部每月测评一次，职能部门领导定性指标分值为 465 分。

3. **职能部门有必要时可以制定员工定量指标考核细则**：某三级医院职能部门员工绩效指标中，17 项定性指标可直接进行满意度测评评价，员工定性指标测评分值为 430 分；16 项定量指标，其中的 5 项业绩结果指标作为借用的医院统计指标不用再考核，另外 11 项定量指标为工作流程、效率、质量、纪律等指标，这些指标需要各部门根据员工的分工制定考核细则，员工定量指标值 570 分。

六、明确绩效考核标准的名称命名

正式确定的绩效考评标准的名称：卓越绩效考评标准。为什么这样确定？其理由：

①"卓越绩效"体现了国际绩效评价标准原则，以美国的《卓越绩效准则》为主要代表，现在全世界 90 多个国家在广泛应用美国绩效标准评价组织；②"卓越绩效"体现了我们国家（国务院国家质量管理协会 2005 年 1 月 1 日发布的《卓越绩效评价准则》）绩效评价权威，是我们国家 60 年来认可的最好的管理方法之一；③"卓越绩效"是当今世界通用的、知名度最高的管理词汇。卓越绩效是世界语言；④"追求卓越"已成为国际共同语言，成为组织追求进步的最高境界。"追求卓越"已成为国际性的哲学语言；⑤我们的"卓越绩效考评标准"的"标准"一词是这样考虑的：与标准有关的词有，指南、准则、标准、考核、指标等。

①指南是方向性的，如行动方向、指南针等；②准则是言论、行动，思想等所依据的原则，如行动准则，国际关系准则；③标准是有级别的，标准级别是指依据《中华人民共和国标准化法》，将标准划分为国家标准、行业标准、地方标准和企业标准 4 个层次。我们所制定的是医院考评标准（医院属于企业标准范围）；④指标是具体的，考评内容操作依据性强。清华大学一位教授讲得好，我们国家的标准太粗，指标不细。这就说明"指标"是标准中的内容，标准中包括指标；⑤再说"考核"、"评价"、"考评"。考核是考查核实，研究考证，分考试、考察、考查等，不包括评价；评价是我们国家使用的《卓越绩效评价准则》中的词语。

这样看来，我们应用"考评"是比较合适的，因为我们的标准既有考核、又有评价，所以单用考核不太准确，因此用"考评"最好。"考评"一词也是国务院、新闻媒体应用最多的绩效管理词。因此，医院的"职能部门、科室领导卓越绩效考评标准"、"职能部门、科室员工卓越绩效考评标准"就是这样确定的。

七、把握绩效考评标准维度界限

现在绩效考评的标准有三维度、四维度（平衡计分卡是四维度）、也间或有五、六、七、八维度的，一直到十一维度，但在绩效考评标准上，很少听说八维度以上的指标。"维度"就是人们看待事物的角度，看问题的角度。英国著名物理学家史蒂芬·霍金教授有这样的解释：维度就像一根头发，远看是一维的线，在放大镜下，它确实是三维的；如果面对时空，如果有足够高倍的放大镜，应能揭示出其他可能存在的 4 维、5 维空间，直至 11 维空间。因此，维度是指一种视角，而不是一个固定的数字；是一个判断、说明、评价和确定一个事物的多方位、多角度、多层次的条件和概念。

事实上，一维度是一个点，二维度是这个点继续移动的线，三维度是进一步扩展的面，四维度是这个"面"随时间的变化形成的立体结构。我们的绩效考评指标是实际应用的，不是单一的研究课题，所以，我们最好不称七维度指标（当然，称七维度指标也没有错），而称"卓越绩效考评标准"这个称呼更具有时代感以及实际意义。因此，我们使用某省"医科大学第一附属医院卓越绩效考评标准"应该是有依据的、合理的、准确的。

八、关注绩效考评标准标高问题

关于制定标准（考评标准、岗位说明书等）的问题。我们的古代《孙子兵法》提供了原则：《孙子兵法》说，"欲得其中，必求其上；欲得其上，必求上上"。这就是说，制定标准需要高一些，因为在执行标准过程中可能是要打折扣的，自然离标准有一些差距。就像跳高运动员要想跳过 2 米的高度一样，如果只限 2 米或者 2 米以下的高度练习跳高，永远也跳不过 2 米，只有在平时练习时按照超过 2 米的高度跳，才能达到跳过 2 米高的标高的目的。所以，我们制定标准时，工作满负荷法，标准略高一些是可以理解的，在这一点上大家是应该有共识的。

在医院制定绩效考评标准时，我们经常用不少的时间对标准的制定依据或标准的解释问题，用去不少时间，并且请大家在反复研究、讨论、修改、补充、完善标准的表格、标准的项目、标准的分值、标准的权重、标准的执行问题等。

从现在全国医院考评的指标内容、数量来看，我们的一级指标 7 项，二级指标 16～17 项，三级指标 31～33 项。这是非常合理的数量范围（如果是临床科室三级指标可能接近百项，因为临床科室统计指标就有百项左右）。

九、狠抓绩效考评标准实施计划

这是我们要始终最关心的核心问题。我们制定绩效考核指标主要是要让医院在实际工作中应用，就必须达到：符合医院实际情况，具有国内外绩效管理理念，标准简单、有效、相对持久。绩效考评标准的指标级别和指标中的考评内容数量：

表 10-1　某三级医院机关卓越绩效考评标准中的一、二、三级指标的考评内容数量

一级指标	二级指标	三级指标
Y_1	E_2	S_5
Y_2	E_4	S_9
Y_3	E_2	S_4
Y_4	E_2	S_4
Y_5	E_2	S_4
Y_6	E_1	S_2
Y_7	E_3	S_5
7 项	16～17 项	31～33 项

在机关卓越绩效考评标准中，机关领导卓越绩效考评标准：一级指标 7 项，二级指标 16 项，三级指标 31 项。机关领导定性指标 15 项，占指标的 46.5%；定量指标 16 项，占指标的 53.5%（表 10-1、图 10-4）。

医院机关领导卓越绩效考评标准中的一、二、三级指标结构：

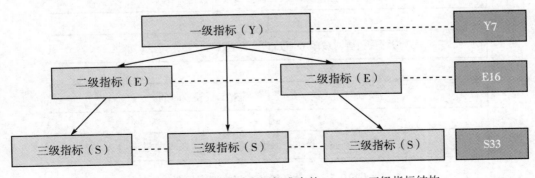

图 10-4　职能部门卓越绩效考评标准中的一、二、三级指标结构

在医院机关卓越绩效考评标准中，医院机关员工卓越绩效考评标准：一级指标 7 项，二级指标 17 项，三级指标 33 项。机关员工定性指标 17 项，占指标的 43%；定量指标 16 项，占指标的 57%。从指标的内容多少、指标项目数量多少、定性指标数量、定量数量、考核的长期性看，机关领导、员工的考评指标都是合适的，具有可操作性，基本简化到最低限度。在全国医院实行的机关考评指标中，绝大部分医院三级指标条目在 40 条左右，有些医院甚至上百项。因此说，我们制定的指标容量是适宜的。当然了，医院机关员工绩效考评标准究竟应该是多少，这没有定规，完全取决于具体医院情况，只要这个标准，实用、简单、有效、持久就是好标准。能够起到促进医院全面发展与提高，员工满意、患者满意，社会满意，政府满意，就是好的标准。

十、完善绩效考评标准内容细节

绩效考评标准实施后的工作主要是围绕绩效考评标准进行持续改进。其中绩效考核标准的细节比较多，必须注意，如，广泛征求意见，组织座谈讨论，公示意见与建议，以及绩效标准修改的时间，持续改进的具体内容等。

绩效考评标准实施后，要定期或不定期与医院相关领导、职能部门、科室有关领导、绩效考评办一起讨论、修改、补充、完善职能部门绩效考评标准，直至医院满意为止（图 10-5）。

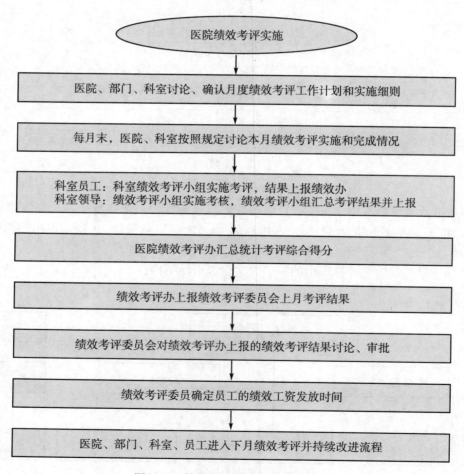

图 10-5　绩效考评标准与管理流程图

　　①与医院相关领导、职能部门、科室有关领导、绩效考评办一起讨论、修改、补充、完善职能部门、科室绩效考评标准；②请医院管理专家依据大家意见进一步修改、完善绩效考评标准；③由医院安排，以部门、科室为单位组织职能部门、科室员工讨论、研究、修改、补充标准、完善绩效考评标准；④医院绩效考评办公室依据大家意见进一步修改、完善绩效考评标准；⑤医院领导层定期研究职能部门绩效考评标准存在的问题和解决办法；⑥医院实施职能部门、科室绩效考评标准后的相关配套规定或制度的完善（图 10-6、表 10-2）。

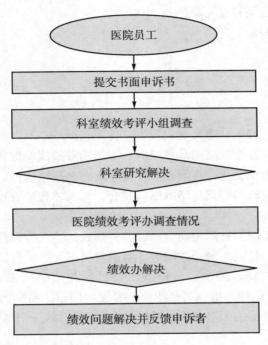

图 10-6　医院员工绩效考评申诉流程

表 10-2　医院员工绩效考评申诉表

申诉人姓名			部门		职位	
申诉事项						
申诉时间	2012 年　月　日			面谈时间	2012 年　月　日	
接待人				处理结果时间	2012 年　月　日	
处理记录	申诉内容：					
	申诉问题简要描述：					
	调查情况：					
	建议解决方案：					
	协调解决结果：					
经办人						
备　注						

第十一章 现代医院卓越绩效薪酬设计

薪酬：指组织与员工存在雇佣关系的前提下，员工从雇主那里获得的各种形式的报酬。薪酬体系：现代医院绩效薪酬战略必须建立薪酬体系。

国家通用薪酬体系有 4 种：

- 职位或岗位薪酬体系；
- 技能薪酬体系；
- 能力薪酬体系；
- 保险薪酬体系。

薪酬战略包括薪酬含义、特征、意义和内容等。传统薪酬战略具有局限性。战略性薪酬决策的一般过程，包括设计和制定医院薪酬战略的具体步骤。对影响薪酬战略的各种因素要详细分析，具体包括内外部环境分析、国家和组织文化分析及相应环境下的薪酬战略选择。重点探讨薪酬战略和各项组织战略的整合，包括与经营战略和经营战略的纵向整合，与人才资源管理战略的横向整合，以及薪酬战略的内部整合 3 个方面。

薪酬是在医院中是指员工因为被雇用而获得的各种形式的收入，包括基本工资、奖金、津贴、加班加点工资、各种福利项目、长期与短期激励等。组织对员工为组织所做的贡献——包括他们实现的绩效、付出的时间、学识、技能、经验、与创造所付给的相应的回报或答谢。薪酬，首先是物质（财、物为主）回报，其次是精神回报，再是职业生涯发展回报。薪酬的重要作用是医院对员工所完成工作的经济回报，是医院给员工的基本的生活保障。薪酬还具有一个更高层次的作用，就是医院与员工职业生涯发展回报。

什么是薪酬，薪酬的定义可以包括以下几种。

①基本月薪，是员工每月的含税基本收入，即档案工资；②年度付薪月数，指医院每年发放给员工的基本月薪以外的月薪酬次数（如遇年底月度双薪，年度付薪月数则为 13 个月）；③年度基本收入总额 = 基本月薪 × 年度付薪月数；④津贴，指定期以固定现金形式发放的、用于补偿员工劳动贡献的报酬；⑤年度固定收入总额 = 年度基本收入总额 + 年度津贴收入总额；⑥变动收入，根据员工表现、以现金形式进行发放的报酬；⑦年度变动收入总额，是指 1 年中员工得到的绩效工资、奖金、提成等变动收入之和，在对个人调查系统中，该项数值表示的是上一年度实际获得的变动收入总和。而在对医院调查系统中，由于面向对象是医院人力成本，因此该项数值表示的是本年度目标变动收入总和。更通俗的讲年度变动收入总额，就是比上一年度的收入增加的部分；⑧年度货币收入总额 = 年度基本收入总额 + 年度津贴收入总额 + 年度变动收入总额；⑨福利，是指医院为了保留和激励员工，主要采用的非现金形式的报酬，因此，本系统中列出的福利，与津贴的最大差别就是，福利是非现金形式的报酬为主，而津贴是以现金形式固定发放为主的。福利的形式包括保险、实物、股票期权、培训、带薪假等等，系统中列出的金额是从医院成本角度考虑的，折合成金额后进行展示的；⑩年度薪酬总额 = 年度基本收入总额 + 年度津贴收入总额 + 年度变动收入总额 + 年度福利总额。

医院原有薪酬的局限性。过去很长一段时期以来，中国医院员工所获得的报酬不是正向的而是逆向的，表现为"活的成分小，单位之间差距小，岗位之间差别小，易岗易薪力度小"，为此在体现个人价值方面失去了激励机制。现代医院薪酬最主要的就是充分发挥各种激励因素的作用，为医院现代化建设服务。

第一节　绩效薪酬设计理念

一、薪酬设计基本理念

（一）共同的绩效价值观

医院文化的特征之一就是在患者和员工、员工和员工、员工和管理者以及每个人员之间树立一种同甘苦、共命运的价值观念，建立一种强烈而融洽的合作关系。公平合理的绩效考核与薪酬体系是塑造这种价值观念和保持工作合作关系的重要途径。

（二）体现员工劳动价值

绩效考核与薪酬制度设计的目标。让员工的工作成绩得到客观公正的评价，员工的自身价值得到充分体现，医院的绩效考核体系化、标准化，薪酬管理制度化、流程化。

（三）激发员工工作热情

员工士气是影响医院竞争力的重要因素。绩效考核与薪酬制度必须在保证员工基本需求得到满足的同时，也为员工提供分享成功和发展的机会，以充分激发员工的士气。

（四）珍惜自己工作岗位

让员工感到工作着是愉快的，在绩效考核和薪酬制度设计上，医院应充分尊重员工的需求与尊严，并把他们的奋斗目标引导到与医院目标一致上来，让工作成为员工的一种自愿行为，也让员工感受到离开医院、失去工作将会变得十分可惜，机会成本很大。员工珍惜自己的工作岗位是现代人的重要理念。

（五）体现优劳优得原则

薪酬制度要基本保证能增强员工的归属意识、参与意识、责任心和忠诚心，又能体现智能结合、工效挂钩、多劳多得的按劳分配原则。体现优劳优得是薪酬设计的最基本的理念，只有体现了这一理念，绩效管理与考评才能落到实处。多劳多得是一个基本的劳动准则，但是要真正落实到具体的医院、具体的科室、部门、具体的岗位人身上是困难的。

二、薪酬设计基本原则

绩效考评和管理的最基本原则要以事定岗，有事设岗，以岗定责，以责定权，权、责对等，责、权、利一致；保障员工基本收入，实行动态激励；绩效考评，体现公平，在绩效结果面前人人平等。当然，在公立医院也必须考虑到公立医院的实际，因为多年的医院，人浮于事，人多事多，职责不明的情况比较突出，在岗位设计时要考虑到科室、部门人员的多少问题，适当照顾到人员数量的因素，体现现代医院的社会责任感。

三、薪酬设计基本思想

绩效考核与薪酬制度设计以岗位描述（职务说明书）为基础，岗位根据医院的实际需要和组织结构来确定，在岗位描述的基础上再来确定绩效考核内容和薪酬标准与绩效工资和绩效奖金，即医院组织机构岗位描述、岗位工资、绩效考核、绩效工资等。薪酬设计的核心是岗位描述、岗位考核、岗位责任和绩效考评。岗位描述主要对岗位的要求作出明确规定；绩效考评设计涉及到考评指标、考评标准和考评主体等因素。

第二节　绩效薪酬设计原则

薪酬管理的原则，包括战略导向原则，经济性原则，体现员工价值原则，激励作用原则，公平、公正（内部一致性）原则，外部竞争性原则，以岗定薪原则，以患者市场和绩效为导向原则，以事定岗原则。

补偿性原则要求补偿员工恢复工作精力所必要的衣、食、住、行费用，和补偿员工为获得工作能力以及身体发育所先行付出的费用。公平性原则要求薪酬分配全面考虑员工的绩效、能力及劳动强度、责任等因素，考虑外部竞争性、内部一致性要求，达到薪酬的内部公平、外部公平和个人公平的总原则。

透明性原则就是薪酬方案全过程公开。

激励性原则要求薪酬与员工的贡献挂钩。

竞争性原则要求薪酬有利于吸引和留住人才。

经济性原则要求比较投入与产出的效益。

合法性原则要求薪酬制度不违反国家法律法规。

方便性原则要求内容结构简明、计算方法简单和管理手续简便，绩效更好。

公平性原则要求绩效考核结果与兑现结果公开。

公正性原则要求绩效考核结果与兑现一视同仁。

一、重要性原则

重要性原则是指在制定岗位薪酬标准时，首先要根据该岗位对本单位的绩效贡献程度大小来确定该岗位的薪酬高低，即该岗位对本单位如果非常重要，则其薪酬标准相应较高。反之，形成标准相应较低；二是岗位的关键重要性原则。有的岗位不是直接产生效益的，是管理岗位或枢纽岗位，在绩效考核与管理中是不能缺少的。

二、稀缺性原则

稀缺性原则是指在制定岗位薪酬标准时，除了首先要考虑该岗位的重要性程度外，其次还必须考虑该岗位任职资格的可替代性，即该岗位所要求的任职资格是否具有较强的特殊性或稀缺性，也即从事该岗位工作的人员是否需要具备一般人不可能具备的特殊能力。如果该岗位虽然很重要，但是一般人都能胜任，则不应该给予较高的薪酬标准。现代医院特殊性岗位比较少，但是在一定的阶段会有稀缺性岗位的情况存在，应该注意。

三、普遍性原则

这是医院最常见的情况，也是绝大多数医院岗位现在的实际情况。应该更加关注薪酬设计中的普遍性原则。如临床科室护士岗位、临床科室医师的岗位、临床科室护士长岗位、一般科室科主任岗位、职能部门和机关干事岗位、后勤人员岗位、医技科室一般技术人员岗位、药剂人员岗位，等等，紧紧抓住医院的普通人员的岗位设计，并把普通岗位的薪酬设计好，医院的薪酬设计、绩效管理就成功了一大半。

四、复杂性原则

复杂性原则是指在制定岗位薪酬标准时，最后还必须考虑该岗位工作的复杂程度，即从事该岗位工作的程序是否比较复杂、繁琐，或劳动量和劳动强度较大。如果某项工作虽然重要性和稀缺性都不是很突出，但是显得特别复杂，则应该相应地给予较高的岗位薪酬。

以上4大薪酬设计原则在实际应用过程中还应该考虑其优先顺序，并根据不同单位的实际情况给予不同的权重。但具体如何加以利用则是我们需要进一步探讨的问题。正因为一个人工作需要付出成本，所以要给予补偿，也正因为他在乎收入，所以才可以调动他的积极性，才有办法监督、制约他。因此在薪酬设计上应重视几个参照系数。

（一）社会就业的状况

这是一个大环境，医院应了解社会的就业状况，将薪酬设计定在一个合理的阶层，起到聚拢员工，稳定思想的作用，起到和谐社会的促进作用。

（二）同行业薪资水平

只有熟悉同行业的薪资水平，才能依此为医院框定一个合理薪资水平，起到聚拢人才，稳定医院技术人员的作用。

（三）地域薪资的水平

因受地域经济不平衡的影响，我国东部经济比西部发达，沿海比内地发达，大城市比中小城市发达，相应的薪资水平也呈现东高西低、大城市高于中小城市的趋势，因此不能将西部医院的薪资水平照搬到东部去执行，也不能将小医院的薪资水平照搬到大医院去执行，同时也不能将大医院的薪资水平照搬到小医院去执行，

（四）医院经营的状况

这是薪酬设计的总要求，是捆绑式的，即医院总体绩效好，患者满意度高，员工薪酬相应就高；医院总体绩效差，患者满意度低，员工薪酬相应的比较低。这个原则在薪酬设计方面是至关重要的。医院利润高时，说明了员工的努力，那员工相应的薪酬应是水涨船高，才能起到激励员工工作的积极性与参与性，同医院共患难。

（五）员工薪酬的风险

薪酬的设计一般为先期行为。为此医院应承担一定的风险，特别是医院领导层，可根据其拥有的个人才能，给其相应的薪酬，但一旦出现偏差，其个人的损失（薪酬）远不能抵消医院的损失。薪酬设计的具体基本原则：在人力资源管理中，制定公平合理的岗位薪酬标准是整个人事管理的基础和核心内容，而重要性原则、稀缺性原则、普遍性和复杂性原则是制定科学合理的岗位薪酬标准必须坚持的四大基本原则。当然，我们必须看到，我国的公立医院大多是20世纪五六十年开始组建的医院，总体薪酬的设计，是有章可循的，是有参考数据的，多年薪酬数据就是医院的历年的总体经营状况，绩效情况，薪酬情况等。

第三节 绩效薪酬设计难点

3E薪酬设计。"3E"，即外部均衡性（external equity）、内部均衡性（internal equity）和个体均衡性（individual equity），是医院薪酬设计的最高原则。以3种均衡性（3E）作为薪酬设计的指导原则，通过若干个步骤的国际化规范设计，最终为医院成功地制定出一套科学实用的、专业的薪酬设计体系，实现薪酬管理的外部均衡、内部均衡和个体均衡性，以达到薪资设计的理想境界。

薪酬的目标是帮助医院实现医院层面、岗位层面和个人层面上薪酬体系的全面优化和提升，从而在系统上真正帮助医院实现"吸引人才、留住人才、激励人才"，同时有效地解决一般医院常见的薪酬体系不知道怎么设计和不公平的问题。传统医院薪酬设计的不足和缺点是显而易见的。现代医院薪酬设计要按照流程进行（图11-1）。

薪酬设计的战略性包括绩效工资（基本工资）与绩效奖金（每月动态奖金）的比例，国家目前倾向的是7：3、6：4、5：5，发展的趋势是3：7、2：8，即绩效工资占30%、绩效奖金占70%或者绩

效工资占20%、绩效奖金占80%。具体医院有具体医院的情况。

一、传统医院薪酬设计的难点

（一）医院内部横向可比性较差

为各类岗位割裂地设计工资等级，缺乏统一体系和内部薪酬差异的科学标准。

（二）医院内部缺乏市场导向性

薪酬不能迅速跟进市场变化，也不能有效使用薪酬市场信息，不能完善解决外部均衡与内部均衡的矛盾，导致新老员工薪资冲突。常见的情况是岗位薪酬几年甚至十几年不变。

（三）医院薪酬难体现多劳多得

员工普遍不了解不同个体薪酬的确定标准与差异依据，不少员工参加工作各种多少年了，不知道自己的工资薪酬的构成，与自己岗位业绩的科学合理挂钩关系不清楚。

（四）绩效管理战略导向性不强

薪酬不是按照员工贡献大小来设计，是套改固有不变的模式，薪酬只是起到发放作用，在体系设计和参数选择上，不能成为帮助医院落实战略目标的工具之一。

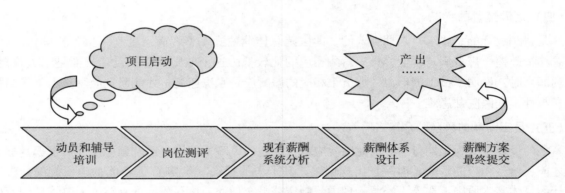

图11-1 医院员工薪酬设计流程

二、现代医院薪酬设计的关联性

（一）科学的薪酬体系

为医院建立一套科学薪酬体系，让员工明白本医院薪酬制定是有一套科学合理办法和标准的，提高员工对医院薪酬管理的认同。同时，使员工感受到与其他岗位的薪资水平相比，与市场薪资水平相比，与其他不同医院业绩的员工相比，他的薪资水平较为合理，从而实现更高的满意度、激励度，在医院工作有成就感和职业发展感。目前医院还不能如此。

（二）公平的薪酬体系

公平合理的薪酬可以是满足员工生理、安全、社交、自尊和自我实现需要的经济基础，所以公平合理的薪酬管理能够端正员工的工作态度，激发员工的工作热情，提升优秀员工保留程度和提升员工对医院的忠诚度和业绩。不但工作薪酬，更重要的是包括薪资薪酬、精神因素、福利、保险、个人成长、职业生涯设计、医院成长与发展等。医院必须继续努力。

（三）优劳优得的原则

薪酬可以帮助吸引、保留和激励有一定才干的员工达到更高的业绩标准。实现吸引医院发展所需各方面人才，留住医院优秀人才，为实现目标贡献力量。医院必须继续努力。

（四）薪酬设计的共识

为了有效地解决各个科室、部门、人员层面考核指标具有实用性，医院在各层级绩效指标设计过程中必须有清晰的绩效管理与薪酬设计的认识：一是该科室、部门指标要与医院整体业务战略或职能战略保持一致；二是该指标必须是可以控制、检查的；三是指标是完全可以实施的；四是该指标是否可衡量的；五是该指标绝大多数科室、部门、个人是可以完成并达到目标的；六是该指标是员工满意的。

（五）医院外部均衡性（external equity）

现代医院在制定薪酬政策的时候，综合考虑外部劳动力市场、同行业医院、国家宏观经济水平（如通货膨胀率）、社会物价水平等因素对薪酬水平的影响，这就是所谓保证医院的薪酬水平具有外部竞争力。薪酬设计的水平必须满足医疗市场定位要求。

（六）医院内部均衡性（internal equity）

内部均衡性要求医院支付给员工的薪酬与每种岗位的相对内在价值相符，也就是说，岗位对医院的价值越大，其所在的工资级别也应该越高。对同一岗位上的不同员工，工资可以不一样，要根据员工个人价值的差异而给予不同的薪酬。在此基础上，最简单的情况就是对于从事同种岗位的员工，优秀员工应比差一些的员工得到的基础工资高、绩效工资奖金多。要想实现这一点，医院必须建立合理有效的绩效考核结果与薪酬（具体来讲是调薪与奖金分配）挂钩的具体政策，即绩效考评结果的应用。

（七）医院员工承受性

确定现代医院薪酬水平时，在参考同一城市、不同医院，同一城市、同级医院，不同城市同一级别医院，不同城市不同医院；同一地区、不同医院，同一地区、同级医院，不同地区同一级别医院，不同地区不同医院的薪酬水平时，必须考虑医院薪酬水平的可承受性。锁定薪酬目标市场的薪酬水平的同时，也必须考虑医院的人工成本支付能力，综合上述因素的影响来定位医院的薪酬水平。

（八）医院绩效合法性

制定的薪酬政策符合国家相关法律、法规的规定，以此保证医院薪酬的规范性，员工收入的合法权益。

（九）管理的易操作性

医院实施薪酬时强调医院的人力资源即员工的广泛参与，以便学习掌握本薪酬设计的技术方法，以便未来更好地实施与必要的薪酬调整操作。现代医院必须设计的薪酬体系易于操作，便于理解并且科学规范、符合现代管理的科学要求和现代医院的实际情况。

第十二章　现代医院卓越绩效薪酬管理

第一节　绩效薪酬管理制度

一、绩效与薪酬制度

现代医院薪酬制度是多方面的，如薪酬等级制度是薪酬制度的核心，它是根据员工任职资格、劳动条件、劳动复杂程度、工作绩效以及工作责任程度等因素，将各类劳动（工作）划分为不同的等级，按等级规定薪酬标准的一种薪酬制度。薪酬等级制度为按劳分配的实施提供了制度保证，为医院进行员工薪酬关系调整提供了重要参考，它为医院的员工培训和员工的自我发展提供了重要保证，为员工薪酬、奖励以及福利支付提供了基准。

（1）现代医院薪酬等级制度主要是由薪酬等级明细表、薪酬标准、技术业务等级标准及职务名称表组成。

（2）薪酬等级制度的形式，归纳起来主要有 4 种类型，即：工作薪酬、能力薪酬、结构薪酬和岗位技能薪酬。

（3）薪酬等级制度的确定具体方法有比较分级法和计分分级法。

（4）宽带薪酬（broad banding），实际上是一种新型的薪酬结构设计方式，是对传统上那种带有大量等级层次的垂直型薪酬结构的一种改进或替代。"宽带薪酬设计"就是医院将原来相对比较多的薪酬级别，合并压缩为几个级别，同时拉大每一个薪酬级别内部薪酬浮动的范围。宽带薪酬的产生有诸多原因，与传统薪酬相比，具有一定的优势，其设计也要遵循一定的程序进行。

（5）医院薪酬制度，就是管理者对薪酬管理运行的目标、任务、途径和手段的选择，也称薪酬组合方案。它是医院对员工劳动报酬所采取的方针或策略。医院薪酬制度的制定必须考虑到医院外部与内部的各种影响因素。影响员工的薪酬制度的因素可分为医院外部因素、医院内部因素、个人因素3 大类。

（6）薪酬制度评价就是对有关薪酬制度设计或是薪酬制度实施的效用评价。这种效用评价要涉及两个方面：一方面是对员工而言，是否有效，是否能起到调动员工积极性和创造性的作用；一方面是从医院或组织角度来看，薪酬制度的绩效标准就是要以最小薪酬成本达到医院最大发展目标或医院的最大综合绩效目标。

二、岗位与管理薪酬

在医院、科室、部门的薪酬结构中，职位薪酬是基础薪酬，合理的职位薪酬应体现不同职位的价值，即不同职位对医院、科室、部门的贡献度。岗位评价正是通过一种比较科学的方法评估出医院、科室、部门中各个岗位的相对价值，再根据人力资源市场薪资水平和医院收入的实际情况，从而决定该岗位的薪酬等级和薪酬水平。在进行岗位评价工作时，有以下问题需要特别注意，医院、科室、部门进行岗位评价的核心是实施标杆岗位的岗位价值评估，要征得管理层，特别是最高领导者的重视，这是岗位评价成功的必要条件，选择包括医院、科室、部门各层级员工的专家组，针对不同的岗位，应确保评价标准的一致性，有助于真实地判断岗位的价值，也有助于统一专家组的评价结果；要严格控制岗位评价环境的设计和过程，保证评价结果的权威性。

三、岗位与绩效衔接

现代医院构建人力资源管理体系的逻辑流程依次是岗位设计——岗位分析——撰写岗位说明书——设计绩效管理体系——设计薪酬管理体系。是否拥有成文的岗位说明书及岗位说明书的应用情况是判断一个医院、科室、部门人力资源管理水平的重要依据。岗位分析产生的重要成果——岗位说明书是绩效计划的基础性文件。通常员工的绩效目标就是基于岗位说明书对医院、科室、部门的绩效战略目标进行层层分解得到的。岗位说明书是进行岗位价值评估的基础，而通过岗位价值评估确定的岗位工资等级是薪酬设计的基础。绩效考核结果是确定岗位绩效工资系数的依据，是实现岗位薪酬与岗位绩效挂钩的重要纽带。

岗位管理主要包括岗位设计、岗位分析、岗位设置、岗位说明书撰写等工作。岗位说明书是绩效管理的基础性文件，两者存在紧密的衔接关系：

（1）岗位说明书清晰的界定了与岗位相匹配的责、权、利，成为科室、部门领导与岗位任职人之间的工作协议，既约束了员工的行为，又规范了直线科室、部门领导的管理尺度，消除推诿、扯皮之类的不良现象，尽可能调动岗位任职人的积极性。

（2）岗位说明书清晰地界定了岗位的工作职责和任职资格，为科室、部门领导与岗位任职人共同制订绩效目标、绩效考核指标和绩效改进计划提供了信息来源。

（3）岗位说明书对岗位及岗位任职人做出了明确的要求，这为科室、部门领导客观评价岗位任职人的绩效表现提供了参考依据。

（4）岗位任职人的绩效评估结果是影响岗位任职人职位晋升与否的重要因素，而且最有说服力的因素。

（5）医院岗位管理中的岗位说明书是员工岗位与绩效衔接系统工程的基础。

（6）小的医院众多岗位是可以直接用绩效考核标准衡量的，是用绩效结果而能够评价的，也就是岗位是可以与绩效考核与管理直接衔接的。

四、岗位与薪酬管理

基于岗位的薪酬结构通常包括岗位固定工资（档案工资，包括各种保险固定福利）和岗位浮动工资（绩效奖金）。岗位固定工资取决于岗位价值，即资历、级别、职务、技能、学历等，是岗位在岗位簇中的地位，岗位价值需要根据岗位说明书进行科学系统的评估，并以岗位职级的形式进行区分。岗位浮动工资的基准也是根据岗位价值评估确定的职级而定的。这就在岗位管理与薪酬管理之间建立了密切的联系。

五、美日的薪酬制度

全球薪酬模式主要是以下5个特点。
- 内部一致性；
- 外部竞争性；
- 雇员贡献性；
- 福利规范性；
- 绩效决定性。

六、美国的绩效制度

（一）影响员工薪酬的因素制度

外部环境变量：经济状况、竞争状况、政府管制状况、劳动力市场状况。内部环境变量：医院战略、医院发展生命周期、员工工作业绩影响等。

（二）薪酬管理制度的内容制度

员工的薪酬制度包括基本工资、奖励工资、奖金、福利津贴、佣金。管理人员工资支付形式多为薪金制，其中一般管理人员为月薪，高层管理人员为年薪。企业每半年或1年要根据预定的工作目标对员工进行考评，根据员工的工作绩效及其对企业的贡献来调整工资水平。其中，公司制企业高层管理人员的薪酬包括基本薪金、短期（按年）激励或奖金、长期激励和资本增值计划、福利和津贴。

（三）薪酬管理的留岗奖金制度

它包括各种绩效奖金和其他由公司提供的激励措施，主要目的是在公司重组和关门期间为了留住对公司来说有价值的员工。这种奖金原来只提供组织中职位较高的员工，现在也提供给拥有很难替代技能水平的员工或者有工作经验的员工。

（四）长期激励计划的形式制度

股票期权、股票增值计划、绩效达成计划、定量股票计划、影子股票计划和股票面值计划。

（五）绩效期权有两种形式制度

标准期权形式和狭义期权形式。标准期权给予员工在一定的期间（通常是10年）内以一个设定的价格购买公司股票的权利，这个设定的价格常常是授予期权的那天的股票的市场价值。如果价格超出了那个初始水平，员工可以行使这个权利来购买股票，然后立即抛出，从而得到一笔稳赚的收入。

（六）绩效金降落伞的机制制度

它是指在其他公司收购经理人员所在的公司或由其他原因经理人员被迫离开公司时保护经理人员的一种津贴。目前，CEO们接触合约的一揽子合同内容通常包括：3倍的年薪、奖金和提前使用权等。

宽辐薪酬制是一种为改善组织效率而把许多工资等级合并为几个大范围的工资组别的方法。它为简化报酬系统创造了基础，而简化的报酬系统减少了对结构和控制的关注并提高了判断和灵活决策的重要性。国际常用的工资年薪制模式如图12-1所示。

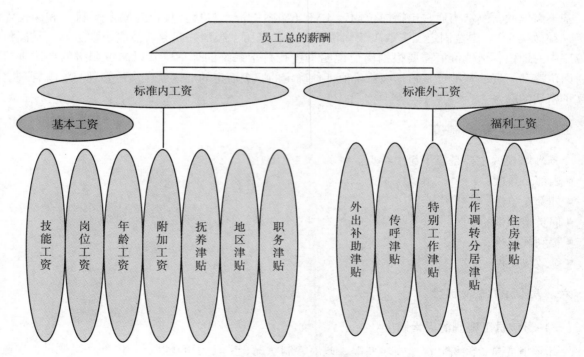

图 12-1　国际常用的年薪制模型

七、美国的薪酬启发

△ 要切实转变政府职能，更有效地发挥政府在医院服务中的作用，在收入分配中的立法、执法和信息服务作用。

△ 要将工作由单纯的谋生手段向促使个人发展的机会转变，做好员工职业生涯规划。

△ 要搞好专业技术人才及高级管理人才的薪酬规划。

△ 要与实际情况相结合，积极探索多种薪酬形式相结合的方案。

△ 要将职工的薪酬日益与医院战略和人力资源战略结合，并向医疗市场化、科学化发展，逐步形成具有竞争力的战略薪酬机制。

△ 职务职能薪酬制，主要明确职务工资是根据应知、应会、应努力、应负责任和作业条件等因素，对职务的困难程度和重要性进行评价，决定职务工资；职能工资主要是按完成职务的能力（指包括现在能力和潜在能力的综合能力）和绩效决定的。

△ 年功型职务职能制是在原来实行年功序列工资的基础上，引进职务、职能因素，使其与年功因素一起，共同决定员工的基本工资。员工的基本工资为年功工资和职务、职能工资之和，这3种工资的的比例不尽一致，但基本工资主要按职务、职能因素决定的企业数量呈上升趋势，年功因素日益削弱（图12-2、图12-3）。

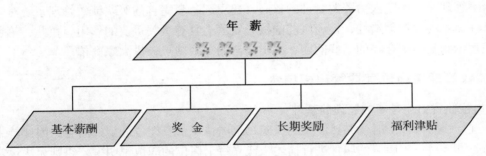

图 12-2　现代医院年薪制的结构

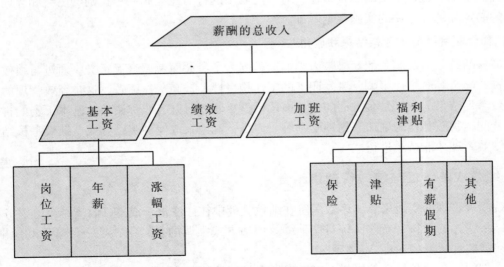

图 12-3　现代医院薪酬的总收入结构

　　△ 年功序列制是国外的传统薪酬制度之一，其主要的内涵就是职工的基本薪酬随着职工本人的年龄和在企业的服务年限的延长而增长，而且增加薪酬有一定的序列，按各企业自行规定的年功薪酬表循序增加。

　　△ 美国薪酬制度内容包括基本工资（受职业、服务年限、技术和业绩水平的影响）、奖金、津贴和法定福利。

　　美国的薪酬制度不是世界上最好的薪酬制度。

　　日本的薪酬制度也不是世界上最好的薪酬制度。

　　完美的薪酬制度是世界上所有国家的薪酬制度的精华。

八、日本的薪酬启示

　　△ 通过有效的薪酬管理规划员工的行为，使其自觉地与企业目标和要求保持一致。

　　△ 日本企业在重视使用外部激励的同时，更多地使用内部激励机制，员工与企业共同发展。

　　△ 日本企业也在研究和应用绩效管理与考评对企业员工的影响。

第二节　绩效薪酬注意问题

　　人力资源管理是医院管理的基础和核心。在医院人力资源的所有问题中，岗位的设置与分析、绩效管理和薪酬管理又是医院人力资源管理的核心。建立起一套完善的医院绩效管理系统对于提高医院职工的积极性、主动性和创造性，提高医院的核心竞争力具有至关重要的作用。在此，笔者就目前医院绩效管理理论和实践中存在的一些问题，提出自己的一些观点，供大家商榷。

一、绩效管理与岗位配置管理相结合

（一）岗位职责描述是绩效管理的基础

　　医院在进行绩效考评的时候必然涉及到医院每个岗位职责及岗位分析的内容，因此首先必须确定每个岗位的职责，对每个岗位的职责进行描述，建立每个岗位的职位说明书，否则无法设定各岗位绩效考核的指标。传统的应用根据德、能、勤、绩的模式进行考核则不适宜大医院的发展，不能适应现代医院管理的要求。通过正确的职责描述，对医院职工的行为建立起一个正确的引导和导向，从而为激励措施的制定和绩效考评的实施奠定基础。

（二）岗位职责绩效的考核结果和应用

　　绩效考核的结果应对职工的薪酬带来影响，否则为了考评而考评毫无意义。通过与绩效密切相关的绩效工资、奖金等激励性报酬，激发职工的工作积极性，提高工作绩效，这是绩效管理的真正目的所在。绩效考评结果的应用是多方面的，如岗位调整、职务晋升、职称调整、基本工资的再确认、绩效奖金的分配、物质利益的确认、精神奖励等。但是，无论采取何种奖励方式，绩效考核结果必须兑现，这样绩效管理才能持续进行。

二、绩效战略管理与绩效管理相结合

　　从医院绩效管理的实践来看，多数医院在绩效管理中往往注重于成本、收支结余等财务指标和医疗质量等结果指标的考核，有些医院对这种绩效评估方式强调的是结果，是一种事后和短期的评价，缺乏对医院战略和远景的考虑。

　　对于大型的综合性教学医院来说，可以根据卓越绩效的思路对现有的绩效管理系统进行梳理和完善，适当增加内部经营流程、患者、学习与成长方面指标的权重。例如在医疗质量管理方面，不仅应当注重结果指标，还应当增加环节质量管理指标，在注重技术质量考核的同时，也要增加对服务质量及内部服务流程的合理性等方面指标的考核。在患者指标方面，应当加强对患者满意度、患者投诉、医患关系等方面指标的考核，从而使医疗服务更加适应患者的需要和医疗市场的需求。在学习和成长指标方面，应当加大对科研、教学、新技术、新项目、继续教育等方面指标的考核力度，这对于教学医院显得尤为重要，对于临床科室来说，科研、教学、技术创新是科室发展的动力，是医院和科室持续发展形成核心竞争力的有力支撑。医院的战略管理是全面性的，绩效管理是对战略管理的展开，医院各个科室的绩效管理就是对医院战略管理的落实，这要求医院在进行绩效管理是，始终把握好医院战略目标与科室绩效管理的差别和统一，这样才能把绩效管理落到实处。

三、实现从绩效考核向绩效管理转变

无论在观念还是在实践上，人们往往将医院的绩效考核和绩效管理混为一谈。绩效管理是一个完整的系统，它包括绩效计划、绩效实施、控制管理、绩效考核、绩效评估、绩效考评结果应用、绩效反馈面谈等环节。绩效管理是管理层面的事情，贯穿整个绩效的全过程，而绩效考核则是绩效管理的一个侧重点。绩效管理是一个完整的过程，而绩效考核则是管理过程中的局部环节和手段；绩效管理侧重于运营、控制、检查、改进、信息沟通与绩效提高，而绩效考核侧重于判断和评估；绩效管理贯穿于管理活动的全过程，而绩效考核则只出现在特定的时期；绩效管理强调的是一种全过程的沟通，而绩效考核则着重于事后的考核与评估。

在实施医院绩效管理过程中，尤其应当注意沟通这个重要的环节。沟通实际上贯穿于医院绩效管理的全过程。例如在制定医院的绩效计划时，医院应当首先和全院中层干部，特别是科主任、护士长进行沟通，取得中层领导干部的认识与支持，在此基础上与中层领导干部签订年度绩效目标责任书；中层领导干部在制定本科室年度发展计划时，也要取得本科室成员的认识与支持，否则再好的绩效计划也不能得以贯彻和落实。在绩效计划的实施过程中，应当保持动态持续的沟通，对绩效计划进展情况进行全程追踪并及时排除执行中的障碍，必要时修订计划，这是绩效管理的灵魂与核心。在绩效评估阶段，通过沟通对被评估者平时的绩效情况进行回顾和总结，并通过沟通使考评者和被考评者对绩效评估的结果取得一致的看法。在绩效反馈阶段，通过沟通与辅导，提高职工的知识与技能，促进职工的成功与进步。因此医院绩效管理的目的不只是为了考核，更重要的是为了医院整体绩效。要始终关注医院绩效不高的问题，要通过平时投入大量的时间跟踪绩效程序，更及时、更有效地解决平时工作中所存在的问题，从而帮助医院职工个人、科室乃至整个医院提高绩效，达到医院绩效考核与管理的一致。

四、完善医院科室两个层面绩效管理

临床科室是医院的基本的主要的组成部分，科主任在科室内部绩效管理扮演着至关重要的角色，科室内部管理一般包括6个部分，分为医疗工作、护理工作、教学工作、科研工作、行政管理、经济效益管理。但从医院的现状来看，大多数科主任都是科室的学术带头人，很难投入大量的精力对科室内部绩效管理进行强化和完善，加上医院管理信息系统的不完善，因此往往导致医院整体的绩效计划在科室以下的层面难以得到贯彻和执行。对于此问题，可以借鉴国外医院的一些做法，结合国内医院的实际情况，设立科室行政助理、秘书、干事等，帮助科主任从科室的行政事务中解脱出来，提高科室内部的管理水平。

现代医院绩效考核与管理的关键在科室的中层领导干部，必须培养强有力的科室主任和护士长，才能使医院、科室绩效管理顺利进行。重视科室领导主要包括以下内容。

（一）岗位的人员配置（stuffing）

医院绩效管理是一个系统工程，一个科室需要具备相应的人才。配置各方面有才能的人才；如医生、护士、必要的管理者，对每个员工，根据其工作情况及将来可能需要的必要技能，提出他今后在科室内的几种发展前途；最好对每一个员工设计一份实用的职业生涯规划，根据科室发展需要，对职业生涯规划进行动态改进。

（二）岗位的人才培养（developing）

为了科室更好的绩效，科室领导为职工履行职务并适当地安排必要的教育训练、培训时间；要支持、鼓励职工增长知识与技能，提高取得卓越绩效的信心。同时，要引导职工对未来的工作充分信心。科室主任要适当注意培养自己的接班人。

（三）调动职工积极性（motivating）

制订有效的科室、部门目标与明确的月度业务绩效目标；确认对职工进行月度、星期业务检查与评定；进行及时地适当的指导与监督；最大限度地发挥职工的知识与技能；按业务目标，定期对职工的成绩进行评定；推荐、晋升善于发挥能力的、有上进心的职工承担更重要的绩效工作；对取得成绩者给予合理报酬，以贯彻正确的管理思想；为职工能持续追求最佳效果创造条件；对主动承担工作并发挥了独创性而获绩效优异成绩者，加以表扬，同时给予相应的特殊待遇（提薪、晋升）；选择典型事例向职工宣传、推荐，对工作业绩优异者，做出贡献者予以表彰。

（四）岗位的充分授权（delegating）

充分授予给职工以执行职务工作所必要的决策权。科室领导需要的是领导力，同时需要执行力；科室普通员工需要的是在一定的职、权、利范围内的执行力。就是普通员工只有给他岗位工作充分的权力，才能有更好的执行力，绩效才能更好。

（五）岗位与员工关系（employeerelations）

为了取得科室最佳绩效，为了解职工需要什么和关心什么，有效地确立并坚持定期交流机制，以便及时掌握情况，及时纠正绩效管理中的偏差；确切掌握职工的工作积极性及工作的发展情况，必须是及时并向院领导汇报科室绩效管理情况；还要适当地掌握职工的家庭信息，以便帮助员工解除后顾之忧；发现医院的方针、制度、惯例等和实际情况相违背时，要提出改革方案。协调好各方面的关系是绩效管理顺利进行的前提。

（六）岗位安全与健康（safety&Health）

要高度关注员工的职业健康与安全，营造良好的关注环境，通过对工作方法和环境的定期检查，掌握并排除危害员工安全与健康的因素；对特殊的工作方法进行实验与说明，确保员工安全与健康。

（七）岗位安全与保密（security）

对自己管辖的一切医院财产负有保证安全与管理的责任；教育职工懂得人人都有确保医院、科室财产安全与保密的义务；熟悉有关医院、科室财产安全及保密的规定与各种手续，如有影响医院、科室财产的事态发生，要及时采取适当有效措施，确保医院科室财产的安全。

（八）岗位的机会均等（equality）

在所有科室的业务活动中，绩效考评标准是科学的，一切以绩效为衡量标准，每一个人取得绩效的机会是均等的，只要努力工作，就都有可能获得好的绩效，获得好的报酬。

（九）岗位的社会责任（social responsibility）

现代医院的最大社会责任是为人民群众看好病，为人民的健康作出贡献。要充分理解医院的社会责任，努力提高医疗技术，提高服务质量，急患者之所急，想患者之所想。门诊要力争消灭三长一短现象，持续不断地提高患者满意度。在履行绩效经营责任的同时，要坚持不懈地承担相应的社会责任，为社会的发展作出贡献。

（十）岗位的持续改进（continual improvement）

持续改进是现代医院管理的主要理念，一是医院层面的绩效管理持续改进；二是科室层面的绩效管理持续改进；三是个人层面的绩效管理持续改进。持续改进就是要关心自我能力的开发与训练，并安排充分时间，思考绩效管理中存在的问题，哪些需要持续改进；科室、部门管理的绩效责任和患者满意度更需要持续改进。

（十一）岗位的绩效计划（performance planning）

医院、科室需要制订长期、短期的绩效计划，提出可望取得最大成果的实施绩效管理计划方案；规划和编制科室提出能够正确反映收入与开支的预算方案；经常搜集影响医院技术、服务与患者满意度的新信息，并为谋求医院、科室和患者的最大利益服务，要有效地利用这些信息，为达到绩效计划努力工作。

（十二）岗位的科室组织（department organizing）

卓越绩效需要科室严格的岗位管理，周密的组织，和谐的氛围，高度一致的团队精神。要经常保持能够随机应变的组织形式；熟悉并遵守医院绩效管理方针、标准与核算办法；在必要情况下，对现行绩效管理方法提出改革方案，以适应科室的发展。岗位是科室绩效管理的基础，是组织绩效提升的基础。科室的管理必须加强对员工岗位的管理。

（十三）岗位的绩效实施（performance doing）

为达到长期与短期的绩效目标，精细管理日常业务；为科室全体人员取得最大成果，调整各项业务工作；为使职工能对医院、科室负责人以及医院的方针全面信任而积极工作，保持日常管理的统一性。现代医院绩效管理必须在具体实施上下足功夫，在绩效阶段管理上控制好，在绩效考核上设计好，在绩效评估上实事求是、公平公正，在绩效考核结果兑现上立竿见影，才能达到绩效管理目的。目前医院绩效管理存在问题不少，如图12-4所示。

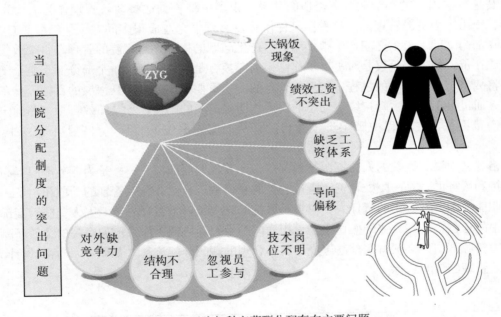

图12-4　医院与科室薪酬分配存在主要问题

（十四）岗位的绩效沟通（performance communication）

无论是临床科室、医技科室、护理工作还是后勤以及职能管理部门，都要通过与有关人员积极的协作，养成并保持一种富有创造性的默契配合精神，以促进共同绩效目标的实施，完成科室绩效目标，完成个人绩效目标；绩效管理中的有关重大事项，履行职务所采取的措施以及某些绩效管理决策，要经常向上级报告、沟通。沟通贯彻绩效管理的全过程，沟通是现代医院绩效管理与考评的基础性工作。

（十五）岗位的绩效控制（performance controlling）

绩效管理必须进行分层控制，分层实施，分层检查，分层考核，分层评价，综合评价。绩效控制就是要把绩效的实施指标控制在一个正常的范围数据之内，核实绩效执行情况是否符合制订的绩效管理计划；各层领导是否履行自己的职责，全院人员行为是否在医院的绩效管理之中，这样才能实现绩效管理的目标。

五、建立绩效管理体系处理好的关系

竞争永远是推动医院管理变革的原动力。在医疗市场经济发展的初期，大部分医院的成长，是源自于国内医疗消费市场的快速增长。随着竞争的加剧，医院的成长将主要依靠高效的管理绩效体系和制度所培育的独特竞争力。绩效管理的有效性体现现代医院战略执行的能力，其重要性引起越来越多管理者的关注。

在我们与医院的管理交流中，在我们进行医院绩效管理设计、咨询服务中，在我们进行的医院绩效考核、评价中，在我们设计绩效分配体系中，在解决绩效分配问题中，建立有效的绩效管理体系总是最能打动医院高层领导者的重视。在帮助医院建立绩效管理体系的实践当中，我们感觉到，现代医院绩效管理体系的建立、持续改进、完善和发展，需要处理好如图 12-4 中所示几个方面的关系问题。

六、绩效管理与人力资源管理相匹配

在探索建立绩效管理制度的过程中，由于绩效管理与战略性的人力资源管理的选、育、用、留等环节，尤其是在"用"的环节上，有密切的关系，很多医院直觉地将绩效管理作为人力资源管理的一个部分，交由人力资源管理部门负责。这种作法在实践中会造成很多问题，使绩效管理流于形式，还可能会在部门之间、员工之间产生很多矛盾。产生问题的根源，是医院的管理者将绩效管理等同于绩效考核或评价。绩效评价仅是对员工工作结果的考核，是绩效管理的一个部分而不是全部。绩效管理是医院将战略转化为行动的过程，是战略管理的一个重要构成要素，其深层的目标，是基于医院的发展战略，通过员工与其主管持续、动态的沟通，明确员工的工作任务及绩效目标，并确定对员工工作结果的衡量办法，在过程中影响员工的行为，从而实现医院的目标、科室目标，并使员工得到发展。

从严格意义上讲，医院的人力资源管理部门，和其他职能部门一样，是为业务部门提高运营效率而提供支持和服务的，是医院人力资源管理政策的管理者。显然，绩效管理的功能超出了人力资源管理部门的职能范围，其真正的责任人，应当是医院的法人及各级管理人员。人力资源管理部门在绩效管理过程中的角色，是在具体的操作中，承担横向的组织和协调工作。比如医院的绩效薪酬设计就不能单靠人力资源部门，必须有医院高层设计科学合理的薪酬分配流程（如图 12-5 薪酬设计流程），才能达到绩效管理的最终目标。

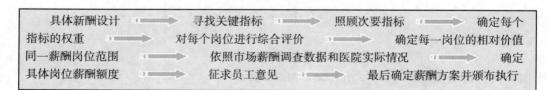

图 12-5　薪酬设计流程

七、绩效管理与绩效考核是多方受益

（一）绩效管理就是多维性赢

现代营销学认为，双赢是成双的，对于患者与医院来说，应是患者先赢医院后赢；对于员工与医院之间来说，应是员工先赢医院后赢。双赢强调的是双方的利益兼顾，即所谓的"赢者不全赢，输者不全输"。这是营销中经常用的一种理论。多数人的所谓的双赢就是大家都有好处，至少不会变得更坏。"双赢"模式是中国传统文化中"和合"思想与西方市场竞争理念相结合的产物。在现代医院经营管理中，有人强调"和谐高于一切"，有人提倡"竞争才能生存"，而实践证明，和谐与竞争的统一才是医院经营的最高境界。

现在是多维的共赢世界，也是多维的共同体，双赢就是多维性的利益相关者各得其所。绩效就是双赢，绩效就是多维性双赢。现代医院中，绩效管理要做到：员工赢，医院赢，科室赢，体现患者价值，供应商赢，国家赢。有一方不赢，绩效管理就不能持久，就有可能失败。公平就是双赢！达到绩效考核与管理目标就是双赢，如图 12-6 所示。

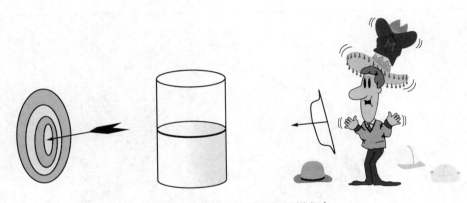

图 12-6　绩效考核的目标必须准确

现代医院绩效发展八流程双赢模式 ＝ ①个人绩效＋②科室绩效＋③自我学习＋④挑战绩效＋⑤绩效行动＋⑥沟通管理＋⑦医院绩效匹配＋⑧患者价值＝个人与医院绩效发展。绩效考核与薪酬经典语言：你有怎样的品质，就有怎样的意志；你有怎样的意志，就有怎样的行动；你有怎样的行动，就有怎样的报酬（图 12-7）。

现代医院绩效双赢的经典格言：

★ 在现代医院实施绩效考核与管理中你不能理解就谅解；

★ 在现代医院实施绩效考核后绩效奖金的分配中你不能宽容就包容。

（二）绩效考核引起纠纷案例

1. **纠纷背景**：李某是一家三级医院年轻的外科主治医师，有着医学博士双学位的背景和较好的患者资源，每年论文发表较多。但工作散漫，不能"按部就班"。但是，个性较强的李某，是科室各种规章制度的"钉子户"，患者时不时反映找不到管床医生李某。果不其然在科室新的绩效考核方法推行的过程中，李某又一次"撞到枪口上"。李某所在的医院所推行新的考核办法是根据每个员工本月工作的出勤、质量、数量、服务、绩效和综合工作完成情况对其进行全面考核，考核结果与薪酬中的岗位工资和绩效工资挂钩。

因为该医院有良好的信息化基础，员工出勤记录是根据员工每日上、下班时在触摸屏上留取指纹实际情况统计的。员工的工作完成情况也是医院绩效考核办和科室共同对员工本月完成任务情况的客

观反映。定量指标主要是工作数量，如看门诊急诊患者数量、医生管床患者出院数量等；定性指标是经过本科医护人员测评、患者满意度等指标考核所得。上月月末，该医院科室绩效考核主要人员朱某根据信息化系统所提供的出勤数据以及定量和定性指标考核结果，发现李某上月的出勤离标准出勤差距很大，特别是下午经常迟到，有时患者找管床的李某找不到，患者非常有意见。而且李某的数量指标工作完成不好，定性指标得分较低，经过相关工资计算公式的演算，李某这个月薪酬中的绩效奖金要扣掉 980 元。

　　李某拿到工资后，面对工资数额的减少，非常激动，甚至出口骂人，到处打电话找领导，认为科室绩效考核不公平，提出了如下几点的质疑：一是上班时出勤记录不准、怀疑触摸屏有问题，触摸屏显示不准不是他的错，因为科室出勤不按时并不是只有他一人、病历检查不公平、科室有些人搞小集团；二是没有完成规定医生管床出院患者数的目标责任也不应该全由他承担，因为这和整个科室的团队实力有关；三是与他同一岗位的同事相比，他认为自己业绩不比别人差，而拿到手上奖金却比同事低得多，这太不公平；四是定性指标满意度低是个别人嫉妒他学历高，有意给他难看；五是带着一身的怨气，非常激动的李某走进了一向以严明著称的科室主任张某的办公室进行理论。

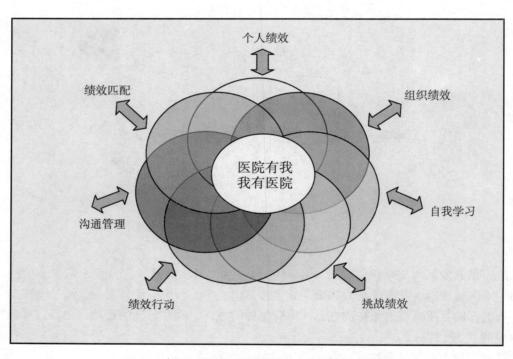

图 12-7　现代医院、科室绩效与个人绩效匹配模型

　　2．案例诊断分析：这是一个典型的因为绩效考核结果而造成的绩效奖金分配纠纷，这个纠纷涉及的 3 个当事人分别是：李某——绩效考核的对象；朱某——科室绩效主要考核者；张某——绩效评判者。简言之就是运动员李某、裁判员朱某、运动会主席张某之间的故事。我们先从三者的心理分析入手：李某（考核对象）认为：考核不公正。李某对于考核不公正的看法产生于对于考核过程的责任归属有异议，对于考核结果横向比较的内部公平性感到不满，怀疑有人借机整他。朱某（科室主要考核人）认为：考核真无奈。朱某对于李某一向抱有"惜才"的心理，对于李某平时的一些表现，也仅仅是"心知肚明"。对于根据信息系统计算出的考核结果，朱某也非常吃惊，并且面对这样的结果朱某感到很大的压力。张某（科室主任）认为：考核本应公正严明。面对考核结果，应该公正严明处理，不能因为某一个个体而违反考核的原则，考核的结果和意义就是让员工更好地工作，考核的

关键是经过绩效考核充分调动大家工作的热情，使大家收入增加，科室绩效更好。

3. 思维纵深： 我们常说的绩效管理通常有6个部分组成，分别是①绩效目标的拟定；②绩效目标执行；③绩效指标过程的检查；④绩效结果考核与评估；⑤绩效面谈与沟通；⑥绩效结果应用。这6个环节形成一个闭环，有效的循环就代表着绩效管理的畅通进行。沟通贯穿于6个环节。然而很多医院都忽视了绩效日常反馈和沟通这个环节，而把绩效工作的绝大部分时间花费在其他5个环节中，这是一种重结果轻过程的行为。在绩效考核与管理过程中，绩效考评者在发现问题时，应及时与员工沟通，找到问题的根源，寻求解决的办法，使得绩效问题可以及时得到解决。绩效考核对象在发现自己的绩效出现问题时，也应该积极主动和上级沟通，毕竟绩效考核结果是对自己工作的一种衡量，是自己薪酬的主要依据。

4. 设置畅通的绩效沟通渠道： 绩效考核与管理的结果往往是和员工的绩效工资相挂钩，但不同的医院，工资与绩效考核的挂钩幅度也有差异。但是正因为如此，绩效考核结果后的沟通变得异常敏感，如果问题处理不好，极易导致员工情绪的激化，造成很多不必要的误解。正如案例中的问题，可以解决的正是有效的智慧沟通。在沟通渠道中，关键的人物是各级绩效考核的评判人，根据各个医院绩效考核办法的不同，他们既可以是科室领导，也可以是医院中人力资源部门的人员、科室的同事、医院高层领导，他们的公正智慧有效沟通往往是医院管理的关键。

5. 本案例思考与解答题

（1）这个案例中的缺陷是什么？应该吸取什么教训？

解答：（答对题40分）

（2）从这个案例中应该总结什么经验？

解答：（答对题30分）

（3）就这个案例你认为怎样沟通才能更好地解决问题？

解答：（答对题30分）

6. 绩效考核与薪酬管理复习思考题

@ 绩效考核的发展趋势是什么？

@ 薪酬管理的发展经历了哪几个阶段，每个阶段的特点是什么？

@ 绩效考核在薪酬管理中的价值是什么？

@ 薪酬管理的作用是什么？

@ 绩效管理如何帮助医院获取竞争优势？

@ 薪酬管理如何帮助医院获取发展优势？

7. 绩效考核复习思考题

■ 什么是绩效？什么是绩效考核？

■ 在医院中为什么要进行绩效考核？目的是什么？

■ 在进行绩效考核时，要坚持哪些原则？

■ 什么是有效的绩效考核指标体系？

■ 如何构建有效的绩效考核指标体系？

■ 绩效考核有哪些基本方法？如何选择绩效考核方法？

■ 如果实施医院绩效考核有哪些步骤？

■ 哪些因素容易引起绩效考核出现误差？

■ 在实施绩效考核时，需要注意哪些问题？如何解决这些问题？

8. 绩效管理复习思考题

● 什么是绩效管理？其目的是什么？有何功能？

● 中国医院的绩效管理系统普遍存在哪些问题？

● 绩效管理分哪几个步骤？涉及的行为有哪些？如何对医院进行有效的绩效诊断？

- 如何订立绩效管理计划和管理标准？
- 什么是绩效管理面谈？各科主任在面谈中应掌握哪些原则？
- 绩效管理结果反馈后，员工会有哪几种反应？
- 绩效管理面临什么样的挑战？
- 什么是自我管理法？其实施步骤是什么？
- 什么是360°绩效考评方法？
- 管理者应该如何建立基于战略的绩效管理系统？

9．绩效考评技术复习思考题
  ⊙ 如何选择绩效评估的方法？
  ⊙ 如何实施绩效目标管理法？
  ⊙ 绩效管理的基本步骤有哪些？
  ⊙ 平衡计分卡与传统评估方法有什么区别？
  ⊙ 关键绩效指标法运用中要注意的问题有哪些？

第三节　绩效薪酬考核机制

一、强调领导干部绩效考评的重要性

（一）医院领导班子考评的需要

医院贯彻落实"科学发展观"重要思想的本质在医院持续发展。持续发展的效果怎样，就要看医院领导班子绩效管理怎样。所谓绩效管理就是医院领导班子也要进行绩效考评，从而正确行使人民赋予领导班子的权力，并在其任期内履行职责取得的卓越绩效效果。同时，领导班子的绩效也是领导干部思想政治水平、知识信息量、业务能力和领导水平以及敬业精神等各方面素质和能力在领导过程中的综合反映，还是群众评价领导班子和组织部门绩效考核使用领导班子中的成员的重要依据，是对医院领导班子绩效管理的检验。广义的绩效即取得的实绩和影响、效果，包涵了医院战略管理、班子团结、社会责任、员工满意、患者满意各方面的医院可持续发展指标，包涵了医院物质文明、精神文明、服务文明、管理文明的协调发展。狭义的绩效管理只是领导班子履行职责中取得的具体可见可知的实绩。胡锦涛同志指出："真正的政绩应是'为官一任、造福一方'的实绩，是为党和人民踏实工作的实绩，应该经得起群众、实践和历史的检验。"领导班子的综合绩效管理能力、绩效管理水平要通过医院整体绩效来体现，而最终要以人民群众对医疗服务赞成不赞成、高兴不高兴、满意不满意来检验。现代医院上级领导在不少管理、规范选拔文件中对领导班子成员都作出了一条原则：群众公论，注重绩效。事实上群众公论好的领导班子或者其成员往往也是在一定时期任职上做出绩效突出的。医院领导班子只有努力创造医院管理绩效才能彰显班子的整体的才能和水平，看一个领导班子整体的德、才、贤、能、优、劣、高、下也必须看其医院的整体绩效如何。因而，现代医院建立一套科学、合理、公正的领导班子绩效考评标准就显得越发突出和重要。

（二）医院主要领导考评的需要

我国公立医院是官本位思想影响较为严重的行业之一。"大道之行也，天下为公，选贤与能"，几千年来，选贤与能是我国封建帝制时代考核选拔官吏的重要标准。考核，在古代称"考课"、"考绩"、"考功"等，是对官员履行职责情况的考察，主要是办事后的结果考核。由于古人选官很看重一个人的贤与能，因此很早便摸索出一套严格的绩效考核制度和任用制度。考核的目的是为了选贤任能、赏善罚恶、奖勤罚懒。在我们党的历史上也很重视对干部的绩效考核，但由于我们党在几十年的历程中，经历了革命战争时期，建国初期，文革时期，改革开放初期，全面建设小康社会等不同时期，党领导革命和领导建设的实践从未间断，长时期和转型时期对干部的空泛、模糊的考核标准必将被科学、合理的绩效考评标准所取代。从现实的国情看，建立完善的市场经济体制、加强医院领导执政能力建设，落实科学发展观、树立正确的绩效观，依法行政、以人为本、人事制度改革、问责等越来越被关注，任何制约医院全面发展的体制、机制因素都将不断被摈弃。从外部环境看，国际上大多数发达国家都已经实行了绩效考评制度，在绩效考核较为成熟的国家如美、英等国在行政运行效率上都是令世人称道的，特别是美国的《卓越绩效准则》。从现代医院主要领导干部工作的自身的规律性来看，陈旧的领导考核评价方式暴露的弊端日渐明显，建立健全一套科学的医院主要领导干部绩效考评体系迫在眉睫。

（三）医院中层领导考评的需要

现代医院绩效考核必然成为医院中层领导干部的主要考评依据。医院领导干部，特别是中层领导干部、科主任、护士长的绩效观的形成和确立，有其主、客观因素，主观上领导干部的世界观、人生观、价值观、地位观、权力观、晋升观和利益观等"七观"对绩效观的形成起着决定性作用，但对绩效的评价和运用，对绩效观的形成起到了明显的导向作用。在现代医院绩效考核中，绩效考核评价的主体是把服务、技术、医德医风、学科建设、经济增长放在中层领导干部绩效核心的主要位置。有些医院把绩效简单等同于完成经济指标的考核上，且绩效考核的结果也是重点看经济指标，那么领导干部在努力和追求的方向上必然是片面强调经济增长的速度，而忽视医院、科室全面发展的绩效，最终导致的结果是经济数据出干部。长此以往，"不怕群众不满，就怕上级翻脸"、"不切实际、不顾患者有意见、不计医院发展、不管科室长远建设、急功近利树丰碑"、"邀功请赏、虚报浮夸、回扣不断"等腐朽思想哲学必将使为患者健康成为一句空话。建立和完善科学的中层领导干部绩效考核评价体系，可以帮助中层领导干部正确理解和对待自己的政绩，并在医院管理过程中防止思想出现偏差，保证医院、科室发展的正确方向。

（四）医务干部发展的绩效需要

现代医院绩效考评是人力资源管理的主要内容，是党的干部路线、方针在医院确定后，形成一套干部工作规范化、法制化、制度化的工作体制、机制就显得十分重要。现代医院的发展取决于大量的医务业务技术干部（临床医生、临床护士、医技科室技术人员等），医院业务干部工作也包含着举荐选拔、培养提升、考核评价、管理监督、任免决策等环节。现代医院深化干部人事制度、人力资源管理改革的呼声越来越高。干部绩效考核评价作为干部工作的基础性环节，是一项专业较强的经常性工作，绩效考核评价工作能不能发挥好对业务干部科学、客观、公正、准确、合理的绩效考核，能不能把普通业务干部的绩效考准、考真、考实并为评价和使用干部提供充分的佐证，直接关系到对干部的评价，关系到对医务人员的正确使用，关系到科室的技术发展、关系到学科全面发展、关系到医院长久的发展。而对医院普通业务的正确使用，又会激励大批普通业务干部脚踏实地干事创业、为员工谋利益，为患者提供卓越服务。反之，一旦那些急功近利、溜须拍马的少数普通业务干部得到重用，势必挫伤埋头苦干的普通医务干部的积极性。正所谓"用得正人，为善者皆劝；误用恶人，不善者竞进"。现代医院普通业务干部考核工作的滞后不利于深化干部人事、人力资源管理制度改革工作的整体推进，因而建立现代医院科学的普通业务干部绩效考核评价体系是深化医院医务干部人事制度改革的内在的必然的需要。

二、完善领导干部绩效考评主要做法

现代医院深化干部人事制度改革中，人们更加重视人力资源管理的综合设计，在人力资源管理方面正在与国际接轨，应该积极探索研究建立科学的干部绩效考核评价机制。特别是近些年来，对领导班子、领导干部绩效考核评价的实践与理论探索都处于较为活跃的时期。不少医院都在探索建立科学的干部绩效考核评价体系并将其写进了改革创新的目标中，并组织相关人员对领导干部分类绩效考核标准进行专题调研。在绩效管理的实践中，我们总结出一些好的做法，收到了较好的效果。

（一）过程管理与结果管理相结合

在现代医院绩效考核评价主体上，通过集中绩效考核与经常性绩效考核实现对领导干部的管理、监督、奖惩。依据医院领导干部在不同岗位、不同阶段时期所承担的工作和组织要求的不同，主要包括了年度岗位目标综合绩效考核、重大工作项目完成情况考核、日常绩效考核、任期届中届末考核、任职前绩效考核、试用期满转正绩效考核等方面绩效考核。年度岗位目标综合绩效考核、重大工作完成情况绩效考核等以上级领导部门为考核主体，侧重对领导干部岗位责任、实绩的考核，以"考事"为主；日常考核、届中届末考核、任职前考核、试用期满转正绩效考核等主要由组织部门负责，侧重对领导干部"德、能、勤、绩、廉"几方面的综合绩效考核、全面分析，以"考人"为主，衡量工作绩效。这两个方面，各有侧重，双管齐下，通过集中绩效考核与经常性绩效考核实现对领导干部的管理、监督、奖惩，并使之常态化，经常化。

年度目标绩效考核是上级领导对医院领导班子完成年度目标任务的重要综合绩效考核形式，其目的是奖勤罚懒、掌握情况、督促指导工作。按绩效考核对象的不同分为两大块：一块是对医院主要领导年度工作目标综合绩效考核，另一块是对拟提升的领导干部年度职能目标及工作效能绩效考核。对医院主要领导的年度绩效考核通常是将医院综合发展主要工作目标和个人绩效情况分开考核分别奖惩。有的医院为避免多头考核或一绩多考，在年度目标绩效考核中试行了分别考核、合并计分的尝试。有的在年度考核上由几个部门联合成立了年度目标综合绩效考核委员会，由上级主管部门领导牵头，相关部门如医疗、护理、医技、后勤、财务、统计、信息、计生、安全监督等部门组成综合绩效考核小组主要负责对医院主要领导医院发展主要工作目标完成情况进行百分制（有些医院是千分制）量化考核评分；由有关部门领导牵头，相关部门主要负责对科室、拟提升领导工作目标完成情况进行百分制量化考核。最后由综合绩效考核委员会按总的工作目标考核进行权重评估。不少领导主管部门取消了各部门的单项绩效考核表彰。医院的主要领导的或者重要项目工作考核，主要是由人事、纪检、纪委部门负责，相关部门参与对进行中的重大工作、工程执行、完成情况的督促检查绩效考核，其目的在于促进单项工作的顺利完成。

以上级组织的组织、人事部门为主的绩效考核主要有对领导班子的运转考核，对领导班子执行民主集中制、召开民主生活会情况进行的指导、检查，对班子一把手实行述职述廉制度；对领导干部进行届中、届末考察，提拔任免调整前考察，转正考察等，绩效考核是组织部门干部工作的重要内容，其目的是全面了解医院班子和各级领导干部的"德、能、勤、绩、廉"综合绩效表现，了解医院员工、患者对干部本人的公认度，并把绩效考核情况作为干部的升降去留、任免调整重要依据，通过绩效考核，实现对干部的有效管理。

（二）定性考核与定量考核相结合

在绩效考核标准上，按照分类考核的原则，将定性分析与定量绩效考核相结合力求客观、公正把领导干部的绩效考实、考准、考出绩效来。可以肯定的是，现代医院绩效考核已经成为各级领导干部的核心考核方法。

绩效考核标准设定是全部绩效考核评价工作的关键。医院领导干部工作的岗位、环境、阶段任务的客观差异性，造成领导干部所取得的绩效也有其客观性、过程性、公共性、整体性、多样性的特点，因而要用一套绩效考核标准囊括领导干部绩效的各方面，并在绩效考核评价中体现科学性、全面性、准确性、公正性、合理性是有一定难度的。在实际操作中，我们的做法是将定性分析与定量考核相结合，实施分类考核、综合评价。定量考核主要运用于年度目标绩效考核中。对医院主要领导工作目标综合绩效进行考核由上级绩效考核办公室制定具体考核内容及评分标准。包涵医院发展的主要指标，如医疗技术指标、为患者服务、科室发展、员工培训与发展、医院稳定、安全质量、患者满意度，党风廉政建设、各种统计指标的年度对比，领导班子与基层组织、党员队伍建设，精神文明建设等。考核评分细则由上级部门制定绩效考核的评分细则，每一项考核都细化为若干可量化评分的小项，使评分做到有理有据。现代医院不同医院发展的不平衡性，造成部分重大评分参数没有可比性的实际，对相关医院的状况进行综合比较，把基础条件相当的医院归为一类，按照医院分级进行考核。通过一定比值的加权系数进行考核。对三级医院单位的考核主要依据国家卫生部制定的岗位职能，年度工作任务，核心指标完成情况，由绩效考核办制定岗位共性目标与效能建设考核评分标准。标准主要包涵了班子贯彻落实上级及其提出的要求，完成医院年度目标，强化医院全面建设制度，医院稳定，加强医院内部管理等。

定性绩效考核主要是医院按照干部管理权限和干部工作的有关规定对中层领导以上干部的不同时期进行的有针对性考察。采取召开员工、患者座谈会、听取述职报告，参加民主生活会，谈话考察，发放民主测评征求意见表，进行考察公示和考察预告等。定性考核通过广泛的考察，从若干细节的感性认识综合为对中层领导干部个体"德、能、勤、绩、廉"的全面的360°评价。定性绩效考核强调广泛性、普遍性和群众的公认度。

（三）绩效民主与绩效集中相结合

在考核评价方式上，注重民主与集中相结合，综合分析领导与群众，上级与下级、同级之间对领导干部绩效的评价，保证了对绩效评价的全方位、立体化。

现代医院绩效考核评价方式的科学合理也与考核结果有着直接联系。对领导班子整体绩效评价，多实行"同级别医院、同行比、综合审定"方式，先由考核对象根据岗位职能和任期工作目标，对照检查自身工作，进行自我评价，报送自查报告。再由绩效考核小组交叉进行初步评定，通过查阅资料、翻看会议记录、审阅获奖证书，到上级业务部门征求意见、随机抽查具体的点等方式，最后由绩效考核委员会综合审定考核结果。目前，我们在绩效考核评价方式上没有形成统一的绩效考评模式，处于探索创新时期，总体方向上注重民主与集中相结合。2012 在医院目标考核中，组织实行了360°绩效考评制度。在对领导干部的考核中，除严格按照相关规定的范围进行绩效考核外，一些医院的主要领导和人数较少的医院，都拓展了绩效考核范围。建立了医院、相关部门等单位联席会议绩效考核制度。对医院党政一把手实行了年度述职制度。对医院领导班子民主生活会作出了具体要求，班子成员都要在民主生活会上进行自我剖析和对照检查，重点是医院的公益性、患者满意度、员工满意度、业务指标完成情况等。由于医院干部的绩效考核量大，各种定期不定期绩效考核难以由一个部门独立承担。为保证考察组本身人员素质，从 2012 年开始，我们开始着手设计、建立一支相对稳定的绩效考核标准，从那些政治素质好、党务工作精、熟悉干部考察工作，经常参与组织部门考察的医院领导人员中建立起长期稳定考察关系，目前我们已设计了几十个医院绩效考核标准，基本能满足医院绩效考核的需要。

（四）重视以综合绩效考核为导向

在医院绩效考核结果的运用上，坚持"凭绩效评价干部"，把绩效考核结果与干部选拔任用、升降去留、奖惩褒贬联系起来，形成良好的用人的绩效导向机制。

现代医院绩效考核的目的就是要实现对干部以及全体员工的有效管理，要通过绩效考核结果的运用，形成能者上，平者让，庸者下、赏罚分明的用人制度，形成良好的绩效用人导向，使领导干部真正树立正确的绩效观。一般而言，医院普通员工每月一次绩效考核，绩效奖金兑现一次。医院领导年度职能岗位目标绩效考核与奖惩挂钩一次。年度绩效考核卓越者，给予物质与精神奖励，并通报表扬。在处罚方面一般是，医院中层领导以上干部凡年度目标绩效考核总分＜700 分（满分 1000 分）且属后两名，第一年单独谈话，连续两年不足 700 分且都是最后一名，取消所在岗位职务资格；连续3 年的进行调整使用。对综合绩效评定为优秀者，除给予物质奖励外，还采取通令嘉奖、授予荣誉证书等精神鼓励。并建议相关组织部门的绩效考核结果主要与干部的升降去留调整任免有直接关联，这样绩效考评才能说服人。领导干部任免调整除严格按照相关规定外，还与干部的德才表现绩效考核情况有关，在一个医院，一个部门做出了成绩，表现出了优秀的领导能力，得到群众公认的干部一般会调整到更为重要的岗位或提拔使用；年度对绩效考核中群众反映较差，民主测评中不称职的领导干部在试用期的要延长试用期，情节严重的要降职或撤职，一般性问题的通过谈话或组织函询等形式督促其改正。现代医院以绩效为导向考核、评价干部，考核、评价员工，就是让绩效说话。不能单凭你汇报如何，主要凭绩效考评结果说话；不是单项绩效，而是综合绩效；不单是过程绩效，而是月度、季度、年度综合绩效。

之所以绩效考核是管理先进的方法，就是综合的绩效考评，不是单一的考评，也不是几方面的考评。综合绩效包括了，如考评领导者的领导能力、执行能力、思想作风、医德医风、过程管理、数量指标、质量指标、环境意识、社会责任、业绩结果等，基本包涵了医院的全部工作。如考评员工的执行能力、工作能力、责任性、劳动纪律、道德品质、与人的关系和谐情况、事业心等。

三、当前绩效考核管理存在主要问题

（一）领导满意不等于群众公论

现代医院员工绩效考核的权握在医院主要领导手中，群众作为考核主体的作用不能有效发挥。领导干部绩效大小、是非功过，群众看得最是清楚，但没有绩效考评发言权、决定权。目前对医院主要领导的绩效考核，主要是上级部门组织的目标责任制绩效考核，以推动工作落实为主。绩效考核的内容存在很大随意性，通常以上级主管单位的意志为基调，而主管部门除了年初工作计划外，间或有一些阶段性任务安排，在年终考核时，各主管单位又参与绩效考核，考核内容不确定，这就造成绩效考核对象在开展各项工作时围绕上级领导的注意力转，而对群众的需要反应迟钝。同时，下级干部的绩效考核状况又与他的主管部门利益具有一致性，一定程度上，也可以理解为下级的绩效就是上级的绩效，因而绩效考核中出现偏差就在所难免。一些部门在单项绩效考核中试行的"下评上"方式，由下级部门给上级部门的工作成绩评分或指出存在问题，由于下级的绩效评定结果不能作为对上级部门绩效的最后评价结果，不是奖惩的依据，因而下级对上级的绩效考核只能是走走过场，每年都是不疼不痒地提几点建设性的意见，最终使"下评上"在试行几年后就不灵了。再如，医院在干部任职前考察或转正考察中，都进行了考察预告和公示，但公示内容过于简单，主要是针对有无不良问题反映，对干部的德才表现、绩效状况一般没有向群众公示。这容易造成一种假象，只要没有大问题的干部都能用。又如，在对干部的绩效考核中，考察组都要求考察对象报个人总结，为保证个人总结的准确性，一般要求主要领导签上情况属实的意见，这又造成一种假象，领导认可的就是准确的、就是绩效好的。这种评价干部的方法应该改变，由医院的中层领导干部评价医院院级领导的绩效，群众评价科室、部门主任、护士长的绩效，由领导满意变为群众满意。

（二）标准量化不等于科学合理

医院绩效考评标准细化量化不等于科学合理，定性考核不等于不具体。一般而言，量化评分主要是年度目标综合绩效考核。为加强医院完成年度目标任务的绩效考核工作，相关部门每年都要成立年度目标绩效考核委员会，制定绩效考核方案。如市卫生局、医院年度综合绩效考核委员会成立后，设市级和医院级两个绩效考核办公室，分头制定绩效考核评分细则。每到年底，很多医院要安排专人应付考核，专门负责"查缺补漏"，补记录，补考勤，补登记，完善各种文件。绩效考评和检查的结果往往是很多工作性质相对轻闲的部门工作完成较好。另一方面，定性考核缺乏对德、能、勤、绩、廉综合性的绩效考评标准依据，显得笼统、不具体。对德、能、勤、绩、廉的理解和把握与绩效考核者本身的素质有很大关系。加之绩效考核工作还有很强的时间限制，几十、上百人或者上千人的个别谈话考核一般集中在一两天内完成，对少数谈话对象的不同声音，有时是考核者缺乏敏锐性，有时是为了减轻工作量，因而谈话中很少过深过细询问。在形成绩效考核材料时，除所干的工作有所区别外，看不出绩效考核对象的能力差别，性格特征。长此以往，谈话对象也摸清了考核组的考评方式，抱着

多一事不如少一事的心理，围绕德、能、勤、绩、廉说几句放在任何干部身上都成的空话。最终的绩效考评结果，成了绩效考核不是一种必要的手段，而是一种必要的程序。现代医院绩效考评必须注意设定量化指标的细则标准，同时设定科学合理的定性指标，而且设计建立每月一绩效考核的协调机制，这样，才能把绩效考核落到实处。

（三）医院绩效不等于领导绩效

现代医院领导班子集体的绩效不等于领导干部个人的才能和绩效。因为我国的公立医院大部分已有60多年的历史，基本有一套绩效考核办法和运行机制，任职时间短的领导干部，对医院的总体建设不会有太大的影响。当前的绩效考核，主要以目标绩效责任制考核为主，包括了领导班子的绩效目标责任制和领导干部岗位职责规范两方面，按类型分为对领导班子的考核，对领导干部一把手的考核和对副职的绩效考核。对领导班子的考核存在两方面的问题不能很好解决，一是纵向比。就医院目标考核而言，怎样把对一个综合的三级医院等各方面的发展与整个班子的绩效结合起来，怎样区分发展水平中主观努力和客观因素所起的作用结合起来。当前的绩效考核方式过度片面强调结果，很难评价医院综合效益与发展后劲、潜力，发展速度与规模适度等是否科学、合理。医院综合绩效好，怎样评价主要领导个人的绩效；医院综合绩效一般，而主要领导个人绩效评价很好，这种情况怎样确定。另一方面是横向看。同样是一个医院领导班子，由于工作性质不同，所享有的权利和承担的责任大小不同，怎样区分他们的绩效水平，工作任务重、干活多，权力大、严格管理，责任强，责任大的部门能出成绩但是群众意见大，犯错误的概率都大，360°考核结果往往是一般。同时，对医院领导班子集体绩效的评价与对领导干部特别是一把手的评价不能很好区分，当然对领导班子整体评价中必然要反映领导干部个体，但哪些是集体努力的结果，哪些是个体努力的因素，这些因素不能从绩效整体中剥离出来。在事关发展思路，发展战略上的决策看起来是集体决策的结果，但在领导过程中往往是一把手说了算，一旦决策失误，又以集体的名义承担责任。医院绩效考评中，这样的现象较为普遍，无论是谈话对象或是一把手在自我总结中，都把集体绩效当成是个人绩效。对医院副职的绩效考核侧重看其岗位职责任务完成情况，而对医院集体决策中发表的有影响的主张、意见，发挥的作用重视不够，副职在领导班子中起到的绩效促进作用不好衡量。

以上这些问题、质疑必须在绩效考核过程中，吸取教训，持续改进，总结经验，找出一套评价医院绩效与评价领导个人绩效的标准来。

（四）绩效考核结果应用不合理

现代医院绩效考核结果与领导干部奖惩使用时有脱节，轮流坐庄不能避免。由于在绩效考核各个环节都存在一些问题，绩效考核方法简单死板，绩效考核标准不尽合理、科学，造成绩效考核结果部分失真。一旦把失真的绩效考评结果的作用作为领导干部的升、降奖惩的依据，严格兑现奖惩，势必挫伤一部分努力工作的领导干部积极性。但既然绩效考核了，还得对绩效考核结果有一个处理，这就造成了绩效考核结果与领导干部奖惩使用脱节。如某省省级医院的年度目标绩效考核中，共对70个科室的中层领导干部进行了绩效考核，其结果，科室主任获一等奖的近30人，占43%；两个科室主任为三等奖，占0.3%；其他科室主任均为二等奖，占54%。无论综合绩效考核还是单项绩效考核，考核结果金字塔结构较少，倒金字塔结构较多。优秀的比例过大，先进典型的示范带动作用很难发挥。在对干部的绩效考核上，除个别特别优秀的干部外，多数干部升降去留依据的潜规则仍是论资排辈、轮流坐庄，绩效考评结果只能是一般参考。少数医院在推荐领导干部时要求干部职工要统一意见，即所谓"团结出干部"、"和谐出干部"，领导干部自身则本着推一个走一个，走一个少一个，总会轮到自己的心理，对所有领导干部都是好声一片。这是目前医院需要认真研究的问题，即绩效考评结果怎样才能在医院领导干部中真正起到经过绩效考评，其结果就是对领导干部定论。

四、构建科学的绩效管理与考核体系

医院服务是世界性难题，建立现代医院科学绩效考核评价体系更是一个世界性的难题，因为医院的现代服务不能满足患者日益增长的健康需求。现代医院绩效考评太难了，医务人员绩效考核更难了，医院领导绩效考评难上加难。绩效考核是一项系统性的工程，尽管外国一些发达国家已经建立了较为完善的绩效考核评价体系，尽管我国的国情与国外大相径庭，但是可借鉴绩效考核内容不多，这就要求我们加大调研力度，尽早建立科学的、规范化的、长效的现代医院干部绩效考核评价体系和机制。

（一）要有科学的理论指导

中国医院任何一项改革，都要有其相应的理论支撑，现代医院绩效考评的实施更需要有理论上的支持。我国医院具体的绩效考核的实践过程中又处于一个不断发展适应的状态，绩效管理这一概念从引入到实行不过 10 多年的历史，与之相配套的行政管理体制还不健全。现在所有的现代管理学、领导学、行政学，现代词典、辞海、辞源，都没有找到对"绩效（performans）"一词的科学定义。相当长的一段时间，人们怕谈绩效，怕说一项工作是"绩效工作"。将绩效一词赋予具体内涵并作为医院干部选拔和绩效考核标准是 21 世纪才开始的，应该要让那些坚持改革开放路线并有绩效的人进入新的医院领导班子，要让人民群众对医疗服务感到满意。21 世纪有些医院开始建立科学的干部绩效考核评价体系但仍然在实施、改进、完善之中。但当前我国医院的发展正处于转轨转型时期，政府职能也处于转变过程中。因此，医院的绩效标准的制订，绩效考核、考评，应当是参考美国《卓越绩效准则》，参考国务院 2012 年制定《卓越绩效评价准则》，参考卫生部 2011 年《医院评价标准暂行规定》，这些新的理念、方法、手段、内容是医院绩效考评的理论指导基础。要尽快建立一套科学的与现代医院绩效管理体制相适应的完善的绩效管理理论，为医院科学的绩效考核评价体系提供支持。

（二）要科学界定岗位职能

现代医院绩效考核的前提是每一个人必须履行自己的岗位职责，清晰描述每一个岗位的岗位说明书内容，包括岗位说明书中的职责要求、考核要点、工作条件等。在每人岗位职责的基础上、根据工作任务进行绩效考核。对医院领导班子或领导干部绩效考核一般与它的岗位和职能连结在一起，科学的干部绩效考核评价体系之所以难以建立，就在于医院的工作绩效、特别是职能部门、科室人员绩效很难科学量化，而医院的绩效目标往往是多重的而不是单一的，在医院科室之间、相关部门之间都有一定的依存关系。要建立科学的医务干部绩效考核评价体系，还必须进一步理顺管理制度中的各级人员的岗位职能、职责、任务，清晰界定不同科室、不同人员的职能和领导干部的岗位职责。同时，要建立完善的医院领导任期工作绩效目标责任制和年度工作绩效目标制度。各类人员岗位职责，工作绩效目标责任制既是领导干部绩效管理的基础，同时也是绩效考核的重要内容。医院绩效考核的内容应相对稳定，不能朝令夕改，要让绩效考核者和绩效考核对象都做到心中有数。

（三）要建立绩效管理体系

现代医院建立科学的干部绩效考核评价体系并不是一件容易的事情，要使干部考核评价工作走向科学化、规范化、经常化、制度化就更难。为保证绩效考核评价工作的健康开展，还必须建立健全相关配套管理制度。建立群众评议绩效考评制度。绩效应该经得起群众的检查，经得起历史的检验，经得起实践的检验。建立群众评议绩效制度，首先就要落实群众对领导干部绩效考核的知情权，建立领导干部绩效公示制度。年终或任职期满要将工作完成情况向医院员工公示。其次是要扩大考评范围，扩大民主范围，要让知情的群众有充分的发言机会，参加民主评议领导干部，同时，对一些要害部门领导、科室主任要调动相关部门对绩效的重要数据进行审核把关。建立绩效考核考察失误追究制度。在绩效标准、绩效检查、绩效考核、绩效评价、绩效奖惩"五项内容"没有完全分离的情况下，需建立绩效考核考察失误追究制度，考核工作监督制度来保证绩效考核的公正、公平、合理进行，增强

绩效考核结果的权威性和可靠性。建立绩效考评与其结果应用的结合制度。绩效考核工作的生命力在于绩效考核结果的运用，要做到有奖有罚，有升有降，奖罚分明，敢于"叫板"，对该奖的要奖，该提拔的要提拔，该降职免职的要坚决执行。吃大锅饭只能包容庸人、懒人，绩效考评才能选优。除建立各个科室绩效考核标准外，更重要的是建立完整的绩效考评管理机制，使医院的绩效考核有章可循，有制度可依。要通过绩效考核结果的运用，加强对干部的日常管理，形成科学的绩效激励机制，只有这样，才能形成正确的绩效考评后的用人导向机制，才能在干部中树立起正确的绩效观。

（四）要加大持续改进力度

"严格考核，论功行赏"为核心的功绩制文官制度在西方已有近二百年的历史，而我国关于绩效考核的研究才不过10多年，试图通过少数几次绩效研究、实施、考评就想把一个医院的系统而繁杂的绩效考核体系研究清楚是不现实的。绩效考核的科学与否不但是医院干部管理的重要环节，它同时还与医院干部的切身利益有关，与顾客的被服务满意度有关。因而，只有扎扎实实地开展广泛深入的绩效管理调研，进一步扩大绩效管理的医院实施范围，实事求是地对现在所进行科学管理的医院的经验和失败的做法进行思考、总结，才能找到一种科学的绩效考核评价体系，既把干部的绩效考准了，又让干部群众满意了，更让患者满意了，这样绩效管理才落到了实处。

现代医院绩效管理与考评的持续改进就是要不断完善考核机制，不断实践绩效管理，并不是为难不前，更不能走吃大锅饭的回头路，科学的绩效管理是正确之路。

现代医院实施绩效考核与管理是一件难度大的事情，要真正实施绩效考核与管理，还需要下相当大的力气，这就是领导的理念和决心，群众的意愿，这些也是医院绩效管理持续改进的地方。

五、建立有效绩效考核管理奖惩机制

现代医院绩效管理者为什么要热爱绩效管理？要想使绩效管理真正起到作用，真正成为促进医院发展和提高员工绩效能力的工具，那么，管理者就必须热爱绩效管理。

（一）明确绩效考评者职责

在现代医院绩效管理实际工作中，绩效管理并没有作为科室、部门领导管理者的责任写进他们的职责说明书中，至多也只是在设计方案的时候对科室、部门领导管理者该做哪些工作做了一些简单的说明。

但实际上，现在医院绩效管理与考评并不是各级领导额外的负担，而是所有领导应尽的责任和义务。这是因为，绩效考评规定领导干部应该为员工设定绩效目标，与员工保持绩效沟通，为员工提供绩效辅导，为员工建立业绩档案，考核员工的绩效表现，向员工反馈绩效考核的结果，帮助员工制定绩效改进计划，等等，这些工作难道不是医院、科室、部门领导干部的工作吗？如果医院不推行绩效管理，作为一个追求高效的管理者，这些工作就不需要做了吗？显然不是。事实上，应用的绩效考评在与以往的管理方式的区别只是在于它更加全面、更加系统地梳理了人力资源管理的方法、流程，并赋予了一个现代的、恰当的、最新理念的名字叫"绩效管理"，把管理的重心从简单的任务管理转向了对员工个人绩效管理和绩效考核，使管理更加科学，更加高效。由此看来，绩效考评本来就是领导们的职责所在，根本就不是额外的工作负担，如果你非说它是负担，也只能说你拒绝绩效管理，拒绝承担本该承担的绩效管理与考评职责。既然是职责所在，领导者、管理者就应该像对待其他工作一样，对绩效管理工作表现应有的热情、热爱、研究并努力做好它。

（二）重视绩效考评的授权

"现在的80后什么事情都要向我请示，我经常不得不放下手中的工作去处理，正在进行的工作经常被打断。""员工经常重复犯同样的错误。""员工们对谁应该做什么和谁应该对什么负责有异议。""有些问题发现太晚以致无法阻止它扩大。""这么一点服务矛盾、纠纷也要找我解决。""怎么患者的普通常规检查也问我。"医院很多管理者、特别是临床科室主任们经常被这样一些问题困扰，正是因

为这些问题一再出现，使得领导和管理者不得不经常性充当"消防队长"的角色，"四处奔忙"，根本无暇顾及本该由自己亲自处理的事情。这些问题的原因是什么，是领导授权出了问题，是领导没有正确授权的结果，是领导没有进入到绩效考核与管理之中。

实际上，领导和管理者应该做的工作是计划、组织、协调和控制，是帮助员工确立绩效目标，并评估员工的表现，而不是事无巨细地参与，不是不停地为员工"救火"，更不是事必躬亲。领导者最大的缺陷就是把不应该自己做的事情做到完美程度。

如果没有实施绩效管理和考评，领导和管理者们将继续身陷其中，无法摆脱。而实施了目标绩效管理，领导和管理者则能从繁忙的事务性工作中解脱出来，全心投入本该由自己亲自完成的工作。当领导和管理者通过绩效管理和考核，为员工设定了未来一段时间的绩效目标时，并根据绩效目标进行了相应的授权，为员工提供了必备的资源和支持，那么，员工就可以在领导和管理者的辅导帮助下在绩效目标的轨道上不断得到提升，而领导和管理者只需要在适当的时机与员工进行绩效沟通并给予一定的指导，从"消防队长"转变为"支持者"、"帮助者"和"辅导者"的角色，成为员工绩效的教练，不用进行过细管理。绩效授权是对执行者最大的信任，给下属提供了建功立业的舞台，因而能够极大地调动下属的积极性；授权以后，领导者才能集中精力议大事、抓协调、管全局；授权后要按照流程来管理，这样绩效管理效率更高。领导就是"玩"绩效考核与管理流程。

（三）提升绩效考评的技能

现代医院绩效管理是一个完整的科学管理体系，它不仅为我们提供了先进的管理理念、方法、手段，而且为我们提供了具体的绩效考评原则、内容。为了使绩效管理理念、方法、手段落到实处，绩效管理的理论提供了大量的技巧、方法和管理工具，而这些技巧、方法和管理工具在很大程度上提高了管理者的技能。比如绩效管理体系中应用的 PDCA 循环，比如设定绩效目标的 SMART 原则，比如记录员工绩效的各种表格，比如绩效反馈的汉堡原理和 BEST 法则，比如平衡计分卡的方法，比如360°测评等等，诸如此类的技巧和方法不仅为领导和管理者提供了管理员工的便利，更能帮助管理者有效规划自己的绩效工作，使每一员工的职业生涯不断得到提升，因此，领导者和管理者没有理由不热爱绩效管理。无论是绩效管理职责也好，提高绩效工作效率也好，还是领导和管理者的职业发展也好，绩效领导和管理者都没有理由不热爱绩效管理这个世界上最先进的管理方法，没有理由不把绩效管理工作做得更好，没有理由对绩效管理的考核标准不持续改进，没有理由不把绩效管理与绩效考评等各种工作持续进行下去。

第十三章　现代医院 5S 与卓越绩效管理

第一节　什么是 5S 管理

一、过程管理是绩效管理前提

在人们的长期实践活动中，过程管理自古代到现代从来没有间断过。但是作为一个管理理论，"过程管理"的方法，最早由著名的协同厂商新锐互动提出，他们在这一领域具有 100 多家大型企业，200 多个大型项目的丰富实战经验，IBM 中国 PC 公司在不久前，他们发布了"协同锦囊"的协同产品，提出了"过程管理"的协同方法。

过程管理强调对"过程"进行管理，而不是"流程"，这和 ERP 等刚性管理的方法有着差异。IBM 认为，过程和流程并非完全相同。过程是 PROCESS，也就是过程、进程、工序、工艺、制作方法；而流程是 PROCEDURE，也就是程序，手续，步骤。从概念上来看，"过程"好比抓大放小，"流程"更多强调流水的性质、系统的性质，过程强调对全程的全面把握和对关键点的监督，而流程是对每一个环节进行程序化的处理，过程比流程更灵活，但也具备全面控制的功能，因此更加适应柔性管理的需要。绩效管理主要强调事情的结果，比如患者住院后对医院的评价，满意既代表过程更代表结果。绩效管理结果的分值往往占到总分值的 50% 左右，这就说明绩效管理的结果更引起人们的关注。只有好的过程，才有好的结果。良好的结果必定有良好的过程管理。

"过程管理"正是绩效管理的精华所在，我们认为，正是由于过程管理实现了全部管理的功能，才使得绩效管理能够适应各机构灵活多变的需求，患者的健康需求。过程管理具有哲学意义，过程管理是一常规性很强的工作，进行任何过程管理之前都必须明确定义所希望达到的目的，对于医院过程管理，由于其特点和复杂性在不同时期，不同科室环境下的不同患者的病情过程管理的目的是不尽相同的。常见的诊疗过程管理就是解除患者疾苦，诊断患者疾病，治疗患者疾病，提高服务质量、降低医疗成本、提高工作效率、缩短患者住院天数的过程管理。当然也可能是希望通过过程管理同时达到多个目的。绩效管理为了有效地实施应用过程管理，达到所希望达到的目的和目标。首先需要结合医院的战略规划和实际需求，制订相应的过程管理规划。其中包括开展过程管理所希望得到的结果、衡量过程是否卓越的指标、在过程管理中将采用的策略、方法、手段，要使过程管理获得成功所需具备的条件、医院的核心信念和价值观等内容都要与过程管理相匹配。5S 管理就是过程管理，过程管理是与 5S 管理并行同时进行的，过程管理是全面绩效管理，过程管理是全面绩效考核的管理，过程管理是全面绩效持续改进的管理。5S 管理是现场管理也是过程管理。

二、5S 管理是绩效管理的基石

"5S"是指，整理（seiri）、整顿（seiton）、清扫（seiso）、清洁（seikeetsu）和素养（shitsuke）这 5 个词的缩写。因为这 5 个词在日语中罗马拼音的第一个字母都是"S"，所以简称为"5S"，开展以整理、整顿、清扫、清洁和素养为内容的活动，称为"5S"活动。"5S"管理起源于日本，并在日本企业中广泛推行。"5S"活动对象是现场的"环境"，它对生产现场环境全局进行综合考虑，并制订切实可行的计划与措施，从而达到规范化管理。"5S"活动的核心和精髓是维护提高工作效率。5S 管理已成为国际化管理方法。5S 管理是现代医院绩效考核与管理的基础性工作（图 13-1）。

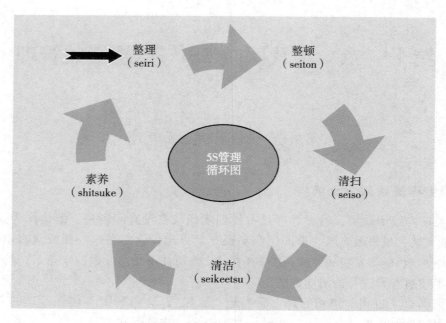

图 13-1　现代医院 5S 管理循环图

　　5S 管理就是过程管理，而且是最好的过程管理方法之一，只要把 5S 管理实施好了，绩效管理就打好了基础，工作前提就有了章法。中国加入 WTO 之后，已经发生了根本的变化。过去，我们的竞争对手可能只局限在国内的同行，而现在，国外很多企业已涌入我们的市场。《中外管理》杂志曾经刊登报道张瑞敏的文章，提到"与狼共舞"，必须先练成狼。但是还有一个问题，就是你能不能变成狼？海尔可以，海尔现在就是狼，有可能是老虎，可能会吃掉国外的一些不太好的企业，甚至医院。但是我们的大多数医院，有没有可能在很短的时间内把我们的管理、我们的质量、我们的效益、我们的绩效提高到和发达国家水平一样？为此，我们要成为市场有竞争力者，就必须学习 5S 管理，超越5S 管理。5S 管理方法起源于日本，风靡全世界，正说明它的管理理论的先进性。我们为什么要研究5S？我们要成为世界强者，必须学习世界先进的管理方法。5S 可以提高我们的管理水平，5S 可以提供我们的绩效管理水平，可以使我们的成本大幅下降，可以提高医院的核心竞争力，所以我们就必须认真学习 5S 管理的方法。

第二节　5S 管理的目的

　　时代要求我们的医疗卫生行业，患者的健康要求，我们的服务跟上时代发展的步伐，在激烈的竞争中具备强大的竞争力，而医院的竞争力其实来自于 5 个方面：第一是质量，第二是业务技术，第三是成本，第四是服务满意，第五是绩效管理水平。

　　日本的企事业管理有一个极其重要的特点，就是使用最低成本指导产品生产，他们会把好的产品制造得非常便宜。目前中国的管理水平正在提高，但是比先进国家的技术水平、产品水平落后的程度有差异。因此我们要先从管理上来解决问题。

　　很多医院做 5S 之所以持续时间不长或者失败，最主要的原因就是大家不明白为什么要推行 5S 活动与管理。其实推动 5S 没有别的，就是 5 个目的：第一是质量，第二是业务技术，第三是成本，第四是服务满意，第五是绩效管理水平。质量是医院永恒的主题，质量包括人才、诊疗、护理、用药、检查和管理水平，只要医疗质量提高，医院竞争力才能提升；业务技术是医院存在的核心内容；浪费是医院的顽症，物资浪费、人力浪费、时间浪费、设备闲置、岗位浪费等，现代医院发展就是向成本要效益，向低碳要绩效；服务满意是医院的老话题，服务在医院较其他行业更重要，患者需要的就是服务，满意的也是卓越服务；绩效是 5S 管理的最终结果，是衡量医院的唯一指标，综合绩效好，其他项目和内容就好，综合绩效差其他项目和内容就不好。绩效是当前国际、国家、行业、医院衡量的最重要标准。

日本的企业在 20 世纪 50 年代以后能够迅速崛起有两大法宝：第一个法宝就是品质圈活动（QCC），让全员参与来解决管理当中的问题，最终达到管理水平越来越高；第二个法宝就是 5S 管理，即现场管理。我们可以想象一个连现场都管理不好的医院，会有满意的绩效吗？这是绝对不可能的。5S 代表整理、整顿、清洁、清扫和素养，前面 4 个 S 是手段，最后一个 S 是目的，养成员工认真维护办公现场，环境的规范是现代人的良好工作习惯。我们通过做 5S 活动管理，可以达到这样的目标：使员工工作现场呈现出一流环境、一流技术、一流服务、一流质量、一流满意的医院。

一、整齐有序的 5S 自我管理

5S 是管理是世界性管理方法，是当代企业管理的最重要手段，是日本企业对世界管理界的贡献，也是现代医院管理的最重要方法之一。5S 管理可以使医院整齐有序。整齐是人类生活的基本要求、基本法则。如这个单位看上去很整齐，这个家庭管理得很整齐，这支队伍整齐，字写得清楚整齐，始终保持队伍整齐，这个篮球队阵容整齐，他们迈着整齐的步伐，看他那整齐的牙齿，这块地出苗整齐，办公室家具摆放得很整齐，那块地小麦长得很整齐，一年级全班成绩比较整齐，这个屋子里摆设得很整齐，医院和科室看起来很整齐，张大夫经常穿戴整齐，他的服装整齐，排成整齐的行列，这些玉米的颗粒大小很整齐，把教室课桌椅排整齐，卫生间整齐清洁，我们科室的人马比较整齐，这个月各科室的绩效总体比较整齐，等等，这都是我们生活中用得着的词语。医院是卫生单位，是健康单位，卫生健康的单位首先的就是整齐，其次必须有序。有序也是人类生活的基本法则。有序指物质的系统结构或运动是确定的、有规则的。序是事物的结构形式，指事物或系统组成诸要素之间的相互联系。有序的相对性是指事物的组成要素的相互联系处于相对永恒的运动变化之中，即有序是动态的、变化的有序。有序又是静态的，比如物品的摆放，小区楼房的建设，道路的规划，书柜中的图书存在，教室的桌椅摆放等。当事物组成要素具有某种约束性、规定性、呈现某种规律时，称该事物或系统是有序的。人们通过认识客观的"无序世界"，改造成为主观的"有序世界"，认识各种事物和对象的组成要素、相互联系、结构功能及它们的发展演变规律，即事物的有序性，来促成事物不断从无序向有序方向转化。5S 管理就是寻找有序状态。现代医院应用 5S 管理有什么作用？主要是，一是 5S 是宣传医院最好的广告，二是 5S 是成本核算、低碳节约的高手，三是 5S 是高绩效的代表，四是 5S 是质量与安全的象征，五是 5S 是标准流程的推进者，六是 5S 是快乐工作的缔造者，七是 5S 是医患和谐的结果。医院整齐有序能使人的精神面貌焕然一新，是现代医院的基本功能要求，是现代医院绩效管理的基础（表 13-1）。

表 13-1 现代医院需要 5S 管理：整理、整顿、清扫、清洁、素养

5S 管理	内 容	含 义
seiri	整理	确定物品要与不要，对要的物品分类
seiton	整顿	人、物品、设备定位
seiso	清扫	没有垃圾和脏乱现象
seikeetsu	清洁	保持卫生与干净和清洁
shitsuke	素养	养成良好的自觉维护秩序的习惯

二、实现员工的自我 5S 管理

(一) 什么是自我 5S 管理

自我绩效管理和 5S 管理是管理的最高境界。现代医院要实现自我绩效管理和 5S 管理，我们必须把自我绩效管理和 5S 管理具体化。现代医院绩效管理从自我绩效管理和 5S 管理开始，因为绩效管理是讲效益的，绩效管理就是有若干个现场来完成绩效目标的，没有良好的现场，没有自我 5S 管理的现场，绩效就无从谈起。

1. **整理**：

(1) 将需要的与不需要的东西分类。

(2) 丢弃或处理不需要的东西。清理掉"不需要"的东西（物品、设备、办公用品、诊疗器械、日用消耗品、药品等等），可使员工不必要每天因为清理和寻找不必要的东西而形成浪费。

(3) 管理需要的东西。管理"需要"的东西，是依据时间性来决定的：要用的：①1 个月内使用的；②每周要用的；③每天要用的；④每时使用的；⑤随手使用的。不经常使用的：①1 个月后使用的；②半年后才用 1 次的；③1 年才用 1 次的。通过这样的整理后，你会发现，可以使用的空间远远比我们想象的要大很多，所以说整理是 5S 的基础，也是讲究效率、讲究低碳、讲究绩效，确保医疗质量安全、患者满意的第一步。整理的"理"就是理出思路来，理出条例来，理出系统来。

2. **整顿**：整顿就是将物品归类后定位，包括人员定位，要求在最短时间内（如 30 秒内）能够找到自己要找或者要用的东西，将寻找到必需品的时间降到最短时间。需要的物品能够准确定位，需要的物品能迅速取出；需要的物品能立即使用；需要的物品处于节约、环保、低碳状态。现场的整顿是动态的，是不断的整顿，是持续改进的整顿，得到人们用物的满意。

3. **清扫**：清扫就是将工作区域或岗位区域保持在无垃圾、无灰尘、无碎纸、干净整洁的状态，是整理整顿工作的持续与体现。清扫的对象：营院、病区、病房、道路、办公室、值班室、诊疗室、楼梯、卫生间、微机、桌面、地板、墙壁、工具架、书本、纸张、病历夹、诊疗台、橱柜等机器、工具、测量用具、建筑物的墙面，等等。

4. **清洁**：清洁即是日常医疗活动及检查工作成为制度，是以上 3 项工作的具体体现，也就是要求将整理、整顿、清扫 3 项工作进行到底，并且使各项工作公开透明，清洁的要点在"洁"字，洁净，无灰尘，无污垢，无油腻，人们在工作环境中感觉清爽，利落，一尘不染。

5. **素养**：素养即对要求所在有现场管理者和工作人员，将上述四个步骤标准化，流程化，使活动维持和推行。凡是已经定了的事，每个员工都要认真地遵守执行，并形成良好的工作习惯。要求严守标准，强调员工之间的团队精神在工作中养成良好的自我绩效管理和 5S 管理习惯。

自我绩效管理和 5S 管理是指一个医院、科室的管理方式，主要通过员工的自我约束，自我控制，自我发现问题，自我分析问题，自我绩效管理和 5S 管理解决问题，以变被动管理为主动管理的管理形式，进而自我提高，自我创新，自我超越，推动医院、科室不断发展与前进。实现医院、科室共同愿景、使命的目标。自我绩效管理和 5S 管理是将决策权尽最大可能向科室下层移动，让科室员工拥有充分的自主权，并做到责任权利的有机统一。自我绩效管理和 5S 管理为每一位员工都提供一个参与管理的渠道，它强调自率，主要运用员工内在的约束性来提高责任感，使他们从内心发出"我要干"、"我要干好"的愿望并以此指导自己的行为和业绩与绩效。自我绩效管理和 5S 管理就是自主管理。自主绩效管理和 5S 管理就是变"要我干"为"我要干"、"我要干好"。

自我绩效管理和 5S 管理说到底是一个习惯问题。人类行为的 95% 都是习惯，我们首先要保持一个良好的心态，要让心态成为 5S 管理的好习惯。人的习惯，能改吗？马斯洛说过：心若改变，你的态度跟着改变；态度改变，你的习惯跟着改变；习惯改变，你的性格跟着改变；性格改变，你的人生跟着改变。对每一个人来说没有改变不了的不良习惯，只有你不怎么想改的习惯；没有改变不了的性格，只有你不怎么想改的性格；没有改变不了的命运，只有你不怎么想改变的命运！自我绩效管理和

5S 管理成功的秘诀只有两个：第一是坚持到底，永不放弃！第二是当你想放弃的时候，就按第一个秘诀去做（丘吉尔）！这样，自我绩效管理和 5S 管理就一定能够实现。

（二）5S 管理的主要特点

我们必须指出，心态决定自我绩效管理和 5S 管理的成败，因为心态变则态度变，态度变行为变，行为变习惯随之变，习惯变人格变，人格变人生就会变，这样 5S 管理就不会失败。所以，自我绩效管理和 5S 管理必须调整好心态，才能达到自我绩效管理和 5S 管理的目的。5S 管理的整理重在理，整顿重在顿，清扫重在扫，清洁重在洁，素养重在养。

1. **医院和科室结构和领导的角色转变**：医院和科室组织结构必须扁平花，工作程序必须流程化，这是国际管理的最新理念之一。传统的医院和科室组织结构和领导角色是金字塔式的，领导作用主要是组织，指挥，控制，协调，这已不完全适应时代的发展。当今最前沿的管理理论——学习型组织理论、流程再造型理论指出，医院和科室领导的创新角色应是设计师，服务员和教练员。自我管理下的领导角色亦然。医院和科室领导者应效力与建立医院的共同愿景、使命与绩效目标，重视每一个员工的作用，通过自我管理引导员工为实现这一目标自觉的投入，并在这一过程中释放出潜在的能量，员工会主动地自我工作，主动地争取更好的服务绩效，促进个人与医院和科室的不断发展。医院和科室组织结构扁平化，工作程序流程化是科学技术发展的必然结果，因为互联网的全球发展，手机通讯的视频功能，一个信息的传递再不会像传统按照级别的方式进行传播，特别是传播的时间大大缩短，所以医院和科室组织结构扁平花，工作程序流程化就成为可能。这些给自我管理创造了条件。

2. **医院和科室成员为了业绩自我创新**：在自我管理的医院和科室的团队中的成员能够不断自主地发现问题，同时不断学习新知识，不断地提高劳动技能，不断改善和提升工作绩效和效果，不断修正不符合患者需求的规章制度，不断完善和细化工作流程，不断进行绩效管理和 5S 管理创新，不断刷新绩效记录。真正做到日日进步，日新月异，使组织自主地进行新陈代谢，保持医院和科室健康向上的发展，焕发勃勃生机。

3. **医院和科室自我 5S 管理要求每天进步一点点**：每天进步一点点就是自我绩效管理和 5S 管理的绩效和医院 5S 管理的结果。每一个人并不总是有高大的不可及的宏伟绩效目标，更不是毫无绩效目标，而是脚踏实地能够实现的绩效和 5S 管理目标。在昨天的基础上进步，干在今天，为了明天。绩效就是这样一点点，一天天地积累起来的。

（三）5S 管理与制度关系

自我绩效管理和 5S 管理的成功主要是自我绩效管理和 5S 管理的实践，自我绩效管理和 5S 管理并非不要制度管理，更不是"自由管理"。制度管理是基础，医院的规章制度是各项医疗活动的基本保证，当医院在经历了严格的制度管理阶段后，各项管理从无序状态走向有序状态。各项制度内涵被员工认可并自觉遵守，便可向自我绩效管理和 5S 管理阶段迈进，在自我绩效管理和 5S 管理中将以往制度下的监督命令变为员工的自觉认识和认真执行，并成为有效的激励和引导方法，进一步调动员工的积极性和创造性，激发员工的潜能，变传统的自上而下的管理方式为自下而上的管理模式，也就是说，先要通过制度管理的必然王国，再向自我绩效管理和 5S 管理的自由王国迈进。他是一个循序渐进的过程，是一个量变到质变的飞跃过程。

（四）5S 管理的现实意义

1. **满足了以人为本的需求**：现代医院在一定的物质条件下，人的创造性得到了发挥，自我价值就会得到不断实现。这将带给人以莫大的愉悦和满足，激励着人们进一步发挥自己更大的潜力和创造力，自我 5S 管理顺应了现代人受尊重，自我实现这种高层次的心理需求，它充分地尊重员工的心理与生理需求，引导、帮助员工将医院与科室总体目标转化为实现自我价值目标的追求，是医院每一位管理者和工作人员的义务和责任。自我绩效管理和 5S 管理为每个人施展聪明才智提供了舞台并使员工的潜能得到最大程度的发挥。创造性被激发，从而获得成功和发展，真正体验到工作所带来的乐趣和生命的意义。目前随着医院的发展和知识员工的不断增加，他们更加自尊更加上进，更具有实现自己事业心的决心，因此现代医院员工渴望被尊重和自我绩效管理和 5S 管理实现的需求更为明显和强烈的时候，医院推行自主绩效管理和 5S 管理也就更具有现实意义。

2. 体现了医疗市场变化变的要求：微软总裁比尔·盖茨曾说："微软离破产永远只有 18 个月"。海尔首席执行官张瑞敏也说，企业管理永远是战战兢兢，如履薄冰。现代医院惟有以不变应万变才能发展生存，永远不变的是创新，它包括管理的创新，技术的创新，制度的创新，而创新靠的是人的创造力。传统管理模式制约着员工的创新，领导集中控制，凡是靠领导组织，安排员工没有自主权，工作热情不高，积极性不强，创造性更无从谈起。这样的医院如何产生创新力？如何应对医疗市场变化的挑战？如何保证医院可持续发展？而自我 5S 管理便建立了这样一个机制，一种自我更新的机制，通过下移管理重心，充分放权，激发每一个员工的能动性和创造性，提供一个让员工自我发展自我不断学习的机制，主动创新的环境，使员工的创造力最终凝聚成医院的创新力和竞争力，促进医院保持可持续发展。2008 年和 2009 年的世界金融风暴就是国际、国内市场巨变的最好教科书，使多少专家、学者、语言家、市场研究机构对市场的预测、展望、评估黯然失色。世界金融系统、企业实体系统、产品价格、企业破产、员工失业、如"雨后春笋"。时代巨变赋予了自我绩效管理和 5S 管理的更大平台。世界正在翻天覆地地变化着。

（五）5S 管理应注意事项

5S 管理失败的 12 种原因：①医院主要领导支持不够；②中层领导 5S 管理意识不强；③基层员工没认识到 5S 管理是自己分内的责任；④5S 管理的执行人员力度不够；⑤办法多、手段滞后；⑥绩效考核与评价标准不能公开、公正、公平；⑦5S 管理宣传不到位；⑧中层领导干部经验不足；⑨5S 管理激励机制不落实；⑩5S 管理的每一阶段没有认真总结经验与教训；⑪绩效管理目标不明确；⑫没有 5S 管理的持续改进措施。

1. 文化建设凝聚员工价值观：5S 管理是医院文化建设的组成部分。医院文化建设是医院员工共同认可的价值观和行为方式，是现代医院活的灵魂。医院文化建设的目标实现就是要使医院愿景、使命、绩效目标实现。各项管理规章制度等被员工认可并愿意为之付出不懈的努力，这是推行自我绩效管理和 5S 管理的基础，否则自我 5S 管理无从谈起。在员工中营造一种自主 5S 管理光荣，能引起员工的共鸣，也极大地激发医院员工的凝聚力和绩效意识。自我绩效管理和 5S 管理工作缺陷身边找，自我绩效管理和 5S 管理要坚持，日清日结日更高，分析主观原因更有效。当这种文化理念形成为医院共同价值观时，员工就会自觉遵守与维护绩效管理和 5S 管理，做到自我约束自我控制。医院文化是医院发展的长期核心竞争力。

2. 领导授权与 5S 管理：在推行自我绩效管理和 5S 管理的过程中，领导有必要充分授权。要尽量把责任落实到最终的执行者身上。减少下属的依赖性。领导授权不意味着权利的丧失，反而会意味着权利的加强。传统的管理，领导注重于控制下属的行为，而自我绩效管理和 5S 管理的领导角色强调通过引导人的思想来影响行动和执行力。领导不再依靠权威，而是靠影响力，不再是简单的控制者，而是新观念的传播者，是共同愿景的设计者，是医院使命的追求者，是医院绩效管理的坚定执行者，是自我绩效管理和 5S 管理的自我维护者。与此同时，领导必须处理好授权与管理的问题，授权是在管理中的授权，管理是在授权中的管理。现在还没有哪个领导授而不管理的，也没有哪个领导管理而不授权的，关键是处理好和把握好授权与管理的"度"，在授权时想到管理，在管理中想到授权。事实上，领导授权后，领导者将会得到更大的时间和业绩回报，因为员工业绩提高，回报增加，自然领导的报酬也会增加。这一回报同时将使员工更具有发展能力，并感到有深深的满足感和成就感。而这些回报所具有的意义，比传统的领导者得到的权利和称颂更为有意义、更为深远。

3. 当好员工的辅导和教练员：员工的素质水平是我们推行自我 5S 管理的条件之一，高素质的员工对任何医院的文化和规章制度都有较深层次的认识，也能敏锐地捕捉到工作中存在的问题、方法和对策，也会更科学和有效。凡是高素质的员工都会有自己的绩效目标和理想，但是必须源于组织引导，源于领导的辅导、指导、教练。现代医院学习型组织创建活动便是一个很好的载体。通过学习型组织创建，使医院、科室团队的学习力不断增强，员工素质不断提高，团队成员为了共同愿景的实现，把个人价值的实现与医院绩效目标有效结合起来。自觉地进行自我绩效管理和绩效管理和 5S 管理，而通过自我绩效管理和 5S 管理当个人价值不断实现，医院给予其高度的认可和回报时，就会激发个人不断学习，不断地提高，不断创造新的价值，形成医院管理的良性循环，这种自我实现、自我绩效管理和 5S 管理的循环是在领导的教练下进行的。领导就是教练，领导就是辅导，员工业绩不好就是教练（领导）的责任，员工绩效不好就是辅导（领导）的责任；员工业绩好是与教练（领导）一起努力的结果，员工绩效好是与辅导（领导）一起努力的效果。这是一个划时代的理念认识。

　　4．建立自我激励机制：要使自我绩效管理和 5S 管理能扎实，持久地开展下去，必须建立和健全相应的激励机制，以充分调动、保护和发挥职工自我绩效管理和 5S 管理的积极性，对开展自我绩效管理和团队使命更有意义。自我激励形式的结果必须有物质奖励和精神激励，以使员工更感责任的重大，也使自我绩效管理和 5S 管理的行为和范围向纵深发展。自我绩效管理和 5S 管理是管理的最高境界。今天，一个医院的成功并不仅取决于严格的制度管理，而在于充分地发挥全体员工的参与意识与自我绩效管理和 5S 管理水平，不能自我绩效管理和 5S 管理的员工不是好员工，缺乏自我绩效管理和5S 管理的医院也绝不是好医院。只有积极地调动每一个员工的积极性和创造性，才能为医院的发展源源不断地注入活力。大家知道人是管理方面最主要的因素，通过自我绩效管理和 5S 的管理实施，将使人的素质得到迅速提升，使人能够进行有效的自我绩效管理和 5S 管理。管理的最高境界是"有所不为"。自我绩效管理和 5S 管理有这样一个故事，至今发人深省。从前有一个老人、儿子和葡萄的故事。一个老人快死了，死之前立一个遗嘱，他说："我的葡萄园下面埋有宝藏，三个儿子中，哪一个儿子先掘到宝藏，宝藏的所有权就归谁。"每个儿子都怕别的人掘宝藏，就每天都早早地去葡萄园，结果没有一个人挖到宝藏，但是因为他们每天刨地，结果葡萄硕果累累，他们终于明白了真正的宝藏是葡萄！如果老人临死前让他们天天除草、挖地，他们肯定会说太累了，他们不会干这个事情。这就是自我管理的创意，这就是自我绩效管理和 5S 管理的真谛。一定要想办法用创意来代替制度，创造一个让大家自觉维持你的管理的制度和氛围，这就是所谓的自我绩效管理和 5S 管理的道理。

　　什么是自我绩效管理和 5S 管理的最好制度呢？这就是，人们的行为是在制度的约束下进行的，当制度制订好后，员工会自觉地按照制度的规定内容进行工作，甚至是在制度规定下干活，你不想让他干都不行，你不让他干，他会跟你急，因为他自己要有业绩，他自己要有绩效，他自己要有高报酬，这个时候就不是以领导的意志为转移了，这就是自我激励机制；这就是，"让我干"变为"我要干"的口号。

三、把 5S 管理维护在最佳状态

　　就是通常所说的使用的各类物品，即工具。特别是要把仪器、设备保持在良好的状态，但是仪器与设备怎么保持在良好的状态呢？我们可以把仪器与设备的维护分为几个内容：日常维护、重点维护、计划维护、突发维护、预防维护。这其实是大家经常做的事情。比如，医院的大型设备到一定的日期我们就得大修，尤其是呼吸机、CT、MRI、全自动生化分析仪、局域网系统、中心吸引与供氧系统、消毒设备、锅炉、车辆等。说明书有规定，这些机器坏了，就有人去修。而做得最差的就是日常维护，重点维护，预防维护等。工具的维护必须把预防放在首位，这样才能保证工作的正常运行。医院全面设备、设施的维护大家都要参与，日常维护是由使用设备的人完成的，第一清扫，第二润滑。如果大家能做好日常维护，能保证设备故障率下降 10%，而且也能保证医院工作正常运行。

四、5S 管理是绩效管理的关键

　　混沌的现场极易发生把几种东西混在一起，而做好 5S 管理，这种现象就不会发生，医疗质量就会提高。5S 管理最适合医院管理，5S 管理是现场管理，医院就是一个大现场，科室就是一个现场，

办公室就是一个现场，病房就是一个现场，诊断室就是一个现场，治疗室就是一个现场，ICU 就是一个现场，门诊部就是一个大现场，急诊科就是一个大现场。再到一件工作，如病例就是一个"现场"，检查患者就是一个现场，手术室就是一个大现场，护士输液就是一个现场，一个床单位就是一个现场，等等，把这些现场管理好了，医疗质量管理的基础就打好了，绩效就提升了，患者就有了满意的基础。

五、5S 管理就是现场持续改进

5S 是管理方法是现代医院管理方法，是最适合医院现场管理的方法，特别是适合医院的病房管理、诊疗室管理、手术麻醉科管理、供应室管理、伙房管理、办公室管理，等等。大家应该养成良好的持续改进习惯。5S 的管理方法，将使我们的医疗活动现场管理得更好。大家都知道我们去一家医院，第一时间的印象对我们是最重要的。有些医院推动 5S 项目以后，大家都感到医院管理得非常好，特别有秩序，特别干净，医疗质量明显提高，医疗纠纷明显减少。当你的医院特别有秩序、特别干净，患者对你的信赖程度将提高；看到你的医院工作流程井井有条，大家工作时态度非常严谨，员工士气非常高涨，所有的物品整齐有序，患者脑子里马上就形成医疗质量肯定是高的印象。如果一个医院里乱七八糟，门诊没次序，病区垃圾多，病房臭味难闻，汽车到处乱停，遍地都是烟头废纸，办公室文件、病例满桌子都是，这是无法做出患者满意的医疗质量的。要保证医疗质量的提高，必须对现场持续改进，改进的标准是患者满意，患者不满意就改，直到患者满意为止。

第三节　5S 是管理基础

5S 管理的成功必须有明确的绩效目标，这个要符合绩效目标管理 SMART 原则。

我们知道一个混乱的现场，有四大顽症：多、乱、脏、差。大家没有统一的标准和好的习惯，突出的表现是，多、乱、脏、差。多、乱、脏、差是医院成本居高不下的主要原因。多、乱、脏、差是医院绩效不佳的主要原因。下面我们就来分析"多、乱、脏、差"。

一、多余成本需要 5S 管理

（一）多余的东西是顽症

"多"分成各种各样的多，一是东西（物品、设备、药品、器械、材料、日用消耗品、办公用品等）多，东西多的结果就是管理成本高，绩效差，还会掩盖很多的矛盾与问题。东西多了，管理成本就高。没有用的东西你也得管理。因为东西太多了，多了就没法管理。实施管理最重要的不是制定制度，而是要减少问题，想办法减少物品才是根源。东西多了，浪费的成本就上来了，系统反应的速度就下降了。所有的东西只有在动的过程当中，在流的过程当中才能产生绩效，才能产生价值，一旦停下来就没有绩效了，没有价值了，它就只是医院管理成本了。世界 500 强企业，要求员工设备停 5 分钟要知道为什么。为什么反应这么灵敏？因为是零库存，做一个流动一个，不做就不流动，人已经没有犯错误的条件了和机会了，管理最好的境界就是不给人提供犯错误的机会。我们大多数人做管理工作时，天天救火，但是救火救了多少年，所干的工作就没有挑战性了。要造成所有的员工都明白自己到底要做什么，整个系统的反应速度就加快了，我们的管理成本就下降了；二是人员多，领导多（甚至领导比员工多），员工多，人浮于事，职责不清，任务不明，无用信息传递多，流程延长，程序重复，这是管理的最大难题，因为人的事最难办。

（二）多余的资金是浪费

多余的东西是最大的浪费，用不着的东西，占用了不应该的资源和资金以及空间，更重要的是影响了系统的卓越绩效。多余的资金要正确管理，正确理财。多余东西，占了资金，乱了现场，占了空间，加大了管理难度，埋藏了腐败，混乱了职责，是医院当前突出的问题。

（三）多余的库存是浪费

东西多了，库存成本就会提高。医院有库房、科室有库房、个人有抽屉或储藏室，不管什么时候，这些库房都是满满的，进不去人，为什么？就是没有成本意识，总认为"有备无患"好，其实质有些东西自从放在库房就没有使用过。甚至有些高档设备买回来也没使用过。买东西的人和卖东西的人的思维是不一样的，买的人永远想让卖的人多给点，我什么时候买什么时候都有，这多安全；而卖的人永远想你买多少我做多少。更有甚者是"拉动内需"、"保证就业"，在有些医院艰苦奋斗已经过时，资源节约只是口头语。其实订单是靠不住的，用户通常会下很大的订单，因为压在仓库里的是公家的钱，是医院的钱。如果你按照他的订单来做，就会造成存放的物品到处都是。其实这根本不是我们需要的，你应该判断出来这是假象。东西多，浪费资源，破坏环境，流失资金，实在得不偿失。

大量的库存，将严重损害物品使用的品质。当你把所有物品放在一块时，想把不良的物品挑出来是不可能的。我们可以用 5S 的方法会解决这个问题。在生产过程中，我们会要求作业的人员对产品一定要一个一个做，做完以后就验，一个一个地检查，一个一个地流动。这个时候我的产品就会是零缺陷。那么，我们办公使用的办公用品，病房用的物品，能不能用多少买多少，现在使用微机管理，应该能够做到使用多少东西就请领多少东西。这样，科室的成本就会大大降低。

（四）多余的空间是浪费

多余的东西，占用了多余的空间，使城市本就狭小的空间更小，使医院本就狭小的空间更拥挤，使病区本就狭小的空间更狭窄，使病房本就狭小的空间更暗淡，使办公室本就狭小的空间更混乱。多余的空间浪费，使管理成本高，空气混浊，疾病增加，人们的健康也受到了影响。

（五）多余的人员是浪费

判定现代医院一个医疗质量高低的方法有一个，就是看有没有的最后的检验人员。我们的医院、科室、病房通常都有医护质量控制专职人员，因为患者出院后，最后病案室还有医护质量检查人员，这样的医护质量，质量一定是有问题的。这就是医疗质量是设计出来的，并不是管理出来的。要让质量管理形成良好的习惯，没有专职医护质量管理人员是"有所不为"，这是的医护质量一定是好的。为什么？很简单的道理，因为质量管理人员的存在，会导致医务人员的医护质量意识下降，他做的好与坏，不用自己仔细地检查，反正最后专职医护质量管理人员都会把不合格的病例质量挑出来，对专职医护质量管理人员产生依赖心理。但是，在目前的医院，没有质量检查部门还不成。

因为不良的医护质量是人做出来的，不是检查出来的。因此从零缺陷的角度来看，自己做的工作质量自己一定要检查，好的就存放，不好的时候把工作停下来，把问题暴露出来，直至纠正好。检查的人要是把缺陷产品放行，检查的人就要被罚款；而医务人员的不良病例做出来，检查人员也要罚款，但他尽量不让你发现；他们俩的心理是不同的。现在我们想一想，为什么被检查人员会把不好的东西藏起来？就是因为一旦让人知道他就要被罚。所以，对做缺陷工作的员工，一定不能罚款（理论上是这样，但是现实还不行，都养成良好的质量管理习惯就行了），但是你要"放出去"就要罚你款，检查人员就会仔细地研究、仔细挑。

人多了，管理的费用也会增加。几乎所有的管理者都恨不得让自己的人多，他觉得人多好干活，其实人多是特别大的问题。比如现场指导，本来不需要很多人，但偏偏就下来很多人，这些多余的人可能就坐在那歇着，还有的人就和干活的人聊天，最后干活的人也不愿意干了：为什么我干活你休息？为什么你休息也拿工资，我干活与你不干活拿一样的工资？这样就破坏了医院的士气，所以人多会制造很大的麻烦。特别是医院职能部门的人员过多，我们曾在一个三级医院做职能部门的绩效考核与管理设计，医院有 25 个职能部门，460 人，占到全院人员的 20%，已经远远超出规定的范围。但是当我们到医院的所有职能部门调研时，每一个职能部门都说工作太多，人手太少，每一个人每天忙得团团转，真不知道是怎么回事。这就是典型的人员太多的原因。人多了，职责不明，任务不清，工作扯淡，有的工作都去做，有的工作没人做，结果就是两个字浪费。

（六）多余的内容是浪费

管理的内容多，不切实际的工作内容多，也会造成很大的浪费。管理的成本太高，管理幅度加大。管理的技能，水平也需要提高，而且员工的抵触情绪会增加，执行的难度很大，管理本身也需要5S，没有管理才是管理最高的境界。管理的最高境界是无为而治，每人自己管理自己，这时候管理就是另外一种水平。所以你就要用创意想办法，找到不用管理也能管理起来的方法。管理的规则有很多，但我们的管理目的，应该是让员工干活越来越简单，越来越能提高质量，越来越方便。所有的管理者应该朝这个方向努力，而不是用管理规则给他们添麻烦。理论上讲，一个大医院应该比小医院赚钱更多，但是实际上不是这样的，很多小的医院运行非常好，效益非常好（人均绩效好），而很多大医院却面临着破产、倒闭（债务数亿甚至数十个亿）。为什么会这样？一个医院能不能赚到钱，能不能发展，能不能做得非常好，其实和医院规模大小没有直接关系。人均绩效最重要。

（七）规模太大也是浪费

中国医院的规模越来越大，不少医院在拼地皮，拼规模，拼床位。很少医院在考虑绩效的，更少有人考虑人均利润的多少。当然规模不是真正的问题，复杂才是真正的问题。因为医院规模大，人员多，相互之间不熟悉，增加了管理难度，不好管理，流程又复杂。因为复杂是需要代价的，复杂是需要管理成本的。但是非常遗憾的是，绝大多数的管理者喜欢复杂。领导每天都可能会让各部门报表格，而做这些表会花费很大的人力、物力、精力。医院规模究竟多大是好，医院规模应该是宜大则大（床位多少，人员多少），宜小则少。2008年底、2009年的美国华尔街金融风暴，使美国通用、房地美、金融机构等特大型企业也未能逃掉金融风暴的袭击，这证明了企业规模并不是优势，百年老店也不是优势，惟有长期精细管理才是优势。5S就是砍掉"多"的管理，5S就是降低成本的管理，5S就是精细管理。

二、乱的现场需要5S管理

另外，有此医院管理很没有秩序，所有人的工作随心所欲，想怎么干就怎么干，这样的混乱将严重导致你的效率低下。大家回去看看我们的员工工作，就会发现有些员工的工作随心所欲，如肿瘤穿刺时，这一次可能是左手把注射器针头穿进去，下一次可能就是右手；同一类伤口这一次可能先从伤口的中间向外消毒，下一次可能先从伤口的外部向内部消毒。这些人认为这没有什么区别，其实这都是变异，变异操作肯定导致结果的变异。这个结果是很多变异叠加起来的，因此必须解决现场管理的混乱。

三、脏的环境需要5S管理

脏是指工作现场，就是现场的肮脏。工作现场的脏对服务质量会产生非常大的影响。很多医院对环境要求异常严格，比如门诊、急诊，对现场物品管理、人员管理、地面洁净要求非常高。有些单位对灰尘的要求非常高，比如做德芙巧克力时，凡是员工身上带金属的东西都得摘下来，厂家不会让任何东西掉到巧克力里面。而且工作现场的脏也会影响人的士气。一个人在肮脏的环境里待着，不可能有一个好的精神状态，不可能有满意的服务效果，不可能有好的工作绩效。医院是个卫生单位，就应该一尘不染。就应该是工作、环境洁净的代表。我们每一个人应该积极地全身心地进行5S自我管理的实践，就会有好的绩效结果。

四、差的结果需要5S管理

差就是医院的绩效管理与5S管理差得很远，差就是与好的管理差得很远，与好的服务差得很远，与患者满意差得很远，与我们的绩效管理预期差得很远，面对医院服务管理的多、乱、脏现象，我们必须用 5S 的方法去解决。一旦开始推动 5S 管理的实施，就不能够停下来，坚持下去最有效的办法最终的绩效目标就是为了培养一个人良好的工作习惯，这时候我们的管理就会变得非常的简单，非常的有卓越绩效了。

第四节 5S 的哲学思想

一、5S 管理辩证关系

5S 管理中的整理、整顿、清扫、清洁、素养，是个辩证的关系具有很强的哲学思想，它们之间的关系是互相联系，互相促进，彼此不能分隔的，是一个统一的管理整体。5S 管理本身就是一个完整的次序流程管理。

（一）绩效管理中整理重点在"理"

整理，重点在理，即理顺、调理、理清。理的原始意思是"物质组织的条纹"、"纹理"等。理清思路，理清区域，理清条例，理清系统。就是说，在杂乱的环境里理出一个"眉目"来，理出一个系统来，理出一个通路来，理出一个一目了然的程序来，理出一个清爽的思路来，理出一个有利于提高工作效率、绩效的局面来，理出一个有利于提高医疗质量的环境来，理出一个有利于为患者服务的满意度来。理就是使某东西不能顺（工作）的顺起来，不能流程的流程起来，不能流动的流动起来。理是 5S 管理的纲，抓住这个"理的纲"，就是纲举目张，其余的 4 个 S 管理就好解决了。

（二）绩效管理中整顿重点在"顿"

整顿，重点在顿，即人、物的定位。顿就是停顿、站立、定位。使紊乱变为整齐；使不健全的健全起来；使不能定位的定位起来。整顿的重点既然在"顿"，顿就是整顿的关键，就是说，一件东西应该放在哪里，不应该放在哪里，都必须明确；一件东西应该放在哪里，必须放在哪里，都必须清楚；几件东西应该怎样匹配定位，不应该随意定位，都必须明确；几件东西应该怎样匹配定位，怎样科学合理定位，都必须明确清楚。人员、物品应该定位在应该所在的位置上。一个物品应该在什么位置上，是固定的，任何人都知道，这样任何人使用起来就方便、快捷，就会节约用时找不到东西所浪费掉的时间。比如，办公室的文件、病例、各种申请单、报纸、杂志、书本、检查结果单、茶杯、电话、计算机、传真、打印机、文具、笔纸、物品等都应该有它自己的位置，而且大家都清楚。又如，病房内患者床铺上的被子、衣物、诊疗用具，床头柜上的茶杯、水瓶、饭碗、台灯、报刊书籍、日常用品等在一定的台面上要相对固定位置。又如，医技科室检查患者的设备间的小型仪器、患者用的各种检查管道、诊疗消毒用具、无菌物品、杂物垃圾存放、移动电源插座、患者床铺、洗漱用具、桌凳、照明设施等，必须有固定位置。

（三）绩效管理中清扫重点在"扫"

清扫，重点在"扫"，即扫去、扫掉、扫除，彻底扫除，完全扫干净。清扫的重点在"扫"，即去除无用的废物、无用的杂物、碎屑、垃圾等。把不用的东西放在不用的地方，把没有用的废物东西扔掉处理，把现场杂碎东西彻底清除干净。清扫也是日日的工作，如垃圾篓内赃物的存放、清除必须是每日进行。卫生间的清扫更应该是随时、及时进行，工作台面也是随时绩效清扫的。

（四）绩效管理中清洁重点在"洁"

清洁，重点在"洁"，即没有一点灰尘、杂物。没有灰尘、油垢、水迹。清洁是在整理、整顿、清扫后进行的，如果没有前 3 个步骤，清洁就没有用。因为清洁的是桌面、台面、仪器、设备、工作面等用物上的灰尘与油垢。是碎屑以下的"颗粒"物。灰尘与油垢是身体能够感觉到的，特别是我们的双手能够感觉到工作台面的洁净度。清洁的现场使员工心情舒畅，清洁的环境能提升员工的绩效，清洁的工作间能提高工作效率，清洁的工作台面能使员工自觉的延长工作时间，清洁的病房环境能使患者满意度更高。

（五）绩效管理中素养重点在"养"

素养，重点在"养"，时时养、处处养、日日养、月月养、年年养。在"养"中形成规矩，在"养"中形成自觉，在"养"中形成习惯，在"养"中提升素质。素养是对整理后的"系统"、"通道"进行维护；素养是对整顿后的物品定位、人员定位的管理维护；素养是对清扫后的地面、桌面、台面、仪器设备面、存放物品面进行维护；素养是对清洁后的"完美"环境中的员工视野内（包括经常工作的视野以外的工作面）物品，双手工作的台面、仪器、设备、用物、工具、文件、计算机等保持洁净的工作环境。素养就是维护，维护就是素养，素养见真功夫，维护见真功夫。

5S 管理具有很强的哲理性，具有很强的科学性，具有很强的流程性，具有很强的渐进性，具有很强的规范性，具有很强的持续性，具有很强的普遍性，具有很强的螺旋循环性，具有很强的规律性。5S 管理就是从大范围管理到小范围管理，从宏观管理到中观管理再到微观管理；也同样可以从微观管理到中观管理再到宏观管理，从小范围管理到大范围管理。整理的程度决定了整顿的质量，整顿的程度决定了清扫的质量，清扫的程度决定了清洁的质量，清洁的程度决定了素养的质量，素养的质量与持续程度决定了 5S 管理的整个质量和绩效水平。所以说 5S 管理是环环相扣的，工作环境与办公现场，没有有序的整理就不可能有好的整顿，没有明确的物品定位整顿就不可能有好的清扫，没有彻底的清扫就不可能有好的清洁，没有细微的清洁就不可能有好的素养和维护。

现代医院绩效管理必须从细微中到细微中去，必须实行全流程的 5S 管理，才能有理想的绩效结果。

二、工作场所的整理

办公室的现场把要与不要的人、事、物分开，再将不需要的人、事、物加以处理，这是开始改善办公室现场的第一步。要点：①对办公室现场的物品摆放和不用的各种物品进行分类，区分什么是办公室需要的，什么是办公室不需要的；②对于办公室现场不需要物品，诸如用剩的资料、多余纸张、杂乱书本、不看的报纸、纸屑、垃圾、废品、员工多余的个人生活用品等，要坚决清理出办公室现场，这项工作重点在于坚决把办公室现场不需要的东西清理掉。对于办公室所各个桌面或桌凳的前后、通道左右、桌面上下、身前身后以及办公间的各个死角，都要彻底搜寻和清理，达到办公室现场无不用之物。坚决做好这一步，是树立好作风的开始。日本有的公司提出口号：效率和安全始于整理！整理的目的：①改善和增加办公室作业面积；②办公室现场无杂物，提高工作效率；③办公室减少磕碰机会，保障安全，提高工作绩效质量；④消除办公室随意乱放东西的习惯；⑤有利于减少办公室桌面东西，节约资金；⑥改变作风，提高工作情绪和效率；⑦电脑桌面的整理，这是现代人必须的日常工作，随时工作，时时工作。现代医院办公室电脑已经普通，现代人必须学会管理、清理、存放电脑桌面文档。哪些文档该删除，哪些文档该归类，哪些文档该存放，哪些文档该长期保存，哪些文档短期保存，这是一件必须认真对待的工作。学会正确管理电脑桌面文档，能够提高工作效率，事半功倍；不会管理电脑桌面文档，事倍功半。电脑桌面管理是对现代人提出的一个新要求、高要求。

整理就是把办公室有用的东西和没有用的东西分开定位存放，然后把办公室没有用的东西处理。那么，什么是有用的东西？"有用"要自定一个标准，自定一个定义：这个东西它可能是半年以后才有用，那个东西可能是 1 个星期以后才有用，那个东西可能是 3 天以后才有用，按照使用"东西"时间间隔和频率确定东西的位置。频繁使用的东西要离你近些，不经常使用的东西，干脆放在仓库里。医师办公室的病历本就是经常用的，必须放在身边固定的位置上；医师的听诊器必须随身携带；血压计要有大家知道的固定位置，这样有利于工作效率的提高。

三、工作场所的整顿

整顿，即使紊乱变为整齐，使经常使用的东西定起位置来。把需要的人、事、物加以定量、定位。通过前一步整理后，对办公现场需要留下物品进行科学合理的布置和摆放，以便用最快的速度取得所需之物，在最有效规章制度和最简捷流程下完成作业。整顿环节和活动要点：①物品摆放要有固定的地点和区域，以便于寻找，消除因混放而造成的差错；②物品摆放地点要科学合理。如根据物品使用频率，经常使用的东西应放得近些，如笔、纸等，偶尔使用或不常使用的东西则应放得远些；③物品摆放目视化，使定量摆放的物品做到过目知数。办公现场物品的合理摆放有利于提高工作效率，保障业绩效率；④人员定位、定区域，一个办公室内有多人工作时，最好根据工作的性质、活动范围确定某人或者某几个人的活动空间和范围。5S 管理工作已发展成一项专门的办公室现场管理方法——定置管理。整顿是把有用的东西放在应该放的地方，然后做好标识。应该放的地方是把东西放在使用最方便的地方。比如要把现场需要使用的工具全部都准备好：有些工具是不断要使用的，就要放在身上；某个工具老需要使用，就放在台面上使用。要根据使用工具的频度和状态，用不同的方法达到提高工作效率的目的，减少找工具的时间，减少拿错工具的次数，减少交叉使用物品的概率，这是正确整顿的思路。

任何经常用的东西不能锁起来，必须放在大家知道的地方，必须放在适合于存放某些东西的那个地方。大家会问：不锁丢了怎么办？丢和锁不锁没有关系。为什么会丢？是因为有人要拿。要解决的问题是怎么不让人拿走，而不是怎么锁的问题。他想偷，锁也没有用，照样可以拿走，哪一个小偷偷东西不是把锁弄开后进去拿走的？所以你要去解决怎么不让他把东西拿走，用创意带动理念，用思维代替锁头——让想偷东西的员工没有机会去考虑偷东西，没有机会下手把大家正在使用的东西偷走。另外，办公室现场要有标识，标识有两种：一种是标识线，一种是标识牌。标识的目的是把物品准确定位。标识线的确定有几个方法。比如说桌子，有 4 条腿要定位；比如病例本就要有固定的柜子存放；电脑和电脑桌也必须定位；科室常用的没有用过的大小便标本也必须定位。标识牌一定要标明东西的名称、品种、数量、定位，这样谁都知道这里面放的是什么东西，便于整顿、便于使用。

四、工作场所的清扫

把办公室场所打扫干净，电脑异常时马上修理，使之恢复正常。办公室现场内的物品、工具在工作过程中会产生灰尘、油污、垃圾等，从而使办公室现场变脏。脏的办公室现场会使仪器精度降低，故障多发，影响工作质量，使安全事故防不胜防；脏的办公室现场更会影响人们的工作情绪，使人不愿久留。因此，必须通过清扫活动来清除那些赃物，创建一个明快、舒畅的办公室工作环境。清扫活动要点：①自己使用物品，如电脑、传真、打印机、桌面等，要自己清扫，而不要依赖他人；②对仪器清扫，着眼于对仪器的维护保养。清扫仪器要同仪器的点检结合起来，清扫即点检；清扫仪器要同时做仪器的润滑工作，清扫也是保养；③办公室清扫也是为了改善。当清扫地面发现有飞屑和油渍时，要采取措施加以清扫；④5S 清扫更重要的是病房的清扫，使病房保持卫生整洁、干净，这样患者和医护人员就愿意到病房去，在病房待的时间就会长。清扫就是把工作场所打扫干净，防止污染源。整理是因为东西多，整顿是因为东西乱，而清扫是因为东西脏。

五、工作场所的清洁

整理、整顿、清扫之后要认真维护，使办公室现场保持完美和最佳状态。清洁，是对前三项活动的坚持与深入，从而消除发生事故的根源。创造一个良好的办公室工作环境，使员工能愉快地工作。清洁活动其实是一个维护人的心身健康的精神因素，是提高工作效率的关键因素，任何建筑物、房屋、办公室长久的工作是保持环境的清洁，这样才有利于人们的居住或工作，如果没有清洁的环境，再好的工作条件也会脏乱的环境所被抵消。清洁活动要点：①工作环境不仅要整齐，而且要做到清洁卫生，保证员工身体健康，提高员工劳动热情；②不仅物品要清洁，员工本身也要做到清洁，如工作服清洁，仪表整洁，及时理发、刮须、修指甲、洗澡、消除口臭等；③员工不仅要做到形体上清洁，而且要做到精神上"清洁"，待人要讲礼貌、尊重别人、特别要尊重患者、尊重患者陪护；不仅办公室环境清洁，病房更要清洁，病房清洁的重点是无异味，消除异味是保证病房、办公室环境清洁的重要条件；④要使环境不受污染，进一步消除混浊空气、噪音和污染源等；⑤保持病房床铺清洁，及时更换床单、枕套、病衣等。要保持前面3个S的成果，持续改进。把前面3个S做好，现场已经有很好的环境了。有的医院怎么保持？有专门的人扫地，这必须定一个保持清洁的规定，自觉维护卫生。所以，每一个人人都要有责任区，每一个人都参与5S的维护，几点到几点去清扫，从哪清扫，把清扫流程标准化。前面3个S是动作，而清洁是一个结果。其实大家知道，很多情况下维持比改善要难得多。开始做5S这很容易，一声号令，万马奔腾，大家该扫扫，该擦擦，但是能维持多长时间？这就素养的问题。

六、工作场所的素养

办公室环境的素养也可以叫修身、维护、维持。如修身即教养，努力提高员工修身，养成严格遵守规章制度的习惯和作风，这是"5S"活动的核心内容。没有人员素质的提高，各项活动就不能顺利开展，开展了也坚持不了。所以，"5S"管理活动，能够体现每个人品质和素质，5S管理能够提高个人和医院的绩效。素养是说要培养大家良好的习惯。用完东西放在原来的地方，下回就能找到。在医院、科室里面用完东西就搁那儿了，没有良好的习惯。这种习惯的养成，将使你的医院、科室变成另外一个状态。而通过不断整理、整顿、清扫、清洁、素养的程序化，大家就会养成良好的素养习惯，人人按照规则来做事。规则只要制定，任何一个人都必须严格遵守，否则规则将失去意义。当一个破坏规则的人出现以后，没有给他处罚，连续的破坏规则现象就会发生。人的言谈举止也会表现他的素养。

第五节　5S的有效实施

一、绩效管理必须实施5S管理

• 现代医院实施5S管理，要成立一个专门的组织机构。这个机构里面必须有医院的高级领导，最好是院长。这个组织包括，职能部门领导，科室领导，护士长以及相关人员。每一个职能部门、每一科室应该成立5S管理小组并有若干人员参加。

• 在进行5S管理的过程中，应该拟定实施的绩效目标和计划。任何事情都要有绩效目标，绩效目标越清楚，越容易实现。绩效目标是我们在各个阶段所检查工作的依据。要设定绩效目标的具体值，工作就比较容易开展。

• 要宣传教育，营造绩效管理与5S管理的氛围。运用所有的宣传形式，如媒体、报纸、会议、征文、广告牌、医院内部的局域网络、院刊等等，进行宣传、培训、提高大家对绩效管理与5S管理活动的认识，创造一个良好的氛围吸引大家参与。培训主要是提高大家的5S管理能力和绩效管理意识。

• 要建立5S管理与绩效管理示范区。在现代医院实施5S管理与绩效管理的同步活动的能力是有限的，不可能在整个医院一下子都开展推进此项工作。正确的做法是先在一个士气高涨的科室做一个试点，实施试点后就会取得经验，而有给大家展示一个好样板，然后再实施下一步，最后把这个活动制度化、规范化、流程化。

要在整个医院进行推广5S管理与绩效管理工作，应该让大家到试点科室参观5S管理与绩效管理示范情况，参观后知道我们要达到或者应该达到什么样的目的，达到什么状态。大家一看，了解到5S管理与绩效管理的好处，别的科室就会跟着做，为什么？因为做5S管理与绩效管理成功会带来巨大的好处，每个人工作环境都改变了，每个人的工作都会比原来轻松愉快，工作效率都会提高，所以大家就会积极参与。

● 要建立有效的激励机制，鼓励大家参与 5S 管理与绩效管理。因为广泛推广 5S 管理与绩效管理工作，就必须有配套的激励措施。一个是物质奖励，一个是精神奖励。现在，我们一些医院最大的缺点，是过分强调物质奖励的作用。而实际上，精神奖励比物质奖励要有效得多。实施 5S 管理与绩效管理的效果是：第一，我们的过程要简单化；第二，我们的管理将变成可视化，管理流程一定要想办法让大家看见；第三，我们的管理是高效的。简单化、可视化、高效化，是我们实施 5S 管理与绩效管理的最重要特点和收获。

二、绩效考核必须考评 5S 管理

5S 管理与绩效管理最好同步进行，这样效果更好。因为实施 5S 管理大家看不到经济效益，大家会感到意义不大，如果能与绩效管理和绩效考核结合一起搞，甚至能够与绩效奖金结合起来，效果会更好，这样就提高了大家的积极性，5S 管理与绩效管理的双效果也更好。如果医院实施 5S 管理与绩效管理工作，在考核时既要考核 5S 管理工作，又要考核绩效管理工作，作为两项工作同时考核。但是两项工作考核，最后的分值要一起核算，一起作为绩效奖金的依据，发的绩效奖金就包括 5S 管理工作的结果和绩效管理工作结果。

第十四章　现代医院卓越领导与团队精神

第一节　绩效管理领导力

一、什么是领导

现代医院领导：①带领团队并引导朝一定方向前进的人；②担任领导的人；③指领导机关。毛泽东说过：领导者有两件大事；①出主意（即决策）；②用干部（即用人）。这是十分精辟的论断。什么是领导？美国西点军校：明确组织目标，并教导和激励下属，实现组织的目标。

领导的深层次含义：领导是一种影响他人的过程，领导者的任务是影响他人，并领导他人去实现组织目标；领导是一种履行职能的社会活动和行为，是指引和影响社会组织和单位特定的作用对象，在一定的客观条件下实现某种目标的行为过程；领导就是解决问题；领导就是公平；领导就是服务；领导就是与团队一起共同前进。领导的作用，包括决策设计作用，组织指挥作用，协调作用，激励作用，平衡和谐作用。领导的战略特质有，超前意识，战略决策，这是领导者必备素养。领导就是判断未来可能变化；洞察未来发展方向。

战略决策：远见卓识，以未来为导向；胸怀全局，进行战略规划；把握时机，做出务实决策；群策群力，实现组织目标。领导授权就是分权，授权就是平衡，授权就是义务，授权就是责任，授权就是领导艺术。授权是领导者智慧和能力的延伸和拓展，授权是最大的信任，给下属提供了建功立业的舞台，因而能够极大地调动下属的积极性；授权以后，领导者才能集中精力议大事、抓协调、管全局。授权是"全员"领导说的关键。领导者将一定的权力，授予自己直接领导的下属，使他在自己的领导和监督下，自主地对管理本职范围内的工作，进行决断和处理。一个人的能力毕竟有限，就算一个能力很强的人每天努力工作，最终也会因精力不济而顾此失彼。结果，每日叫苦不迭地"忙"，手下人闲得百般无聊，工作缺乏动力和责任，变得越来越没有领导"内容"。领导授权就是无为而治。领导授权必须解决不放心、不信任下属的问题，放心、信任是授权的基础（图14-1）。

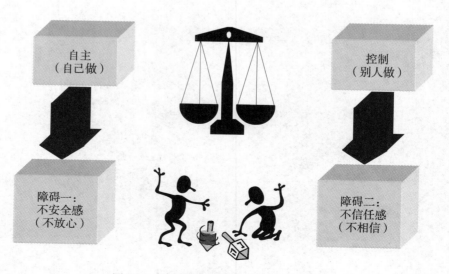

图 14-1　绩效管理授权中解决两大个问题

一个不愿意授权的领导，什么事情都干的领导，最终什么事情都干不好，更不会有团队的卓越绩效。一个最没有价值的领导是自己将不该干的工作做到完美的程度。有的人说领导很简单，什么是领导，管理流程简单就是领导。领导就是"从 A 到 B"，这是第一步，明确位置 A，A 就是明确你现在的处境。第二步，明确位置 B。找到位置 A 还不是领导，你必须弄清楚位置 B 在哪里。第三步，明确从 A 到 B 的路径。

二、什么是领导力

领导力（leadership）可以被形容为一系列行为的组合，而这些行为将会激励人们跟随领导去要去的地方，不是简单的服从。领导力就是领导的超强能力或者领导团队的能力！美国前国务卿鲍威尔（Colin Powell）将军认为，领导力被认为是一个深知如何去激励别人创佳绩的领导，他将领导力定义为：领导力是一门艺术，它会完成更多管理科学认为不可能的东西。只有领导，没有领导力，则一事无成！美国前国务卿基辛格（Henry Kissenger）博士说：领导就是要让他领导的人们，从他们现在的地方，带领他们去还没有去过的地方。领导力就像美，它难以定义，但当你做领导时，你才知道；领导力是怎样做人的艺术，而不是怎样做事的艺术，最后决定领导者的能力是个人的品质和个性；领导者是通过其所领导的员工的努力而成功的。领导者的基本任务是建立一个高度自觉的、高产出的工作团队；领导者们要建立沟通之桥。约翰·科特（John Kurt）说我不认为领导能力是能够教出来的，但我们可以帮助人们去发现，并挖掘自己所具备的领导潜能。一个领袖人物必须正直、诚实、顾及他人的感受，并且不把个人或小团体的利益和需要摆在一切衡量标准的首位。否则人们就不会追随他。领导力就是追随者更多。

（一）领导者领导力特质

现代医院领导力的 12 大特质：①感召力，即号召力，这是领导者最为重要的特质；②广阔视野；③魄力气质，魄力就是领导者决策的胆略和果断力；④胸怀坦荡；⑤谦虚谨慎；⑥善于团结；⑦持续学习；⑧渊博知识；⑨远见卓识；⑩富有激情；⑪信念坚定；⑪勇往直前。

（二）领导者的九大形象

①现代人形象；②明白人形象；③；高尚人形象；④诚信人形象；⑤聪明人形象；⑥健康人形象；⑦知识人形象；⑧标杆人形象；⑨普通人形象。

现代医院绩效管理工作的流程十分重要，其实领导就是设计好工作流程，按照设计的流程进行管理，工作不合适就应该修改流程。领导就是"玩"流程。第一，领导是一种管理行为和管理流程的流程；第二，领导是领导者领导艺术实践流程；第三，领导的过程是人际互动流程；第四，领导是一种有目标管理活动流程；第五，领导是整合资源的流程。智慧管理就是懒得理的内容，如图 14-2 所示。

管理者乐于管束；领导者善于教化；
管理者善于执行；领导者擅长设计；
管理者依赖控制；领导者营造信任；
管理者接受现状；领导者着眼未来；
管理者想怎样做；领导者为什么做；
管理者重在对事；领导者重在对人；
管理者依靠权力；领导者靠影响力。

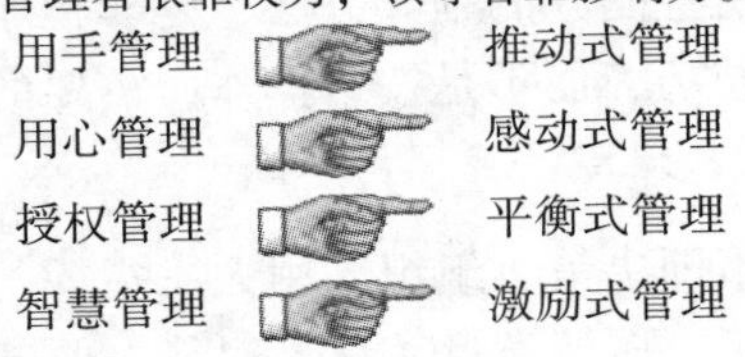

用手管理	☞	推动式管理
用心管理	☞	感动式管理
授权管理	☞	平衡式管理
智慧管理	☞	激励式管理

图 14-2 领导者智慧型管理

（三） 管理与领导的区别

管理＝管人＋理事，领导＝领袖＋导师，管理者利用别人的力量完成自己的绩效目标。领导者激励别人与自己一起成功。领导要懂得"授人以鱼，不如授人以渔"的道理。

古人说："授之以鱼，不如授之以渔。"在这句话中，"鱼"指现成的劳动成果，"渔"指获得劳动成果的方法。受人鱼，不如授人渔，受鱼不如学渔。鱼，不如渔。意思是送给人家几条鱼，不如教会人家怎样捕鱼。你送人家再多的鱼，总有吃完的一天。只有学会捕鱼的本领，才能一辈子受益无穷。现代领导既授人以"渔"，也要授人以"鱼"。鱼，我所欲也；渔，亦我所欲也。工作是鱼、渔兼顾工作的过程，是思考的活动，是工作的全部。鱼，工作薪酬、奖金、福利；渔，工作的方法。鱼，人们需求的基础；渔，应用与创新。鱼是基础，技术服务是提高，前者是我们生活的基本，后者是我们的应用与创新。要正确处理鱼与渔的关系。联合国教科文组织曾对 60 多位诺贝尔奖金获得者做过调查，他们中间 90% 以上的人认为，"掌握科学的学习方法比掌握具体的知识更为重要"。现代人性化的管理要求领导既授人"渔"，也要授人以"鱼"。现代人都要学会怎样"授之以鱼，怎样授之以渔。"的哲学道理。现代医院每一个领导都应该思考："既授之以鱼，又授之以渔"的哲学道理。未来的领导对员工就是"既授之以鱼，又授之以渔"（图 14-3）。

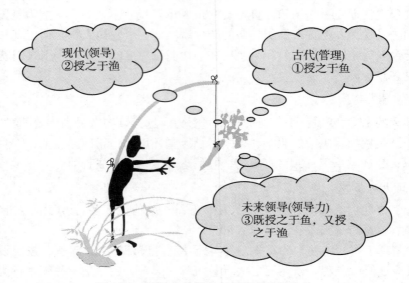

图 14-3　领导中的授鱼与授渔的几种方法

三、什么是领导艺术

现代医院绩效管理是综合性管理，是需要艺术的，绩效管理必须研究管理技巧，领导艺术。往往领导者在领导活动中，为实现组织目标，运用自己的知识、智慧、才能、经验等等带有浓重个人色彩，而表现出来的非规范性的、具有创造性的激发他人潜能的技巧与技能和艺术影响。管理大师西蒙指出，领导艺术是处理模糊性、随机性问题的领导方法，是非程序化的决策。领导艺术是一种特殊的方法，是一种软方法，软技术，是技巧，而不是按章操作，需要的是想象、直觉和创造力。

（一） 领导艺术的内容

①做领导的本职工作，领导之事即决策、组织、用人、指挥、协调、激励，"例外原则"和抓大事；②善于同下属交谈、沟通，倾听下属的意见，认真对待，要善于体察体态语言，不以自己权威地位给对方施压，要善于提问诱导谈话，控制情绪不感情用事；③争取团队的信任和合作，平易近人，

信任对方，关心他人，一视同仁；④做自己时间的主人，记录自己时间的消耗，学会合理地使用时间，提高开会与办事效率；⑤学习，善于发现新问题，解决新问题，在发现问题中学习，在学习中前进。领导艺术就是领导方法创新，领导技巧创新，领导艺术创新。

（二）领导艺术的分类

按照领导艺术层类分，领导决策艺术，领导管理艺术，领导授权艺术，领导用人艺术，领导激励艺术；按领导事务分类，领导开会艺术，领导学习艺术，领导关系处理艺术，领导政务礼仪艺术，领导语言表达艺术；领导科学与艺术，领导科学是领导实践领导，活动的规律性的概括和总结；领导艺术是领导科学的创造性的富有个性色彩的应用。

美国的曼哈顿工程就是领导艺术的实践。20世纪40年代初，美国总统罗斯福启动制造原子弹的"曼哈顿工程"，当时看来，其领导人非爱因斯坦莫属。但是一位优秀的科学家，未必是一位优秀的领导人。美国政府为寻找实施这项工程的领导人，费尽了心机，最后选定一位二流科学家爱本海默。爱本海默有杰出的领导才能，而且善于团结人。实践证明，美国政府选对了，几年后原子弹成功爆炸，赶在希特勒死亡的前面。美国最先于1945年7月16日爆炸原子弹成功，随后苏联于1949年8月29日、英国于1952年10月3日、法国于1960年2月13日、中国于1964年10月16日也相继拥有了原子弹，核竞赛的局面正是形成。

领导用人是领导活动中十分重要的环节，用人艺术不分领导层次高低，其理相通：爱才→识才→求才→用才。

（三）领导用人的理论

一是决策与目标的间接性，做出决策——主要是领导，实现目标——主要是下属，事无巨细身体力行——算不上优秀的领导者，如智多星诸葛亮。懂得用人的艺术——绝对是卓越领导者，如世界伟人、领袖毛泽东；二是人是唯一能扩大资源的资源源泉。

（四）领导交往的艺术

1. **在上级正确的情况下，"四要四不要"**：要忠实执行，不要阳奉阴违；要阶段请示，不要事事汇报；要维护威信，不要阿谀奉承；要不近不远，不要交往过密。私人关系要正常，只有这样才不结党不营私、阿谀奉承溜须拍马。下级对上级最容易犯毛病，是有人见了上级就缺钙了，上级面前现品格。

2. **在上级偏差的情况下，"三要三不要"**：要先执行，不要当面顶撞；要私下提醒，不要事不关己；要积极去补台，不要幸灾乐祸。此时最能见一个人对上级是否真心坦诚，真心坦诚就要帮上级一把。有一些人明知有问题，不仅不提醒补台，仍一往如旧地溜须奉承，打哈哈，看笑话。

3. **善待下属五要五不要，要平等相待，不要摆谱要派**：要调查研究，不要雾里看花；要支持指导，不要只追责任；要体恤宽容，不要一味批评；要心平气和，不要雷霆之怒。

4. **交好朋友，益者三友，损者三害**：A. 益者三有：①有光明：真爽、坦荡、刚正，有一种朗朗人格，无一丝谀媚之色，可影响你的人格，怯懦时给你勇气，犹豫时给你果断；②有诚信：谅者，信也。忠厚老实，为人诚恳，不作伪，交此种朋友妥贴，安稳。亦能净化和升华你的精神；③有知识：见多识广，知识宽，泛结交多闻之友，相当你拥有百科辞典，学习和借鉴。B. 损者三害：①有"溜杆"：专会谄媚逢迎、溜须、拍马的人交这样的朋友，你会特别舒心愉快，就像乾隆和和绅；②有两面：以善良面孔，当面一套，背后一套，典型两面派，他当面可好啦，背着你却利用你对他的信任，谋取私利。散布你的谣言，传扬你的隐私，败坏你的人格；③有便佞：言过其实，夸夸其谈，没有不知的事，没有不懂的理。他与多闻有区别，他没有真才实学，除了嘴什么都没有。以上三友短时对你倒无大害，但影响你的声誉，影响你的魅力，最终坏在他手里。C. 交友忌讳：酒肉朋友，某人坐了3年牢，出狱后原来那些老友唯恐避之不及，生怕来找自己帮忙。他感慨地写道：世态人情薄似纱——真不差；自己跌倒自己爬——莫靠拉；交了许多好朋友——烟酒茶；一旦有事去找他——不在家。酒肉朋友不可靠，有酒有肉皆兄弟，患难何曾见一人？嫌贫爱富不可交，贫居闹市无人问，富在深山有远亲。

5. 管好家人，管好家庭：家庭是温馨的居所，避风的港湾，可助你事业成功辉煌。不好的家庭，是害人之鸩酒，灾祸之根源，可使你事业毁于一旦。对家人爱有分寸，爱有原则；对家人真爱不言，爱在其中。对家人，夫人，如清代曾国藩严格治家：不受贿，不送礼，不纳妾，以家国为重。对子、女，如毛泽东与家人同渡困难时期：肉少，油少，副食少，廉正，廉洁，世代照人。

通用电气公司成功之道，领导人是最重要的品质。培养企业领导人是 GE 一把手的主要工作，在克劳顿村建立的 GE 领导力发展中心，通用电气 GE 公司企业领导人的 4E 要求，energy，第一是要有对付急剧变化节奏的、充沛的"精力"；energizer，第二是能"激发活力"，就是要有能力使机构兴奋起来，能激励鼓动人们去采取行动；edge，第三要有"锋芒"，要有自信去面对棘手的问题，敢于说"是"或"不是"——而不要说"也许"；execute，第四就是要"实施"，即永远都要兑现承诺，不断将远见变为实绩的能力，决不让人失望。

没有预见力的绩效管理领导是盲目的，没有绩效管理执行力的领导只能是纸上谈兵；没有魄力的绩效管理领导，是懦弱的领导；没有魅力的绩效管理领导，是缺乏向心力的领导。

第二节　领导艺术与情商

一、情商是什么

绩效管理就是人力资源管理，人力资源管理就是领导管理人，领导管理人就需要有情商。情商是指人们控制和调节自己的情绪和情感、通过人际交往影响他人的情绪和情感，从而掌握主动权的能力。情商就是影响力，也是领导绩效管理的艺术范畴。医院绩效考核与管理需要有情商。据统计，一个人要在社会上取得成功，智商占 20% 的作用，而情商占 80% 的作用。情商决定人们如何发挥各项天赋和能力。在智商、情商、逆境商 3 个商数中智商使人能抓住机会；情商使人利用好机会；逆境商使人不轻易放弃机会。比如，周南智斗（艺术）港督彭定康。1993 年底香港宝莲禅寺天坛大佛举行开光大典。新华社香港分社社长周南、港督彭定康均应邀做主礼嘉宾。仪式结束后，彭答记者问指责我港澳办关于香港问题的声明"并不是一份有特别吸引的圣诞礼物"。记者以此请周南发表意见，周以"佛教的日子"不宜发表评论为由，拒绝发表。无奈记者追问再三，周南顺口作答。周南说：谁搞"三违背"，定会苦海无边，罪过！罪过！谁搞"三符合"，自是功德无量，善哉！善哉！末了加一句：阿弥陀佛！引来在场记者阵阵掌声和笑声。周南选用佛家语汇作答，应情、应景、应时、应物、应人，又表明自己的原则立场，十分耐人寻味。领导艺术与情商包括那些能力？自知、自控、热情、坚持、社交、技巧。现代医院领导、员工做到：一是认识自身情绪习惯的能力，二是控制与调节自身情绪的能力，三是自我激励的能力，四是认知他人情绪的能力，五是人际关系的管理能力，六是影响他人情绪和行为的能力。

（一）领导艺术的步骤

把复杂了的事情简单化，把简单化的事情数量化，把数量化的事情流程化，把流程化的事情岗位化，把岗位化的事情责任化，把责任化的事情绩效化。在绩效管理中人人是领导，人人是执行者。如图 14-4 所示。

（二）领导的激励艺术

※ 激励——提高为未来绩效团队努力的劲头和胆量。

※ 希望——团队向前看、向前想，实现我们的绩效目标。

※ 信度——前景、个人努力能改变的程度——绩效管理卓越自信。

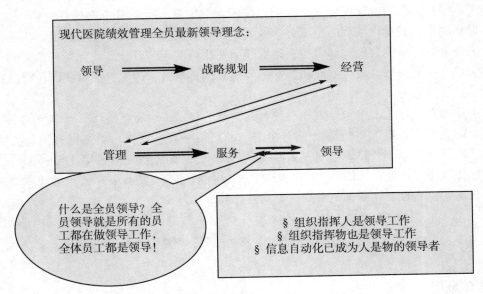

图 14-4　员工也是顾客服务与工作的领导

※ 强化——适度交流，相应回馈——成就绩效刺激的效果。

※ 信任——自己人、俱荣俱辱——放心干——绩效能够实现。

※ 关键——实现绩效希望的实际进展，我们一起前进，我们一起成功。

※ 受到激励的理由——符合潜在个人动机，规范绩效激励行为。

※ 闭环激励——正激励（动力）＋负激励（压力）。

美国林肯是领导艺术大师，林肯批评他的女秘书的艺术。林肯有一次批评他的女秘书："你这件衣服很漂亮，你真是一个迷人的小姐。只是我希望你打印文件时注意一下标点符号，让你打的文件像你一样漂亮。"女秘书对这次批评印象非常深刻，从此打的文件很少出错。林肯身为总统，批评人如此委婉、客气，是他好修养、大气度的体现。假如他换一种盛气凌人的口吻呵斥："你怎么搞的，连标点符号都弄不清楚，亏你还是一个大学生！"能达到这么好的效果吗？真是"良言一句三冬暖，恶语伤人六月寒"啊！

我国古人韩非说，下君，尽己之能→行动力；中君，尽人之力→执行力；上君，尽人之智→领导力。美国的管理学家彼得·德鲁克在总结了一些国家与美国在生产力水平上存在差距的原因后指出，不仅英国，而且整个欧洲来说，工业生产力水平比较低的原因，主要不是在技术和工艺方面落后于美国，而是组织与管理及领导力方面落后。南非前总统曼德拉讲，我们现在最恐怖的不是看到我们身上的不足，而是看不到隐藏在我们身上的巨大的潜能。我们的领导潜力在哪里？就在我们自己身上！韦尔奇认为，鼓励员工不怕向现有的一切提出挑战，把员工从舒适轻松的位置上撵走；并提出在每个市场上只做第一或第二，凡是做不到的一律整顿、关闭或出卖。绝不等麻烦上门，自己动手改造，自己掌握自己命运。英国最伟大的人，在第二次世界大战期间以不屈不挠斗志激励英国人民的丘吉尔首相，在 2002 年被英国广播公司电视台观众票选为英国史上最伟大的人物。丘吉尔以他慷慨激昂的演说闻名，他在 1940 年向国会发表他的著名演说：除了流血、流汗、流泪和苦干实干外，我没有其他贡献。美国总统布什也曾赞誉丘吉尔是"伟大人物的典范"，强调他领导群众的魅力与历史成就。

二、领导有所为有所不为

领导有所为如美国开国总统华盛顿领导独立战争，赢得国家的独立主持制定美国宪法担任首任总统，组建联邦政府；华盛顿有所不为：独立战争胜利后，主动交出军权拒绝部下推举做国王的请求为美国总统连任不得超过两届的制度创立了范例。美国企业家宣言：我是不会选择去做一个普通人的。如果我能够做到的话，我有权成为一位不寻常的人。我寻找机会，但我不寻求安稳。我不希望在国家的照顾下成为一名有保障的公民，那将被人瞧不起而使我感到痛苦万分。我要做有意义的冒险。我要梦想，我要创造，我要失败，我也要成功。这些经典案例、语言、传说，都对我们进行的医院绩效管理有相当大的启发与思考。

一位学者认为在领导艺术中领导力是一种有关前瞻与规划、沟通与协调、真诚与均衡的艺术。新的世纪需要新的领导力，新的世纪需要我们使用一种更加平等、均衡，更加富有创造力的心态来认识、理解和实践领导力。李开复总结9种最重要的领导力：①愿景比管控更重要；②信念比指标更重要；③人才比战略更重要；④团队比个人更重要；⑤授权比命令更重要；⑥平等比权威更重要；⑦均衡比魄力更重要；⑧理智比激情更重要；⑨真诚比体面更重要。

第三节　绩效与团队精神

一、什么是团队精神

什么是团队精神（team construction）？"团队"是管理学界近年较为流行的一个词，实事上，现代绩效管理的确愈来愈重视"团队作用"。同群体不同，团队不单是某个在一起工作的集体。比如，每年在美国篮球大赛结束后，常会从各个优胜队中挑出最优秀的队员，组成一支"梦之队"赴各地比赛，以制造新一轮高潮，但结果总是令球迷失望——胜少负多。其原因在于他们不是真正意义上的团队，虽然他们都是最顶尖的篮球种子选手，但是由于他们平时分属不同球队，无法培养团队精神，不能形成有效的团队出击。管理一个 Diverse team 不一样的人组成的团队对管理者来说是一个挑战，作为医院每一个高级部门主管或科室主任一定要善于接受这个挑战。一个真正的团队应该有一个共同的目标，其成员之间的行为相互依存，相互影响，并且能很好合作，追求集体的成功。团队工作代表的是一系列鼓励成员间倾听他人意见并且积极回应他人观点、对他人提供支持并尊重他人兴趣和成就的价值观念。一个优秀的团队必须是拥有创新能力的团队，团队中的每个成员都习惯改变自己的观点以适应团队环境不断发展变化的要求。

什么是团队？团队是指一群互助互利、团结一致为统一目标和标准而坚毅奋斗到底的一群人。有全体认同的特定共同愿景、使命、目标。现代医院愿景其实是雾里看花；现代医院使命就是自己的事业、行业、专业；现代医院绩效目标就是能够用数据衡量的指标。医院、科室群体成员形成了团队精神——相互尊重、相互信任、相互关心、相互激励、相互配合、相互支持。团队不仅强调个人的业务成果，更强调团队的整体业绩。团队是在集体讨论研究和决策以及信息共享和标准强化的基础上，强调通过队员奋斗得到胜利果实，这些果实超过个人业绩的总和。古人云：人心齐，泰山移。团队的核心是共同奉献。这种共同奉献需要每一个队员能够为之信服的目标。要切实可行而又具有挑战意义的目标，能激发团队的绩效工作动力和奉献精神，为医院和科室注入生命活力。团队的英文是"team"，有一个新的解释：T——target，绩效目标；E——educate，绩效教育、培训；A——ability，绩效能力；M——moral，绩效士气。

从团队 team 所衍生出来的这4个单词，其实就是团队绩效管理中所必须注意到的，也是每一个团队领导和成员所必须意识到的7个"力"：团队的7种力量：凝聚力，驱动力，学习力，领导力，执行力，激情力，竞争力（杀伤力）。团队的精髓是共同前进与发展。共同前进就是共同承担团队的责任。没有这一承诺，团队如同一盘散沙。做出这一承诺，团队就会齐心协力，成为一个强有力的集体。优秀的工作团体，具有能够一起分享信息、观点和创意，共同决策以帮助每个成员能够更好地工作，同时强化个人工作标准的特点。

但以往的医院、科室工作主要是把绩效工作目标分解到科室，其本质上是注重科室绩效目标和责任，其实科室目标只是个人目标的简单总和，科室目标的成员不会为超出自己义务范围的结果负责，也不会尝试那种因为多名成员共同工作而带来的增值效应。此外，科室绩效目标常常是与组织结构相联系的，而团队则可突破医院层级结构的限制。

（一）团队精神与集体主义

团队精神与集体主义有着微妙的区别，团队精神更强调个人的主动性中的共性，集体主义则强调共性大于强调个性，团队精神中的诚信、创新是内在的、自律的，因而不可能在强制的条件下发挥出来，必须以个人的自由、个人独立为前提，在此前提下合作的人们才有可能形成一个整体。

怎样选择有绩效的团队：我们主要看团队的业绩和绩效，如果组建一个新科室，这个时候我们对团队的要求会非常高，你最好可以证明你在哪个医院、科室做过，做过什么事情，有什么成功的记录，你在团队里执行力如何，这个是最有说服力的。最后怎样取得最佳绩效，决定与团队的执行力，如果你不是在团队建设上非常有经验，自己也非常有强壮的团队个人，选择团队很重要，如果这个科室规模不那么大，只是几个人，如果这个团队的领导有一个比较强的领导力，而不是任人唯亲，团队人员之间相互信任，这样的团队是好团队。如果这个科室团队领导任人唯亲，选择时要谨慎。医院工作主要是相信团队，团队成员之间知识、性格互补，和谐相处。风险大家共同承担，荣誉人人有份。这样的团队对自己的职业生涯有益处，这样的团队绩效更佳。

（二）团队建设的必要条件

什么是医院、科室团队建设？卓越团队必备条件是什么？如何增强团队成员的责任感？团队中的不良倾向表现形式是什么？如何建立卓越团队的激励机制？如何激发团队成员的潜能？在医院绩效管理中多问几个为什么？没有领导力，哪有执行力？没有凝聚力，哪有责任力？没有心态力，哪有信任力？没有制度力，哪有竞争力？没有理想力，哪有目标力？没有生存力，哪有发展力？

以上这些疑问必须在建设团队前解决，必须在团队建设前明确必要条件。要建设一个具有凝聚力并且高效的团队，最为重要的就是建立团队中的信任。要有合作双赢的心态。要有一个好的学科带头人。要有一套好的绩效管理制度。要彼此负责，敢于承担责任。要有共同的理想和观点。团队成员间要有共同的绩效目标，团队之间信任、尊敬、和睦相处，这样团队精神就能发扬，团队绩效就能达到目标。

（三）什么是医院团队建设

现代医院的团队建设就是以科室为基础的在医院领导下的团结、和睦、奋进、共赢的科室团队组织。当然，凡是两个人以上的组织都可以成为团队。团队与团队精神是有区别的。团队的重点是目标分解，涓涓溪流汇成江河；团队精神的重点是共同发展，江河有水小溪满。医院团队精神的具体内涵，团队整体与成员个体之间的关系，团队利益、目标与成员个人利益与目标的高度一致性。成员强烈地感受到自己是其所在团队的一个有机组成部分，是该团队的一个分子。团队成员由衷地把自己命运与团队前途联系在一起，愿意为其所在团队利益与绩效目标尽心尽力，全力拼搏。对其所在团队具有无限的忠诚，不允许任何人员对团队的发展和利益有所损害的事情发生。极具整体荣誉感，常常为团队的成功而骄傲兴奋，为团队所面临的困境而忧虑。在团队绩效奖金和个人绩效奖金发生冲突时，团队成员一般都会义无反顾地优先选择团队利益（图14-5）。

（四）团队成员之间的关系

现代医院团队成员彼此把对方都视作"一家人"，他们相互依存、同舟共济、荣辱与共、肝胆相照；相互宽容，彼此容纳对方的独特性和差异性，在发生过失时，能见大义容小过；互敬互重，待人礼貌谦逊；彼此信任，以诚相待，一诺千金；相互帮助与支持，不仅在工作上相互协作、共同提高，在生活上也能彼此关怀、相互慰藉；相互理解，急他人之所急，想他人之所想；在绩效利益面前能相互礼让。对团队事务的态度是，团队成员以其高度的责任感和使命感，参与管理，共同决策，统一行动，不仅让其成员竭尽体力，尤其注意其脑力的发挥，以充分调动其成员的主动性、积极性和创造性；团队成员间衷心地把团队的事视为自己的事，工作积极主动，不仅尽职尽责，而且尽心尽力，勤勉认真，充满活力与热情。在团队成员的互动过程中，逐渐形成了一系列的行为规范，为了团队的成功，他们能彼此指出对方的缺点，并进行对事不对人的争论，最终促成团队人员更好的合作和团队整体绩效的提升。

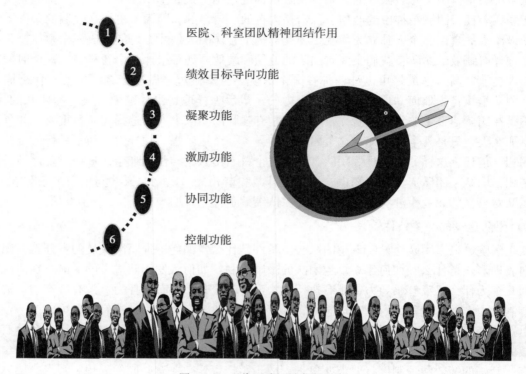

1 医院、科室团队精神团结作用

2 绩效目标导向功能

3 凝聚功能

4 激励功能

5 协同功能

6 控制功能

图 14-5   现代医院团队领导功能

1. 医院团队精神的作用：团队精神既是实干精神，也是奉献精神和协作精神的统一。"团队精神"就是实干的团队精神。空话、套话，聚集不了团队；以虚对虚、以空对空、造就的是一盘散沙。为了共同的绩效理想与绩效目标，拼搏实干，是"团队"基础之所在，力量之所在。团队精神要求身处团队中的每一份子，每一个医师、护士、工作人员，服从于医院、科室这个整体，个体作用的发挥要与医院整体最佳功能的体现联动，需要团队中的每一位成员通过沟通、交流、协调、协作、互补、合作等，共同学习和共同创造绩效成果，形成默契的配合，且强调共同的责任、效益和业绩。"团队精神"就是奉献精神。应理解人类社会中相互帮助、相互合作的重要意义，没有共同奉献，不成其为团队，而只是松散的个人集合。正是那些默默无闻的"陪练"用奉献造就了中国乒乓球队风靡世界几十年的"团体"辉煌。"团队精神"不是拉帮结派，不是争风吃醋，不是尔虞我诈，不是互不服气，不是钩心斗角。尊重对手、尊重规则，不能仇视或鄙视对手，而帮派内也多是钩心斗角、相互利用，也容易搞"窝里斗"。

2. 现代医院需要什么团队建设：跨国公司在选才时最看重的四项特质：团队精神、忠诚度、创新能力和沟通表达能力。一个人只有融入团队当中，为团队利益工作，推广团队声誉，才能做出一番事业，作为个人角色工作的人才会受到应该的礼遇。现代医院科室中的每一位员工从各自的工作中得到的不单单是绩效奖金，还有更多的东西，就是大家感觉到自己真正置身于一个彼此相互尊敬、相互信任、志同道合、宛如一个大家庭似的团体之中，大家共享成果荣誉或失败处罚，真正的荣辱与共。

这样，才能赢得患者的满意与忠诚。

3. 大雁对团队的启示：有研究证明，每只雁鼓动双翼时，对尾随的同伴都具有"鼓舞"的作用。雁群一字排成 V 字形时，比孤雁单飞增加了 71% 的飞行距离。当带头的雁疲倦了，它会退回队伍，由另一只取代它的位置。队伍中后面的大雁会以叫声鼓励前面的伙伴继续前进。当有大雁生病或受伤时，其他两只雁会由队伍中飞到其身旁协助及保护它。这两只雁会一直伴随在它的旁边，直到它康复或死亡为止。然后他们自己组成队伍再开始飞行，或者去追赶上原来的雁群。与拥有相同目标的人同行，能更快速，更容易地到达目的地，因为彼此之间能互相推动。$1+1 > 2$ 的团队才是优秀的团队。如果我们与大雁一样聪明的话，我们就会留在与自己目标一致的队伍里，而且乐意接受他人的协助，也愿意协助他人，最后取得团队希望的绩效结果。

雁群的飞行给了我们团队建设极大的启示，医院、科室团队在从事绩效的任务时，轮流担任与共享领导权是有必要的，也是明智的，因为我们都是互相依赖的。要认识到自己也有能力不足的时候，懂得依靠团队力量而不是个人"英雄"，因为绩效目标是一致的。

（五）医院团队的忘我精神

有时我们在电视或电影中看到，多么壮丽的场面！广阔无垠的旷野上，一群狼踏着积雪寻找猎物。它们最常用的一种行进方法是单列行进，一匹挨一匹。领头狼的体力消耗最大。作为开路先锋，他在松软的雪地上率先冲开一条小路，以便让后边的狼保存体力。领头狼累了时，便会让到一边，让紧跟在身后的那匹狼接替它的位置。这样它就可以跟队尾，轻松一下，养精蓄锐，迎接新的挑战。在一对头狼夫妇的带领下，狼群中每一匹狼都要为了群体的幸福承担一份责任。比如，在母头狼产下一窝幼崽后，通常会有一位"叔叔"担当起"总保姆"的工作，这样母头狼就可以暂时摆脱当妈妈的责任，和公头狼去进行"蜜月狩猎"。狼群中每个成员都不希望成为光说不干的"老板"，倒是有的狼更喜欢做固定的猎手、保姆或哨兵，不过每一匹狼都在扮演着至关重要的角色。其实早在与成年狼嬉闹玩耍时，狼崽们就被耐心地训练承担领导狼群的重担。

成功的团体和幸福的家庭也是如此。每位成员不仅要承担自己的义务，还要准备随时承担起更大的领导责任。一个团体的生命力很可能就维系于此。狼不仅与同类密切合作，还可以与其他种类的生物和睦相处。这样做的目的有时是为了达到双方合意的目标，有时就单是为了好玩儿。乌鸦就是一个例子。乌鸦富有空中观察的经验，当它发现一个受伤或死掉的猎物时，通常会像报信者一样，把狼和其他乌鸦叫到现场。狼可以撕开猎物的尸体，于是就为大家提供了足够享用几天的美食。狼有时会闹着玩地扑向狡猾的乌鸦，乌鸦则会在狼进食的时候啄它的屁股。两种动物不仅能和平相处，而且很显然它们之间存在着依据大自然的效率法则和数千年的经验逐渐形成的错综复杂的合作关系。动物中的这种关系也应该是医院、科室中人员团队精神的启示，我们的共同绩效需要共有的团队精神。

（六）人员素质是团队关键

职业素质是基础，何谓成功？成功的基础与素质有什么关系？如何彩排人生，规划职业生涯？如何做一个成功的医院职业人？如何养成良好的职业化心态？这些，都是医院绩效团队成员需要回答的问题。

1. 现代医院团队成员的基本素质要求：让团队成员树立良好的价值观，并形成团队的行为习惯准则，从而使工作做到尽职尽责、主动积极、细节完美、做事到位、不找借口、立即就干；让团队成员树立良好的技术与服务的价值观，并形成自己工作的行为习惯准则，从而使服务工作做到尽职尽责；对患者主动积极、做事到位；有困难不找借口。领导职业素质需要回答的问题。管理者应该具备的条件有哪些？领导应该把握的领导原则是什么？如何影响下属的干劲？如何把握授权的技巧？如何掌握指导下属的有效原则？如何巧妙的批评下属并接受意见？如何以患者为中心做好技术和服务工作？

2. 团队成员职业素质需要全面发展：医院科室持续的成长是来自员工的持续成长，员工的持续成长是来自团队管理者的训练，团队领导的艺术就是训练下属的艺术，掌握团队领导艺术才能有效训练出有能力的团队员工！江泽民指出：推进人的全面发展，同推进经济、文化的发展和改善人民物质文化生活是互为前提和基础的。人越全面发展，社会的物质文化财富就会创造得越多，人民的生活就越能得到改善，而物质文化条件越充分，又越能推进人的全面发展。胡锦涛指出：必须坚持以人为本，始终把最广大人民的根本利益作为党和国家工作的根本出发点和落脚点，在经济发展的基础上不断满足人民群众日益增长的物质文化需要，促进人的全面发展。医院的发展离不开良好的技术和服务业绩，工作业绩的稳定与增长离不开高绩效的团队队伍，高绩效的团队队伍是来自合理的管理与系统的人员培训。团队成员职业素质应该解决好以下问题。管理团队者应具备的条件有哪些？对团队人员管理应该把握的原则是什么？如何影响团队员工工作的干劲？如何把握团队中的授权技巧？如何掌握指导的有效原则？如何巧妙的批评并让其接受意见？如何塑造团队员工职业化的个人形象？如何掌握顾客服务的礼仪？如何掌握接待顾客的基本礼仪？如何掌握卓越技术和服务的礼仪？团队的第一核心条件就是每一个人都管理好自己；团队人员的外在素养是团队成功的基本条件，更是患者信赖医院技术和服务的广告牌。

3. **把团队快乐带给患者**：你的患者满意吗？如何进行对患者的有效服务？有些科室患者倍增的策略与方法究竟是什么？如何做好重点患者的管理与维护？掌握开发新患者的方法；掌握成功团队的服务技巧和方法，掌握绝对避免与患者争吵的诀窍；掌握患者纠纷处理及如何了解到患者需求的诀窍。如何让科室团队成员浮躁的心灵得以宁静，更好地为患者服务？如何调节科室团队成员中的工作压力？如何让团队人员心灵散发团队的激情？如何让团队成员中的负面情绪转化为团队成功的动力？科室团队成员的幸福是来自患者出院后的愉快吗？员工生命的喜悦是来自对爱的感激，生命的富足来自承担社会的责任，团队成员就是承担医疗技术为患者服务的社会责任者！团队成员双赢相处的人际准则就是患者满意，大家满意，患者痊愈，大家才有绩效。如何与患者更好地相处？如何建立和谐的科室团队工作氛围？如何把快乐带给患者，也留给自己？建立和睦、和乐、合作的团队环境的体会是，轻松工作，快乐生活的团队成员乐趣更多。现代医院、科室团队成员要满足患者的 3 个经典要求，一是关注患者的偏好，二是尽可能满足患者需求，三是体现患者价值。要做到这些，就能体现现代医院员工的素质，体现科室团队成员的素质。

二、团队精神领导是关键

现代医院科室主任和护士长的领导力是什么？这就是，科室主任和护士长的奉献是追求领导力的更高层次，绩效管理意识是现代领导力的关键。现代医院科室领导的领导力的关键衡量标准，一是奉献精神；二是主任和护士长要有广博的人文情怀，主任和护士长的魅力；三是形象；四是语言的吸引力、感染力；五是自信；六是现代医院科室绩效管理、绩效考核、绩效评价的理念、方法。

（一）如何拓展领导者魅力

领导魅力是一种作用很强的非语言的交流方式。有一项研究表明，人的情感沟通能力只有 7% 是通过语言所表达的，37% 在于你在说话时所强调的词语，56% 完全与语言无关。也就是说，有超过一半的领导魅力的建立，不在于你怎么说，而在于你无言时的表现（魅力）。

（二）科室主任必备的素质

现代医院领导的 12 个领导素质：①要有肚量：宰相肚里行舟船；②要做榜样：说万遍不如做一遍；③要会激励：激励是领导的法宝；④要有爱心：只有爱心能感动人；⑤要会赞美：做暗室中的一支蜡烛；⑥要先正己：正人先正己；⑦要会公道：不要恶语伤人，不要自私自利；⑧要有眼光：领导视野有多宽，能力就有多强；⑨要会多问：永不凋谢的玫瑰；⑩要会发现优点：能力强的领导善于发现下级优点，能力差的领导总是发现下级缺点；⑪要会公关与沟通：现代领导的必备素质；⑫要有谋略：领导力的深层内涵在"运筹帷幄，决胜于千里之外"。

（三）科室主任领导力方略

①领团队；②定战略；③带队伍；④多读书；⑤精技术；⑥找方法；⑦要创新；⑧求绩效。

（四）科室主任领导的能力

1. **科室领导12个多一点，12个少一点：**科室主任对科室的领导首先是思想上的领导，是一个团队的灵魂。科室主任是科室第一把手有点像阿拉伯数字的"1"，后面跟1个（人）0就是10，跟两个就是100，跟3个0就是1000，这些0虽然重要，但没有前面的"1"，就什么都没有。绩效管理的领导要做到12个多一点，12个少一点：多一点平易近人，少一点架子摆弄；多一点诚心实意，少一点权术玩弄；多一点服务意识，少一点索取图报；多一点宽容，少一点苛求；多一点热情，少一点冷漠；多一点实际，少一点应付；多一点倾听，少一点厌烦；多一点肯定，少一点指责；多一点关心，少一点说教；多一点鼓励，少一点刺激；多一点笑容，少一点"脸色"；多一点真诚，少一点虚伪。区别一个医院科室领导是不是一个好领导干部，标准有4个：①敬业精神；②奉献精神；③责任心；④使命感。

2. **医院科室主任要做到四个管好：**①管好上级的指示内容和执行。就是要把上级的精神吃透，对上级负责，认真完成上级交给的任务；②管好下级。洞悉人性，如曹操，关羽；③管好亲戚朋友；④管好自己。科室主任必须明确，喊破嗓子不如做出样子。榜样的力量是无穷的。吃亏就是占便宜。科室主任要熟知孙子兵法：知己知彼，自知之明。

3. **科室领导要做到六多：**现代医院领导必须明确，多听则明，多看则清，多走则近，多思则真，多干则成，多算多胜。熟知孔子的己所不欲，勿施于人；古语云人之所欲，必施于人。安慰受伤的患者，鼓励消沉的员工，帮助困难的人群，赞美成功的人士，感恩组织的培养。现代医院领导应该，在单位不能和领导斗，在医院不能和同级斗，在科室不能和下级斗，在社会不能和权力斗，绩效管理不能和科室团队斗。

4. **科室主任带好团队：**最根本的要务就是改变习惯，形成好习惯；最重要的管理原则就是形成制度，流程化管理；最关键的"标杆"是以身作则；管理好科室是立业之本；管理好家庭是立世之本；管理好自己是立身之本；管理好团队是绩效能力的体现。

（五）现代医院领导定战略

科室主任要想成为一个科室的灵魂，必须学会思考，你不必事事躬亲，但你必须有思路，有思想，是一个科室的大脑。①确定科室远景；②确定科室中、远期发展战略绩效目标；③制定发展总体路线，分析大环境，分析内部，分析竞争对手；④当年绩效目标当年完成；⑤始终关注患者的需求和满意度；⑥检查调整，达到目标。还要做到"一本五让"：指坚持以顾客为本，注重人文关怀和心理沟通。一本：以顾客（包括员工）为本。五让：让科室与员工形成共识，让科室与员工一起进步，让科室与员工共同发展，让科室走进员工心灵，让科室与员工一起富裕。形成医院、科室民主、平等、和谐的工作环境和顾客满意的氛围，从而取得理想的绩效。

（六）现代医院领导带队伍

实现现代医院卓越绩效，科室领导做到"六心"：即"管人要管心，管心要知心，知心要关心，关心要真心，真心要持久"。增强"九大意识"：绩效目标意识、绩效引领意识、绩效管理意识、绩效整体意识、绩效竞争忧患意识、绩效过程意识、绩效服务意识、绩效岗位意识、绩效考评意识。绩效评价要做到并倡导"六多六少"：多一点大局、少一点计较；多一点理解、少一点误解；多一点真诚、少一点猜忌；多一点和谐、少一点纷争；多一点爱心、少一点埋怨；多一点奉献、少一点索取。从而创设一个绩效团结、和谐、奋进的科室氛围。这样，医院、科室、部门的绩效就好了。

在现代医院绩效管理中，医院领导与科室主任专业技术发展的"五部曲"：①绩效学习——学习医学理论，绩效理念，在理性认识中丰富自己；②绩效反思——反思绩效工作实践，在总结经验中提升自己；③绩效交流——尊重同行前任，在借鉴他人中完善自己；④绩效研究——投身专业研究，在把握规律中超越自己；⑤绩效实践——坚持在绩效实践中努力，在绩效工作实践中完善自己。

现代医院员工始终应该是这样的心态，"领导把我当人看，我把自己当牛看；领导把我当牛看，我把自己当人看。"有人说，现代医院绩效管理中人有 5 个层次；不知道自己不知道→妄自尊大；知道自己不知道→自知之明；不知道自己知道→得过且过；知道自己知道→自作聪明；知道自己须持续努力→明白之人。绩效管理与绩效考评中科室主任的境界由低到高，大致可分为 4 种：①庸碌境界——把医生当作一种职业，一种谋生的职业，一种早已厌倦的职业，只是一下子难以飞出这个圈子；②良心境界——为卫生事业默默贡献着。既来之，则安之。有厌倦，有不平。但想到要对起家长，对起社会；③专家境界——有自己的专家思想，有自己的技术探索，有自己的服务反思。他的服务理念和技术行为自成一派。他们的技术和服务理论和医学实践都在不断完善中，永远没有停歇的时候；④"道"的境界——他们对医疗的痴情不在于是不是一家之言，更不在于成名成家，只想把对医疗技术播撒到更多人的身上，让更多的患者能够在快乐自由的生活中健康长寿。

现代医院绩效管理要求领导六心六点：与落后员工谈心，发现闪光点；与一般员工谈心，挖掘动力点；与优秀员工谈心，指出自省点；与失意员工谈心，激发内燃点；与平级同事交心，定位加油点；与上级领导交心，确定起跑点。

（七）现代医院领导多读书

现代医院领导进行绩效管理，需要有更多的知识、信息、人脉，需要有更多的人文知识。读万卷书，行万里路，交万人友，创长久业绩。医院领导、科室主任，要做科室读书的发动机；科室主任，要自觉持续读书；科室主任，要做成为员工读书的发动机；科室主任，要努力创建学习型科室。营造读书氛围，构建科室学习文化。世上圣人与哲人，无非积德；天下第一件好事，还是读书。医生不可能人人都做双料人才，既是学者又是专家，但是可以人人做一个读者。现代医院科室主任桌上、床头必备四种书：一是专业书籍，二是相关杂志，三是人文书籍，四是休闲书籍。领导，就要赏识员工，员工有兴趣的学习才是最道德的事情；爱员工，就要鼓励员工。员工干劲是鼓励出来的，善良是鼓励出来的，勤奋是鼓励出来的，自强不息是鼓励出来的。一个领导力强的科室主任：爱好多的下级是人，爱好差的下级是平庸；爱听话的下级是人，爱不听话的下级是圣人；爱家庭富有的下级是人，爱家庭贫困的下级是神；爱天资聪明的下级是人，爱没有背景的下级是神；爱下级，就要关心下级，学会尊重身边的每一个人，学会与他们和睦共处；爱下级，须尊重下级的身心自由和人格尊严。

（八）现代医院领导技术

技术是医院科室主任的王牌，不管人们有没有意识到，医院技术已经深深地影响着我们的日常生活，在医院科室发展扮演着不可或缺的角色。正是因为医院技术具有如此的重要性，作为现代医院的科室主任，我们不仅应该认识到技术的重要性，还应该努力钻研技术，用技术来武装我们的头脑，具有献身医学科学的勇气和决心，具有用技术来解决患者健康问题的能力，用现代技术来获取卓越的绩效。

（九）现代医院领导要方法

现代医院领导、科室主任方法上的引导：成功的人找方法，失败的人找借口。简单的方法，就是善用智慧！工作是有捷径的，那就是科学方法、科室流程、科学理想的绩效。科学方法是靠领导智慧找到的。应该记住：复杂的绩效事情简单做，简单的绩效事情认真做，认真的绩效事情重复做，重复的绩效事情要创新做，创新的绩效事情愉快做。

（十）现代医院领导要创新

现代医院科室、领导应该有一个高标准、高绩效；标准低、绩效低；无标准，无绩效。而且应该会管理，善经营，多沟通，这样科室这个团队才会有好的绩效。有些科室主任讲了，每天上班那么忙，谁顾上考虑那么多"是是非非"，绩效标准什么的。其实这是个借口，也可能科室主任口上讲的与心里想的不一样。因为任何人都想有好绩效与好结果。因此，科室主任尽管口上说没时间，但是心里肯定想把工作做好，做出卓越绩效来。科室主任每天要有五个一：每天送给患者一个微笑，每天说一句鼓励患者的话，每天找一名顾客（包括患者、员工以及相关社会人员）沟通一次，每天看一页专业杂志文章，每天写一点技术或服务感想。科室团队员工每天五个五：每天五分钟思考，每天五分钟沟通，每天看五页专业杂志文章，每天发现五个优点，每天最少做五分钟家务。

（十一）现代医院领导求绩效

科室卓越绩效取决于6个要素：①积极的心态；②明确的目标；③有效时间管理；④督导跟踪检查；⑤持续的技术与服务改进；⑥不断求知创新思想和行动。医生也要有领导力。在美国要成为一名合格的医生，在普通的4年大学本科教育后，需要在医学院学习4年，随后根据专业不同，接受4~7年的专业培训，如果要成为专科医生，还需要再花费1~2年时间。在学习期间还需要通过执业医师考试，拿到医师执照。另一方面，医师的晋升主要关注医师的领导力（领导管理床位患者能力），创新能力，学术水平，沟通能力等。

医院科室绩效团队成员高效执行的五讲六化。五讲：讲质量，讲技术，讲速度，讲满意，讲绩效。六化：把复杂的过程简单化，把简单的事情能量化，把量化的因素流程化，把流程的因素执行化，把执行的决策绩效化，把绩效的结果和谐化。

三、领导是团队精神之魂

（一）医院诊疗护理中的团队精神

1. 医师诊疗团队精神：医师诊疗团队是医院的主要团队，医师团队成员要做到：

①个人独立工作能力过硬；②当一位知识型现代医生；③敬业热情、负责对待患者；④服从意识、协作精神强；⑤关注护士并能与其一道工作；⑥集体团队精神好、士气好。

2. 护理团队协作精神：在现代医院具体分工的基础上相互协作，共同创造一个团结、紧张、严肃、活泼工作环境，展现现代护理人员的面貌。护理工作的特点，决定了护理团队成员应该树立8种精神。

①树立团队协作精神；②树立连续性吃苦精；③树立系统整体护理思想；④树立卓越服务的价值观；⑤树立良好的职业规范的意识；⑥树立现代医院美好的天使形象；⑦树立现代医院、科室卓越绩效管理意识；⑧树立顾客满意思想。

3. 医技科室整体团队精神

①医技科室的辅助思想转变为主动思想；②医技科室检查思想转变为患者检查、诊疗一体的思想；③树立现代医院医技科室检查患者持续优化服务流程的思想；④树立医院信息数据资源共享的思想；⑤树立一切为了患者的思想；⑥树立绩效管理与绩效考核及绩效考评的思想。

4. 外科手术中的团队精神：裘法祖前辈说，做人要知足，做事要知不足，做学问要不知足。德不近佛者不可以为医，才不近仙者不可以为医。做人（一二三四）嘛，一身正气、两袖清风、三餐温饱、四大皆空。做一个医生难，做一个好医生更难，最难的是一辈子做一个好医生。做一个外科医生要会做、会讲、会写。会做，就是手术做得好，不要发生并发症；会讲，就是会诊的时候不要夸夸其谈，要实事求是，同时要争取走向国际讲台讲；会写就是要著书立说，不断总结经验，给后人留下财富。裘法祖是我国外科医师的楷模。

外科手术是最经典的团队与团队精神的化身。外科医生团队，作为技术职业团队的典型群体，外科手术是高度协作的团队组织，外科手术团队以手术科室和麻醉科及手术室为核心，外科手术科室的内部协作，手术科室与麻醉及手术室的协作，外科之间的协作，外科与医技检查科室之间的协作，外科与内科的协作，外科与机关和职能部门的协作等。患者手术的成功是多科团队协作的成功。患者的康复出院是全院团队协作的成功。

5. 医疗纠纷中的团队精神：这是目前各级医院必须整合好的管理团队。医疗纠纷的焦点使各个医院不得不组织好解决医疗纠纷的坚强团队。对这个团队的要求。一是团队成员最好应该从事过临床工作，以便更好地与患者及其家属沟通；二是团队成员最好应该从事过管理工作，以便更好地与患者及其外界沟通；三是团队成员最好应该从事过医院中层领导干部管理工作，以便更好地与相关科室、有关人员沟通；四是团队成员最好热心解决医疗纠纷工作，以便集中精力投入解决医疗纠纷工作；五是团队成员最好应该有一定的文字书写能力，以便更好地与患者及其外界沟通时的记录、整理、应用。

6. **建立现代医院 N 个团队**：现代医院的建设需要 N 个团队。比如，科室的专业团队、技术团队、服务团队、诊疗组团队、护理组团队、设备检查团队、医师带教团队、护士带教团队、药剂管理团队、绩效核算团队等。医院职能部门团队。比如，质量管理团队、财务团队、人事管理团队、护理人力资源管理团队、医疗行政管理团队、科研管理团队、学术团队、信息管理团队、病案管理团队、宣传团队、营销团队、对外沟通团队、党团管理团队、工会管理团队、纪检管理团队等。后勤管理的班组团队。如水工班团队、电工班团队、维修班团队、门卫保安团队、卫生清洁团队、绿化团队、伙食保障团队等。

现代医院团队成员必须持续学习，才能跟上时代的发展，否则思想落后，不利于团队精神的建设。如果团队成员不学习，就可能成为以下故事中的"孙子"。从前，有个在树荫下卖草帽的人，叫卖得十分疲惫，靠着树干打起盹来。等他醒来的时候，发现身边的一堆帽子不见了，抬头一看，树上有很多猴子，而每只猴子的头上都戴着一顶草帽。他想到，猴子喜欢模仿人的动作，他就试着举起左手，果然猴子也跟着他举手；他拍拍手，猴子也跟着拍手，于是他赶紧把头上的帽子拿下来，丢在地上；猴子也学着他，纷纷将帽子丢到了地上。卖帽子的高高兴兴地捡起帽子。回家以后，他将这件事情告诉了他的儿子和孙子。很多年后，他的孙子在卖草帽的途中，也和爷爷一样，在大树下睡着了，而帽子也同样地被猴子拿走了。孙子想到爷爷曾经告诉他的方法。于是他脱下帽子，丢在地上……。猴子竟然没有跟着他做，直瞪着他看个不停。不久，猴王出现了，把孙子丢在地上的帽子捡了起来，还用力地对着孙子的后脑勺打了一巴掌，说："你以为只有你有爷爷呀！"。

过去团队或个人成功的经验极可能成为今天团队或个人失败的原因；所以，团队的成功就是不断学习、拓展、创新与随着医疗市场变化的结果。科室团队与每个人应该做到：认识团队，增进成员之间相互了解，使尽快融入团队中；认同目标，增强凝聚力，使各种变革挑战更为从容有序；相互配合，互相支持的团队精神和整体意识；认识自我，激发潜能，增强信念和信心，改进自身形象；责任意识，团队成员责任意识，学会主动承担责任；改善关系，形成积极向上的团队氛围；改善心智模式，使我们的心态永葆进取心，以工作为乐；感恩之心，以感恩心对待领导、同事、下属身边的每一个人；学会付出，乐于付出，保持付出而不求回报的心态去做事；换位思考，学会理解人、体贴人、尊重人。这样，现代医院这个巨大的团队才能不断进步，现代医院 N 个不同的团队才能与医院大多团队同步发展。

（二）凝聚团队精神之魂十大流程

第一流程：建立医院班子团队组织——医院团队是一个大、多的概念，是医院的整体，这个团队从理论上讲也应该是找到愿意患难与共的搭档，特别是医院领导班子，让班子这个团队成员感受到在医院工作、在医院班子内有一个家的温馨和凝聚的力量。

第二流程：建立医院科室团队组织——科室团队是医院一个真正的团队组织，是科室的整体，这个团队从理论上讲也应该是找到愿意患难与共的搭档，特别是科室主任和护士长，让科室这个团队成员感受到在科室工作、在科室内有一个家的温馨和精神的寄托。

第三流程：建立医院执行力团队——关心团队每位成员，知道团队合作的重要，不要让团队成员因为个人的自私、不在乎而被冷漠、被排挤，应该去接纳、协助他，让他在团队中能够得到职业生涯的发展。团队成员每一个人都是精英，都是模范的执行者，这是团队的基本事实，有了这个事实，就有了团队协作的基础。

第四流程：不能理解就谅解，不能谅解就包容——人格特质测试团队中的每个人有着不同的性格，所以更需要去沟通和包容，清楚同事、上级、下属等之间的隔阂，多一些理解和认同，更重要的是能够包容患者的偏好、需求和价值观。

第五流程：主动贡献——突破自我设限，学到协作、责任的重要，也感受到领导为团队承受的压力。工作中每个环节都非常重要，不要因自己的疏忽，造成医院、科室形象和经济的损失，而让别人为我们承担责任。一个人若不懂得在团队中的主动贡献，让团队总是为了他必须特别费心沟通，就算他能力再强，也会变成团队进步阻力。

第六流程：常怀感恩之心——一段人生的经历，要成为美好的回忆，学会了感恩和信任，感谢在生命过程中所有曾帮助过我们的人。时常感恩的人没有办不好的事情，团队每一个人员应该感恩医院给我的工作岗位，感恩患者对我的信任，感恩同事的合作，感恩家人的理解，感恩组织的培养，感恩朋友对我的鼓励，感恩父母的养育之的恩。一个有感恩的人，在团队中就会时时为他人着想，处处为他人着想，这样的团队无往而不胜。

第七流程：现代医院卓越领导——凝聚团队力量，成就医院、科室绩效目标，一个医院、科室发展的历程，需要有远见、有承担责任的领导，更需要有敬业、有激情、有忠诚的员工，群策群力为医院打造一个美丽的未来。

第八流程：珍爱每一个人——人生是选择的过程，应该懂得去珍惜在我们生命中出现过的每个人，用深情的拥抱去化解彼此的误会，表达最真诚的爱。用具体的行动，选择一个美好的人生，展现新的生命力。为了团队的成功，在团队中要善于微笑，给团队成员一个愉快的经历，因为笑有利于沟通和成功。如，被人误解的时候能微微地一笑，这是一种素养；受委屈的时候能坦然地一笑，这是一种大度；吃亏的时候能开心地一笑，这是一种豁达；无奈的时候能达观地一笑，这是一种境界；失恋的时候能轻轻地一笑，这是一种洒脱；危难的时候能泰然地一笑，这是一种大气；被轻蔑的时候能平静地一笑，这是一种自信；处窘境的时候能自嘲地一笑，这是一种智慧。不管是有什么事情，为了什么原因，我们每天不妨开心一笑。生命之树就能长青。

第九流程：心态决定一切——打造卓越的共赢团队充分发挥团队的精神，透过强烈的竞争、严谨的纪律、高标准质量、紧密的协作、无私的奉献，达成团队共同的目标，让团队更勇敢面对未来任何挑战和任务。超越自我，必须心态放正。马斯洛说过：心若改变，你的态度跟着改变；态度改变，你的习惯跟着改变；习惯改变，你的性格跟着改变；性格改变，你的人生跟着改变。团队成员中每一个人都应该有一个良好的习惯，因为没有改变不了的习惯，只有你不怎么想改的习惯；没有改变不了的性格，只有你不怎么想改的性格；没有改变不了的命运，只有你不怎么想改变的命运。心态决定绩效。

第十流程：顾客没有错——顾客包括员工、患者、患者的家属、社会成员等，激发团队持久服务顾客的活力和热情，医院科室领导亲自为每位团队成员办一件令员工兴奋的事情，表达对员工的信任和感谢，希望员工永远充满力量、永远充满希望、永远充满追求顾客满意的精神境界。为了每天应该有宽阔的胸怀，处处为了患者，为了员工，这就是，顾客不会错，顾客永远是对的，顾客绝对不会错；如果发现顾客有错，一定是我看错；如果我没看错，那一定是我的错，才使顾客犯错；如果顾客有错，只要他不认错，那是我的错；如果顾客不认错，我还坚持他有错，那就是我的错；顾客不会错。这句话永远不会错。

绩效团队成员应该学习蚂蚁精神，因为蚂蚁这种愿意牺牲自己，成就团队的这种协作，大无畏的精神深深震撼着我们，这或许是蚂蚁的天性，他们自己也许并不觉得有什么了不起，但在我们人类看来，却看到一种耀眼的精神光芒。英国科学家把一盘点燃的蚊香放进一个蚁巢，开始，巢中的蚂蚁惊恐万状，约20秒钟后，许多蚂蚁见难而上，纷纷向火冲去，并喷射出蚁酸，可是一只蚂蚁喷射出的蚁酸量毕竟有限。因此，一些"勇士"葬身火海。但他们前赴后继，不到一分钟，终于将火扑灭。存活着立即将"战友"的尸体移送到附近的一块"墓地"，盖上一层薄土，以示安葬。1个月后，这位科学家又把一支点燃的蜡烛放到原来的那个蚁巢进行观察。尽管这次"火灾"更大，但是蚂蚁并不惊慌。因为他们这次有了灭火的经验，片刻之间就组建了一个灭火的队伍，他们调兵遣将，不到一分钟，烛火即被扑灭了。而蚂蚁无一遇难。蚂蚁创造了灭火的奇迹。这个奇迹的创造不是某只蚂蚁创造的，而是因为所有蚂蚁的团队精神组成的蚁团而创造的。对于弱小的蚂蚁，团队的力量可能是无坚不摧的。

蚂蚁团队的启示，蚂蚁是何等的渺小微弱，任何人都可以随意处置它，但它的团队精神，就连兽中之王，也要退避三舍！个体弱小，没关系，伙伴精诚协作，就能变成巨人！蚂蚁精神值得我们永远铭记学习。蚂蚁是最勤劳、最勇敢、最有团队精神的动物。势如卷席，勇不可挡，团结奋进，无坚不摧，这就是由一个人弱小生命构成团队力量！蚂蚁过河时，如果一只只过，一定都淹死。这些弱小的生灵会抱在一起，滚成一个蚂蚁大球漂过河去。外面的蚂蚁死了，它们用生命协助里面的同伴到达彼岸！蚂蚁只是小小的低级动物，其团队精神尚且如此威猛无敌，作为万物之灵的人呢？如 2000 年前管子说过："一人拼命，百夫难挡，万人必死，横行天下！"这正是团队的价值所在！蚂蚁啃骨头的"小嘴吃倒泰山"、"水滴石穿"的由大化小，由少积多的坚韧不拔的毅力和藐视一切困难的精神。现代医院需要蚂蚁精神，现代医院的科室绩效需要蚂蚁精神，现代医院所有员工绩效需要蚂蚁精神，现代医院所有团队绩效需要蚂蚁精神。

（三）凝聚团队之魂的教育与培训

现代医院团队的素质教育取决于医院的培训，培训素质取决于领导素质。领导人卓越，办事公平，薪酬待遇以及工作秩序问题解决得好，医院绩效就好，发展就快，这归根结底取决于员工整体素质的提高。员工整体素质主要取决于领导职业化的素质水平。素质教育的专业发展的重要条件是医院与科室学习型组织的建设，包括管理措施的制订，自我激励与激励他人的配套机制。员工为什么而工作？专家研究指出：80% 的员工如果愿意，可以有更好地表现自己的能力。或许你的科室提供了很好的薪酬、有薪假期、福利计划等，但员工并没有展现一流的工作业绩。金钱可能在提高员工的激励度和业绩方面起到一些作用，但真正的激励是消除科室中阻碍员工自我激励的负面因素，并开发出真正的激励措施。团队激励形式有精神激励，榜样激励，感情激励，表扬激励，绩效激励，荣誉激励，兴趣激励，参与激励，内在激励，晋升激励，文化激励，形象激励，等等。

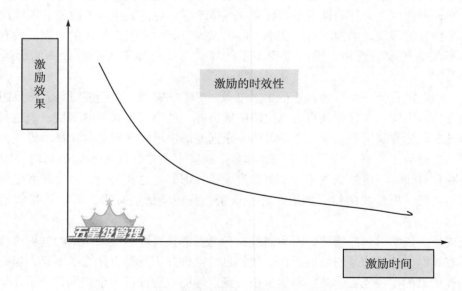

图 14-6　现代医院团队激励时间与效果

　　团队激励原则包括组织目标与个人目标相结合，物质激励与精神激励相结合，外激励与内激励相结合，正激励与负激励相结合，坚持效用最大化原则。团队激励要具有规范性，及时性，按需激励，民主公正，薪酬总体上扬，不断创新。事业、绩效目标是医院团队精神的核心动力。要保持团队的持久旺盛的斗志，就必须注重团队激励的时间与效果，究竟团队激励多长时间 1 次，或者用什么方法、方式激励，这要看具体的团队、以及具体的情况（如图 14-6 现代医院团队激励时间与效果）。在我们习惯的意识中，经常会把团队精神作为一个文化问题。团队精神首先是一个组织问题，然后才是一个组织文化的问题。因为团队精神其实是一个组织共同的价值观问题。譬如说我们要干什么样的事情，按什么程度去干，干到什么程度，因此我们必须在推进这项事业的时候遵循什么准则等等。

　　美国著名的管理学家彼得·圣吉在其著作《第五项修炼》中提出企业"共同的愿景"，意思是说一个医院必须有一个共同的绩效目标。这个绩效目标能够引导大家共同去追求、去努力。这种提法是合理的。它的合理性在于明确了医院绩效目标是医院形成团队精神的核心动力。为了团队成员的发展与个人素质的提高，个人职业生涯规划的主要内容要认真对待。员工职业发展方向与总体目标，职业发展方向和当前可预见的最长远目标，社会环境分析结果，包括政治、经济、社会、法律以及具体职业环境，自身条件及潜力测评结果，职位晋升与角色及其建议，短期与长期目标分解及目标组合，医院职业生涯成功的标准，现实与目标存在的差距，缩小差距的方法及实施措施等。团队成员素质的提高是一个持续的过程，是医院持续投资的一个过程，员工素质提高与医院培训、教育投资成正比。

第十五章　现代医院卓越绩效与执行力

第一节　绩效管理赢在执行力

一、什么是执行

执行是按照既定的目标及方案去做事情而达到预定的结果。这些方案包括在商业道德的规范之下的各种资源的有效利用。执行者的涵义：①执行者是指执行具体决策方案并实现组织目标的行动者。执行者分两个层面：一是执行者有直接上级，自己是绝对执行者；二是执行者有相对被执行者；②相对被执行者的特点是数量大，范围广，结构复杂，动态变化，利益多样，敏感性不太强；③中国执行者与领导者的心态。领导作决策，下级来执行，是自古以来的常态，是天经地义的事情。

（一）执行者的心态

一般人最不喜欢有人管他，但是，当他遇到难题时就要你管他；一般人看不起没有能力的领导，但又讨厌有能力的领导；一般人在紧急时期需要英雄，但并不真正崇拜自己身边的英雄，一般人对身边的英雄视而不见，对不熟悉的人比较崇拜。

（二）领导者的心态

领导与被领导是一对矛盾，领导的想法与被领导的想法并不是完全一样。在这两难的情景中，领导最好是心里明白而深藏不露；一般人当领导，最好不是英雄，是英雄也不能表现出英雄来；该管则管，不该管则不管，最好做到管了好像没有管；执行者能做的，放手让他去做；他不能做的，管他要他做；他实在做不出，领导再挺身而出，让他觉得他是需要领导教练的。这样才是领导与被领导应该处理的关系。

现代医院绩效管理的首要任务就是解决绩效执行力问题。现代医院管理理念认为，执行力打造核心竞争力。医院绩效成功的管理战略都可以复制，特别是执行的原则、方法、流程可以复制。某公司董事长有一段精彩的论述："任何组织的成功都是5%正确的决策加上95%高效的执行，没有执行，一切都等于0。"执行力强的团队或者个人需要多方面的知识。人类学习研究表明：我们的学习10%是通过听来学习的，83%是通过看来学习的，4%是通过嗅来学习的，1%是通过味觉来学习的，2%是通过触摸来学习的；而通常我们只能记住我们读过的10%，记住听过的20%，记住看过的20%，记住听和看过的50%，却能记住自己说过的70%，记住自己做过的90%。有些人说的是大话，计划墙上挂，目标很伟大，执行没办法，完不成绩效目标也不怕。绩效重在执行！贵在行动！执行的3个层次。战略层次执行什么？方向、目标、路线、方针、指导思想，总的原则——执行的战略层次；运营层次怎么执行？方法、手段、措施、路径、流程——执行的运营层次、流程层次；执行层次谁来执行？素质、能力、兴趣、志向、价值观，原动力、团队合作——执行的人员层次，执行要注重细节（服务业在执行上尤其重要）。

日本航空公司的绩效目标是"世界服务最好的航空公司"之一，也是执行力做得好的航空公司，给客人精致、高品质服务，最安心、安全的服务。他们的理念是"快适"（日语，意为愉快，舒适）；提倡全身心服务，贯彻到全体团队，一切从客户角度出发。以餐食为例，日航事先为素食者，糖尿病患者等各种禁忌者提供各种丰富、细致的菜单。他们的服务更侧重于细节，更加人性化。日本空姐那种发自内心的真诚使客人感到温暖。微笑，体贴入微、热忱关心让美洲及欧洲空姐自叹不如。机场的滑石板，机场上的厕所，酒店的吹风机，火车站的站台要上楼梯下楼梯，洗手间的标志放在门上不在墙上，厕所的清洁工用湿布擦地等。日本航空公司的精致服务、顾客满意服务体现了员工的高度执行力。

二、什么是执行者

现代医院的绩效管理执行力关键在于中层领导干部（科室主任、护士长、机关和职能部门科长等），中层领导干部执行力坚决，医院的各项制度就能贯彻到底，否则，各项制度的执行就要打折扣。因此，必须重视中层领导干部执行力的培养与教育，最大限度地使中层领导干部参与医院各项制度的制定、讨论与决策。中层领导干部应该做到：对上不争权，对下不争利，专注做事情，有所为有所不为，这才是执行力强的中层领导干部，才是领导信任的中层领导干部（图15-1 中层领导干部的执行力）；中层领导干部执行力的困惑是现实的。任务完成不好，说是领导朝令夕改的结果。中层领导干部要明白，对一项任务执行力越快，领导的决策越谨慎，善变的机会与因素越少，领导越不敢轻易变动（图15-2 中层领导干部的执行力困惑）；中层领导干部执行力的氛围是指，执行的干部必须明白，上级的压力、下级支持、同级谅解、科室信任，都是相当自然的状态，必须把心态调整好，营造一个，领导对我赏识，下级对我支持，同级对我了解，相关科室对我信任的这样一个执行氛围（图15-3 中层领导干部的执行力氛围）。

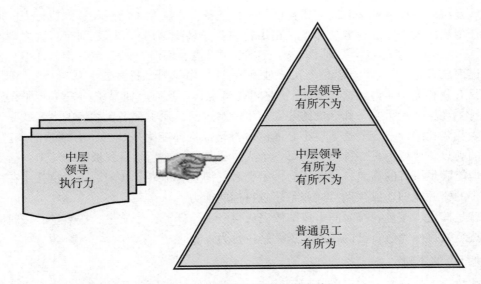

图 15-1　中层领导干部的执行力

现代医院执行者的不同角色认知包括，①执行者在领导面前的角色执行力；②执行者在患者面前的角色执行力；③执行者在下属面前的角色执行力；④执行者在同事面前的角色执行力。中层领导干部执行者的 6 项职业准则：①你的职权基础是来自领导的委托或任命；②你是领导的代表，你的言行是一种职务行为；③服从并执行上级的决定；④在职权范围内做事；⑤自觉是执行者的基础；⑥顾客满意是执行者的最高准则。现代医院要按照规定完成绩效任务，必须用能执行的人。为了医院的卓越绩效，为了医院持续发展，为了科室团队绩效，你该用什么样的人，能不能完成任务，找到你需要的人，如何做到知人善任，这是完成绩效任务的关键所在。

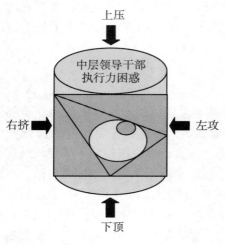

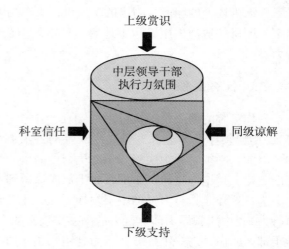

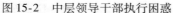

　　图 15-2　中层领导干部执行困惑　　　　　　　　图 15-3　中层领导干部执行氛围

三、什么是执行力

　　执行力就是按质、按量、按时间完成自己的工作任务。古代孔子已经关注到执行力问题，完成任务应该用执行力强的人去完成任务。孔子《论语》讲：子谓颜渊曰："用之则行，舍之则藏，惟我与尔有是夫！"子路曰："子行三军，则谁与？"子曰："暴虎、冯河，死而无悔者，吾不与也。必也临事而惧。好谋而成者也。"这个意思是，孔子对颜渊说："用我呢，我就去干（执行）；不用我，我就隐藏起来。只有我和你才能做到这样吧！"子路问孔子说："老师您如果统帅三军，那么您和谁在一起共事呢？"孔子说："赤手空拳和老虎搏斗，徒步涉水过河，死了都不会后悔的人，我是不会和他在一起共事的。我要找的，一定要是遇事小心谨慎，善于谋划而能完成任务、有绩效的人。"这就是孔子对执行力的观点。执行力是一种团队中每一个成员尽其力，或超越自我极限的能力。借着这能力做出的成果不但能满足患者的需要，经常还会带给患者、消费者惊喜。换句话说，也就是在一定的期限之内，用最少的资源能够达成预期目标或是超越目标的能力。

　　执行力就是按质、按量、按时间、按绩效完成自己工作任务。按质量、按数量、按时间完成自己工作任务，按绩效目标完成自己的任务，这就是执行力。

（一）执行力的原则

　　现代医院执行力的标准（SMARTP 原则）。一是绩效任务必须是具体的（specific）；二是绩效任务必须是可以衡量的（measurable）；三是绩效任务必须是可以达到的（attainable）；四是绩效任务必须和其他任务具有相关性（relevant）；五是绩效任务必须具有明确的截止期限（time-based）；六是绩效任务必须能够考核并有卓越绩效（performance）。医疗纠纷频发就是执行力不好造成的。

　　现代医院绩效管理应该只做正确的事情，把正确的事情做对（快、好），把事情做对——流程，把事情做快——技巧，把事情做好——创新。柳传志对执行力的看法：积极的选择合适的人到恰当的岗位上，还要锻炼员工队伍的执行力。在谈到执行力时还必须重视正确地执行。医院的规章制度、管理办法一旦确立，就必须执行，即使某些领导"念歪经"也要按照既定的绩效目标去执行。比如春秋战国时期，齐国相国崔杼杀死了国君齐庄公并把持朝政大权。当时臣下杀死君王为"弑"，是为大不道。崔杼依照修史传统，招来史官太史伯，请他记录庄公为因病而亡。太史伯坚决反对，他说历史不能胡编乱造，忠于事实和职守是太史的本分，崔杼大怒，问他准备如何写。太史伯答曰，"崔杼弑君。"崔杼令重写，否则即将他诛杀。太史伯拒绝，崔杼便杀了太史伯。兄死弟及，太史伯之弟太史仲听说其兄被杀，便接替兄长职位续写历史。之后崔杼预览，还是"崔杼弑君"几字。崔杼又惊又气地问太史仲，可知你兄长已因此被杀。太史仲答，只怕历史不真，不怕杀头。遂被杀。三弟太史叔仍如前两位兄长一样照实写史，也被杀。太史季是四兄弟中最小的一个仅 13 岁，他所载录的依旧是"崔杼弑君"几字，并表示头可断，但历史真实难改。言毕，伸长脖子等死。崔杼心软，乃赦太史季，并厚葬其三位亡兄。春秋战国齐国太史四兄弟的故事世代传扬，其风骨其精神，万古流芳。试问，齐太史四兄弟忠诚（执行）自己的国君，更加忠于自己执行史官的职责。现在有几个员工能做到在重压与威胁之下坚定地忠于执行自己的职责，维护组织的利益。这是历史上典型的按照岗位职责执行的案例。

（二）执行力的过程

执行力是一种高效完成任务的能力，它是做事过程和结果的反映，任何单位都离不开执行力。执行力决定了任务完成目标实现，决定了未来如何生存与发展，它是一种合力。关键是上层领导的过程管理，重点是中层管理者，主体是每一位员工。执行力，就个人而言，就是把想干的（正确的）事干成功的能力；执行力，就医院而言，则是将医疗工作一步步落到患者的满意水平。一个基业长青的医院一定是一个战略与执行相长的医院。执行力要选择会执行的人，把能执行的人摆在一个适当的岗位上。过程执行力＝整合资源＋行动力。执行力提高了医院的运转效率，因而降低了医院的医疗成本，所以执行力是影响成本的战略要素，科主任的执行力尤为重要。一个医院或科室成功的要素有哪些？首先，离不开医院总体的经营思路，也就是经营模式。其中最主要的是战略思想。其次，总体经营思路需要各种计划和方案来体现，称之为战术思想。最后，这些计划也好，方案也好，需要执行者去实现（过程管理）它，称之为战斗力或执行力。执行力的结果是过程管理的精细化。

（三）执行力的力度

执行力是从最上面的院级领导，到最下面的医生护士，大家都要全部执行，一项任务执行力不好时，找出是哪个科室，层级或部门不好，不是最底下的员工不好，所以执行力，就是上下左右都要贯彻。必要时寻找原因，进行全部讨论，全员进行思考，纠正缺陷，改正错误，制定措施，这才叫真正的执行力。执行力的力度——完成规定自己的工作任务的能力。一个医院、科室不是只靠领导一个人的执行力度，要先研究团队的问题，而团队需要一个看不见的软件，就是企业文化来推动，但我们在面对市场竞争的时候，就要做好医院的变革，现在我们发现，领导的一句话和挂在墙上的一个标语或口号，并不能真正的贯彻，于是就必须探讨执行力的力度问题。医疗纠纷频发给执行提出更大的挑战。借口是执行力度的最大敌人。借口是懒人的托词，任何借口都可能把人推向失败的边缘。在通常的情况下，借口给了我们另一种容易的选择。不知不觉，我们就养成了先找借口的习惯。完不成任务，执行没有力度，执行不好就找借口。借口是执行力度的大敌。

四、执行力的特点

绩效管理要具有一定的特点和规律，如注意绩效细节管理、以绩效为导向、绩效考核公平、绩效评价认真，善于分析，持续改进，乐于学习，具有创新意识等。要有绩效工作热情，注重沟通，求胜欲望强烈。执行力要找到能执行的人，绩效管理执行力要求医院工作必须实事求是，执行力就是在工作的每一个阶段每一个环节都要求力求有绩效。归根结底，一项工作如果达不到切实可行的执行目的，就是执行力差的一种具体表现。执行是一种系统，是一种文化；执行是一门学问，是医院绩效战略的一个组成部分；执行是医院领导及管理的主要工作内容，执行应当是一个医院文化的核心元素，有了好的战略最重要的是执行，有了好的理念，关键也是执行。一个医院的成功，完全取决于员工在每个阶段能够一丝不苟的切实执行。现实告诉人们，执行是医院面临的最大问题，执行是一整套非常具体的管理行为和技术，如果能充分放大执行力的效能，它就能帮助医院和医务人员在任何情况下得以建立和维系自身利益的竞争优势，就能达到患者的满意要求。做一个现代医院的绩效管理者，要能够把很复杂的管理流程执行起来非常简单，让执行者一听就懂。医院执行者的基本知识需要有广博的科学文化知识，医院管理知识，精通的医疗专业知识，娴熟的服务技能，远见卓识的预见能力，多谋善断的决策能力，统筹全局的运筹能力，对顾客潜在需求的科学分析能力，对市场未来发展的敏锐把握能力等。我们认为，好的执行力必须有好的团队和好的绩效管理人员。领导在绩效管理中必须以身作则，员工就可以发挥最大的执行力效果。医院有一个好的执行力团队，应该完整把握绩效管理的特点与规律，有一个核心团队人员去按照绩效管理的客观规律去执行，才能有理想的绩效结果。

第二节　执行力不佳主要因素

任何医院、科室的任务都是从底层开始执行的，有错从上边开始认识。美国哈佛大学哈默教授通过调研，发现有85%的人没有为企业发展创造价值，其中，5%的人看不出来是在工作；25%的人似乎正在等待什么；30%的人只是在为库存而工作，即为增加库存而工作；最后还有一个25%的人，是以低效率的方法和标准在工作；或者说企业85%投入没有产生充分大的效益。普通员工执行力的良好习惯，要让领导放心，要注重工作细节，及时发现异常情况，作出合理的应对措施。按时完成任务，符合绩效管理要求。《易经》是我国的智慧源泉，我们先看《易经》中的坤卦。坤卦，地势坤，君子以厚德载物，《易经》中坤卦的挂德是：顺！顺，就是执行者遵守的自然规律，《易经》坤卦的爻辞：初六，履霜，坚冰至。六二，直、大、方，不习，无不利。坤卦是以六二为主的。如图15-4普通员工执行力的良好习惯，如果能够像易经中的坤卦"顺从自然规律"那样，绩效管理的执行就不会有问题，绩效管理中执行力不佳的因素就可以克服。

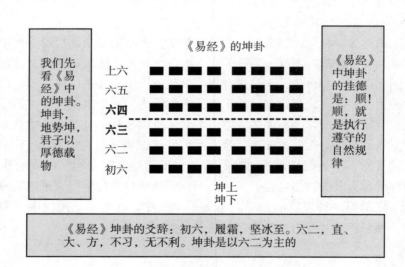

图15-4　普通员工执行力的良好习惯

我国古代曾子早已论述过执行力问题："士不可以不弘毅，任重而道远。弘，宽广也。毅，强忍也。非弘不能胜其重，非毅无以致其远。仁以为己任，不亦重乎？死而后已，不亦远乎？"仁者，人心之全德，而必欲以身体而力行之，可谓重矣。一息尚存，此志不容少懈，可谓远矣。程子曰：弘而不毅，则无规矩而难立；毅而不弘，则隘陋而无以居之。又曰弘大刚毅，然后能胜重任而远到。《论语·泰伯章》曾子说的这段话翻译成现代汉语是：曾子说"士不可不志向远大，意志坚强，因为他肩负重任，路途遥远。以实行仁道为己任，不是很重大吗？直到死才能罢休，不是很遥远吗？"绩效管理必须强调执行力，消除一切不利于执行的一切因素，绩效管理才能走得更远。

一、员工执行力不佳的原因

一是谁是绩效管理负责者，他是否被授权管理执行者的一切；二是事前有没有准备，是否按照绩效管理流程检查每个人应做的事？三是是否将绩效检查的问题详细记录并签字？四是是否已经养成持续改进的习惯？五是是否检查后的结果立即兑现。

绩效管理月、季、半年、年度总结是否错误；敢不敢将检查后的结果按照实际情况排序；是否报喜不报忧，绩效工作检查后下一步如何办？执行力不佳主要因素中的科室因素是什么？执行力不佳个人的因素是什么？执行力不佳主要因素中的医院因素是什么？

（一）临床科室执行力不佳主要原因

①员工小聪明，导致执行力不强；②领导太强势，导致员工能力不足；③管理者没有常抓不懈——虎头蛇尾；④管理者出台管理制度时不严谨——朝令夕改；⑤制度本身不合理——缺少针对性、可行性；⑥执行过程过于繁琐或太简单——不知变通；⑦缺少良好的方法——不会把工作分解汇总；⑧缺少监督考核机制——没人监督，也没有监督方法；⑨只有形式上的培训——忘了改造人的思想与心态；⑩缺少大家认同的企业文化——没有形成凝聚力。

《易经》坤卦六二爻辞：直、大、方，不习，无不利。直，正直，执行者最要紧的是实实在在，执行命令为天职；大，大度，执行者不要斤斤计较，要多干、多学、多历练；方，是规则，不习遵守规则，按照规则执行。《易经》坤卦初六的爻辞：履霜，坚冰至（图15-4 普通员工执行力的良好习惯）。意思是，当我们的脚践踏着地面上的霜，就应该警觉到坚冰的季节很快来临了。这提示执行者的我们：领导交待的事情，要努力执行好；自己发现执行中的问题，一定处理好。自己完不成任务，应该主动加班完成任务。执行并完成任务对每一个人都应该是没有任何借口的。

（二）临床医生执行不佳的主要原因

①业务不精，道德一般；②技术不熟练，服务不优；③怕引起医疗纠纷；④医疗文书书写不认真；⑤告知患者不到位；⑥诊治不认真；⑦绩效考核不及时，团队精神差。

（三）临床护士执行不佳的主要原因

①科室业务不熟练；②不能掌握基本护理技术；③服务患者不耐心，沟通能力差；④护理文书书写不认真；⑤敬业精神不强，医德不好；⑥服务工作怕脏怕累，懒散不认真；⑦团队精神差。

（四）医技科人员执行不佳主要原因

①操作设备不熟练；②不能掌握基本检查技术；③不负责任，工作流程不熟；④不明白任务与目标；⑤不敬业，医德不好；⑥不能严格执行制度；⑦团队精神差，科室考核不落实。

（五）机关人员执行不佳的主要原因

①机关业务工作不熟练；②机关文字功夫差，不能独当一面；③绩效工作怕得罪人，不负责任；④不明绩效管理任务与目标；⑤不敬业，沟通能力差；⑥不能执行规章制度，管理意识差；⑦不能上情下达，团队精神差。执行力不佳的思考。现代医院有些人对执行偏差没有感觉，也不觉得重要。在个性上，不追求完美。在职责范围内，不会自己尽责处理相关问题。对"要求标准"不能也不想坚持。绩效管理必须制定制度，人在可以懒的时候不懒，这关键是按照执行流程进行。懒，就是自我异化。它不是不行动，而是放纵自己，毫无约束，沉溺于肌肤之利的满足，不去发挥自己的主观能动性。执行力需要解决的问题是把医院与科室和个人的绩效目标要变成共识，才能执行，这是必须解决的主要问题。

二、执行力基础是取得共识

（一）承认每个人的价值

①尊重每个人的权利；②把合适的人放到合适的岗位上；③合理满足人们提升晋级的愿望；④尊

重人才去留选择，给人才以流动的机会；⑤为人才发挥才能创造有序的宽松的环境。要承认个人价值，就要设计好绩效战略，就是做正确的事，一开始就做正确的事，而不是只把事做到正确。绩效运营就是执行，就是把事做正确。所谓人员，就是用正确执行的人，不是只把人用正确。尊重个人也好、肯定个人尊严也好，首先是必须相信每一个人，要创造一种没有歧视的执行环境和执行的氛围。要解放思想，认识每一个人的绩效价值。我们一般人在接受一个任务，特别喜欢问一大堆废话，工作还没开始，问题就提一大堆，我们都是问的问题太多，做得太少。绩效管理要求很强的执行力，就是尽量讲简单的话，绩效管理没有任何借口。合理的要求是训练，不合理的要求是磨炼。

（二）解决员工实际问题

①我们对自己的部下、对员工，有没有认真、细致的了解？医院要先关心员工，员工才能关心患者，患者才会对医院忠诚；②发挥员工执行力，必须鼓舞员工的士气，士气就是激情，一个员工如果有工作激情，他的执行就强，他的工作就投入，他的绩效就好，所以要重视并激励员工的执行士气；③医院要先关心员工，员工才能有执行力，顾客才会对员工和医院满意；④顾客回头是因为他忠诚，而顾客肯回头是因为员工关心他，因为你（医院或科室）在意这个员工所以员工关心他的顾客。

（三）用有执行力的人员

①用执行力的人员要善于了解人，善于提问题；②这个人对医院或科室有什么价值？③这个人跟我在一起工作能互补吗？④与这个人一起工作你放心吗？⑤这个人有能力完成绩效任务吗？⑥这个人能在一起共事吗，能够沟通吗？观察执行者的5个方面。①目标；②创造性（会做判断）；③连续性（有求胜的欲望）；④顾客满意；⑤绩效好（时间绩效）。

（四）执行能力不强原因

凡是没有取得绩效管理共识的人，都有如下原因。①不会自己发现问题，从不考虑问题，也不知道什么是问题？视而不见，见而不闻；②不会自己思考绩效中的问题，造成这个结果的原因是什么？③不会自己解决问题，不知道该怎样解决问题，不懂也不问，对问题束手无策；④不会 PDCA 循环——不懂连续性流程是什么？⑤不会持续改进——不知道及时改正绩效工作中的错误，以防再发生问题。

三、科学流程是执行力保证

（一）执行力三个关键流程

第一，执行环境。执行大多情况下不是指一个人执行，是从最上到最下，全员执行。任何执行都需要支持和执行环境；第二，辅导力。任何执行都有很多的执行力的思想，执行力就是在此指导下进行。讲究团队分工的现代医院中，赢得人心信服的能力比过去任何时候都更具关键性。执行力还需要有人去辅导，这叫做辅导力；第三，绩效考核标准。

（二）执行力五个核心流程

◎明确绩效目标流程，◎人员工作流程，◎战略流程，◎运营流程，◎绩效管理流程。

任何策略都可以复制，尤其现在信息这么发达，但只有执行力的贯彻很难学习，很难复制。科学的程序是执行的保障。制定绩效考核管理标准时，一定要做到：①目标本身一定要清晰，可度量，可检查，可考核；②绩效工作有明确的起始时间表；③按轻重缓急，排列各项绩效工作优先顺序；④下指令尽量简单明了，不要偏误；⑤要高度重视执行过程中的质量管理工作；⑥要完善绩效的评价与考核工作。

（三）执行力绩效价值文化

绩效管理竞争的关键是绩效价值文化，绩效管理的核心是价值，价值的保障是营造执行力绩效文化，执行力绩效文化的源泉是历史。比如，文化是民族和社会的特色，有了特色就会变成一个绩效价值文化，于是这个绩效文化就成了它竞争的关键。不变的规律永远都是"变"，要"新"、要"变"不断吸收新的绩效价值文化，创造执行新的流程和新的绩效价值文化，实现医院新的绩效价值文化和新的执行力文化氛围。面对新环境带来的新挑战、新机遇，我们应该以更多的信心、更多的勇气，为现代医院营造一个有激情、有回报、能实现绩效价值文化的一流医院的绩效执行力文化氛围。让绩效管理成就绩效业绩、成就人生、成就一种生命的快乐！执行力绩效价值文化有以下特点。①执行力强的人对任何事情都有挑战性；②注意和他人一道工作并能和谐共进；③为人诚信负责；④善于判断，分析应变；⑤乐于学习，求知欲强；⑥具有创意理念；⑦对工作投入有激情；⑧注意与人沟通，人际关系好；⑨求胜欲望强烈，时时事事讲求绩效；⑩个人绩效记录好。绩效价值执行者一定要有四个理念，一是没有利润的不做，二是没有前途的不做，三是不熟悉的工作不做，四是不想干的事不做。执行中所出现的问题，障碍与困难，有没有事先经过评估，有没有预先想出对应的方法，然后再按照流程执行下去（图 15-5）。

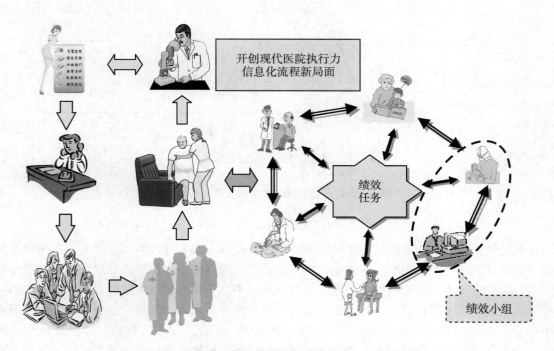

图 15-5 如何借助信息化手段提升执行力——流程再造

四、提高执行力的关键因素

（一）明确的目标，责权利清晰

明确的目标，责权利清晰，完善的支撑条件与资源应用，明确的时间，高素质的团队精神，监督与控制系统，绩效的考核、评价系统，兑现的激励与奖惩体系。提高执行力，我们的体会就是：愉快接收领导交给的任务，不要将工作中的绩效责任反推给高层，敢于承担执行中的责任，做好政策与目标的解释，认真、敬业、奉献、团队，掌握执行中的质量和进度，按质、按量、按时间、按照绩效目标高标准完成绩效任务。

（二）明确的人员，品质与特征

绩效管理最有影响的人是善于动员团队成员去按照自己的设计获得绩效，执行者甘心情愿地听从领导的旨意，也就是不带有利害条件、不讲借口的执行力。有影响力的人绩效管理的特征，①每个人都有影响力；②领导或者每个人对所有人的影响力并不均等；③影响力有一定的阶段性；④你的影响力不是正面就是负面的；⑤只有正面的影响力会使执行者更努力工作，并具有高绩效价值。现代医院的领导是分层级的，影响力也是有区别的，总体讲，最高领导层的影响力大，上层领导影响力次之，中层领导影响力再次之，下层领导影响力更次之。这是医院的客观规律。如图 15-6 所示。

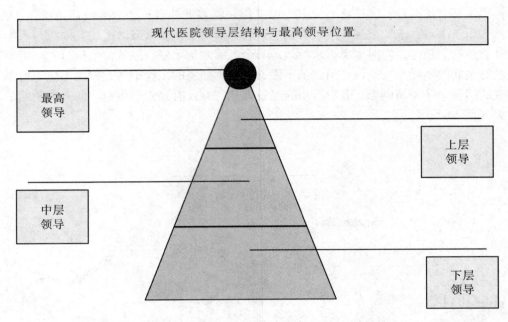

图 15-6　现代医院的三层次结构与最高领导者位置

　　现代医院绩效管理中能不能做一个有影响力的人，应该清楚以下 10 个因素。①在绩效考核中遇到问题你能够开诚布公吗，跟别人坦诚相见吗？绩效管理的过程中你愿意去帮助别人吗？②你跟别人在一起进行绩效考评你有信心吗？而不会非常猜疑人家不公平吗？③当人家诉说绩效考核中的问题时你愿意听人家说话吗？把自己的意见摆在后面，不要半路打断别人的想法，这样行吗？④在绩效管理团队中你愿意尝试去了解每个人的个性，包括他的血型，星座，出生，背景，家世及他个人的特质吗？⑤你会不会想办法去发展别人，让别人有更高的境界，把他提升到一个更高的档次，把他推到一个更理想的位置；⑥你会做别人的老师，吃苦在前，享受在后，告诉他人应该怎么做事情、应怎么做得更好，路应怎么走得更远，用你过去的经验去辅导他吗；⑦你随时随地地跟别人沟通吗？就是沟通、协调绩效管理中的问题，不断地和别人协作，随时主动的关切，把这个事情做好，持续沟通；⑧你会心甘情愿地把权力分一块出去，授权给别人，让人家替你完成绩效任务吗？你在旁边向教练一样的去引导你的下级，让他替你操作，分享你的绩效管理成果吗？⑨你会又创造一个有绩效管理影响力的人吗；⑩你在任何时候能与团队分享绩效管理的快乐吗？

第三节　执行力与高绩效团队

　　现代医院执行力首先需要领导的大智慧，其次是绩效考核更需要领导的智慧，三是绩效管理需要领导班子的智慧，四是绩效管理与考评需要中层领导干部的智慧，五是绩效全过程的管理需要医院全员的智慧。这样绩效管理才能取得预期的结果。我们研究了《易经》中的相关内容，对绩效管理具有重要的启发意义。特别是领导在绩效管理中的作用，要借鉴《易经》中的智慧，借鉴《易经》中的领导思想，借鉴《易经》中的乾卦、坤卦中的智慧，借鉴《易经》中的领导位置（图 15-7），来为现代医院绩效管理服务。《易经》中乾卦、坤卦中六爻的位置对现代医院领导具有很重要的启发意义，虽说是几千年前的智慧，对今天医院管理仍然有参考和借鉴作用。什么叫做不简单？能够把简单的事情天天做好就是不简单，这就是执行力，这就是绩效管理智慧。什么叫不容易？大家公认的非常容易的事情认真地做好它，绩效好，就是不容易，这就是高绩效管理智慧，这就是执行力。

一、高绩效团队的领导力

（一）《易经》与智慧型的领导力

执行型的领导是有自己的特质的，这个特质就是认准的事情锲而不舍，勇往直前，不达目的不罢休。这样绩效成功的概率就高，就没有不好的业绩。

1. **借鉴《易经》智慧，了解你的员工**：《易经》中的乾卦智慧与医院绩效管理执行的启示。乾卦"九五"至尊领导位置相当于医院最高领导位置。我们看，上九爻辞：亢龙有悔；九五爻辞：飞龙在天，利见大人；九四爻辞：或跃在渊，无咎；九三爻辞：君子终日乾乾，夕惕若厉，无咎；九二爻辞：见龙在田，利见大人；初九爻辞：潜龙勿用。乾卦：天行健，君子以自强不息。医院每一个人都是"君子"，都要自强不息；坤卦：地势坤，君子以厚德载物。医院每一个员工都应该由良好的医德，全心全意为患者服务。乾卦卦辞：元、亨、利、贞。全卦的过程应用到相对医院绩效管理中是，初九：潜伏阶段（绩效管理实施初期必须低调进行，调查研究，发现问题，分析原因）；九二：初露锋芒（调查研究后决定方案，要适当宣传，使每一个员工明白绩效管理的意义）；九三：辛勤耕耘（绩效管理必须注重过程中的细节管理，辛勤耕耘每一个环节）；九四：进退关头（绩效考核有相当大的难度，领导进退两难，但是必须决断，坚持公平、公正、公开绩效考核与考评）；九五：理想实现（全院共同努力，绩效管理取得预期结果）；上九：盛极而衰（实施绩效管理实施一定时间后大家疲沓，需要持续改进，才能不断创新，进入新一轮循环）（图15-7）。

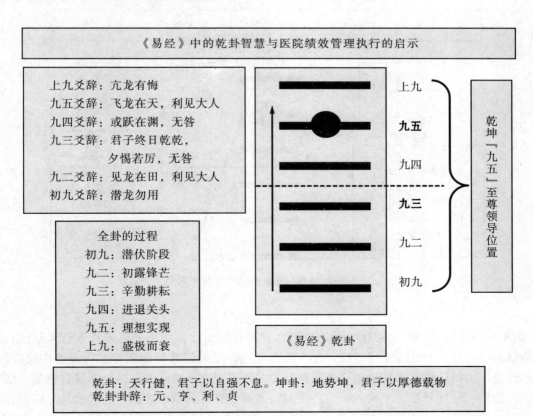

图 15-7 《易经》智慧与医院绩效管理领导艺术

　　绩效管理必须坚持以事实为基础。了解你的员工，绩效管理领导连自己的员工都不了解，绩效政策是无法贯彻的。你是否知道员工和科室主任都常常有意的掩盖事实？你是否可以确保在组织中进行任何谈话的时候，都把实事求是做为基准。你应该知道，你的下级能不能给你说心里话，能不能把绩效管理执行中的真实细节告诉你。

　　2. **了解你自己**：《易经》乾卦智慧与现代医院绩效领导结构模式告诉我们，医院最高领导处在九五至尊位置，最高领导如果依靠一个副职领导，其结果是，其实相当于九五至尊领导又找一个领导，这样的领导结构往往容易把领导架空，不利于绩效管理持续发展（图15-8）。现代医院绩效管理，首先领导要问自己，你是否了解自己，你是否亲自考虑医院或科室的绩效情况？你是否深入了解科室的真实情况和医务人员的心理？你是否会问一些尖锐或一针见血的问题，迫使下级思考问题？探索答案？你了解自己的领导能力吗？你了解你的副职吗？你知道你和下级的关系吗？你有没有与大家一起共同前进的信念和决心，你能不能说，我们要共同努力，我们要共同克服困难，迎接绩效考核的挑战；你能不能说，我在处理人与事的过程中，绩效管理的评价是公平、公正、公开的。

　　3. **明确绩效目标**：你是否集中精力在重要的绩效目标上？你是否调整自己的视角，为医院、科室拟定几个现实的绩效目标。你是否可以为这些绩效目标寻找一个切入点并附带绩效管理方法。把容易实现的近期绩效目标先做好，再做其他的绩效目标。任何绩效目标如果没有切入点，没有第一步，那么这个绩效目标就是挂在墙上，在墙上好看，不在现实中，始终缺乏落实的可行性。必须要有持续改进能力，要有绩效考评的理念，去引领绩效目标实现。

　　4. **过程中的环节控制**：你是时时的绩效管理跟进，还是白白浪费了很多很好的机会？要及时控制工作的方方面面。必须加强绩效管理过程的数量和质量控制，这样，才能把绩效管理中的问题消灭在萌芽状态。环节控制与终末控制一样重要。执行主要是过程中的控制。

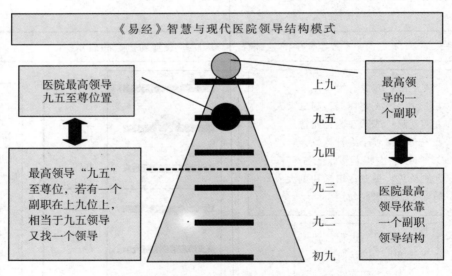

图15-8　《易经》智慧与医院最高领导位置以及副职位置

　　5. **创造绩效管理氛围**：医院绩效管理执行者有没有用力度，能不能营造绩效管理氛围，对后面的绩效战略和绩效战术都是非常重要的。你有没有常把自己的绩效知识和经验传递给中层领导干部，让他们知道怎样去执行更好，知道怎样营造执行力文化氛围更重要。你是否把下属看成是一次指导他们的机会？你是否仔细观察一个人的绩效行为，向他提供具体的有用的绩效反馈信息？应该每次和员工碰到一起，就把他当成一次指导绩效提升的机会，要告诉他们自己的绩效管理经验。在批评下级时，要提出方法，要拿出意见，真心实意地辅导他们，要记住，营造绩效管理氛围，是辅导执行者，共同完成绩效任务。

6. 你能包容吗：你是否容忍与自己相左的绩效管理观点、绩效考核方法、绩效评价标准？你允许人家当面给你提绩效管理建议吗？你能兼容各种不同观点的人一道工作吗？你能主动争取意见吗？你是否注意医院的绩效考核伦理，超越自己的情绪？要掌控绩效考核中员工的不同情绪，而不是绩效考核的标准实施情绪掌控你。你是否不够果断，姑息表现绩效很差的员工？领导的包容是当前绩效管理、绩效考核、绩效评价成败的关键。

7. 对执行者要尽行奖励：《易经》智慧与医院领导层位置和绩效管理领导艺术告诉我们，医院中的领导结构，有副职数个、中层领导干部数几十个，这是目前大多数医院的情况。副职、中层领导干部处于"上九"高亢位置，其实是盲目上升、超越极限，"上九"是险位，高处不胜寒，很容易受到多方面的指责，承担更多的责任。医院最高领导"九五"至尊位置与"上九"副职位置关系的处理是个艺术问题，必须认真研究。医院最高领导处于"九五"战略管理位置，进可以管理、可以过问任何一个副职、中层领导干部的工作，退可以观望、思考、隐蔽、决断，需要智慧地处理好多位副职、重要的职能部门领导位于"上九"位置的关系就行了，只要处理好关系了，绩效管理就落到了实处（图15-9）。图15-9告诉我们，上九的副职、中层领导干部是理想的领导结构。副职有危机感，怕中层领导干部代替；中层领导干部想进步，瞄准的是副职的位置。九五至尊最高领导深藏不露。

现代医院领导"九五"至尊位置，就是从战略上实施绩效管理工作结果的奖励与惩罚。其实，世界上的绩效管理最后就是两个字，奖与罚。所谓奖励，就是执行好了以后要让他感觉到医院会奖励他。奖是手段，绩效是目的。所谓罚就是对没按照绩效任务要求执行的员工进行应有的扣罚。你是否赏罚分明？让人们对医院做出更大的绩效贡献？你是否提拔真正有执行力的员工？这些是绩效管理个关键。

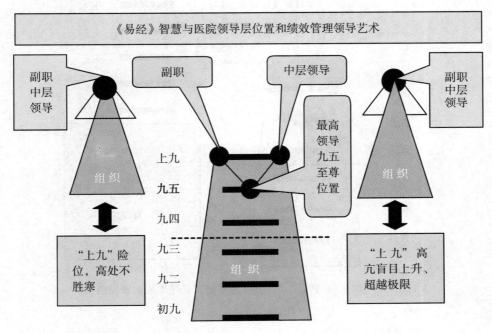

图15-9　医院最高领导九五至尊位置与上九副职位置关系

8. 带好绩效团队　《易经》智慧与医院领导层结构和绩效管理领导艺术告诉我们，乾卦中的"九五"至尊领导位置，是统领医院绩效管理的关键位置，是现代医院绩效管理的最佳位置。《易经》中的乾卦，元、亨、利、贞的意思是；元者，万物之始（绩效管理的开始，必须运作好）；亨者，万物之长（绩效管理的关系、沟通的重要，信息反馈的及时对绩效管理的持久非常重要）；利者，万物之遂（绩效管理的最终要有利于全体员工，绩效管理的结果是全体员工有利，是医院有利，是顾客有利、是患者有利）；贞者，万物之成（绩效管理是正确的举措、正确的管理方法、是正义的事业，是有利于医院发展的，公平、公正、公开的绩效考核与评价，正确的绩效管理是会成功的）。如图15-10 所示。

团队要做绩效执行性团队，从领导开始就要坚决执行，要带头做绩效任务的模范执行者，不要老说别人不行，老用手指责别人如何如何。制定一个可行的绩效管理策略固然重要，但真正把绩效管理付诸实践那才算是真正的成功，这也是全球最受赞赏组织的一个共通之处。要有好的团队，绩效就必须首先自己成为一个好的执行者，要当好绩效管理领导，首先要做一个真正的执行者，个人与团队是分不开的。《易经》中领导的"九五"至尊智慧位置就是领导要带团队，处理好副职、职能部门的"上九"位置的关系，处理好"上九"与六爻（各个科室、部门）之间的关系。就是使团队绩效好，整个"六爻"都要有绩效，这是绩效目的。

9. **绩效管理必须持续学习**：现代医院是在不断变化、患者的需求在不断变化、竞争在不断变化、市场在不断变化之中。领导要适应变化，必须具有不断学习的精神，必须是持续学习绩效管理的精神。比如，在工作中的专业学习、报刊学习、网上学习、各种短期学习班学习等，更重要的是向同事学习，这样才能把医院的绩效工作执行好，完成绩效目标任务。

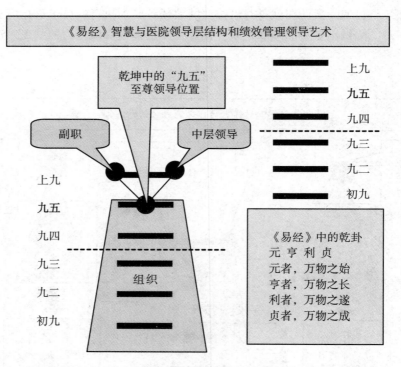

图 15-10　医院最高领导"九五"至尊位置是最理想的领导结构

10. **患者满意是执行的标准**：医院绩效是一个全过程的执行工作，是患者在医院的整个过程的绩效。执行的过程也是一个绩效不断考核不断完善的过程。现代领导必须了解什么是绩效，怎样控制绩效，怎样考评绩效。用绩效衡量执行的好坏，用绩效衡量执行的绩效好坏，用绩效衡量患者的满意度，患者满意是医院绩效管理执行的最高标准和终极目标。

（二）激励与创新是领导力的关键

《易经》智慧与医院领导层结构和绩效管理领导艺术告诉我们，乾卦中的"九五"至尊领导位置，是统领医院绩效管理的关键位置。医院最高领导"九五"至尊位置的任务是，绩效管理有了问题怎么办？首先应该考虑把这个问题交给谁（副职或职能部门、机关相关领导）去处理和谁（副职或职能部门、机关相关领导）去做最合适，而不是首先考虑自己去做和解决问题。医院绩效管理遇有风险危机，副职与中层领导首先承担责任，其次主动去处理问题，并把处理问题的主要过程、结果及时报告给最高领导。

医院副职或者职能部门领导处理绩效管理问题消极情绪的表现：平时有出现差错与不满情绪；出现绩效工作效率低，人浮于事，或消极怠工的现象；缺勤率增长、懒散、悠闲；员工对绩效工作缺乏兴趣、绩效考核走过场，问题增多，应酬太多；出现原因不明的疲惫现象；人员无序流动增多，因绩效奖金分配不公，常发生争吵，医疗纠纷的纠缠不断。绩效管理出现问题，副职、职能部门能不能及时处理是衡量其积极性的一项基本标准。医院主要领导要善于处理副职、职能部门领导、员工之间的关系，成为绩效管理的智慧型领导。

（三）绩效考核与管理激励的原则

一是三公原则（公平、公正、公开），二是及时性原则，三是绩效导向原则，四是满意原则，五是绩效结果原则，六是医院发展原则。

（四）执行任务时应该明确的问题

《易经》智慧与医院领导层结构和绩效管理领导艺术告诉我们，乾卦中的"九五"至尊最高领导位置，是统领医院绩效管理的关键位置。领导"九五"至尊是战略位置，是医院的核心位置，战略位置要掌控医院全局。比如医院如果变革出现动荡，领导应该处于"不败之地"，妥善解决变革中的动荡问题。运筹帷幄，决胜于千里之外（图15-11）。

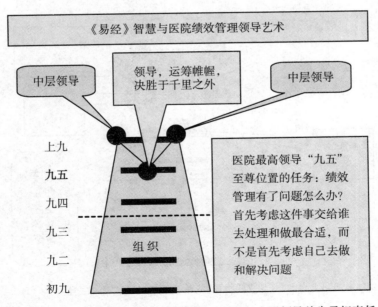

图15-11 医院绩效管理遇有风险危机，副职与中层领导首先承担责任

绩效管理的执行力，绩效奖金分配必须问几个为什么。因为绩效奖金的问题在绩效管理中的问题最突出。这项绩效工作重要吗？对绩效管理工作进行重要性和紧迫性分类，确定绩效工作的优先顺

序，执行好坏是否直接影响到医院的发展，执行好坏是否直接影响到患者的满意度，该绩效管理执行任务中的问题是否需要马上处理，把需要解决的绩效问题进行合理的分工，不要让问题留在自己的岗位上。我们可以从分粥的方法与结果看出领导的心态和品质的作用。如七个人分一锅粥，没有计量工具，平均分配刚够喝。以下几种分法会导致什么结果：指定一个人分粥，每人一碗；轮流分，按次序每人轮一次后循环；成立一个分粥委员会负责分粥，规定谁分粥，谁最后挑剩下的一碗粥，授权的责任和成熟度很多人相信，责任感是成熟化的结果。其实，应该说是责任感推动人们逐渐成熟。但是，责任感太强的人如果没有授权，就会遇见到困难重重。因此，当你承担新责任时，应试着卸下些旧的责任。分粥最好的结果是一个人负责分粥，分粥的人最后吃剩下的一份粥，这样大家意见就会少多了，这是公平的好办法。绩效奖金分配也需要分粥公平这样的办法。

绩效管理执行力要从根本上解决尊重个人的问题，还必须端正一些观念和认识：用人之长，容人之短。容言、容错、容怨、容怒、容提意见。比如三国时的袁绍就不能用比自己强的人。建安 5 年，袁绍准备十万大军攻伐曹操。谋士田丰认为不可，说："现徐州已破，曹操锐气大增，不可轻敌，不如以久持之，待其隙而后可动也。"袁绍根本不听。田丰再谏，袁绍怒曰："汝等弄文轻武，使我失大义！"田丰顿首曰："若不听臣良言，出师不利。"袁绍大怒，把田丰投进监狱。结果，官渡一战，袁绍被曹操打得大败。这时，狱卒见田丰说："与君贺喜，袁将军大败而回，君必出狱而赏矣。"田丰很了解袁绍的为人，他笑着说："吾今死矣！"狱卒问曰："人皆为君喜，君何言死也？"田丰说："袁将军外宽而内忌，不念忠诚。若胜而喜，犹能赦我；今战败而羞，吾不望生矣。"袁绍回来，果然把田丰杀了。绩效管理者应该接受这个历史教训，在任何时候都应该多听不同意见，才能避免绩效管理少走弯路，少犯错误，使绩效管理结果最大化。领导始终处于旁观者清位置（图 15-12）。

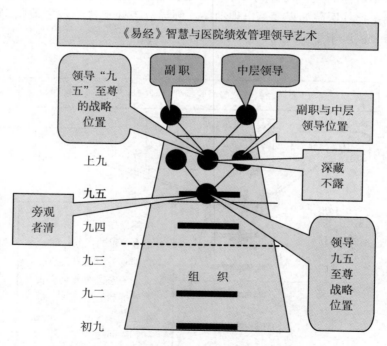

图 15-12　医院如果动荡变革，领导处于"不败之地"

二、高绩效团队的执行力

高绩效团队领导激励着团队成员把个人绩效目标升华到群体的绩效目标中去。在有效的团队中，领导成员愿意为团队目标作出承诺，清楚地知道希望自己执行什么工作，以及他们怎样共同工作最后完成自己的绩效任务。这就是高绩效团队员工应该做到的。很多人时常把注意力放在员工的弱点上，却没有让员工发挥潜能。管理顾问沃特斯（Jamie Walters）最近在《愿景沟通》杂志中指出，当员工没有受到激励，无法发挥潜力，结果就是绩效差，士气低落，流动率节节升高。绩效管理中的副职们就是一个团队，职能部门也是一个高绩效团队，关键是怎样才能使副职们的团队成为高绩效团队，怎样使职能部门团队成为高绩效团队，并且都能提升高绩效团队的执行力。

《易经》乾卦、坤卦的智慧与医院领导层常见组织中的派系结构告诉我们，乾卦中的"九五"至尊最高领导位置，是统领医院绩效管理的关键位置。领导"九五"至尊是战略位置，战略位置要掌控医院全局。大的医院有副职多头现象，甚至职能部门也拉帮结派，而且会出现经常拉山头搞宗派现象，形成自己的小圈子，自己成为小团队的"九五"至尊领导。应该说，医院副职、职能部门的小团队的组织是任何时候也取消不了的，副职迟早要形成自己的团队，自己是这个团队中的"九五"至尊领导，从历史的角度看，这有利于组织的能级管理原则，符合领导结构规律，只要副职没有"野心"，对组织绩效是有利的。关键是有些副职拉帮结派，搞山头主义，甚至有极少数副职或者职能部门领导与医院最高领导对着干，煽风点火，阳奉阴违，唯恐天下不乱，谋划着早一天取代医院最高领导的"九五"至尊位置。该组织应该引起高度重视，该组织已经是尾大不掉，工作扯皮，效率低下了。主要领导必须审时度势，处理好各种关系，甚至有些问题必须当机立断，才能保证高绩效团队的执行力，才能保证医院绩效管理的正常运行（图 15-13）。

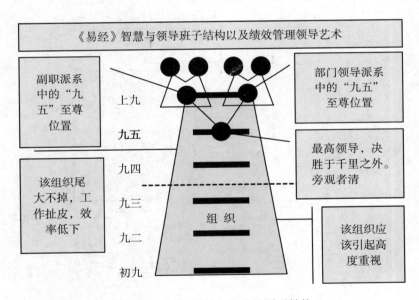

图 15-13 医院常见组织中的派系结构

（一）高绩效员工的理念

《易经》乾卦的智慧与医院最理想的领导层与组织结构的绩效管理理念告诉我们，乾卦中的"九五"至尊领导位置，是统领医院绩效管理的关键位置。领导"九五"至尊是战略位置，战略位置要掌控医院全局。《易经》乾卦、坤卦的智慧给我们的启示是，高绩效的管理理念应该是为了医院高绩效，全院人员必须团结一致，在医院领导班子的具体辅导下，按照医院战略绩效目标，借鉴《易经》中的元、亨、利、贞的原则，排除绩效管理中的一切困难，取得医院绩效的最佳效果（图 15-14）。

在现代医院高绩效管理中我们的理念是：▲ 人人都是高绩效员工；▲ 改变以往绩效评估的方式是员工参与的一个重要措施，让员工最大限度地参与绩效管理、绩效考核、绩效考评工作；▲ 从加强员工优点着手，就能鼓励员工的工作激情；▲ 绩效结果的公开与兑现承诺会使员工的表现会有 180

度的转变。

我们看管理与执行力的智慧。1853 年，后来鼎鼎大名的卡内基当时刚满 18 岁，还是一个无名小卒。这一年他交上了好运，被宾夕法尼亚州铁路公司分局局长斯考特看上了，他被斯考特聘请去当他的秘书兼私人电报员。在一个假日，斯考特外出度假。没有休假的卡内基正在值班，忽然收到一份紧急电报，说附近铁路上有一列火车偏离了轨道，为了防止发生碰撞事故，要求紧急调度各班列车改换轨道。调度列车的权力只有斯考特局长才能行使，于是卡内基立即联系斯考特。不巧的是，卡内基怎么也联系不上这位局长。这可不是能够等的事，但是按照当时铁路公司的内部规定，任何人擅自冒用上级名义发电报，都必须受到立即撤职的处分。怎么办？思索再三，卡内基横下一条心，以斯考特局长名义下达了列车调度命令。事后，斯考特会怎样处理这个结果？斯考特局长休假一结束，就准时来上班了。卡内基战战兢兢地走进局长办公室，向斯考特报告了 这件事。斯考特先是一愣。接着用极为严峻的眼神使劲看着卡内基，过了好一会儿，才换了另一种眼神，说道：这个世界上有两种人是永远都在原地踏步的，一种是不按规则办事的人，另一种是只按规则办事的人。而你，这两种都不是！斯考特局长没有因为卡内基这一次的擅权行为惩罚他，相反，从此重点栽培他，推动卡内基一步步走向辉煌。这是在特殊情况下的特殊执行力和领导力，现代医院绩效管理也需要这样的领导力和执行力。

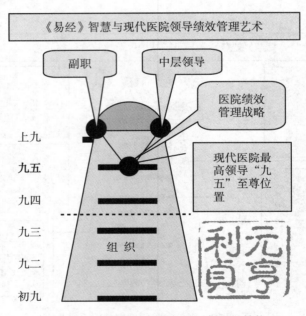

图 15-14　医院最理想的领导层与组织结构

（二）绩效管理智慧精神

《易经》乾卦、坤卦的智慧与医院领导艺术告诉我们，乾坤中的"九五"至尊领导位置，是统领医院绩效管理的关键位置。领导"九五"至尊是战略位置，战略位置要掌控医院全局。现代医院高绩效的管理需要医院领导的大智慧，需要医院各级领导的有所为有所不为，这是绩效管理的技巧与艺术。领导在什么情况下有所为，在什么情况下有所不为，这要取决于最高领导与各级领导的具体情况。这要取决于领导的团队精神。绩效精神要求每个人都充分发挥他的长处，有所为。重点必须放在一个人的长处上——放在他能做什么上，而不是他不能做什么上。有所为就是领导要按照自己的职责与工作努力完成绩效任务，有所不为就是指领导要放权，有些事不一定要事必躬亲，该放手时就放手，要最大限度地让下级去尽情地发挥自己的聪明才智，取得最好的绩效结果为目的（图 15-15）。

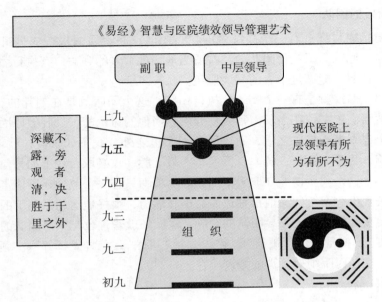

图 15-15　医院上层领导有所为有所不为位置

医院必须做重视培养绩效精神：组织的重点必须放在绩效上。组织重点必须放在机会上，而不是放在扯皮上。各项决定必须表明组织的价值观和信念。必须有公平、公正的处世哲学。现代的医院文化理念是，顾客满意——敏捷的反应速度做顾客喜欢的事情；尊重人——尊重员工的责任感，尊重员工的绩效成果；成就感——尊重员工的绩效成就感；不断学习——自我激励的用人管理。以价值观为基础的领导，以事实为基础的管理。一个医院的绩效考核与管理运作是靠全体员工的团体协作。现代医院领导的智慧与精神应该——要求下属执行任务，领导做出相关承诺；——绩效过程中不断关注，辅导，监督绩效任务的完成；——设立信息反馈机制，对重要的绩效管理环节脱钩，要追究原因，直至解决问题。

现代医院执行力团队智慧与精神管理——创建完美的执行力团队，没有完美的执行个人，只有完美的执行团队。为什么 3 个和尚没水喝？1 个和尚挑水喝，两个和尚抬水喝，3 个和尚谁也不服谁，没水喝，这个问题的原因是什么？怎么解决？1 群老虎让 1 只羊带，统统变成羊；1 群羊让 1 只老虎带，统统变成老虎。绩效管理需要解决 3 个和尚没水喝的问题，要用现代流程管理，加强环节控制，分清责任，赏罚严明，这个问题就解决了。绩效管理需要解决 1 群老虎让 1 只羊带的问题，要进行变革，要使医院团队每一个员工都变成老虎，要各尽所能。没有最好的员工，只有最好的团队匹配的岗位。

医院绩效管理的智慧与精神还在于每一个人的精神，在于领导的智慧激励，在于个人的不懈奋斗。美国总统林肯就是一个不懈奋斗的典范。这就是比上帝更伟大的店老板。有一年圣诞夜晚，鞋帽店老板看到一个光着脚小男孩死盯着玻璃橱窗里的东西。老板问小男孩需要什么东西，小男孩说，我希望上帝赐给我一双皮鞋。店老板想了想说，上帝说他只能赐给你一双袜子，上帝不是人需要什么东西就赐给什么东西。上帝今天赐给你一双袜子，他希望你穿上这双袜子去走自己的路，坚持不懈，在这个世界上去寻找适合自己的鞋。小男孩穿着店老板给他的袜子走了。过了 30 多年，店老板收到一封陌生人寄来的信。信上说：尊敬的老板，善良的夫人，你们还记得 30 多年前圣诞夜那个小男孩吗，他穿着你们送的袜子，带着你们那个比黄金还要珍贵的临别赠言，经过不懈的艰苦努力，终于找到了适合他自己的鞋——美利坚合众国总统，落款是林肯。肯定的是一句及时、得当、有效的激励，有可能促使一个伟大人物的产生。在伟大人物面前，你在他成功之后说上一万句赞美的话，不如在他成功之前说一句激励的话，使他心态放正。

（三）形成高绩效的团队

有一个共同的愿景或目标；有一个高绩效的执行团队；高素质的执行成员组成，个性和能力互补，愿意在一起合作，愿意为了执行团队的利益适当地牺牲个人的利益；有执行团队合作的精神；有独特的执行团队激励机制，能满足个人的发展愿望。

我们知道刘邦建立西汉就是有一个高绩效执行团队，这个团队就是在刘邦的智慧领导下建立的。西汉建立后，刘邦踌躇满志，曾在洛阳南宫大宴群臣。当他们讨论楚、汉胜败原因的时候，刘邦非常得意，对群臣说：出谋划策于帷帐之中，而决胜负于千里之外，我不如张良；治理国家，安抚百姓，提供军需，输送粮饷，我不如萧何；统率百万大军，战必胜，攻必取，我不如韩信。这3人是杰出的人才，我能重用他们，这是我所以能夺取天下的原因。项羽只有一个范增还不能重用，这是项羽被我打败的原因。刘邦表现出一个统帅最值得称道的品格和能力，很好地运用了属下的力量，从而成就了汉家天下，所以好的领导应该是会领导团队的领导。医院绩效管理也是一个团队的执行问题，每一个科室就是一个"张良"、就是一个"萧何"、就是一个"韩信"，怎样发挥好科室领导的作用，就是怎样发挥团队的作用，这是医院绩效管理的关键所在。

（四）执行力团队的特点

现代医院绩效团队执行力的4个度。①高度，就是执行力标准要高。执行不是过得去，而是高标准。医院的决策方案在执行过程中，标准渐渐降低，甚至完全走样，越到后面离原定标准越远。医疗纠纷就是医疗服务标准不高的表现；②速度，就是执行过程中的服务速度，是时间的限定和一定时间内的效率。医院的决策方案在执行的过程中经常延误，有些工作的虎头蛇尾甚至不了了之，严重影响到绩效计划的执行速度；③力度，就是绩效管理执行过程中的综合绩效的能力。医院出台的一些刚性规定在执行的过程中、随着时间推移、情境转换力度越来越小，许多工作成效不大，甚至没有效果。科室患者少，没有利润就是执行力度差的表现；④效（绩效）度，就是执行过程中的综合绩效。执行的绩效是衡量执行力的唯一标准。包括效率、效益、效果和绩效。科室或个人绩效差，就是效度低的集中表现。执行力坚决的表现具有较强的实力。注意细节，为人诚信、负责、善于分析、判断、应变。乐于学习、求知。具有创意，全力投入执行的工作。人际关系良好，求胜欲望强烈。

这人能胜任这项工作吗？一个优秀的管理人员，不在于你多么会做具体的事务，因为一个人的力量毕竟是有限的，只有发挥团队的力量才能战无不胜，攻无不克。医院各级领导尤其要注重加强培养自己驾驭人才的能力，知人善任，了解什么时候什么力量是自己可以利用以助自己取得绩效成功的。四两拨千斤，聪明的领导者总会利用团队取得成功。

让最有能力的团队和人做最该执行的事。一个人不可能在每件事情上都是完美的。这个团队有完成执行工作所需的专业技术和才能吗？这个团队有完成执行工作所需的解决问题与做出决策的能力吗？这个团队有完成执行工作所需的人际关系与协调技巧吗？

执行者的期望。执行工作与这个团队的目标追求要相吻合，执行工作与团队的兴趣相一致；执行工作能充分发挥个人的长处和优势；团队执行工作能发挥个人的创造性执行工作能给个人带来挑战；执行工作能给个人带来巨大成就感自豪感；执行工作能给个人带来丰厚的回报；执行工作要对工作环境、团队合作满意；执行工作要使领导、顾客和个人满意；心态决定一切，绩效管理执行力赢在心态。

（五）执行时心理制怒法

医院绩效管理经常会碰到不如意的事情，甚至争吵不断，尤其是绩效考核时期，绩效奖金兑现时期，这个时候就需要一个人的心态，需要心理制怒。①执行过程中自己要发怒时，马上提醒自己：千万不要发怒，发怒有失身份或不必要地伤害对方；②提醒自己不要发怒后，让大脑什么都不要想，空白数10秒钟，即静息镇静法；③在大脑空白数10秒后，回忆积极愉快感受绩效管理快乐的经历或者回忆一段特别美妙的时刻也可以。尝试重新体验这个时刻。对于刚刚从事绩效管理的人来说，这是一个挑战，因为他必须忘记刚才自己想愤怒的情况，去回想快乐、尊重、美好的记忆、同情和爱的时刻；④把你的注意力集中在心脏区域，用你的理智问自己，自己刚才的情绪对吗？它一定会告诉你，在大多数情况下发怒是不对的；⑤在情绪稳定后再继续执行发怒之前要做的事情。历史上制怒经典例子很多，为我们今天的制怒树立了典范。以下4例是给我们绩效管理者的制怒启示。

例1，清相批阅家书——柔言忍让的张廷玉（1672～1755年），字衡臣，号研斋，安徽桐城人，清朝大学士、军机大臣等，历经康熙、雍正、乾隆三朝的元老，居官50年。张廷玉在京城做官，家人在桐城建相府时与邻居发生争执，彼此为三尺宅基地互不相让。官司打到县衙里，张家总管连忙送信给张廷玉，盼望他给县令写信通融。张廷玉见家书后，复诗一首，寄回老家：千里求书为道墙，让他三尺有何妨！长城万里今犹在，谁见当年秦始皇？家人接信后照办，让地三尺，邻居见到此种情况也让地三尺。这就是今天仍可见到的桐城六尺巷的来历。

例2，启功先生自写墓志铭。1978年，启功66岁风头正劲时，就曾经撰写过一篇《自撰墓志铭》铭文曰：中学生，副教授。博不精，专不透。名虽扬，实不够。高不成，低不就。瘫趋左，派曾右。面微圆，皮欠厚。妻已亡，并无后。丧犹新，病照旧。六十六，非不寿。八宝山，渐相凑。计平生，谥曰陋。身与名，一齐臭。心态平和，和谐社会。

例3，《宽心谣》——92岁的赵朴初诗曰：日出东海落西山，愁也一天，喜也一天；遇事不钻牛角尖，人也舒坦，心也舒坦；每月领取养老钱，多也喜欢，少也喜欢；少荤多素日三餐，粗也香甜，细也香甜；新旧衣服不挑拣，好也御寒，赖也御寒；常与知己聊聊天，古也谈谈，今也谈谈；内孙外孙同样看，儿也喜欢，女也喜欢；全家老少互慰勉，贫也相安，富也相安；早晚操劳勤锻炼，忙也乐观，闲也乐观；心宽体健养天年，不似神仙，胜似神仙。对联，上联：早退晚退早晚得退，下联：早死晚死早晚得死。横批：早退晚死。

例4，唐伯虎七十词：人生七十古稀，我年七十为奇。前十年幼小，后十年衰老。中间只有五十年，一半又在夜里过了。算来只有二十五年也，受尽多少烦恼。

以上4例可谓是对现代医院绩效管理矛盾、纠纷解决的4剂良药。绩效管理、绩效考核、绩效评价者遇事激动，心情烦躁，易与人争吵，得理不饶人，学会制怒是解决问题的最好办法之一。领导遇有纠纷善于倾听，依靠团队成员的智慧是现代管理工作的一个重要特征，这才是绩效管理成熟的领导者最基本的素质。

三、高绩效团队执行艺术

现代医院绩效管理的目的就是要用最少的资源获取最大的绩效。用最少的人办最多的事；多一个人，就会多一个可能发生障碍的因素；多一个层次，就可能增加一个信息失真、衰减和畸变的可能；医院的执行力必须以患者为中心，以患者满意为目标，在这个目标的基础上，节约人力、物力、财力、人力资源，使医院绩效最大化。

现在医院招聘有执行力的员工基本条件：①诚信；②团队精神，善于与他人合作；③悟性，就是说对新生事物（如现代绩效管理）具有足够的敏感并且善于把握事物的本质以及各种事物之间的联系。我们从背景制衣的老裁缝的故事看执行力的要求。

古时候，有位远近闻名的老裁缝，谁都说他的衣服做得好。于是有人向他请教关于缝衣服主要应该注意哪些问题。老裁缝说，量尺寸和缝制的方法基本都一样，学起来不难。关键是要了解穿衣人的身世背景与行为习惯。因为，不同背景与习惯的人有不同的穿衣方式。比如说，身为高官或家境富裕而又性情骄横的人，平时多为挺胸昂首目中无人，给这种人做衣服，就一定要前襟比后襟长，衣服做起来要前面专门加长，而且也要用上好的绸缎。如果给那些家境贫寒，性格软弱的人做衣服，就要后襟比前襟长，布料要尽量便宜些，因为，这些人走路总是战战兢兢，低头驼背；太贵的料子他也买不起。给那些家境中等，性格平和一切正常的人做衣服时，就要按实际身材尺寸，无须额外加减。当然，还有一些特殊习性的人，做衣服时，必须了解他的穿衣习惯，按他的习惯来做。如果事先只顾量了尺寸就做，那人们穿了之后就会总觉得不合适。用做的衣服去适应人，而不能让人来适应所做的衣服。"量体裁衣"并不限于它书面土的意思。做事情要用心，动脑筋。只有把握住了顾客的背景，按他们的"背景"，对产品进行性能、技术的提高，才能更好地赢得顾客。

我们再从买打印机上使用的墨盒给我们的启示看执行力的要求与差距。小张、小王和小李3个本科生是某医院信息科的3个骨干。小张是医院局域网络部门经理，小王是电脑维修部门主管，小李是普通干事业务员。对此，小李一直颇有微词，"凭什么他们都可以当上经理、主管，我就该做业务员，大家谁也不比谁缺点啥。"小李经常这样埋怨。终于有一天，小李直接找到了科室马主任质问此事。"马主任，我们3个本科生一块进的医院信息科，平时工作我也没有比他们少干一点，为何你让他们做了经理、主管，而我还是个普通干事业务员，我有点想不通。"马主任没有说话，只是面带笑容地看着似乎还振振有词的小李继续他"慷慨激昂"的请愿，等到小李把话都说完了，这时马主任才说："年轻人，先不要着急，这样吧，你先下楼去医院对面电子商场看看有没有卖我们医院使用同型号的墨盒？"小李一听说马主任让她去买墨盒，很高兴，因为买电脑消耗性材料必须是医院科室领导最信任的人。

小李马上跑下楼去医院对面电子商场看，一会儿小李小跑着上来说。"医院对面电子商场有一家卖同型号打印机的墨盒。""1个多少钱？"马主任问。"我没问，让我下去问问"，小李第二次上来时已经有些累，他微微喘着气说，"1个墨盒95元"。"多买便宜不？"，"我没问，让我下去再问问"。当小李第三次下楼好一会儿才上来时，已经气喘吁吁了，"卖墨盒的问咱们能要多少？几个还是数十个？"……"你说呢"！"我……"，马主任说："你（小李）先坐下吧。"

马主任打电话把小王叫来，"我想请你下楼去医院对面电子商场看看有没有卖我们医院使用同型号打印机的墨盒？"。一会儿小王上来说："医院对面电子商场有二家卖与医院同型号打印机的墨盒，其中价格最低的一家是，1个墨盒95元，买多优惠，10个以上1个80元，30个以上1个60元"。"这家的打印机墨盒质量如何呢？"马主任问。"这个我不知道"，小王如实相告。马主任让小王也先坐下。

马主任又电话叫来了小张。"我想请你下楼去医院对面电子商场看看有没有卖我们医院使用同型号打印机的墨盒？"。马主任还是同样的问题。不一会儿小张上来说，"医院对面电子商场有3家卖与我们医院同型号打印机的墨盒，其中打印机的墨盒质量较好价格最低的一家是，1个墨盒95元，买多优惠，10个以上1个80元，30个以上1个60元，全年供货1个50元"。听买过的人反映这家虽然价格便宜点，但是这家的打印机墨盒质量不太好，不少墨盒内的墨是自己灌装的，有些墨盒'少斤缺量'。医院后面有一家同我们医院的墨盒同型号的专卖店，很多人用过他们的墨盒都反映不错，不过价格有些高，1个墨盒100元，买多优惠，10个以上1个85元，30个以上1个65元，全年供货1个55元。我建议我们医院、科室每年用打印机的墨盒很多，最好我们医院与这家打印机墨盒专卖店签订合同，常年供货，价格可能再优惠些"。

马主任这时依旧是面带微笑地对小李说。"现在你该明白你和他们的执行力差距在那里了吧？"，"想事，干事，干成事"，这个故事诠释给我们的管理之道在于培养员工在执行命令的细节，做一件事情的时候要创造性、主动性、智慧性地去做，不漏过任何细节，不漏过任何疑点，而不是死板地去执行，如此才可以创出一片天地。

第四节　营造高绩效管理文化

一、高绩效文化是医院核心和灵魂

纵观世界500强的企业，我们会发现其企业文化及基本价值观各不相同，但是不同的企业文化为什么会支撑相同的成功？世界上并不存在相同的企业文化，差异性是企业文化的特征，但也是企业竞争优势的源泉之一。每一个企业都有自己的文化，同时我们也可以发现，那些高绩效企业的企业文化尽管在表述上各不相同，但其内核却存在着共性。高绩效企业都有"一种难以复制的遗传密码"，这种密码就是高绩效文化以及高绩效执行力文化。现代医院必须有自己的高绩效文化，执行力文化。高绩效执行团队的执行力文化主要是管理文化的问题。医院绩效不好一是对绩效执行管理文化的认识高度不够，医院绩效不好二是对执行力管理文化的培训力度不够，医院绩效不好三是缺乏医院的最高领导的支持。现代医院高绩效执行力管理文化要适应中国文化的大环境，现代医院高绩效执行力管理文化的体系建设是获取高绩效的关键，现代医院高绩效执行力管理文化上有很多理解上的误区。现代医院高绩效执行力管理文化的持续改进是保证医院高绩效持续发展的关键。

（一）执行力文化是绩效文化核心

执行力文化是高绩效文化业的核心，执行力文化就是在执行绩效任务时没有任何借口（no excuse），因为市场只认绩效结果，所以我们就只能选择没有任何借口的执行力文化，这样才能落实绩效导向的结果。当然一定要明白，没有任何借口不只是针对普通员工，而应该成为全医院上下的共同操守、共识。只有成为共识，才能成为文化。几年来，人们一直在谈论一本书《没有任何借口》。"没有任何借口"是美国西点军校200多年来奉行的最重要的行为准则，是西点军校传授给每一位新生的第一个理念。它强化的是每一位学员想尽办法去完成任何一项任务，而不是为没有完成任务去寻找借口，哪怕是看似合理的借口，如果养成寻找借口的习惯，那么，任何事情任务完不成就都去找借口，借口是懒人的托词，借口是推卸责任的托词，借口是绩效管理的大敌。秉承这一理念，无数西点毕业生在人生的各个领域取得了非凡成就。罗文的创造性执行是至上的执行力文化。《把信送给加西亚》为我们讲了这样一个故事：19世纪美西战争中，美方有一封具有有战略意义的书信，急需送到古巴盟军将领加西亚的手中，可是加西亚正在丛林作战，没人知道他在什么地方。美国总统寻找能送给加西亚的人。此时，挺身而出的一名军人——罗文被人推荐，不讲任何条件，历尽艰险，徒步3周后，走过危机四伏的国家，把那封信交给了加西亚。《把信送给加西亚》谈到执行的主动性时，克服困难的艰巨性。"世界会给没有借口的执行者以厚报，既有金钱也有荣誉，只要你具备这样一种品质，那就是主动执行。"

（二）高绩效文化是医院文化核心

21世纪是文化致胜的世纪。医院文化是保证医院持续发展的法宝，高绩效文化是医院文化的核心，必须打造医院高绩效文化，医院才能立于不败之地。高绩效文化就是首先员工执行绩效任务时自己主动想办法完成任务；其次，就是别人告诉你一次，你就能去执行，也就是说，把信送给加西亚的结果。那些能够送信的人会得到很高的荣誉，但不一定总能得到相应的报偿；再是，就是这样一些人，别人告诉了他们两次，他们才会去做（执行）。这些人不会得到荣誉报酬也很微薄；四是就是那些人只有在形势所迫时才能把事情做好，他们得到的只是冷漠而不是荣誉，报酬更是微不足道了；五是执行力最差者，即使有人追着他，告诉他怎么去做，并且盯着他做，他也不会把事情做好。这种人总是失业，遭到别人蔑视也是咎由自取。现代医院需要的是高绩效文化，现代医院需要的是没有借口的执行力文化，我们要让执行成为好习惯，好的习惯能够改变一切。

成功的世界500强都有好的绩效文化，能够使执行力文化成为绩效文化的核心，让执行力文化成为每一个员工的好习惯！他们往往是播种一个执行，收获一个思想；播种一个思想，收获一个经历；播种一个经历，收获一个行为；播种一个行为，收获一个好习惯；播种一个好习惯，收获一个成功；播种一个成功，收获一个好绩效，最终形成绩效执行力文化。绩效管理成功医院的作风应该是，迅速反应，马上行动。绩效管理成功医院的两创精神是，绩效创新，每人每天都是从零开始；创新，每人每天都有新的绩效提高。天天创新＝绩效提升。执行就是如何让员工行动起来，执行时让员工知道该执行什么。告诉员工执行时的方法。告诉员工执行时的规矩和具体的要求（规范、训练），激励员工自动、自发、创造性地完成绩效目标。放手让员工去执行。检查员工执行时的效果。对执行结果进行反馈、总结，对执行好的员工进行奖励。对执行不好的员工进行惩罚。在打造医院执行力文化时，你可以不知道每个人的短处，却一定要知道每个人的长处；你可以不知道每个人的思想，却一定要知道每个人的梦想；帮助每个人实现自己的绩效梦想，把个人绩效梦想与医院绩效目标结合在一起，帮助个人制定职业生涯规划并实现高绩效。

（三）心态是医院高绩效文化基础

现代医院中层领导干部是医院乃至所有组织的核心力量，是连接"头脑"和"四肢"的"脊柱"，但中层领导干部往往也存在以下问题：执行不自觉，工作不开心；面上服从，心里不服；价值观与医院或领导人不一致，意见不能统一，以至于出工不出力；想做好的人对于管理又无从下手，最后个人和医院或者科室两败俱伤；想做得更好的中层管理人员又遭遇职业成长和个人素质升华的瓶颈。在医院绩效管理中，很多中层领导管理者都有强烈的突破和提升自我的愿望。这些问题就是一个心态问题，把心态放正，找准自己的位置，这是执行力文化的基础。作为中层领导干部，最重要的不是去在乎和评价领导的管理方式，最重要的是要时刻反思自己到底做了什么事情，从而来赢得领导的支持和信任。

（四）中层"力量"是高绩效文化关键

现代医院要打造高绩效执行力文化，就必须掌握中层领导干部的角色定位和"力量"。

★ 现代医院领导要懂得中层领导管理者的角色定位，让中层领导干部掌握与高层、同事、基层间的沟通方式，这有利于绩效考核与管理的运行，有利于绩效医院执行力文化的构建。

★ 现代医院中层领导干部首先是中"坚"力量，岗位决定了中层管理人员需要坚强和坚毅。

★ 现代医院中层领导干部自然是中"间"力量，上有高层、下有员工，要扮演着"夹心饼干"的角色，是绩效管理的枢纽和桥梁。

★ 现代医院中层领导干部肯定是中"煎"力量，中层不仅要上传下达，还要左右沟通协调，要面面俱到，肯定得备受煎熬，是绩效管理与执行中的焦点。

★ 现代医院中层领导干部必然是中"艰"力量，做中层领导干部做不好，就非常容易堕落为底层。做得好，艰难困苦还在后面，需要有艰苦卓绝的精神。

★ 让现代医院中层领导干部明白绩效结果的重要性，凭业绩和绩效说话，打造绩效结果文化。

★ 把责任观落实到执行过程中，提高整个医院运作的执行力和战斗力及文化力。

★ 中层领导干部要掌握辅导下属的方法，并关注员工内心，建设高效率与人性化的工作团队。

★ 掌握科学的绩效激励方法，有效激励部属达成工作目标，从而实现医院和科室绩效目标。

二、执行力文化是医院和谐的体现

（一）执行是医院的细节管理

执行力文化是员工文化，因此是医院和谐的体现。执行的科学是，模式化的、规范化的执行艺术；执行的艺术是，执行科学是带有模式化的、创造性的、具有个性色彩的应用；执行科学是执行实践与执行活动的规律性的概括和总结。执行艺术是执行科学的创造性的富有个性色彩的应用。执行力文化的关键是行动，执行，知道不难，想到不难，而坚持天天执行就难；十几年几十年如一日地执行下去则难上加难；天下难事，必执行于易和持续；天下大事，必执行于细；执行的本质既在于知，更在于行动。

（二）执行是医院的一种常态

绩效管理成功和辛勤的劳动是成正比的，有一分劳动就有一分收获，日积月累，从少到多，奇迹就可以创造出来。现代医院经营要想成功，战略与执行力缺一不可。许多医院虽有好的战略，却因缺少执行力，最终失败。市场竞争日益激烈，在大多数情况下，医院与竞争对手的差别就在于双方的执行力。如果对手在执行方面比你做得更好，那么他就会在各方面领先。执行，是各级医院在一年365

天里最基本的常态。执行是目标与结果之间"重要的一环"，如果缺失，则是医院不能实现预定目标的主要原因，是各级医院领导层希望达到的目标与实现绩效目标的实际能力之间的差距。它不是简单的战术，而是一套通过提出问题、必须面对的问题、必须解决的问题。领导者如何有效提高医院内部的执行力，从根本上解决组织"知易行难"的问题，是一个亟待解决的绩效问题。每个医院管理者都希望自己经营管理的医院能够令行禁止，完美的贯彻落实既定的经营决策和管理举措，就是希望在医院内部有很强的执行力。但是属下的不正当管理行为常常导致执行力扭曲。校正执行力的扭曲，反对属下的不正当管理，应当成为管理者加强绩效管理的一项重要任务。

（三）执行是医院的规则管理

WTO 的规则就是要你按规则办事，只有这样才可以在激烈的市场竞争中存活，所以为此而制定的制度你必须无条件地执行，没有执行，一切都是空谈。制定全面而细致的管理制度固然重要，但要有一批能长期不懈、不折不扣地去执行制度的人，却更难能可贵。医院绩效管理，其实就是细节的管理，为了规范细节管理，就必须强调对细节的尊重、对执行的尊重。"天下无难事，只怕有心人。"只要下定决心，有恒心、有毅力，计划制定以后坚定地去执行，那么天底下再难的事也会变得容易了。绩效管理的成功，最主要的是靠不屈不挠的意志力与绝对的信心。老是以自己本身某部分的缺陷而限定自己能力的人是不聪明的。那只是找借口来掩饰自己害怕失败的心理。有些人可能会说自己完全没有某一方面绩效工作和管理的经验，不敢去尝试和执行而白白浪费了一个可能让他人取得绩效成功的机会。

现代医院绩效管理和执行的最高境界，同道是决策层，同德是管理层，同心是执行层，同力是操作层。其标志是，齐心协力，志同道合，忠诚顾客，绩效满意。

（四）执行是医院的价值观念

营造共同的执行价值观文化是医院长期追求的目标，营造现代医院执行力文化，必须重视非规范性的创造性的、激发他人潜能的技巧和影响。如果医院文化没有变成一个共同的价值观，没有导入员工的思想和行为，价值始终就是一个口号。医院有执行力文化，不一定成功，也许是运气好，但没有执行力文化，即使成功也是运气，最后还是失败，更不去说价值观念了。有了执行力文化，只要坚持，就是医院价值观念形成的过程。

现代医院一个人要发挥其专长，就必须适合绩效管理需要。如果自己不了解绩效管理的需要，那就应该多向他人学习来使自己了解绩效管理知识，否则其专长也就失去了价值。要营造互相借力，互相帮助的高绩效团队的价值观。员工忠诚，服从于自己的本职，不但能有效地完成绩效任务，更能在关键时候表现忠诚的重要性。通过对患者的了解和良好的顾客关系，将患者忠诚计划成为核心执行力和竞争力文化，以提高顾客的满意度。患者忠诚被定义为患者行为的持续性，患者对医院技术或服务的信赖和认可度更高，从而坚持长期依赖和使用医院的技术或服务，使医院取得良好的经济效益。患者满意了就是执行力提高了，患者满意度降低了，就是我们的执行力降低了，这是衡量医院价值观念的试金石。

（五）执行是医院的实用文化

现代医院，每一个员工无不可用之才。作为一个执行者，你可以为顾客做你应该做的事情，你可以为和谐医患关系做出更大贡献。为什么有些医院没有执行力文化？关键是医院绩效管理没有员工的参与和形成员工的执行力文化。领导者应该学会借力，倾听下属的建议，不能一味地固执己见。须知，智者千虑，必有一失；愚者千虑，必有一得。善于发挥团队、员工的作用是多方面的，员工的执行力发挥出来了，医院实用文化就建立起来了。医院、科室让大家讨论医院的绩效计划时，要给对方畅所欲言、批评指正的机会。他们会提出许多绩效管理中的、绩效操作中的问题，甚至会指出你从未留心的绩效管理错误，点出领导看不见的绩效细节问题。这样你才可以把眼光放得更远，做到未雨绸缪。

一般医院文化都是形而上学。比如，好高骛远的绩效口号，就是作秀；医院员工对贯彻领导的绩效意图，完成自己担负的任务，没有强烈的意愿；医院没有解决员工的思想问题，也没有描绘美好的绩效愿景，更没有教育他们热爱自己的工作习惯；医院绩效管理要先问员工这个事情是不是大家都很重视，是不是大家都觉得很有意义，是不是能够体现员工的价值观；医院的员工是不是每天都会想到这个绩效事情，每天都会把这个绩效事情放在心里；医院员工在做事情的时候是不是会体现出这个绩效文化，会表现出这种绩效执行力文化。领导要能够让这些疑问、似是而非的难点、问题在员工的言行里面统统释放出来。这样，才能够形成医院的实用绩效文化。

（六）执行是医院发展的基石

现代医院能否持续健康地发展，在很大程度上取决于医院的绩效战略决策正确与否。医院的绩效战略决策就是指医院通过分析自身所处的多种情况、环境，根据自身所拥有的资源情况及配置能力制订出适宜可行的、以获得竞争优势的总体的长期绩效谋划。在医疗市场经济的大环境中，医院的实力是市场竞争成败的基础，但不是成败的关键。因为市场竞争的最佳途径是专科业务、技术、管理特色的竞争。没有清晰的绩效战略就没有医院的专科优势，没有专科优势就没有医院技术和服务特色，没有特色也就不可能顺利地进行科室特色竞争。所以医院要竞争，绩效战略决策是头等重要的事情。正确的绩效战略决策对医院发展将具有重要意义。今天的医院已经进入了绩效战略竞争时代，如何强化医院的绩效决策意识并不断提高决策能力，如何制订出切实可行的、正确的医院绩效战略决策，已经成为医院在竞争中获胜的关键因素。医院有了正确的绩效战略决策只是有了良好的开端，实施执行绩效战略比制订绩效战略更重要。所有这些都是现代医院核心竞争力的外在体现。现代医院要想长期健康地发展，在制订绩效战略决策时应该而且必须把培育医院的核心执行力纳入其中。执行力的一个核心理念就是，人民的健康财富是医院创造的，国力的较量，国民健康是重要因素之一；只有造就为人民健康服务的医院，才能使我们的祖国富裕、强盛，傲然屹立在世界的东方。现代医院的较量在于全体员工的执行力，执行者的较量在于他们的学识、知识、胆识；在于他们的眼力、魄力、魅力和行动力。一句话，医院的综合绩效取决于全体员工的执行力。

中国医院需要全体员工的执行力！中国医院尊重卓越执行力者！中国医院必将提高卓越执行力者的社会地位和经济地位！中国医院执行者要不断提高自己的知识、能力、悟性，提高职业道德和服务水平。从医院的角度、从社会发展的角度、从国家政治的高度上考虑绩效问题，认清自己肩负着人民群众健康的使命！打造医院绩效文化，营造医院全体员工执行力文化，全心全意为人民健康服务，是现代医院光荣的使命、愿景和绩效目标。

第十六章　现代医院卓越绩效考核误区

第一节　绩效考核的误区

一、绩效考核考评不是灵丹妙药

现代绩效管理是医院最好的管理，是灵丹妙药，这是管理上的误区。现代医院绩效管理是最好的管理方法之一，但是现代医院绩效管理不是灵丹妙药，不是什么问题都能靠绩效考核解决，绩效考评不是一考就灵，更不能包治百病。绩效目标管理是当今世界最重要的管理方法，也是最有效的管理方法之一，但并不能包治百病的药方。其实，任何管理办法都不能包治百病，如果期望绩效管理包治百病，是不现实的，是不可能的。绩效管理作为普通管理的基础，也包容了人、财、物、时间、技术和信息等许多内容，的确与其他管理办法没有本质区别。但是，绩效管理有它的新理念以及方法。有些管理者认为，既然在绩效目标管理表中规定了每个人的工作，只要大家各司其职，工作流程自然会顺畅起来，权责问题就会迎刃而解。其实，绩效目标管理最大的特点是绩效结果导向性、问题导向性、综合性、分值权重性，而不只是方法的不同。绩效目标管理的实质仅是通过有难度且明确的绩效目标，激发出员工的主观能动性，指对了方向就已经不易了。若把绩效目标管理当成一个管理平台，能够解决一切医院中的问题，怕是高估了它的能量。在进行绩效管理中遇到许多的问题，也必须应用不同情况不同分析的方法，必须紧密结合医院实际情况进行灵活处理。

现代绩效管理的方法，仍然要求医院每一个人要自我管理，每一个人要有自律的能力。之所以自我管理，因为绩效管理不是完美的管理，原因是什么呢？一个完美的管理方法是不存在的，没有完美的管理。绩效管理中的多数人也没有受过严格的纪律训练，都是没有太强自律能力的普通人。所谓的绩效管理的自律实际上就是一种坚持，你有一个绩效目标，虽然很不舒服，很不情愿，但是你告诉自己，我就要在规定时间内达到这个绩效目标，不管多高，无论如何、用什么方式都要达到这个绩效目标。这个关键词就是坚持、自我管理、目标，有坚持的能力就能达到绩效目标。定了绩效目标，无论如何要达到这个绩效目标，我一定要努力坚持。无论别人或者说环境给你任何哪怕一点小小的暗示，或者遇到困难，你都不会改变自己的绩效目标的方向，这就是所说好的绩效管理的自律能力。这样，才是现代医院的绩效管理、绩效考核、绩效考评，绩效持续改进。

二、定量指标不是不要定性指标

绩效管理就是量化管理，绩效目标管理只要将任务量化，同时提高难度就完事大吉了。这是医院当前管理的误区。就现代管理来说，可以分定量管理与定性管理两大类。有人认为，绩效管理就是量化管理，就是分值权重的平衡管理，只要把分值分配好了就行。我们的主张是，定量管理不是不要定性管理，定性管理更要强调定量管理。应该说，量化管理比定性管理更科学，更现实，更能说服人；定性管理带有很大的个人色彩，个人感情。比如，满意度的测评，就是带有浓厚的个人感情因素，你和谁感情好，就可以任意给他打高分，你和谁感情不好，就可以任意给他打低分。这完全取决一个人的情感因素。相反，如果量化管理，就是实事求是的。比如，你门诊看了 10 个患者，无论如何变不成 9 个；你手术 3 人，无论如何变不成 2 个；你所在的科室，某月经济收入 1 千万，无论如何变不成 1 千 2 百万元。所以说，国际上管理的最新理念认为：凡是不能度量的管理都无法进行管理。就是说，凡是不能用数字计算的管理都无法进行科学的管理。但这并不排除定性管理，有些管理必须进行定性管理，比如患者对医院服务满意度的测评，就必须进行定性管理。因为，患者对医学的信息与医务人员是不对称的，太复杂的测评内容、科学的测评医学术语对普通患者是不好评价的。还有某些医疗质量管理也需要定性管理。有人提出的 3 种人员配置模型管理法，也可以说明其中的道理。该模型总结了 3 种人员配置的情况：人—事匹配型、战略实施型和战略形成型。第一种情形以任务为导向，只要通过传统的工作分析与绩效目标任务描述，并通过一定的工作流程就可以实现；第二种情形以你的绩效目标为导向，这时绩效目标是已知的，但实现方法由员工灵活掌握；第三种情形以绩效使命为导向，这时环境高度不确定，只有清晰的绩效使命，却无具体的绩效目标。可见，绩效目标管理可以针对不同员工，给予他们不同的绩效目标。一味追求绩效管理的量化任务的实现，不是绩效目标管理的全部意义。现代的绩效管理是以定量管理为主（特别是临床与医技科室），定性管理为辅的管理方法。

三、过程重要结果比过程更重要

现代医院管理需要忠诚的员工，绩效管理的结果更需要忠诚的员工，因为绩效导向总体是重结果的管理，所以过程管理主要靠员工自我管理。忠诚是现代医院和员工生存的基石，是人类最宝贵的美德之一。它体现在最珍贵的情感和行为的付出之中。现代医院需要忠诚的员工，因忠诚的员工才能尽心尽力，尽职尽责，敢于承担一切绩效责任。任何时候，忠诚永远是现代医院生存的精神支柱，这是现代医院的生存之本。忠诚可以确保任务的有效完成，以及对责任的勇敢担当。员工的忠诚首先应该是对事业的忠诚，对自己医院的忠诚，对自己绩效结果和过程的忠诚，如果他忠诚，他就会认真地把他做的事做好。只要自下而上的所有员工做到了忠诚，就可以成就卓越的绩效。对于一个现代医院而言，员工必须忠诚于他的领导，这也是确保整个医院能够正常运行、健康发展的重要因素。

绩效管理是监督工具，有些员工认为绩效管理是绩效考核的工具，而且是一个监督工具。这样一来，他们在填写绩效目标时，就会把容易完成的工作定为主要目标。更为有害的是：为了体现业绩，用短期见效的目标取代意义重大但长期见效的目标内容。这是对绩效管理的一种误解，绩效管理的初衷是帮助员工提高效率从而增强满意度，而不是增加负担进而产生压抑感。大家可以通过绩效管理实现彼此协调，减少资源浪费，尤其是时间资源的浪费。因此，作为管理者一定要把好绩效管理中的各个小的项目、内容的"权重关"把好，把工作按照重要性和迫切性划分为四个象限：即重要又迫切、重要但不迫切、迫切但不重要、不重要又不迫切。绩效管理强调"自我控制"、"自我突破"，但并非放弃过程管理，不只是重视过程管理更重视绩效结果管理，更有效地保证组织绩效目标的实现。

我们认为，绩效管理是追求绩效结果的导向，并不是不要过程管理，有些过程管理仍然非常重要，有些阶段管理更加重要，关键每一个过程管理必须是为了绩效目标，为了绩效结果。绩效管理是追求绩效结果，同时强调过程管理的必要性。

四、绩效考核不能代表绩效管理

现代医院绩效管理难在哪里，难在绩效考核不公平，绩效考评结果不能及时兑现。我们说，在绩效管理中，一个人，更重要的是领导，只有具备了可贵的良好的道德品质，才能够受到别人的尊重。一个人失去了道德品质，就会逐步失去朋友，失去客户，失去团队，失去工作。因为谁也不愿意与一个没有诚信、道德品质差的人共事。在员工们的心目中最重要的事莫过于他们的工资、奖金。在大多数的领导心中也是如此。绩效考核一定要公开、公正、公平，一丝不苟地兑现医院、科室、领导所做出的绩效管理的书面的、口头的事情或者承诺。如果你在绩效考核结果兑现这件事情上出尔反尔，就不能指望员工们会尽心尽力地工作。如果你身为领导，你拿员工绩效考核结果或绩效奖金开玩笑，就是在拿自己的威信冒险。更糟糕的是，他们会认为你缺乏基本的道德品质，只考虑自己的利益，毫不顾及员工们的利益。这样的观念一旦形成，每一个员工就会照着你的样子学习，眼睛只盯着自己的利益，而把医院的利益、绩效抛到一边。

从我们多年的医院管理的经历来看，在医院内，特别是国有医院，谈考核的多于谈管理的，谈结果的多于谈过程的；谈绩效离不了考核，谈考核离不了评价，谈绩效管理离不了量化管理。似乎除了绩效考核与指标的量化，绩效管理再也无其他的东西可言了，似乎做了指标的量化就做了考核，做了考核就是做了绩效管理。但实际上，仔细研究绩效管理的理论，我们可以发现，我们对绩效管理的认识是多么的偏差，绩效管理与绩效考核实在是两个差别很大的概念，两者既不能混淆，更不能等同。

（一）绩效考核与管理的最新理念

1．绩效考核： 现代医院绩效考核是一项系统工程，涉及医院战略目标体系及其目标责任体系、指标评价体系、评价标准及评价方法等内容，其核心是促进医院获利能力的提高及综合实力的增强，其实质是做到人尽其才，使人力资源作用发挥到极致。明确这个概念，可以明确绩效考核的目的及重点。医院制定了战略发展的目标，为了更好地完成这个目标需要把目标分阶段分解到各部门各人员身上，也就是说每个人都有任务。绩效考核就是对医院人员完成目标情况的一个跟踪、记录、考评。绩效考核就是收集、分析、传递有关医院、科室、班组、个人在其工作岗位上的工作行为、表现和工作结果等方面信息的过程。绩效考核是检测服务结果和顾客需求的满意程度。国内许多医院实行的绩效考核，其实只是绩效管理中的一个环节。完整的绩效管理应当是一个循环流程，包括绩效目标制订、绩效辅导、绩效考核和绩效激励等内容。两者最大的不同在于，绩效考核是在每月、每季、每年对过去绩效情况的回顾，甚至有些医院是到了年底才匆忙制订了绩效考核的标准、条款和权重进行绩效考核；而绩效管理则是向前看，侧重过程与结果，通常需要一年时间完成整个流程。有的认为，绩效考核是计算医院的合力的过程，是考评医院的资源利用问题。通过一定的手段衡量出哪些因素推动医院发展，哪些因素制约医院发展。从而找到平衡点，以达到医院和谐发展的目的。

2．绩效管理： 绩效管理是一个完整的系统，在这个系统中，科室、主任和员工全部参与进来，领导和员工通过沟通的方式，将医院的战略、领导的职责、管理的方式和手段以及员工的绩效目标等管理的基本内容确定下来，在持续不断沟通的前提下，领导帮助员工清除工作过程中的障碍，提供必要的支持、指导和帮助，与员工一起共同完成绩效目标，从而实现医院的远景规划和战略目标。绩效管理在医院众多的管理领域中，一直是一个热点话题，但同时也是一个备受争议的话题。

什么是绩效管理：比如，医院护理部在市场上招聘护士，看谁长得标志、谁的综合素质好就招谁，这是招聘；招回来以后教会她们从事护理工作，这是培训；再告诉他们工作一个月可以得到一定数量的工钱和相关待遇，这是薪酬；科室护士长要每天检查她们的工作，统计每个护士服务工作的数量、质量，根据服务工作数量再计算她们的工资，干得多的留下来，干得少的被淘汰掉，有些干得好的护士还可以提高工资，这就是绩效管理。人力资源管理最朴素的四大功能：招聘、培训、薪酬、考核。人力资源管理活动一开始就包括了考核，但工业革命萌芽时期的企业内部的绩效管理和今天我们所谈论的战略性绩效管理，已经差别很大了。今天我们所谈论的绩效管理不单单是一个人力资源的问题，更多的还是一个战略目标执行的问题。所以单纯从人力资源的角度来谈论绩效管理是不正确的。绩效管理被管理学界的一些专家称为世界级的管理难题，我们认为绩效管理的难点主要有两个方面：一个难点是绩效管理标准体系设计的问题，绩效标准体系设计包括两方面，一是绩效管理体系的几十个要点设计的科学不科学、规范不规范，二是绩效考核指标设计得准确不准确；绩效管理的另一个难点是推动执行过程中人的能力问题，能不能持续进行绩效管理的问题，如果人的心态和能力有问题，什么都不懂，也不学习，一定推行不好。绩效管理首先是一种态度，其次才是一种科学，你如果心里反感的时候，绩效管理其实什么都不是，也不会有好的绩效结果。

在管理学界有两种倾向，一种是大力提倡和建议医院推进绩效管理，一种是持反对、观望的绩效管理态度，认为绩效管理企图把工作量化、把人的行为量化的做法是徒劳无功的，是机械式管理。我们对绩效管理完全是持正面的态度，虽然绩效管理是一把双刃剑，绩效管理不能解决所有的医疗问题，但现代医院在绩效管理的实施中可以获得意想不到的效果。现在不是讨论要不要进行绩效管理，因为国务院已明文规定，2010 年 1 月 1 日在全国医院实施绩效考评与管理。现在的问题是，怎样把绩效管理搞得更好，使医院的服务让政府、患者、医院员工、人民群众更满意的大问题。

（二）绩效考核代替不了绩效管理

绩效考核是对员工一段时间的工作、绩效目标等进行考核，是前段时间的工作总结，同时考核结果为相关人事决策（晋升、解雇、加薪、奖金）等提供依据。其次，我们看看两者之间的区别何在：绩效管理是一个完整的系统，绩效考核只是这个系统中的一部分；绩效管理是一个过程，注重过程和结果的管理，而绩效考核是一个阶段性的总结，在医院、科室、班组、个人，可能是 1 天一考、可能是 1 周一考、可能是 1 月一考、可能是每季一考、可能是半年一考、可能是 1 年一考，这些考核都是阶段性的考评；绩效管理具有前瞻性，能帮助医院和领导前瞻性地看待问题，有效规划医院和员工的未来发展，而绩效考核则是回顾过去的一个阶段的工作，不具备前瞻性；绩效管理有着完善的计划、监督和控制的手段和方法，而绩效考核只是考核一个手段；绩效管理注重能力的培养，而绩效考核则只注重成绩的大小；绩效管理能建立领导与员工之间的绩效合作伙伴的关系，而绩效考核则使领导与员工站到了考核的平台，双方有一定的距离，考核的气氛和关系也比较紧张；最后，让我们看看两者之间的联系所在：二者的联系是绩效考核是绩效管理的一个不可或缺的组成部分，通过绩效考核可以为医院的绩效管理的改善提供资料，帮助医院不断提高绩效管理的水平和有效性，使绩效管理真正帮助管理者改善管理水平，帮助员工提高绩效能力，帮助医院获得理想的绩效水平，保持医院发展的可持续性。

（三）绩效管理不是医院管理全部

绩效管理计划制定是绩效管理的基础环节，不能制定合理的绩效计划就谈不上绩效管理；绩效辅导沟通是绩效管理的重要环节，这个环节工作不到位，绩效管理将不能落到实处；绩效考核评价是绩效管理的核心环节，这个环节工作出现了问题绩效管理会带来严重的负面影响；绩效结果应用是绩效管理取得成效的关键，如果对员工的绩效考核结果不能兑现，绩效管理不可能取得成效。绩效管理是对员工绩效的行为和服务的管理，它在现有的人力资源理论的框架下，在强化人本思想和可操作性基础上，以医院的战略发展目标为依据，通过定期的绩效考核，对员工的行为与产出做客观、公正、综合的评价。而绩效考核只是绩效管理的一个环节，是对绩效管理前期工作的总结和评价，远非绩效管理的全部，单单盯住绩效考核，而不顾及绩效管理无异于"一叶障目，不见泰山"。僵化地把员工钉在绩效考核上面，仅仅用几张表给员工的个人绩效贡献盖棺定论，难免有失偏颇，也偏离了实施绩效管理的初衷，依然改变不了绩效效率低下、管理混乱的局面。科学的绩效管理都是把"以人为本"的医院理念作为推行绩效考核的前提，结合现代医院总体发展的绩效目标和员工的个人发展意愿确定考核的内容和目标，根据医院的总体情况，客观看待考评结果，淡化绩效考核的加薪晋级导向，更多地把它当作激励员工的手段和引导员工自我发展的依据。

绩效管理虽然说重要，是绩效全局的管理，全过程的管理，但是并不能代表绩效考核、绩效检查、绩效考评等工作，不要以为绩效管理搞好了，绩效考核也就搞好了，绩效考核与绩效管理并不能互为替代。在这个绩效管理过程中，有些绩效管理过程非常重要，比如，绩效规划的制订，员工绩效岗位的设定，岗位说明书的描述，绩效标准的制订，绩效过程的检查，绩效考核，绩效评价，绩效标准与管理方法的程序改进等，这些都是绩效的过程管理，都不能由简单的绩效管理所取代。

五、重视绩效考核轻视绩效管理

绩效管理是一个员工与管理者双向沟通的动态过程。一个完整的绩效管理体系包含设定绩效目标、记录员工工作期间的绩效表现并为员工绩效目标的完成适时提供合理的资源支持与业务指导、定期期终绩效考评与反馈沟通、绩效考核结果的合理运用等内容。简单表述为：绩效计划、绩效实施与管理、绩效考核、绩效反馈面谈几个部分。在整个绩效管理过程中，沟通是贯穿始终的。而沟通在绩效管理几个环节中的具体表现如下：绩效目标与计划制订时，领导需要与员工关于绩效目标设定进行沟通并达成共识，最终使得绩效目标成为领导与员工之间的绩效纽带，同时承担着领导对员工的绩效期望与员工对领导的绩效承诺。在绩效管理与实施的过程中，沟通就显得更为重要，它直接影响到本次绩效管理是否能得以顺利完成，其具体表现形式就是领导在员工完成绩效的过程中，随时与员工保持动态的沟通，及时发现员工所需的资源支持与业务辅导，并及时提供；而员工在这个阶段也需要就绩效完成的情况以及所需的资源与业务支持向领导及时反馈，以获取必要的支持。在绩效评估环节，沟通的作用具体表现在领导与员工之间就员工的本月业绩完成情况达成共识。

沟通在绩效反馈时非常重要，主要体现在：领导与员工双方对本月绩效完成情况的理解与看法需要达成一致，更重要的是如何改进不足、形成提升绩效的计划，并就下一个绩效期间的目标达成初步共识。绩效管理强调科室绩效目标和个人绩效目标的一致性，强调团队和个人同步成长，形成"多赢"的局面；绩效管理体现着"以人为本"的思想，在绩效管理的各个环节中都需要管理者和员工的共同参与。绩效管理的概念告诉我们，它是一个管理者和员工保持双向沟通的过程，在过程之初，管理者和员工通过认真平等的沟通，对未来一段时间（通常是 1 年、半年、季度、1 月、1 周等）的工作绩效目标和任务达成一致，确立员工未来 1 年（半年、季度、1 月、1 周等）的工作目标。绩效管理的过程通常被看做一个循环，这个循环分为 4 个环节，即：绩效计划、绩效辅导、绩效考核与绩效反馈。总而言之，考核者与被考核者持续不断的双向沟通是一个医院绩效考核得以顺利进行的保障，也是医院科学绩效管理的灵魂所在。无论设计多么完美的考核制度都必须有绩效沟通的团队，更何况，在医院管理实践中本来就没有"放之四海而皆准"的绩效管理方法。恰当的沟通能够及时排除管理过程中的障碍，最大限度地提高医院整体绩效；同时也能提高被考核者的参与积极性，减少考核过程中的阻力，保证考核客观、公正进行。在绩效管理执行过程中随时保持沟通和反馈，让被考核者了解考核的目标、执行状况、考核结果等，被考核者也乐于接受资源支持，这样不仅可以激发员工的信心和斗志，也使各被考核者的个人绩效与部门、科室、班组绩效相一致、医院内各个部门、科室长短绩效目标协调平衡发展。如此一来，绩效考核过程就变成了一个增强共识、凝聚人心、促进沟通和能力提高的多赢过程。

绩效管理是员工和领导就绩效问题所进行的双向沟通的一个过程。领导与员工在沟通的基础上，帮助员工订立绩效发展目标，然后通过过程的沟通，对员工的绩效能力进行辅导，帮助员工不断实现绩效目标，在此基础上，作为一段时间绩效的总结，领导通过科学的手段和工具对员工的绩效进行考核，确立员工的绩效等级，找出员工绩效的不足，进而制定相应的改进计划，帮助员工改进绩效中的缺陷和不足，使员工朝更高的绩效目标迈进。我们的观点是，重视绩效考核，更重视绩效沟通。

六、实施绩效管理主体角色错位

医院内多数人甚至包括一些高层管理者都认为绩效管理是人力资源部的事情，由人力资源部来做是天经地义的。高层管理者只对绩效管理作原则性的指示，剩下的工作全交给人力资源部门去做，做得好与不好都是人力资源部门的事情了。这实际是对绩效管理中角色分配上的重大认识误区。诚然，人力资源部门对于绩效管理的实施负有不可替代的责任，但不是所有的事情都由人力资源部门来做，更不是每月的全院员工的绩效考核都有人力资源部门能够做好的。因此，让医院各部门、科室以及员工理解与认同自身在绩效管理中所扮演的角色，是我们实施绩效管理的最起码的基础，离开全院人员、特别是中层领导干部的支持与参与的绩效管理是搞不好的。事实上，在现代医院人力资源部门的人员很难是有医学背景的专业人员，更不可能是临床的工作者在做人力资源部部长工作。又因为医院的绩效考核的对象大部分是医务工作者，他们的工作专业性极强，没有医学、临床工作、熟悉病历信息的背景，很难对他们的工作进行准确的考核，因此医院人员的绩效考核必须有院级领导挂帅，相关部门（如医务、护理部门）、相关科室配合，才能把绩效标准的制订、绩效检查的实施、绩效考核、绩效评价、绩效管理落到实处。实施绩效管理的主体是医院的主要领导和主要部门、科室，实施绩效管理的过程是相关领导、相关部门、相关科室和全院人员。

七、绩效考核是现代管理的继续

在现代医院很多人心中都有意无意地把绩效考核与奖惩画上等号，认为医院、科室绩效考核就是淘汰、惩罚不合格的员工，升迁、奖励优秀的员工。这样想也不无道理，毕竟对员工进行定期的绩效评价结果应该有物质形式上的体现，但绩效考核体系不应该单纯是为了奖惩员工而设立和存在的，它应当成为提升医院整体绩效和员工个人绩效的推进器。在我们进行的绩效管理中，我们所到医院绩效管理咨询，事先与院长声明，进行绩效管理最好不要淘汰一个人，凡是绩效考核不合格的尽可能转岗，我们要有社会责任感。把绩效考核等同于一种奖惩手段也是陷入了绩效管理认识上一个比较常见的错误。在实践中，绩效考核应该从强调人与人之间的比较，转向每个人的个人绩效自我发展诊断，变绩效考核者与被考核者的对立关系为互助伙伴绩效提升关系，绩效考核的目的应该更多地定位为医院、科室、员工、患者多方受益、共同发展的共同体。对于医院而言，绩效管理是医院文化的一部分，公正科学的绩效考核可以优化自身的科室结构，提升整体绩效，对于员工来说，绩效管理营造出了一种积极向上的工作环境，通过绩效考核，使员工正确地认识自己的优、缺点，及时对自身的职业生涯发展方向进行修正，从而获得更多的发展机会和更大的发展空间。

八、考评体系科学考核结果公正

医院大多数的考核者认为只要绩效管理中的考核体系设计科学，执行过程不徇私舞弊，就最大限度地能保证绩效考核的科学、公正了，其实这是对绩效考核制度的一种期望，也是绩效管理过程中的一个公众要求。绩效考评体系科学是绩效管理的基础性工作，基础性工作做好了，绩效过程控制工作做好，考核再公平，考核结果才能做到最大可能的公正。

在大多数医院的绩效考核实践中，绩效考核的过程与结果都或多或少带有考核者的主观色彩。在绩效考评中，考核者是评定结果可靠性的重要决定因素，而考核者自身并不能自始至终都以一种完全客观、公正的态度对待每一个被考核者，他们的评定行为往往受到若干主观心理因素的干扰。比较常见的心理干扰因素有晕轮效应、感情因素、近因效应、趋中效应、对比效应、偏见以及主观确定评价因素权重的误差等，这些心理干扰因素都使考核的结果难免失之偏颇。针对这些情况，医院人力资源部门、绩效考核办公室应该对绩效考核的标准和准则进行定期的跟踪修正，在考核体系当中尽可能采取一些相对客观或者可以量化的指标。同时建立健全绩效管理监督机制，并及时地向医院各级中层领导干部、全体员工传授绩效考核技能，加强与被考核者的沟通，以减少考核误差带来的负面效应。为了绩效考评公正，绩效管理需要建立智慧型绩效管理医院，智慧型医院是基于持续学习，能够透彻了解并预测其绩效管理、绩效考核中各种关系，且能根据绩效管理环境的动态变化适时调整绩效考核标准与绩效管理环境之间关系，及时做出对策，从而制定正确的绩效管理策略和管理方式，并且持续更新、改进绩效考核标准。现代医院绩效管理科室多样化，能够根据不同的部门、科室特点采用不同的管理形式，以提高绩效管理在医院的适应力。在智慧型医院中学习只是一项必备的基本要素和需求，医院的绩效目标是追求医院绩效理念的实现。

绩效管理要以绩效标准、绩效流程管理为核心，让管理简单化、柔性化。以绩效管理流程为核心的管理强调医院组织为绩效而定，突破部门、科室职能分工界限，按照医院特定的绩效目标和任务把全部绩效工作当做一个整体，对相关部门、科室的管理职能进行集成和组合，强调全绩效表现取代个别部门或个别活动的绩效，实现全过程、连续性的绩效管理和服务。在绩效管理活动中，要特别重视绩效流程管理，因为这种管理方式会弱化中间主管层次的领导作用，缩短过长的管理路线，建立以绩效管理中心下移的体制，实行绩效业务流程的"顺序服从"关系，讲求绩效流程上下环节的服从，流程内的成员互相合作和配合，绩效流程各环节从对上级负责转换为追求下一绩效流程环节的满意，科室、部门之间的绝大多数工作衔接将按照确定的绩效管理顺序及规则进行，强化一个专门的绩效控制与协调机构；注重绩效流程过程时间的短和快。对绩效流程内的各项活动进行合理、优化的定义和筛选，增强绩效管理的增值性活动的设置，消除绩效管理流程中的瓶颈。注重建立智慧型医院和绩效管理的绩效业务流程，就尽可能保证绩效考评的公正性。

第二节　绩效考核的困惑

在绩效管理中，绩效考评是其中最重要的工作之一，也是最困难的工作之一。因此，它被称为是世界性的管理难题。绩效考核之所以难，表现为在绩效管理工作过程中，经常有许多疑难复杂情况使人们困惑不解。我们知道，在我们医院、科室的绩效考核中，经常也会出现一些困惑与困难，甚至解决不了的问题。如果我们能预先了解这些困惑与困难及产生的根源，可能产生的问题、提前做好准备、拿出相应的对策、策划设计更加完备的绩效考评措施与实施方案，将可以减少绩效考评副作用，少走弯路，最终战胜困难，真正使我们的绩效考核能达到目的，改进工作与业绩，全面提升员工的执行能力和医院竞争力的能力。我们应该对绩效考评中常见的困惑之处作一些原因分析，有针对性地进行答疑。目的是探索更加有效的绩效管理办法。

一、绩效考核考评是什么

有些医院认为，我们绩效考评主要是为了发奖金而考核。甚至一些医院是为了扣罚而考核，在这些医院，考核往往成了罚款的代名词。这样的考核，十有八九要失败，因为这种理念是错误的，它使考核成为医院惩罚员工的工具，使员工对考核产生抵制与厌恶的情绪，将考评工作导入了死胡同。绩效考核目的不明确或者错位，必然导致整个绩效考核工作全盘皆错，最终事与愿违。认为绩效考评就是发奖金、扣罚员工奖金，这是对绩效考核的巨大误区。绩效考评是绩效管理的主要组成部分，绩效管理是医院管理的主要方法之一，绩效考核是绩效管理的关键环节，是对医院、科室、班组、个人一段时间内工作的全面考核。考评的方式以不同医院的管理方法而有区别。绩效考评结果要与医院、科室、部门、班组、个人的工资、绩效奖金、职称晋升、职务调整、精神奖励等挂钩。

二、绩效考核方法是什么

医院绩效考核的方式、方法是多种多样的，可以说，有多少医院就有多少考核方法。如果绩效考核方法错了，大多数原因是医院人力资源管理的能力不足。如：一个医院自己摸索做 KPI（关键绩效指标）体系，组织一个团队，按照某些书中的方法花费一二年时间，做了一大本绩效考核标准，但结果无法推广。究其原因是这些人第一次做，摸着石头过河，明显经验不足。方法不对，即使愿望再好，也达不到绩效管理的目的。医院绩效考核方法从时间上分为年度考核，半年考核，季度考核，月度考核，甚至周考核，日考核。

目前绝大多数医院采取每月考核1次，每月评价1次，每月兑现绩效奖金一次的方法；医院绩效考核从组织形式上分为医院组成的绩效考核办（院级考核）考核，科室绩效考核（科室级考核）小组考核，班组绩效考核（班组级考核），个人自我考核（个人级考核）；医院绩效考核从行政手段上分为，政府部门组织的绩效考核，卫生行政部门组织的绩效考核，民间组织的协会（通过国家批准的或者卫生行政部门授权的第三方管理机构）绩效考核，社会或媒体间接绩效考评；医院绩效考核从绩效标准的模块（项目或内容）上分为三模块绩效考核标准，四模块绩效考核标准，五模块绩效考核标准，六模块绩效考核标准，七模块绩效考核标准，八模块绩效考核标准，九模块绩效考核标准，十模块绩效考核标准，多模块绩效考核标准；医院绩效考核从检查时间上分为，月度集中检查考核，半月度集中检查考核，每星期固定时间绩效检查与考核，每天逐日记录性绩效检查与考核（如员工出勤记录，门诊看病记录，患者每日用药记录，患者项目检查记录，患者住院床位日记录，护理等级收费记录，某些诊疗项目等），季度绩效考核，半年绩效考核，年度绩效考核。这些绩效考核方法、方式在每一个医院的绩效管理中都是交叉进行的，并没有一个统一的规定，这些绩效考核方法的灵活性对医院绩效管理是有极大益处的，也是常规管理方法。

某一个医院究竟采取哪种绩效考核方法，这要依据医院的文化，医院的管理习惯，医院的床位规模，上级管理部门的要求，医院员工的认可程度，领导的管理理念等来决定。

三、几种绩效指标最有效

我国有几万家医院，就有几万家医院的绩效考核方法，究竟哪种绩效考核方法最好，要回答这个问题，确实有一定难度。正确的绩效考核方法应该是，没有最好的绩效考核方法，只有最适合你医院的考核方法才是最好的绩效考核方法。有些医院绩效考核效果不好，之所以如此，要么是员工的态度问题，不认真，不负责任所致；要么是绩效考核想走捷径，不肯下功夫所致；要么是员工对绩效管理理解问题，即理解发生了偏差所致。如现在很多医院都在使用的平衡记分卡，不少的医院都用错了，究其原因是很多人把平衡记分卡不是作为一种方法、原则，而是机械地将其作为一种考核工具，比葫芦画瓢，也把医院的考核标准机械地定位为财物指标、客户指标、工作流程、学习与发展四项内容，没有更好地与医疗工作相结合。结果，不少医院采用平衡记分卡做出来的绩效指标都是千篇一律，无法有针对性地评价不同部门、不同科室、不同职位的人的业绩。

当前，国内外绩效考核的最好方法应该是七模块（内容、项目）考评法。因为七模块绩效考核方法有其广泛的国际应用性，现在世界上有90多个国家应用七模块绩效考核方法。如美国的绩效考核方法是七模块（卓越绩效准则），我国国务院2005年公布的绩效考评方法（卓越绩效评价准则），我国卫生部2011年公布的（医院评价暂行指南），这些都是七模块绩效考核标准。当然，现代医院绩效考核的好坏并不是绩效考核标准的模块决定的，但是采取适合医院的绩效考核模式，选择考核内容与医院接近的指标体系，是应该肯定的。我们建议医院绩效考核标准采用七模块，是依据当前绩效考核与管理的国际性、国家性、行业性决定的，是国际、国家、卫生部普遍采取的模式。

四、人力资源部门的职能

有些医院的主要领导一心扑在业务上，一般琐事，也事必躬亲，反倒把人力资源管理的绩效考核工作全部交给人力资源管理部门管理。这样，一旦人力资源管理遇到困难，由于得不到高层支持，绩效考核工作人员马上便会溃不成军，败下阵来，这是目前中国医院人力资源管理工作一个大的困惑。事实上，绩效管理是医院的主要工作，在管理上是龙头工作，只要把绩效管理工作抓好了，一切工作就好理顺了。人力资源部负责医院的绩效管理工作是天经地义的事情，但是把医院绩效管理工作全部交给人力资源部管理，显然不是最佳的办法。正确的办法是，绩效管理工作有一名院级领导牵头，人力资源部负责协调，相关职能部门、科室领导参加，全院员工共同参与的绩效管理工作。

五、绩效考评人员的责任

医院绩效考评是一项难度很大的工作，难免会碰到一些困难和挫折。如果一遇到困难就退让，就放弃原则，就降低绩效考核标准，其结果是必然大打折扣。即使像正规的大医院在绩效考评中遇到大的困难，如果绩效考核人员岗位任务不明，职责不清，不坚持原则，绩效考核也会走过场。如北京卓越医院管理研究院提出的绩效结果"正态分布"的方法，就是想解决有些部门、科室领导不按规定评价员工、员工业绩都是"高分数"的问题。他们在困难面前不是退缩而是不断改进方法，使其绩效考评方法成为中国医院的标杆。绩效考评干活的人多，承担责任的人少，主要困惑的原因是绩效管理开始的时候员工岗位、特别是绩效考评办公室的人员岗位说明书没有制定好，职责不明确，绩效标准不严谨，绩效考评流程不科学，考评时感情用事等原因造成的。这个问题就是绩效考评人员责任性问题，就是绩效管理与考评的流程问题，绩效考评公开、公正、公平的问题，把这些问题解决好了，明确了绩效考评人员的责任，绩效管理、考核、考评就能落到了实处。

六、绩效考核的持续改进

有不少人以为绩效管理制度一旦制定绩效管理工作可一劳永逸，不一定需要改进，更不去考虑持续改进的问题了。其结果管理中的许多问题积压下来，阻碍了绩效考核的顺利进行。例如：一个 KPI 指标使用一段时间后，但由于认识的原因，或是科室结构、人员的变化，或是医院绩效目标与需求发生变化，都可能要求修改 KPI 内容。如果不修改、不改进，绩效考核的有效性将受到影响。任何绩效考核标准都不可能一次制定成功，在正常的绩效管理进行之中，会发现与现实情况不一致的地方，甚至完全不一致的地方，会发现绩效考核标准太粗或者过细的问题，会发现临床指标定得太高或者太低的问题，会发现某些岗位标准没有包括岗位工作的全部工作内容，会发现考核标准交叉太多，会发现绩效奖金提成比例太高，会发现绩效考核标准没有包括医德医风内容，会发现绩效考核标准定量指标与定性指标比例不恰当等问题。这些问题必须解决，绩效考核标准必须持续改进，才能符合医院实际情况。

七、绩效考核形式与内涵

（一）绩效考核管理与考评的形式化

那一个医院都有这种情况，有的是整个绩效考核走过场、走形式，有的是某一阶段绩效考核走过场、走形式，有些是某些绩效考核环节走过场、走形式，还可能有些医院一开始就是作秀、就没有准备进行踏踏实实地搞绩效管理，只是出于某种原因或目的才进行表面上的绩效管理。实事求是而论，没有哪家医院希望绩效考核是走形式。一般都是"迫不得已"，或"做法不当"而造成的。一种原因是，方法不当，无法坚持既定的原则、程序与要求。例如：某医院将末尾淘汰制与绩效考核相结合。规定，连续 3 次考核业绩在部门、科室排位末尾的员工，将被淘汰。因为考核末位淘汰本身就有不合理的地方。在实际操作中很难执行，很难坚持，如果有些医院每一个月都得淘汰人，这给绩效管理带来巨大的挑战。在绩效考核中，有些部门的领导或不想得罪人，或变相抵制末尾淘汰制，便在部门搞"轮流坐庄"。导致考核完全"形同虚设"。另一种常见的原因是考核结果没有得到有效运用而造成的。有些医院考核是一套，各种激励又是另一套。如考核结果与薪酬、福利都不挂钩，久而久之，许多人感到绩效考核没有什么价值与作用，也就不再认真去做，最后便是大家都"走形式、走过场"，做给上级看；还有一种原因是要求不严造成的；有些医院开始做绩效考核时，个个紧张，人人关注，但后来发现，做好做坏，做与不做没有多少区别，便逐渐放松，把考核工作当作应付"差事"；还有些医院开始绩效管理时轰轰烈烈，但领导之间一有矛盾，就打退堂鼓；还有些医院开始绩效管理时大家都能各尽所能，时间一长，领导之间其他方面的矛盾，也拿绩效考核的细小问题说事，致使绩效考核难于推进。

（二）绩效考评管理要求不严的表现

一是医院的高层管理者对绩效考核要求不严，对于各部门、科室的绩效考核结果不闻不问。上行下效，从而导致不少部门、科室人员都不重视；二是可能是人力资源部门只布置考核方法，却不检查、不指导、不控制，从而导致无人协调，无人检查，无人督促，无人及时整合绩效考核资料；三是各部门、科室人员执行力差，违背医院的绩效考核原则与要求，随意记录考核结果，应付上级。最令人注意的是一种十分普遍的原因，有些医院管理者根本没有把绩效管理当作一种有效的工具与手段，而是当作一项多余的工作或者分外的工作；四是医院绩效考核办人员职责不清，任务不明，甚至有的考核人员，得过且过，当一天和尚撞一天钟，有的甚至当一天和尚钟也不撞；五是对员工的考核缺乏明确具体并且可操作的标准，考核内容也相当笼统，执行起来难免走形式；六是绩效考核制度相当严密，各种考核标准具体而且量化，但显得太繁琐，执行起来耗费大量的人力、物力，而且有些指标也未必能真实反映员工的能力和业绩。在医院绩效考核中，指标的设计相当重要，根据"80/20"原则，对事物总体结果起决定性影响的是少量的关键要素；而"木桶理论"则认为少量的"瓶颈"因素，对事物的结果起着决定性作用。因此，有效地进行医院绩效考核指标设计，使所设计的绩效指标能够真实地反映被考核对象的岗位工作能力与业绩，是影响绩效考核质量的一个关键要素和环节。

（三）绩效考核形式与内容辩证统一

只要以上种种因素存在，绩效考评必然会"走形式、走过场"。"走形式、走过场"是绩效考评的大敌，长此以往，绩效考评失去意义，分配不公的现象更加突出，员工失去信心，工作无法改进，并且还会使医院养成一种不负责任、相互应付、上下应付的不良风气。因此，绩效考评要么不做，要做必须认真。否则做了比不做的危害更大。绩效考评形式与内涵的辩证关系是，必要的形式必须有，但更重要的是继续看好的内容标准，是绩效考核的具体操作流程，是各级领导与员工的共同努力。

八、标准是简单持续有效

（一）好的绩效考评标准是简单持续有效

好多人对医院进行绩效管理都觉得迷惑不解，不是说绩效考核很重要吗？不是说绩效考核是一种有效的管理考核工具与手段吗？但是，为什么在一些医院的绩效考核实践中，给人感觉是越考核，问题越多，员工越有意见，这究竟是怎么回事呢？经过我们长期绩效管理的实践，绩效考核标准是六个字：简单、持续、有效。绩效考核标准简单，就是标准不能复杂，越简单越好；持续，就是制定的绩效考核标准，是医院每月都能够进行考核的，必须在标准简单的基础上，能够持续进行。因为绩效考核标准复杂，必然增加成本，标准实施不能长久，这样的绩效考核标准可能半途而废；有效，就是绩效考核标准在简单、持续的基础上，一定要有好的效果。简单、持续、有效是相连的，不能隔开。

（二）管理规范是绩效考核与管理的基础

造成大家对绩效考核有抵触情绪的这种感觉和印象大概与以下几方面有关：一是一些医院绩效考核没有做好，或没有做对。例如，有些医院以往就管理松懈，没有正规化的管理基础，更没有把培训员工作为医院管理的重要内容，也不搞计划管理，也没有搞目标管理，就开始搞绩效考核，使绩效考核失去了基础与支撑。我们曾在一个三级甲等教学医院搞绩效管理咨询，医院所有职能部门没有制定月度工作计划、每周工作计划的习惯，工作就事论事，毫无计划性。现在进行绩效考核，有些环节没有做好或没有做对，都必然导致考核结果可能不公平，不合理。考核结果不公平与不合理又会带来分配的不合理。分配不合理，就会造成更多的内部矛盾与冲突，影响员工的情绪。最终，必然会造成越考核，麻烦越多的结果；二是绩效考核的思想观念落后。有些医院，过去没有搞过绩效考核，分配不与业绩挂钩，大家习惯于平均主义大锅饭。就是实施了成本核算几十年，职能部门人员仍然是平均奖。做好做坏、做与不做一个样或区别不大。在这种情况下，大家"相安无事"。如果医院开始搞绩效考核，打破了平均主义的铁饭碗，有的人无法混日子了，收入与业绩挂钩了。这样可能就会出现一些过去没有的"麻烦事"。绩效考核改变观念是第一，观念还是老一套，把别人的绩效考核标准拿来就用，绩效管理失败的概率就高；三是中层领导干部不负责任，有问题矛盾上交。如果一个医院不能把绩效目标层层分解，便不可能将医院的压力层层分解到每个部门、科室，直至每个职位。这样，重压常常集中在高层领导，而中层领导干部常常是责任不清，权限不明，没太大的业绩压力。这也是失败的原因。

（三）面对矛盾坚持实事求是就有好绩效

医院要进行绩效考核工作，必然有一定的矛盾与冲突。绩效考核，一方面要看到优点，进行奖励；另一方面，也要发现问题，找出不足，还要纠正错误，以利于改进业绩与个人的行为。既然要找问题，就必然有批评，就必然与分配挂钩。而人的天性是乐于受奖励，爱听好话，不喜欢听批评的话，抵制负向激励。再加上对人的评价本身就是一项极其复杂而困难的工作，也难以避免失误。因此，在绩效考核过程中，常常会产生一些矛盾是正常的。我们认为，绩效考核中的冲突与矛盾并不可怕，甚至说这是自然的。没有哪个医院能避免和回避绩效管理的矛盾与冲突。事实上，管理和被管理永远就是一对矛盾体。而医院的进步与发展，以及绩效管理不断完善，便是体现在不断化解绩效管理矛盾与冲突的过程之中。为了减少绩效管理中的矛盾，我们建议，在进行绩效管理时，一定不要把绩效考核标准搞得太复杂，按照简单、有效、持续的原则，慢慢推进，绩效管理就容易少走弯路。

九、绩效考评的未来挑战

医院进行绩效管理、绩效考核、绩效考评，员工对绩效考评的结果比较敏感，矛盾比较突出，我们不得不承认这样一个事实。有一些员工对绩效考核不喜欢。在此，我们要分析这些员工为什么产生"不喜欢"的心态与情绪呢，分析一下是不是由于有些员工一时不理解，医院进行的绩效管理就该放弃呢？一些员工之所以会对绩效考评不喜欢，可能原因有多种，以下分析是最常见的原因。

（一）绩效考核的不公平不合理的挑战

例如，有些医院把绩效考评看得太简单，本来绩效管理考评是综合性考评，这个没有错误，但绩效考核标准把计划、考勤、迟到早退、态度、道德、能力、员工之间争吵、作风等等都纳入考评范围后，每一项的权重比例不当，所以大家认为不公平。结果是什么都想考，什么都没有把每一项的权重设计好，因此什么都考不好。在制定绩效考核标准时，很多标准内容的东西是拍脑筋拍出来的，并且有些地方不近情理，员工当然不喜欢。

（二）绩效管理的出发点不正确的挑战

就如前面所谈，医院把绩效考评当作惩罚的工具，谁会喜欢，谁会举手赞同呢？绩效考核的惩罚是必须的，但是惩罚不是绩效考核的主体。绩效管理的主体是为了增加医院绩效，科室绩效，个人绩效，优劳优得，提高职工待遇，通过绩效管理使患者更满意，员工更满意，医院发展更快，人民群众健康水平更高。

（三）绩效考核与管理方式方法的挑战

有的考核方式太复杂、太繁琐，操作起来费时、费神又费力。有的考评方式不恰当。例如，有些医院所有部门、科室、所有人一种考核方式，结果使许多考评工作不近情理，受到质疑乃至反对。殊不知，对于不同部门、不同科室、不同职位类别，可以采用不同的考核标准与方式。如中层领导干部以及相关管理人员以考评工作能力为主；对于临床、医技等服务类职位多采用量化考评；对于以天为工作周期的职位，可用"日清月核"法。总体而言，绩效考核方法、方式要符合医院的实际情况。

（四）透明公平是解决绩效考核的关键

对于现代医院绩效考核与管理这样的困惑，我们应该弄清楚，这里提到的"公平"是什么含义。如果像一些人提出的，收入没有差距，你好我好大家好，这样不是绩效考评的公平。这样"公平"的想法，就如要求大锅饭一样，也是不可能的。绩效考核的结果就是要使员工收入之间拉开合理的差距，鼓励员工多劳多得，优劳优得，为患者健康做贡献，为医院作贡献，为医院发展作贡献。公平是绩效标准的公平，公平是绩效考核方法的公平，公平是绩效考核结果公示的公平，公平是绩效考核兑现的透明的公平，公平是绩效考核结果评价的公平。这样，才是绩效管理的目标。

十、绩效理念比方法重要

现在许多医院，把绩效管理定位为绩效考核，就是为了分配而进行绩效管理，绩效管理制度基本等同于奖金分配制度，这种定位的错误严重影响了人力资源管理职能的发挥，严重影响了绩效考核的进行，使得绩效管理半途而废，不少医院在这个时候重新给员工补课，加大培训力度，重新补上绩效管理理论的课程，而且是扫描式的培训，这确实是"亡羊补牢，尤为不晚"。我们在长期的绩效管理咨询中，深深认识到绩效管理理念比方法更重要，观念、理念更新了，剩下操作层面的东西就简单了。如果绩效理念不更新，还是老观念，认为绩效管理与过去管理没有区别，"大锅饭"是基础，这样思想的绩效管理工作迟早要停下来。绩效管理理念先行，是做好绩效管理的基础工作，是事半功倍的工作。

（一）绩效管理核心理念是绩效改进

绩效管理的核心理念是要不断提升和改进医院、部门、科室和员工3个层面的绩效，考核、扣罚或奖励等都是激励形式，归根到底是要改进绩效。持续改进绩效管理标准就是要依据绩效管理中的问题不断解决问题，持续改进绩效管理就是要依据绩效管理中的问题不断解决绩效考核结果兑现的问题。一个完整的绩效管理体系由绩效计划、绩效辅导、绩效诊断、绩效评价、绩效反馈等几部分组成，并形成一个全封闭的循环，从医院和部门、科室层面来说，表现为绩效管理循环，即PDCA循环，通过计划、实施、检查、总结管理循环来引导员工实现医院绩效目标并提升其绩效水平；从员工个人层面来说，表现为不断提升的绩效改进循环，通过员工和部门、科室领导的共同参与，通过绩效PDCA循环实现员工技能的不断提高和绩效的不断提升。

（二）绩效管理注重结果更注重过程

绩效管理体系是一个注重结果的体系，但同时它也是一个注重过程的管理体系，单纯强调某一方面而忽略其他方面都是片面和不正确的，这一点我们在实施绩效管理体系的时候，一定要注意。现在很多医院就是犯了这样一个原则性的错误，把绩效考核当作绩效管理了，一叶障目，在季度末或年度末填写几张表格考评员工，给员工打上一个分数了事。忽视绩效管理其他重要环节的做法是非常危险的，比如绩效目标分解、绩效目标调整、绩效沟通、绩效分析与改进、绩效成绩的运用等，这些环节恰好是绩效管理最重要的过程环节，我们说管理要注重过程，如果绩效管理忽略了这些过程的话，那么可以敢肯定地说，绩效考核一定做不好，绩效结果也不会好。对绩效管理人员来说，通过绩效沟通，可以帮助下属提升能力；能及时有效地掌握员工的工作情况和工作心态，发现问题解决问题，确保员工工作方向和工作结果的正确；能客观公正地评价员工的工作业绩；能提高员工绩效考核与管理的参与感、工作积极性和满意度。对员工来说，通过绩效沟通，能通过有效的沟通发现自己的不足和短处，确立改进的重点和改进的方向；沟通是双方进行情感和工作交流的契机，是员工表达自己工作感受的重要时机。

（三）绩效管理强调公开与全员参与

绩效管理是保证医院战略实施的有效管理工具，从这个意义上讲现代医院所有管理者都应当承担绩效管理的责任。绩效管理成为各级管理者的主要管理工作，但是不同层次和不同职能的管理者在绩效管理中的责任是有所区别的。为了绩效管理的顺利进行，在绩效管理的各个环节必须让员工全过程参与，参与绩效管理的培训，参与绩效管理的讨论，参与绩效管理标准的制定，参与绩效考核，参与绩效评价，参与绩效结果的兑现。这样，绩效管理就变成了全员的绩效管理，绩效管理的成功就是当然的事了。

第十七章　现代医院卓越绩效管理沟通

第一节　绩效管理沟通理论

一、什么是绩效管理的沟通

（一）沟通的定义

沟通（communication）指信息的传递与理解。通过揭示人们心理活动的发生、发展、特点、规律、主观意向、环境影响的现象；指导人们进行自我调整以适应环境；从而正确处理个人与他人及社会的关系。沟通的3个要点：揭示心理活动现象，指导我们适应环境，处理个人与他人和社会的关系。沟通是一门跟所有人都有关系的学问。

（二）沟通的场所

沟通存在于人们的生活、学习、工作和一切言行之中；沟通存在于家庭和社会之中。无数事实说明：人的失败是沟通的失败！人的成功是沟通的成功！人生沟通的频率和次数：家庭是第一沟通场所，工作岗位是第二沟通场所，社会是第三沟通场所。沟通场所决定了沟通的时间和次数，也决定了我们生存的时间（图17-1）。

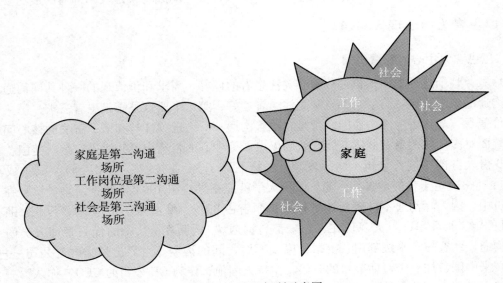

图17-1　沟通场所示意图

（三）沟通的常识

1. **沟通5个基本步骤**：点头、微笑、倾听、回应、记录。
2. **沟通需要有5个"心"**：喜悦心、包容心、同理心、赞美心、爱心。
3. **沟通是情绪的转移**：沟通是信息的转移，感情的互动。沟通没有对错，只有立场。

4. **人际沟通，最忌讳的是没有表情**：要学习微笑。笑能改变自己，笑能给人以力量，笑能创造良好气氛，笑能带给他人愉悦，笑是绩效考核与管理成功的阶梯。

5. **沟通的"黄金定律"**：你希望别人怎样对待你，你就首先怎样去对待别人。

6. **沟通的"白金定律"**：不要用自己喜欢的方式去对待别人，而要用别人喜欢的方式去对待对方。

7. **沟通的"经典定律"**：孔子沟通观点，己所不欲，勿施于人。《礼记》中的沟通，礼尚往来，往而不来，非礼也，来而不往，亦非礼也。

8. **影响沟通的3个要素**：场合、气氛、情绪。

9. **沟通的3个特征**：行为的主动性，过程的互动性，对象的多样性。

10. **现代沟通的位差效应**：沟通的位差效应是美国加利福尼亚州立大学对企业内部沟通进行研究后得出的重要成果。他们发现：来自领导层的信息只有20%~25%被下级知道并正确理解；如果从下到上反馈的沟通信息则不超过10%；平行交流的效率则可达到90%以上。平等交流是医院有效沟通的保证。你心里想的100%，你嘴上说的只能表达80%，别人听到的60%，别人听懂的40%，别人行动的20%，这就是沟通信息漏斗现象。有些人把信息当权力，院长说的是能够执行100%，副院长说的能够执行80%，部门、科室主任说的能够执行60%，班组长说的能够执行40%，员工听到的能够执行20%。

（四）沟通的法则

世界管理大师彼得·德鲁克的沟通理论认为，沟通是一种感知（是否有感悟）；沟通是一种期望（是否期待）；沟通产生要求（要求接受）；沟通是一种理解力！信息不代表沟通，因为信息是中性的。沟通专家研究表明：通常情况下20%的沟通是有效的，80%是无效的。成功学家的研究也表明：一个正常人每天花60%~80%的时间在"说、听、读、写"等沟通活动上，故此有智者总结到：人生的幸福就是人情的幸福，人生的幸福就是人缘的幸福，人生的成功就是人际沟通的成功。

二、以患者为中心现代沟通

（一）以患者为中心的智慧沟通

在医疗服务整个过程中用知识并尊重和关注患者的偏好、需求和价值观的一种共同沟通模式。与患者智慧沟通的3个要点：第一个要点是关注患者偏好，第二个要点是满足患者需求，第三个要点是体现患者价值观。与患者沟通沟通的宗旨是，改善沟通——增进关怀与和谐。解决的核心问题是，因为现在医院面对多样化的患者群体开展有效的以患者为中心的智慧沟通并增进互信。美国普林斯顿大学对10000份人事档案进行分析，结果发现，"智慧"、"专业技术"和"经验"只占成功因素的25%，其余75%决定于良好的人际沟通。哈佛大学就业指导小组1995年调查结果显示：在500名被解雇的职员中，因人际沟通不良而导致工作不称职者占82%。缔造松下王国的松下幸之助有一句名言："管理的定义很简单，过去、现在、未来都是沟通。"据调查，70%的优秀管理人员的主要工作时间用于沟通，和客户、平级部门、上司，以及下属之间的沟通。世界上最大电气公司——GE公司新任总裁在来中国参加一个对话节目的时候，主持人问他：作为GE公司的CEO，你认为一个管理者最重要的能力是什么？他的回答就是一个词——communication（沟通）。沟通是一种信息的传递，含有一定的情感，传递的方式多样，是双向的交换，通常带有目的性，有技巧性的交流，可以互相影响，鼓舞士气提高团队和个人绩效。沟通是现代人立足于社会基本技能，是管理的必备技能，是现代医院绩效管理的基础性工作。

（二）医务人员需要掌握沟通技巧

我国管理专家认为，在中华医学会处理的医患纠纷和医疗事故中，半数以上是因为医患之间缺乏沟通引起的。有些纠纷根本没有沟通，有些人根本不会沟通，沟通不恰当都在不同程度上加剧了医患之间的紧张对立情绪。专家认为，一名优秀的医生除了有责任感、具有对患者的关爱之心外，更重要的是学会与人沟通。

沟通的重要性应该是，沟通是信息的交换和信息的传达，同时也是表达感情的过程。人有沟通的需要，增加彼此了解，使工作顺利推动，搜集信息，形成共识。良好的沟通能力是构成事业基础的一个要项。能简明、有效的交代自己的意思，又能清楚地了解别人的用意，就拥有最好的机会。美国人寿保险公司总裁认为，"未来竞争将是管理的竞争，竞争的焦点在于每个社会组织内部成员之间及其与外部组织的有效沟通之上"。约翰·奈斯比特，作为福特公司董事长，告诫自己，必须与各界确立和谐关系，不可在沟通上无能为力。亨利·福特统一团队成员的想法，就是产生共识，达成团队目的；提供资料，掌握工作过程与结果，使管理更顺利；相互交换意见，使"知"的范围扩大，"不知"部分缩小，使信息价值最大化；强化人际关系，鼓动工作情绪，达到更好绩效。现代医院需要沟通，现代医院绩效管理、考核、评价、持续改进更需要沟通。

1．**沟通无极限，处理医患关系的技巧**：医院绩效管理除员工之间沟通外，最好定期举办医患沟通会，让医护人员给患者介绍自己的基本情况、经历背景和特长，以及可以提供优质服务的承诺，可以增加患者的信任和了解，同时进行换位思考，角色互换，可以增加理解。与患者沟通好了，就有利于个人工作绩效的提高，有利于患者满意度的提高。学会与患者交朋友，针对不同患者，简短聊一些与医疗无关的话题，可以拉近与患者的距离。如果能将自己的电话号码告知患者会起到意想不到的效果。如果患者能有主治医生的电话号码，意味着患者有事可以随时找到对自己病情最了解的主治医生，患者心里觉得特别踏实和感激。也利于主治医生及时了解和发现患者病情变化问题。某医院的贾大夫自从将自己的电话号码告知患者以来，尚无一例患者有过投诉和不满，主动要求王大夫主刀做手术者明显增加。自己主管的患者必须亲自过问，不能满足于听取别人的汇报。一医院在过节时李大夫刚到家两天就接到一位术后患者的电话，由于电话中对病情不好把握，于是坐当天的夜车赶了500公里的路回到所在的医院。当第二天上午就出现在患者面前的时候，患者那份感激已经不重要了，李大夫当时是为自己感动！因为他战胜了自己，作为医生，他自豪，他问心无愧！医护人员与患者应该是"零距离接触、零距离沟通"。

许多医护人员与患者从未握过手，潜意识里就与患者拉开了距离。曾经有一位晚期胆管癌患者，3天内做了两次大手术，病痛折磨让她几乎绝望，要放弃治疗，术后郝大夫紧紧握着她的手，整整1个小时！她竟变得如此安详和从容，直到她睡着时郝大夫忽然感受到了人性的光芒。在医疗服务的过程中，有一些医师在面对各种各样的患者及其家人时，常常会有一种沟通乏术的困惑。尤其是面对大量的门诊患者、复诊患者或长期住院的患者时更是如此。因为在这些患者或其家人面前，有关问诊、诊断和治疗的医学内容的谈话早已多次重复，不宜再说，于是，医师只好默然面对，无话可说。为此，有的医者还得无奈地忍受被患者误解为"冷漠"的委屈。理解和尊重有多种方式，向他人虚心地请教，认真地学习，都被视为"受到尊重"。因此，在病房中医师与患者谈及患者的职业及其艰辛与付出时，学习患者的方言或了解其习俗，"听老人讲过去的事情"等，患者都会感觉到医师对他们的理解和尊重，都会因此与医者亲近、熟悉，从而达到更好的交流与沟通效果。

2．**一位病房经治医生沟通体会**：某医院一名神经内科的张大夫，科室主任曾经说过一句话，是很经典：内科医生就靠一张嘴！所以张大夫从来都不吝惜口水的向患者以及家属解释病情，谈患者预后，而且要设身处地为患者着想。其实也是为自己着想，一切以安全第一为目标。大部分患者还是很通情达理的，他们也乐意交一个医生朋友。所以张大夫还比较受欢迎。其实，患者很想和医生交朋友，患者和医生交了朋友，是患者日常骄傲的资本，会为医院带来更多患者，只是我们不给患者交朋友的机会。

3．**一位临床护士沟通的体会**：有效的沟通——看菜下筷！看身份——以前一直强调对患者不论地位高低，身份尊卑，要一视同仁，这个理念早已不合时宜。其实，服务是分档次的，服务是分对象的，服务是面对各种性格的人，服务的对象由于年龄、性别、职务、职业不同，服务的言行也应该有区别。拉近和患者的距离，取得信任，在这个基础上才能谈到有效沟通；看病情——掌握轻重缓急。在抢救患者时简单沟通，重点说明就可以了，细节问题等抢救后再和家属沟通；看对医药知识了解的程度和知识水平——对农民的沟通得用通俗易懂的比喻，把治疗护理重点说清就可以了；对知识层次较高的人得用医药专用语言，他们对专用语言不懂时还须耐心解释，不光得说清治疗护理的重点，还得说清原理；遇到对医学知识一知半解的人和长期服药的老患者的沟通最棘手，因为"久病成医"，得想方设法找出各方面的证据来证明我的处理、我的解释、沟通是正确的。

4. 一位放射科医生沟通的体会：某医院的同事曾遇到外伤患者拍片位置欠佳，当时没看到骨折缝，让患者走了，换了家医院看到了，结果赔钱了事。医生和患者是两个相反的角色，沟通有点难度，写报告有难点时，能向患者多了解病史，多和开单医生沟通还是很重要的。特别是急诊外伤患者，急诊拍片必须谨慎，以防漏诊，一般怀疑有问题，宁可留床观察，也不能随便让患者回家。谨慎如始，才能避免纠纷发生。

5. 一位检验科技师沟通的体会：沟通是双方面的，要看对象。对文化层次高一些的，可以和他们讨论一些专业一些的问题，对他们提出的问题要尽量解答，甚至可以向他们介绍一些本学科前沿一些的东西，同时他们对试验误差的概率问题也能够理解一些。对文化层次低一些的，一开始尽量讲的清楚一些，通俗一些，慢一些，同时注意他们的理解程度，然后再加以进一步的说明，通常这个过程会辛苦一些。在所有的沟通之前，你的专业知识应该是准备得尽量充实的。谨慎如始，才能使患者满意，你才可能有好的绩效。

6. 一位药剂师沟通的体会：患者来医院看病，大多将看病过程中的不满积累到看病的最后环节——取药时发泄，如果排队时间长，患者更容易发泄。个中原因很可能是：在患者眼里，求的是医生，所以他不在乎在药剂工作人员面前发泄怒火。某医院靳药师就发现这一规律，所以就想办法避免与极想发火的患者产生冲突。于是总是将患者的要求、患者的情况询问清楚，工作中精力集中，尽量不要出现错误。对待情绪激动患者努力给予他合理详尽的解释，使之能够理解工作人员的难处，并让其感受到药房工作人员是全力为患者着想的。谨慎如始，才能不出差错，才能避免纠纷发生。

三、沟通不畅医院付出代价

医患沟通不畅医疗纠纷不断，沟通不好引起的医疗事故，让医院付出的代价是巨大的。如患者执意出院病情加重，医院未告知担责又赔偿；违反医疗告知程序，胃部手术因大出血危及生命，不得已擅自切脾，医院赔偿数万元；子宫全切未告知，医院赔偿十几万元；孕妇异常未告知，分娩死胎赔偿十几万；告知书设计缺少"其他不可预料的医疗伤害以及并发症"一项，医院担责又赔偿。容易忽视的管理沟通缺陷，如医院电梯故障，患者被困抢救无效担责又赔偿；"盲流"（无主患者）患者住院饥饿死亡，医院担责又赔偿；患者住院自杀，医院赔偿十几万元；急性心梗患者急救途中抢救未记录，患者死后医院赔偿数十万元；聘用无资质人员从医，致患者损害担责又赔偿。护理沟通也非小事，如儿童住院滑到骨折，医疗纠纷打官司；静脉注射导致"静脉炎"，纠纷处理困难多；输青霉素过敏老人身体不适，医院担责；理疗时交代患者注意事项不清致烧伤，免费诊疗还要赔偿；精神患者院内摔伤，医院承担监护责任要赔偿；儿童住院青霉素试验观察不细，至皮肤损坏要担责任赔偿。还有的是，术后患者伤口出血太多，医务人员没及时巡视，患者抢救无效死亡，须赔偿；医院内有积雪，患者散步摔伤致骨折打官司；患者手术全麻，手术室着火，医务人员逃离现场，患者死亡，要赔偿；急诊室遇有外伤，患者无钱延误抢救死亡要医院赔偿。

四、绩效管理中的诚信沟通

医务人员良好沟通的关键点，一是平等待人。待人热情，微笑，适当赞美对方；二是要有自信。只有在自信状态下沟通与交流，才能赢得别人信任；三是尊重对方。不能强迫对方接受，人各有性，相互尊重才是沟通的硬道理；四是信守诺言。言出必行，就会得到支持者和帮助者；五是不要保守。

把自己的体会及经验告诉同事，也会获得绩效好评；六是学会倾听别人意见。更多情感交流，缩短双方距离；七是增加直接交流次数。减少书面交流的频率；八是先选择能沟通的主题和事情。先易后难，循序渐进（图 17-2）。

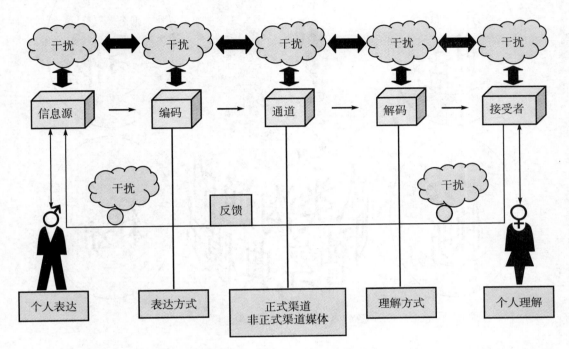

图 17-2 现代医院沟通的过程

五、绩效好是最好沟通结果

我们在这里整理比尔·盖茨先生的忠告，来更好地理解人生的沟通：刚毕业学生一席深刻讲话可以加深你对人生沟通的认识：人生是不公平的，习惯接受吧（平常心）；这个世界并不在乎你的自尊，只在乎你做出来的成绩，然后再去强调你的感受（绩效导向）；你不会一离开学校就有百万年薪、你不会马上就是拥有公司配手机的副总裁，两者你都必须努力赚来（少做黄粱美梦！拼搏才是成功的基石）；如果你觉得你的老板很凶，等你做了老板就知道，老板是没有工作任期保障的（压力大，生意不太好，老板＝老板老板着脸）；在快餐店打工并不可耻，你的祖父母对煎汉堡有不同的看法：机会（工作没有贵贱之分，只是分工不同而已）；如果你一事无成，不是你父母的错，所以不要对自己犯的错发牢骚，从错误中去学习（失败不全是成功之母，检讨更是成功之母）；如果你绩效不好，不是你父母的错，所以不要对自己的父母发脾气，从教训中去学习（失败不是唯一的成功之母，只有接受教训才是进步的阶梯）；在你出生前，你父母并不像现在这般无趣，他们变成这样是因为忙着付你的开销、洗你的衣服、听你吹嘘你有多了不起。所以在你拯救被父母这代人破坏的热带雨林前先整理一下自己的房间吧（感恩的心，从小事做起）；在单位里可能有赢家输家，在人生中却还言之过早。组织会不断给你机会找到正确答案，真实人生中却完全不是这么回事。社会不是学校，社会是激烈竞争的舞台；人生没有寒暑假，人生不是学期制，没有哪个雇主有兴趣帮你寻找自我，请用自己的时间来做这件事吧。电视上演的并非真实人生。现实生活中每人都要离开咖啡馆去工作。人生不能太理想化。人要注重人类的常用的沟通方式，常用的沟通方式能够应付你的绩效考核与管理工作（图 17-3）。人的绩效是最大的沟通财富。

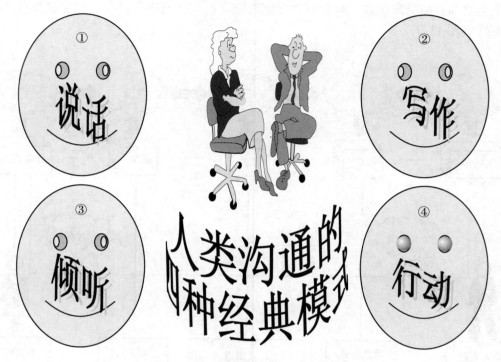

图 17-3   人类最常用的沟通模式

六、绩效管理沟通从心开始

现代医院沟通的艺术是，表扬声中有沟通学问，表扬员工的行为而非人格，不能太廉价或过度，不要把人随便作比较，直接、公开表扬与间接、私下表扬相结合，要尽量公平一致，隐恶扬善、找好不找坏，珍惜员工的每一刻，随机应变、因人而异，精神与物质奖励结合。拥有良好的人际沟通关系是取得高绩效的关键，据统计，拥有良好的人际沟通关系可使工作成功与个人幸福获得率达 85% 以上；根据专家研究对 10000 人的记录进行分析数据，成功的因素中 85% 决定于人际关系，而知识、技术、经验只占 15%；美国的一次调查中发现，被解雇的 4000 人中因能力不行只占 10%，人际关系沟通不好则占 90%；美国心理学家进行了 5 年的跟踪调查，人际沟通关系好的人平均年薪比优等生高 15%，比劣等生高 33%。

倾听是领导者解决绩效问题的基本素质，一是不好的倾听习惯，喜欢批评，打断对方；注意力不集中；表现出对话题没兴趣；没有眼睛的交流；反映过于情绪化；只为了解事实而听。二是好的倾听习惯，了解对方心理；集中注意力；创造谈话兴趣；观察对方身体语言；辨析意思给予反馈；听取对方的全部意思。

现代医院人员沟通素质 6 个层次趋向完美，①经常搞不清别人的意思，经常与人发生争执；②经常打断别人说话，总让别人听自己来讲，语言表达欠缺艺术，说话经常让人感觉不愉快；③工作中能解决一般问题，也能通过沟通与他人协作，但有时处理一些人际之间的事情总搞不定；④除解决问题，协同工作与完成任务以外，还能通过沟通建立良好的人际关系；⑤善用沟通做辅导手段，排解纠纷，利用沟通获得成功。也可当众演讲，宣扬自己理念或成功销售自己的观点；⑥除能完成上述事项外，还能善于幽默，利用高雅的举止谈笑风生，具备主持大型公众活动的能力，完美沟通。

美国哈佛大学最著名的心理学家，威廉·詹姆士 6 句话很适合今天绩效管理的沟通。①只要你充满热情对待任何工作，都可能安然完成；②如果你对目标全力以赴，就会获得回报；③你确信自己能做得最好；④如果你想要成为大富翁，那你就能成为；⑤如果你想成为博学多才的人，你也可以做到；⑥你要做的，就是全神贯注想着自己的梦想和目标，不去挂念和此不相关的事情，一心一意地努力奋斗。其实，绩效成功就是实现自己的梦想，沟通就是过程，确信绩效管理中沟通能够成功，那你就一定能够取得绩效管理的成功！

（一）让心态成为沟通好习惯

人类行为的95%都是习惯，马斯洛说过：心若改变，你的态度跟着改变；态度改变，你的习惯跟着改变；习惯改变，你的性格跟着改变；性格改变，你的人生跟着改变。没有改变不了的习惯，只有你不怎么想改的习惯；没有改变不了的性格，只有你不怎么想改的性格；没有改变不了的命运，只有你不怎么想改变的命运；没有沟通不了的事情，只有你不怎么想沟通的事情；没有沟通不了的绩效管理、考核、评价问题，只有你不怎么想沟通的绩效管理问题。良好的绩效管理沟通取决于良好的心态！

（二）医患之间沟通的四阶段

1. 入院时沟通： 接诊医生和护士一定要耐心仔细地向患者及家属讲清住院须知，告知本科专业特长和技术力量，管床医生、责任护士、护士长姓名，让患者入院后放心、安心方便。告知患者医院的主要服务科室地点、位置、路径。必要时引领患者逐个看看。

2. 住院中沟通： 明确告知患者诊断、治疗方案，用什么药？打什么针？预后情况，随时多征求患者及家属的意见，有什么要求？能满足的尽量满足，不能满足的做好解释工作，求得患者及家属的谅解。需要手术治疗的患者，要做好术前的沟通，消除患者的恐惧心理，让患者乐意地配合手术以及各种治疗。都要耐心细致地告知清楚，要虚心地征求患者意见，让患者给我们提出宝贵意见建议。住院中的沟通最复杂，要依据患者的年龄、性别、从事的专业、职务、嗜好、习惯、疾病专科、诊疗阶段有针对性地适时沟通。

3. 出院时沟通： 重点是患者出院后的注意事项，要告知清楚，包括出院后是否定期随访，是否继续服药，服多长时间，遇到什么情况需要来医院复查，饮食上需注意什么等，要耐心细致地告知清楚。

现代医院医疗纠纷沟通10个方面。尊重对方，重在倾听；镇定自若，不骄不躁；善于提问，伺机解释；立场坚定，语气真诚；善于使用，肢体语言；点面结合，各个沟通；引用专业知识，提高说服力；为对方着想，让对方下台；抓住主要问题，与主要人谈判；总结教训经验，持续改进提高。

4. 沟通预防： 一旦发现患者及家属对诊治、收费、服务等方面有意见。一要及时沟通，及时化解，不要把矛盾上交，不要互相推诿；二要敢于承担责任，及时向患者及家属赔礼道歉；三要及时解决患者及家属提出的问题，做到有错必纠；四要通过做工作，及时化解矛盾和问题。医院成功人士沟通说明了什么？专科成功的人士，如果没有良好的沟通，能力再强、专业再好，真的只是辅助工具；工作认真、脾气好、态度佳、善于沟通、合群的人，才是真正的沟通成功者。一个人若不懂得在科室中的主动贡献，让科室总是为了他必须特别费心沟通，就算他能力再强，也会变成科室进步阻力。

5. 笑有利于沟通： 在医疗纠纷中被人误解的时候能微微地一笑，是一种素养；工作中受委屈的时候能坦然地一笑，是一种大度；绩效考核吃亏的时候能开心地一笑，是一种豁达；在纠纷中无奈的时候能达观地一笑，是一种境界；工作中劳累的时候能轻轻地一笑，是一种洒脱；与同事有矛盾的时候能泰然地一笑，是一种大气；被误解轻蔑的时候能平静地一笑，是一种自信；工作中处窘境的时候能自嘲地一笑，是一种智慧。不管是有什么事情，为了什么原因，我们每天不妨开心一笑。绩效沟通问题就解决了一半。

6. 感恩沟通： 医务人员情感沟通的内容重在感恩沟通，主要是知恩，感恩，报恩；认同沟通：敬重表达；认可沟通：信任表达；认知沟通：关怀表达；诉请沟通：努力表达；情绪沟通：喜怒哀乐忧惧释放。现代医院的人应该是时常感恩的人，感恩者就没有沟通不了的事情，应该感恩医院给我的工作岗位，感恩患者对我的信任，感恩同事的合作，感恩家人的理，感恩组织的培养，感恩朋友对我的鼓励，感恩父母的养育之恩。感恩是最好的绩效沟通。

七、现代医院员工沟通智慧

医院绩效管理问题比较多，沟通贯穿整个绩效管理过程，要使绩效管理顺利进行，必须提高员工素质，特别是领导素质。医院绩效管理沟通中的禁忌。①不可随便看手表，看手表在特定的社交、办公等环境内有特定内容，如表示时间有限，还有其他重要的事要做。不耐烦、等下班等。当你与他人尤其是上级谈工作时不停地看手表，表示你比领导还要赶时间。最忌讳的是双手的位置不可随便放，双手抱胸表示的是"敌意"也是"不安"；双手负背则表示自信；②脖子不可随便转，脖子也就代表头，当你身体完全不动，只把头扭过去看，表示你怀疑、傲慢、姑且听之态度。当你把身子同时转向对方的时候，则表明你很重视对方所说的讲话；③眼神不要游移不定，一方面表现你对所谈的内容没有信心，另一方面是对对方的不尊重。

绩效管理员工之间沟通的灵魂是同理心，同理心就是站在员工的角度和位置上，客观地理解员工的内心感受及内心世界，且把这种理解传达给当事人的一种沟通交流方式。同理心的两大准则：①先处理心情，再处理事情。立场要坚定，态度要热情；②同理心的功效，满足员工心理需求，深度尊重对方。化解人际矛盾，融洽人际关系。消除逆反情绪，避免沟通障碍。增加专业风范，展示人格魅力。有利于快速达成共识，便于迅速解决问题。领导沟通素质高就具有千金难买之力，且无需任何金钱投资，就能解决绩效管理中的一切难题，保证绩效管理的目标实现。

解决绩效管理的问题在于倾听。现代医院医务人员沟通技能的最低要求，是倾听和收集信息的能力；运用沟通技巧，了解与平等对待患者和家属；遇有绩效管理难题与同事、领导、患者、公共媒体等有效沟通和交流；发扬团队协作精神，与其他专业人员合作提高共事能力；领导辅导下属学习的能力和积极沟通的态度；有效地进行口头和书面的沟通能综合并向员工介绍适合他们需要的绩效信息，与他们讨论并及时解决个人绩效中的相关问题。当今世界著名"股神"投资家，美国的巴菲特告诫人们：不要人云我云，只要好好地倾听，做自己认为对的事情；毕竟这是自己的人生，别让他人来左右你的去路。

（一）沟通需要宽阔的胸怀

现代人具备的沟通素质是，胸怀要宽阔，为人要坦诚；有容人之雅量，容事之气度；要做到大事小事勤商量，有事无事多来往，大事讲原则，小事讲风格；矛盾纠纷多忍让，换位思考多体谅，好事实事多帮助。

（二）沟通需要管理的情商

情商重要的是逆境商情况，AQ（逆商）测定：自控（自我控制能力），主动性（心态积极程度），影响范围（环境与周围人群），持续时间（自我情绪的把握能力），遇到绩效管理困境，你是习惯抱怨、放弃，还是积极地反省、求变、求沟通？绩效工作重压之下，你会哀叹、逃避，还是坚持乐观、奋斗？其实每个不同的处理方式都反映出你的情商的高低。

（三）沟通需要完善的机制

①落实全过程绩效工作的沟通机制，门诊沟通、住院沟通、医技检查沟通、护理沟通、手术沟通、特殊沟通、出院沟通、行政和后勤服务沟通；②完善绩效管理沟通方法和技巧机制，查房沟通、预防沟通、书面沟通、分级沟通、集中沟通、直接沟通、间接沟通、沟通培训；③建立沟通绩效考核机制，打造适合各职能部门、科室的沟通文化机制，制定沟通检查考核标准，制定全员有效的沟通奖惩机制、晋升机制，绩效管理沟通的长效机制。

（四）沟通需要知识和智慧

沟通其实就是学说话，揣摩怎样把说好，琢磨怎样把话说得好听，掂量沟通时对方理解的程度，思量怎样把话说得对方能够内心接受，把玩沟通时说话音色、技巧和分寸，掌控怎样才能解决绩效管理的实际问题，观察周围环境怎样对自己沟通有利，利用哪些有利条件为自己绩效沟通提供方便。沟通需要技巧，沟通需要艺术，沟通需要大智慧。

1．学会说内行话：说内行话是有效沟通、管理、解决问题、赢得尊重、提高威信的基本前提。领导要说内行话，就必须勤动脑思、勤动眼看、勤动手练，做到对医院的绩效管理、医疗、护理、医技、医疗设备、质量管理等工作、会操作、能讲解，把自己培养成医院的百事通，业务权威。切忌说外行话，降低威信，影响沟通效果。

2．学会说干脆话：医院领导要具有雷厉风行的作风，说话干脆、果断，即说即行，做事快捷、高效，说话算数，掷地有声，不等、不拖、不靠，做到定了的事坚决办，今日事今日毕，事事有着落，件件有回音。切忌说拖泥带水话，态度不明，执行乏力。

3．学会说原则话：领导敢于说原则话，又敢于严格要求与管理，做到制度面前不让步，标准面前不退缩，坚持标准、坚持原则。对违反医院纪律、违反技术操作规范的人和事，敢于坚持原则，敢于批评、敢于处罚。切忌说好听话，当老好人，使员工不良行为得不到及时抵制和纠正，增强沟通的"硬件"。

4．学会说体贴话：领导要善于观察医院科室员工，患者的心理变化和情绪表现，多做化解矛盾、理顺情绪、沟通感情工作，多说体贴话，把医院科室建设成为温馨的员工小家。切忌说伤人话，激化矛盾，影响团结。特别是遇到员工家庭困难、子女升学、职称晋升、住房分配、医疗纠纷、上下级矛盾时，更应该用体贴话去沟通温暖员工的心。

5．学会说表扬话：领导要以欣赏的眼光看待医生和护士，善于发现和挖掘他们的优点和长处，多说表扬话，激励先进更先进，后进赶先进，形成竞争向上的氛围。

6．学会说个性话：也就是说自己想说的话，有主见的话。医院绩效工作任务、环境条件、员工队伍的不同，决定了不同科室、个人的管理方式也不可能相同。领导必须针对本医院、科室的实际情况思考问题，提出自己的见解，拿出管理措施，说出有主见有个性的有利益绩效工作沟通的话，从而脚踏实地，创造性地开展工作，形成自己的工作特色，推动医院科室绩效管理工作上水平。

第二节　绩效管理必须沟通

绩效管理反馈沟通的主要内容是，明确现代医院员工和直接上级共同的任务，共同回顾员工在绩效期间的表现究竟如何，共同制定员工的绩效改进计划和个人绩效发展计划，帮助员工提高自己的绩效能力。对于绩效管理反馈沟通这一阶段，有些医院的同志对绩效沟通的必要性和重要性可能认识不足，因此，绩效管理反馈沟通的技巧需要持续提升。但是，现在绩效管理沟通的误会比较多，认为沟通反馈是枝节末叶，其实不然，绩效反馈沟通关系到下一步绩效管理的继续与成败，关系到绩效管理的"全胜"。澄清绩效管理沟通反馈阶段的误会，找到绩效沟通反馈阶段的症结，明确各个层次绩效反馈阶段沟通的责任，落实绩效管理反馈阶段沟通任务，对绩效管理的考核，绩效管理的评价非常有意义。事实上，绩效管理沟通的反馈阶段并不是指整个绩效管理结束后的沟通，也不是指一年一度的绩效管理结束后的沟通，不是指半年总结时的绩效管理沟通，不是指季度考核完后的绩效管理沟通，不是指每月绩效考核完的绩效管理沟通。反馈沟通贯穿在整个绩效管理之中，每一阶段，每一环节，每一任务，每一细节，每一矛盾，每一纠纷，每一考核，每一评价，都离不了沟通反馈，离不了及时的反馈沟通总结，时时事事有反馈沟通，人人之间有绩效管理反馈沟通，随时随地有绩效管理反馈沟通，这样才能把绩效管理进行到底。

一、认为绩效反馈沟通没有必要

很多管理者不愿意花时间来进行绩效反馈、交流和沟通，认为沟通没有什么必要。这些人都忽视了绩效沟通是绩效改进过程中不可回避的一项重要工作，如果没有绩效沟通反馈，上下级之间很难对下一绩效周期的预期值以及绩效改进的措施达成一致，下级很难得到绩效改进的指导和帮助，同时他也不会注重绩效改进工作，个人绩效难于提高。

二、绩效反馈文件走形式不具体

在绩效沟通反馈的过程中，一些考核人和下级员工不愿意在绩效反馈文件上写上具体的沟通结果，只是写上诸如一定要在下一周期中表现更好之类无关痛痒的话，另一些干脆就不做任何记录。殊不知绩效沟通反馈文件记录是绩效改进的重要依据，也是作为将来培训、晋升、工资调整等激励的依据，如果记录不详细将对未来的人力资源管理和管理者自身的管理工作等带来麻烦。事实上，绩效管理文件是必须的，必要的。因为绩效管理文件形式是为绩效管理内容服务的，没有一定的形式，就没有绩效管理的有序进行。没有绩效管理文件就无法对员工绩效进行科学的考核与评价，也不能对员工的薪酬、福利、奖金提供可靠的有说服力的依据。某种程度讲，现代管理离不开管理文本，离不开领导与下属的签字，离不了双方对所进行的工作的共识，共识就要用文字形式表现出来，这就是文件。

三、误把绩效考核后反馈当矛盾

不少医院的管理者认为绩效沟通反馈是激化矛盾的事情，有些管理者不愿意与下级之间出现不愉快，干脆就不与下属进行绩效反馈沟通。其实这种担心是把绩效反馈看作是与下属做斗争。管理者必须把心态调整好，客观、公正、公平地对待绩效管理工作，同时加强绩效反馈沟通技能的提升，让下级员工在绩效反馈的过程中真正感受到绩效反馈给它带来的好处以及上级对自己的期望，下级员工也就会更加理性地接受绩效反馈了。绩效管理反馈沟通是绩效管理的加油机，是绩效管理反馈沟通的动力，是绩效管理反馈沟通的重点与起点，有志于把绩效管理搞好的领导必须重视绩效管理反馈沟通。

第三节　绩效考核中的沟通

现代医院绩效考核中的沟通是绩效管理沟通的难点。绩效考核沟通需要采取各式各样的沟通方式，才能达到绩效考核与管理的目的。

一、绩效考核沟通方式

（一）确认你的沟通对象方式 → 视觉沟通

视觉沟通对象特征：活泼好动，快言快语，缺乏恒心；说话喜欢用手势；重结果轻过程，喜欢面对面交谈；喜欢图、表、照片、影像的说明；比较喜欢颜色鲜艳光亮的服装；注重人的上部特征。与视觉型对象沟通特点：说话时多用手势；多描绘情景让其想象；多用色彩鲜明的颜色去吸引他；尽量少用文字；注意布置及装饰、物件的整齐摆放，送花、送贺卡会触动他的视觉使他开心；给他指示或者解释时，多做示范，少说道理；讨论问题时，要主动征求他的意见和建议，多用身体语言等（图17-4）。

（二）确认你的沟通对象方式 → 听觉沟通

听觉型沟通对象特征：对声音很敏感，适合在幽静的环境下工作；在噪声大的环境中很

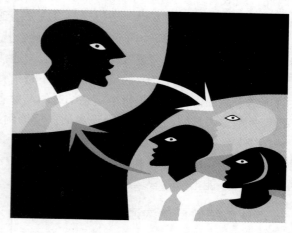

图17-4　沟通中的视觉、听觉、触觉示意图

容易分心；对声音很感兴趣；很善于跟别人交谈；不自觉的倾向于控制交谈过程；运用对话方式或言辞表达方式来思考；善于运用故事来表达；谈话时喜欢音调变化；喜欢用电话交谈；注重人的表现。与听觉型对象沟通特点：把规则、做法写清楚，复杂的内容分重点写出；叫他重复说一次你说过的内容，你也经常重复他说过的话；多用押韵的口号，顺口溜；交谈中要多些抑扬顿挫；保持宁静的环境，并配上柔和的音乐；多用电话来联系。

（三）确认你的沟通对象方式 → 触觉沟通

触觉型沟通对象特征：用比较缓慢及低沉的声音来交谈；交谈时喜欢触摸对方；站着时总会靠墙或触摸物件；善于表达自己的感觉、情绪及情感；善于了解人与人之间的感觉；喜欢和人一道做有关的工作；有恒心有耐心；是一个最佳的沟通行动者；对喜动的人有兴趣。与触觉型对象沟通特点：尽量安排面对面的交谈；多询问他的感受，因为他渴望被了解，被接受；让他直接接触实物，以及与有关的人接触；多提及过去的经验及心得；强调对人的注重与关怀；说话的语调应较为缓慢、低沉；他不在乎看起来或听起来怎样，而在乎事情给他的感觉；多谈及人生经验和感受。

二、绩效方案制定沟通

绩效考核与管理方案确定前沟通，想好沟通目的，规划沟通策略，注重沟通前的准备；沟通中，不要单刀直入，坚持绩效目的底线，要让对方了解绩效方案的真实目的；取得对方理解，了解对方观点，取得对方支持；沟通后，感谢对方给予的时间与支持，与对方保持联系，回报对方同意。现代医院绩效管理中职能部门之间跨部门沟通的原则，用易被他人接受的方式进行沟通，为沟通对象着想：换位思考；遇到对绩效管理方案明确反对者保持不卑不亢原则；沟通之前，理清角度和定位；既要有自己沟通的原则，也要有清晰的思路和观点，以及被他人所说服的心理准备；积极帮助别人理解绩效管理方案，关心别人对绩效管理方案的疑点；在对绩效管理方案争论时控制情绪，避免争吵；善于捕捉大家的信息，促进关系深入；不能以自我为中心，一味认为自己的观点正确，征求意见就是征求差错和绩效管理方案的缺陷；他人提出意见、征求意见者要谦让、严于律己、宽厚待人，更不能给人扣帽子，也不能唱高调，比如，绩效管理就是好之类的空洞语言；以医院的最高绩效效果为目标。

现代医院与同事沟通的策略。绩效管理方案在争论中和谐沟通的方法，对事不对人，以更多信息在事实基础上讨论；在讨论中注入幽默成分；不用权利压人，维持平衡的权利结构；不强求共识，而是建立有条件的共识；推出第二、三备选绩效管理方案，增加讨论层次；分享共同目标与绩效；因议题而产生冲突是正常、必要的；但正常的冲突可能迅速质变为人身攻击、情绪化、非理性，应该特别注意把握沟通环境与"火候"，做到沟通恰到好处。

现代医院沟通的关键词，是理解、信息、相助、同情、爱心、很好、是、对等。但是，只有与人良好的沟通，才能为他人所理解；只有与人良好的沟通，才能得到必要的绩效管理详细的信息；只有与人良好的沟通，才能获得他人的尽力相助；只有与患者良好沟通，患者才能信任你。研究表明，我们在医院工作中70%的纠纷、错误、不良关系是由于不善于沟通，或者说是不善于接近患者造成的。现代医院领导与下属沟通常用词汇，5个字：我以你为荣；4个字：看法如何？3个字：是、否请…；2个字：谢谢！最不重要的1个字：我。一个绩效考核方案是否能能够获得大家通过，与制定前的准备工作是分不开的。绩效方案制定前要收集大量的信息，这些信息的取得需要沟通，通过沟通，了解医院对各部门、科室、员工的要求是什么，了解员工的状态和想法。并将这些要求转化为相应的指标与目标。在此过程中方案制定者不但要与各部门、科室领导沟通，也要与各级员工沟通。通过沟通收集到了相关信息并等于就能制定出完善的绩效管理方案，绩效指标要与各部门、科室负责人经过反复沟通研究，既不能太高，也不能太低，要体现"员工通过努力能完成达到绩效标准"这一原则。比如，绩效管理考核指标的标准应该是员工跳起来"摘苹果"，能够摘到苹果的效果，而不是"跳起来摘星星"没有希望的"水中捞月"。

三、绩效考核培训沟通

这里说的绩效培训中的沟通实质就是绩效方案的学习、讨论、共识的过程，医院绩效考核办公室要组织各部门、科室领导和绩效考核人员一起学习讨论绩效管理方案，使全院人员能够掌握考核的基本知识，特别是每个考核者明确考核的意义、方法和内容。只有考核者都充分认识到考核的目的，并掌握了相应的方法，才可能将考核工作做好。

四、绩效考核实施沟通

世界医学教育"沟通技能"的基本要求是，医生应当通过有效沟通，创造一个便于与患者、患者亲属、同事、卫生保健队伍及其他成员和公众之间进行相互学习的环境。事实上，现代医院沟通的形式是多种多样的，比如有链型沟通、Y型沟通、轮型沟通、环形沟通、全通道型沟通，具体沟通对象究竟采取哪种方法沟通，要具体情况具体分析（图17-5）。

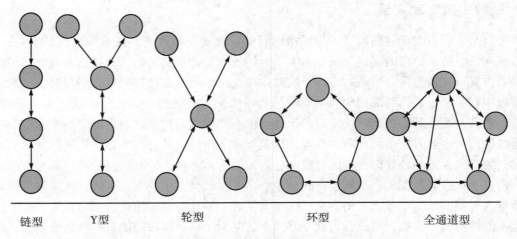

链型　　Y型　　　　轮型　　　　　　环型　　　　　全通道型

图 17-5　现代医院绩效管理信息沟通 5 种形式

世界顶尖沟通人物的九大信念如下。

信念一，人的表现不完全等于他的行为。一个人的行为好不好，决定于行为当时的心态。沟通时要把人与心情分开。心态好，沟通成功的机会更多。

信念二，每个人在每分每秒都在做他最好的选择，沟通更是如此。

信念三，没有不好的人，只有不好的心态，沟通心态决定沟通成败。

信念四，任何事情不管怎么看，都至少有好坏两个方面，沟通要向好的方面引导。

信念五，不管人们做什么事，他们总是有自己的理由的，因此沟通应该多听对方诉说。

信念六，倾听对方讲话的目的而非争辩他们讲得是否正确，这是沟通的基本要求。

信念七，所有的沟通分成两种：一是对方表达对你的爱和关怀及分享快乐，因此是善意的反应；二是他们需要帮助。因此，最重要的是倾听对方讲话的过程与目的。

信念八，如果认为绩效考核只是简单对给员工评分那就错了，在绩效考核过程中要找员工谈话，了解他们的工作状态，工作进展情况、所取得的业绩及所遇到的障碍，只有这样得出的考核结果才可能比较客观公正。

信念九，绩效考评结束后的沟通，绩效考核的终极目标是为了提高员工的工作绩效水平，进而推动医院健康、快速发展，因此，绩效考评后的结果反馈工作是非常重要的。要与员工进行充分的沟通，肯定他们取得的成绩，鼓励其继续发扬好的方面；分析存在的问题，帮助他们找出未完成任务的原因，以期在今后的工作中得到改进。总之，在整个绩效考核管理过程中要与各方面做好沟通，这样才能确保绩效考核管理工作发挥其应有的作用。

（一）绩效管理沟通主要对象 → 与领导沟通

明确位置：员工绩效管理者的上级——领导者，管理者，辅导者，绩效工作设计者。了解领导：管理风格，性格特征，习惯偏好；沟通方式，什么时间，可能结果；思维方式，思想想法，未来怎样。距离适当：真诚汇报，保持距离，不远不近，随时汇报。主动服从：服从领导，完成任务，工作绩效一流。

（二）绩效管理沟通主要对象 → 与同事沟通

明确位置：在团队内大家是绩效工作的合作伙伴。沟通方式：同等同级，平等交心，友好沟通第一。心态平衡：相互帮助，相互依存，互相支持。和谐共赢：坚持原则，相互体谅。

（三）绩效管理沟通主要对象 → 与机关沟通

与职能部门、机关沟通，必须讲究方式方法，要明确判断是否需要用正式沟通渠道沟通；要判断是否需要立即沟通；要判断是否需要高度重视沟通内容；要判断是否需要沟通后得到对方的反馈是需要单个人沟通，还是群体沟通，是会议沟通，还是文件沟通等。

（四）绩效管理沟通主要对象 → 与下属沟通

清楚沟通对象，掌握沟通的时机，设计沟通内容，找准沟通方法，了解对方的心态，充分分析准备，预先取得共识，打破僵局、调整气氛。先听对方表达意见，有针对性地交流（以事实为依据）。对事不对人，为对方着想，以客观事实为依据，以日常观察到的数据为凭据。不记私仇，良好心态开始，达到沟通预期目的。

（五）绩效管理沟通主要对象 → 与患者沟通

明确定位患者是客体。选择方式，口头、书面、肢体接触（如患者体检）。掌握要点做自己该做的事。说自己该说的话。树立患者永远是对的理念。绩效管理中沟通畅通必须掌握沟通小技巧，理清自己的思路，净化沟通内容，把握沟通方法，选择沟通地点，征询被沟通者的意见，选择沟通时间，注意自己的非语言信息，协助对方了解沟通内容，追踪核对，以行动支持绩效管理沟通工作。

五、绩效考核沟通障碍

（一）绩效管理沟通的失败原因

现代医院管理沟通失败的主要因素，缺乏自信，知识和信息掌握不够。没有重点或条理不清楚。沟通时只注重自我表达没积极倾听对方陈述。未换位思考，忽略别人的需求。未慎重思考，情况不明轻易发表意见。失去耐心，造成争执。准备时间不足或沟通时间不够。情绪不好影响心态。理解或判断错误。文化、职位、思维方法等的差异。以下情况是沟通吗？是障碍吗？比如，我已经跟他讲了，听不听我怎么知道!？我们开会转达了，文件也发了，落实没问题的！这个人没法交往，什么事儿都是他对。患者就是这样，越对他负责，他越找你的错。哪个患者像他！他不尊重我，我怎么会尊重他！发错药是医生开方的毛病，为什么不找他!？与患者沟通前必须设计，才能达到沟通效果。

（二）绩效管理沟通的八大障碍

①管理者不懂得管理沟通的基本常识，随意根据自己的理解来进行沟通；②管理者高高在上，不能把自己摆在与下属平等地位；③管理者不能言传身教，下属对沟通不感兴趣；④想当然地认为下属没有必要知道这些信息；⑤工作时间安排不当，没有时间进行管理沟通；⑥不善于倾听，习惯于发号施令；⑦不能换位思考，对下属不信任，有沟通而不通；⑧认为沟通是很简单的事，未投入精力进行沟通准备。除此之外，不良的口头禅，用过多的专业术语，只顾表达自己的看法，用威胁的语言，易

受干扰的环境，只听自己想听的，第一印象身份地位左右，过度自我为中心，不信任对方，等等，这些都是沟通的障碍。良好的绩效管理沟通需要培养自己的幽默感，幽默感是人际沟通的润滑剂，可以舒缓情绪，活跃气氛，化解尴尬，消除紧张。保持顽童心态，让自己充满好奇心。

（三）绩效管理沟通的面谈价值

绩效考核面谈是医院绩效考核当中的一个主要环节。我们很多医院不注重绩效考核，有些医院甚至从来不注重绩效面谈。其实，不管是每个月考核还是每个季度考核，各级领导必须要在考核间跟每一个员工单独面谈，如果是季度考核或年度考核，那么领导必须要跟每个员工单独谈半小时以上。有这样一个数据：在某医院的绩效管理中，60%的人到一家医院工作时要考虑这家医院的品牌、工资、福利待遇，甚至这家医院的领导人也是要考虑的因素——确实有人为了柳传志而进联想，为了张瑞敏而进海尔，因为他们觉得跟着这样的领导人有奔头。但是还有一个让大家大吃一惊的数字是：在离职的人当中，有近3成不是因为医院品牌受损，不是因为待遇低，更不是因为这个医院领导人的问题，而是跟他的直接领导有关：或者是跟这个直接领导关系不好，或者是不认同他的管理风格。这个数字让我们痛心疾首。一个医院在员工心目当中的形象，是由我们中层领导所建立起来的。基层员工一年有几次机会见到医院的最高领导？屈指可数。基层员工一年当中有没有一次机会可以跟高层领导坐下来谈一谈话，聊一聊天？更是凤毛麟角。在员工的概念当中，医院的形象是什么？就是我们部门、科室领导个人的管理风格和个人的管理形象。在员工心目当中，一个中层领导干部就代表着医院整体的形象。面谈就是给每个科室领导创造机会，让他在员工心目中塑造医院、科室形象。平时领导们很少有时间在较短时间内，跟下面员工每个人单独谈绩效考核中的问题，但是绩效面谈规定你必须要用一定的时间谈。绩效管理面谈就是体现医院管理风格，体现医院绩效管理的层次，体现员工的价值。

六、绩效考核面谈策划

（一）沟通要精心准备

"不打无把握之仗"，绩效管理沟通需要大量信息，活跃的思想，丰富的感情。需要智慧沟通。绩效管理沟通精心设计包括沟通是什么、为什么要进行沟通，与谁沟通，什么地点沟通，什么时间沟通，采取怎样的方式沟通，达到什么效果（图17-6）。沟通要选择合适的时间和环境，最好在医院、科室的会议室而不要在科室主任办公室谈，否则你的电话会不断地打断跟员工的面谈，而且让员工感觉像是在汇报工作；鼓励下属充分参与，让下属说话，然后认真聆听；关注下属的长处，谈话要具体、客观，态度要平和。要始终把握面谈是双方的沟通，是平等的谈话，是推心置腹的交流，是两个人的谈话，而非一个人的讲演。

（二）沟通要实事求是

沟通要实事求是，是我们绩效考核面谈中始终要贯彻的一句话。而且要明确我们要谈的是一种行为，千万不要帮人家定性："你怎么这么笨？这么懒？几个月来绩效都不好，怎么每一件事情都要依赖领导？怎么依赖性这么强？你不要事事依赖领导"等等，这些都是个性责备性语言。绩效面谈只是要纠正他工作中不当的行为，而不是评判人家的个性。

（三）沟通要设计内容

沟通范围应围绕员工上个月或上一季度的工作，谈以下4个方面内容：一是绩效工作目标，任务完成情况，对结果的考核，包括质量和数量；二是完成工作过程中的行为表现，这是对过程的考核，主要是工作态度、工作表现；三是对过去工作进行总结，提出需要改进的地方，以及努力的方向，同时提出下月或下一季度工作目标，进行业绩指导；四是针对患者满意和周围人的看法意见，与员工进行沟通，寻求改进的措施。一个好的绩效面谈能促进员工跟领导之间的交流，而不好的面谈往往会导

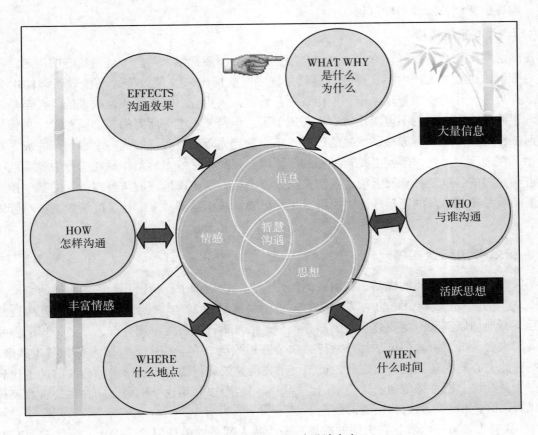

图 17-6 绩效沟通面谈设计内容

致双方的关系更加糟糕，所以面谈是双刃剑。绩效面谈内容设计好，就效果好；绩效面谈内容设计不好，就效果不好。

（四）沟通要阶段清楚

绩效沟通如果只把过程而不将结果反馈给被沟通者，沟通就失去了它的激励、奖惩和应有的功能，反馈的主要方式就是绩效面谈。通过绩效面谈，让被沟通者了解自身绩效，强化优势，改进不足，同时将医院的期望、目标和价值观一起传递，形成绩效价值创造的传导和放大机制，促进医院的持久发展。定期的阶段性沟通是必要的。

（五）沟通要注意环节

绩效管理中的沟通是非常重要的，不管是绩效目标建立过程的绩效沟通，还是绩效实施过程中的沟通，甚至还是绩效评价时候的绩效沟通，都是非常重要的。在绩效目标建立阶段，管理人员和员工经过沟通就目标和计划达成一致，并确定绩效评价的标准，这是非常基础的一个环节，如果缺少了沟通，员工没有参与感，心里有抵触甚至根本不认同。在绩效目标实施的过程中，员工可能会遇到这样或那样的问题，甚至还会遇到一些跨部门、科室的障碍。医院各级管理人员有义务与员工随时沟通，解决他们在技术、服务、资源、经验、方法上的困难，确保他们在顺利完成绩效目标的同时能获得最直接的指导、帮助和经验积累。最后在绩效评价时，沟通就显得更为重要和必要了，通过沟通，管理人员能告诉员工过去几个月来的成绩、失误、长处和不足，并指导员工朝正确的方向发展，并就上一个工作周期的工作结果达成一致的意见。对医院中层领导干部、绩效管理人员来说，通过沟通，可以帮助下属提升能力；能及时有效地掌握员工的工作情况和工作心态，发现问题解决问题，确保员工工作方向和工作结果的正确；能客观公正地评价员工的工作业绩；能提高员工的参与感、工作积极性和满意度。沟通贯穿绩效管理的全过程。

（六）沟通要重视情绪

即使你前期工作做得很好，方法工具也合理，但如果不能把结果与员工进行良好的沟通，不能让员工充分理解，也会使人产生不良感觉。这就是许多医院提出来"绩效沟通是绩效考评的生命"的重要理念。当然，任何一项管理工作，期望其一开始就人人重视、个个赞成是很难的，甚至是不可能的。道理很简单，有时我们不可能让所有人都理解了，但是又不能等所有的人都同意了才去做。或者说，任何工作都有一个从不成熟到成熟的过程，不完善到完善的过程。等到一个事物彻底成熟与完善了才开始，在理论上可行，事实上是行不通的。原因也很简单，好多的工作是在运行中、实践中才能不断改进和完善的。从这种意义上说，我们在绩效考评中，要正确地理解与处理员工的某些情绪。用现代医院绩效考核与管理的正确理念去引导员工的思想，从而达到员工支持医院绩效考核与管理实施的目的。

七、绩效考核面谈实施

为了医院绩效管理沟通的成功，我们举例国外企业的沟通例子，帮助我们了解沟通的情况。如：

例1，迪特尼·包威斯公司的"员工意见沟通"系统早在20年前就认识到员工意见沟通的重要性，并且不断地加以实践。主要分为两个部分：一是每月举行的员工协调会议，二是每年举办的主管汇报和员工大会。员工协调会议是每月举行一次公开讨论会。在会议中，管理人员和员工共聚一堂，商讨一些彼此关心的问题。在开会之前，员工可事先将建议或把怨言反映给参加会议的员工代表，代表们将在协调会议上把意见传递给管理部门，管理部门也可以利用这个机会，同时将公司政策和计划讲解给代表们听，相互之间进行广泛的讨论。

例2，我们先来看一个发生在美国的故事：一个替人割草的男孩出价5美元，请他的朋友为他打电话给一位老太太。电话拨通后，男孩的朋友问道："您需不需要割草？"老太太回答说："不需要了，我已经有了割草工。"男孩的朋友又说："我会帮您拔掉花丛中的杂草。"老太太回答："我的割草工已经做了。"男孩的朋友再说："我会帮您把草与走道的四周割齐。"老太太回答："我请的那个割草工也已经做了，他做得很好。谢谢你，我不需要新的割草工。"男孩的朋友便挂了电话，接着不解地问割草的男孩说："你不是就在老太太那儿割草吗？为什么还要打这个电话？"割草男孩说："我只是想知道老太太对我工作的评价。"这个故事的寓意是：只有智慧沟通，你才有可能知道自己的长处与短处，才能够了解自己的处境。由于绩效面谈主要是上级考评并谈论下级在绩效上的缺陷，而面谈结果又与随后的绩效奖金、等级评定有联系，一旦要面对面地探讨如此敏感和令人尴尬的问题，给双方带来的可能是紧张乃至人际冲突！正因为如此，绩效面谈常常是比较难谈的，难谈主要体现在以下几个方面。

（一）绩效管理评价后面谈的焦点问题

绩效面谈中经常出现的情况是双方容易起争执，一个重要原因是许多医院的绩效考核标准，本身就定的比较模糊。有一些医院更是用一张考核表考核所有的员工，没有根据工作的具体特点有针对性的考核。评判标准的弹性较大，这样往往导致上下级对考评标准和结果认知上存在偏差，公说公有理，婆说婆有理，甚至可能形成对峙和僵局。面谈不仅解决不了问题，反而对今后双方的工作带来麻烦，面谈还不如不谈，那样反而相安无事。这是双方都想回避面谈焦点问题的原因。

为解决绩效管理面谈问题，有效沟通和建立员工绩效沟通的技巧，一是正向技巧指表达正面动机，运用团队惯性的力量，使用赞美和鼓励的语言，真心诚意，对行为不对人；二是学会拒绝，不要总把自己当作一个什么都懂的人。沟通时说"不"的时候、要友好、简明、坚定。同对方面对面的沟通，不要多做解释。要容自己有一段时间仔细思考，说"不"的时候要讲一些起积极作用的话；三是如何说服他人，找出促使其行动原因，充满激情，表现热情，鼓励参与，将信息换算成效果，综合视听手段，化解焦点问题。

（二）绩效管理评价后面谈的情绪问题

许多员工往往对面谈采取排斥态度和抵触情绪，认为绩效考核是走形式，没有用处，是为了制造人员之间的差距，变相扣工资，而且许多员工在面谈时害怕因吐露实情而遭到上级的报复和惩罚，因此情绪容易激动。面谈过程中经常出现的情况是：要么员工对领导说什么就是什么。这样虽经过面谈，领导对下属的问题和想法还是不了解，领导也感觉面谈费劲，难于化解开员工的情绪问题。

现代医院绩效管理要用六心去沟通，尽可能使双方摆正心态，变情绪激动为和蔼可亲。一是产生想法目标，知己、真心；二是确定表达方式，知彼、关心；三是注意情绪变化，关注、精心；四是领悟反馈内容，聆听、细心；五是接受对方承诺，中肯、用心；六是达成双方共识，诚信、同心。有效沟通和建立员工沟通的实用流程，把听到的内部意见作为沟通的首要任务，使用多渠道的沟通方法，鼓励双向交流，及时反馈员工意见，沟通时发挥好团队精神，沟通的绩效目标会容易得到。

（三）绩效管理评价后面谈的满意问题

绩效管理面谈时一些领导喜欢扮演审判官的角色，倾向于批评下属的不足，绩效面谈往往演变成了批评会、批斗会，绩效面谈成了员工的鬼门关，员工慑于领导的权威，口服心不服。再者面谈时领导往往包办谈话，下属只是听众的角色，很少有发表意见的机会。这样造成员工对面谈发憷。另外就是领导当老好人倾向，领导往往怕得罪人，打分非常宽松，每一个人的分数都很高，而绩效面谈成了大家逢场做戏，让下属感觉面谈没有实际作用。绩效管理沟通的标准是员工满意，应用有效沟通小窍门是促进面谈满意的好办法。让对方讲出来；领导不说不该说的话；不批评、不责备、不抱怨、不攻击、不说教、不挖苦；领导有知觉、悟性、接受意见、正视问题的胸怀；绝不口出恶言；互相尊重；有情绪时不要沟通，尤其是不能够做决定；理性的沟通，不理性不要沟通；耐心、沉默、倾听；多说对不起；领导不在不该说的场合说话、批评人；等待转机；爱心；承认我错了；智慧；自信的态度；体谅他人的行为；适当地提示对方；有效地直接告诉对方的真实情况；善用询问与虔诚耐心倾听。员工对绩效管理面谈满不满意，是决定下一步绩效管理好坏的关键，因此必须重视绩效考核后的面谈，把员工的满意度提高到绩效管理成败的高度来看待。

（四）绩效管理评价后面谈的时间问题

许多管理者考核时缺乏科学的数据标准，仅仅凭印象打分。而面谈时只是笼统的就事论事，没有提出针对性地改进意见，也忽视了今后的工作安排，让人员看到面谈归面谈，面谈后工作照旧，自己仍不清楚今后努力的方向，感觉面谈无用。而许多领导也感觉到虽然多次面谈，费了很多精力，但员工的绩效还是原地踏步走，也感觉面谈是"浪费时间"。

现代医院绩效管理有效沟通的六个检验标准，一是下属明白绩效工作原则、目标、标准、程序、时间进度、计划和工作业绩、工作流程的要求吗？二是你知道你下属的工作能力、难题、进程、业绩水平、个人苦恼吗？三是你知道你下属对你的评价吗？四是领导了解你下属的工作作风、处事方式、个人品质、组织能力吗？五是不同科室员工之间明白对方的主要工作目标、标准和双方关联工作流程的责任吗？六是存不存在你下属对绩效指示的误解？你对你下属的工作有足够信心吗？但事实上，绩效面谈往往成了领导和员工都颇为头痛的一件事。好的绩效管理面谈必须安排合适的时间，在合适的时间面谈合适的问题，在合适的时间、合适的地点找合适的员工面谈，这样效果会更好。

第四节　绩效管理全程沟通

根据管理专家看来，绩效管理是一个持续的交流过程，该过程由员工和其直接领导之间达成的协议来保证完成，并在协议中对未来工作达成明确的目标和理解，并将可能受益的组织、领导及员工都融入到绩效管理系统中来。有些人认为真正的绩效管理"是两个人之间持续的沟通过程",倡导绩效管理是员工和直接领导的沟通,是组织和管理者的高收益投资,并以此为核心构建了完整的绩效管理体系。事实上,通过绩效管理沟通,员工可以清楚地知道医院、科室希望他做什么,什么事可以自己说了算,工作要干到什么份儿上,什么时候需要上级出面。说白了,绩效管理就是上下级间就绩效目标的设定及实现而进行的持续不断双向沟通的一个过程。因此,沟通在绩效管理中起着决定性的作用。在某种程度上,沟通是绩效管理的本质与核心,它贯穿了绩效管理循环的始终——制定绩效计划与目标要沟通,帮助员工实现绩效目标要沟通,年终评估要沟通,分析原因寻求进步要沟通。总之,绩效管理的过程就是员工和领导持续不断地沟通过程,以提升绩效的过程。离开了沟通,医院的绩效管理将流于形式。也即是说,沟通是无处不在的,它存在于绩效管理的全过程中,存在于绩效管理方案的制定中,存在于绩效标准控制中,存在于绩效考核中,存在于绩效评价中,存在于绩效考核后的应用中。

我们知道沟通贯穿整个绩效管理过程,绩效管理的过程就是沟通的过程。现代医院管理有效沟通的自我检查要点是,沟通中双方都能阐述担心的问题要讲清楚;沟通中你是否积极并愿意解决问题;沟通中员工是否就共同研究解决的方案达成共识;沟通对事不对人,不指责,相互尊重了吗?沟通达成双赢目的吗?大家都获益了吗?医院绩效管理沟通倾听的十大技巧:①从容而耐心、精神专一地听,在适当间歇中以点头式应声之类举动,表示你的注意和兴趣;②以中立心态去听,适时对自己听的心态做调整,用心态去听,坚持不制止、不直接置疑或反驳,让对方畅所欲言。不要自己在情绪上过于激动,不急于赞美或批评。以听为主;③不仅要听对方所说的事实内容或说话的本身,更要留意他所表现的情绪,加以捕捉;④必要时,将对方所说的予以提要重述,以表示你在注意听,也鼓励对方继续说下去,不过语调要尽量保持客观和中立,以免影响或引导说的方向;⑤安排有较充分而完整的交谈时间,不要因其他事而打断,更不要使对方感到这是官员式谈话;⑥在谈话中间,避免直接的质疑或反驳,让对方畅所欲言,即使有问题,留到稍后才来查证。此时正是获知对方的真实想法;⑦遇到你确实想多知道一些的事情时,不妨重复对方所说的要点,鼓励他做进一步解释或澄清;⑧注意对方尽量避而不谈的有哪些方面,这些方面可能是问题的症结所在;⑨如果对方确实想要知道你的观点,不妨诚实以告。但是在"听"的阶段,仍以了解对方意见为主,自己意见不要说得太多,以免影响对方所要说的话;⑩必要时进行群体性沟通。而许多管理活动失败的原因都是因为沟通出现了问题,绩效管理就是致力于管理沟通的改善,全面提高管理者的沟通意识,提高管理的沟通技巧,进而改善医院的管理水平和管理者的管理素质。所以,强调绩效沟通在绩效管理中的核心地位,绩效沟通可以实现,设定为所有组织成员认可的绩效目标;通过绩效培训与宣导,让所有员工了解并熟悉绩效管理的体系、工具与实施方法;运用绩效面谈,使医院员工在履行自己的绩效目标职责过程中不断持续改进提高效率,达到绩效管理的目的。

一、绩效管理持续沟通要点

有许多医院的领导曾抱怨说:绩效管理是"浪费时间"。其实,这不是绩效管理的过错,而是对绩效管理的误解造成的。绩效管理是一个持续的交流沟通过程,是用来帮助医院达到愿景目标的有力工具,而不仅仅是用来提高绩效的。很多医院的领导认为绩效评价就是绩效管理,而忽视了持续的交流沟通过程。绩效管理应是领导同员工一起完成的,没有员工参与的绩效管理,那就是填表和交表,因此,认为这种过程毫无意义也就不足为奇了。中国医院与国际管理的差距主要在管理上,而管理上最大的差距在理念上,理念不更新,绩效管理很难进行。理念一变天地新。现代医院绩效管理沟通的要点是:C——清楚地(clearly)表达你的要求和指令,O——公开(open)讨论绩效管理,M——使误解最少(minimze),M——记录(make)绩效管理相关内容,U——评论(umpire)绩效管理信息,N——不要(never)太多假设,I——强迫(impel)去听,C——跟踪(chase)反映,A——行动(action),T——定期与下属交流(touch),E——绩效评估(evaluation)。

　　要使绩效管理在医院真正发挥它的作用，作为一个系统的绩效管理方法，它的所有因素必须同时使用，例如：如何进行绩效沟通，动员员工广泛参与与合作；如何制定绩效计划，以便与员工达成共识；如何签订绩效合约，明确需要员工合作完成的工作等等。特别是作为一名绩效考核人员，绝不能在制定完绩效目标后，就等着进行绩效评价了，这种方法是死路一条，其结果必然是失败。医院领导们必须学会一些绩效沟通的正式的、非正式的方法和技巧。一定要记住：去掉沟通就不是绩效管理。正确的观点是，绩效管理的效果取决于各级领导同员工建立建设性关系的能力，以便员工同领导能够像合伙人一样共同工作。建设性关系的建立体现了现代医院管理者人力资源管理的能力，比如，对人性的认识能力，这个能力恰恰是医院的管理能力中最为重要的能力，也是大多数医院所缺乏的。如何让绩效管理更出色，取决于医院主要领导的思想方式，也就是观念和理念。如果你认为你是一个高高在上的领导，那么将影响你和员工的绩效合作；如果你认为员工都是懒惰的，那么也会影响你的行为。与员工的关系并不仅仅体现在讨论绩效管理的行为上，还应体现在领导特别是科室主任、护士长每日怎样与员工相处等方面。领导的沟通越有技巧性、越持久、越积极，就越容易将员工融入到绩效管理中来。甚至可以采取一种休闲式的沟通（图17-7）。绩效管理是一种哲学，是一种文化，是一种思想，绝不是一些简单的技巧，这才是绩效管理的真正境界。

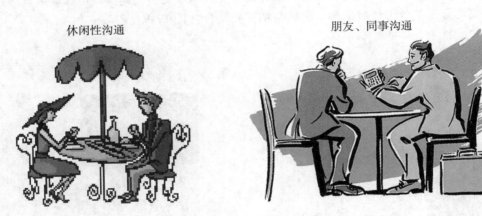

图 17-7　休闲式与朋友、同事沟通

二、绩效管理持续沟通效果

　　绩效管理作为一个兼顾过程与结果的管理工具，往往被大家关注的只是绩效考核一个点，而绩效管理真正的关键是在于融于绩效管理全过程的一个核心词：沟通。

（一）绩效管理的阶段沟通

　　1. **绩效计划沟通：** 即在绩效管理计划的初期，上级领导与下属就本管理期内如当月、季度等阶段性绩效计划的目标和内容，以及实现绩效目标的措施、步骤和方法所进行的沟通交流，达到在双方共识的基础上顺利的开展绩效管理工作沟通，以达到沟通目的。

　　2. **绩效过程沟通：** 即在绩效管理活动的过程中，根据下属在工作中的实际表现，各级领导围绕下属工作态度、流程与标准、工作方法等方面进行沟通指导，以达到及时肯定或及时纠正引导绩效价值最大化的目的。

　　3. **绩效考评沟通：** 即对员工在某一绩效管理阶段的综合工作表现和工作业绩等方面所进行的全面的回顾、总结和评估的沟通、交流与反馈，将绩效考评结果及相关信息反馈给员工本人，通常以绩效面谈形式进行。这种形式多见于领导与下属沟通（图17-8）。

　　4. **绩效改进沟通：** 通常是各级领导针对下属在某个绩效考核期间存在的不足指出改进指导建议

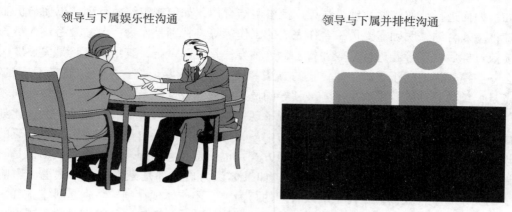

图 17-8   领导、下属与领导和下属并排性沟通

后，随时对改进情况进行交流、沟通、评价、辅导其并提升绩效能力。此沟通可在绩效管理过程中随时进行，也可以在月末绩效考评后进行。物质与精神相结合（图 17-9）。

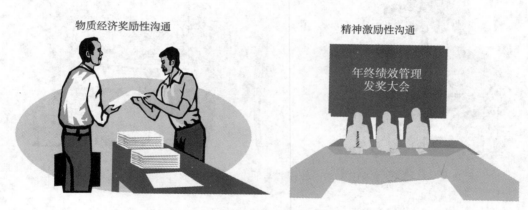

图 17-9   物质与精神激励相结合性沟通

（二）月度绩效的面谈沟通

1. **单向式沟通**：又称劝导式面谈沟通。此种沟通方式适用于参与意识不强的下属，对于改进员工行为和表现，效果是十分突出的。此沟通方式的缺点由于是单向性面谈，缺乏双向的交流和沟通，容易堵塞上下级之间的言路，难以给下属申诉的机会，使沟通渠道受阻，因此使用这种方式要求科室领导人员具备劝说员工改变自我缺陷的能力，并且能够熟练运用各种激励下属的模式和方法。

2. **双向式沟通**：此方式比较常用也是建议都能采用的沟通方法。它可以为下属提供一次参与考评以及与上级领导进行交流的机会，也可以在员工受到挫折时鼓励其寻找原因和改进方法，减少或消除员工的不良情绪。但此方式要注意不能忘记在沟通共识后向被考评者提出下一步工作改进的具体目标，确保能对其工作的改进带来一定程度的帮助。双向沟通形式是多种多样的。双向性沟通可以采取领导与下属娱乐性沟通，或采取领导与下属并排性沟通。

3. **问题式沟通**：此种沟通方式的优点是通过沟通，及时对员工所遇到的缺陷、困难、需求、工作满意度等各种问题，进行及时关注与反馈，并能逐一进行剖析，以达成共识，从而促进员工的成长和发展。此类沟通具有一定的难度，需要各级领导或考评者能参加相关的培训，以提高考评者的管理技巧和水平。

4. **综合式沟通**：此种沟通方式是上述3种方式的合理组合，在绩效管理阶段末进行总结反馈时常用也是建议各医院能熟练掌握的一个沟通技巧。

不管采取了哪种或多么有效的绩效沟通形式，为了使员工工作绩效达到要求以及得到提升，还必须根据医院、部门、科室的实际情况采取相应的配套的管理措施。综合性沟通可以采取物质经济性奖励沟通，也可以采取精神激励性沟通。

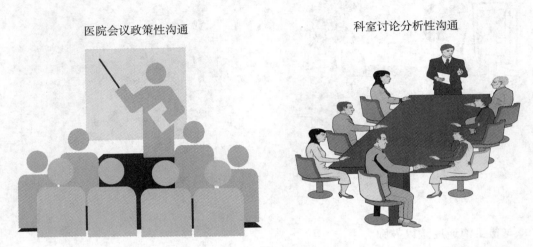

图 17-10　会议政策性与科室讨论分析性沟通

为了使管理氛围更轻松、同时减少上下级之间的绩效沟通紧张等因素，建议各级管理者在上述绩效管理过程中可采用正式沟通，如绩效管理阶段性绩效管理总结面谈，与非正式沟通如绩效改进沟通、解决问题式沟通等，让上下级在非工作场所进行更真实的交流，如一起在运动场如打球、健身等活动中沟通，一起在工作之余聚餐上沟通，一起进行娱乐后等非工作场所沟通，这样绩效沟通达到的效果不但可以达到预期的沟通目的，还可以更好的融洽和增进上下级之间的感情关系。建议医院能结合本部门、本科室的实际情况来进行尝试相应的沟通方法。会议政策性与科室讨论性沟通时必然的（图 17-10）。

三、绩效管理持续沟通方法

（一）针对具体问题进行面谈沟通

沟通时要充分站在员工或下属的立场上沟通，并关注以下步骤。

（1）沟通时通知下属沟通讨论的内容、步骤和时间：这一点要先让员工做好充分的准备，以便能让员工充分准备沟通面谈时尽可能阐述自己的想法、困惑、需要的支持等，从而在倾听的过程中也能获取更多的真实信息。

（2）选择、营造一个和谐轻松的沟通气氛：这一点要考虑员工当天的工作状态、情绪表现等，选择好时间、地点，沟通的座位安排也很重要，沟通时与员工的距离要适当，如距离太近或太远、你的座位高他的座位低要尽可能避免这种情况发生，若你高高在上会让员工有不能正常平视的感觉，这样会给员工造成一种被审问的压抑感觉。

（3）准备以下沟通内容和资料：阅读了解绩效考核初期与员工一起设定的绩效工作目标内容；对照员工的自我评价检查其每项目标完成的情况；从下属的同事、患者以及相关人员、甚至供应商搜集关于下属工作表现的情况；对于绩效考核员工得高分或低分的各方面的资料、关键事件等都要收集；也要注重整理下属的表扬信，感谢信，投诉信等资料。为了领导与员工面谈时针对性更强，效果更好，与员工沟通可以采取电话、电脑发信息、手机视频、手机短信沟通。如果有必要也可以采取会议、论坛讨论的方式进行沟通，要处分利用现代信息的优势进行沟通，以便达到绩效考核与管理的目的（图 17-11）。

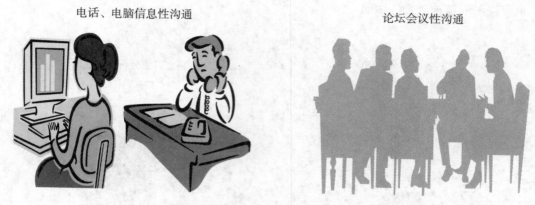

图 17-11　电脑电话信息性与论坛性沟通

（二）与员工沟通应该以鼓励为主

绩效鼓励沟通或面谈过程开始以及进行中，要能以员工绩效为中心，以激励为导向，以鼓励员工为主，并关注以下要点。

1. **先让员工进行陈述**：根据下属每项绩效工作计划目标完成情况，先由员工陈述。这一点是要让员工对照自我月度或阶段考核的目标内容进行自我评价。领导先倾听，适当的时候进行确认员工陈述的内容及询问相关情况并做好记录。等员工自我陈述完毕后，再逐项进行点评，告知员工对其完成绩效情况的评价与结论，并能运用关键事件法进行说明讲解典型绩效情况，避免主观臆断。

2. **针对员工问题沟通**：分析未完成工作内容以及成功和失败的原因，这一点非常关键，重点是和员工一起分析总结原因，寻找改进方法。此环节也是重点引导员工思考，而避免灌输式分析让员工无法全面领会和接受的情况发生。

3. **绩效沟通以激励为主**：评价员工绩效工作能力上的强项和有待改进的方面应该以激励员工为主。这一点要肯定员工的长处、优势和强项，并启发引导他如何在这方面多努力，来弥补自身的不足。同时指导员工在有待改进的方面自己作好记录，并能对照建议完成绩效改进提升的目的。

4. **关心员工的职业生涯发展**：医院要定期交流、探讨、改进并提升绩效管理方案这一点是绩效沟通的关键，评价、总结、回顾、考核都是要帮助员工在下一步能知道自己在哪方面如技能、态度、方法等方面进行改进提升，也就是重视员工的职业生涯规划与发展。作为领导你如何帮助下属找到提升和改进绩效的方法，你能给予他什么支持等。并要向下属明确你会随时关注他、随时可以给他支持和辅导。领导与员工在正式沟通的过程中（图 17-12），要时刻鼓励员工，认可他的岗位对部门、对科室的重要性，你也要让员工了解医院下一阶段的工作绩效目标和重点工作是什么，明确本部门、科室的职责和任务是什么，告知员工他的岗位和工作对医院、部门、科室的不可或缺性，使员工能得到认可并有归属感。

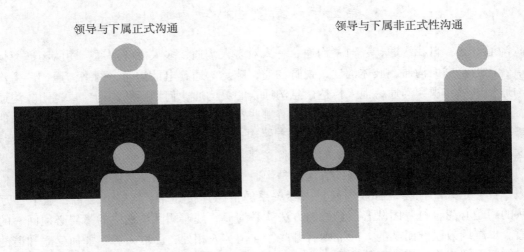

领导与下属正式沟通　　　　　　　　　　领导与下属非正式性沟通

图 17-12　领导、下属面对面与领导和下属非正式性沟通

四、绩效管理持续沟通内容

在规范化的医院绩效管理中，绩效审核与改进会议是非常重要的一项绩效管理活动。所谓绩效审核与改进会议，就是指医院在既定的绩效周期（通常为 1 周、1 个月、1 个季度、1 个年度等）结束之后，由医院绩效管理委员会（通常是由医院高层管理人员组成的）根据最初制定的绩效目标和行动计划，对各下属单位或职能部门、科室的工作完成情况以及所达成的最终绩效结果进行审核和评估。在这一过程中，绩效管理委员会或者绩效管理办公室还要对在审核和评估过程中发现的最佳实践以及各种创新加以提炼总结，同时对发现的一些问题和不足则提出相关改进建议，责成相关责任单位在下 1 个绩效周期以及以后的工作实践中加以改进，总之，这种会议的目的是，通过对各部门、科室或业务单元的绩效进行审核和评估来促进它们不断改善自己的绩效业绩，从而达到提升医院整体绩效的目的。

医院绩效审核与改进会议的一般流程是，首先，在正式举行会议之前，各部门、科室先对照本部门、科室在本月、季度、半年、全年初制定并经绩效管理委员会、绩效管理办公室认可的绩效工作目标以及行动计划，逐项将本部门、科室本月、季度、半年、全年的主要工作内容及其达成的绩效状况进行归纳总结，同时对本部门、科室在本月、季度、半年、全年中的绩效创新情况、取得的突出成果以及存在的主要问题进行全面、深入的分析，对本部门、科室在本月、季度、半年、全年的工作做出总评。各部门、科室的自评结果要在季度绩效审核和改进会议之前，汇总提交给医院绩效管理委员会或办公室的全体成员阅读，以便提前做好准备。其次，在正式举行绩效审核和改进会议的时候，先由部门、科室负责人讲解本部门、科室本月、季度、半年、全年的绩效工作完成情况，然后由绩效管理委员会或者办公室的成员就自己感兴趣或感到有疑问的地方提出质询，或者是就需要改进的相关方面提出自己的意见和建议。在绩效审核和改进会议结束之后，绩效管理委员会、绩效管理办公室会对各部门、科室的本月、季度、半年、全年绩效进行全面评估，并且得出评价结果。最后，各部门、科室负责人在绩效审核和改进会议结束之后，还需要结合绩效管理委员会、绩效管理办公室的意见和建议以及本部门、科室的下一阶段绩效工作安排，制定出本部门、科室下一个月、季度、半年、全年的绩效工作目标和绩效行动方案。

第五节　绩效团队与沟通

团队沟通方式：自我沟通，一对一沟通，一人对多人沟通，多人之间沟通。团队沟通载体：语言沟通，声音沟通，书面沟通，肢体沟通，视野沟通，味觉沟通，电话沟通，网络沟通，广播沟通，手机短信沟通，电视和视频沟通，他人传达信息沟通，心灵沟通。何谓团队沟通？卓越团队沟通的内容是什么？成就卓越团队和谐，团队沟通的形式有哪些？团队常用的沟通方式有哪些？团队如何规避沟通中的障碍而提升团队协作力？团队如何把握有效沟通的原则，提升自己和部门、客户的沟通能力？等等，这些问题必须解决，否则，团队的发展将受到影响。如何规避团队沟通中的障碍。世界上最难打开的门是心的门户，打开心门最好的方法就是沟通，有效沟通是高绩效团队建设的必备条件！人是社会的人，社会是人的社会，有效沟通是人际关系的情感连接纽带，"三寸之舌，强于百万之师！"打开团队的门是心门，打开团队心门最好的方法就是沟通。规避团队沟通中的障碍必须回答的问题是怎样沟通。卓越绩效医院团队的人际准则有哪些？如何与人相处，赢取人脉？如何建立和谐的团队工作氛围？如何舒缓工作压力，释放快乐心情？如何把快乐带给他人也留给自己？如何与患者沟通并建立和谐医患关系？团队成员如何与顾客沟通？这些问题必须搞清楚！重视短期绩效目标在于沟通，更要注意长期绩效目标更在于沟通。

一、团队成员与顾客沟通

现代医院团队沟通的最大任务就是与患者沟通，一般来说，患者沟通有 4 个阶段，但是必须明确责任人和沟通流程。

团队沟通的技巧与艺术，团队成员沟通的技巧：与人交流要巧妙地听和说，而不是无所顾忌地谈话。即使对方看上去是在对你发脾气，也不要对他还击。你不必知道所有的答案。说"我不知道"也是很好的。对事实或感受做正面反应，不要有抵触情绪。比起你的想法，人们更想听到你是否赞同他们的意见。记住别人说的和我们所听到的可能会产生理解上的偏差！坦白承认你所带来的麻烦和失误。如果没人问你，就不要指指点点。求同存异，记住改变会给人以压力。思维活跃，精力集中。大多数的人，包括你自己，都总是以自我为中心。提高你的听力技巧时沟通的基础。以下是团队员工与几个患者沟通案例。

与患者沟通案例 1：国外医院以患者为中心沟通案例。一名波多黎籍的男子被某医院重症监护室收治，并佩戴呼吸机。他的病情非常不乐观，其家人向医生咨询是否可以撤除呼吸机，结束治疗。放弃治疗的临床决策本身就非常困难，然而这个案例中情况更复杂的是，该患者的国际背景，其家庭成员多达 40 人，并且一半只会讲英语，而另一半只会讲西班牙语。双方因为语言的障碍很难有效沟通，并且讲西班牙语的家庭成员不能对讲英语的家庭成员建立充分的信任，认为他们没有被告知患者的全部情况，因为医院的工作语言是英语。一位护理该患者的护士找到医院的跨文化交流部，该部工作人员组织翻译人员在临床医生的配合下，用英语和西班牙语以清晰、简明、准确的方式分别向该家族所有成员进行了沟通。双方成员分别指派一名能够表达该部分成员的意志与拥有决断权力的代言人与医院沟通，共同做出临床决策。最后，所有的家族成员都对结果表示满意。

本案例启示：以患者为中心沟通模式并不仅仅指传统意义上医生与患者直接的交流，它面向的群体是患者及患者所属社群，这一对象的鲜明特征之一就是沟通能力的不足。另外模式的实践也并不局限于临床医生与护士，而是调动医院团队内部的其他非临床人力资源，运用口头的、文字的以及其他的沟通方式，重点在于关注患者的文化背景、语言背景以及家属的情感需求，最终达成了一个体现以患者为中心理念的医学沟通模式。

与患者沟通案例 2：面对露阴癖的患者怎样沟通，有两个护士都碰到过男性露阴癖患者，在每次护士打针时，患者就会把自己的生殖器暴露出来，两个护士的解决方法分别是：

护士甲：你再这样不要脸，我就不给你打针了，让医生把你赶出去，你不是东西，地痞、流氓！

护士乙：打针时不用暴露这么多的"部件"，我看到了没有关系，若是让同房的病友和家属看到了，你会不好意思的，您说是不是？

本沟通案例启示：学会掌握沟通的主动权，你要能让一个庸俗的人在你面前不得不高尚起来，不得不尊敬你。

与患者沟通案例3：了解病情，沟通切记太简单。某护士询问一位外科术后患者。

护士问：肚子痛不？　患者回答：不痛。

护士回答：吃饭没？　患者回答：没。

护士问：睡觉怎样？　患者回答：不好。

护士回答：排气（肛门排气）没？患者回答：没生气。

本案例启示：沟通时如果需要提问，尽量不要用简单对话形式、对于一般患者不使用医学术语提问；而是尽量使用同情式的、关怀式的、亲近式的、通用的俗语提问；如果人性化的提问应用得好，会收到非常好的效果。

与患者沟通案例4：对住院患者催款。护士甲：阿姨，我都告诉你好几次了，你欠款2000多元了，今天无论如何要让你的家人把钱交了，否则我们就停止用药了，您看着办吧。护士乙：阿姨，今天是不是感觉好多了？不要心急呀，再配合我们治疗一个疗程，您就可以出院了。噢，对了，住院处通知我们说您需要再补交住院费，麻烦您通知家人过来交一下。等家人来了，我可以带他去交的。谢谢您！

本案例启示：任何事物都要考虑被听着的接受程度，一个住院患者和家属的心情是什么，在沟通中要学会换位思考。沟通时要学会斟酌说的话怎么样让对方接受，才能把事情办好。这就是对谁说，在什么地方说，什么时间说，怎样说，说什么，说到何种程度，怎样才能达到沟通目的。这就是沟通学问。

与患者沟通案例5：与入院患者沟通。一位高龄患者因脑出血昏迷收治入院。3位家人神色慌张地将其抬到护士站。当班护士很不高兴地说："抬到病房去呀，难道你让患者住在办公室。"护士虽然不高兴，但还是带领家人将患者抬到了病房，并对患者家属说："这里不许抽烟，陪伴人不能随便睡病房里的空床……"此时，一位家人突然喊道："你有没有一点同情心，你什么护士。"

本案例启示：沟通要充分考虑当时的情境，在不同的情境里，你要学会扮演不同的角色，特别对危重患者更要注重沟通的方式与内容，充分考虑患者的病情，充分考虑患者的感受，考虑患者家属的感受。

二、团队成员沟通的艺术

（一）团队情势沟通技巧

现代医院科室团队要重视情势沟通，情势沟通就是情境的势力。当一方有求于另一方时，一方的情势低，另一方的情势高。就具体情境看，患者有求于医生，所以，医生的情势高，患者的情势低；医生面对主任，主任的情势高，医生的情势低。情势是此消彼长的过程，总的看，医生的情势不如患者，除非该医生是全国一流的医生，除非患者的定点医院只有这么一家。但往往最高明的医生非常懂得做医生的道理，善于和患者沟通，反而是半斤八两的医生不懂得沟通的重要性。医院管理者要懂这个道理，即"情势沟通"。

团队的情势沟通也必须讲究技巧。①想讲的话尽量讲出来；②对团队成员的基本态度是少批评、不责备、不抱怨、不攻击、不说教；③绝不口出恶言伤人；④不说不该说的话；⑤情绪激动不要沟通，更不要做决定；⑥理性的沟通，不理性不要沟通；⑦有了缺点承认我错了，必须说对不起？⑧爱心，让团队精神的奇迹发生；⑨耐心，等待转机；⑩智慧，用心智沟通。一个团队情势沟通的成功，20%靠专业知识，40%靠人际沟通关系，另外40%需要观察力的帮助。

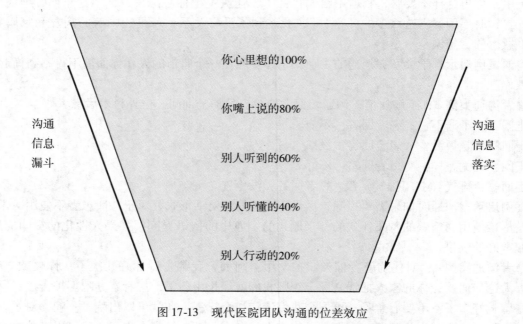

图 17-13   现代医院团队沟通的位差效应

（二）团队沟通位差效应

团队成员常怀自信的心态，体谅他人的难处，适当地提示对方，有效地直接告诉对方，善用询问与倾听，诚恳友好善良真心，团队的沟通好，我们要问类似的问题：如果你说话时没人听，那么能说你进行沟通了吗？有人说："沟通就是我说的便是我所想的，怎么想便怎么说，如果团队同伴不喜欢，也没办法！"从目的上讲，沟通是磋商共同的意思，即团队员工必须交换和适应相互的思维模式，直到每个人都能对所讨论的意见有一个共同的认识。说简单点，就是让他人懂得自己的本意，自己明白他人的意思。我们认为，团队成员只有达成了共识才可以认为是有效的沟通。团队中，团队成员越多样化，就越会有差异，越有沟通的位差效应，也就越需要队员进行有效的沟通。

现代医院团队沟通的位差效应是肯定的。沟通的位差效应是美国加利福尼亚州立大学对企业内部沟通进行研究后得出的重要成果。他们发现：来自领导层的信息只有20%～25%被下级知道并正确理解；如果而从下到上反馈的沟通信息则不超过10%；平行交流的效率则可达到90%以上（图17-13、图17-14）。沟通时信息的"漏斗"现象是存在的，必须注意这个情况。位差效应就是团队成员在沟通时存在职位的差距，相对而言，职位高的信息传递给职位低的信息要多一些，反之要少些。

（三）团队沟通有效流程

①团队应该创造有利的沟通倾听环境；②遇有问题自己多听，对方多讲；③自己尽量把讲话时间缩到最短时间；④对沟通应该有浓厚兴趣；⑤密切观察对方反映；⑥关注沟通的中心问题，不要使你的思维迷乱；⑦平和心态，把心境心态打开，不要将其他人或事牵扯进来；⑧诚实面对、承认自己的错误与偏见；⑨抑制争论的念头。团队沟通必须有相互之间绝不争吵的决心，否则就不沟通，继续创造沟通时机；⑩保持耐性；⑪不要臆测胡猜；⑫沟通时不宜过早对沟通内容做出结论或判断；⑬沟通时注重做好笔记，这样就有沟通的诚意；⑭不要自我为中心；⑮鼓励交流；⑯以微笑开始，以和谐沟通贯穿全过程，以握手结束。

（四）学者与专家论沟通

曾仕强认为沟通应该是，了解对方的言默之道；记住交浅不可以言深；以情为先求通情达理；言必有误不流于空谈；言之成理不自相矛盾；从容不迫不紧张急躁。团队沟通态度并不能决定一切：刘

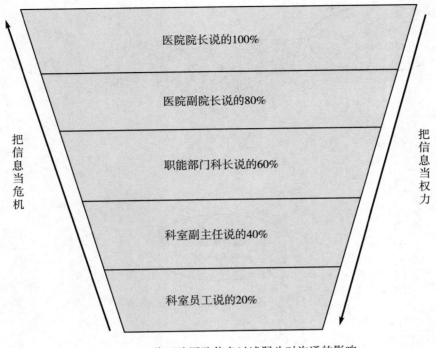

图 17-14　现代医院团队信息过滤漏斗对沟通的影响

备是个非常注重态度的人，三顾茅庐请孔明，与关羽和张飞结成死党，关系很铁，但最后却是一个失败者。曹操不管态度，唯人是举，成就大业。因为赢得利润不仅仅靠态度，更要依靠才能。那些重视态度的管理者一般都是权威感非常重的人，一旦有人挑战自己的权威，内心就不太舒服。所以，认为态度决定一切的管理者，首先要反思一下自己的用人态度，在评估一个人的能力时，是不是仅仅考虑了自己的情感需要而没有顾及雇员的感受，是不是觉得自己的权威受到了他人的挑战不能从内心接受。

　　要努力塑造团队文化，因为卓越团队文化，能够打造卓越团队绩效。①卓越服务是团队精神的结果；②忠诚敬业，品质卓越；③卓越的绩效来自卓越的团队；④卓越服务是团队精神的结果；⑤用心沟通（图17-15）。医疗的竞争取决于人才的素质，更取决于人才互相之间的团结协作，是一个群体中全体成员的团队的竞争。

（五）敬业精神核心价值

　　团队和团队精神，可以追溯到远古时期，但人们真正重视团队和团队精神还是从对日本经济崛起的反思开始的。二战时的战败国日本，自然资源又相对贫乏，却能在短时间内异军突起，国民生产总值居全球第二位并居高不下（2010年成为世界第三大经济体）。在日本的管理中，企业注意发挥全体员工的集体智慧；注意调动全体员工的积极性与能动性；组织内的成员极富团结协作精神，他们能结成坚强的团队，产生强大的竞争力和组织效率。马克思说过：协作产生的不是单个劳力相加的效应。实践也证明，优秀团队的组合效率是一加一大于二的效果。医院要发展，同样要建设高效的医院团队沟通和提倡团队精神。

　　香港医院管理局行政总裁的核心价值观——团队精神和专业精神：在2006年的医院管理年会上该总裁说：团队精神是这样说的，团队不会自然形成，是一些人挺身担当领导从而建立的。具领导才干的人，可激励团队合作及建立互信。领导者需有勇气，因为往往需要做出艰难的决定，并招致批评。我们要珍惜机构内的领导人才，不论是部门主管、部门运作领导或其他人员。领导者的成败完全

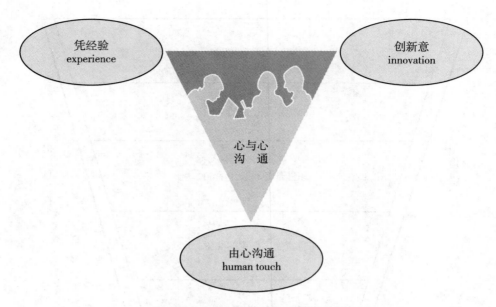

图 17-15   团队沟通理念 → 用心沟通

系于他的团队的沟通。医务人员需要贯彻团队合作的核心价值，并愿意为同事及患者的福祉作出贡献。总裁说，一些特别重要的团队行为包括聆听、垂询、建立共识、表扬他人的建树、表达谢意、庆祝成果、体恤团队中面对困境的其他成员，有很多耳熟能详的行为。就我们观察所得，这些建立团队的沟通在医管局内随处可见，并已有深厚的根基。谈到专业精神时，该总裁说：这个核心价值与我们的服务宗旨最有直接关系。专业精神是指不满足于平庸的服务水平而竭力精益求精。专业服务系于优质服务，这是医管局素质不断提升的因素。对卓越服务的热切追求，源于那些在学术上孜孜不倦及愿意反复求证的医护人员，他们深信医疗服务应以实证为依据。专业精神亦是指不断致力于患者诊疗护理，且不惜花费大量时间精力，即使工作未能即时见效也是如此。忠诚敬业，品质卓越，敬业到底是什么呢？"敬业"很早就在我国古代《礼记·学记》"敬业乐群"中明确提出，宋朝朱熹也将"敬业"解读为"专心致志以事其业"。

团队需要沟通，更需要敬业，更需要卓越的专业绩效，而且需要完整的绩效考评流程（图 17-16）。美国盖洛普公司认为敬业是"在给员工创造良好的环境，发挥他的优势的基础上，使每个员工认为自己是单位的一分子，产生归属感和主人翁责任感"。北京卓越医院管理研究院、北京卓越医院管理咨询有限公司认为员工敬业度衡量的是员工乐意留在公司和努力为公司服务的程度。也就是说当员工做出许多超越任务完成者角色的事情时，就处在一种高度敬业的状态。基于以上定义，我们将员工敬业定义为"激发员工工作热情并将其导向组织成功的结果"，它包含员工承诺和积极主动性（愿意超越工作本身要求，做得更多、更好）两个因素。重视团队沟通，员工忠诚敬业，品质才能卓越。

沟通是一种习惯，敬业是一种习惯。敬业尽管一开始并不能为你带来可观的绩效，但可以肯定的是，那些缺乏沟通和敬业精神的人，是无法取得真正的成就的。一旦散漫、马虎、不负责任的做事态度深入其潜意识时，而且形成不良习惯，做任何事都会随意为之，失败是迟早的事情。忠诚敬业的员工是团队宝贵的资源，是医院立于不败之地的制胜法宝。现代医院激励和培养员工沟通习惯、热爱沟通、讲究沟通绩效、忠诚敬业，是管理界一个老生常谈的问题，但也是一个常说常新的话题。

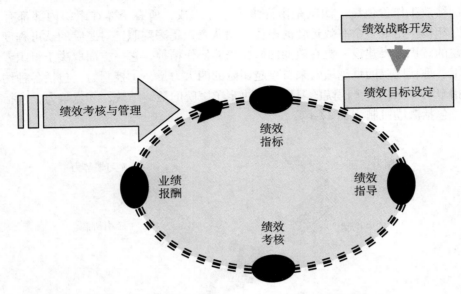

图 17-16　卓越绩效来自卓越团队管理的绩效考评

（六）高绩效团队的理念

我们知道，团队的理念是现代国际观念。团队，知道，但必须知道团队精髓；团队，向往，但必须建立强大团队意识；团队，迷恋，但必须建好用好团队员工；团队，必须看对人，选对人，用对人；团队，想要做好做大必须有能够复制的成功系统；团队，员工与员工以及领导之间沟通必须畅通；团队，工作有序，执行有力；团队，必须令行禁止，需要有坚强的领导力；团队，协调、和谐、和睦，必须有强大的凝聚力；团队，持续学习，必须建立有效的学习型医院。

卓越的团队绩效来自卓越的团队竞争意识。现代医院要赢在团队，要赢在观念，就必须要有明确的绩效目标，要争当第一，就一定要下定决心，有积极的思想观念，培养一个好的习惯和态度。团队成员的行动重于一切，团队只有凝聚力量、合作才能走向未来。团队可以规避自己的不足，发挥自己的优势，利人者利他，助人者助他。团队的实质就是人员之间的合作，是团队人才的素质。在人才使用上，在人才招聘上，在选择人才上，在培养人才上，都必须摸索一套团队人才管理的办法。要重用比自己更优秀的人，要培养有发展潜力的人才，要选拔优秀人才到领导工作岗位，要持续学习国际最先进的人力资源管理理念，学习绩效管理理念、考核理念、评价理念，保持绩效管理的长期有效。

三、卓越绩效赢在沟通力

现代医院、科室绩效赢在领导与团队正确管理和沟通能力上，赢在领导强有力的管理控制能力上。团队领导必须具备职能领导知识和绩效分工的技能，做一个赋予激情、善于组织与沟通的领导者，团队才有理想的绩效。驴和马的故事就说明绩效管理在于领导正确分配任务，正确调动团队成员积极性的道理。有个人有一头驴和一匹马。有一天，它们驮着货物赶路。驴累了，对马说："我吃不消了，你多少帮我驮一点吧！"马不愿意帮助驴，不过一会儿驴就倒地死了。随后，主人把驴的货物移到了马身上，并在上面放了一张刚剥下的驴皮……。生活中常是这样：帮助别人就是帮助自己。没有创造力哪有团队的活力，团队的发展来自员工思维的创新，技术的创新、管理的创新、技术与服务的创新，管理沟通是医院经营之魂。

如何打破"思维僵化"增强创造力？如何让团队成员集思广益、散发灵感，创造性解决医院难题？如何塑造团队成员的创新习惯？现代医院的团队精神发挥得好的一个共同的特点是：成功的医院之所以成功，经验之一就是有一支优秀的团队。团队是什么，传统的诠释是集体主义。时髦的诠释，就是一条有效的绩效工作价值链。团队是由许多个个体组成，所有个体在组织内部都有其固定的位置，这些位置互相衔接组成一个有效运转的整体。团队意识是医院职工对医院的认可程度，是个人利益服从团队利益的意识。要建设一支有效的团队，培养协作精神，它一方面取决于组织者，另一方面取决于团队员工。现代医院的卓越绩效来自卓越团队的四大力量，①控制力，包括各种约束机制；②习惯势力，包括牵引机制，一个医院的习惯势力决定了医院的最终绩效；③竞争力，包括竞争淘汰机制；④推动力，包括激励机制（图 17-17）。

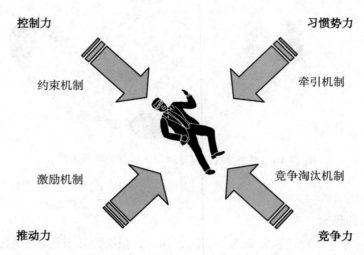

图 17-17　卓越绩效来自卓越团队管理的四大力量

　　现代医院对团队管理者的要求是越来越高。比如，管理者自信的决心；管理者的协调、营造能力；管理者人才理念的更新程度；管理者的统筹能力；管理者的知识更新能力；管理者战略思想的筹划能力。团队每一个成员必须认识自己在团队中的地位和价值，认识到相互支持的重要性。每一个人都要端正态度、欣赏别人、相互帮助。认识个人绩效与团队绩效的统一性的意义。团队精神与医院的持续发展取决于领导的组织与沟通能力。勤奋是持续的动力；敬业是人生的基石；忠诚是一份责任；主动是一种创造力；爱心造就和谐；快乐地面对生活与绩效工作是现代医院重要的工作。

第十八章　现代医院卓越绩效管理评价

现代医院绩效评估（performance appraisal），也称绩效考评、绩效评价，是一种员工评估制度，也是人力资源开发与管理中一项重要的基础性工作，旨在通过科学的方法、原理来评定和测量医院、部门、科室、班组、员工在岗位上的工作行为和工作结果。据最新研究，在美国《财富》排出的全球 1000 家大公司中，超过 70% 的企业直接应用了美国的《卓越绩效准则》标准评价企业，超过 90% 的企业在绩效评估和职业开发的过程中应用了 360° 评估法。医院评估医疗绩效可以评价过去与面向未来。绩效评价能够给已经做出绩效的医院、部门、科室、班组、个人一个正确的测评，以便于按劳付酬；绩效评价要面向未来，包括让科室、部门、班组、员工明白绩效还有改变提高的空间和余地，让其总结经验寻找差距，为其勾画理想的职业生涯设计。

第一节　设计绩效管理评价体系

医院绩效评估的目的，①对组织评价，如对医院、科室、班组就一定时期的工作进行评估确定；②对员工一定时期的工作进行评价，进而对员工的晋升、降职、调职和离职提供依据；③组织对员工的绩效考评的信息反馈；④员工和团队对组织的贡献大小进行评估；⑤对员工的薪酬、福利决策提供依据；⑥对医院招聘员工的选择和工作分配的决策进行评估；⑦了解员工和团队的过去培训和教育的情况；⑧对员工职业生涯规划效果的评估；⑨对医院、科室、班组、员工落实工作计划、预算和未来人力资源规划提供信息。

一、绩效管理评价体系

（一）从卫生行业行政管理角度对医院评价

- 根据卫生部医院标准评价；
- 根据卫生厅医院标准评价；
- 根据卫生局医院标准评价；
- 根据行业医院的直接上级制定的标准评价；
- 根据区域管理制定的标准对医院进行评价。

（二）从第三方监督管理的角度对医院评价

- 中国医院协会系统对医院进行评价；
- 新闻媒体对医院进行监督评价；
- 相关组织对医院进行评价；
- 管理咨询公司对医院进行评价；
- 相关杂志、报纸、内刊对医院进行年度跟踪评价；
- 地方团体对医院进行评价。

（三）从医院自己管理的角度进行绩效评价

1. 医院综合绩效评价
- 根据医院月度综合绩效指标完成情况评价；
- 根据医院季度综合绩效指标完成情况评价；

- 根据医院半年综合绩效指标完成情况评价；
- 根据医院年度综合绩效指标完成情况评价；
- 根据医院短、中、长期规划综合绩效指标完成情况评价；
- 特殊情况下（如医院班子成员交替）的医院综合绩效情况评价。

2. 医院医疗绩效评价

- 根据医院月度各临床科室医疗绩效指标完成情况评价；
- 根据医院季度各临床科室医疗绩效指标完成情况评价；
- 根据医院半年各临床科室医疗绩效指标完成情况评价；
- 根据医院年度各临床科室医疗绩效指标完成情况评价；
- 根据医院短、中、长期规划各临床科室医疗绩效指标完成情况评价；
- 特殊情况下（如医院班子成员交替）的医院各临床科室医疗绩效情况评价。

3. 医院护理绩效评价

- 根据医院月度护理绩效指标完成情况评价；
- 根据医院季度护理绩效指标完成情况评价；
- 根据医院半年护理绩效指标完成情况评价；
- 根据医院年度护理绩效指标完成情况评价；
- 根据医院短、中、长期规划护理绩效指标完成情况评价；
- 特殊情况下（如医院班子成员交替）的医院护理绩效情况评价。

4. 医院医技科室绩效评价

- 根据医院月度各医技科室绩效指标完成情况评价；
- 根据医院季度各医技科室绩效指标完成情况评价；
- 根据医院半年各医技科室绩效指标完成情况评价；
- 根据医院年度各医技科室绩效指标完成情况评价；
- 根据医院短、中、长期规划各医技科室绩效指标完成情况评价；
- 特殊情况下（如医院班子成员交替）的医院各医技科室绩效情况评价。

5. 医院职能部门（机关）绩效评价

- 根据医院月度各职能部门绩效指标完成情况评价；
- 根据医院季度各职能部门绩效指标完成情况评价；
- 根据医院半年各职能部门绩效指标完成情况评价；
- 根据医院年度各职能部门绩效指标完成情况评价；
- 根据医院短、中、长期规划各职能部门绩效指标完成情况评价；
- 特殊情况下（如医院班子成员交替）的医院各职能部门绩效情况评价。

6. 医院各个班组绩效评价

- 根据医院月度各个班组绩效指标完成情况评价；
- 根据医院季度各个班组绩效指标完成情况评价；
- 根据医院半年各个班组绩效指标完成情况评价；
- 根据医院年度各个班组绩效指标完成情况评价；
- 根据医院短、中、长期规划各个班组绩效指标完成情况评价；
- 特殊情况下（如医院班子成员交替）的医院各个班组绩效情况评价。

7. 医院员工绩效评价

- 根据医院月度员工岗位工作绩效指标完成情况评价；
- 根据医院季度员工岗位工作绩效指标完成情况评价；
- 根据医院半年员工岗位工作绩效指标完成情况评价；

- 根据医院年度员工岗位工作绩效指标完成情况评价；
- 根据医院短、中、长期规划员工岗位工作绩效指标完成情况评价；
- 特殊情况下（如医院班子成员交替）的医院员工岗位工作绩效情况评价。

8. 医院科室绩效评价

- 根据各个科室月度员工岗位工作绩效指标完成情况评价；
- 根据各个科室季度员工岗位工作绩效指标完成情况评价；
- 根据各个科室半年员工岗位工作绩效指标完成情况评价；
- 根据各个科室年度员工岗位工作绩效指标完成情况评价；
- 根据各个科室短、中、长期规划员工岗位工作绩效指标完成情况评价；
- 特殊情况下（如医院班子交替）的各个科室员工岗位工作绩效情况评价。

（四）从不同评价方法角度对医院绩效评价

- 自我评价；
- 同事评价；
- 上级评价；
- 下级评价；
- 服务对象评价；
- 小组评价；
- 不同医院文化，选取不同评价责任人评价；
- 同级医院之间交叉评价；
- 不同级医院之间评价；
- 同系统医院之间交叉评价；
- 不同系统医院之间评价；
- 同城市医院之间交叉评价；
- 不同城市医院之间评价；
- 同地区医院之间交叉评价；
- 不同地区医院之间评价；
- 同省市医院之间交叉评价；
- 不同省市医院之间评价；
- 同一国家内医院之间评价；
- 用国外标准（如美国 JCI 评价）对医院评价；
- 用国际标准（如 ISO 质量认证）对医院进行评价；
- 告知医院后进行绩效评价；
- 不告知医院进行绩效评价（暗访评价）。

二、绩效评价方法选择

绩效管理考核根本的目的在于绩效的改进，促进医院发展。绩效管理评价中把绩效改进的目标列入下期绩效计划中，绩效改进需管理者与员工双方的共同努力，绩效改进的关键是提高员工的能力与素质，绩效管理循环的过程是绩效改进的过程，绩效管理过程也是员工能力与素质开发的过程。考评人应接受怎样的培训？绩效考评的含义、用途和目的，医院各岗位绩效考评的内容，医院的绩效评估制度，考评的具体操作办法，考评评语的撰写方法，考评沟通的方法和技巧，考评的误差类型及其预防，考评内容统计哪些资料？各项结果占总人数的比例是多少？其中优秀与不合格的比例各多少？不合格人员的主要不合格的原因是什么？是态度问题还是能力问题？是否出现员工自评和医院、科室、部门评价差距过大的现象？如有原因是什么？是否有明显的考评误差？如有误差是哪种误差？如何预防？能胜任工作岗位的员工比例占多少？医院人力资源部门可以根据不同的需要，进行不同的统计和分析。它有助于人力资源管理部门更科学地制定和实施各项人力资源管理政策的实施。

现代医院绩效评估的方法有哪些？主要有①专家咨询法，此方法是采取匿名方式通过几轮函询，征求专家们的意见，然后将他们的意见综合、整理、归纳，再反馈给各个专家，供他们分析判断，提出新的论证；②基本统计量法。通过各指标一些基本的统计量来确定指标是否有评价意义及区分的能力；③聚类分析法。在指标分类的基础上，从每一类具有相近性质的多个指标中选择典型指标，以典型指标来替代原来的多个指标。这种方法可以减少评价指标间重复信息对评价结果的影响；④主成分分析法。从代表性指标的角度来挑选。将原来众多且相关的指标，转化为少数且相互独立的因子（合成主成分），并保留大部分信息的方法；⑤变异系数法。从指标的敏感性角度挑选指标。除此之外，还有①经验定权法；②德尔斐法；③定性排序法；④定量转化法；⑤对比排序定权法；⑥灰色定权法；⑦模糊定权法；⑧层次分析法。

现代医院绩效管理评价必须结合具体医院具体情况，适用于哪一种评价方法，要看医院的文化，员工的理念，员工的认同，医院主要领导的评价思想，以及医院传统的评价方法。现代医院的绩效评价方法没有最好的方法，只有适合医院的方法才是最好的方法。

三、绩效管理评价标准

现代医院绩效管理标准具有特殊性，医院有总的宏观的绩效考评标准，临床各个科室有差异性小的绩效考评标准，各个医技科室有差异性小的绩效标准，各个职能部门有差异性小的绩效考评标准，护理工作有差异性小的绩效考评标准，后勤各个班组有差异性小的绩效考评标准。医院无论采取什么样的绩效考评标准，必须结合自己医院的实际情况。

正确的绩效考评标准应该是，能够反映国际绩效管理理念，能够体现国家绩效管理政策，能够包括卫生行业绩效管理要求，能够符合当地卫生系统客观规律，能够在本医院完全实施的"本土化"的绩效考评标准。

由于绩效管理工作是一项复杂性工作，牵涉面比较大，与员工利于直接挂钩，对医院发展具有决定性作用和意义。因此，我们建议医院在实施绩效管理时最好由有经验的医院管理公司协助实施，这样医院可以在不影响正常工作的情况下有条不紊地进行。再说，即使在实施绩效管理、考核过程、考评结果兑现，医院出现矛盾也可以由管理咨询公司帮助解决。由医院管理咨询公司帮助设计绩效管理方案，有了政绩和成绩是医院的，是医院领导的，而绩效考核、管理、评价过程中有了矛盾、有了问题是医院管理咨询公司的，医院管理公司可以最大限度地站在绩效管理的理念、方法上去处理问题。医院选择医院管理咨询公司协助设计绩效管理方案，是一个比较好的抉择。

我们在进行的多家医院绩效管理过程中，深深地体会到，医院实施绩效管理，必须进行很好地设计，必须首先进行全员培训，改变员工旧有的观点，树立适合医院的全新的现代医院绩效管理理念。这样，绩效管理进行得就比较顺利。

（一）成功关键因素

现代医院经营、管理有其特殊性，医院业绩好坏并不是简单的投资与报酬的关系，成本与收益之间的对比关系，因无论是成本或收益，均受多种因素的影响。指标设定的科学、全面、有效性与否直接关系到绩效考核的客观性和公正性。因此指标设定，一定是完成绩效目标责任的成功关键因素，通过对这些因素监督、控制、考核的过程，确能推进绩效目标的实现。

（二）评价指标确定

①医院、科室、部门、员工通过努力在一定的时间内可以实现，并有时间要求；②指标是具体的、数量化的、行为化的、具有可得性；③可衡量化，不论是与过去比，与预期比，与特定参照物比，与所花费的代价比较，都有可操作性，现实的、可证明的、可观察的；④尽可能量化的，能够描

述细节、具体的，可操作的；⑤经过全员参与并全员同意制定的，具有说服力强的绩效管理共同标准。

四、绩效管理效果主导型

现代医院绩效管理是以绩效结果为导向的管理方法，重在绩效的结果，评价的重点也是评价的绩效结果。绩效考评的内容以考评结果为主，效果主导型就是着眼于"干出了什么"，重点在结果而不是过程行为。由于它考评的是工作的最后业绩而不是工作过程，所以标准制定后重在目标的实现，标准容易制定，并且容易操作，关键是能不能在规定的时间内达到绩效目标。绩效目标管理考评的就是绩效工作的结果。但是，绩效管理评价具有短期性和表现性的缺点，对具体科室有具体工作数量的可操作的员工工作较适合，但对大多数职能部门、机关人员数量指标不太好衡量，因此评价绩效的操作程度有一定的难度。所以，在制定职能部门绩效考核指标时的内容尽可能量化，这样对职能部门的员工考评起来就比较容易了。

五、绩效管理品质主导型

现代医院绩效考核的主要内容之一是以考评员工在工作中表现出来的品质为主，着眼于"他怎么干"，由于其考评需要如忠诚、可靠、主动、有创新、有自信、有协助精神等，所以很难具体掌握考核标准。操作性与效度较差。适合于对员工工作潜力、工作精神及沟通能力的考评。品质主导型与行为主导型的区别是，行为主导型考核的内容以考评员工的工作行为为主，着眼于"如何干"、"干什么"，重在绩效工作的过程。考评的标准容易确定，操作性强，适合于管理性、事务性工作的考评。从医院发展的长远观点来看，现代医院的绩效考核应该重视员工品质的考核，包括医德医风、敬业奉献、社会责任、环境意识、团队精神、服务意识、患者至上等。就我们在医院绩效考核标准的设计来看，经济指标只能占全部考核标准的30%左右，其余应该是考核质量、技术、业务方面的内容。强调经济指标的考评短期内医院能够发展，从长远角度看，重视员工品质的考评是长期发展的需要。

六、绩效管理评估的误差

现代医院绩效考评误差是经常发生的现象，关键是把考评误差缩小到最低限度。其误差包括，①考评指标理解误差；②光环效应误差；③趋中误差；④近期误差；⑤个人偏见误差；⑥压力误差；⑦完美主义误差；⑧自我比较误差；⑨盲点误差；⑩好大喜功误差；⑪既定目标误差；⑫人为因素误差。绩效考评误差并不可怕，可怕的是不能认真对待，不能对绩效考核标准进行持续改进。医院实施绩效管理的标准没有一个医院是一次成功的，都是在循序渐进中完善和改进的，这样绩效考核标准才能成为医院的好标准，对医院可持续发展发生积极作用。

第二节　评价绩效应遵循的原则

一、绩效考核理念与医院文化相一致

绩效考评内容实际上就是对科室、部门、员工工作行为、态度、业绩等方面的要求和目标，它是员工行为的导向。绩效考评内容是绩效考核理念与医院组织文化和管理理念的具体化和形象化，在绩效考评内容中必须明确：医院鼓励什么，反对什么，给员工以正确的指引。绩效管理的最大基础是医院文化，失去了这个支撑，绩效管理可能失败，考虑到了医院的文化，绩效管理的基石就比较牢固。一味地照抄照搬国外的绩效考核标准是无本之木、无源之水，最终要受到医院和员工的淘汰。医院实施的绩效考核标准必须是本土化的，是医院的标准，而不是其他医院照抄过来的标准。这就需要在实施绩效管理时必须让医院全体员工充分讨论，充分参与，充分论证，充分发表自己的意见和建议。现

代医院绩效考核标准既要有现代绩效管理的理念，更要有医院的文化基础。

二、绩效考核必须设立关键绩效指标

现代医院绩效考评内容不可能涵盖员工岗位上的所有工作内容，为了提高考评的效率，降低考核成本，并且让员工清楚工作的关键点，考评内容应该选择岗位工作的主要内容进行考评，即关键绩效指标。绩效考核指标的法宝是 6 个字：简单、持续、有效。绩效标准越简单越好，但必须能够持续，因为绩效管理是医院的常态；在持续的基础上有效，持续改进就能成为一个好的绩效考评标准。目前在国内的文献报道中，主要以医院综合绩效考核为主，采用的方法有基本统计量法、聚类分析法、主成分分析法、变异系数法、层次分析法等等，基本上都是侧重于对医院总的工作数量、工作质量、成本、社会效益等的宏观指标进行分析、评价，而对医院各个科室、个人的评价少有报道。因此对医院来说医院综合绩效考核其实用性较差，不能解决目前医院迫切需要解决的人员绩效考核或科室绩效考核的实际问题。因为医院绩效考评主要是上级领导的事情，医院应该侧重对科室、部门、员工的考核。医院实施绩效管理应该在对医院实际调研、专家咨询和专家组讨论等的基础上，提出医院绩效考核的具体方法，在实际工作中具有操作性。首先应该确立关键绩效指标，即一级指标。把一级指标确定了，二级指标、三级指标，甚至四级指标就好制定了。关键绩效指标要依据医院床位规模确定，总体来说，床位规模大的医院关键绩效指标数量要多一些，床位规模小的医院关键绩效指标数量要少一些，关键绩效指标究竟几个为好，目前没有定论。医院关键绩效指标有 3 项内容的、有 4 项内容的、有 5 项内容的、有 6 项内容的、有 7 项内容的，也有 8 项内容的，甚至有 9 项内容的。

三、绩效考核考评的内容重点要突出

医院绩效考评是对科室、员工的工作考评，对不影响工作的其他任何事情最好不要进行考评。譬如员工的生活习惯、一般行为举止等内容不宜作为考核内容，否则会影响相关工作的考评成绩。绩效考评重点突出主要是，考核的关键绩效指标的分值不能平均分配，要有几个绩效分值大的项目，比如质量指标、数量指标、效益指标、患者满意度等。这样绩效考评抓住了重点，员工的绩效工作目标更清晰，也更容易突出岗位工作的内容。

四、绩效考核考评坚持实事求是原则

实事求是是绩效考评的基础和总原则。实事求是主要是绩效考核指标要符合医院的实际，实施的考核标准是经过科室的员工讨论过的，是在原有传统的考核标准基础上完善的，是能够覆盖所考核科室、员工的主要岗位工作的，经过绩效考核是能够激发员工的干劲的，绩效管理是促进医院发展的，医院各项指标是提高的，患者满意度是稳步提高的。绩效考评实事求是更重要的是制定考评标准的实事求是，考评过程的实事求是，考评结果的公布实事求是，考评结果兑现的实事求是。

五、绩效考核考评必须培训考评人员

现代医院绩效管理必须对员工进行系统培训，培训内容包括，绩效考评的含义、用途和目的，医院各岗位绩效考评的内容，为什么要进行岗位设计，为什么要撰写岗位说明书，医院的绩效评估制度，考评的具体操作办法，考评评语的撰写方法，考评沟通的方法和技巧，考评的误差类型及其预防，参加绩效管理培训的组织领导等。大的医院进行绩效管理还需要分层进行培训，根据医院需求，中层领导干部培训内容主要是，绩效管理理念，绩效考核标准解读，绩效考核组织的建立，国内外绩效管理的发展趋势，怎样做一个智慧型的中层领导干部，现代医院医院绩效管理的领导力，团队建设等。医院普通员工要进行绩效质量管理的培训，成本核算的意义，患者满意度，员工岗位绩效考核，绩效管理促进医院快速发展，绩效管理是当前医院最主要的管理方法，等等。最重要的是绩效管理理念的培训与认同。

除以上培训内容外，还包括定期告诉员工，考评内容需要统计哪些资料？各绩效考核项的结果占总人数的比例是多少？其中优秀与不合格的比例各多少？不合格人员的主要不合格的原因是什么？是态度问题还是能力问题？是否出现员工自评和医院评价差距过大的现象？如有原因是什么？是否有明显的考评误差？如有是哪种误差？如何预防？能胜任绩效工作岗位的员工比例占多少？评估绩效指导成效如何？绩效指导目标是否达成，是否需要进一步的绩效指导，对下属的绩效辅导是否有效，下属在绩效指导过程中有什么反应，下属下一阶段发展需求是什么，有哪些需要改进的地方，还需要进行哪些指导，医院经过绩效管理比过去能够提高多少，本医院与同城市的同级医院绩效管理的区别怎样，等等。绩效管理人员必须是热心绩效管理的人员，必须有持续学习的习惯，必须有接受新事物的能力。

六、绩效考核考评需要绩效管理指导

现代医院绩效管理指导包括，绩效考核标准制定的指导，绩效管理实施的指导，绩效标准控制的指导，绩效考核方法的指导，分析绩效评价结果的趋势，重点分析员工绩效存在的问题，分析绩效改进指导需求，明确绩效指导项目的先后次序，各绩效指导项目的关键点是什么，各绩效指导项目的最佳时机是什么。拟订下一步绩效指导计划，评价下属的绩效管理需要的学习风格，选择学习活动的内容，准备下一步员工指导绩效计划，如何执行指导计划，与下属保持深入沟通的制度建立，发挥下属的绩效提高的主动性，营造有利的学习环境，包括管理者的指导技巧，员工的学习条件和其他人的有效配合等。

第三节　绩效评价需要持续改进

一、员工绩效考核的改进

绩效管理是美国 20 世纪 80 年代的产物，我国于 20 世纪 90 年代引进，在管理上经历了近 30 年的探索，直到国务院规定 2010 年 1 月 1 日在全国事业单位实施绩效工资的通知为止，现在许多医院仍然感到绩效管理难度极大，特别是在大型公立医院，绩效考核方法严重"水土不服"。即使是应用原有的管理分配体制，也遇到了障碍，真正成为多元化管理交错的时代。事实上，业绩管理、考核、考评我国医院年年都在进行，但是相当不理想。因此，这种每年年底进行、与薪酬和个人的发展脱节的业绩评价，除了在评选先进分子上还发挥一点作用外，实际上没有起到应有的作用。可以说，以"德、能、勤、绩"为主的传统绩效评价既不能反映出某个医务人员的工作质量和技术水平，也不能影响他的薪酬和个人发展，成了一种为了应付工作评价而评价的方式。这也是为什么大多数的医务人员抱怨绩效评价最终还是领导说了算的原因。目前国内多数公立医院仍然被国家列为事业单位，因此这类医院的绩效考核仍然在沿用行政机关、事业单位工作人员年度考核制度，每月的工作检查不少是走过场，不能体现每个人的绩效情况。在医院里不论什么专业，什么层次的人员，都在使用基本统一的考核标准，所考核的德、能、勤、绩等内容也很笼统，绩效评价后的结果，既没有与员工薪酬和个人的发展紧密地联系在一起，也难以反映不同岗位不同人员的业绩贡献。所以，以往的绩效考核就是发奖金，绩效管理在我国医院还任重道远，还需要持续改进。

（一）绩效管理体制的改进

现在大多数公立医院通常将薪酬分为经济性薪酬和非经济性薪酬两部分，经济性薪酬包括基本工资、绩效工资、补贴工资、年度奖励、保险福利、带薪休假等；非经济性薪酬包括工作环境、工作氛围、员工培训、个人发展空间与机会、能力提高以及职业安全等。现代年轻人的职业生涯包括 3 个方面，①工作单位与工作环境；②薪酬福利；③培训发展（个人的职业生涯发展前景）。而对于医务人员的职称评定和晋级，主要依据其科研工作成果、论文发表、有无重大事故、晋级考试成绩和工作时

间等等。然而，从医院现行的以工作业绩考核方法为主要内容和指标的绩效评价，可以看出，这些能够真正影响医务人员薪酬和职称评定的主要因素，并没有在年终的绩效评价中体现出来，也就是说，这些指标没有得到科学的量化，定性指标太多。在计划经济体制下，我国公立医院属事业单位，其行政主导性非常明显，因而在绩效考核指标设计上，出现了严重的行政主导现象，不少医院在分配上没有偏向一线人员，甚至有的医院还偏向行政人员。这势必导致一线医护人员心理不平衡，有不少一线人员愿意到职能部门工作，致使一线人员红包、药品回扣事件也就很难避免。目前的绩效考核手段落后，对绩效考评的理念似是而非。真正的现代绩效考核既着重于过程评价也重结果评价，寻求对问题的解决而非寻找错处，体现结果与行为两个方面而非人力资源程序，是推动性的而非威胁性的是持续改进而非一次性的。绩效管理体制的改进主要指员工的发展，即绩效考核有利于员工职业生涯发展，医院为员工发展打造空间与机遇。

（二）绩效评估有效的辅导

一是随着绩效目标的实现过程，辅导沟通是连续的；二是不仅限于在一些正式的会议上沟通，还要强调非正式沟通的重要性；三是明确并加强对实现绩效目标的期望值；四是激励员工，对员工施加推动力，推动力是指一种连续的需求或通常没有意识到的关注；五是从员工中获得反馈信息并直接参与绩效管理；六是针对结果目标和行为目标进行辅导。

巧妙地运用绩效辅导策略应该是，首先，需要建立合理的绩效利益分配机制，同时注意保护和发扬医务人员的工作积极性；其次，奖罚分明，把握尺度，严肃处理医务人员的违规事件，如收取红包、接收吃请等；第三，在建立合理的激励机制时需要避免出现不公正情况，尽可能指导科室在绩效考核、评估、发放绩效奖金时要公开公正；第四，经济和物质上的激励并非全部的激励方式，有多种激励途径可供选择；第五，建立起绩效管理体系以后，严格执行绩效考核并在绩效考核过程中掌握一些基本原则，设计出结合医院科室实际情况的绩效考核指标，并掌握绩效考核的全过程。绩效管理辅导是医院各级领导应尽的义务和责任，下级绩效不好都是领导辅导不到位，都是领导指导不力的结果。

（三）影响绩效改进的因素

1. **员工满意**：顾客永远是第一的，医院绩效管理，必须强调领导时刻清醒自己在为谁服务；了解员工真正的需求，并想方设法去满足这种需求，员工满意是医院绩效管理竞争优势的根本。同时强调内部员工与外部顾客（包括患者）的满意。医院绩效考核、测评、评估的对象是员工，绩效管理的参与者是员工，所以绩效考核的重点是员工，绩效管理、考核、评估的满意度也是员工，这一点必须清楚。

2. **流程再造**：用流程理论来思考组织绩效管理、考核、评估的架构，思考每一个步骤是否真正具有增值效果，分析组织的核心流程和关键价值流是否科学、合理，设计是否符合现代医院绩效管理效率的流程管理系统。

3. **领导力**：高绩效医院的领导者必须摒弃传统领导者无规则控制与武断指示的角色，为医院勾勒出清楚的愿景、使命、目标、价值观，提供医院的发展方向。高绩效领导者最主要的任务是使下级发挥最大的潜能，从而使整个医院发挥最大的绩效。事实上，每一个人都是领导，只要工作就存在领导与被领导的关系（领导者工作就是在领导，其实管理、领导、经营物质也是在领导，有的信息管理是虚拟的，信息管理既领导人，也领导物，也领导虚拟世界，信息管理有领导力），只要工作就存在着领导力问题。比如，临床医师管 12 个床位，就是在领导 12 个患者，患者满意不满意就是一个领导力的问题；护士上班给患者输液穿刺，有时一个上午要打点滴一二十个患者，谁先谁后，穿刺难的患者先进行，还是穿刺简单的患者先进行，是从病房的几号床位开始，这都是个管理问题，就是个领导问题，就是个领导力问题；门诊的导医人员也有领导力问题，导医上班时自己的姿势、语言、手势等都要事先"设计"，上班时是先疏导患者就诊，还是先陪危重患者就诊，这就是管理，这就是领导，就是领导力问题。传统的观点认为只有领导才有领导力，现代的理念是，人人都是领导者，人人都有领导力，进行管理人人都存在领导力；医院的保安在"指挥"、在"审视"、"在疏导"，也有领导力。等等。

4．执行力：医院中层干部有完成绩效目标任务的信心、决心和能力，有提高克服执行力的制度保障，从而提高全员的执行力。执行力是现代医院的一个非常重要的课题，其实我国的绝大多数医院已有60多年的历史，哪一个医院也不缺文件、规定、制度、措施、准则，缺的是执行"文件"内容的执行力。绩效管理更是如此，缺的是绩效管理的执行力。

5．协作力：高绩效的现代医院的所有成员必须分担绩效过程中的责任，分享绩效管理的成果，发挥个人绩效管理多样技艺与能力。医院员工能够将自己的绩效目标与医院的绩效目标趋于一致，科室内人员的协作、科室与科室间协作、个人与个人之间的协作以及全院的有机协调等。协作力是绩效管理的新内容。现代医院绩效管理是一个协作的结果，现代科室绩效管理是一个协作的结果，现代的个人绩效管理也是协作的结果。传统的"单打独斗"的功能没有过时，现代医院绩效的团队精神更加重要。

现代医院绩效考核是"单打独斗"与团队精神的结果；现代科室考核绩效是"单打独斗"与团队精神的结果；现代个人绩效考核是"单打独斗"与团队精神的结果。现代医院绩效评估与改进是"单打独斗"与团队精神的结果；现代科室绩效评估与改进是"单打独斗"与团队精神的结果；现代个人绩效评估与改进是"单打独斗"与团队精神的结果。

6．竞争力：现代医院绩效管理应该去除官僚作风，建立以医疗市场与顾客流程为主导的竞争力组织，朝向组织远景迈进的制度和架构，对外倾听顾客的声音，对内重视员工的参与。现代医院绩效管理的激励措施，持续改进的方法，鼓励创新的内容，整合机制的策略，和谐共进的共识，共同构建医院可持续发展的核心竞争力。

二、科室绩效考核的改进

（一）绩效考评目标改进的确立

绩效评价的指标一般为先确定医院的总体目标，再将总目标分解到科室和部门，然后各科室和部门再将指标分解到员工个人。这是国际绩效管理的常规。中国医院绩效管理的特色是，目前绩效管理不宜分解到每一个个体人员，最好的办法是把医院总绩效分解到科室或部门，尤其是在公立医院更是如此，这是避免犯"绩效考核主义"的错误，避免绩效管理"水土不服"。绩效目标要不要分解到个人，绩效任务要不要分解到个人，绩效责任要不要分解到个人，这要具体医院具体分析，这要具体情况具体分析，这要看医院的文化，这要看医院的管理理念，这要看医院的员工接受程度，不能一概而论。现代医院绩效管理，绩效目标能不能分解到个人，正确的办法：绩效目标与任务，宜分（分解到个人）则分，不宜分则不分。最终的结果是看效果（管理绩效）。医院绩效目标分解到个人效果好，就分解到个人，绩效目标分解到个人效果不好，就不分解到个人；医院绩效目标分解到科室、部门效果好，就分解到科室、部门，医院绩效目标分解到科室、部门效果也不好，就多次对标准、方法、措施、进行尝试、修改、补充、完善，直至绩效管理效果满为止。

（二）绩效考评改进的内涵要求

在医院绩效考评的改进中，必须把握绩效管理内涵，员工最大限度地获利于绩效管理中。绩效考评改进中，要掌握绩效考评的步骤与标准，再次审查制定绩效管理目标，采取有效的绩效评估方法，应用好绩效考核方法，熟练辅导面谈技巧，回顾绩效考评要点，让员工畅谈绩效管理的体会。绩效考评的成功更在于绩效管理的情商。绩效考评改进是确认下级员工的成就，绩效考评改进是发掘下级员工的潜能，绩效考评改进是理解下级员工的培训需求，绩效考评改进是发放员工绩效奖金、薪酬与提升员工技能的动力。

（三）绩效考评改进的评价流程

确定绩效考评改进的范围，选出最佳绩效管理改进的组织者，决定绩效考评的改进方式，练习绩效考评改进的技巧，识别绩效改进的优势和差距，确定绩效考评改进机会和顺序，制定和实施绩效考评改进计划，评估和改进绩效考评的过程。

（四）绩效管理专家的改进评估

现代医院绩效管理、考评改进应该按照设定的流程绩效进行，充分尊重绩效知识权威专家意见，执行绩效行政领导的指示，正确制定绩效计划，协调绩效进度，接受绩效知识专家的指导协调，一般情况下无条件服从绩效行政领导的协调。绩效考评的改进主要是由医院组织的绩效考评专家对医院、科室、部门、个人绩效分析、判断、评估，从而使医院、每一个科室、部门、个人的利益达到做大化。通过专家与医院领导、科室主任、护士长、部门科长的交谈、评估，确定绩效改进方案，以利于今后的绩效管理，保证医院绩效管理的可持续发展（图 18-1）。

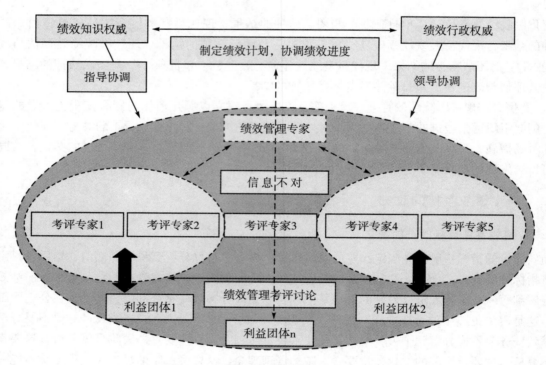

图 18-1　现代医院绩效考评成员间关系

（五）重视关键绩效指标的改进

现代医院绩效管理，必须设立关键绩效指标，这有利于抓住绩效考核的重点。这种关键业绩指标（KPI）体系的建立和测评过程本身，就是使全院工作朝着医院战略目标努力的过程，也必将对各科室、部门、个人的绩效管理起到很大的促进作用。关键绩效指标要根据医院工作和管理的具体要求，确定最准确、全面和适量的指标，尽量选用可直接采集到的可量化的指标，易测易得，易考评。如量化指标，包括门诊工作量、急诊工作量、住院人数、出院人数、诊治危重患者数、及疑难杂症患者数、外科手术量、经济效益量，等等。关键绩效指标还包括，一些定性指标，如手术前诊断符合率、治愈好转率、抢救患者成功率、无菌手术切口甲级愈合率等；医疗效率，患者满意度，员工满意度。领导满意度，社会责任感，医德医风，奉献敬业、团队精神、社会效益；还包括如床位使用率、周转率、平均住院日、业务素质等。还包括如甲级病案率、院内感染发生率、医疗缺陷发生次数及业务考核成绩等；科研管理指标包括科研立项、科研成果、论文及专著、新技术、新业务等考核。绩效考评是对医院员工劳动付出的一种反馈，同时也是支付薪酬的重要依据。绩效考评通常是指从医院的经营目标出发，用一套系统的、规范的程序和方法对员工在医疗服务工作中所表现出来的工作态度、工作能力和工作业绩等进行以事实为依据的评价，并使评价以及评价之后的结果有助于医院经营目标和员工发展目标的实现。好的绩效考评制度能够很好地衡量科室、部门、员工的实际付出和付出的效果，在设计绩效考核制度时应考虑考评的维度、考量的方法及考评结果的反馈。同时，在实施绩效考评中做到公正原则，对事不对人，并将考评结果面向所有的被评估者公开，及时做好反馈沟通工作，达到绩效改进的目的。

三、领导须参与绩效改进

（一）确保直接领导的参加

现代医院绩效管理中的自我评价若没有直接领导或管理者的参加或给出承诺和参与，自评过程可能很快就会有问题，或者是走过场，长而久之就没有人被重视，绩效管理的沟通与反馈就会失真。直接领导参加员工绩效管理自我评价时，领导可以协调各种需要的资源，可以起到模范作用和激励其他人员的作用。直接领导的承诺可以使科室、部门、自我评价经受主许多挑战或者质疑，同时具有绩效评价的权威性。因为自我评价可以作为员工绩效管理的档案保存，以利绩效管理的长期应用和参考。

（二）选好自我评价的时机

现代医院在任何时期使用卓越绩效评价准则的管理方法与理念都不嫌早，实施绩效管理方法都不会早。但也有例外的时候，如在下述情况就不宜作自我评价，也不会有公正的自我评价。所有绩效管理计划都是领导制定的，所有绩效管理制度都是短期的，根本没有绩效管理的长期策划和经营战略；正在进行重大的医院变化（医院领导变更、合并、并构、重组、减少规模等）；组织采用"黑匣子"管理制度即高层领导不希望全院人员分享重要的管理、业务数据和信息；领导认为医院经得起任何考验：有了问题，兵来将挡，水来土掩；考核都是以和为贵，不愿面对问题和解决矛盾；视野狭窄，管理理念落后，满足现状，不求进步；评价没有覆盖各层次、各部和所有人员。在医院、科室、部门评价中，评价对象应覆盖医院的各个层次和各个科室、部门和人员，这样方能获得有价值的绩效管理和改进信息。如：不同科室、部门、层次的员工对医院的努力方向有不同程度的理解，对他们的直接领导者的行为也有不同的看法；注重改进绩效管理结果而非单纯追求考核分数，单纯为了考核后的科室、部门和个人排名。医院绩效管理中科室、部门、人员自我评价时机非常重要的，必须引起各级领导的重视，才能收到绩效改进的效果。

（三）明确自我评价的内容

现代医院绩效管理中的自我评价的一个重要内容就是首先选择好有针对性的科室、部门、个人评价内容作为其他科室的评价示范。应该说，医院绩效评价分几个层次，①医院绩效评价；②临床科室绩效评价；③医技科室绩效评价；④职能部门绩效评价。其中，临床各个科室又分为内科绩效评价、外科绩效评价、护理绩效评价；医技科室更是每一个单个不同业务的科室评价；后勤又可以分为，后勤科室绩效管理评价，后勤员工绩效评价，后勤各个班组绩效评价等。其评价内容更要紧密结合各个科室、部门、班组、个人的具体工作进行。绩效评价内容范围的专业部分，通用部分。专业部分就是各个科室业务、部门工作、个人的工作岗位评价，通用评价部分就是共同的评价标准，如，医德医风、敬业奉献、社会责任、出勤、学习培训、论文发表、科研成果，等等。

四、绩效考评体系的改进

（一）绩效指标体系的方法类别

现代医院绩效改进是个系统工程，是一个待开发，待研究的系统工程，是发展中的绩效管理体制改进。医院绩效考核、考评体系的构建是医院进行科学管理的重要手段，建立个人、科室、部门、班组考核考评数据库，进行科学的统计、分析和考评评估，能够客观地反映个人、科室及医院的综合绩效。通过客观、公正的绩效评价，有助于引导医院强化经营意识，减少成本消耗，实施低碳医院、低碳科室工作与管理机制，加强医院内涵建设，实施科学管理，促进社会效益和经济效益的协同发展。同时，也有利于医院管理者及时准确地发现医院在经营和绩效管理中的薄弱环节，从而主动调整医院、科室、部门结构和经营策略，从而实施科学的绩效管理改进，提高绩效工作改进效率，增强医院的综合绩效竞争能力。绩效指标的体系方法类别，离不了医院的专业分工，必须按照工作性质分类。

　　近年来，不少学者、管理者对医院的综合绩效进行了研究，采用的方法有多种。一种是采用国务院的《卓越绩效评价准则》，一种是采用美国的《卓越绩效准则》；有的把医院的绩效指标分为内部指标、外部指标和运行指标等对医院进行综合评价；有的是采用平衡计分卡方法；有的是采用传统的"德能勤绩"方法。其目的是评价不同级别医院的综合实力；有些医院不同程度地开展了医院绩效的评价，但这些医院主要是为了进行奖金的分配而主要考虑各临床科室的工作数量和质量、成本三方面的部分信息。有些医院是采用科室人员由科主任来进行考核，而科主任的考核主要采用述职的形式，由各职能部门来进行评价，医院没有一个比较完善的考核评估数据库及评价体系。现代医院绩效考核的基本思路是基于对个人考核的基础上进行的，但医院有医、药、护、技、管理、后勤等不同职称类别，各类别又有高、中、低职称之分，在绩效考核评价和考核中应对不同类型和不同能级的人员制定不同的考核标准和考核办法。绩效考评体系必须是各方满意的、医院发展的（图18-2）。但总体思路是一致的，即工作必须有绩效，工作必须使被服务者满意，这是基本的原则。

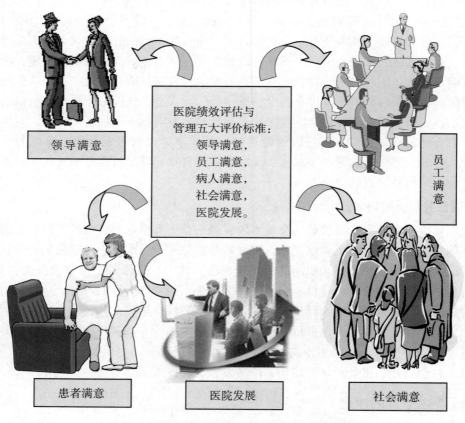

图18-2　现代医院绩效考核与改进的满意标准

（二）绩效指标体系的分值设计

医院为了保持和不断地改进医疗绩效水平，必须对科室、部门、班组、个人绩效进行行为激励，并在探讨绩效管理激励机制的体系。但是简单而独立的行为激励又往往难以奏效，必须有一个有效的激励机制才能保证行为激励的有效性，建立一个有效的激励机制是医院绩效管理和评估工作的一个重要内容，现代医院绩效评估系统结果直接与科室和部门的利益挂起钩是最常用的方法。大部分医院采用并规定绩效考核满分在 1000 分。为什么采用 1000 分呢？这是因为如果采用 100 分制，那么对临床科室就不太适合，因为国家卫生部规定的临床指标就有上百种，就是每一项指标分值再少，也是一项，这样就出现有些项目或者指标就可能在考核时是零点几分的现象，这给绩效考核、核算、管理、评价带来麻烦。如果采用 1000 分制，每一项或者每一个指标最少可以是 1 分，零点几分的情况就可能不发生，或者说很少发生，这对医院绩效管理有好处，简便、好操作、省人、省力、省成本。

（三）绩效指标体系的能级管理

为了管理上的方便和跟上时代的步伐，绩效管理、检查、考核、评价最好是能级管理，即分级管理制，医院级绩效管理，科室、部门级绩效管理。医院级绩效管理的重点是中层领导干部，和/或高级职称者；科室、部门绩效管理的对象是科室的员工。把绩效管理的权力彻底交给科室主任、护士长去管理。这就是科学管理，这就是绩效管理，这就是能及管理。如果那个医院搞绩效管理，把员工的绩效管理权，全部由医院管理，或者由医院成立的绩效考核办去管理，这事实上是剥夺了中层领导干部的管理权，是医院领导自找麻烦，自讨苦吃，出力不讨好，医院的绩效管理最终要失败。我们再三强调现代医院绩效管理是能级管理，而不是一个领导的一元化管理，更不是代替中层领导干部管理，这一点大家必须始终清楚。绩效管理体系的改进重在绩效管理的基础工作，如员工的岗位设计和岗位测评，就是非常重要的，这个基础工作不做好，其他绩效工作都无从谈起（图 18-3）。

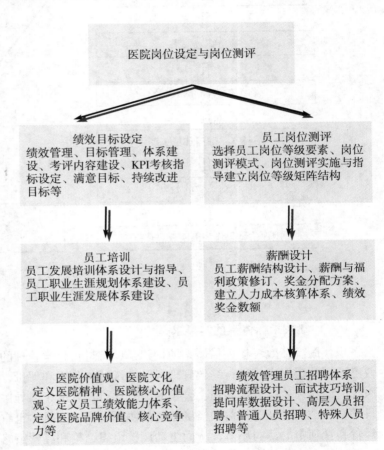

图 18-3　现代医院员工岗位设定与测评

（四）绩效指标体系的 PDCA 改进

现代医院全面的绩效管理体系改进包括 4 个部分，即计划（绩效标准和目标）、实施、评价、改进。计划是基础，实施是重点，评价是关键，改进是水平。必须建立在真实可行的计划基础上，一步一个脚印地、一个过程一个过程地、从细节抓起并实施，对绩效管理进行的各个阶段、年度评价，依据绩效管理存在的实际问题进行改进。其中绩效评估是对过去一段时间里绩效目标完成情况的评价，是绩效诊断和改进的依据。诊断可以识别问题的真实原因，并对出现的问题能及时解决、挖掘潜能，以提高绩效能力和水平。

（五）绩效指标体系的改进原则

在确定绩效管理标准和目标改进时应遵循 SMART 的原则，同时要遵循严格的绩效体系评估流程（图 18-4）。绩效管理的持续改进原则只是一个大家公认的宏观原则，事实上，在绩效管理的评价中还必须结合医院的具体实际进行，结合医院的具体科室或者部门进行，结合不同的员工进行，否则事倍功半。

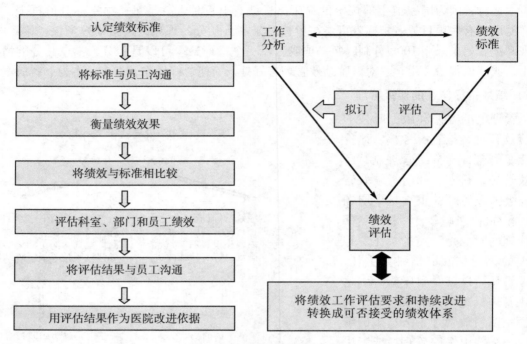

图 18-4 绩效体系评估流程

（六）绩效指标体系的实事求是

现代医院绩效考核评估体系的构建是医院进行科学管理的重要基础，建立个人、专业组及科室绩效考核评估数据库，进行绩效管理科学的统计、分析和评价，能够客观地反映个人、专业组、科室及医院的综合绩效。通过客观、公正的绩效评价，有助于引导医院强化经营意识，加强内涵建设，实施科学管理，促进社会效益和经济效益的协同发展。同时，也有利于医院管理者及时准确地发现医院在经营和管理中的薄弱环节，从而主动调整组织结构和经营策略，实施科学管理，提高工作效率，增强医院的综合竞争能力。构建现代医院科学的绩效管理体系就是实施全面的绩效培训、考核与岗位管理，不但是临床科室、医技科室、护理工作、更重要的是把机关和职能部门纳入考核与管理中去，职能部门员工与临床科室员工一样接受医院的绩效的考核与管理。形成人人都要有绩效，人人都要接受绩效考核与管理，这就是绩效管理体系。

绩效管理是每个医院都非常重视的一项现实工作。我们从事绩效考核与管理培训工作的这些年中，发现医院对绩效管理的认识在不断深化，所面临的问题逐渐具体。现在医院在绩效管理中所面临的问题早已不是过去的诸如：为什么要进行绩效考核？什么是管理？绩效工资是什么这类的基本问题了。而是非常具体、现实的绩效考核标准设计、工资与报酬的设计、绩效考核具体内容的设计、绩效考核指标权重的分配等问题。近年来，不少学者对医院的综合绩效进行了研究，采用的方法有多种，他们把医院的绩效指标分为内部指标、外部指标和运行指标等对医院进行综合评价，其目的是评价不同级别医院的综合实力；有些医院不同程度地开展了医院绩效的评价，但这些医院主要是为了进行奖金的分配而主要考虑各临床科室的工作数量和质量、成本三方面的部分信息。有些医院是最大限度地实施能级管理原则，采用科室人员由科主任来进行考核，而科主任的考核主要采用述职的形式，由医院绩效考核办及各职能部门来进行评价。医院没有一个比较完善的绩效考核评估数据库及评价体系。医院绩效考核的基本思路是基于对个人考核的基础上，但医院有医、药、护、技、管理等不同职称类别，各类别又有高、中、低职称之分，在绩效考核评价和考核中应针对不同类型和不同能级的人员制定不同的考核标准和考核办法。但总体绩效考核的思路应该是一致的。

现代医院绩效考核与管理体系的构建面临着6个焦点问题。

焦点一是怎样制订职能部门、机关的绩效考核标准。目前全国医院的职能部门、机关人员基本上都是拿全院平均奖，即全院人员奖金的平均奖金。这在过去大家认为天经地义，但是，国务院已号召全国医院自2010年1月1日起卫生系统、医院全面实施绩效工资、绩效奖金。如果职能部门、机关在2010年1月1日起仍然拿平均奖就不合时宜了。怎么办？必须设计职能部门、机关人员绩效考核标准。怎样设计？本书后附有答案。

焦点二是职能部门与临床科室是同样的核算单位吗？机关人员奖金要二次分配吗？这些问题必须解决，因为是绩效考核与管理体系必须有适合不同科室的标准。

焦点三是用事实评价绩效还是运用感觉评价绩效。初看这个问题，一般人的反应是运用事实评价，但是，你是否会想到，运用事实评价会遇到一个问题，就是你所搜集到的事实，都会受到客观因素的影响。比如：患者数量、医疗质量、医疗收入是一个评价临床科室业绩的事实标准，这些指标除了受到科室自身的影响以外，相关科室合作、服务流程、医院文化等等，都会影响这些指标的实现。如果科室绩效目标一旦没有实现，肯定会找出诸如此类一大堆理由来证明绩效目标没有实现，不是自己的原因造成的等等。

焦点四是关键业绩与非关键业绩之间的矛盾。所有推行了以KPI为核心的绩效管理的标准，都会遇到一个问题，既然是关键业绩，业绩指标不能太多，但是指标少了又无法覆盖工作的所有内容，这样就会产生一个矛盾，因为医院是一个整体，你会发现一个部门、科室的关键业绩，往往取决于别的部门、科室的配合，而别的部门、科室的配合工作，对于这个部门、科室又是一个非关键业绩，这样，就产生了一个两难问题，都考核，就会发现考核指标太多，不考核，又不全面。如何解决医院处理关键业绩与非关键业绩的问题呢？

焦点五是科室业绩与个体业绩的矛盾。到底是按照科室的业绩来评价员工，还是按照个体的业绩来评价员工？这是我们绩效管理体系里面一定要涉及的一个核心问题，每次培训的时候，学员都会问一个问题"遇到特殊公共卫生问题，医院当月效益不好，但是有些科室影响不大，业绩很好，那么，到底要不要给这几个科室按照规定发奖金呢？"一般会有两个答案，发或者不发。那么，科室业绩和个体业绩到底是一个什么样的关系呢？

焦点六是考核如何与奖金挂钩。曾经有一家医院，说医院所处的行业受到宏观环境影响很大。去年，上级和他签订了目标责任书，由于宏观环境较好，他年底大大地超过了年初所制定的绩效目标，按照目标责任书所规定的内容，他的奖金该多发好多倍，但是领导确没有给他兑现，他问如何遇到这样的问题怎样处理。这样的问题我们经常遇到，我们将奖金与考核业绩挂钩，本来是为了激励员工。我们所考核的指标，往往会受到外部环境的影响，这样就可能实现了目标，不见得是做得好。没有实现目标，不见得是做得不好。

以上6个焦点问题，都可以在本书中找到答案。就全国公立医院所执行的绩效考核状况看，实施手段落后，几乎全是手工与电脑混合操作。虽然一些医院进行了较大规模的信息化建设，但是在绩效考核方面进展不大。由于对医护人员工作的过程不能进行有效监管，因而绩效考核基本上就变成了月末的成本核算和奖金发放核算。薪酬普遍缺乏竞争力。现在大部分国有医院执行的仍然是等级工资制，基本上是能上不能下，能增不能减，实际上形成了终身待遇，造成了持续不变的"大锅饭"现象。有些医院尽管在原有的等级工资制度基础上增设了奖金等分配项目，但在实际的分配中依然存在着平均分配现象，严重遏制了职工的积极性和创造性。不过，这种局面正在引起广大医院管理者的高度关注，一种实施绩效考核与管理的局面正在逐渐形成。现代医院绩效考核与管理体系构建，除了医院内部监督外，更重要的是重视医院外部监督，即由第三方监督，这是绩效管理的国际趋势。

绩效管理模式的研究者研究结果显示，绩效管理在很长时间以来一直被认为是企业管理的重要工具，绩效管理的模式也在不断发展与完善。早在1970年美国公司出现了"以财务为导向"的绩效管理模式，由于该模式缺乏长期战略，致使许多美国公司丧失了竞争力。在英国，新的绩效管理模式往往包括非财务措施，它代表了一种以战略为导向的绩效管理趋势。在法国公司，在"tableau de bord"绩效管理模式里，将战略分解为财务与非财务指标，是较为流行的一种做法。美国最近的一项有关社区医院的研究已涉及开发一个战略操作管理模式，该模式将远期设备和服务选择、中层决策支持以及考虑了结构约束后的社区医院绩效联系起来。该研究在使人们对战略操作管理决策有了更进一步理解的同时，确定了在操作决策过程中的一些因果关系及在医院绩效方面的作用。该研究还找出了在变化着的医疗服务环境中有助于提高社区医院绩效的关键战略决策。其中，"平衡计分卡"作为绩效管理的一种管理模式吸引了众多的学者和管理实践者。美国的《卓越绩效准则》评价已对所有美国医院进行评价。美国平均每年有一二家医院最终能够获得《卓越绩效准则》奖。《卓越绩效准则》评价模式在美国卫生界获得了广泛的影响。

从全国大部分公立医院所执行的绩效考核状况看，实施手段多是传统的管理方法，就是解决员工的奖金分配问题，而且不少医院在进行利用信息化来为绩效管理服务，这是一个绩效管理的趋势。但是仍然有一些医院虽然进行了较大规模的信息化建设，但是在绩效考核方面没有多少进展。由于绩效管理、检查、考核、评价环节多，数据多，手工操作成本太高，又由于对医护人员工作的过程不能进行有效监管，因而绩效考核基本上就变成了月末的成本核算和奖金发放核算了。绩效管理方法滞后，薪酬缺乏竞争力。现在大部分国有医院执行的仍然是等级工资制，基本上是能上不能下，能增不能减，实际上形成了终身待遇，很难打破论资排辈的习惯，造成了持续不变的"大锅饭"现象。有些医院尽管在原有的等级工资制度基础上增设了奖金等分配项目，但在实际的分配中依然存在着平均分配现象，严重遏制了员工的绩效工作的积极性和创造性。现代医院必须实事求是地设计自己的绩效管理方法，跟上时代发展步伐，跟上国际、国家、卫生部的绩效评价方法的步伐，一定要有符合自己医院的人员的绩效评价标准（图18-5）的评价模式。

美国最近的一项有关医院的研究已涉及开发一个战略操作管理模式，如"美国2006年版的医疗

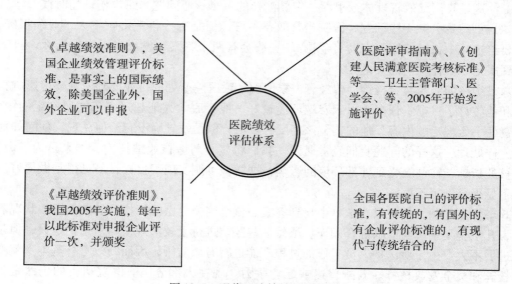

图 18-5　现代医院绩效的评价模式

服务卓越绩效标准条款列表"，该模式将绩效评价分为三级指标。一级指标 7 项，二级指标 19 项，三级指标 33 项（表 18-1）。该研究在使人们对战略操作管理决策有了更进一步理解的同时，确定了在

表 18-1　美国 2010 版医疗服务卓越绩效标准条款列表

类目	条目	要点
1 领导作用 （120 分）	1）医院领导（70 分）	A 医院的愿景及价值观
		B 沟通及医院绩效
	2）管理体制及公共责任（50 分）	A 医院管理体制
		B 法律及伦理行为
		C 内部沟通及公众健康
2 战略规划 （85 分）	3）战略开发（40 分）	A 战略开发过程
		B 战略目标
	4）战略部署（45 分）	A 行动计划制定和部署
		B 绩效目标
3 患者顾客 医疗服务 （85 分）	5）患者、其他顾客、医疗服务 市场的相关信息（40 分）	A 患者、其他顾客医疗服务 市场的相关信息
	6）患者、其他顾客与医院 关系及其满意度（45 分）	A 医院与患者其他顾客关系构建
		B 患者、其他顾客满意度的确定
4 测量分析 知识管理 （90 分）	7）组织业绩的测量、分析与评 价（45 分）	A 绩效测量
		B 绩效分析、评价
	8）信息及知识管理（45 分）	A 数据、信息的可获得性
		B 医院知识管理
		C 数据、信息和知识的质量
5 关注员工 （85 分）	9）组织结构（35 分）	A 业务开展及管理机制
		B 员工绩效管理系统
		C 员工招聘及晋升程序
	10）员工教育、激励（25 分）	A 人才教育、培训及开发
		B 激励机制及个人事业发展
	11）员工福利及满意度（25 分）	A 工作环境
		B 福利保障及满意度
6 过程管理 （85 分）	12）医疗服务过程（50 分）	A 医疗服务过程
	13）辅助过程及医院运作 模式（35 分）	A 经营及其他辅助过程
		B 医院运作模式
7 绩效结果 （450 分）	14）医疗服务结果（75 分）	A 医疗服务结果
	15）关注患者及其他顾客结果（75 分）	A 关注患者、其他顾客结果
	16）财务及医疗服务市场结果（75 分）	A 财务及市场结果
	17）人力资源结果（75 分）	A 人力资源结果
	18）医院效率结果（75 分）	A 医院效率结果
	19）领导作用及社会责任结果（75 分）	A 领导作用及社会责任结果
总　分	1000 分	

操作决策过程中的一些因果关系及在医院绩效管理方面的作用。该研究还找出了在变化着的医疗服务环境中有助于提高医院绩效的关键战略决策。该指标重视了医院领导作用，这是国内评价医院指标中没有的，把战略规划作为重要的评价指标，关注员工是指标的一个特点，重视医疗市场的评价，而且绩效结果占总分值的45%，这也是国内医院评价中少见的现象。我国一些医院在尝试应用卓越绩效评价模式进行医院的考评工作，如北京卓越医院管理研究院、北京卓越医院管理咨询有限公司就研究了一套适合我国各级医院使用的卓越绩效评价模式。

五、绩效考核方式的改进

平衡计分卡（BSC）作为一种先进的管理工具已引起了医院管理专家及实践者的关注。目前有些医院已开始应用平衡计分卡评价绩效，有些医院已总结并建立了成功应用 BSC 的案例，不过平衡计分卡在我国医院仍然在探索改进之中。

另外，美国卫生组织鉴定委员会（JCAHO）使用一套绩效测量系统对卫生机构的绩效进行评审。此标准允许每个医院或医疗机构能灵活地选择与本机构特点相匹配的完美的测量系统。该系统包括28 项绩效测量指标，被分为五类：患者护理、员工及服务提供者、物理环境与安全、组织管理水平、特殊部门需求。每个指标的得分在 0~100 之间，委员会对每个医院的鉴定结果写出报告，并公之于众。因此，每个医疗机构的鉴定报告可以成为消费者对医院之间进行比较的最有价值的工具。在竞争激烈的医疗市场，医院主要领导者的绩效也常常变得非常重要。因为主要领导的评价对组织的长期发展具有重要意义。主要领导的评价需要使用已制定好的标准，这些标准在评价期间可能会做修改。一些特殊标准，如医院主要领导的教育及专业角色完成情况也用于主要领导的评价。中国医院经营绩效评价的初步研究说明，美国的 JCAHO 标准在全国医院评价只是个别现象，原因之一就是 JCAHO 有些条款不适合中国医院，而且评价费用高昂，一般医院不能承受。这也是结合中国医院需要认真改进的地方，可以吸收 JCAHO 评价医院的长处，为我服务。

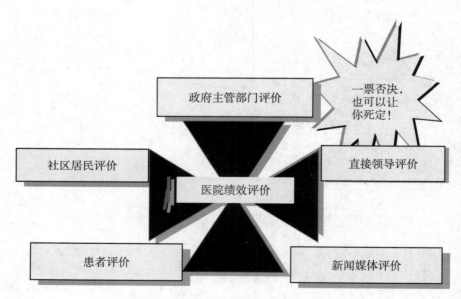

图 18-6　医院绩效外部评价系统

在计划经济体制下，医院的经营效益很少真正引起管理者的关注。随着卫生行业改革逐渐深入，中央政府提出了"医院的发展要以经济的发展作为基础和支撑"的指示。医院不仅要注重员工福利的职能，还要关注综合效益、注重资源运作的效率也成为医院管理者首要关注的问题。在我国企业领域和国外医疗机构中已采用多种方式来客观地评价医院和科室的绩效，国内少数医疗机构近年对绩效也开展了一些研究和实践。但是，由于我国医院长期的运作模式，政府主管部门评价仍然是重要的，媒体评价医院也日益成为影响医院品牌的主要因素之一，医院的直接上级部门和领导评价医院是常态，患者评价医院已引起极大关注，社区居民也成为医院主要的评价者之一。特别是政府部门的评价，医院的直接上级主要领导，一票就足以使医院"死定"（图18-6）。

六、绩效管理利益相关方

绩效管理是个系统工程。绩效管理是医院的系统工程，是科室的系统工程，是国家绩效管理系统工程的一部分。绩效管理牵涉到各方面的利益。应该说，绩效管理关系到医院的长期利益，关系到员工的长期利益，关系到区域发展的长期利益，关系到国家发展的长期利益。绩效管理有医院的利益，绩效管理有员工的利益，绩效管理有科室的利益，绩效管理有患者的利益，绩效管理有供应商的利益，绩效管理有社会的利益，绩效管理有国家的利益。这些利益相关方之间的关系必须处理好，处理的核心就是照顾到各方面的利益，否则，绩效管理的发展就不会顺利。尤其要注意的是，医院科室和员工的利益，必须明了科室的业务人员状况，一定时期内科室的业绩，保证科室的特色发展，有效地投入资源，规范良好的科室运作的标准，建立科室间的良性竞争机制，不断提高整体综合绩效能力，减少工作负担。绩效管理对于被管理者的利益，明确科室发展方向与自我发展方向，遵循流程，提高效率，减少差错率，不断完善和提高自我绩效能力，减少同级间的矛盾与隔阂。患者的利益在于合理的收费价格，精湛的技术，优质的服务。供应商是医院的重要利益相关方，但是供应商作为医院利益方没有引起医院领导的重视，仍然是计划经济的理念，认为供应商是求助医院的，没有认识到医院离开了供应商一天也经营不下去，比如没有药品，没有设备，没有一次性卫生材料供应，没有水电暖的保障供应等。现代医院把供应商纳入绩效评价之中是正确的选择，是医院绩效管理的需要，是现代医院持续改进的需要，是患者满意的需要，是供应商的需要，是医院可持续发展的需要。对于相关方利益评价内容要持续改进（图18-7）。

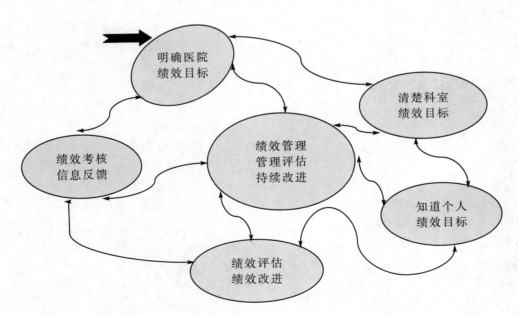

图18-7 现代医院利益相关方的评价内容

作为医院主要的领导者，即绩效管理和绩效领导者对科室主任的利益是需要认真关注的，中层领导干部也要明确医院主要领导对自己的要求，明了自我科室的绩效目标和发展方向，这样有利于资源的申领和运作，有利于科室制订发展计划，方便科室间沟通对话。作为现代医院领导者，即医院绩效管理者对科室主任的权益必须清晰，制订的绩效管理方案必须使下级明了自我科室、部门、个人发展的目标，帮助下级制订可行的绩效发展规划，从而确立医院领导的自我领导地位，有效授权给中层领导干部，以减轻绩效工作压力。激励下级员工，建立本科室绩效工作的标准流程以减少时间投入，建立科室绩效管理账目，记录科室绩效管理动态情况，使科室的利益、部门利益、员工利益达到有效保证，才能使医院绩效管理持续不断地达到改进和发展的目标。

第十九章　现代医院卓越绩效管理文化

第一节 从发展视野看绩效管理文化

当前，需要医院管理者共识的问题是，中国医院的医疗市场竞争、发展和患者需求的变化在继续增加。可以肯定，无论是公立医院还是民营医院，医疗市场是客观存在的，只是人们对医疗市场的认识问题。未来医疗市场竞争的成功，并不一定取决于医院创办时间的长短，规模大小，人员多少，技术条件的优劣等因素，这些因素虽然非常重要，但都不是决定医院命运成功的根本；而是以医院独有的医院绩效管理文化和综合实力为依托的核心竞争力，这才是医院兴旺发达的生命之源。我们讨论和要解决的问题就是如何用医院原有文化建设现代绩效管理文化的现代医院，提升医院核心竞争力，加快医院持续健康发展的问题。医院的持续发展在于软实力，软实力就是管理的、信息的、制度的、理念的、共识的、精神的、时代赋予的先进绩效管理文化。我国医院 60 多年的发展，又经过并包括 30 多年的激烈的医疗市场竞争，各级医院的硬实力（硬件）都有足够的积累，也有了一定的规模，基本能够满足人民群众的健康需求。但是，如何来整合我们的软实力，很值得大家思考。医院文化就是软实力的一个非常重要的组成部分，是医院及其员工所信奉并付诸日常工作的价值理念、职业道德和行为规范的综合体现，也就是形成传承的、共识的绩效管理价值观。

一、现代医院文化产生的背景

（一）医院文化来源于企业文化

1. 企业文化的起源：①企业文化的萌芽和产生——20 世纪六七十年代。标志是：美国哈佛大学沃格尔的《日本名列第一》的诞生；②企业文化的形成时期——20 世纪 80 年代初期。代表作是：《日本的管理艺术》、《Z 理论》、《寻求最佳经营管理》、《企业文化》等；③企业文化的早期发展时期——20 世纪 80 年代中后期。代表作有：《重新塑造公司》、《美国企业精神》、《企业文化与领导》等。

2. 企业文化的发展：现代企业文化是对企业管理理论的一次超越。它源于美国，根在日本，发展于世界一流企业。它是美国管理学者对美日两国进行比较的产物。第二次世界大战后，美国企业在行为科学理论和科学管理理论的指导下，取得了令人瞩目的发展，劳动生产率大大提高，企业规模越来越大，成为名副其实的世界头号经济强国。但在 20 世纪 70 年代初石油危机爆发后，美国持续增长了 20 多年的劳动生产率于 1973 年停止了增长，后又于 21 世纪的 2008 年底发生全面金融危机。但反观战败国日本，却在短时间内治愈了战争创伤，以年增 10% 的速度赶上了一个个西方发达国家。20 世纪 70 年代，同样在工业发达国家因石油危机而普遍发生通货膨胀的情况下，日本依旧保持快速增长，并且成为世界第二经济大国。这种巨大的成功后面，是日本企业对企业文化的成功运用与实践。日本企业管理中强调终身雇佣制、年历序列工资制、团队精神三大法宝，以人作为管理核心，激发职员的工作活力和热情；注重树立共同的价值观念、强化职员对企业的忠诚度、加强内部凝聚力。显然，是企业文化让面临同样国际环境的日本经济得以快速发展的。企业文化发展（图 19-1）。

日本成功吸引了众多美国学者赴日考察。在日美对比之后，1980 年，美国"商业周刊"以醒目标题报道了"公司文化"一文。接着美国多家权威管理期刊均以突出篇幅展开企业文化讨论，而其理论体系逐渐建立和完善是以 1981～1982 年间几部著作为标志的：《Z 理论》、《日本企业管理艺术》、

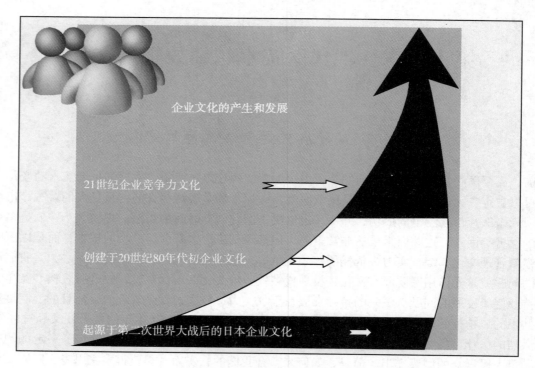

图 19-1　企业文化的产生与发展

《公司文化》和《寻求优势》等。其中，威廉·大内《Z 理论》提出"Z 型组织"模式，为企业文化理论奠定了基础。而肯尼迪和迪尔《公司文化》一书通过对 80 家企业深入调查，提出了"杰出而成功公司大都有强有力企业文化"这一著名论断，从理论上对企业文化要素、功能、类型等问题给以全面阐述，进而初步建立了现代企业文化理论体系，标志着现代企业文化理论的诞生。企业文化理论是 20 世纪 80 年代初引入中国的。但以文化作为一种先进的管理理论在我国医院传播与运用，则是 20 世纪 80 年代后期到 90 年代初的事情。随着转型期的到来，特别是医疗市场竞争的加剧，文化管理已逐渐成为医院现代化建设的一种须臾不能离开的理论。国内级别最高的医院，解放军总医院近年发展很快，记者问它的院长，301 医院的发展靠什么（当然医院文化是分层次的）？院长第一个提到的竟然是"优秀的医院文化"。但是，在 30 年前，我们听到了这样一个新名词：企业文化。众多医院就竞相搞起了"医院文化"，有些稍超前的医院是这样做的：做了医院标示系统（VI），做了大量的宣传册，做医院期刊，甚至网站，充斥着这样的字眼——"团结、奋进、争创一流、走向世界！"；还有搞各种文体活动的。这是医院文化吗？现代医院文化的理论认为这不是医院文化的重点，更不是医院文化的全部，这种体系还停留在"口号、目标、希望"上。什么是现代的医院文化呢？我们会发现一种现象，不同的医院员工风貌完全不同，包括他们的精神风貌和他们的工作风格，甚至交流方式。这就是不同医院不同的文化使然。

（二）什么是现代医院绩效文化

医院在一定民族文化传统中逐渐形成的具有医院特色的基本信念、价值观念、道德规范、规章制度、科技信息、生活方式、人文环境，以及与之相适应的思维方式和行为方式的绩效管理文化总和。简单地说，医院文化就是医院全体员工在长期的实践活动中形成传承的、共识的价值观。医院文化可分为医院的物质文化、行为文化、制度文化和精神文化四个部分，集中地体现在医务人员的价值观念、理想和信念、行为规范、道德准则、医院精神和目标追求上，以及医院的管理哲学、典范人物、文体活动、环境形象等方面。医院文化的主要功能有导向功能、约束功能、激励功能、凝聚功能、协调功能、辐射功能等。

1. 医院文化的主要内容：一是医院的价值观，是医院在经营、绩效管理过程中对经营目标的追求以及自身行为的根本看法和评价；二是医院哲学，就是人们对事物的认识方法、方式；三是医院精神，是全体员工在长期的医疗实践中逐步形成的群体意识，表现为共同的价值取向、心理趋势、行为方式、精神风貌等；四是医院道德，是员工的行为规范，是从伦理上调整各种关系的行为规范的总和；五是医院制度，是医院为了维护工作和生活秩序而制定的规划、程序、流程、条例、法规及管理制度的总和；六是医院形象；七是医院环境，创造一个适宜于患者需要和员工生活需要的内外部环境，是医院文化形成和发展的最基本的要素；八是医院绩效，是现代医院绩效管理、考核评价的文化。医院文化浓缩的二个字是"习惯"，即良好的习惯。人们的思想、言行一旦形成良好的习惯，医院的文化就落到了实处。

2. 医院文化中的精神：医院精神是在长期的治病防病、经营管理等实践活动中逐步形成的共同心理定势和价值取向；是一种代表医院员工的心愿并激发员工干劲的无形力量；是现代意识与医院员工个性相结合的一种群体意识；医院精神渗透在医院全体员工的基本信念、共同理想、现代理念、奋斗目标、绩效共识、竞争意识、价值观念、道德规范、行为准则等各方面；反映在医院的院容、院貌、院风、院纪、建筑、环境、绿化、色彩以及全院员工的精神风貌之中，是医院员工的观念、意识、风格的集中表现；概括在简明富有哲理的词语上，通常通过院训、院规、院徽、院歌、标语、口号、表演等鲜明具体的形式表现出来，使全体员工铭记在心并作为基本信念和行为准则。医院绩效管理只有和医院精神结合起来，绩效管理才算真正落实到实际工作中。文化是个大的概念，对于医院来讲，医院的愿景、宗旨、使命、医院精神、医院经营哲学、员工价值观、绩效管理认同、员工精神状态和人文氛围是医院文化最重要的核心内容。医院文化重要性体现在医院员工的思想和内心，并逐渐变成了行为习惯，潜意识地影响员工的工作、生活态度和处理问题的方法、方式上。

3. 医院文化公式：那么，究竟什么是医院文化？我们可以得到一个简单的公式：医院文化=员工共同价值观+意识+态度+行为+绩效。现代医院文化要将价值观融入到思想行为中，而不是口号。我们看国产电影会经常看到这样一种情形，首长检阅时会说：同志们好！同志们辛苦了！震耳欲聋的呼喊声迭起："首长好！为人民服务！"，这可以说是中国军人的组织价值观，正是因为"为人民服务"这个理念融入了军人的意识甚至成为信仰，中国人民解放军才取得了一个又一个伟大胜利！看电影知道，彭德怀元帅，谁敢横刀立马！铁的纪律，铁的军队，坚定的信仰！是胜利的基石。这是军队的文化，是战士的文化，是胜利的文化。

真正的企业文化不是空洞的，要与产品（在医院是技术、服务）有关。如麦当劳的经营理念是品质（Q）、服务（S）、清洁（C）、价值（V），还有"学会找出工作中的快乐"。麦当劳几十年恪守"Q、S、C&V"四信条，并持之以恒地落实到每一项具体的工作，并融入职工意识与行为中去，使麦当劳成为全球快餐业老大，这就是企业文化，简单而有力！所以，价值观深入到员工意识中，并指导行为，成为全体员工的价值观才能成为一种医院文化。古人云：物以类聚，人以群分。这用来阐述医院文化虽牵强，但也有一定道理，每个优秀的医院都有自己独特的价值观，而且是共同的价值观，不同背景下的医院有不同的医院文化。医院人事部门招聘时，对一个不能认同本医院文化的人，就不能录用。

究竟医院文化给医院带来了什么？这是我们所探讨的最重要的问题。著名的组织管理学著作《第五项修炼》作者彼得·圣吉有句名言：从长远看，唯一能持久的竞争优势，就是企业文化的自身发展力比竞争对手学习得更快。这是组织发展的源泉，任何人都想模仿你，在他们模仿时，你又超越他一大步了，这就是持续学习。彼得·圣吉阐述了这样一个观点：企业文化是企业的核心竞争力！众多企业靠企业文化成为行业的典范，如海尔、联想、长虹、可口可乐等企业。这些企业无不是具有优秀的企业文化。可口可乐文化：员工是企业的灵魂；一位可口可乐高层主管这样阐述他们的企业文化：当我们能够使员工快乐、振奋而有价值，我们就能够成功地培育和保护我们的品牌，这就是我们能够持续地为公司带来商业回报的关键！海尔文化：创新精神，赛马机制，海尔真诚到永远。富有创意的优秀企业文化使海尔从一个亏损的国营小厂发展成为世界家电品牌。飞索半导体（中国）有限公司，他们的企业文化宣言是这样的："敬业源于乐业，快乐的员工才能成为最好的员工。我们坚信培育如此的企业文化能推动我们的积极性、员工的士气和生产效率"。"快乐的员工才能成为最好的员工，快乐也正是我们所追求的公司文化信念。飞索公司的快乐文化有更深层次的蕴涵，那就是我们价值观的最终体现：让客户和员工体会快乐，只有达到这样的境界，才能实现飞索中国公司成为客户和员工的最佳选择这一目标。"

宝洁公司企业文化：我们提供能改善全球消费者生活的优良的和有价值的产品，消费者回报我们领先的市场份额和增长的利润，这使我们的员工和股东受益，也使我们所在的地区繁荣昌盛。宝洁公司宣言：公司靠其员工和核心价值观生存。招聘员工：我们从世界各地吸引和雇用员工，我们坚持在公司内部选拔干部或奖赏员工，在此过程中，我们不考虑与绩效无关的任何东西，由此构建我们的组织。我们确信，男女员工是我们最主要的资产。领导概念：公司员工在其所辖范围均是领导，他们在提供领导业绩方面均有很深的承诺，我们很清楚我们往哪里发展，我们集中我们的资源去实现领导目标和战略，我们开发出实现战略要求和消除组织障碍的能力。这些公司文化都是医院吸取的营养。

　　4．企业文化的精神与物质：关于文化的真正含义，在理论界一直存在着争议，如美国学者罗斯·韦勒在《文化与管理》中给出的文化定义是："文化是某一群体的生活方式，所学到的行为的所有或多或少定型了的模式或结构，这些行为以语言和模仿为载体传给下一代。"医院文化是指医院职工在从事技术服务与绩效管理中所共同持有的理想信念、价值观念和行为准则，是外显于院风院貌、内隐于人们心灵之中的、以价值观为核心的一种意识形态。所谓医院文化实质是指医院在长期的生存和发展中所形成的为医院多数成员所共同遵循的基本信念、价值标准和绩效管理行为规范。《辞海》（1979年）给文化下定义是"文化从广义上来说，是指人类社会历史实践过程中所创造的物质财富和精神财富的总和。从狭义上来说，指社会的意识形态以及与之相适应的制度和组织结构"。现代医院文化的精神与物质层面是有区别的，而且是分级的，医院绩效管理文化分为医院绩效管理表层文化，医院绩效管理中层文化，医院绩效管理深层文化，医院核心绩效管理文化（图19-2、图19-3）。

医院绩效管理文化的精神与物质层面

精 神 层 面	物 质 层 面
■ 医院经营哲学	■ 医院标志、标准字、标准色
■ 医院精神	■ 院容院貌
■ 医院风气	■ 技术特色、式样、品质、服务流程
■ 医院目标	■ 医院的医疗设施、设备特性
■ 医院道德	■ 院徽、院旗、院服、院花、院歌
■ 管理制度	■ 医院的文化体育与生活设施
■ 绩效考评	■ 医院建筑造型或建筑色彩
■ 医院风俗	■ 宣传策划、纪念品
■ 医院价值	■ 文化传播网络

图 19-2　医院绩效管理文化的精神与物质层面

　　文化在中国古代指"文治和教化"。威廉·大内：《Z理论——美国如何迎接日本的挑战》认为："传统和气氛构成了一个公司的价值观，诸如进取、守成或是灵活——这些价值观构成了公司员工活动、意见和行为规范。管理人员身体力行，把这些规范灌输给员工并代代相传"。其实文化是一种生活方式，它产生于人类群体，并被有意识或无意识地传给下一代。确切地说，在一种不断满足需求的实践中，观念、习惯、态度、习俗和传统在一群体中被确立并在一定程度上规范化。文化是明显的或隐含的处理问题的方式和机制。它使得一个民族、国家、企业、组织在适应其环境及不断变化的条件时有别于其他。现代医院文化是医院在长期的生产经营活动中形成的为大多数员工恪守的代表医院发展方向与价值观念和医院精神。它由医院宗旨、共同价值观、传统习惯、行为规范、规章制度等构成。医院文化主要内容是讲求经营之道、绩效管理之道、培育医院精神之道、塑造医院形象之道。现代医院文化就是医院作为一个特殊的社会组织，在一定民族文化传统中逐步形成的，具有本院特色的基本信念、价值观念、道德规范、规章制度、生活方式、绩效管理方法、人文环境以及与此相适应的思维方式和行为方式总和。

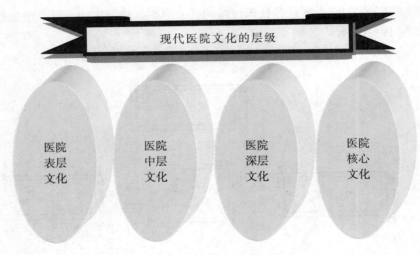

图 19-3　现代医院绩效文化的层级

比如海尔集团从一个亏空 200 万元的集体小厂，30 年来以年均增长 60% 多的速度，发展到 2011 年全球营业额已突破 1500 亿元。其在企业经营管理诸方面不断吸收中国传统文化和西方现代文明的优秀成果，逐步培育形成具有海尔特色的管理模式和价值观文化体系。但对海尔文化的形成作用最大的还是中国传统文化。如，老子的《道德经》有助于企业树立经营发展的大局观；《论语》有助于提高和完善经营者的人格修养；《孙子兵法》有助于企业丰富市场竞争谋略。其中海尔坚持走创世界品牌的道路，就源于中国传统文化中的"有生于无"。在《道德经》中，无形就是灵魂。"天下万物生于有，有生于无"。关于传统文化和现代的关系，还可以用传统文化中那些伟大的理念去审视现代社会的问题。比如说，我国传统文化中"天人合一"的理念就是强调人与自然的和谐统一，这对于我们现代医院，不论是搞经济，还是搞技术，都是很有指导意义的。西方国家以前搞工业化时，没有考虑对自然环境的保护，就走了弯路，工业发展很快，自然环境却遭到了破坏。这种恶果人们不能承受，现在特别强调保护环境，回归自然。从这个角度说，我国传统文化中的一些理念具有现代意义，"天人合一"就是集中的体现，关键在于我们怎样把它落实到现代社会的实践中，落实到医院绩效管理文化的操作层面上。

5. 医院绩效管理文化是一种先进文化：中国传统文化及管理思想有积极的一面，也有消极的一面。因此，在建立有中国特色的现代医院制度及管理模式的过程中，既要学习西方制度化管理的优势，实施组织化、科学化的管理，又要吸取中国传统文化及管理思想的精髓，"古为今用，洋为中用"。需要强调的是，中国几千年的传统文化及伦理观念根深蒂固，至今影响着国人的价值观和行为取向。没有文化底蕴的管理是不成功的管理，照搬西方的现代管理理论会因国人心理抵触，其效果大打折扣。但要完全用中国传统式管理方式管理医院，可能在创业时期有积极的作用，但当医院发展到一定规模后，肯定会成为医院进一步发展的障碍，这就是中国民营医院成长慢、寿命短的原因。再从现代医院发展看，医院必须与国际接轨，走国际化的道路，为全人类服务，因此，绩效管理就是与国际管理接轨的关键核心。实施符合中国医院的绩效管理文化就是一个大的趋势。也因此，中国普通医院面对国外形势以及大医院的竞争，若不能迅速成长和有机整合，就会面临生存乃至淘汰的危机。在吸收西方现代企业制度化管理的科学思想的同时，更重要的是要结合我国传统文化的精髓，充分挖掘我国传统文化的底蕴，建立适合发展的中国医院伦理，找到一条真正适合我国医院进行制度创新和管理创新发展之路。这条路就是现代医院绩效管理文化之路。

二、现代医院绩效文化的支柱

现代医院绩效文化的四大支柱是我国传统的儒家思想、法家思想、礼义的思想和现代国际的绩效管理思想。如图 19-4 所示。

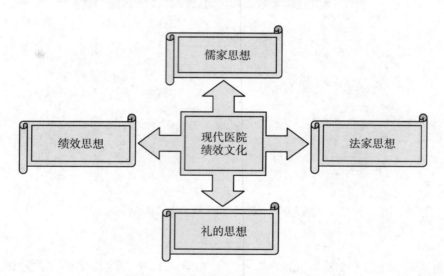

图 19-4　现代医院绩效文化四大支柱

（一）医院文化的儒家思想

儒家思想也称为儒教或儒学，由孔子创立，最初指的是司仪，后来逐步发展为以尊卑等级的仁为核心的思想体系，是中国文化影响最大的流派，也是中国古代的主流文化意识。儒家学派对中国，东亚乃至全世界都产生过深远的影响。儒家基本上坚持"亲亲"、"尊尊"的立法原则，维护"礼治"，提倡"德治"，重视"人治"。儒家思想对封建社会的影响很大，被封建统治者长期奉为正统思想。

1. 儒家的"亲亲"思想：儒家的"亲亲"思想的根本含义为"异"，即使贵贱、尊卑、长幼各有其特殊的行为规范。只有贵贱、尊卑、长幼、亲疏各有其礼，才能达到儒家心目中君君、臣臣、父父、子子、兄兄、弟弟、夫夫、妇妇的理想社会。国家的治理，取决于等级秩序的稳定与否。儒家的"亲亲"也是一种法的形式。它是以维护宗法等级制为核心，如违反了"亲亲"的规范，就要受到"刑"的惩罚。

2. 儒家的"德治"思想：儒家的"德治"思想就是主张以道德去感化教育人。儒家认为，无论人性善恶，都可以用道德去感化教育人。这种教化方式，是一种心理上的改造，使人心良善，知道耻辱而无奸邪之心。这是最彻底、根本和积极的办法，决非法律制裁所能办到的。

3.　**儒家的"人治"思想**：儒家的"人治"思想，就是重视人的特殊化，重视人可能的道德发展，重视人的同情心，把人当作可以变化并可以有很复杂的选择主动性和有伦理天性的"人"来管理统治的思想。从这一角度看，"德治"思想和"人治"思想有很大的联系。"德治"强调教化的程序，而"人治"则偏重德化者本身，是一种贤人政治，贤人治理社会。由于儒家相信"人格"有绝对的感召力，所以在此基础上便发展为"为政在人"、"有治人，无治法"等极端的"人治"思想。

4.　**儒家的"仁义"思想**：儒家的"仁义"思想，就是一种观念形式的规范，一个人在社会里行事为人，有他应该遵行的义务和应该做的事情。而这些义务的本质便是"爱人"，即"仁"。一个人必须要有仁爱之心，才能完成其社会的责任和义务。具体有如下几点：①一种延伸意义：一个人一定要与父母兄弟有亲情，在亲情的基础上发扬光大，辐射到他人身上；②一种政治理想：修身、齐家、治国、平天下。一步一步向外辐射；③一种心理原则：将人的感情心理消融在人与人的世间关系中，建立了一种现实的伦理，心理的模式；④一种人道主义精神：对个体提出了社会性的义务与要求，把人与人的关系和社会交往作为人的本质和仁的重要标准；⑤具有主观能动性、实践性和独立性。

（二）医院文化的法家思想

法家思想认为，治理国家崇尚法律，国家就会强大；治理国家崇尚仁义，国家就会衰弱。法家的核心思想是以法治理社会。他们的理论根据是万物以道为原为本，法是道在社会的体现。法家推行法治思想的根本目的是富国强兵。而为了富国强兵，法家主张改革贵族奴隶主世袭制，强调奖励耕战，减轻赋税。法家的法制思想是有其现实依据的，就是战国时期天下争雄，已非古法所能治，要"各当时而立法，因事而制礼"。古礼只适合于古代，当其时必须实行法制。他们提出与其法治思想一致的历史观：历史是发展的，"不必法古"，"反古不可非"。法家思想对现代医院绩效管理仍然有效。

1.　**反对礼制思想**：法家重视法律，而反对儒家的"礼"。他们认为，当时的新兴地主阶级反对贵族垄断经济和政治利益的世袭特权，要求土地私有和按功劳与才干授予官职，这是很公平的，正确的主张。而维护贵族特权的礼制则是落后的，不公平的。

2.　**法律的作用思想**：一是"定纷止争"，也就是明确物的所有权。法家代表之一慎到的比喻是："一兔走，百人追之。积兔于市，过而不顾。非不欲兔，分定不可争也。"意思是说，一个兔子跑，很多的人去追，但对于集市上的那么多的兔子，却看也不看。这不是不想要兔子，而是所有权已经确定，不能再争夺了，否则就是违背法律，要受到制裁；二是"兴功惧暴"，即鼓励人们立战功，而使那些不法之徒感到恐惧。兴功的最终目的还是为了富国强兵，取得兼并战争的胜利。现代医院绩效管理就是"一兔走，百人追之。积兔于市，过而不顾。非不欲兔，分定不可争也。"也是现代医院绩效管理中的多劳多得、优劳优得的最好注解。现代医院绩效管理的核心就是要营造并且加大"一兔走，百人追之"的氛围，在"一兔走，百人追之"的过程中决定绩效结果。

3.　**"好利恶害"的人性思想**：法家认为人都有"好利恶害"或者"就利避害"的本性。像管子就说过，商人日夜兼程，赶千里路也不觉得远，是因为利益在前边吸引他。打鱼的人不怕危险，逆流而航行，百里之远也不在意，也是追求打鱼的利益。有了这种相同的思想，所以商鞅才得出结论："人生有好恶，故民可治也。"

4.　**"不法古，不循今"的思想**：法家反对保守的复古思想，主张锐意改革。他们认为历史是向前发展的，一切的法律和制度都要随历史的发展而发展，既不能复古倒退，也不能因循守旧。商鞅明确地提出了"不法古，不循今"的主张。韩非则更进一步发展了商鞅的主张，提出"时移而治不易者乱"，他把守旧的儒家讽刺为守株待兔的愚蠢之人。这是绩效持续改进的思想。

5.　**"法""术""势"结合的治国思想**：商鞅、慎到、申不害3人分别提倡重法、重势、重术，各有特点。到了法家思想的集大成者韩非时，韩非提出了将三者紧密结合的思想。法是指健全法制，势指的是君主的权势，要独掌军政大权，术是指的驾驭群臣、掌握政权、推行法令的策略和手段。主要是察觉、防止犯上作乱，维护君主地位。当代学者刘木鱼在《非法非人治》中提到："法之卫意，在乎君政，政之所为，在乎一道"。法家思想和我们现在所提倡的民主形式的法治具有根本的区别，最大的就是法家极力主张君主集权，而且是绝对的。法家其他的思想我们可以有选择地加以借鉴、利用。

（三）医院文化的"礼仁"思想

1. 自我约束作用：孔子十分重视礼，认为对一般人来说，"不学礼，无以立"（《季氏》）；对统治者来说，"上好礼，则民易使"（《宪问》），"上好礼，则民莫敢不敬"（《子路》）。因此，孔子主张"克己复礼"，要求人们"非礼勿视，非礼勿听，非礼勿言，非礼勿动"（《颜渊》）。但孔子对于礼有自己独特的理解。他曾说：礼云礼云，玉帛云乎哉！乐云乐云，钟鼓云乎哉！（《阳货》）。孔子的意思是说，礼乐不仅仅是一种形式和节奏，而是有着更为本质的内涵。那么，这个更本质的内涵是什么呢？《论语·阳货》中的一段记载，给我们提供了很珍贵的启示：宰我问："三年之丧，期已久矣。君子三年不为礼，礼必坏；三年不为乐，乐必崩。旧谷既没，新谷既升，钻燧改火，期可已矣。"子曰："食夫稻，衣夫锦，于女安乎"曰"安。""女安则为之。夫君子之居丧，食旨不甘，闻乐不乐，居处不安，故不为也。今女安则为之。"宰我出，子曰："予之不仁也。子生三年，然后免于父母之怀。夫三年之丧，天下之通丧也。予也有三年之爱于其父母乎？"颜渊问孔子什么叫"仁"，孔子回答说："克己复礼为仁。""礼"是孔子思想的核心概念。

2. 能级管理作用：作为一种思想，"礼"渗透于各种规定之中，它是一种精神性的存在，必须要从语言的直观通过思维才能把握住"礼"的精神。很多人不承认"礼"的精神的浸透，他们擅长于直观思维，形象化的思维，凡是表象的东西，他们都能够观察到，表象内部的实质、规律性的东西，却是这些人体悟不到的。孔子之"礼"，其目的要深入到每个人生活的各个细节。在日常生活用品上，"礼"也有严格的规定，不然，孔子忍受了季氏之舞，对觚的形状改变，他怎么会大加感叹呢？最能够懂得孔子心思的是最高统治者。齐景公问政于孔子，等到孔子回答以后，他马上说，如果君不君，臣不臣，父不父，子不子，"虽有粟，吾得而食诸？"虽然"君君，臣臣，父父，子子"是封建社会的思想，但是对现代医院绩效管理中的能级管理是有借鉴作用的，也是传承性的思想体系。

3. 社会调节作用：《礼记·经解篇》云："礼之于正国也，犹衡之于轻重也，绳墨之于曲直也，规矩之于方圆也。"又《曲礼》（上）云："夫礼者，所以定亲疏，决嫌疑，别同异，明是非也。德仁义，非礼不成，教训正俗，非礼不备，分争辩讼，非礼不决，君臣上下、父子兄弟，非礼不定，宦学事师，非礼不亲，班朝治军涖官行法，非礼威严不行，祷祠祭祀供给鬼神，非礼不诚不庄。"这两段话，都说出了礼的一个重要特征——社会调节作用。礼无处不在，哪里有了它，哪里就有了正常的秩序。所以孔子说"治上安民，莫善于礼"（《礼记·经解》）。不过，礼的这种调节作用也并不是人为地赋予的，而是来源于其自身的公正性质。在西方思想史上，"公正"或"正义"是一个非常重要的政治伦理范畴，几乎所有伟大的思想家都从不同的角度对它进行过解释和阐述。然而，类似的情形在中国思想史上则不多见。因为在礼中，已经涵括了公正。《礼记·乐记》云："中正无邪，礼之质也。"就是说，中正（即公正），是礼的一个本质特征。又说："礼也者，理之不可易者也。"这是说，在礼中蕴含着一种无可辩驳的公理。正是由于这种公正特质，才使礼能够对社会生活的各个方面进行调节。《礼记》的这一认识，溯其渊源，则来自孔子。孔子说："礼之用，和为贵，先王之道，斯为美，小大由之。"（《学而》）这里的和，就是调节使之适中的意思。"和为贵"思想、"和谐"思想也是现代医院绩效管理的基础。

4. 绩效管理的现实作用：中国医院正进行着全面改革开放，创新发展的关键时期。医院转型是其生存发展的唯一出路，特别是国有医院。"明晰产权"，"医药分家"，"破除行政级别"，"多种经营"等一系列措施不断推出。为了适应医院规模的快速发展，各个医院绩效考核指标也不断改进。在医院中从院长到普通员工都经历前所未有的奖金分配的磨炼，特别是思想观念上的冲击尤为激烈。从而就产生了意识形态的过渡期，传统的观念，价值标准都发生了改变，新的体系又没有形成，于是就出现了许许多多的绩效指标各异的不同现象，如在医院中衡量绩效的标准是，年经济收入递增水平的高低；医院的目标就是床位规模化；医院原始积累可以不择手段等等，这些情况都是绩效管理中的正常现象。为什么会出现绩效考核指标不同的现象（其实是不同医院的正常现象）？这就是生产力的高速发展与意识形态的缓慢渗透而形成的"断层"。我们要解决这个问题，无非3条路，一是医疗技术服务的发展速度；二是加快绩效管理文化意识形态的转变；三是绩效管理的持续改进。历史经验告诉我们，单独选择以上3条路的任何一条，都会出现医院大的变革。只有三者同时兼顾，相互协调才会有出路。这也就是卫生部提出的"科学发展观"建设，和谐社会，顾客满意，三好一满意的意图。然而，要想真正地做到三者的协调发展是比较困难的，仅仅靠批评教育，自我约束，道德规范是远远不够的。必须立法，依法治理，用法律手段规范医疗行为。所以有很多人就提出了要建立全新的现代医院管理制度，为了简单就照搬西方的企业管理制度，粗暴推行，把中国的传统文化抛得一干二净，好像只有这样才是改革，才与国际接轨，才是现代化了。所以，绩效管理必须与中国的传统文化相结合。

5. **绩效管理持续发展作用**：我们现在对传统文化的认识是很不够的，还有很大的局限性。一说起传统，似乎就必然与现代对立，其实不是这样简单化和绝对化的。我国传统文化中许多道理对于现在仍然是适用的。比如说，我国古代儒家、法家和孔子的礼就是关于治理社会的总主张，一个是"儒"，一个是"法"，一个是"礼"。"儒"着重于自律，"法"着重于他律，"礼"（孔子强调克己复礼）着重于等级。"绩"是西方企业发展的产物，强调行为的结果。"儒"、"法"、"礼"这三个中国传统文化中的重要概念，仍然是今天治理社会的通则，治理医院的通则。"绩"是现代企业、医院发展的必然。现代医院文化也必须"古为今用"、"洋为中用"。对于现代医院（现代医院仪器、设备、设施不分中外、传统与现代，都是为人们健康服务）而言，"儒"、"法"、"礼"、"绩"进行医院文化创新时，应该以这四个概念作为坐标进行兼容和融合。儒、法、礼、绩在现代医院的绩效文化体现应该是：

"儒家思想"就是体现医院员工的理念和价值观。

"法家思想"就是体现医院的制度和工作流程。

"礼的思想"就是体现医院的员工能够按照能级管理原则，自我约束。

"绩效管理思想"就是体现医院的绩效是综合性的绩效。

今天的一些医院注意了制度建设，却没有注意让医院的员工形成一种很好的习惯，"礼"就是习惯性的制度，不是硬性的制度，这是最高的医院文化，是员工自我的习惯文化。"礼"是目前我们一些医院进行医院文化建设时所缺乏的一个层面。从表面上看，"礼"不是一种硬约束，实际上，"礼"也不是一种软约束，它对人们行为方式的影响是很深远的。"礼"兼有传统势力的"硬约束"和人们自我习惯的"软约束"。传统文化不可能很具体地告诉我们现代医院怎样进行医院文化建设，但是，我们可以从传统文化中找到进行医院文化建设和创新的基本思路。从"儒"、"法"、"礼"这3个概念看，这3个字很简单，但是，如果把它们的深刻内涵和精神理解透彻了，就可以用它们作为坐标来查找我们医院绩效管理缺什么，是缺少"儒"？是缺少"法"？还是缺少"礼"了？我国几千年的儒、法、礼，再加上现代的绩（绩效），就是现代医院文化的支柱核心。

（四）医院文化的绩效思想

1. **战略目标实现**：一个成熟的医院有比较清晰的发展战略，已经能够制定出医院发展的远期及近期绩效目标，在此基础上根据医院外部经营环境的变化以及医院内部条件制定出年度绩效管理计划，这也就是医院整体的年度经营绩效目标。医院管理者将医院的年度经营绩效目标向各个部门、科室分解就成为部门、科室的年度绩效目标，各个部门、科室向每个岗位分解核心指标就成为每个岗位的绩效指标。当然年度经营绩效目标的制定过程中要有各级管理人员的参与，让各级管理人员以及基层员工充分发表自己的看法和意见，这种做法一方面保证了医院绩效目标可以层层向下分解，不会遇到太大的阻力，同时也使绩效目标的完成有了群众基础，大家认为是可行的，才会努力克服困难，最终促使医院绩效目标的实现。

2. **持续改进思想**：绩效管理的核心思想是要不断提升和改进医院、部门、科室和员工4个层面的绩效，考核、扣罚或绩效奖金都是激励形式，归根到底是要持续改进绩效。一个完整的绩效管理体系由绩效计划、绩效辅导、绩效诊断、绩效评价、绩效反馈、绩效持续改进几部分组成，并形成一个全封闭的循环，从医院和部门层面来说，表现为绩效管理循环，即通过计划、实施、辅导、检查、报酬来引导员工实现医院、部门和科室绩效目标并提升其绩效水平；从员工个人层面来说，表现为不断提升的绩效改进循环，通过员工和部门、科室领导的共同参与，通过绩效辅导、检查等几个环节实现员工技能的不断提高和绩效的不断提升。

3. **促进绩效提升**：绩效管理通过设定科学合理的医院和个人绩效目标为医院和个人指出了努力方向；管理者通过绩效辅导实施及时发现下属工作中存在的问题，给下属提供必要的工作辅导和资源支持，下属通过努力工作以及工作方法的改进，保证绩效目标的实现。在绩效考核评价环节，对医院、部门、科室或个人的阶段工作进行客观公正的评价，明确科室和个人对医院的贡献，激励高绩效的科室和个人继续努力提升绩效，督促低绩效的科室和个人找出差距改善绩效。在绩效反馈面谈阶段，通过考核者和被考核者面对面的交流沟通，帮助被考核者分析工作中的长处和不足，鼓励下属扬长避短，对绩效水平较差的科室和个人，考核者应帮助被考核者制定详细的绩效改进计划和措施，同时绩效反馈阶段，考核者应和被考核者就下一阶段工作提出新的绩效目标，在医院正常运营情况下，新的绩效目标应超出前一阶段绩效目标，激励科室和个人进一步提升绩效。

4. **绩效流程优化**：流程即一系列共同给患者创造价值的相互关联活动的过程，在传统以职能为中心的管理模式下，流程隐蔽在臃肿的组织结构背后，流程运作复杂、效率低下、患者抱怨等问题层出不穷。为了解决医院面对新的环境、在传统以职能为中心的管理模式下产生的问题，必须对业务流程进行重整，从本质上反思业务流程，彻底重新设计业务流程，以便更好地为患者服务。医院管理涉及对人和事的管理，对人的管理主要是约束与激励问题，对事的管理就是流程问题，所谓流程，就是一件事情或者一个业务如何按照次序运作，涉及因何而做、由谁来做、到哪里去做、做完了交给谁的问题。上述4个方面都会对绩效结果有很大的影响，极大地影响着医院和科室的效率。在绩效管理过程中，各级管理者都会从医院整体或本部门、本科室角度出发，尽量提高事情处理的效率，会在上述4个方面不断进行调整，使医院、部门、科室运行效率逐渐提高，一方面提升了科室的绩效，另一方面逐步优化了管理和业务流程。流程管理是现代医院绩效管理必需的工作内容，是医院绩效文化的基础性的工作，有了科学、合理和实用的流程，绩效管理才进入到正确的轨道。

三、现代医院绩效文化的走向

现代医院医疗服务因多专业、多需求而变得甚为复杂，需要各部门、各专业相互合作、相互尊重才能完成。医院所需资源因国家投资少和市场竞争激烈而变得有限，必须合理利用有效资源。因为医院服务是关于人的生命的大问题，这一性质决定了医院服务提供者必须具备强烈的责任感和质量意识。知识经济时代的到来，使市场需求、社会环境等瞬息变化，医院服务又是建立在知识基础之上的，势必需要灵活机动、学习沟通、不断创新的机制才能适应当前患者和未来患者的要求。种种情况显示，要建立绩效管理服务系统模式并使其有效运作，我们认为必须运用以下内涵所构成的文化予以驱动，才能达到医院绩效管理文化的目的。①树立团队精神，明确一种健康而有效的价值观（核心价值观），即精神文化的核心；②明确医院服务的性质，强化责任感、团结协作和质量意识；③创造一种重视资源的氛围，即资源文化氛围，在有限的卫生资源条件下，更为合理地运作有形资产，开发并利用智力资本（无形资产），包括人力资本、结构资本、顾客资本等；④建立一种持续学习、有效沟通、不断创新的知识文化。

（一）医院团队精神与质量文化

精神文化是现代医院文的核心，而团队精神又是精神文化的主要部分，为此现代医院必须明确建立以科室为团队精神为主的一系列精神文化，如合理利用不同科室的专业资源，为医院提供尽善尽美的健康服务的共同远景规划；让顾客满意的共同目标；科室团队奋斗、不断创新、追求卓越的共同价

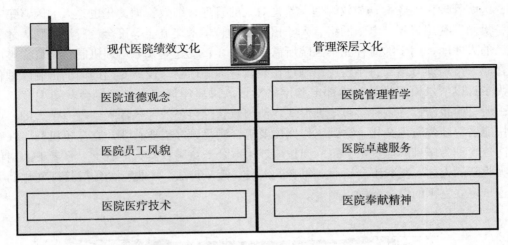

图 19-5　现代医院绩效管理深层文化内容

值观；一切以患者为中心的共同服务理念和强化主人翁意识、增强责任感的共存亡、共荣辱的准则等，并对这些精神文化利用会议、广播、宣传栏、员工手册和竞赛活动等多种形式组织学习、宣传，定时组织员工开展特点精神文化活动，让每位员工知晓、理解并共同维护。团队精神突出的是质量、绩效文化，把医院服务放在大质量的理念上，放在绩效管理文化理念上。一切要有绩效，一切要追求绩效。在现代医院绩效管理深层文化上，包括医院道德观念，医院哲学观念，医院员工风貌，医院卓越服务，医院医疗技术，员工奉献精神等（图 19-5）。

质量（现代质量观点，质量就是绩效）仍是当前以至未来市场竞争的关键，因此医院尽可能采取多种管理工具形式并存的质量管理机制。如 ISO 是国际质量保证标准，TQC 管理，卓越绩效管理，战略管理等，这些都是提升医疗质量，创造最佳服务的品质政策和开发有效资源，推行质量文化，创造顾客价值，提升组织绩效的有效途径。先进的管理理念都可以有效保证服务质量的提高，提升服务效果，提高患者满意度。

（二）医院经营资源与绩效文化

经营资源与绩效文化就是善于有效、合理利用各类资源的一种现代绩效管理文化。我们强调合理利用资源，不仅注重有形资产的有效运作，而且特别注重包括人力资本、结构资本和顾客资本在内的智力资本的开发和利用。首先在有形资产方面，要重视"物质"的成本管理，主张不片面减少成本值，而是加强成本运作，使其尽可能创造最大价值。如针对医院历年患者看病难、看病贵的情况，医院要进行重点投入，从门诊、急诊、住院、治疗方案、效果评价等方面开展以患者为中心的一系列服务措施；要针对各个医院的特点，采取有效方法，使人民群众看病方便、满意；针对患者就诊集中的特点，医院可以在患者就诊高峰时段，多派专家，开设假日门诊，夜间门诊等。医院可以针对外科患者较多的情况，建立不住院手术中心，随时安排手术，科学安排手术，随机安排手术。这些举措都能够得到患者和社会的欢迎。其次是打造医院绩效管理文化的具体措施，我们可以遵循一条原则，凡是符合患者或顾客需要的，我们就极力去办；凡是对患者或顾客价值不大或没有必要的，我们则减少运作甚至完全放弃。再是，在正常工作运作中医院还可以加强人力成本管理，对各部门实行绩效目标成本评估机制，减少不必要的人力，有效节约人力成本。当前各个医院患者较多，这是绩效管理的有利时机，是建立医院绩效管理文化的有利时机。

现代医院绩效管理文化具有强大的辐射作用，因为绩效管理是医院全方位的工作，人人讲绩效，科室讲绩效，全院讲绩效。现代医院文化具有辐射功能，激励功能，凝聚功能，约束功能，导向功能

（图19-6）。绩效管理应该始终本着以人才为本，开发潜能的管理方针。现代的绩效管理重在人力资源的管理，医院管理说到底就是绩效管理，就是对人的管理，绩效管理文化也是人的因素第一。①建立人才储备机制，利用报刊、电脑网络、人才招聘市场、学术交流会等机会，广泛招聘人才，并以此建立起自己的人才库，用于随时补充本医院所需要的人才；②建立人才培训机制，制订完整的新进人员培训和在职人员培训方案，每年还应该制订在职教育训练计划，设立专门的内训机制，现代培训应以互动式为主；以情景模拟训练、内部电脑网络对话、讲座座谈会、科室晨会、知识竞赛、演讲比赛、员工手册、简报阅读等多种学习培训形式，使绩效管理与绩效考核深入到每一个人的心中，使每位职工很快能适应绩效管理文化，达到工作岗位要求，满足顾客需要；③建立竞争机制，在明确绩效管理是以岗位管理为基础的前提下，每一岗位应该采取公开竞聘，实行能者上、平者下的岗位竞聘机制，不断吸收新的人才，裁减不合适服务患者的人员，逐步形成一个良性的绩效管理文化的人才聘用机制；④逐步建立完善的综合激励机制。

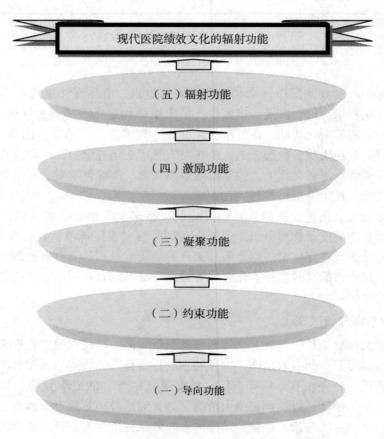

图19-6 现代医院绩效管理文化的辐射功能

现代医院建立绩效管理机制主要有以下几种。①绩效管理物质激励：在实施绩效管理时应该制定岗位职务薪资系统方案，利用岗位系数，设立岗位等级，薪资向重要岗位、创造价值大的岗位及岗位等级高的方面倾斜，而且每年对岗位绩效效能评估1次，视情况调薪或转换岗位；②绩效管理精神激励：主要措施有，表彰绩效管理好的科室，表扬绩效好的个人，对绩效突出者提前职务晋升等；③绩效管理知识激励：国外深造、进修学习，外地考察、参观先进医院的绩效管理等。以此提高职工的积极性和创造性，不断开发岗位潜能，使现代绩效管理、绩效考核、绩效评价成为医院文化的主要内容。现代医院绩效管理文化的作用包括，医院生存和发展推动作用，对社会文化的促进作用，提高现代医院的社会效益作用。医院文化建设有利提高经济效益，保障人民健康延长寿命提高生活质量。

（三）持续利用绩效知识的资源

现代医院绩效管理知识资本主要涵盖信息共享和知识利用及组织形式、管理方式和服务工作流程等无形资产，在市场经济跨入知识经济的今天，它所体现出或创造出的价值不亚于其他类别的资本，并很有超越其他资源的发展趋势。现代医院绩效管理必须依据内外环境（国际和国内发展趋向、当地政策、社区需求、内部条件等），调整组织架构、组织形式，以适应绩效管理的需求。要认真研究哪些组织需要减弱或去除，哪些组织需要增设或强化以及不利于绩效管理的因素。从流程再造的理论看应该把传统组织调整为扁平组织，可以减少管理层次，建立以绩效管理为中心的组织架构，确定绩效管理与绩效考核为基础的知识型工作模式。绩效管理是当前国际最先进的管理理念和方法，要使医院符合绩效管理的模式，就必须首先再造管理流程，其次是绩效管理理念的教育与培训，再是依据绩效管理理念的岗位设计，四是严格的绩效评价标准，五是人性化的绩效考核方法，六是持续的绩效评价与改进措施。以上这些内容都贯穿在绩效管理的知识资本之中，都是绩效管理文化建设的有效步骤。

（四）有效开发顾客的满意资源

实际上，现代医院绩效管理的根本是努力开发顾客（主要指患者以及相关人员）资源，顾客资源的合理利用应该建立在顾客服务满意的有效开发上，没有了顾客资源，其他资源的配备、开发、利用均失去了意义。医院是个高层次的服务业，必须以顾客为导向，并强调主动开发顾客资源。对此，医院应该高度重视，专门设立绩效管理公关部门，设专人负责顾客、患者的服务调研工作，满意度测评工作，明确其职责，限定其时间，确定其绩效标准。①通过专访、沟通、组织各类活动，与顾客建立良好的关系；②处理顾客各种抱怨，化解各类矛盾和误解，最终让顾客满意；③调查患者健康需求，并会同有关人员拟定对策、调整或开发服务项目，使各类顾客资源的作用得到有效发挥，不断提升绩效管理服务效果。开发顾客资源主要是主动开发，主动调研，主动服务。重视顾客的需求就是医院文化开发的具体体现，重视顾客满意度的测评就是医院文化开发的具体体现，重视提升为患者服务的卓越服务水平就是医院文化开发的具体体现（图 19-7）。

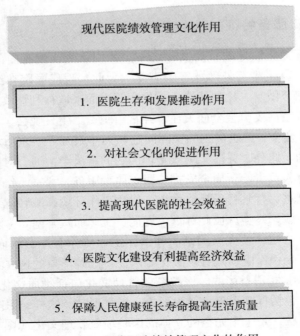

图 19-7　现代医院绩效管理文化的作用

现代医院不仅是医疗市场的主体，而且是医疗市场的绩效管理文化主体。医院应当以强烈的紧迫感和深邃的历史洞察力来认识发展现代医院绩效管理文化的极端重要性，努力加强医院绩效管理文化建设，积极追求效益目标与绩效管理文化目标的和谐统一，树立绩效管理文化一体化的良好形象。同时，凭借强大的绩效管理文化的时代力量，绩效管理服务系统的良性运作，进而形成物质与非物质形态的竞争力量，在激烈的医疗市场竞争中展示雄风，以最终达到医院、患者、员工满意、医院发展和永续绩效管理的最佳境界。

第二节　围绕绩效文化特征建设医院

一、一切为了人民健康的特征

众所周知，健康概念已由原来指单纯的去除疾病，发展为身、心、社会的一种平衡状态而非疾病和老弱（WHO 定义）；而随着人们生活水平、生活质量的改善，人们的健康意识、健康需求也已产生了深刻的变化；患者的需要也由被动接受、层次低且较单一，向主动选择、层次高且多样化方向转变，向着健康长寿方向转变。基于这些情况的变化，医院的服务特点也正由原来的提供药品、医疗操作等纯医疗服务，向提供诊疗、心理咨询、健康教育、预防保健、环境等的整体或全方位服务迈进。绩效管理必须适应这一时代要求。

过去医院的服务模式是窗口多、环节多的反复式服务，这种模式是为医院本身工作的方便而设，但给患者带来的是"三长一短"（挂号排队时间长、检查排队时间长、等候看病时间长，医师看病时间短）和诸多不便。现在的服务模式是顺应市场导向、顾客需求，向便捷、连续、迅速、直接的流程方向转变，这是以患者为中心的服务需要。绩效管理模式服务就是重视顾客资源的开发和顾客价值的创造，这包括服务的前瞻性工作，如患者健康需求调查及我们应采取的对策或新服务项目的开展等；绩效管理模式服务是一种全方位无遗漏的服务，各岗位、部门、科室间良好的沟通协作，在与患者互动的过程中，提供一条畅通的绿色生命通道；绩效管理模式服务对顾客的服务结果负责，并通过顾客的反应，进一步开发顾客资源，从而形成现代医院绩效管理是为了人们健康的服务文化。

二、人性化绩效文化服务特征

这是现代医院绩效管理文化倡导的重要文化之一。我们认为，没有内部患者（患者住院后就是内部人员）和员工的满意，就很难有外部顾客的满意。为此，现代医院在给予每位职工合理的绩效薪资待遇的同时，应该从细节做起，比如从饮食、住宿等方面采取福利性政策，并在职工工作生活方面由后勤主动服务，由医院生活委员会全面关注，经常组织员工生日晚会、生日点歌、生日贺卡，举办卡拉 OK 联欢晚会、节日晚会、解决员工的实际问题和集体旅游等娱乐活动，开展富有生机、多色彩的医院绩效管理文化活动。此外，为落实绩效管理问题的解决与沟通，对困难职工需要建立员工困难登记本，对新进人员设专人负责给予周全安排，跟踪照顾服务。科室工作场所方面，员工尽可能在绿色环境中工作，医护休息室、背景音乐播放系统，优化工作环境，减轻职工的心理压力。在绩效管理文化人际沟通关系上，应该始终强调彼此尊重，提倡员工"加减乘除"（即加一点喜悦、减一点冷漠、乘上体贴、除去猜忌）方法，使大家团结、和谐，工作协作有序，从而达到整个医院绩效管理服务系统协调通畅的效果。现代医院绩效管理文化必须注重医院形象的树立与维护，事实上人们引以为豪的"东西"与医院形象是相得益彰的。医院绩效管理文化包括物质文化、制度文化、精神文化；与之相联系的是医院形象，包括理念形象、行为形象、视觉形象。这样，医院绩效管理文化与医院形象组成了一个柱状的立体形状，是一个完整的立体的医院绩效管理文化（图 19-8）。

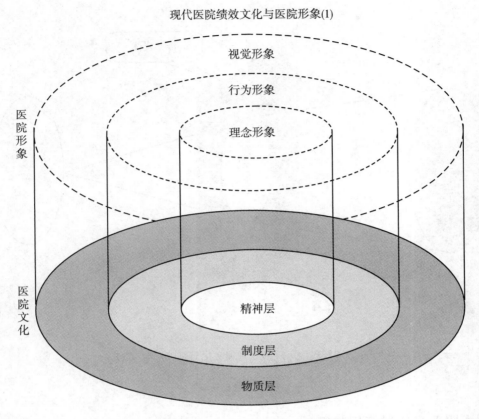

图 19-8 现代医院绩效管理文化与医院形象（1）

三、先进绩效文化理念的特征

知识经济作为一种新的经济形态必将对在原有社会形态和各行业造成冲击和震动，作为知识密集型的医疗服务行业，如何适应知识经济并做好准备，是面临的最紧迫问题。就目前来说，应当首先做一些基础性工作，我们的做法是：

（1）创造绩效知识经济文化氛围，加强这方面的宣传教育，让大家共同更新观念，充分认识知识经济的概念和绩效知识的重要性。

（2）建立更为完善的信息收集系统，以更广泛地利用信息。我们建议医院应该设立专门的市场、患者资讯和医院营销组织，建立有效的信息运作网络系统。

（3）利用电脑建立信息库，并进行信息分类、编码、整合和储存，以备查寻共享。

（4）初步实现信息共享，一是建立灵活、民主、沟通、学习型组织，并举办信息、技术知识的交流、演讲活动，加强医院内部信息交流；二是设立全方位的医疗中心网站，并与 internet 及相关单位内部网相连，实现外部信息的共享。

（5）建立有效的决策系统，有效开发利用信息知识，为医院绩效管理服务。

（6）建立完善的员工持续的知识更新与培训机制。不断加深员工对医院绩效管理文化、医院形象的认识，从而激发员工努力争创最佳绩效的目的（图 19-9）。

现代医院绩效管理文化与医院形象（2）

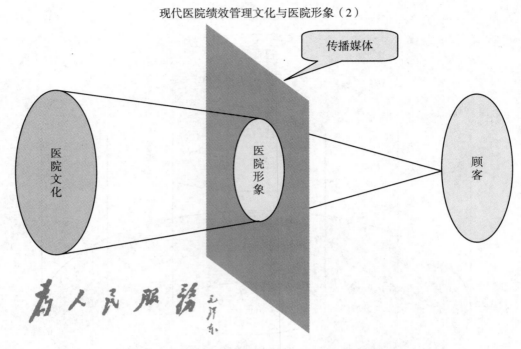

图 19-9　现代医院绩效管理文化与医院形象（2）

四、技术服务责任最突出特征

①方向性：医院将不健康的人变成健康的人，医院技术的应用与发展、绩效管理始终向着健康方面前进；②畅通性：所有的工作都围绕一个技术方向或目标发展，全员沟通协作，使技术与绩效管理工作健康畅通无阻地运行；③连续性：现代医院工作从头至尾没有间断，环环相扣，一气呵成，这是医院有别于其他行业的最大特点，就像企业自动生产线上的流程一样连续不断地循环运转；④包容性：医院所有的工作都围绕消除患者疾病服务，技术工作体现"一切以患者健康为中心"的理念；⑤直接性：患者需要什么技术就提供什么技术，患者需要什么服务就提供什么服务，不需设置与健康多余的环节，流程变得简单明了，技术针对性强了，患者满意度更高了；⑥延伸性：技术能延续服务，如对就诊患者或出院患者的健康咨询延续服务：家庭护理、健康保健、生活咨询、随访、预约挂号服务等，并借此与顾客、患者建立良好关系，提高顾客忠诚度。

第三节　创建医院高绩效的团队文化

孙子兵法说，克敌，攻城为下，攻心为上。在管理上，这个道理同样适用于高绩效管理的团队。管理的意义就在于管理者与下属员工一起完成工作，共同创造高绩效。在完成工作的过程中，规划未来绩效、部署工作要用心，指导员工要用心，创造高绩效的团队文化要用心，开拓创新要用心。惟有不断用心，管理绩效目标才能被完成并做得更好，惟有不断用心，管理者和员工才能在工作中不断获得提高和超越自我。总之，所有的一切都离不开用心。一定意义上，管理者的用心程度与其优秀程度和工作业绩成正比，用心管理比直接的用薪（薪酬）管理意义更为深远、效果更好。用心管理不是简单地要求管理者要有责任感、有具备奉献精神，当然这些基本的素质要求必不可少。但是，作为用心管理，更多的是要求管理者能够在其位、谋其政、负其责，把应该做好的事情做好，把应该管好的人管好，真正担负起管理者的职责，做一个高绩效团队的管理者，创造高绩效的团队文化，管出高绩效的员工来。

在医院绩效管理的咨询过程中，我们考察某些医院管理层的表现说明，在用心管理这个方面，许多管理者的做法还有很大的改善余地的，做的还不够好。工作当中，管理者不用全心、不尽全力、遇事推脱、规避责任、逃避困难、在责任和压力面前躲躲闪闪、得过且过的现象比较多见。管理层不用全心、不尽全力的低绩效表现正在给员工的士气造成严重影响，给现代医院的发展埋下隐患。如果管理者不能用心去履行自己的职责，管理手段简单粗浅，势必会影响管理团队的效果，降低管理团队的效率。如果这个问题持续得不到有效的解决，势必会给医院、部门、科室的发展造成致命的伤害。"攻心"管理（用心）作为现代管理者的一项重要素质要求和医院管理的一个重要课题必须被提到议事日程，尽快加以解决，这样，才能有好的高的团队绩效，才能为绩效文化作出应该做的贡献。

一、建设高绩效团队文化缺陷

（一）领导缺乏热情

缺乏工作热情主要是因为医院缺乏有效的用人机制，管理者能上不能下，一旦一个员工升任到管理岗位基本可以坐得很稳，不犯大错误的话不用担心被拿下，说不定还会被策略地晋升到更高层次的职位。这种僵化的用人机制使得管理者缺乏工作的压力和前进的动力，养成了懒散的习惯和表面化的工作作风。消除这种现象职能是应用科学的绩效考核与管理，对每一岗位人员实施有效的绩效考核与管理以及评价。另外，一般管理者都在同一个岗位上待了很长时间，已经对工作失去了新鲜感，每天只是重复以前的工作过程，进行简单处理，基本都可以应付，如果没有上级领导安排的任务，是无须多动脑筋的，这种现状导致了管理者缺乏工作动力，缺乏热情，更缺乏团队精神。

（二）领导工作马虎

在做管理者之前，为了获得医院高层领导的赏识和职位的晋升，他们一般都工作努力、态度认真。当真的坐上那个领导位子之后，有些管理者的工作态度开始慢慢转变。因为职位来之不易，因为曾经努力付出过，所以聪明的管理者们一般都采取了明哲保身的态度，慢慢从台前转到了幕后，隐藏在责任的背后，给工作流程的衔接和工作的有效推动都带来了一定的麻烦，致使团队管理变得无足轻重。

（三）领导责任不强

由于工作态度的转变，一般管理者的责任感就随之减弱了，他们都精通一套太极推手的手法，善于把责任化于无形或直接推给他人。管理者之间、部门之间、科室之间、管理者与员工之间互相推诿，出现责任问题的时候惟恐避之不及。为怕担责任，有些可做可不做的工作一般不做，可以提供帮助、协助解决的事情以工作忙没有时间为借口推脱。我们在工作当中都曾或多或少地碰到这样一些人、一些事。这些人的表现直接导致了员工的信心丧失和士气低落，组织的效率降低，有些人不管事有些事无人管的现象很严重。谁会愿意为不负责任的领导卖命？有谁会为了团队卖命？谁会愿意在一片混乱纠缠不清的工作环境努力工作？这种状况只能制造怨言和混乱，只能削弱团队绩效。

（四）领导理念落后

有些管理者的思想陈旧，观念落后，不能与时俱进，观念的落后更加使得管理者不会用心去管理团队。在这个一切以医疗市场为导向的时代，还有管理者在等着别人分配任务，没有任务，没有安排，宁可等待也不愿意多做一点工作，这恐怕是管理层绩效低下、团队作用发挥不好的重要的原因所在。他们没有很好地理解医疗市场的概念，没有充分估计到医疗市场竞争的残酷，缺乏竞争意识，缺乏危机感，缺乏绩效管理的理念。领导理念落后就不能前瞻性地看待患者医疗市场和竞争，不能主动出击，而是被动接受，被动应付日常工作，因此，绩效低下，团队精神不能有效发挥，影响了医院的整体绩效。

（五）领导缺乏敬业

作为现代医院的管理者，在充分享受职权、职位带来的收益的同时，也愿意付出，但给人的感觉总是还缺乏进一步的敬业精神和奉献意识，更多的管理者花更多的时间和精力去关注自己的利益得失，对责任与义务的问题却很少考虑，他们低估了自己的影响力，没有意识到自己的举动给医院员工带来的影响。这些无疑在很大程度上削弱了医院、科室、团队的竞争合力，限制了医院、科室的可持续发展。

（六）领导缺乏规划

现代医院的高层没有为医院建立良好的绩效文化，没有明确的远景规划、使命信念和绩效目标，只是跟着感觉走，所以无法形成核心动力，大家不知道自己到底要做什么，要怎么做才好，这也在一定程度上限制了管理者能力的发挥，没有共同一致的团队绩效目标，就谈不上团队的凝聚力和向心力，力量只能在内耗中慢慢弱化。

（七）领导管理不力

有些领导者长期不重视学习，又由于思想观念和学习、理念跟不上形势发展的要求，一些管理者的工作技能在快速发展的竞争环境下迅速递减，渐渐落后于时代的绩效管理要求，落后于医院、科室的成长速度，甚至管理能力和工作能力不如自己的下属。管理者技能低下就无法指导帮助自己的员工进步，更不能指导团队取得理想的绩效结果，也不能很好地做好绩效管理中的授权和和谐沟通，造成了团队管理效率和员工绩效双下降的现象。

二、构建高绩效团队文化机制

绩效管理作为现代医院管理的重要工具和方法，其重要性已为广大的管理者所认同，相当一批医院在这方面投入了较大的精力。但遗憾的是，通过绩效管理达到预期目的的医院却很少，不少医院最后不是中途夭折，就是流于形式，又恢复到老的奖金分配办法上去，问题何在？其原因之一就是绩效管理脱离医院的文化，说到底就是绩效管理没有"文化"起来。要解决管理层的绩效管理理念问题，就必须从机制上加以解决，建立有效的激励和制约的机制，从根本上解决问题。

那么什么是机制呢？有一位医院领导曾经说过，机制就是机构加制度。这个说法透着医院管理专家的豪爽和直率，但有些简单了。《古今汉语词典》对"机制"一词，释义如下："机制"一指机器的构造和工作原理，二指有机体的构造、功能特性和相关关系等，三泛指一个工作系统的组织或部分之间的相互作用和方式。例：改变机制，迸发活力，竞争机制，社会服务机制。但与我们在日常工作和生活中讲到的机制，似乎或多或少还有一些理解上的差距。"机制"一词，在英语中为mechanism，意指机械装置、部件，结构。现代英汉词典中讲，把原本是可见的机械运动引申到生命运动内在的原理，应该较早见于医学。例如：brain mechanisms for language learning；是指对于人类理解语言、产生语言的大脑和神经活动的原理的。这与汉语中，把"机"延伸到"机制"是相通的，这也说明，不同地域、不同文化背景的人在对客观世界的认识过程中，有着惊人的相似和一致性。在汉语文化中，"机"字包含着更多的意义。可以理解为，凡是循环周转的事物，都是有着内在的原因的。这样可以知道，机制就是制度、就是有机动态的管理制度、就是管理的系统体系，就是绩效管理的整体的系统的文化制度。

（一）评价管理层的绩效表现

对管理层的绩效表现进行全面细致的评价，对管理层的工作态度、责任意识、管理风格、管理状况、管理的知识、技能和业绩表现等综合管理因素进行考核评价，确定组织目前的管理状况和管理者的业绩现状。这个工作可以分两步进行，一个是管理层的考核，一个是员工的满意度调查，尤其是满意度调查，这个工作最容易反映出员工对管理者的评价，所反映的情况比较真实和有针对性。管理层的考核是一个比较容易被忽视的工作，管理者更多的是在强调员工的考核，却忽视甚至回避管理层的考核，这对员工来说是不公平的，也不利于对管理者进行有效的约束，搞不好会给医院的管理环境造成破坏。

要想使管理者行动起来，科学管理，就必须加强对管理者的考核，把管理者的绩效表现纳入医院的考核体系，使管理者的绩效表现得到激励和约束。

（二）建立绩效管理的评价体系

医院绩效考核的评价体系，包括医院管理者（医院各级领导）和普通员工的考核评价，是激励约束管理者的价值体系，它既是管理者的努力方向，也是管理者的行为标准，又是考核管理者业绩的原则。管理者的考核评价体系是医院的管理哲学的集中体现。通过建立构建评价体系，明确管理者的职责权限，将管理者的责权利很好地统一起来，使管理者行为更加科学规范，更符合现代管理理念的要求，更能起到表率作用，使管理者真正地负起自己应该担负的责任，担负好自己的绩效管理职责。

另外，医院管理者的考核评价体系同时也是员工考核的榜样，通过考核管理者绩效能在很大程度上带动员工业绩的提升，促进员工不断努力、更加用心地工作，形成人人用心，人人追求进步的工作氛围和医院文化。作为医院绩效管理的长远之计，医院管理层应该花一番心思，请对绩效管理有研究的医院管理咨询公司帮助医院设计绩效考核与管理办法，这比医院管理层自己研究设计自己的绩效考核指标更好，关键是要把这个绩效评价体系先建立起来，用绩效评价体系激励管理者的动机、约束管理者的行为。

（三）用绩效目标统一员工行动

医院考察各级管理层的绩效，就是了解领导的绩效，为员工树立榜样。从而知道管理者是否在努力工作，在做什么样的绩效工作，做得绩效工作怎么样，下一步准备怎么做。在整个管理活动中对管理者的绩效管理状况进行制约和监督。这就需要管理层用绩效目标去统一管理者的行动，层层设立绩效目标，层层检查绩效目标，把管理者的行动统一到绩效目标上来，用绩效目标指导行动，用绩效目标执行的检查方法去考核管理者的绩效。通过绩效目标管理的方式，管理层不仅能够统一行动，更能在原有的基础上做得更好，使工作更具前瞻性，工作业绩更富创新性和创造性。从而用预定的医院、科室的绩效目标去统一员工的绩效行为，获得更好的绩效结果。

（四）强化全员的绩效培训

医院员工绩效不好，或许并非是员工的错误，是领导不知道怎样去管理员工的绩效、不知道怎样去考核员工的绩效、不知道怎样去评价员工的绩效。一个很重要的原因就是管理者不知道绩效培训对员工的主要作用。不经过培训，管理者的素质离现代化的管理还有差距，还不能做到前瞻性地工作，不能想得更远，不能做得更多更好，更不能为员工树立榜样，其意识与能力不足以说服知识型的员工，更不能带领他们去做更多创新和开拓的工作。所以必须加强对管理者和员工的全员培训，对其能力现状进行评估，对其绩效培训需求进行调查，有针对性地培训管理者、培训员工，不断提高他们的绩效管理能力，强化现代管理观念，使他们掌握如何进行有效管理的知识和技能，使管理活动成为他们的自觉自愿的行动。管理者的意识和能力得到了提高，他们自然就愿意对自己的下属负责，愿意在绩效工作当中科学管理，愿意就一些工作问题帮助下属进步，与下属一起努力，共同迈向成功，医院的人力资源优势就会慢慢得到体现，人力资源这个医院的核心竞争力就得到了提高。

三、创造高绩效团队文化氛围

在医院绩效管理的基础上，医院应将绩效团队管理作为一项重要内容加以强化和提高，使管理者真正做到事事用心管理团队绩效，处处用心管理团队绩效。其实质是绩效文化就是科室团队的文化，就是医院团队的文化，就是创造高绩效的团队文化。

（一）从尊重开始

尊重是一切社会活动的基础，医院绩效管理尤其如此。医院管理者应像尊重自己一样尊重员工，始终保持一颗平等的心态，更多强调员工的重要性，更多强调员工的主体意识和作用，让员工感知到被尊重，让员工从心里愿意和你共事，愿意为你那里工作完成绩效，共谋发展。尊重员工就是尊重员工的尊严，要让员工有尊严地去开展绩效工作。

（二）从关心开始

著名的寓言故事菲格曼联（Pygmalion）效应经常被用来阐述期望的效果。菲格曼联是希腊神话中塞浦路斯国王，擅长雕刻，一次，他雕刻了一个美貌的少女并且爱上了她，她热恋自己所雕的少女像，天天守护在少女像的身旁，与她睡在一起，一刻不离其左右，爱神阿弗洛狄忒为其真情感动，赋予雕像以生命，使两人结为夫妇。这个故事告诉我们，当你对员工表达期望并持续进行的时候，你的绩效管理就能收到意想不到的效果，员工的潜能就能不断被激发出来，释放出巨大的能力，关键你要通过恰当的方式将你的期望合适地表达给员工，让员工知道你对他的期望，而且你要不停地去做。领导关心员工就像菲格曼联热爱"所雕的少女像"一样，"天天守护在少女像的身旁，一刻不离其左右"，用真心去感动爱神阿弗洛狄忒，不过这个爱神阿弗洛狄忒不是别人，而是医院的员工。这样，我们的员工就会为知己而去努力工作，而去拼命工作。这是团队精神，团队文化就自然地会建立在医院、科室高绩效的文化上了。

（三）从平等开始

绩效工作合作是你重新定义你和员工之间关系的必由之路。现代管理强调管理者和员工之间的绩效合作伙伴关系，管理者应把员工当成工作当中不可缺少的合作伙伴，强调员工的主动性和自我管理能力，和员工站在平等的地位，主动创建自己与员工的绩效合作伙伴关系，把员工培养成工作的盟友，共同致力于彼此绩效水平的提高。

（四）从沟通开始

沟通是医院绩效管理的高境界，沟通不好也是诸多管理问题的共同症结所在，沟通做好了将在很大程度上帮助你处理好人际关系，完成工作任务，达成绩效目标。医患之间、工作人员之间、领导与员工之间沟通不好，则可能会生出许多你意想不到的问题，管理混乱，效率低下，员工离职等都可能发生。这样的情况是团队的大敌，是团队绩效的大敌。一旦你掌握了沟通的技巧并能熟练地运用，你将会把工作当成一件快乐的事情，所以你要保持沟通之心，让沟通成为你和员工共同的工作方式。沟通贯穿绩效管理的全过程。

（五）从辅导开始

领导和管理者是为员工提供服务的"供应商"，所谓服务就是把员工当成自己的客户和顾客。管理者所要做的就是充分利用手中的职权和资源为员工提供绩效工作上的方便，为其清除绩效工作中的障碍，致力于无障碍绩效工作环境的建设，让员工体验到管理的高绩效团队的效率和办事的高速度，不断鼓舞员工的士气。

（六）从激励开始

众多经验表明，当你激励一个人的时候，你就可以激励他。作为领导和一名管理者，你就是要不断用激励的眼光对待你的员工，不断地在工作当中表达你的激励，使员工受到鼓舞和激励，尤其是在员工做得优秀的时候。你不能默认员工的表现，一味地让员工猜测你的态度，默认和猜测都将导致沟通的障碍，使员工对你丧失信心。你所能做的就是对员工说出你的激励和你对他们的评价，让员工从你的表情和语言中感受你的真诚的激励，激励员工的士气。领导智慧的激励是绩效管理的加油站。

（七）从放心开始

授权赋能既是各级领导的职责所在，也是高效团队管理的必备要求。领导只有把应该授的权力授予员工，员工才会愿意对工作负责，才会更有把工作做好的动机。领导必须在授权上多加用心，把授权工作做好，让授权成为解放自我、管理员工、自我管理的法宝。

（八）从分享开始

分享是最好的团队学习态度，也是最好的团队管理方式。领导和管理者就是要在工作当中不断地和员工分享知识、分享经验、分享目标、分享团队的卓越绩效。通过分享，领导不但能很好地传达自己的理念，表达自己的想法，更能不断形成个人的影响力，用影响力和威信管理员工，使员工心情舒畅地工作，做更多的绩效工作，从而使绩效效率更高。同时，通过分享，领导者也能不断从员工那里吸取更多有用的东西，形成领导与员工之间的互动，互相学习，互相进步的团队氛围。分享应该作为领导者的关键词和座右铭不断强化，使分享成为你成功道路上的重要内容。

如果一个领导者能够认真处理好个人与团队的利益关系，全身心地投入到团队经营管理中去，在工作当中不断创新，那么，管理就不再是一件让人心烦的事，领导者就无须戴着面具生活，就可以带领员工共同创造高绩效的团队文化。团队要发展必须先解决管理层的管理问题，这才是根本和关键！绩效管理是医院参与竞争并获得成功的基础。这就要求对医院绩效的每一个主要驱动因素进行再检验，其中包括人、流程上的节点和策略。我们将考虑这些问题，并分析这些驱动因素的相关实例，以及他们所扮演的角色——不仅仅是在绩效方面，还包括在医院自身定义方面。员工士气对医院绩效有深远的影响。员工如果需要担心他们的职业生涯和生计，绩效往往会急剧下降。在鼓舞士气方面，领导者是关键因素。与员工进行公开、坦诚的对话，扩大与员工沟通的渠道，尤其善用简单直接的方法。对于任何医院，建立员工对医院的信任和信心，鼓舞员工士气都是医院提升绩效的关键。

第四节　绩效管理文化应该注意事项

一、绩效管理文化的主要误区

绩效管理并不是万金油，也不是万能的，有任何问题时不可能一绩效就灵。医院要取得高绩效必须正确认识绩效管理的理论、观念和作用，正确处理绩效管理的问题，避免绩效管理的误区，才能把绩效管理工作做好。绩效与绩效管理的主要误区是以下内容。

- 绩效万能，一叶障目，不见森林；
- 形式主义，照抄照搬，盲目模仿；
- 绩效主义，惟绩效论，重考核轻过程管理；
- 重员工绩效管理，忽视医院整体绩效管理；
- 把绩效考核简单化；
- 片面追求考核指标量化程度；
- 绩效系统建立后一劳永逸；
- 忽略绩效沟通与反馈作用；
- 追求绩效目标设定的"魔方"；
- 绩效管理是人力资源部门的事；
- 考核过于频繁；
- 考核工具的不当使用；
- 照顾人情关系；
- 绩效考核后的面谈简单；
- 不透明、不公正、不兑现等。

二、绩效管理文化的评估因素

（一）顾客满意

顾客永远是第一位的，时刻清醒自己在为谁服务；了解顾客真正的需求，并想方设法去满足这种需求，顾客满意是医院竞争优势的根本。顾客满意是绩效管理的最高境界。

（二）流程再造

用流程理论来思考组织绩效架构，思考每一个步骤是否真正具有增值效果，分析医院、科室核心流程和关键流程，设计符合绩效管理效率流程管理系统。

（三）领导力

高绩效医院领导者必须摒弃传统领导无规则控制与武断指示的角色，为医院勾勒出清楚的愿景，提供医院的绩效管理发展方向。高绩效领导者最主要的任务是使部属发挥最大的潜能，从而使整个医院发挥最大的绩效。

（四）执行力

医院中层领导干部有完成绩效目标任务的信心、决心和能力，有提高克服执行力的制度保障，从而提高全员的绩效工作执行力，取得理想的绩效目标。

（五）协作力

高绩效医院成员必须分担责任，分享成果、发挥个人多样技艺与能力的作用，现代医院员工能够将自己的绩效目标与医院的绩效目标趋于一致，科室间的协作、科室与科室间以及全院的有机协调等，都是医院绩效管理不可分割的组成部分。

（六）竞争力

在绩效管理中去除不良作风，建立以市场顾客流程为主导，朝向组织远景迈进的制度和架构，对外倾听顾客的声音，对内重视绩效和激励，持续改进，鼓励创新，整合机制，和谐共进，共同构建医院可持续发展的核心竞争力。

三、绩效管理文化考评把握要点

绩效考评有一个分歧，即对绩效的评估到底是针对最终的结果还是过程中的行为。由于对行为进行监控需要耗费大量的时间，而且对于到底什么样的行为是好的行为往往存在着争议，因此评估完成的工作结果要容易得多，而且对于一项工作而言什么是好的结果也比较容易取得一致的见解。所以，我们主张从完成工作的结果出发来制定绩效指标和标准。应该是，绩效考评既重视绩效工作的过程，更重视绩效的结果，而且必须明确的是，绩效考评最终是以结果定奖罚，否则，就不是绩效管理与绩效考评。

（一）绩效与薪酬的平衡

如果想将绩效与薪酬联系起来，即依据绩效评估的结果做出与薪酬有关的决策，那么必须保证绩效管理系统可靠。这里面临的是一个两难的问题是，当不把绩效评估与薪酬联系在一起时，员工就不会特别注意绩效评估，这样就会有一部分员工对绩效评估没有持非常严肃认真的态度。而一旦将绩效与薪酬联系起来，绩效评估将变成一个格外敏感的问题，员工也会非常认真地对待这件事情。那么，如果绩效评估的结果不够可靠，容易引起争议的话，由此而做出的与薪酬有关的决策势必带来更大的矛盾冲突。这就要求我们在绩效考核时必须公平、公正、透明，才能收到绩效管理的作用。

（二）领导责任在于辅导

现场的绩效管理技术指导者将有助于绩效管理计划的实施。当一套新的绩效管理系统（绩效指标）付诸实施时，往往需要了解这一系统的技术专家深入到各个部门中帮助科室领导与员工使用该系统。因为新的绩效管理系统的实施需要切合医院文化，而且领导者和员工都需要在界定那些难以衡量的工作上得到指导，同时也需要在如何进行绩效沟通方面的指导，所以现场的指导将有助于解决绩效管理中的问题。绩效管理的名言是，员工的绩效不好，不单单是员工的错误，更是领导的责任，是领导的辅导不及时、不到位的结果。员工的绩效好既是员工努力的结果，也是领导辅导的结果。

（三）绩效管理重在系统

绩效管理不到万不得已的时候，不要直接改变绩效管理系统。直接改变绩效管理系统会带来较多的抱怨与抵触，因为使用者可能已经习惯了原有的管理方法。可以通过其他方式进行逐渐的改变。例如，院级领导可以通过培训的方式指导普通管理者如何通过衡量员工的绩效和给予反馈来改善沟通，在培训中揉进新的绩效管理理念和方法。一旦普通管理者认为新的管理方法有优势的时候，他们就会与人力资源专业人员一道评估这种新的方法是否能够运用到现有的绩效管理系统中。这样，绩效管理系统自然而然地就得到了转变，并且这个转变的过程不会带来震荡。绩效管理系统是现代医院绩效管理的基本要求。

（四）绩效管理兼容其他方法

为了成功地实施绩效管理，主管人员需要一系列技能。尽管普通管理人员可以请绩效管理的技术专家帮助进行设计绩效计划、设计绩效评估和建立绩效反馈体系，但由于他们需要直接与下属员工进行沟通，因此至少需要应用一系列与人际有关的管理技能，例如全面质量管理、平衡计分卡、战略管理、统计管理、SWOT分析、营销管理等。除此之外，还应该包括，及时辅导、激励、解释、倾听、提问、说服等。如果不具备这些基本的大量的管理方法、技能，绩效管理就无法进行。只要对绩效管理有用，任何有效的管理办法都不会被排除。

（五）绩效考核信息作用

通常，在绩效管理中，让员工自己收集关于他们绩效的数据是可行的，并且也应该这样做。在绩效管理中，收集与被评估者绩效标准有关的数据是一项浩大的工程，由普通管理人员或者领导进行收集往往会耗费大量的时间和精力，并且数据的准确性常常会引起争议。如果让员工自己来收集与绩效标准相关的数据，一方面会节省管理人员的时间和精力，另一方面由于员工参与数据收集的过程，他们也不会怀疑数据的准确性。这样对绩效结果的反馈也会更加及时，效果也更好。当然，由员工自行收集绩效数据还需要相应的监控机制，并且对做假的行为设定严厉的惩罚措施，以保证员工能够诚实地提供绩效管理真实的数据。

（六）绩效结果必须公开

现代医院内部的透明和公开化有助于绩效管理系统的顺利实施。在实施绩效管理时，员工最大的担心就是自己被蒙在鼓里。因此，通过各种各样的方式向员工公开有关绩效管理的细节十分必要。这种沟通既可以通过管理人员与员工的直接交流，也可以通过信件、内部网页、会议等各种媒体。通过这样的沟通，使员工了解将要进行的是怎样的一件事情、为什么要做这件事情、做这件事情对自己会有什么样的影响等。绩效管理过程与结果公开是现代管理的大趋势。你要搞绩效管理，你就必须公开，这是绩效管理成败的关键。

（七）绩效是有机的整体

自上而下的实施绩效管理系统有利于这一系统的顺利实施，但也有一定的风险。自上而下的实施绩效管理系统也就意味着首先要培训医院的高层领导，使他们学会帮助下属建立绩效标准，并对下属的绩效进行评估。这样作为他们下属的管理人员就会以他们的做法为榜样，按照上级领导的做法去建立绩效标准。按照这种自上而下的方式，绩效管理系统比较容易贯彻实施。但是，如果医院高层领导对绩效管理系统不够认同或者有抵触情绪，这个系统就很难向下推行。需要明确的是，现代医院绩效管理已经不是"零打碎敲"的时候了，更不是只考核临床医生和护士的时候了，而是医院的系统工程。这个系统就是，临床科室医生要考核绩效，临床科室护士要考核绩效，医技科室人员要考核绩效，职能部门人员要考核绩效，后勤部门人员要考核绩效，全院所有人员都要绩效考核与评价。

（八）高标准是绩效前提

制定绩效考核标准，应该较平时的工作标准要高一些，才能体现绩效管理的先进程度。标准就是要严，现代医院有些工作要求不出任何差错，例如手术患者，但是使用这些"零错误"的绩效标准又意味着没有了超越期望的空间，因而也就无法区分好绩效者和优异绩效者。事实上，对于大多数工作来说，"零缺点"几乎是不可能的，但是犯错误的比例可以越来越小。只有零缺点的标准，才不任意犯错误。因此，可以首先设定一个切合实际的较高的绩效目标，但是绩效标准也要循序渐进。例如90%正确率的标准；当90%的标准达到时，再将标准提高至95%~99%；当这个标准再一次达到时，就再一次提高标准。采用不断提高的标准比一次性设定"零错误"标准要更加实际和具有激励作用。

四、绩效管理文化要处理好几个问题

当一个绩效管理系统忽视了员工的职业生涯规划的时候，这个绩效管理系统就不是一个完好的绩效管理系统。当一个员工不能达到期望的绩效标准的时候，他需要知道自己下一步该怎样做，如何能提高自己的绩效，甚至怀疑是否现在的工作不适合自己，自己需要改变职业发展的规划。如果一个员工绩效很好，他也许要知道自己接下去该向什么方向发展。因此绩效管理系统有必要提供员工职业生涯规划的一些基本成分。绩效管理必须与员工的职业生涯结合起来，才符合绩效管理的发展趋势。

（一）主动工作是绩效完成的基础

员工需要在绩效管理系统中承担起积极的角色。绩效管理是领导和员工双方的责任。往往有人错误地认为绩效管理仅仅是管理人员对员工应该做的事情，员工在这一行动中完全是被动的被评估者。如果持有这样的态度，那么在具体的操作中就会表现为管理人员将设定好的绩效标准强加给员工，员工对这些强加的绩效标准的设定和在绩效管理过程中的作用将大大减弱，这样不利于实现绩效管理的目标，即使某些情况使员工的绩效得到提高，并使管理人员对员工的期望和员工自身的愿望得到目的，也不会是持续的提高和发展，因为员工在绩效管理过程中是被动的。只有员工把绩效工作当做自己的事业和使命，绩效工作才能取得稳定的良好的理想结果，才能保证绩效的持续提高。

（二）薪酬不完全代表工作的绩效

在许多员工的心目当中，绩效管理系统和薪酬系统是同样的东西；在许多员工的心目中，绩效管理永远与薪酬变化联系在一起的，因此在他们看来，绩效管理与薪酬变化是同一件事情。这样对我们的一个启示就是，当薪酬系统存在某种问题的时候，就会使绩效管理系统受到影响。即使绩效管理系统本身很好，员工也会感到不愉快和不满意。提高员工的绩效工作的满意度是远远不够的，还必须考虑薪酬体系的问题。但是在员工的心目中往往存在一个误区，即他们认为依据绩效付薪酬往往是指薪酬的提高；如果告诉他们当他们的绩效下降或绩效不足时，薪酬也会随之下降，他们对绩效管理就远远没有那么热情了。绩效管理是个系统工程，绩效管理的考核与评价是综合性的，有些绩效指标很难用通常的量化指标进行考核，如社会责任、医德医风等。再是，绩效指标以外的"东西"依然重要，如科研成果、论文发表、好人好事、学习培训等，这些"东西"特点是周期比较长，有些是人的品质的难于衡量的绩效，所以，薪酬不完全代表绩效就是这个意思。

（三）团队精神是综合绩效的保证

通过引入一些以患者为中心的或强调团队精神的绩效指标，绩效指标中凡是能够影响和改变组织氛围的不利因素是不要的。如果在某个医院中，强调的是个人的绩效指标而忽视科室团队的绩效指标，那么常常会导致医院、科室中缺乏合作的气氛，每个人都习惯于从自己的角度出发考虑问题，不能将相关的人员或团队当做顾客来对待。例如，在一个销售公司中，绩效评估是按照每个业务员接到客户的数量和销售的费用来评定的，这样就出现了业务人员纷纷"圈地"，相互之间戒备、保密等倾向，反而使一些大客户丢失。在这种情况下，这个销售公司对绩效管理进行了改变，增加了团队绩效的指标，并把将客户资料提供给他人作为在绩效评估中所鼓励的一种行为，这样团队的合作精神就有了好转，整个销售公司的组织气氛也得到改善。在绩效管理中，我们应该记住在沙漠中行走的一句经典警句，要想走得快就一个人走，要想走得远必须一起走。

（四）员工绩效说明了领导的绩效

一个管理人员的工作成果等于他的下属的工作成果的总和加上他个人的工作绩效成果。由于管理人员要通过领导一个科室团队来实现绩效工作目标，因此我们常常说判断一个管理人员、科室领导的工作完成得怎么样很大程度上是通过判断他的下属的工作完成得怎么样来体现的。对于领导人员来说，特有的工作产出包括提供的指导、资源，下属人员的管理、发展，为团队做出的决策等。团队就是大家的绩效，领导的绩效好说明不了什么，员工的绩效好才能够说明科室的绩效好，医院的绩效好。

（五）绩效考核与管理要循序渐进

绩效管理系统提供的益处需要一段时间才能体现出来。在实施一套绩效管理系统的时候，往往刚开始，人们需要花费很多精力去做绩效计划并设定绩效指标和标准，这些工作既让人觉得枯燥费力，又不会立即带来效益，因此容易让人感到厌烦和灰心丧气。而只有当第一次或第二次绩效反馈面谈结束后，员工亲身体会到了绩效管理系统为自己带来的好处，才会逐渐地喜欢上绩效管理，对绩效管理的满意度就会逐渐提高。如何医院开始进行绩效管理时都会碰到类似的问题，没有例外。坚持的时间决定了绩效管理的成败，能够坚持时间长的成功率就高，不能坚持时间长的失败的概率就高，这是绩效管理的事实与实践证明了的。

（六）综合绩效考核指标适宜最好

"量化"并不是设定绩效指标的目标，"绩效结果"才是真正的绩效目标。人们常常抱怨绩效管理中不能将绩效指标进行量化，从而导致绩效管理的主观性。于是人们总是期望能通过某种方式将绩效指标进行量化，其实将所有的绩效表现都用数字来衡量既不可能，也没必要。在很多情况下，有意义的绩效指标可以是描述性的，但这些描述必须是通过某种途径可能进行验证（绩效结果）的。因此，量化并不能针对所有的绩效指标，但所有的绩效指标必须做到可以验证则是必须的和可行的。制定绩效指标的原则是，适宜量化的指标就量化，适宜定性的指标就定性。这就是，制定绩效管理指标时，宜量化则量化，宜定性则定性。

（七）要强调绩效结果的哲学理念

对于绩效管理来说，确定一个被评估对象的工作产出是一项重要的基础性工作。如果定义了错误的工作绩效或片面的工作绩效，将会使绩效管理的效果受到不良影响。正确的绩效管理的评价方法可以消除众多负面影响，我们尽可能用哲学思想去评价员工或科室团队的绩效工作，就会少犯错误。用哲学的思想和方法有利于全面、准确地得到被评估对象的工作绩效。用哲学的思想解决绩效管理问题就是：一是在学习先进绩效管理的基础上，建立适合自己医院绩效管理的理念与方法，形成自己医院的绩效战略与战术；二是坚信绩效管理的正确理念，好的绩效就是好的理念。不排斥技术分析，也不排斥任何的管理方法，只要是对自己医院绩效提高有帮助的，且经过自己实践有实用效果的理念与方法，医院都会学习与应用；三是向有创新与独立思考精神的团队和个人学习，独立思考，不纸上谈兵、生搬硬套；四是相信实践出真知。凡是医院经分析思考认为有益的就实践，并根据实践结果来检验，根据检验后的结果进行提炼与适用性修改；五是坚持实事求是与逐步改进的思想。绩效管理实践来不得虚伪，对错都要坦然面对，只有做好自我审视与自我批判才能真正进步；六是学习学习再学习，思考思考再思考，实践实践再实践。学习、思考、实践缺一不可，且在实施绩效管理一天就永远不能停息，逆水行舟不进则退；七是绩效管理本身就是一门管理艺术，是矛盾的统一体，绩效管理之中的问题并不可怕，解决问题就是进步。关键看医院如何用其各自所长、避各自所短，在矛盾中求绩效发展，在解决问题中求医院稳步快速发展。

（八）阶段跟踪是绩效发展的保证

现代医院管理沟通失败的主要因素是，缺乏自信，缺乏跟踪服务，知识和信息掌握不够。没有重点或条理不清楚。只注重表达没积极倾听，未换位思考，忽略别人的需求。未慎重思考，轻易发表意见。失去耐心，造成争执。准备时间不足或沟通时间不够。情绪不好影响心态。理解或判断错误。文化、职位、思维方法等的差异。世界医学教育"沟通技能"的基本要求是，医生应当通过有效的沟通，创造一个便于与患者、患者亲属、同事、卫生保健队伍其他成员和公众之间进行相互学习的环境。

进行阶段性的绩效回顾和沟通十分必要。如果说一年进行一次绩效回顾和沟通，并对被评估者的绩效进行评估，那么有相当一部分被评估者会对评估的结果感到诧异和生气，他们可能会抱怨管理者为什么不早一点将自己的绩效问题告知本人。因为在一年的过程当中，员工可能会存在绩效问题，同时也会有足够的改进绩效的机会，所以应该让他们及时地了解自己的绩效并改进自己的绩效存在的问题。也许有的领导、管理人员会抱怨，一年之中自己哪有那么多时间与下属员工进行几次沟通，但正是因为缺少及时的沟通，他们可能每年会花费大量的时间来解决由于下属员工的绩效问题所带来的各种矛盾，而且花在这些事情上的时间可能比与员工进行几次绩效沟通的时间多得多。

第二十章　现代医院卓越绩效管理发展趋势

绩效管理作为一种先进的国际管理思想和方法，其根本目的是服务于人民群众的健康，不断促进医院和员工发展以及医院绩效的持续提升，最终实现医院发展的战略目标。20 世纪 70 年代美国管理学家 aubrey daniels 提出"绩效管理"这一概念后，人们展开了系统而全面的研究。可以肯定，在国际绩效管理的大趋势下，在国家的政策引导和倡导下，在卫生部的大力推动下，在广大医院的积极参与下，我国医院全面卓越绩效管理正当时，正在如雨后春笋般地快速发展着。

第一节　国内绩效管理的流派

一、传统奖金分配派管理

在中国医院的三级管理中，有两种情况比较突出，一是在省、大学附属教学医院、直辖市以上的三级甲等大的医院（包括某些行业的三级医院），乡镇的一级医院（包括厂、矿企业、某些行业的一级医院），实施绩效管理难度比较大，大部分仍然采用传统的奖金分配办法，有些医院叫成本管理，有些医院也叫改良的绩效管理。他们认为，自己医院实施多年来的奖金分配办法行之有效，大家比较熟悉，操作简单，不需要采用什么绩效管理方法。而且在大的医院领导认为实施绩效管理是，"船大难掉头"，"多一事不如少一事"，人们习惯了现在的管理办法，这是典型的公立医院综合征。在乡镇一级医院的领导认为，小医院太透明不好，还是少数人说了算比较好，所以采用并实施绩效管理的医院也比较少。小医院的最大特点是，不问行业，不管对象，一提到考核，就是德能勤绩，上到院长，下到清洁工，都用一样的考核指标德、能、勤、绩。客观上讲，小医院实施绩效考核标准的德、能、勤、绩是最有效的管理办法之一。为什么一级医院和省级医院、大学附属教学医院对绩效管理兴趣不足，主要是一级医院正常情况下在经费上当地财政基本保障。三级医院经费虽然不能保障，但是医院患者多，医院整体效益好，所以对绩效管理没有兴趣；二是在绝大部分的地市级的三级医院，县级的二级医院以及某些行业的三级医院，当地正常经费不能保障，效益又不完全理想，经营管理自主性比较大，绩效管理就是个不错的选择，有些医院又"天高皇帝远"，院级领导在管理思想上相对开放，容易接受绩效管理理念与办法。这样看来，不愿意实施绩效管理的大医院、小医院关键在于医院经费的"保证"性。改革开放后，国内许多地市级医院、县医院就已开始探索并使用了绩效管理办法，绩效管理的理念与方法正在扩大。当然，就目前情况看，中国绝大多数医院仍然是传统的奖金分配办法（有些医院把传统的奖金分配办法也叫绩效管理），对绩效管理是观望、探索、实施阶段。

二、繁琐改良绩效派管理

不少医院认为自己的奖金分配办法比较好，而且年年修改完善，年年增加内容，现在又与绩效管理接轨，也要增加绩效管理的内容，考核指标已成为厚厚的"专利产品"，有些医院还印成书籍出版。事实上这样的考核指标最多只是个改良的绩效管理办法。改良后的绩效管理办法的特点是，内容多、项目多、条款多、表格多、说明多，考核起来环节多、人员多、时间多、参与的部门和科室多、周期长、成本高。有些医院注重表格的完美漂亮，似乎越复杂越显得有深度；另外，在指标设计上追求绝对完善与公平。我们见到某三级医院考评表，单就一项工作态度考核，就分十几个大项，每一大项目下面，又分为若干中项，中项下，又分为若干小项。从对待领导、同事、下属、患者的外在表现，又延伸到被考评者的内心世界。这实际上已成为劳民伤财的一件事情。绩效管理、绩效考核标准，最主要的是简单、有效、持续。因为绩效考核与改良后的绩效考评标准要渗透到日常工作中，渗透到日常管理工作中，每日都要记录、每天都要检查、每周都要考核、每月都要考评，这样的指标复杂了肯定不行，这样的指标工作程序多了肯定不行。绩效考核流程必须符合现代医院的日常绩效管理工作的规律才行。绩效考核是减轻管理者的负担，减轻科室主任与护士长的工作负担。能把复杂东西简单化的是伟人，简单化的东西复杂化是蠢人。爱因斯坦解释高深的相对论，也只用了最浅显的几句话。我们的结论是，复杂的、冗长的、繁琐的、传统的、改良的所谓的绩效考核指标一定不能要，要用现代实用的具体的符合医院情况的卓越绩效考核办法才行。

三、"照抄照搬"绩效派管理

生吞活剥国外的理论、制度与方法，非外国的月亮不圆，这是个别人的心理。与发达国家相比，我们的落后是不争的事实。从计划经济到市场经济，许多领域我们还很陌生。于是乎，走在经济前列的发达国家便成为我们效仿的标杆。说也奇怪，一个理论，一套制度，一种方法，如果不与发达国家或世界500强挂上钩，似乎就不那么名正言顺，可信度大打折扣。这些都无可厚非，"古为今用，洋为中用"嘛。但用的同时，一定要注意理论联系实际。"橘生淮南则为橘，橘生淮北则为枳"。如果脱离管理的环境来谈管理，这样的管理效果很令人怀疑。管理需要适应环境的、管理需要适应情景的、管理更需要符合管理的对象与被管理单位的文化。有些人把国外的管理方法拿来就用，生搬硬套，不考虑被管理组织的性质、环境、文化等因素，直管套用现成的模块，结果适得其反。应该说，在管理上，无论是国内的管理办法，还是国外的管理办法，没有最好的管理办法，也没有最坏的管理办法，只有符合自己实际情况的管理办法，才是最好的管理办法。

四、喜新厌旧绩效派管理

喜新厌旧，常换常新。喜新厌旧只将目光锁定在最新的管理理论、理念或工具上，非"新"不用。有家市级三级医院人力资源主管李先生曾向我们说，他所在的医院原来是采用目标管理的，但医院领导在什么聚会上听别人谈到360°考核，觉得自己医院的考核办法落伍了。回去后，硬逼着他们去掉定量指标，改为对全员实行360°考评。这还不算，真正让他们烦恼的是，许多职能部门主管抱怨不敢再管员工，怕影响自己的考核成绩。原本融洽的同事关系，也因为互相猜忌而矛盾激化，一时间，他成了众矢之的。领导倒是没有太难为他，只是大骂360°考评是骗人的东西。其实，后来又改为KPI（关键业绩指标），再后来改到BSC（平衡记分卡），现在的考核也不是称心如意的。作为管理工具，其本身并无对错之分，关键是否运用得当。对于医院，最新的、最流行的、不一定是最好的；最适合的，才是最有价值的，才是最好的。医院管理表象各异，但却有一个共同点，即：从根本上来说，都缺乏正确的绩效管理理念。不知何为绩效管理，或将绩效管理简单理解为绩效考评，又将绩效考评简化到一张表格。这种脱离实际工作的绩效管理，不仅不会提升工作绩效，反而会产生许多新的管理问题，这样的绩效考核，不要也罢。喜新厌旧，常换常新的管理方法，并不是一概否定，关键要适合自己医院的情况，或者在一个医院之中，实行"一国两制"、或实行"一国多治"都无所厚非，主要是要符合自己医院、科室的实际情况，管理方法简单、有效、持续就好。

五、保守务实绩效派管理

从现代医院实际出发，科学系统地吸收外界知识，并有所创新，这是现代医院管理的精神。在绩效管理上，只有一种流派能称得上"武林至尊"，那就是"务实"派。"务实派"的最大长处是有超强的学习力和消化力，在兼收并蓄古今中外诸多管理营养后，能够立足本医院，探索出医院独有的管理方法与模式。我们欣喜地看到，许多医院人力资源管理者，在经历过各种管理方法的"阵痛"后，在管理上能有所顿悟。随着"务实派"队伍的不断扩大，国内的人力资源的管理才能真正得到科学有序的发展。真正的现代医院务实管理就是要立足于自己医院现状，充分吸收国内外管理理念的精华，紧紧结合自己医院的发展实际，通过吸取国外管理的理念和精华，吸取中国医院传统文化的精华，紧密结合国家政策、行业特点、医院特色，凝聚成医院的绩效管理办法，凝聚成科室的绩效管理办法，凝聚成班组的绩效管理办法，凝聚成岗位的绩效管理办法，凝聚成具有发展前景的管理办法，成为现代医院患者满意、员工满意、医院持续发展的绩效管理办法

六、现代卓越绩效派管理

对绝大多数医院管理者来说，绩效管理早已不是什么新鲜概念，但是否又都真正了解绩效管理的科学方法，并真正能使之成为一种提高现代医院绩效的管理体系呢？事实上，许多医院的绩效管理由于种种原因，成了流于形式的教条，甚至把绩效管理与绩效评估混为一谈。绩效考核核心在于促进医院发展，作为医院管理人员在考核员工绩效表现、规划和执行医院、科室下一步发展绩效目标的同时，更重要的任务是各级领导如何能善用绩效管理来激励和创造人力资源价值的最大化并使其增值，这是大家需要认真考虑的问题。

什么是现代医院绩效管理派呢？这就是，吸收国际绩效管理的理念（特别是美国的《卓越绩效准则》），参照国家的《卓越绩效评价准则》，吸收卫生部的医院绩效管理思想，符合自己医院的上级的各项政策，适应当地绩效考核环境，结合医院的实际情况，用卓越绩效语言、内容，设计自己医院的绩效管理考核标准。这就是卓越绩效派管理。

第二节　绩效管理与情景领导

一、现代医院的情景领导背景

绩效管理是当代最好的管理方法之一，情景领导与管理是当今引起广泛关注的管理方法之一。在当代世界中，关注环境、商业规则和绩效管理领导力本身正在发生着巨大变化。人们的价值不仅在于他们付出的时间，更取决于他们在工作中所应用的知识。从现代医院管理战略制定、决策实施，到应用整体绩效的改善，领导者扮演着不同的角色。他们在推动而不是主导工作进程。绩效管理领导力的作用体现在每一个层面上，因此传统的等级金字塔被颠覆了，与患者有着紧密接触的医务人员被赋予绩效管理决策的权力。今天的领导更应该是绩效管理的教练、合作伙伴和导师，指导和支持员工的绩效工作，而不是简单地命令和分配绩效工作。情景领导和管理不是你对员工做什么，而是你和员工一起做了什么。为了在更短的时间内，使用更少资源来创造更大的绩效管理价值，医院需要强有力的组织者和管理者。现代医院希望每一位领导能够采用个性化的、灵活的方式去帮助员工达到卓越绩效的目的。

情景领导与管理是现今最系统、最先进，同样也是最实用的领导方法之一，帮助你去最有效地发挥员工的作用，提供时间和资源的利用效果。情景领导与管理着力于当代领导者角色的根本改变。情景领导与管理帮助从医院高层领导、科室领导、绩效评估者、绩效奖金分配者，到合作伙伴，培训师、教练、促进者、支持者的角色转变。对于那些真正渴望成功、追求卓越绩效，具有独立承担绩效工作的愿望，同时愿意把个人的发展和医院、科室的绩效管理目标联系在一起的员工，情景领导与管理将帮助他们成功。应用情景领导与管理的方法，可以大大提高管理者与员工的绩效水平，员工与领导之间关于绩效和发展的交流频率和沟通质量会更高。

1969 年美国组织行为学家保罗·赫塞博士出版了《管理与组织行为》，并在书中全面阐述了情境管理模式。赫塞认为：只有以不同的领导风格配合部属的不同发展阶段，才能高效达成目标。这种方法称为情境管理，首先我们要了解员工"情境"的 4 个发展阶段：第一阶段为"有意愿，没能力"；第二阶段为"没意愿，没能力"；第三阶段为"没把握，有能力"；第四阶段为"有信心，有能力"。

员工刚进入医院时，往往冲劲十足。所谓初生牛犊不怕虎，一心要证明自己的能力，以便顺利渡过试用期，站稳脚跟。这一阶段的员工有强烈的工作意愿，但缺乏工作能力，其工作状态为"有意愿，没能力"。但是一般来讲，这种兴奋的状态不会维持很长的时间。当员工进入医院一段时间后，发现工作不像他想象的那么简单，医院自身和内部配合也存在很多的缺陷。工作中会遇到这样或那样的挫折，这时员工的工作热情会急速下降，工作积极性跌到谷底，有的甚至怀疑自己的选择。这一阶段的员工没有工作能力，也没有工作意愿。进入"没信心，没能力"的第二阶段。而当员工慢慢能胜任工作，作为领导者应该更多授权给员工，因此员工要渐渐离开领导者的庇护，时常自己做决定，会出现信心不足的情况，于是就进入了"没把握，有能力"的第三阶段。最后这名员工一步步走向成熟，而领导者断定他到了"有信心，有能力"的第四阶段后，就可以完全按照相关要求和规定授权给此员工。相对于员工的 4 个阶段，领导者也应采取 4 种不同的领导模式。当员工在第一阶段时，领导者要采取"手把手式"来引导并指示员工。当员工在第二阶段时，领导者要采取"指令式"来解释工作从而劝服员工去努力完成绩效任务。当员工在第三阶段时，领导者要采取"教练式"来鼓励员工解决绩效管理问题。员工到了第四阶段，领导者则要采取"授权式"将工作交付给员工，领导者只需做观察和监控就行，只有管理风格与员工的成熟度相匹配，才能发挥员工的最大能量，实现医院绩效管理的最大效率。

如果让你总结绩效管理不能得到有效实施的原因，你可能列出很多，比如缺乏高层领导的支持，不能得到有效地推动；比如绩效沟通没有做好，科室领导和员工之间没有达成一致性的认识和理解；比如人力资源部门行动不力，没有做好直线领导的合作伙伴；比如医院缺乏绩效管理文化的积淀，绩效管理的行动策略流于形式；如科室领导的执行力不强，使人力资源部门的工作成果化为乌有，等等。

我们以为，就中国医院的发展现状来看，绩效管理没有被管理者广泛地接受，所以不可能做得更好。医院有些领导不热爱绩效管理，他们只是把绩效评估作为判断员工优劣的工具，当成发放工资、奖金的手段，而没有把它提升到医院、科室战略的高度来和认识理解它，使之处于尴尬的境地。医院中层管理者不热爱绩效管理，他们通常会认为这是人力资源部门强加给他们的额外的工作负担，认为自己进行绩效管理纯粹是为人力资源部工作，完成人力资源部的任务，而没有认识到其实绩效管理思想的重要性在于其能改进科室和员工的绩效，是自己应该做而且必须做好的事情。员工不热爱绩效管理，他们通常认为所谓的绩效管理，其实是医院、科室管理者对付员工的一种手段，是形式主义，做绩效考核就是对他们进行控制，对其提不起兴趣。甚至许多医院的人力资源部门也不热爱绩效管理，他们通常把绩效管理视为心中永远的痛，在绩效管理的实施上，表现得比较被动，往往需要医院高层催促或提醒，否则，他们宁愿放弃这个在很多人看来是鸡肋的管理思想。这些情况就需要情景领导与管理的模式，需要人性化的管理，实施了人性化、情景管理后绩效管理就落到了实处。

二、绩效管理与医院情景结合

从现在各医院的绩效考核与管理的实施可以看出，不少医院的管理者对绩效考核与管理没有热情，他们既认识不到绩效管理是医院发展的趋势，也不能很好地接受管理咨询公司推荐的绩效管理方法，更不能与医院的具体情况相结合。有的医院在实施绩效管理中，对绩效管理的培训、标准的制定、绩效的检查、绩效的考核，特别是在绩效管理的过程的执行中，能推则推，能拖则拖，使得原本很好的绩效管理制度流于了形式，成了无用的摆设，这实在是件遗憾的事情。要实施现代医院绩效考核与管理，必须把国际绩效管理理论与医院的具体的实际情况相结合，如综合医院的要与综合医院的"全"结合起来，专科医院的必须与"专"结合起来，中小医院的必须与"小的特点相结合"，一级医院（乡镇、医院、社区医院）的必须考虑到当地的经济条件、风土人情、接受绩效考核的程度等，诊所要结合诊所的"点"的特点。这样才能把绩效管理实施好。通常，就目前情况而言，医院管理者，特别是科室管理者并不热衷于绩效管理，原因大概有以下几个方面情况。

（一）绩效管理是"无事找事"

有些医院领导、科室管理者认为绩效考核与管理是他们本职工作之外的事情，是"上级"、"领导"或者人力资源部门强加给他们的额外的工作负担，绩效管理是无事找事，不如传统的奖金分配方案好，如果按照医院制定的绩效管理制度执行，那么自己分内的工作就会受到影响，员工可能有意见，也不能完成上级领导安排的常规的相关工作，就会受到批评，危及自己的职位安全。所以他们不热衷于绩效考核与管理工作，而是以上级领导的绩效管理意外的指示和工作安排为重，把绩效管理置于可有可无的位置。

（二）绩效管理是被动接受

医院的科室管理者通常没有主动学习绩效管理理论的意识、观念和理念，只是被动等待人力资源部门安排培训，而没有意识到其实自己应该主动去学习一些绩效管理的理论和知识，通过学习去提升绩效管理的技能。即使医院安排绩效管理培训，听课也是走过场，这使得他们在执行医院的绩效管理制度的时候，存在很多误区认识，导致执行力不强。

（三）绩效考核不坚持原则

医院领导与科室管理者认为绩效考核是罪人的工作，不管你的绩效管理体系设计得多么好，不管你采取什么方法来增加绩效考核的可操作性，最后，管理者和员工的对立局面无法避免。这是存于每个管理者心中的绩效考核情结，始终无法解开，所以他们怕得罪人，尽量采取你好我好的"老好人"态度，使绩效考核与管理形同虚设。

（四）没发挥中层领导作用

医院往往只是上层领导重视或者上大课对全院员工培训，也重点是考核的员工，而没有把科室主任、护士长等管理者的绩效考核问题提上日程，所以科室管理者没有必须做好绩效管理的压力，无法真实地体验到被绩效考核的感受，也就不会主动去抓绩效管理工作。其实，绩效考核与管理的落实主要在科室主任和护士长的肩上，必须充分发挥科室主任和护士长的作用，绩效管理才能落实到位。

（五）绩效管理的职责不清

在医院科室管理者的绩效管理的岗位说明书里，通常都没有把做好绩效管理作为管理者的重要职责写进去，所以他们不认为做好绩效是他们必须做的工作，而经常认为是人力资源部门的事情，自己是为人力资源部门干活。以往的干部、人员档案就是履历表，比较简单，而现在的绩效管理岗位说明书并没有把绩效考核与管理的责任设计到岗位的职责中，即使把绩效管理考虑进去，大多数中层领导干部一时无法得到很好的转变。现代医院要做好绩效管理工作，必须对科室主任、护士长岗位说明书做出明确的绩效管理与考核规定，这样领导干部的职责才能清楚与完整。

（六）制定标准没员工参与

医院领导通常认为制定绩效考核标准与目标是个很烦琐的事情，没有必要让员工参与，有些领导认为员工也不清楚绩效考核与管理是怎么回事，员工只要听领导的安排就成，员工只要执行绩效考核标准就行，即使与员工进行大会沟通，也是念文件、走过场，制定绩效目标并不征求员工意见，甚至个别医院也不征求中层领导干部意见，不与中层领导干部达成一致意见。这是有些医院领导、管理者惯性思维在起作用。

（七）考核结果的应用不好

有些医院领导通常认为绩效考核结束了就直接把结果告诉人力资源部或者医院绩效考核办就行，由人力资源部或绩效考核办按照常规进行处理，或者决定绩效薪水，或者决定职位变动，或者直接发放奖金，领导自己没有必要再去做绩效反馈的事情，更不去研究绩效考核与管理中的问题，也不考虑绩效考核结果究竟涉及哪些方面。这就出现了，绩效考核与管理是先进的方法，而绩效考核结果挂钩仍然是传统的奖惩办法。科室主任、护士长更不去考虑绩效考核结果应该怎样与个体的员工的绩效考核结果挂钩了。

三、吸收绩效管理理论和方法

(一) 绩效考核有效管理方法

卓越绩效管理理论是一个只要达到理想的、预定的绩效结果，不排除任何传统的、现代的任何管理方法，可以吸收世界上所有的先进管理方法。任何一种新的管理理论的诞生，或者某种管理方法的引进，首先接受的应该是理念、观点，其次是方法，再是具体的实施操作的步骤。有些医院绩效考核与管理落实不到位，甚至半途而废，主要是对员工的培训不到位。员工不解决理念、观点的问题，理念和观点没有搞清楚，就匆匆实施起具体的绩效考核标准的操作方法，这是事倍功半、适得其反的做法。有的医院高层领导认为，员工学习理念、培训理论方法没有意义，不如直接拿来就用简单。这是对绩效管理的一种误解，也是对任何应用新的管理方法的误解。

(二) 关键业绩指标管理方法

如关键业绩指标（key performance indicator，KPI），事实上绩效考核的一级指标都可以看做关键业绩指标。KPI 是衡量医院战略实施效果的关键业绩指标，其目的是建立一种机制，将医院战略转化为医院的内部过程和活动，以不断增强医院的核心竞争力和持续取得高绩效。KPI 能够有效地将医院战略转化成可以考核的标准和业绩体系，通过业绩体系牵引、推动员工的行为。如果不进行对员工理念的培训，是收不到好效果的。如医院进行绩效考核，医院的绩效战略与科室绩效任务必须紧密结合在一起。绩效指标应分出评价层次，抓住关键业绩。每位员工都可能会承担很多的工作目标与任务，有的重要，有的不太重要，如果我们对员工所有的方面都来进行评价考核，面面俱到，抓不住重点与关键，势必造成员工把握不住工作的重点与关键，从而无法实现将自己工作行为导向战略。绩效考核必须从员工的绩效特征中找出定性的关键成功因素（critical success factors，CSF），再确定能有效监测这些定性因素的指标，从而确立有效量化的关键业绩指标。KPI 应具备重要性、可操作性、敏感性、职位可控性等特点。重要性是指对医院价值、利润的影响程度；可操作性是指指标必须有明确的定义和计算方法，易于取得可靠和公正的初始数据，同时指标能有效进行量化和比较；敏感性是指指标能正确区分出绩效的优劣。KPI 一定要抓住那些能有效量化的指标或者将之有效量化或急需改进的指标。另外，在绩效考核业绩的同时，可设置几个能力发展指标，提高职能人员的综合素质。这些内容都是绩效管理中的具体细节，必须经过培训，才能达到理想的结果。

四、完善绩效管理的约束机制

绩效管理与以往任何管理方法一样，也不是万能的，也不是一绩效管理就能治医院的百病。必须配合其他的管理方法，完善约束机制，才能达到绩效管理目的。①明确绩效目的，配套管理办法。为提高医院整体绩效水平，员工综合绩效与素质，优化人员结构，必须吸收全人类的先进管理理论、思想、方法、措施、制度，用于改进绩效工作方式与方法，进一步提升医院业绩并且保持医院、科室与个人的良好持续发展；②确定绩效管理的应用范围。卓越绩效考核与管理方法适用于医院所有科室、后勤、职能部门的绩效管理项目、诊疗流程、服务细节，应用于医院所有员工工作；③确定绩效管理的确切内容，包括对德、能、勤、绩、社会责任、医院环境等综合业绩考核，根据公平、严格、结果公开、客观考评的原则，对绩效计划制定、绩效考核实施、绩效评定、绩效反馈信息、监督与管理进行有关的详细规定；④明确绩效考核对象，医院可以分部门考核、科室考核、班组考核和个人考核，针对科室以及职能部门整体进行考核。个人考核，针对科室、部门内所有人员进行考核，考核科室员工必须实施能级管理原则，即由科室主任、护士长考核医生、护士，而不是医院绩效考核办直接考核到医生、护士；⑤确定绩效考评周期，现代医院绩效考核一般为每月 1 次绩效考核，因为员工工资每月一发，各种医疗指标每月统计上报 1 次，所以 1 个月为 1 个考核周期比较合理。再说，实施绩效考核与管理，员工工资、奖金是先考核后发工资，这也要求每月一考核后与工资、奖金同步发放。特殊内容也可以分为定期考核、不定期考核，如干部提升，岗位聘任，评先立功等。定期考核可以分为，季度、半年、1年、2年考核等。除此之外，还有无固定期限与时间进行观察考评。

五、完美的绩效管理战略构思

在未来10年，是中国医院实施绩效管理的高潮，是中国医院发展的高潮。医院可能需要重新评估其人力资源管理的价值，重新评估医院的管理价值，重新评估医院的技术与服务，重新评估医院的发展，并需要意识到员工职业生涯规划和绩效管理是提高医院竞争优势的重要手段。那么如何才能制定出优秀的绩效管理计划，从而提高医院的核心竞争能力呢？以下是我们认为对现代医院有效的绩效管理战略至关重要的10个流程。

（一）确定医院绩效管理战略的愿景

愿景是医院发展的方向与框架，是一个"雾里看花"的设计成果。举例说，当波音意识到与主要竞争对手Airbus产生差距时，公司开始反省其员工的组织形式。它发现，若要打败Airbus，波音就需如Airbus一样，赢取外部的企业战略合作伙伴。波音的自我检查引导其制定出了合适的战略，达到了战略愿景目标。现代医院的愿景就是发展的愿景，就是绩效管理的愿景，就是任何取得卓越绩效的愿景。这个绩效愿景是可以实现的，这个愿景是每一个科室的行动指南，是医院每一员工的行动指南。

（二）明确医院绩效管理是为了患者

中国社会的发展一日千里，人们的需求是随着社会发展、经济实力的增加而不断提升的。国家倡导的绩效管理，卫生部指示的绩效管理就是满足人民群众日益增长的健康需求的最好办法。现代医院制定绩效管理计划的目的是为了患者的需求，为了员工职业生涯发展的需求。制定和实施绩效管理是为了改善不尽如人意的医院的服务模式与绩效。

（三）确保科室绩效与医院战略一致

现在各行各业兼并极为常见，医院为了适应患者与医疗市场的需求，科室功能整合也是常有的事情。如果您的医院有很多业务部门、科室需要整合，并且有一些是通过新近的调研后确定的新增加的科室，那么确保科室的业务与医院绩效战略挂钩就更为重要。科室与医院战略绩效挂钩必须明白是有层面的，比如职能部门绩效与医院战略绩效目标相一致，临床科室与医院战略绩效目标相一致，医技科室与医院战略绩效目标相一致，后勤部门与医院战略目标相一致，全院人员工作与医院战略绩效目标相一致，甚至医院的供应商与医院的战略绩效相一致，医院伙伴与医院的战略绩效相一致，这样才能最终现实医院的战略目标。

（四）规定员工是绩效管理的"主人"

现代医院绩效管理必须由员工参与，员工是绩效管理的主人。因为医院的绩效是由科室绩效形成的，科室绩效是由员工形成的，所以医院绩效是员工形成的。员工是绩效管理的主人是现代医院绩效管理的突出体现，是绩效管理与其他管理方法不同的关键所在。评价员工绩效必须实事求是，不要想当然地随意评价员工的技能与绩效，必须按照流程进行。因为不同的人或者领导有不同的评价，如5个不同的管理者对同一个员工能力的评价可能产生五种不同的结果。这就是尊重员工的劳动成果，把员工作为绩效管理的主人，就是要处处事事尊重员工，使员工在绩效考核与管理中有尊严。

（五）根据统一标准评估员工的业绩

一个医院必须建立自己的绩效管理平台，就是绩效考核标准、指标平台。这个标准和平台是经过认真、谨慎、按照流程进行的，是通过员工一起参与制定的绩效标准、考核程序、分值分配等。只要是通过员工、科室讨论过而且员工、科室同意、并经过领导班子研究决定的绩效考核标准，就是医院统一的绩效考核标准。如果您评估员工的标准在不断变化，甚至不经过员工、科室讨论绩效考核标准，您将不能建立评估员工表现的统一标准。而如果没有这种标准，就无法衡量医院、科室、员工的绩效进展情况。

（六）员工绩效与科室绩效战略一致

现代医院绩效是全员的绩效，每一个人都是绩效管理的考核者、评价者、持续改进者。每一个员工必须清楚自己的绩效表现要与科室、医院的战略绩效相一致。这就要为医院所有人的绩效建立一个透明的信息平台，为您的绩效管理架构创造一个开放的绩效考核与管理交流平台，是现代绩效管理的重要内容。

（七）为员工设计好职业生涯的计划

一旦医院绩效战略制定，即要确保各科室业务与战略的一致性，并开始与员工在医院、科室目标上进行交流。当知道医院的整体战略绩效与个人的工作联系时，员工情绪会提高，将非常乐于学习如何专业地提高自己的业绩水平。为您的员工描绘一幅职业生涯发展蓝图，让他们清楚知道医院、科室管理者的职责和责任，并通过提供发展机会建立员工的自信。

（八）员工绩效结果与职位晋升挂钩

国际、国内、卫生行业绩效考核与管理的趋势已经告诉我们，医院的绩效考核的结果一是与员工每月的奖、惩挂钩；一是与工作者管理的灵活性挂钩，灵活性就是有了达到绩效目标，就放手让科室、个人去充分发挥自己的聪明才智，领导者和管理者少去检查，甚至不去折腾员工，只要按照要求达到绩效目标就行；三是必须与员工岗位、职责、职务和职称晋升挂钩。现代医院不仅需要了解您的员工和管理者的技能水平，并且还需要知道他们具备何种其他能力。为员工职业生涯规划设计理想的员工能够实施的工作坐标。

（九）鼓励员工不断提高绩效的能力

绩效随着医院发展是不断提高的，这就需要培训员工并传授所需的绩效技能，但这并不会改变员工行为表现。当一个医院的领导对绩效管理架构表示出信任并亲自实施指导时，员工的表现也会随之改变。不断提高员工的绩效工作技能一是理论、意识、观念、方法；二是在工作中的实践，特别是领导的言传身教。

现代医院绩效管理不要问你为员工做了什么，而要问你与员工一起做了什么。

（十）建立学习型绩效考核管理组织

建立学习型绩效管理组织需要做好以下几方面工作。

1. 完善措施，推进学习型绩效管理组织的建设：提高认识，完善措施，树立终身学习理念。医院应该专门召开推进学习型绩效管理组织建设动员大会，引导全体员工充分认识只有勤于学习、善于学习、不断学习、不断更新知识才能提高辩证思维能力，提高对绩效管理与发展规律的认识；才能提高科学发展规律的认识，才能提高科学发展的动力，才能提高分析问题、解决绩效管理问题的能力。

2. 健全机制，落实学习型绩效管理组织的责任：把学习型绩效管理组织建设纳入绩效管理和医疗业务工作目标责任制中，形成层层抓落实的工作格局。一是健全并完善学习制度，建立学习型绩效管理组织集体学习、领导干部培训学习、科室支部党员轮训学习和员工个人自学制度，实现各个层次人员学习的常态化；二是抓绩效考核工作，健全完善绩效考核述学、评学、考学制度；三是健全学习型绩效管理组织激励机制，对创建学习型绩效管理组织中涌现出来的科室和个人进行表彰并给予奖励，不断激发全体员工的学习绩效管理的热情。

3. 启发领导，发挥学习型绩效管理组织的作用：要善于充分调动各级中层领导干部抓学习、促学习的积极性，自觉做学习型绩效管理组织建设的组织开拓者、参与者和实践者，争做勤奋学习、以学致用的表率。发挥医院班子学习型绩效管理组织中心组示范带动效应。医院领导一班人要带头学习绩效管理知识与方法。经常举办全体员工、干部绩效管理理论学习讲座，围绕绩效管理事业发展中的重大问题进行集体学习、集体讨论，充分发挥各级领导在绩效管理中的作用。

4. **抓好宣传，营造学习型绩效管理组织的氛围**：现代医院要坚持正面宣传、引导大家对学习型绩效管理组织的活动的兴趣，定期交流学习型绩效管理组织的心得。在医院机关和科室开展"绩效管理读书心得交流会"。通过开展学习型绩效管理组织活动，努力在全院上下形成重视学习、崇尚学习、勤奋学习、终身学习的浓厚氛围，为医院绩效管理的发展奠定坚实的基础。

5. **坚持创新，提升学习型绩效管理组织的效果**：①深化学习型绩效管理组织认识，不断提高绩效管理的理论水平，跟踪绩效管理理论的发展；②创新学习形式，医院要利用周会、半年、年度总结会议，科室早会、科室的科务会、绩效管理总结会议、个人交流、沟通形式，大力营造学习型绩效管理组织的氛围；③改进学习方法，可以利用多种方法学习绩效管理知识，如广播、电脑视频、微博、email 信箱、手机短信、手机视频、电视、报刊等形式学习绩效管理知识，充实绩效管理内容；④开展争创活动，医院可以利用各种形式开展绩效管理活动，如绩效管理知识演讲、绩效管理各种图片展示、绩效管理成果展览等等形式，丰富绩效管理内容，争创绩效管理先进科室、班组、个人，开展绩效管理的各种竞赛活动，促进绩效管理的发展。

现代医院绩效管理创新，领导必须带头，带头提升学习型绩效管理组织的水平。现代医院领导人的绩效行为标准：①以身作则，明确自己的理念，找到自己的声音；②行动与理念一致，为他人树立榜样，打造共同愿景；③展望未来，想象令人激动的各种可能；④诉诸共同愿景，并感召他人为之服务，挑战现状；⑤通过追求变化、成长、发展、革新的道路来寻找机会；⑥进行试验和冒险，不断取得绩效管理小的成功，从错误中学习，使众人行；⑦通过强调共同目标和建立信任来促进合作；⑧通过分享权力与自主权来增强他人的实力，激励人心；⑨通过表彰员工的卓越表现来认可他人的贡献；⑩通过创造一种团队主义精神来庆祝绩效管理价值的实现和胜利。

6. **学以致用，推进学习型绩效管理组织的发展**：把学习型绩效管理组织的成果转化为继续解放思想的动力，务实创新作为学习型绩效管理组织的先导，以拓宽视野，促进发展为基础，推进学习型绩效管理组织建设，坚持用科学的发展观和态度，对待科学的绩效管理理论，弘扬创新的精神，实践创新的思想，用发展的观点解决绩效管理发展中的问题，使学习、提升、创新成为医院的一种良好氛围。通过把学习型绩效管理组织成果转化为推动医院稳定、健康发展的思路。形成以人为本，以卓越服务为基础，以信息化建设为平台，以优质服务为手段，以抓好绩效管理队伍建设为保障，推动医院绩效工作创新发展，把学习型绩效管理组织成果转化为改善员工绩效的政策措施，大力推进绩效管理工作，促进绩效管理工作，全面建立绩效管理薪酬体系。

怎样才能适应绩效管理的时代，如何组合优化的学习方式，我们应该学习美国人总结的学习方法，A-learning（action-learning 行动学习）、B-learning（blended-learning 混合式学习）、C-learning（class-learning 面授课程）、E-Learning（electronic-Learning 电子化学习）、G-learning（gauze-learning 游戏学习）、M-learning（mobile-learning 移动学习）、U-learning（无处不在的学习）、E-learning（embedded learning 嵌入式学习）、适应性学习（aaptiye learning）、维持性学习（mintenance learning）。还有非正式学习、跨界学习、标杆学习、会议研讨、导师制度、情景模拟、学习社团、海外培训、认证培训、按需学习、博客学习等，另外还有产生型学习（gneri learning）、革命型学习（inovative learning）等等。除此之外，美军完善的在线学习体系也对我们建立医院绩效管理学习型组织有帮助。在 E-Learning 应用上，美国军队构建了在线学习门户 Go ArmyEd，主要包括 eArmyU 网络大学以及 ACES（the army continuing education system）终身学习计划两大项目，分别专注于高等人才 E-learning 培训以及士兵终身学习的普及教育训练。eArmyU 项目于 2001 年 1 月成立，耗资高达 4.53 亿美金。eArmyU 被喻为美国军队网络大学。是全美最大的虚拟大学之一，旨在通过在线的方式向分布在全世界的美国士兵提供学习课程。eArmyU 由 27 所美国大学组成联盟，为军士们提供 145 种学位教育以及900 多门在线课程。我们要适应现代医院绩效管理时代要求，就必须采用信息化、多元化学习方式。

六、明确责任与绩效管理任务

竞争永远是推动医院绩效管理变革的原动力。在市场经济发展的初期，大部分医院的成长，是源自于国内医疗消费市场的快速增长。随着竞争的加剧，医院的成长将主要依靠高效的管理体系和制度所培育的独特竞争力。绩效管理的有效性体现医院战略执行的能力，其重要性引起越来越多管理者的关注。在我们与医院的交流中，建立有效的绩效管理体系总是最能打动医院管理者的一个方面。在帮助医院建立绩效管理体系的实践当中，我们深深感觉到，医院绩效管理体系的建立、完善和发展，特别要明确医院领导在绩效管理中的地位与作用，明确人力资源部门在绩效管理中的地位与作用。

在探索建立绩效管理制度的过程中，由于绩效管理与战略性的人力资源管理部门的选、育、用、留等人力资源管理环节，尤其是医院层面绩效管理的环节，有密切的关系，很多医院直觉地将绩效管理作为人力资源管理的重要部分，交由人力资源管理部门负责，这是不完全理解的绩效管理，绩效管理是人力资源部门工作的一部分，是最重要的工作，但不是人力资源部门的全部。医院领导是绩效管理的设计者、指挥者、管理者、运营者、评价者、责任者。人力资源部门是按照医院领导的设计进行的。把人力资源部门作为整个医院绩效管理的设计者、管理者、考核者，这种作法在实践中会造成很多问题，使绩效管理流于形式，还可能会在部门之间、科室之间、员工之间产生很多矛盾。产生问题的根源是医院的管理者将绩效管理等同于绩效评价。绩效评价仅是对员工工作结果的考核，是绩效管理的一个部分而不是全部。绩效管理是医院将战略转化为行动的过程，是战略管理的一个重要构成要素，其深层的目标，是基于医院的发展战略，通过员工与其各级科室主管持续、动态的沟通，明确员工的工作任务及绩效目标，并确定对员工工作结果的衡量办法，在绩效管理过程中影响员工的行为，从而实现医院的绩效管理目标，并使员工得到发展。

从严格意义上讲，医院的人力资源管理部门，和其他职能部门一样，是为业务部门、科室提高运营效率而提供支持和服务的，是医院人力资源管理政策的管理者。显然，绩效管理的功能超出了人力资源管理部门的职能范围就会发生很多矛盾，其绩效管理的真正的责任人，应当是医院的高层领导及各级管理人员。人力资源管理部门在绩效管理过程中的角色，是在具体的操作中，承担横向的组织和协调工作。绩效管理需要领导力，现代管理科学之父德鲁克指出："领导者的唯一定义是其后面有追随者。一些人是思想家，一些人是预言家，这些人都很重要，而且也很急需，但是没有追随者，就不会有领导者。"大师指出领导者最重要的特质是，要有吸引追随者的魅力。领导力大师沃伦·本尼斯在论领导力时强调指出："公司是领导出来的。而不是管理出来的。"简单的一句话道出了领导者与管理者存在着区别并且肯定了领导者在医院中的经营运转中的关键作用

七、绩效管理的考评方式方法

现代医院绩效管理体系中考核方法的选择，是一个关键而又敏感的问题。在一些管理成熟的医院里，由于已经形成了良好的绩效管理考评的文化，诸如纵向考评、横向考评、360°考评、卓越绩效考评、月度考评、自我考评等方式和方法，可从容有序地进行。但是在一个刚开始导入绩效管理体系的医院，机械的套用卓越绩效管理考核办法，很容易使考核过程成为考核者与被考核者的博弈游戏，或者成为填表游戏，并不能真正发挥员工并提高绩效的作用，还可能使员工与科室、部门领导之间产生矛盾，影响员工的工作热情。因此绩效考核办法的应用，应根据医院的文化、管理者的素质、员工的接受程度等因素慎重考虑。我们的建议是绩效考核办法的选择应当保证员工的充分参与，并把绩效考核与管理纳入到整个管理的沟通过程中。这样做的好处是，医院员工在沟通中就已经感受到绩效管理不是与自己作对，不是无本之木，而是齐心协力提高自己的工作业绩，从而减少了员工的戒备心理。同时，员工在沟通中已经明确其绩效目标，熟悉绩效考核与管理程序和细节，很大程度上与直接上级达成了共识，并认可了绩效考核办法，因此绩效考核只是对绩效工作的一个总结，考核结果也不会出乎意料，使得绩效考核过程在融洽、和谐的气氛中进行。卓越绩效考评方法虽然是国际统一的方法，

但是医院之间的差异是明显的，所以绩效考评的方法也是有差异的。

八、绩效管理与激励体系建立

绩效管理体系必须获得激励体系的良好支持才能充分地发挥作用。但是绩效不应仅与工资和奖金挂钩，这样会使员工认为实行绩效管理就是涨工资或减工资。应使激励的手段多样化，如员工个人能力的发展，承担更多的工作责任，获得职位的提升，以及获得公开的精神奖励等。随着资本市场的成熟和规范，还可以尝试股票期权等激励方式。

奖励优秀的员工总比处理绩效表现不好的员工要容易得多。为保持并发展医院的竞争力，有效的管理绩效低下的员工可能更为重要。如 GE 实行严格的 ABC 管理法，规定必须有 10% 的员工为 C 类，这些人会被降职或淘汰。在海尔，通过考评将员工划分为优秀、合格及试用 3 类，并将 3 类员工的比例保持在 4:5:1，试用的员工必须设法提高绩效，否则必将会被淘汰。还有一些企业采用末位淘汰制。这些作法均是市场竞争的残酷性在企业内部的反映，管理者必须正视绩效不良员工的管理问题，使绩效管理制度真正地运作起来。

（一）强化制度与管理者的绩效责任

管理者往往对绩效管理制度有一种不很现实的期望，希望通过指标体系的设计，将所有的工作过程和任务进行量化，以此减少管理人员在考核过程中的主观因素，达到绩效考核的公正和公平。绩效管理的指标体系很难实现全部的定量化。例如对于医疗销售人员，尽管可以直接用销售额去衡量其业绩，但是考虑到医院的长期战略目标，对销售人员开发新客户的能力，与客户沟通的效果，服务客户的态度及水平的定性评价也很重要。对于一些依靠知识、经验及技能从事创造性工作的员工，如研发人员，定性的评价可能比定量的考核更重要。因此，一个良好的绩效管理制度的设计，一定要将定量的考核与定性的评价有机的结合。任何一个好的管理制度，都不能替代优秀的科室管理人的作用。管理者应当承担起、而不应是逃避绩效管理的责任，对员工的绩效作出客观公正的、定性与定量相结合的评价。

（二）绩效信息与管理激励体系建设

绩效管理体系对医院的管理信息系统有较强的依赖性。例如按照卓越绩效管理方法的绩效管理模型建立的指标体系，需要处理大量的业务、财务、运作流程及市场的数据并使信息在医院内部快速地流动，才能使绩效指标及时地反映医院的经营状况，提高经营绩效反馈和调整的效率，缩短医院响应市场变化的时间。但是这并不意味着不具备良好的信息系统的医院就不能建立绩效管理体系。医院仍然可以借鉴卓越绩效方法的管理思想，根据医院的发展战略，确定关键的业务环节进行绩效控制，与此同时建立相应的信息系统，使绩效管理与信息系统相辅相成，相互促进，逐步地得到发展和完善。

（三）弹性绩效管理突破医院的困境

1. **弹性管理背景：** 弹性管理（flexible management，FM）在 20 世纪 80 年代美国和日本企业就关注了。80 年代的美国企业，规模大，组织分工细，内部缺乏沟通，管理集权程度高，灵活性差，而日本企业组织结构相对简单，还随着业务需求，及时扩充或收缩某些部门。随着日本企业的发展速度令世界震惊，企业管理中的弹性也开始为人们所认知和接受。弹性是一定程度上的自由调整、发挥的空间。弹性管理是管理的原则性和灵活性的统一，即通过一定的管理手段，使管理对象在一定条件的约束下，具有一定的自我调整、自我选择、自我管理的余地和适应环境变化的余地，以实现动态管理的目的。弹性管理最突出的特征就是"留有余地"，或者说，在一定弹性限度内有一个弹性范围。弹性又可分为系统内部弹性和系统整体弹性。弹性管理的作用一是使组织系统内的各环节能在一定余地内自我调整、自我管理以加强整体配合；二是使组织系统整体能随外界环境的改变而在一定余地内自我调整以具有适应性。

2. **弹性管理定位：** 员工绩效考核与管理一直是医院面临的难题。为了有效区分员工绩效差异，规范管理者行为，医院往往会通过下达硬性指标，来打破原有的平均主义或"大锅饭"观念，通过实行绩效考核等级强制性指标，冲击了管理者潜在能力的发挥。然而这种硬性规定指标也有明显的副作用，无形中降低了管理者在员工绩效管理上的自主性和应负责任，将人力资源管理部门或绩效考核办得吃力不讨好、面对管理者与员工双重抱怨的困境。我们可以采用在医院自身管理基础薄弱、缺乏绩效管理经验的情况下，采用弹性的绩效管理员工，可以帮助我们更好地突破上述的困境。

医院当前的绩效考核大部分是基于目标的考核，因此，目标定得准不准确，便成为员工绩效管理是否有效的首要前提。对于很多医院而言，由于自身管理基础还不够扎实，在目标的设置上缺乏科学性。在这种情况下，如果单纯由上级往下压硬性的高目标，下级自然难以接受；他们也会从自身利益出发，强调种种不利的客观因素，消极怠工。在这种情况下，采取弹性管理分级确定绩效目标，拉开科室间目标距离，对应不同目标值完成难度，设置不同的考核分值，既能激励下级完成高目标，又可以让其心理上更愿意接受。

3. **弹性管理层次**：医院下达绩效管理指标比例依然可以采用，但在考核层次划分时，可以通过多设层次的方式，让管理者在保证考核结果正态分布的同时，又可以灵活掌握最终对人员的层次划分。比如原来规定绩效考核结果最低一级为相对固定的百分比（有些医院没有明确规定绩效考核最低的绩效工资数额，其实质是在医院领导的心目中，上、中、下的比例是有定格的，这个定格就是层次），这一方面对于人数少的部门、科室很难操作，另一方面管理者做出最终决策时也勉为其难。可行的做法是，将绩效考核层次规定为合适的比例，或将人数少的部门、科室人均绩效考核系数规定为适当层级，给管理者赋予一定的自主弹性选择权。这种弹性的管理方式，对于管理者来说，可以根据实际情况，进行适当的考核力度调整，对员工真正起到激励作用；对人力资源部或医院绩效考核办来说，可以通过控制绩效考核系数均值，同样达到控制绩效工资、绩效奖金总额的目的。

4. **弹性管理应用**：医院可以根据每年的业务状况和管理需要，对考核结果应用采取不同的方式和方法。比如，当年业务绩效目标并未达到，但由于特殊原因管理者和员工都表现出了积极的工作态度，能力也得到了很大提升，医院呈现出了很好的发展势头；面对这种情形，医院完全可以灵活地应用考核结果，将该年度的组织绩效系数破格向上调整甚至提高一个层次。这样做，看似没有严格执行制度，达到的管理效果无疑更好。

总而言之，管理的有效性在于实践，而不一定在于是否采用了先进的科学方法与工具。运用弹性的管理方式，给管理者一定的管理空间，可以更好地将管理与实际相结合，最大程度地发挥管理效用，保证医院可持续、健康地发展。

九、绩效考评之中的情景领导

当今世界中，现代医院工作环境、竞争态势、管理规则和领导力本身正在发生着巨大的变化。人们的绩效价值不仅在于他们付出的时间，更取决于他们在工作中运用的绩效知识。从医院战略制定、决策实施，到医院整体业绩的改善，领导者扮演着不同的角色、它们在推动而不是主导工作，因此传统的等级金字塔被颠覆了。与客户（主要是供应商）、患者（包括患者家属）、顾客（包括医院员工）有着密切接触的人们被赋予决策的权力。今天的领导者更像是教练、合作伙伴或导师，指导和支持着员工的绩效工作，并不是简单地命令或分配工作、任务。现代医院管理和领导者不是你对员工做什么，而是你和员工一起做了什么，你和员工一起的绩效怎样。为了在更短时间内，使用更少资源来创造更大的绩效价值，组织需要强有力但却是灵活的绩效管理者。现代医院希望情景领导被每一位员工所理解和运用，而情景领导者能够采用个性化的、灵活的领导方式去帮助员工的业绩与绩效发展。

情境领导是现今最系统、最先进的领导方法之一，同样也是最实用的领导方法之一。情景管理能够帮助你去有效管理和发展员工绩效，提高时间和资源的利用效率。情景管理者着力于当代领导者角色的根本改变。情境领导帮助员工、管理者实现从领导、评估者和批评者，到合作伙伴、支持者或教练的角色转变。对于哪些真正渴望成功、追求绩效卓越，具有独立承担工作愿望的医院、科室、团队、班组和个人，同时愿意把个人的发展和医院的绩效目标联系在一起的人们，情境领导将帮助他们持续成长。运用情境管理的方法，可以大大提高管理者与员工之间关于业绩和发展的交流频率和沟通质量。有效的情景领导的价值，在于能够将员工留在工作岗位上的主要因素之一是他们和直接领导的关系。研究表明，接受高品质情景领导力管理的医院、科室、班组、个人比其竞争对手表现更优秀；现今的大多数医院对他们的领导者的能力没有足够的信心。

现代医院情景管理的基本原理是把管理对象完成一项任务的全部内因分为"意愿力"与"能力"两大类别。意愿力是指管理对象对于完成任务的意愿程度，考查管理对象"愿不愿意做"；"能力"是指管理对象完成任务的技巧、技术、艺术方面的条件，考查管理对象"能不能够做"。根据这两类因素的不同组合将管理对象因完成任务的环境（情景）、条件、资源等分别采取不同的管理方式：意愿力与能力都很高的管理对象（如员工）需要给予充分的授权；意愿力高但是能力不足的管理对象要给予足够的指导；意愿力不高但是能力高的管理对象要参与工作给予适当的激励；意愿力与能力二者都不高的管理对象更多的需要指令性的领导。在这四种组合中，现代医院管理者对于具体事务的处理介入的程度与管理对象相对于他们完成任务所处的环境采取不同的管理方式。比如：现代医院一个临床科室主任善于开发科室的，学术论文、业务创新、科技成果，在没有竞争的情况下有很高的意愿力和能力，此时需要的是给予其一个绩效任务目标，给予充分的授权，他会主动地开展工作并取得预计的成效。但是如果有竞争对手介入，而这位临床科室主任又没有这方面的论文、业务创新、科技成果的经验，这时环境就发生了变化，这位科室主任的能力就相对有所下降，就需要给予指导性的领导，弥补他竞争方面的能力不足。简单地说，授权就是只需要告诉管理对象要做什么、要做成什么，究竟怎么做并不是情景领导所关心的。而激励则还要告诉管理对象为什么做，指导与指令管理则还要不同程度地告诉管理对象怎么做才能达到绩效目标。但不管根据管理对象的情况采取什么样的管理方式，有一点是共同的：对于任务、绩效管理目标需要一个标准——什么样的结果才是好的（或者说什么样的绩效管理标准是管理层所期望的）。上述四种管理方式中实际上都隐含了这个条件，但是这个隐含的条件往往被管理者所忽略，管理者因此而抱怨管理对象的执行力显然是不科学的。这是因为，很多管理者简单而错误地把执行力理解为执行层面单方面的问题，而忽视了执行力的根本是管理层的能力和思维方式。情景管理、情景领导就是要用现在的思维、现在的管理方法、现在的理念、从内心深处去关心你的员工，去帮助你的员工，把员工的绩效作为自己的绩效去努力达到。

第三节　绩效管理的发展趋势

一、绩效管理理论的发展趋势

1861年3月4日，美国总统亚伯拉罕·林肯在他的就职演说上曾经这样说过：不要问国家能为你做什么（ask not what your country can do for you），而要问你能为国家做什么（ask what you can do for your country）。这句话也适合现代医院的绩效管理，现代有个别人一味强调自己的重要，强调个性，强调自己工资的不合理，强调自己的报酬少，而不去考虑集体、团队、科室、医院的利益。现代医院绩效管理中的每一个人都要首先问问自己能为医院做什么，能为医院做出了什么，你能对得起你的绩效吗!? 为科室做了什么，能为科室做出了什么，你能对得起你的绩效吗!? 为团队做什么，能为团队做出了什么，你能对得起你的绩效吗!? 为班组（临床诊疗组）做什么，能为班组做出了什么，你能对得起你的绩效吗!? 然后再考虑医院、科室、团队、班组能为你做什么。

绩效管理10大发展趋势：①现代绩效管理的国际化、国家化、行业化趋势；②从重视绩效结果到注重过程与结果相结合趋势；③从管理局部、系统向以数量为主的综合绩效体系转变趋势；④从单向评价到综合绩效管理体系评价趋势；⑤从关注医院内部环境为内、外环境兼顾趋势；⑥更加重视社会责任与环境保护趋势；⑦重视员工的成长与发展趋势；⑧强调沟通？反馈在全程绩效管理中的作用趋势；⑨员工岗位绩效管理的综合薪酬发展趋势；⑩绩效的持续改进与动态发展趋势。

（一）现代绩效管理的国际化国家化行业化趋势

绩效管理起源于 20 世纪 70 年代的美国，90 年代传入中国，以其完善的体系、优美的流程和持续改进的良性循环深得管理者们的喜爱，被管理学家誉为管理者的圣经。中国 2005 年正式实施绩效管理，并且每年进行一次国家级的《卓越绩效评价准则》评比颁奖。卫生部一再强调各个医院要实施绩效考核与管理，于 2005 年 3 月 17 日并参照国家《卓越绩效评价准则》制定了《医院管理评价指南（试行）》。全国医院已在关注绩效考核与管理的情况，不少医院也进行了绩效考核与管理的尝试，可以肯定，未来 10 年绩效管理是中国医院改革的引擎，是推动医院变革的主要动力。

（二）从重视绩效结果到过程与结果相结合趋势

医院传统的工作评价单方面强调目标的设置与分解比较多，强调事情结果的重要，现在的绩效管理趋势不仅强调绩效目标设置和分解，更强调从绩效计划？实施、控制、检查、辅导到评价和激励的全过程管理和监控，尤其要突现管理者的沟通、反馈、辅导和激励的作用，这就是既重视绩效的结果，也重视绩效的过程。实践证明，绩效管理不能再是只重视过程管理或者是只重视结果管理了，而是既重视过程管理又重视结果的相结合的绩效管理。其实，我国传统的管理就是结果管理为主，比如以往的医院管理，主要就是以出院病案为主的管理，一切都要以病案的质量与效益为基础。但是 20 世纪 80 年代，大家认为，以病案为基础的管理，没有重视到住院中的患者，所以大家开始引进过程管理，认为重视患者住院过程的管理能够把问题解决在患者的诊疗过程中，出院后再重视病案质量，再重视评价是"马后炮"，不利于患者满意的提高。又是，自从 20 世纪 90 年代引入美国绩效管理以后，有些人认为绩效结果重要，不少人认为并因为任何事情的结果比过程更能够说明问题，现代医院绩效管理重点是对科室或者员工结果的兑现，而很难对过程兑现，这就更加强调绩效的结果管理。现在看来，过程管理与绩效的结果管理都重要，既要重视过程管理，更应该重视绩效的结果管理，二者结合就是最好的管理方法。

（三）从定性管理向以数量为主综合绩效的趋势

现代医院管理用定量管理还是定性管理方法，在整个医院管理过程中，定性管理占多少比例，定量管理占多少比例，一直是管理界争论的焦点。现在有趋势显示，以数量为主的绩效管理的观点已被多数学者、专家、管理者所接受。应该说，定性管理、定量管理，没有好坏之分，也不可能在管理过程中精确地用百分比去衡量。不过，在管理上相对而言，定量管理较定性管理更科学，定性管理把握的难度比较大。比如，医院、科室门诊患者数量、住院患者数量、出院患者数量、检查患者数量、用药数量、经济收入、诊疗和护理操作数量，等等这些活动的结果很明显，不能够人为地去随意变更。更有信息化的支持，数量这个"东西"更不容易随意改动，因此大家认为是科学的。相对而言，医院、科室工作中的工作效率、满意度、符合率、3 日确诊率、有效率、概率，等等，这些工作有的人为性因素比较大。如临床某疾病治疗的有效率、患者的满意度、员工满意度、工作配合度等，这些指标主要是个人的感情因素去衡量。特别是满意度，纯粹是个人的感受、个人的情感决定。所以，现代医院绩效考核指标，都认为定量指标多一些，客观性多一些，说服力大一些。

以数量为主的绩效考核指标是医院、科室制度指标的一个明显趋势。

（四）从单向评价到综合绩效管理体系评价趋势

医院传统的管理仅仅关注单方面工作，或者一个系统工作，比如临床科室奖金分配，医技科室奖金分配，对某一方面工作任务和结果的完成情况比较重视，更多强调工作目标完成与薪酬激励之间的关系。现在的绩效管理趋势除关注上述方面之外，更加关注医院的整体绩效管理如何，员工的行为表现和投入程度，更加强调员工的个人成长和医院的发展。在比如长期以来医院对临床、医技的管理比较投入，而对职能部门、机关的管理没有纳入绩效考核与管理范畴，典型的是几十年来的平均奖分配，怪不得临床科室总是埋怨职能部门是彻底地吃大锅饭，四平八稳没有任何压力。单项绩效管理到综合绩效考核与管理就是要全院、全员、全部门、全过程实施绩效考核与管理。这是现代医院与传统医院的一个显著的区别，是衡量一个医院是否进行绩效管理的关键。

（五）从关注医院内部环境为内外环境兼顾趋势

医院传统的工作评价主要是人力资源部门或医院组织的单一工作、环境中的评价，忽视了员工工作生活的生态系统性特征，忽视了员工的外环境因素对个体进行的影响。当今发展心理学的"生态系论"（Bronfenbrenner，1986）认为，个体发展的生态系统包括宏观、外观、中观及微观四大系统，基于此需要从上级、下级、同事、自我、患者、供应商及合作伙伴、社会责任、医德医风、工作环境、职业道德、经济效益、团队精神、个人品质、和谐协作、特别是内外环境的兼顾等多个侧面来评价员工和管理者的绩效和行为。因为现代医院的发展已不是单靠自己就能解决问题，比如新农合患者的有关情况、城市居民医疗保险，新闻媒体的监督、合作伙伴的参与、互联网的渗透、博客和视频的应用等等，都对医院的建设与发展产生了不同程度的影响。这些因素对医院、科室、部门、班组、个人的绩效结果都有相当的影响，对医院的建设与发展都有重要影响。

（六）更加重视社会责任与资源节约及环境保护

现代医院绩效管理的结果更加强调患者的满意、社会的满意、员工的满意、领导的满意、政府的满意以及协作伙伴和供应商的满意度，这是当前绩效管理最为重要的研究和发展趋势。这些满意一个很重要的要求是，现代医院要重视社会责任与环境保护。社会责任要求医院、科室多为社会着想，多为社区着想，多为患者着想，多为顾客着想。要求每一个人有仁爱之心，救死扶伤，有爱伤观念，有同情心理，做一个高尚的医院的业务工作者。环境对我们每一个人越来越重要，爱护环境，维护环境，保护环境，是我们每一个人的责任。要维护自然环境，要塑造良好的工作环境，要建设好营院环境，要打造和谐的绩效人文环境。

（七）重视全院员工的职业生涯成长与发展趋势

1. 重视员工职业生涯发展：现代医院最佳的管理是帮助员工实现职业梦想，职业生涯是每个人职业发展的历程记录。医院医生、护士的职业生涯梦想就是要实现医生当一个好医生的梦想，护士实现当一个好护士的梦想。医院如果在员工的成长与发展过程中，特别是新分配到医院的员工，医院、科室领导若能够给予员工必要的指导和帮助，员工就会用业绩和忠诚回报医院、科室。职业生涯是现代社会人人关注的人人发展的问题。现代医院领导要掌握员工职业生涯发展的基本特点与规律，并从激励员工角度出发，提倡医院、科室领导要做好手下人的人力资源规划，帮助和指导员工进行个人职业发展规划实施好。这样，才会保证个人利益与医院利益的一致，从而实现个人发展与科室、医院发展的匹配。现代医院员工职业生涯的发展分为4个阶段：职业探索阶段、立业发展阶段、职业中期阶段、职业后期阶段。每一阶段都有不同的内容和重点，关注员工职业生涯发展是社会进步的必然要求，是医院领导、科室领导必须的工作。医院可以通过多种有效的措施来关心和指导员工做好自己职业生涯的发展规划。员工个人在这个竞争不断加剧的时代，也必须主动设计好自己的职业生涯，并进行有针对性地不断提高自己的职业素质。

人的一生是漫长的，需要面对和解决许许多多的问题。而这些众多的问题大体可以分为3大类型：①员工的正常成长或者职业成长，员工成长（人的一生都是在成长中、在职业生涯的集聚和成长中进行）是最先面对的问题，也是人们在生物成熟的、社会成熟过程中产生的问题。具体包括人体的生物性成长和社会性成长，社会环境和文化对一个人成长中的要求；②有关家庭的成长环境，家庭成长环境是人们终身必须时刻面对的问题。这里的家庭包括原点家庭（父母给予你生命的家庭）和自己建立的家庭（通常是你创造职业生涯以及生命的地方）。家庭中的角色是不可逆转及不能放弃的，因而责任是长久的，压力更大；③工作的问题，工作问题是一个人生存与发展的问题。包括选择何种职业，如何看待工作与事业，通过工作追求什么等等一系列问题。人们工作从本质上和一定程度上讲是一种谋生的手段，但作为社会价值的惟一途径，因此具有更丰富的含义。在以上人生的三大主题中，与管理最密切、与激励最相关的就是工作的问题。而有关工作问题的思考就构成了一个人对职业生涯的理解。职业生涯中的工作阶段，是指一个人从首次参加工作开始的一生中所有的工作活动与工作经历记录，按时间的顺序串接组成的整个过程。严格地说，这个过程也应该包括退休以后的经历，但是这个退休后的过程的绝大部分（随着社会的进步，人们退休后的生活时间可能要超过在正式工作岗位上的时间）是在一定的松散的工作单位即组织中度过的，所以他们与退休前在工作岗位上的密切程度不同。

2. 领导与员工共同成长：要想有效管理员工的职业生涯，通过帮助、指导员工的职业生涯来激励员工取得更好的绩效，就应该从以下方面入手。

（1）更新绩效考核与管理观念：由于我国长期计划经济的影响，在很长一段时间里，我国医院对员工的个人职业生涯发展极不重视，而且片面强调个人的需要与安排，个别医院、科室过度提倡组织成员应当无条件服从组织的需要与安排，不得提出任何个人要求。随着医院改革开放和社会的发展，组织拥有了更多的自主权，也开始重视员工个人发展的要求，考虑如何才能最好地发挥员工的特长。于是关注、支持、鼓励员工进行个人职业生涯设计，同时引导员工将个人的职业生涯发展与组织的发展匹配起来，成为现代医院人力资源管理的主旋律。医院各级领导必须更新观念，树立现代医院绩效考核与管理的新理念、新观点，扩大新视野，融入现代管理的新内容。其中员工职业生涯发展、绩效考核与管理、六西格玛管理、流程再造等就是现代医院各级领导必备的知识。

（2）正确理解员工的职业生涯成长：员工个人职业生涯管理的前提是，医院领导要对自己内部的人力资源现状和未来人力资源需求十分清楚。这样才可能给员工及时提供本组织内职业生涯发展的有关信息，给予员工公平竞争的机会。因此，加强人力资源规划是一项重要的基础性工作，进行绩效考核与管理是员工职业生涯的主要内容。

（3）完善员工职业生涯管理流程：医院要制定相关管理规定，医院对员工的职业生涯管理要通过一系列相应的措施和管理制度才能得到完整执行和实施。首先，医院要把员工的职业生涯发展规划，当做医院、科室生存成长所必要的投资，不能只当做成本费用来节省；其次，要拟订医院技术骨干员工个人发展计划，包括通过仔细评估与选拔，有计划地外出进修、学习，找出重点培养对象，认真安排他们的岗位与升迁路线；三是医院、科室要制定出明确的各级员工职业生涯发展战略目标，并使员工切身感受到他们的工作与实现医院的发展目标息息相关。

（4）重视员工的培养与开发：员工的成长与发展必须要以能力的提高为基础。如果让员工自己凭感觉摸索提高能力，是一个非常漫长的过程，因为人类、人的成功都是在前人的肩膀上发展的；医院若有预见地拟订正式的员工职业生涯发展规划以及详细的培养计划，当然事半功倍。作为国际著名的企业，海尔为各类人员设计了不同的升迁途径，使员工一进入企业就知道该向那个方向发展，怎样才能获得成功。为此海尔为员工创造各种学习机会，进行以市场为目标的各种形式的培训，以提升员工的能力和素质，为此海尔流程再造百余次。医院要提供职业咨询，职业生涯有一定的发展规律，需要员工对这些规律有深入的理解，并能结合自己的特点和工作实践进行判断和决策。因此，医院、科室有责任为员工提供比较专业的职业生涯发展咨询。另外，组织还要定期考核员工的工作绩效，并及时给予反馈，使员工更准确地把握个人的发展状态，也更好地理解医院、科室的要求。现代的成功医院、科室往往十分重视对员工的职业生涯管理，聘请外部专家和内部专职人员为员工提供职业生涯指导，包括帮助员工做好自我分析，提供医院中可供选择的发展途径的信息，以及为员工拟订有预见性的职业生涯培养计划。另外，医院也可以制定相应的奖励措施，鼓励员工在个人职业生涯发展道路上的任何进展。并强调个人生涯与医院、科室发展的匹配，因为只有医院、科室发展得好，个人才会有更好的发展机会，相辅相成。

（5）完善员工职业生涯发展的因素：在员工职业生涯发展规划这个重要而且漫长的过程中，每个人的职业生涯都会受到多种因素的影响。其中既有客观因素，也有主观因素。归纳起来有如下因素：个人因素，一个人的个性、追求、主观能动性等都对个人职业生涯有重大影响与作用。通常情况下，多数员工都会对自己未来发展有一定的愿望、设想、预计与准备，还为实现个人抱负设置了目标，并为实现此目标而努力创造条件，这些都是不可缺少的个人因素。医院因素，在人的一生中，对个人职业生涯影响最大的还是他们的工作单位，如医院、科室、班组。因为，一个人的职业空间来自于组织，除非自己创办公司、医院。组织对员工个人职业生涯发展的影响包括人力资源观念、管理措施及管理者的水平，人生观、价值观、医院文化。偶然性因素、客观因素。不能否认，一个人在职业生涯发展过程中，要受到某些被称为机遇的偶然性因素的影响。有时候，这些影响的作用是巨大而难于抵制的。但是即使面对同样的机会环境，有所准备的人总要比那些缺乏准备的人更易于掌握主动权。如上所述，在人的一生中，对个人职业生涯影响最大的还是他们的工作单位。那么，组织、医院又该如何看待个人职业发展与组织发展呢？这些因素需要医院去完善，去整合各种资源，为员工职业生涯发展服务。

现代医院员工职业生涯管理是一项高层次的人力资源管理工作，需要医院管理者的认可、理解、支持并发挥出他们的聪明才智。

（八）强调沟通反馈在全程绩效管理中作用趋势

现代医院员工职业生涯发展并不是一帆风顺的，曲折的职业生涯发展是良好职业生涯发展的前提。员工职业生涯发展的问题解决就是沟通，特别是绩效管理中的沟通更要求贯穿整个绩效考核与管理的过程，贯穿整个职业生涯发展之中。现代社会是兼容每一个人个性张扬的时代，又是发扬团队精神的时代，这就是一个碰撞，要个性又要有团队精神，怎么办，只有沟通能够解决问题。解决的标准就是员工对自己的职业生涯发展是满意的，对自己的绩效是满意的，对自己的职业选择是满意的，对自己的人生是满意的。

（九）员工岗位绩效管理综合绩效薪酬发展趋势

现代医院员工岗位管理是全球发展趋势。因为要做到员工绩效工资比档案工资多的目的（增加绩效工资是多劳多得的最好办法，档案工资是长期以来的大锅饭，当然档案工资也是社会分配公平的一种有效办法），就必须严格考核员工岗位工资，才能最大限度地兑现员工绩效工资的报酬。岗位管理与岗位绩效考核有以下几种趋势。

1. **全员岗位考核趋势**：众所周知，现代医院绩效考核的目的说到底是为了充分调动全体员工的积极性，使每一个员工的工作表现都很优秀、卓越工作实绩都很突出，而不是相反。因此，各医院的员工考核组织和主管领导就不应人为地控制"优秀"档次的人数或比例，而应当在坚持考核标准、严格考核程序的前提下，做到有多少人符合"优秀"标准，就评定多少人员为优秀员工，就兑现多少员工达到的报酬。国外已出现了"百分之百俱乐部"及其类似考核组织，有一个表现优秀、卓越的人员就吸纳其加入，起到了很好的管理效果。当然，实行员工岗位绩效考核的全员优化是目标、是目的、是理想化境界，在现实的员工考核中是否控制"优秀、卓越"档次的人数或比例，如何控制"优秀、卓越"档次的人数或比例，应当根据有关规定，慎重对待。绩效考核与管理总的原则是"多劳多得、多劳多得光荣，少劳少得、少劳少得不光荣，不劳不得、不劳有得是剥削"的现代理念。

2. **主动参与趋势**：长期以来，员工月度、季度或者年度考核都有"秋后算账"、"年终算总账"、"跟员工过不去"之嫌，员工总是被动地接受绩效考核。这显然不利于解决考核者与被考核者之间的关系，不利于员工之间开展合作性竞争，不利于调动员工的积极性。为此，不少国家逐步在员工考核中增加了月度（甚至周考核）、季度初评的内容，通过半年初评让员工及时了解自己的不足，以便迎头赶上，及时改进。此外，有的国家和地区在实施员工月度、季度绩效考核中还加大了个人述职的分量，增加了自定考核档次的考评项目，并规定在计算员工考核得分时个人自评要占适当的比重。事实证明这样做的效果不错，值得推广。但月度初评时应尽量减少绩效考核的繁文缛节，一般由绩效考核组织或科室、部门主管领导告知其初评结果即可。

3. **简便易行趋势**：长期以来，实行员工绩效考核制度的医院和科室、部门都感到员工绩效考核的工作量太大，人员牵涉面太大，尤其是一月一考的医院科室、员工考核，投入的人力成本太大，费时费力，资源浪费严重。他们在寻求既科学合理又简便易行的科室、员工考核途径。我们高兴地看到，近年来随着计算机、医院局域网等现代办公设备的普及应用，这一期望正在变为现实。国内大型医院的情况自不必说，国内的中小医院员工考核软件也已不少见。使用医院、科室、员工绩效考核软件不仅大大减轻了医院、科室、部门、员工绩效考核的工作量，也有利于克服员工绩效考核中的不正之风，使员工绩效考核更趋合理，操作性更强，更富有生命力。

（十）绩效考核管理的持续改进与动态发展趋势

从以上几个方面的视角看，探讨和分析现代医院绩效管理与员工发展问题、绩效工资分配问题、内外环境兼顾问题、顾客满意问题等，具有重要的理论与实践意义。从理论层面上，澄清了管理者在绩效管理中的理念误区，有助于夯实和丰富绩效管理的理论基础，可以明确提出，绩效管理应走在员工发展之前，高效管理应超前于员工发展并引导其发展，绩效管理必须注重动态发展情况，必须持续改进，不断提高患者满意度，必须不断提高员工满意度，社会以及相关方面满意度，绩效管理的结果必须能够促进医院可持续发展。这一理论命题，从实践层面上看，强调了提升管理者绩效管理能力的现实意义，有助于增进当前医院绩效管理水平的有效性和科学性，为绩效管理活动提供强有力的理论和实践指导，保证医院快速、健康、平稳地发展。

二、绩效管理评估的发展趋势

1. **绩效评估逐步走向制度化、法制化轨道**：1993 年 7 月，美国政府颁布了《政府绩效与结果法》，规定联邦政府"每个机构应提交年度绩效规划和报告"，财政预算与政府部门绩效挂钩。英国 1997 年颁布的《地方政府法》也规定，地方政府必须实行最佳绩效评价制度，各部门每年都要进行绩效评估工作，要有专门的机构和人员及固定的程序。日本也于 2002 年出台了《政府政策评价法》。我国也逐渐出台了不少绩效考核与管理的规定、办法、绩效评价标准与指南。我国的绩效考核与管理正在走向普及化和制度化的轨道。

2. **绩效评估的主体多元化**：在评估过程中有医生与护士和服务对象的广泛参与，有职能部门、机关内部自上而下的评估，也有社会评估机构对医院绩效的评估。评价医院绩效外部参与的程度越来越大。如美国民间机构锡拉丘兹大学坎贝尔研究所自 1998 年以来与美国《政府管理》杂志合作，每年对各州或市的政府绩效进行评估，并发布评估报告，引起了政府和民众的广泛关注，一些州政府在对其部门年终业绩进行评估时，也往往请专门的社会评估机构进行参与。事实上，医院的服务已引起社会的广泛关注与参与，新闻媒体、互联网的介入，现代医院不得不接受院外的评估，这已经是个趋势。

3. **评估主题的公民导向**：公共组织绩效评估是一种管理工具，更是一种推动公共部门负责任的有效机制，公民导向要求绩效评估以公民被服务为中心，以患者满意为医院、科室、医务人员绩效的终极标准。20 世纪 90 年代以来，有关质量和顾客满意度指标在评估指标体系中大幅度增长。如加拿大等国家还进行大范围的政府顾客满意度调查，将提升顾客的满意度作为政府绩效的目标。医院的服务好与坏，人民群众说了算，患者说了算。

4. **评估技术不断成熟，科学化程度提高**：包括信息技术、量化技术广泛采用，针对不同医院、医院不同科室、医院不同职能部门实行不同的评估方式和指标体系已成为趋势。

5. **绩效评估已形成一种世界性的潮流**：绩效评估的理念、方法和技术，向世界各个国家扩展。除英、美外、西方各主要国家都在政府管理和市政管理中实行了绩效评估的技术和方法。包括东方的日本，在总务省也专设行政评价局，对政府行政活动进行评估和"再评估"，在日本自治的道、府、县也广泛开展了"行政评价"、"政策评价"和"事业评价"。各国政府管理绩效评估的兴起，尽管与一些政府领导人的大力推动有关，但总体来看，有着深刻的时代背景，它是整个公共管理改革的一部分，是当代医院行政管理模式转变的标志，是现代医院采取的必然的管理手段，是人民群众期望的评价手段，是社会经济政策变革的反映，是经济全球化、政治民主化、科技信息化的必然趋势。

三、绩效管理战略性发展趋势

（一）从临床绩效考核走向全院绩效管理

当今知识经济时代，医院必须将人力资源视为医院、科室最重要的资源，发挥人的能动性对绩效管理是否有效会起到至关重要的作用。根据这种趋势，绩效管理会向着主动性的方向进一步发展，会从绩效考核走向绩效管理的新境界，会从绩效系统走向综合绩效管理的新时代。我们提出的从绩效考核走向绩效管理是医院战略性绩效管理的范畴，是指在绩效管理过程中，让员工保持积极乐观的思维模式，这种思维模式会引导员工做出更成功、更有建设性的绩效行为，进而表现出更加成功的绩效，而不是一切都是绩效考核，绩效管理比绩效考核更加重要。员工的思考模式和价值观是从绩效考核走向绩效管理的决定因素。在目前的绩效管理中，经常发生员工把自己绩效差的原因推到别的事情上或者别人身上，并为自己绩效不好寻找借口，没有了绩效管理的和谐气氛。员工对绩效考核理论不是主动接受，而是有着强烈的抵触情绪并被动地执行，在这样的绩效考核过程中关注的是问题本身的"考核、考评"而不是解决绩效管理问题，因而不会有绩效改进的行为发生，也不会有高绩效的结果。在从绩效考核走向绩效管理中，员工乐于接受绩效计划，主动配合并执行绩效管理的实施，充满信心地积极参加绩效考核，愿意用开放的心态接受绩效考核并愿意收到绩效考核后的反馈，这样能够实现最佳的长期绩效效果，因而从绩效考核转移到绩效管理是今后战略性绩效管理的发展趋势。经过近几年绩效管理的传播与发展，大多数医院认识到绩效管理对于医院发展的重要性，医院绩效管理家们现在也认识到绩效管理是战略管理的一个非常重要的有机组成部分，因而医院已经把绩效管理提升到了战略管理的高度。战略性绩效管理有助于医院不断改善和提高医院、科室、部门的绩效，实施现代医院战略规划与经营目标，是医院能否从平庸到优秀和卓越的跨越的一个分水岭。现代医院战略性绩效管理强调关注医院未来的绩效，绩效管理由绩效考核评价性向绩效管理发展性转变已经是一种趋势，而且这种发展性绩效管理趋势不仅是要发展，确切地说是一种超前化的绩效管理。这种新趋势是绩效管理走在员工发展的前面，超前于发展并引导医院发展，这样才能最大限度地关注员工的职业发展与现代医院未来的绩效管理和发展。

（二）从局部绩效管理走向综合绩效管理

以往的医院绩效考核与管理很不系统、很不全面，有的医院单考临床科室，有些医院没有系统的考核方法。现代医院绩效考核与管理就是要从局部向综合绩效考核与管理发展。向现代医院绩效发展过程中主要呈现出五种形式，即初始期、成长期、成熟期、衰退期与振兴期。在不同的发展阶段，医院对绩效考核的需求不同，考核的重点和方法也不能一样，如在初始期强调个人绩效并没有问题；而一旦到了成长期医院必须加大绩效考核力度，快速促使医院发展；但是到了成熟期，医院的考核还如此"一丝不苟"地一板一眼地按照教科书的做法来推行，就很可能不利于医院转型和发现新领域，麻烦肯定如日本的索尼公司一样，绩效考核至上就会毁了医院；医院到了绩效考核的衰退期主要是缩短衰退期的时间，尽快恢复到绩效管理的成熟阶段；医院到了振兴期，必须全面实施完整的、科学的、规范的绩效考核与管理方法，必须向综合绩效管理方向发展，打造健康的绩效管理文化，这样才能使医院的发展期相对延长。如果一家正处于快速成长期的民营中型医院，由于员工人数较少，床位少，患者少，人员构成简单，员工所在岗位的工作职责划分不是十分清晰，而亲情文化居于主导地位。在这种情况下，设计一套在保证评价综合全面绩效考核的基础之上，以医院领导层直接评价，定性指标多于定量指标的绩效考核体系也更能够符合该医院的发展需要。如果是一家正处于快速成长期的大型三甲医院，由于员工人数多，床位多，患者多，人员构成复杂，员工所在岗位的工作职责划分不是比较清晰，而亲情文化又居于次要地位，绩效考核与管理就必须有严格的流程和规章制度，必须强调绩效管理文化，强调绩效和谐，强调社会责任，这样医院才能健康顺利发展。

（三）从系统绩效管理走向成熟绩效管理

从系统绩效管理走向综合成熟绩效管理是一个大趋势。以往的医院就有绩效考核与管理，只不过是把绩效考核和管理叫成本核算、科室经济管理、经营管理了。以往的系统绩效管理就是指临床系统、医技系统、护理系统的。现在的绩效管理走向综合全面主要是指绩效考核与管理要覆盖机关、职能部门、后勤等全院部门、人员、过程。在现代医院实际的工作中，很多医院使用的也都是以往"系统"的绩效考核与管理。事实上绩效管理的雏形都是在各个医院管理的基础上形成的，从而逐渐形成到了绩效管理的成熟阶段。比如绩效管理中的岗位管理，在我们国家 20 世纪 60 年代就开始了，这是中国以国家岗位管理的较早的例子。请看一下我国大庆油田岗位管理的例子。

　　"大庆不仅给国家贡献了数量可观的石油，也给工业化进程中的国家贡献了独特的制度——岗位责任制，以至很长的一段时期，所有中国的国有企事业单位都建立了岗位责任制，而这项制度却是来自于一次事故。1962 年 5 月 8 日大庆油田所在区域刮起了大风，凌晨 1 时 15 分，安全生产 170 天的油田中区一号注水站，燃起了大火。火灾是由于 3 号柴油机排气管冒出火星被吹入房顶的保温层中，引起燃油毡纸和锯末而酿成的。当时值班工人发现从房顶落下火星，就由 4 人上房检查，他们打开瓦片发现火苗，马上用灭火器灭火。但是 7 个灭火器有两个不能用。加上平时防火演习少，工人们对防火设备不会熟练操作，等到灭火器用完还没有把火扑灭时，才想起使用消防水龙头，可是原来 100 米的水龙带已损坏得只剩下 7 米，水枪不知去向。虽然起火地点离水龙头只有 20 米远，却也只能等消防车来了后才灭火。就这样，七折腾八折腾，火势早已失控。消防队赶到时大部分厂房已经烧着。火灾发生后，当时的国家石油工业部部长余秋里立即赶往大庆，全油田就"一把火烧出来的问题"开展了大讨论，选择了 10 个不同类型的基层单位进行试点。后来，油田北区二号注水站摸索总结出来一套办法，把每一样东西、每一件事情，由谁管、负什么责任、都落实到位，使每一个人都知道他应该干什么、管什么、怎么管，达到什么程度以及自己的权利。这些规定就是专责制，后来完善为岗位责任制。制度的本意是什么？制度就是规矩，就是人们做事必须遵守的尺度。制度的灵魂在于执行。可是由于很多企业里缺少敬畏的制度，缺少对制度感恩的氛围，制度成了不受人重视的一张废纸。著名企业家张瑞敏说制定一项好的制度不易，能够坚决执行则更重要。地产界权威王石则说得更直接，"企业最缺的不是制度，而是制度的执行力。"尽管有不少医院对自己的管理加进一些绩效管理理念，这些都是可以理解的，没有逐渐按照自己的医院修改的管理办法，没有"中西结合"的绩效管理就没有有效的医院绩效考核与管理，就没有成熟的现代医院绩效考核与管理。从这里可以看出来，员工绩效岗位管理我国的大庆油田是世界绩效管理最早的企业之一。可惜的是，大庆的岗位管理没有被总结出来，更没有在全国生根、开花、结果。我们今天进行绩效管理，不能够忘记大庆的岗位管理的探索、规定和实施的办法。应该青出于蓝而胜于蓝。

四、绩效管理标准化发展趋势

　　标准化管理首先是在企业领域实行的。标准化管理有体制和机制两个方面的视角。在体制方面，标准化管理主要体现为企业层级的标准化，渗透到企业内部部门，各车间乃至班组、岗位。在机制方面，标准化管理较多的表现为流程管理，针对生产、开发设计等经营管理中的每一个环节，制定科学化、量化的标准。从内部管理来讲，医院统一标准，可以减少资源浪费，提高医疗质量和服务效率，统一思想和行动，从而提升服务质量，树立现代医院形象。从外部发展来讲，统一标准便于进行"复制"、"山寨"或"克隆"，有助于现代医院在市场竞争中实现经营管理模式扩张的效用最大化。标准化是现代医院绩效管理发展的基石，因为只有标准能够推广，只有标准能够复制，只有能够复制的东西才是科学的。

五、绩效管理的综合发展趋势

（一）现代医院绩效考核薪酬管理信念

　　现代医院绩效管理主要是薪酬绩效管理，既然是薪酬绩效管理，薪酬也必须按照绩效管理的原则进行，现代医院薪酬包括经济性薪酬和非经济性薪酬两部分，经济性薪酬包括基本工资、绩效工资、补贴工资、年度奖励、保险福利、利润分享、持股和带薪休假等；非经济性薪酬包括工作环境、工作氛围、个人发展空间与机会、能力提高以及职业安全等。一般是指经济性薪酬。现代医院绩效薪酬管理信念一，金钱是一种最容易被夸大、效果较好、成本最昂贵，也最为复杂的激励工具。金钱对如下4种人比较有效，一种是雅皮士，他们的理想生活方式需要大批金钱；一种是拼命往上者，如一般人想挤进上流社会；一种是赚钱狂者，他们生活的全部意义就是赚钱；一种是追求成就者，成就第一，金钱第一，成就与金钱相当。以上4类人加起来也不到就业者总数的50%（美国管理学家 Saul W. Gellermar 统计）。现代医院重要的是各种薪酬理念应该把握好度才是最要紧的。现代医院绩效薪酬管理信念二，工作的报酬就是工作本身。当人们在工作中感受到无穷的乐趣，高度的自尊和巨大的成就感、自豪感时，那么工资和奖金就变得微不足道了。作为中层领导干部，你的主要职责就是让那些不完美的普通员工发挥出最大的潜力，在教练人上下功夫，使员工逐渐走向完美。如韩国三星集团创始人李秉哲就把80%以上的时间花在"因才施用"上。现代医院绩效薪酬管理信念三，薪酬管理，最根本的就是对生产率的管理，对人力资源的管理，即对绩效效率的管理。薪酬管理应与严格、科学的考核制度相配合，"人少是个宝"，"人多就是灾"。高绩效效率，高绩效薪酬是现代医院需要认真研究的新课题。如上海宝钢连续几年增产减人：岗位绩效测评，工作量不满80%，即撤岗，并岗；一专多能一人多岗，兼职。现代医院绩效薪酬管理信念四，薪酬管理应不断创新，但应坚持以人为本。现代医院绩效考核的标准既要合情合理，符合 SMART 原则，也符合持续发展原则。

（二）现代医院综合绩效薪酬管理理念

现代医院员工综合薪酬管理理念是薪酬是综合性的。薪酬作为现代医院主要激励因素，薪酬作为医院主要分配因素，必须要建立全面薪酬制度。薪酬既不是单一的工资，也不是纯粹的货币形式的报酬，它还包括精神方面的激励，比如优越的工作条件、良好的工作氛围、培训机会、晋升机会等，这些方面也应该很好地融入到薪酬体系中去，这就是现代医院综合薪酬。内在薪酬和外在薪酬应该完美结合，偏重任何一方都是跛脚走路。物质和精神并重，这就是目前提倡的全面薪酬制度的内涵。薪酬与绩效挂钩，单纯的绩效高薪并不能起到激励作用，这是每一本薪酬设计方面的教科书和资料反复强调的观点，只有与综合绩效紧密结合的薪酬才能够充分调动员工的积极性。而从薪酬结构上看，绩效工资的出现丰富了薪酬的内涵，过去的那种单一的僵死的薪酬制度已经越来越少，取而代之的是与个人绩效和科室绩效紧密挂钩的灵活的薪酬体系。增加现代医院薪酬中的激励成分，常用的方法有：其一加大绩效工资（奖金）和福利的比例，其二加大涨幅工资（浮动工资）的比例，其三灵活的弹性工时制度，其四把员工作为医院经营的合作者，其五以技能和绩效作为计酬的基础而不是工作量。宽带型薪酬结构工资的等级减少，而各种职位等级的工资之间可以交叉。宽带的薪酬结构可以说是为配合组织流程与扁平化而量身定做的，它打破了传统薪酬结构所维护的等级制度，有利于医院引导员工将注意力从职位晋升或薪酬等级的晋升转移到个人发展和能力的提高方面，给予了绩效优秀者比较大的薪酬上升空间。员工激励长期化，薪酬规范化的目的是为了留住关键的人才和技术，稳定员工队伍。现代医院绩效考核、评价激励的方法是多种多样的（图20-1）。

跳起来摘桃子　⟶　伸手摘桃子→经过努力能够达到绩效目的
安绩效发薪酬　⟶　张榜公布→薪酬透明是员工绩效的催化剂
业绩差不奖励　⟶　不奖就是罚→医院奖励的形式是多种多样
绩效奖罚兼顾　⟶　以精神奖励为主→医院继续发展是硬标准

图20-1　制定绩效考评指标艺术

（三）现代医院绩效考核与薪酬的种类

现代医院绩效薪酬的种类是多样性的。从狭义的角度来看，薪酬是指个人获得的以工资、奖金及以金钱或实物形式支付的劳动回报。广义的薪酬包括经济性的报酬和非经济性的报酬。经济性的报酬指工资、奖金、福利待遇和假期等，也叫货币薪酬；非经济性的报酬指个人对医院及对工作本身在心理上的一种感受，也叫非货币薪酬。经济性报酬包括，直接的经济性报酬，基本工资，加班工资，奖金（月奖、年奖等），奖品，津贴，等等；间接的经济性报酬如公共福利，保险计划，退休计划，培训，无息贷款，餐饮等等；其他如带薪休假的休息日（弹性工作时间），病、事假，等等。非经济性报酬包括，工作方面有兴趣的工作，参与医院管理，挑战性，责任感，成就感，等等；医院方面，社会地位，个人成长（升迁），个人价值的实现，等等。其他如友谊及关怀，舒适的工作环境，便利的生活条件，等等。

随着医院发展其他方式主要有，员工股票选择计划（ESOP）、股票增值权、虚拟股票计划、股票期权等。重视薪酬与医院科室、部门的关系，以医院科室、部门为基础开展的绩效项目，强调医院科室、部门内协作的工作方式正越来越多，与之相适应，应该针对医院科室、部门设计专门的激励方案和薪酬计划，其激励效果比简单的单人激励效果好。医院科室、部门奖励计划尤其适合人数较少，强调协作的组织。薪酬的细化是，首先是薪酬构成的细化，过去计划经济时代的那种单一的、僵死的薪酬构成已经不再适应现代医院的需要，取而代之的是多元化、多层次、灵活的新的薪酬构成。其次是专门人员薪酬设计专门化，例如，医疗营销人员在医院里的作用越来越大，专业人员的排他性比较强，营销工作的身份特殊，在设计这些人员的薪酬时不应该采取和其他部门人员相同的薪酬体系。此外，在一些指标的制定过程中，也应当细化，尽量避免一刀切的绩效薪酬分配做法。如态度考评、能力考评、业绩考评、职务评价、绩效考评系统的不断建立与完善，不同职位层和不同性质岗位的考评应该分别制定标准，等等（图20-2）。

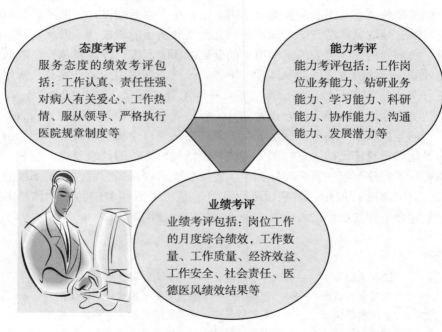

图 20-2　绩效考评的三项内容与标准

（四）现代医院绩效考核薪酬透明益处

现代医院绩效考核与管理的透明化实际是建立在公平公正和公开的基础上的，要做到绩效考核与管理过程和结果的透明，具体包括以下几个做法：①让员工参与绩效考核标准、绩效考核控制办法与薪酬的制定，特别是在制定薪酬制度时，除各科室、部门领导外，也应该有一定数量的员工代表参加；②职务评价时，尽量采用简单方法，使之容易理解，原则还是简单、有效和持续；③发布文件并详细向员工说明工资的制定过程；④绩效评定后制定的工资制度，描述务必详细，尽可能不让员工产生误解；⑤设立一个员工绩效考核结果信息反馈信箱，随时解答员工在薪酬方面的疑问，处理员工投诉。有弹性、可选择的福利制度的医院在福利方面的投入在总的成本里所占的比例是比较高的，但这一部分的支出往往被员工忽视，认为不如货币形式的薪酬实在，有一种吃力不讨好的感觉；而且，员工在福利方面的偏好也是因人而异，非常个性化的。解决这一问题，目前最常用的方法是采用选择性福利，即让员工在规定的范围内选择自己喜欢的福利组合。其实现代医院绩效管理透明并不复杂，绩效考核与管理和薪酬的透明主要在3个方面：①绩效态度考评；②能力考评；③业绩结果考评如图20-2所示。

现代医院薪酬信息日益得到重视的外部信息有，相同地区、相似行业、相似性质、相似规模的医院的薪酬水平、薪酬结构、薪酬价值取向等。外部信息主要是通过薪酬调查获得的。能够使医院在制定和调整薪酬方案时，有可以参考的资料。医院薪酬信息还包括，员工满意度调查和员工合理化建议。满意度调查的功能并不一定在于了解有多少员工对薪酬是满意的，而是了解员工对薪酬管理的建议以及不满到底是在哪些方面，进而为制定新的薪酬制度打下基础。薪酬制度的透明化是，关于薪酬的支付方式到底应该公开还是透明，这个问题一直存在比较大的争议。从最近的资料来看，支持透明化的呼声越来越高，因为毕竟保密的薪酬制度使薪酬应有的激励作用大打折扣。而且，实行保密薪酬制的医院科室、部门经常出现这样的现象，强烈的好奇心理使得员工通过各种渠道打听同事的工资额，使得刚制定的保密薪酬方案很快就变成透明的了，即使制定严格的保密制度也很难防止这种现象发生。既然保密薪酬起不到保密作用，不如直接使用透明薪酬方法。实行薪酬透明化，实际上是向员工传达了这样一个信息，医院的科室、部门的薪酬制度，没有必要隐瞒，薪酬高的人有其高的道理，低的人也自有其不足之处；欢迎所有员工监督其公正性，如果对自己的薪酬有不满意之处，可以提出意见或者申诉。这样符合绩效薪酬发展趋势。

六、绩效管理的人本发展趋势

随着社会进步和科技发展，绩效管理理论对人的认识逐步升华，提出了人是最宝贵的资源、财富的概念，以及个性需要和精神健康等一系列理论，并在实践中推行以人为本的管理理念，也涌现出了许多成功的案例，积累了宝贵的经验，目前以人为本绩效管理已经成为现代医院的发展趋势。实施以人为本绩效管理是大型国有医院的现实需要，中国医院的员工是医院的主人。医院发展能否跟上国家医疗改革的步伐，不断地健全和完善自身的经营机制，关键在于员工的业务技能、道德观念、理想信念、行为规范等方面的水平。因此，在现代医院管理中要克服以往"见物不见人"、"一切向钱看"的不良倾向，充分重视人的因素，激发广大员工的积极性和创造力，最终实现医院的发展目标。实施以人为本绩效管理是保持现代医院员工队伍稳定、调整医院内部关系的需要，在深化公立医院体制改革的过程中，保持医院内部乃至社会稳定至关重要。医院管理能否做到以人为本绩效管理，是事关医院内部稳定，医院绩效目标实现和医院持续发展的决定性因素。通过实施以人为本绩效管理，在医院内部逐步形成一种新的合作伙伴关系，以保持员工队伍的稳定。

实施以人为本绩效管理是医院树立良好医院形象的需要。现代医院绩效管理发展主要是单纯绩效目标导向到全程管理绩效目标；医院的绩效中关键绩效指标由不确定性导向到七项绩效指标模型；医院系统绩效标准导向到全面绩效管理模型；绩效薪酬由单纯绩效薪酬导向到多元综合绩效薪酬（图20-3）。

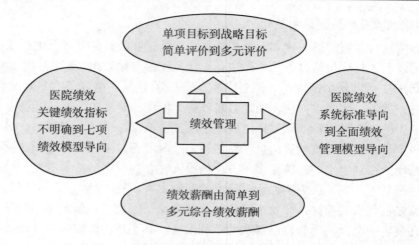

图 20-3　绩效管理的发展趋势

七、绩效管理的全面发展趋势

在整个中国医疗界，特别是在管理基础比较薄弱的公立大医院，对绩效管理推行和实施的现状并不容乐观，试想一下，医院花费大量的资金和精力所建立的绩效考核系统，不但难于实现其绩效管理目标，而最后还引起了医院内部各种矛盾的发生，这对于本已经有些焦头烂额的医院，再去承认自己曾努力推动的绩效考核管理的失败，是一个让人不愿承认、也难以承受的残酷现实。因为除了有大量优秀的医院推行了成功的绩效管理为样板外，证明了绩效管理对于医院发展的重要性之外，绩效管理自身也处于不断地自我完善、自我更新的状态中，从目前及可见的将来，绩效管理将出现下面的发展趋势。全员绩效管理体系要以战略为核心，让各级管理人员准确领会医院战略发展方向，并对医院战略目标由上而下进行层层分解，最后转化为员工的关键绩效目标。全员绩效管理的目的在于通过新的管理模式，提高员工绩效，确保医院整体绩效的持续提高。当今医疗市场竞争的背后实质是人才的竞争，而绩效管理是人力资源管理的核心。医院通过推行全员绩效管理改革，对自身业务进行全面再造，以达到更高的层次。从此角度来说，绩效管理的推行更像是一场医院自身演进的革命。这场革命成功与否，关系着医院走向卓越之路是否顺畅。

建立全员、全部门、全过程绩效考核与管理系统，首先要坚持科学合理、透明公正、简便易行的原则，选择适应中国医院现状的绩效管理工具。但无论选择哪种绩效管理工具，对医院而言都是管理模式的重大变革，需要医院高层管理团队的推进和积极参与，并有专门的机构来推动。这个机构可以单独设立，也可以根据医院的实际情况依附于某个既有部门，但无论是单独设立还是依附设立，都需要给这个机构赋予明确的权责。因为这个机构要参与医院战略的更新、调整，要对医院战略性资源进行统筹，要对跨部门的工作进行协调。进行绩效全程沟通。全员绩效管理始终要坚持全程沟通的原则。在最初的战略目标、绩效指标的设定上，无论是医院本部门、科室或是班组，都要采取集体讨论的方式，通过相互沟通形成对绩效目标达成共识。在绩效管理回顾的过程中，绩效管理者和监管者双方进行深入讨论和分析，及时纠正偏差，落实改进措施，并把解决措施落实到下期绩效目标中，以此形成闭环管理，形成完整的绩效管理过程。员工的日常表现是绩效考核的重要依据，各级领导在绩效目标实施过程中，扮演着记录员和辅导员的角色，确保绩效考核有理有据，使绩效管理更加自然和谐。同时，保持与员工的及时、真诚的沟通，持续不断地辅导员工业绩提升。现在不少医院从责任、流程、服务、协作等绩效管理维度找准自己的用户、找准自己的员工、找患者不满意的焦点，竭力寻找让患者满意的方法，这样的工作方法让员工更容易明确绩效管理应该做什么，为谁做，该怎样做，以此实现医院各个环节的衔接无障碍，更好地为患者和员工服务，促进医院可持续健康地发展。

附1：某直辖市三级甲等教学医院临床科室人员岗位说明书

1. 三级甲等教学医院临床非手术科室主任岗位说明书

岗位工作基本信息	岗位名称	科室主任	所在部门	临床非手术科室	岗位编号	158
	从属部门	医务部	岗位定员	1	所辖人数	50
	直接上级	院领导	直接下级	科室成员		
岗位使命工作概述	在院长的领导下，全面负责科室的行政、医疗、护理、思想政治建设、业务建设、学科建设、质量建设、纠纷处理、经济管理和科研管理等工作。是科室的第一负责人。					
岗位工作主要职责与任务	1. 在院长的领导下，负责本科的医疗、护理、药品、教学、科研、预防、行政管理、经济管理、病房管理、患者诊治检查满意服务等工作。不断提高医疗质量，努力完成医疗任务。2. 做好科室的行政管理工作。全面负责制订本科室的发展规划、学科建设、工作计划，并组织实施。3. 落实三级查房制度，研究、解决疑难病历诊断、治疗和护理上的问题。4. 提高业务技术，加强沟通，杜绝医疗事故，减少医疗纠纷，及时处理纠纷工作。是科室医疗、护理、行政、政治纠纷的第一责任人。5. 定期组织全科人员学习、应用国内外医学先进经验，开展新技术、新疗法及科研工作，及时总结经验，不断提高科室的医疗技术水平，打造本科的医疗特色品牌。6. 认真执行各项规章制度和技术操作常规，确保医疗质量和安全。7. 抓好培训工作，加强对青年医师、护士的培养。8. 抓好科室人才队伍建设与管理。做好带教工作，负责对住院医生、轮转医生、研究生、进修医生和实习医生的培养、教学工作，督促并检查下级医师的带教工作，并定期考核。9 严格要求医护人员文明行医，恪守职业道德，树立良好的医德医风。10. 抓好病例质量，抓好科室的医疗经济管理。注重社会效益。增加薪酬发放和使用的透明度。11. 加强医疗设备和物资的管理，组织好设备、物资的引进论证和维护工作，提高仪器设备的效益，追求卓越绩效。12. 在完成本岗位工作的同时，需要按照规定完成医院和有关领导安排的其他临时性工作任务。					
岗位工作主要绩效考核要点	1. 规章制度落实。2. 医、教、研、护理、门诊、急诊工作数量指标、质量指标、效率指标、经济指标。3. 综合绩效管理指标。4. 医德医风、社会责任。5. 医患纠纷处理、顾客沟通。6. 病区环境管理、健康宣教、培训帮带等。					
岗位工作关系	院内联系部门	院内各科室、职能部门、后勤部门人员。				
	院外联系部门	本校医科大学、市卫生局、有关医院协会、相关新闻媒体。				
岗位工作权限	1. 科室管理、经营权。对本科室日常工作计划、实施、检查、总结和指导权，对本科室内人员任免的建议和提请审议权。2. 监督权，有权监督分管人员的日常工作权。3. 有向院长或者上级领导建议提出改进科室工作的权力，薪酬分配建议权，等。					
岗位工作环境	1. 在医院内工作，温度、湿度适宜。2. 工作现场会接触到轻微粉尘及医疗中的刺激性气味，照明条件良好，一般无相关职业病发生。3. 满足医疗工作的相关条件。					
在现在的岗位已工作时间	自2001年5月12日开始，共计：10年					
学历培训经历经验	1. 研究生以上学历，有10年以上本科室工作经验。2. 有专科业务进修最少2次、医院管理培训经历。3. 有国外进修学习本专业最少1年经历。4. 5年内最少有2篇美国SCI杂志论文发表，每年最少有1篇国家级以上杂志论文发表。5. 高级职称。					
岗位工作技能要求	1. 极强的组织管理能力、技术能力，良好的沟通协调能力。2. 极好的口才和文字表达、领导、决策能力。4. 熟悉科室情况，具有良好的职业道德素质和团队合作精神。					
岗位工作其他要求	性别要求	无	年龄要求	40~55岁	婚姻	无要求
	身体要求	健康	政治要求	事业性、组织观念强	业务要求	精通本专业
岗位分析时间	2012年9月5日		填写人		仁卓越	
直接上级审核签字	2012年9月9日		审核时间		2012年9月19日	

2．三级甲等教学医院临床手术科室主任岗位说明书

岗位工作基本信息	岗位名称	科室主任	所在部门	医院手术科室	岗位编号	159
	从属部门	医务部	岗位定员	1	所辖人数	38
	直接上级	院领导	直接下级	科室成员		

岗位使命工作概述	在院长领导下，全面负责科室业务、护理、行政、纠纷处理、思想政治、质量管理、学科建设，经济管理等工作。是科室的思想、业务、行政管理的第一负责人。

岗位工作主要职责与任务	1．负责本科的医疗、护理、药品、教学、科研、预防、行政管理、经济管理、病房管理、患者诊治检查满意服务等工作。不断提高医疗质量，努力完成医疗任务。完成各项绩效指标。2．重视思想政治工作，经常对员工进行职业道德教育工作。3．做好科室的行政管理工作。负责制订本科室的发展规划、学科建设、年度月度工作计划，并组织实施。4．落实三级查房制度，研究、解决疑难病历诊断、治疗和护理上的问题。5．提高业务技术水平，加强沟通，杜绝医疗事故，减少医疗纠纷，及时处理纠纷工作。6．定期组织全科人员学习、应用国内外医学先进经验，开展新技术、新疗法及科研工作，及时总结经验，不断提高科室的医疗技术水平，打造本科的医疗特色品牌。7．认真执行各项规章制度和技术操作常规，按照规范的流程工作。8．抓好科室人才队伍建设与管理。加强对青年医师、护士的培养。负责住院医生、轮转医生、研究生、进修医生和实习医生的培养、教学工作，并定期考核。9．把好手术患者术前、术中、术后诊疗和手术关，掌握临床用药适应证。10．医护人员文明行医，树立良好的医德医风。11．抓好病例质量，善于科室的医疗经济管理。注重社会效益。增加薪酬发放的透明度。12．加强医疗设备、信息、物资的管理，组织好设备、信息和物资的引进论证和维护工作，提高仪器设备的效益，追求卓越绩效。13．在完成本岗位工作的同时，按照规定完成医院和有关领导安排的其他临时性工作任务。

岗位工作主要绩效考核要点	1．规章制度落实。2．完成医、教、研、护理、门诊、急诊工作数量指标、质量指标、效率指标、经济指标。3．综合绩效管理指标。4．医德医风、社会责任。5．医患纠纷处理、顾客沟通。6．病区环境管理、健康宣教、培训帮带等。7．科室工作流程规范。8．患者术前、术中、术后的各项工作。9．本科室手术水平在同等医院的综合评估中的名次。

岗位工作关系	院内联系部门	院内各科室、职能部门、后勤部门人员。
	院外联系部门	本校医科大学、市卫生局、有关医院协会、相关新闻媒体。

岗位工作权限	1．科室管理、经营权。对本科室日常工作计划、实施、检查、总结和指导权，对本科室内人员任免的提请审议权。2．监督权，有权监督分管人员的日常工作权。3．有向院长或者上级领导建议提出改进科室工作的权力，薪酬分配建议权，等。

岗位工作环境	1．在医院内工作，温度、湿度适宜。2．工作现场会接触到轻微粉尘及医疗中的刺激性气味，照明条件良好，一般无相关职业病发生。3．满足医疗工作的相关条件。

在现在的岗位已工作时间	自 2001 年 5 月 12 日开始，　共计：10 年

学历培训经历经验	1．硕士研究生以上学历，有 10 年以上本科室工作经验。2．有专科业务进修最少 2 次、医院管理培训经历。3．有国外进修学习本专业最少 1 年经历。4．5 年内最少有 2 篇美国 SCI 杂志论文发表，每年最少有 1 篇国家级以上杂志论文发表。5．高级职称。

岗位工作技能要求	1．称职的学科带头人。2．下属公认的领导、决策、管理和协调能力。3．较好的口才和文字表达能力。4．具有良好的职业道德素质和团队合作精神。5．持续学习能力强。

岗位工作其他要求	性别要求	无	年龄要求	40 ~ 55 岁	婚姻	婚否不限
	身体要求	健康	政治要求	事业性、组织观念强	业务要求	精通本专业

岗位分析时间	2012 年 9 月 5 日	填写人	王俱进
直接上级审核签字	2012 年 9 月 9 日	审核时间	2012 年 9 月 19 日

3. 三级甲等教学医院医技科室主任岗位说明书

岗位工作 基本信息	岗位名称	科室主任	所在部门	医院医技科室	岗位编号	157
	从属部门	医务部	岗位定员	1	所辖人数	36
	直接上级	院领导	直接下级	科室成员		

岗位使命 工作概述	在院长领导下，全面负责科室业务、护理、行政、纠纷处理、思想政治、质量管理、科研管理、学科建设，经济管理等工作。是科室的思想、业务、行政管理的第一负责人。

岗位工作 主要职责 与任务	1. 负责本科的医疗、教学、科研、经济、设备管理等工作，患者诊治检查满意服务等工作。不断提高患者检查诊断水平，努力完成医疗任务。完成各项绩效指标。2. 重视思想政治工作，经常对员工进行职业道德教育工作。3. 做好科室的行政管理工作。负责制订本科室的发展规划、学科建设、年度月度工作计划，并组织实施。4. 落实设备定期检查制度，研究、解决诊疗设备的疑难问题，保持仪器设备正常运行。5. 提高业务技术水平，加强沟通，杜绝医疗事故，减少医疗纠纷，及时处理纠纷工作。6. 定期组织全科人员学习、应用国内外医学先进经验，开展新技术、新疗法及科研工作，及时总结经验，不断提高科室的医疗技术水平，打造本科的医疗特色品牌。7. 认真执行各项规章制度和技术操作常规，按照规范的流程工作。8. 抓好科室人才队伍建设与管理。注重医务人员培训工作，加强对青年医师、护士的培养。负责对普通医生、技师、研究生、进修医生和实习医生的培养、教学工作，督促并检查下级医师的带教工作，并定期考核。9. 严格要求医护人员文明行医，恪守职业道德，树立良好的医德医风。10. 抓好患者检查的诊疗质量，善于科室的医疗经济管理。注重社会效益。增加薪酬发放的透明度。11. 加强医疗设备、信息、物资的管理，组织好设备、信息和物资的引进论证和维护工作，提高仪器设备的效益，追求卓越绩效。12. 熟练阅读医疗设备的外文说明，掌握所属设备的操作工作。13. 按照规定完成医院和有关领导安排的其他临时性工作任务。

岗位工作 主要绩效 考核要点	1. 规章制度落实，医教研工作数量指标、质量指标、效率指标、经济指标。2. 综合绩效管理指标。3. 医德医风、社会责任。4. 医患纠纷处理、顾客沟通。5. 工作区环境管理、健康宣教、培训帮带。6. 科室工作流程规范。7. 大中型设备使用记录完整。8. 患者疾病检查阳性率达同等医院水平。9. 科室设备闲置率低于同级医院水平。

岗位工 作关系	院内联系部门	院内各科室、职能部门、后勤部门人员。
	院外联系部门	本校医科大学、市卫生局、有关医院协会、相关新闻媒体。

岗位工 作权限	1. 科室管理、经营权。对本科室日常工作计划、实施、检查、总结和指导权，对本科室内人员任免的提请审议权。2. 监督权，有权监督分管人员的日常工作权。3. 有向院长或者上级领导建议提出改进科室工作的权力，薪酬分配建议权，等等。

岗位工 作环境	1. 在医院内工作，温度、湿度适宜。2. 工作现场会接触到轻微粉尘及医疗中的刺激性气味，照明条件良好，一般无相关职业病发生。3. 满足医疗工作的相关条件。

在现在的岗位已工作时间	自 2001 年 5 月 12 日开始，　共计：10 年

学历培训 经历经验	1. 硕士研究生以上学历，有 10 年以上本科室工作经验。2. 有专科业务进修最少 2 次、医院管理培训经历。3. 有国外进修学习本专业最少 1 年经历。4. 5 年内最少有 2 篇美国 SCI 杂志论文发表，每年最少有 1 篇国家级以上杂志论文发表。5. 高级职称。

岗位工作 技能要求	1. 称职的学科带头人。2. 下属公认的领导、决策、管理和协调能力。3. 较好的口才和文字表达能力。4. 具有良好的职业道德素质和团队合作精神。5. 持续学习能力强。

岗位工作 其他要求	性别要求	无	年龄要求	38 ~ 55 岁	婚姻	婚否不限
	身体要求	健康	政治要求	事业性、组织观念强	业务要求	精通本专业

岗位分析时间	2012 年 9 月 5 日	**填写人**		壬康健
直接上级审核签字	2012 年 9 月 9 日	**审核时间**		2012 年 9 月 19 日

4．三级甲等教学医院临床科室主治医师岗位说明书

<table>
<tr><td rowspan="3">岗位工作
基本信息</td><td>岗位名称</td><td>主治医师</td><td>所在部门</td><td colspan="2">医院临床科室</td><td>岗位编号</td><td>156</td></tr>
<tr><td>从属部门</td><td>医务部</td><td>岗位定员</td><td colspan="2">1</td><td>所辖人数</td><td>3</td></tr>
<tr><td>直接上级</td><td>科室主任、副主任</td><td>直接下级</td><td colspan="4">初级医师</td></tr>
<tr><td>岗位使命
工作概述</td><td colspan="7">负责一个诊疗组工作，负责所管床位的诊疗工作，制订、完成预防性诊疗工作，提高医疗质量，减少医疗成本，提升患者满意度。</td></tr>
<tr><td>岗位工作
主要职责
与任务</td><td colspan="7">1．负责一个诊疗组工作，具体患者的分管床位工作，按要求及时诊断与治疗患者。2．按照医疗技术操作常规，严格执行诊疗流程。3．根据规定书写入院病例，按时记录病程记录。4．以患者为中心，负责患者各种检查。5．按照查房要求，做好日常患者巡视检查工作，及时发现问题，处理隐患。6．根据科室主任分工，承担相应的教学与临床科研工作。7．做好患者预防性康复保健、患者心理工作，使患者在医院有一个愉快经历。8．注重医患、员工之间沟通。9．注重临床科研工作，提高持续学习能力，掌握一门外语。10．完成医院科室及上级委派的其他任务。</td></tr>
<tr><td>岗位工作
主要绩效
考核要点</td><td colspan="7">1．规章制度落实，医教研工作数量指标、质量指标、效率指标、经济指标。2．综合绩效管理指标。3．医德医风、社会责任。5．医患纠纷处理、顾客沟通。4．岗位工作绩效标准。5．按照规定床位管理患者，加快患者床位周转，达到科室指标要求。6．按照规定使用药物，进口、贵重药物不能超过定额指标。7．抓好临床所管床位患者质量，诊疗、各项病例质量数据不能低于指标要求。8．维护病区环境，预防医院感染。9．按照规定完成相关指标，取得综合绩效指标。</td></tr>
<tr><td rowspan="2">岗位工
作关系</td><td colspan="2">院内
联系
部门</td><td colspan="5">1．所受监督：接受科室主任、副主任的直接管理，以及医院职能部门相应的职能人员的指导、监督、检查。2．所施监督：对分管床位实施管理、坚持日查房及相应医疗设备维护，以及下级医师的监督检查工作。3．合作关系：与本科医师、护士人员共同解决患者住院质量等问题。</td></tr>
<tr><td colspan="2">院外联系部门</td><td colspan="5">外部关系：与相关科室人员搞好有关联系等服务工作。</td></tr>
<tr><td>岗位工
作权限</td><td colspan="7">1．有权在不改变患者同意的情况下处理患者诊疗中的问题，必要时提出改变患者的诊疗的建议，并有提请科室主任审议患者诊疗权。2．有权对医疗操作中不规范操作提出处理意见，并有提请科室主任审议权。3．有临床科研、教学、带教下级医师以及进修、实习医师的权力。4．有为使患者满意而采取的相关服务措施权力。</td></tr>
<tr><td>岗位工
作环境</td><td colspan="7">1．在医院内工作，温度、湿度适宜。2．工作现场会接触到轻微粉尘及医疗中的刺激性气味，照明条件良好，一般无相关职业病发生。3．满足医疗工作的相关条件。</td></tr>
<tr><td colspan="2">在现在的岗位已工作时间</td><td colspan="6">自 2006 年 5 月 12 日开始，　共计：6 年</td></tr>
<tr><td>学历培训
经历经验</td><td colspan="7">1．硕士学历，有 7 年以上本科室工作经验。2．有专科业务进修最少 1 次、医院管理培训经历。3．有国外进修学习本专业意向。4．5 年内最少有 1 篇美国 SCI 杂志论文发表，每年最少有 1 篇公开杂志论文发表。5．中级职称。</td></tr>
<tr><td>岗位工作
技能要求</td><td colspan="7">1．称职的中级职称。2．下属公认的业务和技术能力及一定的协调能力。3．较好的口才和文字表达能力。4．较熟练的计算机操作能力。5．一定的人文知识。6．能够较熟练阅读进口药物说明书。7．具有良好的职业道德素质和团队合作精神。8．持续学习新知识、新业务、新理论、新技术、新医疗方法的能力。9．有一定的创新精神。</td></tr>
<tr><td rowspan="2">岗位工作
其他要求</td><td>性别要求</td><td>无</td><td>年龄要求</td><td colspan="2">30～50 岁</td><td>婚姻</td><td>婚否不限</td></tr>
<tr><td>身体要求</td><td>健康</td><td>政治要求</td><td colspan="2">事业性、组织观念强</td><td>业务要求</td><td>掌握本专业</td></tr>
<tr><td colspan="2">岗位分析时间</td><td colspan="3">2012 年 9 月 5 日</td><td>填写人</td><td>壬康利</td></tr>
<tr><td colspan="2">直接上级审核签字</td><td colspan="3">2012 年 9 月 9 日</td><td>审核时间</td><td>2012 年 9 月 19 日</td></tr>
<tr><td colspan="2">备注</td><td colspan="6"></td></tr>
</table>

5．三级甲等教学医院临床科室医师岗位说明书

岗位工作基本信息	岗位名称	医师	所在部门	医院临床科室	岗位编号	151
	从属部门	医务部	岗位定员	1	所辖人数	1
	直接上级	科室主任、副主任	直接下级	助理医师		

岗位使命工作概述	完成岗位职责工作，负责所管床位的诊疗工作，制订、完成预防性诊疗工作，提高医疗质量，减少医疗成本，提升患者满意度。

岗位工作主要职责与任务	1．立足自己岗位职责工作，具体负责患者的分管床位工作，按要求及时诊断与治疗患者。2．按照医疗技术操作常规，严格执行诊疗流程。3．根据规定书写入院病例，按时记录病程记录。4．以患者为中心，负责患者各种检查、诊疗工作。5．按照查房要求，做好日常患者巡视检查工作，及时发现问题，处理隐患。6．根据上级分工，承担相应的教学与临床科研工作。7．做好患者预防性康复保健、患者心理工作，使患者在医院有一个愉快经历。8．注重医患、员工之间沟通。9．注重临床科研工作，提高持续学习能力，熟悉一门外语。10．完成医院科室及上级委派的其他任务。

岗位工作主要绩效考核要点	1．规章制度落实，医教研工作数量指标、质量指标、效率指标、经济指标。2．综合绩效管理指标。3．医德医风、社会责任。5．医患纠纷处理、顾客沟通。4．分管患者满意度。5．按照规定床位管理患者，加快患者床位周转，患者满意达到科室指标要求。6．按照规定使用药物，进口、贵重药物不能超过定额指标。7．抓好临床所管床位患者质量，诊疗、各项病例质量数据不能低于指标要求。8．维护病区环境，预防医院感染。9．按照规定完成其他指标，取得综合绩效结果。

岗位工作关系	院内联系部门	1．所受监督：接受科室主任、副主任及上级医师的直接管理，以及医院职能部门相应的职能人员的指导、监督、检查。2．所施监督：对分管床位实施管理、坚持日查房及相应医疗设备维护，以及下级医师的监督检查工作。3．合作关系：与本科医师、护士人员共同解决患者住院质量等问题。
	院外联系部门	外部关系：与相关科室人员搞好有关联系等服务工作。

岗位工作权限	1．有权在不改变患者同意的情况下处理患者诊疗中的问题，必要时提出改变患者的诊疗建议，并有提请科室主任审议患者诊疗权。2．有权对医疗操作中不规范操作提出处理意见，并有提请科室主任和上级医师审议权。3．有协助上级医师搞好临床教学以及带教进修、实习医师的权力。4．有为使患者满意而采取的相关服务措施权力。

岗位工作环境	1．在医院内工作，温度、湿度适宜。2．工作现场会接触到轻微粉尘及医疗中的刺激性气味，照明条件良好，一般无相关职业病发生。3．满足医疗工作的相关条件。

在现在的岗位已工作时间	自 2006 年 5 月 12 日开始，　共计：6 年

学历培训经历经验	1．本科以上学历，有 5 年以上本科室工作经验。2．有专科业务进修计划、专科业务培训经历。3．有上级医院进修学习本专业意向。4．5 年内最少有 3 篇公开杂志论文发表，每年最少有 1 篇学术会议论文参加会议。5．初级职称。

岗位工作技能要求	1．称职的临床医师。2．科室公认的与职称相匹配的业务和技术能力及一定的协调能力。3．较好的口才和文字表达能力。4．较熟练的计算机操作能力。5．一定的人文知识。6．能够阅读进口药物说明书。7．具有良好的职业道德素质和团队合作精神。8．持续学习新知识、新业务、新理论、新技术、新医疗方法的能力。

岗位工作其他要求	性别要求	无	年龄要求	25～45 岁	婚姻	婚否不限
	身体要求	健康	政治要求	事业性、组织观念强	业务要求	熟悉本专业

岗位分析时间	2012 年 9 月 5 日	填写人	壬柳成
直接上级审核签字	2012 年 9 月 9 日	审核时间	2012 年 9 月 19 日
备注			

6. 三级甲等教学医院临床科室护士长岗位说明书

岗位工作基本信息	岗位名称	临床科室护士长	所在部门	医院临床科室	岗位编号	153
	从属部门	护理部	岗位定员	1	所辖人数	19
	直接上级	科领导、护理部	直接下级	科室护士		

岗位使命 工作概述	在护理部、科主任领导下，负责科室护理业务、行政、思想政治、质量管理、护理学科建设，经济、病房管理等工作。是科室护士思想、业务、行政管理的第一责任人。
岗位工作 主要职责 与任务	1. 负责本科的护理、教学、科研、经济、设备、患者管理等工作。努力完成各项绩效指标。2. 重视思想政治工作，注意培养护士素质，树立卓越服务的良好形象，经常对护士进行职业道德教育工作。3. 做好科室的行政管理工作。负责制订本科室的护理发展规划、专科护理学科建设、年度月度周工作计划并组织实施。4. 抓好护理文书书写工作。落实护理查房、患者床头交接班制度，研究、解决护理的疑难问题。5. 提高业务技术水平，重视专科护理，加强沟通，杜绝护理事故，减少护理纠纷。6. 定期组织护理人员学习、应用国内外医学先进经验，开展新技术、新疗法及科研工作，及时总结经验，不断提高科室的护理技术水平，打造本科的护理特色品牌。7. 认真执行各项规章制度和技术操作常规，按照规范的流程工作。8. 抓好科室护理人才队伍建设与管理。注重护理人员培训工作，加强对青年护士的培养。负责对护士、进修护士和实习护士的培养、教学工作，督促并检查下级护士的带教工作，并定期考核。9. 严格要求护理人员文明行医，恪守职业道德，树立良好的医德医风。10. 抓好重危患者护理的护理质量，善于科室的经济管理。注重社会效益。增加薪酬发放的透明度。11. 加强信息、物资的管理，组织好信息和物资的维护工作，追求卓越绩效。12. 重视病房管理，抓好医院感染工作，落实责任制整体护理，全方位提供护理技术，完善支持条件。13. 按照规定完成医院和有关领导安排的其他临时性工作任务。
岗位工作 主要绩效 考核要点	1. 规章制度落实，护教研工作数量指标、质量指标、效率指标、经济指标。2. 综合绩效管理指标。3. 医德医风、社会责任。4. 护患纠纷处理、顾客沟通。5. 病房环境卫生、秩序管理、健康宣教。6. 护理工作流程规范。7. 护士培养、学术论文情况。8. 护士15项技术操作规范。9. 专科护理综合效益。

岗位工作 工作关系	院内联系部门	院内各科室、职能部门、后勤部门人员。
	院外联系部门	本校医科大学、市卫生局、有关医院协会、相关新闻媒体。

岗位工作权限	1. 科室护理管理、经营权。对本科室护理日常工作计划、实施、检查、总结和指导权，对本科室护理人员任免的提请审议权。2. 监督权，有权监督分管人员的日常工作。3. 有向护理部或者上级领导建议提出改进科室护理工作的权力，薪酬分配建议权，等等。

岗位工作环境	1. 在医院内工作，温度、湿度适宜。2. 工作现场会接触到轻微粉尘及医疗中的刺激性气味，照明条件良好，一般无相关职业病发生。3. 满足病房护理工作的相关条件。

在现在的岗位已工作时间	自 2001 年 5 月 12 日开始，共计：10 年

学历培训 经历经验	1. 本科以上学历，有 5 年以上本科室护理工作经验。2. 有专科护理业务进修最少 1 次、医院管理培训经历。3. 有国外参观学习护理专业经历。4. 每年有 1 篇公开杂志论文发表，5 年内最少有 1 项本院通过的本科护理科研项目。5. 中级以上职称。

岗位工作 技能要求	1. 称职的学科带头人。2. 下属公认的领导、决策、管理和协调能力。3. 较好的口才和文字表达能力。4. 具有良好的职业道德素质和团队合作精神。5. 持续学习能力强。

岗位工作 其他要求	性别要求	无	年龄要求	27~50 岁	婚姻	婚、否不限
	身体要求	健康	政治要求	事业性、组织观念强	业务要求	精通本专业

岗位分析时间	2012 年 9 月 5 日	填写人	向前进	
直接上级审核签字	2012 年 9 月 9 日	审核时间	2012 年 9 月 19 日	

7. 三级甲等教学医院临床科室护师岗位说明书

岗位工作 基本信息	岗位名称	临床科室护师	所在部门	医院临床科室	岗位编号	152
	从属部门	护理部	岗位定员	1	所辖人数	0
	直接上级	科室护士长	直接下级	实习、进修护士		

岗位使命 工作概述	在科室护士长领导下，努力提高岗位工作能力。按照责任制整体护理分工，做好自己分管的患者治疗和护理工作。高标准完成好当班工作任务。加强素质培养，展示良好形象，全心全意为患者服务。

岗位工作 主要职责 与任务	1. 按照岗位职责，完成好患者护理、教学、科研、设备维护、患者管理等工作。努力完成岗位各项绩效指标。2. 重视思想修养，注意培养自己素质，树立卓越服务的良好形象，经常审视自己的职业道德是否符合要求。3. 制订自己的职业生涯规划、不断提高专科护理技术、有个人年度工作、学习、生活计划并实施。4. 注重护理文书书写工作。模范落实护理查房、患者床头交接班制度，学会研究、解决护理的疑难问题。5. 提高综合护理业务技术水平，加强沟通，杜绝医疗事故，减少护理纠纷。6. 关注并应用国内外临床医学护理先进经验，力所能及地开展新技术、新疗法及科研工作，及时总结护理工作经验，不断提高护理技术水平，打造自己的护理特色品牌。7. 认真执行各项规章制度和技术操作常规，按照规范的流程工作。8. 注重实习、进修护理人员指导工作，关注对年轻护士的培养。承担部分对进修护士和实习护士的教学工作，按照分工督促并检查初级护士的带教工作。9. 大力开展文明行医，恪守职业道德，树立良好的医德医风形象。10. 不断提高重危患者护理的护理质量水平，善于学习科室的经济管理和记账工作。注重社会效益。11. 加强当班医疗、护理信息、物资的管理，组织好当班的信息和物资的维护工作，追求卓越绩效。12. 重视病房管理，抓好医院感染工作，落实分管的责任制整体护理，全方位提供自己的护理技术。13. 按照规定完成科室领导和有关人员安排的其他临时性工作任务。

岗位工作 主要绩效 考核要点	1. 规章制度落实，护教研工作数量指标、质量指标、效率指标、满意指标。2. 综合绩效护理指标。3. 医德医风、社会责任。4. 护患纠纷处理、顾客沟通。5. 维护病房环境卫生、秩序管理，开展健康宣教。6. 护理工作流程规范。7. 关注护理学术论文方面信息。8. 护士15项技术操作规范。9. 专科护理综合效益。10. 每年最少一篇临床专科护理总结论文。

岗位工 作关系	院内联系部门	科室医务人员、相关职能部门、后勤部门人员。
	院外联系部门	本医院相关科室以及相关人员。

岗位工 作权限	1. 岗位职责护理工作权。了解本科室护理日常工作计划、实施、检查和总结情况。为了患者满意对本科室患者有各种沟通权。2. 监督权，有权监督整体护理分管患者的日常服务权。3. 有向护士长或者上级领导建议提出改进科室护理工作的权力等。

岗位工 作环境	1. 在医院内工作，温度、湿度适宜。2. 工作现场会接触到轻微粉尘及医疗中的刺激性气味，照明条件良好，一般无相关职业病发生。3. 满足病房护理工作的相关条件。

在现在的岗位已工作时间	自 2006 年 5 月 12 日开始，　　共计：5 年

学历培训 经历经验	1. 大专或本科以上学历，有 3 年以上本科室护理工作经验。2. 有专科护理业务进修、学习经历。4. 每年有 1 篇本院或者本地区交流论文。5. 初级职称。

岗位工作 技能要求	1. 称职的临床专科护师。2. 较强的与患者沟通和协调能力。3. 较好的口才和文字表达能力。4. 具有良好的职业道德素质和团队合作精神。5. 持续学习能力强。

岗位工作 其他要求	性别要求	无	年龄要求	23～45 岁	婚姻	婚、否不限
	身体要求	健康	政治要求	事业性、组织观念强	业务要求	熟悉本专业

岗位分析时间	2012 年 9 月 5 日	填写人	新几声
直接上级审核签字	2012 年 9 月 9 日	审核时间	2012 年 9 月 19 日

附2：某省三级甲等医院职能部门领导、普通员工岗位说明书

1．三级甲等教学医院办公室主任岗位说明书

岗位工作基本信息	岗位名称	院办主任	所在部门	医院办公室	岗位编号	
	从属部门	院部	岗位定员		所辖人数	
	直接上级	院领导	直接下级	科室 成员		
岗位使命工作概述	在院长、书记的领导下，负责全院的行政管理、综合协调、文书档案等工作，充分发挥办公室组织、协调、沟通的枢纽作用。					
岗位工作主要职责与任务	1．协助院长搞好调查研究，撰写调查报告供领导决策参考，在特殊情况下受院长委托，代理院长行使职权。2．协助院长抓好全院性的行政管理工作，组织全院性的工作会议，做好会议记录，并督促检查贯彻执行情况。3．负责起草医院工作报告、发展规划、年度、月度工作计划、总结和其他全院性各类文件资料工作，修改、审核医院和各职能科室各类文稿。4．协助院长组织制定行政各科室职责及全院性的规章制度等。5．承办处理日常综合性工作事宜，负责协调各职能科室工作，协助各科室完成院领导交办的各项任务。6．及时拟办、催办、阅办各类公文，做到急件随到随批。7．经常深入科室，了解职工、患者和群众对医院的意见及建议，及时向领导反映，以便改进工作。8．负责本科室人员的政治业务学习，做好印鉴、打字、车辆、外勤、通讯联络、群众来信、来访处理、来宾参观接待管理工作。9．负责院务公开目录的制定及信息发布工作。10．负责院长、书记临时交办的其他工作。					
岗位工作主要绩效考核要点	1．各类公文材料拟稿完成率。2．会议和大型活动组织完成率满意度。3．紧急事项处理能力及时性、满意度。4．年度计划任务目标完成情况。5．提供院领导调查报告决策信息满意度。6．办公管理费用控制率。7．保密工作安全性。8．服务工作满意度。					
岗位工作关系	院内联系部门	院内各科室。				
	院外联系部门	医科大学、教育、科技厅、市卫生局、有关医院、新闻媒体等。				
岗位工作权限	1．办公室员工管理指挥权、科室发展规划管理权、工作目标完成情况考核。2．办公室员工奖惩、晋升、调岗建议权。3．全院各科室规章制度执行及工作监督检查权。4．办公室费用支出审核权。5．各职能部门电话费用支出审核权。6．车辆调度权。7．院长、书记授予的其他权限。					
岗位工作环境	1．大部分时间在医院内工作；温度、湿度适宜。 2．工作现场会接触到轻微粉尘及医疗中的刺激性气味，照明条件良好，一般无相关职业病发生。 3．电话、计算机、打印机、传真等必须办公设备。					
在现在的岗位已工作时间	自　年　月　日开始，共计：　年					
学历培训经历经验	1．医学、管理、文秘专业。 2．大学本科及以上学历，具有10年以上相关经验，3年以上管理经验。					
岗位工作技能要求	1．极强的组织管理能力、决断能力，良好的沟通、协调能力。2．极好的口才和文字表达能力、领导能力、决策能力。3．良好的公文写作水平。 4．掌握医院管理理论、市场营销、对外交流等知识及相关技能，并有一定政策水平。5．熟悉医院情况，具有良好的职业道德素质和团队合作精神。					
岗位工作其他要求	性别要求	无	年龄要求	30~45岁	婚姻	婚、否不限
	身体要求	身心健康	政治要求	组织观念强	业务要求	岗位独立工作
岗位分析时间	2012年9月5日		填写人			
直接上级审核签字	2012年9月9日		审核时间		2012年9月19日	

2. 三级甲等教学医院办公室副主任岗位说明书

<table>
<tr><td rowspan="3">岗位工作
基本信息</td><td>岗位名称</td><td>副主任</td><td>所在部门</td><td colspan="2">医院办公室</td><td>岗位编号</td><td></td></tr>
<tr><td>从属部门</td><td>院部</td><td>岗位定员</td><td colspan="2"></td><td>所辖人数</td><td></td></tr>
<tr><td>直接上级</td><td>主任</td><td>直接下级</td><td colspan="4">科室成员</td></tr>
<tr><td>岗位使命
工作概述</td><td colspan="7">在党委领导下协助办公室主任负责落实党务、宣传、统战、双拥、精神文明建设工作。</td></tr>
<tr><td>岗位工作
主要职责
与任务</td><td colspan="7">1. 负责落实医院党委日常工作，及时做好上传下达和了解工作执行情况。
2. 起草党委工作报告、计划、总结、决议、领导讲话稿等。
3. 负责党委会议、医院办公会议纪录。
4. 负责落实医院的宣传、统战、精神文明建设、双拥工作，做好各类工作宣传、政治学习和思想教育活动的策划、组织与实施及新闻稿件、评优评先上报材料的审核与修改。
5. 负责外联上级主管部门、媒体的沟通与交流工作。
6. 调查、研究、收集党务、宣传等工作情况，及时向党委汇报。
7. 完成院领导、办公室主任临时交办的其他工作。</td></tr>
<tr><td>岗位工作
主要绩效
考核要点</td><td colspan="7">1. 党委计划制定、各部门执行情况目标达成率。
2. 公文拟定、材料完成及时性、满意度。
3. 各类党组织会议、大型活动完成率、满意度。
4. 医院的宣传、双拥、统战等工作目标达成率。
5. 院领导及各职能部门、党支部、临床医技科室评价满意度。
6. 医院中层领导干部对自己工作服务的满意度。
7. 全院当月门诊就诊患者数量较去年同期相比增加或减少与个人绩效挂钩。
8. 全院当月出院患者数量较去年同期相比增加或减少与个人绩效挂钩。
9. 全院医疗毛收入数量较去年同期相比增加或减少与个人绩效挂钩。</td></tr>
<tr><td rowspan="2">岗位工
作关系</td><td colspan="2">院内联系部门</td><td colspan="5">院内各科室。</td></tr>
<tr><td colspan="2">院外联系部门</td><td colspan="5">医科大学、区卫生厅、相关媒体。</td></tr>
<tr><td>岗位工作
权限</td><td colspan="7">1. 日常工作事务管理权。2. 医院办公室管理工作建议权。3. 按照分工对本部门下属的工作指导、督查、考核和奖惩权。4. 对本部门的组织、调度权和对员工岗位调配权、聘用权力。5. 上级领导授予的其他权限。</td></tr>
<tr><td>岗位工
作环境</td><td colspan="7">1. 大部分时间在医院内工作；温度、湿度适宜。2. 工作现场会接触到轻微粉尘及医疗中的刺激性气味，照明条件良好，一般无相关职业病发生。3. 电话、计算机、打印机、传真等必须办公设备。</td></tr>
<tr><td>在现在的岗位已工作时间</td><td colspan="7">自　年　月　日开始，共计：　年</td></tr>
<tr><td>学历培训
经历经验</td><td colspan="7">1. 医学、管理、中文或文秘专业。
2. 大学本科以上学历，具有6年以上相关经验，两年以上管理经验。</td></tr>
<tr><td>岗位工作
技能要求</td><td colspan="7">1. 较强的组织、协调、管理能力。2. 良好的语言表达和人际沟通能力。3. 较高的公文写作水平。
4. 通过计算机等级二级以上考试，熟练掌握WORD、EXCEL等办公软件的使用。</td></tr>
<tr><td rowspan="2">岗位工作
其他要求</td><td>性别
要求</td><td>无</td><td>年龄
要求</td><td colspan="2">男35~60岁
女35~55岁</td><td>婚姻</td><td>婚、否不限</td></tr>
<tr><td>身体
要求</td><td>身心健康</td><td>政治
要求</td><td colspan="2">政治觉悟高，组织观念强</td><td>业务
要求</td><td>岗位
独立工作</td></tr>
<tr><td>岗位分析时间</td><td colspan="2">2012年9月3日</td><td colspan="2">填写人</td><td colspan="2"></td></tr>
<tr><td>直接上级审核签字</td><td colspan="2">2012年9月9日</td><td colspan="2">审核时间</td><td colspan="2">2012年9月19日</td></tr>
</table>

3．三级甲等教学医院办公室宣传干事岗位说明书

<table>
<tr><td rowspan="3">岗位工作
基本信息</td><td>岗位名称</td><td>宣传干事</td><td>所在部门</td><td>医院办公室</td><td>岗位编号</td><td></td></tr>
<tr><td>从属部门</td><td>院部</td><td>岗位定员</td><td></td><td>所辖人数</td><td></td></tr>
<tr><td>直接上级</td><td>主任</td><td>直接下级</td><td colspan="3">无</td></tr>
<tr><td>岗位使命
工作概述</td><td colspan="6">在主任领导下从事医院宣传、党务、统战的具体工作，保证办公室党务方面工作的正常运行。</td></tr>
<tr><td>岗位工作
主要职责
与任务</td><td colspan="6">1．围绕医院中心任务，负责院内重大事件和重要活动的摄影、报道工作。
2．积极了解各科室新闻动态，利用校园网等宣传载体，及时做好院内宣传报道工作。
3．负责向记者提供新闻线索，邀请和协助记者采访等工作。
4．负责新闻照片、宣传报道等宣传资料的收集、统计与归档工作。
5．认真学习新闻采写、新闻摄影、版面设计等相关的新闻报道专业知识。
6．负责横幅、宣传栏、展板、海报等各类宣传资料的编辑、制作工作。
7．协助完成院内党务、统战的日常管理工作。
8．协助主任完成各类讲话稿、工作总结、先进事迹材料的撰写与报送工作。
9．负责医院办公室大事记的编撰。
10．完成医院办公室主任、副主任交办的临时工作。</td></tr>
<tr><td>岗位工作
主要绩效
考核要点</td><td colspan="6">1．各类新闻宣传报道的及时性、准确性。
2．各种宣传工作（包括板报、宣传栏、简报等）的及时性、满意度。
3．年度工作计划、日常目标任务的完成率。
4．党务、统战及文稿撰写的完成率。
5．院领导、院办及相关科室工作人员评价满意度。
6．医院中层领导干部对自己工作服务的满意度。
7．全院当月门诊就诊患者数量较去年同期相比增加或减少与个人绩效挂钩。
8．全院当月出院患者数量较去年同期相比增加或减少与个人绩效挂钩。
9．全院医疗毛收入数量较去年同期相比增加或减少与个人绩效挂钩。</td></tr>
<tr><td rowspan="2">岗位工
作关系</td><td>院内联系部门</td><td colspan="5">院内各科室。</td></tr>
<tr><td>院外联系部门</td><td colspan="5">医科大学 、卫生厅、媒体等相关部门。</td></tr>
<tr><td>岗位工
作权限</td><td colspan="6">1．分管工作事务管理权。
2．工作管理建议权。
3．科长授予的其他权限。</td></tr>
<tr><td>岗位工
作环境</td><td colspan="6">1．大部分时间在医院内工作；温度、湿度适宜。2．工作现场会接触到轻微粉尘及医疗中的刺激性气味，照明条件良好，一般无相关职业病发生。3．电话、计算机、打印机、传真等必须办公设备。</td></tr>
<tr><td>在现在的岗位已工作时间</td><td colspan="6">自　年　月　日开始，共计：　年</td></tr>
<tr><td>学历培训
经历经验</td><td colspan="6">1．文史类或医学类专业。
2．本科以上学历，3 年以上相关工作经验。具有医院工作经历更好。</td></tr>
<tr><td>岗位工作
技能要求</td><td colspan="6">1．良好的公文写作水平。2．熟悉计算机基本操作，掌握 WORD、EXCEL 等办公软件的使用。3．良好的人际沟通协调能力、较强的组织管理能力。4．良好语言和文字表达能力。</td></tr>
<tr><td rowspan="2">岗位工作
其他要求</td><td>性别要求</td><td>无</td><td>年龄要求</td><td>23～45 岁</td><td>婚姻</td><td>婚、否不限</td></tr>
<tr><td>身体
要求</td><td>身心健康</td><td>政治
要求</td><td>政治觉悟高，组织观念强</td><td>业务
要求</td><td>岗位
独立工作</td></tr>
<tr><td>岗位分析时间</td><td>2012 年 9 月 5 日</td><td colspan="2">填写人</td><td colspan="2"></td></tr>
<tr><td>直接上级审核签字</td><td>2012 年 9 月 9 日</td><td colspan="2">审核时间</td><td colspan="2">2012 年 9 月 19 日</td></tr>
</table>

4．三级甲等教学医院办公室干事岗位说明书

<table>
<tr><td rowspan="3">岗位工作
基本信息</td><td>岗位名称</td><td>院办公室
对外协调干事</td><td>所在部门</td><td>医院办公室</td><td>岗位编号</td><td></td></tr>
<tr><td>从属部门</td><td>院部</td><td>岗位定员</td><td></td><td>所辖人数</td><td></td></tr>
<tr><td>直接上级</td><td>主任</td><td>直接下级</td><td colspan="3">无</td></tr>
<tr><td>岗位使命
工作概述</td><td colspan="6">在主任领导下，负责办公室行政事务、党务工作管理。</td></tr>
<tr><td>岗位工作
主要职责
与任务</td><td colspan="6">1．负责医院的年度报刊续订。
2．及时送达上级来信、来文、来函、催办。
3．做好医院各类会议的会务工作。
4．办理工作证、收交捐款、失物认领等。
5．群众来信来访解答、传达。
6．负责医院办公室的安全工作。
7．负责医院告示工作。
8．负责年度普法考试，订购普法考试书籍，制、发、收、改试卷，统计参考率、及格率等。</td></tr>
<tr><td>岗位工作
主要绩效
考核要点</td><td colspan="6">1．医院及院办各项指令的贯彻执行情况。
2．各项工作完成的及时性、准确性。
3．院领导、各职能部门、各党支部、临床医技科室的评价满意度。
4．医院中层领导干部对自己工作服务的满意度。
5．全院当月门诊就诊患者数量较去年同期相比增加或减少与个人绩效挂钩。
6．全院当月出院患者数量较去年同期相比增加或减少与个人绩效挂钩。
7．全院医疗毛收入数量较去年同期相比增加或减少与个人绩效挂钩。</td></tr>
<tr><td rowspan="2">岗位工
作关系</td><td>院内联系部门</td><td colspan="5">院内各科室。</td></tr>
<tr><td>院外联系部门</td><td colspan="5">卫生厅、医科大学、同行业等。</td></tr>
<tr><td>岗位工作
权限</td><td colspan="6">1．分管工作事务管理权。
2．工作管理建议权。
3．科长授予的其他权限。</td></tr>
<tr><td>岗位工
作环境</td><td colspan="6">1．大部分时间在医院内工作；温度、湿度适宜。
2．工作现场会接触到轻微粉尘及医疗中的刺激性气味，照明条件良好，一般无相关职业病发生。
3．电话、计算机、打印机、传真等必须办公设备。</td></tr>
<tr><td>在现在的岗位已工作时间</td><td colspan="6">自　年　月　日开始，　共计：　年</td></tr>
<tr><td>学历培训
经历经验</td><td colspan="6">1．文史类或医学类专业。
2．本科以上学历，3 年以上相关工作经验。具有医院工作经历更好。</td></tr>
<tr><td>岗位工作
技能要求</td><td colspan="6">1．良好的公文写作水平。2．熟悉计算机基本操作，掌握 WORD、EXCEL 等办公软件的使用。3．良好的人际沟通协调能力、较强的组织管理能力。4．良好的语言和文字表达能力。</td></tr>
<tr><td rowspan="2">岗位工作
其他要求</td><td>性别
要求</td><td>无</td><td>年龄
要求</td><td>男 25～60 岁
女 25～55 岁</td><td>婚姻</td><td>婚、否不限</td></tr>
<tr><td>身体
要求</td><td>身心健康</td><td>政治
要求</td><td>政治觉悟高，组织观念强</td><td>业务
要求</td><td>岗位
独立工作</td></tr>
<tr><td>岗位分析时间</td><td>2012 年 9 月 5 日</td><td colspan="3">填写人</td><td colspan="2"></td></tr>
<tr><td>直接上级审核签字</td><td>2012 年 9 月 9 日</td><td colspan="3">审核时间</td><td colspan="2">2012 年 9 月 19 日</td></tr>
</table>

5. 三级甲等教学医院办公室行政秘书岗位说明书

岗位工作基本信息	岗位名称	行政秘书	所在部门	医院办公室	岗位编号	
	从属部门	院部	岗位定员		所辖人数	
	直接上级	主任	直接下级	无		

岗位使命工作概述	在主任领导下负责办公室行政事务管理，保证办公室行政的正常运行。
岗位工作主要职责与任务	1. 在主任领导下负责管理和使用院印、院领导印章和介绍信、公函；并负责全院行政系统印章的刻制、登记、发放，旧章回收、保管等。 2. 负责办理上级来文、公函的登记、批转、催缴、归档及保密工作；传达上级的通知，严格执行保密制度，重要文件的加密，或印制后及时销毁原稿。 3. 负责办公室的电话接听、传真处理等工作，解答医院内部的咨询，接办各部门的请示报告，并送回领导签出的请示报告，做好登记、催办工作。 4. 负责院内部行政事务的管理，做好医院的各类会议及活动的会前通知、会场布置、会务服务等工作。 5. 负责做好信访工作，并做好登记，及时解答及处理，重大问题向领导汇报。 6. 负责接待院外来宾，迎送、食宿、代订返程票等。 7. 负责医院公务用车的管理和调配。 8. 积极协调办公室所属部门工作，管理好办公室的固定资产工作。 9. 及时完成领导交办的其他临时性任务。
岗位工作主要绩效考核要点	1. 严格按照规定，确保公章正确使用。 2. 及时转发与处理上级来文和科室请示报告，做好督促催办和保密工作。 3. 及时登记、解答及处理信访工作。 4. 按要求安排各类会议、活动、接待和公务用车。 5. 医院中层领导干部对自己工作服务的满意度。 6. 全院当月门诊就诊患者数量较去年同期相比增加或减少与个人绩效挂钩。 7. 全院医疗毛收入数量较去年同期相比增加或减少与个人绩效挂钩。

岗位工作关系	院内联系部门	院内各科室。
	院外联系部门	医科大学、卫生厅、市卫生局、媒体、社区、同行业。

岗位工作权限	1. 分管工作事务管理权。2. 工作管理建议权。3. 科长授予的其他权限。
岗位工作环境	1. 大部分时间在医院内工作；温度、湿度适宜。2. 工作现场会接触到轻微粉尘及医疗中的刺激性气味，照明条件良好，一般无相关职业病发生。3. 电话、计算机、打印机、传真等必须办公设备。
在现在的岗位已工作时间	自　年　月　日开始，　共计：　　年
学历培训经历经验	1. 文史类或医学类专业。 2. 本科以上学历，3 年以上相关工作经验。具有医院工作经历更好。
岗位工作技能要求	1. 良好的公文写作水平。2. 熟悉计算机基本操作，掌握 WORD、EXCEL 等办公软件的使用。3. 良好的人际沟通管理能力、较强的组织管理能力。4. 良好语言和文字表达能力。

岗位工作其他要求	性别要求	无	年龄要求	25～50 岁女性为佳	婚姻	婚、否不限
	身体要求	身心健康	政治要求	政治觉悟高，组织观念强	业务要求	岗位独立工作

岗位分析时间	2012 年 9 月 5 日	填写人	
直接上级审核签字	2012 年 9 月 9 日	审核时间	2012 年 9 月 19 日

6. 三级甲等教学医院办公室文书岗位说明书

岗位工作 基本信息	岗位名称	文字秘书	所在部门	医院办公室	岗位编号	
	从属部门	院部	岗位定员		所辖人数	
	直接上级	主任	直接下级	无		

岗位使命 工作概述	在办公室主任的领导下，负责医院文案撰写、编印及办公室管理工作。

岗位工作 主要职责 与任务	1. 协助主任制订全院性规章制度，负责各类公文的起草、审核、把关工作，做好有关行政性事务。 2. 协助办公室主任撰写医院领导讲话稿、年度工作总结、请示报告、汇报材料等各类总结性材料。 3. 负责做好全院行政公文、公函的登记、拟办、转递、催办、归档及保密工作，负责督促、检查各部门公文运用和保管。 4. 在办公室主任的领导下，协助完成各类会议的筹备及接待工作，做好会议记录，整理会议摘要或纪要，跟进和了解会议贯彻落实情况。 5. 做好信息收集和反馈工作，认真处理院内、外来信，协助做好全院综合性资料统计和分析工作。 6. 负责本办公室各级人员的考勤工作，安排好全院行政总值班工作。 7. 完成院领导和医院办公室主任交代的其他行政工作。

岗位工作 主要绩效 考核要点	1. 各类公文、材料写作质量、效率的目标达成率、满意度。 2. 日常拟、催、办公文和函工作的准确性、及时性。 3. 组织会议、接待工作完成率、满意度。 4. 信息收集、反馈和处理工作及时性。 5. 服务工作满意度。

岗位工 作关系	院内联系部门	院内各科室。
	院外联系部门	医科大学、卫生厅、市卫生局及其他机关和社区、同行业。

岗位工 作权限	1. 分管工作事务管理权。 2. 工作管理建议权。 3. 主任授予的其他权限。

岗位工 作环境	1. 大部分时间在医院内工作；温度、湿度适宜。2. 工作现场会接触到轻微粉尘及医疗中的刺激性气味，照明条件良好，一般无相关职业病发生。3. 电话、计算机、打印机、传真等必须办公设备。

在现在的岗位已工作时间	自　年　月　日开始，　　共计：　年

学历培训 经历经验	1. 文史类或医学类专业。 2. 本科以上学历，3 年以上相关工作经验。具有医院工作经历更好。

岗位工作 技能要求	1. 良好的公文写作水平。 2. 熟悉计算机基本操作，掌握 WORD、EXCEL 等办公软件的使用。 3. 良好的人际沟通协调能力、较强的组织管理能力。 4. 良好的语言和文字表达能力。

岗位工作 其他要求	性别 要求	无	年龄 要求	25～50 岁 女性为佳	婚姻	婚、否不限
	身体 要求	身心健康	政治 要求	政治觉悟高，组织观念强	业务 要求	岗位 独立工作

岗位分析时间	2012 年 9 月 5 日	填写人	
直接上级审核签字	2012 年 9 月 9 日	审核时间	2012 年 9 月 19 日

7. 三级甲等教学医院办公室文书岗位说明书

岗位工作基本信息	岗位名称	外文秘书	所在部门	医院办公室	岗位编号	
	从属部门	院部	岗位定员		所辖人数	
	直接上级	主任	直接下级	无		

岗位使命工作概述	在办公室主任的领导下，负责医院文案撰写、编印及办公室管理工作。

岗位工作主要职责与任务	1. 协助主任制订全院性规章制度，负责各类公文的起草、审核、把关工作，做好有关行政性事务。承担医院行政、业务有关英文翻译、口译工作。 2. 协助办公室主任撰写医院领导讲话稿、年度工作总结、请示报告、汇报材料等各类总结性材料。 3. 负责做好全院行政公文、公函的登记、拟办、转递、催办、归档及保密工作，负责督促、检查各部门公文运用和保管。 4. 在办公室主任的领导下，协助完成各类会议的筹备及接待工作，做好会议记录，整理会议摘要或纪要，跟进和了解会议贯彻落实情况。 5. 做好信息收集和反馈工作，认真处理院内、外来信，协助做好全院综合性资料统计和分析工作。 6. 负责本办公室各级人员的考勤工作，安排好全院行政总值班工作。 7. 完成院领导和医院办公室主任交代的其他行政工作。

岗位工作主要绩效考核要点	1. 各类公文、材料写作质量、效率的目标达成率、满意度。 2. 日常拟、催、办文和函工作的准确性、及时性。 3. 组织会议、接待工作完成率、满意度。 4. 信息收集、反馈和处理工作及时性。 5. 服务工作满意度。

岗位工作关系	院内联系部门	院内各科室。
	院外联系部门	医科大学、卫生厅、市卫生局及其他机关和社区、同行业。

岗位工作权限	1. 分管工作事务管理权。 2. 工作管理建议权。 3. 主任授予的其他权限。

岗位工作环境	1. 大部分时间在医院内工作；温度、湿度适宜。 2. 工作现场会接触到轻微粉尘及医疗中的刺激性气味，照明条件良好，一般无相关职业病发生。 3. 电话、计算机、打印机、传真等必须办公设备。

在现在的岗位已工作时间	自　年　月　日开始，　共计：　年

学历培训经历经验	1. 文史类或医学类专业。 2. 本科以上学历，3 年以上相关工作经验。具有医院工作经历更好。 3. 良好的外文读、写、说能力。

岗位工作技能要求	1. 良好的公文写作水平。2. 熟悉计算机基本操作，掌握 WORD、EXCEL 等办公软件的使用。3. 良好的人际沟通协调能力、较强的组织管理能力。4. 良好的语言和文字表达能力。

岗位工作其他要求	性别要求	无	年龄要求	女 25～40 岁	婚姻	婚、否不限
	身体要求	身心健康	政治要求	政治觉悟高，组织观念强	业务要求	岗位独立工作

岗位分析时间	2012 年 9 月 5 日	填写人	
直接上级审核签字	2012 年 9 月 9 日	审核时间	2012 年 9 月 19 日

8．三级甲等教学医院办公室团委书记岗位说明书

岗位工作 基本信息	岗位名称	团委书记	所在部门	医院办公室	岗位编号	
	从属部门	院部	岗位定员		所辖人数	
	直接上级	主任	直接下级	无		

岗位使命 工作概述	在院党委的领导下，负责制定团委工作计划和主持团委的日常工作。

岗位工作 主要职责 与任务	1．负责召集团委委员和团支部书记工作会，结合院团委实际情况，认真贯彻院党委和上级团委的指示和决议，研究安排团委的工作，将院团委工作中的重大问题，及时提交院团委委员会和团员大会讨论决定。 2．负责制定院团委的工作计划、决议，并检查其执行情况，按时向团委委员会、团员大会和上级团组织报告工作。 3．及时、正确地向党政部门和上级团组织反映团员青年的意见、建议和要求，维护青年的合法权益。 4．了解掌握团员青年的思想、工作和学习情况，做好思想政治工作。 5．积极向院党政领导和上级团组织报告工作，加强同有关部门的联系，争取得到各方面的帮助和支持，促进团的各项工作开展。 6．围绕党建抓团建，组织团委委员认真学习政策性文化知识，充分发挥每个委员的作用，督促和帮助各个委员做好分管的工作。 7．当好院团委的"班长"，围绕院党委和院经营中心工作，团结和带领广大团员青年充分发挥生力军和主力军作用，青春献医院，奉献在岗位。 8．完成医院及上级部门交给的其他工作。

岗位工作 主要绩效 考核要点	1．围绕党政中心工作开展团委工作和组织活动及时性、完成率、满意度。2．制定、检查、督促院团委的工作计划、决议有效执行目标达成率。3．团委日常管理完成率。4．团员青年的思想、工作和学习情况掌握及时性、满意度。5．与院内外单位的工作交流目标达成率。6．服务工作满意度。

岗位工 作关系	院内联系部门	院内各科室。
	院外联系部门	医科大学团委、卫生厅团委、区直机关团工委、团区委、同行业。

岗位工 作权限	1．分管工作事务管理权。2．工作管理建议权。3．主任授予的其他权限。

岗位工 作环境	1．大部分时间在医院内工作；温度、湿度适宜。2．工作现场会接触到轻微粉尘及医疗中的刺激性气味，照明条件良好，一般无相关职业病发生。3．电话、计算机、打印机、传真等必须办公设备。

在现在的岗位已工作时间	自　年　月　日开始，　共计：　年

学历培训 经历经验	1．文史类或医学类专业。2．本科以上学历，3年以上相关工作经验。具有医院工作经历更好。

岗位工作 技能要求	1．良好的公文写作水平。2．熟悉计算机基本操作，掌握 WORD、EXCEL 等办公软件的使用。3．良好的人际沟通协调能力、较强的组织管理能力。4．良好的语言和文字表达能力。

岗位工作 其他要求	性别 要求	无	年龄 要求	男 27～45 岁 女 25～45 岁	婚姻	婚、否不限
	身体 要求	身心健康	政治 要求	政治觉悟高，组织观念强	业务 要求	岗位 独立工作

岗位分析时间	2012 年 9 月 5 日	填写人	
直接上级审核签字	2012 年 9 月 9 日	审核时间	2012 年 9 月 19 日

9. 三级甲等教学医院办公室档案管理人员岗位说明书

<table>
<tr><td rowspan="3">岗位工作
基本信息</td><td>岗位名称</td><td>档案管理员</td><td>所在部门</td><td colspan="2">医院办公室</td><td>岗位编号</td><td></td></tr>
<tr><td>从属部门</td><td>院部</td><td>岗位定员</td><td colspan="2"></td><td>所辖人数</td><td></td></tr>
<tr><td>直接上级</td><td>主任</td><td>直接下级</td><td colspan="4">无</td></tr>
<tr><td>岗位使命
工作概述</td><td colspan="7">在主任的领导下负责医院综合档案的管理与编目检索工作。</td></tr>
<tr><td>岗位工作
主要职责
与任务</td><td colspan="7">1. 负责制订本院关于档案工作的规章制度，监督、指导和检查院内各单位制度的执行情况。
2. 负责接收、整理、分类、鉴定、统计、保管全院的各类档案及相关资料，负责组织年度各立卷单位的文件归档工作，对应该归档的文件材料及时验收。
3. 按《科技档案案卷构成的一般要求》、《国家重大建设项目文件归档要求与档案整理规范》DA/T28-2002 等行业标准的要求，做好接收档案的排序、整理、装订、立卷、录入等工作，案卷质量达到国家标准。
4. 组织开展好档案的开放或利用工作，多方面开展档案信息协作、交流工作。
5. 负责做好档案利用效果登记、档案文件汇编，提供更高层次的档案信息服务。
6. 负责对全院档案兼职工作人员（不含人事、病案工作人员）的业务指导，积极开展档案宣传和档案学术交流活动。
7. 切实做好档案的保密、防盗、防潮、防蛀、防火等工作，确保档案安全。</td></tr>
<tr><td>岗位工作
主要绩效
考核要点</td><td colspan="7">1. 医院档案管理制度制订完整性，检查督促、确保制度落实及时性。
2. 档案按时归档、按标准分类、规范保管安全性、完好率。
3. 档案回收与审核时效性。
4. 服务工作满意度。</td></tr>
<tr><td rowspan="2">岗位工
作关系</td><td colspan="2">院内联系部门</td><td colspan="5">院内各科室。</td></tr>
<tr><td colspan="2">院外联系部门</td><td colspan="5">省档案局、省卫生厅、教育厅、科技厅、医科大学、区内各医院。</td></tr>
<tr><td>岗位工
作权限</td><td colspan="7">1. 分管工作事务管理权。2. 工作管理建议权。3. 主任授予的其他权限。</td></tr>
<tr><td>岗位工
作环境</td><td colspan="7">1. 大部分时间在医院内工作；温度、湿度适宜。2. 工作现场会接触到轻微粉尘及医疗中的刺激性气味，照明条件良好，一般无相关职业病发生。3. 电话、计算机、打印机、传真等必须办公设备。</td></tr>
<tr><td colspan="2">在现在的岗位已工作时间</td><td colspan="6">自 年 月 日开始， 共计： 年</td></tr>
<tr><td>学历培训
经历经验</td><td colspan="7">1. 文史类或医学类专业。2. 本科以上学历，1 年以上相关工作经验。具有医院工作经历更好。</td></tr>
<tr><td>岗位工作
技能要求</td><td colspan="7">1. 良好的公文写作水平。2. 熟悉计算机基本操作，掌握 WORD、EXCEL 等办公软件的使用。3. 良好的人际沟通协调能力、较强的组织管理能力。4. 良好的语言和文字表达能力。</td></tr>
<tr><td rowspan="2">岗位工作
其他要求</td><td>性别要求</td><td>无要求</td><td>年龄要求</td><td colspan="2">25～55 岁</td><td>婚姻</td><td>婚、否不限</td></tr>
<tr><td>身体
要求</td><td>身心健康</td><td>政治
要求</td><td colspan="2">政治觉悟高，组织观念强</td><td>业务
要求</td><td>岗位
独立工作</td></tr>
<tr><td colspan="2">岗位分析时间</td><td colspan="2">2012 年 9 月 5 日</td><td colspan="2">填写人</td><td colspan="2"></td></tr>
<tr><td colspan="2">直接上级审核签字</td><td colspan="2">2012 年 9 月 9 日</td><td colspan="2">审核时间</td><td colspan="2">2012 年 9 月 19 日</td></tr>
<tr><td colspan="2">备注</td><td colspan="6"></td></tr>
</table>

10. 三级甲等教学医院办公室患者探视管理组长岗位说明书

岗位工作基本信息	岗位名称	探视管理组长	所在部门	医院办公室	岗位编号	
	从属部门	院办公室	岗位定员		所辖人数	
	直接上级	主任	直接下级	组员		

岗位使命工作概述	在医院办公室主任的领导下，针对住院大楼的探访人员、陪护人员、陪护卧具开展管理工作。

岗位工作主要职责与任务	1. 负责探视管理处的日常管理、监督工作。 2. 负责探视管理处工作排班、考勤工作。 3. 监督"临时出入证"、"陪护证"的审核、登记、发放工作。 4. 协调处理因特殊情况所致的来访、探视、陪护工作。 5. 监管、协调病房陪人床工作。 6. 负责病房的巡查工作。 7. 及时完成领导交办的其他临时性任务。

岗位工作主要绩效考核要点	1. 日常探视工作管理及时性、满意度。 2. 探视人员证件的审核发放准确率。 3. 巡视病房、协调和处理问题及时性、满意度。 4. 职能部门员工对自己工作服务的满意度。 5. 医院中层领导干部对自己工作服务的满意度。 6. 全院当月门诊就诊患者数量较去年同期相比增加或减少与个人绩效挂钩。 7. 全院当月出院患者数量较去年同期相比增加或减少与个人绩效挂钩。 8. 全院医疗毛收入数量较去年同期相比增加或减少与个人绩效挂钩。

岗位工作关系	院内联系部门	院内各科室。
	院外联系部门	无。

岗位工作权限	1. 分管工作事务管理权。 2. 工作管理建议权。 3. 主任授予的其他权限。

岗位工作环境	1. 大部分时间在医院内工作；温度、湿度适宜。 2. 工作现场会接触到轻微粉尘及医疗中的刺激性气味，照明条件良好，一般无相关职业病发生。 3. 电话、计算机、打印机、传真等必须办公设备。

在现在的岗位已工作时间	自　年　月　日开始，　共计：　年

学历培训经历经验	1. 文史类或医学类专业。2. 大专以上学历，3 年以上相关工作经验。具有医院工作经历更好。

岗位工作技能要求	1. 良好的公文写作水平。 2. 熟悉计算机基本操作，掌握 WORD、EXCEL 等办公软件的使用。 3. 良好的人际沟通协调能力、较强的组织管理能力。 4. 良好的语言和文字表达能力。

岗位工作其他要求	性别要求	无	年龄要求	男 27～60 岁 女 25～55 岁	婚姻	婚、否不限
	身体要求	身心健康	政治要求	政治觉悟高，组织观念强	业务要求	岗位独立工作

岗位分析时间	2012 年 9 月 5 日	填写人	
直接上级审核签字	2012 年 9 月 9 日	审核时间	2012 年 9 月 19 日
备　注			

11．三级甲等教学医院办公室患者探视管理人员岗位说明书

岗位工作基本信息	岗位名称	探视管理员	所在部门	医院办公室	岗位编号	
	从属部门	院办公室	岗位定员		所辖人数	
	直接上级	主任	直接下级	无		

岗位使命工作概述	在院办主任领导下，指导管理好医院的陪护、探视、卧具、卫生、环境等综合管理工作，使病房的工作能顺利运行。

岗位工作主要职责与任务	1. 在主任领导下，按《医院机构管理条例》、《医院住院大楼综合管理》制度负责工作的管理、实施。 2. 负责与院内各职能部门的工作协调、配合，保证临床医疗、护理工作的通畅。 3. 负责陪人床等陪护的管理，并根据病情需要，发放陪护证。 4. 负责本岗窗口对外服务的工作，解答探视人员的咨询和疑问并作出相应处理。 5. 负责与医院、保卫科、物业管理中心等部门的协调，不定时巡查病房、夜查病房，及时发现问题及时反馈处理。 6. 负责计划印刷长期陪护证、临时探视证、登记本，保管好本探视处的固定资产工作。 7. 完成医院及院办主任指派的临时任务。

岗位工作主要绩效考核要点	1. 陪护证发放工作的准确性、及时性。 2. 巡查病房和反馈、协调、处理问题及时性、满意度。 3. 探视人员的管理、解答疑问满意度。 4. 职能部门员工对自己工作服务的满意度。 5. 医院中层领导干部对自己工作服务的满意度。 6. 全院当月门诊就诊患者数量较去年同期相比增加或减少与个人绩效挂钩。 7. 全院当月出院患者数量较去年同期相比增加或减少与个人绩效挂钩。 8. 全院医疗毛收入数量较去年同期相比增加或减少与个人绩效挂钩。

岗位工作关系	院内联系部门	院内各科室。
	院外联系部门	院外相关单位。

岗位工作权限	1. 分管工作事务管理权。2. 工作管理建议权。3. 主任授予的其他权限。

岗位工作环境	1. 大部分时间在医院内工作；温度、湿度适宜。2. 工作现场会接触到轻微粉尘及医疗中的刺激性气味，照明条件良好，一般无相关职业病发生。3. 电话、计算机、打印机、传真等必须办公设备。

在现在的岗位已工作时间	自　年　月　日开始，　共计：　年

学历培训经历经验	1. 文史类或医学类专业。 2. 大专以上学历，1 年以上相关工作经验。具有医院工作经历更好。

岗位工作技能要求	1. 良好的公文写作水平。2. 熟悉计算机基本操作，掌握 WORD、EXCEL 等办公软件的使用。3. 良好的人际沟通协调能力、较强的组织管理能力。4. 良好的语言和文字表达能力。

岗位工作其他要求	性别要求	无	年龄要求	男 27~60 岁 女 25~55 岁	婚姻	婚、否不限
	身体要求	身心健康	政治要求	政治觉悟高，组织观念强	业务要求	岗位独立工作

岗位分析时间	2012 年 9 月 5 日		填写人	
直接上级审核签字	2012 年 9 月 9 日		审核时间	2012 年 9 月 19 日

12.　三级甲等教学医院人力资源部部长岗位说明书

岗位工作基本信息	岗位名称	部长	所在部门	人力资源部	岗位编号	
	从属部门		岗位定员		所辖人数	
	直接上级	院长、书记	直接下级		科室成员	

岗位使命工作概述	在院长、书记和学校组织部、人事处领导下，负责全院组织、人事管理工作。

岗位工作主要职责与任务	1. 根据医院发展需要与人事政策，做好人力资源管理规划计划与制定有关制度，并组织实施。2. 负责全院的编制和岗位设置管理，岗位聘用、掌握各类人员编制计划、机构设置、人事统计，并按计划做好职工调配工作。3. 负责制定医院人才招聘方案、人才引进、录用毕业生、转业军人的接收和安置工作；负责聘用员工的聘用、续聘审核工作。4. 基于工作与员工情况，制定培训方案，提升员工理念、工作态度与工作技能。5. 熟悉工作业务，做好员工的考核考评、会同有关部门办理职工的奖惩事宜。6. 根据医院的实际情况，做好工资福利的管理工作，有效激励员工。7. 做好全院职工年度考核及各类专业技术人员的职称评审、考试、职称聘任等工作。8. 按照有关规定，做好职工退休、辞退、辞职、高级专家返聘工作。9. 根据医院发展实际，做好干部选拔与优秀人才晋升选拔工作，协助医院合理配备干部和有效的人才晋升选拔。10. 做好组织发展工作，抓好积极分子入党前教育培养和政审工作，抓好对预备党员的教育、考察及转正工作，协助院党委搞好党员教育管理工作。11. 完成学校组织部、人事处和院领导交办的临时工作任务。

岗位工作主要绩效考核要点	1. 规章制度制定规范性；人力资源工作计划按时完成率。2. 部门费用成本控制率。3. 人力资源规划方案及时完成。4. 招聘与人才引进成效性。5. 培训工作的成效性。6. 绩效考核的成效性。7. 薪酬福利成效性。8. 服务工作满意度。

岗位工作关系	院内联系部门	院内各科室。
	院外联系部门	学校组织部、人事处、卫生厅人事处、政府编制办公室、人力资源和社会保障厅相关部门。

岗位工作权限	1. 医院人力资源管理　制度的拟订权。2. 医院各项人力资源制度执行情况的监督权。3. 对各部门用人的建议权。4. 有向院长书记及上级领导提出改进人事工作的建议权。5. 全院各部门人事管理规章制度执行及监督检查权。6. 对员工投诉的核实权。7. 所属下级考评权、奖惩权、人员使用建议权、培训组织权。8. 领导授予的其他权力。

岗位工作环境	1. 大部分时间在医院内工作；温度、湿度适宜。2. 工作现场会接触到轻微粉尘及医疗中的刺激性气味，照明条件良好，一般无相关职业病发生。3. 电话、计算机、打印机、传真等必须办公设备。

在现在的岗位已工作时间	自　年　月　日开始，　共计：　年

学历培训经历经验	本科或以上学历，医学相关专业，具有10年以上相关经验，3年以上管理经验。作风正派、办事公道、廉洁奉公、职业道德高尚。

岗位工作技能要求	1. 良好的公文写作水平。2. 熟悉计算机基本操作。3. 良好的人际沟通协调能力、较强的组织管理能力。4. 良好的语言和文字表达能力。

岗位工作其他要求	性别要求	无	年龄要求	男35~55岁 女35~50岁	婚姻	婚、否不限
	身体要求	身心健康	政治要求	政治觉悟高，组织观念强	业务要求	岗位独立工作

岗位分析时间	2012年9月5日	填写人	
直接上级审核签字	2012年9月9日	审核时间	2012年9月19日
备　注			

13．三级甲等教学医院人力资源部副部长岗位说明书

<table>
<tr>
<td rowspan="3">岗位工作
基本信息</td>
<td>岗位名称</td>
<td>副部长</td>
<td>所在部门</td>
<td colspan="2">人力资源部</td>
<td>岗位编号</td>
<td></td>
</tr>
<tr>
<td>从属部门</td>
<td>无</td>
<td>岗位定员</td>
<td colspan="2"></td>
<td>所辖人数</td>
<td></td>
</tr>
<tr>
<td>直接上级</td>
<td>主任</td>
<td>直接下级</td>
<td colspan="4">科室成员</td>
</tr>
<tr>
<td>岗位使命
工作概述</td>
<td colspan="7">在部长领导下，协助负责全院聘用制员工、职称评定、资格考试和职称聘任等管理，解决日常工作中的人事事务等工作。</td>
</tr>
<tr>
<td>岗位工作
主要职责
与任务</td>
<td colspan="7">1．协助部长负责全院职称评定、资格考试等文件的起草、上报证书办理、发放、资格证书年审、职称聘任、职称重新确认等工作；办理执业医师资格证书补遗工作。
2．负责办理工人岗位定级考试报名、审核上报。
3．负责普通聘用员工招聘、聘用，检查监督工作。
4．负责全院聘用制员工计划生育管理工作。
5．负责医院临时用工派工和学校贫困生勤工俭学管理工作。
6．负责完成教师岗前培训、技能考试组织报名、材料审核上报、颁发证书等工作；负责完成教师资格认定工作。
7．负责办理临床正高级职称人员门诊诊查费调整手续。
8．协助完成人员考勤、干部考核、组织发展入党谈话、人事档案管理工作。
9．完成医院及部长临时交办的日常事务工作。</td>
</tr>
<tr>
<td>岗位工作
主要绩效
考核要点</td>
<td colspan="7">1．工作计划目标达成率。2．计划生育管理工作完成率。3．业务技术职称评价等一系列工作差错率。4．员工招聘、录用工作目标达成率。5．教师培训、资格认定完成率。6．服务工作满意度。</td>
</tr>
<tr>
<td rowspan="2">岗位工
作关系</td>
<td colspan="2">院内联系部门</td>
<td colspan="5">院内各科室。</td>
</tr>
<tr>
<td colspan="2">院外联系部门</td>
<td colspan="5">医科大学、卫生厅、教育厅、财政厅、经贸委、建设厅、档案局职改部门、区劳动保障厅。</td>
</tr>
<tr>
<td>岗位工
作权限</td>
<td colspan="7">1．医院各项人力资源制度执行情况的监督权。2．人事工作事务管理权，对医院人事档案的查阅权。3．本部门分管管理工作以及对各科室用人的建议权。4．经过部长同意，有代表医院与外界有关部门和机构联络沟通的权力。5．分管工作承担责任权。6．部长授予的其他权限。</td>
</tr>
<tr>
<td>岗位工
作环境</td>
<td colspan="7">1．大部分时间在医院内工作；温度、湿度适宜。
2．工作现场会接触到轻微粉尘及医疗中的刺激性气味，照明条件良好，一般无相关职业病发生。
3．电话、计算机、打印机、传真等必须办公设备。</td>
</tr>
<tr>
<td>在现在的岗位已工作时间</td>
<td colspan="7">自　年　月　日开始，共计：　年</td>
</tr>
<tr>
<td>学历培训
经历经验</td>
<td colspan="7">1．人力资源管理或医学类专业。2．本科以上学历。3．具备管理、医学相关管理专业知识，具有4年以上相关经验，两年以上管理经验。</td>
</tr>
<tr>
<td>岗位工作
技能要求</td>
<td colspan="7">1．具备一定的领导管理才能，熟悉业务和政策。
2．具备较强的计划、控制、协调能力、分析综合能力。
3．较强的文字和语言表达能力。
4．较强的沟通和交谈技巧。
5．保密性、政策性强。</td>
</tr>
<tr>
<td rowspan="2">岗位工作
其他要求</td>
<td>性别
要求</td>
<td>无</td>
<td>年龄
要求</td>
<td colspan="2">男 30～50 岁
女 30～50 岁</td>
<td>婚姻</td>
<td>婚、否不限</td>
</tr>
<tr>
<td>身体
要求</td>
<td>身心健康</td>
<td>政治
要求</td>
<td colspan="2">政治觉悟高，组织观念强</td>
<td>业务
要求</td>
<td>岗位
独立工作</td>
</tr>
<tr>
<td>岗位分析时间</td>
<td colspan="3">2012 年 9 月 4 日</td>
<td colspan="2">填写人</td>
<td colspan="2"></td>
</tr>
<tr>
<td>直接上级审核签字</td>
<td colspan="3">2012 年 9 月 9 日</td>
<td colspan="2">审核时间</td>
<td colspan="2">2012 年 9 月 19 日</td>
</tr>
</table>

14．三级甲等教学医院人力资源部档案管理人员岗位说明书

岗位工作基本信息	岗位名称	人事档案管理干事	所在部门	人力资源部	岗位编号	
	从属部门	无	岗位定员		所辖人数	
	直接上级	主任	直接下级	无		

岗位使命工作概述	在部长的领导下，负责人事档案的管理及相关行政事务的管理工作，保证人力资源部日常行政工作的正常运行。

岗位工作主要职责与任务	1．负责全院在编职工的人事档案安全保密与管理维护。包括人事档案材料的收集、整理、分类、归档、存放、保管；人事档案材料的传递、接收；协助查阅、借用人事档案。 2．负责医院人力资源系统的管理与维护。包括录用、调入新职工的信息管理，工号分配；在职职工的个人信息维护、信息变动更新。 3．负责全院每月在岗出勤职工工作餐费的审核、发放工作。每月审核科室上报的人员变动、休假情况，并统计、制作餐费变动情况表报职工食堂、财务科；处理各类休假、进修等人员回院工作餐卡的恢复。 4．负责出具各类与个人档案材料相关的证明。包括个人履历、学历证明，亲属关系证明等。 5．负责完成各类经查阅个人档案材料后形成的统计报表、函调材料。 6．负责完成上级部门布置的各类推优计划的推荐、申报工作。 7．建立与管理人事文书档案。 8．协助完成干部任职前考核；协助高级职称申报、评审；职称考试报名；新职工岗前培训；工资套改等工作。 9．完成正、副部长临时交办的任务。

岗位工作主要绩效考核要点	1．人事档案信息资料管理的成效性。2．人力资源系统管理与维护的及时性与成效性。3．每月按时做好工作餐费统计、发放和各类统计报表、函调材料、证明材料。4．规定时间完成各类推优工作并上报。5．服务工作满意度。

岗位工作关系	院内联系部门	院内各科室。
	院外联系部门	卫生厅、教育厅、人事厅、医科大学。

岗位工作权限	1．分管工作事务管理权。2．工作管理建议权。3．部长授予的其他权限。

岗位工作环境	1．大部分时间在医院内工作；温度、湿度适宜。2．工作现场会接触到轻微粉尘及医疗中的刺激性气味，照明条件良好，一般无相关职业病发生。3．电话、计算机、打印机、传真等必须办公设备。

在现在的岗位已工作时间	自　年　月　日开始，　共计：　年

学历培训经历经验	1．文史类或医学类专业。 2．本科以上学历，1年以上相关工作经验。具有医院工作经历更好。

岗位工作技能要求	1．良好的公文写作水平。2．熟悉计算机基本操作，掌握WORD、EXCEL等办公软件的使用。3．良好人际沟通协调能力、较强组织协调能力。4．良好语言和文字表达能力。

岗位工作其他要求	性别要求	无	年龄要求	男27～60岁 女25～55岁	婚姻	婚、否不限
	身体要求	身心健康	政治要求	政治觉悟高，组织观念强	业务要求	岗位独立工作

岗位分析时间	2012年9月5日	填写人	
直接上级审核签字	2012年9月9日	审核时间	2012年9月19日

15. 三级甲等教学医院人力资源部组织管理人员岗位说明书

岗位工作基本信息	岗位名称	组织管理干事	所在部门	人力资源部	岗位编号	
	从属部门	无	岗位定员		所辖人数	
	直接上级	主任	直接下级	无		

岗位使命工作概述	在部长领导下协助医院党建组织工作，保证医院党组织工作按程序运行。

岗位工作主要职责与任务	1. 在部长领导下负责党员发展工作。 2. 协助院党委做好党务工作，有效提升党建创新、思想构建、组织作风和制度等工作。 3. 协助院党委做好理论学习、普法与文化宣传、形势与政策教育、思想政治教育、群众性精神文明创建工作。 4. 负责党费收缴工作、发放支部经费。 5. 转接党员省内外调动、院内调动、党员退休、辞职组织关系。 6. 管理党组织和党员基本信息数据库，日常维护更新党组织、党员和申请人变动信息，负责统计上报"年度党内统计报表"。 7. 负责外单位党组织发展函调的查档回函。 8. 完成学校组织部布置和交办的各项工作任务。 9. 完成正、副部长临时交办的任务。

岗位工作主要绩效考核要点	1. 严格按照组织发展程序，确保发展党员工作按程序进行目标达成率。 2. 认真审核支部上报的发展党员材料，严格把关，做好指导、通知、督促工作，使科室领导与发展党员个人满意。 3. 收缴党费、发放支部经费的及时性与准确性。 4. 党组织和党员基本信息数据库管理与维护的及时性与准确性。 5. 协助相关部门做好党员的教育工作。 6. 服务工作满意。

岗位工作关系	院内联系部门	院内各科室。
	院外联系部门	医科大学党委组织部　相关组织部门。

岗位工作权限	1. 分管工作事务管理权。 2. 工作管理建议权。 3. 科长授予的其他权限。

岗位工作环境	1. 大部分时间在医院内工作；温度、湿度适宜。2. 工作现场会接触到轻微粉尘及医疗中的刺激性气味，照明条件良好，一般无相关职业病发生。3. 电话、计算机、打印机、传真等必须办公设备。

在现在的岗位已工作时间	自　年　月　日开始，　共计：　年

学历培训经历经验	1. 文史类或医学类专业。 2. 本科以上学历，1 年以上相关工作经验。具有医院工作经历更好。

岗位工作技能要求	1. 良好的公文写作水平。2. 熟悉计算机基本操作，掌握 WORD、EXCEL 等办公软件的使用。3. 良好的人际沟通协调能力、较强的组织协调能力。4. 良好的语言和文字表达能力。

岗位工作其他要求	性别要求	无	年龄要求	男 25 ~ 60 岁 女 25 ~ 55 岁	婚姻	婚、否不限
	身体要求	身心健康	政治要求	政治觉悟高，组织观念强	业务要求	岗位独立工作

岗位分析时间	2012 年 9 月 4 日	填写人	
直接上级审核签字	2012 年 9 月 9 日	审核时间	2012 年 9 月 19 日

16．三级甲等教学医院人力资源部职称管理人员岗位说明书

岗位工作 基本信息	岗位名称	职称 管理干事	所在部门	人力 资源部	岗位编号	
	从属部门	无	岗位定员		所辖人数	
	直接上级	主任	直接下级	无		

岗位使命 工作概述	在部长和分管副部长的领导下，负责医院职改、教师资格认定等具体工作。

岗位工作 主要职责 与任务	1．负责医院职称评审、聘任管理、职称年度验证等工作的通知，审核职称资料、汇总等一系列 　　工作。 2．协助负责医院教师资格认定、教师资格岗前培训和技能培训等各项工作。 3．协助负责医院参加全国卫生系列职称考试报名、审核、办证等管理工作。 4．配合完成聘用制员工的管理工作。 5．完成正、副部长临时交办的任务。

岗位工作 主要绩效 考核要点	1．完成职称评审、聘任管理、职称年度验证及时性、差错率在允许范围内。 2．按要求完成教师资格认证、岗前培训、技能培训等工作的及时性。 3．完成聘用制员工的管理工作完成率。 4．职能部门员工对自己工作服务的满意度。 5．医院中层领导干部对自己工作服务的满意度。 6．全院当月门诊就诊患者数量较去年同期相比增加或减少与个人绩效挂钩。 7．全院当月出院患者数量较去年同期相比增加或减少与个人绩效挂钩。 8．全院医疗毛收入数量较去年同期相比增加或减少与个人绩效挂钩。

岗位工 作关系	院内联系部门	院内各科室。
	院外联系部门	省卫生厅、医科大学。

岗位工 作权限	1．分管工作事务管理权。 2．工作管理建议权。 3．部长授予的其他权限。

岗位工 作环境	1．大部分时间在医院内工作；温度、湿度适宜。 2．工作现场会接触到轻微粉尘及医疗中的刺激性气味，照明条件良好，一般无相关职业病发生。 3．电话、计算机、打印机、传真等必须办公设备。

在现在的岗位已工作时间	自　年　月　日开始，　　共计：　　年

学历培训 经历经验	1．文史类或医学类专业。 2．本科以上学历，1 年以上相关工作经验。具有医院工作经历更好。

岗位工作 技能要求	1．良好的公文写作水平。 2．熟悉计算机基本操作，掌握 WORD、EXCEL 等办公软件的使用。 3．良好的人际沟通协调能力、较强的组织协调能力。 4．良好的语言和文字表达能力。

岗位工作 其他要求	性别 要求	无	年龄 要求	男 25~60 岁 女 25~55 岁	婚姻	婚、否不限
	身体 要求	身心健康	政治 要求	政治觉悟高，组织观念强	业务 要求	岗位 独立工作

岗位分析时间	2012 年 9 月 5 日	填写人	
直接上级审核签字	2012 年 9 月 9 日	审核时间	2012 年 9 月 19 日
备　注			

17. 三级甲等教学医院人力资源部非编职工管理人员岗位说明书

岗位工作基本信息	岗位名称	非编职工管理干事	所在部门	人力资源部	岗位编号	
	从属部门	无	岗位定员		所辖人数	
	直接上级	主任	直接下级	无		

岗位使命工作概述	在部长领导下负责非编职工管理及科内部分行政工作。

岗位工作主要职责与任务	1. 负责非编职工院内工作档案管理。 2. 负责非编职工考核及签订劳动合同。 3. 负责科室文件和通知的全院发放工作。 4. 负责护工需要住宿的宿舍安排，护工宿舍的维修、检查和消防安全等工作管理。 5. 负责学校贫困生勤工助学工作的结算管理。 6. 负责物业管理中心临时派工及工资的结算。 7. 负责用工人员的计生工作管理。 8. 完成正、副部长临时交办的任务。

岗位工作主要绩效考核要点	1. 人事档案的整理归档及时、符合要求、确保安全性。 2. 签订新职工劳动合同的成效性。 3. 科室文件和通知的全院发放及时性与准确性。 4. 护工住宿安排管理的及时性与有效性。 5. 结算等工作的准确性与及时性。 6. 职能部门员工对自己工作服务的满意度。 7. 医院中层领导干部对自己工作服务的满意度。 8. 全院当月门诊就诊患者数量较去年同期相比增加或减少与个人绩效挂钩。 9. 全院当月出院患者数量较去年同期相比增加或减少与个人绩效挂钩。 10. 全院医疗毛收入数量较去年同期相比增加或减少与个人绩效挂钩。

岗位工作关系	院内联系部门	院内各科室。
	院外联系部门	医科大学。

岗位工作权限	1. 分管工作事务管理权。2. 工作管理建议权。3. 部长授予的其他权限。

岗位工作环境	1. 大部分时间在医院内工作；温度、湿度适宜。2. 工作现场会接触到轻微粉尘及医疗中的刺激性气味，照明条件良好，一般无相关职业病发生。3. 电话、计算机、打印机、传真等必须办公设备。

在现在的岗位已工作时间	自　年　月　日开始，　共计：　年

学历培训经历经验	1. 文史类或医学类专业。 2. 本科学历，1 年以上相关工作经验。具有医院工作经历更好。

岗位工作技能要求	1. 良好的公文写作水平。2. 熟悉计算机基本操作，掌握 WORD、EXCEL 等办公软件的使用。3. 良好的人际沟通协调能力、较强的组织协调能力。4. 良好的语言和文字表达能力。

岗位工作其他要求	性别要求	无	年龄要求	男 25~60 岁 女 25~55 岁	婚姻	婚、否不限
	身体要求	身心健康	政治要求	政治觉悟高，组织观念强	业务要求	岗位独立工作

岗位分析时间	2012 年 9 月 4 日	填写人	
直接上级审核签字	2012 年 9 月 9 日	审核时间	2012 年 9 月 19 日

18．三级甲等教学医院人力资源部劳资管理人员岗位说明书

岗位工作基本信息	岗位名称	劳资管理干事	所在部门	人力资源部	岗位编号	
	从属部门	无	岗位定员		所辖人数	
	直接上级	主任	直接下级	无		

岗位使命工作概述	在部长领导下，做好绩效工资管理，福利、困难补助的资料汇总；审核签发工作。

岗位工作主要职责与任务	1. 负责做好年度工资总额预算和年度工资分配计划方案拟订上报工作。 2. 负责对月、季、年度工资发放情况进行统计分析，发现问题及时汇报。 3. 认真落实政府有关工资政策，及时完成全院员工的政策性工资调整；根据员工职称、工作年限、学历岗位等变化调整工资。 4. 协助做好医院有关规定，做好工资变动、年终奖励、奖金、绩效工资测算的统计、审核、造册，报批等一系列手续，经批准后移交财务办公室执行。 5. 协助负责办理核准、上报、核减全院职工各种保险缴费基数标准。 6. 协助办理医院的福利、津贴、补助等工作。 7. 协助职工出国政审工作，办理出国人员、办理每年读硕、博研究生人员的停发、恢复工资、福利等待遇。 8. 根据医院有关规定，基于考核考评情况，核定职工月工资的奖罚金额，及时反馈有关信息给财务部或有关人员。 9. 完善各种工资与休假台账，做好日常维护与管理工作，确保工资发放准确。 10. 完成正、副部长临时交办的任务。

岗位工作主要绩效考核要点	1. 薪资福利体系优化目标达成。 2. 工资与奖金计算差错次数。 3. 员工保险、福利计算差错次数。 4. 工资奖金报表编制及时率。 5. 薪资异议处理及时率。 6. 服务工作满意度。

岗位工作关系	院内联系部门	院内各科室。
	院外联系部门	省人事厅、劳动厅、医科大学。

岗位工作权限	1. 分管工作事务管理权。2. 工作管理建议权。3. 部长授予的其他权限。

岗位工作环境	1. 大部分时间在医院内工作；温度、湿度适宜。2. 工作现场会接触到轻微粉尘及医疗中的刺激性气味，照明条件良好，一般无相关职业病发生。3. 电话、计算机、打印机、传真等必须办公设备。

在现在的岗位已工作时间	自　年　月　日开始，　共计：　年

学历培训经历经验	1. 文史类或医学类专业。 2. 本科及以上学历，1 年以上相关工作经验。具有医院工作经历更好。

岗位工作技能要求	1. 良好的公文写作水平。2. 熟悉计算机基本操作，掌握 WORD、EXCEL 等办公软件的使用。3. 良好的人际沟通协调能力、较强的组织协调能力。4. 良好语言和文字表达能力。

岗位工作其他要求	性别要求	无	年龄要求	男 25~60 岁 女 25~55 岁	婚姻	婚、否不限
	身体要求	身心健康	政治要求	政治觉悟高，组织观念强	业务要求	岗位独立工作

岗位分析时间	2012 年 9 月 4 日	填写人	
直接上级审核签字	2012 年 9 月 9 日	审核时间	2012 年 9 月 19 日

19. 三级甲等教学医院人力资源部负责在编职工人员岗位说明书

岗位工作基本信息	岗位名称	在编职工管理干事	所在部门	人力资源部	岗位编号	
	从属部门	无	岗位定员		所辖人数	
	直接上级	主任	直接下级	无		

岗位使命工作概述	在部长的领导下，做好医院人事统计，职工调入、调出、聘用、解聘、退休，正式职工信息库的更新，办理审批职工请销假、福利补助审核等工作。

岗位工作主要职责与任务	1. 根据政策，医院发展规划、设计医院内机构编制为部长提供人事统计数据。 2. 负责新进入人员岗前培训工作。 3. 办理员工调入、调出、返聘、录用、聘用、解聘等手续。 4. 办理职工离退休相关手续，办理病故职工抚恤金、丧葬费并通知财办。 5. 按相关规定拟制职工福利费、过节费及各种奖金发放名单备批。 6. 按规定审批职工探亲假、审核有效探亲路段。 7. 按规定开具证明信、介绍信，草拟相关公文。承办上级人事部门交付的工作及有关人事方面的来信来访。 8. 按时完成人事工作，及时核准变更职工信息库、花名册。 9. 职工考核表的发放、整理，按人员分类归档。 10. 草拟各种工作计划，总结及其他文件。 11. 及时完成领导交办的其他任务。

岗位工作主要绩效考核要点	1. 岗前培训、毕业生的安置等工作及时性、满意度。 2. 严格按照规定，准确办理各种职工变动、介绍信等手续和探亲、福利费的审批工作及时性。 3. 做好各科人事数据汇总，统计分析，为医院决策提供依据。 4. 转发与处理上级来文，做好督促催办和保密工作及时性、安全性。 5. 日常工作和领导交办任务完成的及时性和准确性。 6. 服务工作满意度。

岗位工作关系	院内联系部门	院内各科室。
	院外联系部门	1. 医科大学相关部门。 2. 省市组织、人事、行政相关厅、局。

岗位工作权限	1. 分管工作事务管理权。2. 工作管理建议权。3. 部长授予的其他权限。

岗位工作环境	1. 大部分时间在医院内工作；温度、湿度适宜。2. 工作现场会接触到轻微粉尘及医疗中的刺激性气味，照明条件良好，一般无相关职业病发生。3. 电话、计算机、打印机、传真等必须办公设备。

在现在的岗位已工作时间	自 年 月 日开始， 共计： 年

学历培训经历经验	1. 文史类或医学类专业。 2. 本科及以上学历，1 年以上相关工作经验。具有医院工作经历更好。

岗位工作技能要求	1. 良好的公文写作水平。2. 熟悉计算机基本操作，掌握 WORD、EXCEL 等办公软件的使用。3. 良好的人际沟通协调能力、较强的组织协调能力。4. 良好的语言和文字表达能力。

岗位工作其他要求	性别要求	无	年龄要求	男 25～60 岁 女 25～55 岁	婚姻	婚、否不限
	身体要求	身心健康	政治要求	政治觉悟高，组织观念强	业务要求	岗位独立工作

岗位分析时间	2012 年 9 月 4 日	填写人	
直接上级审核签字	2012 年 9 月 9 日	审核时间	2012 年 9 月 19 日

20．三级甲等教学医院医德医风办公室人员岗位说明书

岗位工作 基本信息	岗位 名称	医德医风办主任 监察室副主任	所在 部门	纪委办监察室、 医德医风办公室	岗位编号	
	从属部门	无	岗位定员		所辖人数	
	直接上级	纪委书记	直接下级	科室成员		

岗位使命 工作概述	在主管领导下负责纪委办公室、监察室、医德医风管理办公室工作。

岗位工作 主要职责 与任务	**医德医风管理办公室主任：**1．负责制定年度工作计划、年度工作总结、各项中心工作实施方案、自查报告、专题汇报材料、廉政考察鉴定材料等公文。2．协助组织实施工作计划，负责组织召开各项动员大会，检查监督和落实情况。3．做好工作安排及考核，组织下属进行理论及业务学习。4．受理调查处理有关医德医风投诉，协调涉及多个部门的投诉处理工作。5．负责对违反医德医风管理规定的职工进行调查核实和思想教育转化工作，起草调查报告和处分文件。6．参与医德医风教育工作、考核工作和医德医风鉴定工作。7．建立和健全医德医风管理制度。8．完成领导交办的其他任务。**监察室副主任：**1．协助贯彻落实国家法律、法规、政策及院规情况。2．参与医院建设工程招标、药品招标、医疗设备耗材集中招标采购等监督工作。3．受理监察对象来信来访，做好信访调查核实工作。4．协助主任建立健全有关制度，督促和检查制度落实情况。5．完成领导交办的其他任务。**纪检员：**1．在纪委正副书记的领导下参与纪委办公室的日常工作。2．协助正副书记落实纪委决议及各项任务完成。3．起草纪委公文，负责纪检监察信息工作。4．接待党员和群众来信来访，参与调查核实和处理工作。5．完成领导交办其他任务。

岗位工作 主要绩效 考核要点	1．完成上呈、下发各类材料和公文及时性、目标达成率。2．建立和健全医德医风管理制度完成率。3．工作计划的实施情况和效果满意度。4．投诉及案件的处理结果及时性、满意度。5．医院建设工程招投标、药品招标、医疗设备耗材集中招标采购等监督工作安全性、满意度。

岗位工 作关系	院内联系部门	院内各科室。
	院外联系部门	医大纪委有关部门，卫生厅信访处；省市有关行政单位。

岗位工 作权限	1．本科室事务管理权。2．本部门工作规划建设权。3．向主管副院长报告工作权和对医院有关工作建议权。4．对本部门下属的工作指导、督查、考核、奖惩权、聘用权力。5．本部门工作建议权。6．领导授予的其他权利。

岗位工 作环境	1．卫生管理、行政管理、中文或相关医学专业。 2．大学本科及以上学历，具有 5 年以上相关经验，3 年以上管理经验。

在现在的岗位已工作时间	自　年　月　日开始，　共计：　年

学历培训 经历经验	1．大部分时间在医院内工作；温度、湿度适宜。 2．工作现场会接触到轻微粉尘及医疗中的刺激性气味，照明条件良好，一般无相关职业病发生。 3．电话、计算机、打印机、传真等必须办公设备。

岗位工作 技能要求	1．政治可靠，有从事政工工作经历。2．文字基础较好，熟悉电脑操作。3．有较强的组织和协调能力。

岗位工作 其他要求	性别 要求	无	年龄 要求	男 30～60 岁 女 30～55 岁	婚姻	婚、否不限
	身体 要求	身心健康	政治 要求	政治觉悟高，组织观念强	业务 要求	岗位 独立工作

岗位分析时间	2012 年 9 月 4 日	填写人	
直接上级审核签字	2012 年 9 月 9 日	审核时间	2012 年 9 月 19 日

21．三级甲等教学医院医德医风办公室、纪委副书记岗位说明书

岗位工作基本信息	岗位名称	纪委副书记、监察室主任	所在部门	纪委办、监察室	岗位编号	
	从属部门	医德医风办	岗位定员		所辖人数	
	直接上级	主任	直接下级	科室成员		

岗位使命工作概述	在党委领导下协助纪委书记做好纪检监察工作。

岗位工作主要职责与任务	1．负责落实医院党风廉政建设方面的宣传教育、各项制度建设。 2．协助纪委书记组织、协调党内监督工作。 3．协助纪委书记召开纪委工作会议，起草纪检监察工作报告、计划、总结、决议等。 4．掌握了解党风党纪情况，及时向纪委书记汇报，并提出意见和建议。 5．落实国家法律、法规、政策情况，掌握医院监察对象，组织其违反政纪案件的调查处理和案件审理工作。 6．负责基本建设工程招投标、药品集中招标、医疗设备采购等执法监督工作。 7．负责受理监察对象申诉和重要信访件的调查核实，保障监察对象合法权益。 8．完成上级交办的临时性任务。

岗位工作主要绩效考核要点	1．上传下达院纪委的指示、决定、通知工作的及时性。2．起草纪委各种工作报告、计划、总结、领导讲话稿等工作及时性、目标达成率。3．纪检监察调查研究工作及时性、目标达成率。4．基本建设工程招投标、药品集中招标、医疗设备采购等执法监督工作安全性、满意度。5．监察对象申诉和重要信访件调查核实及时性、满意度。6．服务工作满意度。

岗位工作关系	院内联系部门	院内各科室。
	院外联系部门	1．医科大学纪委、有关部门，卫生厅信访处。2．省市有关行政单位。

岗位工作权限	1．日常工作事务管理权。2．纪委办、监察室工作管理权。3．本部门工作规划建设权。4．向主管副院长报告工作权和对医院有关工作建议权。5．对本部门下属的工作指导、督查、考核和奖惩权。6．对本部门的组织、调度权和对员工岗位调配权、聘用权力。7．上级领导授予的其他权限。

岗位工作环境	1．大部分时间在医院内工作；温度、湿度适宜。2．工作现场会接触到轻微粉尘及医疗中的刺激性气味，照明条件良好，一般无相关职业病发生。3．电话、计算机、打印机、传真等必须办公设备。

在现在的岗位已工作时间	自　年　月　日开始，共计：　年

学历培训经历经验	1．卫生管理、行政管理、中文或相关医学专业。 2．大学本科以上学历，具有 5 年以上相关经验，3 年以上管理经验。

岗位工作技能要求	1．较强的组织、协调、管理能力。 2．良好的语言表达和人际沟通能力。 3．较高的公文写作水平。 4．通过计算机等级一级以上考试，熟练掌握 WORD、EXCEL 等办公软件的使用。

岗位工作其他要求	性别要求	无	年龄要求	男 35～55 岁 女 35～50 岁	婚姻	婚、否不限
	身体要求	身心健康	政治要求	政治觉悟高，组织观念强	业务要求	岗位独立工作

岗位分析时间	2012 年 9 月 4 日	填写人	
直接上级审核签字	2012 年 9 月 9 日	审核时间	2012 年 9 月 19 日

22. 三级甲等教学医院医德医风办公室纪委监察室副主任岗位说明书

<table>
<tr><td rowspan="3">岗位工作
基本信息</td><td>岗位名称</td><td>监察室副主任</td><td>所在部门</td><td>医德医风
办公室</td><td>岗位编号</td><td></td></tr>
<tr><td>从属部门</td><td>医德医风办</td><td>岗位定员</td><td></td><td>所辖人数</td><td></td></tr>
<tr><td>直接上级</td><td>主任</td><td>直接下级</td><td colspan="3">科室成员</td></tr>
<tr><td>岗位使命
工作概述</td><td colspan="6">协助科主任开展和实施医院医德医风建设各项制度，切实把各项工作落到实处，通过医德医风建设、强化职工道德规范和行风管理、推进医院精神文明建设等途径，不断改善医患关系，为医疗工作运行有序提供保证。</td></tr>
<tr><td>岗位工作
主要职责
与任务</td><td colspan="6">1. 协助主任组织实施医院医德医风建设的各项制度，结合实际情况制定相关的措施和管理办法，完成医德医风管理办公室的日常工作。2. 根据部门工作情况，起草有关管理制度与管理条例。3. 通过各种渠道收集材料，会同医院每月进行的患者满意度调查情况及患者意见反馈等资料，完成《医德医风简报》编辑和印刷出版。4. 负责来访、来电、来信的患者投诉接待与处理，做好情况记录，调查核实，提出处理意见，及时的以口头、书面等形式答复投诉人。同时向被投诉科室或当事人反馈，提出改进工作意见或建议，定期向主管领导汇报。5. 负责管理全院职工医德医风考核电子档案管理工作。具体任务有人员名单核对、考核材料收集与录入。6. 协助主任参与对被停职学习、或被患者投诉人员学习安排和思想教育工作。7. 完成直接上级交办的临时性工作。</td></tr>
<tr><td>岗位工作
主要绩效
考核要点</td><td colspan="6">1. 全院医德医风制度、计划的制定和实施工作及时性、目标达成率。2. 出版《医德医风简报》及时性。3. 群众来访、来电、来信的投诉处理工作及时性、满意度。4. 职工医德医风考核档案的收集和整理完成率。5. 违纪职工的处理和思想转化工作及时性、满意度。6. 服务工作满意度。</td></tr>
<tr><td rowspan="2">岗位工
作关系</td><td>院内联系部门</td><td colspan="5">院内各科室。</td></tr>
<tr><td>院外联系部门</td><td colspan="5">1. 医科大学纪委、有关部门，卫生厅信访处。
2. 省市有关行政单位。</td></tr>
<tr><td>岗位工
作权限</td><td colspan="6">1. 日常工作事务管理权。2. 纪委办、监察室工作管理权。3. 本部门工作规划建设权。4. 对本部门下属的工作指导、督查、考核和奖惩权。5. 对本部门的组织、调度权和对员工岗位调配权、聘用权力。6. 上级领导授予的其他权限。</td></tr>
<tr><td>岗位工
作环境</td><td colspan="6">1. 大部分时间在医院内工作；温度、湿度适宜。2. 工作现场会接触到轻微粉尘及医疗中的刺激性气味，照明条件良好，一般无相关职业病发生。3. 电话、计算机、打印机、传真等必须办公设备。</td></tr>
<tr><td>在现在的岗位已工作时间</td><td colspan="6">自　年　月　日开始，共计：　年</td></tr>
<tr><td>学历培训
经历经验</td><td colspan="6">1. 中文、护理专科。
2. 医学本科，具有4年以上相关经验，两年以上管理经验。</td></tr>
<tr><td>岗位工作
技能要求</td><td colspan="6">1. 熟悉了解国家医院的法规。
2. 熟练操作计算机。
3. 良好的人际关系，较强的思想政治工作能力。
4. 良好的公文写作水平。</td></tr>
<tr><td rowspan="2">岗位工作
其他要求</td><td>性别
要求</td><td>无</td><td>年龄
要求</td><td>男30~50岁
女30~55岁</td><td>婚姻</td><td>婚、否不限</td></tr>
<tr><td>身体
要求</td><td>身心健康</td><td>政治
要求</td><td>政治觉悟高，组织观念强</td><td>业务
要求</td><td>岗位
独立工作</td></tr>
<tr><td>岗位分析时间</td><td colspan="2">2012年9月5日</td><td>填写人</td><td colspan="2"></td></tr>
<tr><td>直接上级审核签字</td><td colspan="2">2012年9月9日</td><td>审核时间</td><td colspan="2">2012年9月19日</td></tr>
<tr><td>备　注</td><td colspan="6"></td></tr>
</table>

23. 三级甲等教学医院医德医风办公室纪委办公室科员岗位说明书

<table>
<tr><td rowspan="3">岗位工作
基本信息</td><td>岗位名称</td><td>科员</td><td>所在部门</td><td>纪委、监察室、
医德医风办</td><td>岗位编号</td><td></td></tr>
<tr><td>从属部门</td><td>无</td><td>岗位定员</td><td></td><td>所辖人数</td><td></td></tr>
<tr><td>直接上级</td><td>主任</td><td>直接下级</td><td colspan="3">无</td></tr>
<tr><td>岗位使命
工作概述</td><td colspan="6">在主任领导下负责办公室行政事务管理，保证办公室行政工作正常运行。</td></tr>
<tr><td>岗位工作
主要职责
与任务</td><td colspan="6">1. 负责群众来电、来访、来信接待工作，做好记录，及时请示汇报。
2. 根据发展需要，负责起草有关文件、条例与制度。
3. 办公室文件报刊的收发管理工作。
4. 负责各科室感谢信件的登记工作，报请有关部门给予奖励；负责医德医风意见箱的意见收集。
5. 协助做好纪委监察案件和医德医风投诉的调查处理。
6. 参与有关部门的医疗器械、后勤设备、基建工程的招标和验收工作。
7. 管理办公室固定资产。
8. 完成直接上级临时交办的工作。</td></tr>
<tr><td>岗位工作
主要绩效
考核要点</td><td colspan="6">1. 来访、来电和来信的登记处理、汇报和反馈及时性。
2. 协助各类案件和投诉的处理工作及时性。
3. 招投标和验收的纪检监察工作安全性。
4. 办公室的报刊收发和固定资产管理完好率。
5. 服务工作满意度。</td></tr>
<tr><td rowspan="2">岗位工
作关系</td><td>院内联系部门</td><td colspan="5">院内各科室。</td></tr>
<tr><td>院外联系部门</td><td colspan="5">1. 医科大学纪委、有关部门，卫生厅信访处。
2. 省市有关行政单位。</td></tr>
<tr><td>岗位工
作权限</td><td colspan="6">1. 工作事务管理权。2. 本部门工作的建议权。3. 主任授予的其他权力。4. 岗位职权内紧急事情
的处置权。</td></tr>
<tr><td>岗位工
作环境</td><td colspan="6">1. 大部分时间在医院内工作；温度、湿度适宜。2. 工作现场会接触到轻微粉尘及医疗中的刺激性
气味，照明条件良好，一般无相关职业病发生。3. 电话、计算机、打印机、传真等必须办公设备。</td></tr>
<tr><td>在现在的岗位已工作时间</td><td colspan="6">自　年　月　日开始，共计：　年</td></tr>
<tr><td>学历培训
经历经验</td><td colspan="6">1. 医学或行政管理等专业。
2. 本科及以上学历。
3. 具有多部门工作资历背景更好，具有 1 年以上临床工作经验。</td></tr>
<tr><td>岗位工作
技能要求</td><td colspan="6">1. 具备一定的领导管理才能，熟悉业务和政策。
2. 具备较强的计划、控制、协调能力、分析综合能力。
3. 较强的文字和语言表达能力。
4. 较强的沟通和交谈技巧。
5. 熟悉计算机基本操作，掌握 WORD、EXCEL 等办公软件的使用。
6. 保密性、政策性强。</td></tr>
<tr><td rowspan="2">岗位工作
其他要求</td><td>性别
要求</td><td>无</td><td>年龄
要求</td><td>男 25 ~ 50 岁
女 25 ~ 55 岁</td><td>婚姻</td><td>婚、否不限</td></tr>
<tr><td>身体
要求</td><td>身心健康</td><td>政治
要求</td><td>政治觉悟高，组织观念强</td><td>业务
要求</td><td>岗位
独立工作</td></tr>
<tr><td>岗位分析时间</td><td colspan="2">2012 年 9 月 3 日</td><td>填写人</td><td colspan="2"></td></tr>
<tr><td>直接上级审核签字</td><td colspan="2">2012 年 9 月 9 日</td><td>审核时间</td><td colspan="2">2012 年 9 月 19 日</td></tr>
</table>

24．三级甲等教学医院医德医风办公室督察员岗位说明书

岗位工作基本信息	岗位名称	医德医风督察员	所在部门	医德医风办公室	岗位编号	
	从属部门	无	岗位定员		所辖人数	
	直接上级	主任	直接下级	科室成员		

岗位使命工作概述	在主任的领导下负责开展全院各部门医德医风问卷调查工作，做好接待患者有关医德医风投诉处理工作，为领导决策和各部门改进工作提供具体、真实的第一手材料。

岗位工作主要职责与任务	1. 负责开展全院各部门医德医风问卷调查工作，并整理、统计、分析问卷调查原始数据、资料；积极配合完成医德医风信息简报的制作。 2. 根据发展需要，协助起草有关文件、条例与制度。 3. 及时发现、处理协调医患矛盾，在权限范围内及时处理相关问题，遇到特殊情况及时汇报部门领导。 4. 接待患者有关医德医风的投诉，并做好记录、汇报工作。 5. 积极完成主任临时交办的各项工作任务。

岗位工作主要绩效考核要点	1. 发放问卷调查表、数据统计分析完整性、目标达成率。 2. 医德医风、医患矛盾问题及病患投诉处理汇报及时性。 3. 职能部门员工对自己工作服务的满意度。 4. 医院中层领导干部对自己工作服务的满意度。 5. 全院当月门诊就诊患者数量较去年同期相比增加或减少与个人绩效挂钩。 6. 全院当月出院患者数量较去年同期相比增加或减少与个人绩效挂钩。 7. 全院医疗毛收入数量较去年同期相比增加或减少与个人绩效挂钩。

岗位工作关系	院内联系部门	院内各科室。
	院外联系部门	有关省市医德医风、质量管理主管单位。

岗位工作权限	1. 工作事务处置权。 2. 本部门工作建议权。 3. 主任授予其他权力。

岗位工作环境	1. 大部分时间在医院内工作；温度、湿度适宜。 2. 工作现场会接触到轻微粉尘及医疗中的刺激性气味，照明条件良好，一般无相关职业病发生。 3. 电话、计算机、打印机、传真等必须办公设备。

在现在的岗位已工作时间	自　年　月　日开始，　　共计：　年

学历培训经历经验	1. 医学专业或医院管理相关专业。2. 本科及以上学历。3. 医德医风、质量管理的培训背景，具有10年以上临床工作和管理经验。

岗位工作技能要求	1. 熟悉医疗、护理临床工作。 2. 良好的人际沟通协调能力。 3. 良好的语言表达能力。 4. 一定的计算机操作能力。 5. 熟悉职业道德教育、质量管理控制方法与技巧。

岗位工作其他要求	性别要求	无	年龄要求	男 25～55 岁 女 25～55 岁	婚姻	婚、否不限
	身体要求	身心健康	政治要求	政治觉悟高，组织观念强	业务要求	岗位独立工作

岗位分析时间	2012 年 9 月 4 日	填写人	
直接上级审核签字	2012 年 9 月 9 日	审核时间	2012 年 9 月 19 日

25．三级甲等教学医院财务办公室主任岗位说明书

岗位工作基本信息	岗位名称	财务办主任	所在部门	财务办公室	岗位编号	
	从属部门	无	岗位定员		所辖人数	
	直接上级	主任	直接下级	科室成员		

岗位使命工作概述	在院长领导下，掌握国家财经政策、法规、条例和医院有关的其他制度，根据医院发展目标，负责本院的财务工作和经济管理等。领导财务人员认真履行职责，做好各项财务管理工作。

岗位工作主要职责与任务	1．严格遵守与执行国家有关财务、法律法规，组织制定部门各项会计控制制度和经济管理制度及岗位责任制。2．组织制定医院财务规划、制定医院财务收支计划、制定医院年度、季度或月份财务计划，组织监督执行，确保医院发展顺利进行。3．根据医院发展实际，积极参加医院重大财务事项和经营决策工作或会议，同时参加审核和制定有关重要经济合同协议等工作，确保医院有效的经营决策与运营管理。4．依据财务制度规定，组织会计核算、编制或审核预算、决算、会计报表以及财务分析和预测工作，及时向医院管理层提供全面、真实、可靠的财务信息。并向院长报告医院财务、经济业务运行情况和请示工作。5．负责部门员工的开发管理、教育培训，有效的考核激励，人事调配等，使员工潜力得到最大化发挥，提升团队执行力。6．组织会计人员对医院的财产物资，进行监督检查并清查库存，加强财产物资管理，保证医院发展需要。7．负责财务所有收入与支出项目的审批；负责医院各种业务活动接待报账、旅差报账把关签字。8．协调财务与各职能科室工作关系；负责主持科务会议。

岗位工作主要绩效考核要点	1．财务体系规范化达成率。工作计划完成率。部门管理费用控制。2．财务数据准确度；财务计划编制及时率。财务预算控制率；报表编制及时率。3．财务成本费用降低率，员工管理。4．服务工作满意度。

岗位工作关系	院内联系部门	院内各科室。
	院外联系部门	医科大学、卫生厅、财政厅、审计厅、物价局、银行、税局、医保部门、统计局、同行业等。

岗位工作权限	1．医院财务工作规划建议权。2．向主管院长报告工作权和对医院有关工作建议权。3．对下属人员的督查、考核和奖惩权。4．对医院财务人员和岗位调配权、聘用权力。5．对财务工作、账目监督和审核权。6．对医院有关报销、对外支付款项审核与审批权。7．院长授权其他权力。

岗位工作环境	1．大部分时间在医院内工作，温度、湿度适宜。2．工作现场会接触到轻微粉尘及医疗中的刺激性气味，照明条件良好，一般无相关职业病发生。3．电话、计算机、传真机、打印机、文件柜等必须办公设备。

在现在的岗位已工作时间	自　年　月　日开始，　共计：　年

学历培训经历经验	会计专业、财务管理等相关专业，大学本科以上学历，会计人员从业资格证，具有会计师中级以上职称，具有5年以上相关经验，3年以上管理经验。作风正派、办事公道、廉洁奉公、职业道德高尚。

岗位工作技能要求	1．熟悉营运分析、成本控制和核算、财务管理与分析、行政管理能力。2．具有良好的分析、沟通、表达和协调能力，能够承担较大工作压力。

岗位工作其他要求	性别要求	无	年龄要求	男30~50岁女30~50岁	婚姻	婚、否不限
	身体要求	身心健康	政治要求	政治觉悟高，组织观念强	业务要求	岗位独立工作

岗位分析时间	2012年9月3日	填写人	
直接上级审核签字	2012年9月9日	审核时间	2012年9月19日
备注			

26．三等甲级教学医院财务办公室副主任岗位说明书

岗位工作 基本信息	岗位名称	副主任	所在部门	财务办公室	岗位编号	
	从属部门	无	岗位定员		所辖人数	
	直接上级	主任	直接下级	科室成员		

岗位使命 工作概述	在主任领导下，负责住院处、收费处收费、服务、岗位教育培训、制度执行、安全等管理工作；负责独生子女保健费和零星报账的审批；负责医疗设备、医用耗材货款支付的审批；负责患者退费的审批等管理工作。

岗位工作 主要职责 与任务	1．在财办主任领导下，协助财务主任建立并完善医院财务管理体系和做好医院收费工作，对财务部门的日常管理、财务预算、等各项工作进行总体控制。2．根据医院相关制度，制定部门工作计划，编制有关财务预算并汇总，上报财务主任、领导审核，审批后组织执行并监督检查预算执行情况。3．组织会计人员进行会计核算、奖金核算和账务处理工作，编制、汇总财务报告并及时上报。4．及时汇报医院经营状况、财务收支、医疗收支和有关财务计划的具体执行情况。5．开发和提升员工能力，对员工进行绩效激励管理。6．分管门诊收费处和住院处，重点抓两处收费窗口收费工作管理和服务管理，抓收费人员的财务制度、财务纪律和岗位工作作风教育培训和管理，抓安全管理；负责做好患者对收费和收费员的咨询及投诉，及时解答及处理，重大问题向领导汇报；定期分析医疗收费工作，并在科务会通报。7．负责医疗设备、医用耗材货款支付的审批；负责独生子女保健费审批；负责零星报账的审批；负责患者退费的审批及零星报账审核。8．负责本办公室参加医院各项活动安排组织。9．及时完成上级交办临时工作。

岗位工作 主要绩效 考核要点	1．部门工作计划完成率。2．财务计划编制及时率；财务预算达成率。3．财务数据准确率；财务报告编制及时率。4．医疗收费管理目标达成率。5．各项付款工作审批目标完成率，员工管理。6．工作服务的满意度。

岗位工 作关系	院内联系部门	院内各科室。
	院外联系部门	1．医科大学、卫生厅、财政厅、审计厅、物价局、银行、税局。2．区、市的医保中心等。

岗位工 作权限	1．按规定对下属人员的督查、考核和奖惩权。2．对医院财务人员和岗位调配权、聘用权力。3．对下属工作指导权。4．对下属财务工作、账目监督和审核权。5．主管院长授权的其他权力。

岗位工 作环境	1．大部分时间在医院内工作，温度、湿度适宜。 2．工作现场会接触到轻微粉尘及医疗中的刺激性气味，照明条件良好，一般无相关职业病发生。 3．电话、计算机、传真机、打印机、文件柜等必须办公设备。

在现在的岗位已工作时间	自　年　月　日开始，　共计：　年

学历培训 经历经验	1．财会、经济管理本科以上学历。2．持有会计从业资格证。3．具有经济管理类中级以上职称，具有10年以上相关经验，两年以上管理经验。

岗位工作 技能要求	1．熟悉财经法规制度和医院会计制度。2．良好的人际沟通协调能力、较强的组织能力、管理能力和魄力。3．良好的语言和文字表达能力及良好的修养。4．熟练掌握计算机操作。5．良好的公文写作水平。

岗位工作 其他要求	性别 要求	无	年龄 要求	男30～50岁 女30～50岁	婚姻	婚、否不限
	身体 要求	身心健康	政治 要求	政治觉悟高，组织观念强	业务 要求	岗位 独立工作

岗位分析时间	2012年9月5日	填写人	
直接上级审核签字	2012年9月9日	审核时间	2012年9月19日
备注			

27. 三级甲等教学医院财务办公室主管会计岗位说明书

岗位工作 基本信息	岗位名称	主管会计	所在部门	财务办公室	岗位编号	
	从属部门	无	岗位定员		所辖人数	
	直接上级	主任	直接下级	无		

岗位使命 工作概述	在财办主任领导下，担任财务办公室主管会计工作，负责现金支出的账务处理及现金出纳收据的核销；负责卫生津贴、夜餐费的审核；对零星报账进行审核；完成本岗位会计工作。

岗位工作 主要职责 与任务	1. 在主任领导下，严格遵守财经制度，做好各项业务收入与费用开支工作。2. 负责编制有关财务预算，合理使用资金，确保医院发展需要，报送及时。3. 认真、严格审核现金支出的原始凭证，编制记账凭证、登记总账、核对账户科目。做到账目清楚，内容真实，数字准确。4. 按统一的医院会计制度的规定协助主办会计及时、准确的编制会计报表和年终会计决算。5. 严格执行和遵守国家有关财会政策、财经纪律和财务制度，协调医院会计业务，正确、合理、客观进行会计监督，发现问题及时向领导汇报。6. 按经费支出审批制度，负责卫生津贴、夜餐费的审核。7. 完成会计档案资料的收集、归档与移交等工作。8. 及时完成直接上级交办的其他任务。

岗位工作 主要绩效 考核要点	1. 日常核算工作准确性。 2. 会计报表编制准确性。 3. 总账登记及时性，对账与结账及时性。 4. 卫生津贴、夜餐费审核准确性。 5. 会计凭证准确性，会计凭证归档率。 6. 服务工作满意度。

岗位工 作关系	院内联系部门	院内各科室。
	院外联系部门	卫生厅 同行业。

岗位工 作权限	1. 要求有关科室、供货单位提供真实资料、单据权。 2. 与单据有关的问题的查询权。 3. 对卫生津贴、夜餐费的审核权力。 4. 对工作中发现的问题提出相应意见和建议权。 5. 领导授予其他权力。

岗位工 作环境	1. 大部分时间在医院内工作，温度、湿度适宜。 2. 工作现场会接触到轻微粉尘及医疗中的刺激性气味，照明条件良好，一般无相关职业病发生。 3. 电话、计算机、传真机、打印机、文件柜等必须办公设备。

在现在的岗位已工作时间	自 年 月 日开始， 共计： 年

学历培训 经历经验	1. 本科以上学历。 2. 持有会计从业资格证。 3. 具有本专业助理会计师以上职称，5 年以上相关工作经验。

岗位工作 技能要求	1. 熟悉并能正确执行有关财经方针、政策和财务会计法规、制度以及《医院会计制度》、《医院财务管理办法》。 2. 熟练掌握计算机操作。

岗位工作 其他要求	性别 要求	无	年龄 要求	男 30~60 岁 女 30~55 岁	婚姻	婚、否不限
	身体 要求	身心健康	政治 要求	政治觉悟高，组织观念强	业务 要求	岗位 独立工作

岗位分析时间	2012 年 9 月 3 日	填写人	
直接上级审核签字	2012 年 9 月 9 日	审核时间	2012 年 9 月 19 日

28. 三级甲等教学医院财务办公室会计岗位说明书

岗位工作 基本信息	岗位名称	主办会计	所在部门	财务办公室	岗位编号	
	从属部门	无	岗位定员		所辖人数	
	直接上级	主任	直接下级	无		

岗位使命 工作概述	在主任领导下，正确执行有关财经方针、政策，审核原始凭证，编制记账凭证、登记总账、核对账户科目。

岗位工作 主要职责 与任务	1. 在财办主任的直接领导下，严格执行各项收入制度和费用开支标准，负责医院财务核算、检查和分析等有关工。2. 每月及时、准确的编制会计报表，负责编制年度财务预算报表。按统一的医院会计制度的规定编制报表和年终会计决算及财务分析。3. 所有业务收入的账务处理，住房基金账的核算；负责债权管理。严格执行各项收入制度和费用开支标准，控制预算定额，分析、合理使用资金。4. 负责会计电算化使用，计算机硬件、软件正常运行维护和会计数据管理。5. 负责严格审核会计凭证，对记载不正确、不完整、不符合规定的原始凭证，应退回补填或更正，对伪造、涂改或经济业务不合法的原始凭证，应拒绝受理，并及时报告财办主任处理。6. 严格按会计制度的规定，计提各种专用基金，遵守专用基金的使用范围。7. 兼管工会会计。8. 定期或不定期对收支成果情况进行分析，发现问题，从提供资金使用效率方面提出建议或意见。9. 负责会计档案的收集、整理、汇总、保管与移交等工作。10. 完成直接上级交付的其他临时性工作。

岗位工作 主要绩效 考核要点	1. 总账登记及时率；总账登记准确率。2. 财务报表编制差错率；财务报表编制及时性。3. 对账与结账及时性。4. 会计电算化使用计算机硬件、软件正常运行维护管理有效和会计数据准确性。会计凭证归档率。5. 产权登记年检资料上报及时率。6. 服务工作满意度。

岗位工 作关系	院内联系部门	院内各科室。
	院外联系部门	医科大学、省卫生厅、财政厅、税务局、审计厅、统计局、银行、同行业。

岗位工 作权限	1. 工作事务处置权。 2. 本部门管理工作建议权。 3. 主任授予的其他权限。

岗位工 作环境	1. 大部分时间在医院内工作，温度、湿度适宜。 2. 工作现场会接触到轻微粉尘及医疗中的刺激性气味，照明条件良好，一般无相关职业病发生。 3. 电话、计算机、传真机、打印机、文件柜等必须办公设备。

在现在的岗位已工作时间	自　年　月　日开始，　共计：　年

学历培训 经历经验	会计专业、财务管理等相关专业本科以上学历，会计人员从业资格证，具有中级以上会计师职称，5年以上会计工作相关经验。

岗位工作 技能要求	1. 熟悉财经法规制度和医院会计制度。2. 良好的会计专业技能、财务管理分析能力。3. 熟练掌握计算机操作。4. 较好的公文写作水平。5. 良好的语言和文字表达能力及人际沟通协调能力。

岗位工作 其他要求	性别 要求	无	年龄 要求	男 25～60 岁 女 25～55 岁	婚姻	婚、否不限
	身体 要求	身心健康	政治 要求	政治觉悟高，组织观念强	业务 要求	岗位 独立工作

岗位分析时间	2012 年 9 月 5 日	填写人	
直接上级审核签字	2012 年 9 月 9 日	审核时间	2012 年 9 月 19 日
备注			

29. 三级甲等教学医院财务办公室财务会计岗位说明书

<table>
<tr><td rowspan="3">岗位工作
基本信息</td><td>岗位名称</td><td>财产会计</td><td>所在部门</td><td>财务办公室</td><td>岗位编号</td><td></td></tr>
<tr><td>从属部门</td><td>无</td><td>岗位定员</td><td></td><td>所辖人数</td><td></td></tr>
<tr><td>直接上级</td><td>主任</td><td>直接下级</td><td colspan="3">无</td></tr>
<tr><td>岗位使命
工作概述</td><td colspan="6">负责医院业务支出和财产核算、零星报账审核、医院外出保健收支核算、财产物资管理部门对账。</td></tr>
<tr><td>岗位工作
主要职责
与任务</td><td colspan="6">1. 在财办主任领导下，做好医院业务支出和财产核算、零星报账审核、医院外出保健收支核算等工作。2. 对药品、卫生材料、低值易耗品采购以及仪器设备购置等开支进行核算。3. 对银行存款支出的账务处理和银行出纳收据的核销以及当年往来账的清理入账工作。4. 负责医院外出保健收支核算；定期与财产物资管理部门进行核对、盘点，做到账实相符，账账相符。5. 根据财经制度，处理好医院业务支出和有关核算，达到科目准确、数字真实、凭证完整、装订整齐、内容清晰、报账及时。6. 正确、及时地编制报表，应做到账表相符、严谨认真分析，有何情况，有何注明，按时上报。7. 对医院财产进行监督和检查，负责财产核算与定期清查工作。8. 执行会计档案管理办法，做好会计档案装订、保存移交工作。9. 及时完成直接上级交付的其他临时性工作。</td></tr>
<tr><td>岗位工作
主要绩效
考核要点</td><td colspan="6">1. 会计报表准确性。
2. 分类明细核算差错率。
4. 材料成本数据准确；材料仓库盘点工作差错率。
5. 对账工作差错率；账务处理及时性。
6. 会计凭证准确性；会计凭证归档率。
7. 服务工作满意度。</td></tr>
<tr><td rowspan="2">岗位工
作关系</td><td>院内联系部门</td><td colspan="5">院内各科室。</td></tr>
<tr><td>院外联系部门</td><td colspan="5">医科大学、卫生厅。</td></tr>
<tr><td>岗位工
作权限</td><td colspan="6">1. 工作事务处置权。2. 本部门管理工作建议权。3. 主任授予的其他权限。</td></tr>
<tr><td>岗位工
作环境</td><td colspan="6">1. 大部分时间在医院内工作，温度、湿度适宜。
2. 工作现场会接触到轻微粉尘及医疗中的刺激性气味，照明条件良好，一般无相关职业病发生。
3. 电话、计算机、传真机、打印机、文件柜等必须办公设备。</td></tr>
<tr><td>在现在的岗位已工作时间</td><td colspan="6">自　年　月　日开始，　共计：　年</td></tr>
<tr><td>学历培训
经历经验</td><td colspan="6">1. 学历本科。2. 会计专业。3. 会计从业资格证，2 年以上会计工作经验，助理会计师以上职称。</td></tr>
<tr><td>岗位工作
技能要求</td><td colspan="6">1. 熟悉财经法规制度和医院会计制度。
2. 具备较强的计划、控制、协调能力、分析综合能力。
3. 较强的文字和语言表达能力。
4. 较强的沟通和交谈技巧。
5. 熟悉计算机基本操作，掌握 WORD、EXCEL 等办公软件的使用。
6. 保密性、政策性强。</td></tr>
<tr><td rowspan="2">岗位工作
其他要求</td><td>性别
要求</td><td>无</td><td>年龄
要求</td><td>男 25 ~ 60 岁
女 25 ~ 55 岁</td><td>婚姻</td><td>婚、否不限</td></tr>
<tr><td>身体
要求</td><td>身心健康</td><td>政治
要求</td><td>政治觉悟高，组织观念强</td><td>业务
要求</td><td>岗位
独立工作</td></tr>
<tr><td>岗位分析时间</td><td>2012 年 9 月 5 日</td><td colspan="2" align="center">填写人</td><td colspan="2"></td></tr>
<tr><td>直接上级审核签字</td><td>2012 年 9 月 9 日</td><td colspan="2" align="center">审核时间</td><td colspan="2">2012 年 9 月 19 日</td></tr>
<tr><td>备注</td><td colspan="6"></td></tr>
</table>

30．三级甲等教学医院财务办公室工资核算会计岗位说明书

岗位工作 基本信息	岗位名称	工资核算会计	所在部门	财务办公室	岗位编号	
	从属部门	无	岗位定员		所辖人数	
	直接上级	主任	直接下级	无		

岗位使命 工作概述	在财办主任领导下负责工资审核、票据购买和会计档案管理，保证工资及时准确地发放，保证会计档案的安全和完整。

岗位工作 主要职责 与任务	1．负责审核全院各类人员工资、津贴、年终奖金的发放，做好各种福利、补贴的发放和管理。完成职工住房公积金、房租、水电费、医疗保险、个人所得税、工会经费、教育附加费等扣款项目并及时上册，准确无误进行扣款工作。2．负责到财政厅票据中心购买各种收据、发票，以及联系印制内部使用的收据。负责对收据、发票的发放，将领用人、领用收据数量、号码、时间登记在专门的登记本上，并由领用人签名确认领用。3．负责解释、指导、监督、检查、收据使用方法和使用规定。发现不当使用收据及时纠正。及时收回未使用到期收据，做到不遗漏，不过期使用。负责到财政厅票据中心核销收据存根，保管好收据存根，年末造册归档。4．负责会计凭证、会计账簿、会计报表的收集和整理。负责登记调阅会计档案名称、调阅日期、调阅人员姓名、单位、调阅理由、和归还日期。5．负责职工住房公积金汇缴、支取、查询工作。6．负责科室财产管理；月终及时分摊各个部门待摊，递延费用以及各项预提费用。7．零星报账审核；每月负责整理、装订并结算当年工资清册。

岗位工作 主要绩效 考核要点	1．工资核算工作准确性。2．分类明细账登记及时性。3．总账登记及时性；账务处理及时性。4．缴纳职工住房公积金及时性与准确性，保管完好性。5．会计凭证准确性；会计凭证归档率。6．服务工作满意度。

岗位工 作关系	院内联系部门	院内各科室。
	院外联系部门	省财政厅、卫生厅、统计局、市区直住房公积金管理中心、广西医科大学。

岗位工 作权限	1．工作事务处置权。 2．本部门管理工作建议权。 3．主任授予的其他权限。

岗位工 作环境	1．大部分时间在医院内工作，温度、湿度适宜。2．工作现场会接触到轻微粉尘及医疗中的刺激性气味，照明条件良好，一般无相关职业病发生。3．电话、计算机、传真机、打印机、文件柜等必须办公设备。

在现在的岗位已工作时间	自　年　月　日开始，　共计：　年

学历培训 经历经验	1．本科学历以上。2．会计从业资格证。3．会计专业，两年以上相关工作经验。

岗位工作 技能要求	1．通过计算机等级考试一级以上。 2．掌握 WORD、EXCEL、dBASEⅢ等办公软件的使用。 3．较好的人际沟通协调能力。 4．良好的语言和文字表达能力。

岗位工作 其他要求	性别 要求	无	年龄 要求	男 25～60 岁 女 25～55 岁	婚姻	婚、否不限
	身体 要求	身心健康	政治 要求	政治觉悟高，组织观念强	业务 要求	岗位 独立工作

岗位分析时间	2012 年 9 月 5 日	填写人	
直接上级审核签字	2012 年 9 月 9 日	审核时间	2012 年 9 月 19 日
备注			

31. 三级甲等教学医院财务办公室成本核算会计岗位说明书

岗位工作基本信息	岗位名称	成本核算会计	所在部门	财务办公室	岗位编号	
	从属部门	无	岗位定员		所辖人数	
	直接上级	财务办公室	直接下级	无		

岗位使命工作概述	在财办主任领导下，负责医院成本核算管理，绩效奖金的核算与发放，及时提供成本核算数据与分析。

岗位工作主要职责与任务	1. 严格遵守国家有关财经法规、财务制度及成本管理的有关规定，协助财办主任拟订成本核算实施细则，经批准后组织实施。2. 基于医院年度财务计划，组织有关部门编制财务成本预算，并对它们进行分析汇总，经财办主任审核、上报院领导审批后执行。3. 根据成本核算制度与医院有关制度，审核成本费用与会计单据，进行会计核算和账务处理，保证核算数目合理、清晰、准确，编制汇总会计报表并及时上报有关单位。4. 负责每月的绩效奖金的核算与发放。5. 院内职工差旅费报账审核。6. 本科室的日常考勤登记，文件的收发登记等日常的零星报账审核。7. 完成各类成本费用资料整理、分析、汇总、归档，数据建立、查询、更新工作。8. 及时完成直接上级交付的其他临时工作。

岗位工作主要绩效考核要点	1. 成本核算工作按时完成率。 2. 成本明细账登记差错率；产成品明细账与总分类账的账账相符率。 3. 产品成本分析表提交及时率。 4. 绩效奖金的核算的准确性与发放及时性；资料归档完好率。 5. 院内职工差旅费审核及时性；零星报账审核的及时性与准确性。 6. 服务工作满意度。

岗位工作关系	院内联系部门	院内各科室。
	院外联系部门	财会机构与供应商等。

岗位工作权限	1. 工作事务处置权。 2. 本部门管理工作建议权。 3. 主任授予的其他权限。

岗位工作环境	1. 大部分时间在医院内工作，温度、湿度适宜。 2. 工作现场会接触到轻微粉尘及医疗中的刺激性气味，照明条件良好，一般无相关职业病发生。 3. 电话、计算机、传真机、打印机、文件柜等必须办公设备。

在现在的岗位已工作时间	自　年　月　日开始，　共计：　年

学历培训经历经验	1. 学历：本科。 2. 专业：会计专业。 3. 资格证：会计从业资格证，3 年以上会计工作经验。

岗位工作技能要求	1. 财务知识与会计技能。 2. 熟练掌握 WORD，EXCEL 等办公软件的应用。 3. 保密性、政策性强。 4. 较强的文字和语言表达能力。

岗位工作其他要求	性别要求	无	年龄要求	男 25~60 岁 女 25~55 岁	婚姻	婚、否不限
	身体要求	身心健康	政治要求	政治觉悟高，组织观念强	业务要求	岗位独立工作

岗位分析时间	2012 年 9 月 5 日	填写人	
直接上级审核签字	2012 年 9 月 9 日	审核时间	2012 年 9 月 19 日

32. 三级甲等教学医院财务办公室财务税收会计岗位说明书

岗位工作基本信息	岗位名称	个人所得税扣缴会计	所在部门	财务办公室	岗位编号	
	从属部门	财务办公室	岗位定员		所辖人数	
	直接上级	主任	直接下级	无		

岗位使命工作概述	在财办主任的领导下，负责医院的税务管理、医院财产管理、科室用印管理、工资复核、零星报账审核。

岗位工作主要职责与任务	1. 按照国家税法的有关规定，每月做好各种税款的纳税与申报工作。2. 负责税务发票的管理，做好发票的购买、领用、使用、核销工作，并做好相应的登记记录，并由领用人签名确认。3. 负责工资的复核工作，每月对职工人数进行核实，检查核实各类人员工资总额有无漏统，各项津贴补贴有无漏统、漏报。4. 每月负责劳务费发放及各种补贴发放单回收工作及记账凭证签章工作，负责联系印制劳务费发放表。5. 负责财务专用章及财办主任个人名章的保管；加强银行预留印鉴的管理，严禁一人保管支付款项所需的全部印章；严格遵守印章的使用制度。6. 定期或不定期参与二级财产管理部门监盘工作，参与各类设备采购的价格论证及工程验收工作。7. 负责零星报账审核工作。8. 根据医院各种税款的纳税执行情况，对实际纳税工作进行动态调整、监控与管理，确保纳税工作的完善。9. 完成直接上级交付的其他临时性工作。

岗位工作主要绩效考核要点	1. 应缴税目按时缴纳率；国税发票管理差错率。2. 工资的复核准确性。3. 印章管理与印鉴安全，印鉴管理差错率，印鉴保管完好率。4. 财产管理目标达成率。5. 凭证准确性，税务资料归档及时率／会计凭证的归档率。7. 服务工作的满意度

岗位工作关系	院内联系部门	院内各科室。
	院外联系部门	医科大学、税局。

岗位工作权限	1. 工作事务处置权。 2. 本部门管理工作建议权。 3. 主任授予的其他权限。

岗位工作环境	1. 大部分时间在医院内工作，温度、湿度适宜。 2. 工作现场会接触到轻微粉尘及医疗中的刺激性气味，照明条件良好，一般无相关职业病发生。 3. 电话、计算机、传真机、打印机、文件柜等必须办公设备。

在现在的岗位已工作时间	自　年　月　日开始，共计：　年

学历培训经历经验	1. 学历：本科。 2. 专业：会计专业。 3. 从业资格证：会计从业资格证，3 年以上会计工作经验。

岗位工作技能要求	1. 熟练掌握会计专业知识及相关税收法规政策。 2. 熟悉 WORD、EXCEL 办公软件的使用。 3. 良好的人际沟通协调能力，较强的组织协调能力。 4. 良好的语言和文字表达能力。

岗位工作其他要求	性别要求	无	年龄要求	男 25~50 岁 女 25~50 岁	婚姻	婚、否不限
	身体要求	身心健康	政治要求	政治觉悟高，组织观念强	业务要求	岗位独立工作

岗位分析时间	2012 年 9 月 4 日	填写人	
直接上级审核签字	2012 年 9 月 9 日	审核时间	2012 年 9 月 19 日

33. 三级甲等教学医院财务办公室现金出纳会计岗位说明书

<table>
<tr><td rowspan="3">岗位工作
基本信息</td><td>岗位名称</td><td>现金出纳</td><td>所在部门</td><td colspan="2">财务办公室</td><td>岗位编号</td><td></td></tr>
<tr><td>从属部门</td><td>无</td><td>岗位定员</td><td colspan="2"></td><td>所辖人数</td><td></td></tr>
<tr><td>直接上级</td><td>主任</td><td>直接下级</td><td colspan="4">无</td></tr>
<tr><td>岗位使命
工作概述</td><td colspan="7">在财办主任领导下，每日将门诊收费处现金收款入库，并当日存入银行，及时核对银行存款金额。
每月将全院 POS 机收入核对，做好会计报表。</td></tr>
<tr><td>岗位工作
主要职责
与任务</td><td colspan="7">1. 按照国家财经纪律和现金管理的规定，每日将门诊收费处的现金全部收缴入库，并当日存入银
　行。逐笔核对当日的收入款项，及时核对银行存款金额。认真填写银行凭证，字迹内容清楚，金
　额正确。
2. 每月与银行核对 POS 机账面余额，做到账账相符。如不符，及时查明原因。
3. 做好进修课酬、会诊费的发放工作。
4. 认真按照记账规定和审定会计凭证进行登记，做到数字真实、内容客观完整、账务相符，并定期
　结账。
5. 现金须日清月结，不得积压，余额必须及时结出，月终务必做账面的月结工作。
6. 参与财办清查盘点工作。
7. 及时完成直接上级交办其他任务。</td></tr>
<tr><td>岗位工作
主要绩效
考核要点</td><td colspan="7">1. 违反现金管理制度的次数。
2. 现金收支差错率。
3. 现金日记账登账及时率。
4. 现金库存按时核实率。
5. 库存现金日报表上报及时率。
6. 票据保管完好率。
7. 服务工作满意度。</td></tr>
<tr><td rowspan="2">岗位工
作关系</td><td colspan="2">院内联系部门</td><td colspan="5">院内各科室。</td></tr>
<tr><td colspan="2">院外联系部门</td><td colspan="5">院外相关部门。</td></tr>
<tr><td>岗位工
作权限</td><td colspan="7">1. 工作事务处置权。
2. 本部门管理工作建议权。
3. 主任授予的其他权限。</td></tr>
<tr><td>岗位工
作环境</td><td colspan="7">1. 大部分时间在医院内工作，温度、湿度适宜。
2. 工作现场会接触到轻微粉尘及医疗中的刺激性气味，照明条件良好，一般无相关职业病发生。
3. 电话、计算机、传真机、打印机、文件柜等必须办公设备。</td></tr>
<tr><td colspan="2">在现在的岗位已工作时间</td><td colspan="6">自　年　月　日开始，　共计：　年</td></tr>
<tr><td>学历培训
经历经验</td><td colspan="7">1. 学历：本科。
2. 专业：会计专业。
3. 从业资格证：会计从业资格证，3 年以上会计工作经验。</td></tr>
<tr><td>岗位工作
技能要求</td><td colspan="7">1. 熟练掌握电脑操作。
2. 良好的人际沟通协调能力。
3. 认真、谨慎的工作态度。</td></tr>
<tr><td rowspan="2">岗位工作
其他要求</td><td>性别
要求</td><td>无</td><td>年龄
要求</td><td colspan="2">男 25～60 岁
女 25～55 岁</td><td>婚姻</td><td>婚、否不限</td></tr>
<tr><td>身体
要求</td><td>身心健康</td><td>政治
要求</td><td colspan="2">政治觉悟高，组织观念强</td><td>业务
要求</td><td>岗位
独立工作</td></tr>
<tr><td colspan="2">岗位分析时间</td><td colspan="2">2012 年 9 月 4 日</td><td colspan="2">填写人</td><td colspan="2"></td></tr>
<tr><td colspan="2">直接上级审核签字</td><td colspan="2">2012 年 9 月 9 日</td><td colspan="2">审核时间</td><td colspan="2">2012 年 9 月 19 日</td></tr>
</table>

34．三级甲等教学医院财务办公室住院费核算会计岗位说明书

岗位工作 基本信息	岗位名称	住院费用核算	所在部门	财务办公室	岗位编号	
	从属部门	财务办公室	岗位定员		所辖人数	
	直接上级	主任	直接下级	无		

岗位使命 工作概述	在财办主任领导下，负责住院患者的医疗费用核算工作，保证住院处各项工作的正常运行。

岗位工作 主要职责 与任务	1．负责临床科室收费医嘱核算，对错、漏的收费医嘱及时通知医护人员更正、修改、做好监督、指导工作。杜绝乱收费行为，并做好记录。2．对住院患者费用存在欠费的，通知病房，患者催交欠费；不定期向上级反馈，汇报医院收费存在的问题。3．坚守岗位，提高工作效率对医疗疑问的住院患者，依照收费标准，对收费医嘱细致检查，并做好相关解释工作；负责费用清单打印，查询卡办理工作。4．医技记账，退费工作；值班时，团结协助，做好出入院、核算、记退费工作；清单打印各项工作。5．接听院内，院外电话咨询；文明礼貌，热情服务、耐心解释、百问不厌。6．及时完成直接上级交办其他任务。

岗位工作 主要绩效 考核要点	1．违反现金管理制度和核算收费标准的次数。 2．核算及时率与差错率。 3．欠款催缴及时性与有效性。 4．现金库存按时核实率。 5．考勤与劳务费分配及时率与正确率。 6．服务工作满意度。

岗位工 作关系	院内联系部门	院内各科室。
	院外联系部门	院外相关部门。

岗位工 作权限	1．工作事务处置权。 2．本部门管理工作建议权。 3．主任授予的其他权限。

岗位工 作环境	1．大部分时间在医院内工作，温度、湿度适宜。 2．工作现场会接触到轻微粉尘及医疗中的刺激性气味，照明条件良好，一般无相关职业病发生。 3．电话、计算机、传真机、打印机、文件柜等必须办公设备。

在现在的岗位已工作时间	自　年　月　日开始，　共计：　年

学历培训 经历经验	1．大专学历，会计及相关专业。 2．会计从业资格证。 3．收费员上岗证，从事核算工作岗位工作3年以上。

岗位工作 技能要求	1．熟练财经法规制度。 2．熟练掌握计算机技术。 3．良好的职业道德，敬业精神。 4．良好的人际沟通，协调能力，较强的团结合作精神。 5．良好的语言，文字表达能力。

岗位工作 其他要求	性别 要求	无	年龄 要求	男25～60岁 女25～55岁	婚姻	婚、否不限
	身体 要求	身心健康	政治 要求	政治觉悟高，组织观念强	业务 要求	岗位 独立工作

岗位分析时间	2012年9月5日	填写人	
直接上级审核签字	2012年9月9日	审核时间	2012年9月19日
备注			

35．三级甲等教学医院财务办公室财务医保核算会计岗位说明书

岗位工作基本信息	岗位名称	医保结算	所在部门	财务办公室	岗位编号	
	从属部门	财务办公室	岗位定员		所辖人数	
	直接上级	主任	直接下级	无		

岗位使命工作概述	在财办主任领导下，负责办理医保住院患者的医疗费用核算工作。

岗位工作主要职责与任务	1. 严格执行国家的有关医保规定和政策，认真为各类医保患者服务，准确做好住院核算收费工作，杜绝伪造、冒名、顶替等违反医保规定的行为。 2. 严格按照物价局规定的收费标准，认真做好医保患者的医疗费用收费工作，发现有漏项、错项、多收、少收情况，及时通知病区更正。 3. 准确掌握各项收费标准，收费项目，要准确，不得私自将收费项目互换，力争做到出院患者医疗费用准确无误，杜绝错收漏收现象。 4. 严格执行国家的医保政策和规定，对各类医保患者服务，收费项目准确，严格审查，需审批项目必须按规定办理。 5. 遇各类医保新增项目、调价、锁卡等突发问题，及时与医保科沟通解决，使患者等待出院时间降到最低。 6. 完成好各类医保患者年度年终大结账，及时与窗口工作人员进行各种业务沟通。 7. 及时通知各病区尽快将病历送到结算点进行核算并督促病区将病历按时取回归档。 8. 工作必须细心负责，一切以患者为中心，做好患者及病区的协调工作，态度要热情和蔼，简化手续，提高工作效率；文明礼貌、热情服务、耐心解答、百问不厌。 9. 及时完成直接上级交办其他工作。

岗位工作主要绩效考核要点	1. 违反现金支付和医保结算有关制度的次数。2. 核算工作完成的准确、及时性。3. 欠款催缴及时性与有效性。4. 考勤与劳务费分配及时率与正确率。5. 服务工作满意度。

岗位工作关系	院内联系部门	院内各科室。
	院外联系部门	各类医保中心。

岗位工作权限	1. 工作事务处置权。2. 本部门管理工作建议权。3. 主任授予的其他权限。

岗位工作环境	1. 大部分时间在医院内工作，温度、湿度适宜。 2. 工作现场会接触到轻微粉尘及医疗中的刺激性气味，照明条件良好，一般无相关职业病发生。 3. 电话、计算机、传真机、打印机、文件柜等必须办公设备。

在现在的岗位已工作时间	自　年　月　日开始，共计：　年

学历培训经历经验	1. 大专学历，会计及相关专业。2. 会计从业资格证。3. 收费员上岗证。

岗位工作技能要求	1. 熟悉财经法规制度。2. 熟练运用计算机。3. 良好的人际沟通协调能力、较强的团队合作精神。 4. 良好的语言表达能力，一年以上核算工作经验。

岗位工作其他要求	性别要求	无	年龄要求	男 25~60 岁 女 25~55 岁	婚姻	婚、否不限
	身体要求	身心健康	政治要求	政治觉悟高，组织观念强	业务要求	岗位独立工作

岗位分析时间	2012 年 9 月 5 日	填写人	
直接上级审核签字	2012 年 9 月 9 日	审核时间	2012 年 9 月 19 日

36．三级甲等教学医院财务办公室办理入院手续会计岗位说明书

岗位工作基本信息	岗位名称	办理入院	所在部门	财务办公室	岗位编号	
	从属部门	财务办公室	岗位定员		所辖人数	
	直接上级	主任	直接下级	无		

岗位使命工作概述	在住院处组长领导下负责办理入院。

岗位工作主要职责与任务	1．负责办理自费、新型农村合作医疗、异地医保患者的入院工作；负责办理区医保、市医保、铁路职工医保、城镇居民医保、小孩统筹、区直高干等患者的入院工作。2．负责办理医院核实过的可享受福利患者的入院工作。（如重生行动、惠民、微笑列车、微笑中国、儿特、爱心工程等）。3．每天负责收取大量住院患者在院期间的补交款额；负责住院患者住院预交款收据丢失、挂失登记查询工作；负责住院患者单位和个人通过银行转账支票的录入。4．按规定领用发票和印章、并正确使用和妥善保管。5．严格遵守国家财经纪律，收付款唱收唱付。遵守现金管理规定，当日现金分上、下午交银行，下班前结账打报表，盘库时账款相符，下班库存现金装箱送财务科保管。6．按规定办理患者退院手续，对正当的退费要求不得拒退、不得推诿；负责办理患者入院资料的变更工作。7．接听外来电话咨询；负责收取零星体检费。8．完成直接上级交办其他任务。

岗位工作主要绩效考核要点	1．违反现金管理制度和收费标准的次数。2．住院各项手续办理及时率。3．医保卡管理违规率与退费手续合规率。4．现金盘点库存账款相符率。5．库存现金日报表上报及时率。6．票据和印章保管完好率及印签差错率。7．服务工作满意度。

岗位工作关系	院内联系部门	院内各科室。
	院外联系部门	社区医保、区医保、市医保、相关医保单位。

岗位工作权限	1．工作事务处置权。 2．本部门管理工作建议权。 3．主任授予的其他权限。

岗位工作环境	1．大部分时间在医院内工作，温度、湿度适宜。 2．工作现场会接触到轻微粉尘及医疗中的刺激性气味，照明条件良好，一般无相关职业病发生。 3．电话、计算机、传真机、打印机、文件柜等必须办公设备。

在现在的岗位已工作时间	自 年 月 日开始，共计： 年

学历培训经历经验	1．大专或以上学历，会计及相关专业。 2．会计从业资格证。 3．收费员上岗证，1年以上相关工作经验。

岗位工作技能要求	1．良好的沟通协调能力。 2．良好的语言表达能力。 3．熟悉计算机操作能力。

岗位工作其他要求	性别要求	无	年龄要求	男 25～60 岁 女 25～55 岁	婚姻	婚、否不限
	身体要求	身心健康	政治要求	政治觉悟高，组织观念强	业务要求	岗位独立工作

岗位分析时间	2012 年 9 月 5 日	填写人	
直接上级审核签字	2012 年 9 月 9 日	审核时间	2012 年 9 月 19 日
备注			

37．三级甲等教学医院财务办公室收费出院窗口会计岗位说明书

岗位工作 基本信息	岗位名称	出院窗口	所在部门	财务办公室	岗位编号	
	从属部门	财务办公室	岗位定员		所辖人数	
	直接上级	主任	直接下级	无		

岗位使命 工作概述	在财办主任领导下负责办理出院。

岗位工作 主要职责 与任务	1．负责办理自费、新型农村合作医疗、异地医保患者的出院工作。 2．负责办理区医保、市医保、铁路医保、城镇居民医保、小孩统筹、区直高干等患者的出院工作。 3．负责办理医院核实过的可享受福利患者的出院工作（如重生行动、惠民、微笑列车、微笑中国、儿特、爱心工程等）。 4．按规定领用发票和印章、并正确使用和妥善保管。 5．负责有关证明（如疾病证明书）须认真核对后盖章。 6．严格遵守国家财经纪律，收付款唱收唱付。遵守现金管理规定，当日现金分上、下午交银行，下班前结账打报表，盘库时账款相符，下班库存现金装箱送财务科保管。 7．按规定办理患者退费手续，对正当的退费要求不得拒退、不得推诿。 8．接听外来电话咨询，打电话通知医保患者结账，及时收取住院患者住院出院补交费用。 9．按规定把收到的医保卡进行编号管理。 10．及时完成直接上级交办其他任务。

岗位工作 主要绩效 考核要点	1．违反现金管理制度和收费标准的次数。2．现金收支差错率；记账及时率与准确率。3．医保卡管理违规率与退费手续合规率。4．现金盘点库存账款相符率。5．库存现金日报表上报及时率。6．票据和印章保管完好率及印签差错率。7．服务工作满意度。

岗位工 作关系	院内联系部门	院内各科室。
	院外联系部门	社区医保、区医保、市医保、铁路医保。

岗位工 作权限	1．工作事务处置权。 2．本部门管理工作建议权。 3．主任授予的其他权限。

岗位工 作环境	1．大部分时间在医院内工作，温度、湿度适宜。2．工作现场会接触到轻微粉尘及医疗中的刺激性气味，照明条件良好，一般无相关职业病发生。3．电话、计算机、传真机、打印机、文件柜等必须办公设备。

在现在的岗位已工作时间	自　年　月　日开始，　共计：　年

学历培训 经历经验	1．大专学历，会计及相关专业 2．会计从业资格证。3．收费员上岗证，1 年以上相关工作经验。

岗位工作 技能要求	1．良好的沟通协调能力。2．良好的语言表达能力。3．熟悉计算机操作。

岗位工作 其他要求	性别 要求	无	年龄 要求	男 25~60 岁 女 25~55 岁	婚姻	婚、否不限
	身体 要求	身心健康	政治 要求	政治觉悟高，组织观念强	业务 要求	岗位 独立工作

岗位分析时间	2012 年 9 月 4 日	填写人	
直接上级审核签字	2012 年 9 月 9 日	审核时间	2012 年 9 月 19 日

38．三级甲等教学医院财务办公室办理出院手续会计岗位说明书

岗位工作基本信息	岗位名称	办理出院	所在部门	财务办公室	岗位编号	
	从属部门	财务办公室	岗位定员		所辖人数	
	直接上级	主任	直接下级	无		

岗位使命工作概述	在财办主任领导下负责办理出院。

岗位工作主要职责与任务	1．负责办理自费、新型农村合作医疗、异地医保患者的出院工作。 2．负责办理区医保、市医保、铁路医保、城镇居民医保、小孩统筹、区直高干等患者的出院工作。 3．负责办理医院核实过的可享受福利患者的出院工作。（如重生行动、惠民、微笑列车、微笑中国、儿特、爱心工程等）。 4．按规定领用发票和印章、并正确使用和妥善保管。 5．负责有关证明（如疾病证明书）须认真核对后盖章。 6．严格遵守国家财经纪律，收付款唱收唱付。遵守现金管理规定，当日现金分上、下午交银行，下班前结账打报表，盘库时账款相符，下班库存现金装箱送财务科保管。 7．按规定办理患者退费手续，对正当的退费要求不得拒退、不得推诿。 8．接听外来电话咨询，打电话通知医保患者结账，及时收取住院患者住院出院补交费用。 9．按规定把收到的医保卡进行编号管理。 10．及时完成直接上级交办其他任务。

岗位工作主要绩效考核要点	1．违反现金管理制度和收费标准的次数。2．现金收支差错率；记账及时率与准确率。3．医保卡管理违规率与退费手续合规率。4．现金盘点库存账款相符率。5．库存现金日报表上报及时率。6．票据和印章保管完好率及印签差错率。7．服务工作满意度。

岗位工作关系	院内联系部门	院内各科室。
	院外联系部门	社区医保、区医保、市医保、铁路医保。

岗位工作权限	1．工作事务处置权。2．本部门管理工作建议权。3．主任授予的其他权限。

岗位工作环境	1．大部分时间在医院内工作，温度、湿度适宜。2．工作现场会接触到轻微粉尘及医疗中的刺激性气味，照明条件良好，一般无相关职业病发生。3．电话、计算机、传真机、打印机、文件柜等必须办公设备。

在现在的岗位已工作时间	自　年　月　日开始，　共计：　年

学历培训经历经验	1．大专学历，会计及相关专业。2．会计从业资格证。3．收费员上岗证，1 年以上相关工作经验。

岗位工作技能要求	1．良好的沟通协调能力。 2．良好的语言表达能力。 3．熟悉计算机操作。

岗位工作其他要求	性别要求	无	年龄要求	男 25~60 岁 女 25~55 岁	婚姻	婚、否不限
	身体要求	身心健康	政治要求	政治觉悟高，组织观念强	业务要求	岗位独立工作

岗位分析时间	2012 年 9 月 5 日	填写人	
直接上级审核签字	2012 年 9 月 9 日	审核时间	2012 年 9 月 19 日
备　注			

39．三级甲等教学医院财务办公室欠费统计会计岗位说明书

<table>
<tr><td rowspan="3">岗位工作
基本信息</td><td>岗位名称</td><td>欠费统计和管理</td><td>所在部门</td><td colspan="2">财务办公室</td><td>岗位编号</td><td></td></tr>
<tr><td>从属部门</td><td>财务办公室</td><td>岗位定员</td><td colspan="2"></td><td>所辖人数</td><td></td></tr>
<tr><td>直接上级</td><td>主任</td><td>直接下级</td><td colspan="4">无</td></tr>
<tr><td>岗位使命
工作概述</td><td colspan="7">在财办主任领导下负责管理、统计、发放全院欠费患者通知单，尽可能减少欠费数额，负责统计口腔医院、肿瘤医院来我院检查收费回执单，确保款项及时到位。</td></tr>
<tr><td>岗位工作
主要职责
与任务</td><td colspan="7">1．每月负责管理、统计、发放全院欠费患者通知单，并发函给每个欠费患者（包括铁路医保、区医保、市医保、区直高干）。
2．每月负责统计各科欠费患者并及时与各病房护士长沟通。
3．每月负责做欠费报表（个人欠费数额）给财务办公室和医保科。
4．负责做全院住院患者欠费统计报表、住院患者欠费汇总表的月报、季报、年报。
5．年底负责做冲欠费统计报表、预收款统计表。
6．负责管理口腔医院、肿瘤医院住院患者来我院检查收费回执单，统计回执单总额，发送通知单与上述医院财务科核对，保证款项及时到位。
7．负责与各单位协调，管理住院患者费用各种往来款项，经常与医务部沟通协调各种欠费患者数额。
8．完成直接上级交办的其他任务。</td></tr>
<tr><td>岗位工作
主要绩效
考核要点</td><td colspan="7">1．发送（函）全院欠费患者通知单及时率。
2．统计全院欠费患者及时性与准确性。
3．完成欠费报表及时性与准确性。
4．应收款项统计及时率与款项收回目标达成率。
5．住院患者费用各种往来款项管理的有效性。
6．服务工作满意度。</td></tr>
<tr><td rowspan="2">岗位工作
关系</td><td colspan="2">院内联系部门</td><td colspan="5">院内各科室。</td></tr>
<tr><td colspan="2">院外联系部门</td><td colspan="5">口腔医院财务科、肿瘤医院财务科、欠费患者单位及个人。</td></tr>
<tr><td>岗位工作
权限</td><td colspan="7">1．工作事务处置权。
2．本部门管理工作建议权。
3．主任授予的其他权限。</td></tr>
<tr><td>岗位工作
环境</td><td colspan="7">1．大部分时间在医院内工作，温度、湿度适宜。2．工作现场会接触到轻微粉尘及医疗中的刺激性气味，照明条件良好，一般无相关职业病发生。3．电话、计算机、传真机、打印机、文件柜等必须办公设备。</td></tr>
<tr><td>在现在的岗位已工作时间</td><td colspan="7">自　年　月　日开始，　共计：　年</td></tr>
<tr><td>学历培训
经历经验</td><td colspan="7">1．大专或以上学历，会计及相关专业。2．会计从业资格证。3．收费员上岗证，1年以上相关工作经验。</td></tr>
<tr><td>岗位工作
技能要求</td><td colspan="7">1．良好的沟通协调能力。2．良好的语言表达能力。3．熟悉计算机操作能力。</td></tr>
<tr><td rowspan="2">岗位工作
其他要求</td><td>性别
要求</td><td>无</td><td>年龄
要求</td><td colspan="2">男25～60岁
女25～55岁</td><td>婚姻</td><td>婚、否不限</td></tr>
<tr><td>身体
要求</td><td>身心健康</td><td>政治
要求</td><td colspan="2">政治觉悟高，组织观念强</td><td>业务
要求</td><td>岗位
独立工作</td></tr>
<tr><td>岗位分析时间</td><td colspan="3">2012年9月5日</td><td colspan="2">填写人</td><td colspan="2"></td></tr>
<tr><td>直接上级审核签字</td><td colspan="3">2012年9月9日</td><td colspan="2">审核时间</td><td colspan="2">2012年9月19日</td></tr>
<tr><td>备注</td><td colspan="7"></td></tr>
</table>

40．三级甲等教学医院财务办公室普通收费员岗位说明书

岗位工作 基本信息	岗位名称	收费员	所在部门	财务办公室	岗位编号	
	从属部门	财务办公室	岗位定员		所辖人数	
	直接上级	主任	直接下级	无		

岗位使命 工作概述	在财办主任领导下负责所有的门急诊患者的收费工作，保证医院收费工作的正常运行。

岗位工作 主要职责 与任务	1．在财办主任领导下，掌握财会知识与有关财会制度规定、收费标准，负责门急诊自费、新型农村合作医疗等对患者的收费。 2．负责区直医保、市直医保、铁路医保、区直离休、小儿统筹等门急诊患者的收费。准确掌握各项收费标准，熟悉电脑操作技能，收费项目填制要准确，不私自将收费项目互换。 3．遵守国家财经纪律、现金管理规定、收费标准，当日将现金交财务科，下班前结账，做到账款相符。 4．严格按照退费程序办理因缺试剂、机器坏、缺药等各种正当理由的退费。 5．严格遵守备用金的使用制度，只限于每天业务的周转金用，不得私自坐支或挪用。 6．对使用的发票、日报表和印章要遵守领用、缴销的规定，并妥善保管，不得借用。 7．按时交接班，不迟到，良好的服务态度，工作严谨，认真计算，礼貌友好，耐心解答患者问题。 8．及时完成直接上级交办其他工作。

岗位工作 主要绩效 考核要点	1．熟悉有关制度，违反现金管理制度和收费标准的次数。2．现金收支差错率。3．现金日记账登账及时率。4．现金盘点库存账款相符率；现金库存按时核实率。5．库存现金日报表上报及时率。6．票据保管完好率。7．服务满意度。

岗位工 作关系	院内联系部门	院内各科室。
	院外联系部门	区直医保中心、市直医保中心、银行。

岗位工 作权限	1．工作事务处置权。2．本部门管理工作建议权。3．主任授予的其他权限。

岗位工 作环境	1．大部分时间在医院内工作，温度、湿度适宜。2．工作现场会接触到轻微粉尘及医疗中的刺激性气味，照明条件良好，一般无相关职业病发生。3．电话、计算机、传真机、打印机、文件柜等必须办公设备。

在现在的岗位已工作时间	自　年　月　日开始，共计：　年

学历培训 经历经验	1．学历大专，会计及相关专业。 2．会计从业资格证。 3．收费员上岗证，1年以上相关工作经验。

岗位工作 技能要求	1．熟练掌握电脑操作。 2．良好的人际沟通协调能力，组长需有较强的组织协调能力。 3．对医生书写的处方、化验单、检查单等有较强的辨认能力。 4．熟悉各种药品名称并掌握简单用法。

岗位工作 其他要求	性别 要求	无	年龄 要求	男25~60岁 女25~55岁	婚姻	婚、否不限
	身体 要求	身心健康	政治 要求	政治觉悟高，组织观念强	业务 要求	岗位 独立工作

岗位分析时间	2012年9月6日	填写人	
直接上级审核签字	2012年9月9日	审核时间	2012年9月19日

41．三级甲等教学医院财务办公室住院费查询会计岗位说明书

岗位工作基本信息	岗位名称	住院费查询	所在部门	财务办公室	岗位编号	
	从属部门	财务办公室	岗位定员		所辖人数	
	直接上级	主任	直接下级	无		

岗位使命工作概述	在住院处组长安排下负责办理住院费用查询卡、查询住院费用和打印费用清单，解答患者对住院费用提出的疑问并反馈给相关科室解决。

岗位工作主要职责与任务	1. 负责打印全院住院患者的费用清单。 2. 负责办理住院费用查询卡给患者查询住院费用，并教会患者如何使用，患者出院后负责回收住院费用查询卡。 3. 患者在查询住院费用过程中对住院费用有疑问，负责解释工作并反馈给各相关科室病房给予解决，杜绝错收、漏收、多收住院费用，让患者明明白白消费，让患者对我们医院放心和信任。 4. 上级各部门和各相关单位来我院检查工作，负责积极配合并给予打印患者费用的全部清单。 5. 按时完成直接上级交付的其他临时性工作。

岗位工作主要绩效考核要点	1. 提供住院费用清单及时性与准确性。 2. 给患者办理与收回住院费用查询卡的及时性。 3. 查询工作差错率与及时率。 5. 职能部门员工对自己工作服务的满意度。 6. 医院中层领导干部对自己工作服务的满意度。 7. 全院当月门诊就诊患者数量较去年同期相比增加或减少与个人绩效挂钩。 8. 全院当月出院患者数量较去年同期相比增加或减少与个人绩效挂钩。 9. 全院医疗毛收入数量较去年同期相比增加或减少与个人绩效挂钩。

岗位工作关系	院内联系部门	院内各科室。
	院外联系部门	无。

岗位工作权限	1. 工作事务处置权。 2. 本部门管理工作建议权。 3. 主任授予的其他权限。

岗位工作环境	1. 大部分时间在医院内工作，温度、湿度适宜。2. 工作现场会接触到轻微粉尘及医疗中的刺激性气味，照明条件良好，一般无相关职业病发生。3. 电话、计算机、传真机、打印机、文件柜等必须办公设备。

在现在的岗位已工作时间	自 年 月 日开始，共计： 年

学历培训经历经验	1. 大专学历，会计及相关专业。 2. 会计从业资格证。 3. 收费员上岗证，1 年以上相关工作经验。

岗位工作技能要求	1. 良好的语言表达能力和沟通协调能力。 2. 熟悉计算机操作能力。 3. 掌握相关的医疗收费项目知识。 4. 保密性、政策性强。

岗位工作其他要求	性别要求	无	年龄要求	男 25 ~ 60 岁 女 25 ~ 55 岁	婚姻	婚、否不限
	身体要求	身心健康	政治要求	政治觉悟高，组织观念强	业务要求	岗位独立工作

岗位分析时间	2012 年 9 月 5 日	填写人	
直接上级审核签字	2012 年 9 月 9 日	审核时间	2012 年 9 月 19 日

42．三级甲等教学医院医务部长岗位说明书

<table>
<tr><td rowspan="3">岗位工作
基本信息</td><td>岗位名称</td><td>医务部部长</td><td>所在部门</td><td colspan="2">医务部</td><td>岗位编号</td><td></td></tr>
<tr><td>从属部门</td><td>无</td><td>岗位定员</td><td colspan="2"></td><td>所辖人数</td><td></td></tr>
<tr><td>直接上级</td><td>院长业务副院长</td><td>直接下级</td><td colspan="4">部门成员</td></tr>
<tr><td>岗位使命
工作概述</td><td colspan="7">在医院院长与主管副院长领导下负责拟订医疗工作计划，组织医疗工作实施。</td></tr>
<tr><td>岗位工作
主要职责
与任务</td><td colspan="7">1．拟定医院医疗工作长期规划，年度计划、月计划、周重点工作安排并建立目标管理细分体系，经院长，主管副院长批准后组织实施。2．组织重大院内外抢救，会诊及疑难病例讨论。3．组织各种法规制度学习，定期检查和考核法规制度落实情况。4．组织全院医师、技术人员业务训练和技术考核。5．组织对医疗纠纷，差错事故的调查，讨论，鉴定和处理，及时向主管副院长，院长汇报，并提出处理意见。6．组织全院医疗质量检查、考核、评比，以提高医疗质量。组织病案质量检查、评比、分析和通报，以提高病案质量。7．督促检查药品、血液制品、器械、医疗耗材供应和质量问题，审批特殊用药。8．推动学科建设发展，负责审批开展新技术，新疗法。9．加强病案、统计、信息管理，做好印鉴和文件管理，搞好保密工作。10．统筹本部工作和人员管理，协调部门科室关系。11．组织实施院外医疗任务和对基层支持指导。12．完成院领导交办的其他工作。</td></tr>
<tr><td>岗位工作
主要绩效
考核要点</td><td colspan="7">1．工作计划，按月检查考核工作进展情况。2．工作计划下达给各临床和医技科，督促科室完成指标细分，为绩效考核提供数据。3．定期检查各科工作计划完成情况。4．定期检查考核各科法规，制度落实情况。5．及时处理科室的请示报告、情况反映，及时向院领导汇报。6．协调各临床医技科室之间的工作。7．定期对临床医技科室进行质量指导、考核，提高医务人员水平。8．做好医院和医疗纠纷的处理工作。9．领导和科室满意。</td></tr>
<tr><td rowspan="2">岗位工
作关系</td><td>院内联系部门</td><td colspan="6">院内各科室。</td></tr>
<tr><td>院外联系部门</td><td colspan="6">医科大学、卫生厅、教育厅、卫生局、各级法院区内同行业、卫生监督所区疾病控制中心等。</td></tr>
<tr><td>岗位工
作权限</td><td colspan="7">1．部门发展工作规划权。2．对本部工作计划实施权，工作调配，奖罚权。3．向上级报告工作和全院的工作建议权。4．对医疗业务科室的检查指导考核权和奖罚建议权。5．对各种医院医疗文件及政策解释权。6．院长授予其他权力。</td></tr>
<tr><td>岗位工
作环境</td><td colspan="7">1．大部分时间在医院内工作，温度、湿度适宜。2．工作现场会接触到轻微粉尘及医疗中的刺激性气味，照明条件良好，一般无相关职业病发生。3．电话、计算机、传真机、打印机、文件柜等必须办公设备。</td></tr>
<tr><td>在现在的岗位已工作时间</td><td colspan="7">自　年　月　日开始，　共计：　年</td></tr>
<tr><td>学历培训
经历经验</td><td colspan="7">1．医学或医院管理专业研究生学历。
2．副高职称以上，具有10年以上相关经验，3年以上管理经验。</td></tr>
<tr><td>岗位工作
技能要求</td><td colspan="7">1．良好的公文写作水平、掌握WORD、EXCEL等办公软件的使用。2．良好的沟通协调和组织指挥能力、语言、文字表达能力。4．果断的应急、应变能力。5．扎实的医学和管理知识。</td></tr>
<tr><td rowspan="2">岗位工作
其他要求</td><td>性别
要求</td><td>无</td><td>年龄
要求</td><td colspan="2">男35~50岁
女35~50岁</td><td>婚姻</td><td>婚、否不限</td></tr>
<tr><td>身体
要求</td><td>身心健康</td><td>政治
要求</td><td colspan="2">政治觉悟高，组织观念强</td><td>业务
要求</td><td>岗位
独立工作</td></tr>
<tr><td>岗位分析时间</td><td colspan="3">2012年9月3日</td><td colspan="2">填写人</td><td colspan="2"></td></tr>
<tr><td>直接上级审核签字</td><td colspan="3">2012年9月9日</td><td colspan="2">审核时间</td><td colspan="2">2012年9月19日</td></tr>
</table>

43. 三级甲等教学医院职医务部副部长岗位说明书

<table>
<tr><td rowspan="3">岗位工作
基本信息</td><td>岗位名称</td><td>副部长</td><td>所在部门</td><td>护理部</td><td>岗位编号</td><td></td></tr>
<tr><td>从属部门</td><td>无</td><td>岗位定员</td><td></td><td>所辖人数</td><td></td></tr>
<tr><td>直接上级</td><td>部长</td><td>直接下级</td><td colspan="3">部门成员</td></tr>
<tr><td>岗位使命
工作概述</td><td colspan="6">在部长领导下，负责医院的医疗质量管理和医疗纠纷防范处理，以及对外相关业务联系。</td></tr>
<tr><td>岗位工作
主要职责
与任务</td><td colspan="6">1. 在医务部长领导下，具体组织实施分管工作。2. 拟定有关质量管理及纠纷防范计划，经院长、副院长批准后组织实施。经常督促检查，按时总结汇报；3. 经常深入各科室了解和掌握情况，组织好急、危重患者的抢救和院内外会诊，及搞好疑难病例讨论。4. 认真处理好医疗差错、事故，实事求是地调查、组织讨论和鉴定，及时向部长汇报并提出处理意见。5. 负责组织全院卫生技术人员的业务训练和技术考核，不断提高卫生技术人员的业务技术水平，协助人事科做好卫生技术人员的晋升、奖惩、调配工作。6. 负责组织实施临时性院外医疗任务和对基层的技术指导工作。7. 督促检查药品、医疗器械的供应和管理工作。8. 做好部长交办的其他各项工作。9. 负责审批新技术、新疗法的开展工作。10. 加强病案、统计、信息管理。11. 搞好印鉴和文件的管理，搞好保密工作。12. 完成部长赋予的其他工作。</td></tr>
<tr><td>岗位工作
主要绩效
考核要点</td><td colspan="6">1. 根据本部年度、月度工作计划制定本人分管工作的年度、月度工作计划并按时落实。2. 严格按照医院规定转发与处理上级来文，督促检查科室执行情况。3. 协助部长及时处理临床科室的请示报告、情况反映。积极协调临床医技科室之间的工作。4. 制定医疗质量建设规划、计划，定期对临床、医技科室进行质量检查、考核、分析，及时指导提高医疗质量。5. 及时处理好医疗纠纷。协助部长统筹安排医务部的各项工作。7. 服务工作满意度。</td></tr>
<tr><td rowspan="2">岗位工
作关系</td><td>院内联系部门</td><td colspan="5">院内各科室。</td></tr>
<tr><td>院外联系部门</td><td colspan="5">医科大学、卫生厅、教育厅、卫生局、区内各级法院、区内同行业、卫生监督所、区疾病控制中心。</td></tr>
<tr><td>岗位工
作权限</td><td colspan="6">1. 工作事务管理权。2. 本部门工作建议权。3. 对下属指导工作权。4. 对医疗业务科室的检查指导考核权和奖罚建议权。5. 院领导授予的其他权限。</td></tr>
<tr><td>岗位工
作环境</td><td colspan="6">1. 大部分时间在医院内工作，温度、湿度适宜。2. 工作现场会接触到轻微粉尘及医疗中的刺激性气味，照明条件良好，一般无相关职业病发生。3. 电话、计算机、传真机、打印机、文件柜等必须办公设备。</td></tr>
<tr><td>在现在的岗位已工作时间</td><td colspan="6">自 年 月 日开始， 共计： 年</td></tr>
<tr><td>学历培训
经历经验</td><td colspan="6">1. 医学或医院管理研究生学历。
2. 副高职称以上，具有 10 年以上相关经验，两年以上管理经验。</td></tr>
<tr><td>岗位工作
技能要求</td><td colspan="6">1. 良好的公文写作水平、掌握 WORD、EXCEL 等办公软件的使用。
2. 良好的人际沟通和组织协调能力。
3. 良好的语言、文字表达能力。
4. 果断的应急、应变能力，良好的分析、理解能力。
5. 扎实的医学知识和医院管理能力。</td></tr>
<tr><td rowspan="2">岗位工作
其他要求</td><td>性别
要求</td><td>无</td><td>年龄
要求</td><td>男 30~45 岁
女 30~45 岁</td><td>婚姻</td><td>婚、否不限</td></tr>
<tr><td>身体
要求</td><td>身心健康</td><td>政治
要求</td><td>政治觉悟高，组织观念强</td><td>业务
要求</td><td>岗位
独立工作</td></tr>
<tr><td>岗位分析时间</td><td colspan="2">2012 年 9 月 3 日</td><td colspan="2">填写人</td><td></td></tr>
<tr><td>直接上级审核签字</td><td colspan="2">2012 年 9 月 9 日</td><td colspan="2">审核时间</td><td>2012 年 9 月 19 日</td></tr>
</table>

44．三级甲等教学医院医务部医疗管理干事岗位说明书

岗位工作 基本信息	岗位名称	医疗管理干事	所在部门	医务部	岗位编号	
	从属部门	无	岗位定员		所辖人数	
	直接上级	部长	直接下级	无		

岗位使命 工作概述	在医务部部长和主管副部长的领导下协助做好第一分院医疗管理工作，接待来访者，解答科室和客人的咨询，负责病历复印审批，安排健康体检等。

岗位工作 主要职责 与任务	1．负责第一分院办公室的电话接听，传真处理等工作，解答院内各临床科室及来访者咨询，接办各部门的请示报告并落实。 2．负责第一分院医务部前台接待工作，热心接待每位来访者，做好来访人员要求事项记录和协助办理工作。 3．负责第一分院对外医疗管理工作，落实我院《医师外出会诊管理暂行规定》。 4．负责第一分院复印病历资料的审批。 5．安排好医务人员体检工作。 6．在部长、副部长领导下辅助全院医师的"三基"考核。 7．完成部长交办的临时性工作。

岗位工作 主要绩效 考核要点	1．协助做好第一分院医疗管理工作。 2．按照规定落实医院对外医疗管理制度。 3．执行病历资料复印审批规定。 4．安排好体检服务项目。 5．服务工作满意度。

岗位工 作关系	院内联系部门	院内各科室。
	院外联系部门	全区各级单位及同行业。

岗位工 作权限	1．工作事务处置权。 2．本部门管理工作建议权。 3．部长授予的其他权限。

岗位工 作环境	1．大部分时间在医院内工作，温度、湿度适宜。 2．工作现场会接触到轻微粉尘及医疗中的刺激性气味，照明条件良好，一般无相关职业病发生。 3．电话、计算机、传真机、打印机、文件柜等必须办公设备。

在现在的岗位已工作时间	自　年　月　日开始，　共计：　年					

学历培训 经历经验	1．医学专业。 2．本科及以上学历，5 年以上相关工作经验。					

岗位工作 技能要求	1．良好的公文写作水平。 2．良好的人际沟通协调能力。 3．较强的组织协调能力。 4．责任心强，有一定的处理水平。 5．熟悉计算机基本操作，掌握 WORD、EXCEL 等办公软件的使用。					

岗位工作 其他要求	性别 要求	无	年龄 要求	男 30～60 岁 女 30～55 岁	婚姻	婚、否不限
	身体 要求	身心健康	政治 要求	政治觉悟高，组织观念强	业务 要求	岗位 独立工作

岗位分析时间	2012 年 9 月 6 日	填写人		
直接上级审核签字	2012 年 9 月 9 日	审核时间	2012 年 9 月 19 日
备注			

45. 三级甲等教学医院医务部医疗纠纷干事岗位说明书

<table>
<tr><td rowspan="3">岗位工作
基本信息</td><td>岗位名称</td><td>医疗纠纷干事</td><td>所在部门</td><td colspan="2">医务部</td><td>岗位编号</td><td></td></tr>
<tr><td>从属部门</td><td>无</td><td>岗位定员</td><td colspan="2"></td><td>所辖人数</td><td></td></tr>
<tr><td>直接上级</td><td>部长</td><td>直接下级</td><td colspan="4">无</td></tr>
<tr><td>岗位使命
工作概述</td><td colspan="7">在部长领导下协助医疗纠纷的接待和处理，法院诉讼的接待、应诉工作，医疗事故鉴定的前期准备
工作及前台接待工作。</td></tr>
<tr><td>岗位工作
主要职责
与任务</td><td colspan="7">1. 负责医务部电话接听、传真处理等工作；解答临床各科室的有关咨询。
2. 负责医务部前台接待工作，做好来访人员要求事项记录和协助办理工作。
3. 在部长领导下协助医疗纠纷的接待和处理工作。
4. 协助做好公检法等部门委托我院开展的医学鉴定和劳动能力鉴定的事务性工作。
5. 协助做好法院诉讼的接待、应诉工作。
6. 按照规定做好患者要求开展的病例封存工作。
7. 在部长领导下协助医院突发医疗事件的接待和处理工作。
8. 完成医务部部长交办的其他工作。</td></tr>
<tr><td>岗位工作
主要绩效
考核要点</td><td colspan="7">1. 根据本部年度，月度计划制定本岗位的年度和月度工作计划并及时落实。
3. 做好电话接听，台前接待；正常解答院内外有关咨询。
4. 做好各类突发事件的处理。
5. 及时做好公检法部门委托医学鉴定的事务性工作。
6. 及时对应诉案件进行登记和转相关科室办理工作，做好案件讨论记录工作。
7. 及时做好医学会鉴定医疗事故的登记、转办和讨论记录工作。
8. 服务工作满意度。</td></tr>
<tr><td rowspan="2">岗位工
作关系</td><td>院内联系部门</td><td colspan="6">院内各科室。</td></tr>
<tr><td>院外联系部门</td><td colspan="6">各级医学会、公检法机关、卫生行政部门、同行业。</td></tr>
<tr><td>岗位工
作权限</td><td colspan="7">1. 工作事务处置权。
2. 本部门管理工作建议权。
3. 部长授予的其他权限。</td></tr>
<tr><td>岗位工
作环境</td><td colspan="7">1. 大部分时间在医院内工作，温度、湿度适宜。
2. 工作现场会接触到轻微粉尘及医疗中的刺激性气味，照明条件良好，一般无相关职业病发生。
3. 电话、计算机、传真机、打印机、文件柜等必须办公设备。</td></tr>
<tr><td>在现在的岗位已工作时间</td><td colspan="7">自 年 月 日开始， 共计： 年</td></tr>
<tr><td>学历培训
经历经验</td><td colspan="7">1. 法学或医学专业。
2. 本科及以上学历，5 年以上相关工作经验。</td></tr>
<tr><td>岗位工作
技能要求</td><td colspan="7">1. 良好的语言文字表达能力和公文写作水平。
2. 熟练掌握 WORD \ EXECL 等办公软件的使用。
3. 良好的人际沟通和组织协调能力。
4. 一定的法律专业知识。</td></tr>
<tr><td rowspan="2">岗位工作
其他要求</td><td>性别
要求</td><td>无</td><td>年龄
要求</td><td colspan="2">男 30 ~ 60 岁
女 30 ~ 55 岁</td><td>婚姻</td><td>婚、否不限</td></tr>
<tr><td>身体
要求</td><td>身心健康</td><td>政治
要求</td><td colspan="2">政治觉悟高，组织观念强</td><td>业务
要求</td><td>岗位
独立工作</td></tr>
<tr><td>岗位分析时间</td><td colspan="3">2012 年 9 月 4 日</td><td colspan="2">填写人</td><td colspan="2"></td></tr>
<tr><td>直接上级审核签字</td><td colspan="3">2012 年 9 月 9 日</td><td colspan="2">审核时间</td><td colspan="2">2010 年 9 月 19 日</td></tr>
<tr><td>备注</td><td colspan="7"></td></tr>
</table>

46. 三级甲等教学医院医务部行政事务干事岗位说明书

岗位工作基本信息	岗位名称	行政事务干事	所在部门	医务部	岗位编号	
	从属部门	无	岗位定员		所辖人数	
	直接上级	部长	直接下级	无		

岗位使命工作概述	在部长领导下负责前台接待和对外医疗管理工作。协助完成医院病案和医疗质控检查和考核、突发事件处理、医师"三基、三严"培训考核及医师考核工作。

岗位工作主要职责与任务	1. 负责办公室的电话接听、传真处理等工作，解答院内各临床科室及来访者咨询，接办各部门的请示报告，做好催办、登记等工作。2. 负责医务部前台接待工作。对于投诉内容相对单纯或涉及科室单一的投诉，能在第一时间调查了解并向分管部长汇报基本情况后，给予来访者答复。3. 负责对外医疗管理工作。落实我院《医师外出会诊管理暂行规定》。4. 对全院医疗质控的检查和考核，每月将各职能科室及临床科室对医院各科反馈的诊断质量、治疗质量、工作效率、全院质控指标等进行汇总统计，制定成《质量管理简报》发放全院。5. 对全院传染病疫情进行防控，与卫生厅、各级疾控中心及院内各科室沟通及时上报有关工作。6. 辅助全院医师的"三基、三严"培训考核，每年组织对符合当年医师定期考核条件的本院医师进行考核。7. 辅助全院医师的传染病、麻醉药品、合理用血等知识的培训、考核、发证。8. 协助完成我院承办的各项公益慈善项目工作。9. 协助对突发事件的处理，完成部长赋予交办其他工作。

岗位工作主要绩效考核要点	1. 制定本岗位年度、月度工作计并及时落实。2. 及时完成医院病案质控、医疗质控的检查和考核，制定《质量管理简报》下发全院各科室。3. 完成全院传染病疫情防控，按要求将疫情信息上报各相关部门。4. 做好医院对外医疗管理与突发事件的处理。5. 热心解答院内外来访者咨询，切实替来访者解决实际问题。6. 完成医师的"三基、三严"的培训考核、医师的定期考核、医师的传染病、麻醉药品等知识的培训。7. 及时处理上级来文和科室请示报告，做好督促催办及登记等工作。8. 服务工作满意度。

岗位工作关系	院内联系部门	院内各科室。
	院外联系部门	卫生部、卫生厅、医科大学、卫生局、省、市、区各级疾控中心、省、市、区各级公安、武警、部队等同行业。

岗位工作权限	1. 工作事务处置权。 2. 本部门管理工作建议权。 3. 部长授予的其他权限。

岗位工作环境	1. 大部分时间在医院内工作，温度、湿度适宜。2. 工作现场会接触到轻微粉尘及医疗中的刺激性气味，照明条件良好，一般无相关职业病发生。3. 电话、计算机、传真机、打印机、文件柜等必须办公设备。

在现在的岗位已工作时间	自　年　月　日开始，　共计：　年

学历培训经历经验	1. 医学本科及以上学历。 2. 具备医师资格证、医师执业证，具备一定的临床工作经验。

岗位工作技能要求	1. 良好的语言文字表达能力和公文写作水平。 2. 通过计算机等级考试一级以上。 4. 良好的人际沟通和组织协调能力。 5. 责任心强、有丰富医学知识背景。

岗位工作其他要求	性别要求	无	年龄要求	男 30~60 岁 女 30~55 岁	婚姻	婚、否不限
	身体要求	身心健康	政治要求	政治觉悟高，组织观念强	业务要求	岗位独立工作

岗位分析时间	2012 年 9 月 4 日	填写人	
直接上级审核签字	2012 年 9 月 9 日	审核时间	2012 年 9 月 19 日

47. 三级甲等教学医院医务部档案管理干事岗位说明书

<table>
<tr><td rowspan="3">岗位工作
基本信息</td><td>岗位名称</td><td>档案管理</td><td>所在部门</td><td colspan="2">医务部</td><td>岗位编号</td><td></td></tr>
<tr><td>从属部门</td><td>无</td><td>岗位定员</td><td colspan="2"></td><td>所辖人数</td><td></td></tr>
<tr><td>直接上级</td><td>部长</td><td>直接下级</td><td colspan="4">无</td></tr>
<tr><td>岗位使命
工作概述</td><td colspan="7">在部长和副部长的领导下，做好各种档案资料管理工作，提高医疗质量保障医疗安全。</td></tr>
<tr><td>岗位工作
主要职责
与任务</td><td colspan="7">1. 在分管副部长直接领导下，负责组织质控员进行环节和终末病历质量考核，解答临床各科的病历书写问题。协助做好医院每月的质量管理简报，统计分析全院主要医疗质量指标。2. 参加病例环节质控工作，深入各科室，督促各种医疗制度和常规的执行。3. 负责每月组织新分配医师到病案科轮转，培训新分配医师。4. 负责每季、月的医疗质控工作总结。5. 负责全院医师执业注册并准入管理、医师资格考试工作。负责妇产科换证相关工作。6. 组织和参加院内大会诊。7. 协助组织全院医师"三基、三严"、急救技能培训考核工作。8. 协助参与前台患者的接待及常规医疗事务处理工作。9. 负责部门的各种档案资料的管理。10. 部长，副部长交办的临时性工作。</td></tr>
<tr><td>岗位工作
主要绩效
考核要点</td><td colspan="7">1. 根据本部年度，月度工作计划制定本岗位年度、月度工作计划并及时落实。
2. 每天进行病历质量考核，督促各科室严格执行医疗规章制度和诊疗常规。
3. 每天坚持参加病例环节质控工作，及时解答临床各科的病历书写问题。
4. 每月培训到病案科轮转新分配医师，协助组织全院医师其他培训考核工作。
5. 及时完成全院医师资格考试、换证、执业注册并准入管理工作。
6. 完成组织和参加院内大会诊工作。
7. 及时登记、解答及处理常规医疗事务工作。
8. 按时完成每半月的质量简报、每季的医疗质控工作总结。
9. 服务工作满意度。</td></tr>
<tr><td rowspan="2">岗位工
作关系</td><td>院内联系部门</td><td colspan="6">院内各科室。</td></tr>
<tr><td>院外联系部门</td><td colspan="6">医科大学、卫生厅、卫生局、区卫生监督所、同行业。</td></tr>
<tr><td>岗位工
作权限</td><td colspan="7">1. 工作事务处置权。2. 本部门管理工作建议权。3. 部长授予的其他权限。</td></tr>
<tr><td>岗位工
作环境</td><td colspan="7">1. 大部分时间在医院内工作，温度、湿度适宜。2. 工作现场会接触到轻微粉尘及医疗中的刺激性气味，照明条件良好，一般无相关职业病发生。3. 电话、计算机、传真机、打印机、文件柜等必须办公设备。</td></tr>
<tr><td>在现在的岗位已工作时间</td><td colspan="7">自　年　月　日开始，　共计：　年</td></tr>
<tr><td>学历培训
经历经验</td><td colspan="7">1. 医学专业。2. 本科及以上学历。3. 有执业医师证书，5 年以上临床经验及 1 年以上相关管理工作经验。</td></tr>
<tr><td>岗位工作
技能要求</td><td colspan="7">1. 良好的人际沟通和较强的组织协调能力。
2. 熟悉医疗机构相关的基本制度和诊疗规范。
3. 良好的公文写作水平。
4. 掌握 WORD、EXCEL 等办公软件的使用。
5. 良好的语言和文字表达能力。</td></tr>
<tr><td rowspan="2">岗位工作
其他要求</td><td>性别要求</td><td>无</td><td>年龄要求</td><td colspan="2">男 30～60 岁</td><td>婚姻</td><td>婚、否不限</td></tr>
<tr><td>身体
要求</td><td>身心健康</td><td>政治
要求</td><td colspan="2">政治觉悟高，组织观念强</td><td>业务
要求</td><td>岗位
独立工作</td></tr>
<tr><td>岗位分析时间</td><td colspan="3">2012 年 9 月 4 日</td><td colspan="2">填写人</td><td colspan="2"></td></tr>
<tr><td>直接上级审核签字</td><td colspan="3">2012 年 9 月 9 日</td><td colspan="2">审核时间</td><td colspan="2">2012 年 9 月 19 日</td></tr>
</table>

48．三级甲等教学医院护理部主任岗位说明书

岗位工作基本信息	岗位名称	护理部主任	所在部门	护理部	岗位编号	
	从属部门	无	岗位定员		所辖人数	
	直接上级	主管副院长	直接下级	部门成员		

岗位使命工作概述	在院长，主管副院长领导下负责全院护理管理，保证护理工作正常运转。

岗位工作主要职责与任务	1．在院长和主管副院长领导下，负责医院全面护理工作。2．负责拟定医院护理发展规划、年度工作计划并组织实施，定期组织检查考评。3．建立和健全护理组织系统，组织并修订各级护理人员的岗位职责、管理制度、技术操作规程、护理质量标准，并组织实施，督促检查及考评。4．负责护理人力资源的管理，合理配备人员，与人事部门合作做好护理人员的调动、任免、晋升、奖惩工作。5．负责制订护理人员继续教育培训计划并组织实施，定期进行考核，提高护理人员的整体素质。关心护理人员思想工作，生活、协助解决实际问题。6．进行护理查房，了解护理工作中存在的问题，提出改进的办法，深入科室对突发事件、危重患者的护理、抢救工作进行指导与协调。7．根据工作的需要每周召开护理部例会、科护士长及护士长会议，分析、反馈护理工作情况布置及商讨工作方案。8．组织开展护理科研和技术革新，应用和推广护理业务、技术，开展学术交流。9．根据教学目标，负责护理临床教学的管理，组织落实护理实习生实习计划和临床进修任务。10．密切与各科室、各部门的联系，协调和配合完成各项工作。11．及时处理护理纠纷和配合医院完成各种突发事件的处理工作。12．完成领导交办的临时性工作。

岗位工作主要绩效考核要点	1．根据医院年度工作计划，制定本部年度、月度、周工作计划。2．护理工作计划完成率。3．协调全院护理人员保证有效配置。4．落实各项规章制度，无护理人员违规现象，避免差错事故发生。5．定期绩效考核。6．服务工作满意度。

岗位工作关系	院内联系部门	院内各科室。
	院外联系部门	省卫生厅、医科大学、护理学会、其他同行。

岗位工作权限	1．全院护理人员的管理、调配权，护士长人选的推荐权。2．全院护理质量检查权、考评权、管理权。3．本部门各项工作管理权，对本部门人员的监督、检查考核权。4．向上级报告工作及建议权。5．对医院护理工作出台的各种文件政策的解释权。6．领导授予的其他权限。

岗位工作环境	1．大部分时间在医院内工作，温度、湿度适宜。2．工作现场会接触到轻微粉尘及医疗中的刺激性气味，照明条件良好，一般无相关职业病发生。3．电话、计算机、传真机、打印机、文件柜等必须办公设备。

在现在的岗位已工作时间	自　年　月　日开始，　共计：　年

学历培训经历经验	1．护士资格证。2．本科及以上学历。3．副主任护师以上职称，具有10年以上护理工作经验，3年以上护士长管理经验。

岗位工作技能要求	1．有扎实的护理专业知识、技能及护理管理理论、经验。2．熟悉医院管理理论、职能部门管理工作流程。3．较强组织协调及沟通能力。4．熟练应用计算机的能力；一定英语读、说能力。

岗位工作其他要求	性别要求	无	年龄要求	女 35~55 岁	婚姻	婚、否不限
	身体要求	身心健康	政治要求	政治觉悟高，组织观念强	业务要求	岗位独立工作

岗位分析时间	2012 年 9 月 4 日	填写人	
直接上级审核签字	2012 年 9 月 9 日	审核时间	2012 年 9 月 19 日

49．三级甲等教学医院护理部副主任岗位说明书

岗位工作基本信息	岗位名称	副主任	所在部门	护理部	岗位编号	
	从属部门	无	岗位定员		所辖人数	
	直接上级	主任	直接下级	部门成员		

岗位使命工作概述	在护理部主任的领导下负责全院护理质量管理、护理科研管理、护工管理、门诊导医管理工作；负责相关区域护理管理工作。

岗位工作主要职责与任务	1．制定年度护理质量管理计划、护理科研计划，并组织认真落实、年终总结。2．组织实施护理质量控制，落实全院护理质量定期检查、专项检查及护士长夜查房，了解护理质量问题的改进情况。3．组织每月对全院护理单元进行护理质量考核，出版《护理信息简报》一期。4．按规定时间召开护理质量管理委员会、护士长会、QC小组会、护理安全委员会等质量会议。通报护理质量情况，讨论整改措施，提出改进意见，提出减少差错事故。5．根据护理发展需要，建立和修改护理质量标准体系，有关制度、管理规定、护理工作流程。6．深入病房、科室检查，了解临床护理工作质量，协助一线解决实际问题。7．协助处理和解决临床发生的护理纠纷、患者投诉等事件。8．根据工作需要，协助调配各科护理人员人力，深入科室，对抢救危重患者的护理。工作进行技术指导。9．做好全院护理人员的护理质量标准、护理文件书写培训，提高全员质量意识。10．组织护理科研工作，了解科研进展，评选优秀论文，组织优秀论文交流会。11．根据工作情况，做好护理护工工作质量检查、培训及考核。12．参加周末、节假日值班及医院总值班。13．及时完成直接上级交办的其他临时性工作。

岗位工作主要绩效考核要点	1．分管工作有年、月度、周计划，并按时实施，年度目标完成率95%以上。2．护理质量管理每年有新举措，取得实效。3．按时召开各种会议，有主持会议的能力，会议有主题、有成效。4．临时性、突发性事件组织处理妥当。5．解决处理临床出现的问题及时有效。6．服务满意度。

岗位工作关系	院内联系部门	院内各科室。
	院外联系部门	护理质控中心、卫生厅、医学会、护理学会、省外相关护理学会。

岗位工作权限	1．护理质量管理的监控权，检查考，通报批评权力。2．修订护理工作制度、规章、护理工作流程、护理质量考核标准和护理常规的建议权与制定权。3．临时调配各科护理人员人力调配权。4．领导赋予的其他权利。

岗位工作环境	1．大部分时间在医院内工作，温度、湿度适宜。2．工作现场会接触到轻微粉尘及医疗中的刺激性气味，照明条件良好，一般无相关职业病发生。3．电话、计算机、传真机、打印机、文件柜等必须办公设备。

在现在的岗位已工作时间	自　年　月　日开始，　共计：　年

学历培训经历经验	1．护理本科以上学历。2．副主任护师职称，护士执业资格证，教师资格证，具有10年以上相关护理经验，两年以上管理经验。

岗位工作技能要求	1．具备扎实的护理理论知识和临床技能。2．有丰富的护理管理，教学科研能力。3．有较强的组织协调，人际沟通能力。4．有较好的语言表达能力。

岗位工作其他要求	性别要求	无	年龄要求	男30~60岁 女30~55岁	婚姻	婚、否不限
	身体要求	身心健康	政治要求	政治觉悟高，组织观念强	业务要求	岗位独立工作

岗位分析时间	2012年9月3日	填写人	
直接上级审核签字	2012年9月9日	审核时间	2012年9月19日

50．三级甲等教学医院护理部干事岗位说明书

岗位工作基本信息	岗位名称	护理管理干事	所在部门	护理部	岗位编号	
	从属部门	无	岗位定员		所辖人数	
	直接上级	主任	直接下级	无		

岗位使命工作概述	在护理部主任领导下完成护理部各项行政事务管理，保证护理部行政管理的正常运行。

岗位工作主要职责与任务	1．负责护理部日常事务，护理文件拟制；安排及准备护理部主持的会议。2．负责护理部办公用品的请领和保管及财产管理工作。3．负责护理资料收集、登记、统计、保管，年终向医院综合档案室提交归档。4．护士注册：负责每年一度的护士注册材料收集，信息录入和材料送审及护士执照的发放工作。及护士注册信息系统的维护工作。5．主管全院护士的工号管理工作（工号录入、转科、销户及维护管理）。6．主管护理部主持的护理健康教育讲座组织和协调工作。7．协助和参与护理部三级护理质控工作。8．协助完成护士在职培训、护理教学工作。9．指导护理部轮转干事工作。10．维护护理部网站，发布护理新闻。11．及时完成直接上级交办的其他临时性工作。

岗位工作主要绩效考核要点	1．根据护理部年度，月度工作计划制定本岗位年度、月度、周工作计划。 2．按时完成计划性工作，保证质量。 3．及时完成每年护士注册管理工作。 4．按照计划完成护理健康教育课程，数量和质量达到要求。 5．及时完成每年的档案归档工作。 6．及时请示、汇报和反馈信息。 6．服务工作满意度。

岗位工作关系	院内联系部门	院内各科室。
	院外联系部门	医科大学教务处、科技处；卫生厅；护理学会。

岗位工作权限	1．工作事务处置权。 2．本部门管理工作建议权。 3．主任授予的其他权限。

岗位工作环境	1．大部分时间在医院内工作，温度、湿度适宜。2．工作现场会接触到轻微粉尘及医疗中的刺激性气味，照明条件良好，一般无相关职业病发生。3．电话、计算机、传真机、打印机、文件柜等必须办公设备。

在现在的岗位已工作时间	自　年　月　日开始，　共计：　年

学历培训经历经验	1．护理本科及以上学历。2．护士执业资格。3．5年及以上临床工作经验，护师及以上职称。

岗位工作技能要求	1．掌握行政管理的相关制度、规范工作流程。 2．良好的沟通协调、组织统筹能力。 3．熟练的计算机操作、网络维护技能。 4．较好的文字书写、良好的语言表达能力。 5．熟悉护士执业资格注册和管理的有关条例、规定。

岗位工作其他要求	性别要求	无	年龄要求	女 25～40 岁	婚姻	婚、否不限
	身体要求	身心健康	政治要求	政治觉悟高，组织观念强	业务要求	岗位独立工作

岗位分析时间	2012 年 9 月 5 日	填写人	
直接上级审核签字	2012 年 9 月 9 日	审核时间	2012 年 9 月 19 日
备注			

51. 三级甲等教学医院护理部教学管理干事岗位说明书

岗位工作 基本信息	岗位名称	教学管理干事	所在部门	护理部	岗位编号	
	从属部门	无	岗位定员		所辖人数	
	直接上级	主任	直接下级	无		

岗位使命 工作概述	在教研室主任的领导下,负责护理学教研室教学工作的安排、具体实施,协助完成护理部各项工作。

岗位工作 主要职责 与任务	1. 根据下达的教学任务,协助制定教学计划并组织实施。2. 制定教学进度表,经主任审查,报教务部批准后实施。3. 协助主任或副主任组织教师备课、预讲、评议及各种教学活动,做好各项教学活动的记录。4. 组织进行教学检查,深入课堂、科室收集教与学的意见,发现问题及时向上级领导汇报帮助解决。和教务部联系及时反映教学中存在的问题和意见。5. 协助主任或副主任完成学生的考查、考试;组织阅卷、评分、试题分析,并将学生成绩单一式3份交教务部。6. 协助制定师资的培养、建设计划并组织实施;做好教学资料、档案等的归档、管理工作。7. 协助每学期或每学年教学总结及上报。8. 协助主任完成其他教学工作。9. 协助完成护理部各项工作。10. 及时完成直接上级交办的其他临时性工作。

岗位工作 主要绩效 考核要点	1. 根据护理部年度计划,有本岗位年度、月度、周工作计划。 2. 工作计划完成情况。 3. 教学工作计划完成率。 4. 教学检查、指标完成率。 5. 服务工作满意度。

岗位工 作关系	院内联系部门	院内各科室。
	院外联系部门	医科大学成人教育学院、医科大学教务处、医科大学护理学院。

岗位工 作权限	1. 工作事务处置权。 2. 本部门管理工作建议权。 3. 主任授予的其他权限。

岗位工 作环境	1. 大部分时间在医院内工作,温度、湿度适宜。 2. 工作现场会接触到轻微粉尘及医疗中的刺激性气味,照明条件良好,一般无相关职业病发生。 3. 电话、计算机、传真机、打印机、文件柜等必须办公设备。

在现在的岗位已工作时间	自 年 月 日开始, 共计: 年

学历培训 经历经验	1. 护理本科及以上学历。 2. 护士执业资格。 3. 5年及以上临床教学及护理工作经验,护师及以上职称。

岗位工作 技能要求	1. 具有扎实的教育学理论知识。 2. 良好的沟通技巧及协调能力。 3. 熟练的计算机操作技能。 4. 良好的语言表达能力和一定的书写能力。

岗位工作 其他要求	性别 要求	无	年龄 要求	男25~60岁 女25~55岁	婚姻	婚、否不限
	身体 要求	身心健康	政治 要求	政治觉悟高,组织观念强	业务 要求	岗位 独立工作

岗位分析时间	2012年9月4日	填写人	
直接上级审核签字	2012年9月9日	审核时间	2012年9月19日
备注			

52．三级甲等教学医院护理部护理工作质检员岗位说明书

岗位工作基本信息	岗位名称	护理质控员	所在部门	护理部	岗位编号	
	从属部门	无	岗位定员		所辖人数	
	直接上级	主任	直接下级	无		

岗位使命工作概述	在护理部主任的领导下，组织实施全院护理质量管理，定期及不定期督查、指导全院护理人员的工作，评估全院护理质量各项指标的完成情况。

岗位工作主要职责与任务	1．组织实施全院的护理质量管理工作。2．负责全院护理质量定期检查、专项检查及护士长夜查房的安排。3．每月定期对东、西两院进行护理质量督查，评估与指导护理人员对各项护理规章制度、常规及护理工作流程的执行。4．进行日常监控和随机抽查，了解护理质量问题的改进情况；每月对全院护理单元进行护理质量考核，编制考核报表，交医务部。5．每月统计护理质量指标完成情况，编制护理部工作月度表，交医院信息科；每月将检查中发现的护理问题整理、汇总、打印，下发到各科室，并及时反馈给护士长，限期整改；每月出版《护理信息简报》1期，进行全院科室护理质量分析。6．每季度进行护理质量书面小结，汇总存在问题，进行原因分析并采取相应的对策。7．参加护理部组织的护理质量管理委员会会议、科护士长会议、护士长会议。8．每季度协助质量管理小组召开1次QC小组会议，听取组员们的护理质量改进意见，将会议精神及有待解决的问题向护理部汇报。9．参与护理不良事件的管理；参加护理部组织的不良事件讨论会，对每起不良事件提出整改措施，并追踪实施及改进情况。对患者难免压疮进行风险评估、提出预防措施并跟踪督查。10．参与建立和修改护理质量标准体系，有关制度、管理规定、护理工作流程；对全院护士进行质量教育、培训标准及工作流程等。11．及时完成领导交办其他临时性任务。

岗位工作主要绩效考核要点	1．及时制定工作计划并按时完成计划工作。3．严格按照岗位职责要求，做好全院护理质量管理工作。4．做好月、季、年度护理质量资料汇总。按时呈交报表。5．按时出版《护理信息简报》。6．及时完成护理部布置的临时性工作。

岗位工作关系	院内联系部门	院内各科室。
	院外联系部门	院外相关部门。

岗位工作权限	1．工作事务处置权。2．本部门管理工作建议权。3．主任授予的其他权限。

岗位工作环境	1．大部分时间在医院内工作，温度、湿度适宜。2．工作现场会接触到轻微粉尘及医疗中的刺激性气味，照明条件良好，一般无相关职业病发生。3．电话、计算机、传真机、打印机、文件柜等必须办公设备。

在现在的岗位已工作时间	自　年　月　日开始，　共计：　年

学历培训经历经验	1．护士执业资格。2．护理大专及以上学历。3．副主任护师以上职称，7年以上的临床护理工作经验，有护士长以上的护理管理经验。

岗位工作技能要求	1．熟悉护理基础理论、管理理论、护理质量标准、护理管理制度、护理工作流程、各项护理技术操作技能。4．具有指导临床护理人员工作的能力，良好的语言文字表达能力。5．掌握办公软件使用，通过计算机等级考试一级以上。

岗位工作其他要求	性别要求	无	年龄要求	男28~60岁 女28~55岁	婚姻	婚、否不限
	身体要求	身心健康	政治要求	政治觉悟高，组织观念强	业务要求	岗位独立工作

岗位分析时间	2012年9月5日	填写人	
直接上级审核签字	2012年9月9日	审核时间	2012年9月19日
备注			

53. 三级甲等教学医院科研部部长岗位说明书

<table>
<tr><td rowspan="3">岗位工作
基本信息</td><td>岗位名称</td><td>科研部部长</td><td>所在部门</td><td colspan="2">科研部</td><td>岗位编号</td><td></td></tr>
<tr><td>从属部门</td><td>无</td><td>岗位定员</td><td colspan="2"></td><td>所辖人数</td><td></td></tr>
<tr><td>直接上级</td><td>院领导</td><td>直接下级</td><td colspan="4">部门成员</td></tr>
<tr><td>岗位使命
工作概述</td><td colspan="7">在院长和主管副院长的领导下，全面负责科研部的各项工作，做好医院科研管理与学科建设工作。</td></tr>
<tr><td>岗位工作
主要职责
与任务</td><td colspan="7">1. 在院长、主管副院长领导下，确定医院科研发展战略。协助拟制医院科研工作发展长远规划及年度计划，报院长、副院长批准后实施。2. 组织起草有关规章制度，提出科研改革意见。3. 组织起草重点学科建设规划并组织实施。4. 组织有关科研课题申报、鉴定和科研成果的评审工作，负责科研论文发表管理和科研经费管理。5. 协助负责组织指导，督促、检查、协调各科室完成科研计划，做好业绩考核和各类人才遴选工作。6. 负责下属单位循证医学中心和临床药理实验基地的正规化建设、业务发展和管理工作。7. 负责全院重点学科建设的指导工作。8. 负责医院技术协作医院科研有关指导工作。9. 及时完成直接上级交办的临时任务。</td></tr>
<tr><td>岗位工作
主要绩效
考核要点</td><td colspan="7">1. 拟定并实施医院科研发展战略、发展规划及年度计划目标达成率。
2. 起草有关规章制度及时性、完成率。
3. 全院科研课题申报、科研成果、科技论文计划完成率。
4. 重点学科建设数量、质量达成率、满意度。
5. 正规化建设、业务发展管理工作目标达成率。
6. 科研经费控制率。
7. 服务工作满意度。</td></tr>
<tr><td rowspan="2">岗位工
作关系</td><td>院内联系部门</td><td colspan="6">院内各科室。</td></tr>
<tr><td>院外联系部门</td><td colspan="6">医科大学、卫生厅、科技厅、其他医院。</td></tr>
<tr><td>岗位工作
权限</td><td colspan="7">1. 全院科研工作学科建设的督促、检查指导权、通报批评权。
2. 科研经费的审核权和增减经费建议权。
3. 本部门工作事务管理权、审核权、建议权。
4. 向主管副院长报告工作权和对医院有关工作建议权。
5. 对本部门下属的工作指导、督查、考核和奖惩权。
6. 对本部门的组织、调度权和对员工岗位调配权、聘用权力。
7. 上级领导授予的其他权限。</td></tr>
<tr><td>岗位工
作环境</td><td colspan="7">1. 大部分时间在医院内工作，温度、湿度适宜。2. 工作现场会接触到轻微粉尘及医疗中的刺激性气味，照明条件良好，一般无相关职业病发生。3. 电话、计算机、传真机、打印机、文件柜等必须办公设备。</td></tr>
<tr><td>在现在的岗位已工作时间</td><td colspan="7">自　年　月　日开始，　共计：　年</td></tr>
<tr><td>学历培训
经历经验</td><td colspan="7">1. 医学博士学位。
2. 正高职称，具有15年以上相关经验，5年以上管理经验。</td></tr>
<tr><td>岗位工作
技能要求</td><td colspan="7">1. 优秀的专业学术背景。2. 强烈的事业心与牺牲精神。3. 较强的科研管理、组织协调和公关沟通能力。4. 具有优秀的团队精神。</td></tr>
<tr><td rowspan="2">岗位工作
其他要求</td><td>性别
要求</td><td>无</td><td>年龄
要求</td><td colspan="2">男 35~55 岁
女 35~55 岁</td><td>婚姻</td><td>婚、否不限</td></tr>
<tr><td>身体
要求</td><td>身心健康</td><td>政治
要求</td><td colspan="2">政治觉悟高，组织观念强</td><td>业务
要求</td><td>岗位
独立工作</td></tr>
<tr><td>岗位分析时间</td><td colspan="2">2012 年 9 月 5 日</td><td colspan="2">填写人</td><td colspan="2"></td></tr>
<tr><td>直接上级审核签字</td><td colspan="2">2012 年 9 月 9 日</td><td colspan="2">审核时间</td><td colspan="2">2012 年 9 月 19 日</td></tr>
</table>

54. 三级甲等教学医院科研部副部长岗位说明书

岗位工作基本信息	岗位名称	副部长	所在部门	科研部	岗位编号	
	从属部门	无	岗位定员		所辖人数	
	直接上级	院领导	直接下级	部门成员		

岗位使命工作概述	在部长的领导下，协助部长完成科研部各项工作。

岗位工作主要职责与任务	1. 在院长、主管副院长领导下，确定医院科研发展战略。协助拟制医院科研工作发展长远规划及年度计划，报院长、副院长批准后实施。2. 协助组织起草有关规章制度，提出科研改革意见。3. 协助组织起草重点学科建设规划并组织实施。4. 协助组织有关科研课题申报、鉴定和科研成果评审工作，负责论文发表管理科研经费管理。5. 协助负责组织指导，督促、检查、协调各科室完成科研计划，做好业绩考核和各类人才遴选工作。6. 协助负责下属单位循证医学中心，临床药理实验基地的正规化建设，业务发展和管理工作。7. 协助负责全院重点学科建设的指导工作。8. 协助负责医院技术协作医院科研有关指导工作。9. 及时完成直接上级交办的临时任务。

岗位工作主要绩效考核要点	1. 协助拟定并实施医院科研发展战略、规划及年度计划目标达成率。 2. 协助起草有关规章制度及时性、完成率。 3. 协助全院科研课题申报、科研成果、科技论文计划完成率。 4. 协助重点学科建设数量、质量达成率、满意度。 5. 协助正规化建设、业务发展管理工作目标达成率。 6. 协助科研经费控制率。 7. 服务工作满意度。

岗位工作关系	院内联系部门	院内各科室。
	院外联系部门	医科大学、卫生厅、科技厅、其他医院。

岗位工作权限	1. 全院科研工作学科建设的督促、检查指导权、通报批评权。 2. 科研经费的审核权和增减经费建议权。 3. 本部门工作事务管理权、审核权、建议权。 4. 对医院有关工作建议权。 5. 对本部门下属的工作指导、督查、考核和奖惩权。 6. 对本部门的组织、调度权和对员工岗位调配权、聘用权力。 7. 上级领导授予的其他权限。

岗位工作环境	1. 大部分时间在医院内工作，温度、湿度适宜。2. 工作现场会接触到轻微粉尘及医疗中的刺激性气味，照明条件良好，一般无相关职业病发生。3. 电话、计算机、传真机、打印机、文件柜等必须办公设备。

在现在的岗位已工作时间	自　年　月　日开始，共计：　年

学历培训经历经验	1. 医学硕士及以上学位。 2. 副高职称，具有10年以上相关经验，两年以上管理经验。

岗位工作技能要求	1. 优秀的专业学术背景。2. 强烈的事业心与牺牲精神。3. 较强的科研管理、组织协调和公关沟通能力。4. 具有优秀的团队精神。

岗位工作其他要求	性别要求	无	年龄要求	男35~50岁 女35~50岁	婚姻	婚、否不限
	身体要求	身心健康	政治要求	政治觉悟高，组织观念强	业务要求	岗位独立工作

岗位分析时间	2012年9月5日	填写人	
直接上级审核签字	2012年9月9日	审核时间	2012年9月19日

55．三级甲等教学医院科研部干事岗位说明书

<table>
<tr><td rowspan="3">岗位工作
基本信息</td><td>岗位名称</td><td>科研管理干事</td><td>所在部门</td><td colspan="2">科研部</td><td>岗位编号</td><td></td></tr>
<tr><td>从属部门</td><td>无</td><td>岗位定员</td><td colspan="2"></td><td>所辖人数</td><td></td></tr>
<tr><td>直接上级</td><td>部长</td><td>直接下级</td><td colspan="4">无</td></tr>
<tr><td>岗位使命
工作概述</td><td colspan="7">在科研部部长的领导下，完成医院科研管理工作。</td></tr>
<tr><td>岗位工作
主要职责
与任务</td><td colspan="7">1．负责医院各级各类科研项目的申请、汇总、上报及项目实施管理（经费管理、进展、结题等）、
成果鉴定、申报等工作。2．负责论文发表及奖励的管理。3．负责科研档案管理。4．负责科室报表
及固定资产登记。5．接待院内各科室及兄弟医院的来访、咨询，做好记录，及时解答和处理相关事
宜，重大问题向领导汇报。6．全院重点学科的申报、评定和管理工作。7．了解科研项目进展情况，
及时向领导请示汇报处理意见。8．及时完成直接上级交办的临时任务。</td></tr>
<tr><td>岗位工作
主要绩效
考核要点</td><td colspan="7">1．本岗位年度、月度工作计划的及时性。
2．各类科研项目档案管理安全性、完好率。
3．各科研项目核心内容及进展情况目标达成率。
4．申报国家及省部级课题项目及时性。
5．来访、咨询问题处理及时性。
6．职能部门员工对自己工作服务的满意度。
7．医院中层领导干部对自己工作服务的满意度。
8．全院当月门诊就诊患者数量较去年同期相比增加或减少与个人绩效挂钩。
9．全院当月出院患者数量较去年同期相比增加或减少与个人绩效挂钩。
10．全院医疗毛收入数量较去年同期相比增加或减少与个人绩效挂钩。</td></tr>
<tr><td rowspan="2">岗位工
作关系</td><td>院内联系部门</td><td colspan="6">院内各科室。</td></tr>
<tr><td>院外联系部门</td><td colspan="6">本校、卫生厅、科技厅、教育厅、科学情报所、科教管理学会、同行业。</td></tr>
<tr><td>岗位工
作权限</td><td colspan="7">1．工作事务管理权。2．科研项目审核权。3．工作建议权。4．上级领导授予的其他权限。</td></tr>
<tr><td>岗位工
作环境</td><td colspan="7">1．大部分时间在医院内工作，温度、湿度适宜。
2．工作现场会接触到轻微粉尘及医疗中的刺激性气味，照明条件良好，一般无相关职业病发生。
3．电话、计算机、传真机、打印机、文件柜等必须办公设备。</td></tr>
<tr><td>在现在的岗位已工作时间</td><td colspan="7">自 年 月 日开始， 共计： 年</td></tr>
<tr><td>学历培训
经历经验</td><td colspan="7">1．医学专业。
2．本科及以上学历，5年以上科研管理和临床工作经验。</td></tr>
<tr><td>岗位工作
技能要求</td><td colspan="7">1．良好的人际沟通协调能力。
2．掌握WORD、EXCEL等办公软件的使用。
3．良好的语言和文字表达能力。
4．较强的团队意识和责任心。</td></tr>
<tr><td rowspan="2">岗位工作
其他要求</td><td>性别
要求</td><td>无</td><td>年龄
要求</td><td colspan="2">男30~40岁
女30~45岁</td><td>婚姻</td><td>婚、否不限</td></tr>
<tr><td>身体
要求</td><td>身心健康</td><td>政治
要求</td><td colspan="2">政治觉悟高，组织观念强</td><td>业务
要求</td><td>岗位
独立工作</td></tr>
<tr><td>岗位分析时间</td><td colspan="3">2012年9月4日</td><td colspan="2">填写人</td><td colspan="2"></td></tr>
<tr><td>直接上级审核签字</td><td colspan="3">2012年9月9日</td><td colspan="2">审核时间</td><td colspan="2">2012年9月19日</td></tr>
<tr><td></td><td colspan="3"></td><td colspan="2"></td><td colspan="2"></td></tr>
</table>

56．三级甲等教学医院科研部阅览室管理员岗位说明书

岗位工作基本信息	岗位名称	阅览室管理员	所在部门	科研部	岗位编号	
	从属部门	科研部	岗位定员		所辖人数	
	直接上级	科室主任院办主任	直接下级		无	

岗位使命工作概述	在部长和院办主任领导下，负责电子阅览室的日常工作，以及 3 个学术会议厅的正常运行。

岗位工作主要职责与任务	1．管理电子阅览室，做好电子文献资料的登记管理。2．负责电子计算机的硬件设备管理，发现设备故障，报告科研部、计算机中心及时处理。3．接待并指导科技人员进行文献检索。4．负责管理住院裙楼二楼会议室、心研所七楼学术厅的使用，协调各科室的会议安排，使会议能顺利召开。5．负责核心期刊的征订管理，及时将每日期刊分类上架，尽量满足读者的需求。6．及时完成直接上级交办的临时任务。7．做好阅读人员的登记工作。8．保持室内卫生，提高良好环境质量。9．保证书刊的整洁卫生。

岗位工作主要绩效考核要点	1．年度、月度工作计划及时性、完成率。 2．文献齐全、登记管理规范性。 3．计算机软硬件系统管理满意度。 4．期刊管理规范性。 5．职能部门员工对自己工作服务的满意度。 6．医院中层领导干部对自己工作服务的满意度。 7．全院当月门诊就诊患者数量较去年同期相比增加或减少与个人绩效挂钩。 8．全院当月出院患者数量较去年同期相比增加或减少与个人绩效挂钩。 9．全院医疗毛收入数量较去年同期相比增加或减少与个人绩效挂钩。

岗位工作关系	院内联系部门	院内各科室。
	院外联系部门	文献来源单位。

岗位工作权限	1．工作事务处置权。 2．本部门管理工作建议权。 3．部长授予的其他权限。

岗位工作环境	1．大部分时间在医院内工作，温度、湿度适宜。 2．工作现场会接触到轻微粉尘及医疗中的刺激性气味，照明条件良好，一般无相关职业病发生。 3．电话、计算机、传真机、打印机、文件柜等必须办公设备。

在现在的岗位已工作时间	自　年　月　日开始，　共计：　　年

学历培训经历经验	1．医学专业。 2．本科及以上学历，3 年以上工作经验。

岗位工作技能要求	1．有文献检索查询指导能力。 2．较强的文字和语言表达能力。 3．熟悉计算机基本操作，掌握 WORD、EXCEL 等办公软件的使用。 4．保密性、政策性强。

岗位工作其他要求	性别要求	无	年龄要求	男 27~60 岁女 27~55 岁	婚姻	婚、否不限
	身体要求	身心健康	政治要求	政治觉悟高，组织观念强	业务要求	岗位独立工作

岗位分析时间	2012 年 9 月 5 日	填写人	
直接上级审核签字	2012 年 9 月 9 日	审核时间	2012 年 9 月 19 日

57．三级甲等教学医院教务部长岗位说明书

<table>
<tr><td rowspan="3">岗位工作
基本信息</td><td>岗位名称</td><td>教务部部长</td><td>所在部门</td><td>教务部</td><td>岗位编号</td><td></td></tr>
<tr><td>从属部门</td><td>无</td><td>岗位定员</td><td></td><td>所辖人数</td><td></td></tr>
<tr><td>直接上级</td><td>院领导</td><td>直接下级</td><td colspan="3">部门成员</td></tr>
<tr><td>岗位使命
工作概述</td><td colspan="6">在院长，主管副院长领导下，负责医院本科生及本科实习教学管理、临床技能培训中心管理、临床研究生管理、本院职工的继续教育、来院进修学员管理、住院医师、专科医师规范化培训、医院各种专业培训考核基地的管理。</td></tr>
<tr><td>岗位工作
主要职责
与任务</td><td colspan="6">1．负责全院研究生、本科生、成人教育、留学生、大专生的临床教学管理工作。负责医院住院医师、专科医师规范化培训的招生组织管理工作；负责全院职工的继续医学教育组织管理和在院进修生的全面管理工作。2．组织制定本部的工作计划及实施方案，定期质量检查、督促反馈。3．主持教务部工作，做好本部人员管理、政治学习，提高干部素质。4．负责学院研究生导师上岗、资格审查和招生管理工作。5．负责制定教学仪器设备计划，协调教学设备、教学经费的分配及管理。6．负责本院职工外出或出国进修审批、外出参加学术会议和学习班审批登记管理；负责举办继续医学教育学习班，学术讲座的审批和管理。7．督促临床医学院教学工作档案的收集、整理交卷、归档与使用管理。8．完成直接上级交办的其他工作。</td></tr>
<tr><td>岗位工作
主要绩效
考核要点</td><td colspan="6">1．制定本部年度、月度、周工作计划目标达成率。2．按计划完成本科生及本科实习生的临床教学管理工作质量满意度。3．按计划完成临床研究生的临床实习管理工作质量满意度。4．完成本院职工的在职培训工作，工作质量满意度。5．医院中层领导干部对自己工作服务的满意度。6．全院当月门诊就诊患者数量较去年同期相比增加或减少与个人绩效挂钩。7．全院当月出院患者数量较去年同期相比增加或减少与个人绩效挂钩。8．全院医疗毛收入数量较去年同期相比增加或减少与个人绩效挂钩。</td></tr>
<tr><td rowspan="2">岗位工
作关系</td><td>院内联系部门</td><td colspan="5">院内各科室。</td></tr>
<tr><td>院外联系部门</td><td colspan="5">医科大学、卫生厅、人事厅、市卫生局、医学会、医师协会。</td></tr>
<tr><td>岗位工
作权限</td><td colspan="6">1．各项教学任务的支配管理权。2．本部门工作管理权。3．向主管副院长报告工作权和对医院有关工作建议权。4．对本部门下属的工作指导、督查、考核和奖惩权。5．对本部门的组织、调度权和对员工岗位调配权、聘用权力。6．主管院领导授予的其他权限。</td></tr>
<tr><td>岗位工
作环境</td><td colspan="6">1．大部分时间在医院内工作，温度、湿度适宜。
2．工作现场会接触到轻微粉尘及医疗中的刺激性气味，照明条件良好，一般无相关职业病发生。
3．电话、计算机、传真机、打印机、文件柜等必须办公设备。</td></tr>
<tr><td>在现在的岗位已工作时间</td><td colspan="6">自　年　月　日开始，　共计：　年</td></tr>
<tr><td>学历培训
经历经验</td><td colspan="6">1．临床医学研究生学历。
2．教师资格证、执业医师资格证，具有 10 年以上相关经验，3 年以上管理经验。</td></tr>
<tr><td>岗位工作
技能要求</td><td colspan="6">1．临床医学专业知识和技能；良好的写作水平。2．副主任医师（副教授）以上。3．良好的组织沟通协调能力。4．掌握 WORD、EXCEL 等办公软件的使用。</td></tr>
<tr><td rowspan="2">岗位工作
其他要求</td><td>性别
要求</td><td>无</td><td>年龄
要求</td><td>男 35 ~ 50 岁
女 35 ~ 50 岁</td><td>婚姻</td><td>婚、否不限</td></tr>
<tr><td>身体
要求</td><td>身心健康</td><td>政治
要求</td><td>政治觉悟高，组织观念强</td><td>业务
要求</td><td>岗位
独立工作</td></tr>
<tr><td>岗位分析时间</td><td colspan="2">2012 年 9 月 4 日</td><td colspan="2">填写人</td><td></td></tr>
<tr><td>直接上级审核签字</td><td colspan="2">2012 年 9 月 9 日</td><td colspan="2">审核时间</td><td>2012 年 9 月 19 日</td></tr>
</table>

58. 三级甲等教学医院教务部副部长岗位说明书

岗位工作 基本信息	岗位名称	副部长	所在部门	教务部	岗位编号	
	从属部门	无	岗位定员		所辖人数	
	直接上级	部长	直接下级	部门成员		

岗位使命 工作概述	在教务部部长的领导下，负责全院临床研究生培养教学管理相关工作，保证临床研究生管理工作的顺利进行。负责全院进修教育管理相关工作；负责医师资格技能考试的组织实施。

岗位工作 主要职责 与任务	1. 执行学校和教学规章制度和规定，负责全院研究生的临床教学管理工作。 2. 根据学校及研究生院下达的教学计划及任务，组织制订相应的工作计划及实施方案。 3. 组织各学位点进行研究生的招生、复试、面试、岗前培训、日常教学管理及毕业答辩等教学任务。 4. 负责组织医师资格技能考试的场地安排、考官、考务人员的培训安排。 5. 组织制定全院进修教育的相应工作计划及实施方案。 6. 完成部长交办的其他工作。

岗位工作 主要绩效 考核要点	1. 制定本岗位分管工作的年度，月度工作计划目标达成率。 2. 确保完成教学任务目标达成率。 3. 按照医院有关规定完成临床研究生教学管理工作满意度。 4. 完成研究生院下达的教学计划目标达成率。 5. 组织制定实施临床研究生工作计划，定期检查工作，保证教学任务完成率。 6. 组织各个学位点进行每年的考务工作及研究生的毕业答辩完好率。 7. 服务工作满意度。

岗位工 作关系	院内联系部门	院内各科室。
	院外联系部门	医科大学、卫生厅、教育厅、医师协会及同行业。

岗位工 作权限	1. 分管负责工作的相关管理权。2. 向上级报告工作权和建议权。3. 对本部门下属的工作指导、督查、考核和奖惩权。4. 对本部门的组织、调度权和对员工岗位调配权、聘用权力。5. 部长赋予的其他权限。

岗位工 作环境	1. 大部分时间在医院内工作，温度、湿度适宜。2. 工作现场会接触到轻微粉尘及医疗中的刺激性气味，照明条件良好，一般无相关职业病发生。3. 电话、计算机、传真机、打印机、文件柜等必须办公设备。

在现在的岗位已工作时间	自　年　月　日开始，　共计：　年

学历培训 经历经验	1. 本科学历以上。2. 教师资格证、执业医师资格证。3. 临床医学背景。4. 丰富的临床教学管理经验，具有10年以上相关经验，两年以上管理经验。

岗位工作 技能要求	1. 临床医学技能。 2. 具备有一定的领导管理才能，熟悉业务和政策。 3. 具备有较强的计划、控制、协调能力、分析综合能力。 4. 较强的文字和语言表达能力。 5. 较强的沟通和交谈技巧。 6. 熟悉计算机基本操作，掌握WORD、EXCEL等办公软件的使用。

岗位工作 其他要求	性别要求	无	年龄要求	35～55岁	婚姻	婚、否不限
	身体 要求	身心健康	政治 要求	政治觉悟高，组织观念强	业务 要求	岗位 独立工作

岗位分析时间	2012年9月5日	填写人	
直接上级审核签字	2012年9月9日	审核时间	2012年9月19日

59. 三级甲等教学医院教务部进修生管理干事岗位说明书

岗位工作基本信息	岗位名称	进修生教育管理员	所在部门	教务部	岗位编号	
	从属部门	教务部	岗位定员		所辖人数	
	直接上级	部长	直接下级	无		

岗位使命工作概述	在部长领导下负责区内外医、技、护理人员申请进修学习的审核、录取、报到、岗前培训安排及进修期间的生活、工作管理，学习期满考核、鉴定、结业证发放等。

岗位工作主要职责与任务	1. 负责制定年度进修生招收计划，并与区内、外有关医疗单位沟通联系。2. 负责对申请来我院进修学习的医技护理人员进行资质审核、录取通知的发放工作。3. 负责做好来院进修人员的报到接待、岗前培训安排工作。4. 负责在院进修人员的日常生活、工作管理工作。5. 负责进修学员学习期满时的工作考核、鉴定、结业证的发放和办理离院手续。6. 协助部长做好其他有关工作。

岗位工作主要绩效考核要点	1. 制定本岗位年度、月度工作计划目标达成率。 2. 按时完成工作计划及时性。 3. 制定年度进修招收工作计划并组织落实实施完成率。 4. 做好申请来院进修学员的资质审核、录取通知发放及时性。 5. 做好来院进修学员的报到接待、岗前培训安排等工作及时性。 6. 做好进修学员日常管理、工作考核、鉴定及结业证的发放和办理离院手续及时性。 7. 职能部门员工对自己工作服务的满意度。 8. 医院中层领导干部对自己工作服务的满意度。 9. 全院当月门诊就诊患者数量较去年同期相比增加或减少与个人绩效挂钩。 10. 全院当月出院患者数量较去年同期相比增加或减少与个人绩效挂钩。 11. 全院医疗毛收入数量较去年同期相比增加或减少与个人绩效挂钩。

岗位工作关系	院内联系部门	院内各科室。
	院外联系部门	区内地、市、县级卫生局及区内外有关医疗单位。

岗位工作权限	1. 工作事务处置权。 2. 本部门管理工作建议权。 3. 部长授予的其他权限。

岗位工作环境	1. 大部分时间在医院内工作，温度、湿度适宜。 2. 工作现场会接触到轻微粉尘及医疗中的刺激性气味，照明条件良好，一般无相关职业病发生。 3. 电话、计算机、传真机、打印机、文件柜等必须办公设备。

在现在的岗位已工作时间	自　年　月　日开始，　共计：　年

学历培训经历经验	1. 本科（医学专业）以上学历。 2. 中级以上职称并有 5 年从医工作经历。

岗位工作技能要求	1. 有从医工作实际经验。 2. 通过计算机等级考试一级以上。 3. 有良好的人际沟通能力、较强的组织协调能力。 4. 良好的语言表达能力及职业道德。

岗位工作其他要求	性别要求	无	年龄要求	男 30~40 岁 女 30~45 岁	婚姻	婚、否不限
	身体要求	身心健康	政治要求	政治觉悟高，组织观念强	业务要求	岗位独立工作

岗位分析时间	2012 年 9 月 3 日	填写人	
直接上级审核签字	2012 年 9 月 9 日	审核时间	2012 年 9 月 19 日

60. 三级甲等教学医院教务部临床技能培训中心管理干事岗位说明书

岗位工作 基本信息	岗位名称	临床技能培训 中心管理员	所在部门	教务部	岗位编号	
	从属部门	教务部	岗位定员		所辖人数	
	直接上级	部长	直接下级	无		

岗位使命 工作概述	在部长领导下，负责临床技能培训中心日常工作管理和设备维护管理，保证中心各项工作正常开展。

岗位工作 主要职责 与任务	1. 负责临床技能培训中心所有医学培训设备的管理。2. 负责中心中控室内数字视频教学系统、媒体发布系统的管理和维护及精品课程系统的发布应用。3. 负责计算机医学模拟训练室内 34 台电脑的管理及其上的 MicroSim 病例系统的管理和维护。4. 负责临床综合技能训练室、临床基本技能实验室、模拟诊室、妇科基本技能训练室、儿科基本技能训练室、PBL 教室、模拟手术室、显微外科基本技能训练室、腔镜外科基本技能训练室的开放使用管理。5. 负责各级领导及同行单位到临床技能培训中心的准备和接待工作，临床教学大楼二楼大厅电视机及信息发布管理。6. 负责中心的消防、监控等安全工作。7. 负责中心各种设备、办公用品、家具等财产的管理。8. 完成领导交办的临时性工作，承担部分教学、科研工作。

岗位工作 主要绩效 考核要点	1. 制定本岗位年度，月度工作计划目标达成率。 2. 临床技能培训中心所有医学培训设备的管理满意度。 3. 中心的消防、监控等安全工作及时性。 4. 中心设备完好率达 99% 以上。 5. 职能部门员工对自己工作服务的满意度。 6. 医院中层领导干部对自己工作服务的满意度。 7. 全院当月门诊就诊患者数量较去年同期相比增加或减少与个人绩效挂钩。 8. 全院当月出院患者数量较去年同期相比增加或减少与个人绩效挂钩。 9. 全院医疗毛收入数量较去年同期相比增加或减少与个人绩效挂钩。

岗位工 作关系	院内联系部门	院内各科室。
	院外联系部门	相关设备维护、维修机构。

岗位工 作权限	1. 工作事务处置权。2. 本部门管理工作建议权。3. 部长授予的其他权限。

岗位工 作环境	1. 大部分时间在医院内工作，温度、湿度适宜。 2. 工作现场会接触到轻微粉尘及医疗中的刺激性气味，照明条件良好，一般无相关职业病发生。 3. 电话、计算机、传真机、打印机、文件柜等必须办公设备。

在现在的岗位已工作时间	自　年　月　日开始，　共计：　年

学历培训 经历经验	1. 既熟悉相关医学常识，又熟练掌握计算机知识。 2. 本科或研究生学历，3 年以上相关工作经验。

岗位工作 技能要求	1. 良好的计算机应用、熟悉计算机模拟技术，对计算机模拟病例有一定了解，具有设计部分计算机模拟病例能力。2. 掌握一定的临床技能培训相关的知识，对临床技能培训相关设备比较熟悉。3. 较强的组织、协调、人际沟通能力。

岗位工作 其他要求	性别要求	无	年龄要求	30 ~ 60 岁	婚姻	婚、否不限
	身体 要求	身心健康	政治 要求	政治觉悟高，组织观念强	业务 要求	岗位独 立工作

岗位分析时间	2012 年 9 月 5 日	填写人	
直接上级审核签字	2012 年 9 月 9 日	审核时间	2012 年 9 月 19 日

61. 三级甲等教学医院教务部在职职工培训管理干事岗位说明书

岗位工作基本信息	岗位名称	在职培训管理	所在部门	教务部	岗位编号	
	从属部门	教务部	岗位定员		所辖人数	
	直接上级	部长	直接下级	无		

岗位使命工作概述	在教务部部长领导下，负责医院继续医学教育管理、医院师资培训管理、医院医学会相关学科主委和委员改选登记选送、教务部固定资产的管理，保证医院继续医学教育、师资培训、医学会工作正常运行。

岗位工作主要职责与任务	1. 负责组织国家级及省级继续医学教育项目申报工作。2. 负责管理、筹备国家级及省级继续医学教育项目。3. 负责本院职工学历教育（博士、硕士等）申请、考核、选送、办理有关签约协议手续。4. 负责管理本院职工出国留学（公派、自费）申请及办理签约协议手续。5. 负责管理本院职工外出进修学习申请计划、选送及办理有关备案登记工作。6. 负责管理本院职工外出参加学习班、学术会议（含出国参加学术交流）。7. 负责管理本院职工继续医学教育学分年审工作。8. 负责管理本院职工继续医学教育专项经费（差旅费）、本院职工学历教育经费预算、教务部财务报账、教务部固定资产的管理。9. 负责医院医学会相关学科主委、委员的改选登记、选送工作。10. 负责收集、整理、保管各种文件。11. 负责医院药事委员会活动会场安排。

岗位工作主要绩效考核要点	1. 制定本岗位年度、月度工作计划目标达成率。 2. 国家级及省级继续医学教育项目申报工作完成率。 3. 职工学历教育申请、考核、选送、办理有关签约协议手续度及时性。 4. 财务经费管理控制率。 5. 固定资产管理完好率。 6. 职工继续医学教育学分年审工作完成率。 7. 服务工作满意度。

岗位工作关系	院内联系部门	院内各科室。
	院外联系部门	医科大学、卫生厅、人事厅、医学会、区内各级医院。

岗位工作权限	1. 工作事务处置权。 2. 本部门管理工作建议权。 3. 部长授予的其他权限。

岗位工作环境	1. 大部分时间在医院内工作，温度、湿度适宜。 2. 工作现场会接触到轻微粉尘及医疗中的刺激性气味，照明条件良好，一般无相关职业病发生。 3. 电话、计算机、传真机、打印机、文件柜等必须办公设备。

在现在的岗位已工作时间	自　年　月　日开始，　共计：　年

学历培训经历经验	1. 医学专业。 2. 本科及以上学历，5 年以上医院工作经历（经验）。

岗位工作技能要求	1. 政治合格、品德高尚，有强烈的岗位责任心。 2. 通过计算机等级考试一级。 3. 中级职称及以上，并经过继续医学教育管理培训。 4. 良好的人际沟通能力，较强组织协调能力；工作耐心、细致、负责。

岗位工作其他要求	性别要求	无	年龄要求	男 30～60 岁 女 30～55 岁	婚姻	婚、否不限
	身体要求	身心健康	政治要求	政治觉悟高，组织观念强	业务要求	岗位独立工作

岗位分析时间	2012 年 9 月 5 日	填写人	
直接上级审核签字	2012 年 9 月 9 日	审核时间	2012 年 9 月 19 日

62．三级甲等教学医院教务部研究生教育管理干事岗位说明书

岗位工作基本信息	岗位名称	研究生教育管理干事	所在部门	教务部	岗位编号	
	从属部门	教务部	岗位定员		所辖人数	
	直接上级	部长	直接下级	无		

岗位使命工作概述	在教务部部长、副部长的领导下，负责研究生的日常管理工作，保证第一临床医学院全日制硕士研究生、博士研究生、七年制本硕生、高校教师硕士和同等学力在职研究生的有序培养。

岗位工作主要职责与任务	1. 负责第一临床医学院全日制硕士研究生、博士研究生、七年制本硕生、高校教师硕士和同等学力在职研究生（以下简称研究生）的临床轮转安排、外院研究生来我院轮转的安排等工作。2. 负责本院研究生的日常管理工作，包括请假、执业情况登记、工号安排、临床轮转的考核、研究生账号的收集、生活补助和午餐补助的发放工作。3. 协助本院研究生招生、复试、录取和导师上岗申报审核工作。4. 主管本院研究生岗前培训、中期考核、评优、创新课题申报的组织等工作。5. 主管本院研究生毕业答辩的组织、管理、随机抽专家等工作。6. 协助本院学位点建设工作，如协助组织博士点的申报，填写资料等。7. 转发及处理各部门发来的文件，并做好督促催办工作。8. 积极配合教务部其他岗位的工作。9. 完成部长、副部长安排的临时工作。

岗位工作主要绩效考核要点	1. 制定本岗位工作年度、月度工作计划目标达成率。 2. 按计划完成工作及时性。 3. 按要求完成研究生培养过程中临床培养阶段的日常管理满意度。 4. 协助研究生的招生、复试、录取组织工作完成率。 5. 按要求完成研究生毕业答辩的组织管理满意度。 6. 处理和转发上级部门发来的文件，及督促各教研室学位点完成工作及时性。7. 服务工作满意度。

岗位工作关系	院内联系部门	院内各科室。
	院外联系部门	校研究生学院、国际教育学院、教务处。

岗位工作权限	1. 工作事务处置权。 2. 本部门管理工作建议权。 3. 部长授予的其他权限。

岗位工作环境	1. 大部分时间在医院内工作，温度、湿度适宜。 2. 工作现场会接触到轻微粉尘及医疗中的刺激性气味，照明条件良好，一般无相关职业病发生。 3. 电话、计算机、传真机、打印机、文件柜等必须办公设备。

在现在的岗位已工作时间	自　年　月　日开始，共计：　年

学历培训经历经验	1. 临床医学研究生学历。 2. 教师资格证、执业医师资格证。 3. 5年相关工作经历。

岗位工作技能要求	1. 熟悉对研究生培养流程。2. 熟悉电脑办公室软件的运用。3. 有一定的组织协调能力和良好的沟通能力。4. 有一定的英文基础。5. 良好的语言和文字表达能力。6. 熟知循证医学方法学。

岗位工作其他要求	性别要求	无	年龄要求	男 30 ~ 60 岁 女 30 ~ 55 岁	婚姻	婚、否不限
	身体要求	身心健康	政治要求	政治觉悟高，组织观念强	业务要求	岗位独立工作

岗位分析时间	2012 年 9 月 5 日	填写人	
直接上级审核签字	2012 年 9 月 9 日	审核时间	2012 年 9 月 19 日

备注	

63. 三级甲等教学医院教务部住院医师专科医院培训管理干事岗位说明书

岗位工作基本信息	岗位名称	住院医师专科医师培训	所在部门	教务部	岗位编号	
	从属部门	教务部	岗位定员		所辖人数	
	直接上级	部长	直接下级	无		

岗位使命工作概述	在部长领导下，负责教务部行政事务管理，保证教务部行政的正常运行。

岗位工作主要职责与任务	1. 根据学校及上级部门下达的临床毕业生实习教学任务，在主管院长及部长、副部长的领导下，负责校内外毕业实习生在本院实习期间的思想、学习、生活、纪律等全面的管理工作；负责5年制、7年制、麻醉、影像、留学生及外校来我院实习生的轮转安排及管理。 2. 负责全院的住院医生规范化管理工作，住院医生轮转安排及奖金发放，轮转考核及各项事宜。 3. 负责办公室的电话接听、传真处理、解答咨询、各部门的请示报告登记和催办等工作。 4. 负责教务部行政事务的管理，做好教务部各类会议及会前通知、会场布置、会务服务等工作。 5. 负责做好信访工作，及时登记、解答、处理重大问题并向领导汇报。 6. 配合教务部其他岗位的工作。 7. 完成部长、副部长安排的临时工作。

岗位工作主要绩效考核要点	1. 校内外毕业实习生实习本院期间轮转安排的思想、学习、生活、纪律等全面的管理工作完成率、满意度。2. 全院的住院医生规范化管理工作达成率、满意度。3. 登记、解答、处理信访及各种咨询工作及时性、满意度。4. 会务、活动的组织和服务满意度。5. 服务工作满意度。

岗位工作关系	院内联系部门	院内各科室。
	院外联系部门	医科大学、卫生厅、同行业。

岗位工作权限	1. 工作事务处置权。2. 本部门管理工作建议权。3. 部长授予的其他权限。

岗位工作环境	1. 大部分时间在医院内工作，温度、湿度适宜。2. 工作现场会接触到轻微粉尘及医疗中的刺激性气味，照明条件良好，一般无相关职业病发生。3. 电话、计算机、传真机、打印机、文件柜等必须办公设备。

在现在的岗位已工作时间	自 年 月 日开始， 共计： 年

学历培训经历经验	1. 中文、文秘、管理、医学专业等。 2. 本科及以上学历，3年以上相关工作经验。

岗位工作技能要求	1. 良好的公文写作水平。 2. 通过计算机等级考试一级以上。 3. 掌握WORD、EXCEL等办公软件的使用。 4. 良好的人际沟通协调能力、较强的组织协调能力。 5. 良好的语言表达能力。

岗位工作其他要求	性别要求	无	年龄要求	30~60岁	婚姻	婚、否不限
	身体要求	身心健康	政治要求	政治觉悟高，组织观念强	业务要求	岗位独立工作

岗位分析时间	2012年9月5日	填写人	
直接上级审核签字	2012年9月9日	审核时间	2012年9月19日

64．三级甲等教学医院教务部本科生教学管理干事岗位说明书

<table>
<tr><td rowspan="3">岗位工作
基本信息</td><td>岗位名称</td><td>本科教学管理干事</td><td>所在部门</td><td colspan="2">教务部</td><td>岗位编号</td><td></td></tr>
<tr><td>从属部门</td><td>教务部</td><td>岗位定员</td><td colspan="2"></td><td>所辖人数</td><td></td></tr>
<tr><td>直接上级</td><td>部长</td><td>直接下级</td><td colspan="4">无</td></tr>
<tr><td>岗位使命
工作概述</td><td colspan="7">在教务部部长、主管副部长的领导下负责医院本科生阶段教学日常管理工作，保证本科教学正常运行。</td></tr>
<tr><td>岗位工作
主要职责
与任务</td><td colspan="7">1．负责第一临床医学院本科教学任务的落实及协调安排工作。2．负责第一临床医学院临床、影像、麻醉专业综合考试考务及考试档案管理工作。3．负责协调处理学校其他二级学院需要我院协助完成的教学任务。4．负责及时办理上级来文登记、归档工作，传达学校的相关通知。5．负责接办医院各教研室的请示报告，并及时递送领导签出的请示报告，做好登记、催办工作。及时登记、解答及处理本科教学的相关事项，并及时向领导请示、汇报。6．做好第一临床医学院本科教学材料的汇总、归档，并督促各教研室做好开学前的一切准备工作，包括课程进度安排、教师、见习教室等的安排工作。7．做好教务部召开的各类教学会议及活动会务工作。8．配合教务部其他岗位工作。</td></tr>
<tr><td>岗位工作
主要绩效
考核要点</td><td colspan="7">1．制定本岗位工作年度、月度工作计划目标达成率。
2．按计划完成工作及时性。
3．处理和转发上级部门发来的文件，及督促各教研室完成工作及时性。
4．职能部门员工对自己工作服务的满意度。
5．医院中层领导干部对自己工作服务的满意度。
6．全院当月门诊就诊患者数量较去年同期相比增加或减少与个人绩效挂钩。
7．全院当月出院患者数量较去年同期相比增加或减少与个人绩效挂钩。
8．全院医疗毛收入数量较去年同期相比增加或减少与个人绩效挂钩。</td></tr>
<tr><td rowspan="2">岗位工
作关系</td><td>院内联系部门</td><td colspan="6">院内各科室。</td></tr>
<tr><td>院外联系部门</td><td colspan="6">医科大学教务处、成人教育学院、国际教育学院。</td></tr>
<tr><td>岗位工
作权限</td><td colspan="7">1．工作事务处置权。
2．本部门管理工作建议权。
3．部长授予的其他权限。</td></tr>
<tr><td>岗位工
作环境</td><td colspan="7">1．大部分时间在医院内工作，温度、湿度适宜。
2．工作现场会接触到轻微粉尘及医疗中的刺激性气味，照明条件良好，一般无相关职业病发生。
3．电话、计算机、传真机、打印机、文件柜等必须办公设备。</td></tr>
<tr><td colspan="2">在现在的岗位已工作时间</td><td colspan="6">自　年　月　日开始，　共计：　年</td></tr>
<tr><td>学历培训
经历经验</td><td colspan="7">1．中文、文秘、管理或医学专业。
2．本科或研究生学历，一定的临床教学经验。</td></tr>
<tr><td>岗位工作
技能要求</td><td colspan="7">1．熟悉医学教育教学规律。
2．熟悉电脑办公室软件的运用。
3．有一定的组织协调能力和良好的沟通能力。
4．有一定的英文基础。
5．良好的语言和文字表达能力。</td></tr>
<tr><td rowspan="2">岗位工作
其他要求</td><td>性别
要求</td><td>无</td><td>年龄
要求</td><td colspan="2">男 30～60 岁
女 30～55 岁</td><td>婚姻</td><td>婚、否不限</td></tr>
<tr><td>身体
要求</td><td>身心健康</td><td>政治
要求</td><td colspan="2">政治觉悟高，组织观念强</td><td>业务
要求</td><td>岗位独
立工作</td></tr>
<tr><td colspan="2">岗位分析时间</td><td>2012 年 9 月 5 日</td><td colspan="2">填写人</td><td colspan="2"></td></tr>
<tr><td colspan="2">直接上级审核签字</td><td>2012 年 9 月 9 日</td><td colspan="2">审核时间</td><td colspan="2">2012 年 9 月 19 日</td></tr>
</table>

65．三级甲等教学医院审计科长岗位说明书

岗位工作基本信息	岗位名称	审计科长	所在部门	审计科	岗位编号	
	从属部门	无	岗位定员		所辖人数	
	直接上级	科长	直接下级	无		
岗位使命工作概述	在院长领导下对医院有关经济活动的真实、合法、效益性进行监督和服务，促进医院的发展目标达成。					
岗位工作主要职责与任务	1．拟订内部审计有关规章制度并检查落实。2．在院长和上级审计部门领导下，拟定审计工作计划并报院长审批后实施，主管审计科全面工作，负责本部门审计工作计划，拟定审计方案，起草审计报告和管理建议书等审计文书。3．组织实施财务审计、项目专项审计、合同审计、遵守审计法规、并出具内部审计报告。4．监督各审计项目负责人审计项目的审计质量。5．组织开展审计调查活动，开展审计工作研究，并参与医院要求的各项活动。6．针对各项审计工作的结果，编制审计报告、整改建议及阶段性审计总结，并督促审计结论和合理化建议的落实工作。7．根据审计工作计划，配合院内外部审计机构的审计工作。8．负责对部门内部员工进行管理、指导、考核，确保审计工作质量。9．完成领导交办临时性任务。					
岗位工作主要绩效考核要点	1．审计工作计划完成率。 2．审计报告按时编制率。 3．审计问题追踪检查率。 4．审计结果准确率。 5．员工管理。 6．服务工作满意度。					
岗位工作关系	院内联系部门	院内各科室。				
	院外联系部门	审计厅、卫生厅、教育厅、财政厅、建设厅等相关部门、各区直医疗单位内审部门。				
岗位工作权限	1．向院长汇报工作的报告权和对医院工作建议权。 2．对财务收支及有关经济活动的审计权。 3．对审计业务工作的指导权。 4．对本部门下属的督查、考核和奖惩、聘用权。 5．院长的其他授权。					
岗位工作环境	1．大部分时间在医院内工作，温度、湿度适宜。 2．工作现场会接触到轻微粉尘及医疗中的刺激性气味，照明条件良好，一般无相关职业病发生。 3．电话、计算机、传真机、打印机、文件柜等必须办公设备。					
在现在的岗位已工作时间	自　年　月　日开始，　共计：　年					
学历培训经历经验	依据《卫生系统内部审计工作规定》第七条规定，必须具备中级以上相关专业技术职称或 5 年以上的审计、会计工作经历，具有 5 年以上相关经验，3 年以上管理经验。					
岗位工作技能要求	1．具有审计、会计、经济管理、工程技术等相关专业知识和业务能力。2．内审人员实行岗位资格准入和后续教育制度。3．熟悉有关财经审计法规。4．较强的文字和语言表达能力。5．熟悉计算机基本操作，掌握 WORD、EXCEL 等办公软件的使用。6．保密性、政策性强。					
岗位工作其他要求	性别要求	无	年龄要求	男 30～50 岁 女 27～50 岁	婚姻	婚、否不限
	身体要求	身心健康	政治要求	政治觉悟高，组织观念强	业务要求	岗位独立工作
岗位分析时间	2012 年 9 月 5 日		填写人			
直接上级审核签字	2012 年 9 月 9 日		审核时间	2012 年 9 月 19 日		

66．三级甲等教学医院审计科副科长岗位说明书

岗位工作基本信息	岗位名称	副科长	所在部门	审计科	岗位编号	
	从属部门	无	岗位定员		所辖人数	
	直接上级	科长	直接下级	无		

岗位使命工作概述	在审计科科长的领导下负责医院购入物资，药品，印刷品的审核；购入物资，印刷品付款通知单的审核登记；参与零星基建维修验收审计；经济合同审计及其他审计任务。

岗位工作主要职责与任务	1．在审计科长的领导下，开展审计工作。2．负责医院购入物资，药品，印刷品的审核；对购入物资，印刷品付款通知单进行审核并做好登记；不定期的检查监督物资，药品仓库的库存和盘点工作。3．不定期的检查监督药品价格的执行情况。4．参与医院零星基建维修开标评标工作与验收审计工作。5．不定期的抽查收费人员的库存现金。6．医院经济合同审计。7．审核整改方案并持续跟踪督查，发现和解决出现的新问题，对最终结果发表建议。8．整理分析审计资料和文件，建立审计档案。9．负责对管理与培养员工，确保审计工作的发展。10．及时完成直接上级交办的其他任务。

岗位工作主要绩效考核要点	1．各项审计方案按时制定率。 2．审计工作按时完成率。 3．审计报告证据充分性。 4．审计档案完好率。 5．员工管理。 6．服务工作满意度。

岗位工作关系	院内联系部门	院内各科室。
	院外联系部门	医科大学、卫生厅、审计厅、财政厅、各行各业。

岗位工作权限	1．医院管理工作建议权。 2．对医院对外支出款项的审批权。 3．有关工作的检查和监督权。 4．对审计业务工作的指导权。 5．医院审计部门人员的聘用。 6．对本部门下属的督查、考核和奖惩权。 7．领导授予其他权力。

岗位工作环境	1．大部分时间在医院内工作，温度、湿度适宜。2．工作现场会接触到轻微粉尘及医疗中的刺激性气味，照明条件良好，一般无相关职业病发生。3．电话、计算机、传真机、打印机、文件柜等必须办公设备。

在现在的岗位已工作时间	自　年　月　日开始，　共计：　年

学历培训经历经验	1．本科及以上学历。审计、会计及监督管理，工程技术等相关专业。 2．实行岗位资格准入（内审上岗证书）和后续教育制度，具有 4 年以上相关经验，两年以上管理经验。

岗位工作技能要求	1．良好的职业道德和工作水平。 2．掌握 WORD，EXCEL 等软件的使用。 3．熟悉和掌握审计法，会计法及行业的审计核算。 4．人际沟通能力和组织协调能力。 5．良好的语言和文字表达能力。

岗位工作其他要求	性别要求	无	年龄要求	26～45 岁	婚姻	婚、否不限
	身体要求	身心健康	政治要求	政治觉悟高，组织观念强	业务要求	岗位独立工作

岗位分析时间	2012 年 9 月 4 日	填写人	
直接上级审核签字	2012 年 9 月 9 日	审核时间	2012 年 9 月 19 日

67. 三级甲等教学医院审计科基建、装、维修审计干事岗位说明书

<table>
<tr><td rowspan="3">岗位工作
基本信息</td><td>岗位名称</td><td>基建装、维修审计</td><td>所在部门</td><td colspan="2">审计科</td><td>岗位编号</td><td></td></tr>
<tr><td>从属部门</td><td>无</td><td>岗位定员</td><td colspan="2"></td><td>所辖人数</td><td></td></tr>
<tr><td>直接上级</td><td>科长</td><td>直接下级</td><td colspan="4">无</td></tr>
<tr><td>岗位使命
工作概述</td><td colspan="7">在科长领导下，负责完成本职的审计工作，并协助科长协调、审核其他事务。</td></tr>
<tr><td>岗位工作
主要职责
与任务</td><td colspan="7">1. 严格坚守与执行《审计人员守则》，客观公正、实事求是、依法审计、廉洁奉公，遵守各项工作纪律。2. 负责基建、装维修工程的预、结算审核工作。3. 参与、协调社会审计，监督社会审计的工作，并最终确认社会审计的审核结果。4. 参加工程的招、投标，工程建设有关会议，工程验收，建筑材料价格调查与确认。5. 对实施的基建、装维修工程进行全过程跟踪，及时发现问题、解决问题，保证工程顺利实施。6. 审核招投标文件，审计设计、勘察、施工、委托审计、委托监理、采购等经济合同。7. 审核水电材料、消防耗材及仓库的盘点等。8. 完成科长临时交办的审计任务。</td></tr>
<tr><td>岗位工作
主要绩效
考核要点</td><td colspan="7">1. 审计底稿复核及时率。
2. 审计报告初稿按时提交率。
3. 审计结果准确率。
4. 违反审计程序的次数。
5. 服务工作满意度。</td></tr>
<tr><td rowspan="2">岗位工
作关系</td><td colspan="2">院内联系部门</td><td colspan="5">院内各科室。</td></tr>
<tr><td colspan="2">院外联系部门</td><td colspan="5">卫生厅、审计厅、建设厅下属区、市定额站、设计院、工程质检单位、施工单位、监理单位、社会审计单位、材料供应商、合同相关单位、各兄弟医院内审部门等。</td></tr>
<tr><td>岗位工
作权限</td><td colspan="7">1. 工作事务处置权。
2. 本部门管理工作建议权。
3. 科长授予的其他权限。</td></tr>
<tr><td>岗位工
作环境</td><td colspan="7">1. 大部分时间在医院内工作，温度、湿度适宜。
2. 工作现场会接触到轻微粉尘及医疗中的刺激性气味，照明条件良好，一般无相关职业病发生。
3. 电话、计算机、传真机、打印机、文件柜等必须办公设备。</td></tr>
<tr><td colspan="2">在现在的岗位已工作时间</td><td colspan="6">自 年 月 日开始， 共计： 年</td></tr>
<tr><td>学历培训
经历经验</td><td colspan="7">1. 本科以上学历。审计、会计及经济管理、工程技术等相关专业知识和业务能力，并实行岗位资格准入和后续教育制度。2. 具备工作上岗证书，有相关两年工作经验。</td></tr>
<tr><td>岗位工作
技能要求</td><td colspan="7">1. 熟悉《审计法》、《审计署关于内部审计工作的规定》、《内部审计准则》、合同法、招投标有关规定、工程预结算的有关规定、国家相关法律法规和医院的有关规定。2. 掌握识图、测量、施工、安全等建设工程基本知识，学会工程预结算的方法。3. 熟练使用电脑，除了 WORD、EXCEL 等基本知识外，掌握工程预结算软件的使用方法。4. 有良好写作、沟通和语言、文字表达能力，特别是谈判、协商技巧。</td></tr>
<tr><td rowspan="2">岗位工作
其他要求</td><td>性别
要求</td><td>无</td><td>年龄
要求</td><td colspan="2">男 27~55 岁
女 27~55 岁</td><td>婚姻</td><td>婚、否不限</td></tr>
<tr><td>身体
要求</td><td>身心健康</td><td>政治
要求</td><td colspan="2">政治觉悟高，组织观念强</td><td>业务
要求</td><td>岗位独
立工作</td></tr>
<tr><td>岗位分析时间</td><td colspan="2">2012 年 9 月 4 日</td><td colspan="2">填写人</td><td colspan="3"></td></tr>
<tr><td>直接上级审核签字</td><td colspan="2">2012 年 9 月 9 日</td><td colspan="2">审核时间</td><td colspan="3">2012 年 9 月 19 日</td></tr>
</table>

68. 三级甲等教学医院审计科设备维修审计干事岗位说明书

<table>
<tr><td rowspan="3">岗位工作
基本信息</td><td>岗位名称</td><td>设备维修审计</td><td>所在部门</td><td colspan="2">审计科</td><td>岗位编号</td><td></td></tr>
<tr><td>从属部门</td><td>无</td><td>岗位定员</td><td colspan="2"></td><td>所辖人数</td><td></td></tr>
<tr><td>直接上级</td><td>科长</td><td>直接下级</td><td colspan="4">无</td></tr>
<tr><td>岗位使命
工作概述</td><td colspan="7">在科长的领导下，完成医院卫生耗材、试剂，计算机等项目的审计；督促被审部门落实审计意见。</td></tr>
<tr><td>岗位工作
主要职责
与任务</td><td colspan="7">1. 负责审计卫生耗材、试剂、计算机的采购。
2. 负责审计科研专项经费的使用、管理。
3. 负责审计有关计算机软件及弱电智能工程等的合同。
4. 参加设备科及计算机中心等有关设备采购及维修保养合同的谈判会。
5. 对设备科仓库的监督管理。
6. 有关管理制度的落实以及内部控制制度审计。
7. 接受捐赠物资的论证、管理和使用审计。
8. 审计经济管理和效益的情况。
9. 领导安排的临时审计任务及配合科室其他人员完成相关审计工作。</td></tr>
<tr><td>岗位工作
主要绩效
考核要点</td><td colspan="7">1. 审计底稿复核及时率。
2. 审计报告初稿按时提交率。
3. 职能部门员工对自己工作服务的满意度。
4. 医院中层领导干部对自己工作服务的满意度。
5. 全院当月门诊就诊患者数量较去年同期相比增加或减少与个人绩效挂钩。
6. 全院当月出院患者数量较去年同期相比增加或减少与个人绩效挂钩。
7. 全院医疗毛收入数量较去年同期相比增加或减少与个人绩效挂钩。</td></tr>
<tr><td rowspan="2">岗位工
作关系</td><td>院内联系部门</td><td colspan="6">院内各科室。</td></tr>
<tr><td>院外联系部门</td><td colspan="6">各个供货单位、医科大学、区卫生厅、审计厅、财政厅、教育厅，各医院内部
审计部门。</td></tr>
<tr><td>岗位工
作权限</td><td colspan="7">1. 工作事务处置权。
2. 本部门管理工作建议权。
3. 科长授予的其他权限。</td></tr>
<tr><td>岗位工
作环境</td><td colspan="7">1. 大部分时间在医院内工作，温度、湿度适宜。
2. 工作现场会接触到轻微粉尘及医疗中的刺激性气味，照明条件良好，一般无相关职业病发生。
3. 电话、计算机、传真机、打印机、文件柜等必须办公设备。</td></tr>
<tr><td>在现在的岗位已工作时间</td><td colspan="7">自　年　月　日开始，共计：　年</td></tr>
<tr><td>学历培训
经历经验</td><td colspan="7">1. 学历大专或本科。
2. 审计、会计、经济管理、工程技术等相关专业。
3. 会计证、内审资格证，3 年以上专业工作经验。</td></tr>
<tr><td>岗位工作
技能要求</td><td colspan="7">1. 熟练掌握计算机操作。
2. 熟练应用 WORD、EXCEL 等办公软件。
3. 良好的人际沟通协调能力。
4. 良好的语言和文字表达能力。</td></tr>
<tr><td rowspan="2">岗位工作
其他要求</td><td>性别要求</td><td>无</td><td>年龄要求</td><td colspan="2">25～60 岁</td><td>婚姻</td><td>婚、否不限</td></tr>
<tr><td>身体
要求</td><td>身心健康</td><td>政治
要求</td><td colspan="2">政治觉悟高，组织观念强</td><td>业务
要求</td><td>岗位独
立工作</td></tr>
<tr><td>岗位分析时间</td><td colspan="3">2012 年 9 月 5 日</td><td colspan="2">填写人</td><td colspan="2"></td></tr>
<tr><td>直接上级审核签字</td><td colspan="3">2012 年 9 月 9 日</td><td colspan="2">审核时间</td><td colspan="2">2012 年 9 月 19 日</td></tr>
</table>

69. 三级甲等教学医院审计科财务收支审计干事岗位说明书

岗位工作 基本信息	岗位名称	财务收支审计	所在部门	审计科	岗位编号	
	从属部门	无	岗位定员		所辖人数	
	直接上级	科长	直接下级	无		

岗位使命 工作概述	在审计科科长领导下负责财务收支审计、内部有关管理制度、库存现金及物资盘查工作，协助完成医院物资购入的部分工作，档案管理。

岗位工作 主要职责 与任务	1. 负责医院下属部门的财务收支审计和有关审计调查。2. 了解财经和审计工作法律法规和医院规章制度，严格遵守审计规范流程和审计纪律，并遵守审计工作职业道德，掌握财务会计、审计等知识。3. 负责科室各种送审材料及付款发票的接收及发送、登记造册管理及基建、修缮工程项目等审计资料档案管理。4. 负责及时办理上级来文、公函的接收、登记、传达及归档工作。5. 负责管理和使用审计科公章。6. 对医院有关财务收支及资金决算情况进行审计；不定期的抽查收费人员的库存现金。7. 不定期的对食堂、后勤仓库等进行物资盘查工作，审计内部有关管理制度的落实情况，不定期的协助药品仓库的库存和盘点工作8. 参与医院零星物资购入审计工作。9. 科长交付的其他审计任务。

岗位工作 主要绩效 考核要点	1. 文件流转的规范性与有效性。2. 业务审计工作完成率。3. 按规定管理和使用审计科公章。4. 审计证据复核率。5. 审计资料归档率。6. 违反审计程序的次数。7. 服务工作满意度。

岗位工作 关系	院内联系部门	院内各科室。
	院外联系部门	各施工建设单位 供应单位、医科大学、区卫生厅、审计厅、各医院内部审计机构。

岗位工 作权限	1. 工作事务处置权。 2. 本部门管理工作建议权。 3. 科长授予的其他权限。

岗位工 作环境	1. 大部分时间在医院内工作，温度、湿度适宜。 2. 工作现场会接触到轻微粉尘及医疗中的刺激性气味，照明条件良好，一般无相关职业病发生。 3. 电话、计算机、传真机、打印机、文件柜等必须办公设备。

在现在的岗位已工作时间	自 年 月 日开始， 共计： 年

学历培训 经历经验	1. 学历大专或本科。 2. 审计、会计、经济管理、工程技术等相关专业。 3. 会计证、内审资格证，2 年以上与审计项目相关的工作经验。

岗位工作 技能要求	1. 严格遵守职业道德。 2. 具有审计、会计经济管理、工程技术等相关专业知识和业务能力。 3. 熟练掌握 WORD、EXCEL 等办公软件的使用。 4. 良好的人际沟通和组织协调能力。 5. 良好的语言和文字表达能力。

岗位工作 其他要求	性别 要求	无	年龄 要求	男 25～60 岁 女 25～55 岁	婚姻	婚、否不限
	身体 要求	身心健康	政治 要求	政治觉悟高，组织观念强	业务 要求	岗位独 立工作

岗位分析时间	2012 年 9 月 5 日	填写人	
直接上级审核签字	2012 年 9 月 9 日	审核时间	2012 年 9 月 19 日
备注			

70．三级甲等教学医院审计科基建审计干事岗位说明书

岗位工作 基本信息	岗位名称	基建审计	所在部门	审计科	岗位编号	
	从属部门	无	岗位定员		所辖人数	
	直接上级	科长	直接下级	无		

岗位使命 工作概述	在科长的领导下，负责医院的采购以及设计、勘查、建筑、装修维修等工程的合同、造价审计，维护医院的利益。

岗位工作 主要职责 与任务	1. 严格按照审计人员的相关规范和职业道德，负责对医院各项工程的设计、勘查、建筑、装修维修等的合同、造价进行审计。2. 负责对医院的物资采购的价款，合同条款等与供应商谈判协商。采用网络、电话询价和市场调查相结合的方式，为医院争取最大利益。3. 参加医院的装修维修工程项目的验收以及工程量核对工作，对存在的问题提出整改建议。4. 审核合同的审批情况，确保所有超出政策权限的合同条款都依据相关政策和程序得到适当批准，确保合同评审文件信息的准确性和真实性。5. 在实施过程中需变更的合同内容进行审核，审核合同变更的申请，比较变更后的合同内容与变更前已批准的条件，并取得必要的批准。6. 及时准确地撰写和审核合同评审报批文件，报送领导签字盖章。7. 完成直接上级交付的其他工作。

岗位工作 主要绩效 考核要点	1. 审计工作完成率。 2. 合同审计报告按时提交率。 3. 违反合同审核程序的次数。 4. 按时参加各项验收，工程量核对的工作并提出有效整改建议。 5. 服务工作满意度。

岗位工作 工作关系	院内联系部门	院内各科室。
	院外联系部门	供应商、施工单位、设计院等相关单位、医疗部门内审机构。

岗位工 作权限	1. 工作事务处置权。 2. 本部门管理工作建议权。 3. 科长授予的其他权限。

岗位工 作环境	1. 大部分时间在医院内工作，温度、湿度适宜。 2. 工作现场会接触到轻微粉尘及医疗中的刺激性气味，照明条件良好，一般无相关职业病发生。 3. 电话、计算机、传真机、打印机、文件柜等必须办公设备。

在现在的岗位已工作时间	自　年　月　日开始，　共计：　年

学历培训 经历经验	1. 学历大专或本科。 2. 审计、会计、经济管理、工程技术等相关专业。 3. 会计证、内审资格证，2 年以上的相关经验。

岗位工作 技能要求	1. 掌握工程造价方面的知识，能熟练使用工程造价软件。 2. 熟练掌握计算机的操作。 3. 较强的与人沟通协商、谈判的能力和技巧。 4. 掌握合同条款的相关法律知识。

岗位工作 其他要求	性别 要求	无	年龄 要求	男 25～60 岁 女 25～55 岁	婚姻	婚、否不限
	身体 要求	身心健康	政治 要求	政治觉悟高，组织观念强	业务 要求	岗位独 立工作

岗位分析时间	2012 年 9 月 5 日	填写人	
直接上级审核签字	2012 年 9 月 9 日	审核时间	2012 年 9 月 19 日
备注			

71. 三级甲等教学医院审计科物资采购审计干事岗位说明书

<table>
<tr><td rowspan="3">岗位工作
基本信息</td><td>岗位名称</td><td>物资采购审计</td><td>所在部门</td><td>审计科</td><td>岗位编号</td><td></td></tr>
<tr><td>从属部门</td><td>无</td><td>岗位定员</td><td></td><td>所辖人数</td><td></td></tr>
<tr><td>直接上级</td><td>科长</td><td>直接下级</td><td colspan="3">无</td></tr>
<tr><td>岗位使命
工作概述</td><td colspan="6">在科长领导下，负责后勤采购、维修工程审计工作，行使审计监督职能，降低医院运行成本，保障医院正常运行，为临床一线服务。督促被审计部门落实审计意见。</td></tr>
<tr><td>岗位工作
主要职责
与任务</td><td colspan="6">1. 负责医院三气工程、净化维修工程分体空调采购、电梯维修合同及日常维修耗材采购审计工作，并撰写审计报告。
2. 负责医院办公用品、印刷品、办公家具采购和宣传用品审计工作，并撰写审计报告。
3. 参与医院药剂科仓库、后勤办仓库、设备科仓库盘点。
4. 有关管理制度的落实以及内控制度审计。
5. 接受捐赠、科研经费管理、使用的审计。
6. 协助学校开展任期经济责任审计。
7. 固定资产、对外投资等专项审计调查。
8. 完成领导交办其他任务。</td></tr>
<tr><td>岗位工作
主要绩效
考核要点</td><td colspan="6">1. 审计计划按时完成率。
2. 审计底稿复核及时率。
3. 审计报告初稿按时提交率。
4. 审计结果准确率。
5. 后勤办仓库、设备科仓库、药剂科仓库盘点及时率与准确率。
6. 按照审计流程工作。
7. 服务工作满意度。</td></tr>
<tr><td rowspan="2">岗位工
作关系</td><td>院内联系部门</td><td colspan="5">院内各科室。</td></tr>
<tr><td>院外联系部门</td><td colspan="5">医科大学、区卫生厅、区审计厅、教育厅、财政厅、区内各医院内审部门。</td></tr>
<tr><td>岗位工
作权限</td><td colspan="6">1. 工作事务处置权。
2. 本部门管理工作建议权。
3. 科长授予的其他权限。</td></tr>
<tr><td>岗位工
作环境</td><td colspan="6">1. 大部分时间在医院内工作，温度、湿度适宜。
2. 工作现场会接触到轻微粉尘及医疗中的刺激性气味，照明条件良好，一般相关职业病发生。
3. 电话、计算机、传真机、打印机、文件柜等必须办公设备。</td></tr>
<tr><td>在现在的岗位已工作时间</td><td colspan="6">自　年　月　日开始，　共计：　年</td></tr>
<tr><td>学历培训
经历经验</td><td colspan="6">1. 本科学历。审计、会计及经济管理、工程技术等相关专业知识和业务能力。
2. 并实行岗位资格准入和后续教育制度具备工作上岗证书，2 年以上专业工作经验。</td></tr>
<tr><td>岗位工作
技能要求</td><td colspan="6">1. 良好的专业工作知识、初级以上专业职称。
2. 能熟练操作计算机。
3. 有较好的人际沟通能力。
4. 对物资采购业务流程熟悉。</td></tr>
<tr><td rowspan="2">岗位工作
其他要求</td><td>性别
要求</td><td>无</td><td>年龄
要求</td><td>男 25 ~ 60 岁
女 25 ~ 55 岁</td><td>婚姻</td><td>婚、否不限</td></tr>
<tr><td>身体
要求</td><td>身心健康</td><td>政治
要求</td><td>政治觉悟高，组织观念强</td><td>业务
要求</td><td>岗位独
立工作</td></tr>
<tr><td>岗位分析时间</td><td colspan="2">2012 年 9 月 5 日</td><td>填写人</td><td colspan="2"></td></tr>
<tr><td>直接上级审核签字</td><td colspan="2">2012 年 9 月 9 日</td><td>审核时间</td><td colspan="2">2012 年 9 月 19 日</td></tr>
<tr><td>备注</td><td colspan="6"></td></tr>
</table>

72. 三级甲等教学医院医保科副科长岗位说明书

岗位工作基本信息	岗位名称	副科长	所在部门	医保科	岗位编号	
	从属部门	无	岗位定员		所辖人数	
	直接上级	科长	直接下级	科室成员		

岗位使命工作概述	在主管院长和科长领导下，负责医院医疗保险管理工作，保证参保人员在我院享受优质的医疗服务及良好的医保待遇。

岗位工作主要职责与任务	1. 根据医疗保险有关政策制定相配套的医院各项具体管理制度和措施。2. 根据医院发展情况，制定工作计划，并组织实施。3. 监督检查医院医疗保险政策、制度的执行情况，及时汇报和进行总结。4. 按时了解医保经办机构资金拨付情况，发现问题及时沟通解决。5. 组织本部门政治和业务学习，熟练掌握医保操作程序；负责对全院职工进行关于医疗保险政策规定的宣传与培训。6. 做好参保人员信访接待工作，按信访内容及时解决或转相关部门处理。7. 落实科内人员岗位职责，做好医保协议管理、"三个目录"维护、特检特治管理、特殊用药管理、门诊慢性病管理、异地医保管理、小孩统筹医疗管理、大额医疗费用报销、核实医保资金拨付情况、本单位职工参保管理等工作。8. 负责协调医保有关职能部门及上级医疗保险主管部门的工作关系；培养科室人员科研意识，积极撰写论文及申报科研课题。9. 协助管理本院社区医疗服务工作。10. 完成直接上级的其他工作。

岗位工作主要绩效考核要点	1. 制定相关制度的规范性与及时性。2. 部门工作任务计划完成率。3. 医疗保险管理规定及制度的规范性、及时性。4. 每月上报医疗保险费用情况及分析有效性。5. 每季上报医疗保险实施运行情况及分析有效性。6. 员工管理。7. 服务工作满意度。

岗位工作关系	院内联系部门	院内各科室。
	院外联系部门	区社保厅、市社保局、卫生厅（局）、各地医保中心、新农合办、区内各医疗机构。

岗位工作权限	1. 参保患者检查、治疗项目和药品审批权。 2. 参保患者转院审批权；住院病历、门诊处方查阅权。 3. 医保信息的维护、修改权。 4. 使用公务用车权。 5. 员工工作指导、考核、聘用权力。 6. 主管院长和科长授予的其他权限。

岗位工作环境	1. 大部分时间在医院内工作，温度、湿度适宜。 2. 工作现场会接触到轻微粉尘及医疗中的刺激性气味，照明条件良好，一般无相关职业病发生。 3. 电话、计算机、传真机、打印机、文件柜等必须办公设备。

在现在的岗位已工作时间	自　年　月　日开始，　共计：　年

学历培训经历经验	1. 本科及以上学历。 2. 医疗专业，具有4年以上相关经验，两年以上管理经验。

岗位工作技能要求	1. 有管理水平及临床医疗知识，医疗中级及以上职称。2. 有组织协调能力及人际沟通协调能力。3. 良好的计算机知识，通过计算机能力一级以上考试。

岗位工作其他要求	性别要求	无	年龄要求	男28~60岁 女28~55岁	婚姻	婚、否不限
	身体要求	身心健康	政治要求	政治觉悟高，组织观念强	业务要求	岗位独立工作

岗位分析时间	2012年9月5日	填写人	
直接上级审核签字	2012年9月9日	审核时间	2012年9月19日

73. 三级甲等教学医院医保科普通医保科员岗位说明书

岗位工作基本信息	岗位名称	普通医保科员	所在部门	医保科	岗位编号	
	从属部门	无	岗位定员		所辖人数	
	直接上级	科长	直接下级	无		

岗位使命工作概述	在科长领导下，根据各种医保政策，规范医务人员对参保患者的诊疗活动。保证参保人员在我院享受优质的医疗服务及良好的医保待遇。

岗位工作主要职责与任务	1. 在科长的领导下负责对本单位职工进行区（市）医保、区（市）离休、南铁医保、异地医保、新农合政策的培训，回答医务人员及患者的医保政策咨询。2. 负责本院基本医疗保险诊疗项目、医疗服务设施范围"三个目录"维护。3. 负责有关地区离休患者的特殊检查、特殊治疗及特殊用药项目的审批；负责有关地区医保患者慢性病的申报、发放及管理。4. 负责各单位小孩统筹在我院的办证、管理、药品及项目的审批、费用统计及费用托收；负责非参保单位在我院定点医疗的管理、药品及项目的审批、费用统计及费用托收。5. 负责办理本单位职工参保、停保、续保、退保及异地就诊的办理；负责其参保人员医疗保险证、IC 卡新办、挂失、补办手续；负责本单位参保人员异地就诊、急诊、计划生育费用的报销申报，协助其大额医疗费用的报销。6. 负责医保住院患者的病历审核、审批、费用分析；负责医保患者门诊处方的审核、归类、保管。7. 负责协调处理参保人员就诊过程中出现的各种问题；与区、市、南铁、异地医保、新农合等部门进行业务交流与协调。8. 负责各医保在我院产生费用统计并上报相关管理部门，检查费用拨付是否到位；根据与各医保管理机构所签订的协议备好各种材料接受检查及监督。9. 完成直接上级交给的其他临时性工作。

岗位工作主要绩效考核要点	1. 每月上报医疗保险费用的准确性、及时性。2. 每月本单位职工医保缴费的准确性、及时性。3. 加强医保患者的管理，保证医保基金的合理使用。4. 通过政策宣传，提高医务人员在执行过程中的可操作性及参保人员对医保政策待遇的知情权。5. 服务满意度。

岗位工作关系	院内联系部门	院内各科室。
	院外联系部门	区社保厅、市社保局、卫生厅（局）、各地医保中心、新农合办、区内各医疗机构。

岗位工作权限	1. 工作事务处置权。2. 本部门管理工作建议权。3. 科长授予的其他权限。

岗位工作环境	1. 大部分时间在医院内工作，温度、湿度适宜。 2. 工作现场会接触到轻微粉尘及医疗中的刺激性气味，照明条件良好，一般无相关职业病发生。 3. 电话、计算机、传真机、打印机、文件柜等必须办公设备。

在现在的岗位已工作时间	自　年　月　日开始，共计：　年

学历培训经历经验	1. 中专及中专以上学历。 2. 医学相关专业、文秘、计算机信息管理专业，两年相关工作经验。

岗位工作技能要求	1. 具有一定的医疗知识。2. 掌握计算机操作及医保各种相关应用程序使用。3. 掌握 WORD、EXCEL 等办公软件的使用。4. 良好的人际沟通协调能力。

岗位工作其他要求	性别要求	无	年龄要求	男 25~60 岁 女 25~55 岁	婚姻	婚、否不限
	身体要求	身心健康	政治要求	政治觉悟高，组织观念强	业务要求	岗位独立工作

岗位分析时间	2012 年 9 月 5 日	填写人	
直接上级审核签字	2012 年 9 月 9 日	审核时间	2012 年 9 月 19 日
备注			

74. 三级甲等教学医院感染管理科主任岗位说明书

岗位工作基本信息	岗位名称	科主任	所在部门	医院感染管理科	岗位编号	
	从属部门	无	岗位定员		所辖人数	
	直接上级	主管副院长	直接下级	科室成员		

岗位使命工作概述	在主管副院长的领导下，负责医院感染预防和控制的管理工作。

岗位工作主要职责与任务	1. 根据法规、标准，组织拟定预防医院感染的全院性规划、工作计划、制定医院及各科室医院感染管理规章制度，并组织实施、监督和评价。2. 参与全院医疗质量管理工作，组织科室工作人员对医院感染发生状况及其危险因素进行监测、分析和反馈，针对存在的问题提出控制措施并指导实施。3. 组织科室工作人员对医院的清洁、消毒灭菌与隔离、无菌操作技术、医疗废物管理、传染病的医院感染控制以及感染预防相关的职业卫生安全防护等工作进行指导。4. 组织科室工作人员对医院感染暴发或疑似医院感染暴发的事件进行初步调查，提出控制措施。5. 负责组织和协调全院各级各类人员预防、控制医院感染知识与技能的培训、考核。6. 参与医院抗菌药物合理使用的管理工作，协助拟定合理用药的规章制度。7. 组织科室工作人员对消毒药械和一次性使用医疗器械、器具的相关证明进行审核。8. 学习国内外医院感染控制新进展和先进技术，组织开展科学研究，提升感染预防与控制水平。9. 及时完成直接上级交办的其他临时性工作。

岗位工作主要绩效考核要点	1. 工作计划完成与制度的规范性与有效性时实施。2. 贯彻落实医院感染相关制度和措施的执行能力。3. 对医院感染监测和管理发现的问题和相关危险因素组织进行调查处理的能力。4. 对出现的疑似医院感染暴发或医院感染暴发事件及时报告并参与组织调查处理的情况。5. 当出现突发事件时，能服从组织的安排参与医疗救助中的医院感染管理相关工作。6. 服务满意度。

岗位工作关系	院内联系部门	院内各科室。
	院外联系部门	医科大学、卫生行政部门、疾病预防控制和卫生监督部门、其他医疗机构同行、学会/协会团体。

岗位工作权限	1. 对医院感染预防与控制工作，有管理权。2. 对全院疑似医院感染暴发和医院感染暴发事件的发生，有调查权。3. 对医院购入的消毒药械及一次性医疗用品，有监督权。4. 对涉及相关的医疗质量管理工作，有建议权。5. 对严重违规或屡犯者有进行惩处的建议权。

岗位工作环境	1. 大部分时间在医院内工作，温度、湿度适宜。2. 工作现场会接触到轻微粉尘及医疗中的刺激性气味，照明条件良好，一般无相关职业病发生。3. 电话、计算机、传真机、打印机、文件柜等必须办公设备。

在现在的岗位已工作时间	自　年　月　日开始，共计：　年

学历培训经历经验	医学专业硕士研究生以上学历，副高以上技术职称，5 年以上相关经验，3 年管理经验。

岗位工作技能要求	1. 丰富知识与实践经验，较好的管理经验。2. 良好的人际沟通能力组织协调能力、良好的语言和文字表达能力。3. 熟悉 WORD、EXCEL 等办公软件的使用。

岗位工作其他要求	性别要求	无	年龄要求	男 30~55 岁 女 30~50 岁	婚姻	婚、否不限
	身体要求	身心健康	政治要求	政治觉悟高，组织观念强	业务要求	岗位独立工作

岗位分析时间	2012 年 9 月 4 日	填写人	
直接上级审核签字	2012 年 9 月 9 日	审核时间	2012 年 9 月 19 日
备注			

75. 三级甲等教学医院感染管理科副主任岗位说明书

<table>
<tr><td rowspan="3">岗位工作
基本信息</td><td>岗位名称</td><td>感染管理
科副主任</td><td>所在部门</td><td colspan="2">医院感染
管理科</td><td>岗位编号</td><td></td></tr>
<tr><td>从属部门</td><td>无</td><td>岗位定员</td><td colspan="2"></td><td>所辖人数</td><td></td></tr>
<tr><td>直接上级</td><td>主任</td><td>直接下级</td><td colspan="4">组员</td></tr>
<tr><td>岗位使命
工作概述</td><td colspan="7">在科长领导下，负责本科相关医院感染管理职能工作的管理与协调，协助科主任做好全院院内感染管理工作。</td></tr>
<tr><td>岗位工作
主要职责
与任务</td><td colspan="7">1. 协助科主任组织拟定预防医院感染的全院性规划、工作计划，组织制定医院及各科室医院感染管理规章制度，并具体组织实施、监督和评价。2. 协助科主任组织科室工作人员对医院感染发生状况及其危险因素进行监测、分析和反馈，针对存在的问题提出控制措施并指导实施，并定期分析监测结果向有关部门反馈。3. 在发生疑似医院感染暴发或医院感染暴发事件时，协助科主任组织、协调开展事件的调查和处理工作。4. 分管部分科室、部门的医院感染管理工作。5. 分管医院感染管理工作中的部分内容。6. 在科主任外出时，负责科室的各项管理工作。7. 及时完成直接上级交办的其他临时性工作。</td></tr>
<tr><td>岗位工作
主要绩效
考核要点</td><td colspan="7">1. 根据本科年度、月度工作计划制定本岗位年度、月度工作计划。
2. 认真按时完成计划性工作。
3. 认真履行岗位职责，分管工作高质量完成。
4. 协助主任完成其他工作。
5. 分管工作任务的完成情况等。
6. 服务工作满意度。</td></tr>
<tr><td rowspan="2">岗位工
作关系</td><td colspan="2">院内联系部门</td><td colspan="5">院内各科室。</td></tr>
<tr><td colspan="2">院外联系部门</td><td colspan="5">医科大学 卫生行政部门（卫生厅、市卫生局）疾病预防控制和卫生监督部门其他医疗机构同行 学会/协会团体（医师协会、预防医学会等）。</td></tr>
<tr><td>岗位工
作权限</td><td colspan="7">1. 协助分管的医院感染管理相关工作事务管理权。
2. 医院感染管理相关工作事务建议权。
3. 科主任授予的其他权限。</td></tr>
<tr><td>岗位工
作环境</td><td colspan="7">1. 大部分时间在医院内工作，温度、湿度适宜。
2. 工作现场会接触到轻微粉尘及医疗中的刺激性气味，照明条件良好，一般无相关职业病发生。
3. 电话、计算机、传真机、打印机、文件柜等必须办公设备。</td></tr>
<tr><td>在现在的岗位已工作时间</td><td colspan="7">自 年 月 日开始， 共计： 年</td></tr>
<tr><td>学历培训
经历经验</td><td colspan="7">1. 医学或卫生管理专业。
2. 本科以上学历。
3. 中级以上职称，4 年以上相关工作经验，3 年管理经验。</td></tr>
<tr><td>岗位工作
技能要求</td><td colspan="7">1. 良好的人际沟通协调能力、较强的组织协调能力。2. 较好的管理经验和医院感染控制相关知识基础。3. 良好的语言和文字表达能力。4. 掌握 WORD、EXCEL 等办公软件的使用，能较熟练使用计算机。</td></tr>
<tr><td rowspan="2">岗位工作
其他要求</td><td>性别
要求</td><td>无</td><td>年龄
要求</td><td colspan="2">男 27~45 岁
女 28~50 岁</td><td>婚姻</td><td>婚、否不限</td></tr>
<tr><td>身体
要求</td><td>身心健康</td><td>政治
要求</td><td colspan="2">政治觉悟高，组织观念强</td><td>业务
要求</td><td>岗位独
立工作</td></tr>
<tr><td>岗位分析时间</td><td colspan="2">2012 年 9 月 5 日</td><td colspan="2">填写人</td><td colspan="2"></td></tr>
<tr><td>直接上级审核签字</td><td colspan="2">2012 年 9 月 9 日</td><td colspan="2">审核时间</td><td colspan="2">2012 年 9 月 19 日</td></tr>
</table>

76. 三级甲等教学医院感染管理科医师岗位说明书

岗位工作基本信息	岗位名称	感染控制医师	所在部门	医院感染管理科	岗位编号	
	从属部门	无	岗位定员		所辖人数	
	直接上级	主任	直接下级	无		

岗位使命工作概述	在科主任的领导下，协助科主任进行行政管理；负责医院感染监测和管理项目实施方案的拟定和具体实施，并定期进行分析、总结和反馈。

岗位工作主要职责与任务	1. 负责分管科室的医院感染管理相关工作。2. 主要负责医院感染病例监测调查表的设计、重点管理项目实施方案的拟定，经审核批准后组织具体的实施。参与感染病例的前瞻性、目标性监测，定期总结监测资料，对感染相关危险因素和存在的问题进行分析，提出改进措施并指导实施。3. 参与抗菌药物临床应用的管理工作，参与拟定合理用药管理的规定，并参加抗菌药物临床应用情况的调查和分析。4. 参加感染性疾病的临床会诊。5. 对疑似医院感染暴发或医院感染暴发事件进行报告和调查分析，提出控制措施并协调、组织有关部门进行处理，完成事件的调查处理报告；在需要的情况下，协助其他同事完成事件调查处理工作。6. 负责对医务人员进行预防和控制医院感染的培训和有关预防医院感染的职业卫生安全防护工作提供指导。7. 负责分管医院感染预防与控制相关的标准操作流程的制定和实施监督。对有关预防和控制医院感染管理规章制度落实情况进行检查和指导。8. 对医院的清洁、消毒灭菌和隔离、无菌操作技术以及医疗废物管理等工作提供指导。9. 协助护士进行必要环境卫生学监测。10. 完成科主任交办的其他工作。

岗位工作主要绩效考核要点	1. 根据本科年度、月度工作计划制定本岗位的年度、月度工作计划。2. 及时高质量完成分管工作任务。3. 服从科室领导安排与调配。4. 服务工作满意度。

岗位工作关系	院内联系部门	院内各科室。
	院外联系部门	医科大学、卫生行政部门、疾病预防控制和卫生监督部门、其他医疗机构同行。

岗位工作权限	1. 对分管科室工作的管理权。2. 对疑似医院感染暴发或医院感染暴发事件，有调查权和上报权。3. 对本科室管理工作的建议权。4. 科主任授予其他权限。

岗位工作环境	1. 大部分时间在医院内工作，温度、湿度适宜。2. 工作现场会接触到轻微粉尘及医疗中的刺激性气味，照明条件良好，一般无相关职业病发生。3. 电话、计算机、传真机、打印机、文件柜等必须办公设备。

在现在的岗位已工作时间	自　年　月　日开始，　共计：　年

学历培训经历经验	1. 医学专业。 2. 本科及以上学历，15 年工作经历。

岗位工作技能要求	1. 熟悉医疗护理常规，敏锐观察问题、发现问题以及科学解决问题能力。良好的人际沟通能力和较强的组织协调能力。 2. 良好的语言和文字表达能力。 3. 熟悉 WORD、EXCEL 等办公软件的使用。

岗位工作其他要求	性别要求	无	年龄要求	男 30~60 岁 女 30~55 岁	婚姻	婚、否不限
	身体要求	身心健康	政治要求	政治觉悟高，组织观念强	业务要求	岗位独立工作

岗位分析时间	2012 年 9 月 5 日	填写人	
直接上级审核签字	2012 年 9 月 9 日	审核时间	2012 年 9 月 19 日
备注			

77. 三级甲等教学医院感染管理科护理工作控制兼档案管理干事岗位说明书

岗位工作基本信息	岗位名称	感染控制护士兼档案管理员	所在部门	医院感染管理科	岗位编号	
	从属部门	无	岗位定员		所辖人数	
	直接上级	主任	直接下级	无		
岗位使命工作概述	在科主任领导下，负责医院感染监测和管理项目实施方案的具体实施，并定期进行分析、总结和反馈。					
岗位工作主要职责与任务	1. 负责分管科室的医院感染管理相关工作。2. 参与感染病例的前瞻性、目标性监测，定期总结监测资料，对感染相关危险因素和存在的问题进行分析，提出改进措施并指导实施。3. 参与拟定医院消毒隔离制度和措施，并监督实施；定期对医院环境卫生、消毒、灭菌效果进行必要的监督、监测，及时汇总、分析监测结果，发现问题，制定控制措施，并监督实施。4. 负责分管医院感染预防与控制相关的标准操作流程的制定和实施的监督；对疑似医院感染暴发或医院感染暴发事件进行初步的调查分析，必要时，在感染控制医师的协助下，提出控制措施，参与事件的调查处理过程，并在事件处理后完成调查报告；在需要的情况下，协助事完成事件的调查处理工作。5. 协助医师进行抗菌药物应用的调查、分析和反馈。6. 负责对医务人员进行预防和控制医院感染的培训工作。7. 对有关预防和控制医院感染管理规章制度的落实情况进行检查和指导；对医院的清洁、消毒灭菌和隔离、无菌操作技术以及医疗废物管理等工作提供指导；对医务人员有关预防医院感染的职业卫生安全防护工作提供指导。8. 参与消毒药械和一次性使用医疗器械证明文件审核和使用监督。9. 完成科主任交办的其他工作。10. 负责科室文件的档案管理工作。					
岗位工作主要绩效考核要点	1. 根据本科的年度工作计划，制定本岗位年度、月度工作计划。2. 感染监测、跟踪管理工作任务完成率。3. 发现分管科室的感染暴发趋势、报告、调查处理及时性。4. 档案管理完好率。5. 服务工作满意度。					
岗位工作关系	院内联系部门	院内各科室。				
	院外联系部门	医科大学、卫生行政部门、疾病预防控制和卫生监督部门、其他医疗机构同行。				
岗位工作权限	1. 工作事务处置权。 2. 本部门管理工作建议权。 3. 科长授予的其他权限。					
岗位工作环境	1. 大部分时间在医院内工作，温度、湿度适宜。2. 工作现场会接触到轻微粉尘及医疗中的刺激性气味，照明条件良好，一般无相关职业病发生。3. 电话、计算机、传真机、打印机、文件柜等必须办公设备。					
在现在的岗位已工作时间	自　年　月　日开始，　共计：　年					
学历培训经历经验	1. 医学（护理专业）。 2. 大专以上学历，10 年以上工作经历。					
岗位工作技能要求	1. 扎实的专业知识、良好的人际沟通能力、较强的管理能力，敏锐观察问题、发现问题以及科学解决问题的能力。 2. 熟练操作 WORD、EXCEL、powerpoint 等办公软件。 3. 良好的语言和文字表达能力，具有一定的授课能力。					
岗位工作其他要求	性别要求	女	年龄要求	女 30 ~ 55 岁	婚姻	婚、否不限
	身体要求	身心健康	政治要求	政治觉悟高，组织观念强	业务要求	岗位独立工作
岗位分析时间	2012 年 9 月 5 日		填写人			
直接上级审核签字	2012 年 9 月 9 日		审核时间	2012 年 9 月 19 日		

78．三级甲等教学医院感染管理科护理控制干事岗位说明书

岗位工作基本信息	岗位名称	感染控制护士	所在部门	医院感染管理科	岗位编号	
	从属部门	无	岗位定员		所辖人数	
	直接上级	主任	直接下级	无		
岗位使命工作概述	在科主任领导下，负责医院感染监测和管理项目实施方案的具体实施，并定期进行分析、总结和反馈。					
岗位工作主要职责与任务	1．负责分管科室的医院感染管理相关工作。2．参与感染病例的前瞻性、目标性监测，定期总结监测资料，对感染相关危险因素和存在的问题进行分析，提出改进措施并指导实施。3．参与拟定医院消毒隔离制度和措施，并监督实施；定期对医院环境卫生、消毒、灭菌效果进行必要的监督、监测，及时汇总、分析监测结果，发现问题，制定控制措施，并监督实施。4．负责分管医院感染预防与控制相关的标准操作流程的制定和实施的监督；对疑似医院感染暴发或医院感染暴发事件进行初步的调查分析，必要时，在感染控制医师的协助下，提出控制措施，参与事件的调查处理过程，并在事件处理后完成调查报告；在需要的情况下，协助其他同事完成事件的调查处理工作。5．协助医师进行抗菌药物应用的调查、分析和反馈。6．负责对医务人员进行预防和控制医院感染的培训工作。7．对有关预防和控制医院感染管理规章制度的落实情况进行检查和指导；对医院的清洁、消毒灭菌和隔离、无菌操作技术以及医疗废物管理等工作提供指导；对医务人员有关预防医院感染的职业卫生安全防护工作提供指导。8．参与消毒药械和一次性使用医疗器械证明文件审核和使用监督。9．完成科主任交办的其他工作。					
岗位工作主要绩效考核要点	1．根据本科的年度工作计划，制定本岗位年度、月度工作计划。2．感染监测、跟踪管理工作任务完成率。3．发现分管科室的感染暴发趋势、报告、调查处理及时性。4．档案管理完好率。5．服务工作满意度。					
岗位工作关系	院内联系部门	院内各科室。				
	院外联系部门	医科大学、卫生行政部门、疾病预防控制和卫生监督部门、其他医疗机构同行。				
岗位工作权限	1．工作事务处置权。2．本部门管理工作建议权。3．科长授予的其他权限。					
岗位工作环境	1．大部分时间在医院内工作，温度、湿度适宜。2．工作现场会接触到轻微粉尘及医疗中的刺激性气味，照明条件良好，一般无相关职业病发生。3．电话、计算机、传真机、打印机、文件柜等必须办公设备。					
在现在的岗位已工作时间	自　年　月　日开始，　共计：　年					
学历培训经历经验	1．医学（护理专业）。2．大专以上学历，5年以上临床护理工作经验。					
岗位工作技能要求	1．扎实的专业知识、良好的人际沟通能力、较强的管理能力，敏锐观察问题、发现问题以及科学解决问题的能力。2．熟练操作WORD、EXCEL、powerpoint等办公软件。3．良好的语言和文字表达能力，具有一定的授课能力。					
岗位工作其他要求	性别要求	无	年龄要求	男30~60岁女30~55岁	婚姻	婚、否不限
	身体要求	身心健康	政治要求	政治觉悟高，组织观念强	业务要求	岗位独立工作
岗位分析时间	2012年9月4日		填写人			
直接上级审核签字	2012年9月9日		审核时间		2012年9月19日	
备注						

79. 三级甲等教学医院感染管理科控制检验师岗位说明书

岗位工作基本信息	岗位名称	感染控制检验师	所在部门	医院感染管理科	岗位编号	
	从属部门	无	岗位定员		所辖人数	
	直接上级	主任	直接下级	无		

岗位使命工作概述	在科主任的领导下，负责医院感染管理相关实验室、临床微生物检验和细菌耐药监测工作。

岗位工作主要职责与任务	1. 负责环境卫生学（包括空气、手卫生、物体表面）、使用中消毒剂和消毒灭菌效果监测。2. 出现疑似医院感染暴发或医院感染暴发时，负责相关的微生物学检测。3. 临床分离的细菌耐药监测资料的录入、统计分析、定期公布，为临床合理用药提供依据。4. 收集多重耐药菌株资料给科室，方便科室人员指导临床科室采取适当的消毒隔离措施以及针对感染采取适当的抗感染治疗；职业暴露相关检验报告的收集、归档等。5. 负责完成医院感染管理培训基地及院内院感知识培训和宣传教育工作，微生物检验相关的 SOP 制定及培训。6. 负责完成临床医学实验部进修生、实习生有关微生物知识及医院感染管理知识的带教工作。7. 为科研课题保留临床菌株，转种分纯菌株并收集相关资料，协助临床科室、研究生完成科研课题及论文等。8. 参与临床微生物室日常检验工作和临床医学实验部生物安全管理相关工作。9. 及时完成直接上级交办的其他临时性工作。

岗位工作主要绩效考核要点	1. 根据本科年度工作计划制定本岗位年度、月度工作计划。 2. 按时完成计划性工作。 3. 保证各项检验结果、监测报告的及时性、准确性。 4. 细菌耐药监测资料的录入、统计、分析的准确性，公布的及时性。 5. 按时、保质完成各项日常工作，积极为了临床一线服务的满意度。 6. 服务工作满意度。

岗位工作关系	院内联系部门	院内各科室。
	院外联系部门	院外相关部门。

岗位工作权限	1. 检验报告的审核下发权。 2. 医院感染管理相关工作（临床微生物）的建议权。 3. 科主任授予的其他权限。

岗位工作环境	1. 大部分时间在医院内工作，温度、湿度适宜。2. 工作现场会接触到轻微粉尘及医疗中的刺激性气味，照明条件良好，一般无相关职业病发生。3. 电话、计算机、传真机、打印机、文件柜等必须办公设备。

在现在的岗位已工作时间	自　年　月　日开始，　共计：　年

学历培训经历经验	1. 临床医学检验专业或医学类其他专业 2. 本科以上学历，5 年以上相关工作经验。

岗位工作技能要求	1. 熟练掌握临床微生物检验专业知识及 WHONET5 软件的使用。 2. 通过计算机等级考试一、二级，英语四级考试。 3. 熟练掌握 POWERPOINT、WORD、EXCEL 等办公软件的使用。 4. 良好的分析判断能力、沟通协调能力及语言文字表达能力。

岗位工作其他要求	性别要求	无	年龄要求	男 30～60 岁 女 30～55 岁	婚姻	婚、否不限
	身体要求	身心健康	政治要求	政治觉悟高，组织观念强	业务要求	岗位独立工作

岗位分析时间	2012 年 9 月 5 日		填写人	
直接上级审核签字	2012 年 9 月 9 日		审核时间	2012 年 9 月 19 日

80. 三级甲等教学医院保卫科科长部岗位说明书

<table>
<tr><td rowspan="3">岗位工作
基本信息</td><td>岗位名称</td><td>保卫科科长</td><td>所在部门</td><td>保卫科</td><td>岗位编号</td><td></td></tr>
<tr><td>从属部门</td><td>无</td><td>岗位定员</td><td></td><td>所辖人数</td><td></td></tr>
<tr><td>直接上级</td><td>科长</td><td>直接下级</td><td colspan="3">科室成员</td></tr>
<tr><td>岗位使命
工作概述</td><td colspan="6">在主管院长领导下全面主持医院安保工作，负责医院的各项治安保卫工作，为医院临床、教学、科研、保健工作正常运行提供安全保证。</td></tr>
<tr><td>岗位工作
主要职责
与任务</td><td colspan="6">1. 负责贯彻落实综合治理工作，完善员工的法制宣传教育工作，提高员工防范意识，增强员工的法制观念，共同做好医院安全保卫工作。2. 制定和落实防范措施，督促、检查、落实医院保安人员在岗值班的工作，保卫医院要害部门（医院财务、放射源、高干保健等）安全。3. 增强医院的安全保卫工作，（医院财务、放射源、高干保健等）安全，负责接待上级部门的安保检查工作，协助案件侦破。4. 维护院内正常的安全秩序及指导检查车辆停放管理工作。5. 配合协助医院接待事务，确保医院大型活动顺利有序进行。6. 教育管理部门员工，提升员工的执行力，增强安全防范和保卫工作。7. 完成直接上级交办的临时性任务。</td></tr>
<tr><td>岗位工作
主要绩效
考核要点</td><td colspan="6">1. 治安工作计划执行率。2. 安保费用预算控制率。3. 安保设施完好率。4. 做好治安治理工作，减少发案率。5. 有关公共财产安全达标率。6. 员工执行规范度；员工管理。7. 职能部门员工对自己工作服务的满意度。8. 医院中层领导干部对自己工作服务的满意度。</td></tr>
<tr><td rowspan="2">岗位工
作关系</td><td>院内联系部门</td><td colspan="5">院内各科室。</td></tr>
<tr><td>院外联系部门</td><td colspan="5">医科大学保卫处、市公安局所属辖区派出所、国内安全保卫部门、刑事侦查部门、交通警察部门等，区、市安全厅、局，消防部门，区卫生厅后勤中心，社区，同行业等。</td></tr>
<tr><td>岗位工
作权限</td><td colspan="6">1. 本科室管理权及人员调配权，保安招聘、辞退决定权。
2. 院内安全工作事务管理，检查监督权。
3. 院内安全工作建议权。
4. 对下属工作指导与考核权力。
5. 院领导授予的其他权限。</td></tr>
<tr><td>岗位工
作环境</td><td colspan="6">1. 大部分时间在医院内工作，温度、湿度适宜。
2. 工作现场会接触到轻微粉尘及医疗中的刺激性气味，照明条件良好，一般无相关职业病发生。
3. 保卫科常规保卫工作防护器材，对讲电话，固定电话、计算机、传真机、打印机、文件柜等必须办公设备。</td></tr>
<tr><td>在现在的岗位已工作时间</td><td colspan="6">自　年　月　日开始，共计：　年</td></tr>
<tr><td>学历培训
经历经验</td><td colspan="6">1. 公安（内保）学校大专以上毕业或相关专业毕业。
2. 安全保卫岗位培训资格证，具有 5 年相关经验，3 年管理经验。</td></tr>
<tr><td>岗位工作
技能要求</td><td colspan="6">1. 身体健康。熟练掌握内部保卫业务及基本的法律知识。
2. 有较强的应变能力、突发事件处理能力及组织协调能力。
3. 要掌握 WORD、EXCEL 等办公软件的使用。
4. 有良好的语言表达能力和沟通能力。</td></tr>
<tr><td rowspan="2">岗位工作
其他要求</td><td>性别要求</td><td>男性为佳</td><td>年龄要求</td><td>男 25～45 岁</td><td>婚姻</td><td>婚、否不限</td></tr>
<tr><td>身体
要求</td><td>身心健康</td><td>政治
要求</td><td>政治觉悟高，组织观念强</td><td>业务
要求</td><td>岗位独
立工作</td></tr>
<tr><td>岗位分析时间</td><td colspan="3">2012 年 9 月 5 日</td><td colspan="2">填写人</td><td></td></tr>
<tr><td>直接上级审核签字</td><td colspan="3">2012 年 9 月 9 日</td><td colspan="2">审核时间</td><td>2012 年 9 月 19 日</td></tr>
<tr><td>备注</td><td colspan="6"></td></tr>
</table>

81. 三级甲等教学医院保卫科副科长岗位说明书

<table>
<tr><td rowspan="3">岗位工作
基本信息</td><td>岗位名称</td><td>保卫科
副科长</td><td>所在部门</td><td>保卫科</td><td>岗位编号</td><td></td></tr>
<tr><td>从属部门</td><td>无</td><td>岗位定员</td><td></td><td>所辖人数</td><td></td></tr>
<tr><td>直接上级</td><td>科长</td><td>直接下级</td><td colspan="3">科室成员</td></tr>
<tr><td>岗位使命
工作概述</td><td colspan="6">在保卫科科长的领导下，负责东院住院部、门诊、医技科室、职工车棚、河边宿区的治安、消防工作，为医疗、教学、科研和保健等业务活动和职工生活创造一个良好的工作和生活环境。</td></tr>
<tr><td>岗位工作
主要职责
与任务</td><td colspan="6">1. 负责东院的综合治理、治安防范工作。2. 负责各个科室和相关区域、河边宿舍区治安防范和安全保卫工作。3. 协助公安机关、国家安全机关依法查处各类治安案件和各类刑事案件及危害国家安全的案件，配合司法机关协查其他案件。4. 密切与院办、医务部、干部保健科联系配合，共同做好高级领导、专家、外宾住院保健、参观、教学及处理医患、医闹等安全工作。5. 负责科室人员每月的值班安排及节假日的排班工作，科室人员的考勤、劳务费及工作餐上报工作。6. 负责员工管理、教育培养，提升团队执行力。7. 组织人员进行日常的消防巡查、设施的维护和重点部位的消防安全检查；负责住院部探视人员管理及制止乱发广告和张贴活动，没收非法宣传品。8. 负责指导户口管理工作。9. 及时完成直接上级交办的其他任务。</td></tr>
<tr><td>岗位工作
主要绩效
考核要点</td><td colspan="6">1. 认真做好综合治理、治安防范工作，减少发案率。2. 认真做好日常的消防设备维护工作，确保消防设施完好率。3. 科室工人、保安人员的管理、教育及培训计划工作完成率。4. 安全巡查工作按时完成率。5. 有关公共财产安全达标率。6. 职能部门员工对自己工作服务的满意度。7. 医院中层领导干部对自己工作服务的满意度。8. 全院当月门诊就诊患者数量较去年同期相比增加或减少与个人绩效挂钩。9. 全院当月出院患者数量较去年同期相比增加或减少与个人绩效挂钩。10. 全院医疗毛收入数量较去年同期相比增加或减少与个人绩效挂钩。</td></tr>
<tr><td rowspan="2">岗位工
作关系</td><td>院内联系部门</td><td colspan="5">院内各科室。</td></tr>
<tr><td>院外联系部门</td><td colspan="5">医科大学保卫处、辖区派出所、附近社区。</td></tr>
<tr><td>岗位工
作权限</td><td colspan="6">1. 安全工作事务管理权。2. 安全工作建议权。3. 保安员请假批准权。4. 保安员聘用、指导、考核、辞退权。5. 科长授予的其他权。</td></tr>
<tr><td>岗位工
作环境</td><td colspan="6">1. 大部分时间在医院内工作，温度、湿度适宜。
2. 工作现场会接触到轻微粉尘及医疗中的刺激性气味，照明条件良好，一般无相关职业病发生。
3. 电话、计算机、传真机、打印机、文件柜等必须办公设备。</td></tr>
<tr><td>在现在的岗位已工作时间</td><td colspan="6">自 年 月 日开始， 共计： 年</td></tr>
<tr><td>学历培训
经历经验</td><td colspan="6">1. 行政管理专业。
2. 本科学历。</td></tr>
<tr><td>岗位工作
技能要求</td><td colspan="6">1. 身体健康。要具有良好的组织协调能力。
2. 良好公文写作能力。
3. 有一定的计算机基础运用能力。
4. 良好的语言表达能力。</td></tr>
<tr><td rowspan="2">岗位工作
其他要求</td><td>性别要求</td><td>男性</td><td>年龄要求</td><td>男 25~60 岁</td><td>婚姻</td><td>婚、否不限</td></tr>
<tr><td>身体
要求</td><td>身心健康</td><td>政治
要求</td><td>政治觉悟高，组织观念强</td><td>业务
要求</td><td>岗位独
立工作</td></tr>
<tr><td>岗位分析时间</td><td colspan="2">2012 年 9 月 6 日</td><td colspan="2">填写人</td><td></td></tr>
<tr><td>直接上级审核签字</td><td colspan="2">2012 年 9 月 9 日</td><td colspan="2">审核时间</td><td>2012 年 9 月 19 日</td></tr>
<tr><td>备注</td><td colspan="6"></td></tr>
</table>

82. 三级甲等教学医院保卫科出租户、重点人口管理岗位说明书

岗位工作基本信息	岗位名称	出租户登记员重点人口管理	所在部门	保卫科	岗位编号	
	从属部门	无	岗位定员		所辖人数	
	直接上级	科长	直接下级	无		

岗位使命工作概述	在科长、副科长领导下负责出租屋登记，重点人口管理，流动人口管理，为我院职工营造一个安全宁静的生活环境。

岗位工作主要职责与任务	1. 在科长领导下负责出租屋登记，了解掌握承租人基本情况，审查登记相关信息讲解我院管理制度。 2. 负责重点人口管理，不定期找其谈话，了解其思想动态；掌握他们的基本情况做好思想稳定工作。 3. 负责流动人口管理，掌握流动人员的基本情况。指导他们登记表格，讲解我院管理制度。 4. 及时做好出租屋，重点人口，流动人口登记，如果有特殊情况，及时向上级有关领导报告。 5. 做好出租屋登记，重点人口，流动人口信息归档，保管等工作。 6. 及时完成直接上级交办其他工作。

岗位工作主要绩效考核要点	1. 租屋登记，重点人口管理，流动人口管理任务完成率与目标达成率。 2. 登记及时率与准确率。 3. 信息归档完好率。 5. 职能部门员工对自己工作服务的满意度。 6. 医院中层领导干部对自己工作服务的满意度。 7. 全院当月门诊就诊患者数量较去年同期相比增加或减少与个人绩效挂钩。 8. 全院当月出院患者数量较去年同期相比增加或减少与个人绩效挂钩。 9. 全院医疗毛收入数量较去年同期相比增加或减少与个人绩效挂钩。

岗位工作关系	院内联系部门	院内各科室。
	院外联系部门	辖区派出所、社区。

岗位工作权限	1. 工作事务处置权。 2. 本部门管理工作建议权。 3. 科长授予的其他权限。

岗位工作环境	1. 大部分时间在医院内工作，温度、湿度适宜。 2. 工作现场会接触到轻微粉尘及医疗中的刺激性气味，照明条件良好，一般无相关职业病发生。 3. 电话、计算机、传真机、打印机、文件柜等必须办公设备。

在现在的岗位已工作时间	自 年 月 日开始， 共计： 年

学历培训经历经验	高中以上学历，1 年以上相关工作经验。

岗位工作技能要求	1. 身体健康。良好的人际沟通协调能力和较强的组织协调能力。 2. 熟悉计算机基本操作，掌握 WORD、EXCEL 等办公软件的使用。 3. 工作主动性、安全性强。

岗位工作其他要求	性别要求	男性	年龄要求	男 20~45 岁	婚姻	婚、否不限
	身体要求	身心健康	政治要求	政治觉悟高，组织观念强	业务要求	岗位独立工作

岗位分析时间	2012 年 9 月 4 日	填写人	
直接上级审核签字	2012 年 9 月 9 日	审核时间	2012 年 9 月 19 日
备注			

83.三级甲等教学医院保卫科宿舍保卫人员岗位说明书

<table>
<tr><td rowspan="3">岗位工作
基本信息</td><td>岗位名称</td><td>宿舍保卫</td><td>所在部门</td><td>保卫科</td><td>岗位编号</td><td></td></tr>
<tr><td>从属部门</td><td>无</td><td>岗位定员</td><td></td><td>所辖人数</td><td></td></tr>
<tr><td>直接上级</td><td>科长</td><td>直接下级</td><td colspan="3">无</td></tr>
<tr><td>岗位使命
工作概述</td><td colspan="6">在保卫科长、副科长领导下，负责区宿舍安全保卫工作，消防通道管理。</td></tr>
<tr><td>岗位工作
主要职责
与任务</td><td colspan="6">1. 熟悉宿舍区情况做到勤观察，勤走动。
2. 宿舍保持整齐，清洁有序、不得随意张贴，乱钉乱挂。
3. 发现有安全隐患应及时报告并积极采取有效措施。
4. 发现可疑人员或可疑情况，及时查验并对可疑情况了解清楚后，及时报告。
5. 负责巡查宿舍区注意治安消防情况，发现隐患及时报告；监督检查职工装修现场的治安消防状况，发现隐患及时报告。
6. 如有案件发生要注意保护好现场，及时报告。
7. 发现未锁摩托车，单车应及时推回值班室登记，保密等处理。
8. 配合科室对宿舍区内流动人员，暂住人员查询工作并做好详细登记。
9. 及时完成直接上级交办其他任务。</td></tr>
<tr><td>岗位工作
主要绩效
考核要点</td><td colspan="6">1. 认真做好治安治理、治安防范工作，减少发案率。
2. 认真做好日常的消防设备维护工作，确保消防设施完好率。
3. 安全巡查工作按时完成率。
4. 公共财产破坏事件被损率。
5. 职能部门员工对自己工作服务的满意度。
6. 医院中层领导干部对自己工作服务的满意度。
7. 全院当月门诊就诊患者数量较去年同期相比增加或减少与个人绩效挂钩。
8. 全院当月出院患者数量较去年同期相比增加或减少与个人绩效挂钩。
9. 全院医疗毛收入数量较去年同期相比增加或减少与个人绩效挂钩。</td></tr>
<tr><td rowspan="2">岗位工
作关系</td><td>院内联系部门</td><td colspan="5">院内各科室。</td></tr>
<tr><td>院外联系部门</td><td colspan="5">无。</td></tr>
<tr><td>岗位工
作权限</td><td colspan="6">1. 工作事务处置权。
2. 本部门管理工作建议权。
3. 科长授予的其他权限。</td></tr>
<tr><td>岗位工
作环境</td><td colspan="6">1. 大部分时间在医院内工作，温度、湿度适宜。2. 工作现场会接触到轻微粉尘及医疗中的刺激性气味，照明条件良好，一般无相关职业病发生。3. 电话、计算机、传真机、打印机、文件柜等必须办公设备。</td></tr>
<tr><td>在现在的岗位已工作时间</td><td colspan="6">自　年　月　日开始，　共计：　年</td></tr>
<tr><td>学历培训
经历经验</td><td colspan="6">高中文化，1年以上工作经验。</td></tr>
<tr><td>岗位工作
技能要求</td><td colspan="6">1. 语言表达能力，2. 懂得消防、治安、保卫专业知识。3. 主动性、安全性强。4. 身体健康。</td></tr>
<tr><td rowspan="2">岗位工作
其他要求</td><td>性别
要求</td><td>男性</td><td>年龄
要求</td><td>男 19~40 岁</td><td>婚姻</td><td>婚、否不限</td></tr>
<tr><td>身体
要求</td><td>身心健康</td><td>政治
要求</td><td>政治觉悟高，组织观念强</td><td>业务
要求</td><td>岗位独
立工作</td></tr>
<tr><td>岗位分析时间</td><td colspan="2">2012 年 9 月 5 日</td><td colspan="2">填写人</td><td></td></tr>
<tr><td>直接上级审核签字</td><td colspan="2">2012 年 9 月 9 日</td><td colspan="2">审核时间</td><td>2012 年 9 月 19 日</td></tr>
<tr><td>备注</td><td colspan="6"></td></tr>
</table>

84. 三级甲等教学医院保卫科消防保卫专干岗位说明书

岗位工作 基本信息	岗位名称	消防管理专干	所在部门	保卫科	岗位编号	
	从属部门	无	岗位定员		所辖人数	
	直接上级	科长	直接下级	无		

岗位使命 工作概述	在科长领导下负责医院消防齐全，摄像监控管理，以及保卫科其他安全保卫工作，保证医院医疗工作正常运转。

岗位工作 主要职责 与任务	1. 在科长领导下，拟制消防制度，监控室规章制度，操作规程节。2. 负责督促监控室操作人员，做好监控管理以及消防安全巡查工作。3. 负责安排消防培训，消防安全宣传工作，拟制消防学习预案。4. 负责消防监控，摄像监控设施维护工作。5. 负责消防设施的配置及定期更换工作。6. 定期听取监控室操作及对消防监控，摄像监控，消防巡查工作汇报。7. 不定期向主管副院长，科长汇报消防安全工作情况；积极完成保卫科其他安全保卫工作。8. 负责做好医院消防档案。9. 及时完成直接上级交办其他任务。

岗位工作 主要绩效 考核要点	1. 消防巡查工作按时完成率。 2. 消防安全隐患排查工作执行率。 3. 消防事故发生次数。 4. 消防设备完好率。 5. 消防设备更换及时率、检修次数。 6. 医院消防档案资料管理完好率。 7. 服务工作满意度。

岗位工 作关系	院内联系部门	院内各科室。
	院外联系部门	市消防支队，市消防联动中心、派出所、社区。

岗位工 作权限	1. 消防安全隐患整改权。 2. 医院消防安全工作建议权。 3. 本科室管理工作建议权。 4. 监控室工作事务管理权。 5. 领导授予其他权力。

岗位工 作环境	1. 大部分时间在医院内工作，温度、湿度适宜。 2. 工作现场会接触到轻微粉尘及医疗中的刺激性气味，照明条件良好，一般无相关职业病发生。 3. 电话、计算机、传真机、打印机、文件柜等必须办公设备。

在现在的岗位已工作时间	自　年　月　日开始，　共计：　年

学历培训 经历经验	1. 大专以上学历。 2. 经过消防培训，1 年以上相关工作经验。

岗位工作 技能要求	1. 有一定的组织管理能力，较好的人际沟通协调能力。 2. 会用计算机。身体健康。 3. 掌握消防法律法规和一定消防安全知识。 4. 保卫科常规保卫工作防护器材，对讲电话，固定电话、计算机、传真机、打印机、文件柜等必须办公设备。 5. 较好的语言和文字表达能力。

岗位工作 其他要求	性别 要求	无	年龄 要求	男 25~60 岁 女 25~55 岁	婚姻	婚、否不限
	身体 要求	身心健康	政治 要求	政治觉悟高，组织观念强	业务 要求	岗位独 立工作

岗位分析时间	2012 年 9 月 5 日	填写人	
直接上级审核签字	2012 年 9 月 9 日	审核时间	2012 年 9 月 19 日

85．三级甲等教学医院计算机中心主任岗位说明书

岗位工作 基本信息	岗位名称	计算机 中心主任	所在部门	计算机中心	岗位编号	
	从属部门	无	岗位定员		所辖人数	
	直接上级	主管副院长	直接下级	科室成员		

岗位使命 工作概述	在主管副院长的领导下，规划、建设、管理和维护医院信息系统，完成学校医学信息学专业的本科教学及教学管理任务。
岗位工作 主要职责 与任务	1．组织制定有关信息管理制度，该制度要符合国家卫生部医疗政策和医院要求，制度通过后，负责执行和监督。2．根据医院信息化建设，制定部门计划，组织执行。3．负责医院计算机及院内外网络数据的管理和信息收集整理、研究分析、有效利用等。4．做好信息安全的保障工作，实现医院信息系统的"法律安全"、"应用安全"、"数据安全"。5．组织人员收集、加工和传送医院相关医疗数据信息，并监控医院的各项医疗工作、教学、科研和信息管理等工作。6．培训、督导和考核科室的工程技术人员，并给其他科室提供相关信息业务的指导和技术服务。7．负责做好医院信息系统管理维护，提高医院医疗、服务、管理、质控效率。8．完成学校交付教学任务，做好医学信息学专业各项教学工作与管理。9．及时完成上级交办的临时任务。
岗位工作 主要绩效 考核要点	1．起草相关规章制度及时性、规范性；部门工作计划完成率。2．信息系统规划完成率。3．部门管理费用控制。4．数据库资源建设目标达成率，应用系统服务支持满意度。6．员工学习成长（业务培训与指导），培训计划完成率；学校对教学任务的完成比较满意。7．服务工作满意度。

岗位工 作关系	院内联系部门	院内各科室。
	院外联系部门	在业务方面，目前限于区、市等医保的信息技术管理部门。

岗位工 作权限	1．医院信息化规划建设权。2．向主管副院长报告工作权和对医院有关工作建议权。3．对本部门下属的工作指导、督查、考核和奖惩权。4．对本部门的组织、调度权和对员工岗位调配权、聘用权力。5．信息化建设的管理、督导权。6．深入各个科室调查了解有关情况权。7．对各个部门申请计算机及有关办公设备的审核与审批。8．对各个用户软件权的调配和授予权。9．主管副院长的其他授权。

岗位工 作环境	1．大部分时间在医院内工作，温度、湿度适宜。 2．工作现场会接触到轻微粉尘及医疗中的刺激性气味，照明条件良好，一般无相关职业病发生。 3．电话、计算机、传真机、打印机、文件柜等必须办公设备。

在现在的岗位已工作时间	自　年　月　日开始，　共计：　年
学历培训 经历经验	计算机相关专业、管理类本科，研究生学历，中级以上职称，具有5年以上相关经验，3年以上管理经验。
岗位工作 技能要求	1．扎实的计算机专业基础知识与技能，要求至少熟练计算机网络、安全技术。2．有相关的医院管理工作经验，熟习医院的组织架构、各类科室的运行机制等。3．良好的沟通、组织、协调、良好的语言、文字表达能力。4．不断学习的能力。要求英语水平达到大学6级（或相当）水平。

岗位工作 其他要求	性别 要求	无	年龄 要求	男30~50岁 女30~50岁	婚姻	婚、否不限
	身体 要求	身心健康	政治 要求	政治觉悟高，组织观念强	业务 要求	岗位独 立工作

岗位分析时间	2012年9月9日		填写人	
直接上级审核签字	2012年9月9日		审核时间	2012年9月19日
备注				

86. 三级甲等教学医院计算机中心副主任岗位说明书

岗位工作基本信息	岗位名称	计算机中心副主任	所在部门	计算机中心	岗位编号	
	从属部门	无	岗位定员		所辖人数	
	直接上级	主任	直接下级	科室成员		

岗位使命工作概述	协助本科室主任管理计算机中心的各项工作，使医院信息化的系统得以正常运行、使用。

岗位工作主要职责与任务	1. 负责组织各有关规章制度与部门工作计划实施、监督、检查和落实，如实按时汇报有关工作。2. 根据医院信息化实施计划，协助中心主任或独立完成有关信息系统设计、开发等日常工作。3. 组织开发有关数据库资源建设，加工和传送医院相关数据信息，致使满足医院管理的要求。4. 负责医院信息系统的管理维护，保证系统正常运行，全面提高医院医疗、服务、管理、质控效率。5. 对医院信息化的新领域、新项目进行系统的、全面的分析调研，做出详细的分析报告，给院领导的相关决策提供有益的情况资料汇报。6. 管理与开发本科室团队，团结科室人员，充分调动其工作积极性。7. 及时完成直接上级交办的临时性任。

岗位工作主要绩效考核要点	1. 信息化建设目标达成率。 2. 系统运行完好率。 3. 信息系统安全性。 4. 数据的准确性。 5. 网络系统与设备维护及时率。 6. 培训计划完成率，服务工作满意度。

岗位工作关系	院内联系部门	院内各科室。
	院外联系部门	医科大学、卫生厅、区社保局、全区各医院等相关同行单位。

岗位工作权限	1. 医院信息化建设建议权。 2. 对本部门下属的工作指导、督查、考核和奖惩权。 3. 对本部门有组织调度权和对员工岗位调配权、聘用权力。 4. 信息化建设的管理、督导权。 5. 深入有关部门调查了解有关工作情况权。 6. 对有关部门调配和授予软件权。 7. 主任授予的其他授权。

岗位工作环境	1. 大部分时间在医院内工作，温度、湿度适宜。2. 工作现场会接触到轻微粉尘及医疗中的刺激性气味，照明条件良好，一般无相关职业病发生。3. 电话、计算机、传真机、打印机、文件柜等必须办公设备。

在现在的岗位已工作时间	自　年　月　日开始，　共计：　年

学历培训经历经验	1. 计算机相关专业。 2. 研究生学历，具有 4 年以上相关经验，两年以上管理经验。

岗位工作技能要求	1. 良好的计算专业技术水平，丰富的信息管理知识。 2. 较强的组织协调能力和良好的人际沟通能力。 3. 良好的语言、文字表达能力。

岗位工作其他要求	性别要求	无	年龄要求	男 28~50 岁 女 28~50 岁	婚姻	婚、否不限
	身体要求	身心健康	政治要求	政治觉悟高，组织观念强	业务要求	岗位独立工作

岗位分析时间	2012 年 9 月 5 日	填写人	
直接上级审核签字	2012 年 9 月 9 日	审核时间	2012 年 9 月 19 日

87. 三级甲等教学医院计算机中心秘书、软件管理岗位说明书

岗位工作基本信息	岗位名称	秘书、软件管理	所在部门	计算机中心	岗位编号	
	从属部门	无	岗位定员		所辖人数	
	直接上级	主任	直接下级	无		

岗位使命工作概述	在计算机中心主任领导下负责计算机中心行政事务管理，保证计算机中心工作的正常运行。

岗位工作主要职责与任务	1. 负责传达科室领导指示，通知科室召开会议的信息，做好会议记录。2. 负责各类文件的登记、保管、转发、立卷、存档等，做好医院兼职档案员的相关工作，负责科室与医院各部门间的文书往来等工作。3. 负责管理科室相关合同，对合同的送审、报批做好记录，并按合同条款办理相关财务手续。4. 科室相关办公用品的领取及发放。5. 负责科室的值班安排、考勤工作，填报相关的考勤表格，并上报给人事部门，根据出勤情况，计算劳务费分配。6. 参与相关软硬件系统的管理、维护。7. 完成教学任务。8. 及时完成直接上级交办的临时性工作。

岗位工作主要绩效考核要点	1. 及时处理往来文件、报告、合同与会议安排等，做好登记归档和办理合同的相关手续，做好督促催办和保密工作。 2. 按照规定，及时上报各种报表、及时安排值班工作、准确计算劳务费用。 3. 科室相关办公用品领取及发放及时性与有效性。 4. 按医科大学要求完成教学任务。 5. 服务工作满意度。

岗位工作关系	院内联系部门	院内各科室。
	院外联系部门	医科大学、各相关公司、部门。

岗位工作权限	1. 工作事务处置权。 2. 本部门管理工作建议权。 3. 主任授予的其他权限。

岗位工作环境	1. 大部分时间在医院内工作，温度、湿度适宜。 2. 工作现场会接触到轻微粉尘及医疗中的刺激性气味，照明条件良好，一般无相关职业病发生。 3. 电话、计算机、传真机、打印机、文件柜等必须办公设备。

在现在的岗位已工作时间	自　年　月　日开始，共计：　年

学历培训经历经验	1. 管理、计算机相关专业。 2. 本科以上学历，1 年以上相关工作经验。

岗位工作技能要求	1. 熟悉 Windows Server 2003、WindowsXP 等操作系统，计算机软、硬件相关操作技能。 2. 具备一定的网络知识及网络故障排查能力。 3. 良好的人际沟通协调能力、较强的组织协调能力。 4. 良好的语言和文字表达能力。

岗位工作其他要求	性别要求	无	年龄要求	男 25 ~ 60 岁 女 25 ~ 55 岁	婚姻	婚、否不限
	身体要求	身心健康	政治要求	政治觉悟高，组织观念强	业务要求	岗位独立工作

岗位分析时间	2012 年 9 月 3 日	填写人	
直接上级审核签字	2012 年 9 月 9 日	审核时间	2012 年 9 月 19 日

88. 三级甲等教学医院计算机中心软件管理组长岗位说明书

岗位工作基本信息	岗位名称	软件管理组长	所在部门	计算机中心	岗位编号	
	从属部门	无	岗位定员		所辖人数	
	直接上级	主任	直接下级	无		

岗位使命工作概述	在主任领导下负责医院信息系统的管理，保证正常运行。

岗位工作主要职责与任务	1. 负责住院管理系统的管理和维护，及时处理系统事故或障碍。2. 负责检验系统的管理和维护。3. 在主任领导下负责软件项目的协调工作。4. 负责数据库管理，保证数据的客观性、科学性、安全性和有效性。5. 承担学校的教学、实习任务。6. 做好系统二次设计开发工作，确保系统的有效运行。7. 及时完成直接上级交给的其他任务。

岗位工作主要绩效考核要点	1. 信息系统开发完成率。 2. 数据库资源建设与准确达成率。 3. 信息系统及时维护率。 4. 系统安全事故率。 5. 教学任务完成率。 6. 职能部门员工对自己工作服务的满意度。 7. 医院中层领导干部对自己工作服务的满意度。 8. 全院当月门诊就诊患者数量较去年同期相比增加或减少与个人绩效挂钩。 9. 全院当月出院患者数量较去年同期相比增加或减少与个人绩效挂钩。 10. 全院医疗毛收入数量较去年同期相比增加或减少与个人绩效挂钩。

岗位工作关系	院内联系部门	院内各科室。
	院外联系部门	医科大学、软件公司、医院同行、医保中心。

岗位工作权限	1. 工作事务处置权。 2. 本部门管理工作建议权。 3. 主任授予的其他权限。

岗位工作环境	1. 大部分时间在医院内工作，温度、湿度适宜。 2. 工作现场会接触到轻微粉尘及医疗中的刺激性气味，照明条件良好，一般无相关职业病发生。 3. 电话、计算机、传真机、打印机、文件柜等必须办公设备。

在现在的岗位已工作时间	自　年　月　日开始，　共计：　年

学历培训经历经验	1. 管理或计算机专业。 2. 研究生学历，3 年以上相关工作经验。

岗位工作技能要求	1. 掌握数据库操作管理知识。 2. 熟悉一种或多种开发语言。 3. 掌握信息管理相关知识。 4. 良好的人际沟通协调能力、较强的组织协调能力。 5. 良好的语言和文字表达能力。

岗位工作其他要求	性别要求	无	年龄要求	男 25~60 岁 女 25~55 岁	婚姻	婚、否不限
	身体要求	身心健康	政治要求	政治觉悟高，组织观念强	业务要求	岗位独立工作

岗位分析时间	2012 年 9 月 5 日	填写人	
直接上级审核签字	2012 年 9 月 9 日	审核时间	2012 年 9 月 19 日

89. 三级甲等教学医院计算机中心软件管理兼教学秘书岗位说明书

岗位工作基本信息	岗位名称	软件管理,兼教学秘书	所在部门	计算机中心	岗位编号	
	从属部门	无	岗位定员		所辖人数	
	直接上级	主任	直接下级	无		

岗位使命工作概述	在主任领导下负责医院信息系统的管理,保证正常运行。

岗位工作主要职责与任务	1. 负责数字签名 CA 项目的管理和维护。2. 负责住院系统的管理和维护。3. 负责设备仓库系统管理、维护工作。4. 负责后勤仓库系统的上线、管理、维护工作。5. 参与数据库管理及相关软硬件系统的上线、管理与维护。6. 担任教学秘书,上传下达学校各种教学任务,同时承担学校的教学、实习带教任务。7. 领导交给的其他任务。

岗位工作主要绩效考核要点	1. 数据库资源建设与准确达成率。 2. 信息系统及时维护率。 3. 软件开发与系统模块上线的成功率。 4. 系统安全事故率。 5. 教学任务完成率。 6. 职能部门员工对自己工作服务的满意度。 7. 医院中层领导干部对自己工作服务的满意度。 8. 全院当月门诊就诊患者数量较去年同期相比增加或减少与个人绩效挂钩。 9. 全院当月出院患者数量较去年同期相比增加或减少与个人绩效挂钩。 10. 全院医疗毛收入数量较去年同期相比增加或减少与个人绩效挂钩。

岗位工作关系	院内联系部门	院内各科室。
	院外联系部门	医科大学、软件公司、医院同行。

岗位工作权限	1. 工作事务处置权。 2. 本部门管理工作建议权。 3. 主任授予的其他权限。

岗位工作环境	1. 大部分时间在医院内工作,温度、湿度适宜。2. 工作现场会接触到轻微粉尘及医疗中的刺激性气味,照明条件良好,一般无相关职业病发生。3. 电话、计算机、传真机、打印机、文件柜等必须办公设备。

在现在的岗位已工作时间	自　年　月　日开始,　共计:　年

学历培训经历经验	1. 管理或计算机专业。 2. 研究生学历,3 年以上相关工作经验。

岗位工作技能要求	1. 掌握数据库操作管理知识。 2. 熟悉一种或多种开发语言。 3. 掌握信息管理相关知识。 4. 良好的人际沟通协调能力、较强的组织协调能力。 5. 良好的语言和文字表达能力。

岗位工作其他要求	性别要求	无	年龄要求	男 25~60 岁 女 25~55 岁	婚姻	婚、否不限
	身体要求	身心健康	政治要求	政治觉悟高,组织观念强	业务要求	岗位独立工作

岗位分析时间	2012 年 9 月 6 日		填写人	
直接上级审核签字	2012 年 9 月 9 日		审核时间	2012 年 9 月 19 日
备注				

90．三级甲等教学医院计算机中心软件管理岗位说明书

岗位工作 基本信息	岗位名称	软件管理	所在部门	计算机中心	岗位编号	
	从属部门	无	岗位定员		所辖人数	
	直接上级	主任	直接下级	无		

岗位使命 工作概述	在科主任领导下负责医院各软件硬件系统管理维护，确保医院各信息系统正常运行，负责医院各软件系统的二次需求开发。

岗位工作 主要职责 与任务	1．负责门诊预约挂号系统建设项目，确保预约挂号系统工作顺利进行。 2．参与住院系统的管理与维护。 3．负责体检中心系统软件更新项目。 4．负责病案信息系统软件更新项目，保证病案信息系统的有效运行。 5．参与数据库管理及相关软硬件系统的上线、管理与维护。 6．完成直接上级交办的其他任务。

岗位工作 主要绩效 考核要点	1．数据库资源建设目标达成率。 2．软件系统及时更新与维护率。 3．软件开发与系统模块上线的成功率。 4．系统安全事故率。 5．职能部门员工对自己工作服务的满意度。 6．医院中层领导干部对自己工作服务的满意度。 7．全院当月门诊就诊患者数量较去年同期相比增加或减少与个人绩效挂钩。 8．全院当月出院患者数量较去年同期相比增加或减少与个人绩效挂钩。 9．全院医疗毛收入数量较去年同期相比增加或减少与个人绩效挂钩。

岗位工 作关系	院内联系部门	院内各科室。
	院外联系部门	医科大学、相关业务公司、医院同行。

岗位工 作权限	1．工作事务处置权。 2．本部门管理工作建议权。 3．主任授予的其他权限。

岗位工 作环境	1．大部分时间在医院内工作，温度、湿度适宜。 2．工作现场会接触到轻微粉尘及医疗中的刺激性气味，照明条件良好，一般无相关职业病发生。 3．电话、计算机、传真机、打印机、文件柜等必须办公设备。

在现在的岗位已工作时间	自　年　月　日开始，共计：　年

学历培训 经历经验	1．计算机软件专业。 2．本科或研究生学历，从事与计算机专业相关的 2 年以上工作经验。

岗位工作 技能要求	1．熟悉系统开发语言 PB，JAVA，ASP 等。 2．熟悉数据库系统 sybase，oracle 等。 3．熟练掌握计算机软、硬件相关操作技能。 4．具备一定的网络知识。 5．良好的人际沟通协调能力、较强的组织协调能力。 6．良好的语言和文字表达能力。

岗位工作 其他要求	性别 要求	无	年龄 要求	男 25 ~ 60 岁 女 25 ~ 55 岁	婚姻	婚、否不限
	身体 要求	身心健康	政治 要求	政治觉悟高，组织观念强	业务 要求	岗位独 立工作

岗位分析时间	2012 年 9 月 6 日	填写人	
直接上级审核签字	2012 年 9 月 9 日	审核时间	2012 年 9 月 19 日

91. 三级甲等教学医院计算机中心硬件管理组长岗位说明书

岗位工作基本信息	岗位名称	硬件维护组组长	所在部门	计算机中心	岗位编号	
	从属部门	无	岗位定员		所辖人数	
	直接上级	主任	直接下级	无		

岗位使命 工作概述	在主任领导下负责办公区、宿舍区网络、计算机硬件及外部设备维修维护的管理,保证医院网络、相关系统和电脑的正常运行。

岗位工作 主要职责 与任务	1. 负责办公区、宿舍区网络交换机的管理与维护。2. 负责院内各处网络接入或连接的问题处理与管理。3. 负责交换机汇聚层定期的安全检查工作。4. 负责计算机硬件及外部设备维修维护的管理。5. 负责中心机房各系统服务器维修维护。6. 负责英迪高软件手术会议视频转播的管理工作。7. 负责中央存储的管理与维护。8. 参与全院计算机系统的网络安全管理。9. 及时完成领导交办的其他工作。10. 经常征求用户意见。11. 持续改进工作中的缺点。

岗位工作 主要绩效 考核要点	1. 网络和有关设备的维护维修计划完成率。 2. 办公区、宿舍区的网络、硬件故障咨询受理及时率。 3. 办公区、宿舍区的网络安全性。 4. 网络和有关设备完好率。 5. 职能部门员工对自己工作服务的满意度。 6. 医院中层领导干部对自己工作服务的满意度。 7. 全院当月门诊就诊患者数量较去年同期相比增加或减少与个人绩效挂钩。 8. 全院当月出院患者数量较去年同期相比增加或减少与个人绩效挂钩。 9. 全院医疗毛收入数量较去年同期相比增加或减少与个人绩效挂钩。

岗位工作关系	院内联系部门	院内各科室。
	院外联系部门	电脑公司,软件开发公司,医科大信息中心等。

岗位工作权限	1. 工作事务处置权。 2. 本部门管理工作建议权。 3. 主任授予的其他权限。

岗位工作环境	1. 大部分时间在医院内工作,温度、湿度适宜。 2. 工作现场会接触到轻微粉尘及医疗中的刺激性气味,照明条件良好,一般无相关职业病发生。 3. 电话、计算机、传真机、打印机、文件柜等必须办公设备。

在现在的岗位已工作时间	自　年　月　日开始,　共计:　年

学历培训 经历经验	1. 计算机网络相关专业。 2. 本科以上学历,3 年以上相关工作经验。

岗位工作 技能要求	1. 掌握二、三层交换机的基本配置。 2. 具备网络故障处理能力。 3. 具备计算机硬件及外部设备故障的判断能力。 4. 掌握英迪高软件客户端、编码器的配置和使用。

岗位工作 其他要求	性别 要求	无	年龄 要求	男 25~60 岁 女 25~55 岁	婚姻	婚、否不限
	身体 要求	身心健康	政治 要求	政治觉悟高,组织观念强	业务 要求	岗位独立工作

岗位分析时间	2012 年 9 月 6 日		填写人	
直接上级审核签字	2012 年 9 月 9 日		审核时间	2012 年 9 月 19 日
备注				

92．三级甲等教学医院计算机中心硬件维护岗位说明书

岗位工作基本信息	岗位名称	硬件维护	所在部门	计算机中心	岗位编号	
	从属部门	无	岗位定员		所辖人数	
	直接上级	主任	直接下级	无		

岗位使命工作概述	在主任领导下负责办公区、宿舍区网络、计算机硬件及外部设备维修维护的管理，保证医院网络、相关系统和电脑的正常运行。

岗位工作主要职责与任务	1．负责办公区、宿舍区网络交换机的管理与维护及院内各处网络接入或连接的问题处理。2．参与交换机汇聚层定期的安全检查工作。3．参与计算机硬件及外部设备维修维护的管理。4．参与中心机房各系统服务器维修维护，确保各系统的有效运行。5．参与全院计算机系统的网络安全管理。6．参与英迪高软件手术会议视频转播的管理工作。7．参与中央存储的管理与维护。8．经常征求用户意见。9．及时完成直接上级交办的临时性工作。

岗位工作主要绩效考核要点	1．网络和有关设备维护计划按时完成率。 2．网络和有关设备完好率。 3．网络和有关设备更新及时率。 4．故障处理及时率。 5．职能部门员工对自己工作服务的满意度。 6．医院中层领导干部对自己工作服务的满意度。 7．全院当月门诊就诊患者数量较去年同期相比增加或减少与个人绩效挂钩。 8．全院当月出院患者数量较去年同期相比增加或减少与个人绩效挂钩。 9．全院医疗毛收入数量较去年同期相比增加或减少与个人绩效挂钩。

岗位工作关系	院内联系部门	院内各科室。
	院外联系部门	电脑公司，软件开发公司，医科大信息中心等。

岗位工作权限	1．工作事务处置权。 2．本部门管理工作建议权。 3．主任授予的其他权限。

岗位工作环境	1．大部分时间在医院内工作，温度、湿度适宜。 2．工作现场会接触到轻微粉尘及医疗中的刺激性气味，照明条件良好，一般无相关职业病发生。 3．电话、计算机、传真机、打印机、文件柜等必须办公设备。

在现在的岗位已工作时间	自　年　月　日开始，　共计：　年

学历培训经历经验	1．计算机网络相关专业。 2．本科以上学历，1 年以上相关工作经验。 3．熟悉计算机、网络维修流程。

岗位工作技能要求	1．掌握二、三层交换机的基本配置。 2．具备网络故障处理能力。 3．具备计算机硬件及外部设备故障的判断能力。 4．掌握英迪高软件客户端、编码器的配置和使用。

岗位工作其他要求	性别要求	无	年龄要求	男 25～60 岁 女 25～55 岁	婚姻	婚、否不限
	身体要求	身心健康	政治要求	政治觉悟高，组织观念强	业务要求	岗位独立工作

岗位分析时间	2012 年 9 月 6 日	填写人	
直接上级审核签字	2012 年 9 月 9 日	审核时间	2012 年 9 月 19 日
备注			

93. 三级甲等教学医院工会副主席、职工离退休办主任岗位说明书

<table>
<tr>
<td rowspan="3">岗位工作
基本信息</td>
<td>岗位名称</td>
<td>工会副主席、工会
离退休办公室主任</td>
<td>所在部门</td>
<td>工会离退休职工
管理办公室</td>
<td>岗位编号</td>
<td></td>
</tr>
<tr>
<td>从属部门</td>
<td>无</td>
<td>岗位定员</td>
<td></td>
<td>所辖人数</td>
<td></td>
</tr>
<tr>
<td>直接上级</td>
<td>党委副书记兼
工会主席</td>
<td>直接下级</td>
<td colspan="3">科室成员</td>
</tr>
<tr>
<td>岗位使命
工作概述</td>
<td colspan="6">在医院党委副书记、工会主席领导下负责工会、离退休职工管理办公室全面工作，保证工会、离退休职工管理办公室工作的正常运行。</td>
</tr>
<tr>
<td>岗位工作
主要职责
与任务</td>
<td colspan="6">1. 在医院党委和上级工会领导下，不断完善健全工会组织工作，团结动员广大职工积极努力完成医院任务要求，完善职工之家硬件设施。2. 负责落实督办各项工会活动，组织全院职工开展各种丰富多彩有益的文娱体育活动。3. 负责组织工会全体会员学习党的路线、方针、政策和上级有关文件精神，认真贯彻《中国工会法》。4. 协助医院做好宣传报道工作，了解职工的学习、工作、生活情况。5. 组织制定工会的工作计划、组织落实工会各项工作、组织召开工会委员会会议、解决工会工作中存在问题，及时总结、交流工作经验，推动工会工作。6. 协助有关部门做好医院离退休职工的慰问、探视、善后安抚工作；做好离退休职工管理工作，关心离退休职工的生活。7. 协助医院组织召开职工代表大会、会员代表大会。8. 对工会组织内部的工作进行计划、组织、指挥、监督和监控。对工会的经费、各种竞赛奖金进行审批和支配。9. 及时完成上级交办其任务。</td>
</tr>
<tr>
<td>岗位工作
主要绩效
考核要点</td>
<td colspan="6">1. 组织建设工作完成。2. 民主管理工作认同率。权益保障工作满意度。3 年度职工代表大会召开的质量，职工参政议事的能力。4. 参与、组织文体活动的次数和人数；宣传教育工作到位。5. 工会财务工作准确率。6. 困难职工解困情况和社会扶贫的效果。服务满意度。</td>
</tr>
<tr>
<td rowspan="2">岗位工
作关系</td>
<td>院内联系部门</td>
<td colspan="5">院内各科室。</td>
</tr>
<tr>
<td>院外联系部门</td>
<td colspan="5">医科大学、自治区总工会、卫生厅。</td>
</tr>
<tr>
<td>岗位工作
权限</td>
<td colspan="6">1. 对医院重大决策的参与权。2. 对分工会各项业务工作的指导权。3. 对工会费用的预决算的建议权。4. 对工会各种表彰名单的提名权。5. 对本部门员工的考评权利。6. 对本部门下属的督查、考核和奖惩权。7. 对本部门的组织、调度权和对员工岗位调配权、聘用权力。8. 领导授予的其他权力。</td>
</tr>
<tr>
<td>岗位工作
环境</td>
<td colspan="6">1. 大部分时间在医院内工作，温度、湿度适宜。
2. 工作现场会接触到轻微粉尘及医疗中的刺激性气味，照明条件良好，一般无相关职业病发生。
3. 电话、计算机、传真机、打印机、文件柜等必须办公设备。</td>
</tr>
<tr>
<td>在现在的岗位已工作时间</td>
<td colspan="6">自　年　月　日开始，　共计：　年</td>
</tr>
<tr>
<td>学历培训
经历经验</td>
<td colspan="6">大学本科以上学历，具有 5 年以上相关经验，3 年以上管理经验。</td>
</tr>
<tr>
<td>岗位工作
技能要求</td>
<td colspan="6">1. 较强的组织管理能力、协调沟通能力、文字表达能力。4. 熟悉计算机基本操作，掌握 WORD、EXCEL 等办公软件的使用。5. 服务性、政策性强。</td>
</tr>
<tr>
<td rowspan="2">岗位工作
其他要求</td>
<td>性别
要求</td>
<td>无</td>
<td>年龄
要求</td>
<td>男 35～60 岁
女 35～55 岁</td>
<td>婚姻</td>
<td>婚、否不限</td>
</tr>
<tr>
<td>身体
要求</td>
<td>身心健康</td>
<td>政治
要求</td>
<td>政治觉悟高，组织观念强</td>
<td>业务
要求</td>
<td>岗位独
立工作</td>
</tr>
<tr>
<td colspan="2">岗位分析时间</td>
<td colspan="2">2012 年 9 月 6 日</td>
<td>填写人</td>
<td colspan="2"></td>
</tr>
<tr>
<td colspan="2">直接上级审核签字</td>
<td colspan="2">2012 年 9 月 9 日</td>
<td>审核时间</td>
<td colspan="2">2012 年 9 月 19 日</td>
</tr>
</table>

94．三级甲等教学医院工会职工离退休办副主任岗位说明书

岗位工作基本信息	岗位名称	工会离退休职工管理办公室副主任	所在部门	工会离退休职工管理办公室	岗位编号	
	从属部门	无	岗位定员		所辖人数	
	直接上级	主任	直接下级	科室成员		

岗位使命工作概述	在医院党委和主任的领导下，协助主任组织办公室日常工作。协助主任开展医院的文化建设，协助主任贯彻执行国家有关离退休职工管理工作的政策精神及相关规定。

岗位工作主要职责与任务	1．协助主任组织工会干部学习党的路线、方针、政策，提高管理水平和业务能力，充分发挥职工的积极性和工会的桥梁纽带作用；密切联系群众，听取职工意见、建议和要求，做好医院的文化建设。2．协助主任组织制定工作计划并实施，做好工作总结。协助主任定期召开工会委员、分工会主任的会议；健全完善职工、离退休电子档案的管理，严格执行保密制度。3．协助主任管理离退休职工的各项工作，了解离退休人员的思想、生活等各种情况。协助主任协同医院有关部门解决离退休人员实际困难，做好安抚工作。4．协助主任组织离退休人员政治学习、文体活动和福利工作，做好重大节日以及住院、病重、特殊困难等离退休人员的走访慰问以及善后安排工作。5．协助主任接待信访工作，及时解答及处理，重大问题向领导汇报。6．完成直接上级交办的临时性任务。

岗位工作主要绩效考核要点	1．工会工作紧贴职工实际，制度健全、组织有力、措施到位。2．工会委员、分工会主任的会议组织健全，会议召开及时，各项决议、提案落实到位、督办有力。3．职工的稳定与维权。4．协助主任处理上级来文和科室请示报告及时性。5．处理解答及信访工作及时性。6．完成医院文化建设的具体实施，工作计划的落实、实施。7．服务工作满意度。

岗位工作关系	院内联系部门	院内各科室。
	院外联系部门	医科大学、卫生厅、市卫生局、区总工会、区老干局、区老龄委。

岗位工作权限	1．对下属人员的临时工作调动权。2．对下属人员的工作指导权。3．工作监督权和绩效考核权。4．本部门管理工作建议权。5．主任授予的其他权限。

岗位工作环境	1．大部分时间在医院内工作，温度、湿度适宜。2．工作现场会接触到轻微粉尘及医疗中的刺激性气味，照明条件良好，一般无相关职业病发生。3．电话、计算机、传真机、打印机、文件柜等必须办公设备。

在现在的岗位已工作时间	自　年　月　日开始，　共计：　年

学历培训经历经验	大学本科以上学历，必备一定的行政管理知识，具有4年以上相关经验，两年以上管理经验。

岗位工作技能要求	1．良好的公文写作水平。 2．熟练运用计算机办公软件。 3．良好的沟通能力和组织协调能力。

岗位工作其他要求	性别要求	无	年龄要求	男35～60岁 女35～55岁	婚姻	婚、否不限
	身体要求	身心健康	政治要求	政治觉悟高，组织观念强	业务要求	岗位独立工作

岗位分析时间	2012年9月6日	填写人	
直接上级审核签字	2012年9月9日	审核时间	2012年9月19日

95. 三级甲等教学医院工会职工离退休办管理干事岗位说明书

岗位工作 基本信息	岗位名称	离退休 职工管理	所在部门	工会离退休职 工管理办公室	岗位编号	
	从属部门	无	岗位定员		所辖人数	
	直接上级	主任	直接下级	无		

岗位使命 工作概述	在办公室主任的领导下，协助管理离退休人员，独立完成慰问探访离退休同志全面工作，保证离退休同志们晚年生活愉快。

岗位工作 主要职责 与任务	1. 在办公室主任、副主任的领导下，做好离退休同志们的日常工作，对人和气，礼貌服务。2. 有计划定期上门家访，及时了解离退休同志们的生活情况，思想动态，及时为他们解决问题，不能解决的及时反馈给科室领导，做到正确上传下达。3. 负责按时慰问生病住院离退休职工；按时给 70 岁以上的离休同志、80 岁以上的退休同志祝寿；负责给我院 70 岁以上的离退休同志办理老人优待证（老龄委）；负责离退休职工活动室及 OK 厅的管理工作。4. 负责我院离退休职工伤葬安抚工作。5. 负责组织离退休同志参加上级老年体协举办的各种文体竞赛活动。6. 协助管理办公室固定财产；协助各类物品发放。7. 协助发放院内各种通知、文稿。8. 协助管理阅览室。9. 完成直接上级交办的其他临时性任务。

岗位工作 主要绩效 考核要点	1. 全面为老人做好服务工作。 2. 探访慰问住院离退休职工。 3. 及时了解老人状况，做好上传下达，督促催办，及时反馈信息。 4. 上级单位布置的各种老年活动及时率与完成率。 5. 物资发放及时率。 6. 服务工作满意度。

岗位工 作关系	院内联系部门	院内各科室。
	院外联系部门	医科大学、老年体协、老龄委。

岗位工 作权限	1. 工作事务处置权。 2. 本部门管理工作建议权。 3. 主任授予的其他权限。

岗位工 作环境	1. 大部分时间在医院内工作，温度、湿度适宜。 2. 工作现场会接触到轻微粉尘及医疗中的刺激性气味，照明条件良好，一般无相关职业病发生。 3. 电话、计算机、传真机、打印机、文件柜等必须办公设备。

在现在的岗位已工作时间	自 年 月 日开始， 共计： 年

学历培训 经历经验	1. 大学以上学历，具有一定的离退休工作管理经验验。 2. 3 年以上相关工作经验。

岗位工作 技能要求	1. 具有良好的人际沟通协调能力、较强的组织协调能力。 2. 良好的语言表达能力。 3. 熟悉计算机基本操作，掌握 WORD、EXCEL 等办公软件的使用。 4. 服务性、政策性强。

岗位工作 其他要求	性别 要求	无	年龄 要求	男 25~60 岁 女 25~55 岁	婚姻	婚、否不限
	身体 要求	身心健康	政治 要求	政治觉悟高，组织观念强	业务 要求	岗位独 立工作

岗位分析时间	2012 年 9 月 6 日		填写人		
直接上级审核签字	2012 年 9 月 9 日		审核时间	2012 年 9 月 19 日	
备注					

96. 三级甲等教学医院工会离退休办财务管理岗位说明书

<table>
<tr><td rowspan="3">岗位工作
基本信息</td><td>岗位名称</td><td>财务管理</td><td>所在部门</td><td colspan="2">工会离退休职
工管理办公室</td><td>岗位编号</td><td></td></tr>
<tr><td>从属部门</td><td>无</td><td>岗位定员</td><td colspan="2"></td><td>所辖人数</td><td></td></tr>
<tr><td>直接上级</td><td>主任</td><td>直接下级</td><td colspan="4">无</td></tr>
<tr><td>岗位使命
工作概述</td><td colspan="7">在工会副主席的直接领导下，负责管理工会账户，保证工会开展的各项活动顺利进行；在办公室主任领导下负责办公室行政事务管理。</td></tr>
<tr><td>岗位工作
主要职责
与任务</td><td colspan="7">1. 在工会副主席的领导下，严格执行工会财务管理制度，为工会当好家，理好财，保证账物、账款相符。2. 督促财务科按时足额收缴会员会费，按规定及时、足额上缴工会经费；参与组织制定工会的各项经费预、决算，保证职工文体活动有序进行；负责工会财务档案的管理工作。3. 按照上级工会的要求，负责及时填报数据统计和各种报表工作；负责工会固定资产管理、登记和使用的具体工作。4. 负责保管工会印章、法人印章和介绍信，做好工会会员接转工作。5. 负责报纸杂志、学习材料的订阅工作；负责上级工会文件的收发、传阅、管理、催办、归档等工作。6. 兼负离退休同志活动经费管理工作。7. 负责协助行政办好职工的福利事业，做好困难教职工的扶贫济困工作，慰问困难职工；及时慰问生病住院职工；按时计划发放职工生日卡；督办、整理、上报"职工重大疾病互助金"及时反馈发放医疗互助金额。8. 负责职工来信来访工作，做好来访登记及信息反馈工作；负责办公室的电话接听、传真处理等工作。9. 协助副主席、主任负责办公室日常事务管理工作；深入实际，及时了解职工思想动态；协办职工伤葬善后事宜。10. 及时完成直接上级交办其他临时性的工作。</td></tr>
<tr><td>岗位工作
主要绩效
考核要点</td><td colspan="7">1. 严格执行财经管理制度，确保工会离退休账目清晰。2. 及时准确填报财务报表、上级工会各种报表。3. 及时转发与处理上级来文和科室请示报告，做好上传下达，督促催办，及时反馈信息。4. 保管法人公章，确保正确使用。5. 及时登记、解答职工咨询及处理信访工作。6. 服务工作满意度。</td></tr>
<tr><td rowspan="2">岗位工
作关系</td><td>院内联系部门</td><td colspan="6">院内各科室。</td></tr>
<tr><td>院外联系部门</td><td colspan="6">医科大学、自治区直属企事业工会。</td></tr>
<tr><td>岗位工
作权限</td><td colspan="7">1. 工作事务处置权。
2. 本部门管理工作建议权。
3. 主任授予的其他权限。</td></tr>
<tr><td>岗位工
作环境</td><td colspan="7">1. 大部分时间在医院内工作，温度、湿度适宜。2. 工作现场会接触到轻微粉尘及医疗中的刺激性气味，照明条件良好，一般无相关职业病发生。3. 电话、计算机、传真机、打印机、文件柜等必须办公设备。</td></tr>
<tr><td>在现在的岗位已工作时间</td><td colspan="7">自　年　月　日开始，　共计：　　年</td></tr>
<tr><td>学历培训
经历经验</td><td colspan="7">大专以上学历，具有一定的财务工作经验和办公文档管理工作经验，1年以上相关工作经验。</td></tr>
<tr><td>岗位工作
技能要求</td><td colspan="7">1. 良好的财经工作经验。2. 掌握 WORD、EXCEL 等常用办公软件的使用。3. 良好的人际沟通协调能力、组织协调能力。4. 良好的语言和文字表达能力。</td></tr>
<tr><td rowspan="2">岗位工作
其他要求</td><td>性别
要求</td><td>无</td><td>年龄
要求</td><td colspan="2">男 25~60 岁
女 25~55 岁</td><td>婚姻</td><td>婚、否不限</td></tr>
<tr><td>身体
要求</td><td>身心健康</td><td>政治
要求</td><td colspan="2">政治觉悟高，组织观念强</td><td>业务
要求</td><td>岗位独
立工作</td></tr>
<tr><td>岗位分析时间</td><td colspan="2">2012 年 9 月 6 日</td><td colspan="2">填写人</td><td colspan="3"></td></tr>
<tr><td>直接上级审核签字</td><td colspan="2">2012 年 9 月 9 日</td><td colspan="2">审核时间</td><td colspan="3">2012 年 9 月 19 日</td></tr>
<tr><td>备注</td><td colspan="7"></td></tr>
</table>

97. 三级甲等教学医院营养科主任岗位说明书

岗位工作基本信息	岗位名称	营养学科主任	所在部门	营养学科	岗位编号	
	从属部门	无	岗位定员		所辖人数	
	直接上级	科室主任	直接下级	无		

岗位使命工作概述	在主管副院长领导下，负责本科的医疗、教学、科研及行政管理工作。组织实施本省临床营养质控中心，本省医师协会临床营养专业委员会日常工作。

岗位工作主要职责与任务	1 在主管副院长领导下，负责本科的医疗、教学、科研及行政管理工作。2. 负责本院门诊、住院患者的营养诊治，组织制定各项规章制度，负责监督本科人员的执行情况，严防差错事故。3. 制定本科工作计划，组织实施，经常督促检查，定期总结汇报。4. 领导本科人员进行临床科室的营养会诊，查阅病历及实验室检查，对患者进行体格检查，综合评价患者营养状况，根据营养治疗原则，患者习惯，拟订各种疾病的营养治疗处方、进行营养计算、选择饮食种类，制定饮食方案。5. 定期查房、组织全科医师对疑难、危重病历进行讨论。6. 负责医用营养品的引进，选择及应用。指导下级医师使用医用营养品进行营养治疗。7. 担任教学工作，培训进修及实习人员，指导下级营养医师诊疗工作。8. 组织本科人员业务学习和技术考核，不断提高本科人员营养技术水平。9. 参加院领导分配临时性公益活动及应急性医疗任务。10. 担任本省临床营养质量控制中心主任，本省医师协会营养专业委员会长，执行上级部门布置任务。11. 完成上级交办其他任务。

岗位工作主要绩效考核要点	1. 部门计划工作完成率。 2. 营养治疗达标率及咨询宣教工作效果。 3. 医用营养品的引进，选择，应用达标率。 4. 教学满意度。员工管理。 5. 服务工作满意度。

岗位工作关系	院内联系部门	院内各科室。
	院外联系部门	学校、卫生厅、各地市同行、媒体。

岗位工作权限	1. 向主管副院长报告工作权和对医院有关工作建议权。2. 对本部门下属的工作指导、督查、考核和奖惩权。3. 对本部门的组织、调度权和对员工岗位调配、聘用权力。4. 有关营养疾病诊治权及处方权。5. 专业授课权。6. 医用营养品引进，应用，观察权。7. 社会兼职权。8. 主管副院长的其他授权。

岗位工作环境	1. 大部分时间在医院内工作，温度、湿度适宜。2. 工作现场会接触到轻微粉尘及医疗中的刺激性气味，照明条件良好，一般无相关职业病发生。3. 电话、计算机、传真机、打印机、文件柜等必须办公设备。

在现在的岗位已工作时间	自　年　月　日开始，　共计：　年

学历培训经历经验	1. 医学本科学历，副高级职称以上。2. 临床执业医师资格证书（临床营养专业）。3. 高校教师资格证书，具有 5 年以上相关经验，3 年以上管理经验。

岗位工作技能要求	1. 有扎实的医学基础知识，临床医学学历及营养专业知识。2. 有专业英语阅读能力。3. 有良好的语言表达能力和人际沟通协调能力。4. 丰富行政管理经验及奉献精神。

岗位工作其他要求	性别要求	无	年龄要求	男 35 ~ 55 岁 女 35 ~ 55 岁	婚姻	婚、否不限
	身体要求	身心健康	政治要求	政治觉悟高，组织观念强	业务要求	岗位独立工作

岗位分析时间	2012 年 9 月 6 日	填写人	
直接上级审核签字	2012 年 9 月 9 日	审核时间	2012 年 9 月 19 日

98．三级甲等教学医院营养科医师岗位说明书

岗位工作 基本信息	岗位名称	营养医师	所在部门	营养学科	岗位编号	
	从属部门	无	岗位定员		所辖人数	
	直接上级	科室主任	直接下级	无		

岗位使命 工作概述	负责营养代谢性疾病，营养缺失性疾病的诊治，会诊；协助临床营养控制中心，本省医师协会临床 营养专业委员会的日常管理，文秘工作。

岗位工作 主要职责 与任务	1. 在科主任领导下，负责各临床科室发出的营养代谢性疾病，营养缺失性疾病申请单的会诊，包 含：查阅病历，营养体检，营养状况评价，与患者的沟通、咨询、宣导、营养计算。饮食种类选择， 方案、食谱拟出，烹调要求说明，会诊意见的填写等。特殊病例将随访，疑难重症进行科内讨论。 2. 负责专科门诊推荐前来咨询患者的接诊，处理流程同上。3. 协调医用营养品的引进，选择、甄 别、应用、观察、推荐，全过程在科内讨论，通报，并向科主任汇报。4. 指导下级医师开展诊疗工 作，参加进修生，实习生带教、负责医科大一附院、"中心"、"协会"营养班的部分课程。5. 参加 相关疾病营养治疗家庭饮食单的制定，更新。6. 担任"中心"（挂靠我院）副主任兼秘书，负责报 告的起草汇报材料的准备，协助主任及时办理上级来文，传达、执行方案的拟定；会议日程安排， 资料收集、人员接待、行业内部咨询等；负责本省部分地市的调研检查工作；担任"专业委员会" 总干事，日常事务与"中心"相似。

岗位工作 主要绩效 考核要点	1. 会诊目标达成率。2. 医用营养品的引进达标率。3. 秘书工作完成满意度。4. 教学工作完成率。 5. 职能部门员工对自己工作服务的满意度。6. 医院中层领导干部对自己工作服务的满意度。7. 全 院当月门诊就诊患者数量较去年同期相比增加或减少与个人绩效挂钩。8. 全院当月出院患者数量较 去年同期相比增加或减少与个人绩效挂钩。9. 全院当月医疗毛收入数量较去年同期相比增加或减少 与个人绩效挂钩。

岗位工 作关系	院内联系部门	院内各科室。
	院外联系部门	学校、卫生厅、媒体、同行（各地市）。

岗位工 作权限	1. 工作事务处置权。 2. 本部门管理工作建议权。 3. 科长授予的其他权限。

岗位工 作环境	1. 大部分时间在医院内工作，温度、湿度适宜。 2. 工作现场会接触到轻微粉尘及医疗中的刺激性气味，照明条件良好，一般无相关职业病发生。 3. 电话、计算机、传真机、打印机、文件柜等必须办公设备。

在现在的岗位已工作时间	自　年　月　日开始，　共计：　年

学历培训 经历经验	1. 医学研究生学历或中级专业职称资格。 2. 执业医师资格（临床营养专业）。 3. 高校教师资格。 4. 门诊工作 3 年以上经历，病房会诊 5 年以上经历。

岗位工作 技能要求	1. 有扎实的医学营养学基础及专业知识，有临床医学学历背景及实践经验，学习和掌握新知识新技 能的能力强。2. 能通过计算机考试一级，通过英语六级考试。3. 良好的语言和文字表达能力，良 好的人际沟通、协调能力。

岗位工作 其他要求	性别 要求	无	年龄 要求	男 25 ~ 60 岁 女 25 ~ 55 岁	婚姻	婚、否不限
	身体 要求	身心健康	政治 要求	政治觉悟高，组织观念强	业务 要求	岗位独 立工作

岗位分析时间	2012 年 9 月 6 日	填写人	
直接上级审核签字	2012 年 9 月 9 日	审核时间	2012 年 9 月 19 日

99．三级甲等教学医院设备科科长岗位说明书

岗位工作 基本信息	岗位名称	设备科科长	所在部门	设备科	岗位编号	
	从属部门	无	岗位定员		所辖人数	
	直接上级	主管副院长	直接下级	科室成员		

岗位使命 工作概述	在院长及主管副院长领导下，负责对全院的设备、耗材采购及全院设备维护。

岗位工作 主要职责 与任务	1．组织制定有关设备管理制度，完善设备维修与管理工作，确保医院发展。2．根据医院发展实际，各科室对医院仪器设备、器械、材料等申购申请，制定部门工作规划计划，进行目标管理，组织各项工作落实与执行。3．负责医院仪器设备、器械、材料等采购、供应、维修维护与管理。审查报废设备、上报审批和清账。4．负责购置医疗设备、器材验收、商检、安装调试、入出库和向财务部门报账付款。5．组织执行优秀医疗设备及技术推广。6．经常组织本科室有关人员到各个部门进行设备查房工作，出现不足与隐患及时处理与解决，做好设备安全防范工作。7．负责安排接待供应商及院外工程技术人员与科室有关人员、财务部进行招标工作。8．对下属进行培训教育，提升员工的专业技能与服务，确保工作效率与管理水平提升。9．及时完成直接上级领导交办其他任务。

岗位工作 主要绩效 考核要点	1．起草相关规章制度及时性、规范性。2．部门工作计划完成率。3．部门管理费用控制；控制设备维修费用。4．设备检修完成率。5．设备及时供应率。6．员工学习成长（业务培训与指导），培训计划完成率。7．职能部门员工对自己工作服务的满意度。8．医院中层领导干部对自己工作服务的满意度。9．全院当月门诊就诊患者数量较去年同期相比增加或减少与个人绩效挂钩。10．全院当月出院患者数量较去年同期相比增加或减少与个人绩效挂钩。11．全院医疗毛收入数量较去年同期相比增加或减少与个人绩效挂钩。

岗位工 作关系	院内联系部门	院内各科室。
	院外联系部门	外部供应商。

岗位工 作权限	1．向主管副院长报告工作权和对医院有关工作建议权。 2．对本部门下属的工作指导、督查、考核和奖惩权。 3．对本部门的组织、调度权和对员工岗位调配权、聘用权力。 4．设备维修管理、督导权。 5．深入各个科室调查了解有关情况权。 6．对各个部门申请有关设备的审核与审批，主管副院长其他授权。

岗位工 作环境	1．大部分时间在医院内工作，温度、湿度适宜。2．工作现场会接触到轻微粉尘及医疗中的刺激性气味，照明条件良好，一般无相关职业病发生。3．电话、计算机、传真机、打印机、文件柜等必须办公设备。

在现在的岗位已工作时间	自　年　月　日开始，　共计：　年				
学历培训 经历经验	1．医学类、工程类、电子类、计算机类本科及以上学历，具有 5 年以上相关经验。2．3 年以上管理经验。3．熟练掌握设备科工作流程，特别是熟悉设备采购流程。				
岗位工作 技能要求	1．良好的公文写作水平。2．通过计算机等级考试一级以上。3．掌握 WORD、EXCEL 等办公软件的使用。4．良好的人际沟通协调能力与组织协调能力。				
岗位工作 其他要求	性别 要求	无	年龄 要求	男 35～55 岁 女 35～55 岁	婚姻	婚、否不限
	身体 要求	身心健康	政治 要求	政治觉悟高，组织观念强	业务 要求	岗位独 立工作

岗位分析时间	2012 年 9 月 6 日	填写人	
直接上级审核签字	2012 年 9 月 9 日	审核时间	2012 年 9 月 19 日

100．三级甲等教学医院设备科副科长岗位说明书

岗位工作基本信息	岗位名称	设备科副科长	所在部门	设备科	岗位编号	
	从属部门	无	岗位定员		所辖人数	
	直接上级	科长	直接下级	科室成员		

岗位使命工作概述	在科长领导下负责设备科工程部的管理工作，保证医院医疗设备安全、正常运转。

岗位工作主要职责与任务	1．分管医疗设备科工程部管理工作。2．负责管理安排医院各类医疗设备、设施的安装、验收和保养、维修、报废鉴定核查工作。3．负责院内各类由设备科管理的医疗设施的工程施工管理、协调工作。4．配合科长组织对各类医疗设备、设施的安全检查工作。5．对医疗设备、设施维修配件的采购进行审核；配合科长对设备的申购进行技术论证。6．完成学校和医院安排的教学、科研任务。7．负责部分放射影像设备的维修。8．指导和技术支持下级工程师开展工作，教育和培训工程部工作人员安全操作、安全知识，对设备科工程部工作人员进行考核、评价、激励。9．完成直接上级交办的临时任务。

岗位工作主要绩效考核要点	1．设备检修计划完成率。2．设备保养计划按时完成率。3．设备故障修复率。4．员工管理。5．职能部门员工对自己工作服务的满意度。6．医院中层领导干部对自己工作服务的满意度。7．单位产量维修费用。8．全院当月门诊就诊患者数量较去年同期相比增加或减少与个人绩效挂钩。9．全院当月出院患者数量较去年同期相比增加或减少与个人绩效挂钩。10．全院当月医疗毛收入数较去年同期相比增加或减少与个人绩效挂钩。

岗位工作关系	院内联系部门	院内各科室。
	院外联系部门	医科大学、卫生监督所、兄弟医院设备科、各医疗设备供应商、维修站及维修商、配件供应商。

岗位工作权限	1．设备、设施维修配件的采购进行审核权。 2．设备的申购技术论证权力。 3．设备、设施维护维修管理具有监督权。 4．对本部门下属的督查、考核和奖惩权。 5．对本部门有组织调度权和对员工岗位调配权、聘用权力。 6．深入有关部门调查了解有关工作情况权。科长授予的其他授权。

岗位工作环境	1．大部分时间在医院内工作，温度、湿度适宜。2．工作现场会接触到轻微粉尘及医疗中的刺激性气味，照明条件良好，一般无相关职业病发生。3．电话、计算机、传真机、打印机、文件柜等必须办公设备。

在现在的岗位已工作时间	自　年　月　日开始，　　共计：　　年

学历培训经历经验	1．生物医学工程类、电子类、计算机类本科及以上学历。 2．医学工程类高级工程师，具有 4 年以上相关经验，两年以上管理经验。

岗位工作技能要求	1．具有较好的电子技术或计算机技术理论水平和实际操作能力。 2．具有较好的英语阅读水平。 3．熟悉大型医疗设备、设施安装规程。 4．具有一定的管理、组织与沟通能力。

岗位工作其他要求	性别要求	无	年龄要求	男 30～50 岁 女 30～50 岁	婚姻	婚、否不限
	身体要求	身心健康	政治要求	政治觉悟高，组织观念强	业务要求	岗位独立工作

岗位分析时间	2012 年 9 月 6 日	填写人	
直接上级审核签字	2012 年 9 月 9 日	审核时间	2012 年 9 月 19 日

101. 三级甲等教学医院设备科秘书岗位说明书

岗位工作基本信息	岗位名称	设备科秘书	所在部门	设备科	岗位编号	
	从属部门	无	岗位定员		所辖人数	
	直接上级	科长	直接下级	无		

岗位使命工作概述	在科长领导下，负责办公室日常事务性工作。

岗位工作主要职责与任务	1. 负责办公室日常事务性工作。做好电话、电传的接、转、答复以及对外联络、协调工作，做好信息的收集、整理、反馈工作，重要事项要做好记录，并及时向科领导汇报。2. 负责科领导交办的各类文件起草、打印工作。3. 负责文件、报刊、杂志、信件等的收、发、征订、整理归档工作。4. 负责科室考勤工作。5. 负责科室员工福利工作。6. 协助科领导组织安排会议、检查、谈判，做好记录，整理会议纪要，并了解贯彻落实情况。7. 协助科领导做好检查、来访的接待工作。8. 协助科领导做好医疗器械、设备的检测和办证工作。9. 根据科领导指示，发布有关事项的布告、通告、通知等。10. 完成科领导交办的其他工作。

岗位工作主要绩效考核要点	1. 考勤工作准确率和及时率。2. 办证完成及时率。3. 组织计量器具、压力容器检测、检定及时率。4. 文件录入与打印错误率与工作效率。5. 文件管理（文件处理及时性、文件完整性）。6. 会议管理（会议准备的周全性、会议过程中突发事件的处理）。7. 职能部门员工对自己工作服务的满意度。8. 医院中层领导干部对自己工作服务的满意度。

岗位工作关系	院内联系部门	院内各科室。
	院外联系部门	环保局、卫生厅、计量院、疾控中心等。

岗位工作权限	1. 事务办理权。 2. 组织、协调行政事务工作权。 3. 本部门管理工作建议权。 4. 主任授予的其他权限。

岗位工作环境	1. 大部分时间在医院内工作，温度、湿度适宜。 2. 工作现场会接触到轻微粉尘及医疗中的刺激性气味，照明条件良好，一般无相关职业病发生。 3. 电话、计算机、传真机、打印机、文件柜等必须办公设备。

在现在的岗位已工作时间	自 年 月 日开始， 共计： 年

学历培训经历经验	1. 本科以上学历，医学工程专业毕业，3 年以上相关工作经验。 2. 熟悉本科室工作内容及工作流程，了解医疗设备相关管理规定，掌握办事程序。 3. 熟练掌握设备科工作流程，特别是熟悉设备采购流程。

岗位工作技能要求	1. 良好的公文写作水平。 2. 通过计算机等级考试一级以上。 3. 掌握 WORD、EXCEL 等办公软件的使用。 4. 良好的人际沟通协调能力以及较强的组织协调能力。

岗位工作其他要求	性别要求	无	年龄要求	男 25～45 岁 女 25～45 岁	婚姻	婚、否不限
	身体要求	身心健康	政治要求	政治觉悟高，组织观念强	业务要求	岗位独立工作

岗位分析时间	2012 年 9 月 6 日	填写人	
直接上级审核签字	2012 年 9 月 9 日	审核时间	2012 年 9 月 19 日

102．三级甲等教学医院设备科采购员岗位说明书

<table>
<tr><td rowspan="3">岗位工作
基本信息</td><td>岗位名称</td><td>采购员</td><td>所在部门</td><td>设备科</td><td>岗位编号</td><td></td></tr>
<tr><td>从属部门</td><td>无</td><td>岗位定员</td><td></td><td>所辖人数</td><td></td></tr>
<tr><td>直接上级</td><td>科长</td><td>直接下级</td><td colspan="3">无</td></tr>
<tr><td>岗位使命
工作概述</td><td colspan="6">在科长的领导下负责东、西两院的医疗器械、设备、耗材及试剂的采购，保证全院医疗工作的顺利进行。</td></tr>
<tr><td>岗位工作
主要职责
与任务</td><td colspan="6">1．依据医院工作计划、医疗工作需求和库存情况，编制年度采购计划，制订季度、月份采购计划，报请领导审批后及时采购。2．负责医疗器械、设备、耗材及试剂的采购。严格执行招标和审计结果，控制采购成本，保证供应的同时应控制库存，避免积压。3．负责与供应商协调订货、送货、换货、退货等相关事宜。4．负责审核、保管"三证"（公司营业执照、生产或经营许可证、产品注册证），建立采购档案。5．根据要求提供相关的数据、资料、报表，接待上级部门检查。6．负责劳务费的统计、发放工作。7．完成上级临时交办的工作。</td></tr>
<tr><td>岗位工作
主要绩效
考核要点</td><td colspan="6">1．采购任务及时完成率与差错率。2．采购资金节约率。3．发放劳务费及时性。4．数据提供准确性。5．资料归档完成率。6．采购质量合格率；采购到货及时率；采购退货次数。7．职能部门员工对自己工作服务的满意度。8．医院中层领导干部对自己工作服务的满意度。9．全院当月门诊就诊患者数量较去年同期相比增加或减少与个人绩效挂钩。10．全院当月出院患者数量较去年同期相比增加或减少与个人绩效挂钩。11．全院医疗毛收入数量较去年同期相比增加或减少与个人绩效挂钩。</td></tr>
<tr><td rowspan="2">岗位工
作关系</td><td>院内联系部门</td><td colspan="5">院内各科室。</td></tr>
<tr><td>院外联系部门</td><td colspan="5">卫生厅、财政厅、招标公司、供货公司。</td></tr>
<tr><td>岗位工
作权限</td><td colspan="6">1．采购物品质量监督管理权。
2．有关数据核实权。
3．本部门管理工作建议权。
4．科长授予的其他权限。</td></tr>
<tr><td>岗位工
作环境</td><td colspan="6">1．大部分时间在医院内工作，温度、湿度适宜。
2．工作现场会接触到轻微粉尘及医疗中的刺激性气味，照明条件良好，一般无相关职业病发生。
3．电话、计算机、传真机、打印机、文件柜等必须办公设备。</td></tr>
<tr><td>在现在的岗位已工作时间</td><td colspan="6">自　年　月　日开始，　共计：　年</td></tr>
<tr><td>学历培训
经历经验</td><td colspan="6">1．大学及以上学历。
2．不限特定专业，3年以上相关工作经验，非常熟悉采购流程。</td></tr>
<tr><td>岗位工作
技能要求</td><td colspan="6">1．完整、专业的医疗设备（器械，耗材）知识。
2．通过计算机等级考试一级以上。
3．掌握 WORD、EXCEL 等办公软件的使用。
4．良好的人际沟通能力，较强的协调能力。
5．较强的沟通和交谈技巧。
6．原则性、政策性强。</td></tr>
<tr><td rowspan="2">岗位工作
其他要求</td><td>性别
要求</td><td>无</td><td>年龄
要求</td><td>男 25～60 岁
女 25～55 岁</td><td>婚姻</td><td>婚、否不限</td></tr>
<tr><td>身体
要求</td><td>身心健康</td><td>政治
要求</td><td>政治觉悟高，组织观念强</td><td>业务
要求</td><td>岗位独
立工作</td></tr>
<tr><td>岗位分析时间</td><td colspan="2">2012 年 9 月 5 日</td><td>填写人</td><td colspan="2"></td></tr>
<tr><td>直接上级审核签字</td><td colspan="2">2012 年 9 月 9 日</td><td>审核时间</td><td colspan="2">2012 年 9 月 19 日</td></tr>
</table>

103. 三级甲等教学医院设备科出纳岗位说明书

<table>
<tr><td rowspan="3">岗位工作
基本信息</td><td>岗位名称</td><td>出纳</td><td>所在部门</td><td>设备科</td><td>岗位编号</td><td></td></tr>
<tr><td>从属部门</td><td>无</td><td>岗位定员</td><td></td><td>所辖人数</td><td></td></tr>
<tr><td>直接上级</td><td>科长</td><td>直接下级</td><td colspan="3">无</td></tr>
<tr><td>岗位使命
工作概述</td><td colspan="6">在科长领导下负责办理付款手续及现金报账工作。</td></tr>
<tr><td>岗位工作
主要职责
与任务</td><td colspan="6">1. 负责核对各类应付款合同、单据、凭证，制作付款通知单，送交科室领导和财务部门审核。
2. 负责对经过院领导审批同意付款的单据，登记整理完毕，交财会部门付款。
3. 负责现金转账、报账工作。
4. 负责追讨发票、收据。
5. 及时对归档资料进行整理、归档。
6. 及时完成直接上级领导临时交办的工作。</td></tr>
<tr><td>岗位工作
主要绩效
考核要点</td><td colspan="6">1. 付款单据制作及时性与准确度。
2. 现金报账及时性与准确度。
3. 发票、收据追讨及时性。
4. 财务凭证归档率。
5. 职能部门员工对自己工作服务的满意度。
6. 医院中层领导干部对自己工作服务的满意度。
7. 全院当月门诊就诊患者数量较去年同期相比增加或减少与个人绩效挂钩。
8. 全院当月出院患者数量较去年同期相比增加或减少与个人绩效挂钩。
9. 全院医疗毛收入数量较去年同期相比增加或减少与个人绩效挂钩。</td></tr>
<tr><td rowspan="2">岗位工
作关系</td><td>院内联系部门</td><td colspan="5">院内各科室。</td></tr>
<tr><td>院外联系部门</td><td colspan="5">供货公司。</td></tr>
<tr><td>岗位工
作权限</td><td colspan="6">1. 要求设备科仓库和供货单位提供真实资料和单据权。
2. 与单据有关问题的查悉权。
3. 对工作中发现的问题提出相应意见和建议权。
4. 领导授予其他权力。</td></tr>
<tr><td>岗位工
作环境</td><td colspan="6">1. 大部分时间在医院内工作，温度、湿度适宜。
2. 工作现场会接触到轻微粉尘及医疗中的刺激性气味，照明条件良好，一般无相关职业病发生。
3. 电话、计算机、传真机、打印机、文件柜等必须办公设备。</td></tr>
<tr><td>在现在的岗位已工作时间</td><td colspan="6">自 年 月 日开始，　共计：　年</td></tr>
<tr><td>学历培训
经历经验</td><td colspan="6">1. 大专以上学历。
2. 会计从业资格证书，1 年以上相关工作经验。</td></tr>
<tr><td>岗位工作
技能要求</td><td colspan="6">1. 掌握财会及医疗器械相关知识。
2. 良好的人际沟通协调能力。
3. 良好的语言文字表达能力。
4. 熟悉计算机基本操作，掌握 WORD、EXCEL 等办公软件的使用。
5. 原则性、政策性强。</td></tr>
<tr><td rowspan="2">岗位工作
其他要求</td><td>性别
要求</td><td>无</td><td>年龄
要求</td><td>男 25~60 岁
女 25~55 岁</td><td>婚姻</td><td>婚、否不限</td></tr>
<tr><td>身体
要求</td><td>身心健康</td><td>政治
要求</td><td>政治觉悟高，组织观念强</td><td>业务
要求</td><td>岗位独
立工作</td></tr>
<tr><td>岗位分析时间</td><td colspan="2">2012 年 9 月 5 日</td><td>填写人</td><td colspan="2"></td></tr>
<tr><td>直接上级审核签字</td><td colspan="2">2012 年 9 月 9 日</td><td>审核时间</td><td colspan="2">2012 年 9 月 19 日</td></tr>
</table>

104．三级甲等教学医院设备科会计岗位说明书

岗位工作 基本信息	岗位名称	会计	所在部门	设备科	岗位编号	
	从属部门	设备科	岗位定员		所辖人数	
	直接上级	科长	直接下级	无		

岗位使命 工作概述	在科长及副科长领导下，负责仓库会计管理职责，保证仓库工作的正常运行。

岗位工作 主要职责 与任务	1．负责全院医疗器械、设备、耗材、试剂等请购单的电脑录入并及时递交采购员，工作及时，准确无误。2．负责全院购入设备的入库、出库，同时生成全院固定资产总账、各使用科室固定资产分户账。3．负责全院购入低值易耗品、一次性卫生材料、试剂、放射材料、卫生用品等物品的入库、出库工作；对保管员核交的物品送货单据及发票进行再次核对无误后，及时做入库及出库并打印入库、出库凭证交保管员。4．负责每月制作并向财务部门上报全院固定资产、低值易耗品、卫生材料、配件会计报表；负责每月制作并向财务部门上报全院各科室分类成本核算月报表及内部调拨报表。5．负责与保管员对账，每月月末及年底为保管员提供库存账面数据，做好盘点，并及时做好盘点报表上交主管领导及财务科。发现账物不符及时查明原因并向领导汇报。6．负责解答临床科室的咨询，根据服务对象要求打印出库清单，供其核对成本发现问题及时更正。7．负责每日电脑系统的维护，在日常工作中做好数据库的修改、升级和更新，不断完善设备仓库管理软件系统。8．完成直接上级交付的临时性工作。

岗位工作 主要绩效 考核要点	1．单据录入及时性；入库、出库及时性和准确率。2．财务报表及时性和准确率。3．对账工作完成率。4．职能部门员工对自己工作服务的满意度。5．医院中层领导干部对自己工作服务的满意度。6．全院当月门诊就诊患者数量较去年同期相比增加或减少与个人绩效挂钩。7．全院当月出院患者数量较去年同期相比增加或减少与个人绩效挂钩。8．全院医疗毛收入数量较去年同期相比增加或减少与个人绩效挂钩。

岗位工 作关系	院内联系部门	院内各科室。
	院外联系部门	院外相关单位。

岗位工 作权限	1．要求有关科室、供货单位提供真实资料、单据权。2．与单据有关的问题的查悉权。3．对财产物资监督和检查权力。4．对工作中发现的问题提出相应出纳意见和建议权。5．领导授予其他权力。

岗位工 作环境	1．大部分时间在医院内工作，温度、湿度适宜。 2．工作现场会接触到轻微粉尘及医疗中的刺激性气味，照明条件良好，一般无相关职业病发生。 3．电话、计算机、传真机、打印机、文件柜等必须办公设备。

在现在的岗位已工作时间	自　年　月　日开始，共计：　年

学历培训 经历经验	1．医疗设备管理、会计学、统计学、计算机类专业。 2．及相关专业专科以上学历。 3．具有会计从业资格证，两年以上相关工作经验。

岗位工作 技能要求	1．要求有专业会计、统计基础知识。2．熟练掌握计算机操作技能。3．熟悉使用设备管理系统。4．原则性、政策性强。5．较强的文字和语言表达能力。

岗位工作 其他要求	性别 要求	无	年龄 要求	男25～60岁 女25～55岁	婚姻	婚、否不限
	身体 要求	身心健康	政治 要求	政治觉悟高，组织观念强	业务 要求	岗位独 立工作

岗位分析时间	2012年9月5日	填写人	
直接上级审核签字	2012年9月9日	审核时间	2012年9月19日

105. 三级甲等教学医院设备科仓库保管员岗位说明书

<table>
<tr><td rowspan="3">岗位工作
基本信息</td><td>岗位名称</td><td>仓库保管员</td><td>所在部门</td><td>设备科</td><td>岗位编号</td><td></td></tr>
<tr><td>从属部门</td><td>无</td><td>岗位定员</td><td></td><td>所辖人数</td><td></td></tr>
<tr><td>直接上级</td><td>科长</td><td>直接下级</td><td colspan="3">无</td></tr>
<tr><td>岗位使命
工作概述</td><td colspan="6">在科长领导下，履行仓库保管员管理职责，负责货物的进出库，保证所负责的仓库管理工作正常
运行。</td></tr>
<tr><td>岗位工作
主要职责
与任务</td><td colspan="6">1. 负责东、西院各科请购单的审核，并及时递交会计员。
2. 负责根据仓储情况制订仓库采购计划。
3. 负责物品入库验收、出库发放工作；对送到物品、货单及发票进行核对无误后，及时给会计入库
　 并立刻通知订购科室前来领货。
4. 定期与会计对账，每月月末及年底为会计提供库存实际数据，做好盘点，发现账物不符及时查明
　 原因并向科领导汇报。
5. 负责仓库的安全管理。
6. 及时完成领导交给在各项临时工作任务。</td></tr>
<tr><td>岗位工作
主要绩效
考核要点</td><td colspan="6">1. 到货登记及时性。2. 货物验收差错率。3. 货物发放差错率。4. 采购计划适当性。5. 请购单、
票据传递及时性。6. 仓库环境、安全良好性。7. 职能部门员工对自己工作服务的满意度。8. 医院
中层领导干部对自己工作服务的满意度。9. 全院当月门诊就诊患者数量较去年同期相比增加或减少
与个人绩效挂钩。10. 全院当月出院患者数量较去年同期相比增加或减少与个人绩效挂钩。11. 全
院医疗毛收入数量较去年同期相比增加或减少与个人绩效挂钩。</td></tr>
<tr><td rowspan="2">岗位工作
关系</td><td>院内联系部门</td><td colspan="5">院内各科室。</td></tr>
<tr><td>院外联系部门</td><td colspan="5">供货公司。</td></tr>
<tr><td>岗位工作
权限</td><td colspan="6">1. 要求有关科室、供货单位提供真实资料、单据权。
2. 与单据有关问题的查悉权。
3. 对财产物资监督和检查权力。
4. 对工作中发现的问题提出意见和建议权。
5. 领导授予的其他权力。</td></tr>
<tr><td>岗位工
作环境</td><td colspan="6">1. 大部分时间在医院内工作，温度、湿度适宜。
2. 工作现场会接触到轻微粉尘及医疗中的刺激性气味，照明条件良好，一般无相关职业病发生。
3. 电话、计算机、传真机、打印机、文件柜等必须办公设备。</td></tr>
<tr><td>在现在的岗位已工作时间</td><td colspan="6">自　年　月　日开始，　共计：　年</td></tr>
<tr><td>学历培训
经历经验</td><td colspan="6">1. 仓管类及相关专业专科以上学历（50岁以上不受此限）。
2. 具有汽车驾驶执照，3年以上相关工作经验。</td></tr>
<tr><td>岗位工作
技能要求</td><td colspan="6">1. 掌握仓库管理相关知识。
2. 良好的人际沟通协调能力。
3. 良好的语言文字表达能力。
4. 熟悉计算机基本操作。</td></tr>
<tr><td rowspan="2">岗位工作
其他要求</td><td>性别
要求</td><td>无</td><td>年龄
要求</td><td>男25~60岁
女25~55岁</td><td>婚姻</td><td>婚、否不限</td></tr>
<tr><td>身体
要求</td><td>身心健康</td><td>政治
要求</td><td>政治觉悟高，组织观念强</td><td>业务
要求</td><td>岗位独
立工作</td></tr>
<tr><td>岗位分析时间</td><td colspan="2">2012年9月6日</td><td>填写人</td><td colspan="2"></td></tr>
<tr><td>直接上级审核签字</td><td colspan="2">2012年9月9日</td><td>审核时间</td><td colspan="2">2012年9月19日</td></tr>
<tr><td>备注</td><td colspan="6"></td></tr>
</table>

106．三级甲等教学医院设备科管理员岗位说明书

岗位工作 基本信息	岗位名称	设备管理员	所在部门	设备科	岗位编号	
	从属部门	无	岗位定员		所辖人数	
	直接上级	科长	直接下级	无		

岗位使命 工作概述	在科长领导下，负责医疗器械、设备账目的管理工作。

岗位工作 主要职责 与任务	1．负责医疗器械、设备账目的管理工作，经领导同意，办理设备的外借、报损、报废、调拨和事故处理等事项。2．定期与设备使用科室核查设备财产。收集设备出库单，整理保存。4．制作有关统计报表。5．接待查询。6．负责固定资产统计、上报工作。7．负责回收报废设备，配合有关部门做好报废设备的处置工作。8．负责设备档案的整理归档，保证设备档案的完整和安全。9．负责大型医疗设备的成本效益分析工作。10．完成科室领导交办的其他工作。

岗位工作 主要绩效 考核要点	1．账目管理及时性、准确性。 2．设备档案收集归档工作及时完整性。 3．统计报表的准确性。 4．大型医疗设备成本效益分析工作的有效性。 5．职能部门员工对自己工作服务的满意度。 6．医院中层领导干部对自己工作服务的满意度。 7．全院当月门诊就诊患者数量较去年同期相比增加或减少与个人绩效挂钩。 8．全院当月出院患者数量较去年同期相比增加或减少与个人绩效挂钩。 9．全院医疗毛收入数量较去年同期相比增加或减少与个人绩效挂钩。

岗位工 作关系	院内联系部门	院内各科室。
	院外联系部门	相关单位或人员。

岗位工作 权限	1．要求有关科室、供货单位提供真实资料、单据权。 2．与单据、数据、相关资料问题的查悉权。 3．对财产物资监督和检查权力。 4．对工作中发现的问题提出相应出纳意见和建议权。 5．领导授予其他权力。

岗位工作 环境	1．大部分时间在医院内工作，温度、湿度适宜。 2．工作现场会接触到轻微粉尘及医疗中的刺激性气味，照明条件良好，一般无相关职业病发生。 3．电话、计算机、传真机、打印机、文件柜等必须办公设备。

在现在的岗位已工作时间	自　年　月　日开始，　　共计：　年

学历培训 经历经验	1．档案管理、会计学、计算机类专业。 2．大专以上学历，5年以上相关工作经验，具有医疗设备档案管理经验。

岗位工作 技能要求	1．熟悉账目管理基本技能。 2．较强的沟通和交谈技巧。 3．熟悉计算机基本操作，掌握WORD、EXCEL等办公软件的使用。 4．责任性、政策性强。

岗位工作 其他要求	性别 要求	无	年龄 要求	男25~60岁 女25~55岁	婚姻	婚、否不限
	身体 要求	身心健康	政治 要求	政治觉悟高，组织观念强	业务 要求	岗位独 立工作

岗位分析时间	2012年9月6日	填写人	
直接上级审核签字	2012年9月9日	审核时间	2012年9月19日

107. 三级甲等教学医院设备科生物医学工程师岗位说明书

岗位工作 基本信息	岗位名称	生物医学工程师	所在部门	设备科	岗位编号	
	从属部门	无	岗位定员		所辖人数	
	直接上级	科长	直接下级	无		

岗位使命 工作概述	在科长及副科长领导下，负责维修组日常事务处理，医疗设备配件联系采购，医疗及办公设备的安装、验收、维修、保养、安全检查、操作指导、报废鉴定，保证医疗设备设施安全、正常运转。

岗位工作 主要职责 与任务	1. 协助全院报修及其他电话，做好记录并及时安排调度维修工作；负责设备维修工作统计登记，月维修报表报送。2. 协助设备送外维修报告和配采购的送审工作。3. 协助维修小配件的采购，账目报销。4. 协助安排维修组人员值班；维修组日常工作接待，其他日常事务处理。5. 协助部分设备仪器资料保管，设备送修送审报告的登记保管，维修资料记录保管，设备验收资料登记保管等。6. 负责部分医院电子类、影像类、光学类、检验类医疗设备，其他机电设备设施的安装及使用验收工作。7. 负责部分医院电子类、影像类、光学类、检验类医疗设备，其他机电设备设施的维修保养工作。8. 负责部分医院电子类、影像类、光学类、检验类医疗设备，其他设备设施的质量监控和报废鉴定。9. 及时完成直接上级临时交办的任务。

岗位工作 主要绩效 考核要点	1. 相关设备维修任务完成率。2. 相关设备保养任务完成。3. 相关设备维修故障维修及时率；相关设备故障修复率。4. 相关设备周期定检率。5. 相关维修质量问题发生率。6. 相关设备维修记录完好率。7. 职能部门员工对自己工作服务的满意度。8. 医院中层领导干部对自己工作服务的满意度。9. 全院当月门诊就诊患者数量较去年同期相比增加或减少与个人绩效挂钩。10. 全院当月出院患者数量较去年同期相比增加或减少与个人绩效挂钩。11. 全院医疗毛收入数量较去年同期相比增加或减少与个人绩效挂钩。

岗位工作 关系	院内联系部门	院内各科室。
	院外联系部门	各医疗设备供应商、维修站及维修商、配件耗材供应商等。

岗位工作 权限	1. 工作事务处置权。 2. 本部门管理工作建议权。 3. 科长授予的其他权限。

岗位工作 环境	1. 大部分时间在医院内工作，温度、湿度适宜。 2. 工作现场会接触到轻微粉尘及医疗中的刺激性气味，照明条件良好，一般无相关职业病发生。 3. 电话、计算机、传真机、打印机、文件柜等必须办公设备。

在现在的岗位已工作时间	自 年 月 日开始， 共计： 年

学历培训 经历经验	1. 大专及以上学历。具有较好的电子技术或计算机技术理论水平和实际操作能力。 2. 具有较好的英语阅读水平。 3. 具有初级以上生物医学工程类、电子类、计算机类专业技术职称水平。 4. 3 年以上相关工作经验。 5. 熟悉办公设备的安装、验收、维修、保养、安全检查、操作流程。

岗位工作 技能要求	1. 具有较好的电子技术或计算机技术理论水平和实际操作能力。2. 具有较好的英语阅读水平。3. 具有初级以上生物医学工程类、电子类、计算机类专业技术职称水平。

岗位工作 其他要求	性别 要求	无	年龄 要求	男 25～60 岁 女 25～55 岁	婚姻	婚、否不限
	身体 要求	身心健康	政治 要求	政治觉悟高，组织观念强	业务 要求	岗位独立工作

岗位分析时间	2012 年 9 月 6 日	填写人	
直接上级审核签字	2012 年 9 月 9 日	审核时间	2012 年 9 月 19 日

108．三级甲等教学医院后勤办公室主任岗位说明书

岗位工作基本信息	岗位名称	后勤办主任	所在部门	后勤办	岗位编号	
	从属部门	无	岗位定员		所辖人数	
	直接上级	科室主任	直接下级	无		

岗位使命工作概述	在院长和主管后勤副院长的领导下，负责医院全面后勤工作。

岗位工作主要职责与任务	1．组织制定后勤管理制度，制度要符合医院整体发展要求，制度通过后，并监督执行。2．根据医院建设发展，制定部门计划，组织执行，确保信息畅通，提升工作效率。3．在主管副院长的领导下主持后勤办公室的全面工作。4．负责财产、车队、仓库、后勤财务、物资供应的管理工作。5．经常深入各部门，广泛吸收后勤工作的意见，不断改进工作。6．负责本办职工的政治思想和业务教育，提高服务意识，不断改善服务态度和服务质量。7．负责协调各副主任及各后勤小组的关系。8．严格组织纪律、认真公正地考核本办人员的工作绩效，向领导及人事部门提出奖、惩、升、调的意见。9．完成上级领导交办其他任务。

岗位工作主要绩效考核要点	1．后勤工作计划完成率；基建工作计划完成率。2．后勤费用预算控制率。3．环境卫生达标率，公共设施维修维护率。4．维修及时率与维修费用降低率。5．食宿服务满意度。6．安全事故发生率。7．员工管理。8．职能部门员工对自己工作服务的满意度。9．医院中层领导干部对自己工作服务的满意度。

岗位工作关系	院内联系部门	院内各科室。
	院外联系部门	卫生厅、与基建相关的政府部门、与房改有关的政府部门、环保部门、电信部门、供电局、自来水厂等与后勤工作有联系的单位部门。

岗位工作权限	1．向主管副院长报告工作权和对医院有关工作建议权。 2．对本部门下属的工作指导、督查、考核和奖惩权。 3．对本部门的组织、调度权和对员工岗位调配权、聘用权力。 4．后勤工作的管理、督导权及物资发放审批权。 5．对各个部门申请计算机及有关办公设备的审核与审批。 6．对各个用户使用软件权的调配和授予权。 7．主管副院长的其他授权。

岗位工作环境	1．大部分时间在医院内工作，温度、湿度适宜。 2．工作现场会接触到轻微粉尘及医疗中的刺激性气味，照明条件良好，一般无相关职业病发生。 3．电话、计算机、传真机、打印机、文件柜等必须办公设备。

在现在的岗位已工作时间	自　年　月　日开始，共计：　年

学历培训经历经验	1．本科及以上学历。2．中级职称及以上职称。3．具有良好的管理工作能力，具有 5 年以上相关经验，3 年以上管理经验。

岗位工作技能要求	1．根熟悉后勤职责范围内相关的法律法规和政策。2．掌握 WORD、EXCEL 等办公软件的使用。3．良好的人际沟通协调能力、较强的组织协调能力。4．良好的语言和文字表达能力。

岗位工作其他要求	性别要求	无	年龄要求	男 35～50 岁 女 35～50 岁	婚姻	婚、否不限
	身体要求	身心健康	政治要求	政治觉悟高，组织观念强	业务要求	岗位独立工作

岗位分析时间	2012 年 9 月 6 日	填写人	
直接上级审核签字	2012 年 9 月 9 日	审核时间	2012 年 9 月 19 日

109. 三级甲等教学医院后勤办公室副主任岗位说明书

岗位工作 基本信息	岗位名称	后勤办副主任	所在部门	后勤办	岗位编号	
	从属部门	无	岗位定员		所辖人数	
	直接上级	科室主任	直接下级		科室成员	

岗位使命 工作概述	在后勤办主任领导下，负责水电组、电梯组、空调动力组、水站、锅炉房等日常管理工作，保证全院水、电、汽、三气的正常供应和空调、电梯等设备的正常运行。

岗位工作 主要职责 与任务	1. 负责后勤办下辖班组水电组、电梯组、空调动力组、水站、锅炉房等管理工作，确保医院工作开展需要。2. 加强优质服务，组织落实服务工作。认识服务重要性、服务知识技能、服务标准、服务态度等，强化对员工的培训，改善行为，树立正确积极观念。3. 保障医院水、电、汽等后勤工作，完善有关设施设备的日常维修，确保医院一切正常运行。4. 做好医院水、电、汽、三气、锅炉、空调、电梯等有关安全管理工作，确保设施、设备等有关安全指标达到标准和正常运转。5. 做好本部门固定资产管理、设施、设备维修工具及维修物品管理，收集、汇总资料，建立档案。6. 低碳工作。严格贯彻各项制度，落实各项措施行动，做好节能节耗与控制成本工作，以便降低成本，提高管理效率。7. 加强团队建设，提升员工素质，调动员工积极性。8. 协助审批各部门领用的低耗物品等。9. 完成领导交办的其他任务。

岗位工作 主要绩效 考核要点	1. 部门计划工作完成率。2. 供应水、电、汽标准。3. 水、电、汽正常运行率。4. 成本费用控制率。5. 设备设施维修完好率。6. 设备设施维修及时率。7. 设备设施保养计划完成率。8. 部门员工技能提升率。9. 职能部门员工对自己工作服务的满意度。10. 医院中层领导干部对自己工作服务的满意度。

岗位工 作关系	院内联系部门	院内各科室。
	院外联系部门	供水、供电、供汽等部门。

岗位工 作权限	1. 对本部门下属的工作指导、督查、考核和奖惩权。2. 对本部门的组织、调度权和对员工岗位调配权、聘用权力。3. 后勤工作的管理、督导权及所辖工作物资、设备审核或审批权。4. 本部门管理工作建议权。5. 主任授予其他权。

岗位工 作环境	1. 大部分时间在医院内工作，温度、湿度适宜。 2. 工作现场会接触到轻微粉尘及医疗中的刺激性气味，照明条件良好，一般无相关职业病发生。 3. 电话、计算机、传真机、打印机、文件柜等必须办公设备。

在现在的岗位已工作时间	自 年 月 日开始， 共计： 年

学历培训 经历经验	1. 本科及以上学历。 2. 中级职称，具有4年以上相关经验，两年以上管理经验。

岗位工作 技能要求	1. 具备水、电、汽等专业知识。 2. 具有熟练的操作技能。 3. 熟悉全院供配电情况，供水供汽等情况。 4. 具备较好的组织、协调能力。 5. 能单独或组织处理所辖工作范围的各种突发性事故。 6. 熟悉计算机基本操作，掌握 WORD、EXCEL 等办公软件的使用。

岗位工作 其他要求	性别 要求	无	年龄 要求	男 30~50 岁 女 30~50 岁	婚姻	婚、否不限
	身体 要求	身心健康	政治 要求	政治觉悟高，组织观念强	业务 要求	岗位独 立工作

岗位分析时间	2012 年 9 月 6 日	填写人		
直接上级审核签字	2012 年 9 月 9 日	审核时间		2012 年 9 月 19 日

110. 三级甲等教学医院后勤办公室行政科员岗位说明书

岗位工作基本信息	岗位名称	行政主任科员	所在部门	后勤办	岗位编号	
	从属部门	无	岗位定员		所辖人数	
	直接上级	科室主任	直接下级	无		

岗位使命工作概述	在主任的领导下，完成主任分配的各项工作任务。

岗位工作主要职责与任务	1. 负责院内排水沟、化粪池的管理工作。 2. 负责医院各病区、各住户、办公楼、树木等"白蚁"防治工作。 3. 负责医院内除"四害"的管理工作。 4. 负责医院内的生活垃圾、医疗垃圾清运、储存、检查、转账等管理工作。 5. 负责除"四害""白蚁"防治、生活垃圾、医疗垃圾、卫生管理费的合同、协议等管理。 6. 积极协助医院在创建市卫生城期间的各项工作，如：参加创城会议、记录、培训、汇报等工作。 7. 积极主动完成主任交给的其他工作任务。

岗位工作主要绩效考核要点	1. 院内排水沟、化粪池的管理有效率与及时性。 2. "四害"的管理工作达标率。 3. 医院垃圾管理检查及时性有效率。 4. 环境达标率。 5. 职能部门员工对自己工作服务的满意度。 6. 医院中层领导干部对自己工作服务的满意度。 7. 全院当月门诊就诊患者数量较去年同期相比增加或减少与个人绩效挂钩。 8. 全院当月出院患者数量较去年同期相比增加或减少与个人绩效挂钩。 9. 全院当月医疗毛收入数量较去年同期相比增加或减少与个人绩效挂钩。

岗位工作关系	院内联系部门	院内各科室。
	院外联系部门	市卫生环保管理站等。

岗位工作权限	1. 医院环境工作监督与检查权。 2. 本部门管理工作建议权。 3. 主任授予的其他权限。

岗位工作环境	1. 大部分时间在医院内工作，温度、湿度适宜。 2. 工作现场会接触到轻微粉尘及医疗中的刺激性气味，照明条件良好，一般无相关职业病发生。 3. 电话、计算机、传真机、打印机、文件柜等必须办公设备。

在现在的岗位已工作时间	自　年　月　日开始，　共计：　年

学历培训经历经验	1. 大专学历，3 年以上工作经验。 2. 具有相关后勤业务知识。

岗位工作技能要求	1. 熟悉、了解后勤管理。 2. 管理协调能力。 3. 吃苦耐劳、任劳任怨，工作需要时能够连续加班的敬业奉献精神。

岗位工作其他要求	性别要求	无	年龄要求	男 25 ~ 60 岁 女 25 ~ 55 岁	婚姻	婚、否不限
	身体要求	身心健康	政治要求	政治觉悟高，组织观念强	业务要求	岗位独立工作

岗位分析时间	2012 年 9 月 6 日	填写人	
直接上级审核签字	2012 年 9 月 9 日	审核时间	2012 年 9 月 19 日

111. 三级甲等教学医院后勤办公室基建管理员、秘书岗位说明书

岗位工作基本信息	岗位名称	基建管理员、秘书	所在部门	后勤办	岗位编号	
	从属部门	无	岗位定员		所辖人数	
	直接上级	科室主任	直接下级		无	

岗位使命工作概述	在后勤办主任的领导下，协助处理基建项目前期报建等手续，积极承办工程管理、秘书工作及上级领导分配的其他工作任务。

岗位工作主要职责与任务	**基建管理员：** 1. 负责基建项目施工管理的具体工作，对承建单位提出的施工组织设计，施工技术方案和施工进度计划进行审核，提出修改意见。2. 根据工程承包合同和工程技术标准对施工项目进行严格的监督检查，对建筑材料的进场严格把关。3. 负责审查施工单位的工程进度计划，及时核实施工单位完成的工程量，为工程进度付款提供依据。4. 根据建设规范要求做好各阶段的验收工作，配合完善施工手续。5. 检查和督促监理单位检查施工现场安全防护设施。6. 做好工程建设项目的内外协调工作，确保项目的顺利进行。7. 检查和督促监理单位整理合同文件和技术资料。8. 组织设计单位、监理单位、承建单位及有关单位进行工程竣工验收。9. 审查工程结算书，提出自己的意见。竣工资料的整理和归档。 **项目前期工作与秘书工作：** 1. 项目的立项申请，组织安排可行性研究工作。2. 负责完成项目的各项前期手续；负责办理各种费用的缴纳和退费工作。3. 负责科室考勤发放科室劳务费、缴纳电话费，做好后勤工作记录等日常事务。4. 及时完成上级交办的各项临时性工作。

岗位工作主要绩效考核要点	1. 报建的手续按时完成及时性。2. 施工项目监督检查和建筑材料进场把关安全性、完好率。3. 审查施工单位的工程进度计划、核实施工单位完成的工程量的及时性、目标达成率。4. 管理的基建和装修工程在竣工验收时达到合格满意度。5. 各种费用控制率。6. 服务工作满意度。

岗位工作关系	院内联系部门	院内各科室。
	院外联系部门	与报建有关的政府部门、与工程建设有关的各单位（部门）、电信部门。

岗位工作权限	1. 工程建设过程的监督权。2. 工程施工签证的签署权。3. 工程结算的初审权。4. 工作的管理权和建议权。5. 后勤主任的其他授权。

岗位工作环境	1. 大部分时间在医院内工作，温度、湿度适宜。 2. 工作现场会接触到轻微粉尘及医疗中的刺激性气味，照明条件良好，一般无相关职业病发生。 3. 电话、计算机、传真机、打印机、文件柜等必须办公设备。

在现在的岗位已工作时间	自　年　月　日开始，共计：　年

学历培训经历经验	1. 大专及以上学历。 2. 具有工程结算工作能力，具有工程管理2年以上经验。

岗位工作技能要求	1. 具有建筑工程专业知识，具有工程管理2年以上经验。 2. 具有工程预结算技能。 3. 能熟练办公自动化操作。

岗位工作其他要求	性别要求	无	年龄要求	男25~45岁 女25~45岁	婚姻	婚、否不限
	身体要求	身心健康	政治要求	政治觉悟高，组织观念强	业务要求	岗位独立工作

岗位分析时间	2012年9月6日		填写人	
直接上级审核签字	2012年9月9日		审核时间	2012年9月19日

112．三级甲等教学医院后勤办公室住房管理员岗位说明书

岗位工作 基本信息	岗位名称	住房管理员	所在部门	后勤办	岗位编号	
	从属部门	无	岗位定员		所辖人数	
	直接上级	科室主任	直接下级	无		

岗位使命 工作概述	在主任、副主任的领导下，负责全院房改、房管工作。

岗位工作 主要职责 与任务	1．根据职工住房管理委员会的有关规定，具体办理职工住房分配、调整、出售以及办理相关的手续，并建立职工住户档案。2．在建房分配时，根据住房规定和会议决策，执行分房计划。3．负责对职工住房装修工程审批的具体工作，对个人装修住房进行安全的监督管理，保证职工住房安全。4．负责检查房产情况，定期检查清理整顿，对违法违章和侵犯房产权行为及时处理与有效解决。5．负责医院危旧房改造申报工作。6．负责具体办理公有住户的出租、退租等有关手续，避免出现错扣、漏扣房租水电费的现象。7．对违规住房者，房管员有权按规定进行处理，及时向部门负责人沟通汇报。8．完成领导交办的其他任务。

岗位工作 主要绩效 考核要点	1．严格执行医院的决定，确保分房工作公开、公正、透明安全性。 2．办理各种住房手续及时性。 3．做好公有住房管理工作，避免出现错扣、漏扣房租水电费的现象。 4．住房资料完整性。 5．及时完成领导交办的其他工作满意度。 6．职能部门员工对自己工作服务的满意度。 7．医院中层领导干部对自己工作服务的满意度。 8．全院当月门诊就诊患者数量较去年同期相比增加或减少与个人绩效挂钩。 9．全院当月出院患者数量较去年同期相比增加或减少与个人绩效挂钩。 10．全院当月医疗毛收入数量较去年同期相比增加或减少与个人绩效挂钩。

岗位工 作关系	院内联系部门	院内各科室。
	院外联系部门	区直房改办、市房产局、市测绘局、市规划局。

岗位工 作权限	1．工作事务管理权。 2．本部门工作建议权。主任授予的其他权限。

岗位工 作环境	1．大部分时间在医院内工作，温度、湿度适宜。 2．工作现场会接触到轻微粉尘及医疗中的刺激性气味，照明条件良好，一般无相关职业病发生。 3．电话、计算机、传真机、打印机、文件柜等必须办公设备。

在现在的岗位已工作时间	自　年　月　日开始，　共计：　年

学历培训 经历经验	1．政管理专业。 2．大专及以上学历，2 年以上相关工作经验。

岗位工作 技能要求	1．有一定的公文写作水平。 2．良好的人际沟通协调能力。 3．良好的语言表达能力。

岗位工作 其他要求	性别 要求	无	年龄 要求	男 23～60 岁 女 23～55 岁	婚姻	婚、否不限
	身体 要求	身心健康	政治 要求	政治觉悟高，组织观念强	业务 要求	岗位独 立工作

岗位分析时间	2012 年 9 月 6 日	填写人	
直接上级审核签字	2012 年 9 月 9 日	审核时间	2012 年 9 月 19 日

113. 三级甲等教学医院后勤办公室采购配电污水锅炉房督察员岗位说明书

<table>
<tr>
<td rowspan="3">岗位工作
基本信息</td>
<td>岗位名称</td>
<td>采购员配电管理员
污水站督查员
锅炉房督查员</td>
<td>所在部门</td>
<td>后勤办</td>
<td>岗位编号</td>
<td></td>
</tr>
<tr>
<td>从属部门</td>
<td>后勤办</td>
<td>岗位定员</td>
<td></td>
<td>所辖人数</td>
<td></td>
</tr>
<tr>
<td>直接上级</td>
<td>科室主任</td>
<td>直接下级</td>
<td colspan="3">无</td>
</tr>
<tr>
<td>岗位使命
工作概述</td>
<td colspan="6">在主任领导下，负责后勤物资采购及协助副主任工作。</td>
</tr>
<tr>
<td>岗位工作
主要职责
与任务</td>
<td colspan="6">1. 依据物品需求计划和物品的库存情况，编制年度采购计划，制定年度计划、季度、月份采购计划，报请领导审批后及时采购。2. 供求信息调研和供应商管理，随时关注需求及库存状况，了解市场供应情况及价格、质量、品种和规格等行情信息，有效的决策与采购。3. 负责物品材料采购用款申请、报销工作严格执行采购制度，履行验收入库手续，保证钱、物、凭证三者一致。4. 采购执行与供应商谈判、比价、控制采购成本，保质保量完成采购任务，对于一般的物品、器材全力以赴采购控制和对于特殊、贵重、精密仪器应与有关部门查看样品后在决定采购。5. 严格执行验收制把控产品数量与质量，大型贵重、精密设备仪器开箱检查验收，应有供货单位、医院科室负责人到现场，发现问题应及时处理。6. 建立好采购的档案，做到公开透明，保证供应的同时控制库存，避免积压。7. 负责我院配电房的管理，按规范要求定期检查。8. 负责监督检查污水站的质量安全工作，保证污水的达标排放。9. 负责锅炉房的监督检查工作，保证锅炉房的安全运行。10. 完成上级交付的其他任务。</td>
</tr>
<tr>
<td>岗位工作
主要绩效
考核要点</td>
<td colspan="6">1. 采购任务完成率，采购资金节约率。3. 采购需求按时完成率与差错数。4. 采购质量合格率。5. 采购到货及时率；采购退货次数。6. 电房的安全电气安全事故率。7. 污水站的质量安全达标率及污水排放达标率。7. 锅炉安全运行达标率。7. 全院当月门诊就诊患者数量较去年同期相比增加或减少与个人绩效挂钩。8. 全院当月出院患者数量较去年同期相比增加或减少与个人绩效挂钩。9. 全院当月医疗毛收入数量较去年同期相比增加或减少与个人绩效挂钩。</td>
</tr>
<tr>
<td rowspan="2">岗位工
作关系</td>
<td>院内联系部门</td>
<td colspan="5">院内各科室。</td>
</tr>
<tr>
<td>院外联系部门</td>
<td colspan="5">供电局、自来水公司、环保局、锅炉和污水站运行承包商等。</td>
</tr>
<tr>
<td>岗位工
作权限</td>
<td colspan="6">1. 采购物品质量监督管理权。
2. 配电房、污水站、锅炉房安全工作监督检查权。
3. 本部门工作建议权。
4. 主任授予的其他权限。</td>
</tr>
<tr>
<td>岗位工
作环境</td>
<td colspan="6">1. 大部分时间在医院内工作，温度、湿度适宜。
2. 工作现场会接触到轻微粉尘及医疗中的刺激性气味，照明条件良好，一般无相关职业病发生。
3. 电话、计算机、传真机、打印机、文件柜等必须办公设备。</td>
</tr>
<tr>
<td>在现在的岗位已工作时间</td>
<td colspan="6">自　年　月　日开始，　共计：　年</td>
</tr>
<tr>
<td>学历培训
经历经验</td>
<td colspan="6">1. 电气专业。
2. 大专学历以上，5 年以上相关工作经验。</td>
</tr>
<tr>
<td>岗位工作
技能要求</td>
<td colspan="6">1. 掌握办公软件的使用和良好的公文写作水平。2. 较强的沟通和交谈技巧。3. 具备有较强的计划、控制、协调能力、分析综合能力。4. 电气专业知识。</td>
</tr>
<tr>
<td rowspan="2">岗位工作
其他要求</td>
<td>性别
要求</td>
<td>无</td>
<td>年龄
要求</td>
<td>男 30~60 岁
女 30~55 岁</td>
<td>婚姻</td>
<td>婚、否不限</td>
</tr>
<tr>
<td>身体
要求</td>
<td>身心健康</td>
<td>政治
要求</td>
<td>政治觉悟高，组织观念强</td>
<td>业务
要求</td>
<td>岗位独
立工作</td>
</tr>
<tr>
<td>岗位分析时间</td>
<td colspan="2">2012 年 9 月 6 日</td>
<td colspan="2">填写人</td>
<td colspan="2"></td>
</tr>
<tr>
<td>直接上级审核签字</td>
<td colspan="2">2012 年 9 月 9 日</td>
<td colspan="2">审核时间</td>
<td colspan="2">2012 年 9 月 19 日</td>
</tr>
</table>

114. 三级甲等教学医院后勤办公室电话组组长岗位说明书

岗位工作基本信息	岗位名称	电话组组长	所在部门	后勤办	岗位编号	
	从属部门	后勤办	岗位定员		所辖人数	
	直接上级	科室主任	直接下级	组员		

岗位使命工作概述	在主任领导下负责全院办公电话，病区 500 电话座机，线路的维修与维护。

岗位工作主要职责与任务	1. 在主任领导下，负责医院电话维修与安装工作，保证全院办公电话，病区 500 电话座机，线路的维修与维护。 2. 根据医院实际，制定班组、周、月工作安排与统计，工作方向明确，任务清晰，做好医院电话维修与安装工作，进行半年及年度总结汇报工作。 3. 保证全院电话畅通，新增电话能及时安装。 4. 做好电话维修及突发事故的处理，在发生通信线路故障不能自行解决时，应及时与市电信部门联系，协调沟通；尽快使线路恢复正常。 5. 培训激励员工，进行工作专业技能学习，提升团队执行力，保质保量完成任务。 6. 负责组织执行上级传达的任务，有效沟通，确保工作落实与执行。 7. 及时完成直接上级交办的各项任务。

岗位工作主要绩效考核要点	1. 班组工作计划完成率，班组维修费用降低率。 2. 电话维修、安装故障维修及时率。 3. 处理发生重大故障及时性、降低率。 4. 员工无投诉率，员工管理。 5. 职能部门员工对自己工作服务的满意度。 6. 医院中层领导干部对自己工作服务的满意度。

岗位工作关系	院内联系部门	院内各科室。
	院外联系部门	市电信局。

岗位工作权限	1. 对本部门下属的工作指导督查、考核和奖惩权。2. 维修工作的管理、督导权。3. 维修工作知情权。4. 领导授权的其他权力。

岗位工作环境	1. 大部分时间在医院内工作；温度、湿度适宜。 2. 工作现场会接触到轻微粉尘及医疗中的刺激性气味，照明条件良好，一般无相关职业病发生。 3. 电话、计算机、打印机、传真等必须办公设备。

在现在的岗位已工作时间	自 年 月 日开始，共计： 年

学历培训经历经验	1. 电工、电子等专业。 2. 职高或中专以上学历，3 年以上相关工作经验。

岗位工作技能要求	1. 熟悉电话线路，电器安装位置和机械构造原理，能迅速判断故障所在的位置，制定维修方案，排除故障。 2. 掌握电话日常维修的工作内容和工作方法。 3. 具有与专职电话、电工维修员相同的操纵、操作技能。 4. 熟练掌握电话故障的急救方法和消防器材的使用方法。

岗位工作其他要求	性别要求	无	年龄要求	男 25～50 岁 女 25～50 岁	婚姻	婚、否不限
	身体要求	身心健康	政治要求	政治觉悟高，组织观念强	业务要求	岗位独立工作

岗位分析时间	2012 年 9 月 6 日	填写人	
直接上级审核签字	2012 年 9 月 9 日	审核时间	2012 年 9 月 19 日

115. 三级甲等教学医院后勤办公室电话维修岗位说明书

岗位工作基本信息	岗位名称	电话维修	所在部门	后勤办	岗位编号	
	从属部门	电话维修组	岗位定员		所辖人数	
	直接上级	主任与组长	直接下级	无		

岗位使命工作概述	在主任领导下负责全院办公电话，病区 500 电话座机，线路的维修与维护。

岗位工作主要职责与任务	1. 在主任领导下，负责医院电话维修与安装工作，保证全院办公电话，病区 500 电话座机，线路的维修与维护。2. 根据医院实际，制定班组、周、月工作安排与统计，工作方向明确，任务清晰，做好医院电话维修与安装工作，进行半年及年度总结汇报工作。3. 保证全院电话畅通，新增电话能及时安装。4. 做好电话维修及突发事故的处理，在发生通信线路故障不能自行解决时，应及时与市电信部门联系，协调沟通；尽快使线路恢复正常。5. 持续参加学习，进行工作专业技能学习，提升团队执行力，保质保量完成任务。6. 负责组织执行上级传达的任务，有效沟通，确保工作落实与执行。7. 及时完成直接上级交办的各项任务。

岗位工作主要绩效考核要点	1. 班组工作计划完成率。 2. 班组维修费用降低率。 3. 电话维修、安装故障维修及时率。 4. 处理发生重大故障及时性、降低率。 5. 员工无投诉率。 6. 员工自我管理。 7. 职能部门员工对自己工作服务的满意度。 8. 医院中层领导干部对自己工作服务的满意度。

岗位工作关系	院内联系部门	院内各科室。
	院外联系部门	市电信局。

岗位工作权限	1. 接受上级领导的工作指导督查、考核和奖惩权。 2. 维修工作的管理、督导权。 3. 维修工作知情权。 4. 领导授权的其他权力。

岗位工作环境	1. 大部分时间在医院内工作；温度、湿度适宜。2. 工作现场会接触到轻微粉尘及医疗中的刺激性气味，照明条件良好，一般无相关职业病发生。3. 电话、计算机、打印机、传真等必须办公设备。

在现在的岗位已工作时间	自　年　月　日开始，共计：　年

学历培训经历经验	1. 电工、电子等专业。 2. 职高或中专以上学历，1 年以上相关工作经验。

岗位工作技能要求	1. 熟悉电话线路，电器安装位置和机械构造原理，能迅速判断故障所在的位置，制定维修方案，排除故障。 2. 掌握电话日常维修的工作内容和工作方法。 3. 具有与专职电话、电工维修员相同的操纵、操作技能。 4. 熟练掌握电话故障的急救方法和消防器材的使用方法。

岗位工作其他要求	性别要求	无	年龄要求	男 25~60 岁 女 25~55 岁	婚姻	婚、否不限
	身体要求	身心健康	政治要求	政治觉悟高，组织观念强	业务要求	岗位独立工作

岗位分析时间	2012 年 9 月 6 日	填写人	
直接上级审核签字	2012 年 9 月 9 日	审核时间	2012 年 9 月 19 日

116. 三级甲等教学医院后勤办公室电梯维修组组长岗位说明书

<table>
<tr><td rowspan="3">岗位工作
基本信息</td><td>岗位名称</td><td>电梯维修组组长</td><td>所在部门</td><td colspan="2">后勤办</td><td>岗位编号</td><td></td></tr>
<tr><td>从属部门</td><td>后勤办</td><td>岗位定员</td><td colspan="2"></td><td>所辖人数</td><td></td></tr>
<tr><td>直接上级</td><td>科室主任</td><td>直接下级</td><td colspan="4">组员</td></tr>
<tr><td>岗位使命
工作概述</td><td colspan="7">在主任领导下对全院电梯进行维修、保养和管理，保证医院电梯的正常运行。</td></tr>
<tr><td>岗位工作
主要职责
与任务</td><td colspan="7">1. 组织电梯维修及突发事故的处理；按规范要求做好全院电梯的检查、维修、养护工作计划，随时接受医院的检查监督，对存在的隐患和问题及时有效解决。2. 负责班组、周、月工作的工作安排与统计，为了提升工作效率与管理，进行半年及年度总结汇报工作。3. 做好班组绩效考勤，带头遵纪守规，积极进行工作专业技能与政治学习。4. 对组员经常进行安全操作规程和职业道德教育，完善工作质量。5. 做好电梯设备维修工具及维修物品管理。6. 负责组织执行上级传达的任务，监督检查电梯运行服务情况，设备及环境卫生状况，检查记录工作情况，及时发现问题与违规行为。7. 每年向区特种设备监督检验院申报检验医院全部电梯；向质量技术监督局注册医院新安装电梯和注销报废旧电梯。8. 重大问题向领导汇报。9. 及时完成直接上级交办的其他任务。10. 必要时节假日值班。</td></tr>
<tr><td>岗位工作
主要绩效
考核要点</td><td colspan="7">1. 电梯维修计划工作完成率。2. 电梯维修任务完成率。3. 电梯保养任务完成率。4. 电梯故障维修及时率。5. 维修费用控制率。6. 维修质量问题发生率。7. 员工管理，服务满意度。</td></tr>
<tr><td rowspan="2">岗位工
作关系</td><td>院内联系部门</td><td colspan="6">院内各科室。</td></tr>
<tr><td>院外联系部门</td><td colspan="6">区特种设备监督检验院、市质量技术监督局、各电梯维保单位、同行业。</td></tr>
<tr><td>岗位工作
权限</td><td colspan="7">1. 对本部门下属的工作指导督查、考核和奖惩权。
2. 维修工作的管理、督导权。
3. 维修工作知情权。本部门工作建议权。
4. 领导授权的其他权力。
5. 能够处理本职工作中的突发疑难问题的权利。</td></tr>
<tr><td>岗位工
作环境</td><td colspan="7">1. 电梯维修组、各电梯楼顶机房高、低压电器维修、厅门、井道和电梯底坑，桥厢顶高空运动作业，有风险。
2. 工作需要电话、维修工具、电器配件、货物架和文件柜。</td></tr>
<tr><td>在现在的岗位已工作时间</td><td colspan="7">自　年　月　日开始，　共计：　年</td></tr>
<tr><td>学历培训
经历经验</td><td colspan="7">1. 电工、电子中等专业以上学历。
2. 电梯维护保养特种设备作业人员证。
3. 电工特种设备作业人员证，3 年以上相关工作经验。</td></tr>
<tr><td>岗位工作
技能要求</td><td colspan="7">1. 熟悉电梯电气线路，电器安装位置和机械构造原理，制定维修方案，排除电梯故障。2. 掌握电梯日常维修保养的工作内容和工作方法。3. 熟练使用电梯专用量具和仪表。4. 具有与专职电梯司机、电工和电梯维修员相同的操纵、操作技能。5. 熟练掌握急救方法和消防器材的使用方法。6. 能够与职能部门、科室一道处理相关技能问题。</td></tr>
<tr><td rowspan="2">岗位工作
其他要求</td><td>性别
要求</td><td>无</td><td>年龄
要求</td><td colspan="2">男 25～60 岁
女 25～55 岁</td><td>婚姻</td><td>婚、否不限</td></tr>
<tr><td>身体
要求</td><td>身心健康</td><td>政治
要求</td><td colspan="2">政治觉悟高，组织观念强</td><td>业务
要求</td><td>岗位独
立工作</td></tr>
<tr><td>岗位分析时间</td><td colspan="2">2012 年 9 月 5 日</td><td colspan="2">填写人</td><td colspan="2"></td></tr>
<tr><td>直接上级审核签字</td><td colspan="2">2012 年 9 月 9 日</td><td colspan="2">审核时间</td><td colspan="2">2012 年 9 月 19 日</td></tr>
</table>

117. 三级甲等教学医院后勤办公室水电管理人员岗位说明书

岗位工作基本信息	岗位名称	水电管理员	所在部门	后勤办		岗位编号	
	从属部门	后勤办水电组	岗位定员			所辖人数	
	直接上级	科室主任	直接下级		组员		

岗位使命工作概述	在后勤办主任的领导下，负责医院水电系统的管理，保证医院水电系统的正常运作。

岗位工作主要职责与任务	1. 在主任领导下，与组长共同负责全院水电维修与安装工作的计划安排；负责水电组行政管理工作。2. 加强政治学习，提高全组人员的政治思想觉悟，搞好班组建设。3. 接收整理医院各临床科室的水电安装工作的申请报告，必要时到达现场了解情况，与科室负责人沟通。4. 负责管理全院水电维修与安装电话事务工作，安排维修人员出工；突发情况时，立即安排当班人员分头投入到事故处理工作中。5. 协调处理全院各科室对水电维修工作的反馈意见；日常督促维修人员及时到达现场维修和提供优质的服务，重大问题及时向领导汇报。6. 定期组织班组成员学习电工安全知识和解决技术难题以及学习急救、消防安全等知识，保证水电组职工的人身安全。7. 带头执行水电组管理暂行条例，认真考核班组成员的绩效考勤工作，指出不足，促进完善。8. 负责医院宿舍区 1450 户、28 个承包单位的水电费核算、统计、结账工作，工作认真负责，耐心细致，力求做到不错收、不少收、不漏收；积极追查欠费住户欠费的原因并催交水电费。9. 负责全院水电维修工作的记录本、派工单、水电费抄录本、水电费缴费单、水电费各种纸质报表的归档整理与备案工作。10. 及时完成直接上级交办临时性任务。

岗位工作主要绩效考核要点	1. 工作计划完成率。2. 咨询服务及时完成率。3. 维修任务完成率。4. 维修费用控制率。5. 维修质量问题发生率。6. 员工管理。

岗位工作关系	院内联系部门	院内各科室。
	院外联系部门	医科大学、肿瘤医院、护士学校、口腔医院、市供电局、市自来水公司。

岗位工作权限	1. 对本部门下属的工作指导。 2. 督查、考核和奖惩权。 3. 维修工作的管理、督导权。4. 维修工作知情权。 5. 部门工作建议权力。6. 领导授权的其他权力。

岗位工作环境	1. 大部分时间在医院内工作；温度、湿度适宜。 2. 工作现场会接触到轻微粉尘及医疗中的刺激性气味，照明条件良好，一般无相关职业病发生。 3. 电话、计算机、打印机、传真等必须办公设备。

在现在的岗位已工作时间	自　年　月　日开始，　共计：　年

学历培训经历经验	1. 大专学历、经济管理、水电管理基础理论。 2. 熟悉水电配件规格、型号、水电器具一般性能原理，3 年以上工作经验。

岗位工作技能要求	1. 高度的工作责任心，节约意识、节能减排理念、熟悉医院各科的环境和水电设施使用要求。2. 掌握 WORD、EXCEL、水电费统计等办公软件的使用。3. 良好的人际沟通协调能力，良好的语言和文字表达能力。

岗位工作其他要求	性别要求	无	年龄要求	男 22~50 岁 女 22~50 岁	婚姻	婚、否不限
	身体要求	身心健康	政治要求	政治觉悟高，组织观念强	业务要求	岗位独立工作

岗位分析时间	2012 年 9 月 5 日		填写人	
直接上级审核签字	2012 年 9 月 9 日		审核时间	2012 年 9 月 19 日

118. 三级甲等教学医院后勤办公室水电维修人员岗位说明书

岗位工作基本信息	岗位名称	水电维修	所在部门	后勤办	岗位编号	
	从属部门	后勤办水电组	岗位定员		所辖人数	
	直接上级	主任与组长	直接下级	无		

岗位使命工作概述	在水电组管理员与组长的领导下，积极完成全院日常的水电维修与安装工作任务，为临床一线提供优质的后勤保障服务。

岗位工作主要职责与任务	1. 在管理员、组长的领导下，完成医院日常水电设备、设施的维修与安装工作，保证全院水、电、气的正常供给。2. 服从管理员和组长的领导与安排，做到随叫随到。3. 改善服务态度，积极完成当班的水电维修与安装工作任务，按质按量地完成。4. 遇到不能及时完成的水电维修工作时（如无合适的配件、技术含量要求较高等），及时向当事科室负责人或主班人员解释，回来后及时向管理员或组长汇报情况。5. 在副组长的带领下，定期检查所负责区域的水电设施，发现问题及时处理。6. 值班时（夜班、中午班、节假日班）坚守工作岗位、中途不脱岗；完成一般维修工作任务后，填写派工单并请当事科室当班人员签名；遇到不能解决工作时，先向科室当班人员解释，下班时做好交班工作；需要及时完成特殊维修工作，通知组长并与组长共同完成工作任务。7. 负责抄录宿舍区和承包单位水电表时，尽量与住户核对水电表，有疑问的（表不转、坏、读数不清）尽量查找原因，或与住户联系，回来后及时向管理员汇报情况。8. 学习掌握电工安全知识与提高技术水平；学习掌握急救、消防安全等知识，避免事故发生，提高工作效率。9. 及时完成直接上级交办的其他临时性任务。

岗位工作主要绩效考核要点	1. 水电维修、安装任务完成率。 2. 水电维修、安装故障维修及时率；处理发生重大故障及时性、降低率。 3. 水电维修、安装、修理费用控制率。 4. 员工无投诉率。 5. 服务工作满意度。

岗位工作关系	院内联系部门	院内各科室。
	院外联系部门	医科大学、市供电局、市自来水公司。

岗位工作权限	1. 水电维修与安装工作任务支配权。 2. 本部门工作建议权。 3. 组长授予的其他权限。

岗位工作环境	1. 水电组、全院各个科室（包括清洁区、污染区、放射部门）、高空作业区、地下管道区（管网电网沟、排污沟）。 2. 电话、水电安装维修所需的各种器材、设备等。

在现在的岗位已工作时间	自　年　月　日开始，　共计：　年

学历培训经历经验	高职以上水电专业学历、水电维修与安装工作技能、特种作业操作证、特种工作等级证，3年以上相关工作经验。

岗位工作技能要求	1. 工作责任心强，增收节支原则，修旧利废。 2. 掌握水电设备的基础理论和功能原理，有较高的水电维修与安装技术。 3. 具有较高的高危安全思想。 4. 掌握急救方法和消防器材的使用方法。

岗位工作其他要求	性别要求	无	年龄要求	男20~50岁	婚姻	婚、否不限
	身体要求	身心健康	政治要求	政治觉悟高，组织观念强	业务要求	岗位独立工作

岗位分析时间	2012年9月5日	填写人	
直接上级审核签字	2012年9月9日	审核时间	2012年9月19日

119. 三级甲等教学医院后勤办公室汽车驾驶员岗位说明书

岗位工作基本信息	岗位名称	汽车驾驶员	所在部门	后勤办	岗位编号	
	从属部门	后勤办	岗位定员		所辖人数	
	直接上级	科室主任	直接下级	无		

岗位使命工作概述	在后勤办主任的领导下，为医院的用车服务。

岗位工作主要职责与任务	1. 在队长领导下管理好自己负责的车辆正常运行并做好车辆的维护及保养。 2. 负责任务中确保安全、舒适的乘坐人员送、接达目的地。 3. 在救护组值班时，按规定时间内准时出诊，并在出诊中积极与医生、护士主动配合，以最短的时间让患、伤者得到最及时的治疗、抢救。 4. 积极协助、配合医院的各项重大行动，不拈轻怕重（如：抗洪抢险、大型救灾、流行病防治等）。 5. 及时完成直接上级交办的其他临时性工作。

岗位工作主要绩效考核要点	1. 严格按照规定，确保车辆无事故的发生。 2. 保持车辆清洁、无故障，有问题及时修理。 3. 确保所接领到的各项任务完成好。 4. 确保用车人（单位、部门）无意见。 5. 职能部门员工对自己工作服务的满意度。 6. 医院中层领导干部对自己工作服务的满意度。 7. 全院当月门诊就诊患者数量较去年同期相比增加或减少与个人绩效挂钩。 8. 全院当月出院患者数量较去年同期相比增加或减少与个人绩效挂钩。 9. 全院当月医疗毛收入数量较去年同期相比增加或减少与个人绩效挂钩。

岗位工作关系	院内联系部门	院内各科室。
	院外联系部门	修理厂、各有关单位。

岗位工作权限	1. 督促乘坐人员注意安全，如系安全带，坐向、坐态、以确保乘坐人的安全。 2. 在部门工作建议权。 3. 领导授予其他权力。

岗位工作环境	1. 大部分时间在医院内工作；温度、湿度适宜。 2. 工作现场会接触到轻微粉尘及医疗中的刺激性气味，照明条件良好，一般无相关职业病发生。 3. 电话、计算机、打印机、传真等必须办公设备。

在现在的岗位已工作时间	自　年　月　日开始，　共计：　年

学历培训经历经验	1. 驾驶证。 2. 中专学历以上，3~5年以上的驾驶工作经验。

岗位工作技能要求	1. 熟悉各种车辆的操作，能基本判断车辆的一般性机械故障，安全意识强。 2. 责任心强，工作努力勤奋。 3. 政治觉悟高、组织观念强。 4. 熟悉计算机基本操作，掌握WORD、EXCEL等办公软件的使用。

岗位工作其他要求	性别要求	无	年龄要求	男25~60岁 女25~55岁	婚姻	婚、否不限
	身体要求	身心健康	政治要求	政治觉悟高，组织观念强	业务要求	岗位独立工作

岗位分析时间	2012年9月5日	填写人	
直接上级审核签字	2012年9月9日	审核时间	2012年9月19日
备注			

120．三级甲等教学医院后勤办公室动力组组长岗位说明书

岗位工作基本信息	岗位名称	动力组组长	所在部门		后勤办	岗位编号	
	从属部门	后勤办	岗位定员			所辖人数	
	直接上级	科室主任	直接下级		组员		

岗位使命工作概述	在主任与副主任的领导下，负责动力组的管理工作，保障医院分体空调、中央空调、医用三气、洁净室净化系统的安全、正常运转。

岗位工作主要职责与任务	1．根据规定要求做好负责医院各类空调、医用三气、净化系统的安装、验收和保养、维修、报废鉴定核查工作。2．加强政治学习，提高全组人员的治思想觉悟，搞好班组建设，不断提高管理水平。3．负责动力组工作人员的安全操作、安全知识的教育和培训工作。4．负责院内各类空调、医用三气、净化系统的工程施工管理、组织协调工作。5．负责管理和保存与工作相关的工程文件资料。6．配合科室领导对工作中的问题进行专业技术论证；配合科室领导组织对各类空调、医用三气、净化系统设施的安全检查工作。7．指导和技术支持所管理及保障范围内设备系统的维修维护工作；对部分已社会化的工作完成情况、质量、效率进行监管与审核。8．负责组织执行上级传达的任务，监督检查运行情况，重大问题向领导汇报。9．完成领导交办的其他任务。

岗位工作主要绩效考核要点	1．计划工作完成率。2．空调、中央空调、医用三气、洁净室净化系统安全运行性。3．保养任务完成率。4．故障处理及时率。5．员工管理。6．职能部门员工对自己工作服务的满意度。7．医院中层领导干部对自己工作服务的满意度。8．全院当月门诊就诊患者数量较去年同期相比增加或减少与个人绩效挂钩。9．全院当月出院患者数量较去年同期相比增加或减少与个人绩效挂钩。10．全院当月医疗毛收入数量较去年同期相比增加或减少与个人绩效挂钩。

岗位工作关系	院内联系部门	院内各科室。
	院外联系部门	区监检院、市质量技术监督局、区疾病预防控制中心、设备供应商、维修站及维修商、配件供应商。

岗位工作权限	1．对本部门下属的工作指导。2．督查、考核和奖惩权。3．维修工作的管理、督导权。4．本部门工作建议权力。5．领导授权的其他权力。

岗位工作环境	1．大部分时间在医院内工作；温度、湿度适宜。 2．工作现场会接触到轻微粉尘及医疗中的刺激性气味，照明条件良好，一般无相关职业病发生。 3．电话、计算机、打印机、传真等必须办公设备。

在现在的岗位已工作时间	自　年　月　日开始，　共计：　　年

学历培训经历经验	1．制冷与空调工程/土木工程类专业。 2．本科以上学历。 3．二级建造师、助理工程师及以上资格，相关专业管理工作岗位 5 年以上。

岗位工作技能要求	1．具有较好的制冷与空调工程或相关技术理论水平和实际工作能力。 2．具有一定的英语阅读水平。 3．熟悉大型制冷与净化设备、设施的施工管理。 4．具有一定的组织管理能力。

岗位工作其他要求	性别要求	无	年龄要求	男 30~55 岁 女 30~55 岁	婚姻	婚、否不限
	身体要求	身心健康	政治要求	政治觉悟高，组织观念强	业务要求	岗位独立工作

岗位分析时间	2012 年 9 月 5 日	填写人	
直接上级审核签字	2012 年 9 月 9 日	审核时间	2012 年 9 月 19 日

121．三级甲等教学医院后勤办公室水、电、气设备技术操作人员岗位说明书

<table>
<tr><td rowspan="3">岗位工作
基本信息</td><td>岗位名称</td><td>操作技术员</td><td>所在部门</td><td colspan="2">后勤办</td><td>岗位编号</td><td></td></tr>
<tr><td>从属部门</td><td>后勤办</td><td>岗位定员</td><td colspan="2"></td><td>所辖人数</td><td></td></tr>
<tr><td>直接上级</td><td>主任与组长</td><td>直接下级</td><td colspan="4">无</td></tr>
<tr><td>岗位使命
工作概述</td><td colspan="7">在主任和部门组长的领导下，负责对中央空调、中央供氧、中心吸引系统、中央空气系统的维护保养、中央空调末端、分体空调、手术室净化系统报修协调工作，紧急突发问题处理和 24 小时日常值班，保证正常运行。</td></tr>
<tr><td>岗位工作
主要职责
与任务</td><td colspan="7">1．负责中央空调系统正常运行状态，检查中央空调系统机组机械、水循环系统是否出现异常或老化现象。2．判断天气状况增减中央空调负载，切换冷（暖）系统，对中央空调系统运行参数、状态进行定时记录。3．对中心吸引系统的机械与电路部分日常巡检、及定时记录。4．负责中心供氧正常供应，监测液位和气压是否正常。5．对液氧系统的管道和各阀门检查，并做好定时记录。6．负责各临床科室治疗带维修。7．负责干细胞及手术室净化系统维护、巡检及定时记录，制冰机正常运行、维护及巡检。8．负责核实、保存外来维护公司工作记录。9．完成领导交办和临时任务。</td></tr>
<tr><td>岗位工作
主要绩效
考核要点</td><td colspan="7">1．工作任务按时完成率。
2．服务满意度。
3．空调、系统运行故障率。
4．岗位日常巡检、检查及时性与有效率。
5．职能部门员工对自己工作服务的满意度。
6．医院中层领导干部对自己工作服务的满意度。
7．全院当月门诊就诊患者数量较去年同期相比增加或减少与个人绩效挂钩。
8．全院当月出院患者数量较去年同期相比增加或减少与个人绩效挂钩。
9．全院当月医疗毛收入数量较去年同期相比增加或减少与个人绩效挂钩。</td></tr>
<tr><td rowspan="2">岗位工
作关系</td><td>院内联系部门</td><td colspan="6">院内各科室。</td></tr>
<tr><td>院外联系部门</td><td colspan="6">氧气供应、维护公司、空调净化维护公司。</td></tr>
<tr><td>岗位工
作权限</td><td colspan="7">1．工作事务管理权。
2．本部门工作建议权。
3．领导授予的其他权限。
4．有较全面的后勤工作管理经验。</td></tr>
<tr><td>岗位工
作环境</td><td colspan="7">1．隔音值班室。空调机房、供气站、负压站、净化机房、临床科室。2．冷水机组、水泵、冷却塔、真空泵、液氧罐、冷干机、氧气分配站相关配套工具及耗材。</td></tr>
<tr><td colspan="2">在现在的岗位已工作时间</td><td colspan="6">自　年　月　日开始，共计：　年</td></tr>
<tr><td>学历培训
经历经验</td><td colspan="7">1．大专及以上学历，相关技术等专业。
2．相关操作上岗证或以上资格，3 年以上设备维修管理工作经验。</td></tr>
<tr><td>岗位工作
技能要求</td><td colspan="7">1．具有较好的电子技术或计算机技术理论水平和实际操作能力。
2．具有一般的英语阅读理解水平。
3．熟悉大型空调设备、操作规程。
4．具有一定的管理能力。
5．较强的文字和语言表达能力。</td></tr>
<tr><td rowspan="2">岗位工作
其他要求</td><td>性别
要求</td><td>无</td><td>年龄
要求</td><td colspan="2">男 25～60 岁
女 25～55 岁</td><td>婚姻</td><td>婚、否不限</td></tr>
<tr><td>身体
要求</td><td>身心健康</td><td>政治
要求</td><td colspan="2">政治觉悟高，组织观念强</td><td>业务
要求</td><td>岗位独
立工作</td></tr>
<tr><td colspan="2">岗位分析时间</td><td colspan="3">2012 年 9 月 5 日</td><td colspan="2">填写人</td><td></td></tr>
<tr><td colspan="2">直接上级审核签字</td><td colspan="3">2012 年 9 月 9 日</td><td colspan="2">审核时间</td><td>2012 年 9 月 19 日</td></tr>
</table>

122. 三级甲等教学医院门诊部主任岗位说明书

岗位工作 基本信息	岗位名称	门诊部主任	所在部门	门诊部公室	岗位编号	
	从属部门	无	岗位定员		所辖人数	
	直接上级	院长主管副院长	直接下级	门诊办公室管辖成员		

岗位使命 工作概述	在院长领导下，负责门诊部的医疗、护理、预防、教学、科学研究和行政管理工作。

岗位工作 主要职责 与任务	1. 根据医院的发展，制定门诊部门规章制度与规划。2. 在院长领导下，负责门诊部的医疗、护理、预防、教学、科学研究和行政管理工作。3. 组织制定门诊部工作计划，经院长、分管副院长批准后组织实施，经常督促检查，按期总结汇报。4. 负责领导、组织、检查门诊患者的诊治和急诊危重、疑难患者的会诊抢救工作。接收大批外伤、中毒、传染患者时，要及时上报，并采取相应措施。5. 定期召开门诊系统会议，协调各科关系，督促检查医务人员贯彻各项规章制度、医护常规技术操作规程。整顿门诊秩序，改进医疗作风，改善服务态度，简化手续方便患者就诊，不断提高医疗护理质量，严防差错事故。6. 负责组织门诊工作人员做好卫生宣教、清洁卫生、消毒隔离、疫情报告工作等，保持门诊清洁卫生，防止院内感染。7. 负责领导接待和处理门诊方面的群众来访、来信工作。8. 考核激励、培训教育部门员工，积极做好门诊部的医疗与护理工作。9. 完成领导交办临时性任务。

岗位工作 主要绩效 考核要点	1. 起草门诊部相关规章制度及时性、规范性。2. 部门工作计划完成率。3. 急诊、危重、疑难患者会诊、抢救工作及时性。4. 部门管理费用控制率。5. 员工学习成长（业务培训与指导），培训计划完成率。6. 解答、处理门诊部信访、纠纷、投诉及时率。7. 服务工作满意度。

岗位工作 关系	院内联系部门	院领导、院内各科室。
	院外联系部门	全区各医院、卫生厅、市卫生局、社区、同行业。

岗位工作 权限	1. 向主管副院长报告工作权和对医院有关工作建议权。 2. 对本部门下属的督查、考核和奖惩权。 3. 对本部门的组织、调度权和对员工岗位调配权、聘用权力。 4. 医疗与护理工作管理和督导权。 5. 本部门质量、经济管理权。 6. 深入各个科室调查了解有关情况权。 7. 院长、主管副院长授予的其他权限。

岗位工作 环境	1. 大部分时间在医院内工作，温度、湿度适宜。 2. 工作现场会接触到轻微粉尘及医疗中的刺激性气味，照明条件良好，一般无相关职业病发生。 3. 电话、计算机、传真机、打印机、文件柜等必须办公设备。

在现在的岗位已工作时间	自　年　月　日开始，　共计：　年

学历培训 经历经验	1. 医学等专业。 2. 本科学历，具有 5 年以上相关经验，3 年以上管理经验。

岗位工作 技能要求	1. 良好的医学基础。2. 良好的人际沟通协调能力、较强的组织协调能力。3. 较强的医疗工作管理能力。4. 掌握计算机办公能力。

岗位工作 其他要求	性别 要求	无	年龄 要求	男 30~60 岁 女 30~55 岁	婚姻	婚、否不限
	身体 要求	身心健康	政治 要求	政治觉悟高，组织观念强	业务 要求	岗位独 立工作

岗位分析时间	2012 年 9 月 5 日	填写人	
直接上级审核签字	2012 年 9 月 9 日	审核时间	2012 年 9 月 19 日

123. 三级甲等教学医院门诊部副主任岗位说明书

<table>
<tr><td rowspan="3">岗位工作
基本信息</td><td>岗位名称</td><td>门诊部副主任</td><td>所在部门</td><td colspan="2">门诊部公室</td><td>岗位编号</td><td></td></tr>
<tr><td>从属部门</td><td>无</td><td>岗位定员</td><td colspan="2"></td><td>所辖人数</td><td></td></tr>
<tr><td>直接上级</td><td>门诊办主任</td><td>直接下级</td><td colspan="4">门诊办公室管辖成员</td></tr>
<tr><td>岗位使命
工作概述</td><td colspan="7">在院长领导下，协助主任负责门诊部的医疗、护理、预防、教学、科学研究和行政管理工作。</td></tr>
<tr><td>岗位工作
主要职责
与任务</td><td colspan="7">1. 协助主任负责门诊部的医疗、护理、预防、教学、科学研究和行政管理工作。2. 协助主任组织制定门诊部的工作计划，经院长、分管副院长批准后组织实施，经常督促检查，按期总结汇报。3. 协助主任负责领导、组织、检查门诊患者的诊治和急诊危重、疑难患者会诊和抢救工作。接收大批外伤、中毒、传染患者时，要及时上报并采取相应措施。4. 协助主任定期召开门诊系统会议，协调各科关系，检查和督促医务人员贯彻各项规章制度、医护常规技术操作规程。整顿门诊秩序，改进医疗作风，改善服务态度，简化手续方便就诊，不断提高医疗护理质量，严防差错事故。5. 协助主任负责组织门诊工作人员做好卫生宣教、清洁卫生、消毒隔离、疫情报告等工作，保持门诊清洁卫生，防止院内感染。6. 协助检查门诊病历质量，定期将其检查结果进行汇总分析，上报主管院领导，并在会议上通报结果，提出指导意见。7. 协助主任接待和处理门诊方面的群众来访、来信工作。8. 协助门诊服务投诉和医疗纠纷的解决与处理，重大纠纷要及时上报医务部处理。9. 在主任外出时，主持门诊全面工作。10. 及时完成直接上级交办的临时任务。</td></tr>
<tr><td>岗位工作
主要绩效
考核要点</td><td colspan="7">1. 解答、处理门诊部信访、纠纷、投诉及时率。2. 会议安排与解决问题完成率。3. 违反制度行为不达标率。4. 组织制定门诊部的工作计划完成率。急诊危重疑难患者会诊抢救工作及时性。5. 服务工作美誉度。</td></tr>
<tr><td rowspan="2">岗位工
作关系</td><td>院内联系部门</td><td colspan="6">院领导、院内各科室。</td></tr>
<tr><td>院外联系部门</td><td colspan="6">全区各医院、卫生厅、市卫生局、社区、同行业。</td></tr>
<tr><td>岗位工
作权限</td><td colspan="7">1. 对本部门下属的督查、考核和奖惩权。
2. 对本部门的组织、调度权和对员工岗位调配权、聘用权力。
3. 医疗与护理工作管理和督导权。
4. 深入各个科室调查了解有关情况权。
5. 院长、主管副院长授予的其他权限。</td></tr>
<tr><td>岗位工
作环境</td><td colspan="7">1. 大部分时间在医院内工作，温度、湿度适宜。
2. 工作现场会接触到轻微粉尘及医疗中的刺激性气味，照明条件良好，一般无相关职业病发生。
3. 电话、计算机、传真机、打印机、文件柜等必须办公设备。</td></tr>
<tr><td>在现在的岗位已工作时间</td><td colspan="7">自　年　月　日开始，共计：　年</td></tr>
<tr><td>学历培训
经历经验</td><td colspan="7">1. 医学、护理专业。
2. 专科学历，5 年以上医院工作经验，两年以上管理经验。</td></tr>
<tr><td>岗位工作
技能要求</td><td colspan="7">1. 良好的医学护理基础。
2. 良好的人际沟通协调能力、较强的组织协调能力。
3. 较强的行政管理能力，掌握计算机办公能力。</td></tr>
<tr><td rowspan="2">岗位工作
其他要求</td><td>性别
要求</td><td>无</td><td>年龄
要求</td><td colspan="2">男 30～55 岁
女 30～50 岁</td><td>婚姻</td><td>婚、否不限</td></tr>
<tr><td>身体
要求</td><td>身心健康</td><td>政治
要求</td><td colspan="2">政治觉悟高，组织观念强</td><td>业务
要求</td><td>岗位独
立工作</td></tr>
<tr><td>岗位分析时间</td><td colspan="2">2012 年 9 月 5 日</td><td colspan="2">填写人</td><td colspan="2"></td></tr>
<tr><td>直接上级审核签字</td><td colspan="2">2012 年 9 月 9 日</td><td colspan="2">审核时间</td><td colspan="2">2012 年 9 月 19 日</td></tr>
</table>

124. 三级甲等教学医院门诊部行政事务干事岗位说明书

岗位工作基本信息	岗位名称	门诊部行政事务	所在部门	门诊部	岗位编号	
	从属部门	无	岗位定员		所辖人数	
	直接上级	科室主任	直接下级	无		

岗位使命工作概述	在科室正副主任与直接上级领导下负责门诊部的行政事务管理，保证办公室行政正常运行。

岗位工作主要职责与任务	1. 在领导的指导下，负责管理和使用门诊办公室印章。2. 负责及时办理医院文件的下发（至门诊各科室）及登记、归档工作。3. 负责办公室的电话接听工作，解答医院内部有关门诊管理的咨询，接办各所属部门请示报告，负责每天两次卫生宣教工作（以 dvd 形式）。4. 负责门诊办公室内部行政事务、财务的管理，做好办公室组长会、护长会等会议的会前通知工作；负责每周一次的医师出门诊排班工作。5. 做好接待投诉的登记、解答和处理工作，重大问题及时向主任汇报。6. 每月协助主任进行门诊病历抽查工作，做好门诊返聘专家的管理工作。7. 负责每月一次的门诊处方、病历抽查统计、门诊质量管理考核的统计、门诊月报的统计、高级医师出门诊次数的统计工作。8. 负责门诊办公室各种上送报告的草拟、门诊年终总结、各种数据汇总工作。9. 协助做好门诊办公室各岗位的工作，积极协调门诊办公室所属部门工作，管理好办公室的固定资产。10. 完成领导交办临时性任务。

岗位工作主要绩效考核要点	1. 印签保管完好率。2. 登记、解答及处理问题投诉率。3. 门诊各类报表统计及时性。4. 文件录入与打印错误率、工作效率。5. 卫生宣教工作满意度，内部财务管理控制率。6. 服务工作满意度。

岗位工作关系	院内联系部门	院领导、院内各科室。
	院外联系部门	无。

岗位工作权限	1. 印章保管权。 2. 文件催缴权。 3. 组织、协调行政事务工作权。 4. 本部门工作建议权。 5. 主任授予的其他权限。

岗位工作环境	1. 大部分时间在医院内工作，温度、湿度适宜。 2. 工作现场会接触到轻微粉尘及医疗中的刺激性气味，照明条件良好，一般无相关职业病发生。 3. 电话、计算机、传真机、打印机、文件柜等必须办公设备。

在现在的岗位已工作时间	自　年　月　日开始，共计：　年

学历培训经历经验	1. 医学专业。 2. 本科学历，3 年以上相关工作经验。

岗位工作技能要求	1. 良好的公文写作水平。 2. 一定的计算机操作能力（熟悉 word 文档及电子表格的使用）。 3. 良好到人际沟通、组织协调能力。 4. 服务性、政策性强。

岗位工作其他要求	性别要求	无	年龄要求	男 25~40 岁 女 25~45 岁	婚姻	婚、否不限
	身体要求	身心健康	政治要求	政治觉悟高，组织观念强	业务要求	岗位独立工作

岗位分析时间	2012 年 9 月 5 日	填写人	
直接上级审核签字	2012 年 9 月 9 日	审核时间	2012 年 9 月 19 日

125. 三级甲等教学医院门诊部业务干事岗位说明书

岗位工作基本信息	岗位名称	业务管理干事	所在部门	门诊部	岗位编号	
	从属部门	无	岗位定员		所辖人数	
	直接上级	科室主任	直接下级	无		

岗位使命工作概述	在科室正副主任与直接上级领导下负责东、西院办公室疾病证明管理、诊疗行政管理、门诊咨询、投诉接待及便民服务等，为医院创效益提供安全、服务安全保障。

岗位工作主要职责与任务	1. 负责保管东、西院疾病证明专用章，对门诊疾病证明书审核盖章及存根保管。2. 负责东、西院门诊投诉、退药的接待、登记、解释工作，协助主任及时处理重大、较棘手的服务问题。3. 负责接待患者就诊咨询，接待处理门诊患者来信、来访工作及就诊注意事项、制度、技术操作规程的执行情况，做好有关疾病的宣教工作。4. 负责东、西院门诊办公室的电话接听、处理等事务，解答医院内部的咨询；接待门诊各科的请示报告，做好登记、催办工作。5. 负责西院门诊办公室的上级来文办理、转批及保密工作，传达上级的通知，严格执行保密制度。6. 负责组织西院每月门诊病例抽查，为患者提供轮椅、物品保管等便民服务。7. 负责门诊卫生宣教，协助预防保健科做好疫情报告工作；积极协调和督促诊室做好门诊消毒隔离、清洁卫生、办公室固定资产的管理工作。8. 深入科室，检查了解医疗护理质量，征求门诊患者意见，及时向领导反馈并提出改善建议。9. 及时完成交办的临时性任务。

岗位工作主要绩效考核要点	1. 严格按照规定，确保专印签完好率。 2. 处理东、西院门诊重大、较棘手问题投诉率。 3. 患者就诊需要、解答问题和便民服务及满意度。 4. 文件资料流程有效率、规范性。 5. 门诊环境卫生、医疗护理质量满意度。 6. 服务工作满意度。

岗位工作关系	院内联系部门	院领导、院内各科室。
	院外联系部门	无。

岗位工作权限	1. 印章保管权。2. 对有关病情和医院信息保密权。3. 组织、管理和协调医技科室开展门诊工作权。4. 本部门工作建议权。5. 主任授予的其他权限。

岗位工作环境	1. 大部分时间在医院内工作；温度、湿度适宜。 2. 工作现场会接触到轻微粉尘及医疗中的刺激性气味，照明条件良好，一般无相关职业病发生。 3. 电话、计算机、打印机、传真等必须办公设备。

在现在的岗位已工作时间	自　年　月　日开始，　共计：　年

学历培训经历经验	1. 医学专业。 2. 本科学历以上，3 年以上相关工作经历。

岗位工作技能要求	1. 具备良好的医学基础。 2. 较强的人际沟通、组织协调能力。 3. 良好的语言和文字表达能力。 4. 良好的服务态度。

岗位工作其他要求	性别要求	无	年龄要求	男 25～50 岁 女 25～50 岁	婚姻	婚、否不限
	身体要求	身心健康	政治要求	政治觉悟高，组织观念强	业务要求	岗位独立工作

岗位分析时间	2012 年 9 月 5 日	填写人	
直接上级审核签字	2012 年 9 月 9 日	审核时间	2012 年 9 月 19 日

126．三级甲等教学医院预防保健科科长岗位说明书

岗位工作基本信息	岗位名称	预防保健科科长	所在部门	预防保健科	岗位编号	
	从属部门	无	岗位定员		所辖人数	
	直接上级	业务主管院领导	直接下级	科室工作人员		

岗位使命工作概述	负责院内及院外责任辖区疾病预防控制、妇幼保健和计划生育管理工作。

岗位工作主要职责与任务	1．全面贯彻"预防为主"的卫生工作方针。在主管院长的领导下，负责本院和院外地段辖区的疾病预防控制、妇幼保健、计划生育管理、健康教育工作。2．拟定预防保健工作计划，经院领导批准后组织实施，做到定期检查督促，按时总结汇报。3．组织本科工作人员开展疾病预防控制、妇幼保健、计划生育、健康教育工作，完成各项目标工作任务。4．督促全院职工严格执行《中华人民共和国传染病防治法》、《中华人民共和国母婴保健法》、《中华人民共和国人口与计划生育法》、《中华人民共和国职业病防治法》及其他公共卫生法律、法规。5．督促本科人员认真履行岗位职责，遵守各项规章制度和操作规程，防范差错事故的发生。6．组织科内员工的各项学习工作，抓好行风建设。7．对本科工作人员的升、调、奖、惩，向上级有关部门提出具体意见。8．完成院领导交办的其他任务。

岗位工作主要绩效考核要点	1．认真履行科长岗位职责目标达成率。 2．按要求完成科室各项工作目标达成率。 3．部门费用控制率。 4．员工管理。 5．服务工作的满意度。

岗位工作关系	院内联系部门	院内各科室。
	院外联系部门	市及区卫生局、市及区疾病预防控制中心、市妇幼保健院、辖区社区、学校、幼儿园等。

岗位工作权限	1．疾病预防控制和妇幼保健规划建设权。 2．向主管副院长报告工作权和对医院有关工作建议权。 3．对本部门下属的工作指导、聘用、督查、考核和奖惩权。 4．主管副院长的其他授权。

岗位工作环境	1．大部分时间在医院内工作，温度、湿度适宜。 2．工作现场会接触到轻微粉尘及医疗中的刺激性气味，照明条件良好，一般无相关职业病发生。 3．电话、计算机、传真机、打印机、文件柜等必须办公设备。

在现在的岗位已工作时间	自　年　月　日开始，　共计：　　年

学历培训经历经验	1．临床医学或预防医学本科以上学历。 2．持有执业医师资格，副高以上职称，5年以上相关工作经验。

岗位工作技能要求	1．较强的组织管理能力，良好的人际沟通协调能力。 2．良好的公文写作水平。 3．掌握疾病预防控制，妇幼保健工作一般知识和技能。 4．较强的计算机应用和操作能力。

岗位工作其他要求	性别要求	无	年龄要求	男35~60岁 女35~55岁	婚姻	婚、否不限
	身体要求	身心健康	政治要求	政治觉悟高，组织观念强	业务要求	岗位独立工作

岗位分析时间	2012年9月5日	填写人	
直接上级审核签字	2012年9月9日	审核时间	2012年9月19日

127. 三级甲等教学医院预防保健科副科长岗位说明书

岗位工作 基本信息	岗位名称	副科长	所在部门	预防保健科	岗位编号	
	从属部门	无	岗位定员		所辖人数	
	直接上级	科 长	直接下级	科室工作人员		

岗位使命 工作概述	在科长的领导及上级业务管理部门的指导下,协助科长负责院内及地段辖区疾病预防控制和妇幼保健管理工作。

岗位工作 主要职责 与任务	1. 全面贯彻"预防为主"的卫生工作方针。在科长的领导下,协助管理本院和院外责任辖区的疾病预防控制、妇幼保健、计划生育管理、健康教育工作。 2. 协助科长实施预防保健科年度工作计划,做到定期检查督促,随时向科长汇报工作。 3. 具体分管预防接种、艾滋病管理工作,完成各项目标工作任务。 4. 督促本科人员认真履行岗位职责,积极完成本职工作,遵守各项规章制度和操作规程,防范差错事故的发生。 5. 负责教育培养部门员工,提高工作质量与业务水平,为患者提供优质服务。 6. 协助科长完成科室各项工作任务,在科长外出时主持科室的全面工作。

岗位工作 主要绩效 考核要点	1. 工作任务完成率。2. 防保健科定期检查督促及时率与有效率。3. 预防接种、艾滋病管理目标达成率。4. 员工学习成长。5. 职能部门员工对自己工作服务的满意度。6. 医院中层领导干部对自己工作服务的满意度。7. 全院当月门诊就诊患者数量较去年同期相比增加或减少与个人绩效挂钩。8. 全院当月出院患者数量较去年同期相比增加或减少与个人绩效挂钩。9. 全院当月医疗毛收入数量较去年同期相比增加或减少与个人绩效挂钩。

岗位工 作关系	院内联系部门	院内各科室。
	院外联系部门	市及区卫生局、市及区疾病预防控制中心、市妇幼保健院、辖区社区、学校、幼儿园等。

岗位工作 权限	1. 医院疾病预防控制、妇幼保健及计划生育指导、监督与检查权。2. 医院疾病预防控制、妇幼保健及计划生育工作建议权。3. 对本部门下属的工作指导、督查、考核和奖惩权。4. 对本部门有组织调度权和对员工岗位调配权、聘用权力。5. 医院和科长授予的其他权限。

岗位工 作环境	1. 工作时间在医院内工作,温度、湿度适宜。 2. 工作现场会接触到轻微粉尘及医疗中的刺激性气味,照明条件良好,一般无相关职业病发生。 3. 电话、计算机、传真机、打印机、文件柜等必须办公设备。

在现在的岗位已工作时间	自 年 月 日开始, 共计: 年

学历培训 经历经验	1. 临床或预防医学本科以上学历。 2. 执业医师资格。 3. 主治医师以上职称。 4. 5年以上相关工作经验。

岗位工作 技能要求	1. 较强的组织管理能力,良好的人际沟通协调能力。2. 良好的语言表达能力。3. 掌握疾病预防控制,妇幼保健工作一般知识和技能。4. 掌握 WORD、EXCEL 等办公软件的使用。

岗位工作 其他要求	性别 要求	无	年龄 要求	男 30~50 岁 女 30~50 岁	婚姻	婚、否不限
	身体 要求	身心健康	政治 要求	政治觉悟高,组织观念强	业务 要求	岗位独立工作

岗位分析时间	2012 年 9 月 5 日	填写人	
直接上级审核签字	2012 年 9 月 9 日	审核时间	2012 年 9 月 19 日

128．三级甲等教学医院预防保健科儿童保健医师岗位说明书

<table>
<tr><td rowspan="3">岗位工作
基本信息</td><td>岗位名称</td><td>儿童保健医师</td><td>所在部门</td><td colspan="2">预防保健科</td><td>岗位编号</td><td></td></tr>
<tr><td>从属部门</td><td>无</td><td>岗位定员</td><td colspan="2"></td><td>所辖人数</td><td></td></tr>
<tr><td>直接上级</td><td>科长</td><td>直接下级</td><td colspan="4">无</td></tr>
<tr><td>岗位使命
工作概述</td><td colspan="7">在科室正副主任的领导及上级业务管理部门的指导下，按照本院和上级卫生部门的要求开展儿童保健工作。</td></tr>
<tr><td>岗位工作
主要职责
与任务</td><td colspan="7">1．认真贯彻执行《母婴保健法》、《母婴保健法实施办法》，按照市妇幼保健工作要求开展儿童保健工作。2．负责开展门诊散居儿童健康体检、生长发育评价、母乳喂养指导、营养咨询；开展常见病、多发病的防治；开展高危儿的筛查及早期干预。3．负责辖区托幼机构儿童卫生保健，每月定期到地段幼儿园指导、督促开展卫生保健、防病治病工作；负责每学年一次健康体检、两次五官保健及心理卫生保健和儿童健康档案的建立。4．开展我院0~14岁儿童及地段辖区5岁以下儿童死亡监测报告工作。5．开展多种形式的儿童保健健康教育，定期为家长举办育儿知识学习班。6．负责每年进行托幼教师及其他工作人员健康体检，督促体检不合格者调离工作岗位。7．按要求进行工作统计和上报。8．协助科内各小组完成日常工作。9．负责组织儿保小组工作人员落实各项工作。10．完成科长下达的临时性工作任务。</td></tr>
<tr><td>岗位工作
主要绩效
考核要点</td><td colspan="7">1．按照规定完成儿童系统管理率达95%以上，4~6个月母乳喂养率达85%以上。
2．辖区幼儿园工作人员体检合格率达100%。
3．掌握活产名单，按要求开展儿童死亡监测报告率达100%。
4．儿保工作统计和上报及时性与完整率。
5．每年至少举办2次育儿学习班完成率。
6．服务工作满意度。</td></tr>
<tr><td rowspan="2">岗位工
作关系</td><td>院内联系部门</td><td colspan="6">院内各科室。</td></tr>
<tr><td>院外联系部门</td><td colspan="6">省市、城区卫生局、市妇幼保健院、辖区各社区、学校、托幼机构。</td></tr>
<tr><td>岗位工
作权限</td><td colspan="7">1．工作事务管理权。
2．本部门工作建议权。
3．科长授予的其他权限。</td></tr>
<tr><td>岗位工
作环境</td><td colspan="7">1．大部分时间在医院内工作，温度、湿度适宜。
2．工作现场会接触到轻微粉尘及医疗中的刺激性气味，照明条件良好，一般无相关职业病发生。
3．电话、计算机、传真机、打印机、文件柜等必须办公设备。</td></tr>
<tr><td>在现在的岗位已工作时间</td><td colspan="7">自　年　月　日开始，　共计：　年</td></tr>
<tr><td>学历培训
经历经验</td><td colspan="7">1．临床相关专业。
2．本科以上学历。
3．持有《执业医师资格证》，1年以上相关工作经验。</td></tr>
<tr><td>岗位工作
技能要求</td><td colspan="7">1．熟练掌握 WORD、EXCEL 等办公软件的使用。
2．良好的人际沟通协调能力、较强的组织协调能力。
3．良好的语言表达能力。4．相关统计学知识。</td></tr>
<tr><td rowspan="2">岗位工作
其他要求</td><td>性别
要求</td><td>无</td><td>年龄
要求</td><td colspan="2">男 25~60 岁
女 25~55 岁</td><td>婚姻</td><td>婚、否不限</td></tr>
<tr><td>身体
要求</td><td>身心健康</td><td>政治
要求</td><td colspan="2">政治觉悟高，组织观念强</td><td>业务
要求</td><td>岗位独
立工作</td></tr>
<tr><td colspan="2">岗位分析时间</td><td colspan="2">2012 年 9 月 5 日</td><td colspan="2">填写人</td><td colspan="2"></td></tr>
<tr><td colspan="2">直接上级审核签字</td><td colspan="2">2012 年 9 月 9 日</td><td colspan="2">审核时间</td><td colspan="2">2012 年 9 月 19 日</td></tr>
</table>

129. 三级甲等教学医院预防保健科妇女保健岗位说明书

<table>
<tr><td rowspan="3">岗位工作
基本信息</td><td>岗位名称</td><td>妇女保健</td><td>所在部门</td><td colspan="2">预防保健科</td><td>岗位编号</td><td></td></tr>
<tr><td>从属部门</td><td>无</td><td>岗位定员</td><td colspan="2"></td><td>所辖人数</td><td></td></tr>
<tr><td>直接上级</td><td>科长</td><td>直接下级</td><td colspan="4">无</td></tr>
<tr><td>岗位使命
工作概述</td><td colspan="7">在科室正副主任的领导及上级业务管理部门的指导下,按照本院和上级卫生部门的要求开展妇女保健工作。</td></tr>
<tr><td>岗位工作
主要职责
与任务</td><td colspan="7">1. 贯彻执行《中华人民共和国母婴保健法》、《母婴保健法实施办法》,按省、市妇幼保健工作要求开展本院及责任辖区妇女保健工作。
2. 及时掌握辖区妇女健康基本情况,建立妇女保健相关工作登记本。
3. 负责建立辖区孕产妇系统管理花名册,掌握高危妊娠名单,开展辖区妇女孕情跟踪工作;每月到辖区内各社区开展一次以上孕情跟踪、做好记录,及时反馈上报。
4. 负责全院及辖区育龄妇女死亡病例的监测管理,定期主动搜索和掌握孕产妇死亡情况,督促各科室及时填写和上报孕产妇死亡病例相关资料。
5. 做好全年活产报告查漏工作。
6. 掌握危重育龄妇女转科转院及自动出院后情况,并及时登记、上报。
7. 做好产后42天访视工作。
8. 开展妇女健康知识讲座,每年不少于2次。
9. 做好妇女病普查、防治工作,建立体检档案。
10. 按照妇幼报表填报要求,规范完整填写各类报表每月按时上报。
11. 及时完成直接上级交办的其他任务。</td></tr>
<tr><td>岗位工作
主要绩效
考核要点</td><td colspan="7">1. 育龄妇女、孕产妇死亡病例报告率为100%。 2. 上报孕产妇死亡个案及时性。 3. 每月按要求到社区进行孕情追踪1~2次。 4. 做好42天产后访视工作满意度。 5. 职能部门员工对自己工作服务的满意度。 6. 服务工作满意度。</td></tr>
<tr><td rowspan="2">岗位工
作关系</td><td>院内联系部门</td><td colspan="6">院内各科室。</td></tr>
<tr><td>院外联系部门</td><td colspan="6">市卫生局、市妇幼保健院、辖区各社区。</td></tr>
<tr><td>岗位工
作权限</td><td colspan="7">1. 工作事务管理权。 2. 全院育龄妇女、孕产妇死亡病例报告的管理、督导、考核和奖惩权。 3. 全院门急诊日志、住院病历查阅权。 4. 对本部门工作建议权。 5. 科主任授予的其他权限。</td></tr>
<tr><td>岗位工
作环境</td><td colspan="7">1. 大部分时间在医院内工作,温度、湿度适宜。
2. 工作现场会接触到轻微粉尘及医疗中的刺激性气味,照明条件良好,一般无相关职业病发生。
3. 电话、计算机、传真机、打印机、文件柜等必须办公设备。</td></tr>
<tr><td>在现在的岗位已工作时间</td><td colspan="7">自 年 月 日开始, 共计: 年</td></tr>
<tr><td>学历培训
经历经验</td><td colspan="7">1. 医学本科以上学历。
2. 执业医师资格,1年以上专业工作经验。</td></tr>
<tr><td>岗位工作
技能要求</td><td colspan="7">1. 熟悉医学专业理论知识及操作技能。 2. 熟练掌握妇女保健专业知识和诊疗技能。 3. 熟练掌握WORD、EXCEL等办公软件的使用。 4. 良好的人际沟通能力、较强的组织协调能力。 5. 较强的文字和语言表达能力。</td></tr>
<tr><td rowspan="2">岗位工作
其他要求</td><td>性别
要求</td><td>无</td><td>年龄
要求</td><td colspan="2">男25~60岁
女25~55岁</td><td>婚姻</td><td>婚、否不限</td></tr>
<tr><td>身体
要求</td><td>身心健康</td><td>政治
要求</td><td colspan="2">政治觉悟高,组织观念强</td><td>业务
要求</td><td>岗位独
立工作</td></tr>
<tr><td>岗位分析时间</td><td colspan="3">2012年9月5日</td><td colspan="2">填写人</td><td colspan="2"></td></tr>
<tr><td>直接上级审核签字</td><td colspan="3">2012年9月9日</td><td colspan="2">审核时间</td><td colspan="2">2012年9月19日</td></tr>
</table>

130．三级甲等教学医院预防保健科死亡病例监测医师岗位说明书

岗位工作基本信息	岗位名称	死亡病例监测	所在部门	预防保健科	岗位编号	
	从属部门	无	岗位定员		所辖人数	
	直接上级	科长	直接下级	无		

岗位使命工作概述	在科室正副主任的领导及上级业务管理部门的指导下，负责全院及地段辖区死亡病例监测报告。

岗位工作主要职责与任务	1．每天负责对全院《居民死亡医学证明书》进行收集、核查、登记，并于病例死亡后7日内通过国家死因登记报告管理系统进行网络报告。2．负责填写地段辖区居民院外死亡病例的《死亡情况登记表》并进行网络直报工作。3．开展死亡原因分析，及时发现传染病死亡病例和不明原因死亡病例，及时发现突发公共卫生事件死亡病例。4．每月开展全院死亡病例报告质量考核。对死亡监测报告工作进行统计和上报。5．及时完成科长交办其他任务。

岗位工作主要绩效考核要点	1．报告及时率90%以上。 2．死因查明率90%以上。 3．死亡监测报告工作统计和上报的及时性与完整率。 4．积极完成科长交办的各项任务。 5．职能部门员工对自己工作服务的满意度。 6．医院中层领导干部对自己工作服务的满意度。 7．全院当月门诊就诊患者数量较去年同期相比增加或减少与个人绩效挂钩。 8．全院当月出院患者数量较去年同期相比增加或减少与个人绩效挂钩。 9．全院当月医疗毛收入数量较去年同期相比增加或减少与个人绩效挂钩。

岗位工作关系	院内联系部门	全院各科室。
	院外联系部门	省、市、区卫生局及CDC、辖区各社区等。

岗位工作权限	1．工作事务管理权。 2．全院死亡病例报告的管理、督导、考核和奖惩权。 3．本部门工作的建议权。 4．科长授予的其他权限。 5．有参加科室死亡病例讨论的权限。

岗位工作环境	1．大部分时间在医院内工作，温度、湿度适宜。 2．工作现场会接触到轻微粉尘及医疗中的刺激性气味，照明条件良好，一般无相关职业病发生。 3．电话、计算机、传真机、打印机、文件柜等必须办公设备。

在现在的岗位已工作时间	自　年　月　日开始，　共计：　年

学历培训经历经验	1．医学本科以上学历。 2．执业医师资格，1年以上相关工作经验。

岗位工作技能要求	1．熟悉医学专业理论知识及操作技能。 2．熟练掌握WORD、EXCEL等办公软件的使用。 3．良好的人际沟通能力、较强的组织协调能力。 4．较强的文字和语言表达能力。

岗位工作其他要求	性别要求	无	年龄要求	男25~60岁	婚姻	婚、否不限
	身体要求	身心健康	政治要求	政治觉悟高，组织观念强	业务要求	岗位独立工作

岗位分析时间	2012年9月5日	填写人	
直接上级审核签字	2012年9月9日	审核时间	2012年9月19日

131．三级甲等教学医院预防保健科传染病疫情管理医师岗位说明书

<table>
<tr><td rowspan="3">岗位工作
基本信息</td><td>岗位名称</td><td>传染病疫情管理</td><td>所在部门</td><td colspan="2">预防保健科</td><td>岗位编号</td><td></td></tr>
<tr><td>从属部门</td><td>无</td><td>岗位定员</td><td colspan="2"></td><td>所辖人数</td><td></td></tr>
<tr><td>直接上级</td><td>科长</td><td>直接下级</td><td colspan="4">无</td></tr>
<tr><td>岗位使命
工作概述</td><td colspan="7">在科室正副主任的领导及上级业务管理部门的指导下，负责全院传染病疫情的管理工作，确保各项工作顺利进行。</td></tr>
<tr><td>岗位工作
主要职责
与任务</td><td colspan="7">1．认真贯彻执行《中华人民共和国传染病防治法》，依法开展传染病疫情报告及监测工作。2．每天定时收集全院《传染病报告卡》，及时检查核对、登记备案，在规定的时限内按照国家规定的途径向上级报告传染病疫情。3．每周到门急诊、发热门诊、住院部、病案室、检验中心，放射科等部门主动搜索传染病疫情，及时发现和报告传染病疫情的暴发及流行。4．协助市 CDC 及其他有关部门开展传染病流行病学调查。5．按医院规定对全院各科传染病疫情报告质量进行考核，严格执行奖罚制度。6．每月开展传染病疫情监测情况分析反馈。按时填报传染病疫情监测报表。7．协助完成个人体检工作。8．负责组织疫情监测报告小组落实各项工作。9．完成科长安排其他指令性工作。</td></tr>
<tr><td>岗位工作
主要绩效
考核要点</td><td colspan="7">1．传染病疫情报告率 98％ 以上。
2．传染病疫情报告及时率 90％ 以上。
3．传染病疫情报告完整率、准确率 90％ 以上。
4．传染病疫情监测目标达成率。
5．及时发现院内重大传染病疫情。
6．职能部门员工对自己工作服务的满意度。
7．医院中层领导干部对自己工作服务的满意度。
8．全院当月门诊就诊患者数量较去年同期相比增加或减少与个人绩效挂钩。
9．全院当月出院患者数量较去年同期相比增加或减少与个人绩效挂钩。
10．全院当月医疗毛收入数量较去年同期相比增加或减少与个人绩效挂钩。</td></tr>
<tr><td rowspan="2">岗位工
作关系</td><td>院内联系部门</td><td colspan="6">院内各科室。</td></tr>
<tr><td>院外联系部门</td><td colspan="6">省、市、区卫生局及 CDC、辖区社区及相关单位。</td></tr>
<tr><td>岗位工
作权限</td><td colspan="7">1．传染病疫情报告与监测权，信息安全保密权。
2．全院门诊日志、住院病历查阅权。
3．全院传染病疫情报告的管理、督导、考核和奖惩权。
4．本部门工作的建议权，科长授予的其他权限。</td></tr>
<tr><td>岗位工
作环境</td><td colspan="7">1．大部分时间在医院内工作，温度、湿度适宜。2．工作现场会接触到轻微粉尘及医疗中的刺激性气味，照明条件良好，一般无相关职业病发生。3．电话、计算机、传真机、打印机、文件柜等必须办公设备。</td></tr>
<tr><td>在现在的岗位已工作时间</td><td colspan="7">自　年　月　日开始，　共计：　年</td></tr>
<tr><td>学历培训
经历经验</td><td colspan="7">1．医学本科以上学历。
2．执业医师资格，5 年以上相关工作经验。</td></tr>
<tr><td>岗位工作
技能要求</td><td colspan="7">1．熟悉医学专业理论知识及操作技能。2．熟练掌握 WORD、EXCEL 等办公软件的使用。3．良好的人际沟通能力、较强的组织协调能力。4．较强的文字和语言表达能力。</td></tr>
<tr><td rowspan="2">岗位工作
其他要求</td><td>性别
要求</td><td>无</td><td>年龄
要求</td><td colspan="2">男 30～60 岁
女 30～55 岁</td><td>婚姻</td><td>婚、否不限</td></tr>
<tr><td>身体
要求</td><td>身心健康</td><td>政治
要求</td><td colspan="2">政治觉悟高，组织观念强</td><td>业务
要求</td><td>岗位独
立工作</td></tr>
<tr><td>岗位分析时间</td><td colspan="3">2012 年 9 月 5 日</td><td colspan="2">填写人</td><td colspan="2"></td></tr>
<tr><td>直接上级审核签字</td><td colspan="3">2012 年 9 月 9 日</td><td colspan="2">审核时间</td><td colspan="2">2012 年 9 月 19 日</td></tr>
</table>

132．三级甲等教学医院预防保健科艾滋病管理医师岗位说明书

岗位工作基本信息	岗位名称	艾滋病管理	所在部门	预防保健科	岗位编号	
	从属部门	无	岗位定员		所辖人数	
	直接上级	科长	直接下级	无		

岗位使命工作概述	在科室正副主任的领导及上级业务管理部门的指导下，负责对在我院诊疗的艾滋病患者及 HIV 感染者进行系统管理。

岗位工作主要职责与任务	1．认真贯彻执行《中华人民共和国传染病防治法》及《艾滋病管理条例》，依法对在我院诊疗的艾滋病患者及 HIV 感染者进行系统管理。2．负责我院艾滋病疫情的监测报告，开展艾滋病疫情报告质量控制与考核。3．负责出院后本辖区患者的追踪访视，提供诊疗咨询，开展防治艾滋病的健康教育，告知患者规范、系统地治疗艾滋病的重要性以及治疗过程中的注意事项。4．指导和督促临床医师按规定对 HIV 感染者进行转诊，负责对转诊单进行核对、登记、备案、统计和上报。5．协助个人体检、预防接种、妇幼保健工作。6．完成直接上级布置的其他工作任务。

岗位工作主要绩效考核要点	1．严格按照传染病防治工作要求，艾滋病疫情报告率达 100%，HIV 感染者的追踪管理率达 90% 以上，转诊率 100%。 2．艾滋病防治健康宣传教育与督导治疗完成率。 3．艾滋病管理工作统计和上报的及时性与完整率。 4．职能部门员工对自己工作服务满意度。 5．医院中层领导干部对自己工作服务满意度。 6．全院当月门诊就诊患者数量较去年同期相比增加或减少与个人绩效挂钩。 7．全院当月出院患者数量较去年同期相比增加或减少与个人绩效挂钩。 8．全院当月医疗毛收入数量较去年同期相比增加或减少与个人绩效挂钩。

岗位工作关系	院内联系部门	检验科、院内各临床科室。
	院外联系部门	自治区、市、城区疾病预防控制中心。

岗位工作权限	1．艾滋病报告与监测权，信息安全保密权。 2．工作事务管理权。 3．本部门工作建议权。 4．主任授予的其他权限。

岗位工作环境	1．大部分时间在医院内工作，温度、湿度适宜。 2．工作现场会接触到轻微粉尘及医疗中的刺激性气味，照明条件良好，一般无相关职业病发生。 3．电话、计算机、传真机、打印机、文件柜等必须办公设备。

在现在的岗位已工作时间	自　年　月　日开始，共计：　年

学历培训经历经验	1．医学本科以上学历。 2．执业医师资格，3 年以上相关工作经验。

岗位工作技能要求	1．掌握艾滋病防治知识和技能。 2．熟练 WORD、EXCEL 等办公软件的使用。 3．良好的人际沟通能力、较强的组织协调能力。 4．较强的文字和语言表达能力。

岗位工作其他要求	性别要求	无	年龄要求	男 27~60 岁 女 27~55 岁	婚姻	婚、否不限
	身体要求	身心健康	政治要求	政治觉悟高，组织观念强	业务要求	岗位独立工作

岗位分析时间	2012 年 9 月 5 日	填写人	
直接上级审核签字	2012 年 9 月 9 日	审核时间	2012 年 9 月 19 日

133. 三级甲等教学医院预防保健科产后访视管理医师岗位说明书

岗位工作基本信息	岗位名称	产后访视管理	所在部门	预防保健科	岗位编号	
	从属部门	无	岗位定员		所辖人数	
	直接上级	科长	直接下级	无		

岗位使命工作概述	在科室正副主任的领导及上级业务管理部门的指导下，负责责任辖区产后访视工作。

岗位工作主要职责与任务	1. 负责责任辖区产后访视工作。产后1个月内常规上门访视2次，了解产前、产时及产后母婴状况，指导科学育儿方法及新生儿护理。 2. 重点了解产妇产后恢复情况，新生儿生长发育情况，指导母乳喂养、膳食平衡、脐带护理、产道伤口处理、有效避孕，督促新生儿及时预防接种。 3. 及时填写孕产妇保健手册，孕产妇保健卡，新生儿保健手册。 4. 负责核对和完善在我院分娩产妇的《孕产妇保健卡》，按规定进行分类，及时送市妇幼保健院进行交换。 5. 负责对本部门产后访视小组的员工开发管理，提升团队执行力。 6. 按要求及时完成相关工作的统计及上报。

岗位工作主要绩效考核要点	1. 责任辖区产后产妇、新生儿访视率98%，2次访视合格率95%。 2. 孕产妇围生期系统管理率95%。 3. 报表及时性与完整率。 4. 职能部门员工对自己工作服务的满意度。 5. 医院中层领导干部对自己工作服务的满意度。 6. 全院当月门诊就诊患者数量较去年同期相比增加或减少与个人绩效挂钩。 7. 全院当月出院患者数量较去年同期相比增加或减少与个人绩效挂钩。 8. 全院当月医疗毛收入数量较去年同期相比增加或减少与个人绩效挂钩。

岗位工作关系	院内联系部门	妇产科。
	院外联系部门	市卫生局、市妇幼保健院、地段社区。

岗位工作权限	1. 本部门工作建议权。 2. 保健工作指导权。 3. 产后访视信息安全保密权。 4. 主任授予的其他权限。

岗位工作环境	1. 大部分时间在医院内工作，温度、湿度适宜。 2. 工作现场会接触到轻微粉尘及医疗中的刺激性气味，照明条件良好，一般无相关职业病发生。 3. 电话、计算机、传真机、打印机、文件柜等必须办公设备。

在现在的岗位已工作时间	自 年 月 日开始，共计： 年

学历培训经历经验	1. 临床医学或护理专业。 2. 大学以上学历。 3. 持有《执业护士资格证》或《执业医师资格证》，5年以上相关工作经验。

岗位工作技能要求	1. 熟练掌握妇幼保健专业知识和技能。 2. 一般性使用 WORD、EXCEL 等办公软件的使用。 3. 良好的人际沟通能力、较强的组织协调能力。

岗位工作其他要求	性别要求	无	年龄要求	男30~60岁 女30~55岁	婚姻	婚、否不限
	身体要求	身心健康	政治要求	政治觉悟高，组织观念强	业务要求	岗位独立工作

岗位分析时间	2012年9月5日	填写人	
直接上级审核签字	2012年9月9日	审核时间	2012年9月19日

134. 三级甲等教学医院预防保健科放射卫生管理医师岗位说明书

岗位工作基本信息	岗位名称	放射卫生管理	所在部门	预防保健科	岗位编号	
	从属部门	无	岗位定员		所辖人数	
	直接上级	科长	直接下级	无		

岗位使命工作概述	在科室正副主任的领导及上级业务管理部门的指导下，负责全院放射工作人员放射防护和安全监督管理工作。

岗位工作主要职责与任务	1. 贯彻执行《中华人民共和国职业防治法》，督促做好院内放射卫生防护工作。 2. 负责组织本院放射工作人员参加职业健康体检，建立健康管理档案。 3. 督促做好放射工作人员的个人防护。 4. 负责放射工作人员个人剂量监测及监测结果的分析反馈、备案。 5. 督促相关科室加强放射性核素及放射装置的安全管理，防止放射性事故发生，发现问题及时报告和处理。 6. 协助上级部门对本院放射装置及作业场所进行监测。 7. 协助开展个人体检、妇幼保健工作。 8. 及时完成科长布置的其他工作任务。

岗位工作主要绩效考核要点	1. 对放射工作人员放射防护工作与知识的宣传及监督有效性。 2. 放射工作人员管理档案建立及时率与完好率。 3. 职能部门员工对自己工作服务的满意度。 4. 医院中层领导干部对自己工作服务的满意度。 5. 全院当月门诊就诊患者数量较去年同期相比增加或减少与个人绩效挂钩。 6. 全院当月出院患者数量较去年同期相比增加或减少与个人绩效挂钩。 7. 全院当月医疗毛收入数量较去年同期相比增加或减少与个人绩效挂钩。

岗位工作关系	院内联系部门	院内各职能科、从事放射工作的临床、医技科室。
	院外联系部门	上级疾病预防控制中心及卫生监督所。

岗位工作权限	1. 放射防护工作指导、监督与检查权。 2. 本部门工作建议权。 3. 科长授予的其他权限。

岗位工作环境	1. 大部分时间在医院内工作，温度、湿度适宜。 2. 工作现场会接触到轻微粉尘及医疗中的刺激性气味，照明条件良好，一般无相关职业病发生。 3. 电话、计算机、传真机、打印机、文件柜等必须办公设备。

在现在的岗位已工作时间	自　　年　　月　　日开始，　　共计：　　年

学历培训经历经验	1. 临床相关专业。 2. 本科以上学历。 3. 具备执业医师、执业护士资格，1年以上相关工作经验。

岗位工作技能要求	1. 具有一定的文字写作能力和语言表达能力。 2. 熟练掌握 WORD、EXCEL 等办公软件的使用。 3. 具有相关的医学专业知识和放射防护知识，熟悉相关的法律法规。 4. 具有良好的人际沟通能力和较强的组织协调能力。

岗位工作其他要求	性别要求	无	年龄要求	男 25~60 岁 女 25~55 岁	婚姻	婚、否不限
	身体要求	身心健康	政治要求	政治觉悟高，组织观念强	业务要求	岗位独立工作

岗位分析时间	2012 年 9 月 5 日	填写人	
直接上级审核签字	2012 年 9 月 9 日	审核时间	9 月 19 日

135．三级甲等教学医院预防保健科健康教育医师岗位说明书

岗位工作 基本信息	岗位名称	健康教育	所在部门	预防保健科	岗位编号	
	从属部门	无	岗位定员		所辖人数	
	直接上级	科长	直接下级	无		
岗位使命 工作概述		在科室正副主任的领导及上级业务管理部门的指导下，负责全院健康教育管理，保证医院健康教育工作的正常开展。				

岗位工作 主要职责 与任务	1．根据上级主管部门下达的工作任务和医院年度工作计划，制定本院健康教育工作的年度和阶段性工作计划，并具体组织实施。 2．负责本院各科室以及社区健康教育工作的业务技术指导，参与全院健康教育工作的检查、考核。 3．负责健康教育材料的收集、编印、制作和发放。 4．负责本院健康教育活动记录和工作总结；负责健康教育资料和档案的整理和收存。 5．负责组织开展对本院职工及社区预防保健人员的健康教育培训，指导本院及所属社区健康教育工作。 6．协助科室各小组完成日常工作。 7．负责组织健康教育小组工作人员落实各项工作。 8．完成科长布置的各项工作任务。
岗位工作 主要绩效 考核要点	1．计划工作完成率。2．教育工作的业务技术指导，全院健康教育工作的检查、考核及时完成率与达标率。3．健康教育材料的编印、制作和发放的及时率与达标率。4．健康教育资料和档案的整理完好率。5．职能部门员工对自己工作服务的满意度。6．医院中层领导干部对自己工作服务的满意度。7．全院当月门诊就诊患者数量较去年同期相比增加或减少与个人绩效挂钩。8．全院当月出院患者数量较去年同期相比增加减少与个人绩效挂钩。9．全院当月医疗毛收入数量较去年同期相比增加或减少与个人绩效挂钩。
岗位工 作关系	院内联系部门　院内各科室。
	院外联系部门　省、市、城区卫生局及疾控中心、辖区社区。
岗位工 作权限	1．健康教育工作的指导、检查、考核权。 2．本部门管理工作建议权。 3．科长授予的其他权限。
岗位工 作环境	1．大部分时间在医院内工作，温度、湿度适宜。 2．工作现场会接触到轻微粉尘及医疗中的刺激性气味，照明条件良好，一般无相关职业病发生。 3．电话、计算机、传真机、打印机、文件柜等必须办公设备。

在现在的岗位已工作时间	自　年　月　日开始，　共计：　年				
学历培训 经历经验	1．医学专业。2．本科及以上学历。3．具备执业医师、护士资格，2年以上相关工作经验。				
岗位工作 技能要求	1．具有一定的文字写作能力和语言表达能力。 2．熟练掌握 WORD、EXCEL 等办公软件的使用。 3．具有相关的医学专业知识。				

岗位工作 其他要求	性别 要求	无	年龄 要求	男 25～60 岁 女 25～55 岁	婚姻	婚、否不限
	身体 要求	身心健康	政治 要求	政治觉悟高，组织观念强	业务 要求	岗位独 立工作

岗位分析时间	2012 年 9 月 5 日	填写人	
直接上级审核签字	2012 年 9 月 9 日	审核时间	2012 年 9 月 19 日

136．三级甲等教学医院预防保健科计划生育管理干事岗位说明书

岗位工作基本信息	岗位名称	计生生育管理	所在部门	预防保健科	岗位编号	
	从属部门	无	岗位定员		所辖人数	
	直接上级	科长	直接下级	无		

岗位使命 工作概述	在科室正副主任的领导及上级业务管理部门的指导下，按照上级计生部门的要求开展计划生育管理工作。
岗位工作 主要职责 与任务	1．认真贯彻落实党和国家人口和计划生育政策、法律、法规、条例，依法管理我院干部职工和居民的计划生育工作。2．定期召开计生例会，讨论和解决日常计生工作问题。组织计生协会开展活动，开展计生法律法规、社区人口理论、人口与计划生育基础知识的学习和培训。3．做好计生信访工作，依法查处违反计划生育政策的人和事。4．负责我院干部职工及居民《计划生育服务手册》、《二孩生育证》、《独生子女父母光荣证》办证、发证工作。做好我院独生子女保健费的管理和发放工作。5．定期开展我院已婚育龄妇女的孕检及孕期跟踪工作。6．负责指导、帮助计生楼栋长建立、健全统计资料档案。负责我院人口与计划生育工作信息资料的收集、统计分析及上报。7．负责收集各种计划生育信息，为我院领导抓好计划生育工作及时提供重要依据资料。8．防范及阻止计生恶性事件发生。9．完成院领导及科领导交办的其他任务。
岗位工作 主要绩效 考核要点	1．对我院干部职工和居民的计划生育工作完成率。 2．上报计划生育统计报表及时性与准确率。 3．办理《计划生育服务手册》及《独生子女父母光荣证》办证有效性与及时性。 4．职能部门员工对自己工作服务的满意度。 5．医院中层领导干部对自己工作服务的满意度。 6．全院当月门诊就诊患者数量较去年同期相比增加或减少与个人绩效挂钩。 7．全院当月出院患者数量较去年同期相比增加或减少与个人绩效挂钩。 8．全院当月医疗毛收入数量较去年同期相比增加或减少与个人绩效挂钩。
岗位工 作关系	院内联系部门	各科室及宿舍管理区。
	院外联系部门	市区计生局、中山街道计生办。
岗位工 作权限	1．计划生育工作的管理、指导、检查权。2．本部门工作建议权。3．科长授予的其他权限。
岗位工 作环境	1．大部分时间在医院内工作，温度、湿度适宜。 2．工作现场会接触到轻微粉尘及医疗中的刺激性气味，照明条件良好，一般无相关职业病发生。 3．电话、计算机、传真机、打印机、文件柜等必须办公设备。
在现在的岗位已工作时间	自　年　月　日开始，　共计：　年
学历培训 经历经验	1．大学以上文化程度。 2．要熟悉人口与计划生育的法律、法规和政策。 3．具有3年以上的实际工作经验。
岗位工作 技能要求	1．具有较好的中文写作能力。 2．熟悉电脑文字输入及常用操作程序。 3．具有良好的人际沟通能力和较强的组织协调能力。

岗位工作 其他要求	性别 要求	无	年龄 要求	男25～60岁 女25～55岁	婚姻	婚、否不限
	身体 要求	身心健康	政治 要求	政治觉悟高，组织观念强	业务 要求	岗位独 立工作

岗位分析时间	2012年9月5日		填写人	
直接上级审核签字	2012年9月9日		审核时间	2012年9月19日

137. 三级甲等教学医院预防保健科结核病管理医师岗位说明书

岗位工作 基本信息	岗位名称	结核病管理	所在部门	预防保健科	岗位编号	
	从属部门	无	岗位定员		所辖人数	
	直接上级	科长	直接下级	无		

岗位使命 工作概述	在科室正副主任的领导及上级业务管理部门的指导下，负责对在我院治疗的肺结核患者进行系统管理。

岗位工作 主要职责 与任务	1. 认真贯彻执行《中华人民共和国传染病防治法》，依法做好肺结核患者的管理工作。 2. 负责在我院治疗本市肺结核患者出院后的全程追踪访视。向患者进行肺结核防治健康宣教，告知患者规范系统地抗结核治疗的重要性，以及治疗过程的注意事项。督促患者按医嘱进行治疗和做各项检查。了解患者的服药情况，一旦发现有药物不良反应，及时督促患者到医院就诊并提供诊疗咨询。 3. 督促各临床医师对已经确诊的肺结核患者严格按照卫生部治疗方案用药。 4. 配合本市对地段辖区内免费治疗的肺结核患者进行督导治疗。 5. 指导和督促临床医师按规定对开放性肺结核患者进行转诊，负责对转诊单进行核对、登记备案及上报。 6. 每月负责核对在我院诊治的肺结核患者，防止肺结核患者的遗漏。按要求做好肺结核患者专项管理资料的统计和上报工作。 7. 协助科室做好妇幼保健、预防接种、健康体检等工作。 8. 完成科长安排的临时性工作任务。

岗位工作 主要绩效 考核要点	1. 严格按要求，做好市区肺结核患者的追踪管理，管理率达95%以上。 2. 开放性肺结核患者转诊率95%。 3. 督促各临床医师对已经确诊肺结核患者按全国统一方案执行，执行率达90%以上。 4. 结核患者专项管理资料的统计和上报的及时率与完整率。 5. 服务工作满意度。

岗位工 作关系	院内联系部门	院内各科室。
	院外联系部门	市卫生局、市疾病预防控制中心、辖区各社区。

岗位工 作权限	1. 结核病管理督促、检查与指导权。 2. 本部门工作建议权。 3. 科长授予的其他权限。

岗位工 作环境	1. 大部分时间在医院内工作，温度、湿度适宜。 2. 工作现场会接触到轻微粉尘及医疗中的刺激性气味，照明条件良好，一般无相关职业病发生。 3. 电话、计算机、传真机、打印机、文件柜等必须办公设备。

在现在的岗位已工作时间	自　年　月　日开始，　共计：　年

学历培训 经历经验	1. 本科及以上学历的医务人员。 2. 执业医师或护士资格，3年以上的相关工作经验。

岗位工作 技能要求	1. 掌握结核病防治的相关知识和技能。 2. 熟悉计算机知识。 3. 良好的语言文字表达能力。良好的沟通协调能力。

岗位工作 其他要求	性别 要求	无	年龄 要求	男 27~60 岁 女 27~55 岁	婚姻	婚、否不限
	身体 要求	身心健康	政治 要求	政治觉悟高，组织观念强	业务 要求	岗位独 立工作

岗位分析时间	2012 年 9 月 5 日	填写人	
直接上级审核签字	2012 年 9 月 9 日	审核时间	2012 年 9 月 19 日

138．三级甲等教学医院预防保健科儿童保健护士岗位说明书

岗位工作 基本信息	岗位名称	儿童保健护士	所在部门	预防保健科	岗位编号	
	从属部门	无	岗位定员		所辖人数	
	直接上级	科长	直接下级	无		

岗位使命 工作概述	在科室正副主任的领导及上级业务管理部门的指导下，按照本院和上级卫生部门的要求开展儿童保健工作。

岗位工作 主要职责 与任务	1．认真贯彻执行《母婴保健法》、《母婴保健法实施办法》，按照本市妇幼保健工作要求开展儿童保健工作。2．开展门诊散居儿童健康体检、身长发育评价，配合开展母乳喂养指导、营养咨询。3．负责辖区托幼机构儿童卫生保健，每月定期到地段幼儿园指导、督促开展卫生保健、防病治病工作；负责每学年1次健康体检、两次五官保健及心理卫生保健。4．配合开展多种形式的儿童保健健康教育，定期为家长举办育儿知识学习班。6．每年进行托幼教师及其他工作人员健康体检，督促体检不合格者调离工作岗位。7．协助科内各小组完成日常工作。8．完成科长下达的临时性工作任务。

岗位工作 主要绩效 考核要点	1．按照规定完成儿童系统管理率达95％以上，4～6个月母乳喂养率达85％以上。2．辖区幼儿园工作人员体检合格率达100％。3．儿保工作统计和上报的及时性与完整率。4．每年至少举办2次育儿学习班完成率。5．职能部门员工对自己工作服务的满意度。6．医院中层领导干部对自己工作服务的满意度。7．全院当月门诊就诊患者数量较去年同期相比增加或减少与个人绩效挂钩。8．全院当月出院患者数量较去年同期相比增加或减少与个人绩效挂钩。9．全院当月医疗毛收入数量较去年同期相比增加或减少与个人绩效挂钩。

岗位工 作关系	院内联系部门	院内各科室。
	院外联系部门	市、城区卫生局、市妇幼保健院、辖区各社区、学校、托幼机构。

岗位工 作权限	1．工作事务管理权。 2．本部门工作建议权。 3．科长授予的其他权限。

岗位工 作环境	1．大部分时间在医院内工作，温度、湿度适宜。 2．工作现场会接触到轻微粉尘及医疗中的刺激性气味，照明条件良好，一般无相关职业病发生。 3．电话、计算机、传真机、打印机、文件柜等必须办公设备。

在现在的岗位已工作时间	自　　年　　月　　日开始，共计：　　年

学历培训 经历经验	1．临床相关专业大专以上学历。 2．持有《职业护士资格证》，2年以上相关工作经验。 3．最好有3年儿科病房护士的工作经验。

岗位工作 技能要求	1．熟练掌握儿童保健知识和技能。 2．具有良好的人际沟通能力和较强的组织协调能力。 3．一般计算机应用能力，相关统计学知识。

岗位工作 其他要求	性别 要求	无	年龄 要求	男25～60岁 女25～55岁	婚姻	婚、否不限
	身体 要求	身心健康	政治 要求	政治觉悟高，组织观念强	业务 要求	岗位独 立工作

岗位分析时间	2012年9月5日	填写人	
直接上级审核签字	2012年9月9日	审核时间	2012年9月19日

139. 三级甲等教学医院预防保健科职业病及中毒疫情管理医师岗位说明书

<table>
<tr><td rowspan="3">岗位工作
基本信息</td><td>岗位名称</td><td>职业病及中毒
疫情管理</td><td>所在部门</td><td>预防保健科</td><td>岗位编号</td><td></td></tr>
<tr><td>从属部门</td><td>无</td><td>岗位定员</td><td></td><td>所辖人数</td><td></td></tr>
<tr><td>直接上级</td><td>科长</td><td>直接下级</td><td colspan="3">无</td></tr>
<tr><td>岗位使命
工作概述</td><td colspan="6">在科室正副主任的领导及上级业务管理部门的指导下，负责职业病及中毒疫情的监测报告。</td></tr>
<tr><td>岗位工作
主要职责
与任务</td><td colspan="6">1. 负责每天院内职业病及中毒疫情报告卡收集、核查、登记、备案，及时投递市疾病预防控制中心。
2. 定期或不定期检查督促职业病及中毒报告情况，发现问题及时处理。
3. 及时完成科长交办的各项工作任务。
4. 注重相关领域的研究。</td></tr>
<tr><td>岗位工作
主要绩效
考核要点</td><td colspan="6">1. 疫情卡每天收集、核查、登记、报告及时性。
2. 疫情报告率达98%。
3. 职能部门员工对自己工作服务的满意度。
4. 医院中层领导干部对自己工作服务的满意度。
5. 全院当月门诊就诊患者数量较去年同期相比增加或减少与个人绩效挂钩。
6. 全院当月出院患者数量较去年同期相比增加或减少与个人绩效挂钩。
7. 全院医疗毛收入数量较去年同期相比增加或减少与个人绩效挂钩。</td></tr>
<tr><td rowspan="2">岗位工
作关系</td><td>院内联系部门</td><td colspan="5">院内各科室。</td></tr>
<tr><td>院外联系部门</td><td colspan="5">市、城区卫生局、疾控中心、市卫生监督所。</td></tr>
<tr><td>岗位工
作权限</td><td colspan="6">1. 职业病及中毒疫情的监测报告权。
2. 本部门管理工作建议权。
3. 科领导授予的其他权限。
4. 职业病管理中的不合理讲义提议修改权。</td></tr>
<tr><td>岗位工
作环境</td><td colspan="6">1. 大部分时间在医院内工作，温度、湿度适宜。
2. 工作现场会接触到轻微粉尘及医疗中的刺激性气味，照明条件良好，一般无相关职业病发生。
3. 电话、计算机、传真机、打印机、文件柜等必须办公设备。</td></tr>
<tr><td>在现在的岗位已工作时间</td><td colspan="6">自　年　月　日开始，　共计：　年</td></tr>
<tr><td>学历培训
经历经验</td><td colspan="6">1. 医学专业。
2. 大专以上学历。
3. 具有《执业医师资格证》或《执业护士资格证》。
4. 1年以上相关工作经验。</td></tr>
<tr><td>岗位工作
技能要求</td><td colspan="6">1. 掌握职业病相关专业知识。
2. 熟练掌握WORD、EXCEL等办公软件的使用。
3. 具有良好的人际沟通能力和较强的组织协调能力。
4. 注重职业病的研究与预防。</td></tr>
<tr><td rowspan="2">岗位工作
其他要求</td><td>性别
要求</td><td>无</td><td>年龄
要求</td><td>男25~60岁
女25~55岁</td><td>婚姻</td><td>婚、否不限</td></tr>
<tr><td>身体
要求</td><td>身心健康</td><td>政治
要求</td><td>政治觉悟高，组织观念强</td><td>业务
要求</td><td>岗位独
立工作</td></tr>
<tr><td>岗位分析时间</td><td colspan="2">2012年9月5日</td><td>填写人</td><td colspan="2"></td></tr>
<tr><td>直接上级审核签字</td><td colspan="2">2012年9月9日</td><td>审核时间</td><td colspan="2">2012年9月19日</td></tr>
<tr><td>备注</td><td colspan="6"></td></tr>
</table>

140. 三级甲等教学医院预防保健科预防接种护士岗位说明书

<table>
<tr><td rowspan="3">岗位工作
基本信息</td><td>岗位名称</td><td>预防接种</td><td>所在部门</td><td colspan="2">预防保健科</td><td>岗位编号</td><td></td></tr>
<tr><td>从属部门</td><td>无</td><td>岗位定员</td><td colspan="2"></td><td>所辖人数</td><td></td></tr>
<tr><td>直接上级</td><td>科长</td><td>直接下级</td><td colspan="4">无</td></tr>
<tr><td>岗位使命
工作概述</td><td colspan="7">在科室正副主任的领导及上级业务管理部门指导下，按照《预防接种工作规范》，完成责任区域预防接种工作和本市政府给医院指令性疾病预防工作。</td></tr>
<tr><td>岗位工作
主要职责
与任务</td><td colspan="7">1. 负责实施责任区域内预防接种工作，保证预防接种规范性及安全性。2. 对预防接种信息进行计算机规范化管理。3. 制订第一类疫苗和注射器使用计划和第二类疫苗购买计划，做好疫苗和注射器的领取、保管和使用，保证疫苗合理使用。4. 按照有关规定对新生儿建立预防接种卡（证）并进行免疫规划系统管理。指导、督促检查产科开展新生儿预防接种工作。指导学校、托幼机构开展新入学儿童接种证查验工作。定期开展儿童免疫史核查评估和查漏补种工作，及时发现流动人口儿童，并按规定给予建卡或补种，杜绝流动儿童的免疫空白。5. 负责疑似预防接种异常反应的监测报告，对预防接种后的一般反应进行处理。6. 负责免疫针对性疾病的监测报告。7. 负责预防接种健康教育和咨询。8. 负责收集与免疫规划相关的辖区基础资料，按规定对免疫规划，预防接种各种数据资料进行统计和上报。9. 完成医院和科领导交办的临时性工作任务。</td></tr>
<tr><td>岗位工作
主要绩效
考核要点</td><td colspan="7">1. 按疫苗免疫程序和技术要求实施接种，第一类疫苗接种率达 90% 以上，及时率达 90% 以上，无接种差错、事故发生。2. 疫苗和注射器的保管和使用登记安全性。3. 按要求儿童预防接种建卡、建证率达 90% 以上。4. 预防接种各种报表的及时性与完整性。5. 及时报告免疫针对性疾病疫情，报告率 98%。6. 服务工作满意度。</td></tr>
<tr><td rowspan="2">岗位工
作关系</td><td>院内联系部门</td><td colspan="6">各科室。</td></tr>
<tr><td>院外联系部门</td><td colspan="6">市、城区卫生局及疾控中心，责任辖区各社区、学校、托幼机构。</td></tr>
<tr><td>岗位工
作权限</td><td colspan="7">1. 工作事务管理权。
2. 本部门管理工作建议权。
3. 科领导授予的其他权限。</td></tr>
<tr><td>岗位工
作环境</td><td colspan="7">1. 大部分时间在医院内工作，温度、湿度适宜。
2. 工作现场会接触到轻微粉尘及医疗中的刺激性气味，照明条件良好，一般无相关职业病发生。
3. 电话、计算机、传真机、打印机、文件柜等必须办公设备。</td></tr>
<tr><td>在现在的岗位已工作时间</td><td colspan="7">自　年　月　日开始，共计：　年</td></tr>
<tr><td>学历培训
经历经验</td><td colspan="7">1. 本科及以上学历。
2. 有 3 年以上临床护理工作经验。
3. 有短期参加学习班或医院管理学习班经历。</td></tr>
<tr><td>岗位工作
技能要求</td><td colspan="7">1. 具有《执业医师资格证》或《执业护士资格证》。
2. 预防或临床医学、护理大专以上学历。
3. 有市卫生局颁发的《预防接种合格证》，1 年以上相关工作经验。</td></tr>
<tr><td rowspan="2">岗位工作
其他要求</td><td>性别
要求</td><td>无</td><td>年龄
要求</td><td colspan="2">男 27~60 岁
女 27~55 岁</td><td>婚姻</td><td>婚、否不限</td></tr>
<tr><td>身体
要求</td><td>身心健康</td><td>政治
要求</td><td colspan="2">政治觉悟高，组织观念强</td><td>业务
要求</td><td>岗位独
立工作</td></tr>
<tr><td>岗位分析时间</td><td colspan="2">2012 年 9 月 5 日</td><td colspan="2">填写人</td><td colspan="2"></td></tr>
<tr><td>直接上级审核签字</td><td colspan="2">2012 年 9 月 9 日</td><td colspan="2">审核时间</td><td colspan="2">2012 年 9 月 19 日</td></tr>
</table>

141. 三级甲等教学医院预防保健科慢性传染性疾病管理医师岗位说明书

岗位工作基本信息	岗位名称	慢性非传染性疾病管理	所在部门	预防保健科	岗位编号	
	从属部门	无	岗位定员		所辖人数	
	直接上级	科长	直接下级	无		

岗位使命工作概述	在科室正副主任的领导及上级业务管理部门的指导下，负责全院慢性非传染性疾病的报告管理工作。

岗位工作主要职责与任务	1. 负责全院慢性非传染性疾病的报告管理工作。 2. 根据本市 CDC 要求，对城区居民初次诊断为原发性高血压、冠心病、脑卒中、糖尿病、肿瘤者，督促首诊医师一周内填写《慢性非传染性疾病报告卡》。 3. 每天负责收集、核查报告卡，并进行登记备案，于每月 8 日寄送卡片到本市 CDC 慢性病管理科。 4. 每月对全院门急诊、住院部各病区报卡情况进行质量考核。 5. 协助个人体检、计免、儿保开展工作。 6. 及时完成科长布置的各项工作任务。

岗位工作主要绩效考核要点	1. 慢性非传染性疾病报告工作及时性、完成率。2. 每月对全院门急诊、住院部各病区报卡情况进行质量考核完成率。3. 工作统计和上报的及时性与完整率。4. 保证岗位有关信息的收集与畅通。5. 职能部门员工对自己工作服务的满意度。6. 医院中层领导干部对自己工作服务的满意度。7. 全院当月门诊就诊患者数量较去年同期相比增加或减少与个人绩效挂钩。8. 全院当月出院患者数量较去年同期相比增加或减少与个人绩效挂钩。9. 全院当月医疗毛收入数量较去年同期相比增加或减少与个人绩效挂钩。

岗位工作关系	院内联系部门	各科室。
	院外联系部门	本市、区疾病预防控制中心。

岗位工作权限	1. 工作事务管理权。 2. 本部门管理工作建议权。 3. 科领导授予的其他权限。

岗位工作环境	1. 大部分时间在医院内工作，温度、湿度适宜。 2. 工作现场会接触到轻微粉尘及医疗中的刺激性气味，照明条件良好，一般无相关职业病发生。 3. 电话、计算机、传真机、打印机、文件柜等必须办公设备。

在现在的岗位已工作时间	自　年　月　日开始，　共计：　年

学历培训经历经验	1. 医学专业。 2. 本科及以上学历。 3. 具备执业医师或护士资格，2 年以上相关工作经验。

岗位工作技能要求	1. 具有相关的医学专业知识。 2. 熟练掌握 WORD、EXCEL 等办公软件的使用。 3. 具有良好的人际沟通能力和较强的组织协调能力。

岗位工作其他要求	性别要求	无	年龄要求	男 25 ~ 60 岁 女 25 ~ 55 岁	婚姻	婚、否不限
	身体要求	身心健康	政治要求	政治觉悟高，组织观念强	业务要求	岗位独立工作

岗位分析时间	2012 年 9 月 5 日	填写人	
直接上级审核签字	2012 年 9 月 9 日	审核时间	2012 年 9 月 19 日
备注			

142. 三级甲等教学医院体检部主任岗位说明书

岗位工作 基本信息	岗位名称	体检部主任	所在部门	体检部	岗位编号	
	从属部门	无	岗位定员		所辖人数	
	直接上级	主管副院长	直接下级	科室副主任及科室成员		

岗位使命 工作概述	在主管副院长的领导下，负责体检部的日常工作、体检业务的开拓发展以及科研和学科建设，确保医院体检工作的正常运行和不断发展。

岗位工作 主要职责 与任务	1. 负责体检部的全面管理工作，包括质量、科研、经营、人员管理、业务建设和固定资产管理。2. 负责落实各种法规制度、操作规程，保证体检质量。3. 根据医院总体规划和年度计划，制定体检部的长远规划和年度、周工作计划，调动全体人员积极性。4. 接待体检单位、个人的咨询及业务洽谈。5. 协调科室做好每周的体检安排，及时解决体检过程中临时出现的各种问题。6. 解决因体检而引发的投诉。7. 负责医院体检管理网络的管理，组织并参与体检结论的完成工作。8. 负责全部体检业务的结算审核工作，完成部分体检业务的具体结算工作。9. 做好体检后续服务工作。10. 完成院领导临时下达的各项任务。

岗位工作 主要绩效 考核要点	1. 体检部年度、月度工作计划目标达成率。2. 按时完成计划工作及时性。3. 积极扩展市场，体检业务得到发展目标达成率。4. 体检流程安排合理，质量不断提高，受检单位和受检者满意度。5. 解决体检过程中出现的投诉及各类问题及时性。6. 职能部门员工对自己工作服务的满意度。7. 医院中层领导干部对自己工作服务的满意度。

岗位工 作关系	院内联系部门	院内各科室。
	院外联系部门	各体检单位、卫生厅医政处、广西医师协会等。

岗位工 作权限	1. 体检部日常工作的管理权、决定权，体检部工作发展、创新权。 2. 向主管副院长报告工作权和对医院有关工作建议权。 3. 对本部门下属的工作指导、督查、考核和奖惩权。 4. 对本部门的组织、调度权和对员工岗位调配权、聘用权力。 5. 主管副院长的其他授权。

岗位工 作环境	1. 大部分时间在医院内工作，温度、湿度适宜。 2. 工作现场会接触到轻微粉尘及医疗中的刺激性气味，照明条件良好，一般无相关职业病发生。 3. 电话、计算机、传真机、打印机、文件柜等必须办公设备。

在现在的岗位已工作时间	自　年　月　日开始，　共计：　年

学历培训 经历经验	1. 临床医学本科及以上学历。 2. 医师执业资格证。 3. 至少有3~5年临床工作经验，至少有两年以上行政管理工作经验。

岗位工作 技能要求	1. 较强的人际沟通能力，较强的组织协调能力。 2. 掌握WORD、EXCEL等办公软件的使用，能掌握体检管理软件。 3. 有一定的临床专业知识和技能。 4. 有较强文字和语言表达能力。 5. 较强的沟通和交谈技巧。 6. 服务性、政策性强。

岗位工作 其他要求	性别 要求	无	年龄 要求	男 30~60 岁 女 30~55 岁	婚姻	婚、否不限
	身体 要求	身心健康	政治 要求	政治觉悟高，组织观念强	业务 要求	岗位独 立工作

岗位分析时间	2012 年 9 月 5 日	**填写人**	
直接上级审核签字	2012 年 9 月 9 日	**审核时间**	2012 年 9 月 19 日

143. 三级甲等教学医院体检部副主任岗位说明书

<table>
<tr><td rowspan="3">岗位工作
基本信息</td><td>岗位名称</td><td>体检部副主任</td><td>所在部门</td><td colspan="2">体检部</td><td>岗位编号</td><td></td></tr>
<tr><td>从属部门</td><td>无</td><td>岗位定员</td><td colspan="2"></td><td>所辖人数</td><td></td></tr>
<tr><td>直接上级</td><td>科室主任</td><td>直接下级</td><td colspan="4">科室成员</td></tr>
<tr><td>岗位使命
工作概述</td><td colspan="7">在主任领导和指导下，协助完成体检部的学科管理、科研管理及体检业务的发展工作。</td></tr>
<tr><td>岗位工作
主要职责
与任务</td><td colspan="7">1. 协助做好体检部全面管理，包括质量、科研、经营、人员管理、业务建设和固定资产管理。
2. 协助科主任落实各项法规制度、操作规程，保证体检质量。
3. 接待体检单位及个人的咨询及业务洽谈。
4. 协调各科室做好每周的体检安排，及时解决体检过程中临时出现各种问题。
5. 负责医院体检管理网络的管理，组织并参与体检结论的完成工作。
6. 负责全部体检业务的结算审核工作，完成部分体检业务的具体结算工作。
7. 做好体检后续服务工作。
8. 完成院领导临时下达的各项任务。</td></tr>
<tr><td>岗位工作
主要绩效
考核要点</td><td colspan="7">1. 制定本科年度、月度工作计划目标达成率。2. 体检质量满意度。3. 体检业务的结算审核规范性。4. 业务洽谈目标达成率。5. 及时妥善解决体检过程中出现的投诉及其他问题。6. 职能部门员工对自己工作服务的满意度。7. 医院中层领导干部对自己工作服务的满意度。8. 全院当月门诊就诊患者数量较去年同期相比增加或减少与个人绩效挂钩。9. 全院当月出院患者数量较去年同期相比增加或减少与个人绩效挂钩。10. 全院医疗毛收入数量较去年同期相比增加或减少与个人绩效挂钩。</td></tr>
<tr><td rowspan="2">岗位工
作关系</td><td>院内联系部门</td><td colspan="6">院内各科室。</td></tr>
<tr><td>院外联系部门</td><td colspan="6">各体检单位。</td></tr>
<tr><td>岗位工
作权限</td><td colspan="7">1. 体检部日常工作的部分管理权、决定权。
2. 体检部工作发展、创新的建议权。
3. 对本部门下属的工作指导、督查、考核和奖惩权。
4. 领导与科主任授予的其他权限。</td></tr>
<tr><td>岗位工
作环境</td><td colspan="7">1. 大部分时间在医院内工作，温度、湿度适宜。
2. 工作现场会接触到轻微粉尘及医疗中的刺激性气味，照明条件良好，一般无相关职业病发生。
3. 电话、计算机、传真机、打印机、文件柜等必须办公设备。</td></tr>
<tr><td colspan="2">在现在的岗位已工作时间</td><td colspan="6">自　年　月　日开始，　共计：　年</td></tr>
<tr><td>学历培训
经历经验</td><td colspan="7">1. 医学本科及以上学历，至少有 3~5 年临床工作经验。
2. 至少有两年以上行政管理工作经验。</td></tr>
<tr><td>岗位工作
技能要求</td><td colspan="7">1. 较强的人际沟通、组织协调能力，较强的应急处理能力。
2. 熟悉掌握 WORD、EXCEL 等办公软件及体检管理软件的使用。
3. 有一定的临床专业知识和技能。
4. 有较强的文字和语言表达能力。
5. 服务性、政策性强。</td></tr>
<tr><td rowspan="2">岗位工作
其他要求</td><td>性别
要求</td><td>无</td><td>年龄
要求</td><td colspan="2">男 28~50 岁
女 28~50 岁</td><td>婚姻</td><td>婚、否不限</td></tr>
<tr><td>身体
要求</td><td>身心健康</td><td>政治
要求</td><td colspan="2">政治觉悟高，组织观念强</td><td>业务
要求</td><td>岗位独
立工作</td></tr>
<tr><td colspan="2">岗位分析时间</td><td colspan="2">2012 年 9 月 5 日</td><td colspan="2">填写人</td><td colspan="2"></td></tr>
<tr><td colspan="2">直接上级审核签字</td><td colspan="2">2012 年 9 月 9 日</td><td colspan="2">审核时间</td><td colspan="2">2012 年 9 月 19 日</td></tr>
</table>

144．三级甲等教学医院体检部护师岗位说明书

岗位工作基本信息	岗位名称	体检护理	所在部门	体检部	岗位编号	
	从属部门	无	岗位定员		所辖人数	
	直接上级	体检部主任	直接下级		无	

岗位使命工作概述	在科室正副主任与直接上级领导下负责日常体检具体工作，保证体检工作的正常进行。

岗位工作主要职责与任务	1．负责体检人员的手续办理、体检登记，合理安排体检流程。 2．做好体检人员的导诊、咨询工作。 3．负责采集标本，及时送达指定科室。 4．负责录入体检结果相关信息，制作、装订、分发体检表。 5．配合体检医师完成体检。 6．做好消毒、隔离，防止交叉感染及医源性感染，定期做空气培养。 7．负责领取体检物品，保证体检工作顺利进行。 8．处理体检中出现的突发意外情况；负责外出体检任务。 9．做好体检部的固定资产和财务管理工作。 10．负责体检管理软件的运行操作及维护。 11．及时完成领导交办其他任务。

岗位工作主要绩效考核要点	1．制定本岗位年度、月度工作计划目标达成率。 2．按时完成计划工作及时性。 3．接待体检者，保证体检者按时体检完成率。 4．体检时严格按程序操作，处理意外和突发事件及时性。 5．做好结果收集、核对、录入等工作，确保体检结果送出及时性、完好率。 6．管理好体检部的软硬件设施完好率。 7．消毒、隔离，防止交叉感染及医源性感染，定期做空气培养安全性。 8．服务满意度。

岗位工作关系	院内联系部门	院内各科室。
	院外联系部门	各体检单位与个人，同行业等。

岗位工作权限	1．护理工作权。2．体检工作协调权，建议权。3．体检信息安全保密、监督与管理。4．主任授予的其他权限。

岗位工作环境	1．大部分时间在医院内工作，温度、湿度适宜。 2．工作现场会接触到轻微粉尘及医疗中的刺激性气味，照明条件良好，一般无相关职业病发生。 3．电话、计算机、传真机、打印机、文件柜等必须办公设备。

在现在的岗位已工作时间	自　年　月　日开始，　共计：　年

学历培训经历经验	1．护理专业，大专学历，主管护师资格证书。 2．护士执业证书，10 年以上临床护理工作经验。

岗位工作技能要求	1．临床护理操作技术，护士岗位专业技能。2．通过计算机等级考试一级以上，掌握 Word、Excel 等 office 软件操作。3．良好的人际沟通能力和较强的组织协调能力。4．良好的语言和文字表达能力。 5．保密性、政策性强。

岗位工作其他要求	性别要求	无	年龄要求	男 32～50 岁 女 32～50 岁	婚姻	婚、否不限
	身体要求	身心健康	政治要求	政治觉悟高，组织观念强	业务要求	岗位独立工作

岗位分析时间	2012 年 9 月 5 日	填写人	
直接上级审核签字	2012 年 9 月 9 日	审核时间	2012 年 9 月 19 日

145. 三级甲等教学医院体检部技师保障人员岗位说明书

岗位工作 基本信息	岗位名称	技师保障	所在部门	体检部	岗位编号	
	从属部门	无	岗位定员		所辖人数	
	直接上级	体检部主任	直接下级	无		

岗位使命 工作概述	在科室正副主任与直接上级领导下负责日常体检具体工作，保证体检工作的正常进行。

岗位工作 主要职责 与任务	1. 在科主任领导下做好体检前的准备工作，负责及时向参与体检科室发送体检通知并做好登记；根据被检单位所检项目粘贴、装订好相应的体检表；检查第二天体检所需物品是否到位和催送工作。2. 负责配发试管，解答来检人员的咨询及引导，及时处理职责范围内的事情。3. 负责每日参加体检工作人员的签到。4. 负责核对、登记当天不同单位的血检项目、人数；负责标本运送；结果查找。5. 负责将当日参检医生所检（B 超 照片 胸透）的人数按不同单位、不同部位进行归纳统计，并输入电脑存档，以便在主任及有关人员查找、核算时提供确凿的项目和数据。6. 负责对本科室消耗物品及时做好领物计划，并送领导审批和领取。7. 负责定期送血压计至设备科检测。8. 严格遵守职业道德，严禁透露来检人员体检隐私。9. 及时完成直接上级交办其他任务。

岗位工作 主要绩效 考核要点	1. 及时做好体检前的准备工作。2. 配发试管，解答来检人员的咨询及引导和每日参加体检工作人员的签到。3. 及时登记、核对不同单位的血检项目，标本送检，结果查找。4. 负责将当日参检医生所检（B 超 照片 胸透）的人数按不同单位、不同部位进行归纳统计，并输入电脑存档，以便在主任及有关人员查找、核算时提供确凿的项目和数据。5. 负责对本科室消耗物品及时做好领物计划，并送领导审批和领取。6. 及时完成领导交办的临时性工作。6. 职能部门员工对自己工作服务的满意度。7. 医院中层领导干部对自己工作服务的满意度。

岗位工 作关系	院内联系部门	检验科、B 超室、心电图室、放射科、供应室、总务科、设备科、文具仓库、院复印室。
	院外联系部门	来院体检各单位。

岗位工 作权限	1. 体检工作协调权，建议权。 2. 体检信息安全保密、监督与管理。 3. 主任授予的其他权限。

岗位工 作环境	1. 大部分时间在医院内工作，温度、湿度适宜。 2. 工作现场会接触到轻微粉尘及医疗中的刺激性气味，照明条件良好，一般无相关职业病发生。 3. 电话、计算机、传真机、打印机、文件柜等必须办公设备。

在现在的岗位已工作时间	自　年　月　日开始，　共计：　年

学历培训 经历经验	1. 大专以上学历。 2. 医学等相关专业，5 年工作经验。

岗位工作 技能要求	1. 临床护理操作技术，护士岗位专业技能。 2. 通过计算机等级考试一级以上，掌握 Word、Excel 等 office 软件操作。 3. 良好的人际沟通能力和较强的组织协调能力。 4. 良好的语言和文字表达能力。保密性、政策性强。

岗位工作 其他要求	性别 要求	无	年龄 要求	男 27～60 岁 女 27～50 岁	婚姻	婚、否不限
	身体 要求	身心健康	政治 要求	政治觉悟高，组织观念强	业务 要求	岗位独 立工作

岗位分析时间	2012 年 9 月 5 日	填写人	
直接上级审核签字	2012 年 9 月 9 日	审核时间	2012 年 9 月 19 日

146．三级甲等教学医院病案信息科主任岗位说明书

岗位工作基本信息	岗位名称	病案信息科主任	所在部门	病案信息科	岗位编号	
	从属部门	无	岗位定员		所辖人数	
	直接上级	主管副院长	直接下级	科室成员		

岗位使命工作概述	在主管副院长领导下，负责全院病案收集、整理装订、扫描存储、编码、归档；完成医疗信息统计、分析报表、终末质量检查；建立健全病案科规章制度，设计与管理病案信息系统工作流程、操作方法，负责科内的人、财、物等各方面协调与管理。

岗位工作主要职责与任务	1．负责完成全院病案收集、编码、扫描存储和归档。2．负责完成病案信息分析统计及终末质量检查。3．制定科室工作发展计划，促进病案学科的建设与发展。4．负责病案科人员配备、物资设备、业务管理的各项工作，规划。做好安全、防火防盗工作。5．建立病案科各项规章制度，相关工作的技术标准及质量标准，评估病案科各项工作质量，规范优化病案业务流程。设计开发、完善病案统计信息管理系统。6．支持、协调临床及流行病学的研究项目。7．参与、协助医院信息系统及电子病案系统的开发与发展。8．参加病案管理有关的社会工作。9．及时完成直接上级交办的其他临时性工作。

岗位工作主要绩效考核要点	1．根据医院年度计划制定本科的年度、月度工作计划。2．按时完成计划工作，保证工作质量。3．病案管理安全，无丢失损坏病案现象。4．病案编码准确，查询无误。5．能为科室提供有益的医疗信息分析，为医疗科研和管理提供真实有用数据。6．服务工作满意度。

岗位工作关系	院内联系部门	院领导、院内各科室。
	院外联系部门	卫生厅、医疗保险局、医学会、保险公司、各级医院。

岗位工作权限	1．病案信息管理规划建设权。 2．建立健全病案科规章制度权。 3．向主管副院长报告工作权和对医院有关工作建议权。 4．对本部门下属的工作指导、督查、考核和奖惩权。 5．对本部门的组织、调度权和对员工岗位调配权、聘用权力。 6．病案信息化建设的管理、督导权。 7．深入各个科室调查了解有关情况权。 8．主管副院长其他授权。

岗位工作环境	1．大部分时间在医院内工作，温度、湿度适宜。 2．工作现场会接触到轻微粉尘及医疗中的刺激性气味，照明条件良好，一般无相关职业病发生。 3．电话、计算机、传真机、打印机、文件柜等必须办公设备。

在现在的岗位已工作时间	自　年　月　日开始，共计：　年

学历培训经历经验	医学相关专科或卫生信息管理专业本科以上，高级技术职务任职资格。医疗、卫生信息管理专业，具有3年以上管理经验，丰富的病案管理及医学知识。

岗位工作技能要求	1．有较强的组织协调和管理能力，良好的人际沟通协调能力。 2．有良好的语言表达能力和计算机办公能力。 3．熟悉国际疾病分类ICD-10和ICD-9-CM3的应用。

岗位工作其他要求	性别要求	无	年龄要求	男28~60岁 女28~55岁	婚姻	婚、否不限
	身体要求	身心健康	政治要求	政治觉悟高，组织观念强	业务要求	岗位独立工作

岗位分析时间	2012年9月5日	填写人	
直接上级审核签字	2012年9月9日	审核时间	2012年9月19日

147. 三级甲等教学医院病案信息科资料整理护士岗位说明书

<table>
<tr><td rowspan="3">岗位工作
基本信息</td><td>岗位名称</td><td>资料整理</td><td>所在部门</td><td colspan="2">病案信息科</td><td>岗位编号</td><td></td></tr>
<tr><td>从属部门</td><td>无</td><td>岗位定员</td><td colspan="2"></td><td>所辖人数</td><td></td></tr>
<tr><td>直接上级</td><td>科主任</td><td>直接下级</td><td colspan="4">无</td></tr>
<tr><td>岗位使命
工作概述</td><td colspan="7">在科室正副主任与直接上级领导下负责签收各病区送达的出院病历，检查病历内容的缺漏情况，按照规定的顺序整理、装订，并负责接收遗漏检查报告单。</td></tr>
<tr><td>岗位工作
主要职责
与任务</td><td colspan="7">1. 每日须按住院病历回收清单的要求核对签收各病区送达的出院病历，要求接收人按类核对张数并签注接收人姓名及时间。2. 整理病案时必须逐页检查患者姓名、病案号是否一致，各项记录是否齐全，重点核查住院志、病程记录、出院记录、死亡患者讨论记录、手术记录、麻醉记录、转科患者交接班记录、各种知情同意书及病案首页项目的记录。发现有姓名与病案号不一致或记录不全的，应及时通知有关科室医师，重大缺陷的交科主任处理。3. 按照整理要求及出院病案排列顺序做好整本病案的整理排序工作，去除各类装订，各种报告粘贴不合乎要求的应重新粘贴，每张记录页右下角用铅笔标注相应页码。4. 病历完成，应在首页"整理员"栏上签名后叠放整齐交建立扫描索引登记。5. 接收扫描后的病历经检查无误后装订成册，装订以上边为准，将所有记录页戳齐，距上边1.5cm处两边平衡装订2钉，底边裁剪平整入袋，填写封袋病案号、患者姓名、入出院一览表。6. 负责将每日收回的零散报告单归类整理后交库房管理员粘贴、归档。7. 保持工作场所干净整齐，8. 及时完成直接上级交办的其他临时性工作。</td></tr>
<tr><td>岗位工作
主要绩效
考核要点</td><td colspan="7">1. 随时热情接待各病区送达的出院病历，并做好登记工作。2. 回收整理每天每人完成80份或3000张（月工作日均）出院病案回收整理，整理正确率≥99%。3. 装订组每天每人完成100份（月工作日均）出院病案装订及病案袋书写，装订正确率100%。4. 首问负责，患者隐私保护，无投诉。5. 服务工作满意度。</td></tr>
<tr><td rowspan="2">岗位工
作关系</td><td>院内联系部门</td><td colspan="6">1. 临床各病区。</td></tr>
<tr><td>院外联系部门</td><td colspan="6">2. 各级医院同行。</td></tr>
<tr><td>岗位工
作权限</td><td colspan="7">1. 工作事务处理权。
2. 科室管理工作建议权。
3. 病案信息安全保密、监督、管理权。
4. 主任授予其他权限。</td></tr>
<tr><td>岗位工
作环境</td><td colspan="7">1. 大部分时间在医院内工作，温度、湿度适宜。
2. 工作现场会接触到轻微粉尘及医疗中的刺激性气味，照明条件良好，一般无相关职业病发生。
3. 电话、计算机、传真机、打印机、文件柜等必须办公设备。</td></tr>
<tr><td>在现在的岗位已工作时间</td><td colspan="7">自　年　月　日开始，　共计：　年</td></tr>
<tr><td>学历培训
经历经验</td><td colspan="7">1. 学历：大学学历。
2. 专业：护理，1年以上病案管理相关工作经验。</td></tr>
<tr><td>岗位工作
技能要求</td><td colspan="7">1. 专业技能：掌握一定的临床医学、病案信息技术等知识。2. 主管技师。3. 良好的人际沟通及语言表达能力。4. 熟悉计算机基本操作，掌握WORD、EXCEL等办公软件使用。</td></tr>
<tr><td rowspan="2">岗位工作
其他要求</td><td>性别
要求</td><td>无</td><td>年龄
要求</td><td colspan="2">男25~60岁
女25~55岁</td><td>婚姻</td><td>婚、否不限</td></tr>
<tr><td>身体
要求</td><td>身心健康</td><td>政治
要求</td><td colspan="2">政治觉悟高，
组织观念强</td><td>业务
要求</td><td>岗位独立
工作</td></tr>
<tr><td>岗位分析时间</td><td colspan="3">2012年9月5日</td><td colspan="2">填写人</td><td colspan="2"></td></tr>
<tr><td>直接上级审核签字</td><td colspan="3">2012年9月9日</td><td colspan="2">审核时间</td><td colspan="2">2012年9月19日</td></tr>
<tr><td>备注</td><td colspan="7"></td></tr>
</table>

148. 三级甲等教学医院病案信息科疾病分类人员岗位说明书

岗位工作基本信息	岗位名称	疾病分类	所在部门	病案信息科	岗位编号	
	从属部门	无	岗位定员		所辖人数	
	直接上级	科主任	直接下级	无		

岗位使命工作概述	在科室正副主任与直接上级领导下负责将出院病案首页内容录入病案统计管理系统，严格按照ICD-10的要求将疾病诊断及手术操作进行分类；随时为医疗、教学、科研、管理等方面提供数据检索服务，协助临床做好科研工作。

岗位工作主要职责与任务	1. 根据扫描索引浏览病历的扫描质量及病案的完整性，有缺陷的应记录后交科主任处理。2. 检查修改住院处不准确的数据，患者基本信息应按病历记载的实际情况修改，原则上首页软件的各类信息不能留空。3. 审阅病历，严格按照ICD-10的规则对疾病诊断及手术操作进行分类，如为多个的复杂诊断或操作，至少要编码5个疾病诊断和3个手术操作名称。4. 对医院和上级卫生行政部门控制的病种要注意认真审核，尤其要掌握主要诊断的选择及编码原则。5. 每月至少1次相互交叉检查核对首页信息录入质量，并做好记录。6. 随时为医疗、教学、科研、管理等方面提供数据检索服务，协助临床做好科研工作。7. 与住院处沟通进行病案号的核对、修改。8. 及时完成直接上级交办的其他临时性工作。

岗位工作主要绩效考核要点	1. 主要诊断及主要操作编码的正确性≥98%。2. 每天每人完成50份（月工作日均）出院病案首页信息录入，信息录入准确率要达到100%。3. 随时热情接待临床医师数据检索，及时准确提供检索服务并登记检索条件及符合检索要求的病案总数。4. 首问负责，患者隐私保护，无投诉。5. 服务工作满意度。6. 病案整理的相关工作。

岗位工作关系	院内联系部门	计算机中心、住院处、临床各病区。
	院外联系部门	各级医院同行。

岗位工作权限	1. 工作事务处理权。 2. 科室工作建议权。 3. 病案信息安全保密、监督、管理权。 4. 主任授予其他权限。

岗位工作环境	1. 大部分时间在医院内工作，温度、湿度适宜。 2. 工作现场会接触到轻微粉尘及医疗中的刺激性气味，照明条件良好，一般无相关职业病发生。 3. 电话、计算机、传真机、打印机、文件柜等必须办公设备。

在现在的岗位已工作时间	自　年　月　日开始，共计：　年

岗位学历培训经历经验要求	1. 学历：本科。 2. 从业资格证：ICD技能认证考试合格证。 3. 专业：临床医学。 4. 具有一定的临床工作经验，4年以上病案管理相关工作经验。

岗位工作技能要求	1. 掌握一定的临床医学、基础医学、病案信息技术以及国际疾病分类、手术操作分类、医学英语等知识。 2. 初级技术职称，计算机等级考试1级。 3. 良好人际沟通协调。

岗位工作其他要求	性别要求	无	年龄要求	男25~60岁 女25~55岁	婚姻	婚、否不限
	身体要求	身心健康	政治要求	政治觉悟高，组织观念强	业务要求	岗位独立工作

岗位分析时间	2012年9月5日	填写人	
直接上级审核签字	2012年9月9日	审核时间	2012年9月19日

149. 三级甲等教学医院病案信息科统计干事岗位说明书

岗位基本信息	岗位名称	医院统计	所在部门	病案科	岗位编号	
	从属部门	病案科	岗位定员		所辖人数	
	直接上级	科主任	直接下级	无		

岗位使命 工作概述	在科室正副主任与直接上级领导下负责全院综合统计工作，并与有关科室联系，督促、协助各科及时正确填报各种统计报表。
岗位工作 主要职责 与任务	1. 严格按照《中华人民共和国统计法》和《全国卫生统计工作管理办法》的要求，执行上级卫生行政部门制定的卫生统计规章和卫生统计报表制度。2. 做好临床各科室及医技科室的各项工作数量和质量的数据统计，并妥善保管有关原始登记资料。3. 对收集的原始资料逐一审核，对于概念不清或误填的项目以及漏报、重报的应及时与有关科室核对，做到数据正确、可靠、符合客观实际。4. 建立健全各种统计台账，按时完成日报、月报、季报、年报及年鉴编辑任务。5. 主动与各有关科室沟通联系，确保提供的统计资料及时、准确、完整；热情指导和接待医院各科室的统计资料报告和查询，严格遵守统计数字保密制度。6. 根据出院患者一览表检查核对病案回收情况，建立回收病案索引及扫描病案的编目。7. 保持工作场所的干净整齐。8. 及时完成直接上级交办的其他临时性工作。
岗位工作 主要绩效 考核要点	1. 每日上午10时前收取回前日的原始资料报表；12时前应完成门、急诊和住院动态日报表的录入。2. 月报表在次月10日前送达相关管理部门和医院领导；（遇节假日最迟不超过15号）。每周二向院领导报告1次上周主要医疗信息。3. 上级卫生行政部门报表按照规定的上报期限准时上传。4. 每日完成建立病案索引及编目各250份（月工作日均）。5. 首问负责，患者隐私保护，无投诉。6. 服务工作满意度。
岗位工作 关系	院内联系部门	医务部、财务科、人事科、设备科、门诊办、临床医技科室。
	院外联系部门	卫生厅、统计局、卫生局、妇幼保健院。
岗位工作权限	1. 工作事务处理权。 2. 科室工作建议权。 3. 病案信息安全保密、监督、管理权。 4. 主任授予其他权限。
岗位工作环境	1. 大部分时间在医院内工作，温度、湿度适宜。 2. 工作现场会接触到轻微粉尘及医疗中的刺激性气味，照明条件良好，一般无相关职业病发生。 3. 电话、计算机、传真机、打印机、文件柜等必须办公设备。
在现在的岗位已工作时间	自　年　月　日开始，　共计：　年
岗位学历 培训经历 经验要求	1. 学历：研究生。 2. 从业资格证：统计从业资格证。 3. 专业：卫生事业管理、护理，3年病案统计管理相关工作经验。
岗位工作 技能要求	1. 专业技能：掌握医疗统计学、法律法规，具备一定的临床医学、病案信息技术等知识。 2. 主管护师。 3. 良好的人际沟通协调能力及语言表达能力。

岗位工作 其他要求	性别 要求	无	年龄 要求	男25~60岁 女25~55岁	婚姻	婚、否不限
	身体 要求	身心健康	政治 要求	政治觉悟高，组织观念强	业务 要求	岗位独立 工作

岗位分析时间	2012年9月5日	填写人	
直接上级审核签字	2012年9月9日	审核时间	2012年9月19日

150.三级甲等教学医院病案信息科病例复印人员岗位说明书

岗位工作 基本信息	岗位名称	病历复印	所在部门	病案科	岗位编号	
	从属部门	病案科	岗位定员		所辖人数	
	直接上级	科主任	直接下级	无		

岗位使命 工作概述	在科室正副主任与直接上级领导下严格按照国家有关法律法规及医院规章制度办理病历资料的复印、复制业务。

岗位工作 主要职责 与任务	1. 工作须按照国家有关法律法规认真审核申请人身份证明。2. 了解复印相关病历资料的内容，熟练掌握病历复印、复制的工作程序及相关仪器设备的使用。3. 复印、复制病历资料时，应注意保护患者隐私，不得在窗口议论患者病情及患者情况。4. 病历复印件与原件、申请单核查无误后，应在原件加盖"已复印"章，标注复印日期，复印件加盖"病案复印专用章"。盖章需注意每张应能清晰辨认。5. 复印过程中注意保护病历安全，防止病历被毁坏、抢夺；拆装、调用的病案资料复印完毕，核查病案原件内容，转交整理组装订归档。6. 工作人员应举止端庄、语言文明、服务热情，保持工作场所的干净整齐。7. 复印、复制病历资料完毕后，收取复印工本费，开具收款收据。每天工作结束后，应与科室经济管理小组人员共同清点款项、票据，不得私自截留或侵占。8. 认真做好日统计工作，应将"复印病历资料申请单"、申请人有效身份证明、申请人与患者代理关系的法定证明材料等进行整理、计算机录入、归档备查。9. 及时完成直接上级交办的其他临时性工作。

岗位工作 主要绩效 考核要点	1. 服务热情，不出现与患者及其家属发生争吵现象。2. 复印申请手续审核符合法律法规要求。3. 保持工作场所的干净整齐，无病历丢失情况出现。4. 款项票据清点一致，各种单据装订整齐，工作量统计准确。5. 首问负责，患者隐私保护，无投诉。科室人员满意。6. 服务工作满意度。

岗位工 作关系	院内联系部门	医务部、设备科、财务科、医保科、临床各病区。
	院外联系部门	保险公司。

岗位工 作权限	1. 工作事务处理权。 2. 科室工作建议权。 3. 病案信息安全保密、监督、管理权。 4. 主任授予其他权限。

岗位工 作环境	1. 大部分时间在医院内工作，温度、湿度适宜。 2. 工作现场会接触到轻微粉尘及医疗中的刺激性气味，照明条件良好，一般无相关职业病发生。 3. 电话、计算机、传真机、打印机、文件柜等必须办公设备。

在现在的岗位已工作时间	自　年　月　日开始，　共计：　年

岗位学历 培训经历 经验要求	1. 学历：大专。 2. 档案馆员中级技术职称。 3. 专业：护理，3 年以上病案统计管理相关工作经验。

岗位工作 技能要求	1. 掌握法律法规，具备一定的相关临床医学、病案信息技术、计算机等知识。 2. 熟练应用计算机、打印机、复印机等设备。 3. 良好的人际沟通协调能力。

岗位工作 其他要求	性别 要求	无	年龄 要求	男 25～60 岁 女 25～55 岁	婚姻	婚、否不限
	身体 要求	身心健康	政治 要求	政治觉悟高，组织观念强	业务 要求	岗位独立 工作

岗位分析时间	2012 年 9 月 5 日	填写人	
直接上级审核签字	2012 年 9 月 9 日	审核时间	2012 年 9 月 19 日

附3：某市三级甲等医院职能部门领导共同
卓越绩效考评标准

表1　某省三级甲等医院机关领导共同卓越绩效考评标准1

一级指标（分值）	权重%	二级指标		三级指标		得分	考核方式
		考评内容	分值	考评内容	分值		
1 领导作用（150分）	15	1.1 领导力 表率作用	100	a. 领导能力与管理能力 b. 独立分析和解决问题能力 c. 领导表率作用	40 40 20		定性 定性 定性
		1.2 工作计划 执行力	50	a. 有月度工作计划 b. 落实监督检查各项工作	20 30		定量 定量
2 过程管理（280分）	28	2.1 工作流程	40	a. 制定合适的工作流程 b. 按服务流程规范工作行为	10 30		定量 定量
		2.2 工作数量 完成任务	100	a. 人财物信息数据按时准确 b. 临时性工作完成好	70 30		定量 定量
		2.3 工作质量	110	a. 岗位工作质量达到要求 b. 合理控制办公成本 c. 主管工作无投诉	70 20 20		定量 定量 定量
		2.4 学习与创新	30	a. 持续学习岗位新知识能力 b. 岗位工作服务和方法创新	15 15		定性 定性
3 职业素质（70分）	7	3.1 职业道德	35	a. 爱岗敬业/卓越服务 b. 诚实守信/忠于职守	20 15		定性 定性
		3.2 廉政建设	35	a. 廉洁奉公/作风优良 b. 尽职尽责/办事公道	15 20		定性 定性
4 团队管理（120分）	12	4.1 团队精神	50	a. 精诚团结/顾全大局 b. 维护医院形象和荣誉	25 25		定性 定量
		4.2 工作协调 有效沟通	70	a. 善于协调职能部门工作 b. 有效沟通临床医技科室	35 35		定性 定性
5 社会责任（30分）	3	5.1 社会责任	20	a. 良好的社会/医院责任感 b. 热心公益及爱心活动	10 10		定性 定量
		5.2 环境意识	10	a. 维护办公和医院工作环境 b. 营造文明和谐的人文环境	5 5		定性 定性
6 顾客管理（150分）	15	顾客满意度	150	医院领导/全院临床/医技科室主任/护士长/职能部门领导满意度	150		定性
7 业绩结果（200分）	20	7.1 医院患者结果	40	a. 全院当月门诊就诊患者量 b. 全院当月住院患者出院量	20 20		定量 定量
		7.2 医疗质量结果	80	a. 当月医疗质量达到要求 b. 当月医院安全无事故	50 30		定量 定量
		7.3 医院财务结果	80	当月医疗毛收入同上年同月比较	80		定量
部门：		绩效考评标准分	1000 分	最后定量指标和定性指标合计得分			

注：1. 本表由医院绩效考评办公室人员负责填写。2. 定量指标由医院绩效考评办人员直接到相关科室与科长面对面检查打分，并记录在表3得分栏内。3. 定性指标由中层领导以上干部考评者在表2的"绩效考评满意度测评"的满意度测评程度栏内打分。4. 定性指标和定量指标测评完后的分值结果由绩效考评办公室人员填入表1相应栏内并合计得分。5. 第7项中的门诊、出院患者、医疗毛收入数据以及有关数据指标由医院相关部门于下月的10日前提供给医院绩效考评办公室。

表2 某省三级甲等医院机关领导共同卓越绩效定性指标满意度测评表2

被考评者姓名		职务		部门	
考评者姓名		岗位		部门	

职能部门领导·定性指标·满意度测评内容				满意度测评等级				
一级指标	三级定性指标 内容测评	本项满分	方式	卓越	优秀	良好	一般	得分
1 领导作用	1.1 a. 领导能力和管理能力	40	定性		40	32	24	
	1.1 b. 独立分析和解决问题能力	40	定性		40	32	24	
	1.1 c. 领导表率作用	20	定性		20	16	12	
2 过程管理	（其中，2.1、2.2、2.3共250分是定量指标此表不用打分）							
	2.4 a. 持续学习岗位新知识能力	15	定性		15	12	9	
	2.4 b. 岗位工作服务和方法创新	15	定性		15	12	9	
3 职业素质	3.1 a. 爱岗敬业/卓越服务	20	定性		20	16	12	
	3.1 b. 诚实守信/忠于职守	15	定性		15	12	9	
	3.2 a. 廉洁奉公/作风优良	15	定性		15	12	9	
	3.2 b. 尽职尽责/办事公道	20	定性		20	16	12	
4 团队管理	4.1 a. 精诚团结/顾全大局	25	定性		25	20	15	
	（其中4.1 b是定量指标25分此表不用打分）							
	4.2. a. 善于协调职能部门工作	35	定性		35	32	21	
	4.2. b. 有效沟通临床和医技科室	35	定性		35	32	21	
5 社会责任	5.1 a. 良好的社会和医院责任感	10	定性		10	8	6	
	5.2 a. 维护办公和医院工作环境	5	定性		5	4	3	
	5.2 b. 营造文明和谐的人文环境	5	定性		5	4	3	
	（其中4.1 b是定量指标25分此表不用打分）							
6 顾客管理	医院领导/全院临床科室、医技科室主任/护士长/职能部门科长、主任、部长的满意度	150	定性		150	135	81	
7 业绩结果	（第7项指标都是定量指标，业绩结果200分，如门诊患者就诊数、出院患者数、医疗毛收入等由医院相关部门于下月10日前提供数据，在此表不用打分）							

考核者签字		日期		复核者		日期	

本表说明：本表2是**职能部门领导定性指标**考评表，由全院中层以上领导干部来考评，每一项指标满意度考评分4个等级：卓越、优秀、良好、一般。**1. "卓越"**指出色地完成本部门各项工作，没有任何差错，领导和群众全满意，一般有特殊贡献需要加分才能达到卓越等级。特殊贡献指①高档次的科研成果；②国际"SCI"的重要文章；③成功预防、处理医院、科室重大政治、行政、医疗风险、危机事件并得到医院认同者；④获得全国、区域、自治区、学校、医院荣誉称号者；⑤业务、技术、服务革新经医院评定突出者；⑥教学、带教学生成绩突出被学校发文表彰等，具体增加分值由医院研究；**2. "优秀"**是该考评项考评分值的满分，科室领导、员工只要努力工作，完成岗位任务，没有差错，得满分；**3. "良好"**较优秀分数少，一般是优秀分值的80%；**4. "一般"**较良好分少，一般是优秀分值的60%；**5.** 医院中层以上领导干部每月利用有关会议直接在本表满意程度栏内的"得分"的空格内填上自己认为合适数据就是被考评科室的该项得分。最后由医院绩效考核办合计本表总分是被考评科室的定性得分。

本表定性指标满分	**465分**	定性指标最后得分	

表3　某省三级甲等医院机关领导共同卓越绩效定量指标测评表3

一级指标（分值）	权重%	二级指标		三级指标		绩效考评	得分
		考评内容	分值	考评内容	分值	扣分细则	
1 领导作用（50分）	5	1.2 工作计划执行力	50	a. 有月度计划	20	有计划得满分，无计划扣10分	
				b. 落实监督检查各项工作	30	按计划落实各项检查工作得满分，少落实1项检查扣5分	
2 过程管理（250分）	25	2.1 工作流程	40	a. 制定合适的工作流程	10	有流程得满分，少1项工作流程扣1分	
				b. 按工作服务流程规范行为	30	按流程规范操作得满分，不按照工作流程规范操作，每项扣5分	
		2.2 工作数量	100	a. 人财物信息数据按时准确	70	人财物信息数据按时准确得满分，1项数据不准确扣10分	
				b. 临时性工作完成好	30	临时性工作完成好得满分，1项工作完成不好扣5分	
		2.3 工作质量	110	a. 岗位工作质量达到要求	70	岗位工作质量达到要求得满分，1项工作达不到要求扣10分	
				b. 合理控制办公成本	20	与去年同月办公成本相同得满分，增加办公成本1%扣2分	
				c. 主管工作无投诉	20	工作无投诉得满分，有投诉1次扣5分（本人岗位工作无过错）	
4 团队管理（25分）	2.5	4.1 团队精神	25	维护医院形象和荣誉	25	无损害医院形象得满分，医院点名批评1次扣10分	
5 社会责任（10分）	1	5.1 社会责任	10	b. 热心公益及爱心活动	10	按规定参加医院组织的公益爱心活动得满分，少1次扣5分	
7 业绩结果（200分）	20	7.1 医院患者结果	40	a. 全院当月门诊就诊患者量	20	全院当月门诊患者达到去年同月患者量平均上升幅度得满分，下降1%扣2分，上升1%加0.5分	
				b. 全院当月住院患者出院量	20	全院当月住院患者出院量达到去年同月住院患者出院量平均上升幅度得满分，下降1%扣2分，上升1%加0.5分	
		7.2 医疗质量结果	80	a. 全院当月医疗质量达到要求	50	全院当月医疗质量达到去年同月医疗质量水平得满分，下降1%扣2分，上升1%加1分	
				b. 全院当月医院安全无事故	30	全院当月安全无事故得满分，经过权威部门鉴定的政治、行政，医疗一等事故扣20分，二等事故扣10分，三等事故扣5分	
		7.3 医院财务结果	80	当月医疗毛收入同上年度同月增加或减少比较	80	全院当月医疗毛收入达到去年同月收入平均上升幅度达满分，下降1%扣2分，上升1%加1分	
部门：		本表定量指标满分		535分		定量指标合计得分	

附 4：某省三级甲等教学医院职能部门（机关）
员工共同卓越绩效考评标准

表 1　某省三级甲等医院机关员工共同卓越绩效考评标准表 1

一级指标（分值）	权重%	二级指标		三级指标		得分	考评方式
		考评内容	分值	考评内容	分值		
1 工作能力 （180分）	18	1.1 工作执行能力 岗位工作能力	100	a. 岗位工作、任务执行能力 b. 岗位独立、解决问题能力 c. 工作主动、积极	50 30 20		定性 定性 定性
		1.2 岗位知识要求 岗位技能要求	80	a. 掌握岗位全部工作知识 b. 熟练岗位业务操作技能	30 50		定性 定性
2 过程管理 （270分）	27	2.1 流程优化	20	按工作流程规范操作	20		定量
		2.2 工作数量 服从领导	100	a. 人财物信息数据按时准确 b. 听从领导指挥 c. 按时完成好医院、科室领导交办的临时工作	60 20 20		定量 定性 定量
		2.3 工作质量	120	a. 岗位工作质量达到要求 b. 合理使用和控制办公成本 c. 岗位工作无投诉	80 10 30		定量 定量 定量
		2.4 劳动纪律	30	a. 无迟到、早退、旷工 b. 上班履行岗位职责	15 15		定量 定量
3 职业素质 （70分）	7	4.2 职业道德	35	a. 爱岗敬业、热情服务 b. 诚实守信、忠于职守	20 15		定性 定性
		3.2 廉政建设	35	a. 廉洁奉公、作风优良 b. 尽职尽责、办事公道	20 15		定性 定性
4 团队精神 （100分）	10	4.1 团队精神	40	a. 维护医院科室形象和荣誉 b. 团结同志、精神面貌好 c. 参加医院科室各项活动	10 10 20		定量 定性 定量
		4.2 工作协调 有效沟通	40	a. 善于协调职能部门工作 b. 有效沟通临床医技科室	20 20		定性 定性
		4.3 学习与创新	20	持续学习新知识与创新能力	20		定性
5 社会责任 （30分）	3	5.1 社会责任	20	a. 有良好的社会医院责任感 b. 热心公益及爱心活动	10 10		定性 定量
		5.2 环境意识	10	a. 维护办公和医院工作环境 b. 营造文明和谐的人文环境	5 5		定性 定性
6 顾客管理 （100分）	10	顾客满意度	100	本科室人员满意度（一线员工如收费室、水电、维修、保安、饮食、库房等工作可定期或者不定期测评服务对象满意度）	100		定性
7 业绩结果 （250分）	25	7.1 医院患者结果	90	a. 全院当月门诊就诊患者量 b. 全院当月住院患者出院量	40 50		定量 定量
		7.2 医疗质量结果	80	a. 当月医疗质量达到要求 b. 当月医院安全无事故	50 30		定量 定量
		7.3 医院财务结果	80	当月医疗毛收入同上年同月比较	80		定量
被考评者		绩效考评标准分	1000分	最后定量和定性指标总得分			

表2　某省三级甲等医院机关员工共同卓越绩效定性指标满意度测评表2

被考评者姓名		岗位			部门	
考评者姓名		岗位			部门	

职能部门领导·定性指标·满意度测评内容				满意度测评等级				
一级指标	三级定性指标内容测评	本项满分	方式	卓越	优秀	良好	一般	得分
1 工作能力	1.1 a. 工作任务执行能力	50	定性		50	40	30	
	1.1 b. 岗位独立解决问题能力	30	定性		30	24	18	
	1.1 c. 工作主动、积极	20	定性		20	16	12	
	1.2 a. 掌握岗位全部工作知识	30	定性		30	24	18	
	1.2 b. 熟练岗位业务操作技能	50	定性		50	40	30	
	（其中，相关项目是定量指标此表不用打分）							
2 过程管理	2.2 b. 听从领导指挥	20	定性		20	16	12	
	（其中，相关项目是定量指标此表不用打分）							
3 职业素质	3.1 a. 爱岗敬业、卓越服务	20	定性		20	16	12	
	3.1 b. 诚实守信、忠于职守	15	定性		15	12	9	
	3.2 a. 廉洁奉公、作风优良	20	定性		20	16	12	
	3.2 b. 尽职尽责、办事公道	15	定性		15	12	9	
	（其中，相关项目是定量指标此表不用打分）							
4 团队精神	4.1 b. 团结同志、精神面貌好	10	定性		10	4	3	
	4.2 a. 善于协调职能部门工作	20	定性		20	16	12	
	4.2 b. 有效沟通临床医技科室	20	定性		20	16	12	
	4.3 持续学习新知识与创新能力	20	定性		20	16	12	
5 社会责任	5.1 a. 有良好的社会医院责任感	10	定性		10	4	3	
	5.2 a. 维护办公和医院工作环境	5	定性		5	4	3	
	5.2 b. 营造文明和谐的人文环境	5	定性		5	4	3	
	（其中，相关项目是定量指标此表不用打分）							
6 顾客管理	本科室人员满意度（一线员工如收费室、水电、维修、保安、饮食、库房等工作可定期或者不定期测评服务对象满意度）	100	定性		100	80	60	
7 业绩结果	（第7项指标都是定量指标业绩结果250分，如门诊、出院患者、毛收入等由医院相关部门提供，在此表不用打分）							

考核者签字		日期		复核者		日期	

本表说明： 本表2是**职能部门员工定性指标**考评表，由全院中层以上领导干部来考评，每一项指标满意度考评分4个等级：卓越、优秀、良好、一般。1. "**卓越**"指出色地完成本部门各项工作，没有任何差错，领导和群众全满意，一般有特殊贡献需要加分才能达到卓越等级。特殊贡献指①高档次的科研成果；②国际"SCI"的重要文章；③成功预防、处理医院、科室重大政治、行政、医疗风险、危机事件并得到医院认同者；④获得全国、区域、自治区、学校、医院荣誉称号者；⑤业务、技术、服务革新经医院评定突出者；⑥教学、带教学生成绩突出被学校发文表彰等，具体增加分值由医院研究；2. "**优秀**"是该考评项考评分值的满分，科室领导、员工只要努力工作，完成岗位任务，没有差错，得满分；3. "**良好**"较优秀分数少，一般是优秀分值的80%；4. "**一般**"较良好分数少，一般是优秀分值的60%；5. 医院中层以上领导干部每月利用有关会议直接在本表满意程度栏内的"得分"的空格内填上自己认为合适数据就是被考评科室的该项得分。最后由医院绩效考核办合计本表总分是被考评科室的定性得分。

部门：		本表定性指标满分	460分	定性指标最后得分	

表3　某省三级甲等医院机关员工共同卓越绩效定量指标测评表3

一级指标（分值）	权重%	二级指标		三级指标		绩效考评扣分细则	得分
		考评内容	分值	考评内容	分值		
2 过程管理	25	2.1 工作流程	20	按岗位工作服务流程规范操作	20	按流程操作满分，不按工作流程规范操作，每项工作扣5分	
		2.2 工作数量	80	a. 提供人财物信息数据按时准确	60	提供人财物信息数据按时准确满分，1项数据不准确扣10分	
				c. 按时完成好医院科室领导交办任务	20	临时性工作按时完成好满分，1项工作不按时完成好扣5分	
		2.3 工作质量	120	a. 岗位工作质量达到要求	80	岗位工作质量达到要求满分，1项工作达不到要求扣10分	
				b. 合理控制办公成本	10	与去年同月办公成本相同得满分，增加办公成本1%扣2分	
				c. 岗位工作无投诉	30	工作无投诉满分，有投诉1次扣5分，与本人工作无过错	
		2.4 劳动纪律	30	a. 无迟到、早退、旷工	15	无迟到早退旷工满分，迟早退1次扣1分，旷工1次扣10分	
				b. 上班履行岗位职责	15	上班履行岗位职责得满分，不履行职责1次扣5分	
4 团队精神	3	4.1 团队精神	30	a. 维护医院、科室形象和荣誉	10	维护医院、科室形象得满分，医院点名批评1次扣10分，科室点名批评1次扣2分	
				c. 积极参加医院科室各项活动	20	按规定参加各项活动得满分，医院组织的活动缺1次扣3分，科室组织的活动缺1次扣1分	
5 社会责任	1	5.1 社会责任	10	b. 热心公益及爱心活动	10	按规定参加医院组织的公益爱心活动得满分，少1次扣5分	
7 业绩结果	25	7.1 医院患者结果	90	a. 全院当月门诊就诊患者量	40	当月门诊患者量达到去年同月患者量平均上升幅度得满分，下降1%扣2分，上升1%加1分	
				b. 全院当月住院患者出院量	50	当月患者出院量达去年同月出院量平均上升幅度得满分，下降1%扣2分，上升1%加1分	
		7.2 医疗质量结果	80	a. 全院当月医疗质量达到要求	50	全院当月医疗质量达到去年同月医疗质量水平得满分，下降1%扣2分，上升1%加1分	
				b. 全院当月安全无事故	30	当月无事故满分，经相关部门鉴定一级事故扣15分，二级事故扣10分，三级事故扣3分	
		7.3 医院财务结果	80	全院当月医疗毛收入与上年同月比较增加或减少	80	当月医疗毛收入达到去年同月收入平均上升幅度达满分，下降1%扣2分，上升1%加1分	
部门：		本表定量指标满分		540分	定量指标合计得分		

附5：某省三级甲等教学医院以职能部门（机关）为单位的卓越绩效考评标准

1．某省三级甲等医院院办公室卓越绩效考评标准表表1

一级指标 （分值）	权重 %	二级指标		三级指标		得分	考核方式
		考评内容	分值	考评内容	分值		
1 领导力 执行力 （150分）	15	1.1 领导力 独立解决问题能力 表率作用	60	a.领导能力与管理能力	30		定性
				b.独立分析和解决问题能力	20		定性
				c.职能部门表率作用	10		定性
		1.2 执行力 工作计划	90	a.本部门员工执行力强	40		定性
				b.有年度、月度工作计划	50		定量
2 过程管理 （280分）	28	2.1 工作流程 信访工作	40	a.有本科室工作流程	20		定量
				b.及时解答处理信访工作	20		定性
		2.2 工作数量 完成任务	100	a.按时转发处理有关文件	50		定量
				b.临时性工作完成好	50		定性
		2.3 工作质量	110	a.各类公文材料拟稿完成好	70		定量
				b.合理控制办公成本	20		定量
				c.主管工作无投诉	20		定量
		2.4 组织活动 决策信息	30	a.大型活动组织完成好	15		定量
				b.提供领导决策信息准确	15		定量
3 职业道德 廉政建设 （90分）	9	3.1 职业道德	45	a.爱岗敬业、忠于职守	25		定性
				b.宣传双拥统战工作	20		定性
		3.2 廉政建设 保密工作	45	a.廉洁奉公、作风优良	15		定性
				b.保密工作安全做得好	30		定量
4 团队管理 有效沟通 （120分）	12	4.1 团队精神	85	a.精诚团结、维护医院形象	30		定性
				b.按规定组织本科学习	55		定量
		4.2 有效沟通 团委工作	35	a.有效沟通临床医技科室	25		定性
				b.团委和青年工作满意	10		定性
5 社会责任 相关工作 （40分）	4	5.1 社会责任 有线网络	20	a.社会责任、医院责任感	10		定性
				b.有线电视网络运行正常	10		定性
		5.2 档案管理 患者探视管理	20	a.医院档案管理达到要求	10		定量
				b.患者日常探视工作管理好	10		定性
6 科室满意 （150分）	15	医院领导、各科室、部门对测评院办总体满意度	150	医院领导、全院临床、医技科室主任、护士长、职能部门领导满意度	150		定性
7 业绩结果 （170分）	17	7.1 医院患者结果	70	a.全院当月门诊就诊患者量	30		定量
				b.全院当月住院患者出院量	40		定量
		7.2 医疗质量结果	50	a.当月医疗质量达到要求	25		定量
				b.当月医院安全无事故	25		定量
		7.3 财务结果	50	当月医疗毛收入同上年同月比较	50		定量
办公室		绩效考评满分	1000分	最后定量指标和定性指标合计得分			

注：1．本表由医院绩效考评办人员负责测评。2．定量指标由医院绩效考评办人员直接到院办公室检查打分，并记录在表3得分栏内。3．定性指标由中层领导以上领导干部在表2的满意度测评栏内打分。4．定性与定量指标测评完后的分值结果由绩效考评办人员填入表1相应栏内并合计得分。5．第7项中的有关数据指标由医院相关部门于下月的10日前提供给医院绩效考评办公室。

1．某省三级甲等医院院办公室卓越绩效定性指标测评表表2

被考评者姓名		职　务			部　门	
考评者姓名		岗　位			部　门	

职能部门领导·定性指标·满意度测评内容				满　意　度　测　评　等　级				
一级 指标	三级定性指标 内容测评	本项 满分	方 式	卓 越	优 秀	良 好	一 般	得 分
1 领导作用	1.1 a.领导能力和管理能力	30	定性		30	24	18	
	1.1 b.独立分析和解决问题能力	20	定性		20	16	12	
	1.1 c.职能部门表率作用	10	定性		10	8	6	
	1.2.a 本部门员工执行力强	40	定性		40	32	24	
	（定量指标在表3测评，因此不用对定量指标打分）							
2 过程管理	2.1 b.及时解答处理信访工作	20	定性		20	16	12	
	2.2 b.临时性工作完成好	50	定性		50	40	30	
	（定量指标在表3测评，因此不用对定量指标打分）							
3 职业道德 廉政建设	3.1 a.爱岗敬业、忠于职守	25	定性		25	20	15	
	3.1 b.宣传双拥统战工作达成率	20	定性		20	16	12	
	3.2 a.廉洁奉公、作风优良	15	定性		15	12	9	
4 团队管理	4.1a.精诚团结、维护医院形象	30	定性		30	24	18	
	（定量指标在表3测评，因此不用对定量指标打分）							
	4.2.a.有效沟通临床医技科室	25	定性		25	20	15	
	4.2.b.团委和青年工作满意	10	定性		10	8	6	
5 社会责任 相关工作	5.1 a.社会责任、医院责任感	10	定性		10	8	6	
	5.1 b.有线电视网络运行正常	10	定性		10	8	6	
	5.2 b.患者日常探视工作管理好	10	定性		10	8	6	
6 科室满意	医院领导、全院临床科室、医技科室主任、护士长、职能部门科长、主任、部长的满意度	150	定性		150	120	90	
7 业绩结果	（第7项指标都是定量指标,业绩结果170分,如门诊患者就诊数、出院患者数、医疗毛收入等由医院相关部门于下月10日前提供数据，在此表不用打分）							
考核者签字		日　期		复核者		日　期		

本表说明： 本表2是医院**办公室定性指标**考评表，由全院中层以上领导干部来考评，每一项指标满意度考评分4个等级：卓越、优秀、良好、一般。**1．"卓越"** 指出色地完成本部门各项工作，没有任何差错，领导和群众全满意，一般有特殊贡献需要加分才能达到卓越等级。特殊贡献指①高档次的科研成果；②国际"SCI"的重要文章；③成功预防、处理医院、科室重大政治、行政、医疗风险、危机事件并得到医院认同者；④获得全国、区域、自治区、学校、医院荣誉称号者；⑤业务、技术、服务革新经医院评定突出者；⑥教学、带教学生成绩突出被学校发文表彰等，具体增加分值由医院研究；**2．"优秀"** 是该考评项考评分值的满分，科室领导、员工只要努力工作，完成岗位任务，没有差错，得满分；**3．"良好"** 较优秀分数少，一般是优秀分值的80%；**4．"一般"** 较良好分数少，一般是优秀分值的60%；**5．**医院中层以上领导干部每月利用有关会议直接在本表满意程度栏内的"得分"的空格内填上自己认为合适数据就是被考评科室的该项得分。最后由医院绩效考核办合计本表总分就是被考评科室的定性得分。

本表定性指标满分		满分：475分	定性指标最后得分	

1. 某省三级甲等医院院办公室卓越绩效定量指标测评表表3

一级指标 （分值）	权重 %	二级指标考评 内容	分值	三级指标考评 内容	分值	绩效考评 扣分细则	得分
1 领导作用 （150分）	5	1.2 工作计划	50	b.有年度、月度计划	50	有年度、月度计划得满分，无年度计划扣5分，无月度计划扣5分，见计划表	
2 过程管理 工作质量 （280分）	21	2.1 工作流程	20	2.1 a.制定合适的工作流程	20	有科室工作流程得满分，少1项工作流程扣1分	
		2.2 转发文件	50	2.2 a.按时转发处理有关文件	50	按照规定管理文件得满意，不按规定管理文件，每次扣5分	
		2.3 工作质量	110	a.各类公文材料拟稿完成好	70	按照要求拟定文件得满分，1次达不到要求扣10分	
				b.合理控制办公成本	20	与去年同月办公成本相同得满分，增加办公成本1%扣2分	
				c.主管工作无投诉	20	工作无投诉得满分，有投诉1次扣5分（本人岗位工作无过错）	
		2.4 组织活动 决策信息	30	a.大型活动组织完成好	15	学习、开会大型活动组织好得满分，1次组织不好扣5分	
				b.提供领导决策信息准确	15	提供领导决策信息准确满分，1次不按时或不准确扣5分	
3 职业道德	3	3.2 保密工作	3	b.保密工作安全做得好	30	保密工作好满分，1次泄密扣20分	
4 团队管理 （120分）	5.5	4.1 团队管理	55	按规定组织本科学习	55	按照规定组织本科人员参加医院、科室的学习、培训活动满分，1次组织不好扣10分	
5 相关工作 （40分）	1	5.2 档案管理	10	a.医院档案管理达到要求	10	档案管理达到要求满分，1次达不到要求扣5分	
7 业绩结果 （170分）	17	7.1 医院患者 结果	70	a.全院当月门诊就诊患者量	30	患者达到去年同期平均上升幅度满分，下降1%扣2分，上升1%加0.5分	
				b.全院当月住院患者出院量	40	患者达到去年同期平均上升幅度满分，下降1%扣2分，上升1%加0.5分	
		7.2 医疗质量 结果	50	a.全院当月医疗质量达到要求	25	医疗质量达到去年同期水平满分，下降1%扣2分，上升1%加0.5分	
				b.全院当月医院安全无事故	25	全院当月安全无事故得满分，经过权威部门鉴定的政治、行政、医疗一等事故扣25分，二等事故扣20分，三等事故扣10分	
		7.3 医院财务 结果	50	当月医疗毛收入同上年度同月增加或减少比较	50	全院当月医疗毛收入达到去年同月收入平均上升幅度得满分，下降1%扣2分，上升2%加1分	
部门：		本表定量指标满分		满分：525分		定量指标合计得分	

说明：此表1级指标分值为该项的全部分值，权重指定量指标在一级指标中的比例。

2．某省三级甲等医院人力资源部卓越绩效考评标准表表 1

一级指标 （分值）	权重 %	二级指标		三级指标		得分	考核 方式
		考评内容	分值	考评内容	分值		
1 领导力 执行力 （150分）	15	1.1 领导力 　　解决问题能力 　　表率作用	80	a.领导能力与管理能力	50		定性
				b.独立分析和解决问题能力	20		定性
				c.职能部门表率作用	10		定性
		1.2 执行力 　　工作计划	70	a.本部门员工执行力	40		定性
				b.有年度、月度工作计划	30		定量
2 过程管理 （280分）	28	2.1 工作流程 　　招聘工作	30	a.有本科室工作流程	10		定量
				b.招聘与人才引进符合要求	20		定性
		2.2 工作数量 　　完成任务	90	a.HR规划方案按时完成	70		定量
				b.临时性工作完成好	20		定性
		2.3 工作质量 　　成本管理	90	a.组织工作按照计划完成	70		定量
				b.合理控制办公成本	10		定量
				c.主管工作无投诉	10		定量
		2.4 培训管理 　　绩效考核	70	a.培训工作按计划进行	10		定量
				b.绩效考核工作按规定进行	60		定量
3 职业道德 （90分）	9	3.1 职业道德 　　推优工作	45	a.爱岗敬业、忠于职守	15		定性
				b.各类推优工作公平	30		定性
		3.2 组织发展 　　保密工作	45	a.严格按照程序发展党员	15		定性
				b.保密工作安全做得好	30		定量
4 团队管理 （80分）	8	4.1 团队精神 　　本科组织学习	40	a.精诚团结、维护医院形象	10		定性
				b.按规定组织本科学习	30		定量
		4.2 有效沟通 　　档案管理	40	a.有效沟通临床医技科室	20		定性
				b.人事档案信息资料管理	20		定性
5 社会责任 相关工作 （100分）	10	5.1 社会责任 　　薪酬福利	50	a.社会责任、医院责任感	10		定性
				b.员工薪酬福利工作无差错	40		定性
		5.2 计生工作 　　职称评定	50	a.计生管理工作符合要求	20		定量
				b.业务技术职称评定公平	30		定性
6 科室满意 （140分）	14	医院领导、各科室、部门对测评人事科总体满意度	140	医院领导、全院临床、医技科室主任、护士长、职能部门领导满意度	140		定性
7 业绩结果 （160分）	16	7.1 医院患者结果	50	a.全院当月门诊就诊患者量	25		定量
				b.全院当月住院患者出院量	25		定量
		7.2 医疗质量结果	50	a.当月医疗质量达到要求	25		定量
				b.当月医院安全无事故	25		定量
		7.3 财务结果	60	全院当月医疗毛收入较上月增加（减少按照相关规定办）	60		定量
办公室		**绩效考评满分**	**1000分**	**最后定量指标和定性指标合计得分**			

注：**1．**本表由医院绩效考评办人员负责测评。**2．**定量指标由医院绩效考评办人员直接到人力资源部检查打分，并记录在表 3 得分栏内。**3．**定性指标由中层领导以上干部在表 2 的满意度测评栏内打分。**4．**定性与定量指标测评完后的分值结果由绩效考评办人员填入表 1 相应栏内并合计得分。**5．**第 7 项中的有关数据指标由医院相关部门于下月的 10 日前提供给医院绩效考评办公室。

2．某省三级甲等医院人力资源部卓越绩效定性指标测评表表2

被考评者姓名		职　务		部　门	
考评者姓名		岗　位		部　门	

职能部门领导·定性指标·满意度测评内容				满 意 度 测 评 等 级				
一级指标	三级定性指标 内容测评	本项满分	方式	卓越	优秀	良好	一般	得分
1 领导作用	1.1 a.领导能力和管理能力	50	定性		50	40	30	
	1.1 b.独立分析和解决问题能力	20	定性		20	16	12	
	1.1 c.领导表率作用	10	定性		10	8	6	
	1.2.a 本部门员工执行力强	40	定性		40	32	24	
	（定量指标在表3测评，因此不用对定量指标打分）							
2 过程管理	（定量指标在表3测评，因此不用对定量指标打分）							
	2.1 b.招聘与人才引进符合要求	20	定性		20	16	12	
	2.2 b.临时性工作完成好	20	定性		20	16	12	
3 岗位工作	3.1 a.爱岗敬业、忠于职守	15	定性		15	12	10	
	3.1 b.各类推优工作公平	30	定性		30	24	18	
	3.2 a.严格按照程序发展党员	15	定性		15	12	10	
4 团队管理	4.1a.精诚团结、维护医院形象	10	定性		10	8	6	
	（定量指标在表3测评，因此不用对定量指标打分）							
	4.2.a.有效沟通临床医技科室	20	定性		20	16	12	
	4.2.b.人事档案信息资料管理	20	定性		20	16	12	
5 社会责任 相关工作	5.1 a.社会责任、医院责任感	10	定性		10	8	6	
	5.1 b.员工薪酬福利工作无差错	40	定性		40	32	24	
	5.2 b.业务技术职称评定公平	30	定性		30	24	18	
6 科室满意	医院领导、全院临床科室、医技科室主任、护士长、职能部门科长、主任、部长的满意度	140	定性		140	112	84	
7 业绩结果	（第7项指标都是定量指标，业绩结果160分，如门诊患者就诊数、出院患者数、医疗毛收入等由医院相关部门于下月10日前提供数据，在此表不用打分）							

考核者签字		日　期		复核者		日　期	

本表说明：本表2是医院**人力资源部定性指标**考评表，由全院中层以上领导干部来考评，每一项指标满意度考评分4个等级：卓越、优秀、良好、一般。**1．"卓越"**指出色地完成本部门各项工作，没有任何差错，领导和群众全满意，一般有特殊贡献需要加分才能达到卓越等级。特殊贡献指①高档次的科研成果；②国际"SCI"的重要文章；③成功预防、处理医院、科室重大政治、行政、医疗风险、危机事件并得到医院认同者；④获得全国、区域、自治区、学校、医院荣誉称号者；⑤业务、技术、服务革新经医院评定突出者；⑥教学、带教学生成绩突出被学校发文表彰等，具体增加分值由医院研究；**2．"优秀"**是该考评项考评分值的满分，科室领导、员工只要努力工作，完成岗位任务，没有差错，得满分；**3．"良好"**较优秀分数少，一般是优秀分值的80%；**4．"一般"**较良好分数少，一般是优秀分值的60%；**5．**医院中层以上领导干部每月利用有关会议直接在本表满意程度栏内的"得分"的空格内填上自己认为合适数据就是被考评科室的该项得分。最后由医院绩效考核办合计本表总分是被考评科室的定性得分。

本表定性指标满分	满分：490分	定性指标最后得分	

3. 某省三级甲等医院人力资源部卓越绩效定量指标测评表表3

一级指标 （分值）	权重 %	二级指标		三级指标		绩效考评	得分
		考评 内容	分值	考评 内容	分值	扣分细则	
1 领导作用 （150分）	3	1.2 工作计划	30	b.有年度、月度计划	30	有年度本科室工作计划、月度本科室工作计划得满分，无年度计划扣5分，无月度计划扣5分，见计划表	
2 过程管理 （280分）	24	2.1、2.2 工作流程 完成任务	80	2.1 a.制定合适的工作流程	10	有科室工作流程得满分，少1项工作流程扣1分	
				2.2 a. HR规划方案按时完成	70	按时完成人力资源管理方案得满分，无按照规定完成人力资源方案，每延长1天次扣1分	
		2.3 工作质量	90	a.组织工作按照计划完成	70	按照要求完成组织工作得满分,不安计划每一项1次达不到要求扣10分	
				b.合理控制办公成本	10	与去年同月办公成本相同满分，增加办公成本1%扣2分	
				c.主管工作无投诉	10	工作无投诉得满分，有投诉1次扣5分（本人岗位工作无过错）	
		2.4 组织活动 决策信息	70	a.培训工作按计划进行	10	按照计划进行得满分,1次不按计划进行扣5分	
				b.绩效考核工作按规定进行	60	按照规定绩效考核得满分，1次不按时或不准确扣5分	
3 岗位工作	3	3.2 保密工作	30	b.保密工作安全做得好	30	保密工作好满分，1次泄密扣20分	
4 团队管理 （80分）	3	4.1 团队管理	30	b.按规定组织本科学习	30	按照医院规定组织本科室人员参加医院、科室的学习、培训活动满分，1次组织不好扣10分	
5 相关工作100分	2	5.2 档案管理	20	a.计生管理工作符合要求	20	符合要求得满分，员工1人次不符合计生工作要求扣10分	
7 业绩结果 （160分）	16	7.1 医院 患者结果	50	a.全院当月门诊就诊患者量	25	患者达到去年同期平均上升幅度满分，下降1%扣2分，上升1%加0.5分	
				b.全院当月住院患者出院量	25	患者达到去年同期平均上升幅度满分，下降1%扣2分，上升1%加0.5分	
		7.2 医疗 质量结果	50	a.全院当月医疗质量达到要求	25	医疗质量达到去年同期水平满分，下降1%扣2分，上升1%加0.5分	
				b.全院当月医院安全无事故	25	全院当月安全无事故得满分，经过权威部门鉴定的政治、行政，医疗一等事故扣25分，二等事故扣20分，三等事故扣10分	
		7.3 医院 财务结果	60	当月医疗毛收入同上年度同月增加或减少比较	60	全院当月医疗毛收入达到去年同月收入平均上升幅度得满分，下降1%扣2分，上升2%加1分	
部门：				本表定量指标满分		满分：510分　　定量指标合计得分	

说明：此表1级指标分值为该项的全部分值，权重指定量指标在一级指标中的比例。

4. 某省三级甲等医院医德医风办公室卓越绩效考评标准表表1

一级指标（分值）	权重 %	二级指标 考评内容	分值	三级指标 考评内容	分值	得分	考核方式
1 领导力 执行力 （150分）	15	1.1 领导力 职能部门 表率作用	80	a.领导能力与管理能力	50		**定性**
				b.独立分析和解决问题能力	20		**定性**
				c.职能部门表率作用	10		**定性**
		1.2 执行力 工作计划	70	a.本部门员工执行力强	30		**定性**
				b.有年度、月度工作计划	40		定量
2 过程管理 （280分）	28	2.1 工作流程 案件处理	70	a.有本科室工作流程	30		定量
				b.信访投诉案件处理结果	40		**定性**
		2.2 工作数量 完成任务	70	a.按时转发处理有关文件	50		定量
				b.临时性工作完成好	20		**定性**
		2.3 工作质量 低碳工作	110	a.纪委监察医德管理文件	70		定量
				b.合理控制办公成本	20		定量
				c.主管工作无投诉	20		定量
		2.4 组织活动 决策信息	30	a.本部门负责组织相关活动	15		定量
				b.提供领导决策信息准确	15		定量
3 职业道德 医德医风 （90分）	9	3.1 职业道德	45	a.爱岗敬业、忠于职守	10		**定性**
				b.建筑药品设备招标监督	35		**定性**
		3.2 违纪工作处理 医德医风	45	a.违纪职工处理及时性	15		**定性**
				b.医德医风按照规定检查	30		定量
4 团队管理 有效沟通 （100分）	10	4.1 团队精神 科室学习	40	a.精诚团结、维护医院形象	10		**定性**
				b.按规定组织本科学习	30		定量
		4.2 有效沟通 纪检工作	60	a.有效沟通临床医技科室	15		**定性**
				b.纪检工作满意	45		**定性**
5 社会责任 相关工作 （60分）	6	5.1 社会责任 落实国家政策	30	a.社会责任、医院责任感	10		**定性**
				b.落实国家法规政策情况	20		**定性**
		5.2 计划实施 纪委通知下达	30	a.科室工作计划实施情况	20		定量
				b.下达院纪委决定通知及时	10		**定性**
6 科室满意 （160分）	16	医院领导、各科室、部门对测评纪委监察医风总体满意度	160	医院领导、全院临床、医技科室主任、护士长、职能部门领导满意度	160		**定性**
7 业绩结果 （160分）	16	7.1 医院患者结果	50	a.全院当月门诊就诊患者量	25		定量
				b.全院当月住院患者出院量	25		定量
		7.2 医疗质量结果	50	a.当月医疗质量达到要求	25		定量
				b.当月医院安全无事故	25		定量
		7.3 财务结果	60	全院当月医疗毛收入较上月增加（减少按照相关规定办）	60		定量
办公室		**绩效考评满分**	**1000 分**	**最后定量指标和定性指标合计得分**			

注：1. 本表由医院绩效考评办人员负责测评。2. 定量指标由医院绩效考评办人员直接到纪委监察医德医风办公室检查打分，并记录在表3得分栏内。3. 定性指标由中层领导以上干部在表2的满意度测评栏内打分。4. 定性与定量指标测评完后的分值结果由绩效考评办人员填入表1相应栏内并合计得分。5. 第7项中的有关数据指标由医院相关部门于下月的10日前提供给医院绩效考评办公室。

4. 某省三级甲等医院医德医风办公室卓越绩效定性指标测评表表2

被考评者姓名		职 务		部 门	
考评者姓名		岗 位		部 门	

职能部门领导·定性指标·满意度测评内容				满 意 度 测 评 等 级				
一级指标	三级定性指标内容测评	本项满分	方式	卓越	优秀	良好	一般	得分
1 领导作用	1.1 a.领导能力和管理能力	50	定性		50	40	30	
	1.1 b.独立分析和解决问题能力	20	定性		20	16	12	
	1.1 c.职能部门表率作用	10	定性		10	8	6	
	1.2.a 本部门员工执行力强	30	定性		30	24	18	
	（定量指标在表3测评，因此不用对定量指标打分）							
2 过程管理	（定量指标在表3测评，因此不用对定量指标打分）							
	2.1 b.信访投诉案件处理结果	40	定性		40	32	24	
	2.2 b.临时性工作完成好	20	定性		20	16	12	
3 职业道德 医德医风	3.1 a.爱岗敬业、忠于职守	10	定性		10	8	6	
	3.1 b.建筑药品设备招标监督	35	定性		35	28	21	
	3.2 a.违纪职工处理及时性	15	定性		15	12	9	
4 团队管理 有效沟通	4.1a.精诚团结、维护医院形象	10	定性		10	8	6	
	（定量指标在表3测评，因此不用对定量指标打分）							
	4.2.a.有效沟通临床医技科室	15	定性		15	12	9	
	4.2.b.纪检工作满意	45	定性		45	36	27	
5 社会责任 相关工作	5.1 a.社会责任、医院责任感	10	定性		10	8	6	
	5.1 b. 落实国家法规政策情况	20	定性		20	16	12	
	5.2 b. 下达院纪委决定通知及时	10	定性		10	8	6	
6 科室满意	医院领导、全院临床科室、医技科室主任、护士长、职能部门科长、主任、部长的满意度	160	定性		160	128	96	
7 业绩结果	（第7项指标都是定量指标,业绩结果160分,如门诊患者就诊数、出院患者数、医疗毛收入等由医院相关部门于下月10日前提供数据，在此表不用打分）							

考核者签字		日 期		复核者		日 期	

本表说明：本表2是医院**医德医风办定性指标**考评表，由全院中层以上领导干部来考评，每一项指标满意度考评分4个等级：卓越、优秀、良好、一般。**1."卓越"**指出色地完成本部门各项工作，没有任何差错，领导和群众全满意，一般有特殊贡献需要加分才能达到卓越等级。特殊贡献指①高档次的科研成果；②国际"SCI"的重要文章；③成功预防、处理医院、科室重大政治、行政、医疗风险、危机事件并得到医院认同者；④获得全国、区域、自治区、学校、医院荣誉称号者；⑤业务、技术、服务革新经医院评定突出者；⑥教学、带教学生成绩突出被学校发文表彰等，具体增加分值由医院研究；**2."优秀"**是该考评项考评分值的满分，科室领导、员工只要努力工作，完成岗位任务，没有差错，得满分；**3."良好"**较优秀分数少，一般是优秀分值的80%；**4."一般"**较良好分数少，一般是优秀分值的60%；**5.**医院中层以上领导干部每月利用有关会议直接在本表满意程度栏内的"得分"的空格内填上自己认为合适数据就是被考评科室的该项得分。最后由医院绩效考核办合计本表总分是被考评科室的定性得分。

本表定性指标满分		满分：500 分	定性指标最后得分	

4. 某省三级甲等医院医德医风办公室卓越绩效定量指标测评表表3

一级指标（分值）	权重%	二级指标		三级指标		绩效考评	得分
		考评内容	分值	考评内容	分值	扣分细则	
1 领导作用（150分）	4	1.2 工作计划	40	b.科室有年度、月度计划	40	有科室年度计划、有科室月度计划得满分，无年度计划扣5分，无月度计划扣5分，见计划表	
2 过程管理（280分）	22	2.1、2.2 工作流程完成任务	80	2.1 a.制定合适的工作流程	30	有科室工作流程得满分，少1项工作流程扣1分	
				2.2 a.按时转发处理有关文件	50	按照规定管理文件得满意，不按规定管理文件，每次扣5分	
		2.3 工作质量	110	a.纪委监察医德制定管理文件	70	按照要求制定文件得满分，1项达不到要求扣10分	
				b.合理控制办公成本	20	与去年同月办公成本相同得满分，增加办公成本1%扣2分	
				c.主管工作无投诉	20	工作无投诉得满分，有投诉1次扣5分（本人岗位工作无过错）	
		2.4 组织活动决策信息	30	a.本部门负责组织相关活动	15	学习、开会大型活动组织好得满分，1次组织不好扣5分	
				b.提供领导决策信息准确	15	提供领导决策信息准确满分，1次不按时或不准确扣5分	
3 职业道德	3	3.2 医德医风	30	b.医德医风按照规定检查	30	按照规定时间检查医德医风满分，少检查1次扣20分	
4 团队管理（100分）	3	4.1 团队管理	30	b.按规定组织本科学习	30	按照规定组织本科室员工参加医院、科室的学习、培训活动满分，1次组织不好扣5分	
5 社会责任（160分）	2	5.2 落实计划	20	a.科室工作计划实施情况	20	每月按照科室计划落实得满分，1次不按照科室计划扣5分	
7 业绩结果（160分）	16	7.1 医院患者结果	50	a.全院当月门诊就诊患者量	25	患者达到去年同期平均上升幅度满分，下降1%扣2分，上升1%加0.5分	
				b.全院当月住院患者出院量	25	患者达到去年同期平均上升幅度满分，下降1%扣2分，上升1%加0.5分	
		7.2 医疗质量结果	50	a.全院当月医疗质量达到要求	25	医疗质量达到去年同期水平满分，下降1%扣2分，上升1%加0.5分	
				b.全院当月医院安全无事故	25	全院当月安全无事故得满分，经过权威部门鉴定的政治、行政，医疗一等事故扣25分，二等事故扣20分，三等事故扣10分	
		7.3 医院财务结果	60	当月医疗毛收入同上年度同月增加或减少比较	60	全院当月医疗毛收入达到去年同月收入平均上升幅度得满分，下降1%扣2分，上升2%加1分	
部门：		**本表定量指标满分**		**满分：500分**		**定量指标合计得分**	

说明：此表1级指标分值为该项的全部分值，权重指定量指标在一级指标中的比例。

5．某省三级甲等医院财务办公室卓越绩效考评标准测评表表1

一级指标（分值）	权重%	二级指标		三级指标		得分	考核方式
		考评内容	分值	考评内容	分值		
1 领导力 执行力 （150分）	15	1.1 领导力 解决问题能力 数据管理	110	a.领导能力与管理能力	30		定性
				b.独立分析和解决问题能力	20		定性
				c.为医院提供财务数据准确	60		定量
		1.2 执行力 财务编制	40	a.本部门员工执行力强	30		定性
				b.有年度月度财务编制计划	10		定量
2 过程管理 （250分）	25	2.1 工作流程 财务系统	40	a.有本科室工作流程	10		定量
				b.财务体系规范符合要求	30		定量
		2.2 工作数量 差旅费报销	80	a.月度结算收费数据及时	50		定量
				b.院内职工差旅费审核准确	30		定性
		2.3 工作质量	100	a.财务预算、成本控制好	50		定量
				b.奖金核算工作的正确及时	25		定量
				c.医保卡管理及时准确	25		定量
		2.4 医疗收费 付款审批	30	a.医疗收费管理制度严格	15		定性
				b.付款审批项目符合要求	15		定量
3 岗位工作 （120分）	12	3.1 整理票据 收费公正	50	a.整理核销票据审核费用	20		定量
				b.收费严格公平无违纪情况	30		定性
		3.2 工资核算 印章保管	70	a.工资核算工作准确无差错	30		定量
				b.印章管理与印鉴安全	10		定量
				c.欠款催缴及时性与有效性	30		定性
4 团队管理 （120分）	12	4.1 团队精神 仓库盘点	50	a.精诚团结、维护医院形象	25		定性
				b.材料仓库盘点及时负责	25		定量
		4.2 有效沟通 产权登记	70	a.有效沟通临床医技科室	35		定性
				b.产权登记年检资料上报	35		定量
5 社会责任 相关工作 （70分）	7	5.1 社会责任 及时公布收费项目	35	a.社会责任、医院责任感	10		定性
				b.按规定及时公布收费价格	25		定量
		5.2 津贴管理 凭证归档	35	a.卫生津贴、夜餐费审核准确	20		定量
				b.会计凭证准确并归档及时	15		定量
6 科室满意 （130分）	13	医院领导、各科室、部门对测评财务办公室总体满意度	130	医院领导、全院临床、医技科室主任、护士长、职能部门领导满意度	130		定性
7 业绩结果 （160分）	16	7.1 医院患者结果	50	a.全院当月门诊就诊患者量	25		定量
				b.全院当月住院患者出院量	25		定量
		7.2 医疗质量结果	50	a.当月医疗质量达到要求	25		定量
				b.当月医院安全无事故	25		定量
		7.3 财务结果	60	当月医疗毛收入较上月增减情况	60		定量
办公室		绩效考评满分	1000 分	最后定量指标和定性指标合计得分			

注：**1．**本表由医院绩效考评办人员负责测评。**2．**定量指标由医院绩效考评办人员直接到财务办公室检查打分，并记录在表3得分栏内。**3．**定性指标由中层领导以上干部在表2的满意度测评栏内打分。**4．**定性与定量指标测评完后的分值结果由绩效考评办人员填入表1相应栏内并合计得分。**5．**第7项中的有关数据指标由医院相关部门于下月的10日前提供给医院绩效考评办公室。

5. 某省三级甲等医院财务办公室卓越绩效定性指标测评表表2

被考评者姓名		职　务		部　门	
考评者姓名		岗　位		部　门	

职能部门领导·定性指标·满意度测评内容				满 意 度 测 评 等 级				
一级指标	三级定性指标内容测评	本项满分	方式	卓越	优秀	良好	一般	得分
1 领导作用	1.1 a.领导能力和管理能力	30	定性		30	24	18	
	1.1 b.独立分析和解决问题能力	20	定性		20	16	12	
	1.2.a 本部门员工执行力强	30	定性		30	24	18	
	（定量指标在表3测评，因此不用对定量指标打分）							
2 过程管理	（定量指标在表3测评，因此不用对定量指标打分）							
	2.2 b.院内职工差旅费审核准确	30	定性		30	24	18	
	2.4 a.医疗收费管理严格	15	定性		15	12	9	
3 岗位工作	3.1 b.收费严格公平无违纪情况	30	定性		30	24	18	
	3.2 c.欠款催缴及时性与有效性	30	定性		30	24	18	
	（定量指标在表3测评，因此不用对定量指标打分）							
4 团队管理	4.1a.精诚团结、维护医院形象	25	定性		25	20	15	
	（定量指标在表3测评，因此不用对定量指标打分）							
	4.2.a.有效沟通临床医技科室	35	定性		35	28	21	
5 社会责任相关工作	5.1 a.社会责任、医院责任感	10	定性		10	8	6	
	（定量指标在表3测评，因此不用对定量指标打分）							
6 科室满意	医院领导、全院临床科室、医技科室主任、护士长、职能部门科长、主任、部长的满意度	130	定性		130	104	78	
7 业绩结果	（第7项指标都是定量指标，业绩结果160分，如门诊患者就诊数、出院患者数、医疗毛收入等由医院相关部门于下月10日前提供数据，在此表不用打分）							

考核者签字		日　期		复核者		日　期	

本表说明：本表2是**财务办公室定性指标**考评表，由全院中层以上领导干部来考评，每一项指标满意度考评分4个等级：卓越、优秀、良好、一般。**1.“卓越”**指出色地完成本部门各项工作，没有任何差错，领导和群众全满意，一般有特殊贡献需要加分才能达到卓越等级。特殊贡献指①高档次的科研成果；②国际"SCI"的重要文章；③成功预防、处理医院、科室重大政治、行政、医疗风险、危机事件并得到医院认同者；④获得全国、区域、自治区、学校、医院荣誉称号者；⑤业务、技术、服务革新经医院评定突出者；⑥教学、带教学生成绩突出被学校发文表彰等，具体增加分值由医院研究；**2.“优秀”**是该考评项考评分值的满分，科室领导、员工只要努力工作，完成岗位任务，没有差错，得满分；**3.“良好”**较优秀分数少，一般是优秀分值的80%；**4.“一般”**较良好分数少，一般是优秀分值的60%；**5.**医院中层以上领导干部每月利用有关会议直接在本表满意程度栏内的"得分"的空格内填上自己认为合适数据就是被考评科室的该项得分。最后由医院绩效考核办合计本表总分是被考评科室的定性得分。

本表定性指标满分	满分：385分	定性指标最后得分	

5. 某省三级甲等医院财务办公室卓越绩效定量指标测评表表3

一级指标（分值）	权重%	二级指标 考评内容	三级指标 考评内容	分值	绩效考评 扣分细则	得分
1 领导作用（150分）	7	1.1 财务数据	c.为医院提供财务数据准确	60	为医院提供财务数据准确得满分，不准确1项扣5分	
		1.2 财务编制	b.有年度月度财务编制计划	10	年度月度财务编制计划满分，无年计划扣5分，无月度计划扣1分	
2 过程管理（250分）	20.5	2.1 工作流程 财务规范	a.有本科室工作流程	10	a.有财务流程得满分，少1项工作流程扣2分	
			b.财务体系符合要求	30	b.规范满分，1项不规范扣5分	
		2.2 工作数量	a.月度结算收费及时	50	a.数据准确满分，1项错扣10分	
		2.3 工作质量	a.财务预算成本控制好	50	a.预算控制满分，增加1%扣2分	
			b.奖金核算正确及时	25	b.奖金正确满分，不正确扣10分	
			c.医保卡管理及时准确	25	c.医保卡满分，不及时1次扣5分	
		2.4 付款审批	b.付款项目符合要求	15	付款正确满分，错1次扣5分	
3 岗位工作（120分）	6	3.1 整理票据	a.核销票据审核费用	20	整理票据准确满分，错1次扣2分	
		3.2 工资核算 印章保管	a.工资核算工作准确	30	a.核算准确满分，错1次扣5分	
			b.印章管理与印鉴安全	10	b.保管好满分，错1次扣2分	
4 团队管理（120分）	6	4.1 仓库盘点	b.仓库盘点工作及时	25	b.及时满分，差错1次扣5分	
		4.2 产权登记	b.产权年检资料上报	35	b.产权登记年检正确满分，不正确1次扣5分	
5 相关工作（70分）	6	5.1、5.2 社会责任相关工作	b.及时公布收费价格	25	及时公布收费价格满分，1次不及时扣5分；津贴餐费正确满分，1次不正确扣5分；会计凭证归档及时满分，1次不及时扣2分	
			a.卫生津贴、夜餐费审核准确	20		
			b.会计凭证准确并归档及时	15		
7 业绩结果（160分）	16	7.1 医院患者结果	a.全院当月门诊就诊患者量	25	患者达到去年同期平均上升幅度满分，下降1%扣2分，上升1%加0.5分	
			b.全院当月住院患者出院量	25	患者达到去年同期平均上升幅度满分，下降1%扣2分，上升1%加0.5分	
		7.2 医疗质量结果	a.全院当月医疗质量达到要求	25	医疗质量达去年同期水平满分，下降1%扣2分，上升1%加0.5分	
			b.全院当月医院安全无事故	25	安全无事故得满分，经过权威部门鉴定的政治、行政，医疗一等事故扣25分，二等事故扣20分，三等事故扣10分	
		7.3 医院财务结果	当月医疗毛收入同上年度同月增加或减少比较	60	全院当月医疗毛收入达到去年同月收入平均上升幅度得满分，下降1%扣2分，上升2%加1分	
部门：			本表定量指标满分	满分：615分	定量指标合计得分	

6. 某省三级甲等医院医务部卓越绩效考评标准测评表表1

一级指标（分值）	权重%	二级指标 考评内容	分值	三级指标 考评内容	分值	得分	考核方式
1 领导力 执行力 （110分）	11	1.1 领导力 职能部门 表率作用	70	a.领导能力与管理能力	50		定性
				b.独立分析和解决问题能力	10		定性
				c.职能部门表率作用	10		定性
		1.2 执行力 工作计划	40	a.本部门员工执行力强	20		定性
				b.有年度、月度医疗工作计划	20		定量
2 过程管理 制度管理 质量管理 （220分）	22	2.1 工作流程 制度落实	40	a.有本部门工作流程	10		定量
				b.检查各科室制度落实情况	30		定性
		2.2 检查考核 督促指标	60	a.按月检查考核工作情况	40		定量
				b.督促科室完成各项指标	20		定性
		2.3 质量管理	100	a.每月分析医疗质量工作	40		定量
				b.指导科室质量安全工作	50		定性
				c.按规定参加科室病例讨论	10		定量
		2.4 组织活动 决策信息	20	a.大型活动组织完成好	10		定量
				b.提供领导决策信息准确	10		定量
3 职业道德 廉洁奉公 （60分）	6	3.1 爱岗敬业 临时性工作	30	a.爱岗敬业、忠于职守	15		定性
				b.临时性工作完成情况	15		定性
		3.2 廉政建设 进修培训	30	a.廉洁奉公、作风优良	15		定性
				b.安排人员进修培训工作	15		定量
4 团队管理 有效沟通 （100分）	10	4.1 团队精神 组织学习	30	a.精诚团结、维护医院形象	20		定性
				b.按规定组织本科人员学习	10		定量
		4.2 有效沟通 处理请示报告	70	a.有效沟通协调科室间关系	40		定性
				b.及时处理科室各类报告	30		定量
5 突发事件 医疗纠纷 （120分）	12	5.1 突发事件处理 成本控制	50	a.突发事件处理能力	30		定性
				b.合理控制本部办公成本	20		定量
		5.2 医院感染 医疗纠纷处理	70	a.院感、传染病疫情及时上报	10		定量
				b.及时处理医疗纠纷工作	60		定性
6 科室满意 （100分）	10	医院领导、各科室、部门对测评医务部总体满意度	100	医院领导、全院临床、医技科室主任、护士长、职能部门领导满意度	100		定性
7 业绩结果 （290分）	29	7.1 医院患者结果	100	a.全院当月门诊就诊患者量	50		定量
				b.全院当月住院患者出院量	50		定量
		7.2 医疗质量结果	100	a.当月医疗质量达到要求	50		定量
				b.当月医院安全无事故	50		定量
		7.3 财务结果	90	全院当月医疗毛收入较上月增加（减少按照相关规定办）	90		定量
办公室		绩效考评满分	1000 分	最后定量指标和定性指标合计得分			

注：1. 本表由医院绩效考评办人员负责测评。**2.** 定量指标由医院绩效考评办人员直接到医务部检查打分，并记录在表3得分栏内。**3.** 定性指标由中层领导以上干部在表3的满意度测评栏内打分。**4.** 定性与定量指标测评完后的分值结果由绩效考评办人员填入表1相应栏内并合计得分。**5.** 第7项中的有关数据指标由医院相关部门于下月的10日前提供给医院绩效考评办公室。

6. 某省三级甲等医院医务部卓越绩效定性指标测评表表2

被考评者姓名		职　务			部门	
考评者姓名		岗　位			部门	

职能部门领导·定性指标·满意度测评内容				满 意 度 测 评 等 级				
一级指标	三级定性指标 内容测评	本项满分	方式	卓越	优秀	良好	一般	得分
1 领导力 执行力	1.1 a.领导能力和管理能力	50	定性		50	40	30	
	1.1 b.独立分析和解决问题能力	10	定性		10	8	6	
	1.1 c.职能部门表率作用	10	定性		10	8	6	
	1.2.a 本部门员工执行力强	20	定性		20	16	12	
	（其中，1.2 中的 b 是定量指标此表不用打分）							
2 过程管理 制度管理 质量管理	（其中，2.1、2.2、2.3、2.4 中是定量指标此表不用打分）							
	2.1 b.检查各科室制度落实情况	30	定性		30	24	18	
	2.2 b.督促科室完成各项指标	20	定性		20	16	12	
	2.3 b.指导科室质量安全工作	50	定性		50	40	30	
3 职业道德 廉洁奉公	3.1 a.爱岗敬业、忠于职守	15	定性		15	12	9	
	3.1 b.临时性工作完成情况	15	定性		15	12	9	
	3.2 b.廉洁奉公、作风优良	15	定性		15	12	9	
4 团队管理 有效沟通	4.1 a.精诚团结、维护医院形象	20	定性		20	16	12	
	（其中 4.1b，4.2b 是定量指标此表不用打分）							
	4.2 a.有效沟通临床医技科室	40	定性		40	32	24	
5 社会责任 相关工作	5.1 a.突发事件处理能力	30	定性		30	24	18	
	5.2 b.及时处理医疗纠纷工作	60	定性		60	48	36	
	（其中 4.1b，4.2b 是定量指标此表不用打分）							
6 科室满意	医院领导、全院临床科室、医技科室主任、护士长、职能部门科长、主任、部长的满意度	100	定性		100	80	60	
7 业绩结果	（第 7 项指标都是定量指标,业绩结果 290 分,如门诊患者就诊数、出院患者数、医疗毛收入等由医院相关部门于下月 10 日前提供数据,在此表不用打分）							

考核者签字		日　期		复核者		日　期	

本表说明：本表 2 是**医务部定性指标**考评表，由全院中层以上领导干部来考评，每一项指标满意度考评分 4 个等级：卓越、优秀、良好、一般。**1.**"**卓越**"指出色地完成本部门各项工作，没有任何差错，领导和群众全满意，一般有特殊贡献需要加分才能达到卓越等级。特殊贡献指①高档次的科研成果；②国际"SCI"的重要文章；③成功预防、处理医院、科室重大政治、行政、医疗风险、危机事件并得到医院认同者；④获得全国、区域、自治区、学校、医院荣誉称号者；⑤业务、技术、服务革新经医院评定突出者；⑥教学、带教学生成绩突出被学校发文表彰等，具体增加分值由医院研究；**2.**"**优秀**"是该考评项考评分值的满分，科室领导、员工只要努力工作，完成岗位任务，没有差错，得满分；**3.**"**良好**"较优秀分数少，一般是优秀分值的 80%；**4.**"**一般**"较良好分数少，一般是优秀分值的 60%；**5.**医院中层以上领导干部每月利用有关会议直接在本表满意程度栏内的"得分"的空格内填上自己认为合适数据就是被考评科室的该项得分。最后由医院绩效考核办合计本表总分是被考评科室的定性得分。

本表定性指标满分		满分：485 分	定性指标最后得分	

6. 某省三级甲等医院医务部卓越绩效定量指标测评表表3

一级指标（分值）	权重%	二级指标 考评内容	分值	三级指标 考评内容	分值	绩效考评 扣分细则	得分
1 领导作用（110分）	2	1.2 工作计划	20	有年度、月度计划	20	有年度、月度计划得满分，无年度计划扣5分，无月度计划扣5分，见计划表	
2 过程管理（220分）	12	2.1、2.2 工作流程 完成任务	50	2.1 a.制定合适的工作流程	10	有科室工作流程得满分，少1项工作流程扣1分	
				2.2 a.按月检查考核工作情况	40	按月检查考核工作得满意，不按规定检查考核，少1次扣5分	
		2.3 工作质量	50	a.每月分析医疗质量工作	40	每月分析医疗质量工作1次得满分，少1次扣10分	
				c.按规定参加科室病例讨论	10	参加科室大手术、死亡、新开展手术、特殊病例讨论满分，少1次扣1分	
		2.4 组织活动 决策信息	20	a.大型活动组织完成好	10	学习、开会大型活动组织好得满分，1次组织不好扣5分	
				b.提供领导决策信息准确	10	提供领导决策信息准确满分，1次不按时或不准确扣5分	
3 岗位工作	1.5	3.2 保密工作	15	b.安排人员进修、培训工作	15	安排进修、培训工作得满分，1人次安排不好扣1分	
4 团队管理（100分）	4	4.1 团队管理 处理请示 工作	40	4.1b 按规定组织本科学习	10	组织本科人员参加医院、科室的学习、培训活动满分，1次组织不好扣3分	
				4.2b.及时处理科室各类报告	30	科室各类申请报告处理及时满分，1次处理不及时扣3分	
5 相关工作（120分）	3	5.2 成本管理 医院感染	30	5.1b.合理控制本部办公成本	20	合理控制本部办公成本满分，提高办公成本1%扣2分	
				5.2a.院感、传染病疫情及时上报	10	院感、传染病疫情及时上报满分，1次上报不及时扣5分	
7 业绩结果（290分）	29	7.1 医院患者 结果	100	a.全院当月门诊就诊患者量	50	患者达到去年同期平均上升幅度满分，下降1%扣2分，上升1%加0.5分	
				b.全院当月住院患者出院量	50	达到去年同期平均上升幅度满分，下降1%扣2分，上升1%加0.5分	
		7.2 医疗质量 结果	100	a.全院当月医疗质量达到要求	50	医疗质量达去年同期水平满分，下降1%扣2分，上升1%加0.5分	
				b.全院当月医院安全无事故	50	全院当月安全无事故得满分，经过权威部门鉴定的政治、行政、医疗一等事故扣25分，二等事故扣20分，三等事故扣10分	
		7.3 医院财务 结果	90	当月医疗毛收入同上年度同月增加或减少比较	90	全院当月医疗毛收入达到去年同月收入平均上升幅度得满分，下降1%扣2分，上升2%加1分	
部门：		本表定量指标满分		满分：515分		定量指标合计得分	

说明：此表1级指标分值为该项的全部分值，权重指定量指标在一级指标中的比例。

7．某省三级甲等医院护理部卓越绩效考评标准测评表表1

一级指标 （分值）	权重 %	二级指标			三级指标			得分	考核方式
		考评内容		分值	考评内容		分值		
1 领导力 执行力 （110分）	11	1.1 领导力 职能部门 表率作用		70	a.领导能力与管理能力		50		定性
					b.独立分析和解决问题能力		10		定性
					c.职能部门表率作用		10		定性
		1.2 执行力 工作计划		40	a.本部门员工执行力强		20		定性
					b.有年度、月度护理工作计划		20		定量
2 过程管理 制度管理 质量管理 （280分）	28	2.1 工作流程 制度落实		60	a.有护理部工作流程		40		定量
					b.检查各科室制度落实情况		20		定性
		2.2 检查考核 督促指标		60	a.按月检查考核工作情况		40		定量
					b.督促科室完成护理指标		20		定性
		2.3 质量管理		120	a.每月分析护理质量工作		60		定量
					b.指导科室护理安全工作		50		定性
					c.按规定参加科室病例讨论		10		定量
		2.4 组织活动 决策信息		40	a.大型活动组织完成好		20		定量
					b.提供领导决策信息准确		20		定量
3 职业道德 廉洁奉公 （60分）	6	3.1 爱岗敬业 临时性工作		30	a.爱岗敬业、忠于职守		15		定性
					b.临时性工作完成情况		15		定性
		3.2 廉政建设 调配护士		30	a.廉洁奉公、作风优良		15		定性
					b.合理调配全院护士		15		定量
4 团队管理 有效沟通 （100分）	10	4.1 团队精神 组织学习		30	a.精诚团结、维护医院形象		20		定性
					b.按规定组织本科人员学习		10		定量
		4.2 有效沟通 处理请示报告		70	a.有效沟通协调科室间关系		50		定性
					b.及时处理科室各类报告		20		定量
5 突发事件 医疗纠纷 （120分）	12	5.1 突发事件处理 成本控制		50	a.突发事件处理能力		30		定性
					b.合理控制护理部办公成本		20		定量
		5.2 医院感染 护理纠纷处理		70	a.院感、传染病疫情及时上报		10		定量
					b.及时处理护理纠纷工作		60		定性
6 科室满意 （100分）	10	医院领导、各科室、部门对测评护理部总体满意度		100	医院领导、全院临床、医技科室主任、护士长、职能部门领导满意度		100		定性
7 业绩结果 （230分）	23	7.1 医院患者结果		90	a.全院当月门诊就诊患者量		45		定量
					b.全院当月住院患者出院量		45		定量
		7.2 护理质量结果		80	a.当月护理质量达到要求		40		定量
					b.当月医院安全无事故		40		定量
		7.3 财务结果		60	全院当月医疗毛收入较上月增加（减少按照相关规定办）		60		定量
办公室		绩效考评满分		1000分	最后定量指标和定性指标合计得分				

注：1．本表由医院绩效考评办人员负责测评。2．定量指标由医院绩效考评办人员直接到护理部检查打分，并记录在表3得分栏内。3．定性指标由中层领导以上干部在表2的满意度测评栏内打分。4．定性与定量指标测评完后的分值结果由绩效考评办人员填入表1相应栏内并合计得分。5．第7项中的有关数据指标由医院相关部门于下月的10日前提供给医院绩效考评办公室。

7. 某省三级甲等医院护理部卓越绩效定性指标测评表表2

被考评者姓名		职务		部门	
考评者姓名		岗位		部门	

职能部门领导·定性指标·满意度测评内容				满 意 度 测 评 等 级			
一级指标	三级定性指标 内容测评	本项满分	方式	卓越	优秀	良好	一般	得分
1 **领导力** **执行力**	1.1 a.领导能力和管理能力	50	定性		50	40	30	
	1.1 b.独立分析和解决问题能力	10	定性		10	8	6	
	1.1 c.职能部门表率作用	10	定性		10	8	6	
	1.2.a 本部门员工执行力	20	定性		20	16	12	
	（其中，1.2 中的 b 是定量指标此表不用打分）							
2 **过程管理** **制度管理** **质量管理**	（其中，2.1、2.2、2.3、2.4 中是定量指标此表不用打分）							
	2.1 b.检查各科室护理制度落实情况	20	定性		20	16	12	
	2.2 b.督促科室完成各项护理指标	20	定性		20	16	12	
	2.3 b.指导科室护理质量安全工作	50	定性		50	40	30	
3 **职业道德** **廉洁奉公**	3.1 a.爱岗敬业、忠于职守	15	定性		15	12	9	
	3.1 b.临时性工作完成情况	15	定性		15	12	9	
	3.2 a.廉洁奉公、作风优良	15	定性		15	12	9	
4 **团队管理** **有效沟通**	4.1a.精诚团结、维护医院形象	20	定性		20	16	12	
	（其中 4.1 b，4.2 b 是定量指标此表不用打分）							
	4.2.a.有效沟通临床医技科室	50	定性		50	40	30	
5 **社会责任** **相关工作**	5.1a.突发事件处理能力	30	定性		30	24	18	
	5.2 b.及时处理护理纠纷工作	60	定性		60	48	36	
	（其中 4.1 b，4.2 b 是定量指标此表不用打分）							
6 **科室满意**	医院领导、全院临床科室、医技科室主任、护士长、职能部门科长、主任、部长的满意度	100	定性		100	80	60	
7 **业绩结果**	（第7项指标都是定量指标,业绩结果230分,如门诊患者就诊数、出院患者数、医疗毛收入等由医院相关部门于下月10日前提供数据,在此表不用打分）							

考核者签字		日 期		复核者		日 期	

本表说明：本表 2 是**护理部定性指标**考评表，由全院中层以上领导干部来考评，每一项指标满意度考评分 4 个等级：卓越、优秀、良好、一般。**1. "卓越"**指出色地完成本部门各项工作，没有任何差错，领导和群众全满意，一般有特殊贡献需要加分才能达到卓越等级。特殊贡献指①高档次的科研成果；②国际"SCI"的重要文章；③成功预防、处理医院、科室重大政治、行政、医疗风险、危机事件并得到医院认同者；④获得全国、区域、自治区、学校、医院荣誉称号者；⑤业务、技术、服务革新经医院评定突出者；⑥教学、带教学生成绩突出被学校发文表彰等，具体增加分值由医院研究；**2. "优秀"**是该考评项考评分值的满分，科室领导、员工只要努力工作，完成岗位任务，没有差错，得满分；**3. "良好"**较优秀分数少，一般是优秀分值的 80%；**4. "一般"**较良好分数少，一般是优秀分值的 60%；**5.** 医院中层以上领导干部每月利用有关会议直接在本表满意程度栏内的**"得分"**的空格内填上自己认为合适数据就是被考评科室的该项得分。最后由医院绩效考核办合计本表总分是被考评科室的定性得分。

本表定性指标满分	满分：485 分	定性指标最后得分	

7. 某省三级甲等医院护理部卓越绩效定量指标测评表表3

一级指标 （分值）	权重%	二级指标 考评内容	分值	三级指标 考评内容	分值	绩效考评 扣分细则	得分
1 领导作用 （110分）	2	1.2 工作计划	20	b.有年度、月度计划	20	有年度、月度计划得满分，无年度计划扣5分，无月度计划扣5分，见计划表	
2 过程管理 （280分）	19	2.1、2.2 工作流程，完成任务	80	2.1 a.制定合适的工作流程	40	有科室工作流程得满分，少1项工作流程扣1分	
				2.2 a.按月检查考核护理工作情况	40	按月检查考核工作得满意，不按规定检查考核，少1次扣5分，见记录	
		2.3 工作质量	70	a.每月分析护理质量工作情况	60	每月分析护理质量工作1次得满分，少1次扣5分，见记录	
				c.按规定参加科室病例讨论	10	参加科室大手术、死亡、新开展手术、特殊病例讨论满分，少1次扣1分	
		2.4 组织活动决策信息	40	a.大型活动组织完成好	20	学习、开会大型活动组织好得满分，1次组织不好扣5分	
				b.提供领导决策信息准确	20	提供领导决策信息准确满分，1次不按时或不准确扣5分	
3 岗位工作	1.5	3.2 护士调配	15	b.及时合理调配全院护士	15	及时调配护士满分，1人次安排不好扣1分（责任不在护理部）	
4 团队管理 （100分）	3	4.1 团队管理处理请示工作	30	4.1b 按规定组织本科学习	10	组织本科人员参加医院、科室的学习、培训活动满分，1次组织不好扣3分	
				4.2b.及时处理科室护理工作报告	20	科室护理工作请示报告处理及时满分，1次处理不及时扣3分	
5 相关工作 （120分）	3	5.2 成本管理医院感染	30	5.1b.合理控制护理部办公成本	20	合理控制护理部办公成本满分，提高成本1%扣2分	
				5.2a.院感、传染病疫情及时上报	10	院感、传染病疫情及时上报满分，1次上报不及时扣5分	
7 业绩结果 （230分）	23	7.1 医院患者结果	90	a.全院当月门诊就诊患者量	45	患者达到去年同期平均上升幅度满分，下降1%扣2分，上升1%加0.5分	
				b.全院当月住院患者出院量	45	达到去年同期平均上升幅度满分，下降1%扣2分，上升1%加0.5分	
		7.2 护理质量结果	80	a.全院当月护理质量达到要求	40	护理质量达去年同期水平满分，下降1%扣2分，上升1%加0.5分	
				b.全院当月医院安全无事故	40	全院当月安全无事故得满分，经过权威部门鉴定的政治、行政、医疗一等事故扣25分，二等事故扣20分，三等事故扣10分	
		7.3 医院财务结果	60	当月医疗毛收入同上年度同月增加或减少比较	60	全院当月医疗毛收入达到去年同月收入平均上升幅度得满分，下降1%扣2分，上升2%加1分	
部门：		本表定量指标满分		满分：515分		定量指标合计得分	

说明：此表一级指标分值为该项的全部分值，权重指定量指标在一级指标中的比例。

8. 某省三级甲等医院科研部卓越绩效考评标准测评表表1

一级指标（分值）	权重%	二级指标 考评内容	分值	三级指标 考评内容	分值	得分	考核方式
1 领导能力 科研规划 执行能力 （150分）	15	1.1 领导力 科研规划 表率作用	80	a.领导能力与管理能力	40		定性
				b.制定医院科研发展规划	30		定量
				c.职能部门领导表率作用	10		定性
		1.2 执行力 工作计划	70	a.本部门员工执行力	50		定性
				b.有年度、月度科研工作计划	20		定量
2 过程管理 制度管理 经费管理 （250分）	25	2.1 工作流程 制度落实	70	a.有科研部工作流程	20		定量
				b.督促科室完成课题指标	50		定性
		2.2 科研课题统计 科研课题申报	70	a.及时统计论文科研数质量	50		定量
				b.及时组织科研课题申报	20		定性
		2.3 科研进展 经费管理	80	a.每月分析院科研进展情况	50		定量
				b.科研正规化建设发展管理	10		定性
				c.科研经费控制落实无差错	20		定量
		2.4 组织活动 决策信息	30	a.主管大型活动组织完成好	15		定量
				b.提供领导决策信息准确	15		定量
3 职业道德 廉洁奉公 （90分）	9	3.1 爱岗敬业 临时性工作	20	a.爱岗敬业、忠于职守	10		定性
				b.临时工作完成情况	10		定性
		3.2 学科建设 专科指导	70	a.重点学科建设规划	35		定量
				b.重点专科建设指导	35		定性
4 团队管理 有效沟通 （100分）	10	4.1 团队精神 组织学习	30	a.精诚团结、维护医院形象	15		定性
				b.按规定组织本科人员学习	15		定量
		4.2 有效沟通 档案管理	70	a.有效沟通协调科室间关系	50		定性
				b.科研档案管理安全性完好	20		定量
5 突发事件 医疗纠纷 （90分）	9	5.1 申报国家课题 成本控制	60	a.申报国家省部级课题项目	30		定性
				b.合理控制本部办公成本	30		定量
		5.2 计算机管理 期刊管理	30	a.计算机软硬件系统管理	20		定量
				b.期刊管理规范性	10		定性
6 科室满意 （160分）	16	医院领导、各科室、部门对测评科研部总体满意度	160	医院领导、全院临床、医技科室主任、护士长、职能部门领导满意度	160		定性
7 业绩结果 （160分）	16	7.1 医院患者结果	60	a.全院当月门诊就诊患者量	30		定量
				b.全院当月住院患者出院量	30		定量
		7.2 医疗质量结果	50	a.当月医疗质量达到要求	25		定量
				b.当月医院安全无事故	25		定量
		7.3 财务结果	50	全院当月医疗毛收入较上月增加（减少按照相关规定办）	50		定量
办公室		绩效考评满分	1000分	最后定量指标和定性指标合计得分			

注：1. 本表由医院绩效考评办人员负责测评。2. 定量指标由医院绩效考评办人员直接到科研部检查打分，并记录在表3得分栏内。3. 定性指标由中层领导以上干部在表2的满意度测评栏内打分。4. 定性与定量指标测评完后的分值结果由绩效考评办人员填入表1相应栏内并合计得分。5. 第7项中的有关数据指标由医院相关部门于下月的10日前提供给医院绩效考评办公室。

8. 某省三级甲等医院科研部卓越绩效定性指标测评表表2

被考评者姓名		职　务			部　门	
考评者姓名		岗　位			部　门	

职能部门领导·定性指标·满意度测评内容				满 意 度 测 评 等 级				
一级指标	三级定性指标内容测评	本项满分	方式	卓越	优秀	良好	一般	得分
1 领导力 执行力	1.1 a.领导能力和管理能力	40	定性		40	32	24	
	1.1 c.职能部门表率作用	10	定性		10	8	6	
	1.2.a 本部门员工执行力强	50	定性		50	40	30	
	（其中，1.1 中的 b1.2 中的 b 是定量指标此表不用打分）							
2 过程管理 制度管理 质量管理	（其中，2.1、2.2、2.3、2.4 中是定量指标此表不用打分）							
	2.1 b.督促科室完成课题指标	50	定性		50	40	30	
	2.2 b.及时组织科研课题申报	20	定性		20	16	12	
	2.3 b.科研正规化建设发展管理	10	定性		10	8	6	
3 职业道德 廉洁奉公	3.1 a.爱岗敬业、忠于职守	10	定性		10	8	6	
	3.1 b.临时性工作完成情况	10	定性		10	8	6	
	3.2 b.重点专科建设指导	35	定性		35	28	21	
	（其中 4.1 b，4.2b 是定量指标此表不用打分）							
4 团队管理 有效沟通	4.1a.精诚团结、维护医院形象	15	定性		15	12	9	
	（其中 4.1 b，4.2b 是定量指标此表不用打分）							—
	4.2.a.有效沟通临床医技科室	50	定性		50	40	30	
5 社会责任 相关工作	5.1a.申报国家省部级课题项目	30	定性		30	24	18	
	5.2 b.期刊管理规范性	10	定性		10	8	6	
	（其中 4.1 b，4.2b 是定量指标此表不用打分）							
6 科室满意	医院领导、全院临床科室、医技科室主任、护士长、职能部门科长、主任、部长的满意度	160	定性		160	128	96	
7 业绩结果	（第 7 项指标都是定量指标,业绩结果 160 分,如门诊患者就诊数、出院患者数、医疗毛收入等由医院相关部门于下月 10 日前提供数据，在此表不用打分）							

考核者签字		日　期		复核者		日　期	

本表说明：本表 2 是**科研部定性指标**考评表，由全院中层以上领导干部来考评，每一项指标满意度考评分 4 个等级：卓越、优秀、良好、一般。**1. "卓越"**指出色地完成本部门各项工作，没有任何差错，领导和群众全满意，一般有特殊贡献需要加分才能达到卓越等级。特殊贡献指①高档次的科研成果；②国际"SCI"的重要文章；③成功预防、处理医院、科室重大政治、行政、医疗风险、危机事件并得到医院认同者；④获得全国、区域、自治区、学校、医院荣誉称号者；⑤业务、技术、服务革新经医院评定突出者；⑥教学、带教学生成绩突出被学校发文表彰等，具体增加分值由医院研究；**2. "优秀"**是该考评项考评分值的满分，科室领导、员工只要努力工作，完成岗位任务，没有差错，得满分；**3. "良好"**较优秀分数少，一般是优秀分值的 80%；**4. "一般"**较良好分数少，一般是优秀分值的 60%；**5.** 医院中层以上领导干部每月利用有关会议直接在本表满意程度栏内的**"得分"**的空格内填上自己认为合适数据就是被考评科室的该项得分。最后由医院绩效考核办合计本表总分是被考评科室的定性得分。

本表定性指标满分	满分：500 分	定性指标最后得分	

8. 某省三级甲等医院科研部卓越绩效定量指标测评表表 3

一级指标（分值）	权重%	二级指标 考评内容	分值	三级指标 考评内容	分值	绩效考评 扣分细则	得分
1 领导作用（150分）	5	1.1、1.2 科研规划 工作计划	50	1.1b.制定医院科研发展规划	30	有科研发展规划满分，无规划扣20分	
				b.有年度、月度计划	20	有年度月度计划得满分，无年度计划扣5分，无月度计划扣5分	
2 过程管理（250分）	17	2.1、2.2 工作流程 论文统计	70	2.1 a.制定合适的工作流程	20	有科室工作流程得满分，少1项工作流程扣1分	
				2.2 a.及时统计论文科研数质量	50	按月统计论文科研数得满意，无统计每月扣5分，见统计记录	
		2.3 科研进展 经费管理	70	a.每月分析院科研进展情况	50	每月分析科研进展工作得满分，少1次扣5分，见记录	
				c.科研经费控制落实无差错	20	科研经费控制落实无差错满分，差错1次扣5分，见文字材料	
		2.4 组织活动 决策信息	30	a.本部负责大型活动组织完成好	15	学习、开会大型活动组织好得满分，1次组织不好扣5分	
				b.提供领导决策信息准确	15	提供领导决策信息准确满分，1次不按时或不准确扣5分	
3 岗位工作	3.5	3.2 学科建设	35	a.重点学科建设规划	35	重点学科建设有规划满分，无规划扣10分，见文件	
4 团队管理（100分）	3.5	4.1 团队管理 科研档案 管理	35	4.1b 按规定组织本科学习	15	组织本科人员参加医院、科室的学习、培训活动满分，1次组织不好扣3分	
				4.2b.科研档案管理安全性完好	20	档案管理安全完好满分，管理不好1次扣3分	
5 成本管理 微机管理（90分）	5	5.2 成本管理 计算机管理	50	5.1b.合理控制本部办公成本	30	合理控制本部办公成本满分，提高办公成本1%扣2分	
				5.2a.计算机软硬件系统管理	20	计算机软硬件系统安全满分，1次不安全管理不及时扣5分	
7 业绩结果（160分）	16	7.1 医院患者 结果	60	a.全院当月门诊就诊患者量	30	患者达到去年同期平均上升幅度满分，下降1%扣2分，上升1%加0.5分	
				b.全院当月住院患者出院量	30	达到去年同期平均上升幅度满分，下降1%扣2分，上升1%加0.5分	
		7.2 医疗质量 结果	50	a.全院当月医疗质量达到要求	25	医疗质量达去年同期水平满分，下降1%扣2分，上升1%加0.5分	
				b.全院当月医院安全无事故	25	当月安全无事故满分，经权威部门鉴定政治、行政、医疗一等事故扣25分，二等事故扣20分，三等事故扣10分	
		7.3 医院财务 结果	50	当月医疗毛收入同上一年度同月增加或减少比较	50	全院当月医疗毛收入达到去年同月收入平均上升幅度得满分，下降1%扣2分，上升2%加1分	
部门：		本表定量指标满分		满分：500分		定量指标合计得分	

说明：此表一级指标分值为该项的全部分值，权重指定量指标在一级指标中的比例。

9. 某省三级甲等医院教务部卓越绩效考评标准测评表表1

一级指标 （分值）	权重 %	二级指标		三级指标		得分	考核方式
		考评内容	分值	考评内容	分值		
1 领导能力 教学任务 执行能力 （150分）	**15**	1.1 领导力 　教学任务 　表率作用	80	a.领导能力与管理能力	40		**定性**
				b.确保完成教学任务目标	30		定量
				c.职能部门领导表率作用	10		**定性**
		1.2 执行力 　工作计划	70	a.本部门员工执行力	30		**定性**
				b.有年度、月度工作计划	40		定量
2 过程管理 （270分）	**27**	2.1 工作流程 　制度落实	80	a.有教务部工作流程	30		定量
				b.按计划完成本科实习任务	50		定量
		2.2 研究生管理 　在职培训	60	a.完成研究生实习任务	30		**定性**
				b.完成院职工在职培训工作	30		**定性**
		2.3 工作分析 　毕业答辩	80	a.每月分析实习生情况	60		定量
				b.组织各学位点每年考务工作 　及研究生毕业答辩	20		**定性**
		2.4 组织活动 　决策信息	50	a.主管大型活动组织完成好	30		定量
				b.提供领导决策信息准确	20		定量
3 职业道德 申报课题 （90分）	**9**	3.1 爱岗敬业 　实习生管理	40	a.爱岗敬业、忠于职守	10		**定性**
				b.实习进修生纪律管理	30		**定性**
		3.2 继续教育 　文件处理	50	a.申报国家省继续教育项目	30		定量
				b.及时处理上级转发文件	20		**定性**
4 团队管理 有效沟通 （100分）	**10**	4.1 团队精神 　组织学习	40	a.精诚团结、维护医院形象	10		**定性**
				b.按规定组织本科人员学习	30		定量
		4.2 有效沟通 　教学设备管理	60	a.有效沟通协调科室间关系	30		**定性**
				b.教学设备维护管理	30		**定性**
5 成本管理 督促检查 （90分）	**9**	5.1 成本控制 　进修计划管理	60	a.合理控制本部办公成本	40		定量
				b.年度进修招收工作计划	20		**定性**
		5.2 研究生临床 　工作检查	30	组织实施临床研究生工作计划定期检查，保证教学任务	30		**定性**
6 科室满意 （140分）	**14**	医院领导、各科室、部门对测评教务部总体满意度	140	医院领导、全院临床、医技科室主任、护士长、职能部门领导满意度	140		**定性**
7 业绩结果 （160分）	**16**	7.1 医院患者结果	60	a.全院当月门诊就诊患者量	30		定量
				b.全院当月住院患者出院量	30		定量
		7.2 医疗质量结果	50	a.当月医疗质量达到要求	25		定量
				b.当月医院安全无事故	25		定量
		7.3 财务结果	50	全院当月医疗毛收入较上月增加（减少按照相关规定办）	50		定量
办公室		**绩效考评满分**	**1000分**	**最后定量指标和定性指标合计得分**			

注：1. 本表由医院绩效考评办人员负责测评。2. 定量指标由医院绩效考评办人员直接到教务部检查打分，并记录在表3得分栏内。3. 定性指标由中层领导以上干部在表2的满意度测评栏内打分。4. 定性与定量指标测评完后的分值结果由绩效考评办人员填入表1相应栏内并合计得分。5. 第7项中的有关数据指标由医院相关部门于下月的10日前提供给医院绩效考评办公室。

9. 某省三级甲等医院教务部卓越绩效定性指标测评表表2

被考评者姓名		职 务		部 门	
考评者姓名		岗 位		部 门	

职能部门领导·定性指标·满意度测评内容				满 意 度 测 评 等 级				
一级指标	三级定性指标内容测评	本项满分	方式	卓越	优秀	良好	一般	得分
1 领导力 执行力	1.1 a.领导能力和管理能力	40	定性		40	32	24	
	1.1 c.职能部门表率作用	10	定性		10	8	6	
	1.2.a 本部门员工执行力强	30	定性		30	24	18	
	（其余项是定量指标此表不用打分）							
2 过程管理 制度管理	（其余项是定量指标此表不用打分）							
	2.2 a.完成研究生实习任务	30	定性		30	24	18	
	2.2 b.完成院职工在职培训工作	30	定性		30	24	18	
	2.3 学位点研究生毕业答辩	20	定性		20	16	12	
3 职业道德 进修管理	3.1 a.爱岗敬业、忠于职守	10	定性		10	8	6	
	3.1 b.实习进修生纪律管理	30	定性		30	24	18	
	3.2 b.及时处理上级转发文件	20	定性		20	16	12	
4 团队管理 有效沟通	4.1a.精诚团结、维护医院形象	10	定性		10	8	6	
	4.2a.有效沟通临床医技科室	30	定性		30	24	18	
	4.2b.教学设备维护管理	30	定性		30	24	18	
	（其余项是定量指标此表不用打分）							
5 社会责任 相关工作	5.1b.年度进修招收工作计划	20	定性		20	16	12	
	5.2 组织实施临床研究生工作计划定期检查，保证教学任务	30	定性		30	24	12	
6 科室满意	医院领导、全院临床科室、医技科室主任、护士长、职能部门科长、主任、部长的满意度	140	定性		140	112	84	
7 业绩结果	（第7项指标都是定量指标,业绩结果160分,如门诊患者就诊数、出院患者数、医疗毛收入等由医院相关部门于下月10日前提供数据，在此表不用打分）							

考核者签字		日 期		复核者		日 期	

本表说明： 本表2是**教务部主任定性指标**考评表，由全院中层以上领导干部来考评，每一项指标满意度考评分4个等级：卓越、优秀、良好、一般。**1."卓越"**指出色地完成本部门各项工作，没有任何差错，领导和群众全满意，一般有特殊贡献需要加分才能达到卓越等级。特殊贡献指①高档次的科研成果；②国际"SCI"的重要文章；③成功预防、处理医院、科室重大政治、行政、医疗风险、危机事件并得到医院认同者；④获得全国、区域、自治区、学校、医院荣誉称号者；⑤业务、技术、服务革新经医院评定突出者；⑥教学、带教学生成绩突出被学校发文表彰等，具体增加分值由医院研究；**2."优秀"**是该考评项考评分值的满分，科室领导、员工只要努力工作，完成岗位任务，没有差错，得满分；**3."良好"**较优秀分数少，一般是优秀分值的80%；**4."一般"**较良好分数少，一般是优秀分值的60%；**5.**医院中层以上领导干部每月利用有关会议直接在本表满意程度栏内的**"得分"**的空格内填上自己认为合适数据就是被考评科室的该项得分。最后由医院绩效考核办合计本表总分是被考评科室的定性得分。

本表定性指标满分		满分：480 分	定性指标最后得分	

9. 某省三级甲等医院教务部卓越绩效定量指标测评表表3

一级指标 （分值）	权重 %	二级指标 考评 内容	分值	三级指标 考评 内容	分值	绩效考评 扣分细则	得分
1 领导作用 （150分）	7	1.1、1.2 教学任务 工作计划	70	1.1b.确保完成教学 任务目标	30	完成教学任务满分，无完成扣5分	
				1.2b.有年度、 月度计划	40	有年度月度计划得满分，无年度计划 扣5分，无月度计划扣5分	
2 过程管理 （250分）	19	2.1、2.2 工作流程 论文统计	80	2.1a.制定合适的工 作流程	30	有教务部工作流程得满分，少1项工 作流程扣1分	
				2.1b.按计划完成本 科实习任务	50	b.按计划完成本科实习任务得满意， 无完成每月扣5分，见记录	
		2.3 科研进展 经费管理	60	a.每月分析实习生 情况	60	a.每月分析实习生情况得满分，少1 次扣5分，见记录	
		2.4 组织活动 决策信息	50	a.主管大型活动 组织完成好	30	主管的医院学习、开会大型活动组织 好得满分，1次组织不好扣5分	
				b.提供领导决策 信息准确	20	提供领导决策信息准确满分，1次不 按时或不准确扣5分	
3 继续教育	3	3.2 继续教育	30	申报国家省继续 教育项目	30	按照规定申报国家省继续教育项目满 分，无申报或没有扣10分，见文件	
4 团队管理 （100分）	3	4.1 团队管理	30	4.1b 按规定组织 本科学习	30	组织本科人员参加医院、科室的学习、 培训活动满分，1次组织不好扣3分	
5 成本管理 （90分）	4	5.2 成本管理	40	5.1a.合理控制本 部办公成本	40	合理控制本部办公成本满分，提高办 公成本1%扣2分	
7 业绩结果 （160分）	16	7.1 医院患者 结果	60	a.全院当月门诊 就诊患者量	30	患者达到去年同期平均上升幅度满分， 下降1%扣2分，上升1%加0.5分	
				b.全院当月住院 患者出院量	30	达到去年同期平均上升幅度满分，下 降1%扣2分，上升1%加0.5分	
		7.2 医疗质量 结果	50	a.全院当月医疗 质量达到要求	25	医疗质量达去年同期水平满分，下降 1%扣2分，上升1%加0.5分	
				b.全院当月医院 安全无事故	25	当月安全无事故满分，经权威部门鉴 定政治、行政、医疗 一等事故扣25分， 二等事故扣20分， 三等事故扣10分。	
		7.3 医院 财务结果	50	当月医疗毛收入同 上年度同月增加或 减少比较	50	全院当月医疗毛收入达到去年同月收 入平均上升幅度得满分，下降1%扣2 分，上升2%加1分	
部门：		**本表定量指标满分**		**满分：520分**		**定量指标合计得分**	

说明：此表一级指标分值为该项的全部分值，权重指定量指标在一级指标中的比例。

10. 某省三级甲等医院审计科卓越绩效考评标准测评表表1

一级指标（分值）	权重%	二级指标 考评内容	分值	三级指标 考评内容	分值	得分	考核方式
1 领导力 执行力 (150分)	15	1.1 领导力 职能部门 表率作用	80	a.领导能力与管理能力	50		定性
				b.独立分析和解决问题能力	20		定性
				c.职能部门表率作用	10		定性
		1.2 执行力 工作计划	70	a.本部门员工执行力	30		定性
				b.有年度、月度工作计划	40		定量
2 过程管理 (280分)	28	2.1 工作流程 信访工作	60	a.有本部门有工作流程	30		定量
				b.及时解答处理信访工作	30		定性
		2.2 工作数量 完成任务	50	a.按时转发处理有关文件	30		定量
				b.临时性工作完成好	20		定性
		2.3 审计报告 成本管理	140	a.审计报告按时编制	60		定量
				b.合理控制本科室办公成本	40		定量
				c.主管工作无投诉	40		定量
		2.4 组织活动 决策信息	30	a.本科负责活动组织完成好	10		定性
				b.提供领导决策信息准确	20		定量
3 职业道德 岗位工作 (100分)	10	3.1 职业道德 审计跟踪	40	a.爱岗敬业、忠于职守	10		定性
				b.审计问题追踪检查	30		定性
		3.2 保密安全 仓库盘点	60	a.审计公章保管与保密安全	10		定性
				b.后勤办仓库、设备科仓库、药剂仓库盘点及时与准确率	50		定性
4 团队管理 (90分)	9	4.1 团队精神 本科学习	50	a.精诚团结、维护医院形象	20		定性
				b.按规定组织本科人员学习	30		定量
		4.2 有效沟通 审计结果	40	a.有效沟通临床医技科室	20		定性
				b.审计结果准确	20		定性
5 社会责任 相关工作 (80分)	8	5.1 社会责任 审计程序	40	a.社会责任、医院责任感	10		定性
				b.违反审计程序次数	30		定量
		5.2 报告复合 审计结论	40	a.审计报告初稿与底稿复核	10		定量
				b.各种审计按时进行有结论	30		定量
6 科室满意 (140分)	14	医院领导、各科室、部门对测评审计科总体满意度	140	医院领导、全院临床、医技科室主任、护士长、职能部门领导满意度	140		定性
7 业绩结果 (160分)	16	7.1 医院患者结果	50	a.全院当月门诊就诊患者量	25		定量
				b.全院当月住院患者出院量	25		定量
		7.2 医疗质量结果	50	a.当月医疗质量达到要求	25		定量
				b.当月医院安全无事故	25		定量
		7.3 财务结果	60	当月医疗毛收入较上月增减情况	60		定量
办公室		绩效考评满分	1000分	最后定量指标和定性指标合计得分			

注：1. 本表由医院绩效考评办人员负责测评。2. 定量指标由医院绩效考评办人员直接到审计科检查打分，并记录在表3得分栏内。3. 定性指标由中层领导以上干部在表2的满意度测评栏内打分。4. 定性与定量指标测评完后的分值结果由绩效考评办人员填入表1相应栏内并合计得分。5. 第7项中的有关数据指标由医院相关部门于下月的10日前提供给医院绩效考评办公室。

10. 某省三级甲等医院审计科卓越绩效定性指标测评表表2

被考评者姓名		职　务		部　门	
考评者姓名		岗　位		部　门	

职能部门领导·定性指标·满意度测评内容				满意度测评等级				
一级 指标	三级定性指标 内容测评	本项 满分	方式	卓越	优秀	良好	一般	得分
1 **领导作用**	1.1 a.领导能力和管理能力	50	定性		50	40	30	
	1.1 b.独立分析和解决问题能力	20	定性		20	16	12	
	1.1 c.职能部门表率作用	10	定性		10	8	6	
	1.2.a 本部门员工执行力强	30	定性		30	24	18	
2 **过程管理**	2.1 b.及时解答处理信访工作	30	定性		30	24	18	
	2.2 b.临时性工作完成好	20	定性		20	16	12	
	2.4 a.本科负责活动组织完成好	10	定性		10	8	6	
3 **岗位工作** **审计跟踪** **仓库盘点**	3.1 a.爱岗敬业、忠于职守	10	定性		10	8	6	
	3.1 b.审计问题追踪检查	30	定性		30	24	18	
	3.2 a.审计公章保管与保密安全	10	定性		10	8	6	
	3.2 b.后勤办仓库、设备科仓库、药剂科仓库盘点及时与准确率	50	定性		50	40	30	
4 **团队管理** **有效沟通**	4.1a.精诚团结、维护医院形象 （其余指标是定量指标此表不用打分）	20	定性		20	16	12	
	4.2.a.有效沟通临床医技科室	20	定性		20	16	12	
	4.2.b.审计结果准确	20	定性		20	16	12	
5 **社会责任**	5.1 a.社会责任、医院责任感 （其中 4.1 b，4.2 b 是定量指标此表不用打分）	10	定性		10	8	6	
6 **科室满意**	医院领导、全院临床科室、医技科室主任、护士长、职能部门科长、主任、部长的满意度	140	定性		140	112	84	
7 **业绩结果**	（第 7 项指标都是定量指标，业绩结果 160 分，如门诊患者就诊数、出院患者数、医疗毛收入等由医院相关部门于下月 10 日前提供数据，在此表不用打分）							

考核者签字		日　期		复核者		日　期	

本表说明：本表 2 是**审计科定性指标**考评表，由全院中层以上领导干部来考评，每一项指标满意度考评分 4 个等级：卓越、优秀、良好、一般。**1."卓越"**指出色地完成本部门各项工作，没有任何差错，领导和群众全满意，一般有特殊贡献需要加分才能达到卓越等级。特殊贡献指①高档次的科研成果；②国际"SCI"的重要文章；③成功预防、处理医院、科室重大政治、行政、医疗风险、危机事件并得到医院认同者；④获得全国、区域、自治区、学校、医院荣誉称号者；⑤业务、技术、服务革新经医院评定突出者；⑥教学、带教学生成绩突出被学校发文表彰等，具体增加分值由医院研究；**2."优秀"**是该考评项考评分值的满分，科室领导、员工只要努力工作，完成岗位任务，没有差错，得满分；**3."良好"**较优秀分数少，一般是优秀分值的 80%；**4."一般"**较良好分数少，一般是优秀分值的 60%；**5.**医院中层以上领导干部每月利用有关会议直接在本表满意程度栏内的**"得分"**的空格内填上自己认为合适数据就是被考评科室的该项得分。最后由医院绩效考核办合计本表总分是被考评科室的定性得分。

本表定性指标满分	满分：480 分	定性指标最后得分	

10. 某省三级甲等医院审计科卓越绩效定量指标测评表表3

一级指标 （分值）	权重%	二级指标 考评内容	分值	三级指标 考评内容	分值	绩效考评 扣分细则	得分
1 领导作用 120分	4	1.2 工作计划	40	b.有年度、月度计划	40	有年度月度计划得满分，无年度计划扣5分，无月度计划扣5分	
2 过程管理 （280分）	22	2.1、2.2 工作流程 完成任务	60	2.1 a.制定合适的工作流程	30	有科室工作流程得满分，少1项工作流程扣1分	
				2.2 a.按时转发处理有关文件	30	按照规定管理文件得满意，不按规定管理文件，每次扣5分	
		2.3 工作质量	160	a.审计报告按时编制	60	审计报告按时编制得满分，1次达不到要求扣10分,见文件	
				b.合理控制办公成本	40	与去年同月办公成本相同得满分，增加办公成本1%扣2分	
				c.主管工作无投诉	40	工作无投诉得满分，有投诉1次扣5分（本人岗位工作无过错）	
				b.提供领导决策信息准确	20	提供领导决策信息准确满分，1次不按时或不准确扣5分	
4 团队管理 （90分）	3	4.1 团队管理	30	按规定组织本科学习	30	按照规定组织本科人员参加医院、科室的学习、培训活动满分，1次组织不好扣10分	
5 审计程序相关工作设计结论 （80分）	7	5.1 审计程序	30	b.违反审计程序次数	30	审计程序正确满分，1次不正确扣10分，见相关文件	
		5.2 审计报告	10	a.审计报告初稿与底稿复核	10	审计报告初稿与底稿复核正确满分，1次不正确扣3分	
		5.2 审计结论	30	b.各种审计按时进行有结论	30	每次审计结论及时满分，结论不及时扣5分，没有结论扣15分	
7 业绩结果 （160分）	16	7.1 医院患者结果	50	a.全院当月门诊就诊患者量	25	患者达到去年同期平均上升幅度满分，下降1%扣2分，上升1%加0.5分	
				b.全院当月住院患者出院量	25	患者达到去年同期平均上升幅度满分，下降1%扣2分，上升1%加0.5分	
		7.2 医疗质量结果	50	a.全院当月医疗质量达到要求	25	医疗质量达去年同期水平满分，下降1%扣2分，上升1%加0.5分	
				b.全院当月医院安全无事故	25	全院当月安全无事故得满分，经过权威部门鉴定的政治、行政、医疗一等事故扣25分，二等事故扣20分，三等事故扣10分	
		7.3 医院财务结果	60	医疗毛收入同上年度同月增加或减少比较	60	全院当月医疗毛收入达到去年同月收入平均上升幅度得满分，下降1%扣2分，上升2%加1分	
部门：		本表定量指标满分		满分：520分		定量指标合计得分	

说明：此表一级指标分值为该项的全部分值，权重指定量指标在一级指标中的比例。

11. 某省三级甲等医院医保科卓越绩效考评标准测评表表 1

一级指标（分值）	权重%	二级指标 考评内容	分值	三级指标 考评内容	分值	得分	考核方式
1 领导力 执行力 （150 分）	15	1.1 领导力 职能部门 表率作用	80	a.领导能力与管理能力	50		定性
				b.独立分析和解决问题能力	20		定性
				c.职能部门表率作用	10		定性
		1.2 执行力 工作计划	70	a.本科员工执行力	40		定性
				b.有年度、月度工作计划	30		定量
2 过程管理 （250 分）	25	2.1 工作流程 医保问题解答	70	a.有本科室有工作流程	30		定量
				b.及时解答医保咨询问题	40		定性
		2.2 医保信息变更	70	a.本院参保职工变更，工资变动及缴费情况填报及时	40		定量
				b.本职工工资变动及缴费情况填报及时	30		定性
		2.3 成本管理 主管工作	80	b.合理控制本科室办公成本	40		定量
				c.主管工作无投诉	40		定量
		2.4 费用报表 慢性病材料报送	30	医保费用报表及医保患者申报慢性病材料报送及时	30		定性
3 职业道德 岗位工作 （110 分）	11	3.1 职业道德 费用报销	70	a.爱岗敬业、忠于职守	20		定性
				b.医保费用报销符合要求	50		定量
		3.2 医保费用 分析与有效性	40	每月上报医疗保险费用情况及分析有效性	40		定性
4 团队管理 （90 分）	9	4.1 团队精神 本科学习	40	a.精诚团结、维护医院形象	10		定性
				b.按规定组织本科人员学习	30		定量
		4.2 医保基金管理	30	加强医保患者管理，保证医保基金的合理使用	30		定量
		4.3 有效沟通	20	与临床、医技、职能部门沟通	20		定性
5 社会责任 （80 分）	8	5.1 社会责任	20	社会责任、医院责任感	20		定性
		5.2 季度分析	60	每季上报医疗保险实施运行情况及分析有效性	60		定量
6 科室满意 （160 分）	16	医院领导、各科室、部门对测评医保科总体满意度	160	医院领导、全院临床、医技科室主任、护士长、职能部门领导满意度	160		定性
7 业绩结果 （160 分）	16	7.1 医院患者结果	50	a.全院当月门诊就诊患者量	25		定量
				b.全院当月住院患者出院量	25		定量
		7.2 医疗质量结果	50	a.当月医疗质量达到要求	25		定量
				b.当月医院安全无事故	25		定量
		7.3 财务结果	60	当月医疗毛收入较上月增减情况	60		定量
办公室		绩效考评满分	1000 分	最后定量指标和定性指标合计得分			

注：1. 本表由医院绩效考评办人员负责测评。2. 定量指标由医院绩效考评办人员直接到医保科检查打分，并记录在表 3 得分栏内。3. 定性指标由中层领导以上干部在表 2 的满意度测评栏内打分。4. 定性与定量指标测评完后的分值结果由绩效考评办人员填入表 1 相应栏内并合计得分。5. 第 7 项中的有关数据指标由医院相关部门于下月的 10 日前提供给医院绩效考评办公室。

11. 某省三级甲等医院医保科卓越绩效定性指标测评表表2

被考评者姓名		职务		部门	
考评者姓名		岗位		部门	

职能部门领导·定性指标·满意度测评内容				满 意 度 测 评 等 级				
一级 指标	三级定性指标 内容测评	本项 满分	方 式	卓 越	优 秀	良 好	一 般	得 分
1 领导作用	1.1 a.领导能力和管理能力	50	定性		50	40	30	
	1.1 b.独立分析和解决问题能力	20	定性		20	16	12	
	1.1 c.职能部门表率作用	10	定性		10	8	6	
	1.2.a 本部门员工执行力强	40	定性		40	32	24	
	（其余指标是定量指标此表不用打分）							
2 过程管理	2.1 b.及时解答医保咨询问题	40	定性		40	32	24	
	2.2 b.本职工工资变动及缴费情况填报 及时	30	定性		30	24	18	
	2.4 医保费用报表及医保患者申报慢性 病材料报送及时	30	定性		30	24	18	
3 岗位工作 费用分析	3.1 a.爱岗敬业、忠于职守	20	定性		20	16	12	
	3.2 每月上报医疗保险费用情况及分析 有效性	40	定性		40	32	24	
4 团队管理	4.1a.精诚团结、维护医院形象	10	定性		10	8	6	
	（其余指标是定量指标此表不用打分）							
	4.3 有效沟通	20	定性		20	16	12	
5 社会责任	5.1 社会责任、医院责任感	20	定性		20	16	12	
	（其余指标是定量指标此表不用打分）							
6 科室满意	医院领导、全院临床科室、医技科室 主任、护士长、职能部门科长、主任、 部长的满意度	160	定性		160	128	96	
7 业绩结果	（第7项指标都是定量指标,业绩结果160分, 如门诊患者就诊数、出院患者数、医疗毛收入等 由医院相关部门于下月10日前提供数据,在此 表不用打分）							
考核者签字		日　期		复核者		日　期		

本表说明：本表2是**医保科定性指标**考评表，由全院中层以上领导干部来考评，每一项指标满意度考评分4个等级：卓越、优秀、良好、一般。**1. "卓越"**指出色地完成本部门各项工作，没有任何差错，领导和群众全满意，一般有特殊贡献需要加分才能达到卓越等级。特殊贡献指①高档次的科研成果；②国际"SCI"的重要文章；③成功预防、处理医院、科室重大政治、行政、医疗风险、危机事件并得到医院认同者；④获得全国、区域、自治区、学校、医院荣誉称号者；⑤业务、技术、服务革新经医院评定突出者；⑥教学、带教学生成绩突出被学校发文表彰等，具体增加分值由医院研究；**2. "优秀"**是该考评项考评分值的满分，科室领导、员工只要努力工作，完成岗位任务，没有差错，得满分；**3. "良好"**较优秀分数少，一般是优秀分值的80%；**4. "一般"**较良好分数少，一般是优秀分值的60%；**5.** 医院中层以上领导干部每月利用有关会议直接在本表满意程度栏内的**"得分"**的空格内填上自己认为合适数据就是被考评科室的该项得分。最后由医院绩效考核办合计本表总分是被考评科室的定性得分。

本表定性指标满分	满分：490分	定性指标最后得分	

11．某省三级甲等医院医保科卓越绩效定量指标测评表表3

一级指标 （分值）	权重%	二级指标		三级指标		绩效考评	得分
		考评内容	分值	考评内容	分值	扣分细则	
1 领导作用 150分	3	1.2 工作计划	30	b.有年度、月度计划	30	有年度、月度计划得满分，无年度计划扣5分，无月度计划扣5分，见计划表	
2 过程管理（250分）	15	2.1、2.2 工作流程，完成任务	70	2.1 a.制定合适的工作流程	30	有科室工作流程得满分，少1项工作流程扣1分	
				2.2 a.本院参保职工变更,工资变动及缴费情况填报及时	40	本院参保职工变更,工资变动及缴费情况填报及时得满分，不及时每次扣5分	
		2.3 合理管理成本	80	a.合理控制办公成本	40	与去年同月办公成本相同得满分，增加办公成本1%扣2分	
				b.主管工作无投诉	40	工作无投诉得满分，有投诉1次扣5分（本人岗位工作无过错）	
3 岗位工作（110分）	5	3.b 医保费用报销	50	b.医保费用报销符合要求	50	医保费用报销符合要求得满分，医保费用报销不符合要求1次扣5分	
4 团队管理基金管理（90分）	6	4.1 团队管理	30	按规定组织本科学习	30	按照规定组织本科人员参加医院、科室的学习、培训活动满分，1次组织不好扣5分	
		4.2 医保基金管理	30	加强医保患者管理，保证医保基金的合理使用	30	加强医保患者管理,保证医保基金的合理使用得满分,医保基金的合理使用不合理1次扣5分	
5 医保分析（80分）	6	5.2 医保情况分析	60	每季上报医疗保险实施运行情况及分析有效性	60	每季上报医疗保险实施运行情况及分析及时得满分，1次分析不及时扣10分	
7 业绩结果（160分）	16	7.1 医院患者结果	50	a.全院当月门诊就诊患者量	25	患者达到去年同期平均上升幅度满分，下降1%扣2分，上升1%加0.5分	
				b.全院当月住院患者出院量	25	患者达到去年同期平均上升幅度满分，下降1%扣2分，上升1%加0.5分	
		7.2 医疗质量结果	50	a.全院当月医疗质量达到要求	25	医疗质量达去年同期水平满分，下降1%扣2分，上升1%加0.5分	
				b.全院当月医院安全无事故	25	全院当月安全无事故得满分，经过权威部门鉴定的政治、行政、医疗一等事故扣25分，二等事故扣20分，三等事故扣10分	
		7.3 医院财务结果	60	当月医疗毛收入同上年度同月增加或减少比较	60	全院当月医疗毛收入达到去年同月收入平均上升幅度得满分，下降1%扣2分，上升2%加1分	
部门：		本表定量指标满分		满分：510分		定量指标合计得分	

说明：此表一级指标分值为该项的全部分值，权重指定量指标在一级指标中的比例。

12. 某省三级甲等医院感染管理科卓越绩效考评标准测评表表1

一级指标 （分值）	权重 %	二级指标			三级指标		得分	考核方式
		考评内容	分值		考评内容	分值		
1 领导力 执行力 （150分）	15	1.1 领导力 职能部门 表率作用	80		a.领导能力与管理能力	50		定性
					b.独立分析和解决问题能力	20		定性
					c.职能部门表率作用	10		定性
		1.2 执行力 工作计划	70		a.本部门员工执行力强	50		定性
					b.有年度、月度工作计划	20		定量
2 过程管理 管理制度 （260分）	26	2.1 工作流程 信访工作	40		a.有本科室工作流程	20		定量
					b.及时处理相关纠纷	20		定性
		2.2 感染问题 处理能力	50		医院感染监测发现的问题和 危险因素进行调查处理能力	50		定性
		2.3 感染管理制度 成本管理	130		a.感染管理控制文件完善	90		定量
					b.合理控制本科室办公成本	20		定量
					c.主管工作无投诉	20		定量
		2.4 感染报告的及 时、处理能力	40		对疑似医院感染暴发或医院 感染暴发事件及时报告并参 与组织调查处理的情况	40		定量
3 职业道德 档案管理 （90分）	9	3.1 职业道德	45		a.爱岗敬业、忠于职守	25		定性
					b.感染监测跟踪工作情况	20		定量
		3.2 廉政建设 感染档案管理	45		a.廉洁奉公、作风优良	25		定性
					b.感染档案管理完好	20		定量
4 团队管理 （120分）	12	4.1 团队精神 科室学习	60		a.精诚团结、维护医院形象	20		定性
					b.按规定组织本科学习	40		定量
		4.2 耐药菌检测	60		细菌耐药监测准确性	60		定量
5 社会责任 相关工作 （60分）	6	5.1 社会责任 感染管理指导	30		a.社会责任、医院责任感	15		定性
					b.指导科室感染管理	15		定性
		5.2 监测结果准确	30		保证各项检验结果、监测报告 的及时性、准确性	30		定性
6 科室满意 （160分）	16	医院领导、各科室、 部门对测评感染管 理科总体满意度	160		医院领导、全院临床、医技科 室主任、护士长、职能部门领 导满意度	160		定性
7 业绩结果 （160分）	16	7.1 医院患者结果	50		a.全院当月门诊就诊患者量	25		定量
					b.全院当月住院患者出院量	25		定量
		7.2 医疗质量结果	50		a.当月医疗质量达到要求	25		定量
					b.当月医院安全无事故	25		定量
		7.3 财务结果	60		全院当月医疗毛收入较上月 增加（减少按照相关规定办）	60		定量
办公室		绩效考评满分	1000分		最后定量指标和定性指标合计得分			

注：1. 本表由医院绩效考评办人员负责测评。2. 定量指标由医院绩效考评办人员直接到医院感染管理科检查打分，并记录在表3得分栏内。3. 定性指标由中层领导以上干部在表2的满意度测评栏内打分。4. 定性与定量指标测评完后的分值结果由绩效考评办人员填入表1相应栏内并合计得分。5. 第7项中的有关数据指标由医院相关部门于下月的10日前提供给医院绩效考评办公室。

12. 某省三级甲等医院感染管理科卓越绩效定性指标测评表表2

被考评者姓名		职　务		部　门		
考评者姓名		岗　位		部　门		

职能部门领导·定性指标·满意度测评内容				满 意 度 测 评 等 级			
一级指标	三级定性指标内容测评	本项满分	方式	卓越	优秀	良好	一般
1 **领导作用** **执行能力**	1.1 a.领导能力和管理能力	50	定性		50	40	30
	1.1 b.独立分析和解决问题能力	20	定性		20	16	12
	1.1 c.职能部门表率作用	10	定性		10	8	6
	1.2.a 本部门员工执行力强	50	定性		50	40	30
	（其他是定量指标此表不用打分）						
2 **过程管理** **（260分）**	2.1 b.及时处理相关纠纷	20	定性		20	16	12
	2.2 医院感染监测发现的问题和危险因素进行调查处理能力	50	定性		30	24	18
3 **岗位工作**	3.1 a.爱岗敬业、忠于职守	25	定性		25	20	15
	3.2 a.廉洁奉公、作风优良	25	定性		25	20	15
	（其他是定量指标此表不用打分）						
4 **团队管理**	4.1a.精诚团结、维护医院形象	20	定性		20	16	12
	（其他是定量指标此表不用打分）						
5 **社会责任** **感染管理**	5.1 a.社会责任、医院责任感	15	定性		15	12	9
	5.1 b.指导科室感染管理	15	定性		15	12	9
	5.2 保证各项检验结果、监测报告的及时性、准确性	30	定性		30	24	18
6 **科室满意**	医院领导、全院临床科室、医技科室主任、护士长、职能部门科长、主任、部长的满意度	160	定性		160	128	96
7 **业绩结果**	（第7项指标都是定量指标,业绩结果160分,如门诊患者就诊数、出院患者数、医疗毛收入等由医院相关部门于下月10日前提供数据，在此表不用打分）						

考核者签字		日　期		复核者		日　期	

本表说明：本表2是**感染管理科定性**指标考评表，由全院中层以上领导干部来考评，每一项指标满意度考评分4个等级：卓越、优秀、良好、一般。**1."卓越"**指出色地完成本部门各项工作，没有任何差错，领导和群众全满意，一般有特殊贡献需要加分才能达到卓越等级。特殊贡献指①高档次的科研成果；②国际"SCI"的重要文章；③成功预防、处理医院、科室重大政治、行政、医疗风险、危机事件并得到医院认同者；④获得全国、区域、自治区、学校、医院荣誉称号者；⑤业务、技术、服务革新经医院评定突出者；⑥教学、带教学生成绩突出被学校发文表彰等，具体增加分值由医院研究；**2."优秀"**是该考评项考评分值的满分，科室领导、员工只要努力工作，完成岗位任务，没有差错，得满分；**3."良好"**较优秀分数少，一般是优秀分值的80%；**4."一般"**较良好分数少，一般是优秀分值的60%；**5.**医院中层以上领导干部每月利用有关会议直接在本表满意程度栏内的**"得分"**的空格内填上自己认为合适数据就是被考评科室的该项得分。最后由医院绩效考核办合计本表总分是被考评科室的定性得分。

本表定性指标满分	满分：490 分	定性指标最后得分	

13. 某省三级甲等医院感染管理科卓越绩效定量指标测评表表3

一级指标 （分值）	权重 %	二级指标 考评 内容	分值	三级指标 考评 内容	分值	绩效考评 扣分细则	得分
1 领导作用 （150分）	2	1.2 工作 计划	20	b.有年度、月度计划	20	有年度、月度计划得满分，无年度计划扣5分，无月度计划扣5分，见计划表	
2 过程管理 （280分）	19	2.1 工作 流程	20	2.1 a.制定合适的工作流程	20	有科室工作流程得满分，少1项工作流程扣1分	
		2.3 工作 制度	130	a.感染管理控制文件完善	90	按照要求感染管理控制文件完善得满分,达不到要求扣10分	
				b.合理控制办公成本	20	与去年同月办公成本相同得满分，增加办公成本1%扣2分	
				c.主管工作无投诉	20	工作无投诉得满分，有投诉1次扣5分（本人岗位工作无过错）	
		2.4 感染管理 处理	40	疑似医院感染暴发或暴发事件及时报告与组织调查处理的情况	40	严格医院感染管理，疑似医院感染暴发或暴发事件及时报告与组织调查处理的情况得满分，不及时报告处理不及时扣5分	
3 岗位工作 档案管理 （90分）	4	3.1感染 检测	20	b.感染监测跟踪工作情况	20	感染监测跟踪得满分，没有记录1次扣5分	
		3.1 档案 管理	20	b.感档案管理完好	20	感档案管理完好得满分，管理不善扣5分	
4 团队管理 细菌监测 （120分）	10	4.1 团队 管理	40	按规定组织本科学习	40	组织本科人员积极参加医院、科室组织的学习、培训活动满分，1次组织不好扣10分	
		4.2 细菌 监测	60	细菌耐药监测准确性	60	细菌耐药监测准确性得满分，监测不正确1次扣10分	
7 业绩结果 （160分）	16	7.1 医院患者 结果	50	a.全院当月门诊就诊患者量	25	门诊患者当月达到去年同期平均上升幅度满分，下降1%扣2分，上升1%加0.5分	
				b.全院当月住院患者出院量	25	患者达到去年同期平均上升幅度满分，下降1%扣2分，上升1%加0.5分	
		7.2 医疗质量 结果	50	a.全院当月医疗质量达到要求	25	医疗质量达去年同期水平满分，下降1%扣2分，上升1%加0.5分	
				b.全院当月医院安全无事故	25	当月无事故得满分，经过权威部门鉴定的政治、行政、医疗一等事故扣25分，二等事故扣20分，三等事故扣10分	
		7.3 医院财务 结果	60	当月医疗毛收入同上年度同月增加或减少比较	60	当月医疗毛收入达去年同月收入平均上升幅度满分，下降1%扣2分，上升2%加1分	
部门：		本表定量指标满分		满分：510分		定量指标合计得分	

说明：此表一级指标分值为该项的全部分值，权重指定量指标在一级指标中的比例。

14．某省三级甲等医院计算机管理中心卓越绩效考评标准测评表表 1

一级指标（分值）	权重%	二级指标		三级指标		得分	考核方式
		考评内容	分值	考评内容	分值		
1 领导力 执行力 （100分）	10	1.1 领导力 职能部门 表率作用	60	a.领导能力与管理能力	30		定性
				b.独立分析和解决问题能力	20		定性
				c.职能部门表率作用	10		定性
		1.2 执行力 工作计划	40	a.本部门员工执行力	20		定性
				b.有年度、月度工作计划	20		定量
2 过程管理 （240分）	24	2.1 工作流程 信访工作	40	a.有本科室工作流程	20		定量
				b.及时解答科室计算机难题	20		定性
		2.2 工作数量 完成任务	60	a.按时转发处理有关文件	30		定量
				b.临时性工作完成好	30		定性
		2.3 工作质量	100	a.数据库资源建设符合要求	60		定量
				b.合理控制办公成本	20		定量
				c.主管工作无投诉	20		定量
		2.4 组织活动 决策信息	40	a.信息系统服务完整性	20		定性
				b.提供领导决策信息准确	20		定性
3 岗位工作 （110分）	11	3.1 职业道德	20	a.爱岗敬业、忠于职守	10		定性
				b.廉洁奉公、作风优良	10		定性
		3.2 制度建设 保密工作	90	a.完善的信息管理制度	50		定量
				b.医院信息数据保密安全	40		定量
4 团队管理 （110分）	11	4.1 团队管理	60	a.精诚团结、维护医院形象	10		定性
				b.按规定组织本科学习	50		定量
		4.2 有效沟通 系统安全	50	a.有效沟通临床医技科室	20		定性
				b.信息系统运行完好安全	30		定性
5 社会责任 软件管理 （120分）	12	5.1 社会责任 有线网络	50	a.社会责任、医院责任感	10		定性
				b.网络系统与设备维护安全	40		定性
		5.2 档案管理	70	a.提供绩效管理、财务等数据	10		定性
				b.软件系统及时更新与维护	20		定性
				c.软件开发与系统模块上线	40		定量
6 科室满意 （160分）	16	领导各科室、部门对计算机管理中心总体满意度	160	医院领导、全院临床、医技科室主任、护士长、职能部门领导满意度	160		定性
7 业绩结果 （160分）	16	7.1 医院患者结果	50	a.全院当月门诊就诊患者量	25		定量
				b.全院当月住院患者出院量	25		定量
		7.2 医疗质量结果	50	a.当月医疗质量达到要求	25		定量
				b.当月医院安全无事故	25		定量
		7.3 财务结果	60	当月医疗毛收入较上月增减情况	60		定量
办公室		绩效考评满分	1000分	最后定量指标和定性指标合计得分			

注：1．本表由医院绩效考评办人员负责测评。2．定量指标由医院绩效考评办人员直接到计算机管理中心检查打分，并记录在表 3 得分栏内。3．定性指标由中层领导以上干部在表 2 的满意度测评栏内打分。4．定性与定量指标测评完后的分值结果由绩效考评办人员填入表 1 相应栏内并合计得分。5．第 7 项中的有关数据指标由医院相关部门于下月的 10 日前提供给医院绩效考评办公室。

14. 某省三级甲等医院计算机管理中心卓越绩效定性指标测评表表2

被考评者姓名		职 务			部 门			
考评者姓名		岗 位			部 门			
职能部门领导·定性指标·满意度测评内容				满 意 度 测 评 等 级				
一级 指标	三级定性指标 内容测评	本项 满分	方 式	卓 越	优 秀	良 好	一 般	得 分
1 **领导作用** **执行力**	1.1 a.领导能力和管理能力	30	定性		30	24	18	
	1.1 b.独立分析和解决问题能力	20	定性		20	16	12	
	1.1 c.职能部门表率作用	10	定性		10	8	6	
	1.2.a 本部门员工执行力	20	定性		20	16	12	
	（定量指标在表3测评，因此不用对定量指标打分）							
2 **过程管理**	2.1 b.及时解答处理科室计算机难题	20	定性		20	16	12	
	2.2 b.临时性工作完成好	30	定性		30	24	18	
	2.4 a.信息系统服务完整性	20	定性		20	16	12	
	2.4 b.提供领导决策信息准确	20	定性		20	16	12	
3 **岗位工作**	3.1 a.爱岗敬业、忠于职守	10	定性		10	8	6	
	3.2 a.廉洁奉公、作风优良	10	定性		10	8	6	
4 **团队管理** **有效沟通**	4.1a.精诚团结、维护医院形象	10	定性		10	8	6	
	4.2.a.有效沟通临床医技科室	20	定性		20	16	12	
	4.2.b.信息系统运行完好安全	30	定性		30	24	18	
5 **社会责任** **网络管理**	5.1 a.社会责任、医院责任感	10	定性		10	8	6	
	5.1 b.网络系统与设备维护安全	40	定性		40	32	24	
	5.2 a.提供绩效管理、财务等数据	10	定性		10	8	6	
	5.2 b.软件系统及时更新与维护	20	定性		20	16	12	
6 **科室满意**	医院领导、全院临床科室、医技科室主任、护士长、职能部门科长、主任、部长的满意度	160	定性		160	128	96	
7 **业绩结果**	（第7项指标都是定量指标,业绩结果160分,如门诊患者就诊数、出院患者数、医疗毛收入等由医院相关部门于下月10日前提供数据，在此表不用打分）							
考核者签字		日 期		复核者		日 期		

本表说明：本表2是**计算机管理中心定性指标**考评表，由全院中层以上领导干部来考评，每一项指标满意度考评分4个等级：卓越、优秀、良好、一般。**1."卓越"**指出色地完成本部门各项工作，没有任何差错，领导和群众全满意，一般有特殊贡献需要加分才能达到卓越等级。特殊贡献指①高档次的科研成果；②国际"SCI"的重要文章；③成功预防、处理医院、科室重大政治、行政、医疗风险、危机事件并得到医院认同者；④获得全国、区域、自治区、学校、医院荣誉称号者；⑤业务、技术、服务革新经医院评定突出者；⑥教学、带教学生成绩突出被学校发文表彰等，具体增加分值由医院研究；**2."优秀"**是该考评项考评分值的满分，科室领导、员工只要努力工作，完成岗位任务，没有差错，得满分；**3."良好"**较优秀分数少，一般是优秀分值的80%；**4."一般"**较良好分数少，一般是优秀分值的60%；**5.**医院中层以上领导干部每月利用有关会议直接在本表满意程度栏内的**"得分"**的空格内填上自己认为合适数据就是被考评科室的该项得分。最后由医院绩效考核办合计本表总分是被考评科室的定性得分。

本表定性指标满分	满分：490分	定性指标最后得分	

14．某省三级甲等医院计算机管理中心卓越绩效定量指标测评表表 3

一级指标（分值）	权重 %	二级指标		三级指标		绩效考评	得分
		考评内容	分值	考评内容	分值	扣分细则	
1 领导作用（150 分）	2	1.2 工作计划	20	b.有年度、月度工作计划	20	计算机中心有年度、月度计划得满分，无年度计划扣 5 分，无月度计划扣 5 分，见计划表	
2 过程管理（280 分）	15	2.1、2.2 工作流程文件转发	50	2.1a.制定合适的工作流程	20	有科室工作流程得满分，少 1 项工作流程扣 1 分	
				2.2a.按时转发处理有关文件	30	按照医院规定管理、转发相关文件得满意，不按规定管理文件，每次扣 5 分，因管理不善影响工作扣 20 分	
		2.3 数据管理成本控制	100	a.数据库资源建设符合要求	60	计算机中心数据库资源建设符合要求得满分，1 项数据达不到要求扣 10 分，因数据管理不善影响全院工作扣 20 分	
				b.合理控制办公成本	20	与去年同月办公成本相同得满分，增加办公成本 1%扣 2 分	
				c.主管工作无投诉	20	工作无投诉得满分，有投诉 1 次扣 5 分（本人岗位工作无过错）	
3 岗位工作（110 分）	9	3.2 信息管理	90	a.完善的信息管理制度	50	计算机中心完善的信息管理制度得满分，信息管理制度不完善，1 项制度不完善扣 10 分	
				b.医院信息数据保密安全	40	医院信息数据保密安全得满分，泄露 1 次信息扣 40 分	
4 团队管理 120 分	5	4.1 团队管理	50	按规定组织本科人员学习、相关会议等	50	按照规定组织本科人员参加医院、科室的学习、培训活动满分，1 次组织不好扣 10 分	
5 相关工作（40 分）	4	5.2 软件开发	40	c.软件开发与系统模块上线	40	软件开发与系统模块上线正常得满分，1 次达不到要求扣 10 分	
7 业绩结果（160 分）	16	7.1 医院患者结果	50	a.全院当月门诊就诊患者量	25	患者达到去年同期平均上升幅度满分，下降 1%扣 2 分，上升 1%加 0.5 分	
				b.全院当月住院患者出院量	25	患者达到去年同期平均上升幅度满分，下降 1%扣 2 分，上升 1%加 0.5 分	
		7.2 医疗质量结果	50	a.全院当月医疗质量达到要求	25	医疗质量达去年同期水平满分，下降 1%扣 2 分，上升 1%加 0.5 分	
				b.全院当月医院安全无事故	25	当月安全无事故满分，经权威部门鉴定的政治、行政、医疗一等事故扣 25 分，二等事故扣 20 分，三等事故扣 10 分	
		7.3 医院财务结果	60	当月医疗毛收入同上年度同月增加或减少比较	60	全院当月医疗毛收入达到去年同月收入平均上升幅度得满分，下降 1%扣 2 分，上升 2%加 1 分	
部门：		**本表定量指标满分**		**满分：510 分**		**定量指标合计得分**	

说明：此表一级指标分值为该项的全部分值，权重指定量指标在一级指标中的比例。

15. 某省三级甲等医院工会离退休职工办公室卓越绩效考评标准测评表表1

一级指标 （分值）	权重 %	二级指标 考评内容	分值	三级指标 考评内容	分值	得分	考核 方式
1 领导力 执行力 （100分）	10	1.1 领导力 职能部门 表率作用	60	a.领导能力与管理能力	30		定性
				b.独立分析和解决问题能力	20		定性
				c.职能部门表率作用	10		定性
		1.2 执行力 工作计划	40	a.本部门员工执行力	20		定性
				b.有年度、月度工作计划	20		定量
2 过程管理 （240分）	24	2.1 工作流程 信访工作	40	a.有工会工作流程	20		定量
				b.及时解答离退休人员问题	20		定性
		2.2 转发文件 制度建设	60	a.按时转发处理有关文件	30		定量
				b.工会组织制度健全	30		定性
		2.3 工作质量	100	a.困难职工解困与扶贫效果	60		定量
				b.合理控制办公成本	20		定量
				c.主管工作无投诉	20		定量
		2.4 职工代表大会	40	年度职工代表大会召开的质量， 职工参政议事的能力	40		定性
3 岗位工作 （110分）	11	3.1 职业道德	30	a.爱岗敬业、廉洁奉公	10		定性
				b.工会财务管理正确	20		定性
		3.2 文体活动 宣传教育	80	参与、组织文体活动的次数和人 数，宣传教育工作到位	80		定量
4 团队管理 （110分）	11	4.1 团队精神	40	a.精诚团结、维护医院形象	20		定性
				b.按规定组织本科学习	20		定量
		4.2 有效沟通 职工维权	70	a.有效沟通临床医技科室	20		定性
				b.职工的稳定与维权	50		定性
5 社会责任 民主管理 （120分）	12	5.1 社会责任 探访职工	50	a.社会责任、医院责任感	10		定性
				b.探访慰问住院离退休职工	40		定量
		5.2 民主管理 物资发放	70	a.保管法人公章正确应用	10		定性
				b.民主管理工作认同	30		定性
				c.相关物资发放及时准确	30		定量
6 科室满意 （160分）	16	医院领导、各科 室、部门对测评 工会总体满意度	160	医院领导、全院临床、医技科室 主任、护士长、职能部门领导满 意度	160		定性
7 业绩结果 （160分）	16	7.1 医院患者结果	50	a.全院当月门诊就诊患者量	25		定量
				b.全院当月住院患者出院量	25		定量
		7.2 医疗质量结果	50	a.当月医疗质量达到要求	25		定量
				b.当月医院安全无事故	25		定量
		7.3 财务结果	60	当月医疗毛收入较上月增减情况	60		定量
办公室		绩效考评满分	1000分	最后定量指标和定性指标合计得分			

注：1. 本表由医院绩效考评办人员负责测评。2. 定量指标由医院绩效考评办人员直接到工会离退休职工管理办公室检查打分，并记录在表3得分栏内。3. 定性指标由中层领导以上干部在表2的满意度测评栏内打分。4. 定性与定量指标测评完后的分值结果由绩效考评办人员填入表1相应栏内并合计得分。5. 第7项中的有关数据指标由医院相关部门于下月的10日前提供给医院绩效考评办公室。

15．某省三级甲等医院工会离退休职工办公室卓越绩效定性指标测评表表2

被考评者姓名		职　务		部　门	
考评者姓名		岗　位		部　门	

职能部门领导·定性指标·满意度测评内容				满　意　度　测　评　等　级				
一级指标	三级定性指标内容测评	本项满分	方式	卓越	优秀	良好	一般	得分
1 **领导作用** **执行力**	1.1 a.领导能力和管理能力	30	定性		30	24	20	
	1.1 b.独立分析和解决问题能力	20	定性		20	16	12	
	1.1 c.职能部门表率作用	10	定性		10	8	6	
	1.2.a 本部门员工执行力强	20	定性		20	16	12	
	（定量指标在表3测评，因此不用对定量指标打分）							
2 **过程管理**	2.1 b.及时解答离退休人员问题	20	定性		20	16	12	
	2.2 b.工会组织制度健全	30	定性		30	24	18	
	2.4 年度职工代表大会召开的质量，职工参政议事的能力	40	定性		40	32	24	
3 **岗位工作**	3.1 a.爱岗敬业、廉洁奉公	10	定性		10	8	6	
	3.2 b.工会财务管理正确	20	定性		20	16	12	
4 **团队管理** **有效沟通**	4.1a.精诚团结、维护医院形象	20	定性		20	16	12	
	（定量指标在表3测评，因此不用对定量指标打分）							
	4.2.a.有效沟通临床医技科室	20	定性		20	16	12	
	4.2.b.职工的稳定与维权	50	定性		50	40	30	
5 **社会责任** **民主管理**	5.1 a.社会责任、医院责任感	10	定性		10	8	6	
	5.2 a.保管法人公章正确应用	10	定性		10	8	6	
	5.2 b.民主管理工作认同	30	定性		30	24	18	
6 **科室满意**	医院领导、全院临床科室、医技科室主任、护士长、职能部门科长、主任、部长的满意度	160	定性		160	128	96	
7 **业绩结果**	（第7项指标都是定量指标,业绩结果160分,如门诊患者就诊数、出院患者数、医疗毛收入等由医院相关部门于下月10日前提供数据,在此表不用打分）							

考核者签字		日　期		复核者		日　期	

本表说明：本表2是**工会离退休办公室定性指标**考评表，由全院中层以上领导干部来考评，每一项指标满意度考评分4个等级：卓越、优秀、良好、一般。**1.**"**卓越**"指出色地完成本部门各项工作，没有任何差错，领导和群众全满意，一般有特殊贡献需要加分才能达到卓越等级。特殊贡献指①高档次的科研成果；②国际"SCI"的重要文章；③成功预防、处理医院、科室重大政治、行政、医疗风险、危机事件并得到医院认同者；④获得全国、区域、自治区、学校、医院荣誉称号者；⑤业务、技术、服务革新经医院评定突出者；⑥教学、带教学生成绩突出被学校发文表彰等，具体增加分值由医院研究；**2.**"**优秀**"是该考评项考评分值的满分，科室领导、员工只要努力工作，完成岗位任务，没有差错，得满分；**3.**"**良好**"较优秀分数少，一般是优秀分值的80%；**4.**"**一般**"较良好分数少，一般是优秀分值的60%；**5.**医院中层以上领导干部每月利用有关会议直接在本表满意程度栏内的"**得分**"的空格内填上自己认为合适数据就是被考评科室的该项得分。最后由医院绩效考核办合计本表总分是被考评科室的定性得分。

本表定性指标满分	**满分：500分**	**定性指标最后得分**	

15. 某省三级甲等医院工会离退休职工办公室卓越绩效定量指标测评表表3

一级指标 （分值）	权重%	二级指标 考评 内容	分值	三级指标 考评 内容	分值	绩效考评 扣分细则	得分
1 领导作用 （150分）	2	1.2 工作 计划	20	b.有年度、月度工作计划	20	有年度、月度计划得满分，无年度计划扣5分，无月度计划扣5分，见计划表	
2 过程管理 （280分）	15	2.1、2.2 工作流程，文件转发	50	2.1a.制定工会合适的工作流程	20	有科室工作流程得满分，少1项工作流程扣1分	
				2.2a.按时转发处理有关文件	30	按照规定管理、转发相关文件得满意，不按规定管理文件，每次扣5分	
		2.3 职工 扶贫，成本 控制	100	a.困难职工解困与扶贫效果	60	困难职工解困与扶贫效果好得满分，效果不好1次扣10分	
				b.合理控制办公成本	20	与去年同月办公成本相同得满分，增加办公成本1%扣2分	
				c.主管工作无投诉	20	工作无投诉得满分，有投诉1次扣5分（本人岗位工作无过错）	
3 岗位工作 （110分）	8	3.2 文体 活动	80	参与、组织文体活动的次数和人数，宣传教育工作到位	80	职工参与、组织文体活动的次数和人数，宣传教育工作到位得满分，人数少于10%扣5分，无故不组织扣50分	
4 团队管理 120分	2	4.1 团队 管理	20	按规定组织本科人员学习、相关会议等	20	按照规定组织本科人员参加医院、科室的学习、培训活动满分，1次组织不好扣10分	
5 相关工作 （40分）	7	5.1 探访 职工 物资 发放	70	b.探访慰问住院离退休职工	40	按照规定探访慰问住院离退休职工得满分，不按照规定探访扣10分，离退休人员住院1人次不探访扣2分	
				c.相关物资发放及时准确	30	相关物资发放及时准确得满分，1次发放物资总数不正确扣10分，1人次发放不准确扣2分	
7 业绩结果 （160分）	16	7.1 医院患者结果	50	a.全院当月门诊就诊患者量	25	患者达到去年同期平均上升幅度满分，下降1%扣2分，上升1%加0.5分	
				b.全院当月住院患者出院量	25	患者达到去年同期平均上升幅度满分，下降1%扣2分，上升1%加0.5分	
		7.2 医疗质量结果	50	a.全院当月医疗质量达到要求	25	医疗质量达去年同期水平满分，下降1%扣2分，上升1%加0.5分	
				b.全院当月医院安全无事故	25	当月安全无事故满分，经权威部门鉴定的政治、行政、医疗一等事故扣25分，二等事故扣20分，三等事故扣10分	
		7.3 医院财务结果	60	当月医疗毛收入同上年度同月增加或减少比较	60	全院当月医疗毛收入达到去年同月收入平均上升幅度得满分，下降1%扣2分，上升2%加1分	
部门：		本表定量指标满分		满分：500分		定量指标合计得分	

说明：此表一级指标分值为该项的全部分值，权重指定量指标在一级指标中的比例。

16．某省三级甲等医院营养科卓越绩效考评标准测评表表1

一级指标 （分值）	权重 %	二级指标		三级指标		得分	考核方式
		考评内容	分值	考评内容	分值		
1 领导力 执行力 （100分）	10	1.1 领导能力 职能部门 表率作用	60	a.领导能力与管理能力	30		定性
				b.独立分析和解决问题能力	20		定性
				c.职能部门表率作用	10		定性
		1.2 执行力 工作计划	40	a.本部门员工执行力	20		定性
				b.有年度、月度工作计划	20		定量
2 过程管理 （270分）	27	2.1 工作流程 解答问题	40	a.有科室工作流程	20		定量
				b.及时解答患者营养问题	20		定性
		2.2 文件管理 制度建设	90	a.按时转发处理有关文件	40		定量
				b.营养科组织管理制度健全	50		定性
		2.3 工作质量	90	a.医用营养品引进选择正确	40		定量
				b.营养品应用达到要求	50		定量
		2.4 治疗饮食管理	50	a.治疗饮食种类符合要求	30		定量
				b.营养饮食工作效果	10		定性
				c.定期讨论疑难危重病历	10		定量
3 岗位工作 （80分）	8	3.1 职业道德	50	a.爱岗敬业、廉洁奉公	20		定性
				b.营养教学工作完成好	30		定量
		3.2 征求意见随访	30	定时到科室征求意见并随访	30		定性
4 团队管理 有效沟通 （110分）	11	4.1 团队精神	60	a.精诚团结、维护医院形象	10		定性
				b.按规定组织本科人员学习	50		定量
		4.2 有效沟通 营养指导	50	a.有效沟通临床医技科室	20		定性
				b.指导下级医师使用营养品	30		定性
5 社会责任 营养管理 （120分）	12	5.1 社会责任	20	a.社会责任、医院责任感	20		定性
		5.2 营养会诊 治疗处方	100	a.临床科室营养会诊及时	20		定性
				b.需要查阅病历实验室检查时，对患者进行体格检查及时	20		定性
				c.各种疾病营养治疗处方健全符合要求	60		定量
6 科室满意 （160分）	16	医院领导、各科室、部门对测评营养科总体满意度	160	医院领导、全院临床、医技科室主任、护士长、职能部门领导满意度	160		定性
7 业绩结果 （160分）	16	7.1 医院患者结果	50	a.全院当月门诊就诊患者量	25		定量
				b.全院当月住院患者出院量	25		定量
		7.2 医疗质量结果	50	a.当月医疗质量达到要求	25		定量
				b.当月医院安全无事故	25		定量
		7.3 财务结果	60	当月医疗毛收入较上月增减情况	60		定量
部门：		绩效考评满分	1000分	最后定量指标和定性指标合计得分			

注：1. 本表由医院绩效考评办人员负责测评。2. 定量指标由医院绩效考评办人员直接到营养科检查打分，并记录在表3得分栏内。3. 定性指标由中层领导以上干部在表2的满意度测评栏内打分。4. 定性与定量指标测评后的分值结果由绩效考评办人员填入表1相应栏内并合计得分。5. 第7项中的有关数据指标由医院相关部门于下月的10日前提供给医院绩效考评办公室。

16．某省三级甲等医院营养科卓越绩效定性指标测评表表2

被考评者姓名		职 务		部 门	
考评者姓名		岗 位		部 门	

职能部门领导·定性指标·满意度测评内容				满 意 度 测 评 等 级			
一级指标	三级定性指标内容测评	本项满分	方式	卓越	优秀	良好	一般	得分

一级指标	三级定性指标内容测评	本项满分	方式	卓越	优秀	良好	一般	得分
1 **领导作用** **执行力**	1.1 a.领导能力和管理能力	30	定性		30	24	18	
	1.1 b.独立分析和解决问题能力	20	定性		20	16	12	
	1.1 c.职能部门表率作用	10	定性		10	8	6	
	1.2.a 本部门员工执行力强	20	定性		20	16	12	
	（定量指标在表3测评，因此不用对定量指标打分）							
2 **过程管理**	2.1 b.及时解答患者营养问题	20	定性		20	16	12	
	2.2 b.营养科组织管理制度健全	50	定性		50	40	30	
	2.4 b.营养饮食工作效果	10	定性		10	8	6	
3 **岗位工作**	3.1 a.爱岗敬业、廉洁奉公	20	定性		20	16	12	
	3.2 定时到科室征求意见并随访	30	定性		30	24	18	
4 **团队管理** **有效沟通**	4.1a.精诚团结、维护医院形象	10	定性		10	8	6	
	（定量指标在表3测评，因此不用对定量指标打分）							
	4.2.a.有效沟通临床医技科室	20	定性		20	16	12	
	4.2.b.指导下级医师使用营养品	30	定性		30	24	18	
5 **社会责任** **营养管理**	5.1 a.社会责任、医院责任感	20	定性		20	16	12	
	5.2 a.临床科室营养会诊及时	20	定性		20	16	12	
	5.2 b.需要查阅病历实验室检查时，对患者进行体格检查及时	20	定性		20	16	12	
6 **科室满意**	医院领导、全院临床科室、医技科室主任、护士长、职能部门科长、主任、部长的满意度	160	定性		160	128	96	
7 **业绩结果**	（第7项指标都是定量指标,业绩结果160分,如门诊患者就诊数、出院患者数、医疗毛收入等由医院相关部门于下月10日前提供数据，在此表不用打分）							

考核者签字		日 期		复核者		日 期	

本表说明：本表2是**营养科定性指标**考评表，由全院中层以上领导干部来考评，每一项指标满意度考评分4个等级：卓越、优秀、良好、一般。**1．"卓越"**指出色地完成本部门各项工作，没有任何差错，领导和群众全满意，一般有特殊贡献需要加分才能达到卓越等级。特殊贡献指①高档次的科研成果；②国际"SCI"的重要文章；③成功预防、处理医院、科室重大政治、行政、医疗风险、危机事件并得到医院认同者；④获得全国、区域、自治区、学校、医院荣誉称号者；⑤业务、技术、服务革新经医院评定突出者；⑥教学、带教学生成绩突出被学校发文表彰等，具体增加分值由医院研究；**2．"优秀"**是该考评项考评分值的满分，科室领导、员工只要努力工作，完成岗位任务，没有差错，得满分；**3．"良好"**较优秀分数少，一般是优秀分值的80%；**4．"一般"**较良好分数少，一般是优秀分值的60%；**5．**医院中层以上领导干部每月利用有关会议直接在本表满意程度栏内的**"得分"**的空格内填上自己认为合适数据就是被考评科室的该项得分。最后由医院绩效考核办合计本表总分是被考评科室的定性得分。

本表定性指标满分	满分：490分	定性指标最后得分	

16. 某省三级甲等医院营养科卓越绩效定量指标测评表表 3

一级指标 （分值）	权重 %	二级指标		三级指标		绩效考评	得分
		考评内容	分值	考评内容	分值	扣分细则	
1 领导作用 （150 分）	2	1.2 工作计划	20	b.有年度、月度工作计划	20	有年度、月度计划得满分，无年度计划扣 5 分，无月度计划扣 5 分，见计划表	
2 过程管理 （280 分）	19	2.1、2.2 工作流程文件转发	60	2.1 a.制定工会合适的工作流程	20	有科室工作流程得满分，少 1 项工作流程扣 1 分	
				2.2 a.按时转发处理有关文件	40	按照规定管理、转发相关文件得满意，不按规定管理文件，每次扣 5 分	
		2.3 营养选择营养要求	90	a.医用营养品引进选择正确	40	医用营养品引进选择正确得满分，医院总体 1 次选择不正确扣 5 分，1 人次选择不正确扣 2 分	
				b.营养品应用达到要求	50	营养品应用达到要求得满分，应用不恰当扣 5 分	
		2.4 治疗饮食管理	40	a.治疗饮食种类符合要求	30	工作无投诉得满分，有投诉 1 次扣 5 分（本人岗位工作无过错）	
				c.定期讨论疑难危重病历	10	门诊、住院患者需要定期讨论疑难危重患者饮食时、以及病历时得满分，需要讨论未讨论扣 5 分	
3 岗位工作	3	3.2 文体活动	30	b.营养教学工作完成好	30	营养教学工作完成好得满分，1 人次不落实扣 5 分	
4 团队管理 120 分	5	4.1 团队管理	50	按规定组织本科人员学习、相关会议等	50	按照规定组织本科人员参加医院、科室的学习、培训活动满分，1 次组织不好扣 10 分	
5 营养管理 （40 分）	6	5.1 营养治疗处方	60	c.各种疾病营养治疗处方健全符合要求	60	各种疾病营养治疗处方健全符合要求得满分，营养治疗处方品种少不能满足患者需求扣 10 分，不能满足 1 个患者需求扣 1 分	
7 业绩结果 （160 分）	16	7.1 医院患者结果	50	a.全院当月门诊就诊患者量	25	患者达到去年同期平均上升幅度满分，下降 1%扣 2 分，上升 1%加 0.5 分	
				b.全院当月住院患者出院量	25	患者达到去年同期平均上升幅度满分，下降 1%扣 2 分，上升 1%加 0.5 分	
		7.2 医疗质量结果	50	a.全院当月医疗质量达到要求	25	医疗质量达到去年同期水平满分，下降 1%扣 2 分，上升 1%加 0.5 分	
				b.全院当月医院安全无事故	25	当月安全无事故满分，经权威部门鉴定的政治、行政、医疗一等事故扣 25 分，二等事故扣 20 分，三等事故扣 10 分	
		7.3 医院财务结果	60	当月医疗毛收入同上年度同月增加或减少比较	60	全院当月医疗毛收入达到去年同月收入平均上升幅度得满分，下降 1%扣 2 分，上升 2%加 1 分	
部门：		本表定量指标满分		满分：510 分		定量指标合计得分	

说明： 此表一级指标分值为该项的全部分值，权重指定量指标在一级指标中的比例。

17．某省三级甲等医院医疗设备科卓越绩效考评标准测评表表 1

一级指标 （分值）	权重 ％	二级指标		三级指标		得 分	考核 方式
		考评内容	分值	考评内容	分值		
1 领导力 执行力 （100 分）	1	1.1 领导能力 职能部门 表率作用	60	a.领导能力与管理能力	30		**定性**
				b.独立分析和解决问题能力	20		**定性**
				c.职能部门表率作用	10		**定性**
		1.2 执行力 工作计划	40	a.本部门员工执行力	30		**定性**
				b.有年度、月度工作计划	10		定量
2 过程管理 （270 分）	27	2.1 工作流程 设备保养	40	a.采购工作流程科学公开	30		**定性**
				b.设备检修保养计划情况	10		定量
		2.2 科室检查 制度建设	80	a.定期指导检查科室设备	30		定量
				b.设备科管理制度健全	50		定量
		2.3 工作质量	80	a.设备故障及时修复情况	20		**定性**
				b.采购设备、物品质量合格	60		定量
		2.4 采购文件管理 账、物登记情况	70	a.采购任务及时完成情况	30		**定性**
				b.设备说明书、相关文件管理	10		定量
				c.采购货物与账目相符	30		定量
3 岗位工作 （80 分）	8	3.1 职业道德	70	a.廉洁奉公、拒绝回扣和红包	40		**定性**
				b.建立健全设备淘汰制度	30		**定性**
		3.2 物品标识	10	办公设备仓库管理标识清楚	10		定量
4 团队管理 付款报账 （110 分）	11	4.1 团队精神	40	a.精诚团结、维护医院形象	20		**定性**
				b.按规定组织本科人员学习	20		定量
		4.2 付款报账	70	a.现金报账与设备准确相符	30		**定性**
				b.付款单据与设备准确相符	40		定量
5 社会责任 票据管理 （120 分）	12	5.1 社会责任	20	社会责任、医院责任感	20		**定性**
		5.2 票据管理 A 型设备运行登记	100	a.发票、收据追讨及时性	20		定量
				b.医院设备、器具检测检定	60		定量
				c.财务凭证归档率	10		**定性**
				d.A 类设备操作运行记录完整	10		定量
6 科室满意 （160 分）	16	医院领导、各科室、 部门对测评医疗设 备科室总体满意度	160	医院领导、全院临床、医技科 室主任、护士长、职能部门领 导满意度	160		**定性**
7 业绩结果 （160 分）	16	7.1 医院患者结果	50	a.全院当月门诊就诊者量	25		定量
				b.全院当月住院患者出院量	25		定量
		7.2 医疗质量结果	50	a.当月医疗质量达到要求	25		定量
				b.当月医院安全无事故	25		定量
		7.3 财务结果	60	全院当月医疗毛收入较上月 增加（减少按照相关规定办）	60		定量
部门：		绩效考评满分	1000 分	最后定量指标和定性指标合计得分			

注：1．本表由医院绩效考评办人员负责测评。2．定量指标由医院绩效考评办人员直接到医疗设备科检查打分，并记录在表 3 得分栏内。3．定性指标由中层领导以上干部在表 2 的满意度测评栏内打分。4．定性与定量指标测评完后的分值结果由绩效考评办人员填入表 1 相应栏内并合计得分。5．第 7 项中的有关数据指标由医院相关部门于下月的 10 日前提供给医院绩效考评办公室。

17．某省三级甲等医院医疗设备科卓越绩效定性指标测评表表 2

被考评者姓名		职　务		部门	
考评者姓名		岗　位		部门	

职能部门领导·定性指标·满意度测评内容				满 意 度 测 评 等 级				
一级 指标	三级定性指标 内容测评	本项 满分	方 式	卓 越	优 秀	良 好	一 般	得 分
1 领导作用 执行力	1.1 a.领导能力和管理能力	30	定性		30	24	18	
	1.1 b.独立分析和解决问题能力	20	定性		20	16	12	
	1.1 c.职能部门表率作用	10	定性		10	8	6	
	1.2.a 本部门员工执行力强	30	定性		30	25	20	
	（定量指标在表 3 测评，因此不用对定量指标打分）							
2 过程管理	2.1 b.采购工作流程科学公开	30	定性		30	24	18	
	2.3 a.设备故障及时修复情况	20	定性		20	16	12	
	2.4 a.采购任务及时完成情况	30	定性		30	24	18	
	（定量指标在表 3 测评，因此不用对定量指标打分）							
3 岗位工作	3.1.a.廉洁奉公、拒绝回扣和红包	40	定性		40	32	24	
	3.1 b.建立健全设备淘汰制度	30	定性		30	24	18	
	（定量指标在表 3 测评，因此不用对定量指标打分）							
4 团队管理 付款报账	4.1a.精诚团结、维护医院形象	20	定性		20	16	12	
	（定量指标在表 3 测评，因此不用对定量指标打分）							
	4.2.a.现金报账与设备准确相符	30	定性		30	24	18	
5 社会责任 票据管理	5.1 社会责任、医院责任感	20	定性		20	16	12	
	5.2 c.财务凭证归档率	10	定性		10	8	6	
	（定量指标在表 3 测评，因此不用对定量指标打分）							
6 科室满意	医院领导、全院临床科室、医技科室主任、护士长、职能部门科长、主任、部长的满意度	160	定性		160	128	96	
7 业绩结果	（第 7 项指标都是定量指标,业绩结果 160 分,如门诊患者就诊数、出院患者数、医疗毛收入等由医院相关部门于下月 10 日前提供数据，在此表不用打分）							

考核者签字		日　期		复核者		日　期	

本表说明：本表 2 是**医疗设备科定性指标**考评表，由全院中层以上领导干部来考评，每一项指标满意度考评分 4 个等级：卓越、优秀、良好、一般。**1．"卓越"**指出色地完成本部门各项工作，没有任何差错，领导和群众全满意，一般有特殊贡献需要加分才能达到卓越等级。特殊贡献指①高档次的科研成果；②国际"SCI"的重要文章；③成功预防、处理医院、科室重大政治、行政、医疗风险、危机事件并得到医院认同者；④获得全国、区域、自治区、学校、医院荣誉称号者；⑤业务、技术、服务革新经医院评定突出者；⑥教学、带教学生成绩突出被学校发文表彰等，具体增加分值由医院研究；**2．"优秀"**是该考评项考评分值的满分，科室领导、员工只要努力工作，完成岗位任务，没有差错，得满分；**3．"良好"**较优秀分数少，一般是优秀分值的 80%；**4．"一般"**较良好分数少，一般是优秀分值的 60%；**5．**医院中层以上领导干部每月利用有关会议直接在本表满意程度栏内的**"得分"**的空格内填上自己认为合适数据就是被考评科室的该项得分。最后由医院绩效考核办合计本表总分是被考评科室的定性得分。

本表定性指标满分	满分：480 分	定性指标最后得分	

17. 某省三级甲等医院医疗设备科卓越绩效定量指标测评表表3

一级指标 （分值）	权重 %	二级指标		三级指标		绩效考评	得分
		考评 内容	分值	考评 内容	分值	扣分细则	
1　领导作用150分	1	1.2 工作计划	10	b.有年度、月度工作计划	10	有年度、月度计划得满分，无年度计划扣5分，无月度计划扣5分，见计划表	
2 过程管理 （280分）	19	2.1、2.2设备检修，制度建设	90	2.1b.设备检修保养计划情况	10	设备检修保养计划落实得满分，无计划扣5分	
				2.2a.定期指导检查科室设备	30	定期指导检查科室设备得满意，不按规定下科检查设备，每次扣5分，见记录	
				2.2b.设备科管理制度健全	50	设备科管理制度健全得满分，缺1项制度扣5分	
		2.3 设备质量	60	2.3b.采购设备、物品质量合格	60	采购设备、器材、物品质量合格得满分，1件不合格扣10分	
		2.4 文件 管理	40	b.设备说明书、相关文件管理	10	设备说明书、相关文件管理得满分，说明书、文件管理不善1份文件扣5分	
				c.采购货物与账目相符	30	采购货物与账目相符得满分，1项不符合要求扣10分	
3 岗位工作	1	3.2 物品标识	10	办公设备、仓库管理标识清楚	10	办公设备、仓库管理标识清楚得满分，1项不清楚扣1分	
4 团队管理 120分	6	4.1 团队管理	20	b.组织本科人员学习相关会议等	20	按照规定组织本科人员参加医院、科室的学习活动满分，1次组织不好扣5分	
		4.2 付款单据	40	b.付款单据与设备准确相符	40	付款单据与设备准确相符得满分，1次项不符扣3分	
5 社会责任 （40分）	9	5.2 票据 管理	90	a.发票、收据追讨及时性	20	发票、收据追讨及时得满分，不及时扣2分	
				b.医院设备、器具检测检定	60	医院设备、器具检测检定准确得满分，1件设备或器具不准确扣3分	
				d.A类设备操作运行记录完整	10	A类设备操作运行记录完整得满分，1件设备记录不完整扣2分	
7 业绩结果 （160分）	16	7.1 医院患者结果	50	a.全院当月门诊就诊患者量	25	患者达到去年同期平均上升幅度满分，下降1%扣2分，上升1%加0.5分	
				b.全院当月住院患者出院量	25	患者达到去年同期平均上升幅度满分，下降1%扣2分，上升1%加0.5分	
		7.2 医疗质量结果	50	a.全院当月医疗质量达到要求	25	医疗质量达到去年同期水平满分，下降1%扣2分，上升1%加0.5分	
				b.全院当月医院安全无事故	25	当月安全无事故满分，经权威部门鉴定的政治、行政、医疗一等事故扣25分，二等事故扣20分，三等事故扣10分	
		7.3 医院财务结果	60	当月医疗毛收入同上年度同月增加或减少比较	60	全院当月医疗毛收入达到去年同月收入平均上升幅度得满分，下降1%扣2分，上升2%加1分	
部门：		本表定量指标满分		满分：520分		定量指标合计得分	

说明：此表一级指标分值为该项的全部分值，权重指定量指标在一级指标中的比例。

18. 某省三级甲等医院后勤办公室卓越绩效考评标准测评表表1

一级指标（分值）	权重%	二级指标 考评内容	分值	三级指标 考评内容	分值	得分	考核方式
1 **领导力** **执行力** **（100分）**	**10**	1.1 领导能力 职能部门 表率作用	60	a.领导能力与管理能力	30		**定性**
				b.独立分析和解决问题能力	20		**定性**
				c.职能部门表率作用	10		**定性**
		1.2 执行力 工作计划	40	a.本部门员工执行力	20		**定性**
				b.有年度、月度后勤工作计划	20		定量
2 **过程管理** **（280分）**	**28**	2.1 工作流程 工作计划	40	a.后勤工作流程科学实用	20		**定性**
				b.后勤工作计划完成情况	20		定量
		2.2 制度建设	60	财产、车队、仓库、后勤财务、物资供应的管理制度完善	60		定量
		2.3 工作质量	90	a.施工项目质量达到要求	20		定量
				b.采购设备、物品质量合格	50		定量
				c.洗涤质量达标，污水站管理	20		**定性**
		2.4 院务保障	90	a.网络电话、电梯、通讯畅通	30		**定性**
				b.费用预算、物品仓库盘点	30		定量
				c.中央空调医用三气保障情况	30		**定性**
3 **职业道德** **（90分）**	**9**	3.1 职业道德	60	a.廉洁奉公、拒绝回扣和红包	20		**定性**
				b.采购货物与账目相符	40		定量
		3.2 征求意见随访	30	定期征求意见，工作无投诉	30		定量
4 **团队管理** **院务公开** **（120分）**	**12**	4.1 团队精神	50	a.精诚团结、后勤小组关系	30		**定性**
				b.按规定组织后勤人员学习	20		定量
		4.2 成本管理	70	a.控制后勤成本、院务公开	40		定量
				b.供应水电气标准符合要求	30		**定性**
5 **社会责任** **设施管理** **（130分）**	**13**	5.1 社会责任	30	医院责任感、院内秩序	30		**定性**
		5.2 设施卫生	100	a.工、休食、宿服务情况	30		**定性**
				b.公共设施维护、院内无盗窃	40		定量
				c.环境卫生达标，垃圾管理	20		定量
				d.设备故障及时修复情况	10		**定性**
6 **科室满意** **（160分）**	**16**	医院领导、各科室、部门对测评后勤办公室总体满意度	160	医院领导、全院临床、医技科室主任、护士长、职能部门领导满意度	160		**定性**
7 **业绩结果** **（120分）**	**12**	7.1 医院患者结果	40	a.全院当月门诊就诊患者量	20		定量
				b.全院当月住院患者出院量	20		定量
		7.2 医疗质量结果	40	a.当月医疗质量达到要求	20		定量
				b.当月医院安全无事故	20		定量
		7.3 财务结果	40	当月医疗毛收入较上月增减情况	40		定量
部门：		**绩效考评满分**	**1000分**	**最后定量指标和定性指标合计得分**			

注：1. 本表由医院绩效考评办人员负责测评。2. 定量指标由医院绩效考评办人员直接到后勤办公室检查打分，并记录在表3得分栏内。3. 定性指标由中层领导以上干部在表2的满意度测评栏内打分。4. 定性与定量指标测评完后的分值结果由绩效考评办人员填入表1相应栏内并合计得分。5. 第7项中的有关数据指标由医院相关部门于下月的10日前提供给医院绩效考评办公室。

18. 某省三级甲等医院后勤办公室卓越绩效定性指标测评表表2

被考评者姓名		职　务			部　门	
考评者姓名		岗　位			部　门	

职能部门领导·定性指标·满意度测评内容				满 意 度 测 评 等 级			
一级指标	三级定性指标内容测评	本项满分	方式	卓越	优秀	良好	一般	得分

一级指标	三级定性指标内容测评	本项满分	方式	卓越	优秀	良好	一般	得分
1 领导作用执行力	1.1 a.领导能力和管理能力	30	定性		30	24	18	
	1.1 b.独立分析和解决问题能力	20	定性		20	16	12	
	1.1 c.职能部门表率作用	10	定性		10	8	6	
	1.2.a 本部门员工执行力	20	定性		20	16	12	
	（定量指标在表3测评，因此不用对定量指标打分）							
2 过程管理	2.1 a. 后勤工作流程科学实用	20	定性		20	16	12	
	2.3 c.洗涤质量达标，污水站管理	20	定性		20	16	12	
	2.4 a.网络、电话、电梯、通讯畅通	30	定性		30	24	18	
	2.4 c.中央空调医用三气保障情况	30	定性		30	24	18	
	（定量指标在表3测评，因此不用对定量指标打分）							
3 职业道德	3.1.a.廉洁奉公、拒绝回扣和红包	20	定性		20	16	12	
	（定量指标在表3测评，因此不用对定量指标打分）							
4 团队管理	4.1a.精诚团结、后勤小组关系	30	定性		30	24	18	
	（定量指标在表3测评，因此不用对定量指标打分）							
5 社会责任设施管理	4.2. b.供应水电气标准符合要求	30	定性		30	25	18	
	5.1 医院责任感、院内秩序	30	定性		30	24	18	
	5.2 a.工、休食、宿服务情况	30	定性		30	24	18	
	5.2 d.设备故障及时修复情况	10	定性		10	8	6	
6 科室满意	医院领导、全院临床科室、医技科室主任、护士长、职能部门科长、主任、部长的满意度	160	定性		160	128	96	
7 业绩结果	（第7项指标都是定量指标,业绩结果120分,如门诊患者就诊数、出院患者数、医疗毛收入等由医院相关部门于下月10日前提供数据，在此表不用打分）							

考核者签字		日　期		复核者		日　期	

本表说明： 本表2是**后勤办公室定性指标**考评表，由全院中层以上领导干部来考评，每一项指标满意度考评分4个等级：卓越、优秀、良好、一般。1.**"卓越"** 指出色地完成本部门各项工作，没有任何差错，领导和群众全满意，一般有特殊贡献需要加分才能达到卓越等级。特殊贡献指①高档次的科研成果；②国际"SCI"的重要文章；③成功预防、处理医院、科室重大政治、行政、医疗风险、危机事件并得到医院认同者；④获得全国、区域、自治区、学校、医院荣誉称号者；⑤业务、技术、服务革新经医院评定突出者；⑥教学、带教学生成绩突出被学校发文表彰等，具体增加分值由医院研究；2.**"优秀"** 是该考评项考评分值的满分，科室领导、员工只要努力工作，完成岗位任务，没有差错，得满分；3.**"良好"** 较优秀分数少，一般是优秀分值的80%；4.**"一般"** 较良好分数少，一般是优秀分值的60%；5.医院中层以上领导干部每月利用有关会议直接在本表满意程度栏内的**"得分"** 的空格内填上自己认为合适数据就是被考评科室的该项得分。最后由医院绩效考核办合计本表总分是被考评科室的定性得分。

本表定性指标满分	满分：490分	定性指标最后得分	

18．某省三级甲等医院后勤办公室卓越绩效定量指标测评表表 3

一级指标 （分值）	权重 %	二级指标		三级指标		绩效考评	得分
		考评 内容	分值	考评 内容	分值	扣分细则	
1 领导作用 150 分	2	1.2 工作计划	20	b.有年度、月度后勤工作计划	20	有年度、月度计划得满分，无年度计划扣 5 分，无月度计划扣 5 分，见计划表	
2 过程管理 （280 分）	18	2.1、2.2 后勤计划制度建设	80	2.1b.后勤工作计划完成情况	20	后勤工作计划完成得满分，无计划扣 5 分	
				2.2 财产、车队、仓库后勤财务物资供应制度完善	60	财产车队仓库后勤财务物资供应制度完善得满意，1 项制度不完善扣 5 分，见记录	
		2.3 质量管理	70	a.施工项目质量达到要求	20	施工项目质量达到要求合格得满分，1 项不合格扣 10 分	
				b.采购设备、物品质量合格	50	采购设备、物品质量合格得满分，1 项（次）不合格扣 5 分	
		2.4 预算盘点	30	b.费用预算、物品仓库盘点	30	费用预算物品仓库盘点得满分，经费预算超支扣 5 分，盘点 1 项不符扣 5 分	
3 职业道德 征求意见 （90 分）	7	3.1 账物相符	40	b.采购货物与账目相符	40	采购货物与账目相符得满分，1 项不符合扣 1 分	
		3.2 征求意见	30	定期征求意见，工作无投诉	30	定期征求意见，工作无投诉得满分，没按规定征求意见 1 次扣 2 分，有投诉 1 次扣 5 分	
4 团队管理 院务公开 120 分	6	4.1 团队管理	20	b.按规定组织后勤人员学习	20	按照规定组织本科人员参加医院科室的学习活动满分，1 次不组织扣 5 分	
		4.2 院务公开	40	a.控制后勤成本、院务公开	40	控制后勤成本、院务公开得满分，成本超过 1%扣 2 分，1 次不公开扣 3 分	
5 社会责任 设施管理 （40 分）	6	5.2 设施管理 环境卫生	60	b.公共设施维护、院内无盗窃	40	公共设施维护、院内无盗窃得满分，设施不好扣 2 分，发现盗窃 1 次扣 2 分	
				c.环境卫生达标，垃圾管理	20	卫生达标，垃圾管理好得满分，卫生不达标 1 次扣 3 分，垃圾管理不好扣 2 分	
7 业绩结果 （120 分）	12	7.1 医院患者结果	40	a.全院当月门诊就诊患者量	20	患者达到去年同期平均上升幅度满分，下降 1%扣 2 分，上升 1%加 0.5 分	
				b.全院当月住院患者出院量	20	患者达到去年同期平均上升幅度满分，下降 1%扣 2 分，上升 1%加 0.5 分	
		7.2 医疗质量结果	40	a.全院当月医疗质量达到要求	20	医疗质量达到去年同期水平满分，下降 1%扣 2 分，上升 1%加 0.5 分	
				b.全院当月医院安全无事故	20	当月安全无事故满分，经权威部门鉴定的政治、行政、医疗一等事故扣 25 分，二等事故扣 20 分，三等事故扣 10 分	
		7.3 医院财务结果	40	当月医疗毛收入同上年度同月增加或减少比较	40	全院当月医疗毛收入达到去年同月收入平均上升幅度得满分，下降 1%扣 2 分，上升 2%加 1 分	
部门：		本表定量指标满分		满分：510 分		定量指标合计得分	

说明：此表一级指标分值为该项的全部分值，权重指定量指标在一级指标中的比例。

19．某省三级甲等医院门诊部卓越绩效考评标准测评表表1

一级指标（分值）	权重%	二级指标		三级指标		得分	考核方式
		考评内容	分值	考评内容	分值		
1 领导力 执行力 （100分）	10	1.1 领导能力 职能部门	60	a.领导能力与管理能力	30		定性
				b.独立分析和解决问题能力	30		定性
		1.2 执行力 工作计划	40	a.本部门员工执行力	20		定性
				b.有年度、月度门诊工作计划	20		定量
2 过程管理 质量管理 （280分）	28	2.1 工作流程 急危重症患者 抢救及时	70	a.门诊工作流程科学实用	30		定量
				b.急诊、危重、疑难患者会诊、抢救工作及时性	40		定性
		2.2 制度建设 出诊医师管理	60	a.门诊各种规章制度完善	30		定量
				b.坐诊医师出诊考核制度健全	30		定量
		2.3 工作质量	80	a.门诊医疗护理质量落实	60		定量
				b.做好门诊卫生宣教工作	10		定性
				c.清洁卫生消毒隔离符合要求	10		定性
		2.4 门诊秩序 医院感染管理	70	a.门诊秩序良好	20		定性
				b.防止院内感染疫情报告及时	30		定量
				c.临时性工作完成好	20		定性
3 职业道德 （90分）	9	3.1 职业道德	60	a.医德高尚、敬业奉献	20		定性
				b.确保专印章完好、医保工作	40		定量
		3.2 征求意见随访	30	解答处理门诊信访纠纷投诉	30		定量
4 团队管理 成本管理 （120分）	12	4.1 团队精神 科室学习	50	a.精诚团结与相关科室关系好	20		定性
				b.按规定组织门诊人员学习	30		定量
		4.2 成本管理 便民措施	70	a.控制科室成本	40		定量
				b.开水等便民措施落实	30		定性
5 社会责任 诊室准备 （120分）	12	5.1 社会责任	20	社会责任、医院责任强	20		定性
		5.2 诊室工作准备 门诊标识	100	a.门诊各诊室物品准备齐全	30		定性
				b.定期召开门诊系统协调会	40		定量
				c.按照规定统计门诊各类报表	20		定量
				d.门诊标识清楚	10		定性
6 科室满意 （160分）	16	医院领导、各科室、部门对测评门诊办公室总体满意度	160	医院领导、全院临床、医技科室主任、护士长、职能部门领导满意度	160		定性
7 业绩结果 （130分）	13	7.1 医院患者结果	40	a.全院当月门诊就诊患者量	20		定量
				b.全院当月住院患者出院量	20		定量
		7.2 医疗质量结果	40	a.当月医疗质量达到要求	20		定量
				b.当月医院安全无事故	20		定量
		7.3 财务结果	50	当月医疗毛收入较上月增减情况	50		定量
部门：		绩效考评满分	1000分	最后定量指标和定性指标合计得分			

注：1．本表由医院绩效考评办人员负责测评。2．定量指标由医院绩效考评办人员直接到门诊办公室检查打分，并记录在表3得分栏内。3．定性指标由中层领导以上干部在表2的满意度测评栏内打分。4．定性与定量指标测评完后的分值结果由绩效考评办人员填入表1相应栏内并合计得分。5．第7项中的有关数据指标由医院相关部门于下月的10日前提供给医院绩效考评办公室。

19．某省三级甲等医院门诊部卓越绩效定性指标测评表表 2

被考评者姓名		职　务		部　门		
考评者姓名		岗　位		部　门		

职能部门领导·定性指标·满意度测评内容				满　意　度　测　评　等　级				
一级 指标	三级定性指标 内容测评	本项 满分	方 式	卓 越	优 秀	良 好	一 般	得 分
1 领导作用 执行力	1.1 a.领导能力和管理能力	30	定性		30	24	18	
	1.1 b.独立分析和解决问题能力	30	定性		30	24	18	
	1.2.a 本部门员工执行力	20	定性		20	16	12	
	（定量指标在表 3 测评，因此不用对定量指标打分）							
2 过程管理 质量管理	2.1 b.急诊、危重、疑难患者会诊、抢救工作及时性	40	定性		40	32	24	
	2.3 b.做好门诊卫生宣教工作	10	定性		10	8	6	
	2.3 c.清洁卫生消毒隔离符合要求	10	定性		10	8	6	
	2.4 a.门诊秩序良好	20	定性		20	16	12	
	2.4 c.临时性工作完成好	20	定性		20	16	12	
3 职业道德	3.1.a.医德高尚、敬业奉献	20	定性		20	16	12	
	（定量指标在表 3 测评，因此不用对定量指标打分）							
4 团队管理 便民服务	4.1 a.精诚团结与相关科室关系好	20	定性		20	16	12	
	（定量指标在表 3 测评，因此不用对定量指标打分）							
	4.2. b.开水等便民措施落实	30	定性		30	24	18	
5 社会责任 诊室准备	5.1 社会责任、医院责任强	20	定性		20	16	12	
	5.2 a.门诊各诊室物品准备齐全	30	定性		30	24	18	
	5.2 d.门诊标识清楚	10	定性		10	8	6	
6 科室满意	医院领导、全院临床科室、医技科室主任、护士长、职能部门科长、主任、部长的满意度	160	定性		160	128	96	
7 业绩结果	（第 7 项指标都是定量指标,业绩结果 130 分,如门诊患者就诊数、出院患者数、医疗毛收入等由医院相关部门于下月 10 日前提供数据，在此表不用打分）							

考核者签字		日　期		复核者		日　期	

本表说明：本表 2 是**门诊部定性指标**考评表，由全院中层以上领导干部来考评，每一项指标满意度考评分 4 个等级：卓越、优秀、良好、一般。1．**"卓越"**指出色地完成本部门各项工作，没有任何差错，领导和群众全满意，一般有特殊贡献需要加分才能达到卓越等级。特殊贡献指①高档次的科研成果；②国际"SCI"的重要文章；③成功预防、处理医院、科室重大政治、行政、医疗风险、危机事件并得到医院认同者；④获得全国、区域、自治区、学校、医院荣誉称号者；⑤业务、技术、服务革新经医院评定突出者；⑥教学、带教学生成绩突出被学校发文表彰等，具体增加分值由医院研究；2．**"优秀"**是该考评项考评分值的满分，科室领导、员工只要努力工作，完成岗位任务，没有差错，得满分；3．**"良好"**较优秀分数少，一般是优秀分值的 80%；4．**"一般"**较良好分数少，一般是优秀分值的 60%；5．医院中层以上领导干部每月利用有关会议直接在本表满意程度栏内的**"得分"**的空格内填上自己认为合适数据就是被考评科室的该项得分。最后由医院绩效考核办合计本表总分是被考评科室的定性得分。

本表定性指标满分	**满分：470 分**	**定性指标最后得分**	

19. 某省三级甲等医院门诊部卓越绩效定量指标测评表表3

一级指标（分值）	权重%	二级指标考评内容	分值	三级指标考评内容	分值	绩效考评扣分细则	得分
1 领导作用 150 分	2	1.2 工作计划	20	b.有年度、月度门诊工作计划	20	有年度、月度计划得满分，无年度计划扣5分，无月度计划扣5分，见计划表	
2 过程管理质量管理（280 分）	18	2.1 门诊流程	30	b.门诊工作流程科学实用	30	门诊工作流程科学实用得满分，无流程扣10分	
		2.2 规章制度出诊医师	60	a.门诊各种规章制度完善	30	门诊各种规章制度完善得满意，1项制度不完善扣5分，见记录	
				b.坐诊医师出诊考核制度健全	30	建立健全门诊出诊医师考勤制度，坐诊医师出诊考核制度健全得满分，没有制度扣10分，制度不全扣5分	
		2.3 质量管理	60	a.门诊医疗护理质量落实	60	门诊医疗护理质量落实得满分，1项（次）不合格扣5分	
		2.4 疫情报告	30	b.防止院内感染疫情报告及时	30	防止院内感染疫情报告及时得满分，报告不及时扣5分，感染管理不力扣5分	
3 职业道德（90 分）	7	3.1 医保管理	40	b.确保专印章完好、医保工作	40	确保专印章完好、医保工作协调好得满分，1项不符合要求扣1分	
		3.2 解答问题	30	解答处理门诊信访纠纷投诉	30	解答处理门诊信访纠纷投诉得满分，1次处理不好扣2分，有投诉1次扣5分	
4 团队管理便民服务 120 分	7	4.1 团队管理	30	b.按规定组织门诊人员学习	30	按照规定组织本科人员参加医院科室的学习活动满分，1次不组织扣5分	
		4.2 成本管理	40	a.控制科室成本	40	控制门诊成本，成本超过去年同期月份1%扣2分	
5 社会责任诊室准备（40 分）	6	5.2 门诊协调报表统计	60	b.定期召开门诊系统协调会	40	定期召开门诊系统协调会得满分，少1次会议扣2分	
				c.按照规定统计门诊各类报表	20	按照规定统计门诊各类报表得满分，统计不准1次扣3分	
7 业绩结果（130 分）	13	7.1 医院患者结果	40	a.全院当月门诊就诊患者量	20	患者达到去年同期平均上升幅度满分，下降1%扣2分，上升1%加0.5分	
				b.全院当月住院患者出院量	20	患者达到去年同期平均上升幅度满分，下降1%扣2分，上升1%加0.5分	
		7.2 医疗质量结果	40	a.全院当月医疗质量达到要求	20	医疗质量达到去年同期水平满分，下降1%扣2分，上升1%加0.5分	
				b.全院当月医院安全无事故	20	当月安全无事故满分，经权威部门鉴定的政治、行政、医疗一等事故扣25分，二等事故扣20分，三等事故扣10分	
		7.3 医院财务结果	50	当月医疗毛收入同上一年度同月增加或减少比较	50	全院当月医疗毛收入达到去年同月收入平均上升幅度得满分，下降1%扣2分，上升2%加1分	
部门：		本表定量指标满分		满分：530 分		定量指标合计得分	

说明：此表一级指标分值为该项的全部分值，权重指定量指标在一级指标中的比例。

20. 某省三级甲等医院预防保健科卓越绩效考评标准测评表表 1

一级指标 （分值）	权重 %	二级指标		三级指标		得分	考核 方式
		考评内容	分值	考评内容	分值		
1 **领导力** **执行力** **（120 分）**	12	1.1 领导能力 解决问题能力	60	a.领导能力与管理能力	30		**定性**
				b.独立分析和解决问题能力	30		**定性**
		1.2 执行力 工作计划	60	a.本部门员工执行力	30		**定性**
				b.有年度、月度工作计划	30		定量
2 **过程管理** **质量管理** **（260 分）**	26	2.1 工作流程	40	本科室工作流程科学实用	40		定量
		2.2 制度建设 疫情报告	70	a.科室各种规章制度完善	40		定量
				b.传染病疫情报告符合要求	30		**定性**
		2.3 职工健康档案 执行法规	80	a.本院职工健康档案管理	60		**定性**
				b.督促全院职工严格执行国家属 本科业务范围的相关法律	20		**定性**
		2.4 辖区预防管理 TB 管理	70	a.负责本院和院外地段辖区的疾 病预防控制、妇幼保健、计划生 育管理、健康教育工作	40		**定性**
				b.结核患者管理资料统计	30		定量
3 **职业道德** **疫情管理** **（110 分）**	11	3.1 职业道德 新生儿访视	70	a.医德高尚、敬业奉献	30		**定性**
				b.责任辖区产后产妇新生儿访视 率 98%，2 次访视合格率 95%	40		定量
		3.2 疫情管理	40	及时发现院内重大传染病疫情	40		定量
4 **团队管理** **（120 分）**	12	4.1 团队精神 报卡质量	90	a.精诚团结与相关科室关系好	30		**定性**
				b.每月对全院报卡质量考核	60		定量
		4.2 儿童管理 母乳喂养管理	30	儿童管理率达 95%以上，4～6 个 月母乳喂养率达 85%以上	30		定量
5 **社会责任** **幼儿体检** **（100 分）**	10	5.1 社会责任	30	社会责任、医院责任强	30		**定性**
		5.2 儿童管理死亡 监测、幼儿园体检	70	a.掌握活产婴儿名单，按要求开 展儿童死亡监测报告率达 100%	40		定量
				b.辖区幼儿园工作人员体检合格 率达 100%	30		定量
6 **科室满意** **（160 分）**	16	医院领导各科室、 部门对测评科室 工作总体满意度	160	医院领导全院临床、医技科室主 任、护士长、职能部门领导满意 度	160		**定性**
7 **业绩结果** **（130 分）**	13	7.1 医院患者结果	40	a.全院当月门诊就诊患者量	20		定量
				b.全院当月住院患者出院量	20		定量
		7.2 医疗质量结果	40	a.当月医疗质量达到要求	20		定量
				b.当月医院安全无事故	20		定量
		7.3 财务结果	50	当月医疗毛收入较上月增减情况	50		定量
办公室		**绩效考评满分**	**1000 分**	**最后定量指标和定性指标合计得分**			

注：1. 本表由医院绩效考评办人员负责测评。2. 定量指标由医院绩效考评办人员直接到预防保健科检查打分，并记录在表 3 得分栏内。3. 定性指标由中层领导以上干部在表 2 的满意度测评栏内打分。4. 定性与定量指标测评完后的分值结果由绩效考评办人员填入表 1 相应栏内并合计得分。5. 第 7 项中的有关数据指标由医院相关部门于下月的 10 日前提供给医院绩效考评办公室。

20. 某省三级甲等医院预防保健科卓越绩效定性指标测评表 表2

被考评者姓名		职 务				部 门		
考评者姓名		岗 位				部 门		

职能部门领导·定性指标·满意度测评内容				满 意 度 测 评 等 级				
一级指标	三级定性指标内容测评	本项满分	方式	卓越	优秀	良好	一般	得分
1 **领导作用** **执行力**	1.1 a.领导能力和管理能力	30	定性		30	24	18	
	1.1 b.独立分析和解决问题能力	30	定性		30	24	18	
	1.2.a 本部门员工执行力	30	定性		30	24	18	
	（定量指标在表3测评，因此不用对定量指标打分）							
2 **过程管理**	2.2 b.传染病疫情报告符合要求	30	定性		30	24	18	
	2.3 a.本院职工健康档案管理	60	定性		60	48	36	
	2.3 b.督促全院职工严格执行国家属本科业务范围的相关法律	20	定性		20	16	12	
	2.4 a.负责本院和院外地段辖区的疾病预防控制、妇幼保健、计划生育管理、健康教育工作	40	定性		40	32	24	
3 **职业道德**	3.1.a.医德高尚、敬业奉献	30	定性		30	24	18	
	（定量指标在表3测评，因此不用对定量指标打分）							
4 **团队管理**	4.1a.精诚团结与相关科室关系好	30	定性		30	25	18	
	（定量指标在表3测评，因此不用对定量指标打分）							
5 **社会责任**	5.1 社会责任、医院责任强	30	定性		30	24	18	
	（定量指标在表3测评，因此不用对定量指标打分）							
6 **科室满意**	医院领导、全院临床科室、医技科室主任、护士长、职能部门科长、主任、部长的满意度	160	定性		160	128	96	
7 **业绩结果**	（第7项指标都是定量指标,业绩结果130分,如门诊患者就诊数、出院患者数、医疗毛收入等由医院相关部门于下月10日前提供数据，在此表不用打分）							

考核者签字		日 期		复核者		日 期		

本表说明： 本表2是**预防保健科定性指标**考评表，由全院中层以上领导干部来考评，每一项指标满意度考评分4个等级：卓越、优秀、良好、一般。**1."卓越"** 指出色地完成本部门各项工作，没有任何差错，领导和群众全满意，一般有特殊贡献需要加分才能达到卓越等级。特殊贡献指①高档次的科研成果；②国际"SCI"的重要文章；③成功预防、处理医院、科室重大政治、行政、医疗风险、危机事件并得到医院认同者；④获得全国、区域、自治区、学校、医院荣誉称号者；⑤业务、技术、服务革新经医院评定突出者；⑥教学、带教学生成绩突出被学校发文表彰等，具体增加分值由医院研究；**2."优秀"** 是该考评项考评分值的满分，科室领导、员工只要努力工作，完成岗位任务，没有差错，得满分；**3."良好"** 较优秀分数少，一般是优秀分值的80%；**4."一般"** 较良好分数少，一般是优秀分值的60%；**5.** 医院中层以上领导干部每月利用有关会议直接在本表满意程度栏内的**"得分"** 的空格内填上自己认为合适数据就是被考评科室的该项得分。最后由医院绩效考核办合计本表总分是被考评科室的定性得分。

本表定性指标满分	满分：490分	定性指标最后得分	

20．某省三级甲等医院预防保健科卓越绩效定量指标测评表表 3

一级指标 （分值）	权重 %	二级指标		三级指标		绩效考评	得分
		考评内容	分值	考评内容	分值	扣分细则	
1 领导作用 150 分	3	1.2 工作计划	30	b.有年度、月度工作计划	30	有年度、月度计划得满分，无年度计划扣 5 分，无月度计划扣 5 分，见计划表	
2 过程管理质量管理（280 分）	11	2.1 科室流程	40	科室工作流程科学实用	40	预防保健科工作流程科学实用得满分，无流程扣 10 分，见流程表	
		2.2 规章制度	40	a.科室各种规章制度完善	40	预防保健科各种规章制度完善得满意，1 项制度不完善扣 5 分，见记录	
		2.4 TB 管理	30	b.结核患者管理资料统计	30	结核患者管理资料统计符合要求得满分，不符合要求扣 5 分	
3 职业道德（110 分）	8	3.1 辖区新生儿管理	40	b.辖区产妇新生儿访视 98%，2 次访视合格率 95%	40	责任辖区产后产妇新生儿访视率 98%，2 次访视合格率 95% 得满分，每 1 项降低 1% 扣 2 分，少 1 次访视扣 5 分	
		3.2 疫情报告	40	及时发现院内重大传染病疫情	40	及时发现院内重大传染病疫情得满分，有疫情晚报扣 5 分	
4 团队管理报卡质量 120 分	9	4.1 团队管理	60	b.每月对全院报卡质量考核	60	每月对全院报卡质量考核满分，1 次不考核扣 5 分	
		4.2 儿童管理	30	儿童管理率达 95% 以上，4～6 个月母乳喂养率达 85% 以上	30	儿童管理率达 95% 以上，4～6 个月母乳喂养率达 85% 以上得满分，每 1 项降低 1% 扣 2 分	
5 社会责任幼儿体检（40 分）	7	5.2 婴幼儿管理	70	a.掌握活产婴儿名单，按要求开展儿童死亡监测报告率达 100%	40	掌握活产婴儿名单，按要求开展儿童死亡监测报告率达 100% 得满分，每 1 项降低 1% 扣 2 分	
				b.辖区幼儿园工作人员体检合格率达 100%	30	辖区幼儿园工作人员体检合格率达 100% 得满分，每 1 项降低 1% 扣 2 分	
7 业绩结果（130 分）	13	7.1 医院患者结果	40	a.全院当月门诊就诊患者量	20	患者达到去年同期平均上升幅度满分，下降 1% 扣 2 分，上升 1% 加 0.5 分	
				b.全院当月住院患者出院量	20	患者达到去年同期平均上升幅度满分，下降 1% 扣 2 分，上升 1% 加 0.5 分	
		7.2 医疗质量结果	40	a.全院当月医疗质量达到要求	20	医疗质量达到去年同期水平满分，下降 1% 扣 2 分，上升 1% 加 0.5 分	
				b.全院当月医院安全无事故	20	当月安全无事故满分，经权威部门鉴定的政治、行政、医疗一等事故扣 25 分，二等事故扣 20 分，三等事故扣 10 分	
		7.3 医院财务结果	50	当月医疗毛收入同上年度同月增加或减少比较	50	全院当月医疗毛收入达到去年同月收入平均上升幅度得满分，下降 1% 扣 2 分，上升 2% 加 1 分	
部门：		本表定量指标满分		满分：510 分		定量指标合计得分	

说明：此表一级指标分值为该项的全部分值，权重指定量指标在一级指标中的比例。

21．某省三级甲等医院体检部卓越绩效考评标准测评表表1

一级指标（分值）	权重%	二级指标		三级指标		得分	考核方式
		考评内容	分值	考评内容	分值		
1 领导力 执行力 （150分）	15	1.1 领导力 独立工作能力 开拓能力	90	a.领导能力与管理能力	40		定性
				b.独立分析和解决问题能力	20		定性
				c.开拓院外体检市场能力	30		定性
		1.2 执行力 工作计划	60	a.体检部员工执行力	30		定性
				b.有年度月度体检工作计划	30		定量
2 过程管理 质量管理 （260分）	26	2.1 工作流程 体检咨询	40	a.体检部工作流程完善	20		定量
				b.被体检单位或个人咨询	20		定性
		2.2 工作数量 体检安排	90	a.落实体检的便民服务措施	50		定量
				b.协调科室每周体检安排	40		定性
		2.3 工作质量	100	a.保证体检质量无投诉	60		定量
				b.合理控制体检部办公成本	20		定量
				c.消毒隔离防止感染有措施	20		定量
		2.4 软硬件管理	30	a.体检部的软硬件设施完好	20		定量
				b.临时性工作安排好	10		定性
3 职业道德 岗位工作 （90分）	9	3.1 廉洁奉公	45	a.爱岗敬业、廉洁奉公	25		定性
				b.解决因体检而引发的投诉	20		定性
		3.2 结论公正 服务管理	45	a.体检业务的结论审核公正	25		定量
				b.体检部员工卓越服务	20		定性
4 团队管理 （120分）	12	4.1 团队精神	50	a.精诚团结、维护医院形象	20		定性
				b.按规定组织体检部学习	30		定量
		4.2 有效沟通 准备工作	70	a.有效沟通临床医技科室	30		定性
				b.体检前工作准备充分	40		定量
5 社会责任 相关工作 （60分）	6	5.1 社会责任 及时结账	30	a.社会责任、医院责任感	10		定性
				b.体检结束后结账及时准确	20		定量
		5.2 档案管理 保密工作	30	a.体检档案管理达到要求	20		定量
				b.体检人隐私保密	10		定性
6 科室满意 （160分）	16	医院领导、各科室、部门对测评院办总体满意度	160	医院领导、全院临床、医技科室主任、护士长、职能部门领导满意度	160		定性
7 业绩结果 （160分）	16	7.1 医院患者结果	50	a.全院当月门诊就诊患者量	25		定量
				b.全院当月住院患者出院量	25		定量
		7.2 医疗质量结果	50	a.当月医疗质量达到要求	25		定量
				b.当月医院安全无事故	25		定量
		7.3 财务结果	60	全院当月医疗毛收入较上月增加（减少按照相关规定办）	60		定量
部门：		绩效考评满分	1000分	最后定量指标和定性指标合计得分			

注：1．本表由医院绩效考评办人员负责测评。2．定量指标由医院绩效考评办人员直接到体检部检查打分，并记录在表3得分栏内。3．定性指标由中层领导以上干部在表2的满意度测评栏内打分。4．定性与定量指标测评完后的分值结果由绩效考评办人员填入表1相应栏内并合计得分。5．第7项中的有关数据指标由医院相关部门于下月的10日前提供给医院绩效考评办公室。

21．某省三级甲等医院体检部卓越绩效定性指标测评表表 2

被考评者姓名		职　务		部　门	
考评者姓名		岗　位		部　门	

职能部门领导·定性指标·满意度测评内容				满 意 度 测 评 等 级				
一级 指标	三级定性指标 内容测评	本项 满分	方 式	卓 越	优 秀	良 好	一 般	得 分
1 **领导作用** **执行能力**	1.1 a.领导能力和管理能力	40	定性		40	32	24	
	1.1 b.独立分析和解决问题能力	20	定性		20	16	12	
	1.1 c.开拓院外体检市场能力	30	定性		30	24	18	
	1.2.a 体检部员工执行力	30	定性		30	24	18	
	（定量指标在表 3 测评，因此不用对定量指标打分）							
2 **过程管理**	2.1 b.被体检单位或个人咨询	20	定性		20	16	12	
	2.2 b.协调科室每周体检安排	40	定性		40	32	24	
	2.4 b.临时性工作安排好	10	定性		10	8	6	
3 **岗位工作** **卓越服务**	3.1 a.爱岗敬业、廉洁奉公	25	定性		25	20	15	
	3.1 b.解决因体检而引发的投诉	20	定性		20	16	12	
	3.2 b.体检部员工卓越服务	20	定性		20	16	12	
	（定量指标在表 3 测评，因此不用对定量指标打分）							
4 **团队管理**	4.1a.精诚团结、维护医院形象	20	定性		20	16	12	
	（定量指标在表 3 测评，因此不用对定量指标打分）							
	4.2.a.有效沟通临床医技科室	30	定性		30	24	18	
5 **社会责任** **相关工作**	5.1 a.社会责任、医院责任感	10	定性		10	8	6	
	5.1 b.体检人隐私保密	10	定性		10	8	6	
	（定量指标在表 3 测评，因此不用对定量指标打分）							
6 **科室满意**	医院领导、全院临床科室、医技科室主任、护士长、职能部门科长、主任、部长的满意度	160	定性		160	128	96	
7 **业绩结果**	（第 7 项指标都是定量指标,业绩结果 160 分,如门诊患者就诊数、出院患者数、医疗毛收入等由医院相关部门于下月 10 日前提供数据，在此表不用打分）							

考核者签字		日　期		复核者		日　期	

本表说明：本表 2 是**体检部定性指标**考评表，由全院中层以上领导干部来考评，每一项指标满意度考评分 4 个等级：卓越、优秀、良好、一般。**1. "卓越"**指出色地完成本部门各项工作，没有任何差错，领导和群众全满意，一般有特殊贡献需要加分才能达到卓越等级。特殊贡献指①高档次的科研成果；②国际"SCI"的重要文章；③成功预防、处理医院、科室重大政治、行政、医疗风险、危机事件并得到医院认同者；④获得全国、区域、自治区、学校、医院荣誉称号者；⑤业务、技术、服务革新经医院评定突出者；⑥教学、带教学生成绩突出被学校发文表彰等，具体增加分值由医院研究；**2. "优秀"**是该考评项考评分值的满分，科室领导、员工只要努力工作，完成岗位任务，没有差错，得满分；**3. "良好"**较优秀分数少，一般是优秀分值的 80%；**4. "一般"**较良好分数少，一般是优秀分值的 60%；**5.** 医院中层以上领导干部每月利用有关会议直接在本表满意程度栏内的"**得分**"的空格内填上自己认为合适数据就是被考评科室的该项得分。最后由医院绩效考核办合计本表总分是被考评科室的定性得分。

本表定性指标满分	**满分：485 分**	**定性指标最后得分**	

21. 某省三级甲等医院体检部卓越绩效定量指标测评表表3

一级指标 （分值）	权重%	二级指标 考评内容	分值	三级指标 考评内容	分值	绩效考评 扣分细则	得分
1 领导作用 （150分）	3	1.2 工作计划	30	b.有年度、月度体检工作计划	30	有年度、月度计划得满分，无年度计划扣5分，无月度计划扣5分，见计划表	
2 过程管理 工作质量 （280分）	19	2.1 工作流程	20	2.1 a.体检部工作流程完善	20	有体检部工作流程得满分，少1项工作流程扣1分，见流程表	
		2.2 服务措施	50	2.2 a.落实体检便民服务措施	50	落实体检便民服务措施得满意，1项措施不落实扣5分	
		2.3 工作质量	100	a.保证体检质量无投诉	60	保证体检质量无投诉得满分，1次达不到要求扣10分，投诉1次扣20分	
				b.合理控制体检部办公成本	20	与去年同月办公成本相同得满分，增加办公成本1%扣2分	
				c.消毒隔离防止感染有措施	20	消毒隔离防止感染有措施得满分，措施不到位1次扣5分	
		2.4 软件管理	20	a.体检部的软硬件设施完好	20	体检部的软硬件设施完善满分，影响体检1次扣5分	
3 岗位工作	2.5	3.2 结果公正	25	a.体检业务的结算审核公正	25	体检业务的结论审核公正满分，1次不公正扣20分	
4 团队管理 （120分）	7	4.1 团队管理	30	b.按规定组织体检部学习	30	按照规定组织本科人员参加医院、科室的学习满分，1次组织不好扣10分	
		4.2 体检准备	40	b.体检前工作准备充分	40	体检前工作准备充分得满分，科室坐诊医师因准备不好1次扣3分	
5 社会责任 （40分）	4	5.1 及时结账	20	b.体检结束后结账及时准确	20	体检结束后结账及时准确满分，1次不及时扣5分	
		5.2 档案管理	20	a.体检档案管理达到要求	20	体检档案管理达到要求得满分，丢失1人次体检结果扣5分	
7 业绩结果 （160分）	16	7.1 医院患者结果	50	a.全院当月门诊就诊患者量	25	患者达到去年同期平均上升幅度满分，下降1%扣2分，上升1%加0.5分	
				b.全院当月住院患者出院量	25	患者达到去年同期平均上升幅度满分，下降1%扣2分，上升1%加0.5分	
		7.2 医疗质量结果	50	a.全院当月医疗质量达到要求	25	医疗质量达到去年同期水平满分，下降1%扣2分，上升1%加0.5分	
				b.全院当月医院安全无事故	25	全院当月安全无事故得满分，经过权威部门鉴定的政治、行政、医疗一等事故扣25分，二等事故扣20分，三等事故扣10分	
		7.3 医院财务结果	60	当月医疗毛收入同上年度同月增加或减少比较	60	全院当月医疗毛收入达到去年同月收入平均上升幅度得满分，下降1%扣2分，上升2%加1分	
部门：		本表定量指标满分		满分：515分		定量指标合计得分	

说明：此表一级指标分值为该项的全部分值，权重指定量指标在一级指标中的比例。

22. 某省三级甲等医院病案信息管理科卓越绩效考评标准测评表表 1

一级指标 （分值）	权重 %	二级指标		三级指标		得分	考核方式
		考评内容	分值	考评内容	分值		
1 **领导力** **执行力** **（150分）**	15	1.1 领导力 独立工作能力 制度建设	90	a.领导能力与管理能力	40		**定性**
				b.独立分析和解决问题能力	20		**定性**
				c.建立健全科室管理制度	30		**定性**
		1.2 执行力 工作计划	60	a.信息管理科员工执行力	30		**定性**
				b.有年度月度科室计划	30		定量
2 **过程管理** **质量管理** **（300分）**	30	2.1 工作流程 病案归档	70	a.信息管理科工作流程完善	30		定量
				b.按时完成病案收集、编码、扫描 存储和归档工作	40		**定性**
		2.2 工作数量 成本管理	90	a.患者日报表准确无误	40		定量
				b.按规定上报医疗统计信息	30		定量
				c.合理控制本科室办公成本	20		定量
		2.3 工作质量	120	a.按时完成病案信息分析统计及 终末质量检查工作	50		定量
				b.病案管理安全无丢失	30		定量
				c.病案管理，符合质量要求	40		**定性**
		2.4 软硬件管理	20	医院的信息软硬件管理好	20		**定性**
3 **职业道德** **岗位工作** **（90分）**	9	3.1 廉洁奉公 编码准确	40	a.爱岗敬业、廉洁奉公	20		**定性**
				b.病案编码准确，查询无误	20		**定性**
		3.2 结论公正 信息报告	50	a.及时维护保证网络畅通	20		**定性**
				b.周二向院领导报告上周主要医 疗信息	30		定量
4 **团队管理** **（80分）**	8	4.1 团队精神	50	a.精诚团结、维护医院形象	20		**定性**
				b.按规定组织科室人员学习	30		定量
		4.2 有效沟通	30	有效沟通临床医技科室	30		**定性**
5 **社会责任** **（60分）**	6	5.1 社会责任	60	a.社会责任、医院责任感	10		**定性**
				b.月报表在次月10日前送达相关 管理部门和医院领导	50		定量
6 **科室满意** **（160分）**	16	医院领导、各科室、部门对测评院办总体满意度	160	医院领导、全院临床、医技科室主任、护士长、职能部门领导满意度	160		**定性**
7 **业绩结果** **（160分）**	16	7.1 医院患者结果	50	a.全院当月门诊就诊患者量	25		定量
				b.全院当月住院患者出院量	25		定量
		7.2 医疗质量结果	50	a.当月医疗质量达到要求	25		定量
				b.当月医院安全无事故	25		定量
		7.3 财务结果	60	当月医疗毛收入较上月增减情况	60		定量
部门：		**绩效考评满分**	**1000分**	**最后定量指标和定性指标合计得分**			

注：1. 本表由医院绩效考评办人员负责测评。2. 定量指标由医院绩效考评办人员直接到病案信息管理科检查打分，并记录在表3得分栏内。3. 定性指标由中层领导以上干部在表2的满意度测评栏内打分。4. 定性与定量指标测评完后的分值结果由绩效考评办人员填入表1相应栏内并合计得分。5. 第7项中的有关数据指标由医院相关部门于下月的10日前提供给医院绩效考评办公室。

22. 某省三级甲等医院病案信息管理科卓越绩效定性指标测评表表2

被考评者姓名		职务			部门			
考评者姓名		岗位			部门			
职能部门领导·定性指标·满意度测评内容					满意度测评等级			
一级指标	三级定性指标内容测评	本项满分	方式	卓越	优秀	良好	一般	得分
1 领导作用执行能力	1.1 a.领导能力和管理能力	40	定性		40	32	25	
	1.1 b.独立分析和解决问题能力	20	定性		20	16	12	
	1.1 c.建立健全科室管理制度	30	定性		30	24	18	
	1.2.a 信息管理科员工执行力	30	定性		30	24	18	
	（定量指标在表3测评，因此不用对定量指标打分）							
2 过程管理	2.1 b.按时完成病案收集、编码	40	定性		40	32	24	
	2.3 c.病案管理，符合质量要求	40	定性		40	32	24	
	2.4 医院的信息软硬件管理好	20	定性		20	16	12	
3 岗位工作网络畅通	3.1 a.爱岗敬业、廉洁奉公	20	定性		20	16	12	
	3.1 b.病案编码准确，查询无误	20	定性		20	16	12	
	3.2 a.及时维护保证网络畅通	20	定性		20	16	12	
	（定量指标在表3测评，因此不用对定量指标打分）							
4 团队管理	4.1a.精诚团结、维护医院形象	20	定性		20	16	12	
	（定量指标在表3测评，因此不用对定量指标打分）							
	4.2 有效沟通临床医技科室	30	定性		30	24	18	
5 社会责任相关工作	5.1 a.社会责任、医院责任感	10	定性		10	8	7	
	（定量指标在表3测评，因此不用对定量指标打分）							
6 科室满意	医院领导、全院临床科室、医技科室主任、护士长、职能部门科长、主任、部长的满意度	160	定性		160	128	96	
7 业绩结果	（第7项指标都是定量指标,业绩结果160分,如门诊患者就诊数、出院患者数、医疗毛收入等由医院相关部门于下月10日前提供数据，在此表不用打分）							
考核者签字		日期		复核者		日期		

本表说明：本表2是**病案信息管理科定性指标**考评表，由全院中层以上领导干部来考评，每一项指标满意度考评分4个等级：卓越、优秀、良好、一般。**1."卓越"**指出色地完成本部门各项工作，没有任何差错，领导和群众全满意，一般有特殊贡献需要加分才能达到卓越等级。特殊贡献指①高档次的科研成果；②国际"SCI"的重要文章；③成功预防、处理医院、科室重大政治、行政、医疗风险、危机事件并得到医院认同者；④获得全国、区域、自治区、学校、医院荣誉称号者；⑤业务、技术、服务革新经医院评定突出者；⑥教学、带教学生成绩突出被学校发文表彰等，具体增加分值由医院研究；**2."优秀"**是该考评项考评分值的满分，科室领导、员工只要努力工作，完成岗位任务，没有差错，得满分；**3."良好"**较优秀分数少，一般是优秀分值的80%；**4."一般"**较良好分数少，一般是优秀分值的60%；**5.**医院中层以上领导干部每月利用有关会议直接在本表满意程度栏内的**"得分"**的空格内填上自己认为合适数据就是被考评科室的该项得分。最后由医院绩效考核办合计本表总分是被考评科室的定性得分。

本表定性指标满分	满分：500分	定性指标最后得分	

22. 某省三级甲等医院病案信息管理科卓越绩效定量指标测评表表3

一级指标 （分值）	权重%	二级指标		三级指标		绩效考评	得分
		考评 内容	分值	考评 内容	分值	扣分细则	
1 领导作用 （150分）	3	1.2 工作计划	30	b.有年度、月度科室工作计划	30	有年度、月度计划得满分，无年度计划扣5分，无月度计划扣5分，见计划表	
2 过程管理 工作质量 （280分）	20	2.1 工作流程	30	a.信息管理科工作流程完善	30	有信息管理科工作流程得满分，少1项工作流程扣2分，见流程表	
		2.2 日报管理	90	a.患者日报表准确无误	40	患者日报表准确无误得满意，1日不正确扣5分，1日不报扣20分	
				b.按规定上报医疗统计信息	30	按规定上报医疗统计信息得满分，不按规定日期上报，延长半日扣20分	
				c.合理控制科室办公成本	20	与去年同月办公成本相同得满分，增加办公成本1%扣2分	
		2.3 工作质量	50	a.按时完成病案分析统计及终末质量检查工作	50	按时完成病案分析统计及终末质量检查工作得满分，不按时1次扣5分	
			30	b.病案管理安全无丢失	30	病案管理安全无丢失得满分，丢1分病例扣20分	
3 岗位工作 （90分）	3	3.2 上报领导	30	b.周二向院领导报告上周主要医疗信息	30	周二向院领导报告上周主要医疗信息满分，1次不按时扣5分	
4 团队管理 （120分）	3	4.1 科室学习	30	b.按规定组织体检部学习	30	按照规定组织本科人员参加医院、科室的学习、培训活动满分，1次组织不学习扣10分	
5 社会责任 （40分）	5	5.1 报表及时	50	b.月报表次月10日前送相关部门医院领导	50	月报表次月10日前送相关部门医院领导满分，推迟半日扣5分	
7 业绩结果 （160分）	16	7.1 医院患者结果	50	a.全院当月门诊就诊患者量	25	患者达到去年同期平均上升幅度满分，下降1%扣2分，上升1%加0.5分	
				b.全院当月住院患者出院量	25	患者达到去年同期平均上升幅度满分，下降1%扣2分，上升1%加0.5分	
		7.2 医疗质量结果	50	a.全院当月医疗质量达到要求	25	医疗质量达到去年同期水平满分，下降1%扣2分，上升1%加0.5分	
				b.全院当月医院安全无事故	25	全院当月安全无事故得满分，经过权威部门鉴定的政治、行政、医疗一等事故扣25分，二等事故扣20分，三等事故扣10分	
		7.3 医院财务结果	60	当月医疗毛收入同上年度同月增加或减少比较	60	全院当月医疗毛收入达到去年同月收入平均上升幅度得满分，下降1%扣2分，上升2%加1分	
部门：		本表定量指标满分		满分：500分		定量指标合计得分	

说明：此表一级指标分值为该项的全部分值，权重指定量指标在一级指标中的比例。

附6：某市三级甲等医院以职能部门（机关）为单位的员工卓越绩效考评标准

1. 某三等甲级教学医院办公室员工卓越绩效考评标准测评表表1

一级指标（分值）	权重%	二级指标		三级指标		得分	考评方式
		考评内容	分值	考评内容	分值		
1 工作能力 执行能力 （70分）	7	1.1 岗位工作能力 任务执行能力	40	a.岗位独立工作能力	20		定性
				b.各项任务执行能力	10		定性
				c.按照规定完成岗位职责工作	10		定性
		1.2 岗位知识要求 岗位技能要求	30	a.掌握岗位全部工作知识	10		定性
				b.熟练并精通岗位业务操作技能	20		定性
2 过程管理 工作质量 工作数量 （560分）	56	2.1 流程优化	60	按工作流程规范操作	60		定量
		2.2 工作数量 工作质量	300	a.岗位工作目标、数量按时完成	100		定量
				b.人财物数据等信息提供准确	50		定量
				c.院周会前工作准备充分	50		定量
				d.岗位各项工作质量达到要求	100		定量
		2.3 工作效率	60	岗位职责工作任务效率高	60		定性
		2.4 服从领导	70	a.服从本科室主任领导与指挥	40		定性
				b.完成好领导交办的临时任务	30		定性
		2.5 劳动纪律 仪容礼貌	70	a.无迟到、早退、旷工	40		定量
				b.仪容与礼貌符合要求	30		定性
3 职业素质 （80分）	8	3.1 职业道德 行为规范	40	a.爱岗敬业、忠于职守	20		定性
				b.处理日常事务达到岗位要求	20		定量
		3.2 廉政建设	40	a.廉洁奉公、办事公道	20		定性
				b.热情接待院内外客人	20		定性
4 团队精神 有效沟通 （70分）	7	4.1 团队精神	30	a.团结同志、精神面貌好	10		定性
				b.维护医院科室形象和荣誉	10		定性
				c.积极参加医院科室各项活动	10		定量
		4.2 宣传工作 有效沟通	30	a.各种宣传新闻工作及时有效	10		定量
				b.有效沟通部门临床医技科室	10		定性
				c.在医院人际关系和谐	10		定性
		4.3 学习与创新	10	持续学习新知识与创新能力	10		定性
5 社会责任 （40分）	4	5.1 社会责任	20	有良好的社会与医院责任感	20		定性
		5.2 公益活动	10	热心公益活动	10		定量
		5.3 以人为本	10	以顾客为本思想明确	10		定性
6 环境意识 （30分）	3	6.1 环境意识	10	维护办公和医院工作环境	10		定性
		6.2 低碳工作意识	10	低碳工作意识	10		定性
		6.3 资源节约	10	资源、岗位工作成本节约	10		定量
7 满意测评 持续改进 （150分）	15	7.1 满意测评	40	相关人员对员工工作满意度	40		定性
		7.2 问题投诉	40	a.岗位工作无投诉	30		定量
				b.有问题投诉记录	10		定量
		7.3 问题纠正	20	认识到绩效考核中存在不足	20		定性
		7.4 持续改进	50	有绩效考评持续改进计划	50		定量
被考评者		绩效考评标准分	1000 分	最后定量和定性指标总得分			

1．某三等甲级教学医院办公室员工卓越绩效考评标准测评表表2

被考评者姓名		岗　位		部　门			
考评者姓名		岗　位		部　门			

职能部门领导·定性指标·满意度测评内容				满　意　度　测　评　等　级			
一级指标	三级定性指标内容测评	本项满分	方式	卓越	优秀	良好	一般	得分

一级指标	三级定性指标内容测评	本项满分	方式	卓越	优秀	良好	一般	得分
1 工作能力 执行能力	1.1 a.岗位独立工作能力	20	定性		20	16	12	
	1.1 b.各项任务执行能力	10	定性		10	8	6	
	1.1 c.按照规定完成岗位职责工作	10	定性		10	8	6	
	1.2 a.掌握岗位全部工作知识	10	定性		10	8	6	
	1.2 b.熟练并精通岗位业务操作技能	20	定性		20	16	12	
2 过程管理 工作质量	2.3 a.岗位职责工作任务效率高	60	定性		60	48	36	
	2.4 a.服从本科室主任领导与指挥	40	定性		40	32	24	
	2.4 b.完成好领导交办的临时任务	30	定性		30	24	18	
	2.5 b.仪容与礼貌符合要求	30	定性		30	24	18	
3 职业素质	3.1 a.爱岗敬业、忠于职守	20	定性		20	16	12	
	3.2 a.廉洁奉公、办事公道	20	定性		20	16	12	
	3.2 b.热情接待院内外客人	20	定性		20	16	12	
	（定量指标在表3测评，因此不用对定量指标打分）							
4 团队精神 有效沟通	4.1 a.团结同志、精神面貌好	10	定性		10	8	6	
	4.1 维护医院科室形象和荣誉	10	定性		10	8	6	
	4.2 b.有效沟通部门临床医技科室	10	定性		10	8	6	
	4.2 c.在医院人际关系和谐	10	定性		10	8	6	
	4.3 持续学习新知识与创新能力	10	定性		10	8	6	
5 社会责任	5.1 有良好的社会与医院责任感	20	定性		20	16	12	
	5.2 以顾客为本思想明确	10	定性		10	8	6	
	（定量指标在表3测评，因此不用对定量指标打分）							
6 环境意识	6.1 维护办公和医院工作环境	10	定性		10	8	6	
	6.2 低碳工作意识	10	定性		10	8	6	
7 持续改进	7.1 相关人员对员工工作满意度	40			40	32	24	
	7.1 认识到绩效考核中存在不足	20	定性		20	16	12	

考核者签字		日　期		复核者		日　期	

说明：本表2为**医院办公室员工定性指标**测评表，由医院相关领导和本科室人员来测评，每一项指标满意度测评分4个等级：卓越、优秀、良好、一般。**1．"卓越"**指职能部门员工出色地完成本职岗位工作，没有任何差错，领导和群众**全满意**。另外又对医院做出特殊的"贡献"，特殊贡献指①高档次的科研成果；②国际"SCI"的重要文章；③成功预防、处理医院、科室政治、行政、医疗风险、危机事件并得到医院认同者；④获得医院、学校、自治区荣誉称号者；⑤业务、技术、服务革新经医院评定突出者；⑥教学、带教学生成绩突出者等。卓越的具体分值由医院研究后增加；**2．"优秀"**的分值是该测评表某项测评分值的满分，每位员工只要努力工作，完成岗位任务，没有差错，就应该得满分；**3．"良好"**较优秀分数少，分值为该项分值满分的80%；**4．"一般"**是测评表中某项指标分值满分的60%以上；**5．**本科室员工直接在满意程度栏内的**"得分"**的空格内填上自己认为合适数据就是被测评者的该项得分。

部门：	本表定性指标满分	450分	定性指标最后得分	

1．某三等甲级教学医院办公室员工卓越绩效考评标准测评表表3

一级指标 （分值）	权重 %	二级指标		三级指标		绩效考评	得分
		考评 内容	分值	考评 内容	分值	扣分细则	
2 过程管理 工作质量 工作数量 （560分）	44	2.1 工作流程	60	按岗位工作服务流程规范操作	60	按流程工作得满分，不按工作流程操作，每项工作扣5分	
		2.2 工作数量	340	a.岗位工作目标、数量按时完成	100	岗位工作目标、数量指标按时完成得满分，1项不按时完成扣10分	
				b.人财物数据等信息提供准确	50	人、财、物、数据等信息提供准确得满分，1项不正确扣5分，1次完不成扣10分	
				c.院周会前工作准备充分	50	院周会前工作准备充分满分，1项不按时完成扣10分	
				d.岗位各项工作质量达到要求	100	岗位各项工作质量达到要求满分，1项达不到扣5分	
		2.5 劳动纪律	40	a.无迟到、早退、旷工	40	无迟到早退旷工得满分，迟到早退1次扣5分，旷工1次扣20分	
3 职业素质	2	3 行为规范	20	b.处理日常事务达到岗位要求	20	处理日常事务达到要求满分，一事达不到要求扣5分	
4 团队精神 （100分）	2	4.1 团队精神	10	c.积极参加医院科室各项活动	10	积极参加医院科室各项活动得满分，少1次扣2分	
		4.1 宣传工作	10	a.各种宣传新闻工作及时有效	10	医院各种宣传、新闻工作及时有效得满分，1次达不到要求扣2分	
5 社会责任 （40分）	1	5.2 公益事业	10	热心公益活动	10	按照医院规定参加各种公益活动得满分，规定公益活动1次不参加扣5分	
6 环境意识 （30分）	1		10	资源、岗位工作成本节约	10	医院、科室资源、岗位工作成本节约得满分，1项工作不节约扣3分	
7 满意测评 持续改进 （150分）	9	7.2 问题投诉	40	a.岗位工作无投诉	30	岗位工作无投诉得满分，岗位工作有投诉，且与自己工作责任、态度有关系，1次投诉扣10分	
				b.有问题投诉记录	10	有问题投诉记录得满分，记录不全扣3分，无问题投诉记录扣5分	
		7.4 持续改进	50	有绩效考评持续改进计划增加或减少	50	有工作绩效考评后的工作持续改进计划得满分，绩效改进计划太简单扣5分，无绩效持续改进计划扣15分	
部门：		本表定量指标满分			550分	定量指标合计得分	

2. 某三等甲级教学医院人力资源部员工卓越绩效考评标准测评表表1

一级指标（分值）	权重%	二级指标 考评内容	分值	三级指标 考评内容	分值	得分	考评方式
1 工作能力 执行能力（80分）	8	1.1 岗位工作能力 任务执行能力	50	a.岗位独立工作综合能力	20		定性
				b.工作主动性、积极性	10		定性
				c.按照规定完成岗位职责工作	20		定性
		1.2 岗位知识要求 岗位技能要求	30	a.掌握岗位全部工作知识	10		定性
				b.熟练并精通岗位业务操作技能	20		定性
2 过程管理 工作数量 工作质量 工作效率（560分）	56	2.1 流程优化	80	a.有岗位工作流程	40		定量
				b.按工作流程规范操作	40		定量
		2.2 工作计划	100	a.有年度工作计划	50		定量
				b.有年度计划分解的月度计划	50		定量
		2.3 工作质量 工作数量	260	a.全院编制岗位工作按时完成	80		定性
				b.按计划做好职工调配工作	80		定量
				c.培训工作按计划进行	40		定量
				d.绩效考核工作按规定进行	60		定量
		2.4 工作效率	60	岗位职责工作效率	60		定量
		2.5 服从领导	60	a.服从本科科长领导与指挥	30		定性
				b.完成好领导交办的临时任务	30		定性
3 职业素质（70分）	7	3.1 职业道德 行为规范	40	a.态度热情、服务周到	10		定性
				b.举止文明、礼貌待人	10		定性
				c.诚实守信、办事公道	20		定性
		3.2 劳动纪律 仪容礼貌	30	a.遵守劳动纪律	20		定性
				b.仪容与礼貌符合要求	10		定性
4 团队精神 有效沟通（70分）	7	4.1 团队精神	50	a.维护医院、科室形象和荣誉	10		定性
				b.团结同事、精神面貌好	10		定性
				c.积极参加医院组织各项活动	20		定量
				d.积极参加科室组织各项活动	10		定量
		4.2 有效沟通	20	a.与相关岗位人员沟通好	10		定量
				b.语言表达能力强，上情下达好	10		定性
5 社会责任（40分）	4	5.1 社会责任	20	有良好的社会与医院责任感	20		定性
		5.2 公益活动	10	热心公益活动	10		定量
		5.3 以人为本	10	以患者为本思想明确	10		定性
6 环境意识（30分）	3	6.1 环境意识	10	维护办公和医院工作环境	10		定性
		6.2 低碳工作意识	10	低碳工作意识	10		定性
		6.3 资源节约	10	资源、岗位工作成本节约	10		定量
7 满意测评 持续改进（150分）	15	7.1 满意测评	40	相关人员对员工工作满意度	40		定性
		7.2 问题投诉	40	a.岗位工作无投诉	30		定量
				b.有问题投诉记录	10		定量
		7.3 问题纠正	20	认识到绩效考核中存在不足	20		定性
		7.4 持续改进	50	有绩效考评持续改进计划	50		定量
被考评者		绩效考评标准分	1000 分	最后定量和定性指标总得分			

2. 某三等甲级教学医院人力资源部员工卓越绩效考评标准测评表表2

被考评者姓名		岗位		部门			
考评者姓名		岗位		部门			

职能部门领导·定性指标·满意度测评内容				满 意 度 测 评 等 级			
一级 指标	三级定性指标 内容测评	本项 满分	方式	卓越	优秀	良好	一般	得分

一级指标	三级定性指标内容测评	本项满分	方式	卓越	优秀	良好	一般	得分
1 工作能力 执行能力	1.1 a.岗位独立工作能力	20	定性		20	16	12	
	1.1 b.各项任务执行能力	10	定性		10	8	6	
	1.1 c.按照规定完成岗位职责工作	20	定性		20	16	12	
	1.2 a.掌握岗位全部工作知识	10	定性		10	8	6	
	1.2 b.熟练并精通岗位业务操作技能	20	定性		20	16	12	
2 过程管理 工作质量	2.3 a.全院编制岗位工作按时完成	80	定性		80	64	48	
	（定量指标在表3测评，因此不用对定量指标打分）							
	2.5 a.服从本科科长领导与指挥	30	定性		30	24	18	
	2.5 b.完成好领导交办的临时任务	30	定性		30	24	18	
3 职业道德 行风行规	3.1 a.态度热情、服务周到	10	定性		10	8	6	
	3.1 b.举止文明、礼貌待人	10	定性		10	8	6	
	3.1 c.诚实守信、办事公道	20	定性		20	16	12	
	3.2 a.遵守劳动纪律	20	定性		20	16	12	
	3.2 b.仪容与礼貌符合要求	10	定性		10	8	6	
4 团队精神 有效沟通	4.1 a.维护医院、科室形象和荣誉	10	定性		10	8	6	
	4.1 b.团结同事、精神面貌好	10	定性		10	8	6	
	4.2 b.语言表达能力强上情下达信息	10	定性		10	8	6	
	（定量指标在表3测评，因此不用对定量指标打分）							
5 社会责任	5.1 a.有良好的社与医院责任感	20	定性		20	16	12	
	5.3 以患者为本思想明确	10	定性		20	8	6	
	（定量指标在表3测评，因此不用对定量指标打分）							
6 环境意识	6.1 维护办公和医院工作环境	10	定性		10	8	6	
	6.2 低碳工作意识	10	定性		10	8	6	
	（定量指标在表3测评，因此不用对定量指标打分）							
7 持续改进	7.1 相关人员对员工工作满意度	40	定性		40	32	24	
	7.3 认识到绩效考核中存在不足	20	定性		20	16	12	

考核者签字		日 期		复核者		日 期		

说明： 本表2为**人力资源部员工定性指标**测评表，由医院相关领导和本科室人员来测评，每一项指标满意度测评分4个等级：卓越、优秀、良好、一般。**1.** "**卓越**"指职能部门员工出色地完成本职岗位工作，没有任何差错，领导和群众**全满意**。另外又对医院做出特殊的"贡献"，特殊贡献指①高档次的科研成果；②国际"SCI"的重要文章；③成功预防、处理医院、科室政治、行政、医疗风险、危机事件并得到医院认同者；④获得医院、学校、自治区荣誉称号者；⑤业务、技术、服务革新经医院评定突出者；⑥教学、带教学生成绩突出者等。卓越的具体分值由医院研究后增加；**2.** "**优秀**"的分值是该测评表某项测评分值的满分，每位员工只要努力工作，完成岗位任务，没有差错，就应该得满分；**3.** "**良好**"较优秀分数少，分值为该项分值满分的80%；**4.** "**一般**"是测评表中某项指标分值满分的60%以上；**5.** 本科室员工直接在满意程度栏内的"**得分**"的空格内填上自己认为合适数据就是被测评者的该项得分。

部门：	本表定性指标满分	430分	定性指标最后得分	

2．某三等甲级教学医院组织人事科员工卓越绩效考评标准测评表表 3

一级指标 （分值）	权重 %	二级指标		三级指标		绩效考评	得分
		考评 内容	分值	考评 内容	分值	扣分细则	
2 **过程管理** **工作数量** **工作质量** **工作效率** （560 分）	42	2.1 工作流程	80	a.有岗位工作流程	40	有岗位工作流程满分，少 1 项工作流程扣 5 分，没有流程扣 30 分	
				b.按工作流程规范操作	40	按工作流程规范操作得满分，1 项工作不按照流程操作扣 5 分	
		2.2 工作计划	100	a.有年度工作计划	50	有年度工作计划得满分，没有年度工作计划扣 30 分	
				b.有年度计划分解的月度计划	50	有年度计划分解的月度计划得满分，无月度工作计划扣 30 分	
		2.3 工作质量 工作数量	180	b.按计划做好职工调配工作	80	院编制工作按时完成得满分，不按照时间完成，推迟 1 天扣 2 分	
				c.培训工作按计划进行	40	按计划做好职工调配工作得满分，差错 1 人次扣 5 分	
				d.绩效考核工作按规定进行	60	医院绩效考核工作按规定进行得满分，不按规定扣 10 分，发放绩效奖金，推迟 1 天扣 5 分	
		2.4 工作效率	60	岗位职责工作效率	60	达到岗位职责工作效率满分，降低 1%扣 2 分	
4 **团队精神** **有效沟通** （70 分）	4	4.1 团队精神	30	c.积极参加医院组织各项活动	20	积极参加医院各项活动得满分，少 1 次扣 2 分	
				d.积极参加科室组织各项活动	10	积极参加科室各项活动得满分，少 1 次扣 2 分	
		4.2 公关能力	10	a.与相关岗位人员沟通好	10	语言表达能力强，上下信息畅通得满分，1 次达不到要求扣 2 分	
5 **社会责任** （40 分）	1	5 社会责任	10	5.2 热心公益活动	10	热心公益活动满分，不按照医院安排时间参加公益活动，1 次扣 5 分	
6 **环境意识** （30 分）	1	6 资源节约	10	6.3 资源、岗位工作成本节约	10	医院、科室工作资源、岗位工作成本与上年度相同得满分，不符合要求 1 次扣 5 分	
7 **满意测评** **持续改进** （150 分）	9	7.2 问题投诉	40	a.岗位工作无投诉	30	本人岗位工作无投诉得满分，岗位工作有 1 人次投诉扣 10 分（有效投诉）	
				b.有问题投诉记录	10	有岗位工作问题投诉记录得满分，记录不全扣 3 分，没有记录扣 5 分	
		7.4 持续改进	50	有绩效考评持续改进计划	50	有工作绩效考评后的工作持续改进计划得满分，绩效改进计划太简单扣 5 分，无绩效持续改进计划扣 15 分	
部门：		**本表定量指标满分**			**570 分**	**定量指标合计得分**	

3. 某三等甲级教学医院医德医风办公室员工卓越绩效考评标准测评表表1

一级指标 （分值）	权重%	二级指标		三级指标		得分	考评方式
		考评内容	分值	考评内容	分值		
1 工作能力 执行能力 （70分）	7	1.1 岗位工作能力 任务执行能力	40	a.岗位独立工作能力	20		定性
				b.各项任务执行能力	10		定性
				c.按照规定完成岗位职责工作	10		定性
		1.2 岗位知识要求 岗位技能要求	30	a.掌握岗位全部工作知识	10		定性
				b.熟练并精通岗位业务操作技能	20		定性
2 过程管理 工作数量 工作质量 工作效率 (560分)	56	2.1 流程优化	60	按工作流程规范操作	60		定量
		2.2 工作数量	150	a.建立健全各项管理制度	80		定量
				b.进行医风教育考核鉴定工作	70		定量
		2.3 工作质量	200	a.岗位各项工作质量达到要求	60		定量
				b.合理控制办公成本	70		定量
				c.医院设备药品招标监督工作	70		定量
		2.4 投诉处理	80	调查处理医德医风投诉，协调涉及 多个部门的投诉处理工作	80		定性
		2.5 信件处理	70	a.信访投诉案件处理及时	30		定性
				b.纪检工作满意	40		定性
3 职业素质 （80分）	8	3.1 职业道德 行为规范	50	a.按规定时间检查医德医风	10		定量
				b.医德医风发生率保持稳定	10		定量
				c.廉洁奉公、办事公道	20		定性
				d.纪委监察工作处理案件及时	10		定性
		3.2 劳动纪律 仪容礼貌	30	a.遵守纪律无迟到、早退、旷工	20		定量
				b.仪容与礼貌符合要求	10		定性
4 团队精神 有效沟通 （70分）	7	4.1 团队精神	50	a.维护医院、科室形象和荣誉	20		定性
				b.团结同事、精神面貌好	10		定性
				c.积极参加医院组织各项活动	10		定量
				d.积极参加科室组织各项活动	10		定量
		4.2 有效沟通	20	a.与相关岗位人员沟通好	10		定量
				b.精通专业，勤奋好学有创新精神	10		定性
5 社会责任 （40分）	4	5.1 社会责任	20	有良好的社会与医院责任感	20		定性
		5.2 公益活动	10	热心公益活动	10		定量
		5.3 工作责任	10	责任心强，主动承担任务	10		定性
6 环境意识 （30分）	3	6.1 环境意识	10	维护办公和医院工作环境	10		定性
		6.2 低碳工作意识	10	低碳工作意识	10		定性
		6.3 资源节约	10	资源、岗位工作成本节约	10		定量
7 满意测评 持续改进 （150分）	15	7.1 满意测评	40	相关人员对员工工作满意度	40		定性
		7.2 问题投诉	40	a.岗位工作无投诉	30		定量
				b.有问题投诉记录	10		定量
		7.3 问题纠正	20	认识到绩效考核中存在不足	20		定性
		7.4 持续改进	50	有绩效考评持续改进计划	50		定量
被考评者		绩效考评标准分	1000分	最后定量和定性指标总得分			

3. 某三等甲级教学医院医德医风办公室员工卓越绩效考评标准测评表表 2

被考评者姓名		岗位			部门	
考评者姓名		岗位			部门	

职能部门领导·定性指标·满意度测评内容				满 意 度 测 评 等 级				
一级指标	三级定性指标 内容测评	本项满分	方式	卓越	优秀	良好	一般	得分
1 工作能力 执行能力	1.1 a.岗位独立工作能力	20	定性		20	16	12	
	1.1 b.各项任务执行能力	10	定性		10	8	6	
	1.1 c.按照规定完成岗位职责工作	10	定性		10	8	6	
	1.2 a.掌握岗位全部工作知识	10	定性		10	8	6	
	1.2 b.熟练并精通岗位业务操作技能	20	定性		20	16	12	
2 过程管理 工作质量	2.3 a.岗位各项工作质量达到要求	60	定性		60	48	36	
	调查处理医德医风投诉，协调涉及多个部门的投诉处理工作	80	定性		80	64	48	
	2.5a.信访投诉案件处理及时	30	定性		30	24	18	
	2.5 b.纪检工作满意	40	定性		40	32	24	
3 职业素质	3.1 c.廉洁奉公、办事公道	20	定性		20	16	12	
	3.1 d.纪委监察工作处理案件及时	10	定性		10	8	6	
	3.2 b.仪容与礼貌符合要求	10	定性		10	8	6	
	（定量指标在表 3 测评，因此不用对定量指标打分）							
4 团队精神 有效沟通	4.1 a.维护医院、科室形象和荣誉	20	定性		20	16	12	
	4.1 b.团结同事、精神面貌好	10	定性		10	8	6	
	4.2 b. 精通专业勤奋好学有创新精神	10	定性		10	8	6	
	（定量指标在表 3 测评，因此不用对定量指标打分）							
5 社会责任	5.1 a.有良好的社会与医院责任感	20	定性		20	16	12	
	5.3 责任心强，主动承担任务	10	定性		10	8	6	
	（定量指标在表 3 测评，因此不用对定量指标打分）							
6 环境意识	6.1 维护办公和医院工作环境	10	定性		10	8	6	
	6.2 低碳工作意识	10	定性		10	8	6	
	（定量指标在表 3 测评，因此不用对定量指标打分）							
7 持续改进	7.1 相关人员对员工工作满意度	40	定性		40	32	24	
	7.3 认识到绩效考核中存在不足	20	定性		20	16	12	
考核者签字		日 期		复核者		日 期		

说明：本表 2 为**医德医风办公室员工定性指标**测评表，由医院相关领导和本科室人员来测评，每一项指标满意度测评分 4 个等级：卓越、优秀、良好、一般。**1.** "**卓越**"指职能部门员工出色地完成本职岗位工作，没有任何差错，领导和群众**全满意**。另外又对医院做出特殊的"贡献"，特殊贡献指①高档次的科研成果；②国际"SCI"的重要文章；③成功预防、处理医院、科室政治、行政、医疗风险、危机事件并得到医院认同者；④获得医院、学校、自治区荣誉称号者；⑤业务、技术、服务革新经医院评定突出者；⑥教学、带教学生成绩突出者等。卓越的具体分值由医院研究后增加；**2.** "**优秀**"的分值是该测评表某项测评分值的满分，每位员工只要努力工作，完成岗位任务，没有差错，就应该得满分；**3.** "**良好**"较优秀分数少，分值为该项分值满分的 80%；**4.** "**一般**"是测评表中某项指标分值满分的 60%以上；**5.** 本科室员工直接在满意程度栏内的"**得分**"的空格内填上自己认为合适数据就是被测评者的该项得分。

部门：		本表定性指标满分	470 分	定性指标最后得分	

3. 某三等甲级教学医院医德医风办公室员工卓越绩效考评标准测评表表3

一级指标 （分值）	权重%	二级指标		三级指标		绩效考评	得分
		考评 内容	分值	考评 内容	分值	扣分细则	
2 **过程管理** **工作质量** **（560分）**	35	2.1 工作流程	60	按岗位工作服务流程规范操作	60	有流程按工作流程操作得满分，不按流程规范操作，每项扣5分，少1项流程扣10分	
		2.2 工作数量	150	a.建立健全各项管理制度	80	建立健全各项管理制度得满分，少1项制度扣5分	
				b.进行医风教育考核鉴定工作	70	进行医德教育并与有制度得满分，处理流程不规范扣5分	
		2.3 工作质量	140	b.合理使用和控制办公成本	70	与去年同月办公成本相同得满分，增加办公成本1%扣2分	
				c.医院设备药品招标监督工作	70	工作无投诉得满分，有投诉1次扣5分（有效投诉）	
3 **职业素质** **（80分）**	4	3.1 职业道德 行为规范	20	a.按规定时间检查医德医风	10	按规定时间检查医德医风满分，少1次扣2分	
				b.医德医风发生率保持稳定	10	医德医风发生率保持稳定满分，与去年比增加1起扣2分	
		3.2 劳动纪律	20	a.遵守纪律无迟到、早退、旷工	20	遵守纪律无迟到、早退、旷工满分，迟到、早退1次扣2分，矿工1次扣10分	
4 **团队精神** **有效沟通** **（70分）**	3	4.1 团队精神	20	c.积极参加医院组织各项活动	10	积极参加医院各项活动得满分，少1次扣2分	
				d.积极参加科室组织各项活动	10	积极参加科室各项活动得满分，少1次扣2分	
		4.2 有效沟通	10	a.与相关岗位人员沟通好	10	与相关岗位人员沟通好满分，与科室有矛盾1次扣2分	
5 **社会责任** **（40分）**	1	5.2 公益活动	10	热心公益活动	10	热心公益活动得满分，不按照医院安排时间参加公益活动，少1次扣5分	
6 **环境意识** **（30分）**	1	6.3 资源节约	10	资源、岗位工作成本节约	10	医院、科室工作资源、岗位工作成本与上年度相同得满分，不符合要求1次扣5分	
7 **满意测评** **持续改进** **（150分）**	9	7.2 问题投诉	40	a.岗位工作无投诉	30	工作无投诉满分，有1人次投诉扣10分（有效投诉）	
				b.有问题投诉记录	10	有问题投诉记录得满分，记录不全扣3分，没有记录扣5分	
		7.4 持续改进	50	有绩效考评持续改进计划	50	有工作绩效考评后的工作持续改进计划得满分，绩效改进计划太简单扣5分，无绩效持续改进计划扣15分	
部门：		本表定量指标满分			530分	定量指标合计得分	

4. 某三等甲级教学医院财务办公室员工卓越绩效考评标准测评表表1

一级指标 （分值）	权重%	二级指标 考评内容	分值	三级指标 考评内容	分值	得分	考评方式
1 工作能力 执行能力 （70分）	7	1.1 岗位工作能力 任务执行能力	40	a.岗位独立工作能力	20		定性
				b.各项任务执行能力	10		定性
				c.按照规定完成岗位职责工作	10		定性
		1.2 岗位知识要求 岗位技能要求	30	a.掌握岗位全部工作知识	10		定性
				b.按照规定完成岗位职责工作	20		定性
2 过程管理 工作数量 工作质量 工作效率 （560分）	56	2.1 流程优化	70	a.按工作流程规范操作	40		定量
				b.有年度计划分解的月度计划	30		定量
		2.2 工作数量	240	a.收费人数达到本科室的平均数	70		定量
				b.收费金额达到本科室的平均数	70		定量
				c.各种活动报账、旅差报账正确	40		定量
				d.主管付款审批项目符合要求	60		定量
		2.3 工作质量	110	a.岗位各项工作质量达到要求	60		定性
				b.奖金核算工作的正确与及时	50		定性
		2.4 服从领导	70	a.服从本科科长领导与指挥	30		定性
				b.收费公平无违纪情况	40		定性
		2.5 劳动纪律 仪容礼貌	70	a.无迟到、早退、旷工	50		定量
				b.仪容与礼貌符合要求	20		定性
3 职业道德 行风行规 （80分）	8	3.1 职业道德 行为规范	40	a.爱岗敬业、忠于职守	20		定性
				b.收费公平无违纪情况	20		定性
		3.2 一视同仁	40	a.收费一视同仁、办事公道	20		定性
				b.员工薪酬福利工作无差错	20		定量
4 团队精神 有效沟通 （70分）	7	4.1 团队精神	30	a.团结同志、精神面貌好	10		定性
				b.维护医院科室形象和荣誉	10		定性
				c.积极参加医院科室各项活动	10		定量
		4.2 数据安全 有效沟通	20	a.财务数据保密安全	10		定量
				b.会计凭证准确并归档管理	10		定性
		4.3 学习与创新	20	精通专业，勤奋好学，有创新精神	20		定性
5 社会责任 （40分）	4	5.1 社会责任	20	有良好的社会与医院责任感	20		定性
		5.2 公益活动	10	热心公益活动	10		定量
		5.3 持续学习	10	精通专业勤奋好学有创新精神	10		定性
6 环境意识 （30分）	3	6.1 环境意识	10	维护办公和医院工作环境	10		定性
		6.2 低碳工作意识	10	低碳工作意识	10		定性
		6.3 资源节约	10	资源、岗位工作成本节约	10		定量
7 满意测评 持续改进 （150分）	15	7.1 满意测评	40	相关人员对员工工作满意度	40		定性
		7.2 问题投诉	40	a.岗位工作无投诉	30		定量
				b.有问题投诉记录	10		定量
		7.3 问题纠正	20	认识到绩效考核中存在不足	20		定性
		7.4 持续改进	50	有绩效考评持续改进计划	50		定量
被考评者		绩效考评标准分	1000分	最后定量和定性指标总得分			

4. 某三等甲级教学医院财务办公室员工卓越绩效考评标准测评表表2

被考评者姓名			岗 位			部 门	
考评者姓名			岗 位			部 门	

职能部门领导·定性指标·满意度测评内容				满 意 度 测 评 等 级			
一级 指标	三级定性指标 内容测评	本项 满分	方式	卓 越	优 秀	良 好	一 般	得分

一级指标	三级定性指标 内容测评	本项满分	方式	卓越	优秀	良好	一般	得分
1 **工作能力** **执行能力**	1.1 a.岗位独立工作能力	20	定性		20	16	12	
	1.1 b.各项任务执行能力	10	定性		10	8	6	
	1.1 c.按照规定完成岗位职责工作	10	定性		10	8	6	
	1.2 a.掌握岗位全部工作知识	10	定性		10	8	6	
	1.2 b.按照规定完成岗位职责工作	20	定性		20	16	12	
2 **过程管理** **工作质量**	2.3 a.岗位各项工作质量达到要求	60	定性		60	48	36	
	2.3 b.奖金核算工作的正确与及时	50	定性		50	40	30	
	2.4 a.服从本科科长领导与指挥	30	定性		30	24	18	
	2.4 b.收费公平无违纪情况	40	定性		40	32	24	
	2.5 b.仪容与礼貌符合要求	20	定性		20	16	12	
3 **职业道德** **行风行规**	3.1 a.爱岗敬业、忠于职守	20	定性		20	16	12	
	3.1 b.收费公平无违纪情况	20	定性		20	16	12	
	3.2 a.收费一视同仁、办事公道	20	定性		20	16	12	
4 **团队精神** **有效沟通**	4.1 a.团结同志、精神面貌好	10	定性		10	8	6	
	4.1 b.维护医院科室形象和荣誉	10	定性		10	8	6	
	4.2 b.会计凭证准确并归档管理	10	定性		10	8	6	
	4.3 精通专业，勤奋好学，有创新精神	20	定性		20	16	12	
5 **社会责任**	5.1 a.有良好的社会与医院责任感	20	定性		20	16	12	
	（定量指标在表3测评，因此不用对定量指标打分）							
	5.2 精通专业勤奋好学有创新精神	10	定性		10	8	6	
6 **环境意识**	6.1 维护办公和医院工作环境	10	定性		10	8	6	
	6.2 低碳工作意识	10	定性		10	8	6	
	（定量指标在表3测评，因此不用对定量指标打分）							
7 **持续改进**	7.1 相关人员对员工工作满意度	40	定性		40	32	24	
	7.3 认识到绩效考核中存在不足	20	定性		20	16	12	
	（定量指标在表3测评，因此不用对定量指标打分）							

考核者签字		日　期		复核者		日　期	

说明：本表2为**财务办公室员工定性指标**测评表，由医院相关领导和本科室人员来测评，每一项指标满意度测评分4个等级：卓越、优秀、良好、一般。**1．"卓越"**指职能部门员工出色地完成本职岗位工作，没有任何差错，领导和群众**全满意**。另外又对医院做出特殊的"贡献"，特殊贡献指①高档次的科研成果；②国际"SCI"的重要文章；③成功预防、处理医院、科室政治、行政、医疗风险、危机事件并得到医院认同者；④获得医院、学校、自治区荣誉称号者；⑤业务、技术、服务革新经医院评定突出者；⑥教学、带教学生成绩突出者等。卓越的具体分值由医院研究后增加；**2．"优秀"**的分值是该测评表某项测评分值的满分，每位员工只要努力工作，完成岗位任务，没有差错，就应该得满分；**3．"良好"**较优秀分数少，分值为该项分值满分的80%；**4．"一般"**是测评表中某项指标分值满分的60%以上；**5．**本科室员工直接在满意程度栏内的**"得分"**的空格内填上自己认为合适数据就是被测评者的该项得分。

部门：		本表定性指标满分	490 分	定性指标最后得分	

4. 某三等甲级教学医院财务办公室员工卓越绩效考评标准测评表表3

一级指标 （分值）	权重%	二级指标		三级指标		绩效考评	得分
		考评内容	分值	考评内容	分值	扣分细则	
2 过程管理 工作数量 工作质量 工作效率 （560分）	36	2.1 工作流程	70	a.按岗位工作服务流程规范操作	40	按工作流程操作得满分，不按照工作流程规范操作，每项工作扣5分，少1项工作流程扣5分	
				b.按照流程按时完成岗位工作	30	按照科室工作流程按时完成岗位工作得满分，没有按时完成工作每次、项工作扣10分	
		2.2 工作数量	240	a.收费人数达到本科室的平均数	70	收费人数达到本科室的平均数得满分，达不到扣5分	
				b.收费金额达到本科室的平均数	70	收费金额达到本科室的平均数得满分，达不到扣5分	
				c.各种活动报账、旅差报账正确	40	各种活动报账、旅差报账正确得满分，差错1次扣2分	
				d.主管付款审批项目符合要求	60	主管付款审批项目符合要求得满分，不符合1次扣5分	
		2.5 劳动纪律	50	a.无迟到、早退、旷工	50	按时上班，无迟到早退旷工得满分，迟到或早退1次扣5分，旷工1次扣20分	
3 职业道德 行风行规 （80分）	2	3.2 一视同仁	20	b.员工薪酬福利工作无差错	20	科室员工薪酬福利工作无差错得满分，差错1人次扣5分，两人次以上扣10分，主管人员营私舞弊扣20分	
4 团队精神 有效沟通 （70分）	2	4.1 团队精神	10	c.积极参加医院科室各项活动	10	积极参加医院科室各项活动得满分，少1次扣2分	
		4.2 数据安全	10	a.财务数据保密安全	10	财务数据保密安全得满分，1次不安全扣2分	
5 社会责任 （40分）	1	5.2 公益活动	10	热心公益活动	10	热心公益活动得满分，不按照医院安排时间参加公益活动，少1次扣5分	
6 环境意识 （30分）	1	6.3 资源节约	10	资源、岗位工作成本节约	10	医院、科室工作资源、岗位工作成本与上年度相同得满分，不符合要求1次扣5分	
7 满意测评 持续改进 （150分）	9	7.2 问题投诉	40	a.岗位工作无投诉	30	工作无投诉满分，有1人次投诉扣10分（有效投诉）	
				b.有问题投诉记录	10	有问题投诉记录得满分，记录不全扣3分，没有记录扣5分	
		7.4 持续改进	50	有绩效考评持续改进计划	50	有工作绩效考评后的工作持续改进计划得满分，绩效改进计划太简单扣5分，无绩效持续改进计划扣15分	
部门：				本表定量指标满分	510分	定量指标合计得分	

5. 某三等甲级教学医院医务部员工卓越绩效考评标准测评表表1

一级指标（分值）	权重%	二级指标		三级指标		得分	考评方式
		考评内容	分值	考评内容	分值		
1 工作能力 执行能力 （70分）	7	1.1 岗位工作能力 任务执行能力	40	a.岗位独立工作能力	20		定性
				b.各项任务执行能力	10		定性
				c.按照规定完成岗位职责工作	10		定性
		1.2 岗位知识要求 岗位技能要求	30	a.掌握岗位全部工作知识	10		定性
				b.熟练并精通岗位业务技能	20		定性
2 过程管理 工作数量 工作质量 工作效率 （560分）	56	2.1 流程优化	50	按工作流程规范操作	50		定量
		2.2 工作数量	170	a.按规定每周检查医疗工作	100		定量
				b.督促科室完成各项指标	20		定性
				c.医疗数据信息提供准确	50		定量
		2.3 工作质量	170	a.按规定时间分析医疗质量情况	60		定性
				b.指导科室医疗质量安全管理	60		定性
				c.督促检查药品血液制品、器械医疗耗材供应和质量问题	50		定量
		2.4 工作效率	60	岗位职责工作任务效率高	60		定性
		2.5 服从领导	80	a.服从本部部长领导与指挥	10		定性
				b.完成好领导交办的临时性任务	10		定性
				c.做好医疗纠纷与事故相关工作	60		定量
		2.6 劳动纪律	30	无迟到、早退、旷工	30		定量
3 职业道德 行风行规 （80分）	8	3.1 职业道德 行为规范	40	a.爱岗敬业、廉洁奉公	20		定性
				b.处理日常事务达到岗位要求	20		定性
		3.2 病例讨论 进修培训	40	a.按规定参加科室病例讨论	20		定量
				b.安排好人员进修、医疗培训工作	20		定量
4 团队精神 有效沟通 （70分）	7	4.1 团队精神 病例管理	40	a.团结同志、精神面貌好	10		定性
				b.完成病历、病案检查与管理工作	30		定量
		4.2 回复科室报告 有效沟通	20	a.及时审批处理科室各类报告	10		定量
				b.有效沟通部门临床医技科室	10		定性
		4.3 学习与创新	10	精通专业勤奋好学有创新精神	10		定性
5 社会责任 （40分）	4	5.1 社会责任	20	有良好的社会与医院责任感	20		定性
		5.2 公益活动	10	热心公益活动	10		定量
		5.3 以人为本	10	以顾客服务思想明确	10		定性
6 环境意识 （30分）	3	6.1 环境意识	10	维护办公和医院工作环境	10		定性
		6.2 低碳工作意识	10	低碳工作意识	10		定性
		6.3 资源节约	10	资源、岗位工作成本节约	10		定量
7 满意测评 持续改进 （150分）	15	7.1 满意测评	40	相关人员对员工工作满意度	40		定性
		7.2 问题投诉	40	a.岗位工作无投诉	30		定量
				b.有问题投诉记录	10		定量
		7.3 问题纠正	20	认识到绩效考核中存在不足	20		定性
		7.4 持续改进	50	有绩效考评持续改进计划	50		定量
被考评者		绩效考评标准分	1000分	最后定量和定性指标总得分			

5. 某三等甲级教学医院医务部员工卓越绩效考评标准测评表表2

被考评者姓名		岗　位		部　门		
考评者姓名		岗　位		部　门		

职能部门领导·定性指标·满意度测评内容				满　意　度　测　评　等　级				
一级 指标	三级定性指标 内容测评	本项 满分	方 式	卓 越	优 秀	良 好	一 般	得 分
1 工作能力 执行能力	1.1 a.岗位独立工作能力	20	定性		20	16	12	
	1.1 b.各项任务执行能力	10	定性		10	8	6	
	1.1 c.按照规定完成岗位职责工作	10	定性		10	8	6	
	1.2 a.掌握岗位全部工作知识	10	定性		10	8	6	
	1.2 b.熟练并精通岗位业务操作技能	20	定性		20	16	12	
2 过程管理 工作质量	2.2 b.督促科室完成各项指标	20	定性		20	16	12	
	（定量指标在表3测评，因此不用对定量指标打分）							
	2.3 a.按规定时间分析医疗质量情况	60	定性		60	48	36	
	2.3 b.指导科室医疗质量安全管理	60	定性		60	48	36	
	2.4 岗位职责工作任务效率高	60	定性		60	48	36	
	2.5 a.服从本部部长领导与指挥	10	定性		10	8	6	
	2.5 b.完成好领导交办的临时性任务	10	定性		10	8	6	
	（定量指标在表3测评，因此不用对定量指标打分）							
3 职业素质	3.1a.爱岗敬业、廉洁奉公	20	定性		20	16	12	
	3.1b.处理日常事务达到岗位要求	20	定性		20	16	12	
4 团队精神 有效沟通	4.1 a.团结同志、精神面貌好	10	定性		10	8	6	
	4.2 b.有效沟通部门临床医技科室	10	定性		10	8	6	
	4.3 精通专业勤奋好学有创新精神	10	定性		10	8	6	
5 社会责任	5.1 a.有良好的社会与医院责任感	20	定性		20	16	12	
	（定量指标在表3测评，因此不用对定量指标打分）							
	5.3 以顾客服务思想明确	10	定性		10	8	6	
6 环境意识	6.1 维护办公和医院工作环境	10	定性		10	8	6	
	6.2 低碳工作意识	10	定性		10	8	6	
7 持续改进	7.1 相关人员对员工工作满意度	40	定性		40	32	24	
	认识到绩效考核中存在不足	20	定性		20	16	12	
	（定量指标在表3测评，因此不用对定量指标打分）							

考核者签字		日　期		复核者		日　期	

说明：本表2为**医务部员工定性指标**测评表，由医院相关领导和本科室人员来测评，每一项指标满意度测评分4个等级：卓越、优秀、良好、一般。**1. "卓越"**指职能部门员工出色地完成本职岗位工作，没有任何差错，领导和群众**全满意**。另外又对医院做出特殊的"贡献"，特殊贡献指①高档次的科研成果；②国际"SCI"的重要文章；③成功预防、处理医院、科室政治、行政、医疗风险、危机事件并得到医院认同者；④获得医院、学校、自治区荣誉称号者；⑤业务、技术、服务革新经医院评定突出者；⑥教学、带教学生成绩突出者等。卓越的具体分值由医院研究后增加；**2. "优秀"**的分值是该测评表某项测评值的满分，每位员工只要努力工作，完成岗位任务，没有差错，就应该得满分；**3. "良好"**较优秀分数少，分值为该项分值满分的80%；**4. "一般"**是测评表中某项指标分值满分的60%以上；**5.** 本科室员工直接在满意程度栏内的**"得分"**的空格内填上自己认为合适数据就是被测评者的该项得分。

部门：		本表定性指标满分	470分	定性指标最后得分	

5. 某三等甲级教学医院医务部员工卓越绩效考评标准测评表表3

一级指标 （分值）	权重%	二级指标		三级指标		绩效考评	得分
		考评 内容	分值	考评 内容	分值	扣分细则	
2 过程管理 工作数量 工作质量 工作效率 （560分）	34	2.1 工作流程	50	按岗位工作服务流程规范操作	50	按工作流程操作得满分，不按照工作流程规范操作，每项工作扣5分，缺1项流程扣10分	
		2.2 工作数量	150	a.按规定每周检查医疗工作	100	每周按照医院规定，岗位工作检查按时完成得满分，1次不按时完成扣10分，1次不查扣20分	
				c.医疗数据信息提供准确	50	人财物数据等信息提供准确得满分，1项信息有误扣3分	
		2.3 工作质量	50	c.督促检查药品血液制品、器械医疗耗材供应和质量问题	50	按照医院规定定时或随机督促检查药品血液制品、器械医疗耗材供应和质量问题得满分，1次不检查扣5分	
		2.5 纠纷处理	60	c.做好医疗纠纷与事故相关工作	60	做好医疗纠纷与事故相关工作得满分，1次处理不好扣10分，造成严重影响扣20分	
		2.6 劳动纪律	30	无迟到、早退、旷工	30	无迟到早退旷工满分，迟到或早退1次扣5分，旷工1次扣20分	
3 职业道德 行风行规 （80分）	4	3 职业素质	40	a.按规定参加科室病例讨论	20	按规定参加科室病例讨论得满分，少参加1次扣10分	
				b.安排好人员进修、医疗培训工作	20	安排好人员进修、医疗培训工作得满分，1次不实施扣5分	
4 团队精神 （70分）	4	4.1 团队精神	30	b.完成病历、病案检查与管理工作	30	完成病历、病案检查与管理工作得满分，少1次检查扣2分	
		4.1 处理报告	10	a.及时审批处理科室各类报告	10	及时审批处理科室各类报告得满分，1次处理不及时扣2分	
5 社会责任 （40分）	1	5.2 公益活动	10	热心公益活动	10	热心公益活动得满分，不按照医院安排时间参加公益活动，1次扣5分	
6 环境意识 （30分）	1	6.3 资源节约	10	资源、岗位工作成本节约	10	医院、科室工作资源、岗位工作成本与上年度相同得满分，不符合要求1次扣5分	
7 满意测评 持续改进 （150分）	9	7.2 问题投诉	40	a.岗位工作无投诉	30	工作无投诉满分，有1人次投诉扣10分（有效投诉）	
				b.有问题投诉记录	10	有问题投诉记录得满分，记录不全扣3分，没有记录扣5分	
		7.4 持续改进	50	有绩效考评持续改进计划	50	有工作绩效考评后的工作持续改进计划得满分，绩效改进计划太简单扣5分，无绩效持续改进计划扣15分	
部门：		本表定量指标满分			530分	定量指标合计得分	

6. 某三等甲级教学医院护理部员工卓越绩效考评标准测评表表1

一级指标 （分值）	权重%	二级指标		三级指标		得分	考评方式
		考评内容	分值	考评内容	分值		
1 **工作能力** **执行能力** **（70分）**	7	1.1 岗位工作能力 任务执行能力	40	a.岗位独立工作能力	20		定性
				b.各项任务执行能力	10		定性
				c.按照规定完成岗位职责工作	10		定性
		1.2 岗位知识要求 岗位技能要求	30	a.掌握岗位全部工作知识	10		定性
				b.熟练并精通岗位业务技能	20		定性
2 **过程管理** **工作数量** **工作质量** **工作效率** **（560分）**	56	2.1 流程优化	60	按工作流程规范操作	60		定量
		2.2 工作数量	150	a.按规定每周检查护理工作	70		定量
				b.督促科室完成各项护理指标	30		定性
				c.有关数据信息提供准确	50		定量
		2.3 工作质量	150	a.按规定时间分析护理质量情况	50		定性
				b.指导科室护理质量与安全管理	30		定性
				c.检查药品血液制品、器械耗材供应和质量问题	70		定量
		2.4 工作效率	60	岗位职责工作任务效率高	60		定性
		2.5 服从领导	120	a.服从护理部主任领导与指挥	30		定性
				b.完成好领导交办的临时性任务	30		定性
				c.做好护理纠纷与事故相关工作	60		定量
		2.6 劳动纪律	20	无迟到、早退、旷工	20		定量
3 **职业道德** **行风行规** **（80分）**	8	3.1 职业道德 行为规范	40	a.爱岗敬业、廉洁奉公	20		定性
				b.处理日常事务达到岗位要求	20		定性
		3.2 护理科研 进修培训	40	a.落实护理科研工作	20		定量
				b.安排好人员进修、护士培训工作	20		定量
4 **团队精神** **有效沟通** **（70分）**	7	4.1 团队精神 病例管理	40	a.团结同志、精神面貌好	10		定性
				b.完成病历、病案检查与管理工作	30		定量
		4.2 有效沟通	20	a.及时处理各类文件	10		定量
				b.有效沟通部门临床医技科室	10		定性
		4.3 学习与创新	10	精通专业勤奋好学有创新精神	10		定性
5 **社会责任** **（40分）**	4	5.1 社会责任	20	有良好的社会与医院责任感	20		定性
		5.2 公益活动	10	热心公益活动	10		定量
		5.3 以人为本	10	以顾客服务思想明确	10		定性
6 **环境意识** **（30分）**	3	6.1 环境意识	10	维护办公和医院工作环境	10		定性
		6.2 低碳工作意识	10	低碳工作意识	10		定性
		6.3 资源节约	10	资源、岗位工作成本节约	10		定量
7 **满意测评** **持续改进** **（150分）**	15	7.1 满意测评	40	相关人员对员工工作满意度	40		定性
		7.2 问题投诉	40	a.岗位工作无投诉	30		定量
				b.有问题投诉记录	10		定量
		7.3 问题纠正	20	认识到绩效考核中存在不足	20		定性
		7.4 持续改进	50	有绩效考评持续改进计划	50		定量
被考评者		**绩效考评标准分**	**1000 分**	**最后定量和定性指标总得分**			

6. 某三等甲级教学医院护理部员工卓越绩效考评标准测评表表2

被考评者姓名		岗 位		部 门	
考评者姓名		岗 位		部 门	

职能部门领导·定性指标·满意度测评内容				满 意 度 测 评 等 级				
一级指标	三级定性指标内容测评	本项满分	方式	卓越	优秀	良好	一般	得分
1 工作能力 执行能力	1.1 a.岗位独立工作能力	20	定性		20	16	12	
	1.1 b.各项任务执行能力	10	定性		10	8	6	
	1.1 c.按照规定完成岗位职责工作	10	定性		10	8	6	
	1.2 a.掌握岗位全部工作知识	10	定性		10	8	6	
	1.2 b.熟练并精通岗位业务操作技能	20	定性		20	16	12	
2 过程管理 工作数量 工作质量 工作效率	2.2 b.督促科室完成各项护理指标	30	定性		30	24	20	
	（定量指标在表3测评，因此不用对定量指标打分）							
	2.3 a.按规定时间分析护理质量情况	50	定性		50	40	30	
	2.3 b.指导科室护理质量安全管理	30	定性		30	24	20	
	2.4 岗位职责工作任务效率高	60	定性		60	48	36	
	2.5 a.服从护理部主任领导与指挥	30	定性		30	24	20	
	2.5 b.完成好领导交办的临时性任务	30	定性		30	24	20	
3 职业素质	3.1a.爱岗敬业、廉洁奉公	20	定性		20	16	12	
	3.1 b.处理日常事务达到岗位要求	20	定性		20	16	12	
4 团队精神 有效沟通	4.1 a.团结同志、精神面貌好	10	定性		10	8	6	
	4.2 b.有效沟通部门临床医技科室	10	定性		10	8	6	
	4.3 精通专业勤奋好学有创新精神	10	定性		10	8	6	
	（定量指标在表3测评，因此不用对定量指标打分）							
5 社会责任	5.1 a.有良好的社会与医院责任感	20	定性		20	16	12	
	5.2 以顾客服务思想明确	10	定性		10	8	6	
	（定量指标在表3测评，因此不用对定量指标打分）							
6 环境意识	6.1 维护办公和医院工作环境	10	定性		10	8	6	
	6.2 低碳工作意识	10	定性		10	8	6	
7 持续改进	7.1 相关人员对员工工作满意度	40	定性		40	32	24	
	7.3 认识到绩效考核中存在不足	20	定性		20	16	12	
	（定量指标在表3测评，因此不用对定量指标打分）							

考核者签字		日 期		复核者		日 期	

说明： 本表2为**护理部员工定性指标**测评表，由医院相关领导和本科室人员来测评，每一项指标满意度测评分4个等级：卓越、优秀、良好、一般。**1.** "**卓越**"指职能部门员工出色地完成本职岗位工作，没有任何差错，领导和群众**全满意**。另外又对医院做出特殊的"贡献"，特殊贡献指①高档次的科研成果；②国际"SCI"的重要文章；③成功预防、处理医院、科室政治、行政、医疗风险、危机事件并得到医院认同者；④获得医院、学校、自治区荣誉称号者；⑤业务、技术、服务革新经医院评定突出者；⑥教学、带教学生成绩突出者等。卓越的具体分值由医院研究后增加；**2.** "**优秀**"的分值是该测评表某项测评分值的满分，每位员工只要努力工作，完成岗位任务，没有差错，就应该得满分；**3.** "**良好**"较优秀分数少，分值为该项分值满分的80%；**4.** "**一般**"是测评表中某项指标分值满分的60%以上；**5.** 本科室员工直接在满意程度栏内的"**得分**"的空格内填上自己认为合适数据就是被测评者的该项得分。

部门：		本表定性指标满分	470分	定性指标最后得分	

6. 某三等甲级教学医院护理部员工卓越绩效考评标准测评表表3

一级指标 （分值）	权重 %	二级指标		三级指标		绩效考评	得分
		考评 内容	分值	考评 内容	分值	扣分细则	
2 过程管理 工作数量 工作质量 工作效率 （560分）	33	2.1 工作流程	60	按岗位工作服务 流程规范操作	60	按照护理管理工作流程操作得满分，不按照工作流程规范操作，每项工作扣5分，少1项流程扣5分	
		2.2 工作数量	120	a.按规定每周检查护理工作	70	岗位工作目标、数量按时完成得满分，1项不按时完成扣10分	
				c.护理数据信息提供准确	50	人财物数据等信息提供准确得满分，1项信息有误扣3分	
		2.3 工作质量	70	c.督促检查药品血液制品、器械医疗耗材供应和质量问题	70	按照医院规定定时或随机督促检查药品血液制品、器械医疗、护理耗材供应和质量问题得满分，1次不检查扣5分	
		2.5 纠纷处理	60	c.做好护理纠纷与事故相关工作	60	做好护理纠纷与事故相关工作得满分，1次处理不好扣10分	
		2.6 劳动纪律	20	无迟到、早退、旷工	20	上班时间无迟到早退旷工满分，迟到或早退1次扣5分，旷工1次扣20分	
3 职业道德 行风行规 （80分）	4	3.2 职业素质	40	a.落实护理科研工作	20	落实护理科研工作得满分，同期较去年科研减少扣2分	
				b.安排好人员进修、护士培训工作	20	安排好人员进修、护理培训工作得满分，1次不实施扣5分	
4 团队精神 有效沟通 （70分）	4	4.1 团队精神	30	b.完成病历、病案检查与管理工作	30	完成病历、病案检查与管理工作得满分，少1次检查扣2分	
		4.1 处理报告	10	a.及时处理各类文件	10	及批处理科室各类报告得满分，1次处理不及时扣2分	
5 社会责任 （40分）	1	5.2 公益活动	10	热心公益活动	10	热心公益活动得满分，不按照医院安排时间参加公益活动，1次扣5分	
6 环境意识 （30分）	1	6.3 资源节约	10	资源、岗位工作成本节约	10	医院、科室工作资源、岗位工作成本与上年度相同得满分，不符合要求1次扣5分	
7 满意测评 持续改进 （150分）	9	7.2 问题投诉	40	a.岗位工作无投诉	30	工作无投诉满分，有1人次投诉扣10分（有效投诉）	
				b.有问题投诉记录	10	有问题投诉记录得满分，记录不全扣3分，没有记录扣5分	
		7.4 持续改进	50	有绩效考评持续改进计划	50	有工作绩效考评后的工作持续改进计划得满分，绩效改进计划太简单扣5分，无绩效持续改进计划扣15分	
部门：				本表定量指标满分	530分	定量指标合计得分	

7. 某三等甲级教学医院教务部员工卓越绩效考评标准测评表表1

一级指标 （分值）	权重 %	二级指标 考评 内容	分 值	三级指标 考评 内容	分 值	得 分	考评 方式
1 工作能力 执行能力 （70分）	7	1.1 岗位工作能力 任务执行能力	40	a.岗位独立工作能力	20		定性
				b.各项任务执行能力	10		定性
				c.按照规定完成岗位职责工作	10		定性
		1.2 岗位知识要求 岗位技能要求	30	a.掌握岗位全部工作知识	10		定性
				b.熟练并精通岗位业务技能	20		定性
2 过程管理 工作数量 工作质量 工作效率 （560分）	56	2.1 流程优化	60	a.有教务部工作流程	30		定量
				b.每月分析1次各类学生情况	30		定量
		2.2 工作数量	150	a.每周检查临床教学工作	70		定量
				b.完成医师培训、招生工作	20		定性
				c.完成继续教育、在院进修生工作	60		定量
		2.3 工作质量	150	a.各项工作质量达到要求	70		定性
				b.完成研究生导师上岗资格审查	30		定性
				c.教学设备协调经费分配及管理	50		定量
		2.4 工作效率	60	岗位职责工作任务效率高	60		定性
		2.5 服从领导 学术进修管理	100	a.服从本部部长领导与指挥	20		定性
				b.完成学术、进修管理工作	30		定性
				c.完成学术讲座审批和管理工作	50		定量
		2.6 劳动纪律	40	无迟到、早退、旷工	40		定量
3 职业道德 行风行规 （80分）	8	3.1 职业道德 行为规范	40	a.爱岗敬业、廉洁奉公	20		定性
				b.处理日常事务达到岗位要求	20		定性
		3.2 流程教学 资料管理	40	督促临床医学院教学工作档案收集整理交卷归档与使用管理工作	40		定量
4 团队精神 有效沟通 （70分）	7	4.1 团队精神	30	团结同志、精神面貌好	30		定性
		4.2 学生管理 有效沟通	30	a.实习进修生纪律管理达到要求	20		定量
				b.有效沟通部门临床医技科室	10		定性
		4.3 学习与创新	10	持续学习新知识与创新能力	10		定性
5 社会责任 （40分）	4	5.1 社会责任	20	有良好的社会与医院责任感	20		定性
		5.2 公益活动	10	热心公益活动	10		定量
		5.3 以人为本	10	以顾客服务思想明确	10		定性
6 环境意识 （30分）	3	6.1 环境意识	10	维护办公和医院工作环境	10		定性
		6.2 低碳工作意识	10	低碳工作意识	10		定性
		6.3 资源节约	10	资源、岗位工作成本节约	10		定量
7 满意测评 持续改进 （150分）	15	7.1 满意测评	40	相关人员对员工工作满意度	40		定性
		7.2 问题投诉	40	a.岗位工作无投诉	30		定量
				b.有问题投诉记录	10		定量
		7.3 问题纠正	20	认识到绩效考核中存在不足	20		定性
		7.4 持续改进	50	有自己绩效考评后的持续改进文字计划	50		定量
被考评者		绩效考评标准分	1000分	最后定量和定性指标总得分			

7. 某三等甲级教学医院教务部员工卓越绩效考评标准测评表表2

| 被考评者姓名 | | 岗　位 | | 部　门 | | |
| 考评者姓名 | | 岗　位 | | 部　门 | | |

职能部门领导·定性指标·满意度测评内容				满 意 度 测 评 等 级			
一级 指标	三级定性指标 内容测评	本项 满分	方 式	卓 越	优 秀	良 好	一 般	得 分

一级指标	三级定性指标内容测评	本项满分	方式	卓越	优秀	良好	一般	得分
1 工作能力 执行能力	1.1 a.岗位独立工作能力	20	定性		20	16	12	
	1.1 b.各项任务执行能力	10	定性		10	8	6	
	1.1 c.按照规定完成岗位职责工作	10	定性		10	8	6	
	1.2 a.掌握岗位全部工作知识	10	定性		10	8	6	
	1.2 b.熟练并精通岗位业务操作技能	20	定性		20	16	12	
2 过程管理 工作数量 工作质量 工作效率	2.2 b.完成医师培训、招生工作	20	定性		20	16	12	
	2.3 a.各项工作质量达到要求	70	定性		70	56	42	
	2.3 b.完成研究生导师上岗资格审查	30	定性		30	24	18	
	2.4 岗位职责工作任务效率高	60	定性		60	48	36	
	2.5 a.服从本部部长领导与指挥	20	定性		20	16	12	
	2.5 b.完成职工外出或出国进修审批、参加学术会和学习班审批登记	30	定性		30	24	18	
3 职业道德	3.1 a.爱岗敬业、廉洁奉公	20	定性		20	16	12	
	3.1 b.处理日常事务达到岗位要求	20	定性		20	16	12	
4 团队精神 有效沟通	4.1 a.团结同志、精神面貌好	30	定性		30	24	18	
	4.2 b.有效沟通部门临床医技科室	10	定性		10	8	6	
	4.3 持续学习新知识与创新能力	10	定性		10	8	6	
	（定量指标在表3测评，因此不用对定量指标打分）							
5 社会责任	5.1 a.有良好的社会与医院责任感	20	定性		20	16	12	
	5.3 以顾客服务思想明确	10	定性		10	8	6	
	（定量指标在表3测评，因此不用对定量指标打分）							
6 环境意识	6.1 维护办公和医院工作环境	10	定性		10	8	6	
	6.2 低碳工作意识	10	定性		10	8	6	
7 持续改进	7.1 相关人员对员工工作满意度	40	定性		40	32	24	
	7.3 认识到绩效考核中存在不足	20	定性		20	16	12	
	（定量指标在表3测评，因此不用对定量指标打分）							

| 考核者签字 | | 日　期 | | 复核者 | | 日　期 | | |

说明： 本表2为**教务部员工定性指标**测评表，由医院相关领导和本科室人员来测评，每一项指标满意度测评分4个等级：卓越、优秀、良好、一般。**1."卓越"**指职能部门员工出色地完成本职岗位工作，没有任何差错，领导和群众**全满意**。另外又对医院做出特殊的"贡献"，特殊贡献指①高档次的科研成果；②国际"SCI"的重要文章；③成功预防、处理医院、科室政治、行政、医疗风险、危机事件并得到医院认同者；④获得医院、学校、自治区荣誉称号者；⑤业务、技术、服务革新经医院评定突出者；⑥教学、带教学生成绩突出者等。卓越的具体分值由医院研究后增加；**2."优秀"**的分值是该测评表某项测评分值的满分，每位员工只要努力工作，完成岗位任务，没有差错，就应该得满分；**3."良好"**较优秀分数少，分值为该项分值满分的80%；**4."一般"**是测评表中某项指标分值满分的60%以上；**5.**本科室员工直接在满意程度栏内的**"得分"**的空格内填上自己认为合适数据就是被测评者的该项得分。

| 部门： | | 本表定性指标满分 | **500 分** | 定性指标最后得分 | |

7. 某三等甲级教学医院教务部员工卓越绩效考评标准测评表表3

一级指标 （分值）	权重%	二级指标		三级指标		绩效考评	得分
		考评内容	分值	考评内容	分值	扣分细则	
2 过程管理 工作数量 工作质量 工作效率 （560分）	33	2.1 工作流程	30	a.有教务部工作流程	30	有教务部工作流程得满分，少1项工作流程扣5分，没有流程扣20分	
			30	b.每月分析1次各类学生情况	30	每月分析1次各类学生情况得满分，少1次分析扣3分	
		2.2 工作数量	130	a.每周检查临床教学医疗工作	70	每周检查临床教学医疗工作得满分，少1次检查扣10分	
				c.完成继续教育、在院进修生工作	60	完成继续教育、在院进修生工作得满分，1项完不成扣3分	
		2.3 工作质量	50	c.教学设备协调经费分配及管理	50	c.教学设备协调经费分配及管理得满分，1次不检查扣5分，影响教学情况严重扣20分	
		2.5 学术管理	50	c.完成学术讲座审批和管理工作	50	按照规定时间完成学术讲座审批和管理工作得满分，学术活动1次不进行扣10分	
		2.6 劳动纪律	40	无迟到、早退、旷工	40	上班时间无迟到早退旷工满分，迟到或早退1次扣5分，旷工1次扣20分	
3 职业素质 （70分）	4	3 职业素质	40	督促临床医学院教学工作，档案整理交卷归档与使用管理工作	40	督促临床医学院教学工作档案整理交卷归档与使用管理工作得满分，1次不实施扣5分	
4 团队精神 （70分）	2	4.2 进修生管理	20	a.实习进修生纪律管理达到要求	20	实习进修生纪律管理达到要求得满分，发生实习生打架扣2分，学生违反纪律严重扣5分	
5 社会责任 （40分）	1	5.2 公益活动	10	热心公益活动	10	热心公益活动得满分，不按照医院安排时间参加公益活动，1次扣5分	
6 环境意识 （30分）	1	6.3 资源节约	10	资源、岗位工作成本节约	10	医院、科室工作资源、岗位工作成本与上年度相同得满分，不符合要求1次扣5分	
7 满意测评 持续改进 （150分）	9	7.2 问题投诉	40	a.岗位工作无投诉	30	工作无投诉满分，有1人次投诉扣10分（有效投诉）	
				b.有问题投诉记录	10	有问题投诉记录得满分，记录不全扣3分，没有记录扣5分	
		7.4 持续改进	50	有绩效考评持续改进计划	50	有工作绩效考评后的工作持续改进计划得满分，绩效改进计划太简单扣5分，无绩效持续改进计划扣15分	
部门：		本表定量指标满分			500分	定量指标合计得分	

8. 某三等甲级教学医院科研部员工卓越绩效考评标准测评表表1

一级指标 （分值）	权重%	二级指标		三级指标		得分	考评方式
		考评 内容	分值	考评 内容	分值		
1 工作能力 执行能力 （70分）	7	1.1 岗位工作能力 　　任务执行能力	40	a.岗位独立工作能力	20		定性
				b.各项任务执行能力	10		定性
				c.按照规定完成岗位职责工作	10		定性
		1.2 岗位知识要求 　　岗位管理要求	30	a.掌握岗位全部工作知识	10		定性
				b.熟练并精通岗位管理技能	20		定性
2 过程管理 工作数量 工作质量 工作效率 (560分)	56	2.1 流程优化	70	a.有科研部工作流程	30		定量
				b.组织学科建设规划并实施	40		定量
		2.2 工作数量	150	a.科研课题申报成果论文管理	60		定量
				b.完善的科研管理制度	30		定性
				c.学术会议安排与管理	60		定量
		2.3 工作质量	150	a.各项工作质量达到要求	30		定性
				b.重点学科建设数量、质量有发展	30		定性
				c.科研经费控制	90		定量
		2.4 工作效率	50	岗位职责工作任务效率高	50		定性
		2.5 服从领导 　　科研档案管理	90	a.服从本部部长领导与指挥	20		定性
				b.科研文献与档案管理符合要求	20		定性
				c.积极参加医院科室各项活动	50		定量
		2.6 劳动纪律	50	无迟到、早退、旷工	50		定量
3 职业道德 行风行规 （80分）	8	3.1 职业道德 　　行为规范	50	a.爱岗敬业、廉洁奉公	10		定性
				b.仪容与礼貌符合要求	10		定性
				b.处理日常事务达到岗位要求	30		定性
		3.2 软件管理	30	a.科研工作微机软硬件系统管理	20		定量
				b.期刊管理规范性	10		定量
4 团队精神 有效沟通 （70分）	7	4.1 团队精神	30	团结同志、精神面貌好	30		定性
		4.2 课题跟踪 　　有效沟通	30	a.对科室重点课题的跟踪指导	20		定量
				b.有效沟通部门临床医技科室	10		定性
		4.3 学习与创新	10	持续学习新知识与创新能力	10		定性
5 社会责任 （40分）	4	5.1 社会责任	20	有良好的社会与医院责任感	20		定性
		5.2 公益活动	10	热心公益活动	10		定量
		5.3 以人为本	10	以顾客服务思想明确	10		定性
6 环境意识 （30分）	3	6.1 环境意识	10	维护办公和医院工作环境	10		定性
		6.2 低碳工作意识	10	低碳工作意识	10		定性
		6.3 资源节约	10	资源、岗位工作成本节约	10		定量
7 满意测评 持续改进 （150分）	15	7.1 满意测评	40	相关人员对员工工作满意度	40		定性
		7.2 问题投诉	40	a.岗位工作无投诉	30		定量
				b.有问题投诉记录	10		定量
		7.3 问题纠正	20	认识到绩效考核中存在不足	20		定性
		7.4 持续改进	50	有绩效考评后持续改进文字计划	50		定量
被考评者		绩效考评标准分	1000分	最后定量和定性指标总得分			

8.某三等甲级教学医院科研部员工卓越绩效考评标准测评表表2

被考评者姓名		岗位		部门				
考评者姓名		岗位		部门				
职能部门领导·定性指标·满意度测评内容				满意度测评等级				
一级指标	三级定性指标内容测评	本项满分	方式	卓越	优秀	良好	一般	得分
1 工作能力 执行能力	1.1 a.岗位独立工作能力	20	定性		20	16	12	
	1.1 b.各项任务执行能力	10	定性		10	8	6	
	1.1 c.按照规定完成岗位职责工作	10	定性		10	8	6	
	1.2 a.掌握岗位全部工作知识	10	定性		10	8	6	
	1.2 b.熟练并精通岗位业务操作技能	20	定性		20	16	12	
2 过程管理 工作数量 工作质量 工作效率	2.2 b.完善的科研管理制度	30	定性		30	24	18	
	2.3 a.各项工作质量达到要求	30	定性		30	24	18	
	2.3 b.学科建设数量、质量有发展	30	定性		30	24	18	
	2.4 岗位职责工作任务效率高	50	定性		50	40	30	
	2.5 a.服从本部部长领导与指挥	20	定性		20	16	12	
	2.5 b.科研文献与档案管理符合要求	20	定性		20	18	15	
3 职业道德 行风行规	3.1a.爱岗敬业、廉洁奉公	10	定性		10	8	6	
	3.1 b.仪容与礼貌符合要求	10	定性		10	8	6	
	3.1 b.处理日常事务达到岗位要求	30	定性		30	24	18	
4 团队精神 有效沟通	4.1 a.团结同志、精神面貌好	30	定性		30	24	18	
	（定量指标在表3测评，因此不用对定量指标打分）							
	4.2 b.有效沟通部门临床医技科室	10	定性		10	8	6	
	4.3 持续学习新知识与创新能力	10	定性		10	8	6	
5 社会责任	5.1 a.有良好的社会与医院责任感	20	定性		20	16	12	
	以顾客服务思想明确	10	定性		10	8	6	
	（定量指标在表3测评，因此不用对定量指标打分）							
6 环境意识	6.1 维护办公和医院工作环境	10	定性		10	8	6	
	6.2 低碳工作意识	10	定性		10	8	6	
7 持续改进	7.1 相关人员对员工工作满意度	40	定性		40	32	24	
	7.3 认识到绩效考核中存在不足	20	定性		20	18	15	
考核者签字		日期		复核者		日期		

说明：本表2为**科研部员工定性指标**测评表，由医院相关领导和本科室人员来测评，每一项指标满意度测评分4个等级：卓越、优秀、良好、一般。**1.**"**卓越**"指职能部门员工出色地完成本职岗位工作，没有任何差错，领导和群众**全满意**。另外又对医院做出特殊的"贡献"，特殊贡献指①高档次的科研成果；②国际"SCI"的重要文章；③成功预防、处理医院、科室政治、行政、医疗风险、危机事件并得到医院认同者；④获得医院、学校、自治区荣誉称号者；⑤业务、技术、服务革新经医院评定突出者；⑥教学、带教学生成绩突出者等。卓越的具体分值由医院研究后增加；**2.**"**优秀**"的分值是该测评表某项测评分值的满分，每位员工只要努力工作，完成岗位任务，没有差错，就应该得满分；**3.**"**良好**"较优秀分数少，分值为该项分值满分的80%；**4.**"**一般**"是测评表中某项指标分值满分的60%以上；**5.**本科室员工直接在满意程度栏内的"**得分**"的空格内填上自己认为合适数据就是被测评者的该项得分。

部门：		本表定性指标满分	460分	定性指标最后得分	

8. 某三等甲级教学医院科研部员工卓越绩效考评标准测评表表3

一级指标 （分值）	权重%	二级指标		三级指标		绩效考评	得分
		考评 内容	分值	考评 内容	分值	扣分细则	
2 过程管理 工作数量 工作质量 工作效率 （560分）	38	2.1 工作流程	30	a.有科研部工作流程	30	有科研部工作流程得满分，少 1 项工作流程扣 5 分，无科研流程扣 20 分	
			40	b.组织学科建设规划并实施	40	组织学科建设规划并实施得满分，组织不好扣 3 分	
		2.2 工作数量	120	a.科研课题申报成果论文管理	60	科研课题申报、成果、论文管理好得满分，1 次管理工作不到位扣 10 分	
				c.学术会议安排与管理	60	学术会议安排与管理得满分，1 次安排不好扣 3 分	
		2.3 经费管理	90	c.科研经费控制	90	c.科研经费控制好得满分，超支1%扣 5 分	
		2.5 参加活动	50	c.积极参加医院科室各项活动	50	积极参加医院科室各项活动得满分，少 1 次扣 2 分	
		2.6 劳动纪律	50	无迟到、早退、旷工	50	上班时间无迟到早退旷工满分，迟到或早退 1 次扣 5 分，旷工 1 次扣 20 分	
3 职业道德 行风行规 （80分）	3	3 职业素质	20	a.科研工作微机软硬件系统管理	20	科研工作微机软硬件系统管理好得满分，1 次故障扣 5 分	
			10	b.期刊管理规范性	10	期刊管理规范得满分，丢失 1 本杂志扣 1 分	
4 团队精神 有效沟通 （70分）	2	4.2 课题跟踪	20	a.对科室重点课题的跟踪指导	20	对科室年度重点课题的跟踪指导得满分，少 1 次指导 2 分，没有指导扣 20 分，对立题的隔年度课题跟踪、指导，看记录	
5 社会责任 （40分）	1	5.2 公益活动	10	热心公益活动	10	热心公益活动得满分，不按照医院安排时间参加公益活动，1 次扣 5 分	
6 环境意识 （30分）	1	6.3 资源节约	10	资源、岗位工作成本节约	10	医院、科室工作资源、岗位工作成本与上年度相同得满分，不符合要求 1 次扣 5 分	
7 满意测评 持续改进 （150分）	9	7.2 问题投诉	40	a.岗位工作无投诉	30	工作无投诉满分，有 1 人次投诉扣 10 分（有效投诉）	
				b.有问题投诉记录	10	有问题投诉记录得满分，记录不全扣 3 分，没有记录扣 5 分	
		7.4 持续改进	50	有绩效考评持续改进计划	50	有工作绩效考评后的工作持续改进计划得满分，绩效改进计划太简单扣 5 分，无绩效持续改进计划扣 15 分	
部门：		本表定量指标满分			540分	定量指标合计得分	

9．某三等甲级教学医院审计科员工卓越绩效考评标准测评表表1

一级指标（分值）	权重%	二级指标		三级指标		得分	考评方式
		考评内容	分值	考评内容	分值		
1 工作能力 执行能力	7	1.1 岗位工作能力 任务执行能力	40	a.岗位独立工作能力	20		定性
				b.各项任务执行能力	10		定性
				c.按照规定完成岗位职责工作	10		定性
		1.2 岗位知识要求 岗位技能要求	30	a.掌握岗位全部工作知识	10		定性
				b.熟练并精通岗位业务操作技能	20		定性
2 过程管理 工作数量 工作质量 工作效率	56	2.1 流程优化	60	按审计工作流程规范操作	60		定量
		2.2 工作数量	180	a.正确出具各种审计报告	70		定量
				b.审计调查、研究参与医院活动	70		定量
				c.审计证据与审计资料归档管理	40		定性
		2.3 工作质量	200	a.各项审计过程规范达到要求	50		定性
				b.各项审计结果准确率达到要求	50		定量
				c.审计资料充分并符合要求	50		定量
				d.岗位主管职责内工作无投诉	50		定量
		2.4 服从领导	60	a.服从本科科长领导与指挥	30		定性
				b.完成好领导交办的临时任务	30		定性
		2.5 劳动纪律 仪容礼貌	60	a.无迟到、早退、旷工	40		定量
				b.仪容与礼貌符合要求	20		定性
3 职业道德 行风行规 （80分）	8	3.1 职业道德 行为规范	40	a.爱岗敬业、忠于职守	20		定性
				b.处理日常事务达到岗位要求	20		定性
		3.2 工作落实	40	a.审计公章保管与资料保密安全	10		定性
				b.各类仓库盘点及时与准确	10		定量
				c.提供给领导的信息准确	20		定性
4 团队精神 有效沟通 （70分）	7	4.1 团队精神	30	a.团结同志、精神面貌好	10		定性
				b.维护医院科室形象和荣誉	20		定性
		4.2 审计程序 有效沟通	30	a.违反审计程序次数	10		定量
				b.有效沟通部门临床医技科室	20		定性
		4.3 学习与创新	10	精通专业，勤奋好学，有创新精神	10		定性
5 社会责任 （40分）	4	5.1 社会责任	20	有良好的社会与医院责任感	20		定性
		5.2 公益活动	10	热心公益活动	10		定量
		5.3 以人为本	10	以患者为本思想明确	10		定性
6 环境意识 （30分）	3	6.1 环境意识	10	维护办公和医院工作环境	10		定性
		6.2 低碳工作意识	10	低碳工作意识	10		定性
		6.3 资源节约	10	资源、岗位工作成本节约	10		定量
7 满意测评 持续改进 （150分）	15	7.1 满意测评	40	相关人员对员工工作满意度	40		定性
		7.2 问题投诉	40	a.岗位工作无投诉	30		定量
				b.有问题投诉记录	10		定量
		7.3 问题纠正	20	认识到绩效考核中存在不足	20		定性
		7.4 持续改进	50	有绩效考评持续改进计划	50		定量
被考评者		绩效考评标准分	1000 分	最后定量和定性指标总得分			

9. 某三等甲级教学医院审计科员工卓越绩效考评标准测评表表2

被考评者姓名		岗 位				部 门		
考评者姓名		岗 位				部 门		

	职能部门领导·定性指标·满意度测评内容			满 意 度 测 评 等 级				
一级指标	三级定性指标内容测评	本项满分	方式	卓越	优秀	良好	一般	得分
1 工作能力 执行能力	1.1 a.岗位独立工作能力	20	定性		20	16	12	
	1.1 b.各项任务执行能力	10	定性		10	8	6	
	1.1 c.按照规定完成岗位职责工作	10	定性		10	8	6	
	1.2 a.掌握岗位全部工作知识	10	定性		10	8	6	
	1.2 b.熟练并精通岗位业务操作技能	20	定性		20	16	12	
2 过程管理 工作质量	2.2 c.审计证据与审计资料归档管理	40	定性		40	32	24	
	2.3 a.各项审计过程规范达到要求	50	定性		50	40	30	
	2.4 a.服从本科科长领导与指挥	30	定性		30	24	18	
	2.4 b.完成好领导交办的临时任务	30	定性		30	24	18	
	2.5 b.仪容与礼貌符合要求	20	定性		20	16	12	
3 职业道德 行风行规	3.1 a.爱岗敬业、忠于职守	20	定性		20	16	12	
	3.1 b.处理日常事务达到岗位要求	20	定性		20	16	12	
	3.2 a.审计公章保管与资料保密安全	10	定性		10	8	6	
	3.2 c.提供给领导的信息准确	20	定性		20	16	12	
4 团队精神 有效沟通	4.1 a.团结同志、精神面貌好	10	定性		10	8	6	
	4.1 b.维护医院科室形象和荣誉	20	定性		20	16	12	
	4.2 b.有效沟通部门临床医技科室	20	定性		20	16	12	
	4.3 精通专业，勤奋好学，创新精神	10	定性		10	8	6	
5 社会责任	5.1 a.有良好的社会与医院责任感	20	定性		20	16	12	
	5.1 b. 以患者为本思想明确	10	定性		10	8	6	
	（定量指标在表3测评，因此不用对定量指标打分）							
6 环境意识	6.1 维护办公和医院工作环境	10	定性		10	8	6	
	6.2 低碳工作意识	10	定性		10	8	6	
	（定量指标在表3测评，因此不用对定量指标打分）							
7 持续改进	7.1 相关人员对员工工作满意度	40	定性		40	32	24	
	7.3 认识到绩效考核中存在不足	20	定性		20	16	12	

考核者签字		日 期		复核者		日 期		

说明：本表2为**审计科员工定性指标**测评表，由医院相关领导和本科室人员来测评，每一项指标满意度测评分4个等级：卓越、优秀、良好、一般。**1. "卓越"**指职能部门员工出色地完成本职岗位工作，没有任何差错，领导和群众**全满意**。另外又对医院做出特殊的"贡献"，特殊贡献指①高档次的科研成果；②国际"SCI"的重要文章；③成功预防、处理医院、科室政治、行政、医疗风险、危机事件并得到医院认同者；④获得医院、学校、省自治区荣誉称号者；⑤业务、技术、服务革新经医院评定突出者；⑥教学、带教学生成绩突出者等。卓越的具体分值由医院研究后增加；**2. "优秀"**的分值是该测评表某项测评分值的满分，每位员工只要努力工作，完成岗位任务，没有差错，就应该得满分；**3. "良好"**较优秀分数少，分值为该项分值满分的80%；**4. "一般"**是测评表中某项指标分值满分的60%以上；**5.** 本科室员工直接在满意程度栏内的**"得分"**的空格内填上自己认为合适数据就是被测评者的该项得分。

部门：		本表定性指标满分	480 分	定性指标最后得分	

9. 某三等甲级教学医院审计科员工卓越绩效考评标准测评表表3

一级指标 （分值）	权重%	二级指标		三级指标		绩效考评	得分
		考评内容	分值	考评内容	分值	扣分细则	
2 过程管理 工作数量 工作质量 工作效率	39	2.1 工作流程	60	按审计工作流程规范操作	60	按审计工作流程操作得满分，不按照工作流程规范操作，每项工作扣5分	
		2.2 工作数量	140	a.正确出具各种审计报告	70	正确出具各种审计报告得满分，1项审计报告不正确扣10分，无审计报告扣20分	
				b.审计调查、研究参与医院活动	70	人财物数据等信息提供准确得满分，1项信息有误扣3分	
		2.3 工作质量	150	b.各项审计结果准确率达到要求	50	各项审计结果准确率达到要求得满分，审计结果推迟1周扣10分，1次不达要求扣10分	
				c.审计资料充分并符合要求	50	审计资料充分得满分，1次不充分扣10分	
				d.岗位主管职责内工作无投诉	50	岗位主管职责内工作无投诉得满分，投诉1次扣5分	
		2.5 劳动纪律	40	a.无迟到、早退、旷工	40	无迟到、早退、旷工得满分，迟到或早退1次扣5分，旷工1次扣20分	
3 职业道德 行风行规	1	3.2 职业素质	10	b.各类仓库盘点及时与准确	10	按照医院规定各类仓库盘点及时与准确得满分，1次不按照规定审计盘点扣3分	
4 团队精神	1	4.2 审计程序	10	a.违反审计程序次数	10	无违反审计程序得满分，违反审计程序1次扣2分，无审计程序扣5分	
5 社会责任	1	5.2 公益活动	10	热心公益活动	10	热心公益活动得满分，不按照医院安排时间参加公益活动，1次扣5分	
6 环境意识	1	6.3 资源节约	10	资源、岗位工作成本节约	10	医院、科室工作资源、岗位工作成本与上年度相同得满分，不符合要求1次扣5分	
7 满意测评 持续改进	9	7.2 问题投诉	30	a.岗位工作无投诉	30	工作无投诉满分，有1人次投诉扣10分（有效投诉）	
			10	b.有问题投诉记录	10	有问题投诉记录得满分，记录不全扣3分，没有记录扣5分	
		7.4 持续改进	50	有绩效考评持续改进计划	50	有工作绩效考评后的工作持续改进计划得满分，绩效改进计划太简单扣5分，无绩效持续改进计划扣15分	
部门：				本表定量指标满分	520分	定量指标合计得分	

10. 某三等甲级教学医院医疗保险科员工卓越绩效考评标准测评表表1

一级指标 （分值）	权重%	二级指标			三级指标		得分	考评 方式
		考评 内容	分值		考评 内容	分值		
1 工作能力 执行能力 （70分）	7	1.1 岗位工作能力 任务执行能力	40		a.岗位独立工作能力	20		定性
					b.各项任务执行能力	10		定性
					c.按照规定完成岗位职责工作	10		定性
		1.2 岗位知识要求 岗位技能要求	30		a.掌握岗位全部工作知识	10		定性
					b.熟练并精通岗位业务操作技能	20		定性
2 过程管理 工作数量 工作质量 工作效率 （560分）	56	2.1 流程优化	90		a.按工作流程规范操作	30		定量
					b.及时解答医保咨询等各种问题	60		定性
		2.2 工作数量	150		a.本院参保职工变更，工资变动及缴费情况填报及时正确	80		定量
					b.区市离休、保险门诊处方管理	70		定量
		2.3 工作质量	200		a.上报本院职工医保费准确及时	70		定量
					b.保证医保基金的合理使用	60		定量
					c.每季有主管医保工作分析报告	70		定量
		2.4 服从领导	60		a.服从本科科长领导与指挥	30		定性
					b.完成好领导交办的临时任务	30		定性
		2.5 劳动纪律 仪容礼貌	60		a.无迟到、早退、旷工	40		定量
					b.仪容与礼貌符合要求	20		定性
3 职业道德 行风行规 （80分）	8	3.1 职业道德 行为规范	40		a.爱岗敬业、忠于职守	20		定性
					b.处理日常事务达到岗位要求	20		定性
		3.2 医保管理	40		a.医保工作没有违规情况	20		定性
					b.医保费用报销符合要求	20		定性
4 团队精神 有效沟通 （70分）	7	4.1 团队精神	40		a.团结同志、精神面貌好	10		定性
					b.维护医院科室形象和荣誉	10		定性
					c.积极参加医院科室各项活动	20		定量
		4.2 公关能力	30		a.语言表达能力强，上情下达信息	10		定量
					b.有效沟通部门临床医技科室	20		定性
		4.3 学习与创新	20		精通专业，勤奋好学，有创新精神	20		定性
5 社会责任 （40分）	4	5.1 社会责任	20		有良好的社会与医院责任感	20		定性
		5.2 公益活动	10		热心公益活动	10		定量
		5.3 以人为本	10		以患者为本思想明确	10		定性
6 环境意识 （30分）	3	6.1 环境意识	10		维护办公和医院工作环境	10		定性
		6.2 低碳工作意识	10		低碳工作意识	10		定性
		6.3 资源节约	10		资源、岗位工作成本节约	10		定量
7 满意测评 持续改进 （150分）	15	7.1 满意测评	40		相关人员对员工工作满意度	40		定性
		7.2 问题投诉	40		a.岗位工作无投诉	30		定量
					b.有问题投诉记录	10		定量
		7.3 问题纠正	20		认识到绩效考核中存在不足	20		定性
		7.4 持续改进	50		有绩效考评持续改进计划	50		定量
被考评者		绩效考评标准分	1000分		最后定量和定性指标总得分			

10．某三等甲级教学医院医疗保险科员工卓越绩效考评标准测评表表2

被考评者姓名		岗　位			部　门	
考评者姓名		岗　位			部　门	

职能部门领导·定性指标·满意度测评内容				满 意 度 测 评 等 级			
一级 指标	三级定性指标 内容测评	本项 满分	方 式	卓 越	优 秀	良 好	一 般	得 分

一级指标	三级定性指标内容测评	本项满分	方式	卓越	优秀	良好	一般	得分
1 **工作能力** **执行能力**	1.1 a.岗位独立工作能力	20	定性		20	16	12	
	1.1 b.各项任务执行能力	10	定性		10	8	6	
	1.1 c.按照规定完成岗位职责工作	10	定性		10	8	6	
	1.2 a.掌握岗位全部工作知识	10	定性		10	8	6	
	1.2 b.熟练并精通岗位业务操作技能	20	定性		20	16	12	
2 **过程管理** **工作质量** **工作效率**	2.1 b.及时解答医保咨询等各种问题	60	定性		60	48	36	
	2.4 a.服从本科科长领导与指挥	30	定性		30	24	18	
	2.4 b.完成好领导交办的临时任务	30	定性		30	24	18	
	2.5 b.仪容与礼貌符合要求	20	定性		20	16	12	
3 **职业道德** **行风行规**	3.1 a.爱岗敬业、忠于职守	20	定性		20	16	12	
	3.1 b.处理日常事务达到岗位要求	20	定性		20	16	12	
	3.2 a.廉洁奉公、办事公道	20	定性		20	16	12	
	3.2 b.医保费用报销符合要求	20	定性		20	16	12	
4 **团队精神** **有效沟通**	4.1 a.团结同志、精神面貌好	10	定性		10	8	6	
	4.1 b.维护医院科室形象和荣誉	10	定性		10	8	6	
	4.2 b.有效沟通部门临床医技科室	20	定性		20	16	12	
	4.3 精通专业，勤奋好学，有创新精神	20	定性		20	16	12	
	（定量指标在表3测评，因此不用对定量指标打分）							
5 **社会责任**	5.1 a.有良好的社会与医院责任感	20	定性		20	16	12	
	5.3 以患者为本思想明确	10	定性		10	8	6	
	（定量指标在表3测评，因此不用对定量指标打分）							
6 **环境意识**	6.1 维护办公和医院工作环境	10	定性		10	8	6	
	6.2 低碳工作意识	10	定性		10	8	6	
7 **持续改进**	7.1 相关人员对员工工作满意度	40	定性		40	32	24	
	7.3 认识到绩效考核中存在不足	20	定性		20	16	12	
	（定量指标在表3测评，因此不用对定量指标打分）							

考核者签字		日　期		复核者		日　期	

说明：本表2为**医疗保险科员工定性指标**测评表，由医院相关领导和本科室人员来测评，每一项指标满意度测评分4个等级：卓越、优秀、良好、一般。1．**"卓越"**指职能部门员工出色地完成本职岗位工作，没有任何差错，领导和群众**全满意**。另外又对医院做出特殊的"贡献"，特殊贡献指①高档次的科研成果；②国际"SCI"的重要文章；③成功预防、处理医院、科室政治、行政、医疗风险、危机事件并得到医院认同者；④获得医院、学校、自治区荣誉称号者；⑤业务、技术、服务革新经医院评定突出者；⑥教学、带教学生成绩突出者等。卓越的具体分值由医院研究后增加；2．**"优秀"**的分值是该测评表某项测评分值的满分，每位员工只要努力工作，完成岗位任务，没有差错，就应该得满分；3．**"良好"**较优秀分数少，分值为该项分值满分的80%；4．**"一般"**是测评表中某项指标分值满分的60%以上；5．本科室员工直接在满意程度栏内的**"得分"**的空格内填上自己认为合适数据就是被测评者的该项得分。

部门：		本表定性指标满分	440 分	定性指标最后得分	

10. 某三等甲级教学医院医疗保险科员工卓越绩效考评标准测评表表3

一级指标 （分值）	权重%	二级指标		三级指标		绩效考评	得分
		考评内容	分值	考评内容	分值	扣分细则	
2 过程管理 工作数量 工作质量 工作效率 （560分）	42	2.1 工作流程	30	a.按工作流程规范操作	30	按流程操作得满分，不按照工作流程规范操作，每项工作扣5分，没有流程扣20分	
		2.2 工作数量	150	a.本院参保职工变更，工资变动及缴费情况填报及时正确	80	本院参保职工变更，工资变动及缴费情况填报及时正确得满分，参保职工变更差错1人次扣3分，工资变动差错1人次扣3分，缴费情况填报差错1次扣10分	
				b.区市离休、保险门诊处方管理	70	区市离休、保险门诊处方管理好得满分，1项信息有误扣3分	
		2.3 工作质量	200	a.上报本院职工医保费准确及时	70	上报本院职工医保费准确及时得满分，不准确1次扣2分，不及时1次扣5分	
				b.保证医保基金的合理使用	60	保证医保基金的合理使用得满分，不合理使用1次扣5分（与本人岗位工作无过错）	
				c.每季有医保工作分析报告	70	每季有医保工作分析报告得满分，少1次扣5分	
		2.5 劳动纪律	40	a.无迟到、早退、旷工	40	上班时间无迟到早退旷工满分，迟到或早退1次扣5分，旷工半天扣20分	
4 团队精神 （70分）	3	4.1 团队精神	20	c.积极参加医院科室各项活动	20	积极参加医院科室各项活动得满分，少1次扣2分	
		4.2 公关能力	10	a.语言表达能力强，上情下达信息畅通	10	语言表达能力强，上下信息畅通得满分，1次达不到要求扣2分	
5 社会责任 （40分）	1	5.2 公益活动	10	热心公益活动	10	热心公益活动得满分，不按照医院安排时间参加公益活动，1次扣5分	
6 环境意识 （30分）	1	6.3 资源节约	10	资源、岗位工作成本节约	10	医院、科室工作资源、岗位工作成本与上年度相同得满分，不符合要求1次扣5分	
7 满意测评 持续改进 （150分）	9	7.2 问题投诉	30	a.岗位工作无投诉	30	工作无投诉满分，有1人次投诉扣10分（有效投诉）	
			10	b.有问题投诉记录	10	有问题投诉记录得满分，记录不全扣3分，没有记录扣5分	
		7.4 持续改进	50	有绩效考评持续改进计划	50	有工作绩效考评后的工作持续改进计划得满分，绩效改进计划太简单扣5分，无绩效持续改进计划扣15分	
部门：			本表定量指标满分		560分	定量指标合计得分	

11. 某三等甲级教学医院感染管理科员工卓越绩效考评标准测评表表1

一级指标 （分值）	权重%	二级指标		三级指标		得分	考评方式
		考评 内容	分值	考评 内容	分值		
1 **工作能力** **执行能力** **（70分）**	7	1.1 岗位工作能力 任务执行能力	40	a.岗位独立工作能力	20		**定性**
				b.各项任务执行能力	10		**定性**
				c.按照规定完成岗位职责工作	10		**定性**
		1.2 岗位知识要求 岗位技能要求	30	a.掌握岗位全部工作知识	10		**定性**
				b.熟练并精通岗位业务技能	20		**定性**
2 **过程管理** **工作数量** **工作质量** **工作效率** **（560分）**	56	2.1 流程优化	60	a.按照科室流程工作	50		定量
				b.医院感染档案管理完好	10		**定性**
		2.2 工作数量	190	定期检查指导科室对清洁、消毒灭菌与隔离、无菌操作技术、医疗废物管理、传染病感染及感染预防	190		定量
		2.3 工作质量	150	保证医院感染管理各项检验结果、监测报告的及时性、准确性	150		**定性**
		2.4 工作效率	50	岗位职责工作任务效率高	50		**定性**
		2.5 服从领导	60	a.服从科室主任领导与指挥	20		**定性**
				b.完成好领导交办的临时性工作	20		**定性**
				c.参加感染性疾病临床会诊工作	20		定量
		2.6 劳动纪律	50	无迟到、早退、旷工	50		定量
3 **职业道德** **行风行规** **（80分）**	8	3.1 职业道德	30	a.爱岗敬业、廉洁奉公	10		**定性**
				b.细菌耐药监测准确性	20		**定性**
		3.2 感染事件	50	对疑似医院感染暴发事件及时报告并参与组织调查处理	50		定量
4 **团队精神** **有效沟通** **（70分）**	7	4.1 团队精神	30	a.团结同志、精神面貌好	10		**定性**
				b.参与消毒药械和1次性使用医疗器械证明文件审核和使用监督	20		定量
		4.2 分管科室 有效沟通	30	a.发现分管科室感染并及时处理	20		定量
				b.有效沟通部门临床医技科室	10		**定性**
		4.3 学习与创新	10	持续学习新知识与创新能力	10		**定性**
5 **社会责任** **（40分）**	4	5.1 社会责任	20	有良好的社会与医院责任感	20		**定性**
		5.2 公益活动	10	热心公益活动	10		定量
		5.3 以人为本	10	以患者为本思想明确	10		**定性**
6 **环境意识** **（30分）**	3	6.1 环境意识	10	维护办公和医院工作环境	10		**定性**
		6.2 低碳工作意识	10	低碳工作意识	10		**定性**
		6.3 资源节约	10	资源、岗位工作成本节约	10		定量
7 **满意测评** **持续改进** **（150分）**	15	7.1 满意测评	40	相关人员对员工工作满意度	40		**定性**
		7.2 问题投诉	40	a.岗位工作无投诉	30		定量
				b.有问题投诉记录	10		定量
		7.3 问题纠正	20	认识到绩效考核中存在不足	20		**定性**
		7.4 持续改进	50	有绩效考评持续改进计划	50		定量
被考评者		**绩效考评标准分**	**1000 分**	**最后定量和定性指标总得分**			

11. 某三等甲级教学医院感染管理科员工卓越绩效考评标准测评表表2

被考评者姓名		岗　位		部　门		
考评者姓名		岗　位		部　门		

职能部门领导·定性指标·满意度测评内容				满 意 度 测 评 等 级				
一级指标	三级定性指标内容测评	本项满分	方式	卓越	优秀	良好	一般	得分
1 工作能力 执行能力	1.1 a.岗位独立工作能力	20	定性		20	16	12	
	1.1 b.各项任务执行能力	10	定性		10	8	6	
	1.1 c.按照规定完成岗位职责工作	10	定性		10	8	6	
	1.2 a.掌握岗位全部工作知识	10	定性		10	8	6	
	1.2 b.熟练并精通岗位业务操作技能	20	定性		20	16	12	
2 过程管理 工作质量	2.1 b.医院感染档案管理完好	10	定性		10	8	6	
	（定量指标在表3测评，因此不用对定量指标打分）							
	2.3 保证医院感染管理各项检验结果、监测报告的及时性、准确性	150	定性		150	120	90	
	2.4 岗位职责工作任务效率高	50	定性		50	40	30	
	2.5 a.服从科室主任领导与指挥	20	定性		20	16	12	
	2.5 b.完成好领导交办临时性工作	20	定性		20	16	12	
3 职业素质	3.1a.爱岗敬业、廉洁奉公	10	定性		10	8	6	
	3.1 b.细菌耐药监测准确性	20	定性		20	16	12	
	（定量指标在表3测评，因此不用对定量指标打分）							
4 团队精神 有效沟通	4.1 a.团结同志、精神面貌好	10	定性		10	8	6	
	4.2 b.有效沟通部门临床医技科室	10	定性		10	8	6	
	4.3 持续学习新知识与创新能力	10	定性		10	8	6	
	（定量指标在表3测评，因此不用对定量指标打分）							
5 社会责任	5.1 b.参与医院抗菌药物使用管理	20	定性		20	16	12	
	5.3 以患者为本思想明确	10	定性		10	8	6	
6 环境意识	6.1 维护办公和医院工作环境	10	定性		10	8	6	
	6.2 低碳工作意识	10	定性		10	8	6	
7 持续改进	7.1 相关人员对员工工作满意度	40	定性		40	32	18	
	7.3 认识到绩效考核中存在不足	20	定性		20	16	12	
	（定量指标在表3测评，因此不用对定量指标打分）							

考核者签字		日　期		复核者		日　期		

说明： 本表2为**感染管理科员工定性指标**测评表，由医院相关领导和本科室人员来测评，每一项指标满意度测评分4个等级：卓越、优秀、良好、一般。**1."卓越"**指职能部门员工出色地完成本职岗位工作，没有任何差错，领导和群众**全满意**。另外又对医院做出特殊的**"贡献"**，特殊贡献指①高档次的科研成果；②国际"SCI"的重要文章；③成功预防、处理医院、科室政治、行政、医疗风险、危机事件并得到医院认同者；④获得医院、学校、自治区荣誉称号者；⑤业务、技术、服务革新经医院评定突出者；⑥教学、带教学生成绩突出者等。卓越的具体分值由医院研究后增加；**2."优秀"**的分值是该测评表某项测评分值的满分，每位员工只要努力工作，完成岗位任务，没有差错，就应该得满分；**3."良好"**较优秀分数少，分值为该项分值满分的80%；**4."一般"**是测评表中某项指标分值满分的60%以上；**5.**本科室员工直接在满意程度栏内的**"得分"**的空格内填上自己认为合适数据就是被测评者的该项得分。

部门：		本表定性指标满分	490 分	定性指标最后得分	

11. 某三等甲级教学医院感染管理科员工卓越绩效考评标准测评表表3

一级指标 （分值）	权重 %	二级指标 考评 内容	分值	三级指标 考评 内容	分值	绩效考评 扣分细则	得分
2 过程管理 工作数量 工作质量 工作效率 （560分）	31	2.1 工作流程	50	a.按照科室流程工作	50	按感染管理工作流程操作得满分，不按照工作流程规范操作，每项工作扣5分	
		2.2 工作数量	190	定期检查指导科室对清洁、消毒灭菌与隔离、无菌操作技术、医疗废物管理、传染病感染及感染预防	190	按照工作规定、计划定期检查指导科室对清洁、消毒灭菌与隔离、无菌操作技术、医疗废物管理、传染病感染及感染预防工作情况得满分，1项不按时检查扣5分，少检查1次扣20分	
		2.5 服从领导	20	c.参加感染性疾病临床会诊工作	20	c.按照规定及时参加感染性疾病临床会诊工作得满分，1次不参加扣5分	
		2.6 劳动纪律	50	无迟到、早退、旷工	50	工作时间无迟到、早退、旷工得满分，迟到或早退1次扣5分，旷工半天扣20分	
3 职业道德 行风行规 （80分）	5	3.2 职业素质	50	对疑似医院感染暴发事件及时报告并参与组织调查处理	50	对疑似医院感染暴发事件及时报告，并及时按照规定参与组织调查处理得满分，处理不及时扣2分，1次不处理扣10分	
4 团队精神 有效沟通 （70分）	4	4.1 团队精神	20	b.参与消毒药械和1次性使用医疗器械证明文件审核和使用监督	20	按照规定参与消毒药械和1次性使用医疗器械证明文件审核和使用监督得满分，少1次监督检查扣2分	
		4.2 处理报告	20	a.发现分管科室感染并及时处理	20	发现分管科室感染并及时处理得满分，1次处理不及时扣2分	
5 社会责任 （40分）	1	5.2 公益活动	10	热心公益活动	10	热心公益活动得满分，不按照医院安排时间参加公益活动，1次扣5分	
6 环境意识 （30分）	1	6.3 资源节约	10	资源、岗位工作成本节约	10	医院、科室工作资源、岗位工作成本与上年度相同得满分，不符合要求1次扣5分	
7 满意测评 持续改进 （150分）	9	7.2 问题投诉	30	a.岗位工作无投诉	30	工作无投诉满分，有1人次投诉扣10分（有效投诉）	
			10	b.有问题投诉记录	10	有问题投诉记录得满分，记录不全扣3分，没有记录扣5分	
		7.4 持续改进	50	有绩效考评持续改进计划	50	有工作绩效考评后的工作持续改进计划得满分，绩效改进计划太简单扣5分，无绩效持续改进计划扣15分	
部门：		本表定量指标满分			510分	定量指标合计得分	

12．某三等甲级教学医院保卫科员工卓越绩效考评标准测评表表1

一级指标（分值）	权重%	二级指标 考评内容	分值	三级指标 考评内容	分值	得分	考评方式
1 工作能力 执行能力 （70分）	7	1.1 岗位工作能力 任务执行能力	40	a.岗位独立工作能力	20		定性
				b.各项任务执行能力	10		定性
				c.按照规定完成岗位职责工作	10		定性
		1.2 岗位知识要求 岗位技能要求	30	a.掌握岗位全部工作知识	10		定性
				b.熟练并精通岗位业务操作技能	20		定性
2 过程管理 工作数量 工作质量 工作效率 （560分）	56	2.1 流程优化	50	按工作流程规范操作	50		定量
		2.2 工作数量	170	a.定时巡视医院要害部门（财务、放射源、高干保健等）	90		定量
				b.租屋、重点人口、流动人口管理	80		定量
		2.3 工作质量	170	a.保证医院正常工作秩序，安全、有序、人员流动状态质量好	70		定性
				b.医疗纠纷医闹时第一时间到场	100		定量
		2.4 工作效率	50	岗位职责工作任务效率高	50		定性
		2.5 服从领导	60	a.服从科长领导与指挥	30		定性
				b.完成好领导交办的临时任务	30		定性
		2.6 劳动纪律 仪容礼貌	60	a.无迟到、早退、旷工	50		定量
				b.仪容与礼貌符合要求	10		定性
3 职业道德 行风行规 （80分）	8	3.1 职业道德 岗位值班	40	a.爱岗敬业、忠于职守	20		定性
				b.值班时达到岗位要求	20		定性
		3.2 秩序管理	40	a.办事公道、无违规行为	30		定量
				b.院内车辆停放管理有序	10		定性
4 团队精神 有效沟通 （70分）	7	4.1 团队精神	40	a.团结同志、精神面貌好	10		定性
				b.维护医院科室形象和荣誉	10		定性
				c.积极参加医院科室各项活动	20		定量
		4.2 现场管理 有效沟通	20	a.案件发生保护好现场，及时报告	10		定量
				b.有效沟通部门临床医技科室	10		定性
		4.3 财产安全	10	公共财产安全无盗窃	10		定性
5 社会责任 （40分）	4	5.1 社会责任	10 20	a.有良好的社会与医院责任感	10		定性
				b.确保大型活动顺利有序安全	20		定量
		5.3 以人为本	10	以患者为本思想明确	10		定性
6 环境意识 （30分）	3	6.1 环境意识	10	维护办公和医院工作环境	10		定性
		6.2 低碳工作意识	10	低碳工作意识	10		定性
		6.3 资源节约	10	资源、岗位工作成本节约	10		定量
7 满意测评 持续改进 （150分）	15	7.1 满意测评	40	相关人员对员工工作满意度	40		定性
		7.2 问题投诉	40	a.岗位工作无投诉	30		定量
				b.有问题投诉记录	10		定量
		7.3 问题纠正	20	认识到绩效考核中存在不足	20		定性
		7.4 持续改进	50	有绩效考评持续改进计划	50		定量
被考评者		绩效考评标准分	1000 分	最后定量和定性指标总得分			

12. 某三等甲级教学医院保卫科员工卓越绩效考评标准测评表表2

被考评者姓名		岗　位		部　门	
考评者姓名		岗　位		部　门	

职能部门领导·定性指标·满意度测评内容				满　意　度　测　评　等　级				
一级指标	三级定性指标内容测评	本项满分	方式	卓越	优秀	良好	一般	得分
1 工作能力 执行能力	1.1 a.岗位独立工作能力	20	定性		20	16	12	
	1.1 b.各项任务执行能力	10	定性		10	8	6	
	1.1 c.按照规定完成岗位职责工作	10	定性		10	8	6	
	1.2 a.掌握岗位全部工作知识	10	定性		10	8	6	
	1.2 b.熟练并精通岗位业务操作技能	20	定性		20	16	12	
2 过程管理 工作质量	2.3 a.保证医院正常工作秩序，安全、有序、人员流动状态质量好	70	定性		70	56	42	
	2.4 岗位职责工作任务效率高	50	定性		50	40	30	
	2.5 a.服从本科室主任领导与指挥	30	定性		30	24	18	
	2.5 b.完成好领导交办的临时任务	30	定性		30	24	18	
	2.6 b.仪容与礼貌符合要求	10	定性		10	8	6	
3 职业素质	3.1 a.爱岗敬业、忠于职守	20	定性		20	16	12	
	3.1 b.值班时达到岗位要求	20	定性		20	16	12	
	3.2 b.院内车辆停放管理有序	10	定性		10	8	6	
4 团队精神 有效沟通	4.1 a.团结同志、精神面貌好	10	定性		10	8	6	
	4.1 b.维护医院科室形象和荣誉	10	定性		10	8	6	
	4.2 b.有效沟通部门临床医技科室	10	定性		10	8	6	
	4.3 公共财产安全无盗窃	10	定性		10	8	6	
5 社会责任	5.1 a.有良好的社会与医院责任感	10	定性		10	8	6	
	5.2 以患者为本思想明确	10	定性		10	8	6	
	（定量指标在表3测评，因此不用对定量指标打分）							
6 环境意识	6.1 维护办公和医院工作环境	10	定性		10	8	6	
	6.2 低碳工作意识	10	定性		10	8	6	
7 持续改进	7.1 相关人员对员工工作满意度	40	定性		40	32	24	
	7.3 认识到绩效考核中存在不足	20	定性		20	16	12	
	（定量指标在表3测评，因此不用对定量指标打分）							

考核者签字		日　期		复核者		日　期	

说明：本表2为**保卫科员工定性指标**测评表，由医院相关领导和本科室人员来测评，每一项指标满意度测评分4个等级：卓越、优秀、良好、一般。**1."卓越"**指职能部门员工出色地完成本职岗位工作，没有任何差错，领导和群众**全满意**。另外又对医院做出特殊的"贡献"，特殊贡献指①高档次的科研成果；②国际"SCI"的重要文章；③成功预防、处理医院、科室政治、行政、医疗风险、危机事件并得到医院认同者；④获得医院、学校、自治区荣誉称号者；⑤业务、技术、服务革新经医院评定突出者；⑥教学、带教学生成绩突出者等。卓越的具体分值由医院研究后增加；**2."优秀"**的分值是该测评表某项测评分值的满分，每位员工只要努力工作，完成岗位任务，没有差错，就应该得满分；**3."良好"**较优秀分数少，分值为该项分值满分的80%；**4."一般"**是测评表中某项指标分值满分的60%以上；**5.**本科室员工直接在满意程度栏内的**"得分"**的空格内填上自己认为合适数据就是被测评者的该项得分。

部门：	本表定性指标满分	450 分	定性指标最后得分

12. 某三等甲级教学医院保卫科员工卓越绩效考评标准测评表表3

一级指标 （分值）	权重%	二级指标		三级指标		绩效考评	得分
		考评内容	分值	考评内容	分值	扣分细则	
2 过程管理 工作数量 工作质量 工作效率 (560分)	37	2.1 工作流程	50	按岗位工作服务流程规范操作	50	按保卫科工作流程操作得满分，不按照工作流程规范操作，每项工作扣5分	
		2.2 工作数量	170	a.定时巡视医院要害部门（财务、放射源、高干保健等）	90	按照医院保卫科工作计划定时巡视、检查医院要害部门（财务、放射源、高干保健、仓库、食堂等）安全得满分，1部门不按时巡视扣3分	
				b.租屋、重点人口、流动人口管理	80	出租房屋、重点人口、流动人口管理好得满分，1项工作或1次出现差错扣5分	
		2.3 工作质量	100	b.医疗纠纷医闹时第一时间到场	100	医疗纠纷医闹时第一时间到场得满分，1次不按时到场扣10分	
		2.6 劳动纪律	50	a.无迟到、早退、旷工	50	工作时间无迟到早退旷工满分，迟到或早退1次扣5分，旷工半天扣20分	
3 职业道德 行风行规 (80分)	3	3 廉政建设	30	a.办事公道、无违规行为	30	执行公务时办事公道、无违规行为得满分，事情处理不公发生投诉1次扣10分，引起严重结果扣15分	
4 团队精神 有效沟通 (70分)	3	4.1 团队管理	20	c.积极参加医院科室各项活动	20	积极参加医院科室各项活动得满分，少1次扣2分	
		4.2 现场管理	10	a.案件发生保护好现场，及时报告	10	医院内案件发生保护好现场，及时报告得满分，1次现场保护不好扣2分	
5 社会责任 (40分)	2	5.1 社会责任	20	b.确保大型活动顺利有序安全	20	确保医院大型活动顺利、有序、安全得满分，1次组织不安全扣2分，造成严重不好影响扣10分	
6 环境意识 (30分)	1	6.3 资源节约	10	资源、岗位工作成本节约	10	医院、科室工作资源、岗位工作成本与上年度相同得满分，不符合要求1次扣5分	
7 满意测评 持续改进 (150分)	9	7.2 问题投诉	40	a.岗位工作无投诉	30	工作无投诉满分，有1人次投诉扣10分（有效投诉）	
				b.有问题投诉记录	10	有问题投诉记录得满分，记录不全扣3分，没有记录扣5分	
		7.4 持续改进	50	有绩效考评持续改进计划	50	有工作绩效考评后的工作持续改进计划得满分，绩效改进计划太简单扣5分，无绩效持续改进计划扣15分	
部门：				本表定量指标满分	550分	定量指标合计得分	

13. 某三等甲级教学医院计算机管理中心员工卓越绩效考评标准测评表表1

一级指标 （分值）	权重 %	二级指标		三级指标		得分	评价方法
		考评 内容	分值	考评 内容	分值		
1 **工作能力** **执行能力** **（70分）**	7	1.1 岗位工作能力 任务执行能力	40	a.岗位独立工作能力	20		**定性**
				b.各项任务执行能力	10		**定性**
				c.按照规定完成岗位职责工作	10		**定性**
		1.2 岗位知识要求 岗位技能要求	30	a.掌握岗位全部工作知识	10		**定性**
				b.熟练并精通岗位业务操作技能	20		**定性**
2 **过程管理** **工作数量** **工作质量** **工作效率** **（560分）**	56	2.1 流程优化	60	a.按工作流程规范操作	30		定量
				b.有月度工作计划	30		定量
		2.2 工作数量	150	a.按时整合月度医疗绩效信息	70		定量
				b.紧急性电脑维修工作完成好	80		定量
		2.3 工作质量	160	a.网络系统管理维护安全畅通	60		**定性**
				b.提高工作效率控制办公成本	40		**定性**
				c.数据库资源建设符合要求	60		定量
		2.4 决策信息	80	a.医院科室信息系统服务完整性	30		定量
				b.提供给领导的决策信息准确	50		定量
		2.5 服从领导	50	a.服从中心主任领导与指挥	30		**定性**
				b.完成好领导交办的临时任务	20		**定性**
		2.6 劳动纪律 仪容礼貌	60	a.无迟到、早退、旷工	40		定量
				b.仪容与礼貌符合要求	20		**定性**
3 **职业道德** **行风行规** **（80分）**	8	3.1 职业道德 行为规范	40	a.爱岗敬业、忠于职守	10		**定性**
				b.处理日常事务达到岗位要求	30		定量
		3.2 廉政建设	40	a.廉洁奉公、办事公道	20		**定性**
				b.按时上报各种报表	20		定量
4 **团队精神** **有效沟通** **（70分）**	7	4.1 团队精神	40	a.团结同志、精神面貌好	10		**定性**
				b.维护医院科室形象和荣誉	10		**定性**
				c.按时巡视科室电脑运行情况	20		定量
		4.2 有效沟通	20	有效沟通临床医技科室	20		**定性**
		4.3 学习与创新	10	精通专业，勤奋好学，有创新精神	10		**定性**
5 **社会责任** **（40分）**	4	5.1 社会责任	20	有良好的社会与医院责任感	20		**定性**
		5.2 公益活动	10	热心公益活动	10		定量
		5.3 以人为本	10	以患者为本思想明确	10		**定性**
6 **环境意识** **（30分）**	3	6.1 环境意识	10	维护办公和医院工作环境	10		**定性**
		6.2 低碳工作意识	10	低碳工作意识	10		**定性**
		6.3 资源节约	10	资源、岗位工作成本节约	10		定量
7 **满意测评** **持续改进** **（150分）**	15	7.1 满意测评	40	相关人员对员工工作满意度	40		**定性**
		7.2 问题投诉	40	a.岗位工作无投诉	30		定量
				b.有问题投诉记录	10		定量
		7.3 问题纠正	20	认识到绩效考核中存在不足	20		**定性**
		7.4 持续改进	50	有绩效考评持续改进计划	50		定量
被考评者		**绩效考评标准分**	**1000分**	**最后定量和定性指标总得分**			

13. 某三等甲级教学医院计算机管理中心员工卓越绩效考评标准测评表表2

被考评者姓名		岗位			部门				
考评者姓名		岗位			部门				

职能部门领导·定性指标·满意度测评内容				满意度测评等级				
一级指标	三级定性指标内容测评	本项满分	方式	卓越	优秀	良好	一般	得分
1 工作能力 执行能力	1.1 a.岗位独立工作能力	20	定性		20	16	12	
	1.1 b.各项任务执行能力	10	定性		10	8	6	
	1.1 c.按照规定完成岗位职责工作	10	定性		10	8	6	
	1.2 a.掌握岗位全部工作知识	10	定性		10	8	6	
	1.2 b.熟练并精通岗位业务操作技能	20	定性		20	16	12	
2 过程管理 工作质量	2.3 a.网络系统管理维护安全畅通	60	定性		60	48	36	
	2.3 b.提高工作效率控制办公成本	40	定性		40	32	24	
	2.5 a.服从中心主任领导与指挥	30	定性		30	25	20	
	2.5 b.完成好领导交办的临时任务	20	定性		20	16	12	
	2.6 b.仪容与礼貌符合要求	20	定性		20	16	12	
3 职业素质	3.1 a.爱岗敬业、忠于职守	10	定性		10	8	6	
	3.2 a.廉洁奉公、办事公道	20	定性		20	16	12	
	（定量指标在表3测评，因此不用对定量指标打分）							
4 团队精神 有效沟通	4.1 a.团结同志、精神面貌好	10	定性		10	8	6	
	4.1 b.维护医院科室形象和荣誉	10	定性		10	8	6	
	4.2 有效沟通部门临床医技科室	20	定性		20	16	12	
	4.3 精通专业，勤奋好学，有创新精神	10	定性		10	8	6	
	（定量指标在表3测评，因此不用对定量指标打分）							
5 社会责任	5.1 b.软件开发与系统模块上线良好	20	定性		20	16	12	
	5.3 以患者为本思想明确	10	定性		10	8	6	
	（定量指标在表3测评，因此不用对定量指标打分）							
6 环境意识	6.1 维护办公和医院工作环境	10	定性		10	8	6	
	6.2 低碳工作意识	10	定性		10	8	6	
7 持续改进	7.1 相关人员对员工工作满意度	40	定性		40	32	24	
	7.3 认识到绩效考核中存在不足	20	定性		20	16	12	
	（定量指标在表3测评，因此不用对定量指标打分）							
考核者签字		日期		复核者		日期		

说明： 本表2为**计算机管理中心员工定性指标**测评表，由医院相关领导和本科室人员来测评，每一项指标满意度测评分4个等级：卓越、优秀、良好、一般。**1."卓越"** 指职能部门员工出色地完成本职岗位工作，没有任何差错，领导和群众**全满意**。另外又对医院做出特殊的"贡献"，特殊贡献指①高档次的科研成果；②国际"SCI"的重要文章；③成功预防、处理医院、科室政治、行政、医疗风险、危机事件并得到医院认同者；④获得医院、学校、自治区荣誉称号者；⑤业务、技术、服务革新经医院评定突出者；⑥教学、带教学生成绩突出者等。卓越的具体分值由医院研究后增加；**2."优秀"** 的分值是该测评表某项测评分值的满分，每位员工只要努力工作，完成岗位任务，没有差错，就应该得满分；**3."良好"** 较优秀分数少，分值为该项分值满分的80%；**4."一般"** 是测评表中某项指标分值满分的60%以上；**5.** 本科室员工直接在满意程度栏内的**"得分"** 的空格内填上自己认为合适数据就是被测评者的该项得分。

被考评者		本表定性指标满分	430分	定性指标最后得分	

13. 某三等甲级教学医院计算机管理中心员工卓越绩效考评标准测评表表3

一级指标 （分值）	权重%	二级指标		三级指标		绩效考评	得分
		考评内容	分值	考评内容	分值	扣分细则	
2 过程管理 工作数量 工作质量 工作效率 （560 分）	39	2.1 工作流程	60	a.按岗位工作服务流程规范操作	30	按流程操作得满分，不按照工作流程规范操作，每项工作扣 5 分	
				b.有月度工作计划	30	有月度工作计划得满分，无月度工作计划扣 20 分	
		2.2 工作数量	150	a.按时整合月度医疗绩效信息	70	岗位工作目标、数量按时完成得满分，1 项不按时完成扣 10 分	
				b.紧急性电脑维修工作完成好	80	紧急性电脑维修工作完成好得满分，维修推迟 1 天扣 3 分	
		2.3 工作质量	60	c.数据库资源建设符合要求	60	数据库资源建设符合要求得满分，不符合要求 1 次扣 2 分	
		2.4 决策信息	80	a.医院科室信息系统服务完整性	30	医院科室信息系统服务完整性满分，信息系统服务不完整扣 5 分，影响工作引起严重后果扣 10 分	
				b.提供给领导的决策信息准确	50	提供给领导的决策信息准确得满分，1 次不准确扣 5 分	
		2.6 劳动纪律	40	a.无迟到、早退、旷工	40	无迟到早退旷工满分，迟到或早退 1 次扣 5 分，旷工 1 次扣 20 分	
3 职业道德 行风行规 （80 分）	5	3.1 职业素质	30	b.处理日常事务达到岗位要求	30	处理日常事务达到岗位要求得满分，1 次达不到扣 2 分	
		3.2 廉政建设	20	b.按时上报各种报表	20	按时上报各种报表得满分，推迟 1 天扣 2 分	
4 团队精神 有效沟通 （70 分）	2	4.1 工作巡视	20	c.按时巡视科室电脑运行情况	20	按照医院计算机中心管理规定按时巡视科室电脑运行情况得满分，少 1 次巡视扣 2 分，因巡视不及时影响科室工作 1 次扣 5 分	
5 社会责任 （40 分）	1	5.2 公益活动	10	热心公益活动	10	热心公益活动得满分，不按照医院安排时间参加公益活动，1 次扣 5 分	
6 环境意识 （30 分）	1	6.3 资源节约	10	资源、岗位工作成本节约	10	医院、科室工作资源、岗位工作成本与上年度相同得满分，不符合要求 1 次扣 5 分	
7 满意测评 持续改进 （150 分）	9	7.2 问题投诉	40	a.岗位工作无投诉	30	工作无投诉满分，有 1 人次投诉扣 10 分（有效投诉）	
				b.有问题投诉记录	10	有问题投诉记录得满分，记录不全扣 3 分，没有记录扣 5 分	
		7.4 持续改进	50	有绩效考评持续改进计划	50	有工作绩效考评后的工作持续改进计划得满分，绩效改进计划太简单扣 5 分，无绩效持续改进计划扣 15 分	
被考评者		**本表定量指标满分**			570 分	定量指标合计得分	

14. 某三等甲级教学医院工会离退休办员工卓越绩效考评标准测评表表1

一级指标 （分值）	权重%	二级指标		三级指标		得分	考评方式
		考评 内容	分值	考评 内容	分值		
1 工作能力 执行能力 （70分）	7	1.1 岗位工作能力 任务执行能力	40	a.岗位独立工作能力	20		定性
				b.各项任务执行能力	10		定性
				c.按照规定完成岗位职责工作	10		定性
		1.2 岗位知识要求 岗位技能要求	30	a.掌握岗位全部工作知识	10		定性
				b.熟练精通岗位业务操作技能	20		定性
2 过程管理 工作数量 工作质量 工作效率 （560分）	56	2.1 流程优化	50	按工作流程规范工作	50		定量
		2.2 工作数量	180	a.按时转发处理有关文件	70		定量
				b.及时解答离退休人员问题	40		定性
				c.节假日慰问离退休职工	70		定量
		2.3 工作质量	180	a.岗位各项工作质量达到要求	40		定性
				b.合理使用和控制办公成本	70		定量
				c.岗位工作目标按时完成	70		定量
		2.4 工作效率	50	岗位职责工作任务效率高	50		定性
		2.5 服从领导	50	a.服从本科室主任领导与指挥	20		定性
				b.完成好领导交办的临时任务	30		定性
		2.6 劳动纪律 仪容礼貌	50	a.无迟到、早退、旷工	40		定量
				b.仪容与礼貌符合要求	10		定性
3 职业道德 行风行规 （80分）	8	3.1 职业道德 行为规范	40	a.爱岗敬业、忠于职守	20		定性
				b.工会财务管理无差错	20		定性
		3.2 职工大会	40	a.职代会及相关会召开的满意度	20		定性
				b.保管法人公章正确用权	20		定量
4 团队精神 有效沟通 （70分）	7	4.1 团队精神	30	a.团结同志、精神面貌好	10		定性
				b.维护医院科室形象和荣誉	10		定性
				c.积极参加医院科室各项活动	10		定量
		4.2 文体活动 有效沟通	20	a.组织文体活动次数人数	10		定量
				b.有效沟通部门临床医技科室	10		定性
		4.3 学习与创新	20	持续学习新知识与创新能力	20		定性
5 社会责任 （40分）	4	5.1 社会责任	20	有良好的社会与医院责任感	20		定性
		5.2 公益活动	10	热心公益活动	10		定量
		5.3 以人为本	10	以职工为本思想明确	10		定性
6 环境意识 （30分）	3	6.1 环境意识	10	维护办公和医院工作环境	10		定性
		6.2 低碳工作意识	10	低碳工作意识	10		定性
		6.3 资源节约	10	资源、岗位工作成本节约	10		定量
7 满意测评 持续改进 （150分）	15	7.1 满意测评	40	相关人员对员工工作满意度	40		定性
		7.2 问题投诉	40	a.岗位工作无投诉	30		定量
				b.有问题投诉记录	10		定量
		7.3 问题纠正	20	认识到绩效考核中存在不足	20		定性
		7.4 持续改进	50	有绩效考评持续改进计划	50		定量
被考评者		绩效考评标准分	1000分	最后定量和定性指标总得分			

14．某三等甲级教学医院工会离退休办员工卓越绩效考评标准测评表表2

被考评者姓名		岗　位		部　门	
考评者姓名		岗　位		部　门	

职能部门领导·定性指标·满意度测评内容				满 意 度 测 评 等 级				
一级 指标	三级定性指标 内容测评	本项 满分	方 式	卓 越	优 秀	良 好	一 般	得 分
1 **工作能力** **执行能力**	1.1 a.岗位独立工作能力	20	定性		20	16	12	
	1.1 b.各项任务执行能力	10	定性		10	8	6	
	1.1 c.按照规定完成岗位职责工作	10	定性		10	8	6	
	1.2 a.掌握岗位全部工作知识	10	定性		10	8	6	
	1.2 b.熟练并精通岗位业务操作技能	20	定性		20	16	12	
2 **过程管理** **工作质量**	2.2 b.及时解答离退休人员问题	40	定性		40	32	24	
	2.3 a.岗位各项工作质量达到要求	40	定性		40	32	24	
	2.4 岗位职责工作任务效率高	50	定性		50	40	30	
	2.5 a.服从本科室主任领导与指挥	20	定性		20	16	12	
	2.5 b.完成好领导交办的临时任务	30	定性		30	24	18	
	2.6 b.仪容与礼貌符合要求	10	定性		10	8	6	
3 **职业道德** **行风行规**	3.1 a.爱岗敬业、忠于职守	20	定性		20	16	12	
	3.1 b.工会财务管理无差错	20	定性		20	16	12	
	3.2 a.职代会及相关会召开的满意度	20	定性		20	16	12	
4 **团队精神** **有效沟通**	4.1 a.团结同志、精神面貌好	10	定性		10	8	6	
	4.1 b.维护医院科室形象和荣誉	10	定性		10	8	6	
	4.2 b.有效沟通部门临床医技科室	10	定性		10	8	6	
	4.3 持续学习新知识与创新能力	20	定性		20	16	12	
5 **社会责任**	5.1 有良好的社会与医院责任感	20	定性		20	16	12	
	5.2 以职工为本思想明确	10	定性		10	8	6	
	（定量指标在表3测评，因此不用对定量指标打分）							
6 **环境意识**	6.1 维护办公和医院工作环境	10	定性		10	8	6	
	6.2 低碳工作意识	10	定性		10	8	6	
	（定量指标在表3测评，因此不用对定量指标打分）							
7 **持续改进**	7.1 相关人员对员工工作满意度	40	定性		40	32	24	
	7.3 认识到绩效考核中存在不足	20	定性		20	16	12	

考核者签字		日　期		复核者		日　期	

说明：本表2为**工会离退休办员工定性指标**测评表，由医院相关领导和本科室人员来测评，每一项指标满意度测评分4个等级：卓越、优秀、良好、一般。**1．"卓越"**指职能部门员工出色地完成本职岗位工作，没有任何差错，领导和群众**全满意**。另外又对医院做出特殊的"贡献"，特殊贡献指①高档次的科研成果；②国际"SCI"的重要文章；③成功预防、处理医院、科室政治、行政、医疗风险、危机事件并得到医院认同者；④获得医院、学校、自治区荣誉称号者；⑤业务、技术、服务革新经医院评定突出者；⑥教学、带教学生成绩突出者等。卓越的具体分值由医院研究后增加；**2．"优秀"**的分值是该测评表某项测评分值的满分，每位员工只要努力工作，完成岗位任务，没有差错，就应该得满分；**3．"良好"**较优秀分数少，分值为该项分值满分的80%；**4．"一般"**是测评表中某项指标分值满分的60%以上；**5．**本科室员工直接在满意程度栏内的**"得分"**的空格内填上自己认为合适数据就是被测评者的该项得分。

被考评者		本表定性指标满分	**480分**	定性指标最后得分	

14．某三等甲级教学医院工会离退休办员工卓越绩效考评标准测评表表3

一级指标（分值）	权重%	二级指标		三级指标		绩效考评	得分
		考评内容	分值	考评内容	分值	扣分细则	
2 过程管理 工作数量 工作质量 工作效率 （560分）	37	2.1 工作流程	50	按岗位工作服务流程规范操作	50	按流程操作得满分，不按照工作流程规范操作，每项工作扣5分	
		2.2 工作数量	140	a.按时转发处理有关文件	70	按时转发处理有关文件得满分，1份文件不按时处理扣10分	
				c.按照规定节假日慰问离退休职工	70	节假日慰问离退休职工得满分，1人次不慰问扣5分	
		2.3 工作质量	140	b.合理使用和控制办公成本	70	与去年同月办公成本相同得满分，增加办公成本1%扣2分	
				c.岗位工作目标按时完成	70	岗位工作目标按时完成得满分，1项工作不按时完成，1次扣5分，1项工作完不成，一次扣10分	
		2.6 劳动纪律	40	a.无迟到、早退、旷工	40	无迟到早退旷工满分，迟到或早退1次扣5分，旷工1次扣20分	
3 职业道德 行风行规 （80分）	2	3 廉政建设	20	b.保管法人公章并正确用权	20	正确使用权力，办事公道，主持正义，主管工作并保管法人公章正确用权得满分，发生违规1次扣10分	
4 团队精神 有效沟通 （70分）	2	4.1 团队管理	10	c.积极参加医院科室各项活动	10	积极参加医院科室各项活动得满分，少1次扣2分	
		4.2 文体活动	10	a.组织文体活动次数人数	10	工会离退休办公室组织文体活动次数人数符合要求得满分，少1次扣10分，少1人次扣1分	
5 社会责任 （40分）	1	5.1 社会责任	10	b.相关物资发放及时准确	10	相关物资发放及时准确得满分，有意见1次扣5分，1人次差错扣1分	
6 环境意识 （30分）	1	6.3 资源节约	10	资源、岗位工作成本节约	10	工会离退休办公室工作成本、工作资源、岗位工作成本与上年度相同得满分，不符合要求上升1%扣5分	
7 满意测评 持续改进 （150分）	9	7.2 问题投诉	40	a.岗位工作无投诉	30	工作无投诉满分，有1人次投诉扣10分（有效投诉）	
				b.有问题投诉记录	10	工会离退休办公室有问题投诉记录得满分，记录不全扣3分，没有记录扣5分	
		7.4 持续改进	50	有绩效考评持续改进计划	50	有工作绩效考评后的工作持续改进计划得满分，绩效改进计划太简单扣5分，无绩效持续改进计划扣15分	
被考评者		本表定量指标满分			520分	定量指标合计得分	

15. 某三等甲级教学医院营养科员工卓越绩效考评标准测评表表1

一级指标 （分值）	权重%	二级指标		三级指标		得分	考评方式
		考评内容	分值	考评内容	分值		
1 工作能力 执行能力 （70分）	7	1.1 岗位工作能力 任务执行能力	40	a.岗位独立工作能力	20		定性
				b.各项任务执行能力	10		定性
				c.工作主动性、积极性	10		定性
		1.2 岗位知识要求 岗位技能要求	30	a.掌握岗位全部工作知识	10		定性
				b.熟练并精通岗位业务技能	20		定性
2 过程管理 工作数量 工作质量 工作效率 （560分）	56	2.1 流程优化	50	按工作流程规范操作	50		定量
		2.2 工作数量	180	a.每周检查治疗饮食落实情况	70		定量
				b.治疗饮食种类数量符合要求	70		定性
				c.及时解答患者营养问题	40		定量
		2.3 工作质量	170	a.按规定时间分析饮食质量情况	50		定性
				b.医用营养品引进选择正确	40		定性
				c.治疗饮食质量符合要求	80		定量
		2.4 工作效率	50	岗位职责工作任务效率高	50		定性
		2.5 科研与管理	60	a.营养科研与管理	20		定性
				b.参加讨论危重患者饮食问题	20		定量
				c.营养教学工作完成好	20		定量
		2.6 劳动纪律	50	无迟到、早退、旷工	50		定量
3 职业道德 行风行规 （80分）	8	3.1 职业道德 行为规范	40	a.爱岗敬业、廉洁奉公	10		定性
				b.定时到科室调查患者营养问题	30		定性
		3.2 营养疗效	40	a.各临床科室发出的营养代谢性疾病，缺失性疾病申请单的会诊	20		定量
				b.应用医用营养品后疗效观察	20		定量
4 团队精神 有效沟通 （70分）	7	4.1 团队精神 工作落实	40	a.团结同志、精神面貌好	10		定性
				b.落实治疗饮食床头订饭制度	30		定量
		4.2 患者需求 有效沟通	20	a.诊疗饮食能够满足患者需求	10		定量
				b.有效沟通部门临床医技科室	10		定性
		4.3 学习与创新	10	持续学习新知识与创新能力	10		定性
5 社会责任 （40分）	4	5.1 社会责任	20	有良好的社会与医院责任感	20		定性
		5.2 公益活动	10	热心公益活动	10		定量
		5.3 征求意见	10	主动下科室征求患者意见	10		定性
6 环境意识 （30分）	3	6.1 环境意识	10	维护办公和医院工作环境	10		定性
		6.2 低碳工作意识	10	低碳工作意识	10		定性
		6.3 资源节约	10	资源、岗位工作成本节约	10		定量
7 满意测评 持续改进 （150分）	15	7.1 满意测评	40	相关人员对员工工作满意度	40		定性
		7.2 问题投诉	40	a.岗位工作无投诉	30		定量
				b.有问题投诉记录	10		定量
		7.3 问题纠正	20	认识到绩效考核中存在不足	20		定性
		7.4 持续改进	50	有绩效考评持续改进计划	50		定量
被考评者		绩效考评标准分	1000分	最后定量和定性指标总得分			

15．某三等甲级教学医院营养科员工卓越绩效考评标准测评表表2

被考评者姓名		岗 位		部 门	
考评者姓名		岗 位		部 门	

职能部门领导·定性指标·满意度测评内容				满 意 度 测 评 等 级				
一级指标	三级定性指标内容测评	本项满分	方式	卓越	优秀	良好	一般	得分
1 **工作能力** **执行能力**	1.1 a.岗位独立工作能力	20	定性		20	16	12	
	1.1 b.各项任务执行能力	10	定性		10	8	6	
	1.1 c.工作主动性、积极性	10	定性		10	8	6	
	1.2 a.掌握岗位全部工作知识	10	定性		10	8	6	
	1.2 b.熟练并精通岗位业务操作技能	20	定性		20	16	12	
	（定量指标在表3测评，因此不用对定量指标打分）							
2 **过程管理** **工作质量**	2.2 b.治疗饮食种类数量符合要求	70	定性		70	56	42	
	（定量指标在表3测评，因此不用对定量指标打分）							
	2.3 a.按规定时间分析饮食质量情况	50	定性		50	40	30	
	2.3 b.医用营养品引进选择正确	40	定性		40	32	24	
	2.4 岗位职责工作任务效率高	50	定性		50	40	30	
	2.5 a.营养科研与管理	20	定性		20	16	12	
3 **职业素质**	3.1 a.爱岗敬业、廉洁奉公	10	定性		10	8	6	
	3.1 b.定时到科室调查患者营养问题	30	定性		30	24	18	
4 **团队精神** **有效沟通**	4.1 a.团结同志、精神面貌好	10	定性		10	8	6	
	4.2 b.有效沟通部门临床医技科室	10	定性		10	8	6	
	4.3 持续学习新知识与创新能力	10	定性		10	8	6	
	（定量指标在表3测评，因此不用对定量指标打分）							
5 **社会责任**	5.1 a.有良好的社会与医院责任感	20	定性		20	16	12	
	5.3 b.主动下科室征求患者意见	10	定性		10	8	6	
	（定量指标在表3测评，因此不用对定量指标打分）							
6 **环境意识**	6.1 维护办公和医院工作环境	10	定性		10	8	6	
	6.2 低碳工作意识	10	定性		10	8	6	
7 **持续改进**	7.1 相关人员对员工工作满意度	40	定性		40	32	24	
	7.3 认识到绩效考核中存在不足	20	定性		20	16	12	
	（定量指标在表3测评，因此不用对定量指标打分）							

考核者签字		日 期		复核者		日 期	

说明：本表2为**营养科员工定性指标**测评表，由医院相关领导和本科室人员来测评，每一项指标满意度测评分4个等级：卓越、优秀、良好、一般。1．"**卓越**"指职能部门员工出色地完成本职岗位工作，没有任何差错，领导和群众**全满意**。另外又对医院做出特殊的"贡献"，特殊贡献指①高档次的科研成果；②国际"SCI"的重要文章；③成功预防、处理医院、科室政治、行政、医疗风险、危机事件并得到医院认同者；④获得医院、学校、自治区荣誉称号者；⑤业务、技术、服务革新经医院评定突出者；⑥教学、带教学生成绩突出者等。卓越的具体分值由医院研究后增加；2．"**优秀**"的分值是该测评表某项测评分值的满分，每位员工只要努力工作，完成岗位任务，没有差错，就应该得满分；3．"**良好**"较优秀分数少，分值为该项分值满分的80%；4．"**一般**"是测评表中某项指标分值满分的60%以上；5．本科室员工直接在满意程度栏内的"**得分**"的空格内填上自己认为合适数据就是被测评者的该项得分。

被考评者		本表定性指标满分	470 分	定性指标最后得分	

15. 某三等甲级教学医院营养科员工卓越绩效考评标准测评表表3

一级指标（分值）	权重%	二级指标		三级指标		绩效考评	得分
		考评内容	分值	考评内容	分值	扣分细则	
2 过程管理 工作数量 工作质量 工作效率 (560分)	33	2.1 工作流程	50	按岗位工作服务流程规范操作	50	按照科室工作流程操作得满分，不按照工作流程规范操作，每项工作扣5分	
		2.2 工作数量	110	a.每周检查治疗饮食落实情况	70	每周检查治疗饮食落实情况得满分，少1次扣10分	
				c.及时解答患者营养问题	40	及时解答患者营养问题得满分，1次解答不好扣3分	
		2.3 工作质量	80	c.治疗饮食质量符合要求	80	c.治疗饮食质量符合要求得满分，1种饮食不符合要求扣5分	
		2.5 科研管理	40	b.参加讨论危重患者饮食问题	20	参加讨论危重患者饮食问题得满分，少1次扣10分	
				c.营养教学工作完成好	20	营养教学工作完成好得满分，少1次扣2分	
		2.6 劳动纪律	50	无迟到、早退、旷工	50	工作时间无迟到早退旷工满分，迟到或早退1次扣5分，旷工1次扣20分	
3 职业道德 行风行规 (80分)	4	3.2 职业素质	40	a.科室发出营养代谢性疾病，缺失性疾病申请单的会诊	20	科室发出营养代谢性疾病，缺失性疾病申请单的会诊得满分，少1次扣2分	
				b.应用医用营养品后疗效观察	20	应用医用营养品后疗效观察得满分，1次不观察扣5分	
4 团队精神 有效沟通 (70分)	4	4.1 饮食管理	30	b.落实治疗饮食床头订饭制度	30	落实治疗饮食床头订饭制度得满分，1人次不到床头扣2分	
		4.2 饮食需求	10	a.诊疗饮食能够满足患者需求	10	诊疗饮食能够满足患者需求得满分，少1种饮食扣2分	
5 社会责任 (40分)	1	5.2 公益活动	10	热心公益活动	10	热心公益活动得满分，不按照医院安排时间参加公益活动，1次扣5分	
6 环境意识 (30分)	1	6.3 资源节约	10	资源、岗位工作成本节约	10	医院、科室工作资源、岗位工作成本与上年度相同得满分，不符合要求扣1次5分	
7 满意测评 持续改进 (150分)	9	7.2 问题投诉	40	a.岗位工作无投诉	30	工作无投诉满分，有1人次投诉扣10分（有效投诉）	
				b.有问题投诉记录	10	有问题投诉记录得满分，记录不全扣3分，没有记录扣5分	
		7.4 持续改进	50	有绩效考评持续改进计划	50	有工作绩效考评后的工作持续改进计划得满分，绩效改进计划太简单扣5分，无绩效持续改进计划扣15分	
被考评者		本表定量指标满分		530分		定量指标合计得分	

16．某三等甲级教学医院医疗设备科员工卓越绩效考评标准测评表表 1

一级指标 （分值）	权重 %	二级指标		三级指标		得分	考评 方式
		考评 内容	分值	考评 内容	分值		
1 **工作能力** **执行能力** **（70 分）**	7	1.1 岗位工作能力 任务执行能力	40	a.岗位独立工作能力	20		**定性**
				b.各项任务执行能力	10		**定性**
				c.按照规定完成岗位职责工作	10		**定性**
		1.2 岗位知识要求 岗位技能要求	30	a.掌握岗位全部工作知识	10		**定性**
				b.熟练并精通岗位业务操作技能	20		**定性**
2 **过程管理** **工作数量** **工作质量** **工作效率** **（560 分）**	56	2.1 流程优化	60	a.采购工作流程科学公开透明	30		**定性**
				b.设备检修保养计划情况	30		定量
		2.2 工作数量	160	购置医疗设备器材验收商检安装调试、入出库和向财务部门报账付款正确无差错	160		定量
		2.3 工作质量 计量管理	170	a.采购设备、物品质量合格	80		**定性**
				b.定期设备、器具检测检定	90		定量
		2.4 账物管理	60	a.采购货物与账目相符	30		定量
				b.设备说明书、相关文件管理	30		定量
		2.5 服从领导	60	a.服从本科科长领导与指挥	30		**定性**
				b.完成好领导交办的临时任务	30		**定性**
		2.6 劳动纪律 仪容礼貌	50	a.无迟到、早退、旷工	40		定量
				b.仪容与礼貌符合要求	10		**定性**
3 **职业道德** **（80 分）**	8	3.1 职业道德 行为规范	60	a.廉洁奉公、拒绝回扣和红包	30		**定性**
				b.建立健全完善的设备淘汰制度	30		**定性**
		3.2 工作作风	20	办事公正、作风优良	20		**定性**
4 **团队精神** **有效沟通** **（70 分）**	7	4.1 团队精神	20	a.精诚团结、顾全大局	10		**定性**
				b.按规定组织本科人员学习	10		**定性**
		4.2 巡查设备 有效沟通	40	a.按要求每周科室设备检查 1 次	20		定量
				b.医院设备账目管理清楚	10		**定性**
				c.有效沟通部门与科室	10		定量
		4.3 学习与创新	10	精通专业、勤奋好学，有创新精神	10		**定性**
5 **社会责任** **（40 分）**	4	5.1 社会责任	20	有良好的社会与医院责任感	20		**定性**
		5.2 设备记录	10	A 类设备操作运行记录完整	10		定量
		5.3 设备维修	10	设备故障及时修复情况	10		**定性**
6 **环境意识** **（30 分）**	3	6.1 环境意识	10	维护办公和医院工作环境	10		**定性**
		6.2 低碳工作意识	10	低碳工作意识	10		**定性**
		6.3 资源节约	10	资源、岗位工作成本节约	10		定量
7 **满意测评** **持续改进** **（150 分）**	15	7.1 满意测评	40	相关人员对员工工作满意度	40		**定性**
		7.2 问题投诉	40	a.岗位工作无投诉	30		定量
				b.有问题投诉记录	10		定量
		7.3 问题纠正	20	认识到绩效考核中存在不足	20		**定性**
		7.4 持续改进	50	有绩效考评持续改进计划	50		定量
被考评者		**绩效考评标准分**	**1000 分**	**最后定量和定性指标总得分**			

16. 某三等甲级教学医院医疗设备科员工卓越绩效考评标准测评表表2

被考评者姓名		岗 位		部 门		
考评者姓名		岗 位		部 门		

职能部门领导·定性指标·满意度测评内容				满 意 度 测 评 等 级			
一级 指标	三级定性指标 内容测评	本项 满分	方式	卓 越	优 秀	良 好	一 般	得 分
1 **工作能力** **执行能力**	1.1 a.岗位独立工作能力	20	定性		20	16	12	
	1.1 b.各项任务执行能力	10	定性		10	8	6	
	1.1 c.按照规定完成岗位职责工作	10	定性		10	8	6	
	1.2 a.掌握岗位全部工作知识	10	定性		10	8	6	
	1.2 b.熟练并精通岗位业务操作技能	20	定性		20	16	12	
2 **过程管理** **工作质量**	2.1 a.采购工作流程科学公开透明	30	定性		30	24	18	
	2.3 a.采购设备、物品质量合格	80	定性		80	64	48	
	2.5 a.服从本科科长领导与指挥	30	定性		30	24	18	
	2.5 b.完成好领导交办的临时任务	30	定性		30	24	18	
	2.6 b.仪容与礼貌符合要求	10	定性		10	8	6	
3 **职业道德** **行风行规**	3.1 a.爱岗敬业、忠于职守	30	定性		30	24	18	
	3.1 b.建立健全完善的设备淘汰制度	30	定性		30	24	18	
	3.2 办事公正、作风优良	20	定性		20	16	12	
4 **团队精神** **有效沟通**	4.1 a.团结同志、精神面貌好	10	定性		10	8	6	
	4.1 b.按规定组织本科人员学习	10	定性		10	8	6	
	4.2 b.医院设备账目管理清楚	10	定性		10	8	6	
	4.3 精通专业，勤奋好学，有创新精神	10	定性		10	8	6	
	（定量指标在表3测评，因此不用对定量指标打分）							
5 **社会责任**	5.1 有良好的社会与医院责任感	20	定性		20	16	12	
	5.3 a.设备故障及时修复情况	10	定性		20	18	15	
	（定量指标在表3测评，因此不用对定量指标打分）							
6 **环境意识**	6.1 维护办公和医院工作环境	10	定性		20	18	15	
	6.2 低碳工作意识	10	定性		20	18	15	
	（定量指标在表3测评，因此不用对定量指标打分）							
7 **持续改进**	7.1 相关人员对员工工作满意度	40	定性		40	32	24	
	7.3 认识到绩效考核中存在不足	20	定性		20	16	12	
考核者签字		日 期		复核者		日 期		

说明：本表2为**医疗设备科员工定性指标**测评表，由医院相关领导和本科室人员来测评，每一项指标满意度测评分4个等级：卓越、优秀、良好、一般。**1."卓越"**指职能部门员工出色地完成本职岗位工作，没有任何差错，领导和群众**全满意**。另外又对医院做出特殊的"贡献"，特殊贡献指①高档次的科研成果；②国际"SCI"的重要文章；③成功预防、处理医院、科室政治、行政、医疗风险、危机事件而得到医院认同者；④获得医院、学校、自治区荣誉称号者；⑤业务、技术、服务革新经医院评定突出者；⑥教学、带教学生成绩突出者等。卓越的具体分值由医院研究后增加；**2."优秀"**的分值是该测评表某项测评分值的满分，每位员工只要努力工作，完成岗位任务，没有差错，就应该得满分；**3."良好"**较优秀分数少，分值为该项分值满分的80%；**4."一般"**是测评表中某项指标分值满分的60%以上；**5.**本科室员工直接在满意程度栏内的**"得分"**的空格内填上自己认为合适数据就是被测评者的该项得分。

被考评者		本表定性指标满分	480 分	定性指标最后得分	

16. 某三等甲级教学医院医疗设备科员工卓越绩效考评标准测评表表3

一级指标（分值）	权重%	二级指标		三级指标		绩效考评	得分
		考评内容	分值	考评内容	分值	扣分细则	
2 过程管理 工作数量 工作质量 工作效率 (560 分)	38	2.1 工作流程	30	b.设备检修保养计划情况	30	按照设备科工作流程检修保养得满分，不按照工作流程规范保养操作，每项工作扣5分	
		2.2 工作数量	160	购置医疗设备器材验收商检安装调试、入出库和向财务部门报账付款正确无差错	160	按照规定购置医疗设备、器材、验收、商检安装调试、入出库和向财务部门报账付款正确无差错得满分，1 项不按时、差错扣 10 分，引起严重后果扣 50 分	
		2.3 工作质量	90	b.定期设备、器具检测检定	90	按照设备科规定定期设备、器具检测检定得满分，1 次不检查扣 5 分，因无定期检测设备影响工作 1 次扣 20 分	
		2.4 采购管理	60	a.采购货物与账目相符	30	按照医院年度计划进行得满分，1 次账目不符扣 3 分，严重问题扣 20 分	
				b.设备说明书、相关文件管理	30	设备说明书、相关文件管理好得满分，管理不好扣 5 分	
		2.6 劳动纪律	40	a.无迟到、早退、旷工	40	工作时间无迟到早退旷工满分，迟到或早退 1 次扣 5 分，旷工 1 次扣 20 分	
4 团队精神 有效沟通 (70 分)	3	4.1 设备检查	20	a.按要求每周科室设备检查巡视 1 次	20	按照医院科室管理规定每周科室设备巡视检查 1 次得满分，少 1 次扣 2 分	
		4.2 有效沟通	10	c.有效沟通部门与科室	10	有效沟通部门与科室得满分，1 次沟通不好扣 2 分	
5 社会责任 (40 分)	1	5 设备记录	10	b.A 类设备操作运行记录完整	10	按照规定 A 类设备操作运行记录完整得满分，1 件记录不完整 1 次扣 2 分	
6 环境意识 (30 分)	1	6.3 资源节约	10	资源、岗位工作成本节约	10	医院、科室工作资源、岗位工作成本与上年度相同得满分，不符合要求 1 次扣 5 分	
7 满意测评 持续改进 (150 分)	9	7.2 问题投诉	40	a.岗位工作无投诉	30	工作无投诉满分，有 1 人次投诉扣 10 分（有效投诉）	
				b.有问题投诉记录	10	有问题投诉记录得满分，记录不全扣 3 分，没有记录扣 5 分	
		7.4 持续改进	50	有绩效考评持续改进计划	50	有工作绩效考评后的工作持续改进计划得满分，绩效改进计划太简单扣 5 分，无绩效持续改进计划扣 15 分	
被考评者		本表定量指标满分			520 分	定量指标合计得分	

17．某三等甲级教学医院后勤办公室员工卓越绩效考评标准测评表表1

一级指标（分值）	权重%	二级指标		三级指标		得分	考评
		考评内容	分值	考评内容	分值		方式
1 工作能力 执行能力 （70分）	7	1.1 岗位工作能力 任务执行能力	40	a.岗位独立工作能力	20		定性
				b.各项任务执行能力	10		定性
				c.岗位工作主动性、积极性	10		定性
		1.2 岗位知识要求 岗位技能要求	30	a.掌握岗位需要的全部工作知识	10		定性
				b.熟练并精通岗位业务操作技能	20		定性
2 过程管理 工作数量 工作质量 工作效率 （560分）	56	2.1 工作流程	40	按照规定工作流程操作	40		定量
		2.2 工作数量	150	a.按时完成岗位工作目标、数量	100		定量
				b.工作现场 5S 管理	50		定量
		2.3 工作质量	160	a.主管施工项目质量达到要求	50		定性
				b.采购设施材料、物品质量合格	40		定性
				c.洗涤、污水站管理质量达标	70		定量
		2.4 工作效率	40	岗位职责工作任务效率高	40		定性
		2.5 服从领导	50	a.服从直接上级领导与指挥	30		定性
				b.完成好领导交办的临时任务	20		定性
		2.6 劳动纪律 仪容礼貌	60	a.无迟到、早退、旷工	40		定量
				b.仪容与礼貌符合医院要求	20		定量
		2.7 院务保障	60	a.网络电话、电梯、相关管道畅通	30		定性
				c.中央空调医用三气保障情况	30		定量
3 职业道德 行风行规 （80分）	8	职业道德 行为规范	80	a.爱岗敬业、忠于职守	20		定性
				b.维护医院科室荣誉	20		定性
				c.日常值班达到岗位要求	20		定量
				d.廉洁自律、作风端正	20		定性
4 团队精神 有效沟通 （70分））	7	4.1 团队精神	30	a.精诚团结、后勤班组之间关系好	10		定性
				b.按规定参加医院学习与活动	10		定量
				c.按规定参加科室学习与活动	10		定量
		4.2 成本管理	40	a.控制自己工作成本	20		定量
				b.供应水、电、气标准符合要求	20		定性
5 社会责任 （40分）	4	5.1 社会责任	20	有良好的社会与医院责任感	20		定性
		5.2 饮食服务	10	工、休食、宿服务良好	10		定量
		5.3 以人为本	10	院内各种纠纷第一时间到现场	10		定性
6 环境意识 （30分）	3	6.1 环境意识	10	维护办公和医院工作环境	10		定性
		6.2 低碳工作意识	10	低碳工作意识	10		定性
		6.3 资源节约	10	资源、岗位工作成本节约	10		定量
7 满意测评 持续改进 （150分）	15	7.1 满意测评	40	相关人员对员工工作满意度	40		定性
		7.2 问题投诉	40	a.岗位工作无投诉	30		定量
				b.有问题投诉记录	10		定量
		7.3 问题纠正	20	认识到绩效考核中存在不足	20		定性
		7.4 持续改进	50	有绩效考评持续改进计划	50		定量
被考评者		绩效考评标准分	1000 分	最后定量和定性指标总得分			

17. 某三等甲级教学医院后勤办公室员工卓越绩效考评标准测评表表2

被考评者姓名		岗　位		部　门			
考评者姓名		岗　位		部　门			

职能部门领导·定性指标·满意度测评内容				满 意 度 测 评 等 级			
一级 指标	三级定性指标 内容测评	本项 满分	方式	卓越	优秀	良好	一般	得分
1 工作能力 执行能力	1.1 a.岗位独立工作能力	20	定性		20	16	12	
	1.1 b.各项任务执行能力	10	8	6	10	8	6	
	1.1 c.工作主动性、积极性	10	8	6	10	8	6	
	1.2 a.掌握岗位需要的全部工作知识	10	8	6	10	8	6	
	1.2 b.熟练并精通岗位业务操作技能	20	定性		20	16	12	
2 过程管理 工作数量 工作质量 工作效率	2.3 a.主管施工项目质量达到要求	50	定性		50	40	30	
	2.3 b.采购设施材料、物品质量合格	40	定性		40	32	24	
	2.4 岗位职责工作任务效率高	40	定性		30	25	20	
	2.5 a.服从直接上级领导与指挥	30	定性		30	24	18	
	2.5 b.完成好领导交办的临时任务	20	定性		20	16	12	
	2.7a.网络电话、电梯、相关管道畅通	30	定性		30	24	18	
3 职业道德 行风行规	a.爱岗敬业、忠于职守	20	定性		20	16	12	
	b.维护医院科室荣誉	20	定性		20	16	12	
	d.廉洁自律、作风端正	20	定性		20	16	12	
4 团队精神	4.1 a.精诚团结、后勤班组之间关系好	10	定性		10	8	6	
	4.2 b.供应水、电、气标准符合要求	20	定性		20	16	12	
	（定量指标在表3测评，因此不用对定量指标打分）							
5 社会责任	5.1 医院责任感、院内秩序好	20	定性		20	16	12	
	5.3d.院内各种纠纷第一时间到现场	10	定性		10	8	6	
	（定量指标在表3测评，因此不用对定量指标打分）							
6 环境意识	6.1 维护办公和医院工作环境	10	定性		10	8	6	
	6.2 低碳工作意识	10	定性		10	8	6	
	（定量指标在表3测评，因此不用对定量指标打分）							
7 持续改进	7.1 相关人员对员工工作满意度	40	定性		40	32	24	
	7.3 认识到绩效考核中存在不足	20	定性		20	16	12	
	（定量指标在表3测评，因此不用对定量指标打分）							

考核者签字		日　期		复核者		日　期	

说明： 本表2为**后勤办公室员工定性指标**测评表，由医院相关领导和本科室人员来测评，每一项指标满意度测评分4个等级：卓越、优秀、良好、一般。**1.** "**卓越**"指职能部门员工出色地完成本职岗位工作，没有任何差错，领导和群众**全满意**。另外又对医院做出特殊的"**贡献**"，特殊贡献指①高档次的科研成果；②国际"SCI"的重要文章；③成功预防、处理医院、科室政治、行政、医疗风险、危机事件并得到医院认同者；④获得医院、学校、自治区荣誉称号者；⑤业务、技术、服务革新经医院评定突出者；⑥教学、带教学生成绩突出者等。卓越的具体分值由医院研究后增加；**2.** "**优秀**"的分值是该测评表某项测评分值的满分，每位员工只要努力工作，完成岗位任务，没有差错，就应该得满分；**3.** "**良好**"较优秀分数少，分值为该项分值满分的80%；**4.** "**一般**"是测评表中某项指标分值满分的60%以上；**5.** 本科室员工直接在满意程度栏内的"**得分**"的空格内填上自己认为合适数据就是被测评者的该项得分。

被考评者	本表定性指标满分	480 分	定性指标最后得分	

17. 某三等甲级教学医院后勤办公室员工卓越绩效考评标准测评表表3

一级指标 （分值）	权重%	二级指标		三级指标		绩效考评	得分
		考评内容	分值	考评内容	分值	扣分细则	
2 过程管理 工作数量 工作质量 工作效率 （560分）	35	2.1 工作流程	40	按照规定工作流程操作	40	按流程操作得满分，不按照工作流程规范操作，每项工作扣5分	
		2.2 工作数量	150	a.按时完成岗位工作目标、数量	100	岗位工作目标、数量按时完成得满分，1项不按时完成扣10分	
				b.工作现场5S管理	50	工作现场5S管理得满分，各种现场杂乱发现1次扣3分	
		2.3 工作质量	70	c.洗涤、污水站管理质量达标	70	洗涤、污水站管理质量达标得满分，1次不达标扣2分	
		2.6 劳动纪律	60	a.无迟到、早退、旷工	40	工作时间无迟到早退旷工满分，迟到或早退1次扣5分，旷工1次扣20分	
				b.仪容与礼貌符合医院要求	20	工作时间仪容与礼貌符合医院要求打满分，1次不符合要求扣2分	
		2.7 院务保障	30	c.中央空调医用三气保障情况	30	中央空调医用三气保障好得满分。1次保障不好扣3分	
3 职业道德 （80分）	2	3 岗位值班	20	c.日常值班达到岗位要求	20	按照医院、科室规定日常值班达到岗位要求得满分，1次不符合要求扣1分	
4 团队精神 有效沟通 （70分））	4	4.1 团队管理	20	b.按规定参加医院学习与活动	10	积极参加医院各项活动得满分，少1次扣2分	
				c.按规定参加科室学习与活动	10	积极参加科室各项活动得满分，少1次扣2分	
		4.1 成本管理	20	a.控制自己工作成本	20	控制自己工作成本得满分，成本每月超1%扣2分	
5 社会责任 （40分）	1	5.2 饮食服务	10	工、休食、宿服务良好	10	工、休食、宿服务良好得满分，饮食服务1次有意见扣5分，没有治疗饮食1次扣5分	
6 环境意识 （30分）	1	6.3 资源节约	10	资源、岗位工作成本节约	10	医院、科室工作资源、岗位工作成本与上年度相同得满分，不符合要求1次扣5分	
7 满意测评 持续改进 （150分）	9	7.2 问题投诉	40	a.岗位工作无投诉	30	工作无投诉满分，有1人次投诉扣10分（有效投诉）	
				b.有问题投诉记录	10	有问题投诉记录得满分，记录不全扣3分，没有记录扣5分	
		7.4 持续改进	50	有绩效考评持续改进计划	50	有工作绩效考评后的工作持续改进计划得满分，绩效改进计划太简单扣5分，无绩效持续改进计划扣15分	
被考评者		本表定量指标满分			520分	定量指标合计得分	

18. 某三等甲级教学医院门诊部员工卓越绩效考评标准测评表表 1

一级指标（分值）	权重%	二级指标		三级指标		得分	考评方式
		考评内容	分值	考评内容	分值		
1 工作能力 执行能力 （70分）	7	1.1 岗位工作能力 任务执行能力	40	a.岗位独立工作能力	20		定性
				b.各项任务执行能力	10		定性
				c.工作主动性、积极性	10		定性
		1.2 岗位知识要求 岗位技能要求	30	a.掌握岗位全部工作知识	10		定性
				b.熟练并精通岗位业务操作技能	20		定性
2 过程管理 工作数量 工作质量 工作效率 （560分）	56	2.1 流程优化	60	a.按照门诊工作流程工作	30		定量
				b.需要时会诊、抢救患者及时	30		定性
		2.2 工作数量	180	a.岗位工作目标、数量按时完成	120		定量
				b.防止院内感染疫情报告及时	20		定量
				c.临时性工作完成好	20		定性
				d.按照规定统计门诊各类报表	20		定量
		2.3 工作质量	180	a.岗位医疗护理质量落实	60		定性
				b.做好门诊卫生宣教工作	20		定性
				c.清洁卫生消毒隔离符合要求	100		定量
		2.4 工作效率	50	岗位职责工作任务效率高	50		定性
		2.5 服从领导	30	服从本科室主任领导与指挥	30		定性
		2.6 劳动纪律 仪容礼貌	60	a.无迟到、早退、旷工	40		定量
				b.仪容与礼貌符合要求	20		定性
3 职业道德 行风行规 （80分）	8	3.1 职业道德 行为规范	40	a.爱岗敬业、忠于职守	10		定性
				b.岗位服务符合岗位要求	30		定量
		3.2 岗位服务	40	a.开水等便民措施落实	30		定量
				b.热情接待院内外客人	10		定性
4 团队精神 有效沟通 （70分）	7	4.1 团队精神	40	a.团结同志、精神面貌好	10		定性
				b.维护医院科室形象和荣誉	10		定性
				c.积极参加医院科室各项活动	20		定量
		4.2 有效沟通	20	有效沟通部门临床医技科室	20		定性
		4.3 学习与创新	10	持续学习新知识与创新能力	10		定性
5 社会责任 （40分）	4	5.1 社会责任	20	a.有良好的社会与医院责任感	10		定性
				b.各诊室物品准备齐全	10		定量
		5.2 门诊卫生管理	20	门诊清洁并维护门诊工作环境	20		定性
6 环境意识 （30分）	3	6.1 环境意识	10	维护办公和医院工作环境	10		定性
		6.2 低碳工作意识	10	低碳工作意识	10		定性
		6.3 资源节约	10	资源、岗位工作成本节约	10		定量
7 满意测评 持续改进 （150分）	15	7.1 满意测评	40	相关人员对员工工作满意度	40		定性
		7.2 问题投诉	40	a.岗位工作无投诉	30		定量
				b.有问题投诉记录	10		定量
		7.3 问题纠正	20	认识到绩效考核中存在不足	20		定性
		7.4 持续改进	50	有绩效考评持续改进计划	50		定量
被考评者		绩效考评标准分	1000分	最后定量和定性指标总得分			

18. 某三等甲级教学医院门诊部员工卓越绩效考评标准测评表表2

被考评者姓名			岗　位				部　门		
考评者姓名			岗　位				部　门		

职能部门领导·定性指标·满意度测评内容				满 意 度 测 评 等 级				
一级 指标	三级定性指标 内容测评	本项 满分	方式	卓 越	优 秀	良 好	一 般	得 分
1 **工作能力** **执行能力**	1.1 a.岗位独立工作能力	20	定性		20	16	12	
	1.1 b.各项任务执行能力	10	定性		10	8	6	
	1.1 c.工作主动性、积极性	10	定性		10	8	6	
	1.2 a.掌握岗位全部工作知识	10	定性		10	8	6	
	1.2 b.熟练并精通岗位业务操作技能	20	定性		20	16	12	
2 **过程管理** **工作质量**	2.1 b.需要时会诊、抢救患者及时	30	定性		30	24	18	
	2.2 c.临时性工作完成好	20	定性		20	16	12	
	2.3 a.岗位医疗护理质量落实	60	定性		60	48	36	
	2.3 b.做好门诊卫生宣教工作	20	定性		20	16	12	
	2.4 岗位职责工作任务效率高	50	定性		50	40	30	
	2.5 服从本科室主任领导与指挥	30	定性		30	24	18	
	2.6 b.仪容与礼貌符合要求	20	定性		20	16	12	
3 **职业素质**	3.1 a.爱岗敬业、忠于职守	10	定性		20	18	15	
	3.2 b.热情接待院内外客人	10	定性		20	18	15	
4 **团队精神** **有效沟通**	4.1 a.团结同志、精神面貌好	10	定性		10	8	6	
	4.1 b.维护医院科室形象和荣誉	10	定性		10	8	6	
	4.2 b.有效沟通部门临床医技科室	20	定性		20	16	12	
	4.3 持续学习新知识与创新能力	10	定性		10	8	6	
5 **社会责任**	5.1 a.有良好的社会与医院责任感	10	定性		10	8	6	
	5.2 门诊清洁并维护门诊工作环境	20	定性		20	16	12	
	（定量指标在表3测评，因此不用对定量指标打分）							
6 **环境意识**	6.1 维护办公和医院工作环境	10	定性		10	8	6	
	6.2 低碳工作意识	10	定性		10	8	6	
7 **持续改进**	7.1 相关人员对员工工作满意度	40	定性		40	32	24	
	7.3 认识到绩效考核中存在不足	20	定性		20	16	12	
	（定量指标在表3测评，因此不用对定量指标打分）							

考核者签字		日　期		复核者		日　期		

说明：本表2为**门诊部员工定性指标**测评表，由医院相关领导和本科室人员来测评，每一项指标满意度测评分4个等级：卓越、优秀、良好、一般。**1."卓越"**指职能部门员工出色地完成本职岗位工作，没有任何差错，领导和群众**全满意**。另外又对医院做出特殊的"贡献"，特殊贡献指①高档次的科研成果；②国际"SCI"的重要文章；③成功预防、处理医院、科室政治、行政、医疗风险、危机事件并得到医院认同者；④获得医院、学校、自治区荣誉称号者；⑤业务、技术、服务革新经医院评定突出者；⑥教学、带教学生成绩突出者等。卓越的具体分值由医院研究后增加；**2."优秀"**的分值是该测评表某项测评分值的满分，每位员工只要努力工作，完成岗位任务，没有差错，就应该得满分；**3."良好"**较优秀分数少，分值为该项分值满分的80%；**4."一般"**是测评表中某项指标分值满分的60%以上；**5.**本科室员工直接在满意程度栏内的**"得分"**的空格内填上自己认为合适数据就是被测评者的该项得分。

被考评者		本表定性指标满分	480分	定性指标最后得分	

18. 某三等甲级教学医院门诊部员工卓越绩效考评标准测评表表3

一级指标 （分值）	权重%	二级指标 考评内容	分值	三级指标 考评内容	分值	绩效考评 扣分细则	得分
2 过程管理 工作数量 工作质量 工作效率 （560分）	33	2.1 工作流程	30	a.按照门诊工作流程工作	30	按照门诊工作流程工作得满分，不按照工作流程规范操作，每项工作扣5分	
		2.2 工作数量	160	a.岗位工作目标、数量按时完成	120	工作目标、数量按时完成工作得满分，1项不按时完成扣10分	
				b.防止院内感染疫情报告及时	20	防止院内感染疫情报告及时得满分，迟报1天扣3分	
				d.按照规定统计门诊各类报表	20	统计门诊各类报表及时得满分，1次1项迟报1天扣5分	
		2.3 工作质量	100	c.清洁卫生消毒隔离符合要求	100	岗位工作清洁卫生消毒隔离符合要求得满分，1项或1次不符合要求扣5分	
		2.6 劳动纪律	40	a.无迟到、早退、旷工	40	工作时间无迟到早退旷工满分，迟到或早退1次扣5分，旷工1次扣20分	
3 职业道德 行风行规 （80分）	6	3 职业道德	30	b.岗位服务符合要求	30	服务符合岗位要求得满分，形象不好扣10分，1次服务不到位扣1分	
		3.2 岗位服务	30	a.开水等便民措施落实	30	开水等便民措施落实得满分，发现1次没开水扣10分	
4 团队精神 有效沟通 （70分）	2	4.1 团队管理	20	c.积极参加医院、科室各项活动	20	按照规定积极参加医院、科室各项活动得满分，少参加医院1次活动扣5分，少参加科室1次活动扣3分	
5 社会责任 （40分）	1	5.1 诊室准备	10	b.各诊室物品准备齐全	10	按照规定各诊室物品准备齐全得满分，1个诊室物品准备不齐1次扣2分，1个诊室不卫生整洁1次扣1分	
6 环境意识 （30分）	1	6.3 资源节约	10	资源、岗位工作成本节约	10	医院、科室工作资源、岗位工作成本与上年度相同得满分，不符合要求1次扣5分	
7 满意测评 持续改进 （150分）	9	7.2 问题投诉	40	a.岗位工作无投诉	30	工作无投诉满分，有1人次投诉扣10分（有效投诉）	
				b.有问题投诉记录	10	有问题投诉记录得满分，记录不全扣3分，没有记录扣5分	
		7.4 持续改进	50	有绩效考评持续改进计划	50	有工作绩效考评后的工作持续改进计划得满分，绩效改进计划太简单扣5分，无绩效持续改进计划扣15分	
被考评者		本表定量指标满分		520分		定量指标合计得分	

19. 某三等甲级教学医院预防保健科员工卓越绩效考评标准测评表表1

一级指标（分值）	权重%	二级指标		三级指标		得分	考评方式
		考评内容	分值	考评内容	分值		
1 工作能力 执行能力 （70分）	7	1.1 岗位工作能力 任务执行能力	40	a.岗位独立工作能力	20		定性
				b.各项任务执行能力	10		定性
				c.工作主动性、积极性	10		定性
		1.2 岗位知识要求 岗位技能要求	30	a.掌握岗位全部工作知识	10		定性
				b.熟练并精通岗位业务操作技能	20		定性
2 过程管理 工作数量 工作质量 工作效率 （560分）	56	2.1 流程优化	70	a.按照科室工作流程工作	50		定量
				b传染病疫情报告符合要求	20		定性
		2.2 工作数量	240	a.岗位工作目标、数量按时完成	120		定量
				b.督促职工执行本科工作范围规定	50		定量
				c.本院职工健康档案管理完善	50		定量
				d.临时性工作完成好	20		定量
		2.3 工作质量	140	a.岗位工作质量达到要求	90		定性
				b.重视预防保健宣教工作质量	30		定性
				c.紧急事项处理及时满意	20		定性
		2.4 工作效率	30	岗位职责工作任务效率高	30		定性
		2.5 服从领导	20	服从本科室主任领导与指挥	20		定性
		2.6 劳动纪律 仪容礼貌	60	a.无迟到、早退、旷工	50		定量
				b.仪容与礼貌符合要求	10		定性
3 职业道德 行风行规 （80分）	8	3.1 职业道德 行为规范	40	a.医德高尚、敬业奉献	10		定性
				b.妇女、儿童、婴幼管理符合要求	30		定量
		3.2 工作作风	40	a.廉洁奉公、作风优良	20		定量
				b.及时发现重大传染病疫情	20		定性
4 团队精神 有效沟通 （70分）	7	4.1 团队精神	40	a.团结同志、精神面貌好	10		定性
				b.维护医院科室形象和荣誉	10		定性
				c.积极参加医院科室各项活动	20		定量
		4.2 有效沟通	10	有效沟通部门临床医技科室	10		定性
		4.3 学习与创新	20	持续学习新知识与创新能力	20		定性
5 社会责任 （40分）	4	5.1 社会责任	20	a.有良好的社会与医院责任感	10		定性
				b.按照规定开展科研工作	10		定量
		5.2 环境意识	20	维护医院与办公工作环境	20		定性
6 环境意识 （30分）	3	6.1 环境意识	10	维护办公和医院工作环境	10		定性
		6.2 低碳工作意识	10	低碳工作意识	10		定性
		6.3 资源节约	10	资源、岗位工作成本节约	10		定量
7 满意测评 持续改进 （150分）	15	7.1 满意测评	40	相关人员对员工工作满意度	40		定性
		7.2 问题投诉	40	a.岗位工作无投诉	30		定量
				b.有问题投诉记录	10		定量
		7.3 问题纠正	20	认识到绩效考核中存在不足	20		定性
		7.4 持续改进	50	有绩效考评持续改进计划	50		定量
被考评者		绩效考评标准分	1000 分	最后定量和定性指标总得分			

19．某三等甲级教学医院预防保健科员工卓越绩效考评标准测评表表2

被考评者姓名		岗　位		部　门				
考评者姓名		岗　位		部　门				
职能部门领导·定性指标·满意度测评内容					满 意 度 测 评 等 级			
一级指标	三级定性指标内容测评	本项满分	方式	卓越	优秀	良好	一般	得分
1 工作能力 执行能力	1.1 a.岗位独立工作能力	20	定性		20	16	12	
	1.1 b.各项任务执行能力	10	定性		10	8	6	
	1.1 c.工作主动性、积极性	10	定性		10	8	6	
	1.2 a.掌握岗位全部工作知识	10	定性		10	8	6	
	1.2 b.熟练并精通岗位业务操作技能	20	定性		20	16	12	
2 过程管理 工作质量	2.1 b.传染病疫情报告符合要求	20	定性		20	16	12	
	2.3 a.岗位工作质量达到要求	90	定性		90	72	54	
	2.3 b.重视预防保健宣教工作质量	30	定性		30	24	18	
	2.3 c.紧急事项处理及时满意	20	定性		20	16	12	
	2.4 岗位职责工作任务效率高	30	定性		30	24	18	
	2.5 服从本科室主任领导与指挥	20	定性		20	16	12	
	2.6 b.仪容与礼貌符合要求	10	定性		10	8	6	
	（定量指标在表3测评，因此不用对定量指标打分）							
3 职业素质	3.1 a.医德高尚、敬业奉献	10	定性		20	18	15	
	3.2 b.及时发现重大传染病疫情	20	定性		20	16	12	
4 团队精神 有效沟通	4.1 a.团结同志、精神面貌好	10	定性		10	8	6	
	4.1 .维护医院科室形象和荣誉	10	定性		10	8	6	
	4.2 b.有效沟通部门临床医技科室	10	定性		10	8	6	
	4.3 持续学习新知识与创新能力	20	定性		20	16	12	
5 社会责任	5.1 a.有良好的社会与医院责任感	10	定性		10	8	6	
	5.2 维护办公和医院工作环境	20	定性		20	16	12	
6 环境意识	6.1 维护办公和医院工作环境	10	定性		10	8	6	
	6.2 低碳工作意识	10	定性		10	8	6	
7 持续改进	7.1 员对员工工作满意度	40	定性		40	32	24	
	7.3 绩效考核中存在不足	20	定性		20	16	12	
	（定量指标在表3测评，因此不用对定量指标打分）							
考核者签字		日　期		复核者		日　期		

说明：本表2为**预防保健科员工定性指标**测评表，由医院相关领导和本科室人员来测评，每一项指标满意度测评分4个等级：卓越、优秀、良好、一般。1．"**卓越**"指职能部门员工出色地完成本职岗位工作，没有任何差错，领导和群众**全满意**。另外又对医院做出特殊的"贡献"，特殊贡献指①高档次的科研成果；②国际"SCI"的重要文章；③成功预防、处理医院、科室政治、行政、医疗风险、危机事件并得到医院认同者；④获得医院、学校、自治区荣誉称号者；⑤业务、技术、服务革新经医院评定突出者；⑥教学、带教学生成绩突出者等。卓越的具体分值由医院研究后增加；2．"**优秀**"的分值是该测评表某项测评分值的满分，每位员工只要努力工作，完成岗位任务，没有差错，就应该得满分；3．"**良好**"较优秀分数少，分值为该项分值满分的80%；4．"**一般**"是测评表中某项指标分值满分的60%以上；5．本科室员工直接在满意程度栏内的"**得分**"的空格内填上自己认为合适数据就是被测评者的该项得分。

被考评者	本表定性指标满分	490分	定性指标最后得分	

19. 某三等甲级教学医院预防保健科员工卓越绩效考评标准测评表表3

一级指标 （分值）	权重%	二级指标		三级指标		绩效考评	得分
		考评内容	分值	考评内容	分值	扣分细则	
2 过程管理 工作数量 工作质量 工作效率 （560分）	34	2.1 工作流程	50	a.按照科室工作流程工作	50	按照本科室工作流程工作得满分，不按照工作流程规范操作，每项工作扣5分	
		2.2 工作数量	240	a.岗位工作目标、数量按时完成	120	按照科室岗位工作目标、数量按时完成得满分，1项不按时完成扣10分	
				b.督促职工执行本科工作范围规定	50	督促本院职工执行本科工作范围内国家相关规定得满分，1项不落实扣3分	
				c.本院职工健康档案管理完善	50	按照规定对本院职工健康档案管理完善得满分，有1人次不完善扣1分	
				d.临时性工作完成好	20	临时性工作完成好得满分，1次完成不好扣3分	
		2.6 劳动纪律	50	a.无迟到、早退、旷工	50	上班时间无迟到早退旷工满分，迟到或早退1次扣5分，旷工1次扣20分	
3 职业道德 行风行规 （80分）	5	3 职业道德	30	b.妇女、儿童、婴幼管理符合要求	30	妇女、儿童、婴幼管理符合要求得满分，1次管理不到位或者不符合要求扣3分	
		3.2 岗位服务	20	a.廉洁奉公、作风优良	20	廉洁奉公、作风优良满分，发现1次有问题扣10分	
4 团队精神 （70分）	2	4.1 团队管理	20	c.积极参加医院科室各项活动	20	积极参加医院科室各项活动得满分，医院活动少1次扣2分，科室活动少1次扣2分	
5 社会责任 （40分）	1	5.1 科研工作	10	b.按照规定开展科研工作	10	按照规定开展科研工作得满分，无科研课题扣2分，无科研过程内容扣3分，无科研结果扣10分	
6 环境意识 （30分）	1	6.3 资源节约	10	资源、岗位工作成本节约	10	医院、科室工作资源、岗位工作成本与上年度相同得满分，不符合要求1次扣5分	
7 满意测评 持续改进 （150分）	9	7.2 问题投诉	40	a.岗位工作无投诉	30	工作无投诉满分，有1人次投诉扣10分（有效投诉）	
				b.有问题投诉记录	10	有问题投诉记录得满分，记录不全扣3分，没有记录扣5分	
		7.4 持续改进	50	有绩效考评持续改进计划	50	有工作绩效考评后的工作持续改进计划得满分，绩效改进计划太简单扣5分，无绩效持续改进计划扣15分	
被考试者		本表定量指标满分		510分		定量指标合计得分	

20. 某三等甲级教学医院体检部员工卓越绩效考评标准测评表表1

一级指标 （分值）	权重%	二级指标 考评内容	分值	三级指标 考评内容	分值	得分	考评方式
1 工作能力 执行能力 （70分）	7	1.1 岗位工作能力 任务执行能力	40	a.岗位独立工作能力	20		定性
				b.各项任务执行能力	10		定性
				c.开拓院外体检市场能力	10		定性
		1.2 岗位知识要求 岗位技能要求	30	a.掌握岗位全部工作知识	10		定性
				b.熟练并精通岗位业务操作技能	20		定性
2 过程管理 工作数量 工作质量 工作效率 （560分）	56	2.1 流程优化	60	a.按照体检工作流程工作	50		定量
				b.体检前工作准备充分	10		定性
		2.2 工作数量	230	a.岗位工作目标、数量按时完成	130		定量
				b.落实体检的便民服务措施	40		定量
				c.协调科室每周体检工作	20		定性
				d.临时性工作完成好	40		定量
		2.3 工作质量	160	a.岗位工作质量落实	40		定性
				b.合理控制体检工作成本	20		定性
				c.消毒隔离防止感染有措施落实	100		定量
		2.4 工作效率	30	岗位职责工作任务效率高	30		定性
		2.5 服从领导	10	服从本科室主任领导与指挥	10		定性
		2.6 劳动纪律 仪容礼貌	70	a.无迟到、早退、旷工	50		定量
				b.仪容与礼貌符合要求	20		定性
3 职业道德 行风行规 （80分）	8	3.1 职业道德 行为规范	40	a.爱岗敬业、忠于职守	10		定性
				b.岗位服务符合岗位要求	30		定量
		3.2 岗位服务	40	a.开水等便民服务措施落实	20		定量
				b.热情接待院内外体检者	20		定性
4 团队精神 有效沟通 （70分）	7	4.1 团队精神	40	a.团结同志、精神面貌好	10		定性
				b.体检人隐私保密	10		定性
				c.积极参加医院科室各项活动	20		定量
		4.2 有效沟通	10	有效沟通部门临床医技科室	10		定性
		4.3 学习与创新	20	持续学习新知识与创新能力	20		定性
5 社会责任 （40分）	4	5.1 社会责任	30	a.有良好的社会与医院责任感	10		定性
				b.各诊室物品准备齐全	20		定量
		5.2 环境意识	10	体检场所清洁环境好	10		定性
6 环境意识 （30分）	3	6.1 环境意识	10	维护办公和医院工作环境	10		定性
		6.2 低碳工作意识	10	低碳工作意识	10		定性
		6.3 资源节约	10	资源、岗位工作成本节约	10		定量
7 满意测评 持续改进 （150分）	15	7.1 满意测评	40	相关人员对员工工作满意度	40		定性
		7.2 问题投诉	40	a.岗位工作无投诉	30		定量
				b.有问题投诉记录	10		定量
		7.3 问题纠正	20	认识到绩效考核中存在不足	20		定性
		7.4 持续改进	50	有绩效考评持续改进计划	50		定量
被考评者		绩效考评标准分	1000分	最后定量和定性指标总得分			

21. 某三等甲级教学医院体检部员工卓越绩效考评标准测评表表2

被考评者姓名		岗 位			部 门		
考评者姓名		岗 位			部 门		
职能部门领导·定性指标·满意度测评内容				**满 意 度 测 评 等 级**			
一级指标	三级定性指标 内容测评	本项满分	方式	卓越	优秀	良好	一般	得分

一级指标	三级定性指标 内容测评	本项满分	方式	卓越	优秀	良好	一般	得分
1 工作能力 执行能力	1.1 a.岗位独立工作能力	20	定性		20	16	12	
	1.1 b.各项任务执行能力	10	定性		10	8	6	
	1.1 c.开拓院外体检市场能力	10	定性		10	8	6	
	1.2 a.掌握岗位全部工作知识	10	定性		10	8	6	
	1.2 b.熟练并精通岗位业务操作技能	20	定性		20	16	12	
2 过程管理 工作质量	2.1 b.体检前工作准备充分	10	定性		10	8	6	
	2.2 c.协调科室每周体检工作	20	定性		20	16	12	
	2.3 a.岗位工作质量落实	40	定性		120	69	72	
	2.3 b.合理控制体检工作成本	20	定性		20	16	12	
	2.4 岗位职责工作任务效率高	30	定性		40	32	24	
	2.5 服从本科室主任领导与指挥	10	定性		10	8	6	
	2.6 b.仪容与礼貌符合要求	20	定性		20	16	12	
3 职业道德	3.1 a.爱岗敬业、忠于职守	10	定性		10	8	6	
	3.2 b.热情接待院内外体检者	20	定性		20	16	12	
4 团队精神 有效沟通	4.1 a.团结同志、精神面貌好	10	定性		10	8	6	
	4.1 b.体检人隐私保密	10	定性		10	8	6	
	4.2 b.有效沟通部门临床医技科室	10	定性		10	8	6	
	4.3 持续学习新知识与创新能力	20	定性		20	16	12	
5 社会责任	5.1 a.有良好的社会与医院责任感	10	定性		10	8	6	
	5.2 体检场所清洁环境好	10	定性		10	8	6	
	（定量指标在表3测评，因此不用对定量指标打分）							
6 环境意识	6.1 维护办公和医院工作环境	10	定性		10	8	6	
	6.2 低碳工作意识	10	定性		10	8	6	
	（定量指标在表3测评，因此不用对定量指标打分）							
7 持续改进	7.1 相关人员对员工工作满意度	40	定性		40	32	24	
	7.3 认识到绩效考核中存在不足	20	定性		20	16	12	

考核者签字		日 期		复核者		日 期	

说明：本表2为**体检部员工定性指标**测评表，由医院相关领导和本科室人员来测评，每一项指标满意度测评分 4 个等级：卓越、优秀、良好、一般。**1.** "**卓越**"指职能部门员工出色地完成本职岗位工作，没有任何差错，领导和群众**全满意**。另外又对医院做出特殊的"贡献"，特殊贡献指①高档次的科研成果；②国际"SCI"的重要文章；③成功预防、处理医院、科室政治、行政、医疗风险、危机事件并得到医院认同者；④获得医院、学校、自治区荣誉称号者；⑤业务、技术、服务革新经医院评定突出者；⑥教学、带教学生成绩突出者等。卓越的具体分值由医院研究后增加；**2.** "**优秀**"的分值是该测评表某项测评分值的满分，每位员工只要努力工作，完成岗位任务，没有差错，就应该得满分；**3.** "**良好**"较优秀分数少，分值为该项分值满分的80%；**4.** "**一般**"是测评表中某项指标分值满分的60%以上；**5.** 本科室员工直接在满意程度栏内的"**得分**"的空格内填上自己认为合适数据就是被测评者的该项得分。

被考评者		本表定性指标满分	400 分	定性指标最后得分	

21．某三等甲级教学医院体检部员工卓越绩效考评标准测评表表3

一级指标（分值）	权重%	二级指标		三级指标		绩效考评	得分
		考评内容	分值	考评内容	分值	扣分细则	
2 过程管理 工作数量 工作质量 工作效率 （560分）	41	2.1 工作流程	50	a.按照体检工作流程工作	50	按照体检工作流程工作得满分，不按照工作流程规范操作，每项工作扣5分	
		2.2 工作数量	210	a.岗位工作目标、数量按时完成	130	按照岗位工作目标、数量按时完成得满分，1项不按时完成扣10分	
				b.落实体检的便民服务措施	40	按照规定落实体检时的便民服务措施得满分，1项或者1次不落实扣3分	
				d.临时性工作完成好	40	临时性工作完成好得满分，1次工作完成不好扣5分	
		2.3 工作质量	100	c.消毒隔离防止感染有措施落实	100	按照规定消毒隔离防止感染有措施落实得满分，1次不落实扣5分	
		2.6 劳动纪律	50	a.无迟到、早退、旷工	50	上班时间无迟到早退旷工满分，迟到或早退1次扣5分，旷工1次扣20分	
3 职业道德 行风行规 （80分）	5	3 职业道德	30	b.岗位服务符合岗位要求	30	科室岗位服务符合岗位要求得满分，形象不好扣10分，1次服务不到位扣1分	
		3.2 岗位服务	20	a.开水等便民服务措施落实	20	开水等便民措施落实打满分，发现1次没开水扣10分	
4 团队精神 （70分）	2	4.1 团队管理	20	c.积极参加医院科室各项活动	20	积极参加医院、科室各项活动得满分，少参加医院1次扣2分，少参加科室1次扣2分	
5 社会责任 （40分）	2	5.1 诊室准备	20	b.各诊室物品准备齐全	20	各诊室物品准备齐全得满分，1个诊室物品准备不齐1次扣2分，1个诊室不卫生整洁1次扣1分	
6 环境意识 （30分）	1	6.3 资源节约	10	资源、岗位工作成本节约	10	医院、科室工作资源、岗位工作成本与上年度相同得满分，不符合要求1次扣5分	
7 满意测评 持续改进 （150分）	9	7.2 问题投诉	40	a.岗位工作无投诉	30	工作无投诉满分，有1人次投诉扣10分（有效投诉）	
				b.有问题投诉记录	10	月度有问题投诉记录得满分，记录不全扣3分，没有记录扣5分	
		7.4 持续改进	50	有绩效考评持续改进计划	50	有工作绩效考评后的工作持续改进计划得满分，绩效改进计划太简单扣5分，无绩效持续改进计划扣15分	
被考评者		本表定量指标满分			600分	定量指标合计得分	

22．某三等甲级教学医院病案信息科员工卓越绩效考评标准测评表表1

一级指标 （分值）	权重%	二级指标		三级指标		得分	考评方式
		考评内容	分值	考评内容	分值		
1 工作能力 执行能力 （70分）	7	1.1 岗位工作能力 任务执行能力	40	a.岗位独立工作能力	20		定性
				b.各项任务执行能力	10		定性
				c.有一定的工作协调能力	10		定性
		1.2 岗位知识要求 岗位技能要求	30	a.掌握岗位全部工作知识	10		定性
				b.熟练并精通岗位业务操作技能	20		定性
2 过程管理 工作数量 工作质量 工作效率 （560分）	56	2.1 流程优化	60	a.按照信息科工作流程工作	40		定量
				b.按流程完成病案收集、编码、扫描、存储和归档工作	20		定性
		2.2 工作数量	170	a.患者日报表准确无误	110		定量
				b.每月按时上报医疗统计结果	30		定量
				c.病案管理安全无丢失	30		定量
		2.3 工作质量	200	a.岗位各项工作质量达到要求	30		定性
				b.合理控制本科室办公成本	60		定量
				c.出院病历存档符合质量要求	110		定量
		2.4 工作效率	30	岗位职责工作任务效率高	30		定性
		2.5 服从领导	40	a.服从本科科长领导与指挥	20		定性
				b.完成好领导交办的临时任务	20		定性
		2.6 劳动纪律 仪容礼貌	60	a.无迟到、早退、旷工	50		定量
				b.仪容与礼貌符合要求	10		定性
3 职业道德 （80分）	8	3.1 职业道德 行为规范	50	a.爱岗敬业、忠于职守	20		定性
				b.处理网络问题第一时间到场	30		定性
		3.2 廉政建设	30	廉洁奉公、办事公道	30		定性
4 团队精神 有效沟通 （70分）	7	4.1 团队精神	40	a.团结同志、精神面貌好	10		定性
				b.维护医院科室形象和荣誉	10		定量
				c.积极参加医院科室各项活动	20		定量
		4.2 有效沟通	10	有效沟通部门临床医技科室	10		定性
		4.3 学习与创新	20	精通专业、勤奋好学，有创新精神	20		定性
5 社会责任 （40分）	4	5.1 社会责任	40	a.有良好的社会与医院责任感	10		定性
				b.月报表在每月10日前送达相关管理部门和医院领导	30		定性
6 环境意识 （30分）	3	6.1 环境意识	10	维护办公和医院工作环境	10		定性
		6.2 低碳工作意识	10	低碳工作意识	10		定性
		6.3 资源节约	10	资源、岗位工作成本节约	10		定量
7 满意测评 持续改进 （150分）	15	7.1 满意测评	40	相关人员对员工工作满意度	40		定性
		7.2 问题投诉	40	a.岗位工作无投诉	30		定量
				b.有问题投诉记录	10		定量
		7.3 问题纠正	20	认识到绩效考核中存在不足	20		定性
		7.4 持续改进	50	有绩效考评持续改进计划	50		定量
被考评者		绩效考评标准分	1000分	最后定量和定性指标总得分			

22．某三等甲级教学医院病案信息科员工卓越绩效考评标准测评表表2

被考评者姓名		岗　位			部　门				
考评者姓名		岗　位			部　门				
职能部门领导·定性指标·满意度测评内容					满　意　度　测　评　等　级				
一级指标	三级定性指标 内容测评	本项满分	方式	卓越	优秀	良好	一般	得分	
1 **工作能力** **执行能力**	1.1 a.岗位独立工作能力	20	定性		20	16	12		
	1.1 b.各项任务执行能力	10	定性		10	8	6		
	1.1 c.有一定的工作协调能力	10	定性		10	8	6		
	1.2 a.掌握岗位全部工作知识	10	定性		10	8	6		
	1.2 b.熟练并精通岗位业务操作技能	20	定性		20	16	12		
2 **过程管理** **工作质量**	2.1 b.按规定按时完成病案收集编码扫描存储和归档工作	20	定性		20	16	12		
	2.3 a.岗位各项工作质量达到要求	30	定性		30	24	18		
	2.4 岗位职责工作任务效率高	30	定性		30	24	18		
	2.5 a.服从本科科长领导与指挥	20	定性		20	16	12		
	2.5 b.完成好领导交办的临时任务	20	定性		20	16	12		
	2.6 b.仪容与礼貌符合要求	10	定性		10	8	6		
3 **职业道德** **行风行规**	3.1 a.爱岗敬业、忠于职守	20	定性		20	16	12		
	3.1 b.处理网络问题第一时间到场	30	定性		30	24	18		
	3.2 a.廉洁奉公、办事公道	30	定性		30	24	18		
4 **团队精神** **有效沟通**	4.1 a.团结同志、精神面貌好	10	定性		10	8	6		
	4.2 有效沟通部门临床医技室	10	定性		10	8	6		
	4.3 精通专业，勤奋好学，有创新精神	20	定性		20	16	12		
	（定量指标在表3测评，因此不用对定量指标打分）								
5 **社会责任**	5.1 a.有良好的社会与医院责任感	10	定性		10	8	6		
	5.1 b.月报每月10日前送达相关领导	30	定性		30	24	18		
6 **环境意识**	6.1 维护办公和医院工作环境	10	定性		10	8	6		
	6.2 低碳工作意识	10	定性		10	8	6		
	（定量指标在表3测评，因此不用对定量指标打分）								
7 **持续改进**	7.1 相关人员对员工工作满意度	40	定性		40	32	24		
	7.2 认识到绩效考核中存在不足	20	定性		20	16	12		
考核者签字		日　期		复核者		日　期			

说明：本表2为**病案信息科员工定性指标**测评表，由医院相关领导和本科室人员来测评，每一项指标满意度测评分4个等级：卓越、优秀、良好、一般。**1．"卓越"**指职能部门员工出色地完成本职岗位工作，没有任何差错，领导和群众**全满意**。另外又对医院做出特殊的"贡献"，特殊贡献指①高档次的科研成果；②国际"SCI"的重要文章；③成功预防、处理医院、科室政治、行政、医疗风险、危机事件并得到医院认同者；④获得医院、学校、自治区荣誉称号者；⑤业务、技术、服务革新经医院评定突出者；⑥教学、带教学生成绩突出者等。卓越的具体分值由医院研究后增加；**2．"优秀"**的分值是该测评表某项测评分值的满分，每位员工只要努力工作，完成岗位任务，没有差错，就应该得满分；**3．"良好"**较优秀分数少，分值为该项分值满分的80%；**4．"一般"**是测评表中某项指标分值满分的60%以上；**5．本科室员工直接在满意程度栏内的"得分"的空格内填上自己认为合适数据就是被测评者的该项得分。

被考评者		本表定性指标满分	440分	定性指标最后得分	

22. 某三等甲级教学医院病案信息科员工卓越绩效考评标准测评表表3

一级指标（分值）	权重%	二级指标		三级指标		绩效考评	得分
		考评内容	分值	考评内容	分值	扣分细则	
2 过程管理 工作数量 工作质量 工作效率 （560分）	43	2.1 工作流程	40	a.按照信息科工作流程工作	40	按照医院科室流程操作得满分，不按照工作流程规范操作，每项工作扣5分	
		2.2 工作数量	170	a.患者逐日日报表准确无误	110	患者日报表准确无误得满分，1次推迟1小时扣5分，1次推迟4小时扣10分，1次误差3人次扣5分，1次误差4人次以上扣10分，	
				b.每月按时上报医疗统计结果	30	按照规定每月按时上报医疗统计结果得满分，1项信息有误扣3分	
				c.病案管理安全无丢失	30	病案管理安全无丢失打满分，丢失1份病历扣20分	
		2.3 工作质量	170	b.合理控制本科室办公成本	60	当月科室成本与去年同月办公成本相同得满分，增加办公成本1%扣2分	
				c.出院病历存档符合质量要求	110	每月住院患者出院病历存档符合质量要求得满分，1项不符合要求扣5分，5项不符合要求扣10分	
		2.6 劳动纪律	50	a.无迟到、早退、旷工	50	上班时间无迟到早退旷工满分，迟到或早退1次扣5分，旷工1次扣20分	
4 团队精神 有效沟通 （70分）	3	4.1 医院荣誉	10	b.维护医院科室形象和荣誉	10	维护医院科室形象荣誉得满分，损坏医院科室形象1次扣2分	
		4.2 团队管理	20	c.积极参加医院科室各项活动	20	按照规定积极参加医院科室各项活动得满分，1次达不到要求扣2分	
6 环境意识 （30分）	1	6.3 资源节约	10	资源、岗位工作成本节约	10	医院、科室工作资源、岗位人均利润工作成本与上年度相同得满分，不符合要求1次扣5分	
7 满意测评 持续改进 （150分）	9	7.2 问题投诉	40	a.岗位工作无投诉	30	工作无投诉满分，有1人次投诉扣10分（有效投诉）	
				b.有问题投诉记录	10	月度有问题投诉记录得满分，记录不全扣3分，没有记录扣5分	
		7.4 持续改进	50	有绩效考评持续改进计划	50	有工作绩效考评后的工作持续改进计划得满分，绩效改进计划太简单扣5分，无绩效持续改进计划扣15分	
被考评者		本表定量指标满分			560分	定量指标合计得分	

附7：某省省会某三级甲等医院每一个职能部门（机关）领导卓越绩效考评标准

1．某三级甲等医院办公室主任卓越绩效考评标准表1

一级指标（分值）	权重%	二级指标			三级指标			得分	考核方式
		考评内容		分值	考评内容		分值		
1 领导力 执行力 （120分）	12	1.1 领导力 督促检查 领导表率作用		90	a.领导能力与管理能力		30		定性
					b.协助院长工作并督促检查		40		定量
					c.职能部门领导表率作用		20		定性
		1.2 执行力 工作计划		30	a.本部门员工执行力		20		定性
					b.有年度、月度、周工作计划		20		定量
2 过程管理 （360分）	36	2.1 工作流程 院务公开		50	a.有本科室工作流程		20		定量
					b.院务公开、规定信息发布及时		30		定性
		2.2 工作数量		120	a.及时收发签转各类公文材料		70		定量
					b.临时性工作完成好		50		定性
		2.3 工作质量		120	a.合理控制本部门办公成本		60		定量
					b.大型活动组织完成好		20		定性
					c.主管工作无投诉		40		定量
		2.4 工作效率		70	a.岗位工作效率高		20		定性
					b.协助院长制定各种规章制度		50		定量
3 职业道德 廉政建设 （80分）	8	3.1 职业道德		40	a.爱岗敬业、卓越服务		20		定性
					b.诚实守信、忠于职守		20		定性
		3.2 廉政建设		40	a.廉洁奉公、作风优良		20		定性
					b.尽职尽责、办事公道		20		定性
4 团队精神 有效沟通 （100分）	10	4.1 团队精神		50	a.精诚团结、顾全大局		20		定性
					b.维护医院形象和荣誉		30		定量
		4.2 有效沟通 持续学习		50	a.处理日常工作，协调沟通职能科室工作，指导、协助各科室完成院领导交办的各项任务		30		定性
					b.按规定组织本室人员学习		20		定量
5 社会责任 （80分）	8	5.1 社会责任		30	a.社会责任、保密工作安全		30		定性
		5.2 环境意识		50	a.维护办公和医院工作环境		30		定性
					b.营造文明和谐的人文环境		20		定性
6 科室满意 （110分）	11	6.1 医院领导科室部门对院办满意度		70	领导、临床、医技科室主任、护士长、职能部门领导满意度		70		定性
		6.2 本科室满意度		40	本科室员工满意度		40		定性
7 医院 绩效结果 （150分）	15	7.1 医院患者结果		50	a.全院当月门诊就诊患者量		20		定量
					b.全院当月住院患者出院量		30		定量
		7.2 医疗质量结果		50	a.当月医疗质量达到要求		30		定量
					b.当月医院安全无事故		20		定量
		7.3 财务结果		50	当月医疗毛收入同上年同月比较		50		定量
部门：		绩效考评满分		1000分	最后定量指标和定性指标合计得分				

注：1．本表由医院绩效考评办人员负责测评。2．定量指标由医院绩效考评办人员直接到院办公室检查打分，并记录在表3得分栏内。3．定性指标由中层领导以上干部在表2的满意度测评栏内打分。4．定性与定量指标测评完后的分值结果由绩效考评办人员填入表1相应栏内并合计得分。5．第7项中的有关数据指标由医院相关部门于当月的10日前将上月相关数据提供给医院绩效考评办公室。

1．某三级甲等医院办公室主任定性指标卓越绩效考评标准表2

被考评者姓名		职　务		部　门			
考评者姓名		岗　位		部　门			
职能部门领导·定性指标·满意度测评内容				满 意 度 测 评 等 级			
一级指标	三级定性指标 内容测评	本项满分	方式	卓越	优秀	良好	一般	得分

一级指标	三级定性指标 内容测评	本项满分	方式	卓越	优秀	良好	一般	得分
1 领导作用	1.1 a.领导能力和管理能力	30	定性		30	24	18	
	1.1 c.职能部门领导表率作用	20	定性		20	16	12	
	1.2.a 本部门员工执行力	20	定性		20	16	12	
2 过程管理	2.1 b.院务公开、规定信息发布及时	30	定性		30	24	18	
	2.2 b.临时性工作完成好	50	定性		50	40	30	
	2.3 b.大型活动组织完成好	20	定性		20	16	12	
	2.4 a.岗位工作效率高	20	定性		20	16	12	
3 职业道德 廉政建设	3.1 a.爱岗敬业、卓越服务	20	定性		20	16	12	
	3.1 b.诚实守信、忠于职守	20	定性		20	16	12	
	3.2 a.廉洁奉公、作风优良	20	定性		20	16	12	
	3.2 b.尽职尽责、办事公道	20	定性		20	16	12	
4 团队精神	4.1a.精诚团结、顾全大局	20	定性		20	16	12	
	4.2a.处理日常工作，协调职能科室工作，指导、协助各科室完成院领导交办的各项任务	30	定性		30	24	18	
	（定量指标在表3测评，因此不用对定量指标打分）							
5 社会责任 相关工作	5.1 a.社会责任、保密工作安全	30	定性		30	24	18	
	5.1 a.维护办公和医院工作环境	30	定性		30	24	18	
	5.2 b.营造文明和谐的人文环境	20			20	16	12	
6 科室满意	医院领导、临床、医技科室主任、护士长、职能部门科长、主任、部长的满意度	70	定性		70	56	42	
	本科室员工满意度	40	定性		40	32	25	
7 医院 绩效结果	（第7项指标都是定量指标,业绩结果150分,如门诊患者就诊数、出院患者数、医疗毛收入等由医院相关部门于下月10日前提供数据,在此表不用打分）							

考核者签字		日　期		复核者		日　期	

本表说明： 本表2是**院办主任定性指标**考评表，由全院中层以上领导干部来考评，每一项指标满意度考评分4个等级：卓越、优秀、良好、一般。**1. "卓越"**指出色地完成本部门各项工作，没有任何差错，领导和群众全满意，一般有特殊贡献需要加分才能达到卓越等级。特殊贡献指①高档次的科研成果；②国际"SCI"的重要文章；③成功预防、处理医院、科室重大政治、行政、医疗风险、危机事件并得到医院认同者；④获得全国、区域、自治区、学校、医院荣誉称号者；⑤业务、技术、服务革新经医院评定突出者；⑥教学、带教学生成绩突出被学校发文表彰等，具体增加分值由医院研究；**2. "优秀"**是该考评项考评分值的满分，科室领导、员工只要努力工作，完成岗位任务，没有差错，得满分；**3. "良好"**较优秀分数少，一般是优秀分值的80%；**4. "一般"**较良好分数少，一般是优秀分值的60%；**5.** 医院中层以上领导干部每月利用有关会议直接在本表满意程度栏内的**"得分"**的空格内填上自己认为合适数据就是被考评科室的该项得分。最后由医院绩效考核办合计本表总分是被考评科室的定性得分。

本表定性指标满分	满分：490分	定性指标最后得分	

1．某三级甲等医院办公室主任定量指标卓越绩效考评标准表3

一级指标（分值）	权重%	二级指标		三级指标		绩效考评	得分
		考评内容	分值	考评内容	分值	扣分细则	
1 **领导力** **执行力** **（120分）**	6	1.1 督促检查	40	b.协助院长组织制定各科室职责及全院性规章制度	40	协助院长调查研究，撰写调查报告供决策参考，在特殊情况下受院长委托，代理院长行使职权得满分。少1项制度扣5分，见规章制度	
		1.2 工作计划	20	b.有年度、月度工作计划	20	3.负责起草医院工作报告、规划、年度工作计划、总结工作，修改、及时审核医院和各科室计划总结工作得满分。无年度计划扣5分，无月度计划扣5分	
2 **过程管理** **工作质量** **（360分）**	24	2.1 工作流程	20	a.制定合适的工作流程	20	有本办公室工作流程得满分，少1项工作流程扣2分	
		2.2 工作数量	70	a.及时收发签转各类公文、材料	70	及时收转签发各类材料得满意，签发1次不及时扣5分	
		2.3 工作质量	100	a.合理控制本办公室办公成本	60	与去年同月办公成本相同得满分，增加办公成本1%扣2分	
				c.主管工作无投诉	40	无投诉满分，1次投诉扣5分（与本人岗位工作无失职关系）	
		2.4 工作效率	50	b.协助院长制定各种规章制度	50	提供领导决策信息准确满分，1次不按时或不准确扣5分	
4 **团队精神** **（100分）**	5	4.1 医院形象	30	b.维护医院形象和荣誉	30	维护医院形象和荣誉得满分，查出1次形象不好扣5分	
		4.2 持续学习	20	b.按规定组织本室人员学习	20	按规定组织本室人员学习得满分，缺少1次扣5分	
7 **医院** **绩效结果** **（150分）**	15	7.1 医院患者结果	50	a.全院当月门诊就诊患者量	20	患者达到去年同期平均上升幅度满分，下降1%扣2分，上升1%加0.5分	
				b.全院当月住院患者出院量	30	患者达到去年同期平均上升幅度满分，下降1%扣2分，上升1%加0.5分	
		7.2 医疗质量结果	50	a.全院当月医疗质量达到要求	30	医疗质量达去年同期水平得满分，下降1%扣2分，上升1%加0.5分	
				b.全院当月医院安全无事故	20	全院当月安全无事故得满分，经过权威部门鉴定的政治、行政、医疗一等事故扣20分，二等事故扣10分，三等事故扣5分	
		7.3 医院财务结果	50	当月医疗毛收入同上年度同月增加或减少比较	50	全院当月医疗毛收入达到去年同月收入平均上升幅度得满分，下降1%扣2分，上升2%加1分	
部门：		本表定量指标满分		满分：510分		定量指标合计得分	

说明：此表一级指标分值为该项的全部分值，定量指标的其中指在一级指标中的比例。

2．某三级甲等医院人事科科长卓越绩效考评标准表 1

一级指标 （分值）	权重 %	二级指标 考评内容	分值	三级指标 考评内容	分值	得分	考核方式
1 **领导力** **执行力** **（150 分）**	15	1.1 领导力 人力资源规划 表率作用	110	a.领导能力与管理能力	40		**定性**
				b.做好人力资源管理规划及有关制度和组织实施	60		定量
				c.职能部门领导表率作用	10		**定性**
		1.2 执行力 工作计划	40	a.本部门员工执行力	20		**定性**
				b.有年度、月度工作计划	20		定量
2 **过程管理** **（300 分）**	30	2.1 工作流程 招聘工作	30	a.有本科室工作流程	10		定量
				b.负责医院人员录用工作	20		**定性**
		2.2 工作数量 完成任务	130	a.全院编制岗位设置计划、机构设置、人事统计工作	80		定量
				b.按计划做好职工调配工作	50		**定性**
		2.3 工作质量 成本管理	60	a.合理控制办公成本	20		定量
				b.紧急事项处理及时满意	20		**定性**
				c.主管工作无投诉	20		定量
		2.4 培训管理 绩效考核	80	a.培训工作按计划进行	10		定量
				b.绩效考核工作按规定进行	70		定量
3 **职业道德** **（70 分）**	7	3.1 职业道德 推优工作	35	a.爱岗敬业、忠于职守	15		**定性**
				b.各类推优工作公平	20		**定性**
		3.2 组织发展	35	a.严格按照程序发展党员	35		**定性**
4 **团队管理** **有效沟通** **（80 分）**	8	4.1 团队精神 本科组织学习	40	a.精诚团结、维护医院形象	20		**定性**
				b.按规定组织本科学习	20		定量
		4.2 有效沟通 档案管理	40	a.有效沟通临床医技科室	30		**定性**
				b.人事档案信息资料管理	10		**定性**
5 **社会责任** **相关工作** **（100 分）**	10	5.1 社会责任 薪酬福利	50	a.社会责任、医院责任感	10		**定性**
				b.员工薪酬福利工作无差错	40		**定性**
		5.2 计生工作 职称评定	50	a.计生管理工作符合要求	10		定量
				b.业务技术职称评定公平	40		**定性**
6 **科室满意** **（12 分）**	12	6.1 医院领导科室部门的办满意度	70	领导、临床、医技科室主任、护士长、职能部门领导满意度	70		**定性**
		6.2 本科室满意度	50	本科室员工满意度	50		**定性**
7 **业绩结果** **（180 分）**	18	7.1 医院患者结果	60	a.全院当月门诊就诊患者量	30		定量
				b.全院当月住院患者出院量	30		定量
		7.2 医疗质量结果	60	a.当月医疗质量达到要求	30		定量
				b.当月医院安全无事故	30		定量
		7.3 财务结果	60	当月医疗毛收入较上月增减情况	60		定量
部门：		**绩效考评满分**	**1000 分**	**最后定量指标和定性指标合计得分**			

注：**1．** 本表由医院绩效考评办人员负责测评。**2．** 定量指标由医院绩效考评办人员直接到组织人事科检查打分，并记录在表 3 得分栏内。**3．** 定性指标由中层领导以上干部在表 2 的满意度测评栏内打分。**4．** 定性与定量指标测评完后的分值结果由绩效考评办人员填入表 1 相应栏内并合计得分。**5．** 第 7 项中的有关数据指标由医院相关部门于下月的 10 日前提供给医院绩效考评办公室。

2．某三级甲等医院人事科科长定性指标卓越绩效考评标准表2

被考评者姓名		职　务		部　门	
考评者姓名		岗　位		部　门	

职能部门领导·定性指标·满意度测评内容				满 意 度 测 评 等 级				
一级 指标	三级定性指标 内容测评	本项 满分	方 式	卓 越	优 秀	良 好	一 般	得 分
1 领导作用	1.1 a.领导能力和管理能力	40	定性		40	32	24	
	1.1c 部门领导表率作用	10	定性		10	8	6	
	1.2.a.本部门员工执行力	20	定性		20	16	12	
	（定量指标在表3测评，因此不用对定量指标打分）							
2 过程管理	2.1 b.负责医院人员录用工作	20	定性		20	16	12	
	2.2 b.按计划做好职工调配工作	50	定性		50	40	30	
	2.3 b.紧急事项处理及时满意	20	定性		20	16	12	
	（定量指标在表3测评，因此不用对定量指标打分）							
3 职业道德 廉政建设	3.1 a.爱岗敬业、忠于职守	15	定性		15	12	9	
	3.1 b.各类推优工作公平	20	定性		20	16	12	
	3.2 a.严格按照程序发展党员	35	定性		35	28	21	
4 团队管理	4.1 a.精诚团结、维护医院形象	20	定性		30	24	18	
	4.2 a.有效沟通临床医技科室	30	定性		30	24	18	
	（定量指标在表3测评，因此不用对定量指标打分）							
	4.2. b.人事档案信息资料管理	10	定性		10	8	6	
5 社会责任 相关工作	5.1 a.社会责任、医院责任感	10	定性		10	8	6	
	5.1 b.员工薪酬福利工作无差错	40	定性		40	32	24	
	5.2 b.业务技术职称评定公平	40	定性		40	32	24	
6 科室满意	医院领导、临床、医技科室主任、护士长、职能部门科长、主任、部长的满意度	70	定性		70	56	42	
	本科室员工满意度	50	定性		50	40	30	
7 业绩结果	（第7项指标都是定量指标,业绩结果180分,如门诊患者就诊数、出院患者数、医疗毛收入等由医院相关部门于下月10日前提供数据,在此表不用打分）							

考核者签字		日　期		复核者		日　期		

本表说明：本表2是**人事科科科长定性指标**考评表，由全院中层以上领导干部来考评，每一项指标满意度考评分4个等级：卓越、优秀、良好、一般。**1."卓越"**指出色地完成本部门各项工作，没有任何差错，领导和群众全满意，一般有特殊贡献需要加分才能达到卓越等级。特殊贡献指①高档次的科研成果；②国际"SCI"的重要文章；③成功预防、处理医院、科室重大政治、行政、医疗风险、危机事件并得到医院认同者；④获得全国、区域、自治区、学校、医院荣誉称号者；⑤业务、技术、服务革新经医院评定突出者；⑥教学、带教学生成绩突出被学校发文表彰等，具体增加分值由医院研究；**2."优秀"**是该考评项考评分值的满分，科室领导、员工只要努力工作，完成岗位任务，没有差错，得满分；**3."良好"**较优秀分数少，一般是优秀分值的80%；**4."一般"**较良好分数少，一般是优秀分值的60%；**5.**医院中层以上领导干部每月利用有关会议直接在本表满意程度栏内的**"得分"**的空格内填上自己认为合适数据就是被考评科室的该项得分。最后由医院绩效考核办合计本表总分是被考评科室的定性得分。

本表定性指标满分	**满分：500分**	**定性指标最后得分**	

2. 某三级甲等医院人事科科长定量指标卓越绩效考评标准表3

一级指标 （分值）	权重 %	二级指标		三级指标		绩效考评	得 分
		考评 内容	分 值	考评 内容	分 值	扣分细则	
1 领导力 执行力 （150分）	8	1.1 人力资源 管理	60	b.做好人力资源管理规划并制定有关制度和组织实施	60	做好人力资源管理规划并制定有关制度和组织实施得满分。少1项规划扣5分	
		1.2 工作计划	20	b.有年度、月度工作计划	20	有年度月度工作计划得满分。无年度计划扣5分，无月度计划扣5分	
2 过程管理 工作质量 （300分）	21	2.1 工作流程	10	a.制定合适的工作流程	10	有科室工作流程得满分，少1项工作流程扣2分	
		2.2 工作数量	80	a.全院编制岗位设置计划、机构设置、人事统计工作	80	全院编制岗位设置计划、机构设置、人事统计工作完成好得满意，1项工作不好扣5分	
		2.3 工作质量	40	a.合理控制本科办公成本	20	与去年同月办公成本相同得满分，增加办公成本1%扣2分	
				c.主管工作无投诉	20	无投诉满分，1次投诉扣5分	
		2.4 员工培训 绩效考核	80	a.培训工作按计划进行	10	培训工作按计划进行得满分，1次不进行扣5分	
				b.绩效考核工作按规定进行	70	绩效考核工作按规定进行满分，1次不按时或不准确扣5分	
4 团队管理 （100分）	2	4.1 科室学习	20	b.按规定组织本科学习	20	按规定组织本科员工学习、参加医院组织的会议得满分，1次不组织或者不参加学习扣5分	
5 社会责任 （100分）	1	5.2 计生工作	10	a.计生管理工作符合要求	10	计生管理工作符合要求得满分，1人次不符合要求扣10分	
7 业绩结果 （180分）	18	7.1 医院 患者结果	60	a.全院当月门诊就诊患者量	30	患者达到去年同期平均上升幅度满分，下降1%扣2分，上升1%加0.5分	
				b.全院当月住院患者出院量	30	患者达到去年同期平均上升幅度满分，下降1%扣2分，上升1%加0.5分	
		7.2 医疗 质量结果	60	a.全院当月医疗质量达到要求	30	医疗质量达去年同期水平满分，下降1%扣2分，上升1%加0.5分	
				b.全院当月医院安全无事故	30	全院当月安全无事故得满分，经过权威部门鉴定的政治、行政、医疗一等事故扣25分，二等事故扣20分，三等事故扣10分	
		7.3 医院 财务结果	60	当月医疗毛收入同上年度同月增加或减少比较	60	全院当月医疗毛收入达到去年同月收入平均上升幅度得满分，下降1%扣2分，上升2%加1分	
部门：		本表定量指标满分		满分：500分		定量指标合计得分	

说明：此表一级指标分值为该项的全部分值，权重指定量指标在一级指标中的比例。

3. 某三级甲等医院医德医风办公室主任卓越绩效考评标准表1

一级指标（分值）	权重%	二级指标		三级指标		得分	考核方式
		考评内容	分值	考评内容	分值		
1 领导力 执行力 （150分）	15	1.1 领导力 解决问题能力 领导表率作用	110	a.领导能力与管理能力	40		定性
				b.独立分析和解决问题能力	60		定量
				c.职能部门领导表率作用	10		定性
		1.2 执行力 工作计划	40	a.本部门员工执行力	20		定性
				b.有年度、月度各项工作计划	20		定量
2 过程管理 （300分）	30	2.1 工作流程 投诉处理	50	a.有本科室工作流程	20		定量
				b.调查处理医德医风投诉，协调涉及多个部门的投诉处理工作	30		定性
		2.2 工作数量 完成任务	130	a.建立健全各项管理制度	100		定量
				b.进行医风教育考核鉴定工作	30		定性
		2.3 工作质量	70	a.合理控制办公成本	20		定量
				b.医院设备药品招标监督工作	20		定性
				c.主管工作无投诉	30		定量
		2.4 信件处理 纪检工作	50	a.信访投诉案件处理及时	30		定量
				b.纪检工作满意	20		定性
3 职业道德 廉政建设 （70分）	7	3.1 职业道德	35	a.按规定时间检查医德医风	20		定性
				b.医德医风发生率保持稳定	15		定量
		3.2 廉政建设	35	a.廉洁奉公、作风优良	15		定性
				b.尽职尽责、处事公道	20		定性
4 团队管理 有效沟通 （100分）	10	4.1 团队精神	50	a.精诚团结、顾全大局	20		定性
				b.维护医院形象和荣誉	30		定量
		4.2 有效沟通 科室学习	50	a.有效沟通临床医技科室	20		定性
				b.按规定组织本科学习	30		定量
5 社会责任 （80分）	8	5.1 社会责任	30	a.社会责任、医院责任	30		定性
		5.2 环境意识	50	a.维护办公和医院工作环境	30		定性
				b.营造文明和谐的人文环境	20		定性
6 科室满意 （12分）	12	6.1 医院领导科室部门的满意度	70	领导、临床、医技科室主任、护士长、职能部门领导满意度	70		定性
		6.2 本科室满意度	50	本科室员工满意度	50		定性
7 业绩结果 （180分）	18	7.1 医院患者结果	60	a.全院当月门诊就诊患者量	30		定量
				b.全院当月住院患者出院量	30		定量
		7.2 医疗质量结果	60	a.当月医疗质量达到要求	30		定量
				b.当月医院安全无事故	30		定量
		7.3 财务结果	60	全院当月医疗毛收入较上月增加（减少按照相关规定办）	60		定量
部门：		绩效考评满分	1000 分	最后定量指标和定性指标合计得分			

注：1. 本表由医院绩效考评办人员负责测评。2. 定量指标由医院绩效考评办人员直接到纪委监察医德医风办检查打分，并记录在表3得分栏内。3. 定性指标由中层领导以上干部在表2的满意度测评栏内打分。4. 定性与定量指标测评完后的分值结果由绩效考评办人员填入表1相应栏内并合计得分。5. 第7项中的有关数据指标由医院相关部门于当月的10日前将上月相关数据提供给医院绩效考评办公室。

3. 某三级甲等医院医德医风办公室主任定性指标卓越绩效考评标准表2

被考评者姓名		职　务		部　门	
考评者姓名		岗　位		部　门	

职能部门领导·定性指标·满意度测评内容				满　意　度　测　评　等　级				
一级 指标	三级定性指标 内容测评	本项 满分	方 式	卓 越	优 秀	良 好	一 般	得 分
1 **领导作用**	1.1 a.领导能力和管理能力	40	定性		40	32	24	
	1.1 b.独立分析和解决问题能力	60	定性		60	48	36	
	1.1.c.职能部门领导表率作用	10	定性		10	8	6	
	1.2.a 本部门员工执行力	20	定性		20	16	12	
2 **过程管理**	2.1b 调查处理医德医风投诉,协调涉及多个部门的投诉处理工作	30	定性		30	24	18	
	2.2 a.进行医风教育考核鉴定工作	30	定性		30	24	18	
	2.2 b.医院设备药品招标监督工作	20	定性		20	16	12	
	2.3 b.纪检工作满意	20	定性		20	16	12	
3 **职业道德** **廉政建设**	3.1 a.按规定时间检查医德医风	20	定性		20	16	12	
	3.1 a.廉洁奉公、作风优良	15	定性		15	12	9	
	3.2 b.尽职尽责、处事公道	20	定性		20	16	12	
4 **团队管理**	4.1a.精诚团结、顾全大局	20	定性		20	16	12	
	4.1a.有效沟通临床医技科室	20	定性		20	16	12	
	（定量指标在表3测评,因此不用对定量指标打分）							
5 **社会责任** **相关工作**	5.1 a.社会责任、保密工作安全	30	定性		30	24	18	
	5.1 a.维护办公和医院工作环境	30	定性		30	24	18	
	5.2 b.营造文明和谐的人文环境	20			20	16	12	
6 **科室满意**	医院领导、临床、医技科室主任、护士长、职能部门科长、主任、部长的满意度	70	定性		70	56	42	
	本科室员工满意度	50	定性		50	40	30	
7 **业绩结果**	（第7项指标都是定量指标,业绩结果180分,如门诊患者就诊数、出院患者数、医疗毛收入等由医院相关部门于下月10日前提供数据,在此表不用打分）							

考核者签字		日　期		复核者		日　期	

本表说明:本表2是**医德医风办主任定性指标**考评表,由全院中层以上领导干部来考评,每一项指标满意度考评分4个等级:卓越、优秀、良好、一般。**1. "卓越"**指出色地完成本部门各项工作,没有任何差错,领导和群众全满意,一般有特殊贡献需要加分才能达到卓越等级。特殊贡献指①高档次的科研成果;②国际"SCI"的重要文章;③成功预防、处理医院、科室重大政治、行政、医疗风险、危机事件并得到医院认同者;④获得全国、区域、自治区、学校、医院荣誉称号者;⑤业务、技术、服务革新经医院评定突出者;⑥教学、带教学生成绩突出被学校发文表彰等,具体增加分值由医院研究;**2. "优秀"**是该考评项考评分值的满分,科室领导、员工只要努力工作,完成岗位任务,没有差错,得满分;**3. "良好"**较优秀分数少,一般是优秀分值的80%;**4. "一般"**较良好分数少,一般是优秀分值的60%;**5.** 医院中层以上领导干部每月利用有关会议直接在本表满意程度栏内的**"得分"**的空格内填上自己认为合适数据就是被考评科室的该项得分。最后由医院绩效考核办合计本表总分是被考评科室的定性得分。

本表定性指标满分	满分:465分	定性指标最后得分	

3. 某三级甲等医院医德医风办公室主任定量指标卓越绩效考评标准表3

一级指标 （分值）	权重%	二级指标		三级指标		绩效考评	得分
		考评 内容	分值	考评 内容	分值	扣分细则	
1 **领导力** **执行力** **（150分）**	8	1.1 解决问题	60	b.独立分析和解决问题能力	60	独立分析和解决问题能力得满分，不能独立解决问题扣5分	
		1.2 工作计划	20	b.有年度、月度工作计划	20	有年度工作计划、月度工作总结、有各项中心工作实施方案、自查报告、专题汇报材料、廉政考察鉴定材等公文得满分。少1项计划扣5分	
2 **过程管理** **工作质量** **（300分）**	20	2.1 工作流程	20	a.制定合适的工作流程	20	有科室工作流程得满分，少1项工作流程扣1分	
		2.2 管理制度	100	a.建立健全各项管理制度	100	建立健全各项管理制度得满意，少1项制度扣5分	
		2.3 工作质量	50	a.合理控制办公成本	20	与去年同月办公成本相同满分，增加办公成本1%扣2分	
				c.主管工作无投诉	30	无投诉满分，1次投诉扣5分	
		2.4 信访处理	30	a.信访投诉案件处理及时	30	信访投诉案件处理及时得满分，1次处理不及时扣5分	
3 **职业道德** **（70分）**	1.5	3.1 职业道德	15	b.医德医风发生率保持稳定	15	当年、半年、季、月医德医风发生率与上年度持平得满分，增加1起扣3分	
4 **团队管理** **（100分）**	6	4.1 医院形象	30	b.维护医院形象和荣誉	30	维护医院形象和荣誉得满分，查出1次形象不好扣5分	
		4.2 科室学习	30	b.按规定组织本科学习	30	按规定组织本科学习得满分，少组织1次扣5分	
7 **业绩结果** **（180分）**	18	7.1 医院 患者结果	60	a.全院当月门诊就诊患者量	30	患者达到去年同期平均上升幅度满分，下降1%扣2分，上升1%加0.5分	
				b.全院当月住院患者出院量	30	患者达到去年同期平均上升幅度满分，下降1%扣2分，上升1%加0.5分	
		7.2 医疗 质量结果	60	a.全院当月医疗质量达到要求	30	医疗质量达去年同期水平满分，下降1%扣2分，上升1%加0.5分	
				b.全院当月医院安全无事故	30	全院当月安全无事故得满分，经过权威部门鉴定的政治、行政、医疗一等事故扣25分，二等事故扣20分，三等事故扣10分	
		7.3 医院 财务结果	60	当月医疗毛收入同上年度同月增加或减少比较	60	全院当月医疗毛收入达到去年同月收入平均上升幅度得满分，下降1%扣2分，上升2%加1分	
部门：		本表定量指标满分		满分：535分		定量指标合计得分	

说明： 此表一级指标分值为该项的全部分值，权重指定量指标在一级指标中的比例。

4. 某三级甲等医院财务办公室主任卓越绩效考评标准表 1

一级指标 （分值）	权重 %	二级指标		三级指标		得分	考核方式
		考评内容	分值	考评内容	分值		
1 **领导力** **执行力** **（130分）**	13	1.1 领导力 工作能力 财务数据准确	80	a.领导能力与管理能力	20		**定性**
				b.独立分析和解决问题能力	30		**定性**
				c.为医院提供财务数据准确	30		定量
		1.2 执行力 规章制度	50	a.本部门员工执行力	10		**定性**
				b.有财务和经济管理规划制度	40		定量
2 **过程管理** **（260分）**	26	2.1 工作流程 岗位管理	50	a.有本科室工作流程	10		定量
				b.有各部门会计岗位责任制	40		定量
		2.2 工作数量	150	a.组织会计核算编制预算决算报表及财务分析工作并向院长报告医院财务、经济运行情况	50		定量
				b.组织对财产物资，监督检查并清查库存，保证医院发展需要	40		**定性**
				c.财务收入与支出项目审批，各种活动报账、旅差费报账正确	30		**定性**
				d.付款审批项目符合要求	30		定量
		2.3 工作质量	60	a.合理控制办公成本	20		定量
				b.奖金核算工作的正确与及时	40		**定性**
3 **职业道德** **（60分）**	6	3.1 职业道德	30	a.爱岗敬业、廉洁奉公	10		**定性**
				b.收费公平无违纪情况	20		**定性**
		3.2 欠款催缴	30	a.欠款催缴及时性与结果	30		定量
4 **团队管理** **（90分）**	9	4.1 团队精神	40	a.精诚团结、顾全大局	20		**定性**
				b.按规定组织本科员工学习	20		定量
		4.2 财务安全	50	a.财务数据保密安全	20		定量
				b.会计凭证准确并归档管理	30		定量
5 **社会责任** **（60分）**	6	5.1 社会责任	20	a.社会责任、维护办公环境	20		**定性**
		5.2 有效沟通	40	a.有效沟通部门与各科室	30		**定性**
				b.按规定及时公布收费价格	10		**定性**
6 **科室满意** **（100分）**	10	6.1 医院领导科室部门的满意度	60	领导、临床、医技科室主任、护士长、职能部门领导满意度	60		**定性**
		6.2 本科室满意度	40	本科室员工满意度	40		**定性**
7 **业绩结果** **（300分）**	30	7.1 医院患者结果	50	a.全院当月门诊就诊患者量	20		定量
				b.全院当月住院患者出院量	30		定量
		7.2 医疗质量结果	50	a.当月医疗质量达到要求	30		定量
				b.当月医院安全无事故	20		定量
		7.3 财务结果	200	当月医疗毛收入较上月增减情况	200		定量
部门：		绩效考评满分	**1000分**	**最后定量指标和定性指标合计得分**			

注：1. 本表由医院绩效考评办人员负责测评。**2.** 定量指标由医院绩效考评办人员直接到财务办公室检查打分，并记录在表3得分栏内。**3.** 定性指标由中层领导以上干部在表2的满意度测评栏内打分。**4.** 定性与定量指标测评完后的分值结果由绩效考评办人员填入表1相应栏内并合计得分。**5.** 第7项中的有关数据指标由医院相关部门于当月的10日前将上月相关数据提供给医院绩效考评办公室。

4. 某三级甲等医院财务办公室主任定性指标卓越绩效考评标准表2

被考评者姓名		职　务			部　门	
考评者姓名		岗　位			部　门	

职能部门领导·定性指标·满意度测评内容				满 意 度 测 评 等 级				
一级指标	三级定性指标内容测评	本项满分	方式	卓越	优秀	良好	一般	得分
1 **领导力** **执行力**	1.1 a.领导能力和管理能力	20	定性		20	16	12	
	1.1 b.独立分析和解决问题能力	30	定性		30	24	18	
	1.2.a 本部门员工执行力	10	定性		10	8	6	
	（定量指标在表3测评，因此不用对定量指标打分）							
2 **过程管理**	2.2 b.组织对财产物资，监督检查并清查库存，保证医院发展需要	40	定性		40	32	24	
	2.2 c.财务收入与支出项目审批，各种活动报账、旅差费报账正确	30	定性		30	24	18	
	2.4 b.奖金核算工作的正确与及时	40	定性		40	32	24	
3 **职业道德**	3.1 a.爱岗敬业、廉洁奉公	10	定性		10	8	6	
	3.1 b.收费公平无违纪情况	20	定性		20	16	12	
	（定量指标在表3测评,因此不用对定量指标打分）							
4 **团队管理**	4.1a.精诚团结、顾全大局	20	定性		20	16	12	
	（定量指标在表3测评,因此不用对定量指标打分）							
5 **社会责任** **相关工作**	5.1 a.社会责任、维护办公环境	20	定性		10	8	6	
	5.2 a.有效沟通部门与各科室	30	定性		30	24	18	
	5.2 b.按规定及时公布收费价格	10	定性		10	8	6	
6 **科室满意**	6.1 医院领导、科室、部门对财务办公室工作的满意度	60	定性		60	48	36	
	6.2 本科室员工对主任的满意度	40	定性		40	32	24	
7 **业绩结果**	（第7项指标都是定量指标,业绩结果300分,如门诊患者就诊数、出院患者数、医疗毛收入等由医院相关部门于下月10日前提供数据,在此表不用打分）							

考核者签字		日　期		复核者		日　期	

本表说明：本表2是**财务办公室主任定性指标**考评表，由全院中层以上领导干部来考评，每一项指标满意度考评分4个等级：卓越、优秀、良好、一般。**1. "卓越"**指出色地完成本部门各项工作，没有任何差错，领导和群众全满意，一般有特殊贡献需要加分才能达到卓越等级。特殊贡献指①高档次的科研成果；②国际"SCI"的重要文章；③成功预防、处理医院、科室重大政治、行政、医疗风险、危机事件并得到医院认同者；④获得全国、区域、自治区、学校、医院荣誉称号者；⑤业务、技术、服务革新经医院评定突出者；⑥教学、带教学生成绩突出被学校发文表彰等，具体增加分值由医院研究；**2. "优秀"**是该考评项考评分值的满分，科室领导、员工只要努力工作，完成岗位任务，没有差错，得满分；**3. "良好"**较优秀分数少，一般是优秀分值的80%；**4. "一般"**较良好分数少，一般是优秀分值的60%；**5.** 医院中层以上领导干部每月利用有关会议直接在本表满意程度栏内的**"得分"**的空格内填上自己认为合适数据就是被考评科室的该项得分。最后由医院绩效考核办合计本表总分是被考评科室的定性得分。

本表定性指标满分	满分：380分	定性指标最后得分	

4. 某三级甲等医院财务办公室主任定量指标卓越绩效考评标准表3

一级指标 （分值）	权重%	二级指标 考评内容	三级指标 考评内容	分值	绩效考评 扣分细则	得分
1 领导力 执行力 （130分）	7	1.1 财务数据	c.为医院提供财务数据准确	30	为医院提供财务数据准确满分，不准确1项1次扣5分	
		1.2 规章制度	b.有财务和经济管理规划制度	40	年度月度财务编制计划满分，无年度规划扣5分，无月度计划扣5分	
2 过程管理 （260分）	15	2.1 工作流程 岗位职责	a.有本科室工作流程	10	a.有流程满分，少1项流程扣2分	
			b.有会计岗位责任制	40	b.有责任制满分，少1项扣5分	
		2.2 工作数量	a.组织会计核算、编制、预算、决算、报表及财务分析工作，并向院长报告医院财务、经济运行情况	50	及时组织科室会计核算、编制、预算、决算、报表及财务分析工作，并向院长报告医院财务、经济运行情况得满分，1项差错、不及时扣10分	
			d.付款项目符合要求	30	医院所有付款项目符合合同要求，1项不符合扣10分	
		2.3 工作质量	a.合理控制财务办公室办公成本	20	a.合理控制财务办公室成本，财务预算成本控制好得满分，降低1%扣2分	
3 职业道德 （60分）	3	3.2 催缴欠款	a.欠款催缴及时性与结果	30	a.医院、患者、客户欠款催缴及时性与结果满意得满分，不及时1次扣5分	
4 团队管理 （90分）	7	4.1 组织学习	b.组织本科员工学习	20	b.按照规定组织科室员工学、参加医院会议得满分，少1次扣5分	
		4.2 数据管理	a.财务数据保密安全	20	b.财务数据保密安全得满分，不安全1次扣5分	
			b.会计凭证准确并归档管理	30	会计凭证准确并归档管理及时得满分，不正确1次扣5分	
7 业绩结果 （300分）	30	7.1 医院 患者结果	a.全院当月门诊就诊患者量	20	患者达到去年同期平均上升幅度满分，下降1%扣2分，上升1%加0.5分	
			b.全院当月住院患者出院量	30	达到去年同期平均上升幅度满分，下降1%扣2分，上升1%加0.5分	
		7.2 医疗 质量结果	a.全院当月医疗质量达到要求	30	医疗质量达去年同期水平满分，下降1%扣2分，上升1%加0.5分	
			b.全院当月医院安全无事故	20	安全无事故得满分，经过权威部门鉴定的政治、行政、医疗一等事故扣25分，二等事故扣20分，三等事故扣10分	
		7.3 医院 财务结果	当月医疗毛收入同上年度同月增加或减少比较	200	全院当月医疗毛收入达到去年同月收入平均上升幅度得满分，下降1%扣2分，上升2%加1分	
部门：		本表定量指标满分		满分：620分	定量指标合计得分	

5. 某三级甲等医院医务部部长卓越绩效考评标准表1

一级指标（分值）	权重%	二级指标		三级指标		得分	考核方式
		考评内容	分值	考评内容	分值		
1 领导力 执行力 （120分）	12	1.1 领导力 工作能力 表率作用	60	a.领导能力与管理能力	20		定性
				b.独立分析和解决问题能力	30		定性
				c.职能部门表率作用	10		定性
		1.2 执行力 工作计划	60	a.本部门员工执行力	10		定性
				b.医疗工作长期规划、有年度、月度工作计划	50		定量
2 过程管理 （280分）	28	2.1 工作流程 组织学习	40	a.有本部门工作流程	10		定量
				b.定期组织各科室学习制度	30		定性
		2.2 检查考核 督促指标	60	a.按规定检查医疗工作情况	30		定量
				b.督促科室完成各项指标	30		定性
		2.3 质量管理	160	a.每月分析医疗质量情况	60		定量
				b.指导科室质量安全工作	50		定性
				c.督促检查药品血液制品、器械医疗耗材供应和质量问题	50		定量
		2.4 组织活动 院外任务	20	a.大型活动组织完成好	10		定量
				b.组织院外医疗任务	10		定量
3 职业道德 有效沟通 （60分）	6	3.1 爱岗敬业 有效沟通	30	a.爱岗敬业、廉洁奉公	10		定性
				b.有效沟通各科室部门关系	20		定性
		3.2 病例讨论 进修培训	30	a.按规定参加科室病例讨论	20		定性
				b.安排人员进修培训工作	10		定量
4 团队管理 （60分）	6	4.1 团队精神	20	a.精诚团结、维护医院形象	20		定性
		4.2 处理请示报告	40	a.负责审批新技术新疗法	20		定量
				b.及时处理科室各类报告	20		定性
5 社会责任 医疗纠纷 （100分）	10	5.1 突发事件处理 成本控制	50	a.突发事件、临时工作能力	30		定性
				b.合理控制本部办公成本	20		定量
		5.2 医院感染 医疗纠纷处理	50	a.院感、传染病疫情及时上报	10		定量
				b.及时处理医疗纠纷工作	40		定性
6 科室满意 （80分）	8	6.1 医院领导科室部门的满意度	50	领导、临床、医技科室主任、护士长、职能部门领导满意度	50		定性
		6.2 本科室满意度	30	本科室员工满意度	30		定性
7 业绩结果 （300分）	30	7.1 医院患者结果	120	a.全院当月门诊就诊患者量	60		定量
				b.全院当月住院患者出院量	60		定量
		7.2 医疗质量结果	120	a.当月医疗质量达到要求	60		定量
				b.当月医院安全无事故	60		定量
		7.3 财务结果	60	当月医疗毛收入较上月增减情况	60		定量
部门：		绩效考评满分	1000分	最后定量指标和定性指标合计得分			

注：1. 本表由医院绩效考评办人员负责测评。2. 定量指标由医院绩效考评办人员直接到医务部检查打分，并记录在表3得分栏内。3. 定性指标由中层领导以上干部在表2的满意度测评栏内打分。4. 定性与定量指标测评完后的分值结果由绩效考评办人员填入表1相应栏内并合计得分。5. 第7项中的有关数据指标由医院相关部门于下月的10日前提供给医院绩效考评办公室。

5. 某三级甲等医院医务部部长定性指标卓越绩效考评标准表2

被考评者姓名		职 务		部 门	
考评者姓名		岗 位		部 门	

职能部门领导·定性指标·满意度测评内容				满 意 度 测 评 等 级				
一级 指标	三级定性指标 内容测评	本项 满分	方 式	卓 越	优 秀	良 好	一 般	得 分
1 **领导力** **执行力**	1.1 a.领导能力和管理能力	20	定性		20	16	12	
	1.1 b.独立分析和解决问题能力	30	定性		30	24	18	
	1.1 c.职能部门表率作用	10	定性		10	8	6	
	1.2.a 本部门员工执行力强	10	定性		10	8	6	
	（定量指标在表3测评，因此不用对定量指标打分）							
2 **过程管理**	（定量指标在表3测评，因此不用对定量指标打分）							
	2.1 b.定期组织各科室学习制度	30	定性		30	24	18	
	2.2 b.督促科室完成各项指标	30	定性		30	24	18	
	2.3 指导科室质量安全工作	50	定性		50	40	30	
3 **职业道德** **有效沟通**	3.1 a.爱岗敬业、廉洁奉公	10	定性		10	8	6	
	3.1 b.有效沟通各科室部门关系	20	定性		20	16	12	
	3.2 a.按规定参加科室病例讨论	20	定性		20	16	12	
4 **团队管理**	4.1a.精诚团结、维护医院形象	20	定性		20	16	12	
	4.1 b.及时处理科室各类报告	20	定性		20	16	12	
	（定量指标在表3测评，因此不用对定量指标打分）							
5 **社会责任**	5.1 a.突发事件、临时工作能力	30	定性		30	24	18	
	5.2 b.及时处理医疗纠纷工作	40	定性		40	32	24	
6 **科室满意**	医院领导、全院临床科室、医技科室主任、护士长、职能部门科长、主任、部长的满意度	50	定性		50	40	30	
	6.2 本科室满意度	30	定性		30	24	18	
7 **业绩结果**	（第7项指标都是定量指标,业绩结果300分,如门诊患者就诊数、出院患者数、医疗毛收入等由医院相关部门于下月10日前提供数据，在此表不用打分）							

考核者签字		日 期		复核者		日 期		

本表说明： 本表2是**医务部部长定性指标**考评表，由全院中层以上领导干部来考评，每一项指标满意度考评分4个等级：卓越、优秀、良好、一般。**1. "卓越"** 指出色地完成本部门各项工作，没有任何差错，领导和群众全满意，一般有特殊贡献需要加分才能达到卓越等级。特殊贡献指①高档次的科研成果；②国际"SCI"的重要文章；③成功预防、处理医院、科室重大政治、行政、医疗风险、危机事件并得到医院认同者；④获得全国、区域、自治区、学校、医院荣誉称号者；⑤业务、技术、服务革新经医院评定突出者；⑥教学、带教学生成绩突出被学校发文表彰等，具体增加分值由医院研究；**2. "优秀"** 是该考评项考评分值的满分，科室领导、员工只要努力工作，完成岗位任务，没有差错，得满分；**3. "良好"** 较优秀分数少，一般是优秀分值的80%；**4. "一般"** 较良好分数少，一般是优秀分值的60%；**5.** 医院中层以上领导干部每月利用有关会议直接在本表满意程度栏内的**"得分"** 的空格内填上自己认为合适数据就是被考评科室的该项得分。最后由医院绩效考核办合计本表总分是被考评科室的定性得分。

本表定性指标满分	满分：420 分	定性指标最后得分	

5. 某三级甲等医院医务部部长定量指标卓越绩效考评标准表 3

一级指标（分值）	权重%	二级指标		三级指标		绩效考评	得分
		考评内容	分值	考评内容	分值	扣分细则	
1 领导作用 （120分）	5	1.2 工作计划	50	b.医疗工作长期规划、有年度、月度工作计划	50	有医疗工作长期规划、年度、月度工作计划得满分，无年度计划扣10分，无月度计划扣5分，见计划表	
2 过程管理 （280分）	17	2.1 工作流程	10	a.制定合适的工作流程	10	有部门工作流程得满分，少1项工作流程扣1分	
		2.2 完成任务	30	a.按规定检查医疗工作情况	30	按规定检查考核工作得满意，不按规定检查考核，少1次扣5分	
		2.3 工作质量	110	a.每月分析医疗质量情况	60	每月分析医疗质量工作1次得满分，少1次1次扣15分	
				c.检查药品血液制品、器械医疗耗材供应和质量问题	50	按规定检查药品血液制品、器械医疗耗材供应和质量问题满分，少1次扣10分	
		2.4 组织活动决策信息	20	a.大型活动组织完成好	10	学习、开会大型活动组织好得满分，1次组织不好扣5分	
				b.组织院外医疗任务	10	组织院外医疗任务落实满分，1次不按时或不落实扣5分	
3 职业道德	1	3.2 保密工作	10	b.安排人员进修、培训工作	10	安排进修、培训工作得满分，1人次安排不好扣1分	
4 团队管理 （60分）	2	4.1 审批签字	20	a.负责审批新技术新疗法	20	及时负责全院审批新技术、新疗法得满分，每项请示报告推迟1天扣1分	
5 社会责任 （8分）	3	5.2 成本管理 医院感染	30	5.1b.合理控制本部办公成本	20	合理控制本部办公成本得满分，提高办公成本1%扣2分	
				5.2a.院感、传染病疫情及时上报	10	院感、传染病疫情及时上报得满分，1次上报不及时或推迟1天扣5分	
7 业绩结果 （300分）	30	7.1 医院 患者结果	120	a.全院当月门诊就诊患者量	60	患者达到去年同期平均上升幅度满分，下降1%扣2分，上升1%加0.5分	
				b.全院当月住院患者出院量	60	达到去年同期平均上升幅度满分，下降1%扣2分，上升1%加0.5分	
		7.2 医疗 质量结果	120	a.全院当月医疗质量达到要求	60	医疗质量达去年同期水平满分，下降1%扣2分，上升1%加0.5分	
				b.全院当月医院安全无事故	60	全院当月安全无事故得满分，经过权威部门鉴定的政治、行政、医疗一等事故扣25分，二等事故扣20分，三等事故扣10分	
		7.3 医院 财务结果	60	当月医疗毛收入同上年度同月增加或减少比较	60	全院当月医疗毛收入达到去年同月收入平均上升幅度得满分，下降1%扣2分，上升2%加1分	
部门：		本表定量指标满分				满分：580分　　定量指标合计得分	

说明：此表一级指标分值为该项的全部分值，权重指定量指标在一级指标中的比例。

6．某三级甲等医院护理部主任卓越绩效考评标准表1

一级指标（分值）	权重%	二级指标			三级指标		得分	考核方式
		考评内容	分值		考评内容	分值		
1 领导力 执行力 （120分）	12	1.1 领导力 工作能力 表率作用	60		a.领导能力与管理能力	20		定性
					b.独立分析和解决问题能力	30		定性
					c.职能部门表率作用	10		定性
		1.2 执行力 工作计划	60		a.护理部员工执行力	10		定性
					b.护理年度月度工作计划	50		定量
2 过程管理 （280分）	28	2.1 工作流程 组织学习	40		a.有护理部工作流程	10		定量
					b.定期组织护士长学习制度	30		定性
		2.2 护理查房 护士配置	60		a.按规定进行护理查房	20		定量
					b.督促科室完成各项护理指标	20		定性
					c.有效协调配置全院护理人员	20		定性
		2.3 质量管理	160		a.每月分析护理质量情况	60		定量
					b.指导科室护理质量安全工作	50		定性
					c.检查药品、血液制品、器械、医疗耗材、院感等质量工作	50		定量
		2.4 组织活动 护理科研	20		a.大型活动组织完成好	10		定量
					b.落实护理科研工作	10		定量
3 职业道德 有效沟通 （60分）	6	3.1 爱岗敬业 有效沟通	30		a.爱岗敬业、廉洁奉公	10		定性
					b.有效沟通各科室部门关系	20		定性
		3.2 病例讨论 进修培训	30		a.按规定参加科室病例讨论	20		定性
					b.安排护理人员进修培训工作	10		定量
4 团队管理 （60分）	6	4.1 团队精神	20		a.精诚团结、维护医院形象	20		定性
		4.2 岗位职责	40		a.修订完善护理岗位职责	20		定量
					b.及时处理科护士长各类报告	20		定性
5 社会责任 医疗纠纷 （100分）	10	5.1 突发事件处理 成本控制	50		a.突发事件、临时工作能力	30		定性
					b.合理控制护理部办公成本	20		定量
		5.2 医院感染 护理纠纷处理	50		a.院感、传染病疫情及时上报	10		定量
					b.及时处理护理纠纷工作	40		定性
6 科室满意 （80分）	8	6.1 医院领导科室部门的满意度	50		领导、临床、医技科室主任、护士长、职能部门领导满意度	50		定性
		6.2 本部门满意度	30		护理部员工满意度	30		定性
7 业绩结果 （300分）	30	7.1 医院患者结果	120		a.全院当月门诊就诊患者量	60		定量
					b.全院当月住院患者出院量	60		定量
		7.2 医疗质量结果	120		a.当月医疗质量达到要求	60		定量
					b.当月医院安全无事故	60		定量
		7.3 财务结果	60		当月医疗毛收入较上月增减情况	60		定量
部门：		绩效考评满分	1000分		最后定量指标和定性指标合计得分			

注：**1．**本表由医院绩效考评办人员负责测评。**2．**定量指标由医院绩效考评办人员直接到护理部检查打分，并记录在表3得分栏内。**3．**定性指标由中层领导以上干部在表2的满意度测评栏内打分。**4．**定性与定量指标测评完后的分值结果由绩效考评办人员填入表1相应栏内并合计得分。**5．**第7项中的有关数据指标由医院相关部门于下月的10日前提供给医院绩效考评办公室。

6．某三级甲等医院护理部主任定性指标卓越绩效考评标准表2

被考评者姓名		职 务			部 门		
考评者姓名		岗 位			部 门		

职能部门领导·定性指标·满意度测评内容				满 意 度 测 评 等 级				
一级 指标	三级定性指标 内容测评	本项 满分	方 式	卓 越	优 秀	良 好	一 般	得 分
1 **领导力** **执行力**	1.1 a.领导能力和管理能力	20	定性		20	16	12	
	1.1 b.独立分析和解决问题能力	30	定性		30	24	18	
	1.1 c.职能部门表率作用	10	定性		10	8	6	
	1.2.a 护理部员工执行力	10	定性		10	8	6	
2 **过程管理**	（定量指标在表3测评，因此不用对定量指标打分）							
	2.1 b.定期组织护士长学习制度	30	定性		30	24	18	
	2.2 b.督促科室完成各项护理指标	20	定性		20	16	12	
	2.2 c.有效协调配置全院护理人员	20	定性		20	16	12	
	2.3 b.指导科室护理质量安全工作	50	定性		50	40	30	
3 **职业道德** **有效沟通**	3.1 a.爱岗敬业、廉洁奉公	10	定性		10	8	6	
	3.1 b.有效沟通各科室、部门关系	20	定性		20	16	12	
	3.2 a.按规定参加科室病例讨论	20	定性		20	16	12	
4 **团队管理**	4.1 a.精诚团结、维护医院形象	20	定性		20	16	12	
	4.1 b.及时处理科护士长各类报告	20	定性		20	16	12	
	（定量指标在表3测评，因此不用对定量指标打分）							
5 **社会责任**	5.1 a.突发事件、临时工作能力	30	定性		30	24	18	
	5.2 b.及时处理护理纠纷工作	40	定性		40	32	24	
6 **科室满意**	医院领导、全院临床科室、医技科室主任、护士长、职能部门科长、主任、部长的满意度	50	定性		50	40	30	
	6.2 本科室满意度	30	定性		30	24	18	
7 **业绩结果**	（第7项指标都是定量指标,业绩结果300分,如门诊患者就诊数、出院患者数、医疗毛收入等由医院相关部门于下月10日前提供数据,在此表不用打分）							
考核者签字		**日　期**		**复核者**		**日　期**		

本表说明：本表2是**护理部主任定性指标**考评表，由全院中层以上领导干部来考评，每一项指标满意度考评分4个等级：卓越、优秀、良好、一般。**1."卓越"**指出色地完成本部门各项工作，没有任何差错，领导和群众全满意，一般有特殊贡献需要加分才能达到卓越等级。特殊贡献指①高档次的科研成果；②国际"SCI"的重要文章；③成功预防、处理医院、科室重大政治、行政、医疗风险、危机事件并得到医院认同者；④获得全国、区域、自治区、学校、医院荣誉称号者；⑤业务、技术、服务革新经医院评定突出者；⑥教学、带教学生成绩突出被学校发文表彰等，具体增加分值由医院研究；**2."优秀"**是该考评项评分值的满分，科室领导、员工只要努力工作，完成岗位任务，没有差错，得满分；**3."良好"**较优秀分数少，一般是优秀分值的80%；**4."一般"**较良好分数少，一般是优秀分值的60%；**5.**医院中层以上领导干部每月利用有关会议直接在本表满意程度栏内的**"得分"**的空格内填上自己认为合适数据就是被考评科室的该项得分。最后由医院绩效考核办合计本表总分是被考评科室的定性得分。

本表定性指标满分	**满分：430分**	**定性指标最后得分**	

6. 某三级甲等医院护理部主任定量指标卓越绩效考评标准表3

一级指标（分值）	权重%	二级指标 考评内容	分值	三级指标 考评内容	分值	绩效考评 扣分细则	得分
1 领导作用（120分）	5	1.2 工作计划	50	b.护理年度月度工作计划	50	有护理工作长期规划、年度、月度工作计划得满分，无年度计划扣10分，无月度计划扣5分，见计划表	
2 过程管理（280分）	16	2.1 工作流程	10	a.制定合适的工作流程	10	有护理部工作流程得满分，少1项工作流程扣1分	
		2.2 护理查房	20	a.按规定进行护理查房	20	按规定进行护理查房工作得满意，不按规定查房，少1次扣5分	
		2.3 工作质量	110	a.每月分析护理质量情况	60	每月分析护理质量工作1次得满分，少1次扣15分	
				c.检查药品、血液制品、器械医疗耗材院感等质量工作	50	检查药品、血液制品、器械医疗耗材院感等质量工作得满分，少1次扣10分	
		2.4 组织活动护理科研	20	a.大型活动组织完成好	10	学习、开会大型活动组织好得满分，1次组织不好扣5分	
				b.落实护理科研工作	10	落实护理科研工作得满分，1次不按时或不落实扣5分，没有结果不得分	
3 职业道德	1	3.2 进修培训	10	b.安排护理人员进修培训工作	10	安排进修、培训工作得满分，1人次安排不好扣1分	
4 团队管理（60分）	2	4.2 岗位职责	20	a.修订完善护理岗位职责	20	修订完善护理岗位职责得满分，1项1人次岗位职责不完善扣3分	
5 社会责任（8分）	3	5.2 成本管理医院感染	30	5.1 b.合理控制护理部办公成本	20	合理控制本部办公成本得满分，提高办公成本1%扣2分	
				5.2 a.院感、传染病疫情及时上报	10	院感、传染病疫情及时上报得满分，1次上报不及时或推迟1天扣5分	
7 业绩结果（300分）	30	7.1 医院患者结果	120	a.全院当月门诊就诊患者量	60	患者达到去年同期平均上升幅度满分，下降1%扣2分，上升1%加0.5分	
				b.全院当月住院患者出院量	60	达到去年同期平均上升幅度满分，下降1%扣2分，上升1%加0.5分	
		7.2 医疗质量结果	120	a.全院当月医疗质量达到要求	60	医疗质量达去年同期水平满分，下降1%扣2分，上升1%加0.5分	
				b.全院当月医院安全无事故	60	全院当月安全无事故得满分，经过权威部门鉴定的政治、行政、医疗一等事故扣25分，二等事故扣20分，三等事故扣10分	
		7.3 医院财务结果	60	当月医疗毛收入同上年度同月增加或减少比较	60	全院当月医疗毛收入达到去年同月收入平均上升幅度得满分，下降1%扣2分，上升2%加1分	
部门：		本表定量指标满分		满分：570分		定量指标合计得分	

说明：此表一级指标分值为该项的全部分值，权重指定量指标在一级指标中的比例。

7. 某三级甲等医院科研部部长卓越绩效考评标准表 1

一级指标 （分值）	权重 %	二级指标		三级指标	分值	得分	考核方式
		考评内容	分值	考评内容			
1 领导能力 表率作用 （150 分）	15	1.1 领导力 临床教学任务 领导表率作用	110	a.领导能力与管理能力	40		定性
				b.确保临床教学任务目标落实	50		定量
				c.部门领导表率作用	20		定性
		1.2 执行力 工作计划	40	a.本部门员工执行力	20		定性
				b.有年度、月度部门工作计划	20		定量
2 过程管理 （290 分）	29	2.1 工作流程	60	a.有科研部工作流程	20		定量
				b.每月分析各类学生情况	40		定量
		2.2 工作数量	80	a.完成医师培训、招生工作	40		定量
				b.完成继续教育、在院进修生工作	40		定量
		2.3 工作质量	100	a.各项工作质量达到要求	70		定性
				b.完成研究生导师上岗资格审查	10		定量
				c.教学仪器设备协调与教学经费的分配及管理	20		定性
		2.4 外出学习管理	50	a.完成职工国内外学习进修登记	40		定量
				b.完成学术讲座审批和管理工作	10		定性
3 职业道德 教学档案 （100 分）	10	3.1 职业道德	40	a.爱岗敬业、廉洁奉公	20		定性
				b.维护医院形象和荣誉	20		定性
		3.2 学科建设	60	督促临床医学院教学工作档案收集整理交卷归档与使用管理工作	60		定性
4 团队管理 有效沟通 （100 分）	10	4.1 团队精神	50	a.精诚团结、顾全大局	30		定性
				b.临时性工作完成好	20		定量
		4.2 有效沟通 进修实习生管理	50	a.有效沟通协调科室、部门间关系	30		定性
				b.实习、进修生纪律管理达到要求	20		定量
5 社会责任 （60 分）	6	5.1 社会责任	10	a.社会责任、爱心捐助	10		定性
		5.2 环境意识 成本管理	50	a.维护办公和医院工作环境	30		定性
				b.合理控制本部门办公成本	20		定量
6 科室满意 （12 分）	12	6.1 医院领导科室 部门的满意度	70	领导、临床、医技科室主任、护士长、职能部门领导满意度	70		定性
		6.2 本科室满意度	50	本科室员工满意度	50		定性
7 业绩结果 （180 分）	18	7.1 医院患者结果	60	a.全院当月门诊就诊者量	30		定量
				b.全院当月住院患者出院量	30		定量
		7.2 医疗质量结果	60	a.当月医疗质量达到要求	30		定量
				b.当月医院安全无事故	30		定量
		7.3 财务结果	60	全院当月医疗毛收入较上月增加（减少按照相关规定办）	60		定量
部门：		绩效考评满分	1000 分	最后定量指标和定性指标合计得分			

注：1. 本表由医院绩效考评办人员负责测评。2. 定量指标由医院绩效考评办人员直接到科研部检查打分，并记录在表 3 得分栏内。3. 定性指标由中层领导以上干部在表 2 的满意度测评栏内打分。4. 定性与定量指标测评完后的分值结果由绩效考评办人员填入表 1 相应栏内并合计得分。5. 第 7 项中的有关数据指标由医院相关部门于当月的 10 日前将上月相关数据提供给医院绩效考评办公室。

7．某三级甲等医院科研部部长定性指标卓越绩效考评标准表2

被考评者姓名		职　务			部　门	
考评者姓名		岗　位			部　门	

职能部门领导·定性指标·满意度测评内容				满　意　度　测　评　等　级			
一级指标	三级定性指标内容测评	本项满分	方式	卓越	优秀	良好	一般	得分

一级指标	三级定性指标 内容测评	本项 满分	方式	卓越	优秀	良好	一般	得分
1 领导作用	1.1 a.领导能力和管理能力	40	定性		40	32	24	
	1.1 c.职能部门领导表率作用	20	定性		20	16	12	
	1.2.a 本部门员工执行力	20	定性		20	16	12	
2 过程管理	2.1 b.医院科研技术协作工作	20	定性		20	16	12	
	2.3 a.及时统计论文科研数质量工作	20	定性		20	16	12	
	2.3 b.论文、成果档次与上年度比较	20	定性		20	16	12	
	2.4 b.完成学术讲座审批和管理工作	10	定性		10	8	6	
3 职业道德 专科建设	3.1 a.爱岗敬业、廉洁奉公	20	定性		20	16	12	
	3.1 b.维护医院形象和荣誉	20	定性		20	16	12	
	3.2 a.重点学科建设规划落实情况	40	定性		40	32	25	
	3.2 b.专科建设指导工作	20	定性		20	16	12	
	（定量指标在表3测评，因此不用对定量指标打分）							
4 团队管理	4.1 a.精诚团结、顾全大局	30	定性		30	24	18	
	4.2 a.有效沟通协调科室、部门间关系	20	定性		20	16	12	
	（定量指标在表3测评，因此不用对定量指标打分）							
	4.2 c.循证医学中心管理工作	20	定性		20	16	12	
5 社会责任	5.1 a.社会责任、科研保密工作	30	定性		30	24	18	
	5.1 a.维护办公和医院工作环境	30	定性		30	24	18	
6 科室满意	医院领导、临床、医技科室主任、护士长、职能部门科长、主任、部长的满意度	70	定性		70	56	42	
	本科室员工满意度	50	定性		50	40	30	
7 业绩结果	（第7项指标都是定量指标,业绩结果180分，如门诊患者就诊数、出院患者数、医疗毛收入等由医院相关部门于下月10日前提供数据，此表不用打分）							

考核者签字		日　期		复核者		日　期	

本表说明：本表2是**科研部部长定性指标**考评表，由全院中层以上领导干部来考评，每一项指标满意度考评分4个等级：卓越、优秀、良好、一般。**1. "卓越"**指出色地完成本部门各项工作，没有任何差错，领导和群众全满意，一般有特殊贡献需要加分才能达到卓越等级。特殊贡献指①高档次的科研成果；②国际"SCI"的重要文章；③成功预防、处理医院、科室重大政治、行政、医疗风险、危机事件并得到医院认同者；④获得全国、区域、自治区、学校、医院荣誉称号者；⑤业务、技术、服务革新经医院评定突出者；⑥教学、带教学生成绩突出被学校发文表彰等，具体增加分值由医院研究；**2. "优秀"**是该考评项考评分值的满分，科室领导、员工只要努力工作，完成岗位任务，没有差错，得满分；**3. "良好"**较优秀分数少，一般是优秀分值的80%；**4. "一般"**较良好分数少，一般是优秀分值的60%；**5.** 医院中层以上领导干部每月利用有关会议直接在本表满意程度栏内的**"得分"**的空格内填上自己认为合适数据就是被考评科室的该项得分。最后由医院绩效考核办合计本表总分是被考评科室的定性得分。

本表定性指标满分	满分：500分	定性指标最后得分	

7. 某三级甲等医院科研部部长定量指标卓越绩效考评标准表3

一级指标（分值）	权重%	二级指标		三级指标		绩效考评	得分
		考评内容	分值	考评内容	分值	扣分细则	
1 领导力 执行力 (150分)	7	1.1 科研规划	50	b.制定医院科研战略发展规划	50	有规划得满分。没有科研战略发展规划扣50分，见规章制度	
		1.2 工作计划	20	b.完善科研管理办法、年度计划	20	完善科研管理办法、年度计划满分。无年度计划扣5分，无月度计划扣5分，见计划	
2 过程管理 工作质量 (300分)	19	2.1 工作流程	60	a.制定合适的工作流程	20	有科室工作流程得满分，少1项工作流程扣1分	
				b.每月分析各类学生情况	40	每月分析各类学生情况满分，缺1次扣10分	
		2.2 工作数量	80	a.及时组织科研课题申报工作	40	及时组织科研课题申报工作得满分，推迟1天扣1分	
				b.每月分析科研进展情况	40	每月分析科研进展情况得满分，少1次扣10分，见分析报告	
		2.3 工作质量	10	b.完成研究生导师上岗资格审查	10	完成研究生导师上岗资格审查得满分，差错1人次扣5分	
		2.4 申报课题	40	a.完成职工国内外学习进修登记	40	完成职工国内外学习进修登记得满分，1次差错扣2分	
4 团队管理 (100分)	4	4.1 突发工作	20	b.临时性、突发性工作完成好	20	临时性突发性工作完成好得满分，1次完成不好扣5分	
		4.2 学生管理	20	b.实习进修生纪律管理达到要求	20	实习进修生纪律管理达到要求得满分，1次不达要求扣5分	
5 社会责任	2	5 成本管理	20	b.合理控制本部办公成本	20	合理控制本部办公成本满分，成本提供1%扣2分	
7 业绩结果 (180分)	18	7.1 医院 患者结果	60	a.全院当月门诊就诊患者量	30	患者达到去年同期平均上升幅度满分，下降1%扣2分，上升1%加0.5分	
				b.全院当月住院患者出院量	30	患者达到去年同期平均上升幅度满分，下降1%扣2分，上升1%加0.5分	
		7.2 医疗 质量结果	60	a.全院当月医疗质量达到要求	30	医疗质量达去年同期水平满分，下降1%扣2分，上升1%加0.5分	
				b.全院当月医院安全无事故	30	全院当月安全无事故得满分，经过权威部门鉴定的政治、行政、医疗一等事故扣25分，二等事故扣20分，三等事故扣10分	
		7.3 医院 财务结果	60	当月医疗毛收入同上年度同月增加或减少比较	60	全院当月医疗毛收入达到去年同月收入平均上升幅度得满分，下降1%扣2分，上升2%加1分	
部门：				本表定量指标满分	满分：500分	定量指标合计得分	

说明：此表一级指标分值为该项的全部分值，权重指定量指标在一级指标中的比例。

8. 某三级甲等医院教务部部长卓越绩效考评标准表 1

一级指标（分值）	权重%	二级指标 考评内容	分值	三级指标 考评内容	分值	得分	考核方式
1 **领导能力** **表率作用** **（150分）**	**15**	1.1 领导力 临床教学任务 领导表率作用	110	a.领导能力与管理能力	40		**定性**
				b.确保临床教学任务目标落实	50		定量
				c.部门领导表率作用	20		**定性**
		1.2 执行力 工作计划	40	a.本部门员工执行力	20		**定性**
				b.有年度、月度部门工作计划	20		定量
2 **过程管理** **（290分）**	**29**	2.1 工作流程	60	a.有教务部工作流程	20		定量
				b.每月分析1次各类学生情况	40		定量
		2.2 工作数量	80	a.完成医师培训、招生工作	40		定量
				b.完成继续教育、在院进修生工作	40		定量
		2.3 工作质量	100	a.各项工作质量达到要求	70		**定性**
				b.完成研究生导师上岗资格审查	10		**定性**
				c.教学仪器设备协调与教学经费的分配及管理	20		**定性**
		2.4 外出学习管理	50	a.完成职工国内外学习进修登记	40		定量
				b.完成学术讲座审批和管理工作	10		**定性**
3 **职业道德** **教学档案** **（100分）**	**10**	3.1 职业道德	40	a.爱岗敬业、廉洁奉公	20		**定性**
				b.维护医院形象和荣誉	20		**定性**
		3.2 档案管理	60	督促临床医学院教学工作档案收集整理交卷归档与使用管理工作	60		**定性**
4 **团队管理** **有效沟通** **（100分）**	**10**	4.1 团队精神	40	a.精诚团结、顾全大局	20		**定性**
				b.临时性工作完成好	20		**定性**
		4.2 有效沟通 学生管理	60	a.有效沟通协调科室、部门间关系	20		**定性**
				b.实习、进修生纪律管理达到要求	40		定量
5 **社会责任** **（60分）**	**6**	5.1 社会责任	10	a.社会责任、爱心捐助	10		**定性**
		5.2 环境意识 成本管理	50	a.维护办公和医院工作环境	10		**定性**
				b.合理控制本部办公成本	40		定量
6 **科室满意** **（12分）**	**12**	6.1 医院领导科室部门的满意度	70	领导、临床、医技科室主任、护士长、职能部门领导满意度	70		**定性**
		6.2 本科室满意度	50	本科室员工满意度	50		**定性**
7 **业绩结果** **（180分）**	**18**	7.1 医院患者结果	60	a.全院当月门诊就诊患者量	30		定量
				b.全院当月住院患者出院量	30		定量
		7.2 医疗质量结果	60	a.当月医疗质量达到要求	30		定量
				b.当月医院安全无事故	30		定量
		7.3 财务结果	60	全院当月医疗毛收入较上月增加（减少按照相关规定办）	60		定量
部门：		**绩效考评满分**	**1000分**	**最后定量指标和定性指标合计得分**			

注：**1.** 本表由医院绩效考评办人员负责测评。**2.** 定量指标由医院绩效考评办人员直接到教务部检查打分，并记录在表3得分栏内。**3.** 定性指标由中层领导以上干部在表2的满意度测评栏内打分。**4.** 定性与定量指标测评完后的分值结果由绩效考评办人员填入表1相应栏内并合计得分。**5.** 第7项中的有关数据指标由医院相关部门于当月的10日前将上月相关数据提供给医院绩效考评办公室。

8．某三级甲等医院教务部部长定性指标卓越绩效考评标准表2

被考评者姓名		职　务		部　门	
考评者姓名		岗　位		部　门	

职能部门领导·定性指标·满意度测评内容				满　意　度　测　评　等　级				
一级 指标	三级定性指标 内容测评	本项 满分	方 式	卓 越	优 秀	良 好	一 般	得 分
1 领导作用	1.1 a.领导能力和管理能力	40	定性		40	32	24	
	1.1 c.职能部门领导表率作用	20	定性		20	16	12	
	1.2.a 本部门员工执行力	20	定性		20	16	12	
2 过程管理	2.3 a.各项工作质量达到要求	70	定性		70	56	42	
	2.3 b.完成研究生导师上岗资格审查	10	定性		10	8	6	
	2.3 c.教学仪器设备协调与教学经费的分配 及管理	20	定性		20	16	12	
	2.4 b.完成学术讲座审批和管理工作	10	定性		10	8	6	
3 职业道德 教学档案	3.1 a.爱岗敬业、廉洁奉公	20	定性		20	16	12	
	3.1 b.维护医院形象和荣誉	20	定性		20	16	12	
	3.2 督促临床医学院教学工作档案收集整理 交卷归档与使用管理工作	60	定性		60	48	36	
	（定量指标在表3测评，因此不用对定量指标打分）							
4 团队管理	4.1 a.精诚团结、顾全大局	20	定性		20	16	12	
	4.1 b.临时性工作完成好	20	定性		20	16	12	
	4.2 a.有效沟通协调科室、部门间关系	20	定性		20	16	12	
5 社会责任	5.1 a.社会责任、爱心捐助	10	定性		10	8	6	
	5.1 a.维护办公和医院工作环境	10	定性		10	8	6	
6 科室满意	医院领导、临床、医技科室主任、护士长、 职能部门科长、主任对部长的满意度	70	定性		70	56	42	
	本科室员工满意度	50	定性		50	40	30	
7 业绩结果	（第 7 项指标都是定量指标,业绩结果 180 分，如门诊患者就诊数、出院患者数、医疗 毛收入等由医院相关部门于下月 10 日前提 供数据，此表不用打分）							

考核者签字		日　期		复核者		日　期	

本表说明：本表2是**教务部部长定性指标**考评表，由全院中层以上领导干部来考评，每一项指标满意度考评分4个等级：卓越、优秀、良好、一般。**1. "卓越"**指出色地完成本部门各项工作，没有任何差错，领导和群众全满意，一般有特殊贡献需要加分才能达到卓越等级。特殊贡献指①高档次的科研成果；②国际"SCI"的重要文章；③成功预防、处理医院、科室重大政治、行政、医疗风险、危机事件并得到医院认同者；④获得全国、区域、自治区、学校、医院荣誉称号者；⑤业务、技术、服务革新经医院评定突出者；⑥教学、带教学生成绩突出被学校发文表彰等，具体增加分值由医院研究；**2. "优秀"**是该考评项考评分值的满分，科室领导、员工只要努力工作，完成岗位任务，没有差错，得满分；**3. "良好"**较优秀分数少，一般是优秀分值的80%；**4. "一般"**较良好分数少，一般是优秀分值的60%；**5.** 医院中层以上领导干部每月利用有关会议直接在本表满意程度栏内的**"得分"**的空格内填上自己认为合适数据就是被考评科室的该项得分。最后由医院绩效考核办合计本表总分是被考评科室的定性得分。

本表定性指标满分	满分：490 分	定性指标最后得分	

8. 某三级甲等医院教务部部长定量指标卓越绩效考评标准表3

一级指标（分值）	权重%	二级指标		三级指标		绩效考评	得分
		考评内容	分值	考评内容	分值	扣分细则	
1 领导作用（150分）	7	1.1、1.2 临床教学工作计划	70	1.1 b.确保临床教学任务目标落实	50	确保临床教学任务目标落实得分，差错1次扣5分	
				1.2 b.有年度、月度部门工作计划	20	有年度月度计划得满分，无年度计划扣5分，无月度计划扣5分	
2 过程管理（29）	18	2.1 工作流程	60	a.有教务部工作流程	20	有教务部工作流程得满分，少1项工作流程扣1分	
				b.每月分析1次各类学生情况	40	b.每月分析1次各类学生情况得满意，少1次扣5分，见记录	
		2.2 医师培训继续教育	80	a.完成医师培训、招生工作	40	a.完成医师培训、招生工作得满分，每月有培训纠纷扣5分	
				b.完成继续教育、在院进修生工作	40	完成继续教育、在院进修生工作得满分，每按时进行扣5分	
		2.4 外出学习	40	a.职工外出或出国进修参加学术会和学习班审批登记	40	职工外出或出国进修参加学术会和学习班审批登记得满分，职工1人次安排外出学习不按时扣2分，出国1人安排不按时扣2分，预定学术会议不按时安排扣5分	
4 团队管理（100分）	4	4.1 学生管理	40	b.实习、进修生纪律管理达到要求	40	在医院实习、进修生纪律管理达到要求得满分，研究生、本科生、成人教育、留学生、大专生发生1人次违反纪律扣3分	
5 成本管理（60）	4	5.2 成本管理	40	b.合理控制本部办公成本	40	合理控制本部办公成本满分，提高办公成本1%扣2分	
7 业绩结果（180分）	18	7.1 医院患者结果	60	a.全院当月门诊就诊患者量	30	患者达到去年同期平均上升幅度满分，下降1%扣2分，上升1%加0.5分	
				b.全院当月住院患者出院量	30	达到去年同期平均上升幅度满分，下降1%扣2分，上升1%加0.5分	
		7.2 医疗质量结果	60	a.全院当月医疗质量达到要求	30	医疗质量达到去年同期水平满分，下降1%扣2分，上升1%加0.5分	
				b.全院当月医院安全无事故	30	当月安全无事故满分，经权威部门鉴定政治、行政、医疗 一等事故扣25分，二等事故扣20分，三等事故扣10分。	
		7.3 医院财务结果	60	当月医疗毛收入同上年度同月增加或减少比较	60	全院当月医疗毛收入达到去年同月收入平均上升幅度得满分，下降1%扣2分，上升2%加1分	
部门：		本表定量指标满分		满分：510分		定量指标合计得分	

说明：此表一级指标分值为该项的全部分值，权重指定量指标在一级指标中的比例。

9. 某三级甲等医院审计科科长卓越绩效考评标准表 1

一级指标（分值）	权重%	二级指标		三级指标	分值	得分	考核方式
		考评内容	分值	考评内容			
1 领导能力 表率作用 （150 分）	15	1.1 领导力 管理制度 领导表率作用	110	a.领导能力与管理能力	40		**定性**
				b.有完善的审计管理制度	50		定量
				c.部门领导表率作用	20		定性
		1.2 执行力 工作计划	40	a.审计科员工执行力	20		**定性**
				b.有年度、月度审计工作计划	20		定量
2 过程管理 （270 分）	27	2.1 工作流程	20	a.有审计科工作流程	20		定量
		2.2 工作数量	80	a.财务、项目专项、合同审计遵守审计法规、正确出具审计报告	60		定量
				b.审计调查研究参与医院要求活动	20		**定性**
		2.3 工作质量	110	a.监督各审计项目负责人审计项目的审计质量达到要求	50		**定性**
				b.审计结果准确率达到要求	60		定量
		2.4 工作落实	60	针对各审计结果、编制审计报告、整改建议及阶段性审计总结，督促审计结论和合理化建议的落实工作	60		定量
3 职业道德 （120 分）	12	3.1 职业道德	20	廉洁奉公、维护医院形象	20		**定性**
		3.2 岗位工作	100	a.审计公章保管与保密安全	20		定量
				b.各类仓库盘点及时与准确率	60		**定性**
				c.提供给领导的信息准确	20		**定性**
4 团队管理 有效沟通 （100 分）	10	4.1 团队精神	50	a.精诚团结、顾全大局	30		**定性**
				b.临时性工作完成好	20		**定性**
		4.2 有效沟通 科室学习	50	a.有效沟通协调科室、部门间关系	30		**定性**
				b.按规定组织本科人员学习	20		定量
5 社会责任 （60 分）	6	5.1 社会责任	10	a.社会责任、爱心捐助	10		**定性**
		5.2 配合审计	50	a.配合院内外部审计机构审计工作	30		**定性**
				b.违反审计程序次数	20		定量
6 科室满意 （12 分）	12	6.1 医院领导科室部门的满意度	70	领导、临床、医技科室主任、护士长、职能部门领导满意度	70		**定性**
		6.2 本科室满意度	50	审计科员工满意度	50		**定性**
7 业绩结果 （180 分）	18	7.1 医院患者结果	60	a.全院当月门诊就诊患者量	30		定量
				b.全院当月住院患者出院量	30		定量
		7.2 医疗质量结果	60	a.当月医疗质量达到要求	30		定量
				b.当月医院安全无事故	30		定量
		7.3 财务结果	60	全院当月医疗毛收入较上月增加（减少按照相关规定办）	60		定量
部门：		**绩效考评满分**	**1000 分**	**最后定量指标和定性指标合计得分**			

注：**1.** 本表由医院绩效考评办人员负责测评。**2.** 定量指标由医院绩效考评办人员直接到审计科检查打分，并记录在表 3 得分栏内。**3.** 定性指标由中层领导以上干部在表 2 的满意度测评栏内打分。**4.** 定性与定量指标测评完后的分值结果由绩效考评办人员填入表 1 相应栏内并合计得分。**5.** 第 7 项中的有关数据指标由医院相关部门于当月的 10 日前将上月相关数据提供给医院绩效考评办公室。

9. 某三级甲等医院审计科科长定性指标卓越绩效考评标准表2

被考评者姓名		职 务			部 门		
考评者姓名		岗 位			部 门		
职能部门领导·定性指标·满意度测评内容					满 意 度 测 评 等 级		
一级 指标	三级定性指标 内容测评	本项 满分	方 式	卓 越	优 秀	良 好	一 般	得 分

一级指标	三级定性指标内容测评	本项满分	方式	卓越	优秀	良好	一般	得分
1 领导作用 （150分）	1.1 a.领导能力和管理能力	40	定性		40	32	24	
	1.1 c.职能部门领导表率作用	20	定性		20	16	12	
	1.2.a 审计科员工执行力	20	定性		20	16	12	
2 过程管理 （270分）	2.2 b.开展审计调查、审计工作研究、参与医院要求的各项活动	20	定性		20	16	12	
	2.3 a.监督各审计项目负责人审计项目的审计质量达到要求	50	定性		50	40	30	
3 职业道德 （120分）	3.1 廉洁奉公、维护医院形象	20	定性		20	16	12	
	3.2 b.各类仓库盘点及时与准确率	60	定性		60	48	30	
	3.2 c.提供给领导的信息准确	20	定性		20	16	12	
	（定量指标在表3测评，因此不用对定量指标打分）							
4 团队管理 （100分）	4.1 a.精诚团结、顾全大局	30	定性		30	24	18	
	4.1 b.临时性工作完成好	20	定性		20	16	12	
	4.2 a.有效沟通协调科室、部门间关系	30	定性		30	24	18	
	（定量指标在表3测评，因此不用对定量指标打分）							
5 社会责任 （60分）	5.1 a.社会责任、爱心捐助	10	定性		10	8	6	
	5.2 a.配合院内外部审计机构审计工作	30	定性		30	24	18	
	（定量指标在表3测评，因此不用对定量指标打分）							
6 科室满意 （120分）	医院领导、临床、医技科室主任、护士长、职能部门科长、主任、部长的满意度	70	定性		70	56	42	
	本科室员工满意度	50	定性		50	40	30	
7 业绩结果 （180分）	（第7项指标都是定量指标,业绩结果180分，如门诊患者就诊数、出院患者数、医疗毛收入等由医院相关部门于下月10日前提供数据，此表不用打分）							

考核者签字		日 期		复核者		日 期	

本表说明： 本表2是**审计科科长定性指标**考评表，由全院中层以上领导干部来考评，每一项指标满意度考评分4个等级：卓越、优秀、良好、一般。**1．"卓越"** 指出色地完成本部门各项工作，没有任何差错，领导和群众全满意，一般有特殊贡献需要加分才能达到卓越等级。特殊贡献指①高档次的科研成果；②国际"SCI"的重要文章；③成功预防、处理医院、科室重大政治、行政、医疗风险、危机事件并得到医院认同者；④获得全国、区域、自治区、学校、医院荣誉称号者；⑤业务、技术、服务革新经医院评定突出者；⑥教学、带教学生成绩突出被学校发文表彰等，具体增加分值由医院研究；**2．"优秀"** 是该考评项考评分值的满分，科室领导、员工只要努力工作，完成岗位任务，没有差错，得满分；**3．"良好"** 较优秀分数少，一般是优秀分值的80%；**4．"一般"** 较良好分数少，一般是优秀分值的60%；**5．** 医院中层以上领导干部每月利用有关会议直接在本表满意程度栏内的**"得分"** 的空格内填上自己认为合适数据就是被考评科室的该项得分。最后由医院绩效考核办合计本表总分是被考评科室的定性得分。

本表定性指标满分	满分：490分	定性指标最后得分	

9. 某三级甲等医院审计科科长定量指标卓越绩效考评标准表3

一级指标 （分值）	权重 %	二级指标 考评 内容	分值	三级指标 考评 内容	分值	绩效考评 扣分细则	得分
1 **领导作用** **（150分）**	7	1.1 管理制度	50	b.有完善的审计管理制度	50	有完善的审计管理制度得满分，1项制度不全扣5分	
		1.2 工作计划	20	b.有年度、月度审计工作计划	20	有年度月度计划得满分，无年度计划扣5分，无月度计划扣5分	
2 **过程管理** **（270分）**	20	2.1 工作流程	20	a.有审计科工作流程	20	有审计科工作流程得满分，少1项工作流程扣1分	
		2.2 工作数量	60	a.财务、项目专项、合同审计遵守审计法规、正确出具审计报告	60	财务、项目专项、合同审计遵守审计法规、正确出具审计报告得满意，1项结果不正确扣5分，见相关记录	
		2.3 审计结果	60	b.审计结果准确率达到要求	60	审计结果准确率达到要求得满分，1次达不到要求扣5分，见相关记录	
		2.4 工作落实	60	各审计结果、编制报告、建议及阶段性审计总结，督促审计结论和合理化建议的落实工作	60	各审计结果、编制报告、建议及阶段性审计总结，督促审计结论和合理化建议的落实工作得满分，1次审计结论不及时扣5分，1次审计不落实扣10分	
3 **职业道德**	2	3.2 岗位工作	20	a.审计公章保管与保密安全	20	审计公章保管与保密安全得满分，不安全1次扣10分	
4 **团队管理** **（100分）**	2	4.2 团队管理	20	4.1 b.按规定组织本科人员学习	20	组织本科人员参加医院、科室的学习、培训活动满分，1次组织不好扣3分	
5 **社会责任** **（60分）**	2	5.2 审计程序	20	5.2 b.违反审计程序次数	20	无违反审计程序次数得满分，违反审计程序1次扣2分	
7 **业绩结果** **（180分）**	18	7.1 医院 患者结果	60	a.全院当月门诊就诊患者量	30	患者达到去年同期平均上升幅度满分，下降1%扣2分，上升1%加0.5分	
				b.全院当月住院患者出院量	30	达到去年同期平均上升幅度满分，下降1%扣2分，上升1%加0.5分	
		7.2 医疗 质量结果	60	a.全院当月医疗质量达到要求	30	医疗质量达到去年同期水平满分，下降1%扣2分，上升1%加0.5分	
				b.全院当月医院安全无事故	30	当月安全无事故满分，经权威部门鉴定政治、行政、医疗一等事故扣25分，二等事故扣20分，三等事故扣10分。	
		7.3 医院 财务结果	60	当月医疗毛收入同上年度同月增加或减少比较	60	全院当月医疗毛收入达到去年同月收入平均上升幅度得满分，下降1%扣2分，上升2%加1分	
部门：		本表定量指标满分		满分：510分		定量指标合计得分	

说明：此表一级指标分值为该项的全部分值，权重指定量指标在一级指标中的比例。

10. 某三级甲等医院医疗保险科科长卓越绩效考评标准表1

一级指标（分值）	权重%	二级指标 考评内容	分值	三级指标 考评内容	分值	得分	考核方式
1 领导力 执行力 （120分）	12	1.1 领导力 职能部门 表率作用	70	a.领导能力与管理能力	40		**定性**
				b.独立分析和解决问题能力	20		**定性**
				c.职能部门表率作用	10		**定性**
		1.2 执行力 工作计划	50	a.本科员工执行力	40		**定性**
				b.有年度、月度工作计划	10		定量
2 过程管理 （250分）	25	2.1 工作流程 医保问题解答	70	a.有本科室工作流程	20		定量
				b.及时解答医保咨询问题	50		**定性**
		2.2 医保信息变更	70	a.本院参保职工变更，工资变动及缴费情况填报及时	40		定量
				b.负责区、市离休和各种医疗保险门诊处方的管理工作	30		**定性**
		2.3 成本管理 主管工作	80	b.合理控制本科室办公成本	50		定量
				c.主管工作无投诉	30		定量
		2.4 费用报表 慢性病材料报送	30	医保费用报表及医保患者申报慢性病材料报送及时	30		**定性**
3 职业道德 岗位工作 （100分）	10	3.1 职业道德 费用报销	70	a.爱岗敬业、忠于职守	20		**定性**
				b.医保费用报销符合要求	50		定量
		3.2 医保费用 分析与有效性	30	每月上报医疗保险费用情况及分析报告	30		**定性**
4 团队管理 （90分）	9	4.1 团队精神 本科学习	20	a.精诚团结、维护医院形象	10		**定性**
				b.按规定组织本科人员学习	10		定量
		4.2 医保基金	20	保证医保基金的合理使用	20		定量
		4.3 有效沟通	50	与临床、医技、职能部门沟通	50		**定性**
5 社会责任 （80分）	8	5.1 社会责任	20	a.社会责任、医院责任感	20		**定性**
		5.2 季度分析	60	每季上报医疗保险实施运行情况及分析有效性	60		定量
6 科室满意 （140分）	14	6.1 医院领导、各科室、部门对测评医保科总体满意度	80	医院领导、全院临床、医技科室主任、护士长、职能部门领导满意度	80		**定性**
		6.2 本科室满意度	60	医疗保险科员工满意度	60		**定性**
7 业绩结果 （220分）	22	7.1 医院患者结果	80	a.全院当月门诊就诊患者量	40		定量
				b.全院当月住院患者出院量	40		定量
		7.2 医疗质量结果	70	a.当月医疗质量达到要求	40		定量
				b.当月医院安全无事故	30		定量
		7.3 财务结果	70	当月医疗收入较上月增减情况	70		定量
部门：		绩效考评满分	**1000分**	最后定量指标和定性指标合计得分			

注：1. 本表由医院绩效考评办人员负责测评。**2.** 定量指标由医院绩效考评办人员直接到医疗保险科检查打分，并记录在表3得分栏内。**3.** 定性指标由中层领导以上干部在表2的满意度测评栏内打分。**4.** 定性与定量指标测评完后的分值结果由绩效考评办人员填入表1相应栏内并合计得分。**5.** 第7项中的有关数据指标由医院相关部门于下月的10日前提供给医院绩效考评办公室。

10. 某三级甲等医院医疗保险科科长定性指标卓越绩效考评标准表2

被考评者姓名		职务		部门			
考评者姓名		岗位		部门			
职能部门领导·定性指标·满意度测评内容				**满意度测评等级**			
一级指标	三级定性指标内容测评	本项满分	方式	卓越	优秀	良好	一般	得分
1 **领导作用**	1.1 a.领导能力和管理能力	40	定性		40	32	24	
	1.1 b.独立分析和解决问题能力	20	定性		20	16	12	
	1.1 c.职能部门表率作用	10	定性		10	8	6	
	1.2.a 本部门员工执行力强	40	定性		40	32	24	
	（其余指标是定量指标此表不用打分）							
2 **过程管理**	2.1 b.及时解答医保咨询问题	50	定性		50	40	30	
	2.2 b.负责区、市离休和各种医疗保险门诊处方的管理工作	30	定性		30	24	18	
	2.4 医保费用报表及医保患者申报慢性病材料报送及时	30	定性		30	24	18	
	（其余指标是定量指标此表不用打分）							
3 **职业道德**	3.1 a.爱岗敬业、忠于职守	20	定性		20	16	12	
	3.2 每月上报医疗保险费用情况及分析报告	30	定性		30	24	18	
4 **团队管理**	4.1 a.精诚团结、维护医院形象	10	定性		10	8	6	
	（其余指标是定量指标此表不用打分）							
	4.3 与临床、医技、职能部门沟通	50	定性		50	40	30	
5 **社会责任**	5.1 a.社会责任、医院责任感	20	定性		20	16	12	
	（其余指标是定量指标此表不用打分）							
6 **科室满意**	6.1 医院领导、全院临床科室、医技科室主任、护士长、职能部门科长、主任、部长的满意度	80	定性		80	64	48	
	6.2 本科室员工满意度	60	定性		60	48	36	
7 **业绩结果**	（第7项指标都是定量指标,业绩结果220分,如门诊患者就诊数、出院患者数、医疗毛收入等由医院相关部门于下月10日前提供数据,在此表不用打分）							
考核者签字		日期		复核者		日期		

本表说明：本表2是**医疗保险科科长定性指标**考评表，由全院中层以上领导干部来考评，每一项指标满意度考评分4个等级：卓越、优秀、良好、一般。**1."卓越"**指出色地完成本部门各项工作，没有任何差错，领导和群众全满意，一般有特殊贡献需要加分才能达到卓越等级。特殊贡献指①高档次的科研成果；②国际"SCI"的重要文章；③成功预防、处理医院、科室重大政治、行政、医疗风险、危机事件并得到医院认同者；④获得全国、区域、自治区、学校、医院荣誉称号者；⑤业务、技术、服务革新经医院评定突出者；⑥教学、带教学生成绩突出被学校发文表彰等，具体增加分值由医院研究；**2."优秀"**是该考评项考评分值的满分，科室领导、员工只要努力工作，完成岗位任务，没有差错，得满分；**3."良好"**较优秀分数少，一般是优秀分值的80%；**4."一般"**较良好分数少，一般是优秀分值的60%；**5.**医院中层以上领导干部每月利用有关会议直接在本表满意程度栏内的**"得分"**的空格内填上自己认为合适数据就是被考评科室的该项得分。最后由医院绩效考核办合计本表总分是被考评科室的定性得分。

本表定性指标满分	满分：490分	定性指标最后得分	

10. 某三级甲等医院医疗保险科科长定量指标卓越绩效考评标准表3

一级指标 （分值）	权重%	二级指标 考评内容	分值	三级指标 考评内容	分值	绩效考评 扣分细则	得分
1 领导作用 120分	1	1.2 工作计划	10	b.有年度、月度医疗保险科计划	10	医疗保险科有年度、月度计划得满分，无年度计划扣10分，无月度计划扣5分，见计划表	
2 过程管理 （250分）	14	2.1 工作流程	20	a.制定合适的工作流程	20	有科室工作流程得满分，少1项工作流程扣1分	
		2.1 参保缴费	40	a.参保职工、工资变动及缴费情况填报及时	40	本院参保职工变更，工资变动及缴费情况填报及时得满分，不及时每人次扣2分	
		2.3 成本管理	80	a.合理控制本部门办公成本	50	与去年同月办公成本相同得满分，增加办公成本1%扣2分	
				b.主管工作无投诉	30	工作无投诉得满分，有投诉1次扣5分（本人岗位工作无过错）	
3 岗位工作 （100分）	5	3.1 医保费用报销	50	b.医保费用报销符合要求	50	医保费用报销符合要求得满分，医保费用报销不符合要求1人次扣5分，论虚作假1次扣30分	
4 团队管理 （90分）	3	4.1 团队管理	10	按规定组织本科学习	10	按照规定组织本科人员参加医院、科室的学习、培训活动满分，1次组织不好扣5分	
		4.2 医保基金管理	20	加强医保患者管理，保证医保基金的合理使用	20	加强医保患者管理，保证医保基金的合理使用得满分，医保基金的合理使用不合理1次扣5分	
5 社会责任 （80分）	6	5.2 医保情况分析	60	每季上报医疗保险实施运行情况及分析有效性	60	每季上报医院医疗保险实施运行情况和分析报告，每月有医疗保险实施运行情况分析报告得满分，1次分析不及时扣10分，没有分析报告扣30分	
7 业绩结果 （220分）	22	7.1 医院患者结果	80	a.全院当月门诊就诊患者量	40	患者达到去年同期平均上升幅度满分，下降1%扣2分，上升1%加0.5分	
				b.全院当月住院患者出院量	40	患者达到去年同期平均上升幅度满分，下降1%扣2分，上升1%加0.5分	
		7.2 医疗质量结果	70	a.全院当月医疗质量达到要求	40	医疗质量达到去年同期水平满分，下降1%扣2分，上升1%加0.5分	
				b.全院当月医院安全无事故	30	全院当月安全无事故得满分，经过权威部门鉴定的政治、行政、医疗一等事故扣25分，二等事故扣20分，三等事故扣10分	
		7.3 医院财务结果	70	当月医疗毛收入同上年度同月增加或减少比较	70	全院当月医疗毛收入达到去年同月收入平均上升幅度得满分，下降1%扣2分，上升2%加1分	
部门：		本表定量指标满分		满分：510分		定量指标合计得分	

说明：此表一级指标分值为该项的全部分值，权重指定量指标在一级指标中的比例。

11．某三级甲等医院感染管理科主任卓越绩效考评标准表1

一级指标（分值）	权重%	二级指标考评内容	分值	三级指标考评内容	分值	得分	考核方式
1 领导力 执行力 （150分）	15	1.1 领导力 领导表率作用	110	a.领导能力与管理能力 b.有完善的医院感染管理规定 c.职能部门领导表率作用	40 60 10		定性 定量 定性
		1.2 执行力 工作计划	40	a.本科室员工执行力 b.有年度、月度工作计划	20 20		定性 定量
2 过程管理 （300分）	30	2.1 工作流程	80	a.有本科室工作流程 b.感染管理控制文件完善	60 20		定量 定性
		2.2 工作数量	80	组织对消毒药械1次性使用医疗器械器具相关证明进行审核	80		定性
		2.3 工作质量	40	保证医院感染管理各项检验结果、监测报告的及时性、准确性	40		定性
		2.4 成本管理	100	a.合理控制本科室办公成本 b.按规定组织本科学习	50 50		定量 定量
3 职业道德 （70分）	7	3.1 职业道德	40	a.爱岗敬业、廉洁奉公 b.细菌耐药监测准确性	10 30		定性 定性
		3.2 事件处理	30	对疑似医院感染暴发或医院感染暴发事件及时报告并参与组织调查处理的情况	30		定性
4 团队管理 消毒灭菌 （120分）	12	4.1 团队精神	80	a.精诚团结、顾全大局 b.维护医院形象和荣誉	20 60		定性 定量
		4.2 消毒灭菌	40	定期检查指导科室对清洁、消毒灭菌与隔离、无菌操作技术、医疗废物管理、传染病感染情况	40		定性
5 社会责任 （80分）	8	5.1 社会责任	30	a.社会责任、爱心奉献	30		定性
		5.2 环境意识	50	参与医院抗菌药物合理使用管理工作，协助拟定合理用药制度	50		定性
6 科室满意 （12分）	12	6.1 医院领导科室部门的满意度	70	领导、临床、医技科室主任、护士长、职能部门领导满意度	70		定性
		6.2 本科室满意度	50	本科室员工满意度	50		定性
7 业绩结果 （200分）	20	7.1 医院患者结果	60	a.全院当月门诊就诊患者量 b.全院当月住院患者出院量	30 30		定量 定量
		7.2 医疗质量结果	80	a.当月医疗质量达到要求 b.当月医院安全无事故	40 40		定量 定量
		7.3 财务结果	60	全院当月医疗毛收入较上月增加（减少按照相关规定办）	60		定量
部门：		绩效考评满分	1000分	最后定量指标和定性指标合计得分			

注：1．本表由医院绩效考评办人员负责测评。2．定量指标由医院绩效考评办人员直接到医院感染管理科检查打分，并记录在表3得分栏内。3．定性指标由中层领导以上干部在表2的满意度测评栏内打分。4．定性与定量指标测评完后的分值结果由绩效考评办人员填入表1相应栏内并合计得分。5．第7项中的有关数据指标由医院相关部门于当月的10日前将上月相关数据提供给医院绩效考评办公室。

11．某三级甲等医院感染管理科主任定性指标卓越绩效考评标准表2

被考评者姓名		职　务		部　门				
考评者姓名		岗　位		部　门				
职能部门领导·定性指标·满意度测评内容					满　意　度　测　评　等　级			
一级 指标	三级定性指标 内容测评	本项 满分	方 式	卓 越	优 秀	良 好	一 般	得 分
1 **领导作用**	1.1 a.领导能力和管理能力	40	定性		40	32	24	
	1.1 c.职能部门领导表率作用	10	定性		10	8	6	
	1.2.a 本科室员工执行力	20	定性		20	16	12	
2 **过程管理**	2.1 b.感染管理控制文件完善	20	定性		20	16	12	
	2.2 组织对消毒药械1次性使用医疗器械器具 相关证明进行审核	80	定性		80	64	48	
	2.3 保证医院感染管理各项检验结果、监测报 告的及时性、准确性	40	定性		40	32	24	
3 **职业道德**	3.1 a.爱岗敬业、廉洁奉公	10	定性		10	8	6	
	3.1 b.细菌耐药监测准确性	30	定性		30	24	18	
	3.2 对疑似医院感染暴发或医院感染暴发事 件及时报告并参与组织调查处理的情况	30	定性		30	24	18	
4 **团队管理**	4.1a.精诚团结、顾全大局	20	定性		30	24	18	
	4.2 定期检查指导科室对清洁、消毒灭菌与隔 离、无菌操作技术、医疗废物管理、传染 病感染及感染预防	40	定性		40	32	24	
	（定量指标在表3测评，因此不用对定量指标打分）							
5 **社会责任**	5.1 a.社会责任、爱心奉献	30	定性		30	24	18	
	5.2 参与医院抗菌药物合理使用管理工作，协 助拟定合理用药制度	50	定性		50	40	30	
6 **科室满意**	医院领导、临床、医技科室主任、护士长、 职能部门科长、主任、部长的满意度	70	定性		70	56	42	
	本科室员工满意度	50	定性		50	40	30	
7 **业绩结果**	（第7项指标都是定量指标，业绩结果180分，如门诊患者就诊数、出院患者 数、医疗毛收入等由医院相关部门于下月10日前提供数据，在此表不用打分）							
考核者签字		日　期		复核者		日　期		

本表说明：本表2是**感染管理科主任定性指标**考评表，由全院中层以上领导干部来考评，每一项指标满意度考评分4个等级：卓越、优秀、良好、一般。**1."卓越"**指出色地完成本部门各项工作，没有任何差错，领导和群众全满意，一般有特殊贡献需要加分才能达到卓越等级。特殊贡献指①高档次的科研成果；②国际"SCI"的重要文章；③成功预防、处理医院、科室重大政治、行政、医疗风险、危机事件并得到医院认同者；④获得全国、区域、自治区、学校、医院荣誉称号者；⑤业务、技术、服务革新经医院评定突出者；⑥教学、带教学生成绩突出被学校发文表彰等，具体增加分值由医院研究；**2."优秀"**是该考评项考评分值的满分，科室领导、员工只要努力工作，完成岗位任务，没有差错，得满分；**3."良好"**较优秀分数少，一般是优秀分值的80%；**4."一般"**较良好分数少，一般是优秀分值的60%；**5.**医院中层以上领导干部每月利用有关会议直接在本表满意程度栏内的**"得分"**的空格内填上自己认为合适数据就是被考评科室的该项得分。最后由医院绩效考核办合计本表总分是被考评科室的定性得分。

本表定性指标满分	满分：500分	定性指标最后得分	

　　说明：此表一级指标分值为该项的全部分值，权重指定量指标在一级指标中的比例。

11．某三级甲等医院感染管理科主任定量指标卓越绩效考评标准表3

一级指标（分值）	权重%	二级指标 考评内容	分值	三级指标 考评内容	分值	绩效考评 扣分细则	得分
1 领导力 执行力 （150分）	8	1.1 督促检查	60	b.有完善的医院感染管理规定	60	根据卫生部以及有关要求，制定有完善的医院感染管理规定，有具体管理措施得满分。少1项制度扣5分，见规章制度	
		1.2 工作计划	20	b.有年度、月度工作计划	20	有年度、月度医院感染管理工作计划得满分。无年度医院感染管理工作计划扣10分，无月度医院感染管理工作计划扣5分	
2 过程管理 （300分）	16	2.1 工作流程	60	a.制定合适的工作流程	60	有医院感染管理、科室感染管理工作流程得满分，有重点科室感染控制流程，如手术室、妇产科、供应室、导管内镜室等，少1项工作流程扣5分	
		2.4 工作质量	50	a.合理控制办公成本	50	与去年同月办公成本相同得满分，增加办公成本1%扣2分	
			50	b.按规定组织本科学习	50	学习、开会大型活动组织好得满分，1次组织不好扣5分	
4 团队管理 （100分）	6	4.1 维护医院形象	60	b.维护医院形象和荣誉	60	维护医院形象和荣誉得满分，查出1次形象不好扣10分	
7 业绩结果 （200分）	20	7.1 医院患者结果	60	a.全院当月门诊就诊患者量	30	患者达到去年同期平均上升幅度满分，下降1%扣2分，上升1%加0.5分	
				b.全院当月住院患者出院量	30	患者达到去年同期平均上升幅度满分，下降1%扣2分，上升1%加0.5分	
		7.2 医疗质量结果	80	a.全院当月医疗质量达到要求	40	医疗质量达到去年同期（年、半年、季、月）水平持平的满分，下降1%扣2分，上升1%加0.5分	
				b.全院当月医院安全无事故	40	全院当月安全无事故得满分，经过权威部门鉴定的政治、行政、医疗 一等事故扣25分，二等事故扣20分，三等事故扣10分	
		7.3 医院财务结果	60	当月医疗毛收入同上年度同月增加或减少比较	60	全院当月医疗毛收入达到去年同月收入平均上升幅度得满分，下降1%扣2分，上升2%加1分	
部门：		本表定量指标满分		满分：500分		定量指标合计得分	

说明：此表一级指标分值为该项的全部分值，权重指定量指标在一级指标中的比例。

12．某三级甲等医院保卫科科长卓越绩效考评标准表 1

一级指标（分值）	权重%	二级指标 考评内容	分值	三级指标 考评内容	分值	得分	考核方式
1 领导力执行力（150分）	15	1.1 领导力 督促检查 领导表率作用	100	a.领导能力与管理能力	20		定性
				b.有完整的治安防范措施	70		定量
				c.职能部门领导表率作用	10		定性
		1.2 执行力 工作计划	50	a.保卫科员工执行力	30		定性
				b.保卫科有年度、月度工作计划	20		定量
2 过程管理（330分）	33	2.1 工作流程	50	a.有保卫科工作流程	10		定量
				b.定时巡视医院要害部门（财务、放射源、高干保健等）安全	40		定性
		2.2 工作数量	80	维护院内正常的安全秩序及指导检查车辆停放管理工作	80		定性
		2.3 工作质量	100	保证医院正常工作秩序，安全、有序、人员流动状态质量好	100		定性
		2.4 成本管理	100	a.本部门安保费用预算控制好	50		定量
				b.按规定组织本部门人员学习	50		定量
3 职业道德（70分）	7	3.1 职业道德	50	a.爱岗敬业、廉洁奉公	10		定性
				b.消防安全防范措施落实	40		定量
		3.2 安保设施	20	a.确保大型活动顺利有序安全	10		定性
				b.安保设施完好	10		定性
4 团队管理有效沟通（120分）	12	4.1 团队精神	40	a.精诚团结、顾全大局	10		定性
				b.维护医院形象和荣誉	30		定量
		4.2 日常管理	80	a.医院安全案件逐年下降	10		定性
				b.公共财产安全无盗窃	30		定量
				c.保安人员值班制度健全	40		定量
5 社会责任（50分）	5	5.1 社会责任	20	a.社会责任、爱心奉献	20		定性
		5.2 纠纷解决	30	发生医疗纠纷医闹时能在第一时间到场，维持秩序，保护现场	30		定性
6 科室满意（12分）	12	6.1 医院领导科室部门的满意度	70	领导、临床、医技科室主任、护士长、职能部门领导满意度	70		定性
		6.2 本部门满意度	50	保卫科员工满意度	50		定性
7 业绩结果（160分）	16	7.1 医院患者结果	50	a.全院当月门诊就诊患者量	20		定量
				b.全院当月住院患者出院量	30		定量
		7.2 医疗质量结果	50	a.当月医疗质量达到要求	30		定量
				b.当月医院安全无事故	20		定量
		7.3 财务结果	60	全院当月医疗毛收入较上月增加（减少按照相关规定办）	60		定量
部门：		绩效考评满分	1000 分	最后定量指标和定性指标合计得分			

注：1．本表由医院绩效考评办人员负责测评。2．定量指标由医院绩效考评办人员直接到保卫科检查打分，并记录在表 3 得分栏内。3．定性指标由中层领导以上干部在表 2 的满意度测评栏内打分。4．定性与定量指标测评完后的分值结果由绩效考评办人员填入表 1 相应栏内并合计得分。5．第 7 项中的有关数据指标由医院相关部门于当月的 10 日前将上月相关数据提供给医院绩效考评办公室。

12. 某三级甲等医院保卫科科长定性指标卓越绩效考评标准表2

被考评者姓名		职 务		部 门	
考评者姓名		岗 位		部 门	

职能部门领导·定性指标·满意度测评内容				满 意 度 测 评 等 级			
一级 指标	三级定性指标 内容测评	本项 满分	方 式	卓 越	优 秀	良 好	一 般	得 分

一级指标	三级定性指标内容测评	本项满分	方式	卓越	优秀	良好	一般	得分
1 领导作用	1.1 a.领导能力和管理能力	20	定性		20	16	12	
	1.1 c.职能部门领导表率作用	10	定性		10	8	6	
	1.2.a 保卫科员工执行力	30	定性		30	24	18	
2 过程管理	2.1 b.定时巡视医院要害部门（财务、放射源、高干保健等）安全	40	定性		40	32	24	
	2.2 维护院内正常的安全秩序及指导检查车辆停放管理工作	80	定性		80	64	48	
	2.3 保证医院正常工作秩序，安全、有序、人员流动状态质量好	100	定性		100	80	60	
	（定量指标在表3测评，因此不用对定量指标打分）							
3 职业道德	3.1 a.爱岗敬业、廉洁奉公	10	定性		10	8	6	
	3.2 a.确保大型活动顺利有序安全	10	定性		10	8	6	
	3.2 b.安保设施完好	10	定性		10	8	6	
	（定量指标在表3测评，因此不用对定量指标打分）							
4 团队管理	4.1a.精诚团结、顾全大局	10	定性		10	8	6	
	4.2 a.医院安全案件逐年下降	10	定性		10	8	6	
	（定量指标在表3测评，因此不用对定量指标打分）							
5 社会责任 相关工作	5.1 a.社会责任、爱心奉献	20	定性		20	16	12	
	5.2 发生医疗纠纷医闹时能在第一时间到场，维持秩序，保护现场	30	定性		30	24	18	
6 科室满意	6.1 医院领导、临床、医技科室主任、护士长、职能部门科长、主任、部长的满意度	70	定性		70	56	42	
	6.2 本科室员工满意度	50	定性		50	40	30	
7 业绩结果	（第7项指标都是定量指标,业绩结果160分，如门诊患者就诊数、出院患者数、医疗毛收入等由医院相关部门于下月10日前提供数据，在此表不用打分）							

考核者签字		日 期		复核者		日 期	

本表说明： 本表2是**保卫科科长定性指标**考评表，由全院中层以上领导干部来考评，每一项指标满意度考评分4个等级：卓越、优秀、良好、一般。**1."卓越"** 指出色地完成本部门各项工作，没有任何差错，领导和群众全满意，一般有特殊贡献需要加分才能达到卓越等级。特殊贡献指①高档次的科研成果；②国际"SCI"的重要文章；③成功预防、处理医院、科室重大政治、行政、医疗风险、危机事件并得到医院认同者；④获得全国、区域、自治区、学校、医院荣誉称号者；⑤业务、技术、服务革新经医院评定突出者；⑥教学、带教学生成绩突出被学校发文表彰等，具体增加分值由医院研究；**2."优秀"** 是该考评项考评分值的满分，科室领导、员工只要努力工作，完成岗位任务，没有差错，得满分；**3."良好"** 较优秀分数少，一般是优秀分值的80%；**4."一般"** 较良好分数少，一般是优秀分值的60%；**5.** 医院中层以上领导干部每月利用有关会议直接在本表满意程度栏内的**"得分"** 的空格内填上自己认为合适数据就是被考评科室的该项得分。最后由医院绩效考核办合计本表总分是被考评科室的定性得分。

本表定性指标满分	满分：500分	定性指标最后得分	

12. 某三级甲等医院保卫科科长定量指标卓越绩效考评标准表3

一级指标 （分值）	权重%	二级指标考评内容	分值	三级指标考评内容	分值	绩效考评 扣分细则	得分
1 **领导力** **执行力** **(150分)**	9	1.1 督促检查	70	b.有完整的治安防范措施	70	有完整的治安防范措施得满分。少1项制度扣5分，见规章制度	
		1.2 工作计划	20	b.保卫科有年度、月度工作计划	20	有年度、月度保卫科管理工作计划得满分。无年度保卫科管理工作计划扣10分，无月度保卫科管理工作计划扣5分	
2 **过程管理** **工作质量** **(300分)**	11	2.1 工作流程	10	a.制定合适的工作流程	10	制定合适的工作流程得满分，少1项工作流程扣5分	
		2.4 工作质量	50	a.本部门安保费用预算控制好	50	与去年同月办公成本相同得满分，增加办公成本1%扣2分	
			50	b.按规定组织本部门人员学习	50	学习、开会大型活动组织好得满分，1次组织不好扣5分	
3 **职业道德** **(70分)**	4	3 安全防范	40	b.消防安全防范措施落实	40	消防安全防范措施落实到位得满分，1处不落实扣5分	
4 **团队管理** **(100分)**	10	4.1 团队管理	30	b.维护医院形象和荣誉	30	维护医院形象和荣誉得满分，查出1次形象不好扣10分	
		4.1 公共安全	30	b.公共财产安全无盗窃	30	财产安全丢失、盗窃时间与上月持平减少得满分，增加1起扣5分	
			40	c.保安人员值班制度健全	40	保安人员值班制度健全得满分，值班时脱岗1次扣5分，值班时发生偷盗未发现扣10分	
7 **业绩结果** **(160分)**	16	7.1 医院 患者结果	50	a.全院当月门诊就诊患者量	20	患者达到去年同期平均上升幅度满分，下降1%扣2分，上升1%加0.5分	
				b.全院当月住院患者出院量	30	患者达到去年同期平均上升幅度满分，下降1%扣2分，上升1%加0.5分	
		7.2 医疗 质量结果	50	a.全院当月医疗质量达到要求	30	医疗质量达到去年同期（年、半年、季、月）水平持平的满分，下降1%扣2分，上升1%加0.5分	
				b.全院当月医院安全无事故	20	全院当月安全无事故得满分，经过权威部门鉴定的政治、行政、医疗一等事故扣25分，二等事故扣20分，三等事故扣10分	
		7.3 医院 财务结果	60	当月医疗毛收入同上年度同月增加或减少比较	60	全院当月医疗毛收入达到去年同月收入平均上升幅度得满分，下降1%扣2分，上升2%加1分	
部门：		本表定量指标满分		满分：500分		定量指标合计得分	

说明：此表一级指标分值为该项的全部分值，权重指定量指标在一级指标中的比例。

13. 某三级甲等医院计算机管理中心主任卓越绩效考评标准表1

一级指标（分值）	权重%	二级指标			三级指标			得分	考核方式
		考评内容		分值	考评内容		分值		
1 领导力 执行力 （150分）	15	1.1 领导力 　　工作能力 　　领导表率作用		110	a.领导能力与管理能力		40		定性
					b.完善的信息管理制度		60		定量
					c.职能部门领导表率作用		10		定性
		1.2 执行力 　　工作计划		40	a.本部门员工执行力		20		定性
					b.有年度、月度信息工作计划		20		定量
2 过程管理 （300分）	30	2.1 工作流程		30	a.有本中心工作流程		10		定量
					b.紧急事项处理及时满意		20		定性
		2.2 工作数量		100	a.及时整合月度医疗绩效信息		60		定量
					b.临时性工作完成好		40		定性
		2.3 工作质量		60	a.做好医院信息系统管理维护，提高工作质控效率		60		定性
				120	b.合理控制办公成本		20		定量
					c.数据库资源建设符合要求		20		定量
					d.主管工作无投诉		20		定量
		2.4 决策信息		50	a.信息系统服务完整性		20		定性
					b.提供给领导的决策信息准确		30		定量
3 职业道德 （70分）	7	3.1 职业道德		40	a.爱岗敬业、卓越服务		20		定性
					b.按规定组织本科学习		20		定量
		3.2 信息安全		30	信息做到法律、应用、数据安全		30		定性
4 团队管理 有效沟通 （100分）	10	4.1 团队精神		50	a.精诚团结、顾全大局		30		定性
					b.每周巡视科室电脑运行情况		20		定量
		4.2 网络安全		50	a.网络系统与设备维护安全		20		定性
					b.有效沟通临床医技科室		30		定性
5 社会责任 （80分）	8	5.1 社会责任		10	a.社会责任、保密工作安全		10		定性
		5.2 软件数据管理		70	a.软件系统及时更新与维护		40		定量
					b.软件开发与系统模块上线		30		定性
6 科室满意 （12分）	12	6.1 医院领导科室部门的满意度		70	领导、临床、医技科室主任、护士长、职能部门领导满意度		70		定性
		6.2 本科室满意度		50	本科室员工满意度		50		定性
7 业绩结果 （180分）	18	7.1 医院患者结果		60	a.全院当月门诊就诊患者量		30		定量
					b.全院当月住院患者出院量		30		定量
		7.2 医疗质量结果		60	a.当月医疗质量达到要求		30		定量
					b.当月医院安全无事故		30		定量
		7.3 财务结果		60	全院当月医疗毛收入较上月增加（减少按照相关规定办）		60		定量
部门：		绩效考评满分		1000 分	最后定量指标和定性指标合计得分				

注：1. 本表由医院绩效考评办人员负责测评。2. 定量指标由医院绩效考评办人员直接到计算机管理中心检查打分，并记录在表3得分栏内。3. 定性指标由中层领导以上干部在表2的满意度测评栏内打分。4. 定性与定量指标测评完后的分值结果由绩效考评办人员填入表1相应栏内并合计得分。5. 第7项中的有关数据指标由医院相关部门于当月的10日前将上月相关数据提供给医院绩效考评办公室。

13．某三级甲等医院计算机管理中心主任定性指标卓越绩效考评标准表2

被考评者姓名		职　务		部　门				
考评者姓名		岗　位		部　门				
职能部门领导·定性指标·满意度测评内容					满　意　度　测　评　等　级			
一级 指标	三级定性指标 内容测评	本项 满分	方式	卓 越	优 秀	良 好	一 般	得 分
1 领导作用	1.1 a.领导能力和管理能力	40	定性		40	32	24	
	1.1 c.职能部门领导表率作用	10	定性		10	8	6	
	1.2.a 本部门员工执行力	20	定性		20	16	12	
2 过程管理	2.1 b.紧急事项处理及时满意	20	定性		20	16	12	
	2.2 b.临时性工作完成好	40	定性		40	32	24	
	2.3 a.做好医院信息系统管理维护，提高工作质控效率	60	定性		60	48	36	
	2.4 a.信息系统服务完整性	20	定性		20	16	12	
3 职业道德	3.1 a.爱岗敬业、卓越服务	20	定性		20	16	12	
	3.1 信息做到法律、应用、数据安全	30	定性		30	24	18	
	（定量指标在表3测评，因此不用对定量指标打分）							
4 团队管理	4.1 a.精诚团结、顾全大局	30	定性		30	24	18	
	4.1 a.网络系统与设备维护安全	20	定性		40	32	25	
	（定量指标在表3测评，因此不用对定量指标打分）							
	4.2.b.有效沟通临床医技科室	30	定性		30	24	18	
5 社会责任 相关工作	5.1 a.社会责任、信息保密工作安全	10	定性		10	8	6	
	5.1 b.软件开发与系统模块上线	30	定性		30	24	18	
	（定量指标在表3测评，因此不用对定量指标打分）							
6 科室满意	医院领导、临床、医技科室主任、护士长、职能部门科长、主任、部长的满意度	70	定性		70	56	42	
	本科室员工满意度	50	定性		50	40	30	
7 业绩结果	（第7项指标都是定量指标,业绩结果180分，如门诊患者就诊数、出院患者数、医疗毛收入等由医院相关部门于下月10日前提供数据， 在此表不用打分）							
考核者签字		日　期		复核者		日　期		

本表说明：本表2是**计算机管理中心主任定性指标**考评表，由全院中层以上领导干部来考评，每一项指标满意度考评分 4 个等级：卓越、优秀、良好、一般。**1．"卓越"**指出色地完成本部门各项工作，没有任何差错，领导和群众全满意，一般有特殊贡献需要加分才能达到卓越等级。特殊贡献指①高档次的科研成果；②国际"SCI"的重要文章；③成功预防、处理医院、科室重大政治、行政、医疗风险、危机事件并得到医院认同者；④获得全国、区域、自治区、学校、医院荣誉称号者；⑤业务、技术、服务革新经医院评定突出者；⑥教学、带教学生成绩突出被学校发文表彰等，具体增加分值由医院研究；**2．"优秀"**是该考评项考评分值的满分，科室领导、员工只要努力工作，完成岗位任务，没有差错，得满分；**3．"良好"**较优秀分数少，一般是优秀分值的80%；**4．"一般"**较良好分数少，一般是优秀分值的60%；**5.**中层以上领导干部每月利用有关会议直接在本表满意程度栏内的**"得分"**的空格内填上自己认为合适数据就是被考评科室的该项得分。最后由医院绩效考核办合计本表总分是被考评科室的定性得分。

本表定性指标满分	满分：500分	定性指标最后得分	

13. 某三级甲等医院计算机管理中心主任定量指标卓越绩效考评标准表 3

一级指标（分值）	权重%	二级指标 考评内容	分值	三级指标 考评内容	分值	绩效考评 扣分细则	得分
1 领导力 执行力 （150分）	8	1.1 督促检查	60	b.完善的信息管理制度	60	协助主管院长调查研究电子病历运行中的重大问题，撰写调查报告供决策参考，并制定完善的制度得满分。少1项制度扣5分，见规章制度	
		1.2 工作计划	20	b.有年度、月度工作计划	20	有年度、月度工作计划满分。无年度计划扣5分，无月度计划扣5分	
2 过程管理 工作质量 （300分）	16	2.1 工作流程	10	a.制定合适的工作流程	10	有科室工作流程得满分，少1项工作流程扣1分	
		2.2 工作数量	60	a.及时整合月度医疗绩效信息	60	及时整合月度医疗绩效信息满意，推迟1天扣2分	
		2.3 工作质量	60	b.合理控制办公成本	20	与去年同月办公成本相同得满分，增加办公成本1%扣2分	
				c.数据库资源建设符合要求	20	数据库资源建设符合要求满分，1项不符合1起扣5分	
				d.主管工作无投诉	20	工作无投诉满分，有投诉扣3分	
		2.4 决策信息	30	b.提供给领导的决策信息准确	30	提供给领导的决策信息准确满分，1次不正确扣5分	
3 职业道德	2	3 科室学习	20	b.按规定组织本科学习	20	按规定组织本科学习得满分，1次不组织扣5分	
4 团队管理	2	4.1 微机管理	20	b.每周巡视科室电脑运行情况	20	每周巡视科室电脑运行情况得满分，少1次扣10分	
5 社会责任	4	5 软件管理	40	a.软件系统及时更新与维护	40	软件系统及时更新与维护满分，软件落后于医院工作扣20分	
7 业绩结果 （180分）	18	7.1 医院 患者结果	60	a.全院当月门诊就诊患者量	30	患者达到去年同期平均上升幅度满分，下降1%扣2分，上升1%加0.5分	
				b.全院当月住院患者出院量	30	患者达到去年同期平均上升幅度满分，下降1%扣2分，上升1%加0.5分	
		7.2 医疗 质量结果	60	a.全院当月医疗质量达到要求	30	医疗质量达到去年同期水平满分，下降1%扣2分，上升1%加0.5分	
				b.全院当月医院安全无事故	30	全院当月安全无事故得满分，经过权威部门鉴定的政治、行政、医疗一等事故扣25分，二等事故扣20分，三等事故扣10分	
		7.3 医院 财务结果	60	当月医疗毛收入同上年度同月增加或减少比较	60	全院当月医疗毛收入达到去年同月收入平均上升幅度得满分，下降1%扣2分，上升2%加1分	
部门：		本表定量指标满分		满分：500分		定量指标合计得分	

说明：此表一级指标分值为该项的全部分值，权重指定量指标在一级指标中的比例。

14. 某三级甲等医院工会离退休办主任卓越绩效考评标准表1

一级指标（分值）	权重%	二级指标		三级指标		得分	考核方式
		考评内容	分值	考评内容	分值		
1 领导力 执行力 （130分）	13	1.1 领导力 管理制度 表率作用	80	a.领导能力与管理能力 b.有完善的工会管理制度 c.职能部门表率作用	30 40 10		定性 定量 定性
		1.2 执行力 工作计划	50	a.本部门员工执行力 b.有年度、月度工作计划	30 20		定性 定量
2 过程管理 （300分）	30	2.1 工作流程 信访工作	70	a.有工会工作流程 b.及时解答离退休人员问题	20 50		定量 定性
		2.2 转发文件 制度建设	80	a.按时转发处理有关文件 b.节假日慰问探视离退休职工以及过世的善后安抚工作	20 60		定量 定性
		2.3 工作质量	80	a.困难职工解困与效果 b.合理控制办公成本	50 30		定量 定量
		2.4 职工代表大会	70	职工代表大会会员代表大会召开的质量，职工议事能力	70		定性
3 职业道德 （90分）	9	3.1 岗位工作	30	a.爱岗敬业、廉洁奉公 b.工会财务管理无差错	10 20		定性 定量
		3.2 文体活动 宣传教育	60	参与组织文体活动的次数和人数，宣传教育工作到位	60		定量
4 团队管理 （80分）	8	4.1 团队精神	40	a.精诚团结、维护医院形象 b.按规定组织本科学习	20 20		定性 定量
		4.2 有效沟通	40	a.有效沟通临床医技科室	40		定性
5 社会责任 民主管理 （100分）	10	5.1 社会责任 探访职工	40	a.社会责任、医院责任感 b.探访慰问住院离退休职工	10 30		定性 定量
		5.2 民主管理 物资发放	60	a.保管法人公章正确用权 b.民主管理工作认同 c.相关物资发放及时准确	10 30 20		定性 定性 定量
6 科室满意 （120分）	12	6.1 医院领导科室部门的满意度	70	领导、临床、医技科室主任、护士长、职能部门领导满意度	70		定性
		6.2 本科室满意度	50	工会办公室内员工满意度	50		定性
7 业绩结果 （180分）	18	7.1 医院患者结果	60	a.全院当月门诊就诊患者量 b.全院当月住院患者出院量	30 30		定量 定量
		7.2 医疗质量结果	60	a.当月医疗质量达到要求 b.当月医院安全无事故	30 30		定量 定量
		7.3 财务结果	60	全院当月医疗毛收入较上月增加（减少按照相关规定办）	60		定量
部门：		绩效考评满分	1000 分	最后定量指标和定性指标合计得分			

注：1. 本表由医院绩效考评办人员负责测评。2. 定量指标由医院绩效考评办人员直接到工会离退休办公室检查打分，并记录在表3得分栏内。3. 定性指标由中层领导以上干部在表2的满意度测评栏内打分。4. 定性与定量指标测评完后的分值结果由绩效考评办人员填入表1相应栏内并合计得分。5. 第7项中的有关数据指标由医院相关部门于当月的10日前将上月相关数据提供给医院绩效考评办公室。

14．某三级甲等医院工会离退休办主任定性指标卓越绩效考评标准表2

被考评者姓名		职　务			部　门	
考评者姓名		岗　位			部　门	

职能部门领导·定性指标·满意度测评内容				满 意 度 测 评 等 级			
一级 指标	三级定性指标 内容测评	本项 满分	方 式	卓 越	优 秀	良 好	一 般	得 分
1 **领导作用**	1.1 a.领导能力和管理能力	30	定性		30	24	18	
	1.1 c.职能部门领导表率作用	10	定性		10	8	6	
	1.2.a 本部门员工执行力	30	定性		30	24	18	
	（定量指标在表3测评，因此不用对定量指标打分）							
2 **过程管理**	2.1 b.及时解答离退休人员问题	50	定性		50	40	30	
	2.2 b.节假日慰问探视离退休职工以及过世 的善后安抚工作	60	定性		60	48	36	
	2.4 职工代表大会会员代表大会召开的质量， 职工议事能力	70	定性		70	56	42	
3 **职业道德**	3.1 a.爱岗敬业、廉洁奉公	10	定性		10	8	6	
	（定量指标在表3测评，因此不用对定量指标打分）							
4 **团队管理**	4.1 a.精诚团结、维护医院形象	20	定性		20	16	12	
	4.1 a.有效沟通临床医技科室	40	定性		40	32	24	
	（定量指标在表3测评，因此不用对定量指标打分）							
5 **社会责任** **相关工作**	5.1 a.社会责任、运动会议工作安全	10	定性		10	8	6	
	5.1 a.保管法人公章正确用权	10	定性		10	8	6	
	5.2 b.民主管理工作认同	30	定性		30	24	18	
	（定量指标在表3测评，因此不用对定量指标打分）							
6 **科室满意**	医院领导、临床、医技科室主任、护士长、 职能部门科长、主任、部长的满意度	70	定性		70	56	42	
	本科室员工满意度	50	定性		50	40	30	
7 **业绩结果**	（表1中的第7项指标业绩结果都是定量指标,业绩 结果180分，如门诊患者就诊数、出院患者数、医 疗毛收入等由医院相关部门于当月10日前提供上 月数据，在此表不用打分）							

考核者签字		日　期		复核者		日　期	

本表说明：本表2是**工会离退休办主任定性指标**考评表，由全院中层以上领导干部来考评，每一项指标满意度考评分4个等级：卓越、优秀、良好、一般。**1．"卓越"**指出色地完成本部门各项工作，没有任何差错，领导和群众全满意，一般有特殊贡献需要加分才能达到卓越等级。特殊贡献指①高档次的科研成果；②国际"SCI"的重要文章；③成功预防、处理医院、科室重大政治、行政、医疗风险、危机事件并得到医院认同者；④获得全国、区域、自治区、学校、医院荣誉称号者；⑤业务、技术、服务革新经医院评定突出者；⑥教学、带教学生成绩突出被学校发文表彰等，具体增加分值由医院研究；**2．"优秀"**是该考评项考评分值的满分，科室领导、员工只要努力工作，完成岗位任务，没有差错，得满分；**3．"良好"**较优秀分数少，一般是优秀分值的80%；**4．"一般"**较良好分数少，一般是优秀分值的60%；**5．**医院中层以上领导干部每月利用有关会议直接在本表满意程度栏内的**"得分"**的空格内填上自己认为合适数据就是被考评科室的该项得分。最后由医院绩效考核办合计本表总分是被考评科室的定性得分。

本表定性指标满分	满分：490分	定性指标最后得分	

14. 某三级甲等医院工会离退休办主任定量指标卓越绩效考评标准表 3

一级指标 （分值）	权重%	二级指标 考评内容	分值	三级指标 考评内容	分值	绩效考评 扣分细则	得分
1 **领导力** **执行力** **（150分）**	6	1.1 管理制度	40	b.有完善的工会管理制度	40	有完善的工会管理制度得满分。少1项制度扣5分，见规章制度	
		1.2 工作计划	20	b.有年度、月度工会工作计划	20	3.有年度、月度工会工作计划得满分。无年度工作计划扣10分，无月度工作计划扣5分	
2 **过程管理** **工作质量** **（300分）**	12	2.1 工作流程	20	a.制定合适的工会工作流程	20	有科室工作流程得满分，少1项工作流程扣1分	
		2.2 工作数量	20	a.按时转发处理有关文件	20	及时收转签发各类材料得满意，签发1次不及时扣5分	
		2.3 工作质量	80	a.困难职工解困与效果	50	困难职工解困与效果好得满分，群众有意见扣5分	
				b.控制办公成本	30	与去年同月办公成本相同得满分，增加办公成本1%扣2分	
3 **职业道德** **（90分）**	8	3.1 岗位工作	20	b.工会财务管理无差错	20	工会财务管理无差错满分，差错1次扣5分	
		3.2 文体活动 宣传教育	60	参与、组织文体活动的次数和人数，宣传教育工作到位	60	参与、组织文体活动的次数和人数，宣传教育工作到位得满分，时间、人数有差错1次扣10分	
4 **团队管理**	2	4.1 科室学习	20	b.按规定组织本科学习	20	按规定组织本科学习得满分，少1次扣10分	
5 **社会责任** **民主管理** **（100分）**	5	5.1 社会责任	30	b.探访慰问住院离退休职工	30	探访慰问住院离退休职工得满分，没按照规定少1次扣2分	
		5.2 物资发放	20	c.相关物资发放及时准确	20	相关物资发放及时准确满分，误差1次扣3分	
7 **业绩结果** **（180分）**	18	7.1 医院 患者结果	60	a.全院当月门诊就诊患者量	30	患者达到去年同期平均上升幅度满分，下降1%扣2分，上升1%加0.5分	
				b.全院当月住院患者出院量	30	患者达去年同期平均上升幅度满分，下降1%扣2分，上升1%加0.5分	
		7.2 医疗 质量结果	60	a.全院当月医疗质量达到要求	30	医疗质量达到去年同期水平满分，下降1%扣2分，上升1%加0.5分	
				b.全院当月医院安全无事故	30	全院当月安全无事故得满分，经过权威部门鉴定的政治、行政、医疗一等事故扣25分，二等事故扣20分，三等事故扣10分	
		7.3 医院 财务结果	60	当月医疗毛收入同上年度同月增加或减少比较	60	全院当月医疗毛收入达到去年同月收入平均上升幅度得满分，下降1%扣2分，上升2%加1分	
部门：		**本表定量指标满分**		**满分：510分**		**定量指标合计得分**	

15．某三级甲等医院营养学科主任卓越绩效考评标准表1

一级指标（分值）	权重%	二级指标			三级指标		得分	考核方式
		考评内容	分值		考评内容	分值		
1 领导力 执行力 （150分）	15	1.1 领导力 管理制度 领导表率作用	110		a.领导能力与管理能力	40		定性
					b.完善的营养科管理制度	60		定量
					c.职能部门领导表率作用	10		定性
		1.2 执行力 工作计划	40		a.本科室员工执行力	20		定性
					b.有年度、月度营养工作计划	20		定量
2 过程管理 （300分）	30	2.1 工作流程	60		a.有本科室工作流程	40		定量
					b.门诊、住院患者的营养诊治	20		定性
		2.2 工作数量	70		a.营养教学工作完成好	40		定量
					b.及时解答患者营养问题	30		定性
		2.3 工作质量	90		a.医用营养品引进选择正确	30		定性
					b.治疗饮食种类符合要求	60		定量
		2.4 治疗饮食管理	80		a.营养科研与管理	60		定量
					b.及时讨论疑难危重营养病历	20		定性
3 职业道德 （70分）	7	3.1 职业道德	40		a.爱岗敬业、卓越服务	20		定性
					b.定时到科室征求意见并随访	20		定性
		3.2 廉政建设	30		a.廉洁奉公、作风优良	10		定性
					b.应用医用营养品后疗效观察	20		定量
4 团队管理 有效沟通 （100分）	10	4.1 团队精神	50		a.精诚团结、顾全大局	10		定性
					b.按规定组织本科人员学习	40		定量
		4.2 组织学习 有效沟通	50		a.定期查房、组织全科医师对疑难、危重特殊病历进行讨论	20		定性
					b.诊疗饮食能够满足患者需求	10		定性
					c.有效沟通部门与科室	20		定性
5 社会责任 （80分）	8	5.1 社会责任	30		a.社会责任、爱心奉献	30		定性
		5.2 环境意识	50		a.维护办公和医院工作环境	20		定性
					b.主动下科室研究营养问题	20		定性
					c.降低办公成本，低碳工作	10		定量
6 科室满意 （12分）	12	6.1 医院领导科室部门的满意度	70		领导、临床、医技科室主任、护士长、职能部门领导满意度	70		定性
		6.2 本科室满意度	50		本科室员工满意度	50		定性
7 业绩结果 （180分）	18	7.1 医院患者结果	60		a.全院当月门诊就诊患者量	30		定量
					b.全院当月住院患者出院量	30		定量
		7.2 医疗质量结果	60		a.当月医疗质量达到要求	30		定量
					b.当月医院安全无事故	30		定量
		7.3 财务结果	60		当月医疗毛收入较上月增减	60		定量
部门：		绩效考评满分	1000分		最后定量指标和定性指标合计得分			

注：1. 本表由医院绩效考评办人员负责测评。2. 定量指标由医院绩效考评办人员直接到营养科检查打分，并记录在表3得分栏内。3. 定性指标由中层领导以上干部在表2的满意度测评栏内打分。4. 定性与定量指标测评完后的分值结果由绩效考评办人员填入表1相应栏内并合计得分。5. 第7项中的有关数据指标由医院相关部门于当月的10日前将上月相关数据提供给医院绩效考评办公室。

15．某三级甲等医院营养学科主任定性指标卓越绩效考评标准表2

被考评者姓名		职　务		部　门	
考评者姓名		岗　位		部　门	

职能部门领导·定性指标·满意度测评内容				满 意 度 测 评 等 级				
一级 指标	三级定性指标 内容测评	本项 满分	方 式	卓 越	优 秀	良 好	一 般	得 分
1 **领导作用**	1.1 a.领导能力和管理能力	40	定性		40	32	24	
	1.1 c.职能部门领导表率作用	10	定性		10	8	6	
	1.2.a 本部门员工执行力	20	定性		20	16	12	
2 **过程管理**	2.1 b.门诊、住院患者的营养诊治	20	定性		20	16	12	
	2.2 b.及时解答患者营养问题	30	定性		30	24	18	
	2.3 a.医用营养品引进选择正确	30	定性		30	24	18	
	2.4 c.及时讨论疑难危重病历	20	定性		20	16	12	
3 **职业道德** **廉政建设**	3.1 a.爱岗敬业、卓越服务	20	定性		20	16	12	
	3.1 b.定时到科室征求意见并随访	20	定性		20	16	12	
	3.2 a.廉洁奉公、作风优良	10	定性		10	8	6	
	（定量指标在表3测评，因此不用对定量指标打分）							
4 **团队管理**	4.1a.精诚团结、顾全大局	10	定性		10	8	6	
	4.1 a.定期查房、组织全科医师对疑难、危重 　　特殊病历进行讨论	20	定性		20	16	12	
	4.2 b.诊疗饮食能够满足患者需求	10	定性		10	8	6	
	4.2.c.有效沟通部门与科室	20	定性		20	16	12	
5 **社会责任**	5.1 a.社会责任、爱心奉献	30	定性		30	24	18	
	5.1 a.维护办公和医院工作环境	30	定性		30	24	18	
	5.2 b.主动下科室研究营养问题	20			20	16	12	
6 **科室满意**	医院领导、临床、医技科室主任、护士长、 职能部门科长、主任、部长的满意度	70	定性		70	56	42	
	本科室员工满意度	50	定性		50	40	30	
7 **业绩结果**	（第7项指标都是定量指标,业绩结果180分，如门 诊患者就诊数、出院患者数、医疗毛收入等由医院 相关部门于下月10日前提供数据,在此表不用打分）							

考核者签字		日　期		复核者		日　期		

本表说明：本表2是**营养科主任定性指标**考评表，由全院中层以上领导干部来考评，每一项指标满意度考评分4个等级：卓越、优秀、良好、一般。**1."卓越"**指出色地完成本部门各项工作，没有任何差错，领导和群众全满意，一般有特殊贡献需要加分才能达到卓越等级。特殊贡献指①高档次的科研成果；②国际"SCI"的重要文章；③成功预防、处理医院、科室重大政治、行政、医疗风险、危机事件并得到医院认同者；④获得全国、区域、自治区、学校、医院荣誉称号者；⑤业务、技术、服务革新经医院评定突出者；⑥教学、带教学生成绩突出被学校发文表彰等，具体增加分值由医院研究；**2."优秀"**是该考评项考评分值的满分，科室领导、员工只要努力工作，完成岗位任务，没有差错，得满分；**3."良好"**较优秀分数少，一般是优秀分值的80%；**4."一般"**较良好分数少，一般是优秀分值的60%；**5.**医院中层以上领导干部每月利用有关会议直接在本表满意程度栏内的**"得分"**的空格内填上自己认为合适数据就是被考评科室的该项得分。最后由医院绩效考核办合计本表总分是被考评科室的定性得分。

本表定性指标满分	满分：470分	定性指标最后得分	

15．某三级甲等医院营养学科主任定量指标卓越绩效考评标准表3

一级指标（分值）	权重%	二级指标		三级指标		绩效考评	得分
		考评内容	分值	考评内容	分值	扣分细则	
1 领导力执行力（150分）	8	1.1 管理制度	60	b.完善的营养科管理制度	60	有完善的营养科各种管理制度，按需求的各种营养食谱，得满分。少1项制度扣5分，见规章制度	
		1.2 工作计划	20	b.有年度、月度营养工作计划	20	有年度、月度营养工作计划得满分。无年度计划扣5分，无月度计划扣5分	
2 过程管理工作质量（300分）	20	2.1 工作流程	40	a.制定合适的工作流程	40	有科室工作流程得满分，少1项工作流程扣1分	
		2.2 营养教学	40	a.营养教学工作完成好	40	营养教学工作完成好得满意，1次不落实扣5分	
		2.3 工作质量	60	b.治疗饮食种类符合要求	60	治疗饮食种类符合要求得满分，1种饮食不符合要求扣2分	
		2.4 营养科研	60	b.营养科研与管理	60	营养科研与管理好得满分，没有完成科研任务扣5分	
3 职业道德（70分）	2	3 营养观察	20	b.应用医用营养品后疗效观察	20	应用医用营养品后疗效观察有记录得满分，无记录1人次扣5分	
4 团队管理（100分）	4	4.1 科室学习	40	b.按规定组织本科人员学习	40	按规定组织本科人员学习得满分，查出1次不学习扣10分	
5 社会责任（80分）	1	5 低碳办公	10	c.降低办公成本，低碳办公	10	与去年同月办公成本相同得满分，增加办公成本1%扣2分	
7 业绩结果（180分）	18	7.1 医院患者结果	60	a.全院当月门诊就诊患者量	30	患者达到去年同期平均上升幅度满分，下降1%扣2分，上升1%加0.5分	
				b.全院当月住院患者出院量	30	患者达到去年同期平均上升幅度满分，下降1%扣2分，上升1%加0.5分	
		7.2 医疗质量结果	60	a.全院当月医疗质量达到要求	30	医疗质量达去年同期水平满分，下降1%扣2分，上升1%加0.5分	
				b.全院当月医院安全无事故	30	全院当月安全无事故得满分，经过权威部门鉴定的政治、行政、医疗一等事故扣25分，二等事故扣20分，三等事故扣10分	
		7.3 医院财务结果	60	当月医疗毛收入同上年度同月增加或减少比较	60	全院当月医疗毛收入达到去年同月收入平均上升幅度得满分，下降1%扣2分，上升2%加1分	
部门：		本表定量指标满分		满分：530分		定量指标合计得分	

说明：此表一级指标分值为该项的全部分值，权重指定量指标在一级指标中的比例。

16. 某三级甲等医院医疗设备科科长卓越绩效考评标准表1

一级指标 （分值）	权重 %	二级指标			三级指标		得分	考核方式
		考评内容	分值		考评内容	分值		
1 领导力 执行力 （150分）	15	1.1 领导力 管理制度 领导表率作用	90		a.领导能力与管理能力	30		定性
					b.完善的医疗设备管理制度	50		定量
					c.职能部门领导表率作用	10		定性
		1.2 执行力 工作计划	60		a.设备科员工执行力	20		定性
					b.有年度、月度工作计划	40		定量
2 过程管理 （300分）	30	2.1 工作流程	60		a.采购工作流程科学公开透明	40		定性
					b.设备检修保养计划情况	20		定量
		2.2 工作数量	70		购置设备器材验收商检安装调试入出库财务报账付款无差错	70		定量
		2.3 工作质量	90		a.设备故障及时修复情况	40		定性
					b.采购设备、物品质量合格	50		定量
		2.4 账物管理	80		a.采购货物与账目相符	60		定量
					b.设备说明书、相关文件管理	20		定性
3 职业道德 （70分）	7	3.1 职业道德	40		a.廉洁奉公、拒绝回扣和红包	30		定性
					b.建立健全设备淘汰制度	10		定量
		3.2 廉政建设	30		a.廉洁奉公、作风优良	20		定性
					b.设备仓库管理标识清楚	10		定量
4 团队管理 有效沟通 （100分）	10	4.1 团队精神	50		a.精诚团结、顾全大局	30		定性
					b.按规定组织本科人员学习	20		定量
		4.2 组织学习 有效沟通	50		a.每周科室设备查房1次	20		定量
					b.医院设备账目管理清楚	10		定性
					c.有效沟通部门与科室	20		定性
5 社会责任 （90分）	9	5.1 社会责任	30		a.社会责任、爱心奉献	30		定性
		5.2 设备管理	60		a.定期设备、器具检测检定	30		定性
					b.A类设备操作运行记录完整	10		定量
					c.设备财务凭证归档符合要求	20		定性
6 科室满意 （11分）	11	6.1 医院领导科室部门的满意度	70		领导、临床、医技科室主任、护士长、职能部门领导满意	70		定性
		6.2 本科室满意度	40		本科室员工满意度	40		定性
7 业绩结果 （180分）	18	7.1 医院患者结果	60		a.全院当月门诊就诊患者量	30		定量
					b.全院当月住院患者出院量	30		定量
		7.2 医疗质量结果	60		a.当月医疗质量达到要求	30		定量
					b.当月医院安全无事故	30		定量
		7.3 财务结果	60		全院当月医疗毛收入较上月增加（减少按照相关规定办）	60		定量
部门：		绩效考评满分	1000分		最后定量指标和定性指标合计得分			

注：1. 本表由医院绩效考评办人员负责测评。2. 定量指标由医院绩效考评办人员直接到医疗设备科检查打分，并记录在表3得分栏内。3. 定性指标由中层领导以上干部在表2的满意度测评栏内打分。4. 定性与定量指标测评完后的分值结果由绩效考评办人员填入表1相应栏内并合计得分。5. 第7项中的有关数据指标由医院相关部门于当月的10日前将上月相关数据提供给医院绩效考评办公室。

16. 某三级甲等医院医疗设备科科长定性指标卓越绩效考评标准表2

被考评者姓名		职　务		部　门		
考评者姓名		岗　位		部　门		

	职能部门领导·定性指标·满意度测评内容			满 意 度 测 评 等 级			
一级 指标	三级定性指标 内容测评	本项 满分	方 式	卓 越	优 秀	良 好	一 般	得 分

一级指标	三级定性指标内容测评	本项满分	方式	卓越	优秀	良好	一般	得分
1 领导作用 执行力	1.1 a.领导能力和管理能力	30	定性		30	24	18	
	1.1 c.职能部门表率作用	10	定性		10	8	6	
	1.2.a 本部门员工执行力强	20	定性		20	16	12	
	（定量指标在表3测评，因此不用对定量指标打分）							
2 过程管理	2.1 a.采购工作流程科学公开透明	40	定性		40	32	24	
	2.3 a.设备故障及时修复情况	40	定性		40	32	24	
	2.4 b.设备说明书、相关文件管理	20	定性		20	16	12	
	（定量指标在表3测评，因此不用对定量指标打分）							
3 职业道德	3.1. a.廉洁奉公、拒绝回扣和红包	30	定性		30	24	18	
	3.1 a.敬业奉献、作风优良	20	定性		20	16	12	
	（定量指标在表3测评，因此不用对定量指标打分）							
4 团队管理	4.1 a.精诚团结、顾全大局	30	定性		30	24	18	
	4.2 b.医院设备账目管理清楚	10	定性					
	4.2.c.有效沟通部门与科室	20	定性		20	16	12	
5 社会责任	5.1 a.社会责任、爱心奉献	30	定性		30	24	18	
	5.2 a.定期设备、器具检测检定	30	定性		30	24	18	
	（定量指标在表3测评，因此不用对定量指标打分）							
6 科室满意	6.1 医院领导、全院临床科室、医技科室主任、护士长、职能部门科长、主任、部长的满意度	70	定性		70	56	42	
	6.2 本科室员工满意度	40			40	32	24	
7 业绩结果	（第7项指标都是定量指标,业绩结果180分,如门诊患者就诊数、出院患者数、医疗毛收入等由医院相关部门于下月10日前提供数据，在此表不用打分）							

考核者签字		日　期		复核者		日　期	

本表说明： 本表2是**医疗设备科科长定性指标**考评表，由全院中层以上领导干部来考评，每一项指标满意度考评分4个等级：卓越、优秀、良好、一般。**1．"卓越"**指出色地完成本部门各项工作，没有任何差错，领导和群众全满意，一般有特殊贡献需要加分才能达到卓越等级。特殊贡献指①高档次的科研成果；②国际"SCI"的重要文章；③成功预防、处理医院、科室重大政治、行政、医疗风险、危机事件并得到医院认同者；④获得全国、区域、自治区、学校、医院荣誉称号者；⑤业务、技术、服务革新经医院评定突出者；⑥教学、带教学生成绩突出被学校发文表彰等，具体增加分值由医院研究；**2．"优秀"**是该考评项考评分值的满分，科室领导、员工只要努力工作，完成岗位任务，没有差错，得满分；**3．"良好"**较优秀分数少，一般是优秀分值的80%；**4．"一般"**较良好分数少，一般是优秀分值的60%；**5．**医院中层以上领导干部每月利用有关会议直接在本表满意程度栏内的**"得分"**的空格内填上自己认为合适数据就是被考评科室的该项得分。最后由医院绩效考核办合计本表总分是被考评科室的定性得分。

本表定性指标满分	满分：460分	定性指标最后得分	

16. 某三级甲等医院医疗设备科科长定量指标卓越绩效考评标准表3

一级指标（分值）	权重%	二级指标 考评内容	分值	三级指标 考评内容	分值	绩效考评 扣分细则	得分
1 领导作用 150分	9	1.1 管理制度	10	b.完善的医疗设备管理制度	50	有完善的医疗设备管理制度得满分，缺1项扣5分	
		1.2 工作计划	40	b.有年度、月度工作计划	40	有年度、月度工作计划满分，缺年度计划扣10分，缺月度计划扣5分	
2 过程管理 （300分）	20	2.1 设备保养	20	b.设备检修保养计划情况	20	设备检修保养计划好得满分，无计划扣5分	
		2.2 设备检修	70	购置医疗设备、器材验收、商检、安装调试、入出库和向财务部门报账付款正确无差错	70	购置医疗设备、器材验收、商检、安装调试、入出库和向财务部门报账付款正确无差错得满意，差错每次扣5分，见相关记录	
		2.3 设备质量	50	b.采购设备、物品质量合格	50	采购设备、器材、物品质量合格得满分，1件不合格扣10分	
		2.4 文件管理	60	a.采购货物与账目相符	60	采购货物与账目相符得满分，账物1次、货1件不符扣5分	
3 职业道德 （70分）	2	3.1 设备淘汰	10	b.建立健全设备淘汰制度	10	建立健全设备淘汰制度得满分，发现随便处理旧设备1次扣10分	
		3.2 物品标识	10	b.设备仓库管理标识清楚	10	设备仓库管理标识清楚得满分，1项不清楚扣1分	
4 团队管理 100分	4	4.1 团队管理	20	b.按规定组织本科人员学习	20	按照规定组织本科人员参加医院、科室的学习活动满分，1次组织不好扣5分	
		4.2 检查设备	20	a.每周科室设备查房1次	20	每周科室检查大型设备1次得满分，缺1次扣3分	
5 社会责任 （90分）	1	5.2 操作记录	10	b.A类设备操作运行记录完整	10	A类设备操作运行记录完整得满分，登记不及时1次扣2分	
7 业绩结果 （180分）	18	7.1 医院患者结果	60	a.全院当月门诊就诊患者量	30	患者达到去年同期平均上升幅度满分，下降1%扣2分，上升1%加0.5分	
				b.全院当月住院患者出院量	30	患者达到去年同期平均上升幅度满分，下降1%扣2分，上升1%加0.5分	
		7.2 医疗质量结果	60	a.全院当月医疗质量达到要求	30	医疗质量达到去年同期水平满分，下降1%扣2分，上升1%加0.5分	
				b.全院当月医院安全无事故	30	当月安全无事故满分，经权威部门鉴定的政治、行政、医疗一等事故扣25分，二等事故扣20分，三等事故扣10分	
		7.3 医院财务结果	60	当月医疗毛收入同上年度同月增加或减少比较	60	全院当月医疗毛收入达到去年同月收入平均上升幅度得满分，下降1%扣2分，上升2%加1分	
部门：		**本表定量指标满分**		**满分：540分**		**定量指标合计得分**	

说明：此表一级指标分值为该项的全部分值，权重指定量指标在一级指标中的比例。

17．某三级甲等医院后勤办公室主任卓越绩效考评标准表 1

一级指标（分值）	权重%	二级指标			三级指标			得分	考核方式
		考评内容	分值		考评内容	分值			
1 **领导力** **执行力** **（150 分）**	**15**	1.1 领导能力 服务理念		80	a.领导能力与管理能力	30			**定性**
					b.完善的后勤管理制度	30			**定性**
					c.树立服务临床一线意识	20			**定性**
		1.2 执行力 工作计划		70	a.本部门员工执行力	20			**定性**
					b.有年度、月度后勤工作计划	50			定量
2 **过程管理** **（300 分）**	**30**	2.1 工作流程 工作计划	40		a.后勤工作流程科学实用	20			**定性**
					b.后勤工作计划完成好	20			定量
		2.2 后勤 5S 管理	40		财产、车队、仓库、后勤财务、物资供应的 5S 管理	40			**定性**
		2.3 工作质量	120		a.施工项目质量达到要求	50			定量
					b.采购设备、物品质量合格	50			定量
					c.洗涤、污水站管理质量达标	20			**定性**
		2.4 院务保障	100		a.网络电话、电梯、通讯畅通	40			**定性**
					b.费用预算、物品仓库盘点	30			定量
					c.中央空调医用三气保障情况	30			**定性**
3 **职业道德** **（70 分）**	**7**	3.1 职业道德	50		a.廉洁奉公、拒绝回扣和红包	20			**定性**
					b.采购货物与账目相符	30			定量
		3.2 征求意见随访	20		定期征求意见，工作无投诉	20			**定性**
4 **团队管理** **院务公开** **（90 分）**	**9**	4.1 团队精神	40		a.精诚团结、后勤小组关系好	20			**定性**
					b.按规定组织后勤人员学习	20			定量
		4.2 成本管理	50		a.控制后勤成本、院务公开	40			定量
					b.供应水电气标准符合要求	10			**定性**
5 **社会责任** **设施管理** **（90 分）**	**9**	5.1 社会责任	20		a.医院责任感、院内秩序好	20			**定性**
		5.2 设施卫生	70		a.工、休食、宿服务良好	20			**定性**
					b.公共设施维护、院内无盗窃	10			定量
					c.环境卫生与垃圾管理达标	20			定量
					d.医院道路平整通畅	20			**定性**
6 **科室满意** **（120 分）**	**12**	6.1 医院领导科室部门的满意度	70		领导、临床、医技科室主任、护士长、职能部门领导满意度	70			**定性**
		6.2 后勤满意度	50		后勤部门员工满意度	50			**定性**
7 **业绩结果** **（180 分）**	**18**	7.1 医院患者结果	60		a.全院当月门诊就诊患者量	30			定量
					b.全院当月住院患者出院量	30			定量
		7.2 医疗质量结果	60		a.当月医疗质量达到要求	30			定量
					b.当月医院安全无事故	30			定量
		7.3 财务结果	60		当月毛收入较上月增减情况	60			定量
部门：		**绩效考评满分**	**1000 分**		**最后定量指标和定性指标合计得分**				

注：1．本表由医院绩效考评办人员负责测评。2．定量指标由医院绩效考评办人员直接到后勤办公室检查打分，并记录在表 3 得分栏内。3．定性指标由中层领导以上干部在表 2 的满意度测评栏内打分。4．定性与定量指标测评完后的分值结果由绩效考评办人员填入表 1 相应栏内并合计得分。5．第 7 项中的有关数据指标由医院相关部门于下月的 10 日前提供给医院绩效考评办公室。

17. 某三级甲等医院后勤办公室主任定性指标卓越绩效考评标准表2

被考评者姓名		职　务		部　门		
考评者姓名		岗　位		部　门		

职能部门领导·定性指标·满意度测评内容				满 意 度 测 评 等 级				
一级 指标	三级定性指标 内容测评	本项 满分	方 式	卓 越	优 秀	良 好	一 般	得 分
1 **领导作用** **执行力**	1.1 a.领导能力和管理能力	30	定性		30	24	18	
	1.1 b.完善的后勤管理制度	30	定性		30	24	18	
	1.1 c.树立服务临床一线意识	20	定性		20	16	12	
	1.2. a.本部门员工执行力	20	定性		20	16	12	
	（定量指标在表3测评，因此不用对定量指标打分）							
2 **过程管理**	2.1 a.后勤工作流程科学实用	20	定性		20	16	12	
	2.2 a 财产、车队、仓库、后勤财务、 　物资供应的5S管理	40	定性		40	32	24	
	2.3 c.洗涤、污水站管理质量达标	20	定性		20	16	12	
	2.4 a.网络电话、电梯、通讯畅通	40	定性		40	32	24	
	2.4 c.中央空调医用三气保障情况	30	定性		30	24	18	
3 **职业道德**	3.1 a.廉洁奉公、拒绝回扣和红包	20	定性		20	16	12	
	3.2 定期征求意见，工作无投诉	20	定性		20	16	12	
4 **团队管理**	4.1a.精诚团结、后勤小组关系	20	定性		20	16	12	
	（定量指标在表3测评，因此不用对定量指标打分）							
	4.2. b.供应水电气标准符合要求	10	定性		10	8	6	
5 **社会责任** **设施管理**	5.1 a.医院责任感、院内秩序好	20	定性		20	16	12	
	5.2 a.工、休食、宿服务良好	20	定性		20	16	12	
	5.2 d.医院道路平整通畅	20	定性		20	16	12	
6 **科室满意**	6.1 医院领导科室部门的满意度	70	定性		70	56	42	
	6.2 后勤满意度	50	定性		50	40	30	
7 **业绩结果**	（第7项指标都是定量指标,业绩结果180分, 如门诊患者就诊数、出院患者数、医疗毛收入 等由医院相关部门于下月10日前提供数据，在 此表不用打分）							
考核者签字		日　期		复核者		日　期		

本表说明： 本表2是**后勤办公室主任定性指标**考评表，由全院中层以上领导干部来考评，每一项指标满意度考评分4个等级：卓越、优秀、良好、一般。**1."卓越"** 指出色地完成本部门各项工作，没有任何差错，领导和群众全满意，一般有特殊贡献需要加分才能达到卓越等级。特殊贡献指①高档次的科研成果；②国际"SCI"的重要文章；③成功预防、处理医院、科室重大政治、行政、医疗风险、危机事件并得到医院认同者；④获得全国、区域、自治区、学校、医院荣誉称号者；⑤业务、技术、服务革新经医院评定突出者；⑥教学、带教学生成绩突出被学校发文表彰等，具体增加分值由医院研究；**2."优秀"** 是该考评项考评分值的满分，科室领导、员工只要努力工作，完成岗位任务，没有差错，得满分；**3."良好"** 较优秀分数少，一般是优秀分值的80%；**4."一般"** 较良好分数少，一般是优秀分值的60%；**5.** 医院中层以上领导干部每月利用有关会议直接在本表满意程度栏内的**"得分"** 的空格内填上自己认为合适数据就是被考评科室的该项得分。最后由医院绩效考核办合计本表总分是被考评科室的定性得分。

本表定性指标满分	满分：500分	定性指标最后得分	

17.某三级甲等医院后勤办公室主任定量指标卓越绩效考评标准表3

一级指标（分值）	权重%	二级指标		三级指标		绩效考评	得分
		考评内容	分值	考评内容	分值	扣分细则	
1 领导作用（150分）	5	1.2 工作计划	50	b.有年度、月度后勤工作计划	50	有年度、月度后勤工作计划得满分，无年度后勤工作计划扣5分，无月度后勤工作计划扣5分，见计划表	
2 过程管理（300分）	15	2.1 后勤计划	20	b.后勤工作计划完成情况	20	后勤工作计划完成好得满分，不按计划完成项目，1项扣10分	
		2.3 质量管理	100	a.施工项目质量达到要求	50	施工项目质量达到要求合格得满分，1个项目不合格扣10分，质量问题严重扣30分	
				b.采购设备、物品质量合格	50	采购设备、物品质量合格得满分，1项（次）不合格扣5分	
		2.4 预算盘点	30	b.费用预算、物品仓库盘点	30	费用预算、物品、仓库盘点符合要求得满分，经费预算超支扣5分，盘点1项不符合要求扣5分	
3 职业道德	3	3.1 账物相符	30	b.采购货物与账目相符	30	采购货物与账目相符得满分，1项不符合扣2分	
4 团队管理 120分	6	4.1 团队管理	20	b.按规定组织后勤人员学习	20	按照规定组织后勤人员参加医院组织的会议、科室组织的学习活动得满分，1次不组织扣5分	
		4.2 院务公开	40	a.控制后勤成本、院务公开	40	控制后勤成本、院务公开得满分成本超过1%扣2分，1次不公开扣3分	
5 社会责任设施管理（40分）	3	5.2 设施管理环境卫生	30	b.公共设施维护、院内无盗窃	10	公共设施维护、院内无盗窃得满分，设施不好扣2分，发现盗窃1次扣2分	
				c.环境卫生与垃圾管理达标	20	卫生达标，垃圾管理好得满分，卫生不达标1次扣3分，垃圾管理不好扣2分	
7 业绩结果（180分）	18	7.1 医院患者结果	60	a.全院当月门诊就诊患者量	30	患者达到去年同期平均上升幅度满分，下降1%扣2分，上升1%加0.5分	
				b.全院当月住院患者出院量	30	患者达到去年同期平均上升幅度满分，下降1%扣2分，上升1%加0.5分	
		7.2 医疗质量结果	60	a.全院当月医疗质量达到要求	30	医疗质量达去年同期水平满分，下降1%扣2分，上升1%加0.5分	
				b.全院当月医院安全无事故	30	当月安全无事故满分，经权威部门鉴定的政治、行政、医疗一等事故扣25分，二等事故扣20分，三等事故扣10分	
		7.3 医院财务结果	60	当月医疗毛收入同上年度同月增加或减少比较	60	全院当月医疗毛收入达到去年同月收入平均上升幅度得满分，下降1%扣2分，上升2%加1分	
部门：		本表定量指标满分		满分：500分		定量指标合计得分	

说明：此表一级指标分值为该项的全部分值，权重指定量指标在一级指标中的比例。

18．某三级甲等医院门诊部主任卓越绩效考评标准表 1

一级指标（分值）	权重%	二级指标 考评内容	分值	三级指标 考评内容	分值	得分	考核方式
1 领导力 执行力 （100分）	10	1.1 领导能力 职能部门	60	a.领导能力与管理能力	30		定性
				b.独立分析和解决问题能力	30		定性
		1.2 执行力 工作计划	40	a.门诊部员工执行力	20		定性
				b.有年度、月度门诊工作计划	20		定量
2 过程管理 质量管理 （200分）	20	2.1 工作流程 急危重症患者 抢救及时	40	a.门诊工作流程科学实用	10		定量
				b.急诊、危重、疑难患者会诊、抢救工作及时性	30		定性
		2.2 制度建设 出诊医师管理	40	a.门诊各种规章制度完善	20		定量
				b.坐诊医师出诊考核制度健全	20		定量
		2.3 工作质量	60	a.门诊医疗护理质量落实	40		定量
				b.做好门诊卫生宣教工作	10		定性
				c.清洁卫生消毒隔离符合要求	10		定性
		2.4 门诊秩序 医院感染管理	60	a.门诊秩序良好	20		定性
				b.防止院内感染疫情报告及时	20		定量
				c.临时性工作完成好	20		定性
3 职业道德 （50分）	5	3.1 职业道德	30	a.医德高尚、敬业奉献	10		定性
				b.确保专印签完好、医保工作	20		定量
		3.2 征求意见随访	20	解答处理门诊信访纠纷投诉	20		定量
4 团队管理 便民服务 （80分）	8	4.1 团队精神 科室学习	30	a.精诚团结与相关科室关系好	10		定性
				b.按规定组织门诊人员学习	20		定量
		4.2 成本管理 便民服务	50	a.控制科室成本	20		定量
				b.开水等便民措施落实	30		定性
5 社会责任 诊室准备 （100分）	10	5.1 社会责任	20	a.社会责任、医院责任强	20		定性
		5.2 诊室工作准备 门诊标识	80	a.门诊各诊室物品准备齐全	20		定性
				b.定期召开门诊系统协调会	20		定量
				c.按照规定统计门诊各类报表	20		定量
				d.门诊标识清楚	20		定性
6 科室满意 （120分）	12	6.1 医院领导科室部门的满意度	70	领导、临床、医技科室主任、护士长、职能部门领导满意度	70		定性
		6.2 门诊部满意度	50	门诊部员工满意度	50		定性
7 业绩结果 （350分）	35	7.1 医院患者结果	150	a.全院当月门诊就诊患者量	100		定量
				b.全院当月住院患者出院量	50		定量
		7.2 医疗质量结果	100	a.当月医疗质量达到要求	50		定量
				b.当月医院安全无事故	50		定量
		7.3 财务结果	100	当月医疗毛收入较上月增减	100		定量
部门：		绩效考评满分	1000分	最后定量指标和定性指标合计得分			

注：1．本表由医院绩效考评办人员负责测评。2．定量指标由医院绩效考评办人员直接到门诊办公室检查打分，并记录在表3得分栏内。3．定性指标由中层领导以上干部在表2的满意度测评栏内打分。4．定性与定量指标测评完后的分值结果由绩效考评办人员填入表1相应栏内并合计得分。5．第7项中的有关数据指标由医院相关部门于下月的10日前提供给医院绩效考评办公室。

18．某三级甲等医院门诊部主任定性指标卓越绩效考评标准表 2

被考评者姓名		职　务		部　门	
考评者姓名		岗　位		部　门	

职能部门领导·定性指标·满意度测评内容				满 意 度 测 评 等 级				
一级 指标	三级定性指标 内容测评	本项 满分	方 式	卓 越	优 秀	良 好	一 般	得 分
1 领导作用 执行力	1.1 a.领导能力和管理能力	30	定性		30	24	18	
	1.1 b.独立分析和解决问题能力	30	定性		30	24	18	
	1.2.a 本部门员工执行力	20	定性		20	16	12	
	（定量指标在表 3 测评，因此不用对定量指标打分）							
2 过程管理 质量管理	2.1 b.急诊、危重、疑难患者会诊、抢 　救工作及时性	30	定性		30	24	18	
	2.3 b.做好门诊卫生宣教工作	10	定性		10	8	6	
	2.3 c.清洁卫生消毒隔离符合要求	10	定性		10	8	6	
	2.4 a.门诊秩序良好	20	定性		20	16	12	
	2.4 c.临时性工作完成好	20	定性		20	16	12	
3 职业道德	3.1.a.医德高尚、敬业奉献	10	定性		10	8	6	
	（定量指标在表 3 测评，因此不用对定量指标打分）							
4 团队管理 便民服务	4.1.a.精诚团结与相关科室关系好	10	定性		10	8	6	
	（定量指标在表 3 测评，因此不用对定量指标打分）							
	4.2.b.开水等便民服务落实	30	定性		30	24	18	
5 社会责任 诊室准备	5.1 a.社会责任、医院责任强	20	定性		20	16	12	
	5.2 a.门诊各诊室物品准备齐全	20	定性		20	16	12	
	5.2 d.门诊标识清楚	20	定性		20	16	12	
6 科室满意	6.1 医院领导、全院临床科室、医技科 室主任、护士长、职能部门科长、主任、 部长的满意度	70	定性		70	56	42	
	6.2 门诊部员工满意度	50	定性		50	40	30	
7 业绩结果	（第 7 项指标都是定量指标，业绩结果 350 分， 如门诊患者就诊数、出院患者数、医疗毛收入等 由医院相关部门于下月 10 日前提供数据，在此 表不用打分）							
考核者签字		日　期		复核者		日　期		

本表说明：本表 2 是**门诊部主任定性指标**考评表，由全院中层以上领导干部来考评，每一项指标满意度
考评分 4 个等级：卓越、优秀、良好、一般。**1."卓越"**指出色地完成本部门各项工作，没有任何差错，
领导和群众全满意，一般有特殊贡献需要加分才能达到卓越等级。特殊贡献指①高档次的科研成果；②
国际"SCI"的重要文章；③成功预防、处理医院、科室重大政治、行政、医疗风险、危机事件并得到医
院认同者；④获得全国、区域、自治区、学校、医院荣誉称号者；⑤业务、技术、服务革新经医院评定
突出者；⑥教学、带教学生成绩突出被学校发文表彰等，具体增加分值由医院研究；**2."优秀"**是该考
评项考评分值的满分，科室领导、员工只要努力工作，完成岗位任务，没有差错，得满分；**3."良好"**
较优秀分数少，一般是优秀分值的 80%；**4."一般"**较良好分数少，一般是优秀分值的 60%；**5.** 医院中
层以上领导干部每月利用有关会议直接在本表满意程度栏内的**"得分"**的空格内填上自己认为合适数据
就是被考评科室的该项得分。最后由医院绩效考核办合计本表总分是被考评科室的定性得分。

本表定性指标满分		满分：400 分	定性指标最后得分	

18. 某三级甲等医院门诊部主任定量指标卓越绩效考评标准表3

一级指标（分值）	权重%	二级指标		三级指标		绩效考评	得分
		考评内容	分值	考评内容	分值	扣分细则	
1 领导作用 150 分	2	1.2 工作计划	20	b.有年度、月度门诊工作计划	20	有年度、月度计划得满分，无年度计划扣 5 分，无月度计划扣 5 分，见计划表	
2 过程管理 质量管理 （280 分）	11	2.1 门诊流程	10	b.门诊工作流程科学实用	10	门诊工作流程科学实用得满分，无流程扣 10 分	
		2.2 制度建设 出诊医师	40	a.门诊各种规章制度完善	20	门诊各种规章制度完善得满意，1 项制度不完善扣 5 分，见记录	
				b.坐诊医师出诊考核制度健全	20	建立健全门诊出诊医师考勤制度，坐诊医师出诊考核制度健全得满分，没有制度扣 10 分，制度不全扣 5 分	
		2.3 质量管理	40	a.门诊医疗护理质量落实	40	门诊医疗护理质量落实得满分，1 项（次）不合格扣 5 分	
		2.4 院内感染	20	b.防止院内感染疫情报告及时	20	防止院内感染，疫情报告及时得满分，报告不及时扣 5 分，感染管理不力扣 5 分	
3 职业道德 （50 分）	4	3.1 医保管理	20	b.确保专印章完好、医保工作	20	确保专印章完好、医保工作协调好得满分，1 项不符合要求扣 1 分	
		3.2 解答问题	20	解答处理门诊信访纠纷投诉	20	解答处理门诊信访纠纷投诉得满分，1 次处理不好扣 2 分，投诉 1 次扣 5 分	
4 团队管理 便民服务 120 分	4	4.1 团队管理	20	b.按规定组织门诊人员学习	20	按照规定组织本科人员参加医院科室的学习活动满分，1 次不组织扣 5 分	
		4.2 成本管理	20	a.控制科室成本	20	控制门诊成本，成本超过 1%扣 2 分	
5 社会责任 诊室准备 （40 分）	4	5.2 门诊协调 报表统计	40	b.定期召开门诊系统协调会	20	定期召开门诊系统协调会得满分，少 1 次会议扣 2 分	
				c.按照规定统计门诊各类报表	20	按照规定统计门诊各类报表得满分，统计不准 1 次扣 3 分	
7 业绩结果 （350 分）	35	7.1 医院 患者结果	150	a.全院当月门诊就诊患者量	100	患者达到去年同期平均上升幅度满分，下降 1%扣 2 分，上升 1%加 0.5 分	
				b.全院当月住院患者出院量	50	患者达到去年同期平均上升幅度满分，下降 1%扣 2 分，上升 1%加 0.5 分	
		7.2 医疗 质量结果	100	a.全院当月医疗质量达到要求	50	医疗质量达到去年同期水平满分，下降 1%扣 2 分，上升 1%加 0.5 分	
				b.全院当月医院安全无事故	50	当月安全无事故满分，经权威部门鉴定的政治、行政、医疗一等事故扣 25 分，二等事故扣 20 分，三等事故扣 10 分	
		7.3 医院 财务结果	100	当月医疗毛收入同上年度同月增加或减少比较	100	全院当月医疗毛收入达到去年同月收入平均上升幅度得满分，下降 1%扣 2 分，上升 2%加 1 分	
部门：		本表定量指标满分		满分：600 分		定量指标合计得分	

说明：此表一级指标分值为该项的全部分值，权重指定量指标在一级指标中的比例。

19．某三级甲等医院预防保健科科长卓越绩效考评标准表 1

一级指标 （分值）	权重 %	二级指标		三级指标		得分	考核方式
		考评内容	分值	考评内容	分值		
1 领导力 执行力 （150 分）	15	1.1 领导力 预防规划 领导表率作用	110	a.领导能力与管理能力	40		定性
				b.本院与院外辖区预防规划	60		定量
				c.职能部门领导表率作用	10		定性
		1.2 执行力 工作计划	40	a.预防保健科员工执行力	20		定性
				b.有年度、月度工作计划	20		定量
2 过程管理 （280 分）	28	2.1 工作流程 疫情报告	40	a.有本科室工作流程	30		定量
				b 传染病疫情报告符合要求	10		定性
		2.2 工作数量 完成任务	80	a.本院职工健康档案管理完善	60		定性
				b.督促职工执行国家属本业务范围的相关法律	20		定性
		2.3 工作质量	120	a.合理控制办公成本	60		定量
				b.紧急事项处理及时满意	20		定性
				c.主管工作无投诉	40		定量
		2.4 资料统计	40	a.结核患者管理资料统计完善	20		定量
				b.维护办公和医院工作环境	20		定量
3 职业道德 （70 分）	7	3.1 职业道德	20	a.医德高尚、敬业奉献	20		定性
		3.2 廉政建设	50	a.廉洁奉公、作风优良	20		定性
				b.及时发现重大传染病疫情	30		定性
4 团队管理 有效沟通 （120 分）	12	4.1 团队精神	50	a.按规定组织本科学习	30		定性
				b.每月对全院报卡质量考核	20		定量
		4.2 儿童管理 有效沟通	70	a.儿童管理率达 95%以上，4～6个月母乳喂养率达 85%以上	20		定性
				b.精诚团结，有效沟通相关科室	50		定性
5 社会责任 （60 分）	6	5.1 社会责任	30	a.社会责任、医院责任	30		定性
			30	b.掌握活产名单，按要求开展儿童死亡监测报告率达 100%	30		定量
6 科室满意 （12 分）	12	6.1 医院领导科室部门的满意度	70	领导、临床、医技科室主任、护士长、职能部门领导满意度	70		定性
		6.2 本科室满意度	50	本预防保健科员工满意度	50		定性
7 业绩结果 （200 分）	20	7.1 医院患者结果	70	a.全院当月门诊就诊患者量	30		定量
				b.全院当月住院患者出院量	40		定量
		7.2 医疗质量结果	70	a.当月医疗质量达到要求	40		定量
				b.当月医院安全无事故	30		定量
		7.3 财务结果	60	全院当月医疗毛收入较上月增加（减少按照相关规定办）	60		定量
部门：		绩效考评满分	1000 分	最后定量指标和定性指标合计得分			

注：1．本表由医院绩效考评办人员负责测评。2．定量指标由医院绩效考评办人员直接到预防保健科检查打分，并记录在表 3 得分栏内。3．定性指标由中层领导以上干部在表 2 的满意度测评栏内打分。4．定性与定量指标测评完后的分值结果由绩效考评办人员填入表 1 相应栏内并合计得分。5．第 7 项中的有关数据指标由医院相关部门于当月的 10 日前将上月相关数据提供给医院绩效考评办公室。

19. 某三级甲等医院预防保健科科长定性指标卓越绩效考评标准表 2

被考评者姓名		职 务		部 门		
考评者姓名		岗 位		部 门		

职能部门领导·定性指标·满意度测评内容				满 意 度 测 评 等 级				
一级 指标	三级定性指标 内容测评	本项 满分	方 式	卓 越	优 秀	良 好	一 般	得 分
1 领导作用 执行力	1.1 a.领导能力和管理能力	40	定性		40	32	24	
	1.1c.职能部门领导表率作用	10	定性		10	8	6	
	1.2.a 本部门员工执行力	20	定性		20	16	12	
	（定量指标在表 3 测评，因此不用对定量指标打分）							
2 过程管理	2.1 b.传染病疫情报告符合要求	10	定性		10	8	6	
	2.2 a.本院职工健康档案管理	60	定性		60	48	36	
	2.2 b.督促全院职工严格执行国家属本科业务范围的相关法律	20	定性		20	16	12	
	2.3 b.紧急事项处理及时满意	20	定性		20	16	12	
3 职业道德	3.1.a.医德高尚、敬业奉献	20	定性		20	16	12	
	3.2 a.廉洁奉公、作风优良	20	定性		20	16	12	
	3.2 b.及时发现重大传染病疫情	30	定性		30	24	18	
4 团队管理	4.1 a.按规定组织本科学习	30	定性		30	24	18	
	4.2 a.儿童管理率达 95%以上，4~6 个月母乳喂养率达 85%以上	20	定性		20	16	12	
	4.2 b.精诚团结，有效沟通相关科室	50	定性		50	40	30	
5 社会责任	5.1 a.社会责任、医院责任强	30	定性		30	24	18	
6 科室满意	6.1 医院领导科室部门的满意度	70	定性		70	56	42	
	6.2 本科室满意度	50	定性		50	40	30	
7 业绩结果	（第 7 项指标都是定量指标，业绩结果 200 分，如门诊患者就诊数、出院患者数、医疗毛收入等由医院相关部门于下月 10 日前提供数据，在此表不用打分）							

考核者签字		日 期		复核者		日 期	

本表说明： 本表 2 是**预防保健科主任定性指标**考评表，由全院中层以上领导干部来考评，每一项指标满意度考评分 4 个等级：卓越、优秀、良好、一般。**1．"卓越"** 指出色地完成本部门各项工作，没有任何差错，领导和群众全满意，一般有特殊贡献需要加分才能达到卓越等级。特殊贡献指①高档次的科研成果；②国际"SCI"的重要文章；③成功预防、处理医院、科室重大政治、行政、医疗风险、危机事件并得到医院认同者；④获得全国、区域、自治区、学校、医院荣誉称号者；⑤业务、技术、服务革新经医院评定突出者；⑥教学、带教学生成绩突出被学校发文表彰等，具体增加分值由医院研究；**2．"优秀"** 是该考评项考评分值的满分，科室领导、员工只要努力工作，完成岗位任务，没有差错，得满分；**3．"良好"** 较优秀分数少，一般是优秀分值的 80%；**4．"一般"** 较良好分数少，一般是优秀分值的 60%；**5．** 医院中层以上领导干部每月利用有关会议直接在本表满意程度栏内的**"得分"**的空格内填上自己认为合适数据就是被考评科室的该项得分。最后由医院绩效考核办合计本表总分是被考评科室的定性得分。

本表定性指标满分	满分：470 分	定性指标最后得分	

19. 某三级甲等医院预防保健科科长定量指标卓越绩效考评标准表 3

一级指标（分值）	权重%	二级指标		三级指标		绩效考评	得分
		考评内容	分值	考评内容	分值	扣分细则	
1 领导作用 150 分	8	1.1 预防规划	60	b.本院与院外辖区预防规划	60	有本院与院外辖区预防规划得满分，无本院预防规划扣 5 分，无院外地段辖区预防规划 5 分	
		1.2 工作计划	20	b.有年度、月度工作计划	20	有年度、月度工作计划得满分，无月度工作计划扣 5 分，无月度工作计划扣 5 分，见计划表	
2 过程管理质量管理（280 分）	17	2.1 科室流程	30	a.科室工作流程科学实用	30	预防保健办工作流程科学实用得满分，无流程扣 10 分，见流程表	
		2.3 质量管理	100	a.合理控制办公成本	60	合理控制办公成本得满意，与去年同月比较上升 1%扣 2 分，见相关记录	
				c.主管工作无投诉	40	主管工作无投诉得满分，投诉 1 次扣 5 分	
		2.4 TB 管理	40	b.结核患者管理资料统计	20	结核患者管理资料统计符合要求得满分，不符合要求 1 次扣 5 分	
				a.维护办公和医院工作环境	20	维护办公和医院工作环境得满分，维护环境不好 1 次扣 2 分	
4 团队管理 120 分	2	4.1 报卡考核	20	b.每月对全院报卡质量考核	20	每月对全院报卡质量考核满分，1 次不考核扣 5 分	
5 社会责任（60 分）	3	5.2 婴幼儿管理	30	b.掌握活产名单，按要求开展儿童死亡监测报告率达 100%	30	辖区幼儿园工作人员体检合格率达 100%得满分，每 1 项降低 1%扣 2 分	
7 业绩结果（200 分）	20	7.1 医院患者结果	70	a.全院当月门诊就诊患者量	30	患者达到去年同期平均上升幅度满分，下降 1%扣 2 分，上升 1%加 0.5 分	
				b.全院当月住院患者出院量	40	患者达到去年同期平均上升幅度满分，下降 1%扣 2 分，上升 1%加 0.5 分	
		7.2 医疗质量结果	70	a.全院当月医疗质量达到要求	40	医疗质量达到去年同期水平满分，下降 1%扣 2 分，上升 1%加 0.5 分	
				b.全院当月医院安全无事故	30	当月安全无事故满分，经权威部门鉴定的政治、行政、医疗一等事故扣 25 分，二等事故扣 20 分，三等事故扣 10 分	
		7.3 医院财务结果	60	当月医疗毛收入同上年度同月增加或减少比较	60	全院当月医疗毛收入达到去年同月收入平均上升幅度得满分，下降 1%扣 2 分，上升 2%加 1 分	
部门：		本表定量指标满分		满分：530 分		定量指标合计得分	

说明：此表一级指标分值为该项的全部分值，权重指定量指标在一级指标中的比例。

20．某三级甲等医院体检部主任卓越绩效考评标准表 1

一级指标（分值）	权重%	二级指标		三级指标		得分	考核方式
		考评内容	分值	考评内容	分值		
1 领导力 执行力 （120 分）	12	1.1 领导力 独立工作能力 开拓能力	80	a.领导能力与管理能力	30		**定性**
				b.独立分析和处理问题能力	20		**定性**
				c.开拓院外体检市场能力	30		**定性**
		1.2 执行力 工作计划	40	a.体检部员工执行力	20		**定性**
				b.有年度月度体检工作计划	20		定量
2 过程管理 质量管理 （260 分）	26	2.1 工作流程 体检咨询	30	a.体检部工作流程合理完善	10		定量
				b.被体检或个人咨询系统	20		**定性**
		2.2 工作数量 体检安排	70	a.落实体检的便民服务措施	40		定量
				b.协调科室每周体检安排	30		**定性**
		2.3 工作质量	120	a.保证体检质量无投诉	80		定量
				b.合理控制体检部办公成本	20		定量
				c.消毒隔离防止感染有措施	20		**定性**
		2.4 软硬件管理	40	a.体检部的软硬件设施完好	20		定量
				b.体检业务持续发展	20		**定性**
3 职业道德 岗位工作 （70 分）	7	3.1 廉洁奉公	20	a.爱岗敬业、廉洁奉公	10		**定性**
				b.解决因体检而引发的投诉	10		**定性**
		3.2 结论公正 服务管理	50	a.体检的结算审核公正及时	30		定量
				b.体检部员工卓越服务	20		**定性**
4 团队管理 （80 分）	8	4.1 团队精神	20	a.精诚团结、维护医院形象	10		**定性**
				b.按规定组织体检部学习	10		定量
		4.2 有效沟通 准备工作	60	a.有效沟通临床医技科室	40		**定性**
				b.体检前工作准备充分	20		定量
5 社会责任 相关工作 （50 分）	5	5.1 社会责任 及时结账	30	a.社会责任、医院责任感	10		**定性**
				b.体检结束后结账及时准确	20		定量
		5.2 档案管理 保密工作	20	a.体检档案管理达到要求	10		定量
				b.体检人隐私保密	10		**定性**
6 科室满意 （160 分）	16	6.1 医院领导科室部门的满意度	90	领导、临床、医技科室主任、护士长、职能部门领导满意度	90		**定性**
		6.2 本科室满意度	70	体检部员工满意度	70		**定性**
7 业绩结果 （260 分）	26	7.1 医院患者结果	80	a.全院当月门诊就诊患者量	40		定量
				b.全院当月住院患者出院量	40		定量
		7.2 医疗质量结果	80	a.当月医疗质量达到要求	40		定量
				b.当月医院安全无事故	40		定量
		7.3 医院财务结果	100	全院当月医疗毛收入较上月增加（减少按照相关规定办）	100		定量
部门：		**绩效考评满分**	**1000 分**	**最后定量指标和定性指标合计得分**			

注：**1．**本表由医院绩效考评办人员负责测评。**2．**定量指标由医院绩效考评办人员直接到体检部检查打分，并记录在表 3 得分栏内。**3．**定性指标由中层领导以上干部在表 2 的满意度测评栏内打分。**4．**定性与定量指标测评完后的分值结果由绩效考评办人员填入表 1 相应栏内并合计得分。**5．**第 7 项中的有关数据指标由医院相关部门于下月的 10 日前提供给医院绩效考评办公室。

20．某三级甲等医院体检部主任定性指标卓越绩效考评标表2

被考评者姓名		职　务		部　门		
考评者姓名		岗　位		部　门		

职能部门领导·定性指标·满意度测评内容				满 意 度 测 评 等 级				
一级指标	三级定性指标 内容测评	本项满分	方式	卓越	优秀	良好	一般	得分
1 **领导作用** **执行能力**	1.1 a.领导能力和管理能力	30	定性		30	24	18	
	1.1 b.独立分析和解决问题能力	20	定性		20	16	12	
	1.1 c.开拓院外体检市场能力	30	定性		30	24	18	
	1.2.a 体检部员工执行力	20	定性		20	16	12	
	（定量指标在表3测评，因此不用对定量指标打分）							
2 **过程管理**	2.1b.被体检单位或个人咨询系统完善	20	定性		20	16	12	
	2.2 b.协调科室每周体检安排	30	定性		30	24	18	
	2.3 c.消毒隔离防止感染有措施	20	定性		20	16	12	
	2.4.b.体检业务持续发展	20	定性		20	16	12	
3 **岗位工作** **卓越服务**	3.1 a.爱岗敬业、廉洁奉公	10	定性		10	8	6	
	3.1 b.解决因体检而引发的投诉	10	定性		10	8	6	
	3.2 b.体检部员工卓越服务	20	定性		20	16	12	
	（定量指标在表3测评，因此不用对定量指标打分）							
4 **团队管理**	4.1a.精诚团结、维护医院形象	10	定性		10	8	6	
	（定量指标在表3测评，因此不用对定量指标打分）							
	4.2.a.有效沟通临床医技科室	40	定性		40	32	24	
5 **社会责任** **相关工作**	5.1 a.社会责任、医院责任感	10	定性		10	8	6	
	5.1 b.体检人隐私保密	10	定性		10	8	6	
	（定量指标在表3测评，因此不用对定量指标打分）							
6 **科室满意**	6.1 医院领导科室部门的满意度	90	定性		90	72	54	
	6.2 本科室满意度	70	定性		70	56	42	
7 **业绩结果**	（第7项指标都是定量指标,业绩结果260分,如门诊患者就诊数、出院患者数、医疗毛收入等由医院相关部门于下月10日前提供数据，在此表不用打分）							

考核者签字		日　期		复核者		日　期	

本表说明： 本表2是**体检部主任定性指标**考评表，由全院中层以上领导干部来考评，每一项指标满意度考评分4个等级：卓越、优秀、良好、一般。**1."卓越"** 指出色地完成本部门各项工作，没有任何差错，领导和群众全满意，一般有特殊贡献需要加分才能达到卓越等级。特殊贡献指①高档次的科研成果；②国际"SCI"的重要文章；③成功预防、处理医院、科室重大政治、行政、医疗风险、危机事件并得到医院认同者；④获得全国、区域、自治区、学校、医院荣誉称号者；⑤业务、技术、服务革新经医院评定突出者；⑥教学、带教学生成绩突出被学校发文表彰等，具体增加分值由医院研究；**2."优秀"** 是该考评项考评分值的满分，科室领导、员工只要努力工作，完成岗位任务，没有差错，得满分；**3."良好"** 较优秀分数少，一般是优秀分值的80%；**4."一般"** 较良好分数少，一般是优秀分值的60%；**5.** 医院中层以上领导干部每月利用有关会议直接在本表满意程度栏内的**"得分"** 的空格内填上自己认为合适数据就是被考评科室的该项得分。最后由医院绩效考核办合计本表总分是被考评科室的定性得分。

本表定性指标满分	**满分：460分**	**定性指标最后得分**	

20.某三级甲等医院体检部主任定量指标卓越绩效考评标准表3

一级指标 （分值）	权重%	二级指标		三级指标		绩效考评	得分
		考评 内容	分值	考评 内容	分值	扣分细则	
1 领导作用 （120分）	2	1.2 工作计划	20	b.有年度、月度 体检工作计划	20	有年度、月度体检工作计划得满分，无年度体检工作计划扣5分，无月度体检计划扣5分，见计划表	
2 过程管理 工作质量 （260分）	17	2.1 工作流程	10	a.体检部工作流程完善	10	有体检部工作流程得满分，少1项工作流程扣1分，见流程表	
		2.2 服务措施	40	a.落实体检便民服务措施	40	落实体检便民服务措施得满意，1项措施不落实扣5分	
		2.3 工作质量	100	a.保证体检质量无投诉	80	保证体检质量无投诉得满分，1次达不到质量要求扣10分。团体体检投诉1次扣30分，个人体检投诉1次扣2分	
				b.合理控制体检部办公成本	20	与去年同月办公成本相同得满分，增加办公成本1%扣2分	
		2.4 软件管理	20	a.体检部的软硬件设施完好	20	体检部的软硬件设施完好得满分，影响体检1次扣5分	
3 岗位工作	3	3.2 结果公正	30	a.体检的结算审核公正及时	30	体检业务的结算审核公正得满分，1次不公正、不及时扣10分	
4 团队管理 （80分）	3	4.1 团队管理	10	b.按规定组织体检部学习	10	按规定组织体检部学习满分，1次不参加扣5分	
		4.2 体检准备	20	b.体检前工作准备充分	20	体检前工作准备充分得满分，科室坐诊医师因准备不好1次扣3分	
5 社会责任 （50分）	3	5.1 及时结账	20	b.体检结束后结账及时准确	20	体检结束后结账及时准确满分，1次不及时扣5分	
		5.2 档案管理	10	a.体检档案管理达到要求	10	体检档案管理达到要求得满分，丢失1人次体检结果扣5分	
7 业绩结果 （260分）	26	7.1 医院患者结果	80	a.全院当月门诊就诊患者量	40	达到去年同期平均上升幅度满分，下降1%扣2分，上升1%加0.5分	
				b.全院当月住院患者出院量	40	达到去年同期平均上升幅度满分，下降1%扣2分，上升1%加0.5分	
		7.2 医疗质量结果	80	a.全院当月医疗质量达到要求	40	医疗质量达到去年同期水平满分，下降1%扣2分，上升1%加0.5分	
				b.全院当月医院安全无事故	40	全院当月安全无事故得满分，经过权威部门鉴定的政治、行政、医疗一等事故扣25分，二等事故扣20分，三等事故扣10分	
		7.3 医院财务结果	100	当月医疗毛收入同上年度同月增加或减少比较	100	全院当月医疗毛收入达到去年同月收入平均上升幅度得满分，下降1%扣2分，上升2%加1分	
部门：		本表定量指标满分		满分：540分		定量指标合计得分	

说明：此表一级指标分值为该项的全部分值，权重指定量指标在一级指标中的比例。

21. 某三级甲等医院病案信息科主任卓越绩效考评标准表1

一级指标 （分值）	权重 %	二级指标		三级指标		得 分	考核 方式
		考评内容	分值	考评内容	分值		
1 领导力 执行力 （150分）	15	1.1 领导力 愿景规划 制度建设	90	a.领导能力与管理能力	30		定性
				b.完整的医院信息发展规划	30		定性
				c.建立健全科室管理制度	30		定性
		1.2 执行力 工作计划	60	a.病案信息科员工执行力	30		定性
				b.有年度月度科室工作计划	30		定量
2 过程管理 质量管理 （300分）	30	2.1 工作流程 病案归档	60	a.病案信息科工作流程完善	30		定量
				b.按时完成病案收集、编码、扫描、 存储和归档工作	30		定性
		2.2 工作数量 成本管理	120	a.患者日报表准确无误	60		定量
				b.每月按时上报医疗统计结果	50		定量
				c.病案管理安全无丢失	10		定量
		2.3 工作质量	100	a.按时完成病案信息分析统计及 终末质量检查工作	20		定性
				b.合理控制本科室办公成本	40		定量
				c.出院病历符合质量要求	40		定性
		2.4 软硬件管理	20	医院的信息软、硬件管理好	20		定性
3 职业道德 岗位工作 （90分）	9	3.1 廉洁奉公 编码准确	40	a.爱岗敬业、廉洁奉公	20		定性
				b.病案编码准确，查询无误	20		定性
		3.2 支持临床 信息报告	50	a.积极支持临床科研工作与项目	20		定性
				b.周二向院领导报告上周主要医 疗信息	30		定量
4 团队管理 （80分）	8	4.1 团队精神	40	a.精诚团结、维护医院形象	10		定性
				b.按规定组织科室人员学习	30		定量
		4.2 有效沟通	40	a.有效沟通临床医技科室	40		定性
5 社会责任 （60分）	6	5.1 社会责任	60	a.社会责任、医院责任感	10		定性
				b.月报表在每月10日前送达相关 管理部门和医院领导	50		定量
6 科室满意 （140分）	14	6.1 医院领导科室 部门对院办满意度	90	领导、临床、医技科室主任、护 士长、职能部门领导满意度	90		定性
		6.2 本科室满意度	50	病案信息科员工满意度	50		定性
7 业绩结果 （180分）	18	7.1 医院患者结果	60	a.全院当月门诊就诊患者量	30		定量
				b.全院当月住院患者出院量	30		定量
		7.2 医疗质量结果	60	a.当月医疗质量达到要求	30		定量
				b.当月医院安全无事故	30		定量
		7.3 财务结果	60	当月医疗毛收入较上月增减情况	60		定量
部门：		绩效考评满分	1000 分	最后定量指标和定性指标合计得分			

注：1．本表由医院绩效考评办人员负责测评。2．定量指标由医院绩效考评办人员直接到病案信息科
检查打分，并记录在表3得分栏内。3．定性指标由中层领导以上干部在表2的满意度测评栏内打分。
4．定性与定量指标测评完后的分值结果由绩效考评办人员填入表1相应栏内并合计得分。5．第7项
中的有关数据指标由医院相关部门于下月的10日前提供给医院绩效考评办公室。

21．某三级甲等医院病案信息科主任定性指标卓越绩效考评标准表2

被考评者姓名		职　务		部门		
考评者姓名		岗　位		部门		

职能部门领导·定性指标·满意度测评内容				满　意　度　测　评　等　级				
一级 指标	三级定性指标 内容测评	本项 满分	方 式	卓 越	优 秀	良 好	一 般	得 分
1 领导作用 执行能力	1.1 a.领导能力和管理能力	30	定性		30	24	18	
	1.1 b.独立分析和解决问题能力	30	定性		30	24	18	
	1.1 c.建立健全科室管理制度	30	定性		30	24	18	
	1.2.a 信息管理科员工执行力	30	定性		30	24	18	
	（定量指标在表3测评，因此不用对定量指标打分）							
2 过程管理	2.1 b.按时完成病案收集、编码、扫描、存储和归档工作	30	定性		30	24	18	
	a.按时完成病案信息分析统计及终末质量检查工作	20	定性		20	16	12	
	2.3 c.病案管理，符合质量要求	40	定性		40	32	24	
	2.4 a.医院的信息软硬件管理好	20	定性		20	16	12	
3 岗位工作	3.1 a.爱岗敬业、廉洁奉公	20	定性		20	16	12	
	3.1 b.病案编码准确，查询无误	20	定性		20	16	12	
	3.2 a.积极支持临床科研工作与项目	20	定性		20	16	12	
4 团队管理	4.1a.精诚团结、维护医院形象	10	定性		10	8	6	
	（定量指标在表3测评，因此不用对定量指标打分）							
	4.2.a.有效沟通临床医技科室	40	定性		40	32	24	
5 社会责任	5.1 a.社会责任、医院责任感	10	定性		10	8	6	
	（定量指标在表3测评，因此不用对定量指标打分）							
6 科室满意	6.1 医院领导科室部门对该科满意度	90	定性		90	72	54	
	6.2 本科室满意度	50	定性		50	40	30	
7 业绩结果	（第7项指标都是定量指标,业绩结果180分,如门诊患者就诊数、出院患者数、医疗毛收入等由医院相关部门于下月10日前提供数据，在此表不用打分）							

考核者签字		日　期		复核者		日　期		

本表说明：本表2是**病案信息科主任定性指标**考评表，由全院中层以上领导干部来考评，每一项指标满意度考评分4个等级：卓越、优秀、良好、一般。**1．"卓越"**指出色地完成本部门各项工作，没有任何差错，领导和群众全满意，一般有特殊贡献需要加分才能达到卓越等级。特殊贡献指①高档次的科研成果；②国际"SCI"的重要文章；③成功预防、处理医院、科室重大政治、行政、医疗风险、危机事件并得到医院认同者；④获得全国、区域、自治区、学校、医院荣誉称号者；⑤业务、技术、服务革新经医院评定突出者；⑥教学、带教学生成绩突出被学校发文表彰等，具体增加分值由医院研究；**2．"优秀"**是该考评项考评分值的满分，科室领导、员工只要努力工作，完成岗位任务，没有差错，得满分；**3．"良好"**较优秀分数少，一般是优秀分值的80%；**4．"一般"**较良好分数少，一般是优秀分值的60%；**5．**医院中层以上领导干部每月利用有关会议直接在本表满意程度栏内的**"得分"**的空格内填上自己认为合适数据就是被考评科室的该项得分。最后由医院绩效考核办合计本表总分是被考评科室的定性得分。

本表定性指标满分	满分：490分	定性指标最后得分	

21. 某三级甲等医院病案信息科主任定量指标卓越绩效考评标准表 3

一级指标（分值）	权重%	二级指标考评内容	分值	三级指标考评内容	分值	绩效考评扣分细则	得分
1 领导作用（150分）	3	1.2 工作计划	30	b.有年度、月度科室工作计划	30	有年度、月度病案信息科计划得满分，无年度计划扣 5 分，无月度计划扣 5 分，见计划表	
2 过程管理工作质量（300分）	19	2.1 工作流程	30	a.信息管理科工作流程完善	30	有信息管理科工作流程得满分，少 1 项工作流程扣 2 分，见流程表	
		2.2 日报管理	120	a.患者日报表准确无误	60	患者日报表准确无误得满意，1 日不正确扣 5 分，1 日不报扣 20 分	
				b.每月按时上报医疗统计结果	50	按规定上报医疗统计信息得满分，不按规定日期上报，延长半日扣 10 分，延长 1 天扣 20 分	
				c.病案管理安全无丢失	10	每月病案管理安全无丢失得满分，丢失 1 份扣 10 分	
		2.3 工作质量	40	b.合理控制本科室办公成本	40	与去年同月办公成本相同得满分，增加办公成本1%扣 2 分	
3 岗位工作（90分）	3	3.2 上报领导	30	b.周二向院领导报告上周主要医疗信息	30	周二向院领导报告上周主要医疗信息满分，1 次不按时扣 5 分	
4 团队管理（80分）	3	4.1 科室学习	30	b.按规定组织体检部学习	30	按照规定组织本科人员参加医院、科室的学习、培训活动满分，1 次组织不学习扣 10 分	
5 社会责任（60分）	5	5.1 报表及时	50	b.月报表在每月 10 日前送达相关管理部门和医院领导	50	月报表每月 10 日前送相关部门医院领导满分，推迟半日扣 5 分，推迟 1 天扣 10 分	
7 业绩结果（180分）	18	7.1 医院患者结果	60	a.全院当月门诊就诊患者量	30	患者达到去年同期平均上升幅度满分，下降1%扣 2 分，上升1%加 0.5 分	
				b.全院当月住院患者出院量	30	患者达到去年同期平均上升幅度满分，下降1%扣 2 分，上升1%加 0.5 分	
		7.2 医疗质量结果	60	a.全院当月医疗质量达到要求	30	医疗质量达到去年同期水平满分，下降1%扣 2 分，上升1%加 0.5 分	
				b.全院当月医院安全无事故	30	全院当月安全无事故得满分，经过权威部门鉴定的政治、行政、医疗一等事故扣 25 分，二等事故扣 20 分，三等事故扣 10 分	
		7.3 医院财务结果	60	当月医疗毛收入同上年度同月增加或减少比较	60	全院当月医疗毛收入达到去年同月收入平均上升幅度得满分，下降1%扣 2 分，上升2%加 1 分	
部门：		本表定量指标满分		满分：510 分		定量指标合计得分	

说明：此表一级指标分值为该项的全部分值，权重指定量指标在一级指标中的比例。

附8：某省人民医院临床科室卓越绩效考评标准

1. 某省人民医院 临床非手术科室 卓越绩效考评标准测评表表1

一级指标 （分值）	权重 %	二级指标		三级指标		得 分	考核 方式
		考评 内容	分值	绩效考评 扣分细则	分值		
1 **管理能力** **执行能力** **120 分**	12	1.1 领导力 执行力	70	a.领导管理能力、领导之间团结	20		**定性**
				b.各种规章制度执行能力	50		**定性**
		1.2 工作计划 查房落实	50	a.有科室发展规划、月度计划	10		定量
				b.三级查房制度落实	40		定量
2 **过程管理** **工作质量** **500 分**	50	2.1 工作流程	50	有工作流程，值班、 交接班落实	50		**定性**
		2.2 工作数量	180	a.门诊患者数	20		定量
				b.出院患者数	40		定量
				c.床位周转次数	20		定量
				d.患者平均住院天数	20		定量
				e.本科室医疗毛收入数	80		定量
		2.3 工作质量	170	a.合理控制科室办公成本	20		定量
				b.病历质量达到要求	40		定量
				c.患者安全无纠纷、事故	50		定量
				d.出院患者满意度	60		**定性**
		2.4 工作效率	100	a.床位使用率	40		定量
				b.患者入院 3 日确诊率	10		定量
				c.处方合格率	20		定量
				d.危重患者抢救成功率	20		定量
				e.药品占毛收入比符合要求	10		定量
3 **职业道德** **100 分**	10	职业道德 论文科研	100	a.敬业奉献、尽职尽责、钻研业务	20		**定性**
				b.不收红包、新业务和技术开展	20		**定性**
				c.学术、论文、教学、科研成果	60		定量
4 **团队管理** **100 分**	10	4.1 团队精神	20	科室团结、顾全大局	20		**定性**
		4.2 有效沟通	80	a.与相关科室沟通好	20		**定性**
				b.落实各种业务技术会议制度	60		定量
5 **社会责任** **60 分**	6	5.1 社会责任 环境意识	30	a.社会责任、外派工作完成好	20		定量
				b.患者告知谈话、维护环境	10		定量
		5.2 奖金管理	30	奖金、福利透明公开	30		**定性**
6 **满意测评** **70 分**	7	6.1 对领导 满意度	50	领导、临床、医技科室主任、护士长、 职能部门领导满意度	50		**定性**
		6.2 满意度	20	本科员工对本科领导满意度	20		**定性**
7 **医院** **业绩结果** **50 分**	5	7.1 医院 患者结果	15	a.全院当月门诊就诊患者量	5		定量
				b.全院当月住院患者出院量	10		定量
		7.2 医院医疗 质量结果	15	a.当月医疗质量达到要求	10		定量
				b.当月医院安全无事故	5		定量
		7.3 医院 财务结果	20	全院当月医疗毛收入较上月增加 （减少按照相关规定办）	20		定量

注：临床非手术科室，定性指标 360 分，占 36%；定量指标 640 分，占 64%。

1. 某省人民医院 临床非手术科室 卓越绩效考评标准测评表表2

被考评者姓名		岗 位		部 门		
考评者姓名		岗 位		部 门		

一级指标	三级定性指标内容测评	本项满分	方式	卓越	优秀	良好	一般	得分
1 **管理能力执行能力** **120分**	1.1 a.领导管理能力、领导之间团结	20	定性		20	16	12	
	1.1 b. 各种规章制度执行能力	50	定性		50	40	30	
	（定量指标在表3测评，因此不用对定量指标打分）							
2 **过程管理工作质量** **500分**	2.1 有工作流程，值班、交接班落实	50	定性		50	40	30	
	2.3 d.出院患者满意度	60	定性		60	48	36	
	（定量指标在表3测评，因此不用对定量指标打分）							
3 **职业道德** **100分**	3.1 a.敬业奉献、尽职尽责、钻研业务	20	定性		20	16	12	
	3.2 b.不收红包新业务和技术开展	20	定性		20	16	12	
	（定量指标在表3测评，因此不用对定量指标打分）							
4 **团队管理** **100分**	4.1 科室团结、顾全大局	20	定性		20	16	12	
	4.2 a.与相关科室沟通好	20	定性		20	16	12	
	（定量指标在表3测评，因此不用对定量指标打分）							
5 **社会责任** **60分**	5.2 奖金、福利透明公开	30	定性		30	24	18	
	（定量指标在表3测评，因此不用对定量指标打分）							
6 **满意测评** **70分**	6.1 领导、临床、医技科室主任、护士长、职能部门领导满意度	50	定性		50	40	30	
	6.2 本科员工对本科领导满意度	20	定性		20	16	12	
7 **业绩结果** **50分**	（定量指标在表3测评，因此不用对定量指标打分）							

考核者签字		日 期		复核者		日 期	

说明： 本表2为**临床非手术科室定性指标**测评表，由医院相关领导和本科室人员来测评，每一项指标满意度测评分4个等级：卓越、优秀、良好、一般。**1."卓越"**指职能部门员工出色地完成本职岗位工作，没有任何差错，领导和群众**全满意**。另外又对医院做出特殊的**"贡献"**，特殊贡献指①高档次的科研成果；②国际"SCI"的重要文章；③成功预防、处理医院、科室政治、行政、医疗风险、危机事件并得到医院认同者；④获得医院、学校、自治区荣誉称号者；⑤业务、技术、服务革新经医院评定突出者；⑥教学、带教学生成绩突出者等。卓越的具体分值由医院研究后增加；**2."优秀"**的分值是该测评表某项测评分值的满分，每位员工只要努力工作，完成岗位任务，没有差错，就应该得满分；**3."良好"**较优秀分数少，分值为该项分值满分的80%；**4."一般"**是测评表中某项指标分值满分的60%以上；**5.**本科室员工直接在满意程度栏内的**"得分"**的空格内填上自己认为合适数据就是被测评者的该项得分。

部门：		本表定性指标满分	360 分	定性指标最后得分	

1. 某省人民医院　临床非手术科室　卓越绩效考评标准测评表表3

一级指标（分值）	权重%	二级指标 考评内容	分值	三级指标 考评内容	分值	绩效考评 扣分细则	得分
1 管理能力 执行能力	5	1.2 工作流程	50	a.有科室发展规划、月度计划	10	有规划计划满分，少1项扣扣5分；查房落实满分，少1次扣10分	
				b.三级查房制度落实	40		
2 过程管理 工作质量 工作数量	39	2.2 工作数量	180	a.门诊患者数	20	工作数量指标，当月数量指标达到去年同月数量指标得满分，降低1%扣5分，增加1%奖2分	
				b.出院患者数	40		
				c.床位周转次数	20		
				d.患者平均住院天数	20		
				e.科室医疗毛收入数	80		
		2.3 工作质量	110	a.合理控制办公成本	20	工作质量指标，当月质量指标达到去年同月质量指标得满分，降低1%扣5分，提高1%奖2分	
				b.病历质量达到要求	40		
				c.患者安全无纠纷、事故	50		
		2.4 工作效率	100	a.床位使用率	40	工作效率指标，当月效率指标达到去年同月效率指标得满分，降低1%扣5分，提高1%奖2分	
				b.患者三日确诊率	10		
				c.处方合格率	20		
				d.危重患者抢救成功率	20		
				e.药品占毛收入比符合要求	10		
3 职业素质	6	3 行为规范	60	c.学术、论文、教学、科研成果	60	符合要求得满分，1项不符合要求扣5分	
4 团队精神	6	4.1 团队精神	60	b.落实各种业务技术会议制度	60	各种业务技术会议落实得满分，少1次扣5分	
5 社会责任	3	5.1 社会责任 环境意识	30	a.社会责任、外派工作完成好	20	社会责任外派工作完成好满分，不达要求1项扣5分	
				b.患者告知谈话、维护环境	10	符合要求满分，1次不符合要求扣3分	
7 医院 业绩结果 50分	5	7.1 医院 患者结果	15	a.全院当月门诊就诊患者量	5	当月患者结果达到去年同月数量得满分，降低1%扣10分，增加1%奖2分	
				b.全院当月住院患者出院量	10		
		7.2 医院医疗 质量结果	15	a.医疗质量达到要求	10	当月质量结果达到去年同月质量得满分，降低1%扣10分，增加1%奖2分	
				b.当月医院安全无事故	5		
		7.3 医院 财务结果	20	全院当月医疗毛收入较上月增加	20	全院当月医疗毛收入较上年同月持平得满分，降低医疗毛收入1%扣10分，增加1%收入加2分	
部门：		本表定量指标满分			640分	定量指标合计得分	

2．某省人民医院 临床非手术科室主任 卓越绩效考评标准测评表表1

一级指标 （分值）	权重%	二级指标		三级指标		得分	考核方式
		考评内容	分值	绩效考评扣分细则	分值		
1 领导力 执行力 120分	12	1.1 领导力 执行力	90	a.领导能力与管理能力	30		**定性**
				b.医疗规章制度执行力	60		**定性**
		1.2 工作计划	30	a.有科室发展规划	10		定量
				b.有年度、月度工作计划	20		定量
2 过程管理 工作质量 （450分）	45	2.1 工作流程	20	有工作流程，查房、交接班落实	20		**定性**
		2.2 工作数量	160	a.门诊患者数	10		定量
				b.出院患者数	30		定量
				c.床位周转次数	10		定量
				d.患者平均住院天数	10		定量
				e.本科室医疗毛收入数	100		定量
		2.3 工作质量	150	a.合理控制办公成本	20		**定性**
				b.病历质量达到要求	40		**定性**
				c.患者安全无纠纷、事故	30		定量
				d.出院患者满意度	60		**定性**
		2.4 工作效率	120	a.床位使用率	40		定量
				b.患者入院3日确诊率	10		定量
				c.处方合格率	20		定量
				d.危重患者抢救成功率	20		定量
				e.药品占毛收入比率符合要求	30		定量
3 职业道德 100分	10	3 职业道德 论文科研	100	a.敬业奉献、尽职尽责、钻研业务	30		**定性**
				b.不收红包、新业务和技术开展	30		定量
				c.学术、论文、教学、科研成果	40		定量
4 团队管理 100分	10	4.1 团队精神	20	科室团结、顾全大局	20		**定性**
		4.2 有效沟通	80	a.与相关科室沟通好	20		**定性**
				b.落实各种业务技术会议制度	60		定量
5 社会责任 60分	6	5.1 社会责任 环境意识	30	a.社会责任、外派工作完成好	20		**定性**
				b.患者告知谈话、维护环境	10		定量
		5.2 奖金管理	30	奖金、福利透明公开	30		定量
6 满意测评 70分	7	6.1 医院领导科室 部门对主任	30	领导、临床、医技科室主任、护士长、职能部门领导满意度	30		**定性**
		6.2 本科室满意度	40	本科室 员工满意度	40		**定性**
7 医院 业绩结果 100分	10	7.1 医院患者结果	30	a.全院当月门诊就诊患者量	10		定量
				b.全院当月住院患者出院量	20		定量
		7.2 医疗质量结果	30	a.当月医疗质量达到要求	20		定量
				b.当月医院安全无事故	10		定量
		7.3 医院 财务结果	40	全院当月医疗毛收入较上月增加（减少按照相关规定办）	40		定量

　注：临床非手术科室主任，定性指标390分，占39%；定量指标610分，占61%。

2．某省人民医院 临床非手术科室主任 卓越绩效考评标准测评表表 2

被考评者姓名		岗 位			部 门	
考评者姓名		岗 位			部 门	

职能部门领导·定性指标·满意度测评内容				满 意 度 测 评 等 级			
一级 指标	三级定性指标 内容测评	本项 满分	方 式	卓 越	优 秀	良 好	一 般 得 分
1 管理能力 执行能力 120分	1.1 a.领导能力与管理能力	30	定性		30	24	18
	1.1 b. 各种规章制度执行能力	60	定性		60	48	36
	（定量指标在表3测评，因此不用对定量指标打分）						
2 过程管理 工作质量 450分	2.1 有工作流程，查房、交接班落实	20	定性		20	16	12
	2.3 a.合理控制办公成本	20	定性		20	16	12
	2.3 b.病历质量达到要求	40	定性		40	32	24
	2.3 d.出院患者满意度	60	定性		60	48	36
3 职业道德 100分	3.1 a.敬业奉献尽职尽责钻研业务	30	定性		30	24	18
	（定量指标在表3测评，因此不用对定量指标打分）						
4 团队管理 100分	4.1 科室团结、顾全大局	20	定性		20	16	12
	4.2 a.与相关科室沟通好	20	定性		20	16	12
	（定量指标在表3测评，因此不用对定量指标打分）						
5 社会责任 60分	5.1a a.社会责任、外派工作完成好	20	定性		20	16	12
	（定量指标在表3测评，因此不用对定量指标打分）						
6 满意测评 70分	6.1 领导、临床、医技科室主任、护士长、职能部门领导的满意度	30	定性		30	24	18
	6.2 本科员工对本科领导满意度	40	定性		40	32	24
	（定量指标在表3测评，因此不用对定量指标打分）						
7 业绩结果 100分	（本条定量指标在表3测评，因此不用对定量指标打分）						

考核者签字		日 期		复核者		日 期	

说明：本表2为**临床科非手术科主任定性指标**测评表，由医院相关领导和本科室人员来测评，每一项指标满意度测评分4个等级：卓越、优秀、良好、一般。**1.** **"卓越"**指职能部门员工出色地完成本职岗位工作，没有任何差错，领导和群众**全满意**。另外又对医院做出特殊的"贡献"，特殊贡献指①高档次的科研成果；②国际"SCI"的重要文章；③成功预防、处理医院、科室政治、行政、医疗风险、危机事件并得到医院认同者；④获得医院、学校、自治区荣誉称号者；⑤业务、技术、服务革新经医院评定突出者；⑥教学、带教学生成绩突出者等。卓越的具体分值由医院研究后增加；**2.** **"优秀"**的分值是该测评表某项测评分值的满分，每位员工只要努力工作，完成岗位任务，没有差错，就应该得满分；**3.** **"良好"**较优秀分数少，分值为该项分值满分的80%；**4.** **"一般"**是测评表中某项指标分值满分的60%以上；**5.**本科室员工直接在满意程度栏内的**"得分"**的空格内填上自己认为合适数据就是被测评者的该项得分。

部门：		本表定性指标满分	390 分	定性指标最后得分	

2. 某省人民医院　临床非手术科室主任　卓越绩效考评标准测评表表 3

一级指标 （分值）	权重%	二级指标 考评内容	分值	三级指标 考评内容	分值	绩效考评 扣分细则	得分
1 管理能力 执行能力 120分	3	1.2 工作流程 工作计划	30	a.有科室发展规划	10	有科室发展规划得满分，无规划扣5分	
				b.有年度月度工作计划	20	有年度月度工作计划满分，无计划扣15分	
2 过程管理 工作质量 工作数量 450分	31	2.2 工作数量	160	a.门诊患者数	10	工作数量指标，每1项当月数量指标达到去年同月数量指标得满分，降低1%扣5分，增加1%奖2分	
				b.出院患者数	30		
				c.床位周转次数	10		
				d.患者平均住院天数	10		
				e.科室医疗毛收入数	100		
		2.3 工作质量	30	c.患者安全无纠纷、事故	30	安全无事故满分，有事故纠纷按照相关规定扣罚	
		2.4 工作效率	120	a.床位使用率	40	工作效率指标，当月效率指标达到去年同月效率指标得满分，降低1%扣5分，提高1%奖2分	
				b.患者3日确诊率	10		
				c.处方合格率	20		
				d.危重患者抢救成功率	20		
				e.药品占毛收入比符合要求	30		
3 职业素质	7	3 行为规范	70	b.不收红包新业务和技术开展	30	符合要求得满分，1项不符合要求扣10分	
				c.学术、论文、教学、科研成果	40	符合要求得满分，1项不符合要求扣10分	
4 团队管理	6	4.2 团队管理	60	b.落实各种业务技术会议制度	60	各种业务技术会议落实得满分，少1次扣5分	
5 社会责任	4	5.1 社会责任	10	b.患者告知谈话、维护环境	10	符合要求得满分，1项不符合要求扣10分	
		5.1 奖金管理	30	奖金、福利透明公开	30	符合要求得满分，1次不符合要求扣10分	
7 医院 业绩结果 100分	10	7.1 医院 患者结果	30	a.全院当月门诊就诊患者量	10	当月患者结果达到去年同月数量得满分，降低1%扣10分，增加1%奖5分	
				b.全院当月住院患者出院量	20		
		7.2 医院医疗 质量结果	30	a.当月医疗质量达到要求	20	当月质量结果达到去年同月质量得满分，降低1%扣10分，增加1%奖2分	
				b.当月医院安全无事故	10		
		7.3 医院 财务结果	40	全院当月医疗毛收入较上月增加	40	全院当月医疗毛收入较上年同月持平得满分，降低医疗没收入1%扣10分，增加1%收入加2分	
部门：		本表定量指标满分		610分		定量指标合计得分	

3. 某省人民医院　临床科室护士长　卓越绩效考评标准测评表表1

一级指标 分值	权重%	二级指标		三级指标		得分	考核方式
		考评 内容	分值	绩效考评 扣分细则	分值		
1 领导力 执行力 120分	12	1.1 领导力、制度执行	90	a.领导能力与管理能力	30		定性
				b.科室护理规章制度执行力	60		定性
		1.2 工作计划	30	a.有科室护理发展规划	10		定量
				b.有年度和月度护理工作计划	20		定量
2 过程管理 任务完成 470分	47	2.1 工作流程 查房交班	60	a.有护理工作流程	20		定量
				b.查房、交接班落实	40		定性
		2.2 工作数量	160	a.门诊患者出院患者数	20		定量
				b.床位周转患者平均住院日	20		定量
				c.护理差错、纠纷发生数	20		定量
				d.组织护士每日床头交班	60		定量
				e.本科室医疗毛收入数	40		定量
		2.3 工作质量	140	a.合理控制办公成本	10		定量
				b.护理文书质量达到要求	30		定量
				c.护理安全、病房管理达到要求	50		定量
				d.住院患者满意度	50		定性
		2.4 工作效率	110	a.床位使用率	10		定量
				b.基础护理合格率达	20		定量
				c.危重患者护理格率	20		定量
				急救物品合格率	20		定量
				e.护士技术操作合格率	40		定量
3 职业道德 80分	8	3 职业道德	80	a.敬业奉献、尽职尽责、钻研业务	20		定性
				b.不收红包、新业务和技术开展	20		定量
				c.学术、论文、教学、科研成果	40		定量
4 团队管理 100分	10	4.1 团队管理	20	科室团结顾全大局	20		定性
		4.2 有效沟通、会议制度	80	a.与相关科室沟通好	20		定性
				b.落实各种业务护理会议制度	60		定量
5 社会责任 60分	6	5.1 社会责任、环境意识	30	a.社会责任	20		定性
				b.患者告知谈话、维护环境	10		定性
		5.2 奖金福利管理	30	奖金、福利透明公开	30		定量
6 满意测评 70分	7	6.1 医院领导科室部门 对护士长满意度	30	领导、临床、医技科室主任、护士长、职能部门领导满意度	30		定性
		6.2 科室员工满意度	40	本科室员工满意度	40		定性
7 医院 业绩结果 100分	10	7.1 医院患者结果	30	a.全院当月门诊就诊患者量	10		定量
				b.全院当月住院患者出院量	20		定量
		7.2 医院医疗质量结果	30	a.当月医疗质量达到要求	20		定量
				b.当月医院安全无事故	10		定量
		7.3 医院财务结果	40	全院当月医疗毛收入较上月增加（减少按照相关规定办）	40		定量

注：临床科室护士长，定性指标 340 分，占 34%；定量指标 660 分，占 66%。

3. 某省人民医院 临床科室护士长 卓越绩效考评标准测评表表 2

被考评者姓名		岗 位		部 门	
考评者姓名		岗 位		部 门	

职能部门领导·定性指标·满意度测评内容				满 意 度 测 评 等 级				
一级 指标	三级定性指标 内容测评	本项 满分	方 式	卓 越	优 秀	良 好	一 般	得 分
1 管理能力 执行能力 120 分	1.1 a.领导能力与管理能力	30	定性		30	24	18	
	1.1 b.科室护理规章制度执行力	60	定性		60	48	36	
	（定量指标在表 3 测评，因此不用对定量 指标打分）							
2 过程管理 工作质量 470 分	2.1 b.查房、交接班落实	40	定性		40	32	24	
	2.3 d.住院患者满意度	50	定性		50	40	30	
	（定量指标在表 3 测评，因此不用对定量 指标打分）							
3 职业道德 100 分	3.1 a.敬业奉献、尽职尽责、钻研业务	20	定性		20	16	12	
	（定量指标在表 3 测评，因此不用对定量 指标打分）							
4 团队管理 100 分	4.1 科室团结、顾全大局	20	定性		20	16	12	
	4.2 a.与相关科室沟通好	20	定性		20	16	12	
	（定量指标在表 3 测评，因此不用对定量 指标打分）							
5 社会责任 60 分	5.1 a.社会责任	20	定性		20	16	12	
	5.1b.患者告知谈话、维护环境	10	定性		10	8	6	
6 满意测评 70 分	6.1 领导、临床、医技科室主任、护士长、 职能部门领导对临床科室护士长满意度	30	定性		30	24	18	
	6.2 本科员工对本科护士长满意度	40	定性		40	32	24	
	（定量指标在表 3 测评，因此不用对定量 指标打分）							
7 业绩结果 100 分	（本条定量指标在表 3 测评，因此不用对 定量指标打分）							

考核者签字		日 期		复核者		日 期	

说明：本表 2 为**临床科护士长定性指标**测评表，由医院相关领导和本科室人员来测评，每一项指标满意度测评分 4 个等级：卓越、优秀、良好、一般。**1.** "**卓越**"指职能部门员工出色地完成本职岗位工作，没有任何差错，领导和群众**全满意**。另外又对医院做出特殊的"贡献"，特殊贡献指①高档次的科研成果；②国际"SCI"的重要文章；③成功预防、处理医院、科室政治、行政、医疗风险、危机事件并得到医院认同者；④获得医院、学校、自治区荣誉称号者；⑤业务、技术、服务革新经医院评定突出者；⑥教学、带教学生成绩突出者等。卓越的具体分值由医院研究后增加；**2.** "**优秀**"的分值是该测评表某项测评分值的满分，每位员工只要努力工作，完成岗位任务，没有差错，就应该得满分；**3.** "**良好**"较优秀分数少，分值为该项分值满分的 80%；**4.** "**一般**"是测评表中某项指标分值满分的 60%以上；**5.**本科室员工直接在满意程度栏内的"**得分**"的空格内填上自己认为合适数据就是被测评者的该项得分。

部门：		本表定性指标满分	340 分	定性指标最后得分	

3. 某省人民医院 临床科室护士长 卓越绩效考评标准测评表表3

一级指标 （分值）	权重 %	二级指标		三级指标		绩效考评	得分
		考评 内容	分值	考评 内容	分值	扣分细则	
1 **管理能力** **执行能力** **120分**	3	1.2 工作计划	30	有科室护理发展规划	10	有护理发展规划得满分，无规划扣5分	
				b.有年度月度工作护理工作计划	20	有年度月度工作计划满分，无计划扣15分	
2 **过程管理** **工作质量** **工作数量** **470分**	38	2.1 工作流程	20	a.有护理工作流程	20	有护理工作流程得满分，少1项流程扣2分	
		2.2 工作数量	160	a.门诊患者出院患者数	20	工作数量指标，每1项当月数量指标达到去年同月数量指标得满分，降低1%扣5分，提高1%加2分	
				b.床位周转平均住院日	20		
				c.护理差错、纠纷发生数	20		
				d.组织护士每日床头交班	60		
				e.本科室医疗毛收入数	40		
		2.3 工作质量	90	a.合理控制办公成本	10	成本管理与去年同期相同、其余达到要求得满分，降低1%扣5分，增加1%加2分	
				b.护理文书质量达到要求	30		
				c.护理统计指标达到要求	50		
		2.4 工作效率	110	a.床位使用率	10	工作效率指标，当月效率指标达到去年同月效率指标得满分，降低1%扣5分，提高1%奖2分	
				b.基础护理合格率达	20		
				c.危重患者护理合格率	20		
				d.急救物品合格率	20		
				e.护士技术操作合格率	40		
3 **职业素质**	6	3 行为规范	60	b.不收红包、新业务和技术开展	20	符合要求满分，1项不符合要求扣10分	
				c.学术、论文、教学、科研成果	40	符合要求得满分，1项不符合要求扣10分	
4 **团队管理**	6	4.2 团队管理	60	b.落实各种业务技术会议制度	60	各种业务技术会议落实得满分，少1人次扣1分	
5 **社会责任**	3	5.2 奖金管理	30	科内奖金、福利透明公开	30	科内公开得满分，1次不符合要求扣10分	
7 **医院** **业绩结果** **100分**	10	7.1 医院 患者结果	30	a.当月门诊就诊患者量	10	医院当月门诊、住院患者结果达到去年同月患者数量得满分，降低1%扣10分，增加1%奖2分	
				b.当月住院患者出院量	20		
		7.2 医院 质量结果	30	a.当月医疗质量达到要求	20	质量指标达到去年同月质量标准得满分，降低1%扣10分，提高1%奖2分	
				b.当月医院安全无事故	10		
		7.3 医院 财务结果	40	全院当月医疗毛收入较上月增加	40	全院当月医疗毛收入较上年同月持平得满分，降低医疗没收入1%扣10分，增加1%收入加2分	
部门：		本表定量指标满分			660分	定量指标合计得分	

4．某省人民医院 急诊科 卓越绩效考评标准测评表表 1

一级指标 分值	权重 %	二级指标 考评内容	分值	三级指标 绩效考评扣分细则	分值	得分	考核方式
1 科室管理执行能力 120 分	12	1.1 科室管理、执行力	90	a.科室科学规范管理	30		定性
				b.医院、科室规章制度执行力	60		定性
		1.2 工作规划与计划	30	a.有科室发展规划	10		定量
				b.有年度和月度工作计划	20		定量
2 过程管理工作质量 520 分	52	2.1 工作流程、工作制度	60	a.有完善的抢救患者工作流程	30		定量
				b.有完善各项工作制度	30		定性
		2.2 工作数量	190	a.诊治急诊患者人数	50		定量
				b.留观患者平均住院日	10		定量
				c.第一时间接诊、落实首诊负责制	50		定量
				d.急救途中抢救记录准确完整	10		定量
				e.本科室医疗毛收入数	70		定量
		2.3 工作质量	160	a.合理控制办公成本	10		定量
				b.急诊病例质量达到要求	30		定量
				c.各项统计指标符合要求	70		定量
				d.持续 24 小时接诊、患者满意度	50		定性
		2.4 工作效率	110	a.留观患者床位使用率	10		定量
				b.抢救仪器、设备完好率	20		定量
				c.危重患者抢救成功率	20		定量
				d.无菌、消毒、隔离符合要求	20		定量
				e.医护人员技术操作合格率	40		定量
3 职业道德 80 分	8	3 职业道德	80	a.敬业奉献、尽职尽责、钻研业务	20		定性
				b.服务热情、不收红包	20		定量
				c.学术、论文、教学、科研成果	40		定量
4 团队管理 100 分	10	4.1 团队管理	20	科室团结顾全大局	20		定性
		4.2 有效沟通、会议制度	80	a.与相关科室沟通好	40		定性
				b.落实各种会议制度	40		定量
5 社会责任 60 分	6	5.1 社会责任、环境意识	30	a.社会责任、患者知情工作好	20		定性
				b.维护环境、低碳工作	10		定性
		5.2 奖金福利管理	30	科室内奖金、福利透明公开	30		定量
6 满意测评 70 分	7	6.1 医院领导科室部门对护士长满意度	50	医院领导、临床、医技科室主任、护士长、职能部门领导对急诊科工作满意度	50		定性
		6.2 科室员工满意度	20	本科室员工满意度	20		定性
7 医院业绩结果 50 分	5	7.1 医院患者结果	20	a.全院当月门诊就诊患者量	10		定量
				b.全院当月住院患者出院量	10		定量
		7.2 医院医疗质量结果	20	a.当月医疗质量达到要求	10		定量
				b.当月医院安全无事故	10		定量
		7.3 医院财务结果	10	全院当月医疗毛收入较上月增加（减少按照相关规定办）	10		定量

注：临床科室护士长，定性指标 350 分，占 35%；定量指标 650 分，占 65%。

4. 某省人民医院 急诊科 卓越绩效考评标准测评表表2

被考评者姓名		岗 位			部 门	
考评者姓名		岗 位			部 门	

职能部门领导·定性指标·满意度测评内容				满 意 度 测 评 等 级			
一级指标	三级定性指标 内容测评	本项满分	方式	卓越	优秀	良好	一般	得分

一级指标	三级定性指标内容测评	本项满分	方式	卓越	优秀	良好	一般	得分
1 管理能力 执行能力 120分	1.1 a.科室科学规范管理	30	定性		30	24	18	
	1.1 b.医院、科室规章制度执行力	60	定性		60	48	36	
	（定量指标在表3测评，因此不用对定量指标打分）							
2 过程管理 工作质量 520分	2.1 b.有完善各项工作制度	30	定性		30	24	18	
	2.3 d.持续24小时接诊、患者满意度	50	定性		50	40	30	
	（定量指标在表3测评，因此不用对定量指标打分）							
3 职业道德 100分	3.1 a.敬业奉献、尽职尽责、钻研业务	20	定性		20	16	12	
	（定量指标在表3测评，因此不用对定量指标打分）							
4 团队管理 100分	4.1 科室团结、顾全大局	20	定性		20	16	12	
	4.2 a.与相关科室沟通好	40	定性		40	32	24	
	（定量指标在表3测评，因此不用对定量指标打分）							
5 社会责任 60分	5.1 a.社会责任、患者知情工作好	20	定性		20	16	12	
	5.1 b.维护环境、低碳工作	10	定性		10	8	6	
6 满意测评 70分	6.1 医院领导、临床、医技科室主任、护士长、职能部门领导对急诊科工作满意度	50	定性		50	40	30	
	6.2 本科员工对本科工作、管理满意度	20	定性		20	16	12	
	（定量指标在表3测评，因此不用对定量指标打分）							
7 业绩结果 50分	（本条定量指标在表3测评，因此不用对定量指标打分）							

考核者签字		日 期		复核者		日 期	

说明：本表2为**医院急诊科定性指标**测评表，由医院相关领导和本科室人员来测评，每一项指标满意度测评分4个等级：卓越、优秀、良好、一般。**1.** "**卓越**"指职能部门员工出色地完成本职岗位工作，没有任何差错，领导和群众**全满意**。另外又对医院做出特殊的"贡献"，特殊贡献指①高档次的科研成果；②国际"SCI"的重要文章；③成功预防、处理医院、科室政治、行政、医疗风险、危机事件并得到医院认同者；④获得医院、学校、自治区荣誉称号者；⑤业务、技术、服务革新经医院评定突出者；⑥教学、带教学生成绩突出者等。卓越的具体分值由医院研究后增加；**2.** "**优秀**"的分值是该测评表某项测评分值的满分，每位员工只要努力工作，完成岗位任务，没有差错，就应该得满分；**3.** "**良好**"较优秀分数少，分值为该项分值满分的80%；**4.** "**一般**"是测评表中某项指标分值满分的60%以上；**5.**本科室员工直接在满意程度栏内的"**得分**"的空格内填上自己认为合适数据就是被测评者的该项得分。

部门：		本表定性指标满分	350分	定性指标最后得分	

4. 某省人民医院　急诊科　卓越绩效考评标准测评表表 3

一级指标 （分值）	权重%	二级指标 考评 内容	分值	三级指标 考评 内容	分值	绩效考评 扣分细则	得分
1 管理能力 执行能力 120 分	3	1.2 工作计划	30	a.有科室发展规划	10	有科室发展规划得满分，无规划扣 5 分	
				b.有年度和月度工作计划	20	有年度月度工作计划满分，无计划扣 15 分	
2 过程管理 工作质量 工作数量 520 分	44	2.1 工作流程	30	a.有完善的抢救患者工作流程	30	有护理工作流程满分，少 1 项流程扣 2 分	
		2.2 工作数量	190	a.诊治急诊患者人数	50	工作数量指标，每 1 项当月数量指标达到去年同月数量指标得满分，降低 1%扣 5 分，增加 1%奖 2 分	
				b.留观患者平均住院日	10		
				c.第一时间接诊、落实首诊负责制	50		
				d.急救途中记录准确完整	10		
				e.本科室医疗毛收入数	70		
		2.3 工作质量	110	a.合理控制办公成本	10	安全无事故满分，有事故纠纷按照相关规定扣罚	
				b.急诊病例质量达到要求	30		
				c.各项统计指标符合要求	70		
		2.4 工作效率	110	a.留观患者床位使用率	10	工作效率指标，当月效率指标达到去年同月效率指标得满分，降低 1%扣 10 分，提高 1%奖 2 分	
				b.抢救仪器、设备完好率	20		
				c.危重患者抢救成功率	20		
				d.无菌消毒隔离符合要求	20		
				e.医护人员操作合格率	40		
3 职业素质	6	3 行为规范	60	b.服务热情、不收红包	20	符合要求得满分，1 项不符合要求扣 10 分	
				c.学术、论文、教学、科研成果	40	符合要求得满分，1 项不符合要求扣 10 分	
4 团队管理	4	4.2 团队管理	40	b.落实各种会议制度	40	各种业务技术会议落实得满分，少 1 次扣 5 分	
5 社会责任	3	5.2 奖金管理	30	科室内奖金、福利透明公开	30	符合要求得满分，1 次不符合要求扣 10 分	
7 医院 业绩结果 50 分	5	7.1 医院 患者结果	20	a.当月门诊就诊患者量	10	当月患者结果达到去年同月数量得满分，降低 1%扣 10 分，增加 1%奖 5 分	
				b.当月住院患者出院量	10		
		7.2 医院 质量结果	20	a.当月医疗质量达到要求	10	质量指标达到去年同月质量标准满分，降低 1%扣 10 分，提高 1%奖 2 分	
				b.当月医院安全无事故	10		
		7.3 医院 财务结果	10	全院当月医疗毛收入较上月增加	10	全院当月医疗毛收入较上年同月持平得满分，降低医疗没收入 1%扣 10 分，增加 1%没收入 5 分	
部门：				本表定量指标满分	650 分	定量指标合计得分	

5. 某省人民医院　急诊科护士长　卓越绩效考评标准测评表表1

一级指标 分值	权重%	二级指标 考评内容	分值	三级指标 绩效考评扣分细则	分值	得分	考核方式
1 科室管理执行能力 120分	12	1.1 科室管理、执行力	90	a.科室科学规范管理	30		定性
				b.医院、科室规章制度执行力	60		定性
		1.2 工作规划与计划	30	a.有急诊科护理发展规划	10		定量
				b.有年度和月度工作计划	20		定量
2 过程管理工作质量 520分	52	2.1 工作流程 工作制度	60	a.有完善的抢救患者工作流程	30		定量
				b.有完善各项护理工作制度	30		定性
		2.2 工作数量	190	a.诊治急诊患者人数	50		定量
				b.留观患者平均住院日	10		定量
				c.第一时间接待服务患者	50		定量
				d.急救途中抢救记录准确完整	10		定量
				e.本科室医疗毛收入数	70		定量
		2.3 工作质量	160	a.合理控制办公成本	10		定量
				b.急诊病例护理文书质量达到要求	30		定量
				c.各项统计指标符合要求	70		定量
				d.持续24小时接诊、患者满意度	50		定性
		2.4 工作效率	110	a.合理排班、医护配合好	10		定性
				b.维护仪器、设备、药品完好率	20		定量
				c.按照规定巡视观察室患者	20		定量
				d.无菌、消毒、隔离符合要求	20		定量
				e.护理人员技术操作合格率	40		定量
3 职业道德 80分	8	3 职业道德	80	a.敬业奉献、尽职尽责、钻研业务	20		定性
				b.服务热情、不收红包	20		定量
				c.学术、论文、教学、科研成果	40		定量
4 团队管理 100分	10	4.1 团队管理	20	科室团结顾全大局，急诊科内、外环境的整洁、安静、安全	20		定性
		4.2 有效沟通、会议制度	80	a.与相关科室沟通好	40		定性
				b.落实各种会议制度	40		定量
5 社会责任 60分	6	5.1 社会责任、环境意识	30	a.社会责任、患者知情工作好	20		定性
				b.维护环境、低碳工作	10		定性
		5.2 奖金福利管理	30	科室内奖金、福利透明公开	30		定量
6 满意测评 70分	7	6.1 相关科室满意度	50	相关科室、部门领导对急诊科护士长工作满意度	50		定性
		6.2 科室员工满意度	20	本科室员工满意度	20		定性
7 医院业绩结果 50分	5	7.1 医院患者结果	20	a.全院当月门诊就诊患者量	10		定量
				b.全院当月住院患者出院量	10		定量
		7.2 医院医疗质量结果	20	a.当月医疗质量达到要求	10		定量
				b.当月医院安全无事故	10		定量
		7.3 医院财务结果	10	全院当月医疗毛收入较上月增加（减少按照相关规定办）	10		定量

注：临床科室护士长，定性指标360分，占36%；定量指标640分，占64%。

5. 某省人民医院　急诊科护士长　卓越绩效考评标准测评表表2

被考评者姓名		岗 位		部 门	
考评者姓名		岗 位		部 门	

职能部门领导·定性指标·满意度测评内容				满 意 度 测 评 等 级				
一级指标	三级定性指标内容测评	本项满分	方式	卓越	优秀	良好	一般	得分
1 管理能力 执行能力 120分	1.1 a.科室科学规范管理	30	定性		30	24	18	
	1.1 b.医院、科室规章制度执行力	60	定性		60	48	36	
	（定量指标在表3测评，因此不用对定量指标打分）							
2 过程管理 520分	2.1 b.有完善各项护理工作制度	30	定性		30	24	18	
	2.3 d.持续24h接诊、患者满意度	50	定性		50	40	30	
	2.4 a.合理排班、医护配合好	10	定性		10	8	6	
3 职业道德 100分	3.1 a.敬业奉献、尽职尽责、钻研业务	20	定性		20	16	12	
	（定量指标在表3测评，因此不用对定量指标打分）							
4 团队管理 100分	4.1 科室团结顾全大局，急诊科内、外环境的整洁、安静、安全	20	定性		20	16	12	
	4.2 a.与相关科室沟通好	40	定性		40	32	24	
	相关科室、部门领导对急诊科护士长工作满意度							
5 社会责任 60分	5.1a.社会责任、患者知情工作做得好	20	定性		20	16	12	
	5.1b.维护环境、低碳工作	10	定性		10	8	6	
6 满意测评 70分	相关科室、部门领导对急诊科护士长工作满意度	50	定性		50	40	30	
	6.2 本科员工对护士长工作管理满意度	20	定性		20	16	12	
	（定量指标在表3测评，因此不用对定量指标打分）							
7 业绩结果 50分	（本条定量指标在表3测评，因此不用对定量指标打分）							

考核者签字		日 期		复核者		日 期	

说明：本表2为**急诊科护士长定性指标**测评表，由医院相关领导和本科室人员来测评，每一项指标满意度测评分4个等级：卓越、优秀、良好、一般。**1. "卓越"**指职能部门员工出色地完成本职岗位工作，没有任何差错，领导和群众**全满意**。另外又对医院做出特殊的"贡献"，特殊贡献指①高档次的科研成果；②国际"SCI"的重要文章；③成功预防、处理医院、科室政治、行政、医疗风险、危机事件并得到医院认同者；④获得医院、学校、自治区荣誉称号者；⑤业务、技术、服务革新经医院评定突出者；⑥教学、带教学生成绩突出者等。卓越的具体分值由医院研究后增加；**2. "优秀"**的分值是该测评表某项测评分值的满分，每位员工只要努力工作，完成岗位任务，没有差错，就应该得满分；**3. "良好"**较优秀分数少，分值为该项分值满分的80%；**4. "一般"**是测评表中某项指标分值满分的60%以上；5.本科室员工直接在满意程度栏内自己认为合适数据就是被测评者的该项得分。

部门：		本表定性指标满分	360分	定性指标最后得分	

5. 某省人民医院 急诊科护士长 卓越绩效考评标准测评表表3

一级指标 （分值）	权重%	二级指标 考评 内容	分值	三级指标 考评 内容	分值	绩效考评 扣分细则	得分
1 管理能力 执行能力 120分	3	1.2 工作计划	30	a.有急诊科护理发展规划	10	有科室护理工作规划得满分，无规划扣5分	
				b.有年度和月度工作计划	20	有年度月度工作计划满分，无计划扣15分	
2 过程管理 工作质量 工作数量 520分	43	2.1 工作流程	30	a.有完善的抢救患者工作流程	30	有护理工作流程满分，少1项流程扣2分	
		2.2 工作数量	190	a.诊治急诊患者人数	50	工作数量指标，每1项当月数量指标达到去年同月数量指标得满分，降低1%扣5分，增加1%奖2分	
				b.留观患者平均住院日	10		
				c.护士第一时间接待患者	50		
				d.急救途中抢救记录准确完整	10		
				e.本科室医疗毛收入数	70		
		2.3 工作质量	110	a.合理控制办公成本	10	质量指标达到去年同期水平满分，1项达不到扣5分	
				b.护理文书质量达到要求	30		
				c.各项统计指标符合要求	70		
		2.4 工作效率	100	b.仪器设备药品完好率	20	工作效率指标，当月效率指标达到去年同月效率指标得满分，降低1%扣10分，提高1%奖2分	
				c.按规定巡视观察室患者	20		
				d.无菌消毒隔离符合要求	20		
				e.护理人员技术操作合格率	40		
3 职业素质	6	3 行为规范	60	b.服务热情、不收红包	20	符合要求得满分，1项不符合要求扣10分	
				c.学术、论文、教学、科研成果	40	符合要求得满分，1项不符合要求扣10分	
4 团队管理	4	4.2 团队管理	40	b.落实各种会议制度	40	各种业务技术会议落实得满分，少1次扣5分	
5 社会责任	3	5.2 奖金管理	30	科室内奖金、福利透明公开	30	符合要求得满分，1次不符合要求扣10分	
7 医院 业绩结果 50分	5	7.1 医院 患者结果	20	a.当月门诊就诊患者量	10	当月患者结果达到去年同月数量得满分，降低1%扣10分，增加1%奖5分	
				b.当月住院患者出院量	10		
		7.2 医院 质量结果	20	a.当月医疗质量达到要求	10	质量指标达到去年同月质量标准满分，降低1%扣10分，提高1%奖2分	
				b.当月医院安全无事故	10		
		7.3 医院 财务结果	10	全院当月医疗毛收入较上月增加	10	全院当月医疗毛收入较上年同月持平得满分，降低医疗没收入1%扣10分，增加1%没收入5分	
部门：		本表定量指标满分			640分	定量指标合计得分	

6. 某省人民医院　麻醉科室　卓越绩效考评标准测评表表 1

一级指标 分值	权重%	二级指标 考评 内容	分值	三级指标 绩效考评 扣分细则	分值	得分	考核 方式
1 **科室管理 执行能力 120 分**	12	1.1 科室管理、执行力	90	a.科室科学规范管理	30		**定性**
				b.医院、科室规章制度执行力	60		**定性**
		1.2 工作规划与计划	30	a.有科室发展规划	10		定量
				b.有年度和月度工作计划	20		定量
2 **过程管理 工作质量 520 分**	52	2.1 工作流程、工作制度	60	a.有完善的麻醉工作流程	30		定量
				b.有完善各项工作制度	30		**定性**
		2.2 工作数量	190	a.手术麻醉患者人数	50		定量
				b.按照规定术前访视患者	10		定量
				c.按规定参加临床疑难患者讨论	50		定量
				d.按照规定书写术前术后麻醉评估	10		定量
				e.本科室医疗毛收入数	70		定量
		2.3 工作质量	160	a.合理控制办公成本	40		定量
				b.麻醉患者质量达到要求	60		**定性**
				c.各项统计指标符合要求	40		定量
				d.术前术后器械材料物品准备好	20		**定性**
		2.4 工作效率	110	a.各种登统计工作符合要求	10		定量
				b.抢救仪器、设备完好率	20		定量
				c.麻醉记录单符合要求	10		定量
				d.无菌、消毒、隔离符合要求	30		定量
				e.医护人员技术操作合格率	40		定量
3 **职业道德 80 分**	8	3 职业道德	80	a.敬业奉献、24 小时能够接收手术	20		**定性**
				b.服务热情、不收红包	20		定量
				c.学术、论文、教学、科研成果	40		定量
4 **团队管理 100 分**	10	4.1 团队管理	20	科室团结顾全大局	20		**定性**
		4.2 有效沟通、会议制度	80	a.与相关科室沟通好	40		**定性**
				b.落实各种会议制度	40		定量
5 **社会责任 60 分**	6	5.1 社会责任、环境意识	30	a.社会责任、患者知情工作好	20		**定性**
				b.维护环境、低碳工作	10		定量
		5.2 奖金福利管理	30	科室内奖金、福利透明公开	30		**定性**
6 **满意测评 70 分**	7	6.1 医院领导科室部门 对护士长满意度	50	医院领导、相关临床内、外科、相关医技科室主任、护士长、相关职能部门领导对急诊科工作满意度	50		**定性**
		6.2 科室员工满意度	20	本科室员工满意度	20		**定性**
7 **医院 业绩结果 50 分**	5	7.1 医院患者结果	20	a.全院当月门诊就诊患者量	10		定量
				b.全院当月住院患者出院量	10		定量
		7.2 医院医疗质量结果	20	a.当月医疗质量达到要求	10		定量
				b.当月医院安全无事故	10		定量
		7.3 医院财务结果	10	全院当月医疗毛收入较上月增加（减少按照相关规定办）	10		定量

注：临床科室护士长，定性指标 400 分，占 40%；定量指标 600 分，占 60%。

6. 某省人民医院 麻醉科室 卓越绩效考评标准测评表表2

被考评者姓名			岗 位			部 门		
考评者姓名			岗 位			部 门		

职能部门领导·定性指标·满意度测评内容				满 意 度 测 评 等 级				
一级指标	三级定性指标 内容测评	本项满分	方式	卓越	优秀	良好	一般	得分
1 管理能力 执行能力 120分	1.1 a.科室科学规范管理	30	定性		30	24	18	
	1.1 b.医院、科室规章制度执行力	60	定性		60	48	36	
	（定量指标在表3测评,因此不用对定量指标打分)							
2 过程管理 工作质量 520分	2.1 b.有完善的各项工作制度	30	定性		30	24	18	
	2.3 b.麻醉患者质量达到要求	60	定性		60	48	36	
	2.3 d.术前器械材料物品准备好	20	定性		20	16	12	
	（定量指标在表3测评,因此不用对定量指标打分)							
3 职业道德 100分	3.1 a.敬业奉献、24h能够接收手术	20	定性		20	16	12	
	（定量指标在表3测评,因此不用对定量指标打分)							
4 团队管理 100分	4.1 科室团结顾全大局	20	定性		20	16	12	
	4.2 a.与相关科室沟通好	40	定性		40	32	24	
	（定量指标在表3测评,因此不用对定量指标打分)							
5 社会责任 60分	a.社会责任、患者知情工作好	20	定性		20	16	12	
	科室内奖金、福利透明公开	30	定性		30	24	18	
6 满意测评 70分	医院领导、相关临床内、外科、相关医技科室主任、护士长、相关职能部门领导对急诊科工作满意度	50	定性		50	40	30	
	6.2 本科员工对本科工作、管理满意度	20	定性		20	16	12	
7 业绩结果 50分	（本条定量指标在表3测评,因此不用对定量指标打分)							

考核者签字		日 期		复核者		日 期		

说明：本表2为**麻醉科定性指标**测评表,由医院相关领导和本科室人员来测评,每一项指标满意度测评分4个等级：卓越、优秀、良好、一般。**1."卓越"**指职能部门员工出色地完成本职岗位工作,没有任何差错,领导和群众**全满意**。另外又对医院做出特殊的"贡献",特殊贡献指①高档次的科研成果；②国际"SCI"的重要文章；③成功预防、处理医院、科室政治、行政、医疗风险、危机事件并得到医院认同者；④获得医院、学校、自治区荣誉称号者；⑤业务、技术、服务革新经医院评定突出者；⑥教学、带教学生成绩突出者等。卓越的具体分值由医院研究后增加；**2."优秀"**的分值是该测评表某项测评分值的满分,每位员工只要努力工作,完成岗位任务,没有差错,就应该得满分；**3."良好"**较优秀分数少,分值为该项分值满分的80%；**4."一般"**是测评表中某项指标分值满分的60%以上；**5.**本科室员工直接在满意程度栏内的**"得分"**的空格内填上自己认为合适数据就是被测评者的该项得分。

部门：		本表定性指标满分	400分	定性指标最后得分	

6. 某省人民医院　麻醉科室　卓越绩效考评标准测评表表 3

一级指标 （分值）	权重%	二级指标 考评内容	分值	三级指标 考评内容	分值	绩效考评 扣分细则	得分
1 管理能力 执行能力 120分	3	1.2 工作计划	30	a.有科室发展规划	10	有科室发展规划得满分，无规划扣 5 分	
				b.有年度和月度工作计划	20	有年度、月度工作计划满分，少 1 项计划扣 10 分	
2 过程管理 工作质量 工作数量 520分	41	2.1 工作流程	30	a.有完善的麻醉工作流程	30	有完善的麻醉工作流程得满分，少 1 项流程扣 2 分	
		2.2 工作数量	190	a.手术麻醉患者人数	50	工作数量指标，每 1 项当月数量指标达到去年同月数量指标得满分，降低 1% 扣 5 分，增加 1% 奖 2 分	
				b.按照规定术前访视患者	10		
				c.按规定参加临床疑难患者讨论	50		
				d.术前术后麻醉评估	10		
				e.本科室医疗毛收入数	70		
		2.3 工作质量	80	a.合理控制办公成本	40	达要求满分，降低 1% 扣 5 分，增加 1% 加 2 分	
				c.各项统计指标符合要求	40		
		2.4 工作效率	110	a.各种登统计工作符合要求	10	工作效率指标，当月效率指标达到去年同月效率指标得满分，降低 1% 扣 10 分，提高 1% 奖 2 分	
				b.抢救仪器、设备完好率	20		
				c.麻醉记录单符合要求	10		
				d.无菌消毒隔离符合要求	30		
				e.人员技术操作合格率	40		
3 职业素质	6	3 行为规范	60	b.服务热情、不收红包	20	符合要求得满分，1 项不符合要求扣 10 分	
				c.学术、论文、教学、科研成果	40	符合要求得满分，1 项不符合要求扣 10 分	
4 团队管理	4	4.2 团队管理	40	b.落实各种会议制度	40	各种业务技术会议落实得满分，少 1 人次扣 1 分	
5 社会责任	1	5.1 环境意识	10	b.维护环境、低碳工作	10	符合要求得满分，1 次不符合要求扣 10 分	
7 医院 业绩结果 50分	5	7.1 医院 患者结果	20	a.当月门诊就诊患者量	10	当月患者结果达到去年同月数量得满分，降低 1% 扣 10 分，增加 1% 奖 5 分	
				b.当月住院患者出院量	10		
		7.2 医院 质量结果	20	a.当月医疗质量达到要求	10	质量指标达到去年同月质量标准满分，降低 1% 扣 10 分，提高 1% 奖 2 分	
				b.当月医院安全无事故	10		
		7.3 医院 财务结果	10	全院当月医疗毛收入较上月增加	10	全院当月医疗毛收入较上年同月持平得满分，降低医疗没收入 1% 扣 10 分，增加 1% 收入加 2 分	
部门：		本表定量指标满分			600 分	定量指标合计得分	

参 考 文 献

[1] 周志忍. 部级高级领导干部历史文化讲座. 北京：北京图书馆出版社，2007

[2] 聂广孟，等. 5 所综合医院医疗服务效率和效益评价. 中国医院管理杂志社，2011，11

[3] 王吉善，等. 基于 DEA 的北京三级医院运营效率比较研究. 中国卫生质量管理，2011，4

[4] 张震，等. 新医改政策下医院绩效考核的设计及运营实证研究. 中国医院管理杂志社，2011，5

[5] 朱小玲，等. 医院对职能科室考评体系建设新视野. 中国医院管理杂志社，2011，8

[6] 程之红. 对完善我国公立医院绩效分配模式的思考. 中国医院管理杂志社，2011，9

[7] 刘婷芳. 我国医疗机构评审的制度变迁与路径选择. 中国卫生质量管理，2011，5

[8] 谷士贤，等. 构建住院医师规范化培训人员出科考核体系. 中国医院管理杂志社，2011，10

[9] 蒋平，等. 一公益性指标为主题，构建公立医院绩效考核体系. 中国医院管理杂志社，2011，9

[10] 沃尔特·艾萨克森. 史蒂夫·乔布斯传. 北京：中信出版社，2011

[11] 石丹. 塑造优势，培养卓越领导者. 商学院，训练手册，2011，10

[12] 任真年. 现代医院医疗质量管理. 北京：人民军医出版社，2001

[13] 任真年. 急诊急救医学常用方法图解. 北京：人民军医出版社，2003

[14] 任真年. 现代医院质量管理思路研究. 解放军医院管理杂志，1995，2

[15] 任真年. 开展全优服务，追求患者满意. 解放军医院管理杂志，2003，4

[16] 任真年. 医院急诊急救质量管理. 前卫医药杂志，1999，2

[17] 任真年. 论现代医院质量管理与传统医院质量管理的区别. 中华适宜诊疗杂志，1994，1

[18] 任真年. 临床科主任怎样抓医疗质量管理. 中国医院管理，1996，7

[19] 任真年. 临床科护士长怎样抓护理质量管理. 中华适宜诊疗技术，1998，2

[20] 任真年. 论现代医院管理科学与艺术. 中华临床医药杂志，2002，12

[21] 任真年. 论现代医院形象创新. 中华现代医院管理杂志，2003，1

[22] 任真年. 我国急诊急救医学模式比较研究. 中国卫生质量管理，1999，2

[23] 任真年. 现代医院专科建设思想研究. 中华医学论坛，2002. 1–6

[24] 任真年. 顾客满意度 11 种等级制度调查研究. 中华医学论坛，2002，12

[25] 任真年. 现代医院顾客满意球体结构研究. 中华医院管理，2002，9

[26] 任真年. 现代医院顾客满意度研究. 中华医院管理，2003，6

[27] 任真年. 论现代医院管理营销创新. 中华适宜诊疗技术杂志，2004，1

[28] 任真年. 论现代医院管理科学与艺术. 中华临床医药杂志，2002，12

[29] 任真年. 我院实施国际质量、环境、职业健康安全管理体系认证的做法. 中华适宜诊疗技术杂志，2004，5

[30] 刘旗辉，等. 商业模式病. 商界杂志社，2011，11 上旬

[31] 陶娟. 掘金医疗信息化. 新财富杂志社，2011，11

[32] 陈玮. 领导力培养，中国优秀公司的新实践. 中国企业家杂志社，2011，22

[33] 朱德昌，等. 医院公立理念与经营文化的再优化. 中国医院管理杂志社，2011，7

[34] 李军，等. 北京三级医院内部绩效考核与薪酬分配机制期望意向比较研究. 中国医院管理杂志社，2011，8

[35] 唐颐. 易经的智慧. 陕西：陕西师范大学出版社，2009

[36] 薛迪，等. 我国公立医院战略和文化与绩效的关联性分析. 中国医院管理杂志社，2011，6

[37] 谢娟，等. 临床科室医疗工作绩效评价探讨. 中华医院管理杂志社，2010，12

[38] 卫生部. 三级医院管理评价指南. 中国医院，2011.

[39] 全国百姓放心示范医院诚信服务二十条. 中国医院杂志社，2004，12

[40] 任真年. 现代医院质量管理流程图. 北京：清华大学出版社，2005

[41] 邓冰，苏益群译. 企业流程设计指南流程可视化. 北京：机械工业出版社，2005

［42］李广泰. 卓越品质管理. 深圳：海天出版社，2005

［43］焦叔斌译. 卓越绩效准则. 北京：中国人民大学出版社，2005

［44］梅绍祖，蒋梨利译. 企业流程管理. 北京：清华大学出版社，2003

［45］尹隆森，孙宗虎. 管理流程设计实务. 北京：人民邮电出版社，2005

［46］谢作渺，王长征译. 公司再造. 变革：工具和技术. 北京：华夏出版社，2003

［47］任真年. 世界管理方法解读—全面质量管理. 中国卫生质量管理，2007，1：84－85

［48］任真年. 世界管理方法解读—战略管理. 中国卫生质量管理，2007，2：86－88

［49］任真年. 世界管理方法解读—国际管理体系标准. 中国卫生质量管理，2007，3：87－89

［50］任真年. 世界管理方法解读—绩效管理. 中国卫生质量管理，2007，4：91－93

［51］任建标等译. 运营管理. 北京：机械工业出版社，2004

［52］众行管理资讯研发中心. 管理工具全解. 广州：广东经济出版社，2004

［53］任真年. 现代医院流程再造. 北京：清华大学出版社. 2009

［54］白小军. 该不该对员工感恩. 商界，2009，3：190-191

［55］MBA 智库百科（http://wiki. mbalib. com/）及引用相关条目

［56］徐道亮. 强化沟通，推进平安医院建设. 中国卫生质量管理杂志社，2011. 2

［57］中国管理咨询网 www. 21ask. com

［58］中国人力资源开发网 http：//www. 51ixue. com

［59］何燕珍. 企业薪酬管理发展脉络考察. 外国经济与管理，2002（11）

［60］请感谢制度并付诸执行. 参考消息，2011 年 3 月 14 日第 16 版

［61］莫里斯·库克，罗伯特·霍克. 哈佛商学院管理全书. 营销与行销. 北京：机械工业出版社，2011

［62］罗伯特·豪斯. 哈佛商学院管理全书. 道德与责任. 北京：机械工业出版社，2011

［63］詹姆斯·德·费雷门特尔. 哈佛商学院管理全书. 战略管理. 北京：机械工业出版社，2011

［64］克洛维斯·里贝罗. 哈佛商学院管理全书. 人力资源管理. 北京：机械工业出版社，2011

［65］李开复. 世界因你而不同. 北京：中信出版社，2009

［66］彼得·圣洁. 第五修炼变革篇. 北京：中信出版社，2011

［67］吕不韦. 吕氏春秋. 呼和浩特：内蒙古出版社，2009

［68］宿春礼，丁华民编译. 比尔·盖茨谈兵法. 长春：吉林文史出版社，2006

［69］南希·圣洁. 第五修炼变革篇. 北京：中信出版社，2011

［70］彼得·R·泰戈. 质量工具书. 北京：中国标准出版社，2008

［71］摩根·维策尔. 管理的历史. 北京：中信出版社，2002

［72］余泽忠. 绩效考核与薪酬管理. 武汉：武汉大学出版社，2006

［73］可克隆·西蒙，爱德华·霍克西，卡尔·G·L·甘特. 哈佛商学院管理全书. 组织管理与统计学、经济学. 北京：机械工业出版社，2011

［74］约翰·李，古斯特夫·杰勒德. 哈佛商学院管理全书. 职业经理人教程. 北京：机械工业出版社，2011

［75］亚力山大·鲍伊. 哈佛商学院管理全书. 竞争战略. 北京：机械工业出版社，2011

［76］约瑟夫·兰多尔，哈林顿·布兰代斯. 哈佛商学院管理全书. 管理决策与管理的趋势. 北京：机械工业出版社，2011

［77］拉乌尔·多特尔，汉斯·雷诺. 哈佛商学院管理全书. 会计与财务. 北京：机械工业出版社，2011

［78］唐颐. 易经的智慧. 西安：陕西师范大学出版社，2009

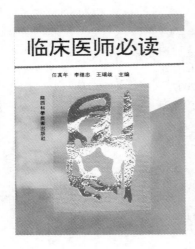

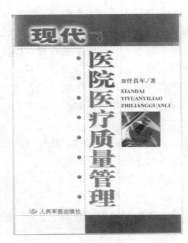

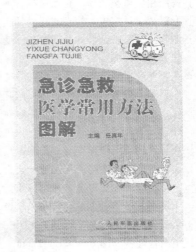

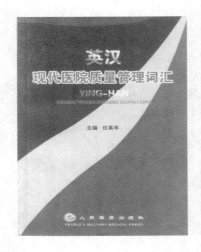

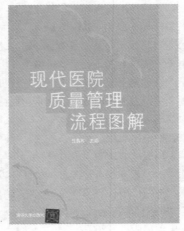

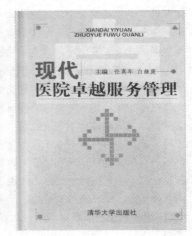

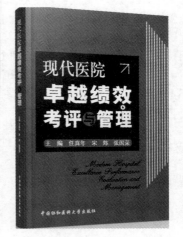

中国协和医科大学出版社
2012年10月出版